实用老年病学

主　　编　汪　耀
副主编　孙明晓　何　青　韦军民
名誉主编　吴蔚然　钱贻简　林嘉滨
主　　审　迟家敏

人民卫生出版社

图书在版编目（CIP）数据

实用老年病学/汪耀主编. —北京:人民卫生出版社,2013
ISBN 978-7-117-18187-7

Ⅰ.①实… Ⅱ.①汪… Ⅲ.①老年病学 Ⅳ.①R592

中国版本图书馆 CIP 数据核字(2014)第 023921 号

人卫智网	www. ipmph. com	医学教育、学术、考试、健康,
		购书智慧智能综合服务平台
人卫官网	www. pmph. com	人卫官方资讯发布平台

ISBN 978-7-117-18187-7

实用老年病学

主　　编：汪　耀
出版发行：人民卫生出版社（中继线 010-59780011）
地　　址：北京市朝阳区潘家园南里 19 号
邮　　编：100021
E - mail：pmph @ pmph. com
购书热线：010-59787592　010-59787584　010-65264830
印　　刷：三河市宏达印刷有限公司
经　　销：新华书店
开　　本：889×1194　1/16　印张：39　插页：4
字　　数：1622 千字
版　　次：2014 年 5 月第 1 版　2024 年 10 月第 1 版第 7 次印刷
标准书号：ISBN 978-7-117-18187-7
定　　价：128.00 元

打击盗版举报电话：010-59787491　E-mail：WQ @ pmph. com
质量问题联系电话：010-59787234　E-mail：zhiliang @ pmph. com

作者名单

编　　委（按姓氏笔画排序）

于普林　王大明　韦军民　毛永辉　孙明晓
何　青　佟宏峰　汪　耀　迟家敏　张建华
陆支越　胡　欣　程　刚

编　　者（按姓氏笔画排序）

马　屿　北京胸科医院　　朱　燕　北京协和医院
马　辛　北京安定医院　　刘大为　北京协和医院
王　鸥　北京协和医院　　陈鄂津　天津南开医院
王燕斌　北京天坛医院　　孟曦曦　北京同仁医院
毛佩贤　北京安定医院　　徐有青　北京天坛医院
邢小平　北京协和医院

以下编者单位均为北京医院（按姓氏笔画排序）

于　雪　于普林　王　凡　王　铮　王　薇　王　璐　王大明　王伟良
王志蕾　王建龙　王建业　王洪冰　王晓云　王晓滨　韦军民　毛永辉
文良元　方保民　左明章　兰　勇　师自安　吕　骅　吕秋波　朱　刚
朱明炜　乔江春　刘　明　刘　蔚　刘　聪　刘方旭　刘治军　刘德平
齐　欣　齐伟宏　许　乐　许小毛　许静涌　孙明晓　孙美珍　孙铁英
孙常太　孙福成　纪　泉　李　琳　李　慧　李　喆　李大军　李文举
李佩珍　李燕明　杨　泓　杨　鹤　杨杰孚　杨莉萍　杨继红　肖　刚
吴国举　何　青　何雪梅　何清华　佟宏峰　邹　彤　汪　耀　迟家敏
张　凯　张　玲　张　毅　张永强　张亚同　张亚群　张华俦　张建华
张燕军　陆支越　陈　彤　陈　剑　陈海波　林　琴　林南雁　金　滨
周迎生　周淑珍　赵　刚　赵　英　赵赟博　胡　欣　柯会星　施　红
姜　毅　贺修文　秦绍森　顾　新　徐冷楠　高　平　高　明　高　超
高　磊　郭立新　郭岩斐　黄公怡　黄美雄　黄慈波　龚　涛　盛爱珍
常乃柏　常建民　葛蒙良　蒋　蕾　程　刚　程永静　路奎元　谭　政
薛庆云　戴　虹

编委秘书

蒋　蕾　于冬妮

前　言

21世纪是中国面临人口老龄化挑战的新时期。根据2010年全国第六次人口普查结果,65岁及以上人口为118 831 709人,占全国人口的8.87%。积极应对人口老龄化的战略部署,新修订的《中华人民共和国老年人权益保障法》将"积极应对人口老龄化"上升到法律高度。

老年医学是医学里比较年轻的学科,从美国医生Nascher首次提出老年病的概念(geriatrics)至今有近百年。我国老年学与老年医学的发展开始于20世纪50年代。1958年,我国就开始对衰老机制进行了研究;直到1978年,不但老年医学和老年生物学得到进一步的发展,老年心理学和老年社会学等也应运而生。然而,相对欧美等发达国家,目前我们的老年医学发展还相对滞后,仍停留在以单个器官系统为中心的单纯疾病诊治的传统模式,尚缺乏现代老年医学整体观,老年科医务人员的专科训练也还不足,尚无专业的老年医学专科医生认证制度。为此,填补和推广现代老年医学知识和理念是当务之急。

现代老年医学的宗旨是为老年患者提供全面合理的医疗和预防保健服务,最大限度地维持和恢复患者功能状态和生活质量。此次编撰《实用老年病学》,邀请了多年从事老年临床医疗保健工作的专家,他们不仅有深厚的医学理论知识,而且长期从事临床医疗、科研、教学工作。由这批专家撰稿,不仅保证了本书的质量,更使本书具有其他老年医学教材难以匹敌的权威性。本书贴近临床,具有相当的权威性、时效性、实用性,可为不同程度的本科、研究生老年病课程学历教育和内科医生的老年病亚专科继续教育提供教材。

充分重视老年人群疾病的防治,是落实和完善科学发展观,构建和谐社会的迫切需要。希望本书的出版能为我国老年医学专业人才的培养贡献一份力量,为迎接人口老龄化高潮的到来做好准备。

在该书编写过程中,由于我们的业务水平所限,难免产生一些缺点和错误,敬请广大读者提出批评和建议。

编　者
2014年3月

目 录

第一章

人口老龄化的现状及发展趋势

<<<<<

世界许多国家正经历人口老龄化进程，目前，全世界60岁以上人口已经达到8.93亿人，80岁以上人口是增长最快的人群。在接下来的几十年中，全球60岁及以上人群将很可能达到历史上空前的水平。根据最新的估计，到2050年60岁及以上的人将会有20亿人，占全世界人口的22%。2050年的世界人口预计将达到1950年世界人口的3.6倍，60岁以上人口和80岁以上人口相应的增长数则是10倍和27倍。

21世纪是中国全面建设小康社会的历史新时期，也是面临人口老龄化挑战的新时期。目前，中国正处在人口老龄化加速发展的关键时期，充分重视人口老龄化高峰前各个阶段的人口问题、经济问题和社会问题，是落实和完善科学发展观，构建和谐社会的迫切需要。

一、世界人口老龄化概况

世界范围内的老龄人口几个世纪以来一直在增加，目前，老龄化步伐逐渐加快。对2030年的预估显示将会有超过60个国家会拥有超过200万的65岁及以上人口。2000—2030年这段时间里，在纳入研究范围的52个国家中，预计老龄人口增长比例数值范围从保加利亚的14%到新加坡的37.2%。今日"相对年长"的国家跟许多发展中国家相比变化会很小；而在像马来西亚和哥伦比亚这样的许多国家中，老龄人口预计将扩大至2000年规模的3倍多。

生育率和死亡率对未来老龄人口的规模及构成起关键作用。当前和未来的可能改变生育率和死亡率的因素可能对将来老龄人口的规模产生广泛的影响。

人口老龄化在欧洲和北美的工业化国家里已经被公众广为熟知。但很多人并未认识到，发展中国家也在进入老龄化，速度常常超过发达国家。1999年7月至2000年7月间，全世界的净增老年人口中77%的人（每月615 000人）来自于发展中国家。发达国家最为显著的特点是在20世纪80年代早期人口增长明显下降。增长速度的放缓是第一次世界大战期间及以后在许多发达国家普遍存在的低出生率的结果。在20世纪90年代中期增长速度开始下降，而到21世纪早期变得非常显著。这种下降跟大萧条和第二次世界大战期间降低的生育率相关。增长速度的降低凸显出过去的生育率变化趋势对当前和将来老龄人口规模的重要影响。

目前发展中国家总体的老龄人口增长速度是发达国家的两倍多，是全世界人口增长速度的两倍。20世纪60年代前期，发展中国家的增长速度开始上升，之后基本保持增加

趋势。直到近几年经过了一个短暂的低速期——再一次的较低是战时生育率使然，之后，从2015年到2030年直至其后几十年出现下降之前，发展中国家的老龄人口增长速度预期每年将超过并保持在3.5%。

几十年以来，在世界各主要地区中，欧洲一直是拥有65岁及以上年龄人口比例最高的，其中意大利以19%的老龄人口比例，成为"最年长"的国家。进入21世纪后欧洲将继续保持全球前列。直到最近，这一地区最年长人群所占比例仍最高。然而在2000年，北美80岁及以上年龄人口所占百分比与欧洲整体的比例相等，可能是一战前后欧洲出生人口数量小的缘故。不过，到2015年，预计这些比例在欧洲又可能成为最高；2030年，预测全部欧洲人中会有将近12%的人达到74岁，7%的人达到79岁以上。北美和大洋洲同样会有相对比较高的老龄人口比例，并且预计在2000年至2030年之间会有相当大的增长。亚洲、拉丁美洲（加勒比海地区）到2030年这一比例水平将是2000年的2倍多，而撒哈拉以南非洲地区许多国家由于生育率很高，老龄人口的总体比例增长速度不会过快。具体到某地区人口的总体老龄人口比例时，有两个要素不得不提。第一点就是地区平均数常常会将巨大的差异性掩盖。孟加拉国和泰国地理上接近，但这两个国家预计会有不同的人口老龄化发展轨迹。同样，许多加勒比海国家相较于其中美洲邻居而言有高比例的老龄人口（加勒比海地区是所有发展中地区中"最年长"的）。第二点，也是更为重要的是，它们自身的比例对人口动态变化意义不大。尽管2000年到2015年撒哈拉以南非洲老龄人口比例的变化不明显，可是预计其数量会跃增50%，从19 300万人增至28 900万人。

日本与中国有很多相似的东亚文化，有12 700万人口，像中国一样，是一个人口密度很高的国家。日本经历了极端的人口老龄化过程，在所有国家中预期寿命最长，其生育率水平在20世纪40年代后期开始下降，在20世纪50年代下降开始加速，到20世纪60年代前期，总的生育率降至替代水平，平均每名女性生育约2个孩子。日本20世纪50年代生育率的陡降比中国20世纪70年代的生育率下降曲线要早20年，因此中国的人口老龄化进程在今后20年可能步日本的后尘，尽管日本由于其极低的生育率和死亡率显得更为严峻。现在日本的总和生育率只为平均每名女性生育1.2个孩子。生育率比死亡率还低，日本的人口总量实际上从2004年已经开始下降。当前日本人口中22%在65岁以上，到2020年将达到28%。

美国是世界上最为发达和富裕的国家之一,有着 30 900 万人口,是第三人口大国,无数的美国决策者、新闻记者、学者和其他人都在关注这个国家日益增加的人口老龄化支出。第二次世界大战后出生的"婴儿潮"几代人中最早的那代人已经开始退休,老龄人口数量开始增长。幸运的是,美国相较于许多发达国家,如欧洲国家、前苏联变迁中的国家以及亚洲新兴的工业国家,目前没有将来也可能不会面临人口老龄化带来的大问题。

此外,其他国家和地区的情况各异。印度是世界上人口第二大国。目前中国和印度的人口加在一起占全球人口的 37%,在发展中国家里更是占到了惊人的 45%。中国面临的人口老龄化要远早于印度。逐步老龄化进程在西方世界正持续不断地发生着。法国 65 岁以上人口比例从 7% 增至 14% 用了 115 年。其他更多的发达国家花了好几十年时间去适应这一人口结构的改变。东亚和东南亚的一些国家和地区(尤其是中国大陆、中国台湾、韩国和泰国)人口老龄化速度快速增长,并为生育率的相对下降所加剧。这些快速老龄化的非西方社会也开始陷入同样的关于公共养老金和医疗保健支出问题的争论之中,这些问题之争在欧洲和北美早已十分普遍。

二、中国人口老龄化概况及特点

第六次全国人口普查主要数据显示,以 2010 年 11 月 1 日零时为准,我国总人口为 13.4 亿人,其中 60 岁及以上人口占比已经达到 13.26%。在今后 50 年内中国老年人口的数量及其在总人口中的比例将会不断增长。据预测,中国老年人口的增长速度大大高于总人口的增长速度,到 2020 年 60 岁以上老年人口将达到 2.3 亿,占总人口的 15.3%,到 2050 年人口老龄化高峰时将增加到约 4 亿左右,占总人口的比例将上升到 27.8%。在今后的 50 年里,中国老年人口将增加约 2.7 亿,平均每年净增约 540 万人。

中国人口老龄化是三个因素的结果:生育率的下降(这意味着总人口中老龄人口比过去占更大的比例),预期寿命的延长和年龄结构的动态变化。最后一个因素是指年轻人群体(关乎他们之后更少的下一代)会贯穿整个年龄结构并变成相对更大的老龄一代。

(一)中国人口老龄化的预测发展趋势

第一阶段,从 1982 年到 2000 年是人口老龄化的过渡阶段。这个时期,中国 60 岁以上的老年人由 7663 万人增加到 1.3 亿人,老年人口在总人口中所占比重从 7.6% 上升到 10.2%。年龄中位数由 22 岁增加到 29.8 岁。中国劳动年龄人口的比重大幅度上升,农村剩余劳动力大批拥入城市。人口抚养比下降是这个时期的主要特征。从 1982 年算起,到 2000 年中国人口完成了从成年型向老年型的转变。

第二阶段,从 2000 年到 2020 年是人口老龄化的迅速发展阶段。这个时期,老年人口将由 1.3 亿人增加到 2.3 亿人,净增 1 亿人,老年人口在总人口所占比重将从 10.1% 上升到 15.6%。年龄中位数升到 37 岁,在这个阶段中,人口老龄化速度很快。劳动年龄人口将在 2020 年达到峰值,然后开始下降,致使劳动人口老龄化,高龄老年比重上升,人口年龄结构加速老龄化。城市中许多家庭老、中青年龄结构类似倒金字塔形。由于农村青壮年人口大量流入城市,农村

人口老龄化日趋严重。

第三阶段,从 2020 年到 2050 年是人口老龄化的高峰阶段。在此期间,中国 60 岁以上老年人口总数将由 2.3 亿人上升到 4.1 亿人。占总人口比重将从 15.6% 上升到 25.8%,人口老龄化达到高峰期。年龄中位数达到 41.7 岁,由于 20 世纪 50 年代、60 年代出生的人群都将进入老年期,老年人口、劳动年龄人口和儿童人口都相对稳定下来,抚养比达到最大值,每 100 名劳动人口对应 40 多名老年人和 30 多名儿童。劳动年龄人口开始高龄化,45～59 岁劳动力人口占总劳动人口的 1/3 以上。在这一阶段,高龄老年人口的比重迅速上升。

第四阶段,从 2050 年到 2100 年是老年人口总量和人口老龄化水平相对稳定时期。伴随着人口经过零增长点,实现负增长,老年人增长速度减慢,但趋势并未改变,直到 2065 年总人口负增长率达到最低时,老年人口规模达到最大,老龄化程度达到极值;随着总人口增长率的回升,老年人口规模略有缩减;当中国实现人口相对静止时,总人口规模为 15 亿人以上,老年人口数量也相对稳定在 4 亿人左右,老龄化水平则保持在 25% 以上,年龄中位数一直在 40 岁以上,所以中国的相对静止人口是一个高度老龄化的人口。

(二)中国老年人口的基本状况

1. 数量巨大,增长迅速 2000 年底,中国 60 岁及以上老年人口占总人口的 10.2%。2010 年底,60 岁及以上人口占比已经达到 13.26%。据预测,2025 年,60 岁及以上人口将达 2.8 亿人,占总人口的 19.3%,2050 年将达到 4 亿人,占总人口的 27.9%。平均每年净增约 540 万人。中国 80 岁以上高龄老年人每年以 5% 左右的速度增长,是老年人口中增长最快的年龄组。高龄老人将从 2000 年的 1100 万人增长到 2050 年的 1 亿人左右(图 1-1-1)。我国人口结构由成年型迈向老年型只用了 18 年,而英国用了 45 年,瑞典用了 85 年,法国用了 115 年。

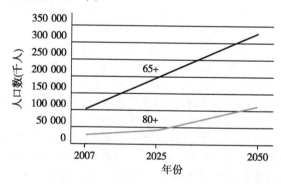

图 1-1-1 中国老年人口数量持续快速增长

2. 区域发展不平衡 中国老年人口主要分布在农村,高达 70% 左右。各省、市、自治区之间人口老龄化程度有明显差异,最先进入老年型地区的上海市、浙江省、北京市等省、市比后进入老年型的一些西部地区早 20 年左右。人口老龄化在那些近几十年低生育率的省份也许会变得更为极端和迅速,但所有这些省份经济上都更为发达,可望有财政能力去解决其人口老龄化的问题。

3. 女性老年人比例高 老年人口中女性多于男性,随着年龄的提高,女性老年人比例不断上升。在 80 岁及以上

的高龄老年人中,女性老年人占63%。百岁老年人中,女性比例高达77%。

4. 平均预期寿命长　中国人口的平均预期寿命明显延长,从1949年的43.6岁上升到1999年的71岁,2010年平均预期寿命为73.5岁,预计"十二五"末将达到74.5岁。

5. 老年人婚姻关系稳定,丧偶比例高　中国老年人的婚姻关系稳定,未婚率和离婚率都较低,分别为1.39%和0.84%。老年人丧偶比例较高,达35%以上,随着年龄的增长,丧偶比例不断提高,高龄女性老人比例更高。虽然老年人再婚数量有所增多,但是比例仍然很低。

6. 主要依靠家庭养老　目前中国老年社会保障的覆盖面小,子女供养老年人仍是中国老年人养老的主要方式。有57.1%的老年人主要靠子女或其他亲属提供经济帮助;有25%的老年人依靠自己的劳动收入;有15.6%的老年人依靠离退休金;依靠社会保险和救济等其他途径的只有2.2%。大多数老年人与子女居住在一起,同住比例高达77%。

中国的例子阐明了快速下降的生育率给老龄化带来的影响。中国的总和生育率从1965年的6.0直线下降至1990年的接近生育更替水平,再到2002年的1.7。结果是,中国将比其他欠发达国家更早及更快地进入老龄化。中国2002年的年龄结构图中有一个由28岁至39岁年龄段人群组成的大的"高峰"。这个"高峰"年龄段中的最大龄人群将在2025年之前进入60岁,预示着在21世纪30和40年代中国人口的快速老龄化。65岁及以上人群预计将从2000年的8800万人增长到2025年的19 900万人以及2050年的34 900万人。中国的快速老龄化必将对全球人口老龄化带来巨大影响,也必将对中国经济、政治、社会、文化发展带来深刻的影响。

三、亟待解决的社会问题及相应措施

从全球来看,中国老年人口占整个亚洲老年人口的一半,占世界老年人口的1/5。如此庞大的老年群体必然会引起一些社会问题。

人口老龄化通常会带来三方面的问题。首先,老龄人群一般来讲没有像工作年龄人群那样的生产能力,因此在老龄人群占高比例的经济体中,经济增长率可能会很低。二是关系社会可持续发展的问题,这主要是指老年人口的增长及在总人口中的比例不断上升使老年抚养比增加,从而加大了劳动年龄人口的负担及国家在社会福利方面的支出,对社会和经济的发展产生一定的影响。三是老年人的问题,这主要是指随着老年人的不断增加,社会有效供给不能完全满足快速增长的老年人群体在社会保障、社会福利及社会服务等方面的需求,使老年人在实际生活中遇到一定的困难和不便。

近20年来,随着中国人口老龄化速度的加快和老年人口数量的不断增长,上述问题在中国都已显现出来。中国老年人口数量将长期居于世界首位。中国在社会生产力还不十分发达的条件下如何迎接人口老龄化和高龄化的严峻挑战引起了世界范围的高度关注。

(一) 人口老龄化和高龄化加重了劳动年龄人口的负担

截至目前,中国一直得益于人口年龄结构的迅速变化。中国的总和生育率从20世纪70年代前期开始快速下降。结果造成儿童数量不足,这表明,在相对出生数量少的20世纪70年代及其后代人之前出生的那一代人相对数量较大。当数量多的这代人达到工作年龄时,人口中工作年龄人群占了很高的比例。中国和境况多少有些类似的其他东亚国家一起,从可利用的庞大劳动力资源和不多的儿童护理和营养花费上获益巨大。始于20世纪70年代到当前的中国经济的繁荣部分程度上讲是工作年龄人群数量巨大的结果。同时,因为工作年龄人群储蓄要比其他年龄组人群多,提高了中国的储蓄率。由于人均寿命的延长,更促使劳动者为养老而存钱。同时年轻人更少,家庭有能力为他们子女的健康和教育投入更多,这也为长期的经济繁荣做出了贡献。

这些因素即将发生变化。特别是中国的工作年龄人群对非工作年龄人群的比率当前正处于顶点,而在接下来的几十年里这一比率将迅速下降。与此同时,60岁及以上人口所占比例将快速上升,由现在的12%增至2050年的约31%。这些人口统计的现实情况在中国会比在其他处于同样发展水平的国家更快地成为焦点问题。

有关统计资料显示,目前为9.1个劳动年龄人口(15~64岁)负担一个老年人(65岁以上),到2025年将下降到5.4个劳动年龄人口负担一个老年人,到2050年将为每2.4个劳动年龄人口负担一个老年人,2050年我国劳动人口抚养老年人口的负担将等于2000年的3.8倍。这一问题在中国一些城市化和老龄化程度高的地区更加严峻。如中国最先进入老龄化地区的上海,截至1997年底,全市的离休、退休和退职人员人数增加到210万人,在职职工与离退休人员的比例为2.1:1。

(二) 人口老龄化和高龄化加大了国家在老年社会福利方面的支出

在对中国应对其老年人口能力的关注进行总结时,美国人口咨询局指出中国全民医疗支出快速增长和个人医疗花费增加的问题。由于中国离退休职工人数的不断增长,国家在老年保险福利方面的支出大幅度增加,财政负担日益加重,影响了积累基金与消费基金的比例。由于中国20世纪60年代和70年代生育率高峰时出生的约3亿人将在2020年至2040年间进入老年人行列,届时会使老年人口膨胀,给中国社会和经济造成很大的压力,特别是中国的社会保障及社会服务体系将面临严峻的挑战。据世界银行预测,中国的基本养老保险基金有可能在2032年左右开始亏空。

(三) 人口老龄化和高龄化影响代际关系,引发诸多社会矛盾

由于老年人口的增长使劳动力人口的社会负担加重,从而产生代际矛盾,处理不当还会引发其他社会问题,影响社会的安定团结。目前,在一些发达国家就出现了年轻人对国家在老年社会福利方面支出的增加表示不满,而不愿或拒绝缴纳社会保险金。在中国,近年来子女不赡养老年人和遗弃老人的案件呈上升趋势,同时也存在不愿或不主动缴纳社会保险金的现象。

(四) 人口老龄化和高龄化使老年人的问题更加突出

1. 经济状况差,相对贫困日益严重,企业老年人问题突出　中国老年人的经济状况城乡之间差别很大(图1-1-2)。老年人收入来源少,收入偏低,而且自身积累少,有存款的老年人比例低。老年人以生活大致够用为主,相当比例的老年人生活还比较困难,处于相对贫困的状态。调查表明,老年人的经济收入和消费水平低于社会总体平均收入和消费水平。由于经济收入少,老年人因病致贫的现象比较普遍。尤为严重的是老年人有病得不到治疗。在北京,有25%左右的老年人在需要住院治疗却没有住院的原因是交不起住院费。由于医疗费用支出增大,即使是公费医疗也不能保证及时、足额报销,很多老年人存在医药费拖欠问题。经济效益不好的企业拖欠医疗费的现象仍然严重。由于老年人的收入低,高龄老年人的收入更低,老年人口的相对贫困现象增多,使得一部分老年人对社会保障和医疗改革的理解发生偏差,认为"社会保障和医疗改革就是向老年人要钱"。

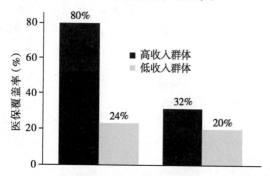

图 1-1-2　低收入者和乡镇居民医保覆盖率低
左图:城镇;右图:乡村

2. 健康状况比较差,医疗保健水平不高　尽管中国人口寿命延长,但是长寿并不能充分反映健康。老年人群体中60%~70%有慢性病史,并且常常有多种疾病并发。随着年龄的提高,中国老年人的健康状况还在不断恶化。60岁及以上老人的慢性病患病率是全体人群的3.2倍,伤残率是3.6倍。残疾人口调查表明,60岁老人的残疾率为16%,69岁为20%,74岁为30%,78岁为40%,82岁为50%。残疾人口中老年残疾人口高达40%。从健康寿命来看,中国老年人在65岁以后大约2/3以上的时间是带病生存的。约有21.5%的老年人生活轻度不能自理,5%~8%生活中度不能自理,2%~5%完全不能自理。同时,心理健康状况也令人担忧,如10%的老年人有明显的抑郁症状。老年人普遍反映就医难,一方面是由于收入低、医疗费高等经济原因,另一方面是为老年人服务的医疗服务质量有待于提高,社区医疗保健服务网络还不完善。老年人的卫生保健缺少科学的知识普及和正确的指导,农村地区尤其是贫困地区的老年人还存在缺医少药的状况。老年人的心理健康问题还没有引起社会足够的重视。

最近的一次对中国的世界健康普查是在2002年进行的。虽然普查不具有全国代表性,但是数据表明,健康评估应该将老龄人群健康状况随时间的所有变化情况都包含进去。

总体上讲,60~69岁年龄段人群中37%的人自述他们的健康状况良好或是非常好,70~79岁年龄段人群中31%的人也这样说。这些比例就年轻人而言当然是高的。需要进一步在老龄人群与非老龄人群健康的相关性方面将中国与其他国家进行对比研究。据报道60~69岁年龄段人群中将近一半人在普查开始前1年未接受过流动性或日常的医疗护理,在之前3年内未曾接受过住院护理。但是这个年龄

组人群中需求未能得到满足的人与其余人群中占比接近,约为1%。

3. 家庭养老功能弱化,社会化养老服务发展滞后　在快速的城市化和工业化进程中,中国传统家庭养老功能处于不断弱化的状况。"空巢"老年人的照料和精神慰藉问题值得关注。老年人的照料承担者多为妇女,而目前中国妇女的就业率高达80%,使得照料者在事业和家庭角色上出现明显冲突。目前,中国人口的迁徙和流动现象十分普遍,尤其是广大农村地区近1亿青壮年人员的流动和外出就业影响到老年人的照料来源。成年人面临社会日益激烈的竞争和在家庭中养老及养小的双重压力,30%左右的成年人已经感到负担大、经济困难、时间紧张和精力不济等。家庭养老功能不断弱化的过程中尤其值得关注的是独生子女父母的养老问题。这些状况直接影响到老年人生活质量,迫切要求发展以社区为中心的各项社会福利和社会服务事业以补充家庭养老功能的不足。但是中国社会化养老服务事业仍然处于起步阶段,还存在老年服务设施不配套,老年服务体系功能不完善,管理不规范,老年服务产业发展缓慢等各种问题,难以满足老年人及其家庭成员的需求。

4. 精神文化生活少,社会问题多　由于寿命的不断延长,老年阶段已经平均长达20年之久。退出劳动领域后,老年人的闲暇时间不断增多。目前中国老年人的精神文化生活比较单调,以娱乐和健身为主,娱乐活动中绝大部分是看电视、听广播。老年活动场所缺乏,老年学校虽然已发展到17 000多所,在校老年学员约150万人,也仅仅是老年人口的1%。对老年人的精神文化生活缺少科学的引导和教育容易导致极少数不良思想的侵袭,需要引起高度重视。老年人面临的社会问题也较多,突出的有再婚困难,老年再婚的比例一直很低;赡养纠纷案件增多;侵犯老年人合法权益的事件时有发生等,如果得不到及时、妥善的解决,也容易导致老年人生活压力增大,严重影响老年人的生活质量。

5. 高龄老年人和老年妇女是最脆弱的老年群体　老年群体的脆弱表现在经济收入低、生活在贫困线以下的人多、健康水平差、家庭生活和社会生活等方面处于较为不利的地位,需要家庭成员或社会的帮助多等方面。这些特征在高龄老年人和老年妇女身上表现尤为突出。与男性老年人相比,老年妇女的经济收入更低,对家庭的依赖更大,更容易陷入贫困。绝大多数高龄老人不仅失去了配偶,而且兄弟姐妹和一些子女也相继离去。经济供养依靠子女多,获得社会保障支持少。

6. 城市老年人居住环境的主要问题　老年住宅规模不够。现在已有多少人口建一个小学,多少人口建一个托儿所的规定,但却没有多大范围建一个老年住宅的规定。住宅内的设施差,部分老年人没有自己独立的房间。老年人的住房质量比较差,住宅设计与年老的要求不相适应。传统住宅设计未考虑老年人的需要,活动的场所不够,住宅里面考虑老人怎么使用不够。如室内空间小,不便于老年人室内活动和使用轮椅的特殊需要;浴室和厕所空间小,不便于护理人员或家人照料老人;现在有两个卫生间,但做的全部都是适合年轻人用的;另外,卫生间里就一个喷头,又太高;浴缸的边太窄,不便老人坐下进去;地面材料不防滑,扶手不够,老年容易跌倒,门槛高或不必要的门槛;缺少呼叫装置等辅助设

施;色彩不够鲜明,照度不够等;此外厨房吊柜和操作台过高,老人容易疲劳;还有老人住的房间一般要求朝阳、通风、不要太大、比较安静等考虑都不够。

（五）对策建议

老年人口问题关系到中国经济发展和社会稳定,需要引起高度重视,采取切实可行的措施。政府应在舆论导向上、政策扶植上给予更多的优惠政策,把养老事业当做产业来做,以应对人口老龄化的挑战。社会多元化的发展必然会导致养老需求的多样性,需求的多样性就要走一条多元化的养老之路,整合社会资源,发展养老事业,不断提高"积极老龄化"水平,即在老年时为了提高生活质量使健康、参与和保障尽可能获得最佳机会的过程。

1. 完善社会养老保险制度,确保离退休人员按时足额领到养老金 对城市中没有退休金收入的老年人,国家已经制定了最低生活保障制度,但保障水平偏低,要根据当地经济发展和物价水平,适当提高最低生活保障标准。

2. 随着中国老年人口的高龄化,残疾、带病、生活不能自理和卧床的老年人不断增多,这部分老年人给家庭和社会带来沉重的负担,建议国家尽快研究制定老年人长期护理保险办法。

3. 加强健康宣教 庞大的老年人群带来的医疗卫生需求给有限的资源带来巨大的压力,单靠先进的诊断和治疗技术来应付已经造成的损害,是不明智的,预防保健是解决老年人卫生问题的主要途径,有事半功倍之效。在现实生活中,有些老年人因缺乏基本的卫生保健知识,不知道根据自己的健康状况进行疾病预防,使本来可以避免或减轻病情的疾病发作或演变为重病,出现患病症状以后又不够重视,在饮食上、生活习惯等方面仍不加节制,病情加重后才去求医,造成比较严重的后果。越来越多的老年人已意识到掌握老年保健知识的重要性。推广普及老年保健知识尚需要大众传媒、卫生机构及老龄工作机构等方面的共同努力,通过多种方式在老年人中开展健康教育。健康教育的主要内容有老年病的疾病种类与特征、疾病预防、急救措施、发病后的注意事项及护理等知识。

4. 加强城市社区老龄工作,加大政府投入力度,逐步完善社区老年文化教育、生活照料、医疗保健等设施建设,建立社区老年人教育和管理机制,广泛开展适合老年人特点的活动,丰富老年人精神文化生活,完善社区老年照料服务,创造一个适应人口老龄化需要的社会环境。

5. 老年人口大多数在农村,要重视农村老年人的养老和医疗保障问题,注意研究和探索适合农村经济发展水平的养老和医疗保障办法。进一步完善农"五保"供养制度,提高供养水平。

6. 宣传养老的新模式 中国传统的养老模式是"养儿防老"。但是这种养老模式随着国家独生子女政策的实施,已经不适合新时期的国情。随着社会保障制度越来越完备,以后老年公寓、养老院、托老所将会成为主要的养老机构。为了确保养老事业的可持续发展,鼓励养老机构的公平竞争及优胜劣汰的原则,应制定和健全相应的进入和退出机制,并制定评价体制,制定相应的等级评价,确保杜绝乱收费及提高服务质量。

7. 职业化培训机构的系统建立 我国养老护理员实际

需求可能在 1000 万左右,这只是初级护理队伍的人数。应借鉴国外经验,培养高级执业护士,包括老年病执业护士、老年病学临床护理专家。执业护士在多种场所为老年人提供初级保健,社区卫生服务主要由执业护士来管理。老年病学护理专家具有对患者及其家庭方面丰富的临床经验,具有设计卫生和社会政策的专业知识,多数护理专家在医院内工作,作为多科医疗协作组的咨询顾问。并协助在职护士在医院、养老院或社区卫生代理机构之间建立联系。

另外,应在医学高等院校等培养老年医学人才,在医院设立老年科等以适应人口老龄化的需要。进入老龄化社会,老年医学成了紧急的社会需求。在英国、加拿大、瑞典等国家,老年医学教育得以重视,医学院校设有老年医学讲座。课程上形成了系统的老年医学教育,老年医学教育几乎横跨基础医学、临床医学、社会医学。日本也积极探讨老年保健医学教育的方针、策略,发展老年医学教育。

"成功老龄化"的概念近来吸引了很多政策和研究的注意力,关系到如何应付和适应未来生活的方方面面。老年人群数量的增长并不意味着必然伴随慢性疾病问题和认知能力的下降。成功老龄化即最大化的渴望结果和最小化的不希望结果。柏林老龄化研究证明,适应是成功老龄化的关键内容:年长的成年人群可以补偿社会的亏损和衰退,维持进一步发展的潜能。老龄化专家约翰·罗和罗伯特·卡恩认为成功老龄化是三方面因素的融合:降低疾病和疾病相关残障的风险;保持身体和心智健康;积极地融入生活。

除了"成功老龄化"的概念之外,还有诸如"产能老龄化"(为老年人直接和间接提供给养的能力)和"健康老龄化"(保持身体和心智良好状态的能力)的概念也已被确定。这些概念同时出现在世界卫生组织于 1990 年代后期至 2002 年这段时间内开始发展起来的积极老龄化的政策构架之内。"积极"一词指持续性地参与到社会、经济、文化、精神、公民事务当中,而不仅仅是身体或是经济上的积极主动。积极老龄化包含退休人群,也包含弱势群体、残障者或是需要照顾的人员;它体现在朋友、家庭、邻居、同事和工作场所等这些广泛的社会内容之中。积极老龄化认同联合国的独立、参与、尊严、照顾和自我实现的原则。它将战略性规划从基于需要(意味着老年人群是被动接受者)转移到基于权利的平等和机会之路上来。世界卫生组织主张生命过程应是将老年人群整体上视为如同社会的年轻成员那样形形色色的个体,而不是简单的同一类人群的这样一个的"积极老龄化"的过程。

（高　超　于普林）

▶▶ 参考文献 ◀◀

1. 李晓宏,张玉洁. 解读中国人均预期寿命:活得长不一定活得健康. 中国新闻网. (2011-05-19)[2013-05-16]. http://www.chinanews.com/jk/2011/05-19/3050964.shtml

2. 曾毅. 中国人口老化、退休金缺口与农村养老保障. 经济学季刊,2005,4(4):1043-1057.

3. 程勇. 中国人口老龄化的现状、趋势及带来的问题. 第二届世界养生大会论文集. 中国医师学会. 2002.163-168.

4. 曾尔亢,王红,刘佩文,等. 面对全球人口老龄化:关注老年人生活质量.国外医学社会医学分册,2004,21(4):145-147.

5. 邓建森,周淑娥.人口老龄化问题与卫生事业对策.中国医药导报,2008,5(18):112-113.

6. Judith Banister, David E. Bloom and Larry Rosenberg. Population Aging and Economic Growth in China. Program on The Global Demography of Aging, Working Paper Series. PGDA Working Paper,2010:53.

7. 孙水英,曾慧,张丽平.我国人口老龄化现状与护理对策.护理学杂志,2006,21(21):76-78.

8. 李力.应对人口老龄化挑战的战略选择.2010第二届中国老年保健(产业)高峰论坛文集.中国老年保健协会,2010:236-238.

9. 余晶波.人口老龄化:老年医学面临的机遇和挑战.现代实用医学,2010,22(6):607-608.

10. 郑晓瑛,陈立新.中国人口老龄化特点及政策思考.中国全科医学,2006,9(23):1919-1923.

11. Rakesh Mohan. Fiscal Challenges of Population Aging: The Asian Experience. Proceedings, Federal Reserve Bank of Kansas City,2004,8:299-357.

12. Kevin G. Kinsella, David R. Phillips. Global Aging:The Challenge of Success. Population Reference Bureau, 2005,60(1):1-40.

第二章

老年人健康状况的综合评估

生命科学认为,衰老是不可抗拒的自然规律。从 35 岁开始,人体器官功能开始减退,其衰老速度随增龄而上升。在安静状态下,如果以 30 岁各器官功能为 100%,每增加一岁其功能衰老次序为:神经传导速度以 0.4%、心输出量以 0.8%、肾小球滤过率以 1.0%、最大呼吸能力以 1.1%下降。但是,通过科学措施可延缓衰老的进程,使人延年益寿。现代的科学研究证明,无论采用何种方法(如生长期测算法、性成熟期测算法或细胞分裂次数与分裂周期的乘积计算法)计算,人类自然寿命至少可以活到 100～140 岁,均比现在实际平均寿命(目前最长寿的前 10 位国家实际平均年龄均超过了 78 岁)长很多。因此,如何提高生命质量和生活质量,已成为日益关注的话题;尤其在我国人口老龄化发展趋势迅猛,老年人口规模大,城多乡少的倒置显著,老年女性数量多于男性,老龄化超前于国民经济发展,由东向西区域递减的地区发展不平衡等特点,更需要采取多种措施加以延缓衰老的进程。

健康才能长寿。世界卫生组织(WHO)对健康定义为:健康不仅是指没有疾病和身体缺陷,还要有完整的生理、心理状况和良好的社会适应能力。这一定义揭示了人类健康的本质,指出了健康所涉及的若干方面。因此,对老年人进行健康状况综合评估(comprehensive geriatric assessment,CGA),是通过多学科的综合诊断,以确定个体在生活质量、躯体健康、心理健康、功能状态以及已患疾病病情等多维度衡量老年人整体健康状况的评价方法,有的研究也称其为老年综合健康功能评估(comprehensive functional assessment,CFA)。CGA 其特点是"多维度"评估和"多学科"团队合作实施。通过综合评估,及早发现潜在的功能缺陷,对医疗和护理的需求,制订切实可行的干预策略并及时调整治疗方案,以实现健康老龄化即保持精神、心理、社会关系、体能和功能的最佳状态。

老年人健康状况评估是由老年全科医生、老年医学护士、社会工作者、老年精神科医生等组成的核心团队(即评估团队)负责执行。老年人健康综合评估的具体流程见表 2-1-1。

老年人健康状况综合评估包括以下几个方面。

一、生活质量的评估

维持良好的生活质量是保证健康老龄化的关键。WHO对生活质量的定义是指不同文化和价值体系中的个体对他们的生存目标、期望、标准以及所关心的事情相关的生存状况的感受。中国老年医学会对老年人生活质量的定义是指60 岁或 65 岁以上的老年人群对自我的身体、精神、家庭和社会生活满意的程度和老年人对生活的全面评价。

表 2-1-1　健康综合评估流程

阶段	内容
提交	初诊医生向评估团队提交疑难病例综合评估申请
初评	评估团队对病人进行调查和筛查性检查,提出初步治疗方案(包括专科会诊)
专科检查	专科医生进行必要的专科相关检查
再次评估	评估团队根据专科医生的诊治意见,制订长期健康保健诊疗计划
随访	长期随访。发现异常,及时对诊疗计划进行修改

(一)生活质量的主观评价

生活质量是一个带有个性的和易变的概念,老年人的生活质量不能单纯从躯体、心理、社会功能等方面获得,评估时最好以老年人的体验为基础,评估受试者生活的客观状态,进行其主观评价。

1. 生活满意度　生活满意度是指个人对生活总的观点以及现在实际情况与希望之间、与他人之间的差距。生活满意度指数是用来评估老年人心情、兴趣、心理、生理主观完美状态的指标。生活满意度可从对生活的兴趣、决心和毅力、知足感、自我概念、情绪等方面进行评估。

2. 主观幸福感　主观幸福感是反映在社会中个体生活质量的重要心理学参数,包括认知和情感两个基本要素。

(二)人类发展指数

人类发展指数是综合了人们的预期寿命、受教育的程度和经济发展等方面的指数,通过该指数可反映个体生活质量的水平。

(三)经济状况

老年人的经济收入对物质和精神生活有着广泛的影响,是决定生活质量的重要因素,这是由于老年人因退休其固定收入减少、给予经济支持的配偶去世等原因所带来的经济不宽余,可导致在家庭、社会或生活独立性的地位下降。绝对和相对贫困对健康都有明显的负面影响。经济状况的评定是通过个人收入是否能满足个人消费,是否需要他人支援等来衡量。

通过询问被调查者的家庭经济来源,有无经济困难,是否定期或经常得到亲属或子女的经济资助,家庭中有无失业、待业人员,单位工资福利待遇如何,医疗费用的支付形式等进行经济状况的评估。对低收入者,询问其收入是否足够支付日常生活开销和部分医疗费用的开支等经济状况,尤其是独居或丧偶及没有其他经济来源的老年人,一旦发现生活困难应及时向有关部门反映加以解决。

(四)文化水准

高水平的文化水准追求高水平的生活质量。生活质量具有文化依赖性,一个人价值观、信念和信仰、习俗是文化的核心要素。文化水平决定着人们对健康、疾病、老化和死亡的看法及信念,是文化水平评估的主要内容。老年人文化水准评估重点对象是住院老年病人和独居老年人,尤其是文化水平较低且易产生孤独感而导致悲观情绪的老年人。

(五)居住环境状况

环境因素的变化超过了老年人的调节范围和适应能力会产生不良影响。居住环境是老年人的生活场所,是学习、社交、娱乐、休息的地方,良好的居住条件可使老年人生活安逸、舒适,提高了生活质量,其中居家安全环境因素是评估生活质量的重点(表2-1-2)。

表 2-1-2　老年人居家环境安全评估要素

项目	评估要素
一般居室	
• 光线	光线是否充足
• 温度	是否适宜
• 地面	是否平整、干燥、无障碍物
• 地毯	是否平整、不滑动
• 家具	放置是否稳固、固定有序,有无阻碍通道,高度是否适中
• 床	高度是否在老人膝盖下、与其小腿长基本相等
• 电线	安置如何,是否远离火源、热源
• 取暖设备	设置是否妥善
• 空调	是否定时通风
• 电话	紧急电话号码是否放在易见、易取的地方
厨房	
• 地板	有无防滑措施
• 燃气	"开"、"关"的按钮标志是否醒目
浴室	
• 浴室门	门锁是否内外均可打开
• 地板	有无防滑措施
• 便器	高低是否合适,有无设扶手
• 浴盆	高度是否合适?盆底是否垫防滑胶毡
楼梯	
• 光线	光线是否充足
• 台阶	是否平整无破损,高度是否合适,台阶之间色彩差异是否明显
• 扶手	有无扶手

新房间入住要做到"三绿":选好绿色装修材料,通风2个月后再入住到绿色环境中,室内空气达到绿色标准。

同时,注意身边化学品的污染,如空气清新剂含有的苯酚,漂白剂中的次氯酸钠,家用电器含有的溴耐燃剂,厕所清洁剂含的萘等对身体均有不同程度的危害性。

二、躯体健康的评估

通过对老年人的病史采集及全面体格检查资料的全面评估,以了解身体的健康状况,为进一步制订保健计划提供依据。对老年人进行躯体健康评估时,除了生理功能以及疾病本身外,还要对日常生活的自理程度进行评估。

(一)通过体格检查发现老年人躯体的一些特征性变化

老年人一般应1～2年进行一次健康身体检查。检查项目包括智力、意识形态,体位、步态,皮肤情况,生命体征(包括体温、脉搏、血压、呼吸等),测量身高、体重,以及各器官、系统等相关检查。通过体检可发现老年人身体的一些特征性变化。

1. 一般躯体状况　老年人身高缩短。正常人从50岁起身高可缩短,男性平均缩短2.9cm,女性缩短4.9cm。

皮肤干燥、皱纹多,弹性差,缺乏光泽;可见老年色素斑、老年疣、老年性白斑等;40岁后常有浅表毛细血管扩张。

基础体温较低。70岁以上轻度感染者常无发热表现,如果午后体温比清晨高1℃以上,应视为发热。

高血压和直立性低血压在老年人较常见,平卧10分钟后测量血压,再直立1、3、5分钟后各测量血压一次,如直立时任何一次收缩压比卧位降低≥20mmHg或舒张压降低≥10mmHg,称为直立性低血压。

2. 眼、耳、鼻、喉及口腔　眼球可凹陷,眼睑下垂,瞳孔反应迟钝,眼干,角膜周围有类脂质浸润,角膜可出现白灰色云翳,易出现老视眼,区分色彩、暗适应能力有不同程度衰退;易患白内障,眼压增高或青光眼等。

耳垢干燥;随增龄听力逐渐减退,对高音量或噪声易产生焦虑,常有耳鸣,特别在安静环境下明显。

鼻腔黏膜萎缩、变薄、干燥。

口腔黏膜及牙龈苍白,黏膜干燥,味觉减低;多有牙列缺失;牙齿颜色发黄、变黑或不透明,牙齿易松动。

3. 胸腹部　胸部可出现桶状胸改变,肺部叩诊常示过清音,呼吸音强度减轻;在其他临床症状和体征出现之前呼吸>25次/分,提示存在下呼吸道感染、充血性心力衰竭或其他病变的信号。患过胸膜炎者可有胸壁坍陷。

心尖搏动可能出现在锁骨中线旁,搏动幅度减小。第一及第二心音减弱或可闻及第四心音。静息时心率变慢。主动脉瓣、二尖瓣钙化、纤维化及脂质堆积可导致瓣膜僵硬和关闭不全,听诊时可闻及异常的舒张期杂音,并可传导到颈动脉。

由于内脏下垂致肋缘下可触及肝脏。肠鸣音减少。

4. 泌尿生殖系统　膀胱容量减少,很难触诊到膨胀的膀胱。

老年女性阴毛稀疏,呈灰色;阴唇皱褶增多,阴蒂变小;阴道变窄,阴道壁干燥苍白,皱褶不明显。子宫颈变小,子宫及卵巢缩小。

男性阴毛变稀、变灰,阴茎、睾丸变小,双阴囊变得无皱褶和晃动,前列腺组织增生导致排尿不畅或困难。

5. 脊柱与四肢 腰脊变平,颈部脊体变直致头部前倾。椎间盘退行性变使脊柱后凸;部分关节活动受限。

6. 神经系统 检查可发现神经传导速度变慢,对刺激反应的时间延长。

7. 精神状态 老年人精神活动能力逐渐下降,如记忆力减退,易疲劳、注意力不易集中,反应变慢,动作不协调,生理性睡眠缩短等。

(二)老年人躯体健康状况的评估

通常根据三个方面判断躯体健康状况:①形体健康状况:是否具有标准体格指数,有无显著驼背或其他畸形;②从以下指标进行功能状况的评估:体力能力,肢体灵活性,步态平稳性,反应能力,相应的听、视能力,心、脑、肺、肝、肾、内分泌及神经-精神系统等功能是否异常;③有无严重疾病:根据临床症状,经物理及实验室检查、仪器测定等是否发现病理性改变,有无被确诊患有重要器质性疾病。

三、心理健康的评估

心理健康是指心理行为能适应环境变化。WHO 提出个人心理健康的 10 项标准:①充分的安全感;②有自知之明,对自己的能力做出恰如其分的评价;③生活目标切合实际;④与周围环境保持良好接触;⑤保持自己人格的完整与和谐;⑥具有一定的学习能力;⑦能适度地表达和控制自己的情绪;⑧保持良好的人际关系;⑨有限度地发挥自己才能与兴趣爱好;⑩在允许范围内,个人的基本需求应得到一定程度的满足。

(一)老年人认知功能的特点

1. 感觉与知觉 老年人的感觉器官随增龄而影响其感觉反应,出现知觉反应相对减慢。但人们对当前周围事物的感知是在过去经验基础上进行的,老年人经验丰富,其知觉的准确性一般仍较高。但老年人常发生定向力障碍,影响其对时间、人物的辨别,会出现诸如单独外出看朋友而找不到过去常去的老朋友家的情况。

2. 记忆 老年人记忆衰退个体差异很大。为延缓记忆衰退,老年人可坚持适当的脑力锻炼和记忆训练,提高记忆能力。

3. 思维 老年人的思维特点是常不能集中精力思考问题,思维迟钝,联想缓慢,计算速度减慢,计算能力减退,尤其是心算能力。

(二)老年人情感变化的特点

情感是人对客观事务认识的内心体验的外在反映。老年人情感变化的特点:①不倾向于控制自己的情感,尤其表现在喜悦、悲伤、愤怒和厌恶情绪方面;②对害羞的控制以及对恐惧情绪的态度没有明显的年龄差异;③老年人在描述喜悦时用词少于中青年;④老年人的忧郁感更多的是对健康的关注;⑤就气愤而言,老年人取决于个人得失,其次才是不合心意和不愉快的遭遇;⑥老年女性的疑病倾向比男性强。

对情绪的评估包括焦虑和抑郁两个方面:焦虑表现为紧张、不安、急躁等,但又说不出具体明确的焦虑对象。情绪低落是抑郁的特征,典型症状为兴趣减退甚至消失,对前途悲观失望,无助感,感到精神疲惫,缺乏动力,自我评价低,严重的感到生命或生活本身没有意义,常伴有失眠、悲哀、自责、

性欲减退等,严重者可出现自杀倾向。

(三)心理健康的综合评估

WHO 提出良好心理健康的评价标准。

1. 具有良好的个性,情绪稳定,性格温和,意志坚强,感情丰富,具有坦荡的胸怀和豁达乐观的心境。具备良好意志品质的特点是目的性明确,学会调整自己的期望值和一些心态,培养自己的坚强性、自觉性、果断性和自制性。

2. 良好的处世能力,观察问题客观现实,具有较强的自我控制能力,能适应复杂的社会环境,对事物变迁能始终保持良好的情绪。

3. 具有良好的人际关系,接人待物大度和善,不过分计较,能助人为乐,与人为善。

四、功能状态的评估

功能状态包括躯体功能和社会功能两个方面。

(一)躯体功能状态

1. 功能状态评估的内容 老年人的躯体功能状态评估包括以下三个层面。

(1)日常生活能力(activities of daily living, ADL):老年人最基本的日常自理能力是自我照顾及从事每天必需的日常生活能力,如衣(穿脱衣、鞋、帽,修饰打扮)、食(进餐)、行(行走、变换体位、上下楼)、个人卫生(洗漱、沐浴、上厕、控制大小便)等,主要是确定老年人是否需要长期照顾。这一层次功能受限,将影响老年人基本生活需要的满足。

(2)功能性日常生活能力(instrumental activities of daily living, IADL):此功能反映老年人自我活动的能力,包括购物、整理家务、打电话、付费、做饭、洗衣、服药、旅游等。这一层次的功能反映了老年人是否能独立生活并具备良好的日常生活功能。

(3)高级日常生活能力(advanced activities of daily living, AADL):高级日常生活能力包括主动参加社交、娱乐活动、工作承担力等。随着老年期生理变化或疾病的困扰,该层面的能力可能会逐渐减退。此能力的缺失比前两者出现得早,一旦发现老年人有此层面生活能力下降,则需进一步的功能检查和评估。

2. 常用的评估工具 在医院、社区、养老院、家庭病房、康复中心等开展的评估工具有多种标准化的评估量表(表 2-1-3)。使用最广泛的是 Katz ADL 量表和 Lawton IADL 量表(请参阅相关内容)。

表 2-1-3 评估日常生活能力量表

量表	功能
(1)Katz ADL 量表(Katz ADL Scale)	基本自理能力
(2)Barthel 量表(Barthel Index)	自理能力和行走能力
(3)Kenny 自护量表(Kenny Self-care Scale)	自理能力和行走能力
(4)IADL 量表(IADL Scale)	烹饪、购物、家务等复杂活动
(5)Lawton IADL 量表(Lawton IADL Scale)	IADL 能力

（1）Katz日常生活功能指数评价：此量表可用于测量评价慢性疾病的严重程度、治疗效果及预测某些疾病的进展。

1）量表的结构和内容：此量表将日常生活能力功能分为进食、更衣、沐浴、移动、如厕和控制大小便等，以决定各项功能完成的独立程度。

2）评定方法：通过与被测者交谈或自填问卷，确定各项评分，计算总分值。

3）结果解释：总分值范围是0～12分，分值越高，提示被测者的日常生活能力越强。

（2）Lawton功能性日常生活能力

1）量表的结构和内容：此量表将功能性日常生活能力分为7个方面，主要用于评定被测者的功能性日常生活能力。

2）评定方法：通过与被测者或家属等知情人交谈或自填问卷，确定各项评分，计算总分值。

3）结果解释：总分值范围是0～14，分值越高，提示被测者功能性日常生活能力越高。

3. 跌倒风险因素的评估 跌倒常可导致老年人灾难性的后果，如跌倒引起骨折长期卧床产生肌肉萎缩、压疮等。

评估老年人跌倒发生的危险因素包括：

（1）内部因素：①身体衰弱，无力支撑失去平衡的躯体；②伴有肢体的神经、关节、肌肉疾病，灵活性降低；③视力、听力障碍，触觉及本体感觉功能下降，偏盲等；④步态紊乱及平衡功能下降；⑤认知功能障碍，反应力差；⑥晕厥、直立性低血压、糖尿病合并神经病变、电解质紊乱、感染、脱水等；⑦使用的药物，尤其是影响中枢神经系统的药物；⑧心理因素：沮丧、抑郁、焦虑及不佳的心理状态等均可使精力不易集中而发生跌倒；⑨害怕跌倒的老年人，容易使步态失去平衡而更易发生跌倒等。

（2）外部因素：①地面不平、湿滑；②照明差、灯光昏暗；③多重用药的影响；④碰到步行路途中的障碍物；⑤楼梯台阶、卫生间马桶没有扶栏、把手；⑥穿不合适的鞋、袜及行走的辅助工具；⑦社会因素：教育、收入、卫生保健水平，享受卫生服务的途径，独居环境等。

（二）社会功能状态

社会功能是指人际关系及其参与社会活动的程度。测定社会功能的方法有三类：①承担各种社会活动的总能力；②承担1或2种特殊社会活动的能力；③社会支持的程度（人际关系）。老年人应着重评估个体参与社会活动的能力，与亲属、朋友、社区组织的关系等方面。

评估老年人参与社会活动的能力，其目的是明确对参与社会活动的感知度、满意度及适应度，以便及时发现问题采取干预措施，以免给老年人带来心理方面的不良影响。老年人由于老化及某些功能的退化而使参与社会活动的能力下降。老年人对参与社会活动能力的程度及适应性与性别、个性、文化背景、家庭背景、社会地位、经济状况等因素有关。

参与社会活动能力的评估包括以下几方面：

1. 一般活动能力 了解老人过去的职业、离退休时间和现在有无工作等，有助于了解是否由于离退休给老年人带来不良影响，也可以评估目前一般出去活动是否适应。

2. 家庭活动能力 离退休后家庭成了主要的生活场所，并常担当起照料第三代的任务；家庭成员之间和谐相处是高生活质量的反映，使老年人参与更多的家庭活动。若丧偶则对参与家庭活动能力会产生一定影响。

3. 社会活动能力 收集老人日常社会活动资料，可提供有关自我概念和社会支持的信息。如果被评估者对每日活动不能明确表述，提示社会活动能力的缺失或不能融合到社会活动中去；不明确的回答提示有认知或其他精神障碍。

让老年人描述对自己承担的社会活动是否满意以及与自己的角色期望是否相符，观察有无角色适应不良的身心行为反应，如头痛、头晕、疲乏、睡眠障碍、焦虑、抑郁等，对评估老年人参与社会活动能力是一项很重要的指标。

五、已患疾病病情的评估

老年病人需要有一套全面而详尽的疾病评估系统，才能找出老年病人潜在的问题。重点评估的人群包括：①60～65岁以上；②已有生活活动功能不全（尤其是最近恶化者）；③已有老年病症候群（如跌倒、活动力丧失、营养不良、大小便失禁、压疮等）；④同时患有多种慢性疾病；⑤同时服用多种药物；⑥有精神异常；⑦有支持系统的问题（如独居、缺乏社会支持、被疏于照顾或受虐）；⑧多次住院的老年病人等。

（一）识别老年人群实验室检查结果的差异

老年人群实验检查结果出现差异有三种可能：①正常老年期变化；②疾病引起血液生化指标异常改变；③受服用某些药物的影响。因此，正确解读实验检查的结果，确认实验检查值是属于生理性老化或病理性改变对诊断和治疗非常重要。

1. 实验室常规检查的特点

（1）血常规：红细胞随增龄而降低，老年人减少10%。一般以红细胞$<3.5\times10^{12}/L$，血红蛋白$<110g/L$，血细胞比容<0.35作为老年人贫血的诊断标准。白细胞、血小板计数无增龄性变化，白细胞参考值为$(3.0\sim8.9)\times10^9/L$；在白细胞分类中，T淋巴细胞减少，60岁时减少30%，B淋巴细胞则无增龄性变化。

（2）尿常规：老年人尿蛋白、尿胆原与成年人无明显差异。由于老年人肾糖阈值升高，即使血糖升高而尿糖也可阴性。老年人尿沉渣中白细胞>20个/HP具有病理意义。老年男性的中段尿培养菌落计数$\geq10^3/ml$、女性$\geq10^4/ml$为判断真性菌尿的界限。

（3）血沉：健康老年人血沉变化范围很大（6.0～69.0mm/h），从20岁起每增长10岁，血沉加快2.0mm/h。有人认为老年男性血沉上限为24.1mm/h，女性为34.4mm/h，超出此值视为异常。一般血沉在30～40mm/h之间无病理意义，如血沉超过65mm/h应考虑有感染、肿瘤或结缔组织病等所致的可能性较大，需要进一步检查相关指标。

（4）凝血功能：老年人血小板功能亢进，表现为黏附功能增强，对肾上腺素和ADP诱导的聚集功能增强。目前认为老年人血小板膜上β受体减少而α_2受体增多是血小板功能亢进的主要原因。

2. 血液生化指标检查特点

（1）电解质：老年人血清K^+、Na^+、Cl^-及Mg^{2+}与非老年人无差别，Ca^{2+}、P^{3+}随增龄而降低，血清P^{3+}在老年男性参考范围为$0.65\sim1.23mmol/L$，女性$0.85\sim1.33mmol/L$。血清铁和不饱和铁结合力较非老年人降低5%～10%或无变化。

（2）血脂：随增龄血脂先升高后降低。总胆固醇和低密度脂蛋白-胆固醇在20～25岁开始升高，60～70岁达高峰，随后逐渐下降,但女性在绝经前低于男性。高密度脂蛋白-胆固醇在 20~60 岁保持稳定,此后稍有升高,70 岁后开始降低,但女性高于男性。甘油三酯在非老年期逐渐升高,男性 50~60 岁、女性 60~70 岁后开始降低。

(3)血糖:一般认为空腹血糖无年龄、性别差别,但有报道 50 岁后每增长 10 岁,空腹血糖升高 0.05~0.01mmol/L。糖负荷后血糖随增龄而升高,50 岁后每增长 10 岁,餐后 1 小时血糖升高 0.56mmol/L,餐后 2 小时及 3 小时血糖上升 0.28mmol/L,即糖耐量随增龄而降低。

(4)尿素氮、肌酐及尿酸:肾小球滤过率(GFR)降低导致尿素氮、肌酐和尿酸随增龄而变化。

40 岁后尿素氮随增龄而增加,老年人尿素氮参考范围变宽(3.3~9.9mmol/L),其中上限高出非老年人 40%。

个别报道血清肌酐随增龄而上升,多数学者认为无增龄性改变,因为老年人 GFR 降低可导致肌酐清除下降,但老年人肌肉萎缩与活动量减少,肌酐产生也减少,血清肌酐总量与非老年人相似,当老年人血清肌酐>133μmol/L 时提示肾损害。

血清尿酸随增龄轻度升高或无变化,老年男、女性的上限分别为 422μmol/L 和 381μmol/L,另有报道老年人血清尿酸参考值为 148~461μmol/L。

3. 器官功能性指标检查特点

(1)肝功能:血清白蛋白随增龄而降低,老年人一般降低 10%。α_1、α_2、β 和 γ 球蛋白有增龄性升高,以 γ 球蛋白为甚(升高 2%~10%);IgG 和 IgA 随增龄而升高,A/G 比值随增龄而减低。

门冬氨酸氨基转移酶、丙氨氨基酸转移酶、乳酸脱氢酶、碱性磷酸酶、γ-谷氨酰转肽酶及胆红素等无增龄性变化。

(2)肾功能:老年人 GFR 随增龄而降低,30 岁后每增龄 10 岁,GFR 降低 10ml/min。临床上常用肌酐清除率(Ccr)反映 GFR,若实际的 Ccr 低于计算值,提示病理因素所致,若实际的 Ccr 等于或高于计算值,表明是增龄因素所致。也有学者主张用白天和夜间 Ccr 变化来区别 GFR 降低是生理性(白天 Ccr 降低,夜间 Ccr 正常)或病理性(白天和夜间 Ccr 均降低)。

肾脏浓缩功能随增龄而减退,30 岁后每增长 10 岁尿浓缩功能减退 5%。无糖尿病的老年人其尿比重≥1.015,提示浓缩功能正常。

(3)肺功能:老年人肺换气功能降低,导致肺活量、1 秒率、1 秒通气量降低,但健康老年人肺活量>60%,1 秒率>50%。

由于肺弹性回缩发生增龄性减退,引起气道塌陷(肺灌注丰富处为甚),从而导致通气/血流比值(V/Q)随增龄而降低。目前认为老年人 PaO_2 正常下限是 70mmHg,低于此值应视为异常,$PaCO_2$、pH 和 HCO_3^- 无增龄性变化。

(4)垂体:垂体分泌的促肾上腺皮质激素、生长激素、促甲状腺激素、泌乳素及抗利尿激素等的基础分泌无年龄差异;黄体生成素及卵泡生成素随增龄而升高,女性在 50 岁后急骤上升,男性在 60~70 岁后开始升高。

(5)甲状腺激素:甲状腺激素中的 T_3、T_4 无增龄性变化;但也有报道老年男性 T_4 随增龄而降低,老年男、女性 T_3 有增龄性降低。

(6)肾上腺:肾上腺皮质激素在老年人尿 17-酮类固醇降低,尿 17-羟皮质醇类固醇无明显变化。肾素和醛固酮随增龄而降低,对低盐饮食和利尿剂反应出现增龄性降低,高龄者血、尿醛固酮比非老年人减少 1/2~1/4。

肾上腺髓质分泌的激素在老年人尿儿茶酚胺、肾上腺素及去甲肾上腺素均升高,后者是非老年人的 2 倍。

(7)性腺:男性 30 岁后雄性激素随增龄而下降,到 60 岁降低 50%;女性无年龄差异。50 岁后,女性雌二醇及黄体酮出现增龄性降低,到 80 岁降低 50%。老年人对促性腺激素反应降低,垂体对性激素的反馈调节作用也低下。

(8)甲状旁腺:甲状旁腺激素分泌无年龄差别。老年人对钙负荷的降钙素分泌比非老年人明显降低,并且可被雌激素纠正,这对老年人骨质疏松的治疗具有很大意义。维生素 D 结合蛋白和 25(OH)-D_3 无年龄差异,而老年人 1,25(OH)$_2$-D_3 降低。

(二)老年病人已患疾病病情的评估

1. 整体全面评估老年人所患疾病　老年患者常患多种疾病,按照传统的医疗模式要去辗转多个科室就诊,患者就要服用多学科医生开的多种药物,这样造成该停的药未停,形成"处方瀑布,药到病成"现象出现,药物的不良事件发生在所难免。CGA 通过老年医学综合门诊,从患者的整体全视角出发,对老年病人的健康状况进行整体评估,权衡用药的利弊,而不是只着眼于疾病本身和某个受损的器官,确保病人所患的各种疾病均能做出全面的诊断和合理的治疗方案。

2. 应该重视老年常见异常问题的评估及其处治　老年人常见的异常问题包括体力衰弱、行动迟缓、反应力减退、记忆力下降、视力减弱、听力障碍、牙齿脱落、营养不良、头晕、不明原因的全身疼痛、食欲减退或亢进、腹胀、不明原因的下肢水肿、尿失禁、便秘等主诉,这些问题对身心健康和生活质量将产生更大的影响,如视力减弱不仅影响阅读,也可能增加跌倒的风险;营养不良使老年人抵抗力下降是患多种疾病的基础,使衰弱、跌倒、压疮、感染等的发生率增加。这些异常也可能是某种疾病的信号,必须予以重视,绝不能掉以轻心。应该及时进行相关检查,以发现可能潜在的疾病。

3. 生前预嘱的评估　为了充分尊重病人的知情权和自主权,达到"帮助患者减少痛苦,有尊严地离开"的宗旨,并合理地利用医疗资源,对患重病或预后较差的老年病人,医务工作者需要了解患者对死亡的态度,关于使用高级生命维持治疗的意愿,是否需要进行有创抢救的措施等相关问题;同时,有必要时应该与病人或家属进行沟通,讨论延长生命与生活质量、生命支持治疗的利弊等问题,以便于取得家属的支持与谅解,以免事后发生不必要的纠纷。

对老年人常用的健康综合评估方法还有累积损害得分法、损害模式分析法、隶属度模型等各种评估方法,各有所长,不妨一试。

通过对老年人健康状况综合评估,可以改善老年人的生活质量和存活率。有报道,对老年人健康状况的综合评估,可减少住院率 26%、再住院率 12%、死亡率 14%,认知功能改善 47%、体能改善 72%,并且可减少出院后的损伤发生率和推迟残疾发生时间及降低医疗费用等。

(迟家敏)

参考文献

1. 蹇在金.老年病诊断:老年人检验参考值和健康评估,中华老年医学杂志,2004,23(3):215-216.

2. 于普林.老年医学概论.中华老年医学杂志,2004,23(1):69-70.

3. Camel CK,Leipzig RM,Cohen HJ,et al. Geriatric Medicine:an evidence-based approach,4th ed. New York:Springer-Verlag,2003:185-201.

4. 邢翠.国内外老年综合健康功能评估的研究进展.护理学杂志:综合版,2008,23:75-78.

5. Wieland D,Hirth V. Comprehensive Geriatric Assessment. Cancer Control,2003,10:454-462.

6. Forciea MA,Schwab EP,Raziano DB. el al. Geriatric secrets. 3rd ed. Philadelphia:Hanley & Belfus,2004:14-23.

7. 吴海云.浅谈老年人健康管理.中华健康管理学杂志,2008,2:257-260.

8. Breslow L. Health measurement in the third era of health. Am J Public Health,2006,96:17-19.

9. 宁洁,陈振东.老年肿瘤患者健康状况综合评估的方法学进展.中国肿瘤,2007,16:868-871.

10. Fillenbaum GG. Multidimensional functional assessment of older adults. New Jersey:Lawrence Erlbaum Associates,2005:55-62.

11. 宁艳,陈大方,胡永华.多维健康评价方法的研究进展.中国社会医学杂志,2007,24:50-52.

12. Vergani C,Corsi M,Bezze M,et al. A polar diagram for comprehensive geriatric assessment. Arch Gerontol Geriatr,2004,38:139-144.

13. 田京利,刘福勇.仲伟红,等.中老年健康体检综合评估方法的研究.解放军保健医学杂志,2002,4:228-229.

14. 席蓓莉,何国森.现代老年人健康检查评估与老年内科医疗.中华现代内科学杂志,2005,2:779-782.

15. Wieland D,Ferrucci L. Multidimensional Geriatric Assessment Jck to the future J Grontol A. Biol Sci Med Sci,2008,63A:272-274.

16. Extermann M,Aapro M,Bernabei RB,et al. Use of comprehensive geriatric assessment in older cancer patients:recommendations from the task force on CGA of the International Society of Geriatric Ontology(SIOG). Crit Rev Oncoi Hematol,2005,55:241-252.

17. Maas HA,Janssen-Hei jnen ML,Olde Rikkert MG,et al. Comprehensive geriatric assessment and its clinical impact in oncology. Eur J Cancer,2007,43:2161-2169.

18. Ellis G,Langhorne P. Comprehensive geriatric assessment for older hospital patients. Br Med Bull,2005,71:45-59.

19. Wieland D. The effectiveness and costs of comprehensive geriatric evaluation and management. Crit Rev Oncol Hematol,2003,48:227-237.

20. 葛建霞,杨柯君.上海市2005名老年人健康状况评估分析.社区医学杂志,2004,2:6-7.

21. 林涛,王德文,田俊,等.社区老年人健康功能多维评价及影响因素.中国公共卫生,2003,19:1266-1267.

22. Haywood KL,Garratt AM,Fitzpatrick R. Older people specific health status and quality of life:a structured review of selfassessed instruments. J Eval Clin Pract,2005,11:315-327.

23. 张宏雁,董军,何耀,等.老年人综合健康状况评估方法及其应用研究进展.中华健康管理学杂志,2010,4(2):106-107.

24. 覃朝晖,于普林.老年人跌倒与骨折的风险及其预防.中国实用内科杂志,2011,31(1):28-30.

第三章

老年病的临床特点

作为研究老年病病因、病理生理、临床特点、诊断步骤、治疗、康复和护理、预防保健等的临床综合学科—老年病学（又称老年医学），既是研究衰老与疾病的相关性与特殊规律，同时也是老年学的一个重要分支学科。老年病学是一个新兴学科，对其规律、特点，目前研究的尚不够深入。而医务工作者，尤其是老年医学医务工作者要在临床实践工作中高度重视和关注老年病的特点和相关问题，不断探索，发现总结和完善老年病的防治规律，制订切实有效地防治对策，为提高我国老年病的防治水平，延长老年人群寿命而不懈努力。

顾名思义，老年病是指老年期所罹患的疾病或多发的疾病，通常可分为三类：其一是中青年可发病而老年人患病率显著增高的慢性疾病，原因是由于老年期机体各种组织的老年性变化及其修复能力的减弱，导致脏腑、组织、器官等功能减弱，在老年期多发，如高血压、高脂血症、动脉硬化、冠心病、糖尿病、脑卒中、慢性阻塞性肺病、肿瘤等不同专业相互渗透的疾病；其二是老年人在器官老化基础上发生、与退行性改变相关的疾病，为老年人所特有，如钙化性心脏瓣膜病、老年期痴呆、骨质疏松及白内障等疾病；其三是衰老使机体功能所减退而引起的急性疾病，如老年人肺炎等感染性疾病。

由于老年人既受常规致病因素的影响，又受"衰老、老化"因素对疾病发生、发展、转归的影响，而生物老化、衰老机制的高深莫测，至今尚未明确概观定论，我们面对老年病人他们的致病、致残、甚至是致死，究其原因是由于"常规致病因素"还是由于"正常衰老、老化"所致？不幸的是目前尚无明确的答案，可以有多个不同的解释，这就造成临床医师处理实际老年病人时面临极其复杂、极其困难的挑战。为此，老年病有其特殊的临床表现，注定了老年病在诊断、治疗、康复及流行病学等方面有其的特殊规律、共性以及特殊的需求。

一、老年病的自身特点

（一）老年生理病理特点

任何生物都是严格按照生物规律，经历由胚胎到出生、生长、发育、成熟、衰老直至死亡的过程，人类也不例外。老年人自身调节机制随着增龄变得不敏感、不精确、缓慢、不能持久、不能即刻应免，同时人类衰老有其特征，如组织逐渐脱水，基础代谢率降低，细胞分裂、细胞生长及组织恢复能力减低，组织弹性减低，结缔组织变性，神经组织退行性病变及神经—肌肉反应速度减慢，骨的强度及韧性减低、骨质疏松，免

疫功能低下等。老年状态下人体组织器官的结构和功能会发生一系列的变化，如听力和视力下降；心肺功能减退，易发生呼吸道感染、呼吸衰竭、慢性心力衰竭；脑萎缩、脑动脉硬化，易患老年性痴呆；肾单元随年龄而减少，肾功能减退和骨质疏松等，老年患恶性肿瘤的概率也相当高。

（二）老年病的流行病学特点

作为老年病学的重要组成部分，老年流行病学亦是现代流行病学的重要分支。它既是研究老年病的重要方法，又是研究老年病自然规律的学科。目前流行病学研究的资料越来越多地作为背景资料用于并指导临床实践。

现今的研究提示老年流行病学有以下特点：

1. 与老化相关的各种情况受遗传因素的影响虽然重要，但环境因素变得更加重要。

2. 个体受教育水平、文化程度等亦直接影响预期健康寿命的长短。

3. 生命早期的预防保健措施是否及时、合理、恰当在生命的中后期会有回报。

这三个特点说明了环境因素、教育文化程度、青壮年期的预防保健及时合理恰当的投入，都直接会影响老年期的患病率，生活质量，乃至于预期健康寿命。故必须重视老年病学、老年流行病学的合理而慎重的研究。

（三）老年病的病因学特点

随着医学模式的转变，人们逐渐认识到人类健康并非仅指躯体健康，而是躯体功能、精神心理、社会行为和环境的完美组合。因此，除不良的生物医学因素可导致疾病外，不好的精神心理素质，不端的社会行为，不适的社会和自然环境都可以导致疾病。老年人由于自身体质下降，精神心理调节能力降低、社会适应能力减退和不能及时适应比较剧烈的环境变化，任何一种不佳的因素都可导致老年人发生疾病。

根据老年流行病学特点，多数老年人易患慢性非传染性疾病。根据老年流行病学调查研究发现，老年人慢性非传染性疾病患病率为76%～89%，明显高于中青年的23.7%。其中46%有运动功能障碍，17%生活不能自理。随增龄在机体老化的基础上容易发生的疾病，如高血压病、冠心病、脑血管病、糖尿病及恶性肿瘤等；以及与老化直接相关的老年特有疾病，如痴呆、退行性骨关节病、老年性瓣膜病、白内障等，已占老年病的大多数。不同地区和不同人群每种疾病的患病率和排序有所不同，如脑血管病，心肌梗死的发病率北方比南方高5～10倍。此类老年性非感染性疾病的最大特点是病因复杂，与多因素相关，虽然目前各国研究较多，但了解

甚少,并难以分清是自然衰老或独立的疾病;而治疗上又缺乏特效疗法,是危害老年人健康的一类重要疾病。

老年感染性疾病发病率高,其感染的好发部位是呼吸道、泌尿生殖道、胆道,且易致老年菌血症和败血症。Jokinen等的研究结果表明,老年肺炎的总发病率为11.6%人年,总死亡率4%,发病率在幼儿和老年人中最高。泌尿生殖道感染也是老年人常见病,特别是前列腺肥大合并感染更为常见。近年来,老年人败血症有增多趋势,已占同期全部败血症总数的20%。老年败血症发病急骤,病原菌常通过泌尿道、呼吸道或胆道侵入机体,感染合并休克发生率高达30%~80%,病死率高达60%。由于各种抗生素广泛而大量使用,使感染的菌群发生了改变;老年人抵抗力低下,使原来寄生于人体皮肤、黏膜、口腔、肠道、泌尿生殖道等部位对机体没有损害的菌群,成为老年人重要的致病菌。由条件致病菌所致的感染常是多种菌引起的,而且有高度和(或)多重耐药性,给治疗带来了困难。

我国老年人死因序列相继为:①恶性肿瘤;②脑血管病;③心血管病;④感染,尤其是肺部感染。以上四类疾病占总死亡人数的70%左右,但其可随增龄而发生变异,不同地区亦有不同。国外报道,20世纪末老年死亡的五个主要因素依次为:心脏病、恶性肿瘤、脑血管病、肺炎/流感、慢性阻塞性肺疾病。但他们强调主要影响老年人生活质量及致残的却是老年骨关节病、视力老化、高血压、糖尿病等。如这些患者同时伴有心、脑血管疾病、慢性阻塞性肺疾病,其生活质量更差,致残率更高。说明增龄老化性失能是会直接影响生活质量,必须在青壮年采取有效的防治措施延缓增龄老化性失能的发生。

二、老年病的临床特点

老年人因衰老、生理功能的改变,患病时往往与非老年人临床表现不同,其主要特点如下:

(一)多隐匿而不典型

随着年龄增长,老年人的敏感性逐渐降低,其发病症状和体征亦不典型,加之多种疾病并存,使其难以如实反映真实病情,表现为隐匿发展,这必然使老年病的临床表现复杂而不典型,多表现为病情重而症状轻或无症状,常易造成漏诊或误诊。主要原因为:

1. 老年人起病隐匿,发展缓慢 多数老年病为慢性退行性疾病,其生理变化与病理变化难以区分。这类疾病老年期变化缓慢,在很长一段时间可无症状,无法确定其发病时间,但疾病发展到一定阶段,器官功能处于衰竭的边缘,一旦出现应激反应,可使原来勉强维持代偿状态的器官发生衰竭,病情可在短时间内迅速恶化。

2. 临床表现不典型 由于老年人机体形态的改变和功能衰退,反应性减弱,对于疼痛和疾病的反应不敏感,病程容易被忽略。如老年急性心肌梗死,可无心前区疼痛,而仅有气急;老年甲状腺功能亢进症仅有快速心房纤颤而无任何其他甲状腺毒性症状或富代谢综合候群;老年人心脏病发作时首发症状是晕厥和嗜睡;老年肺部感染表现精神萎靡,嗜睡等;老年人内脏穿孔可能仅有精神萎靡,而无典型的腹部疼痛症状或压痛,反跳痛等症状。由此可见,重视老年病症状的不典型性是十分重要的,加强症状、体征、实验室及辅助检查的针对性。

监察,搜集诊断依据尤为重要,同时还要慎防漏诊误诊。

(二)发展迅速、突发易变、猝死发生率高

由于老年人免疫器官的老化,致免疫功能降低,应激能力减退,一旦发病,病情迅速恶化,使医生措手不及,治疗极为困难。如老年重症肺炎,很快相继发生呼衰、心衰、脑病、多脏器衰竭而死亡。老年期由于存在多个心脑血管意外的危险因素,故猝死发生率高。猝死年龄有两个高峰:第一高峰在出生至6个月;第二高峰在45~75岁;猝死人群中2/3年龄≥65岁,老年心肌梗死猝死的发生率约为8%。因此必须加强监测,及时记录病情,将此特点反复强调,并告知家属,制订防范预案。

(三)多病共存

由于老年人机体功能衰退,脏器功能降低,免疫力低下,代谢平衡被破坏,认知功能下降和肢体活动障碍等病理生理特点,一体多病十分常见,甚至一个脏器同时存在多种病变。卫生部北京医院90年代统计:60~69岁组的老年人平均患独立疾病7.5种,70~79岁组为7.8种,80~89岁组为9.7种,≥90岁组为11.1种;没有一例老年患者仅患一种疾病。由疾病而致残,病残交织,互为因果,给诊断治疗带来较大困难。因而全面细致了解和掌握老年病人的全部病史,抓住主要矛盾,权衡利弊,制订个体化,对学科的综合治疗方案是必需的。目前在老年病医生严重缺乏的情况下往往需要有多专业的医师来共同参与诊治,如一个患有高血压、冠心病、糖尿病、脑卒中和吸入性肺炎的病人,可能要由心血管科、内分泌科、神经内科和呼吸内科的专家共同诊治。

(四)并发症多

老年病人尤其是高龄老人患病后常可发生多种并发症,这是老年病的最大特点。

1. 易并发意识障碍和精神症状 老年人均有不同程度的脑血管硬化,在患急性肺炎、急性心肌梗死、消化道大出血等危重症时,感染、血压改变和水电解质紊乱等综合作用后,临床主要表现为对答不切题、淡漠、谵妄、躁狂、昏迷等意识障碍,一旦危重症控制后,以上症状消失。此外,应注意镇静剂的使用情况,个别老年患者在肌注12.5mg异丙嗪后,发生严重意识障碍。老年人出现意识障碍,要及时进行鉴别,明确诊断,以免延误治疗。

2. 易并发水、电解质紊乱 老年人脑呈萎缩状态,口渴中枢敏感性低,并且随着肌肉的萎缩,细胞数的减少,脂肪的增多及水摄入量不足,一旦有发热性疾病或腹泻易发生缺水性脱水及低钠性脱水。老年人体内含钾量的减少,保钾能力的降低,临床上常见有低血钾症,又可因肾功能减退易并发高钾血症,电解质紊乱可致严重室性心律失常,心衰加重,洋地黄中毒及意识障碍。故对老年人应注意皮肤弹性,加强出入量及电解质的监测,以便及时纠正。

3. 易并发感染 尤其存在下列感染危险因素的老年患者,高龄、瘫痪、肿瘤、长期卧床、住院≥5天、应用化疗及抗生素,这些患者更易发生多菌种及多重感染。据统计老年各类感染发生率依次为:尿路感染、肺炎、结核、皮肤和软组织、带状疱疹、骨髓炎、菌血症、感染性内膜炎、胆囊炎、憩室炎(尤其是肠憩室)及腹腔脓肿。与中壮年相比老年感染的危险性明显增高:肺炎为3倍;肾盂肾炎为5~10倍;菌血症为3倍;阑尾炎为15~20倍;胆囊炎为2~8倍;结核为10倍;

心内膜炎为 2～3 倍;化脓性脑膜炎为 3 倍。故在临床实践要高度重视老年并发感染防治措施的落实,以防发展为败血症,多脏器衰竭。

4. 易并发血栓和栓塞　老年人常因各种疾病或手术长期卧床,易发生深静脉栓塞和肺栓塞,严重者可致猝死。这与肌肉萎缩,血流缓慢及老年人血液黏度增高有关。应注意卧床老年人床上的主动及被动的肢体活动(约 15 分钟 1 次)和翻身(1 小时左右 1 次)。

5. 易并发多脏器衰竭　老年人多脏器衰竭主要有两种情况,其一是老年人在机体各器官功能正常或相对正常的情况下,由于严重感染、败血症性休克、创伤、急性药物、毒物中毒等致病因素导致人体 2 个或 2 个以上器官功能同时或相继发生衰竭;其二是因各种慢性疾患引起各脏器功能不全或衰竭,易引起水电解质紊乱、酸碱平衡失调、意识障碍,易发生后遗症和并发症等。如有陈旧性心肌梗死、慢支的患者,患重症肺部感染,很快出现呼吸衰竭,继之心衰、脑功能不全、肾功能不全、弥散性血管内凝血等相继或同时发生而死亡。肺部感染是老年多脏器衰竭的主要诱因,必须高度重视老年感染的及时控制。

对并发症多特点的对策必须加强监测,天天评估,及早发现、及时治疗,将发生率与损害率降至最低。

(五)明显受心理精神因素的影响

发病是一种应激性事件,人在发病后会有各种心理反应。然而,就医疗实践来讲,不管患者的心理活动是发病本身引起,还是由生活中其他事件引起的,只要对疾病的发展和预后有影响,医师都必须重视并作出适当的处理。

社会-心理-生物学模式与衰老的关系,已越来越多被学者们认可。大量国内外研究表明,老年疾病 70%～80% 与心理精神因素有关。老年患者常见的心理反应及相关因素有:抑郁,焦虑(女性多见),过分依赖,退化(男性多见),不遵医嘱(忘记,混淆,对治疗无信心,拒绝治疗,对医生不信任)。

人们进入老年期,由于离退休后,伴随社会地位、家庭及经济收益的改变,躯体和心理都会发生变化,心理方面就有一个再适应的问题。据报道,在综合性医院内老年病人中心理障碍的患病率可达 60%。老年存在着焦虑、忧郁、孤独感、急躁、多疑,会使一般疾病的症状加重。即使在老年人的急性躯体疾病的过程中,有时精神方面的改变较体温、心率变化更为突出。由于老年期心理障碍往往以躯体化障碍形式出现(指病人仅叙述有关躯体不适,完全如同冠心病心绞痛的症状,不断要求给予医学检查。虽经多方检查,未发现异常,虽给予解释仍不能打消病人的疑虑。有时存在某种躯体疾病,但其躯体障碍不能解释其症状和性质的严重程度,经心理疏导及适当应用抗焦虑、抑郁药物后症状明显缓解),也使老年期疾病治疗更为复杂困难。抑郁紧张的心理亦会破坏机体的免疫能力,加速肿瘤病人死亡,故有学者提出"心理疾病烈于癌"的观点。老年心理障碍现状说明,开展老年心理学的研究和应用其紧迫性、重要性达历史之最。必须高度重视老年心理研究,开展预防心理教育,合理、正确应用抗焦虑、忧郁的药物,能大大改善老年人的生活质量和节约卫生资源。

(六)药物不良反应会影响病情

增龄使老年人患病数增多,用药数亦增多,不仅药物不良反应相互叠加,而且可以加重原有的疾病。老年药物不良反应(adverse drug reaction,ADR)发生率高,WHO 指出,全球死亡病人中 1/3 与 ADR 有关,我国每年 5000 万住院病人中,至少有 250 万人入院与 ADR 有关,其中重症 ADR 约 50 万人,如利尿剂的应用可致严重的电解质紊乱,电解质紊乱可致严重室性心律失常,心衰加重,洋地黄中毒,同时可加重糖尿病及诱发痛风的发作。

老年药代动力学的特点,是药代动力学随增龄而降低。主要表现为,被动转运吸收的药物吸收不变,主动转运吸收的药物吸收减少;药物代谢能力减弱;药物排泄功能降低;药物清除的半衰期延长,血药浓度有不同程度的增高。

1. 老年人的药物吸收特点　由于老年人胃黏膜萎缩,胃壁细胞功能下降,胃肠道肌肉纤维减少,及胃肠道血流量减少,导致了老年人胃酸分泌减少,胃液 pH 升高,胃排空速度减慢等特点,影响了口服药物的吸收。另外,由于老年人的血流量减少,局部血液循环较差,所以绝大多数肌肉组织的药物吸收速率减慢,药物的起效时间延长。

2. 老年机体的药物分布　随着年龄的增长,老年人的细胞内液有所减少,体内总水分也较年轻人明显下降。据报道,80 岁的老年人的体内水分较 30 岁年轻人下降约 10%～21%,因此,老年人水溶性药物分布的容积相应有所减少。同时,随着年龄的增长,体内的脂肪量会有不同程度的增多,而非脂肪组织(骨、肌肉、肝、肾、脑)则有所减少。所以,老年人脂溶性药物的分布容积比年轻人有所增大,如脂溶性的药物毛花苷丙(西地兰)、利多卡因等,在老年人体内分布容积较大,导致药物作用持续延长。此外,血脑屏障也随着机体的老化而通透性增加,结果使更多的药物进入脑脊液中,导致了药物毒性作用的增强。老年人由于血浆白蛋白含量降低,血浆白蛋白结合药物的量也相应减少,可出现游离药物浓度升高的现象。因此,老年人使用华法林时剂量应予酌减,否则,有可能引起出血的危险性。又如,老年人的血浆白蛋白对吗啡的结合率也有所降低,老年人在使用阿片类药物时应适当减量。由于老年人脏器功能衰退,往往又同时患有多种疾病,服用多种药物的情况较为普遍。当多种药物进入体内后,它们与血浆白蛋白的结合存在着竞争性的置换作用,与血浆白蛋白结合力较弱的药物,血液中游离药物浓度的水平则较高,反之,其药物游离浓度的水平则较低。如当保泰松、水杨酸和甲磺丁脲联合用药时,使甲磺丁脲在血液中的游离型药物浓度增高,导致低血糖的发生。同样,抗心律失常药乙胺碘呋酮与地高辛合用时,导致地高辛游离型血浆浓度升高,进而产生毒性反应。因此,对于白蛋白结合力高而治疗指数较低的药物。要注意血药浓度的监测。

3. 老年机体的药物代谢　随着年龄的增长,老年人体内肝微粒体酶的活性(如药物氧化酶 P)有所下降,因而,影响了药物在体内的裂解,使血液的药物浓度有不同程度的升高。因此,在老年人用药的时候,应注意调整药物剂量,以免发生药物的毒性反应。老年人肝脏的血流量逐渐有所降低,药物首过效应也有不同程度的减弱,这种状况直接影响了某些药物在体内的代谢,如利多卡因、普萘洛尔等在血液中的浓度比年轻人有所升高。

4. 老年机体的药物排泄　在药物的排泄过程中,肾脏是最重要的器官。主要经肾脏排泄的药物有地高辛、吲哚洛尔、普萘洛尔、奎宁、金刚烷胺、氨基苷类抗生素等。一般来说,老年人药物的排泄能力约比年轻人下降46%。由于老年人肾功能降低,肾小球滤过率、肾小管的分泌和重吸收功能均有所减少,这些都是影响药物排泄、使药物半衰期延长、血药浓度增高、药物的不良反应增强的因素。另外,由于老年人血肌酐产生量少,即使肾功能降低,其血肌酐浓度可以不升高,所以老年人的血肌酐浓度不能作为衡量肾功能的唯一指标,必须以血肌酐清除率为指数。当老年人有失水、低血压、心衰或其他病变时,会进一步损害肾功能,用药更应小心慎重,最好能监测血药浓度。

因此,老年人用药:①必须严格掌握适应证和禁忌证,如应用肝素时,60岁以上病人出血发生率增加,女性更明显,应用华法林则副作用增加,需要常测出凝血时间;②必须避免用药过多过滥产生的药物过量或蓄积作用,如青霉素的排泄减慢,易出现中枢神经毒性反应;博来霉素易产生肺毒性反应(肺纤维化等);地高辛易出现中枢性毒性或心脏毒性;③治疗剂量必须做到个体化,如普萘洛尔的剂量要根据患者的耐受性确定剂量;哌替啶也应从小剂量应用开始。

老年病人目前用药仍普遍存在一些问题:①医师忽视对老年病人综合病史的采集,有的简单询问后即开方用药;②医师忽视自己的分析,受老年病人的陈述和常用药方左右,以病人自己的处方为组方开方用药;③医师把自己的经验方不加改变组成就直接给老年病人用药;④医师忽视老年病人的个性化用药问题。

总之,老年人多病,用多种药物,且长期应用。随增龄生理老化及病理变化的综合作用,重要脏器代偿功能明显减退,个体的差异较大,因此药物在体内的吸收、分布、代谢、排泄及药物反映等诸多方面均发生变化,使药物的不良反应发生率随之增高,一个药在某种疾病是治疗而在另一种疾病可加重和诱发急性发作。因此,世界卫生组织依据临床药理学对老年人药物治疗主要法则作出规定:①是否必须药物治疗,诊断是否正确;②给药前想到它的可能不良反应;③根据患者生理状况(肝肾功能)认真考虑药物剂量;④适宜患者药剂型(片、浆、栓、注射剂);⑤想到任何新症状可能与给药不良反应有关;⑥考虑到与其他未知物质(植物性的等)互相作用的可能性;⑦联合用药要合乎逻辑、效果相当好、改善药物疗效和对它的耐受性;⑧增添新药是否应减去某种用药;⑨检查患者对治疗是否信任,是否服药及作相应的处理(查剩余药及向陪床者了解情况);⑩切记停药治疗和用药治疗同样重要。

(七)护理的特殊性

由于老年人生理上的老化,多病的病理变化及心理障碍因素的影响,绝大多数病人合并意识障碍及不同程度的致残性,为此老年病护理有其特殊性、复杂性及高难度,对护理有特殊的要求,更高个体化护理计划。实践证明,护理质量的高低直接影响愈后。为此,老年护理原则为四个必须:①必须是优质的基础整体化护理与专病、专科护理相结合;②必须是躯体与心理护理相结合;③必须是疾病治疗与康复相结合;④必须是训练有素、操作熟练与精心、悉心、细致、诚挚爱

心相结合的呵护性护理。护理学是实践性极强的学科,老年病护理更是新兴的分支学科,无论是理论还是实践经验我们知之甚少,急需通过长期大量对老年护理关照、支持的实践中加以研究探索、发现、总结,不断完善,从而建立一套真正适合老年病,以科学理论为基础的,切实可行,能提高护理结果的各项护理规范。

三、老年病治疗学特点

老年人由于长期患有多种慢性病及衰老等因素的影响,慢性病一般难以治愈,故老年医学治疗的目的主要是减轻患者的痛苦,尽可能恢复正常功能。虽然药物是最重要的治疗措施之一,但药物不能解决患者的所有问题。老年患者由于记忆力差,听视能力减退,多病共存需用多种药物等原因,半数以上老年患者不能按医嘱用药。老年人肝肾功能减退导致药物代谢和排泄降低,对药物的敏感性改变以及多药合用所致的药物相互作用等因素,使之较年轻人更容易发生药物不良反应,严重影响疗效。

(一)依从性差

依从性是指患者对医嘱执行的程度。由于老年患者缺乏护理人员,行动不便。记忆力差,视听能力减退,用药复杂,药物毒副作用或用药不方便等原因,导致部分老年患者不能按医嘱用药。

(二)用药种类多

老年人因多病共存,常常需要多药治疗。

(三)治疗矛盾

老年患者是在老化的基础上患有多种慢性病,需接受多种药物长期治疗,造成治疗过程中的相互矛盾。

(四)药物疗效反应不一

由于老年人个体差异大,对药物反应性显著不同,且与年龄相关的规律性不明显,同龄的老年人用药剂量差异较大。

(五)药物不良反应多

老年人肝肾功能减退,药物代谢缓慢,半衰期延长,药物使用日益增多,致使药物不良反应明显增多。

四、老年病预后的特点

老年人发病后预后不良,主要表现为治愈率低和死亡率高。在老年人三大致死性疾病中,由动脉粥样硬化所致的心、脑血管病总趋势是随增龄而加重,当今的治疗只能缓解症状。恶性肿瘤病因不明,缺乏有效措施,更谈不上治愈。糖尿病和慢性阻塞性肺病只能控制而不能根治,所以老年人患病的病程长,治愈率低,随增龄而死亡率上升,乃至出现所谓的"老死",即全身器官组织衰竭而死亡。病程长,老年人患病往往因病情复杂、合并症多,导致病程一般比非老年人长,且康复慢。

(何雪梅　汪　耀)

▶▶ **参考文献** ◀◀

1. 宋岳涛,杨颖娜.老年病的特点与预防.实用心脑肺血管病杂志,2008,16(10):82-84.

2. 陆惠华.老年病的特点与对策.中国老年保健医学杂志,2004,2(4):3-7.

3. 葛伟,李源,张珊红,等.针对老年病特点进行老年病学教材编写.山西医科大学学报:基础医学教育版,2008,10(4):471-473.

4. 陆惠华.老年病临床特点与对策.中国老年学杂志,2004,24(2):173-174.

5. 陈敏章.中华内科学(下册).北京:人民卫生出版社,1999:4141.

6. 宋岳涛,杨颖娜.老年病的特点与预防.实用心脑肺血管病杂志,2008,16(10):82-84.

7. 陈民.老年病的临床特点及老年用药特点.全国中医、中西医结合防治老年病暨老年心血管病诊治规范学术大会.2005,151-153.

8. 陈诺夫,谭祖春.浅析老年病特点与合理用药.西南军医杂志,2007,9(5):90.

9. 崔金海.老年人药物治疗特点.中国医药指南,2009,7(20):81-83.

10. 屈海军.浅析老年病的特点.卫生职业教育,2004,15(22):113.

第四章

老年人健康管理

<<<<<

健康管理是一种新的综合性的医疗卫生服务模式,实施健康管理是预防医学和临床医学相结合,变被动的疾病治疗为主动的管理健康,以达到节约医疗费用支出、维护健康的目的。主要包括健康监测、健康风险评估和分析、健康指导、健康危险因素干预、操作指导及专业培训与研究等几项内容。随着我国社会的逐步老龄化趋势,老年人群的健康管理尤为重要,而做好老年健康查体并落实各项后续服务,是老年健康管理的主要内容。

一、关于健康管理

(一) 健康管理内容及国内外现状

迄今为止,健康管理的定义在业内尚未达成明确共识,目前最广为引用的定义是:从事个体或群体健康的监测、分析、评估,提供健康咨询和指导以及对健康危险因素进行干预的全过程。其宗旨是调动个体和群体及整个社会的积极性,有效地利用有限的资源,达到最大的健康效果。

健康管理起源于20世纪60、70年代的美国保险业,当时由于不良生活方式引发的疾病在发达国家迅速上升,不仅使人们遭受疾病的痛苦,也使生产力下降、医疗费用大增。美国面对这一挑战改变战略,提出并有效实施健康管理,随后在许多发达国家风行并逐渐形成一个较为完整的体系和成熟的健康产业。据统计,美国有7700万人在大约650个健康管理中心接受医疗服务,超过9000万美国人成为健康管理计划的受益者,并有专为老年人提供的"医疗照顾"。通过健康管理这一战略转变,耗资200亿美元,使由生活方式引发疾病的发病率下降了1/3,其中脑卒中发病率下降75%、高血压发病率下降55%、糖尿病发病率下降50%、肿瘤发病率下降1/3,人均寿命延长10年,显著降低了医疗费用。美国20多年健康管理的经验显示:健康管理对任何企业和个人都有一个90%和10%的关系,即90%的个人和企业通过健康管理后,医疗费用降低到原来的10%;10%的个人和企业没有进行健康管理,医疗费用比原来提升了90%。因健康管理效果显著,致全球化发展趋势强劲,发达国家如美国、欧盟成员国、日本等均在抓紧制订和实施国家健康促进行动,如:英国2001年推出为老年人享受卫生服务的十年计划,它是提高老年人待遇,同时探索对老年病的预防、治疗、护理的综合性卫生服务模式;欧盟正在实施第二个"欧盟成员国公共健康行动规划(2008—2013)";日本正在实施第三个"健康日本21"国家健康促进行动规划等。各种形式的健康管理及其相关产业已成为许多国家重点关注的领域与优先发展的方向。

近年来,我国健康管理及相关产业有了长足发展,但尚处于初始发展阶段。2001年中国第一家健康管理机构注册成立,但当时人们对健康管理还知之甚少,仅停留在健康体检阶段。随着对健康管理认识的逐步提高,健康管理产业被称为阳光产业得到迅速发展。2005年10月,国家劳动和社会保障部正式推出健康管理师这一新职业,2007年7月,中华医学会健康管理分会成立,健康管理理念在我国初步形成,但学科理论体系、相关技术方法还不够完善,完整的健康管理医学模式还没形成。尽管如此,我国有些地区也进行了一些有益的探索,如:苏州市创建健康城市,通过长期实践探索出一套健康管理的有效方案,即在控制健康危险因素和养成健康生活方式的同时合理用药,实现知—行—果的循环,促进健康行为的形成,其中一组老年人通过两年的健康管理,许多指标都有不同程度的改善;中山市对社区老年人进行个体化健康管理也取得了显著成绩。

老年人健康需求迫切,但目前我国健康管理形式单一,还主要停留在疾病和生活管理上,且服务对象主要为高端人群。党和政府从我国基本国情和人民日益增长的物质文化需要出发提出"人人享有基本医疗卫生服务"这一卫生工作的重大战略目标;2011年1月,全国卫生工作会议上提出"十二五"卫生事业发展方式必须转变的新思路,在五个必须转变中提出要建立比较完善的基本医疗卫生制度,从偏重治疗向健康促进转变;从注重个体服务对象向家庭和社会群体转变;建立涵盖每个人整个生命周期的连续性服务模式;全面落实预防为主的方针。并提出2015年初步建立覆盖城乡居民的基本医疗卫生制度,这将为老年人提供充分的社会照顾,实现老年健康管理,建立基本的社会经济保障。

(二) 我国老年健康管理面临挑战

我国已进入老龄化社会,面临人口老龄化的严峻挑战。2009年,60岁以上人口已达1.69亿,占全球老年人口的1/5,是世界上老年人最多的国家。2010年第六次全国人口普查,60岁以上人口已达1.78亿,今后十余年我国将进入快速老龄化期,预计2020年老年人口将达到2.48亿,其中80岁以上人口占老年人的12.37%,老年人口绝对数量大、高龄化趋势明显,"未富先老",养老问题严重。

几十年来我国疾病谱发生了深刻变化,与生活方式密切相关的慢性病,如恶性肿瘤、心脑血管疾病、糖尿病、神经和精神疾病等,已成为老年人的常见病和致死、致残的主要疾病。我国老年高血压患者已超过8000万,老年糖尿病人超过 2000 万,老年痴呆症超过 600 万,每年新发脑卒中病人 120～150 万人,由此致残障者更多。卫生部北京医院 2006—2010 年五年来,一组平均年龄 73～77 岁的老年人(每年查体 889～1037 人)查体结果显示,老年慢性病患病率高,如高血压病 57.9%～69.9%、冠心病 33.3%～39.5%、糖尿病 25.2%～31.3%、肿瘤 13.6%～16.9%、血脂异常 44%～49.3%、白内障 71.5%～82.5%。

随着社会的发展和科学的进步,医疗费用迅速上涨,老年医疗费用也不断上升,有统计表明,60 岁以上老年人慢性病患病率是全部人口患病率的 2.5～3.0 倍,很多慢性病患者需终身用药,医疗花费巨大,据卫生部统计,老年人消耗的卫生资源是全部人口平均消费卫生资源的 1.9 倍。医疗费用的高速增长,给国家和个人都造成沉重的经济负担。

我国老年人医疗服务及健康管理还很不健全,不同地区、不同群体差异比较大。目前老年医疗服务只重视急性期的诊治,严重缺乏急性期前后的健康管理。老年人有病不知和有病不治的现象还很普遍,特别是在广大的农村地区。随着医疗改革的推进,城乡差别逐渐缩小,城乡医疗保障将逐步提高,但我国还是发展中国家,短期内还难有全面的根本改善。

目前我国还没有独立的老年健康管理行政管理机构,各大医院中单独建立老年病科的不多,老年病人多混杂在一般病人之中。现在体检机构还是提供健康管理服务的主体,但多局限于健康体检,而正规的健康管理应包括健康信息收集、健康评估、健康干预、健康改善和健康跟踪。健康体检仅是健康管理的一部分,不能把定期的体检等同于健康管理,目前我们距真正健康管理还有相当的差距。

老年人是弱势群体,理应得到公平、合理、有效的医疗服务,面对这一挑战,近几年来党和政府加大医疗改革力度,随着"十二五"规划的逐步完成,老年健康管理的目标将逐步得以实现。

二、老年人健康体检

老年人健康体检是老年健康管理的重要部分,是做好健康管理的基础。健康体检是人们在无明显异常感觉或病症的情况下,定期而有规律地进行常规的体格检查和实验室及影像学检查,以了解个体健康状况,早期发现健康危险因素和某些潜在的疾病,达到无病预防、有病早治的目的。美国的一项研究表明,如果每年做 1～2 次体检,找出可能延误的疾病,就可以使这些疾病突死的几率在 7 年间减少大约 50%。按现代健康管理理念,通过积极的个体化预防性医疗保健服务,可有效地控制或减少疾病的发生,已成为目前健康体检工作的主要任务。

(一)我国的健康体检机构

目前我国还没有专门为老年人服务的健康体检机构,老年体检都融入普通体检之中。现在我国的健康体检管理机构主要有三类:三级甲等医院成立的体检中心;社会民营投资的体检中心和健康管理公司;社区为主与一级医院结合的健康管理。近年来,各种形式的健康管理机构如雨后春笋发展迅速,许多三级甲等医院都建立了体检机构。如卫生部北京医院开展健康体检工作已有 50 多年的历史,从对部分干部体检开始,逐渐扩大体检范围,至今已发展成有独立体检

环境、人员、基本设备、专业管理软件的体检中心。每年对大量企、事业单位团体及个人进行健康检查,使许多疾病得以早期发现和治疗,改善了预后。但几十年的健康体检经历,使我们体会到只靠医院对所检人员实现全过程追随,实施真正意义上的健康管理,是难以做到的。大量老年人健康管理还应在社区,因此医院的服务必须和社区医疗服务结合在一起。

(二)老年健康体检的特殊性

老年人是一组在人生中逐渐走向衰退的人群,其生理功能日趋下降,疾病的发生、发展和转归有着独特的规律。老年健康体检必须考虑老年病的特点。

1. 老年病多为多系统、多脏器病变 一个系统可有多个疾病,如心血管系统既有高血压、冠心病、心肌梗死,又有病态窦房结综合征、心律失常、心功能不全;因免疫功能低下,一个人先后或同时患几种恶性肿瘤的也屡见不鲜(有的老人先后患 4 种癌)。

2. 老年人常服用多种药物,药物间的相互作用或药物副作用可能影响老年人的精神状态、血压、心律(率)、胃肠道功能,可引起血象、肝肾功能、电解质等生化指标的异常,可能导致体检的误诊。

3. 老年人常感觉迟钝、起病隐袭、临床表现不典型 如无任何症状查体时,心电图却发现心肌梗死,老年肺炎却以精神症状为首发表现。

4. 常不能完整主述病症,给正确收集个人信息带来一定困难 老年人常有听力障碍和认知、表达功能障碍,常答非所问,极易造成健康查体中的误诊和漏诊。

5. 老年人多种危险因素并存,多为高危人群或极高危人群,易发生并发症及脏器衰竭,有的慢性病一旦急性化就会危及生命。

6. 老年慢性病多属退行性病变,有时生理性与病理性难以鉴别 在疾病的诊断、治疗、预防方面,老年人与年轻人差别较大,老年健康体检就要注意老年病的特点,早期发现危险因素,采取积极有效的预防措施,延缓病情进展。

(三)老年人健康查体的项目设计

一般健康查体项目包括有共性的基本检查项目和选择性的筛查项目。基本检查项目系指那些针对性强、特异性和敏感性高、临床意义大、费用低的项目;而选择性筛查项目则应根据个体的不同要求而定。健康体检既要防止项目漏查,也要防止过度检查,避免选择特异性和敏感性低的项目,这些项目临床意义不大,不但造成资源的极大浪费,也给被检者带来身心的损害。依据老年病特点,老年人健康查体与非老年人有明显不同,体检项目设计要有针对性和个性化,除一般必检项目外,选择项目比非老年人明显增多。

基本检查项目:个人健康信息收集,包括既往史、家族史、生活行为等;一般检查,包括身高、体重、体重指数、腹围、血压等;各科检查,包括内、外(备选泌尿外科、骨科)、神经科、妇科、眼科、耳鼻咽喉科、口腔、皮肤科等;血生化(肝肾功能、血脂、血糖)、HbA1c、血常规、主要肿瘤标记物(CEA、AFP、PSA)、尿常规、大便常规潜血;胸部正侧位片、上腹部 B 超等。

选择项目:在条件允许的情况下,我们常据老年人全身状况加查血电解质,如钾、钠、氯、钙、磷等;因老年人免疫功

能低下,免疫球蛋白等常在选择之中(我们曾因该检查异常,一年发现3例多发性骨髓瘤);老年人甲状腺结节发病率很高,择加甲状腺B超及甲状腺功能实属必要;为预防脑卒中常择加颈动脉B超筛查,由此发现颈动脉狭窄;老年人恶性肿瘤患病率明显增高(70~80岁是高发期),因此肿瘤筛查十分必要,为早期发现肺癌、胃肠道恶性肿瘤、泌尿系肿瘤、乳腺癌、宫颈癌等,我们常加作胸部CT、胃肠镜筛查,男性常加前列腺超声、核磁(或加波谱)、尿病理,女性常加血CA125、CA153和妇科宫颈涂片病理TCT、钼靶相检查等。近五年来,在一组1000人左右的老年体检者(以男性为主)中,每年都能查出10~14名早期恶性肿瘤,以肺癌、消化道肿瘤、泌尿道肿瘤为主,这对恶性肿瘤早期治疗,降低死亡率起到了至关重要的作用。

(四)老年健康查体流程

健康查体的过程是个人健康信息的收集过程,老年查体特别是高龄老人查体最好提前预约,做好身体及个人的资料准备;对长期管理患者查体,医生要提前复习病历,确定选择项目。查体机构要配备充足人力,帮助初次查体的老人填写好个人信息项目,包括一般信息(性别、年龄、性别、职业、学历等)、既往史、现病史及家族史、饮食状况、生活方式、烟酒嗜好、运动方式及时间、睡眠状况、社会环境等,对长期医疗管理老年患者要重点询问一年来新患疾病诊治情况。查体过程中要有专人引导陪同老人完成抽血、超声波及空腹项目检查。饭后完成心电图、胸片或胸部CT、核磁等选择项目及各科检查。各科参与体检的医生既要有一定的临床经验,又要有高度责任心和耐心。面对行动受限、听力差、反应迟钝的老人,需要充分的交流、全面细致的查体,才能准确了解病情。这些都要耗费一定时间,因此,每个医生的查体量不能过多,以保证体检质量。

(五)查体报告与老年健康评估

通过健康信息收集、体检相关资料的汇总,由查体医生及有关专家会诊,作出体检总结报告,是我们体检工作的重要一环。目前,我国多数体检中心的体检报告还停留在疾病的诊断、治疗及生活方式指导上,与健康管理中的健康评估还有相当差距。近年随着健康管理的发展,出现许多健康评估方法,如老年综合评估、量化的健康和风险评估等。

关于老年综合评估,因老年人生理功能减退,在易患多种慢性疾病的同时多伴有不同程度的功能障碍,严重影响生活质量。老年综合评估是对老年医学、心理和功能等进行多项目、多维度鉴定的诊断过程。该方法起源于20世纪70年代的英国,当时是指由多学科团队共同诊断的过程,它评估老年人的医疗、心理、功能等多方面,并提出一个综合的、协调的治疗和长期随访计划,这种评估形式很快在医院得到普及并逐步应用到社区、养老院等,成为国外老年医疗和老年保健管理领域的重要方法而得到广泛应用。依据其制订的维持或改善功能状态的处理方法,达到保存老年患者躯体和社会功能、保持身心健康、最大限度地提高或维持老年人生活质量的目的,为提高老年人健康水平发挥重要作用。

国内医生、患者对此知晓率低,实践者更少。国外采用的有效、可靠的评价量表是推广老年健康功能综合评估的关键,目前我国还没有适合我国国情、被广泛认可的统一评定量表。上海、北京等地有关机构在社区老年人综合健康评估

方面进行了一些有益的尝试,但尚不系统规范,真正意义上的综合健康评估还极少。综合评估内容包括:全面的医疗评估(各种常见病的评估)、躯体功能评估、认知和心理功能评估、社会和环境因素评估等四方面。全面疾病评估和管理是其重要部分,我们的体检机构虽在这方面做了大量工作,但综合评估与我们传统的诊断治疗不同,除要评估高血压、冠心病、糖尿病等慢性病的程度外,全面的功能评估是其重要内容,因此更重视对老年问题或老年综合征的筛查,如:认知障碍、视力听力下降、牙齿缺失、营养不良、骨质疏松、跌倒风险、尿便失禁、疼痛等。社会和环境评估主要调查社会支持系统情况、经济情况和居住环境及居家安全性等。要分别作出疾病、心理、家庭、社会适应能力等的评估。近年我国有的三甲医院正在做以医院为基础的老年健康综合评估试点,但能在健康管理重要一环的体检中反映上述内容者极少,一般的便秘、尿失禁、视力或听力下降等重要功能障碍,都被认为是正常衰老现象而不被重视。真正的老年健康评估需要多学科的共同参与,如老年病医师、康复师、护理师、营养师等。我们体检虽都做多学科检查,但多缺少学科间团队协作。老年综合评估是健康管理的基础,也是现代医学模式的体现,今后我们的健康体检机构也应从单纯疾病诊断向健康评估转变,从单纯的健康体检向健康管理转变。

关于老年疾病诊断,老年人慢性病很多,涉及全身各个系统,一个人被诊断十几种甚至二十余种疾病也不少见。我们的体会是每一次查体特别是第一次查体,一定要全面反映老人的健康状况,做到不漏诊、不误诊。要做到这一点必须结合准确的既往史,现病史,本次查体的临床、实验室及各种仪器检查所见,查体医生和总检医生要详细翻阅病历中记载的疾病诊治和新患疾病的情况,根据各种疾病的诊疗指南,作出明确的临床诊断和拟诊,而不应是罗列一堆各种检查中的异常发现。初次诊断在今后动态观察中不断验证、及时补充和评估,使诊断更为准确。切合实际的治疗和预防方案来源于正确的诊断。全面正确的诊断有利于今后临床医生对病人的治疗。老年人病虽很多,临床医生看到全面的查体结果一目了然,不需花很多时间就掌握了病人的整体情况,给今后病人慢性病的正确治疗带来极大的便利。目前我国多数体检都能对所患疾病作出诊断、提出治疗方案、对其危险因素提出改善生活方式的建议,但多数没有疾病程度、功能状态及精神状态等评估。因此,目前看一份老年查体报告,只能看到一系列疾病罗列,而看不到老人目前是什么状态:生活能否自理,如走路、进食、大小便等基本功能状态怎样?日常的功能活动如何?吃药、做饭、购物等家务操作能力怎样?认知障碍程度如何?各系统的功能障碍是影响老人生活质量的重要问题,一次健康查体虽难以反映健康评估的全部内容,但被检者基本状态应有所体现,这是健康管理的基本要求,应在长期动态随访观察中逐步完善。

(六)周期性查体计划

健康管理是一个长期的、连续不断的、周而复始的过程,只有长期坚持才能达到健康管理的预期效果。五十余年的查体经验和教训使我们体会到:老年人查体特别是高龄老年人的查体周期与年轻人明显不同,必须依据年龄层的不同有针对性和个体化地选择不同的查体周期时间。以一般老年人为例:每年进行一次全面健康体检,半年就重点项目复查

一次,个别项目2~3个月复查一次为宜,如有的老年人半年重点复查发现肺、肝等新生物,最后确诊为早期肺癌、肝癌等。这种周期性检查对早期发现老年人的重要疾病起了关键性作用。但对90岁以上、100岁以上的长寿老人和百岁老人要据个体差异而定,有的百岁老人精神矍铄,要求按时查体;有的高龄老人则卧床不起、活动困难、严重认知功能障碍,不愿参与常规体检活动,故对这些超高龄老年人要尊重个人意愿和身体的实际状况来确定。

三、老年人查体随访及后续服务

健康体检完成了健康管理重要的第一步,体检后应将全部体检信息及时形成健康管理档案,周期性复查,积累动态资料,不断完善随访管理软件系统,指导随访后续工作。个人健康管理的随访和后续服务,可以根据个人及群体的需求不同来提供。随访及后续服务主要内容包括个人健康信息查询,根据老年常见疾病等综合评估制订的老年医疗、康复和护理计划的实施状况,进行积极健康干预,定期检查主要危险因素的变化等,实施这些有效的后续服务是落实健康管理的关键。

(一)体检发现重要问题的追踪

通过体检早期发现重要疾病,特别是恶性肿瘤的筛查,是健康体检的重要目的之一。为保证采集信息的准确性,对体检中发现的重大阳性体征和检查所见,必须由上级医生确认;对确诊或疑诊恶性病变的必须优先处理,一般在第一时间内经三级审核确定下一步处理意见,通知病人或家属,提供进一步检查项目及诊疗意见,必要时组织会诊以确定诊治方案。

(二)多发病、慢性病的管理

目前80%的疾病属于慢性病,且大多无法治愈,单纯的治疗方案不能显著改善老年人的健康状况。慢性病管理应包括对疾病过程采取综合干预措施,使疾病得到全面、连续的治疗和护理,指导和跟踪治疗医嘱的执行情况、自我管理能力、症状变化等,严格按老年慢性多发病如高血压、冠心病、糖尿病、脑卒中、慢阻肺等疾病的诊疗指南进行管理。卫生部北京医院设立老年社区服务组,深入部分高龄老人家庭定期访视,落实个体治疗方案,在随访中发现:老年患者多病,常多科就诊且用药种类繁多,不少人该用的药未用、该停的药未停,一个人服十几种药甚至二十几种药的大有人在,药物正负作用难辨;有的老人吃药困难,一片药都难以下咽,致使大量药物堆积过期,原治疗方案难以落实达不到治疗作用;不少老人需要营养调节治疗,但因家庭对营养认识的差异,使老人营养常成两级分化,有的过分注重营养致肥胖,有的则营养不良;卧床老人常发生压疮、插导尿管常伴感染等,都给老人带来很大痛苦。社区服务组医生和护士根据个体情况,常需重新调整制订合实际、病人能够接受的治疗方案,减少非必需药物的使用,保证必需药物按时服用,使疾病得以正确治疗;已发的压疮须及时清创、按时换药,使压疮早期愈合;按时更换导尿管、胃管,膀胱冲洗等都在家庭中完成,提高了老年病人生活质量,减少并发症发生。积极落实各常见疾病的综合防治策略,可减少急性发作、降低住院次数和医疗费用、延缓慢性病的进展。

(三)健康危险因素及其干预

疾病的发生有多种影响因素,如遗传、物理化学、生物、心理、行为、社会因素等,其中危害健康、增加患病和死亡危险的因素称之为健康危险因素。但疾病和危险因素是不能截然分开的,如高血压、糖尿病、高脂血症、肥胖等都是疾病,但它们又都是心、脑血管疾病的危险因素。现在影响老年健康的主要是慢性非传染性疾病,如心脑血管疾病、癌症、糖尿病等,这些疾病的主要危险因素不是病毒、细菌或某些化学物质,而是现代社会中流行的行为和生活方式,如吸烟、酗酒、缺乏运动、不合理膳食、生活节奏心理因素等。据世界卫生组织报告,慢性病形成原因中,个人生活方式占60%,说明不良生活方式是影响人类健康的主要原因。良好的生活方式可以消除或减少健康危险因素,从而减少许多疾病的患病风险。前述美国长期健康管理取得显著成效,我国有些慢性病干预研究也取得明显成果,如"大庆糖尿病20年长期跟踪随访研究"发现,经过6年饮食和运动生活方式干预,糖尿病前期患者预防或推迟糖尿病发生长达14年。老年人危险因素干预的核心仍是纠正不良的生活习惯,建立健康、科学的生活方式,包括合理饮食、戒烟限酒、生活规律、适量运动,要据个体不同情况,制订干预计划和实施方案,给予具体的生活指导。通过早期、有效的干预手段,使疾病发生症状之前或尚未发展成不可逆转之前延缓其进程,有资料表明,大约75%的慢性病是可以通过改变生活方式及其他健康干预措施得到有效的防控,从而延长健康年龄时间,推迟和缩短患病年龄,达到有效提高健康水平的目的。

(四)健康教育促进健康管理

健康管理是一个新的理念,有些人还难以理解和接受,要被人们接受需要一个过程,应该进行广泛的宣传和教育。健康教育是通过传授医学科普知识,强调个体对自己的健康负责,调动个体的积极性,增强人们的健康意识和预防保健能力,解决健康自我管理如何做的问题,帮助识别和控制健康危险因素,改变不健康的行为和生活方式,学会一套自我管理和日常保健的方法,从而达到预防疾病,促进健康、提高生活质量的目的。

各单位据对象的不同采用不同的健康教育方式,宣传健康生活方式的基本知识、不良生活方式可引发的疾病及危害、合理膳食、运动、睡眠指导等。卫生部北京医院对长期管理的部分老年人群,常根据体检诊断的疾病,在体检报告中发放相关资料,如诊断为糖尿病、高血脂、高尿酸的老年人,同时给予糖尿病饮食指导、各种食物胆固醇含量表、饮食嘌呤含量表等;对糖尿病控制很差的病人,营养师依据总热量需求制订三餐饮食参考食谱;门诊各科组织多发病及三级预防有关知识讲座;社区服务组深入到部分高龄老年人家庭进行慢性病管理的同时,进行关于营养、运动、心理等保健养生知识的宣传和指导,细到饭怎么吃、吃什么、吃多少、什么体位、运动方法、运动量、控制时间等的宣教。我们体会,对老年人的宣传不能只对本人,还要包括家属及服务人员,使其掌握必要的护理技能如鼻饲、喂饭、翻身、洗澡、压疮预防等基本护理知识,进行个性化健康教育,提高自我管理、自我保健能力,将健康教育延伸到体检的后续随访服务管理中,进一步提升体检的效果。

（五）随访和后续服务的组织机构

随访和后续服务需要相应组织机构去落实，目前，我国的医疗和公共卫生服务体系还不完善。近年来已有许多医院的体检中心和体检机构正在努力探索由单纯体检向提供全面的健康管理服务转变。有的老年医院也正在探索老年健康管理模式，即由各级老年医疗机构（三级、二级老年医院、社区卫生站、康复院）为主体，由老年科医生、护士、康复师、心理师、营养师、社工等组成的多学科团队及家庭保健员为基本服务队伍，以居家或社区日间照料中心的分散或集中的健康管理形式，提供全方位、连续性的管理运行模式。随着医改的推进，政府正积极建设城乡基本医疗服务体系，北京、上海等卫生系统正在探索社区家庭医生的服务模式，即以社区卫生服务团队为核心，以居民健康管理为主要内容，建立相对稳定的自愿服务关系。现在正进行以老年慢性病患者、残疾人等为重点，以健康评估、慢性病治疗、不良生活方式危险因素干预、健康保健康复知识宣教、建立绿色转诊通道等为主的试点。这种家庭医生提供的连续、基础、综合和个性化医疗卫生服务，也有助于形成阶梯式合理就诊的医疗秩序，缓解看病难、看病贵的痼疾，两市皆计划试点后向全市推广。今后五年卫生改革任务之一就是健全医疗保障制度，提高疾病经济风险分担能力，缩小城乡医疗保障差距。可见，老年健康管理在未来数年内将迅速成为维护老年群体健康的主流，随着我国基本卫生保健制度的不断完善，今后社区卫生服务机构有可能是健康管理服务的主要提供者。

（李佩珍　林　琴）

▶ 参考文献 ◀

1. 陈君石，黄建始. 健康管理概论. 北京：中国协和医科大学出版社，2006：11-12.

2. 黄建始. 美国的全民健康管理. 中国医疗前沿，2007，(2)：16.

3. Manthorpe J，Clough R，Comes Mect. Four years on：the impact of the National ServiceFramework for Older People on the experiences，expectations and views of older people. Age Ageing，2007，36(5)：501-507.

4. 计惠民. 健康管理基本理论概述. 白求恩军医学院学报，2010，8(5)：354-356.

5. 李元元. 我国健康管理发展现状与前景展望. 实用心脑肺血管病杂志，2010，18(11)：1723-1725.

6. Kongstvedt PR. Essentials of managed health care. Gatihersburg Maryland：Aspen publishers，Inc，1997：3-16.

7. McAlearney AS. Population health management：strategies for health improvement. Health Administration press，2002.

8. 黄建始，陈君石. 健康管理在中国的历史、现状和挑战. 中华全科医师杂志，2007，6(1)：45-47.

9. 苑学愚，张维东. 1999—2008 年中老年健康体检恶性肿瘤检出追踪分析. 中华保健医学杂志，2010：12(1)：60-61.

10. 马莉娜，孙守忠. 结合我院体检中心浅谈健康管理. 医学信息，2009，22(8)：1507-1509.

11. 刘天鹏. 健康管理师培训教材. 北京：人民军医出版社，2006：3-4.

12. 赵惠芬，李红. 老年人健康管理现状及其发展方向. 国外医学老年学分册，2008，29(4)：187-188.

13. 陈竺. "十二五"卫生事业发展方式须转变. 健康报，2011-01-07.

14. 吴海云，潘平. 对我国健康管理学科建设的思考. 中华健康管理学杂志，2008，(2)：65-69.

15. 黄建始，陈君石. 健康管理的理论与实践溯源. 中华健康管理学杂志，2007，1：8-12.

16. 中华医学会健康管理学分会中华健康管理学杂志编委会. 健康管理概念与学科体系的中国专家初步共识. 中华健康管理学杂志，2009，3(3)：141-147.

17. 王燕，张毅，修海清，等. 现代健康管理理念在健康体检工作中的实践. 齐鲁医学杂志，2010，25(5)：467-468.

18. 赵风珍，贺桦，李娜，等. 浅谈健康体检后续服务对策. 当代医学，2010，16(14)：43-44.

19. 王宏涛. 健康教育在健康体检中的重要意义. 现代预防医学，2010，37(8)：1500-1501.

20. 张宏雁，董军，吴海云，等. 干部保健工作中实施老年综合评估的思考. 中国医院管理，2010，30(6)：20-24.

21. 曾荣，刘忠艳，周笑英，等. 老年综合健康功能评估的研究进展. 护士进修杂志，2008，23(24)：2237-2239.

22. 孙爱萍. 健康管理实用技术. 北京：中国医药科技出版社，2009：32-36.

23. 金新政，詹引. 老年健康管理综合策略研究. 医学与社会，2010，23(1)：46-47.

24. 郭清. 健康管理是实现公众健康的战略选择. 健康研究，2010，30(1)：3-4.

第五章

老年人的合理用药

<<<<<

第一节 老年人药代动力学及药效学改变

老年药物代谢动力学简称老年药动学,是研究老年机体对药物处置的科学,即研究药物在老年人体内吸收、分布、代谢(生物转化)和排泄过程及药物浓度随时间变化规律的科学。药物的吸收、分布、代谢和排泄直接影响着组织中的药物浓度和维持有效药物浓度的持续时间,而组织中药物的浓度决定着药物作用的强弱,与药物的疗效和毒性有密切的关系。因此,临床用药时要了解药物在老年人体内过程的特点,以便更好发挥药物疗效和减少不良反应。

老年人随着年龄的逐渐增大,组织和器官的活力都会逐渐衰退,各个组织、系统也都会出现功能下降的现象,如血液循环系统功能下降,肝肾功能减弱等。这些变化致使药物在体内吸收、分布、代谢、排泄等过程与青年人不同。由于各器官功能的减退,血浆电解质易发生紊乱而对药物耐受性降低,使药物在老年人体内停留时间延长,血液中药物浓度升高,药物作用发生变化,易出现毒副反应。

因此,老年药动学改变的特点,总的来说是药物的主动转运吸收减少,药物代谢能力减弱,药物排泄功能降低,药物消除半衰期延长、血药浓度增高。了解老年人药物的药物代谢特点,对老年人治疗药物的用量控制和剂量调整具有非常重要的临床意义。

一、药物吸收

药物吸收是指药物经给药部位进入血液循环的过程。药物进入血液循环必须通过胃肠细胞膜后方被吸收,其方式有四种,即被动扩散、主动转运、胞饮作用和由小孔滤入,其中最重要的是被动扩散。口服给药经胃肠道的吸收大多属于被动转运吸收,即药物分子从高浓度向低浓度扩散。被动转运吸收不需要载体和酶,也不消耗能量,其转运速度与膜两侧的浓度差成正比,当两侧药物浓度相等时,扩散就停止。水溶性小分子药物通过细胞膜上的孔道扩散,脂溶性药物(如有机酸:乙酰水杨酸、对乙酰氨基酚、磺胺甲噁唑)经过细胞膜的类脂质层扩散,都属于被动转运。只有少数药物属主动转运吸收,即药物分子由低浓度向高浓度一侧转运(逆浓度梯度移行)。这个过程需要载体和酶的参与,并且消耗能量;钠、钾、钙离子、氨基酸、维生素等都是以这种方式转运吸收的。

主动转运需消耗能量以形成一种可通过细胞膜的复合物,而后药物释放出来进入血液。这种具有高度特异性的吸收机制主要适用于氨基酸和维生素类的吸收过程。除了某些与天然物质非常相似的药物如甲基多巴外,药物通常不依靠这种机制吸收。主动吸收机制容易饱和或被阻断。

被动扩散是药物吸收的主要机制。它不会饱和(结构上相似的药物可通过此机制独立地转运而互不干扰)且不需消耗能量。药物经这种方式吸收,首先必须以水溶液状态靠近细胞膜,而后溶入脂性的细胞膜中,通过细胞膜后,在另一侧再次进入水相中。药物通过细胞膜的速率与其浓度梯度和脂-水分配系数成正比,脂-水分配系数愈高则吸收愈快。大多数药物为弱酸或弱碱,故同时以离子型和非离子型存在,两者的比例取决于 pH,当后者等于 pKa(酸性电离常数的负对数值)时,两者的比例相等。pH 升高时酸性药物的电离度增高,而碱性药物则反之。药物呈离子型时,其脂溶性差,因而不能良好地穿透细胞膜,故 pH 值显著影响药物的转运速率,这就是 Brodie 于 1964 年提出的 pH 分配理论的基础,可用以解释为何有些药物完全不被吸收。例如,链霉素是完全离子化的,磺胺脒是非脂溶性的,但是这一理论是根据大白鼠实验的结果,药物用的是溶液,这可能是为什么 Brodie 的结果与临床实际尚有一些矛盾的原因。酸性药物如阿司匹林、华法林或苯巴比妥在胃酸环境下处于最不解离的状态,因而最易透过细胞膜被吸收。但事实上胃内的吸收缓慢,在小肠上部近于中性的环境下吸收更好。对乙酰氨基酚在老年人的吸收速率也证实了这点。长期以来一直认为小肠上部是最主要的吸收部位,这是非常合理的,即使吸收面积随年龄增长而稍有减少。但仍然有约两个网球场的面积那样大。也正是在这一部位药物达到最高浓度,增加其浓度梯度则加速其被动扩散。

口服给药是最常用的给药途径,药物主要经胃肠黏膜吸收进入血液循环。影响胃肠道药物吸收功能的因素较多,包括胃肠道黏膜的完整性、胃肠液分泌、胃液的 pH、胃排空速率、胃肠蠕动、胃肠道血流量以及胃肠道局部疾病状态等,都会影响药物的吸收。

(一)胃黏膜萎缩,药物经主动转运的吸收减少

随着年龄的增加,胃黏膜逐渐萎缩。70 岁以上的人较 39 岁以下的人的胃黏膜主细胞、壁细胞、黏液颈细胞数减少 1/2,组织学的检查可见有胃腺萎缩。小肠黏膜固有层结缔组织增生,淀粉样变性,肠细胞数目减少,小肠绒毛变短,小肠黏膜表面积减少,集合淋巴结减少,十二指肠憩室炎的发生率增加,结肠肌层变厚等。药物在老年人体内的吸收特点

23

是通过主动转运吸收的药物减少,被动扩散吸收的药物受影响不大。因此,通过主动转运吸收的钙、铁、维生素 B1、乳糖等的吸收明显降低,而多数小肠上段通过被动扩散吸收进入血液的药物在老年人体内的吸收无明显改变,如口服给予维生素 B_2、四环素、普萘洛尔(心得安)、阿司匹林、对乙酰氨基酚(扑热息痛)、地高辛等药物。

(二) 胃肠道蠕动减慢,药物吸收速率减慢

胃排空快慢可影响日服药物作用的开始时间、高峰期和作用强度。老年人胃的张力和运动性降低,蠕动减慢,胃排空速率减慢,药物滞留时间延长,胃肠道刺激可能增强。胃排空速率的改变影响了药物吸收的速率而不是吸收量。这种吸收速率仅对那些需要得到即时作用的药物(如镇痛剂、催眠剂或抗生素,对后者的重要性低于前两类药物)是重要的。对于长期用药而言,吸收速率并不重要,因为稳态浓度不受影响。地高辛是一个很好的例子,吸收速率随年龄增长而延缓,但吸收总量不变。70 岁和 40 岁的人其吸收量分别为剂量的 76% 和 84%。所以,老年人胃肠道运动的改变是影响药物吸收的重要因素。

老年人胃肠道蠕动减慢,使药物与肠道吸收表面接触时间延长,理论上可使药物吸收增加。但是,老年人胃肠黏膜多有萎缩,小肠绒毛变短,吸收面积缩小,胃肠功能减弱,药时曲线下面积(AUC)多变化不大。另外,由于老年人胃排空减慢,延迟了药物到达小肠的时间,延缓了药物的吸收速度,达峰时间延长,到达有效血药浓度的时间推迟,对于在小肠远端吸收的药物或肠溶片的影响较大。老年人由于胃肠黏膜和肌肉萎缩,胃的排空减慢,使药物进入小肠延迟。这可使某些药物如对乙酰氨基酚(扑热息痛)等的最大血药浓度降低,达到最大血药浓度的时间延迟;某些在胃内代谢的药物,如左旋多巴的有效吸收量减少。反之,可使某些主要在近端小肠吸收的药物如维生素 B_2 的吸收量增加。此外,老年人的肠道肌张力和动力也随年龄增加而降低,可使药物在肠内停留时间延长而吸收增多。

(三) 胃液 pH 轻度升高,与酸碱度有关的药物吸收减少

随着年龄的增加,胃黏膜多有不同程度的萎缩,胃壁细胞的功能明显下降,致使胃酸的基础分泌和最大分泌量减少,胃液 pH 升高,女性比男性显著。70 岁的老年人,胃酸分泌较青年人减少 25%~35%,组胺刺激所产生的胃酸也减少,这都是由于胃黏膜发生萎缩所致。胃液 pH 的变化直接影响到药物的溶解和解离,弱酸性药物在碱性体液中容易解离,解离程度越高的药物吸收越差。弱酸性药物(如阿司匹林、巴比妥类和呋喃妥因)在正常胃酸情况下,多不解离,因而在胃内吸收良好;在胃酸缺乏、胃液 pH 升高的情况下,弱酸性药物多以解离形式存在,使这些药物的吸收减少。例如弱酸性药物巴比妥类,在酸性胃内容物中多不解离,因而胃内吸收良好。在胃酸缺乏的情况下则解离的多,故老年人对于巴比妥类的吸收不如年轻人吸收的完全。一些碱性药物在正常胃酸情况下可以溶解,易被吸收;而在胃酸缺乏、胃液 pH 升高时则难以溶解,吸收率因此降低。一些遇酸不稳定的药物,如青霉素 G,在老年人体内的吸收可以增加;一些在胃酸条件下易降解的药物,如左旋多巴则吸收减少。又如安定类药物,必须在胃酸中水解转化为有效代谢物去甲基安定才能发挥作用,因老年人胃酸分泌减少,胃内 pH 升高,使

此种转化减少,血药浓度降低,药时曲线下面积减少,生物利用度降低,药效减弱。另外,胃酸减少和胃液 pH 值升高,使药片在胃中崩解延缓,从而影响某些制剂(如四环素)的溶解和吸收。

(四) 胃肠血流减少,药物吸收减少

一般来说,胃肠道血管系统丰富。正常年轻人的胃接受心输出量 28% 的血液灌注,以保证物质的充分吸收。20~30 岁以后,心输出量每年约减少 1%。65 岁时心输出量约降低 30%,肝、胃肠血流约降低 40%~50%。胃肠道血流量减少可影响药物吸收速率,如奎尼丁、氢氯噻嗪在老年人吸收可能减少。然而,老年人肝血流量减少,则使药物的首过消除效应减少,增加主要经肝脏氧化消除的药物(如普萘洛尔)的血药浓度。所以,老年人口服同样剂量的普萘洛尔,由于其肝血流量少,首过效应弱,因此普萘洛尔的消除减慢,血药浓度比青年人高。老年人服用普萘洛尔时宜相应减量,同时还要注意服用后血药浓度升高引起的不良反应。老年人脾血流减少 30%~40%,脾血流减少也妨碍药物的吸收。

(五) 其他因素

胃肠道的肌张力及括约肌的功能随着年龄增加而降低,因为黏膜和肌肉萎缩,腹肌的伸展力减退,胃肠蠕动减慢,增加小肠转运时间,可增加吸收程度。情绪状态影响胃肠功能,老年人常有烦闷和抑郁,所以也可影响胃肠功能。

其他给药途径如肌内注射、直肠给药、静脉注射、舌下、局部给药等的药物吸收,也具有年龄相关性差异。老年人局部组织血流量减少,血液循环较差,皮下或肌内注射等的药物吸收较慢且不规则,生物利用度降低。例如利多卡因肌注的吸收速率受注射部位的影响,主要取决于注射部位肌肉组织的血流量。对于危重或紧急状态的病人,还是宜静脉滴注给药,既快速生效,又易控制用量。但对安全范围小的药物如地高辛,静脉注射不安全,所以很少采用静脉给药。

综上所述,影响老年人对药物吸收的因素主要有胃酸分泌减少、胃液 pH 升高、胃排空速度减慢、胃肠道血流量减少等。对主要经被动扩散吸收的药物来说,其吸收率受年龄的影响不大。大多数药物吸收速率或吸收量在老年人和青年人之间无显著差异。另外,由于老年人胃肠蠕动减慢,药物在胃肠中停留时间延长,药物与肠道吸收表面接触时间延长,故总的吸收量仍不减少。如阿司匹林、对乙酰氨基酚、保泰松和磺胺甲噁唑的吸收,老年人与中青年人相差无异。因此,被动扩散吸收的药物在老年人吸收不变。

主动转运吸收的药物,如钾、钠、铁、钙以及维生素 A、B_1、B_6、B_{12}、C、D 等,在老年人吸收均减少。主动吸收需要消耗转运载体,这些载体在老年人中的分泌明显减少,所以主动转运的功能减弱,以上药物的吸收也随之减弱。如老年人的胃分泌维生素 B_{12} 载体(内因子,一种糖蛋白)明显减少,使得维生素 B_{12} 的吸收也明显减少。另外,由于老年人胆汁分泌减少,脂溶性维生素 D 吸收不良,加上肝肾功能减弱,对维生素 D 的转化能力下降,故 D_3 的形成减少;肠上皮细胞中运钙蛋白形成也减退,导致老年人钙吸收减少,血钙普遍缺乏,必须动员钙库(骨质)中的钙向血液中补充,因此,老年人先后都会出现骨质疏松,尤其是绝经后的老年妇女。

总之,老年人对于被动转运吸收的药物其吸收不变,对于主动转运吸收的药物则吸收减少。

二、药物分布

药物的分布是指药物从血液向组织、细胞间液和细胞内转运的过程。大部分药物分布过程为被动转运，少数药物为主动转运。药物通过胃肠吸收后进入血液循环，随血液运送和分布到机体各组织器官后，与靶细胞上的受体结合而发挥药理效应，所以药物分布与药物的疗效及副作用关系密切。药物进入全身循环之后，在体内的分布主要受药物的性质和机体内环境两方面的影响。药物的性质包括药物的理化特性（电离常数、油-水分配系数等）和蛋白结合率；机体的内环境包括体内总体液、体液的 pH、血浆蛋白浓度、血流量、肌肉量、脂肪量等。凡影响器官血流、机体成分、体液 pH、血浆蛋白量和组织功能的，都会影响药物在体内的分布。

药物的分布主要与以下因素密切相关：①器官和组织的血流量：血流量大的器官（如心、肝、肾）药物分布多，药物浓度高，作用增强，也易出现不良反应。②组织屏障：如血脑屏障（是指血液与脑细胞、血液与脑脊液、脑脊液与脑细胞之间的三种隔膜的总称），离子化程度较高的药物不易通过血脑屏障，而脂溶性高的药物易通过血脑屏障，在脑脊液中药物浓度较高。③药物与组织的亲和力：药物分布过程与药物在血浆或靶器官的浓度有关。亲脂性药物由于易通过细胞膜和蓄积于脂肪组织而分布广泛，极性药物由于不易通过细胞膜而局限于细胞外液中；属主动转运的药物其分布可集中于某一特定器官而形成较高的浓度，如碘与甲状腺亲和力大，故碘在甲状腺浓度较高。④药物与血浆蛋白结合量：药物与血浆蛋白结合后，分子变大，不能穿透血脑屏障进入中枢神经系统。⑤体液 pH：体液 pH 不同（血浆为 7.4，细胞外液为 7.4，细胞内液为 7.0），致使被动转送的药物在体内分布不均，且处于动态平衡。如改变血液 pH，也相应改变药物原有的分布特点；⑥机体蛋白含量：受体、体内脂肪和液体容量等，尤其后两项随年龄的改变最明显。机体组成的改变最终导致药物表观分布容积的变化。

药物在血液中，部分以游离型迅速转运分布到机体各部位及靶区而发挥作用，大部分与血浆蛋白结合而储存，游离型与结合型药物呈动态平衡而发挥持久药效。药物与血浆蛋白的结合率是改变分布容积（Vd）和清除率（CL）的重要因素之一。老年人血浆蛋白减少，药物与血浆蛋白的结合力比青年人降低约 20%，因此使游离药物增加，药理效应与毒副作用增强。所以，老年人体内环境随年龄变化而变化，药物在老年人体内的分布也随之变化。因此，药物吸收后在老年人体内的分布可能受以下几方面变化的影响。

（一）体内总体液减少，肌肉量减少，脂肪量增加

老年人机体组织的成分随年龄增长而变化。随着年龄的增长，功能性组织（骨骼肌、肝、肾、脑）逐渐萎缩，逐渐被其他组织（结缔组织、脂肪组织）所代替。因此，随年龄的增长，体内脂肪比例逐渐增加。脂肪组织从青年期（18～25 岁）的 18%（男性）和 33%（女性）增加到老年期（65～85 岁）的 36%（男性）和 45%（女性），而老年人非脂肪组织的比例则由 82%降低到 64%，这种情况男性比较明显。人体体液总量也随年龄增加而减少，主要表现在细胞内水分减少，细胞外水分改变不大。

我们知道，药物分布在很大程度取决于药物的化学性质（水溶性或脂溶性）。随着老年人脂肪组织占体重的比例增加，脂溶性药物在脂肪组织内的分布量增加，分布容积增大。如地西泮（安定）、利多卡因、氯氮䓬、硫喷妥钠、氯氮平等的表观分布容积（Vd）增大，在体内滞留时间较长。药物的分布容积增加，可减少血浆药物浓度峰值，延长 $t_{1/2}$，减少不良反应。而且一些脂溶性药物发生再分布，易从脑组织转入脂肪组织。而水溶性药物在老年人体内的分布容积减小，如地高辛、青霉素、苯妥英钠、阿司匹林、对乙酰氨基酚、乙醇、吗啡、普萘洛尔等，表观分布容积（Vd）减小，在血液中浓度增高，血浆清除率减少，能较长时间维持有效的血浆药物水平，同时增加药物的不良反应。

（二）心功能下降，器官血流量减少

老年人心脏瓣膜变硬，左心室壁增厚，心脏收缩速度减慢，心输出量减少，各脏器血流也发生相应改变。但各器官血流量的改变并非完全一致，肾、肝血流减少比较明显，使某些药物代谢清除减慢。30 岁以后肾血流量每年减少约 1%，肝血流量减少约 1.5%，脑血流减少约 0.4%，脑、冠状循环及骨骼肌的循环改变较小。另外，老年人血管粥样斑块形成、弹性减低、管腔狭窄，也会影响药物的分布。老年人血管内的弹力纤维减少，血管基底膜变厚，特别是动脉硬化的人，血管内脂肪酸等物质聚集，使动脉变窄，减少血流分布。不同脏器的血流量改变直接影响到药物的分布，如肌肉或皮下注射后，药物停留在局部的时间较长。血液循环和机体各部位的血流量与药物转运分布关系很大。老年人心输出量减少，一般 30 岁后每增 1 岁减少 1%，65 岁老年人的心输出量大约减少 30%～35%。而机体各部位血流量分布变化是不均衡的，肝、肾等的血流量改变明显；大脑循环、冠状循环和骨骼肌循环的影响较小。老年人机体的这种血流量不均衡减少，致使药物在体内的分布相应受到不均衡的影响。

（三）血清白蛋白减少，游离药物增加

药物进入血液循环后，不同程度地与血浆蛋白结合，其主要蛋白载体是血清白蛋白，其次是脂蛋白、α1 酸性糖蛋白及某些球蛋白。药物的酸碱性影响其与不同的蛋白结合，酸性药物与白蛋白亲和力高，如阿司匹林、华法林、保泰松、青霉素和磺胺类；碱性亲脂性药更容易与 α1 酸性糖蛋白（AGP）和脂蛋白结合，如心得普萘洛尔、阿普洛尔、氯丙嗪、丙咪嗪和奎尼丁。老年人血浆中 AGP 含量比青年人增多，AGP 可使普萘洛尔、利多卡因、奎尼丁、氯丙嗪、异丙吡胺、阿米替林和抗抑郁药等的游离血药浓度降低，影响药物的分布。所以使用这些药物时，应考虑老年人血液中的 AGP 水平。

与血浆蛋白结合后的药物，分子变大，不能通过跨膜转运到达靶组织，因此对药物的分布、药物作用效力和消除速率都有影响。与药物结合的血浆蛋白主要是白蛋白，老年人肝脏合成血浆白蛋白的能力降低，使血浆白蛋白浓度随年龄增长而降低，这种降低可因机体活动减少和伴有慢性疾病而加剧。年轻人的白蛋白量为血浆蛋白的 39%，老年人为 30%。当老年人营养不良、严重衰弱或患肝肾疾病时，白蛋白的生成会更少。因此，药物在老年人血浆中与白蛋白的结合率比年轻人低，没有与白蛋白结合的游离药物在血液循环中相对增加，游离药物的分布容积增大，作用增强，这就使得老年人易出现不良反应。

老年人白蛋白总量减少,使药物与蛋白的结合率下降,如苯妥英钠、哌替啶和保泰松的蛋白结合率在老年人中是降低的,而游离苯妥英钠的浓度增高,但清除率与年轻人比并没有多大改变。再如,水杨酸、保泰松和磺胺嘧啶与蛋白的结合率在老年人中也是下降的。这种蛋白结合率下降表明药物容易从结合部位被竞争剂所取代,使游离药物浓度进一步增高。蛋白结合率的改变仅对与蛋白高度给合的药物产生显著影响。假如药物仅有小部分与蛋白结合,则蛋白结合率即使有相当的改变,对药物分布也几无影响。如华法林与蛋白的结合率就很高,血浆蛋白总量稍有改变可引起血药浓度的明显变化。

(四) 血清白蛋白减少,不良反应发生的风险增加

Lewis 等于 1971 年发现泼尼松的平均每日剂量、血清白蛋白浓度和药物不良反应发生率间有相关性。当血清白蛋白浓度低于 25g/L 时,不良反应增加 1 倍。低白蛋白血症使游离型泼尼松龙(泼尼松的主要代谢物)浓度增高,当血清白蛋白浓度在 40g/L 时,该代谢物的蛋白结合率为 65%,而当白蛋白浓度为 25g/L 时,其结合率仅为 48%。

(五) 合用多种药物时,不良反应发生的风险增加

老年患者常常可能同时接受多种药物治疗,血浆蛋白与药物结合的减少更为明显,因而出现药物不良反应的风险也大大增加。这是由于同时给予两种蛋白结合率高的药物时,两种药物可能与血浆蛋白的同一部位结合,产生竞争性抑制现象,使某些药物的游离血浆浓度发生改变。如有些药物能明显减少水杨酸盐、磺胺吡啶、保泰松和血浆蛋白的结合。单独给予阿司匹林时,老年人血浆中游离水杨酸盐只有30%,当用两种以上药物时,游离水杨酸盐可增加至60%。这是因为其他药物与血浆蛋白亲和力比水杨酸盐大,使水杨酸盐与血浆蛋白结合降低,游离水杨酸盐增加,表观分布容积增加,易产生胃肠道出血反应。

血浆蛋白结合率高的药物更容易受影响,使血液中的游离药物浓度明显增加,例如抗凝血药华法林。华法林与蛋白的结合率高,合用某些药物能使华法林的游离血药浓度升高而增加出血的风险。这可部分解释为什么老年患者对华法林的敏感性更高。对低蛋白血症或肾功能低下的老年人,苯妥英钠可增加神经和血液系统的副作用,应根据年龄适当减少剂量。因此,随着同时用药种类的增多,毒性反应发主率显著增加,故老年人中药物毒性反应更多见。

一些与血浆蛋白结合率高的药物,如华法林与蛋白结合率高达99%,当老年人使用常规成人量,血中游离型药物增高,增加了出血的危险性。其他还有保泰松、磺胺嘧啶、水杨酸盐、苯妥英钠、哌替啶等也使血药浓度升高,分布容积相对增加,药效增强。同时,随年龄增长,药物与红细胞结合也减少,如哌替啶在年轻人有 50% 与红细胞结合,而老年人只有20%的结合,导致游离药物增多。这也是老年人血药浓度较高的原因。

三、药 物 代 谢

药物的生物转化俗称药物代谢,主要在肝脏进行。药物在肝脏的代谢特点比较复杂,受很多因素的影响,如营养状况、环境因素、病理状态、遗传因素、合用药以及年龄变化。成人在 20～40 岁时肝重约为 1200g,从 50 岁以后肝脏的重量开始减轻,超过 71 岁肝重只有约 741g(减少)。老年人肝脏重量的减轻与代谢能力减弱密切相关。肝脏重量的减轻必然伴随肝细胞的减少,导致肝血流量降低。而多数口服药物经胃肠道系膜毛细血管吸收入血液后,首先经过肝微粒体酶灭活,再进入外周血液中,这一过程称为"首过效应"。老年人肝血流量比青年人减少约 40%～50%,因此药物的首过效应减弱。一些首过效应大的药物(如利多卡因和普萘洛尔)的代谢减慢、半衰期延长。若按常规剂量连续给药,易导致血药浓度过高而出现毒性。

另外,药物的代谢除了受肝脏重量的影响外,还受肝脏内药物代谢酶活性和数量的影响。药物被机体吸收后,需要通过氧化、还原、水解、结合等生物转化过程,转变成无毒或低毒的形式才易于排出体外,从而可以避免药物蓄积引起的药物中毒,这一生物转化过程即为药物代谢。药物代谢可以是某些药物"灭活"和解毒的过程,也可以是某些药物活化的过程,即有些没有活性的"前药"进入人体后,经代谢产生有活性的代谢产物而发挥药效。

药物在肝脏代谢通常分成两个阶段:第一阶段是细胞色素 P450 酶对小分子极性药物进行氧化、还原或分解代谢,各种药物最重要的"氧化"代谢反应主要在肝脏进行。第二阶段是药物分子与葡萄糖醛酸、乙酸、硫酸相结合,形成极性更大的分子,水溶性增加,使易于从尿液排出体外,但多失去药理活性。在肝微粒体酶中,对药物进行氧化代谢的主要是混合功能氧化酶系统,所以肝脏是药物代谢的主要场所。但也有少部分药物在肝脏以外的消化道、肠系膜等部位进行代谢。

大多数动物实验资料认为,随着年龄的增加,混合功能氧化酶的功能是降低的,肝微粒体的药物氧化酶 P450 的数量也随年龄的增加而减少,相应的酶活性显现一定程度的降低,对诱导或抑制剂的反应也随之减弱。但是,人肝细胞样本的研究显示,各种 P450 酶的含量和活性并未随年龄增加而有所减少和降低。

但是,由于老年人的肝脏重量和血流量都有明显降低,其肝脏的代谢能力还是有所下降,只是其代谢能力降低不多。这主要影响高清除率的药物,如经肝灭活的地西泮,其半衰期对 20 岁人群为 20～40 小时,而对 80 岁老人则延长 4 倍;而地高辛、普萘洛尔、保泰松、奎尼丁等药物的半衰期在 80 岁的老年患者体内只延长 1 倍左右。如安替比林与保泰松的半衰期,在青年人分别为 12 小时和 81 小时,而老年人则分别为 17 小时和 105 小时。再如三环类药物、利多卡因、氯甲噻唑等,老年人用量常为成年人的 1/2～2/3;洋地黄获得治疗效果的剂量常为青年人的 1/4。另外,有些药物的代谢不受年龄变化的影响,如劳拉西泮(氯硝安定)和奥沙西泮(去甲羟基安定),可以作为老年人较为理想的安眠药。

一般认为老年人的第二阶段生物转化过程没有太大的改变,如老年人体内消炎痛的代谢速度与年轻人一样;普萘洛尔经过与肝脏葡萄糖醛酸结合以后排除,也不受年龄的影响。但是,对乙酰氨基酚与葡萄糖醛酸结合速度呈年龄依赖性降低,血浆 $t_{1/2}$ 延长。半衰期延长是老年人药物代谢的特点,表明用药剂量应该减少。

其他肝内的活性物质有些会随年龄增长而改变,如血清白蛋白和凝血因子在老年人中的产生减少;而有些成分则不

随年龄改变,如血清门冬氨酸氨基转移酶、血清丙氨酸氨基转移酶、碱性磷酸酶没有改变,总蛋白没有明显降低。

四、药 物 排 泄

机体摄取的药物经吸收、分布、代谢和排泄等一系列过程,最终排出体外。肾脏是最重要的药物排泄器官,也是仅次于肝脏的药物代谢器官。少数药物也可通过肝胆、肠管、呼吸器官、皮肤、唾液和乳腺等系统排泄。多数药物以原形、活性或无活性代谢产物从肾脏排出,所以肾排泄与药效、维持药效时间及药物毒性反应密切相关。

老年人肾脏衰退,肾功能下降,主要表现为:肾单位减少,70 岁时肾单位总数约为青年人的 2/3～1/2,肾组织重量约减少 20%;40 岁后肾血流量(RBF)每年约减少 1.5%～1.9%,65 岁以上老年人肾血流量约为青年人的 40%～50%;肾小球滤过率(GFR)下降,20 岁左右的青年人每分钟为 120ml/(min·1.73m²),90 岁时降为 65ml/(min·1.73m²);肌酐清除率降低 50%;肾小管分泌和重吸收功能约降低 40%。老年人肾脏的衰退和功能的降低,对药物的排泄影响明显,致使药物半衰期延长,清除率下降,是造成药物蓄积中毒的重要原因。主要经肾排泄的药物,如地高辛、吲哚洛尔(心得静)、普萘洛尔、奎宁、金刚烷胺、氨基糖苷类抗生素等,都存在这方面的问题,在使用时都必须注意调整用药剂量和间隔时间。多数药物在治疗剂量时,多为一级速率过程排除,药物浓度呈指数下降,半衰期与表观分布容积成正比,与药物清除率成反比。老年人对地西泮的半衰期延长,主要是因为表观分布容积增加,而不是清除率下降之故。某些药物及其代谢产物是通过肝胆系统排泄的,老年人肝胆功能减退,也会影响药物的排泄。

从上述可见,影响老年人药代动力学的因素较多,是一个复杂的过程,不同的研究方法得到的结论可能不尽一致,某些方面的研究还有待深化。所以在药物治疗的实践中,应注意监测血药浓度的动态变化,结合临床指征,随时调整用药剂量和间隔时间,并从中不断探索和揭示各类药物在老年人体内的代谢过程和规律。

(杨莉萍)

▶ 参考文献 ◀

1. Brodie JD, Wasson G, Porter JW, et al. Enzyme-Bound Intermediates in the Biosynthesis of Mevalonic and Palmitic Acids. J Biol Chem, 1964, 239: 1346-1356.

2. Prescott LF. Gastrointestinal absorption of drugs. Med Clin North Am, 1974, 58(5): 907-916.

3. Rowland M, Benet LZ, Graham GG, et al. Clearance concepts in pharmacokinetics. J Pharmacokinet Biopharm, 1973, 1(2): 123-136.

4. Klotz, U. Pathophysiological and disease-induced changes in drug distribution volume: pharmacokinetic implications. Clin Pharmacokinet, 1976, 1(3): 204-218.

5. Borga O, Piafsky KM, Nilsen OG, et al. Plasma protein binding of basic drugs. I. Selective displacement from al-

pha 1-acid glycoprotein by tris (2-butoxyethyl) phosphate. Clin Pharmacol Ther, 1977, 22(5 Pt 1): 539-544.

6. Fremstad D and Bergerud K. Plasma protein binding of drugs as influenced by blood collection methods. Acta Pharmacol Toxicol(Copenh), 1976, 39(5): 570-572.

7. Wallace S and Whiting B. Factors affecting drug binding in plasma of elderly patients. Br J Clin Pharmacol, 1976, 3(2): 327-330.

8. Wright DF and Begg EG. The "apparent clearance" of free phenytoin in elderly vs. younger adults. Br J Clin Pharmacol. 70(1): 132-138.

9. Lewis DA and Day EH. Biochemical factors in the action of steroids on diseased joints in rheumatoid arthritis. Ann Rheum Dis, 1972, 31(5): 374-378.

10. Ritz P and Vellas B. Pharmacokinetics and drug toxicity in elderly patients: a case for geriatric core data in clinical trials. J Nutr Health Aging, 2007, 11(3): 261-264.

11. Schmucker DL, Woodhouse KW, Wang RK, et al. Effects of age and gender on in vitro properties of human liver microsomal monooxygenases. Clin Pharmacol Ther, 1990, 48(4): 365-374.

12. Hunt CM, Westerkam WR, Stave GM, et al. Effect of age and gender on the activity of human hepatic CYP3A. Biochem Pharmacol, 1992, 44(2): 275-283.

13. Shimada T, Yamazaki H, Mimura M, et al. Interindividual variations in human liver cytochrome P-450 enzymes involved in the oxidation of drugs, carcinogens and toxic chemicals: studies with liver microsomes of 30 Japanese and 30 Caucasians. J Pharmacol Exp Ther, 1994, 270(1): 414-423.

14. Hubbard RE, O'Mahony MS, Calver BL, et al. Plasma esterases and inflammation in ageing and frailty. Eur J Clin Pharmacol, 2008, 64(9): 895-900.

第二节 老年人用药的安全性及基本原则

随着社会生产力的发展,科学的进步,人们生活和卫生保健的改善,人的平均寿命显著延长。老年人口迅速增长,发达国家和发展中国家均面临着人口老龄化的问题。随着我国老年人口迅速增长,老年慢性病患病率也越来越高,老年人已成为药品市场的最大消费人群,据统计,其消费的处方药品占 23%～40%,非处方药品占 40%～50%。老年人在生理、心理等方面均处于衰老与退化状态,这种状态会影响药物的吸收、分布、代谢和排泄。因此,老年人用药不仅药物不良反应发生率较高,而且一旦出现,其严重程度亦较高,甚至导致死亡。有文献报道,超过 60 岁的老年人因为药物治疗而发生不良反应的危险性是一般成人的 2.5 倍。

一、老年人用药的不安全因素

(一)多种药物联用

多种药物联用是老年人用药潜在风险的最危险因素,国外的一项老年人用药安全性的多因素分析显示,老年人用药的数量是唯一常见危险因素。我国老年人用药现象非常普遍,国内一项调查显示,有51.33%的老年人每天均服药,其中平均1天同时服3种药的达18.74%,同时服6种以上药的达21.52%,而合并用药的种数与ADR呈明显的正相关,合并用药0~5种,ADR的发生率为4.2%,合并用药5~10种,ADR的发生率为7.4%。我国老年人多种药物联用的原因主要是:

1. 医疗保健的需要 现代医学研究表明,人进入老年期后,由于组织器官的老化及生理功能的减退,老年人易患病并且常常是多种疾病缠身。据调查,城市有81.9%、农村有87.2%的老年人患有各种慢性疾病,其中约50%的患者同时患有2种以上慢性疾病。不同的疾病需要不同的药物治疗,多种疾病需多种药物治疗在所难免。

2. 我国缺乏老年全科医生,治疗缺乏综合考虑 在我国,只有大型的综合性医院才设有老年病科,一般的医院没有老年病科,也没有专门的老年病科医生。身患多种疾病的患者大多是到多个医院或同一个医院的不同专科接受多个医生的诊治,每个医生都是从自己的专业角度出发开出治疗药物,这就造成了患者要同时服用多种药物的局面。

3. 自购药品,自行用药 很多老年患者治病心切乱投医服药,特别是偏信一些夸大的医疗和药品或是保健品广告,往往在接受医院医生的处方药治疗后,还自行购买一些非处方药服用;我国的老人很多也有服用保健品、特别是中药保健品的习惯,这无疑又增加了用药的品种数量。上海一项调查显示,12.07%的老年人在医生处方以外自行加用药物,21.49%的人自行到药房购买药品,且服用保健品的人有29.2%。

（二）重复用药

1. 重复开药 老年患者因患多种疾病接受多个医生的诊治时,常因为有的医生不认真记载病历,也没有仔细询问就诊的病人或其家属,造成重复开药。

2. 药名混乱 我国一药多名的现象非常普遍,而各医院使用的同一药的商品名往往不同,就是同一家医院,同一成分,由于规格不同,商品名不同也是屡见不鲜。

3. 对复方制剂成分不了解 当今复方制剂十分流行,医生每天都会开出各种复方制剂,每个患者都有可能服用复方制剂,如果不熟悉复方制剂所含的成分,很容易造成重复用药。

（三）老年人特殊的生理、病理因素

老年人由于生理、生化和病理上的某些改变,他们体内处置药物的能力和青壮年有明显的不同,随着年龄的增长,特别是75岁以后,这种变化更为凸显。主要表现在:

1. 药动学方面 老龄所致的最大的药代动力学改变在于使药物的肝代谢和肾排泄减慢,从而使药物的半衰期延长,血药浓度升高甚至造成中毒反应,这是老年人药物中毒最重要的因素。此外,老年人血浆蛋白也明显低于青年人,可使药物游离型浓度增加,从而增加了药物中毒的风险。

2. 药效学方面 由于老年人的靶器官或细胞的敏感性增强,使他们对药物的反应比年轻人强烈,特别是对中枢神经抑制药物、降血糖药物、心血管系统药物反应特别敏感,导致正常剂量下的不良反应增加,甚至出现药源性疾病。

（四）用药依从性差

老年人有自己的习惯思维,在服用药物时表现为自作主张,可以背着医生或家人拒服某药,或不按处方剂量,擅自增减用药剂量或用药次数。此外,老年人由于记忆力减退,常常漏服药物,特别是对于一日多次服用的药物。由于药物突然中断或由于一次漏服,下次加倍服用,引起血药浓度波动过大,以致药物不良反应或药源性疾病增加。

二、老年人常见药物不良反应

（一）抗生素类药物

氨基糖苷类抗生素如庆大霉素、卡那霉素主要由肾脏排泄,由于老年人肾功能减退,以致药物的耳、肾毒性增加,应慎用。青霉素因老年人有肾分泌功能减退而排泄延缓,或因血浆蛋白结合率降低,使血药浓度增高,易出现中枢神经毒性反应,如意识障碍、惊厥、癫痫样发作、严重的昏迷等。当青霉素使用剂量较大时,须考虑上述毒副作用。头孢菌素类抗生素对肠道菌群抑制作用较强,易致菌群失调,在老年人消化道功能减弱时可引起维生素K缺乏而导致出血或出血伪膜性肠炎,因此用药时应严格观察此类不良反应的发生,必要时及时停药并对症处理。四环素在老年人肾小球滤过率下降时药物半衰期延长,不良反应增加,宜减少剂量或延长给药时间间隔。博来霉素可致肺纤维化,尤其对老年人来说更易发生,用药时须密切监测肺功能。

（二）解热镇痛剂

对乙酰氨基酚是最常用的解热镇痛药之一,该药不良反应较少,但因老年人药物半衰期明显延长、肝脏代谢能力降低,使用同样的剂量,老年人比青年人更易出现不良反应。因此,老年人服用该药时应严密观察不良反应,大剂量或长期服用时应个体化用药并监测血药浓度。

（三）镇痛药

吗啡易致老年患者呼吸和心血管抑制作用,这可能与老年人高级神经功能衰退、对中枢抑制反应敏感有关。哌替啶可因血浆蛋白结合率降低而有较多的游离型药物与受体结合,导致呼吸抑制。因此,两药宜小剂量给药,同时观察临床反应。

（四）局部麻醉药

老年人在应用利多卡因时药物半衰期延长,大剂量使用易出现精神症状和心脏抑制,应用时须监测血药浓度。有神经传导阻滞、脑血管疾病或对本品过敏者应禁用。

（五）中枢神经系统抑制剂

老年人长期应用地西泮,其中枢抑制的不良反应发生率高,表现为头痛、头晕等,服用时宜从小剂量开始。苯巴比妥可延长中枢抑制作用或出现兴奋激动,可能因代谢延缓或排泄延迟所致,服用时也宜减小剂量。

（六）抗癫痫药

苯妥英钠对肾功能低下或患有低蛋白血症的老年人,可增加其神经系统和血液系统方面的不良反应,其原因是苯妥英钠和血浆蛋白的结合率高,故应根据年龄调整剂量。

（七）抗精神失常药

老年人应用氯丙嗪、奋乃静、三氟丙嗪等吩噻嗪类抗精神失常药时,帕金森病发生率高,且往往是永久性的,因此使用此类药物应严格遵循小剂量、个体化的原则,严密观察,防止帕金森病的发生。

(八) 抗帕金森病类药物

应用左旋多巴治疗初期,约80%的患者出现恶心、呕吐、食欲不振等,还可引起低血压、定向障碍等严重不良反应,这可能与该药兴奋延髓催吐化学感受区 D_2 受体有关。老年人由于器官功能减退,更易发生此类不良反应,应该小剂量用药并严密观察。

(九) 抗抑郁药物

阿米替林、丙米嗪是常用的抗抑郁药物,但多数老年人服用后出现烦躁不安、失眠、健忘、定向障碍、妄想等症状,这些症状与药物剂量无关,可能与神经功能失调有关,一旦出现应立即停药。

(十) 抗凝血药

肝素作为常用的抗凝血药,老年患者(尤其是老年女性患者)用药后出血发生率增加,因此用药时应监测凝血功能,避免同时应用抗血小板药物,如阿司匹林。

(十一) 利尿药

老年人各脏器功能减退、调节功能下降,应用利尿药易引起电解质紊乱和脱水,应严密监测。

(十二) 铁制剂

老年人可因胃酸分泌减少而导致铁制剂吸收下降,疗效降低,服用铁制剂时宜同时服用稀盐酸或维生素C或增加剂量。

(十三) 锂制剂

老年人肾功能减退,药物排泄率降低,服用锂制剂易致蓄积中毒,应小剂量用药并监测血药浓度。

(十四) β受体阻滞剂

临床常用的β受体阻滞剂为普萘洛尔和美托洛尔,具有抗心绞痛、抗心律失常、抗高血压的作用。普洛萘尔因老年人肝功能减退和血浆蛋白含量降低而使不良反应增加,常见症状有眩晕、嗜睡、头痛、心动过缓、低血压、心脏传导阻滞等。因普萘洛尔可影响血糖浓度,因此老年糖尿病患者应慎用此药。口服美托洛尔血药浓度个体差异较大,且易通过血脑屏障,可致神经功能失调,表现为失眠、多梦等不良反应,故老年人亦应慎用。对于本类药物,需要制订个体化给药方案,老年患者长期服用该类药物应避免骤然停药而导致原有症状加重。

(十五) 强心苷类药物

地高辛和洋地黄毒苷是常用的抗慢性心功能不全的药物。地高辛60%～90%以原形经肾脏排泄,由于老年人肾功能衰退、清除能力下降而使药物半衰期延长,常规剂量易出现严重心脏毒性(如心律不齐、房室传导阻滞和窦性停搏等)和中枢神经系统功能障碍(眩晕、抑郁、自杀倾向)。洋地黄毒苷血浆蛋白结合率可达90%～97%,当与可以引起洋地黄毒苷血浆蛋白结合率降低的药物同时应用时,可使其游离型浓度骤增而出现严重的不良反应。处理措施根据肾功能调节药物剂量,严密观察临床反应,有条件时监测血药浓度。

三、合理用药的基本原则

安全、有效是老年人合理用药的目标,有明确用药指征时,遵循个体化原则,有针对性地选择疗效可靠的药物并排除禁忌证。老年人用药疗程不宜过长,取得疗效后可以减量或停药,治疗无效时应及时更换其他药物,避免或减少药源性疾病的发生,让药物发挥最大疗效的同时,把不良反应降至最低。合理用药的一般原则如下:

(一) 合理选用药物

1. 明确诊断原则 衰老表现与多种病理现象交织,由于老年性疾病长期用药导致的药理作用,使临床诊断更加困难。

2. 药理、药性合理原则 各种药物都有其独特的药理作用、适应证和不良反应,有些药物还有明确的禁忌证。合理选用药物,要在熟悉各种药物、各种剂型的特点的情况下,有针对性地选择疗效好、副作用小、适应病症的、有效安全的药物。

3. 权衡利弊原则 近期和远期疗效结合考虑。治病用药,首先考虑缓解症状,尤其是急、重病人,着眼于近期疗效的同时要尽量考虑远期效果,尤其慢性病的长期用药。

4. 确定优先治疗目标原则。

(二) 合理的用药剂量

由于老年人的药物体内过程有特殊性,所以在用药剂量上也应有特殊规律。但是由于老年人的衰老进程和个体差异较大,各种药物的体内过程影响因素较多,所以老年人用药剂量的特殊规律十分复杂。我国通常根据老年人的年龄、体重和体质情况而定。对年龄较大、体重较轻、体质较差的老年人应从"最小剂量"开始,即按成人量的1/5、1/4、1/3、1/2、2/3、3/4等顺序用药。一般推荐用成人剂量的半量或1/3量为起始剂量,然后观察病人的反应和病情改善情况,调整稳定至合理剂量。肾功能衰退者,应根据肌酐清除率酌情调整剂量和用药间隔时间;还应根据病情的轻重及主要脏器的功能,综合考虑设定剂量。鉴于老年人个体差异较大,有的用药剂量可相差数倍,如解热镇痛药、β-受体阻滞剂、抗心律失常药等,个体用药差异较大,所以主张实行个体化给药,有目的地进行治疗药物检测,细致观察用药效果和反应,找出个体用药规律。

(三) 合理的用药时间

关于服药时间和频率要考虑到药物的吸收效果、药物的刺激性和维持有效的血药浓度以及药物的体内过程等多种因素,而且已经形成了一套服药常规。除此之外,老年人由于对于药物的体内过程,对药物的敏感性、耐受性等多方面的特殊情况,在用药时间和间隔时间上又有某些特殊性。

(四) 合理的剂型

选用适合老年人服用的方便的剂型,如液体制剂相对于胶囊和大片剂服用方便;缓释制剂使每日服用次数减少。

(五) 合理的联合用药

老年人往往身患多种疾病,常常同时应用多种药物,在急重病症的治疗中,为控制并发症的发生,也常采用多种药物联用。这是临床上的常见现象,也是一种必要的治疗措施。但是多种药物同时应用,存在着药物与药物之间、药物与机体大分子之间错综复杂的相互作用关系,涉及生理、药理、生物化学和物理化学的配伍变化。其中有我们所期望的正效应,也有我们所不期望的负效应。合理的联合用药,就是要充分发挥其正效应,尽量避免或减少其负效应,达到防治多种病症,提高疗效,减小剂量,减轻毒副反应的目的。联合用药的负效应多且复杂,用药种类越多越严重。

1. 抓住疾病的主要矛盾 有针对性、少而精地用药,在非必需时,尽可能减少用药种类,切忌随意联用药物。

2. 根据需要合理联用 合理的药物联用可提高疗效,减少毒副作用。

3. 根据情况避免联用 有些药物联用会降低疗效、增加不良反应或产生不希望的物理化学变化,应注意避免。

(六)补药的合理应用

补药是一类调整和加强机体生理功能、增强体质、防病健身、延年益寿的药物,是祖国医学的一类重要药物。进补除了要遵循"辨证施补,合理选用;注意季节时令,合理进补;注意服用方法;注意进补的宜忌和适时"四条原则以外,更重要的是要在正规中医医师的指导下进补。

现代医药中虽也有越来越多的滋补强壮保健药品,通过补充机体缺失物质,调整机体内环境的平衡,达到强身健体、抗衰老的目的,从这个意义上说,也可称之为"补药",但它多分属于现代医学各大系统疾病防治药物,并未形成有理论体系的独立的一类药物。这类药品要注意分辨真假,不要盲目服用。

(七)老年人依从性的提高

由于对于治疗疾患急于求成的心理以及老年人记忆力、理解力和视力下降,同时用药种类繁多,老年患者常常忘记服药或服错药,在有痴呆症状、抑郁症和独居的患者中尤其常见。因此,要从多方面提高老年患者的依从性,包括:简化治疗程序和方案;对有关用药的目的与医生建立良好的联系;建立使用药物的日程表和备忘卡;多室隔开的给药盒;对患者准确而简短的依从性指导。另外,对不同患者进行不同深度的人文关怀,如视力不好的患者应避免服用滴管计算用量的药物,以大字注明药物名称、用法和用量;行动障碍的患者要注意药品的包装;吞咽困难的患者要注意药物的服用问题,特别是要避免缓释剂型被掰碎服用。

(八)及时停药原则

老年人用药方案开始时要制订明确的用药终点,应尽量缩短疗程,及时停药。外国学者说"老年患者从投药医生那里受益远不如从停药医生那里受益更多"。

用药安全问题不仅是医药学科的问题,很大程度上也是一个社会问题。老年人作为用药最频、最多的一个群体,其用药安全问题理应受医药界及全社会的高度关注和重视,只有经过社会各界的共同努力,其防范风险的能力才能提高。

(张亚同)

▶▶ 参考文献 ◀◀

1. 赵福云,刘文果,孔媛.老年抑郁症用药和不良反应调查及护理对策.中国药物依赖性杂志,2007,16(4):311-314.

2. 王莉,贾佳,刘畅,等.阿片类药物治疗老年中重度癌痛不良反应分析.中国药物警戒,2011,8(9):553-555.

3. Pham CB,Dickman RL.将老年患者的药物不良反应降到最低.周泓旭 译.中国实用乡村医生杂志,2008,15(10):27-30.

4. 洪兰,贡庆,姚蔚,等.上海市中老年慢性病患者对药品不良反应认知的调查分析.中国药房,2011,22(12):1065-1067.

5. 魏明霞,叶定村,陈双双,等.社区老年冠心病患者居家用药知识需求调查.广州医学院学报,2008,36(5):42-45.

第六章

循环系统疾病

第一节 老年冠心病

一、病理生理学特点

(一) 血管

动脉壁结构组分随着年龄的增长而改变,中心动脉的顺应性随着老龄将会降低。一方面老年人动脉壁的胶原纤维数量增加,并由于晚期糖化终产物(AGE)作用胶原纤维间相互连接更加稳定,另一方面年龄相关的弹力蛋白酶活性上调,使中心动脉的弹力纤维处于低水平,最终导致血管的弹性回缩力和血管膨胀能力降低。除了血管结构的改变,血管内皮功能也和年龄的增加相关,如一氧化氮(NO)生成减少,依赖于 NO 的血管扩张下降。其他分子生物学的变化包括特殊的基质金属蛋白酶、转化生长因子-β_1,血管紧张素 II 等增加,也导致到内皮功能失调。

血管弹性和顺应性的降低,临床常常表现为单纯的收缩性高血压。其特点是收缩压增高而舒张压降低,脉压增大。老龄化血管不能很好地缓冲心脏收缩期射血产生的脉冲波,这种能量使通过主动脉和中心动脉的血流速度增加。增快的血流速度使得脉搏波提前反射回到心脏,在收缩期即可影响到心脏,心脏的后负荷增加。而正常情况下脉搏波反射回心脏往往在舒张期,协助冠状动脉充盈。老年人失去了这种冠脉灌注的帮助,再加上心脏后负荷的增加,即使没有严重的动脉粥样硬化病变、没有心肌需氧的增加、没有左室肥厚或供氧能力的降低如贫血,也可以造成心肌的缺血。

(二) 心脏

老年人的心肌质量往往是增加的。即使没有后负荷增加如高血压或主动脉瓣狭窄,中心型左室肥厚仍然存在。由于心肌细胞的凋亡和坏死,心肌的数量减少,剩余的心肌细胞代偿性扩大。心肌肥厚可能和上述所说的动脉硬化致后负荷增加相关,也和长期的动脉压力负荷相关。成纤维细胞活性也影响老化心脏的功能。一方面成纤维细胞有益于心室重塑,连接剩余的心肌细胞,改善心排量,但过度的纤维化降低心室的顺应性,导致心功能障碍。舒张性功能不全是正常的心脏老化的生理改变。但进一步的舒张功能的受损将导致心力衰竭综合征。正常老化心脏的左室射血分数可仍然保持不变。另一个常见的老年人影像学改变是室间隔和主动脉根部的成角现象,即所谓的"sigmoid septum"。有时可伴有室间隔基底部的局限性明显肥厚。这一结构改变是

否可引起左室流出道的梗阻,一直存在争议。在静息状态下,往往不会造成左室至主动脉的压力阶差,但在负荷状态或心室容量降低(如血容量不足)时可产生压力阶差,可能引起梗阻症状。

主动脉瓣膜硬化是老年人常常伴有的情况。主动脉瓣瓣叶增厚,但并没有血流受阻。在年龄大于 75 岁者,主动脉瓣硬化发生率可达 40%。因主动脉瓣硬化并不造成左室流出道的梗阻,主动脉瓣硬化本身并不是病理性的。然而研究发现经超声心动证实的主动脉瓣的硬化是不良的心血管预后风险增加的标记。少数的主动脉瓣硬化可进一步进展发展成为主动脉瓣狭窄。

关于心血管生理功能衰老的另一重要概念是心室和血管的耦合性(ventricular-vascular coupling)。这一理论认为老年人血管和左心室的僵硬度均增加,使得在静息状态下有稳定的心输出量。但是这种变化在一定程度上损害了心血管系统功能,以适应压力的增加,减少了心脏的储备功能。在老年人静息状态下的心输出量和心排指数是正常的,但在运动或负荷状态下不能像年轻人一样随需要而增加,这和多方面的机制有关,如 β 肾上腺素能兴奋性的降低、最大心输出量的下降而使最大摄氧量减少(VO_{2max})、心脏收缩力降低、舒张和收缩加速能力降低(lusotropy and chronotropy)、组织获取氧气减少。

心脏传导系统随着心脏老化而逐步发生纤维化。在一个 75 岁的老人,估计窦房结中原有的起搏细胞功能正常的仅剩 10%。正常的系统退化使得交感神经和副交感神经反应性降低,因而老年人的静息心率减慢,运动后的最大心率也减慢。

(三) 其他相关器官的老化

在老年人,肾脏系统对心血管系统的影响最为直接。肾脏的老化,排钠能力下降;肾素-血管紧张素-醛固酮系统的改变,致钠重吸收障碍,临床出现水钠潴留。因此老年人较年轻人的容量变化更加明显。压力感受器反应性的降低,使体位改变引起的血压波动更为明显。

正常的老化还影响老年人的认知功能,即使未患有痴呆症或认知损伤者,仍可有此相关的问题。年龄相关的认知能力降低包括记忆、处理问题速度等。其原因尚不完全清楚,可能的假设如氧化应激、端粒缩短、免疫功能降低等等。心脏病患者是年龄相关的认知损伤的高危人群。步态不稳和移动不能(immobility)在老年人非常常见,85 岁以上老人的发生率可达 82%。据报道 50% 以上的大于 80 岁的老年患

者每年摔倒至少一次。移动不能和久坐不动的生活方式可影响其他系统的生理功能。精神神经系统方面的用药可增加跌倒的风险。老年人的运动训练可有效地改善系统功能和生活质量，减少跌倒的风险。

老年人的虚弱（frailty）症常见，源于各种生理功能和生理储备能力的降低，使得全身生理性应激能力下降，而疾病的易感性增加。典型的虚弱患者有无意中的体重下降、活动减少和认知能力降低，并且是独立性丧失、残疾、住院和死亡的独立预测因子。

（四）老化和药理学

老年人的药代动力学和药效学均有明显改变。由于老年人容量分布的减少及肌酐清除率降低明显影响药物的浓度和作用。老年人易造成药物过量，药物的副作用可更加明显。例如抗凝药物合并出血的风险增加。老年人的肌肉质量下降，血清肌酐水平减低，而实际的肾功能水平也低于同一肌酐水平的非老年人。所有老年人均应根据克罗夫特方程（Cockcroft-Gauit equation）计算其肾小球滤过率，指导经肾脏代谢药物的剂量调整。另一方面，老年人往往罹患疾病多种，看多科的医生，同时使用多种药物。在处方时需要关注药物的相互作用，避免药物不良反应发生的几率。

二、冠心病的流行病学

根据 2011 年国家统计局公布的数据，我国 2010 年城市居民心脏病死亡率为 154.75/10 万，占疾病死亡的 20.88%，位居第 2；农村居民心脏病死亡率为 163.08/10 万，占疾病死亡的 17.86%，位居第 3。根据美国循环杂志 2012 年的报道美国 2008 年心血管疾病死亡 244.8/10 万，占死亡人数的 32.8%。而冠心病的死亡人数为 405309 人，即每 6 个死亡者中有 1 人死于冠心病。美国每年约有 78.5 万例新发的冠心病事件，约 47 万例再发心脏事件，几乎每分钟都有人死于冠心病。但是近 50 年来，随着对冠心病病因研究的深入，冠心病诊断技术、治疗方法的发展及冠心病预防工作的重视，冠心病的死亡率下降，患者的生命得以延长。由此，冠心病的流行病学出现两个特征，即急性心肌梗死死亡率的下降和冠心病种类的变化。ST 段抬高心肌梗死（STEMI）发生率呈逐年下降的趋势，而非 ST 段抬高心肌梗死（NSTEMI）逐年上升。心力衰竭患者的发病率和住院比率逐年上升。这和多方面的因素相关，如 STEMI 死亡率下降、药物的规范化使用、血肌钙蛋白在临床广泛使用，以及人口的老龄化等。冠心病的流行病学特点和老龄密切，即随着年龄增加，冠心病的发病率和死亡率增加。据相关报道，每年因冠心病死亡者中，80% 以上大于 65 岁（图 6-1-1）。日本的 MIYAGI-AMI 注册研究提示近年心肌梗死随年龄增长的变迁，心肌梗死患者的年龄呈增长趋势，在女性更加明显。美国的报道提示冠心病发病率和死亡率均随年龄增加而明显增加。我国已经入老龄化社会，人口老龄化将会伴随一系列的心血管疾病的增加，老年心血管病的研究将是我们面临的重要课题。

三、冠心病危险因素

多项流行病学研究已证实冠心病的危险因素包括有年龄、性别、冠心病家族史、高血压病、糖尿病、血脂紊乱和吸烟史。其中吸烟、高血压、糖尿病、血脂异常等和动脉硬化、冠

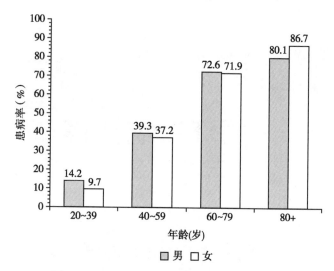

图 6-1-1　不同年龄和性别的 20 岁以上成年人心血管疾病的患病率

（资料来源：国家卫生统计和国家心脏，肺和血液研究中心. 2005—2008 年国民健康和营养调查. 资料中包括冠心病、心脏衰竭、卒中和高血压等疾病）

心病的发生和发展密切相关，并且有协同的致病作用。其他的冠心病相关危险因素还包括体力活动减少、肥胖、高同型半胱氨酸血症、外周动脉性疾病、肾脏疾病、凝血因子功能异常及精神因素等等。对于老年人，往往合并有多项危险因素或（和）合并有多种疾病、多脏器功能受损，因而老年人群的总体危险评估取决于多种危险因素及严重程度的总和。危险因素的确定和评估将为临床诊断和处理将提供有意义的参考。

（一）高血压

老年高血压是全球的公共卫生问题。Framingham 流行病学研究显示高血压患病率随年龄增长而增加。在年龄 < 60 岁的人群中，高血压的患病率为 27%；但在 > 80 岁的老年人群中，高血压的患病率高达 90%。我国老年高血压患者总数已达 8346 万，约占老年人群的一半，位居全球之首。高血压可以导致动脉粥样硬化，造成心、脑、肾和血管等靶器官的损害，约 80% 的老年高血压病人合并临床相关性疾病。高血压患者常常伴有冠心病、心脏舒张或收缩功能不全、左心室肥厚、老年退行性瓣膜钙化等。根据 Shep 和 Hyvet 的研究，降压治疗能够明显降低心血管事件及脑卒中的发病率及死亡率。单纯收缩期高血压是老年人最常见的类型，并常常伴随脉压的升高。收缩压的增高和脉压的加大都和心脑血管事件的发生相关，尤其后者是心脑血管并发症的重要预测因子。舒张压的过度降低也会带来不利的结果。2009 年，Messerli 总结了 1987 年以来 20 多个研究结果，结果显示过低舒张压带来临床终点事件的增加，主要与缺血性心脏病相关。因此，老年人的合理降压是必要的。目前中国高血压指南推荐：老年人高血压的标准是 150mmHg。

（二）糖尿病

糖尿病发病率逐年增加，全球目前有超过 1.5 亿糖尿病患者，其中 2 型糖尿病占约 90%。美国估计有 1400 万人患糖尿病，我国成人糖尿病患病率超过 10%，约为 1600 万人。Framingham 研究显示糖尿病是冠脉硬化和周围血管疾病的明确危险因素，相对危险性平均男性增加 2 倍，女性增加 3

倍。糖尿病是冠心病等危症的观点已为大家所接受。糖尿病患者粥样硬化发生较早，其大血管并发症包括冠心病、脑血管病和周围动脉疾病，心脏微血管病变可导致冠脉血流自主调节和血管紧张度受损，影响冠脉储备功能；同时糖尿病可致血管结构改变，造成中膜、内膜增生、血管纤维化等。临床更容易出现无症状性心肌缺血、心肌纤维化和左心功能异常。糖尿病与其他冠心病的危险因子常同时存在。中国数据显示2型糖尿病患者，40%～55%同时伴发高血压；合并血脂异常主要是甘油三酯升高，高密度脂蛋白胆固醇降低。老年患者血糖控制也是获益的，这类病人需进行综合治疗。

（三）血脂异常

血脂异常是冠心病的独立危险因素。高胆固醇血症和冠心病的相关性最为明显。血脂水平发生变化是随年龄变化的生理特点。流行病学的研究证实，在增龄过程中，总胆固醇(TC)、甘油三酯(TG)和低密度脂蛋白胆固醇(LDL-C)随年龄的增加而升高，但在70岁以后逐渐下降。高密度脂蛋白胆固醇相对稳定。老年人群的流行病学研究提示，老年人的总死亡率和心血管病死亡率与LDL-C水平呈U形关系，LDL-C过低(<2mmol/L)或过高(>5mg/L)时，总死亡率和心血管病死亡率均升高，而在3～4mmol/L时死亡率相对较低。多项临床研究证实了他汀类药物治疗的益处，如ASCOT-LLA研究(Anglo-Scandinavian Cardiac Outcomes Trial-Lipid-Lowering Arm)、CHS研究(cardiovascular Health Study)、JUPITER研究(Justification for the Use of statins in Primary preventing: an intervention Trial Evaluating Rosuvastatin)等。他汀类药物除降低胆固醇，同时降低老年人的心血管疾病的发病率和死亡率，尤其对有多项危险因素者，效果更加明显。对于已患有冠心病的老年人，无论是稳定型冠心病或急性冠脉综合征患者，多项研究(如CARE、LIPID、HPs、IDEAL、MIRACL等研究)均提示他汀类药物治疗有益。对老年人血脂异常的诊断应注意排除继发因素，尤其是伴有多种疾病、服用多种药物的老年人。

（四）吸烟

吸烟通过多种途径增加冠心病的发病风险，ARIC(The Atherosclerosis Risk In Communities)研究显示，吸烟(包括主动吸烟及被动吸烟)可导致动脉粥样硬化加重及不可逆转的进展，且吸烟可以促进血栓形成以致急性冠脉事件，这在吸烟相关死亡中起主要作用。根据The Interheart Study的研究结果，吸烟和血脂异常是导致急性心肌梗死的两个最重要的危险因素，而且吸烟与心肌梗死风险强相关性存在剂量-风险关系，吸烟大于40支/日人群患心肌梗死的相对危险是不吸烟者的9.16倍。而Framingham心脏研究表明每吸烟10支/日，心血管病死亡率增加31%。吸烟导致动脉硬化发生和发展的机制涉及多个方面：烟雾中含有氧化氮及许多种类的自由基使内源性抗氧化剂损耗，损伤内皮功能；吸烟可使血脂紊乱，使HDL-C降低而LDL-C升高；烟雾中的一氧化碳和血红蛋白结合，使氧合曲线右移，降低各种组织尤其是心肌细胞的氧供，加重心肌缺血、缺氧；吸烟者循环中组织因子活性明显高与非吸烟者，血栓形成风险增加。吸烟和冠心病的发病明确。多项临床研究提示老年人的吸烟人数少于非老年。

（五）其他

肥胖、体力活动减少、进食蔬菜、水果少、精神因素等等，

也和冠心病的发病相关。这些危险因素通过直接或间接的作用，促进动脉硬化的发生和发展。如肥胖可加重高血压、胰岛素抵抗等；体力活动减少不利于血压、血脂、血糖的控制等等。同时，老年人往往合并多种疾病，伴有多个脏器功能减退，如慢性肾病、左心室肥厚、外周血管疾病等，这些危险因素增加了冠心病事件的发生。

四、冠心病的临床表现

老年冠心病分型与非老年相同，包括慢性心肌缺血综合征、急性冠状动脉综合征和冠状动脉疾病的其他表现形式。临床上老年冠心病的症状多不典型，如急性心肌梗死的临床表现尤其是胸痛症状往往不明显。在NRMI研究中，小于65岁组的ACS病人77%以胸痛为发病症状，而大于85岁组的仅有40%。其他不典型主诉症状包括气短(49%)、大汗(26%)、恶心、呕吐(19%)等等。由此造成NRMI研究中的老老年人群中仅有一半MI的病人被诊断出。Framingham的研究同样提示无症状性心肌梗死或心肌梗死误诊的发生在老年人中更为常见。在整个人群中无症状的或误诊的心肌梗死数可达25%，在老老年人可高达60%。老年人的ACS常常伴发于其他急症，或加重合并症病情，如肺炎、COPD、晕厥等。其原因和供养-需氧的不匹配相关，即当各种因素使心肌需氧增加、血液动力学负荷增加，而由于动脉粥样硬化，供氧不能相应增加所致。因此非特异的临床症状及合并症的表现使病人的主诉模糊不清，治疗受到延误，进而影响预后。老年人非特异性临床表现的病理生理机制有多种，如表6-1-1所示。

表6-1-1 老年人非典型心肌梗死临床表现病理生理

主要症状	可能的机制
气短	心肌缺血致左室压力短暂升高
	急性左室收缩功能异常
	年龄依赖性肺部改变
	肺相关疾病
非典型症状	合并其他情况，疼痛注意力分散
无/非典型胸痛	疼痛感知改变：
	内源性阿片类水平增加
	阿片受体敏感性增加
	外周或中枢自主神经功能受损
	感觉神经病变
	缺血预适应
	缺血反复发作的发生率高
	合并糖尿病者多
	合并多支血管病变者多
	侧支循环形成者多
	症状的回忆、表达能力受损
神经系统症状	相关的脑血管疾病
(晕厥、卒中、急性思维紊乱)	急性中枢神经系统血供减少
	相关的并发症(栓塞、脑出血)

(一) 急性冠状动脉综合征

急性冠脉综合征 (ACS) 包括急性 ST 段抬高性心肌梗死、急性非 ST 段抬高性心肌梗死和不稳定型心绞痛,是威胁老年人生命的最常见病因之一。老年 ACS 的特点包括:①病史:首发症状往往不典型,部分表现为胸痛或胸部不适,但常表现为气短。患者可有陈旧性心肌梗死病史,临床合并多种疾病。老年人中非 ST 段抬高的心肌梗死发病比例高于非老年,65 岁以下病人不足 40%,但 85 岁以上老年人占 55%。②心电图:心电图改变不典型或合并心脏传导阻滞,较多的老年人无法根据其心电图明确诊断。在 NRMI 研究中,NSTE ACS 病人<65 岁者,23% 的人心电图改变无诊断意义,>85 岁者 43% 无诊断意义。③常常合并收缩性或单纯舒张性心功能不全,使得老年 ACS 的危险进一步增高。④由于老年人 ACS 常和其他急症相伴,或加重合并症病情,

如肺炎、COPD、晕厥等,非特异的临床症状及合并症的表现使病人的主诉模糊不清,治疗受到延误,进而影响预后。

国际上包括老年人 ACS 的注册研究主要有三个:

(1) the National Registry of Myocardial Infarction NRMI;

(2) the Global Registry of Acute Coronary Events GRACE;

(3) Can Rapid risk stratification of Unstable angina patients Suppress Adverse outcome with Early implementation of ACC/AHA guidelines CRUSADE。

另外,Vigour 汇总了 5 个 NSTEACS 临床研究的结果 (Virtual Coordinating Center for Global Collaborative Cardiovascular Research)(表 6-1-2)。根据这些研究的结论,美国心脏病学会临床心脏病分会和老年心脏病协会联合提出专业保健指导意见。

表 6-1-2　老年 ACS 的主要研究

研究简称	开始时间	人数	研究地区	年龄≥75 岁(%)	研究
NRMI	1994	1 076 796	美国	38.3	NSTE MI 注册研究
GRACE	1999	11 968	14 个国家	31.6	NSTE ACS 注册研究
CRUSADE	2001	56 963	美国	39.9	NSTE ACS 注册研究
VIGOUR	1994	34 266	国际合作	18.1	NSTE ACS 研究

(二) 慢性心肌缺血综合征

慢性心肌缺血综合征包括稳定型心绞痛、隐匿型冠心病和缺血性心肌病。目前常用的心绞痛分级为加拿大心血管协会的分级。和非老年相比,老年患者的体力活动受限,其心绞痛症状部分为劳力性,还有部分为非劳力型。在休息和情绪激动时也可发生症状。老年患者的症状多为不典型心绞痛,由于部分病人的痛觉减退或记忆力减退,对疼痛持续时间、疼痛部位等描述往往不清楚。而非疼痛症状描述较多,如呼吸困难、胸闷、乏力、颈部、背部或腹部疼痛等等。无症状性心肌缺血的发生据报道甚至可达 50%,即心电图或其他负荷试验有心肌缺血的证据而患者无症状。这种无症状心肌缺血在合并糖尿病患者中更为多见。缺血性心肌病往往发生在反复的心肌缺血、缺氧导致的心肌细胞减少、坏死、心肌纤维化、心肌瘢痕形成的情况下。临床表现为心脏增大、心力衰竭和各种心律失常,往往为冠心病的晚期。在老年人群,除了冠心病之外,还应注意病人的基本健康状况,其他和年龄相关的状况如贫血、体弱、肾脏疾患、行动不便和认知障碍等老年的特殊性均应加以注意。

五、冠心病的辅助检查

(一) 心电图检查

心电图检查作为最简单、常用的心脏辅助检查在诊断冠心病时有重要的作用。心电图检查包括静息态检查、负荷态检查、24 或 48 小时动态检查和心电监护等。是发现和诊断心肌缺血的重要方法。静息心电图在稳定的冠心病人可以是正常的,常见的异常有水平型或下斜型 ST 段和 T 波的改变,尤其在冠心病的随访时可进行前后比较。异常 Q 波提示陈旧心肌梗死、出现左束支传导阻滞等心律失常对诊断上也有一定意义。但 ST-T 的改变可出现在多种情况,如高血压、

心肌肥厚、电解质紊乱或一些药物的使用等,需密切结合临床实际情况。心电图负荷检查对冠心病诊断有重要意义,特异性高于静息心电图,负荷量和时间有助于对病情严重程度的判断。但因老年人体力或活动能力受多方面影响,实际应用较非老年少。心电监护和动态心电图检查对于病情观察和诊断无症状性心肌缺血有重要意义。

(二) 心肌酶学检查

心肌梗死的特异性生物标记物为肌钙蛋白 (cTn),肌钙蛋白包括肌钙蛋白 T (cTnT) 和肌钙蛋白 I (cTnI)。cTn 的出现和升高表明心肌出现坏死,在老年人当临床症状和心电图不典型时,cTn 的升高在鉴别不稳定型心绞痛和 NSTEMI 时有重要意义。当 cTn 的升高超过正常值的三倍,可考虑 NSTEMI 的诊断。cTn 也是急性冠脉综合征危险分层的重要参考指标。cTn 水平升高程度和预后相关。cTn 水平在心肌坏死 3-4 小时开始升高,数天达高峰,可持续 1~2 周。cTn 的动态变化过程与 MI 发生的时间、MI 梗死的范围、再灌注治疗等因素有关。在 SIEMI 综合临床症状、心电图动态改变、肌钙蛋白升高或影像学表现新的心肌缺失,提示急性心肌梗死的发生。cTn 具有良好的临床敏感性和特异性,可重复性好。其他常用的酶学改变包括肌酸磷酸激酶 (CK)、肌酸磷酸激酶同工酶 (CK-MB)、门冬氨酸氨基转移酶 (AST 或 GOT)、乳酸脱氢酶 (LDH) 及同工酶和血肌红蛋白等。其中 CK/CKMB 升高诊断急性 MI 的敏感性和特异性均较好,在 MI 早期既可上升,也呈动态变化趋势,升高程度和梗死范围及预后相关。在准确性方便略低于 cTn,且持续升高的时间略短。AST、LDH 诊断 MI 的特异性低,目前不再推荐采用。肌红蛋白在心肌梗死极早期即可升高,但其特异性差,临床常用来作为胸痛的筛查。由于 cTn 的敏感性很高,临床常常会遇到非 MI 的 cTn 升高情况。表 6-1-3 列举了各种可

能的原因,以利于鉴别诊断。

表 6-1-3　非急性心肌梗死肌钙蛋白升高病因

疾病	肌钙蛋白释放机制
	非血栓性心脏组织损伤
充血性心力衰竭	细胞因子释放
	收缩蛋白降解
	左室肥厚
	全心的室壁牵张
	血液动力学功能损伤
	合并肾脏疾病
冠状动脉痉挛	可逆/非可逆的组织损伤
	膜通透性瞬间改变
心源性创伤	肌细胞损伤
	肌细胞完整性损伤
	冠状动脉创伤
心肌炎/心包炎	肌钙蛋白从坏死心肌细胞溢出
	外层心肌损伤
肺栓塞	右室扩张,压力改变
心脏手术后/消融术后	长时低血压和低氧状态
心脏电转复、心肺复苏后	电和机械性损伤
败血症/危重症患者	细胞因子、活性氧离子释放
	细菌内毒素直接释放
	合并有心肌炎
	长时低血压状态
	冠状动脉自主调节功能不全
终末期肾病	肾清除率下降
	尿毒症心肌/心包炎
	充血性心力衰竭
	左室肥大
	透析后血液浓缩
心律失常(心动过速/过缓)	血流动力学受损
	可逆性心肌损伤
卒中	神经介导的肌细胞损伤
癫痫发作	神经介导的肌细胞损伤
	骨骼肌强制收缩,后负荷增加,致短暂氧供需不匹配
	肌钙蛋白检测假阳性
嗜异性抗体、类风湿因子、循环抗体检测	检测误差

(三) 超声心动图检查

超声心动图检查可以观察心脏各腔室的大小,室壁厚度、室壁运动和左室收缩和舒张功能等。在心肌梗死患者,超声心动图表现为室壁变薄,室壁节段性运动异常。通过超声检查可以发现室壁瘤、附壁血栓、瓣膜反流、心肌腱索断裂、心包积液等。对于是否存在心肌缺血可通过负荷超声来进行。负荷超声心动图检查分为运动负荷和药物负荷,后者常用的有多巴酚丁胺负荷检查(DSE)。负荷超声对评价心肌缺血的敏感性和特异性都较高,应用组织多普勒技术,可

进一步提高其精确性。根据北京医院的资料,以冠脉造影作为参照,DSE 诊断老年冠心病的敏感性为 71%,特异性为 75%,应用多普勒技术,敏感性和特异性可达到 80% 以上。

(四) 心肌核素显像

心肌血流量、代谢与功能活动之间保持着密切的关系,核素心肌灌注检查是一种无创性的诊断冠心病的方法。通过负荷态和静息态心肌灌注断层显像比较,能准确诊断 CAD,是一项非常敏感的检查方法。心肌负荷的增加使心肌耗氧量增加。当存在血管狭窄病变时,冠脉血流不能相应增加,心肌需氧-供氧的失平衡加重,造成缺血,此时通过核素灌注显像,可以反映出缺血的部位、范围和严重程度,从而达到诊断目的。负荷心肌灌注断层显像包括运动负荷试验和药物负荷试验。前者简单易行,但是不适于年老体弱或肢体运动功能障碍者,药物负荷可以作为运动负荷的一种有效的替代方法。目前作为负荷剂药物可分为两大类:血管扩张剂和心肌正性肌力药。常用药物有多巴酚丁胺、双嘧达莫、腺苷等。在临床上,这些药物各有其明显的局限性,例如:多巴酚丁胺作为一种合成的儿茶酚胺类药物,通过兴奋 β_1 受体增加心脏的兴奋性、传导性和心肌收缩力,从而增加心肌的耗氧,诱发心肌缺血。显然这种负荷剂不适于严重高血压、肥厚梗阻性心肌病、瓣膜病以及存在心律失常的病人。双嘧达莫的作用原理是通过抑制内源性腺苷的降解,使血管平滑肌松弛,血管扩张。而狭窄的血管不能相应的扩张,甚至产生"窃血"现象,使正常冠脉的心肌和有病变冠脉的心肌血流灌注差别扩大,此刻给予心肌灌注显像剂,正常心肌和缺血心肌之间显像剂摄取量差异显著,从而显示出心肌缺血部位、范围、程度。双嘧达莫不适于有传导阻滞、低血压、哮喘、COPD 等病人。因其作用时间较长,一旦出现并发症缓解较为困难。腺苷是近年来较为常用的负荷剂,它通过平滑肌上的腺苷 α_2 受体结合,使血管平滑肌松弛使血管扩张,而病变血管区域的心肌缺血更加明显,同时因其半衰期极短,一旦出现并发症,停药后 1 分钟左右即可迅速缓解。北京医院早年的资料提示 ATP 介入心肌灌注断层显像诊断冠心病的敏感性和特异性分别为 97.1% 和 82.4%。长期临床实践证实心肌核素显像的有效性和安全性,有助于老年冠心病的诊断,确定病变部位、病变范围、严重程度;在冠心病人的术前评估、冠心病不同治疗的疗效随访、预后评估诸方面有其特殊的作用。

(五) 冠状动脉 CT 检查

冠状动脉 CT 造影(CTA)通过无创的方法观察冠状动脉的解剖形态、分布走形、直径大小、内径改变以及冠脉壁的斑块,为临床的冠心病形态学诊断提供大量的信息。CTA 早期的研究以冠脉造影标准,比较 CTA 诊断的敏感性和特异性,结果显示二者符合率高。但是在冠脉功能的诊断方面,相比较其他的负荷检查,例如心电图、心脏超声和心脏核医学,通过观察负荷前后的心肌供血状态或局限性室壁运动的改变可以反映心肌缺血的严重程度、代偿状况等,CTA 的影像学检查,不能满足对这些信息的需求。一系列的研究显示,64 排的 CTA 对稳定型冠心病血管狭窄的敏感性可达 98%,特异性达 88%,阳性预测值为 93%,阴性预测值达到 96%。CTA 在急性冠脉综合征的应用往往是在急性胸痛的鉴别诊断时,不同的研究由于纳入患者疾病种类不同,其诊

断冠心病比例相差较大。CTA还可用于心脏移植的前后，作为冠心病的筛查和临床随访。在冠脉旁路术（CABG）后，应用CAT检查的主要目的包括：①桥血管的血流情况；②桥血管的狭窄病变情况；③桥血管近端和远端吻合口状态；④原冠脉病变及血流状况（来自原动脉或桥血管）。CABG后CAT诊断要困难许多，其精确程度也降低。对于乳内动脉影像分析，常常受到手术中所用金属物造成的伪差影响。对于CABG患者，为获得高质量结果，从技术角度上需要的对比剂剂量大些，X线剂量大些，憋气时间长些。CTA用于冠脉支架术后患者，诊断的难度明显大于无支架者。首先，冠脉支架所造成的不同伪差，如随心脏运支架所产生的移动伪差（motion artifact），这一作用加重支架在不确定血管部位的伪差；其次是支架金属结构导致的硬化伪差（blooming artifact），支架的金属成分所吸收的X线能量不同于周围软组织，使得本身的结构体积增大，影响管腔的观察；诊断中的诸多限制因素如今已较为广泛地用于冠心病的诊断。钙化和支架等高密度物质导致硬化伪影，夸大了其本身的体积，遮挡了管腔的观察。再者是"部分容积平均"伪差，可以影响图像的空间分辨率，在进行小血管分析时，将会影响较大。目前发表的研究提示支架后的CTA其诊断的精确性降低。部分学者和美国的专家共识建议对置入多枚支架、临床判断有支架内再狭窄可能者，直接行心脏介入检查。一般来说冠状动脉的钙化程度会随着年纪的增加而加重，严重钙化将影响病变部位和病变程度的判断，在一定程度上使诊断的准确性受到影响。其次，由于老年人的肾脏代偿能力降低，使用对比剂需注意对比剂肾病的发生。尤其是合并有糖尿病、高血压或已存在肾功能不全者，应注意适当检查之前的水化或检查之后的肾功能检查。对于在短期内重复使用对比剂者，要注意间隔时间以保证安全。

（六）心脏核磁检查

心脏磁共振（cardiac magnetic resonance，CMR）显像技术近年来发展迅速，主要由于CMR的分辨率高，一次检查可完成心脏结构、功能、室壁运动、心肌灌注、冠状动脉显影及血流评估等多项内容，被称为心脏的"一站式"（one-stop shop）检查方法，并越来越广泛地应用于临床。另一方面不接触X线放射性，不需应用碘造影剂，不影响肾功能，在老年病人有一定的优势。CMR常用的扫描方法包括：

1. 电影磁共振成像 可清楚显示心内膜界限等特点。因测量准确性和重复性高，近年来被公认为是测定心脏射血分数、心室容量和重量的金标准。常规检查需获取从二尖瓣平面到心尖部的一系列短轴切面，以及两腔、三腔、四腔长轴切面。

2. 负荷/静态灌注显像 对比负荷前后心肌各节段供血的变化，确定有无可逆的心肌缺血。缺血心肌在应用负荷剂后表现为灌注缺损的低信号区，而在静态显像中灌注正常。

3. 延迟增强 正常的心肌细胞连接致密，肌纤维膜完整，对比剂很难进入。当心肌坏死后，肌纤维膜破坏，对比剂（Gd-DTPA）进入坏死细胞及瘢痕组织中，排出延迟，在T_1加权像上表现为高信号，即延迟增强（DE），这样在正常和坏死心肌组织就产生明显对比。对比剂注射15分钟后，可以清晰显示急性或陈旧心肌梗死的部位、范围，尤其是心内膜

下的梗死。延迟增强CMI在诊断非缺血性心肌病变，如心肌炎、肥厚型心肌病、扩张型心肌病、结节病、心肌淀粉样变中也具有重要价值。

4. 冠状动脉磁共振成像 这是另外一种冠脉成像方法，目前其图像的清晰程度、采集图像时间等还需改进。但因不接触X线放射性，不需应用碘造影剂的特点，随着CMI技术的进一步发展，会显示出它在一部分人群中的优势。以上各种方法，对检测冠心病人心肌缺血状况、判断存活心肌和梗死心肌、急性冠脉综合征患者的危险分层和心功能的诊断有着不同的意义。

（七）介入检查

冠心病的介入检查即冠状动脉造影检查，目前仍是识别冠脉狭窄情况的"金标准"，为患者选择冠心病治疗方法，如单纯药物治疗，或加以导管介入治疗或冠脉旁路移植术提供最可靠的依据。老年人的冠脉介入检查有一定的特点：①老年人常常合并不同程度的心功能、肾功能不全，需注意对液体和造影剂量的掌握。老年人造影剂肾病较非老年为多见，应注意造影术前的水化及术后的适当补液，密切观察临床生命体征。②老年人常伴有多系统、多方面的疾病，对问题的表述较差，临床表现不典型，术后的神志、精神状态、进食、两便等都应注意观察。注意合并用药的情况。③老年人的外周动脉性疾病和大动脉疾病增加，血管常有明显的钙化，容易出现血管并发症。血管介入的进路及需加以选择，术后需注意防止穿刺血管的并发症，如出血、假性动脉瘤、动静脉瘘的形成。介入检查除了冠状动脉造影，其他技术如冠脉内超声、光学相干断层显像、冠脉内压力导丝检查等及作为冠脉内治疗的旋磨技术等，老年人对于这些检查或治疗方法没有特殊的禁忌，但临床医生应根据老年人的特点全面考虑。

六、冠心病的诊断与鉴别诊断

临床各种相关的危险因素、临床症状、体征和辅助检查等有助于诊断和鉴别诊断，也有助于进行临床危险分层。对ACS患者危险分层，对早期识别高危患者，积极予以干预，减少严重事件的发生，改善预后有着重要的意义。

（一）诊断

对于慢性缺血综合征，包括稳定型心绞痛、隐匿型冠心病和慢性心功能不全。稳定型心绞痛中，根据心绞痛的严重程度及其对体力活动的影响，临床常常采用加拿大心血管学会（CCS）的分类方法将其分为四级（表6-1-4）。

表6-1-4 稳定型心绞痛的CCS分级

稳定型心绞痛的CCS分级	
Ⅰ级	日常体力活动不会引起心绞痛，如步行、上楼梯等。工作或娱乐中激烈、快速或长时间劳累可致心绞痛发作
Ⅱ级	日常活动轻度受限，可诱发心绞痛情况包括爬坡，快步行走或上楼，饱餐、寒冷、迎风、情绪激动时或睡醒后很短时间内步行或上楼。一般情况下，常速平地步行超过2个街区，或在普通楼梯上1层楼以上时可诱发心绞痛

续表

稳定型心绞痛的 CCS 分级	
Ⅲ级	日常体力活动明显受限。一般情况下,常速平地步行 1～2 个街区,或在普通楼梯上 1 层楼时可诱发心绞痛
Ⅳ级	从事任何体力劳动均有不适症状出现。休息时亦有出现心绞痛表现

由于老年人的临床症状不典型,合并疾病较多,常常为其他的主诉,或临床为无症状性心肌缺血,给诊断带来一定的难度。因此对老年病人需详细的询问病史,了解既往各种冠心病危险因素和合并的其他疾病,往往还需要的更多的辅助检查,如心电图、超声心动图、心肌核素显像、冠脉 CT 造影或直接进行冠状动脉造影检查,进行综合分析、判断。

急性冠脉综合征是内科的急症,老年人的症状同样不典型,就诊较晚,预后较差。不稳定型心绞痛和非 ST 段抬高心肌梗死(NSTEMI)的症状和心绞痛类似,但程度更重、持续时间更长、可在休息时发作,或是新近发生心绞痛症状。有相当比例的老年人以胸闷气短就诊。不稳定型心绞痛严重程度分级一般采用 Braunwald 分级方法(表 6-1-5),其和预后相关急性 ST 段抬高心肌梗死(STEMI)在老年人,根据症状、ECG 改变可以做出诊断。但对于症状不典型者,诊断有一定难度。STEMI 除伴有心脏相关症状,还可有全身症状。当合并心力衰竭或心律失常时,需要及时判断,掌握治疗时机。临床体征大多无特殊,当出现并发症时,往往合并相应的体征。并发症可分为机械性、缺血性、栓塞性和炎症性。严重的并发症主要有:

(1)严重心律失常:可表现为快速心房颤动、室速、心室颤动、心动过缓、房室传导阻滞等。这些均可引起血流动力学障碍,影响血压、神志等。

(2)急性乳头肌功能不全甚或乳头肌断裂:发生率较高。可以是严重缺血引起二尖瓣功能性障碍,亦可是机械性的断裂导致急性二尖瓣关闭不全。临床伴有收缩中晚期喀啦音和吹风样收缩期杂音。二尖瓣的反流可引起左室心输出量减少、左房压力增加,造成左心衰竭。

(3)心脏破裂:心肌的缺血和坏死可导致室间隔穿孔或心室游离壁的破裂,一般发生在心肌梗死后的 3～5 天。可造成急性左心衰竭。心室游离壁破裂可导致急性心脏压塞、迅速发生循环衰竭、猝死。心电图出现房室分离现象。

(4)栓塞:心肌梗死后室壁运动减弱处易形成附壁血栓,可造成体循环的脑、肾、脾等内脏或肢体动脉栓塞;心肌梗死后也可致下肢血栓形成,造成肺栓塞。

(5)心肌梗死后综合征(dressler syndrome):为炎症性并发症。表现为心肌梗死后数周至数月内发生心包炎、胸膜炎等,可伴有发热、胸痛、白细胞增高等。

急性心肌梗死后的心功能分级多采用 Killip 分级方法:

Ⅰ级:无明显心功能损害证据。

Ⅱ级:轻、中度心功能不全,查体肺底可闻及啰音,范围小于 50% 肺野,听诊有 S_3,或胸片有上肺淤血表现。

Ⅲ级:重度心功能不全(肺水肿)查体听诊啰音大于 50% 肺野。

Ⅳ级:合并心源性休克。

表 6-1-5 不稳定型冠心病严重程度分级(Braunwald 分级)

定义		一年内死亡率或心肌梗死率
严重程度		
Ⅰ级	严重的初发型或恶化型心绞痛,无静息时痛	7.3%
Ⅱ级	亚急性静息型心绞痛(就诊前一个月发生),但近 8 小时内无发作	10.3%
Ⅲ级	急性静息型心绞痛,在 48 小时内有发作	10.8%
临床环境		
A级	继发性 UA,在冠状动脉狭窄的基础上,存在加重心肌缺血的冠脉以外的诱发因素:①增加心肌耗氧的因素,甲状腺功能亢进或快速性减少冠状脉血流的因素,如低血压;②血液携氧能力下降,如贫血和低氧血症	14.1%
B级	原发性 UA。无引起或加重心绞痛发作的心脏以外的因素,是 UA 最常见类型	8.5%
C级	MI 后心绞痛,发生于 MI 后 2 周内的 UA	18.5%

(二)鉴别诊断

由于老年人临床症状不典型,合并其他疾病多,常有表述障碍等,在行诊断和鉴别诊断时,需充分考虑这些特点。临床需要和慢性稳定型心绞痛相鉴别的胸痛原因见表 6-1-6。

七、冠心病的治疗

由于多种因素老年冠心病人的症状较非老年更加不易识别。老年人的生活方式往往较为安静,缺少活动诱发的不适症状。但是冠心病患者的胸部不适仍然是最常见的主诉。

(一)稳定型心绞痛的治疗

近年来关于稳定型心绞痛的治疗策略一直存在着争议。COURAGE 研究(Clinical Outcomes Utilizing Revascularization and Aggressive Drug Evaluation)显示,合适的药物治疗(Optimal Medical Therapy,OMT)与药物治疗加介入治疗(OMT＋PCI)相比,重要心脏事件的发生率没有区别。分析其中 904 位年龄大于 65 岁的老年人,显示 OMT 组和 OMT＋PCI 组的预后,包括主要心脏事件和无心绞痛率,没有明显差别。另一个老年的相关研究 TIME(Invasive Versus Medical Therapy in Elderly Patients)也证实这一结论。该研究提示在稳定型心绞痛的患者,无论是 PCI 或 OMT,对患者的生活质量和生存率没有区别。对于慢性稳定性冠心病,OMT 包括

表 6-1-6 胸痛原因鉴别诊断

心源性胸痛	肺部疾病	消化道疾病	神经肌肉疾病	精神性疾病
主动脉夹层	胸膜炎	胃-食管反流	肋间神经痛	焦虑症
心包炎	肺栓塞	食管痉挛	肋骨肋软骨病	抑郁症
心肌病	肺炎	食管裂孔疝	带状疱疹	躯体性精神病
心脏脉瓣病	纵隔肿瘤	消化性溃疡	颈椎病	思维型精神病
心脏神经症	气胸	胰腺炎		
心肌梗死		胆囊炎		
X 综合征		胆囊结石		

抗血小板治疗、调脂治疗、降压治疗和抗心绞痛治疗诸方面。

1. 抗血小板治疗 抗血小板治疗在一级预防和二级预防中的作用已被证实,对老年人也同样。根据荟萃分析结果,阿司匹林可以明显降低心血管死亡、心肌梗死和卒中。ACC/AHA 指南建议的剂量是每日 75～162mg。除了有阿司匹林禁忌证,在稳定的慢性冠心病患者都应当使用。阿司匹林的副作用主要有胃肠道的反应,老年人尤其应当注意阿司匹林相关的消化道出血。对确实不能服用者,可以噻吩吡啶类药物替代。

2. β-受体阻滞剂 β-受体阻滞剂为慢性心绞痛的一类推荐用药。其作用机制包括负性收缩和负性传导。通过降低静息心率和降低运动负荷增加时心率反应减少心肌的需氧,进而减少缺血事件。同时延长舒张期冠脉灌注的时间和降低心肌收缩力同样减少心肌的缺血。但是在老年人群的应用尤其要避免 β-受体阻滞剂的副作用。在已存在心脏传导系统疾病患者,如窦房结功能障碍、房室传导阻滞等需慎用,并注意剂量。在合并严重气道堵塞性疾病如哮喘或慢性阻塞性肺病(COPD)患者,要选用高度受体选择性制剂,小剂量开始,避免气道阻力增加。

3. RAAS 阻滞剂 ACEI 类药物已被证实在冠心病的不同阶段均有明显的益处。它可通过降低心脏后负荷而减少心脏做功。HOPE(the Heart Outcomes Prevention Evaluation)研究纳入 2755 例年龄大于 70 岁的老年人,其中 58.1% 为稳定型心绞痛。与对照组相比,服用雷米普利的治疗组心血管死亡、心肌梗死的发生率明显降低。EUROPA 研究(the European Trial on Reduction of Cardiac Events with Stable Coronary Artery Disease)包括了 12000 位病人,其中 31% 为年龄大于 65 周岁者,大部分无心绞痛症状,应用培多普利治疗者其一级终点事件(心血管死亡、心肌梗死或心脏骤停)的相对风险减少了 20%。第三个主要临床研究为 PEACE 研究(Prevention of Events with Angiotensin Converting Enzyme Inhibition),该研究纳入了 8290 位慢性冠心病病人,平均年龄 64 岁,其中 11% 年龄大于 75 岁。患者随机给予群多普利或安慰剂。综合的一级终点,包括心源性死亡、心肌梗死和再血管化治疗,两组之间没有明显差异。以上三个研究的荟萃分析显示使用 ACEI 可以明显降低全因死亡、心血管死亡、非致死性心肌梗死的发生和卒中的发生。最新版的 ACC/AHA 指南,将 ACEI 作为稳定型冠心病中危或高危患者的一类推荐,低危患者的 ⅡA 类推荐。

不能耐受 ACEI 者以 ARB 替代。对于心功能不全(LVEF 小于 40%)或合并高血压、糖尿病或慢性肾病者有明确的使用指征。

4. 抗心绞痛药物 主要包括硝酸酯类、钙拮抗剂及其他可缓解冠心病心绞痛症状类药物。硝酸甘油自 1878 年即开始用于临床,它可以在 1～3 分钟内迅速缓解心绞痛症状。长效硝酸酯类药物如单硝酸或二硝酸异山梨醇酯也常用于慢性心绞痛的治疗,但其缓解心绞痛的作用逊于口含硝酸甘油,同时应当注意产生硝酸酯类耐受性。硝酸酯类主要用于缓解症状,并不能改善冠心病患者的生存率。钙离子拮抗剂通过扩张冠状动脉和减轻心肌收缩力可以治疗心绞痛,二氢吡啶类钙离子拮抗剂如氨氯地平、硝苯地平、非洛地平,较非二氢吡啶类钙离子拮抗剂如维拉帕米、地尔硫䓬对心肌收缩力的影响要小。后者同时对心脏传导有抑制作用。对有心功能不全者,二氢吡啶类钙拮抗剂更加安全。存在心脏传导异常者,非二氢吡啶类药物应避免使用。对于合并高血压者,长效硝苯地平对缓解心绞痛有效而安全,但短效硝苯地平应尽量避免使用。雷诺嗪为一类新的抗心绞痛药物,可以减轻心绞痛症状而不伴有血流动力学的影响,临床资料显示老年亚组和非老年相同,不增加严重不良事件。临床实践中多种中成药亦可缓解心绞痛的症状。

(二)不稳定型心绞痛和非 ST 段抬高心肌梗死治疗

老年人的非 ST 段抬高性急性冠脉综合征(NSTEACS)常见,而且常常伴有各种并发症,介入治疗的风险相对较高,但这一人群的临床治疗尚缺少循证医学证据,需要根据临床实际作出正确的选择。

1. 抗血小板药物 阿司匹林是冠心病抗血小板治疗的基石。即使在老年人,阿司匹林也可明显降低不良事件发生率。氯吡格雷也是有效的抗血小板药物,在 CURE 研究中,老年人的亚组分析显示老年同非老年一样,氯吡格雷可降低非致死性心肌梗死、心源性死亡及卒中的发生。双联抗血小板治疗中,每天服用阿司匹林 75～150mg,治疗效果同大剂量,而消化道出血的风险降低。治疗指南建议在所有高危患者包括老年人采用双重抗血小板治疗。数种新型、更有效的抗血小板药物正在临床研究之中,但对于老年人效果如何,有待于更多的临床研究数据。静脉抗血小板药物主要是指血小板糖蛋白 Ⅱb/Ⅲa(GPⅡb/Ⅲa)受体拮抗剂,我国市场销售的有替罗非班等。临床研究显示这类药物用于不稳定患者,在 7 天随访时明显受益,但在老年人群中的疗效不确定,其出血的风险明显增加。GPⅡb/Ⅲa受体拮抗剂在介入治疗时显现一定优势,但对于老年人实施非介入治疗策略时,考虑到其疗效不确定但出血风险可能增加,不建议常规使用。当临床需要使用时应当考虑老年患者的体重和肾功能状况,予以剂量的校正。

2. 抗凝治疗 肝素类药物已广泛用于临床。当和GPⅡb/Ⅲa受体拮抗剂共同使用时,需特别重视调整剂量。Ⅹa因子抑制剂磺达肝癸钠(fondaparinux)是近年用于临床较新的药物,其在老年NSTEACS中的疗效仍有争议,但出血并发症减少。比伐芦丁为凝血酶抑制剂,当用于NSTEACS患者介入治疗时,其疗效同其他抗凝药物,但出血风险降低。这对于老年病人尤其有优势。

3. 早期介入治疗策略的选择 在老年NSTEACS的早期,选择介入治疗还是单纯药物治疗是一个重要的研究课题。早期的研究对老年患者偏向选择较为保守的治疗对策,但较近期的研究结果提示积极干预有助于预后的改善。ACTICS-TIMI 18研究(In the Treat Angina with Aggrastat and Determine Cost of Therapy with an Invasive or Conservative Strategy-Thrombolysis in Myocardial Infarction)中,共入选2220例平均年龄为62岁患者,其中44%患者年龄大于65岁。患者接受阿司匹林、肝素和替罗非班治疗,随机入选早期非介入和早期介入组。早期介入组在随机后48小时之内进行冠脉造影;早期非介入组仅在负荷试验提示高危或住院期间再发严重缺血症状或之后的随访提示缺血者进行冠脉造影。最终早期介入组64%患者在住院或6个月的随访之中行冠脉介入治疗,早期非介入组共45%行冠脉干预。结果提示6个月的死亡、心肌梗死、因再次ACS住院等综合终点早期介入组低于非介入组(15.9%比19.4%,$P=0.025$)。亚组分析提示,年龄在75岁或以上者早期介入获益更大。但是老年介入治疗者的出血风险增加(16.6%比6.5%,$P=0.009$)。2010年发表的荟萃分析,对4个相关的临床研究结果进行分析,5年的临床随访提示,较选择性介入治疗,常规介入治疗策略可以明显减少高危患者死亡和心肌梗死发生;中危患者的获益稍弱,但仍具有统计学的意义。2011年发表的ACC/AHA更新指南提出建议:根据TIMI或GRACE评分,NSTEACS患者中高危的或预后差者(包括老年),除非有禁忌证,应该采用早期介入治疗策略。

(三) ST段抬高型心肌梗死的治疗

ST段抬高型心肌梗死(STEMI)早期再灌注治疗除了常规的药物治疗,主要是静脉溶栓治疗和急诊静脉介入治疗。由于老年人的临床状况变化大,合并症多,大部分的溶栓治疗临床研究未包括年龄大于75岁者。2007美国心脏协会和老年协会参考相关的荟萃分析结果,认为在无已知的禁忌证时,溶栓治疗对老年人有效。老年的溶栓适应证同非老年,但禁忌证的掌握更严格。溶栓的纯获益首先和年龄的增长相关,其绝对死亡率随年龄增长而显著增加;其次是严重并发症的发生率,如左室游离壁破裂和颅内出血。有研究提示老年接受溶栓治疗者左室游离壁破裂的发生较未接受再灌注治疗和直接PCI患者有明显增加。颅内出血的发生率虽然很低,但因对生活质量和死亡率的严重影响,受到大家的关注。颅内出血的发生率同样随年龄增加而增加,在大于85岁者的发生率约为2.9%。老年人选用的溶栓剂种类可能和

其相关,如有研究提示替奈普酶(tenecteplase)较组织型纤溶酶原激活剂(tissue plasminogen activator rt-PA)的颅内出血并发症明显降低。辅助的肝素或低分子肝素类抗凝药物的种类和剂量,对获益和出血并发症在不同的研究有不同的结果。一般来说,在老年人更应注意剂量的调整,尤其注意肾功能的影响。鉴于老年人溶栓治疗增加严重出血风险,而在NSTEMI的高危老年人中介入治疗明显有效,因而假设在STEMI的老年人,急诊介入治疗优于溶栓治疗。但实际上很难有随机大规模临床研究验证此设想。尽管如此,现有的资料仍然支持这一假设。一项较早期的随机临床研究,将75岁以上STEMI患者随机采用急诊介入治疗或用链激酶行溶栓治疗。虽然只入选87位病人,但由于直接介入治疗较溶栓治疗的明显优势,30天联合终点的风险降低20%($P=0.01$)该试验提前终止。另一项大于70岁老年STEM直接介入治疗的荟萃研究同样得出结果,30天时直接介入治疗组受益更明显,风险降低(13.3%比23.6%,$P<0.05$);并且年龄高者的受益更加明显,其死亡率的降低在大于85岁人群为6.9%,相比66岁以下者为1%。基于以上的研究结果,老年人在发生急性STEMI时,建议首先选择直接介入治疗。除非有明确的禁忌或行急诊介入时间已过久,可以选择静脉的溶栓治疗。

八、冠心病的预防

我国已进入老龄化社会,而冠心病是老年人群的最主要死因,冠心病的预防不仅对改善老年人的生活质量有重要意义,而且对家庭、对社会都有重要意义。无论是冠心病的一级预防或二级预防,首先建议采取健康的生活方式,如控制吸烟、控制体重、坚持体力活动等等。尽管改变生活方式往往比较困难,但仍然是预防冠心病的基础。药物预防是另一重要方面,但是近年来尝试用叶酸及B族维生素预防心脏病的研究,得出的结果为阴性。血脂紊乱仍然是冠心病发病的重要关注点,他汀类药物是降低心血管风险的重要措施。多个研究已证实他汀在抗动脉粥样硬化,冠心病一级预防和二级预防中的作用。近年公布的JUPITER研究对不同亚组人群如女性、老年、合并慢性肾病患者等进行了分析,各亚组的结果和整个人群相似,但是目前存在着一些争议诸如糖尿病的发病在一些研究提示有升高的趋势,尤其在绝经期妇女,但综合分析,他汀的益处是明显的。对其他危险因素的控制也是重要的方面,坚持如血压和血脂的常规检查和药物治疗也是非常必要的。

(何 青)

▶▶ 参考文献 ◀◀

1. Axer H, Axer M, Sauer H, et al. Falls and gait disorders in geriatric neurology. Clin Neurol Neurosurg, 2010, 112:265-274.

2. Roger VL, Go AS, Lloyd-Jones DM, et al. Heart Disease and Stroke Statistics—2012 Update: A Report From the American Heart Association. Circulation, 2012, 125:e2-e220.

3. Arias E, Anderson RN, Kung HC, et al. Deaths: final data for 2001. Natl Vital Stat Rep, 2003, 52: 1-115.

4. 中国老年高血压治疗共识专家委员会. 中国老年高血压治疗专家共识. 中华老年心脑血管病杂志, 2008, 9: 641-649.

5. Messerli FH, Panjrath GS. The J-curve between blood pressure and coronary artery disease or essential hypertension: exactly how essential? J Am Coll Cardiol, 2009, 54 (20): 1827-1834.

6. Metz L, Waters DD. Implications of cigarette smoking or the management of patients with acute coronary syndromes. Prog Cardiovasc Dis, 2003, 46: 1-10.

7. Slaim Yusuf, Steven Hawken, Stephanie Ounpuu, et al. Effect of potentially modifiable risk factors associated with myocardial infarction in 52 countries (the interheart study): a case-control study. Lancet, 2004, 364: 937-952.

8. Amelia Carro, Juan Carlos Kaski. Myocardial Infarction in the Elderly. Aging and Disease, 2011, 2(2): 116-137.

9. Stein PD, Yaekoub AY, Matta F, et al. 64-slice CT for diagnosis of coronary artery disease: a systematic review. Am J Med, 2008, 121: 715-725.

10. Sun Z, Almutairi AM. Diagnostic accuracy of 64 multi-slice CT angiography in the assessment of coronary in-stent restenosis: a meta-analysis. Eur J Radiol, 2010, 73: 266-273.

11. Pennell DJ, Sechtem UP, Higgins CB, et al. Clinical indications for cardiovascular magnetic resonance (CMR): consensus panel report. Eur Heart J, 2004, 25: 1940-1965.

12. Boden WE, O'Rourke RA, Teo KK, et al. Optimal medical therapy with or without PCI for stable coronary disease. N Engl J Med, 2007, 356: 1503-1516.

13. Pfisterer M, Buser P, Osswald S, et al. Outcome of elderly patients with chronic symptomatic coronary artery disease with an invasive vs optimized medical treatment strategy: one-year results of the randomized TIME trial. JAMA, 2003, 289: 1117-1123.

14. Antiplatelet Trialists' Collaboration. Collaborative overview of randomized trials of antiplatelet therapy —I: Prevention of death, myocardial infarction, and stroke by prolonged antiplatelet therapy in various categories of patients. BMJ, 1994, 308: 81-106.

15. Yusuf S, Sleight P, Pogue J, et al. Effects of an angiotensin-converting-enzyme inhibitor, ramipril, on cardiovascular events in high-risk patients. The Heart Outcomes Prevention Evaluation Study Investigators. N Engl J Med, 2000, 342: 145-153.

16. Fox KM. Efficacy of perindopril in reduction of cardiovascular events among patients with stable coronary artery disease: randomised, double-blind, placebo-controlled, multicentre trial (the EUROPA study). Lancet, 2003, 362: 782-788.

17. Braunwald E, Domanski MJ, Fowler SE, et al. Angiotensin-converting-enzyme inhibition in stable coronary artery disease. N Engl J Med, 2004, 351: 2058-2068.

18. Dagenais GR, Pogue J, Fox K, et al. Angiotensinconverting-enzyme inhibitors in stable vascular disease without left ventricular systolic dysfunction or heart failure: a combined analysis of three trials. Lancet, 2006, 368: 581-588.

19. Stone PH, Gratsiansky NA, Blokhin A, et al. Antianginal efficacy of ranolazine when added to treatment with amlodipine: the ERICA (Efficacy of Ranolazine in Chronic Angina) trial. J Am Coll Cardiol, 2006, 48: 566-575.

20. Sierra C, Coca A. The ACTION study: nifedipine in patients with symptomatic stable angina and hypertension. Expert Rev Cardiovasc Ther, 2008, 6: 1055-1062.

21. Rich MW, Crager M, McKay CR. Safety and efficacy of extended release ranolazine in patients aged 70 years or older with chronic stable angina pectoris. Am J Geriatr Cardiol, 2007, 16: 216-221.

22. Yusuf S, Zhao F, Mehta SR, et al. Effects of clopidogrel in addition to aspirin in patients with acute coronary syndromes without ST-segment elevation. N Engl J Med, 2001, 345: 494-502.

23. The PURSUIT Trial Investigators. Inhibition of platelet glycoprotein Ⅱ b/Ⅲ a with eptifibatide in patients with acute coronary syndromes. Platelet Glycoprotein Ⅱ b/Ⅲ a in Unstable Angina: Receptor Suppression Using Integrilin Therapy. N Engl J Med, 1998, 339: 436-443.

24. Hasdai D, Holmes Jr DR, Criger DA, et al. Age and outcome after acute coronary syndromes without persistent ST-segment elevation. Am Heart J, 2000, 139: 858-866.

25. Yusuf S, Mehta SR, Chrolavicius S, et al. Comparison of fondaparinux and enoxaparin in acute coronary syndromes. N Engl J Med, 2006, 354: 1464-176.

26. Lopes RD, Alexander KP, Manoukian SV, et al. Advanced age, antithrombotic strategy, and bleeding in non-ST-segment elevation acute coronary syndromes: results from the ACUITY (Acute Catheterization and Urgent Intervention Triage Strategy) trial. J Am Coll Cardiol, 2009, 53: 1021-1030.

27. Cannon CP, Weintraub WS, Demopoulos LA, et al. Comparison of early invasive and conservative strategies in patients with unstable coronary syndromes treated with the glycoprotein Ⅱ b/Ⅲ a inhibitor tirofiban. N Engl J Med, 2001, 344: 1879-1887.

28. Fox KA, Clayton TC, Damman P, et al. Long-term outcome of a routine versus selective invasive strategy in patients with non-ST-segment elevation acute coronary syndrome a meta-analysis of individual patient data. J Am Coll Cardiol, 2010, 55: 2435-2445.

29. Alexander KP, Newby LK, Armstrong PW, et al. Acute coronary care in the elderly, part Ⅱ: ST segment-eleva-

tion myocardial infarction：a scientific statement for healthcare professionals from the American Heart Association Council on Clinical Cardiology：in collaboration with the Society of Geriatric Cardiology. Circulation，2007，115：2570-2589.

30. White HD, Barbash GI, Califf RM, et al. Age and outcome with contemporary thrombolytic therapy. Results from the GUSTO-I trial. Global Utilization of Streptokinase and TPA for Occluded coronary arteries trial. Circulation，1996，94：1826-1833.

31. Van de Werf F, Barron HV, Armstrong PW, et al. Incidence and predictors of bleeding events after fibrinolytic therapy with fibrin-specific agents：a comparison of TNK-tPA and rt-PA. Eur Heart J，2001，22：2253-2261.

32. Alexander KP, Newby LK, Armstrong PW, et al. Acute coronary care in the elderly, part Ⅱ：STsegment-elevation myocardial infarction：a scientific statement for healthcare professionals from the American Heart Association Council on Clinical Cardiology：in collaboration with the Society of Geriatric Cardiology. Circulation，2007，115：2570-2589.

33. De Boer MJ, Ottervanger JP, Van't Hof AW, et al. Reperfusion therapy in elderly patients with acute myocardial infarction：a randomized comparison of primary angioplasty and thrombolytic therapy. J Am Coll Cardiol，2002，39：1723-1728.

34. Grines C, Patel A, Zijlstra F, et al. Primary coronary angioplasty compared with intravenous thrombolytic therapy for acute myocardial infarction：six-month follow up and analysis of individual patient data from randomized trials. AmHeart J，2003，145：47-57.

35. Lloyd-Jones DM, Hong Y, Labarthe D, et al. Defining and setting national goals for cardiovascular health promotion and disease reduction. The American Heart Assocation's Strategic Impact Goal Through 2020 and Beyond. Circulation，2010，121：586-613.

36. Glynn RJ, Koenig W, Nordestgaard BG, et al. Rosuvastatin for primary prevention in older persons with elevated C-reactive protein and low to average low-density lipoprotein cholesterol levels：exploratory analysis of a randomized trial. Ann Intern Med，2010，152：，488-496.

37. Annie L Culver, B Pharm, Ira S, et al. Statin Use and Risk of Diabetes Mellitus in Postmenopausal Women in the Women's Health Initiative. Arch Intern Med，2012，172(2)：144-152.

38. Kostis WJ, Cheng JQ, Dobrzynski JM, et al. Meta-Analysis of Statin Effects in Women Versus Men. J Am Coll Cardiol，2012，59：572-582.

第二节　高血压病

高血压（hypertension）是一种以体循环动脉压升高为主要特点的临床综合征，是多种心脑血管疾病的重要病因和危险因素，动脉压的持续升高可导致靶器官如心脏、肾脏、大脑和血管的损害，最终导致这些器官衰竭，是心血管疾病死亡的主要原因之一。高血压也是一种随年龄增加而增加的疾病，老年人群中有较高的发病率。

高血压可分为原发性高血压（essential hypertension，即高血压病，通常简称为高血压）和继发性高血压（secondary hypertension）两大类。原发性高血压占高血压的90%左右。

高血压是一种古老的疾病，一百多年前 Riva-Rocci 发明了袖带血压计后医学界才对高血压的生理和病理意义有了认识。20世纪50~60年代开展了大量人群血压分布及血压与心血管病关系的流行病学和临床研究，证实了高血压是引起心血管病的主要危险因素。目前国际上公认的高血压的诊断标准是"收缩压≥140mmHg 及（或）舒张压≥90mmHg"。

一、流 行 病 学

高血压的患病率和发病率在不同的国家和地区或种族之间有差别，发达国家较发展中国家高，寒冷地区高于温暖地区，黑种人高于白种人。近年来，由于社会经济的快速发展和人们生活方式的变化，世界范围内高血压的发病率有增长的趋势。

我国自20世纪50年代以来共进行了4次较大规模的成人血压情况的调查，高血压的患病率分别为5.11%、7.73%、11.88%和18.8%，总体上呈明显上升的趋势。每5个成人中就有1人患高血压，估计目前全国高血压患者至少有2亿人。但高血压的知晓率、治疗率和控制率仅为30.2%、24.7%和6.1%，依然很低。在65岁以上的老年人群中，高血压的患病率和升高幅度增加。Framingham 的研究资料显示，在年龄≥80岁的人群中，高血压的患病率高达90%以上。

经过多年的流行病学研究，现在对高血压在人群中的流行特征和规律有了比较清楚的认识。高血压流行的一般规律是：①高血压患病率与年龄呈正比；②女性更年期前患病率低于男性，更年期后高于男性；③有地理分布差异。一般规律是高纬度（寒冷）地区高于低纬度（温暖）地区，高海拔地区高于低海拔地区；④同一人群有季节差异，冬季患病率高于夏季；⑤与饮食习惯有关。人均盐和饱和脂肪摄入越高，平均血压水平越高。经常大量饮酒者血压水平高于不饮或少饮者；⑥与经济文化发展水平呈正相关。经济文化落后的未"开化"地区很少有高血压，经济文化越发达，人均血压水平越高；⑦患病率与人群肥胖程度和精神压力呈正相关，与体力活动水平呈负相关；⑧高血压有一定的遗传基础。直系亲属（尤其是父母及亲生子女之间）血压有明显相关。

二、病　　因

高血压的病因至今未明，目前认为是在一定的遗传易感性的基础上，由多种后天环境因素所致。

（一）遗传因素

高血压具有明显的家族聚集性。父母双方无高血压、一方有高血压或双方均有高血压，其子女发生高血压的概率分别为3%、28%和46%。约60%的高血压患者可询问到有高血压家族史。高血压被认为是一种多基因遗传病，这些基因的突变、缺失、重排和表达水平的差异,亦即多个"微效基因"的联合缺陷可能是导致高血压的基础。那些已知或可能参与高血压发病过程的基因称为高血压病的候选基因,据推测可能有5~8种。

(二) 环境因素

包括年龄、饮食习惯、饮酒、超重和精神因素等。年龄是高血压的危险因素,随增龄高血压的患病率增加。JNC7指出,55岁时血压正常的人,未来患高血压的危险性为90%。钠盐摄入与血压升高有关。我国人群食盐摄入量高于西方国家。北方人群食盐摄入量每人每天约12~18g,南方为7~8g。流行病学研究证实,膳食钠摄入量与血压水平呈显著相关性,北方人群血压水平高于南方。在控制了总热量后,膳食钠与收缩压及张压的相关系数分别达到0.63及0.58。人群平均每人每天摄入食盐增加2g,则收缩压和舒张压分别升高2.0mmHg及1.2mmHg。膳食中饱和脂肪酸含量增加也有升压作用。饮酒量与血压水平呈线性关系,每天饮酒量超过50g乙醇者高血压发病率明显增加。男性持续饮酒者比不饮酒者4年内高血压发生危险增加40%。体重对人群的血压水平和高血压患病率有显著影响,超重或肥胖是高血压重要的危险因素。我国人群血压水平和高血压患病率北方高于南方,与人群体质指数差异相平行。基线体质指数每增加3,4年内发生高血压的危险女性增加57%,男性增加50%。腹型肥胖则男性腰围≥90cm,女性≥85cm者高血压的危险为腰围低于此界限者的3倍。精神心理因素与血压升高有关系。长期处于高度紧张和心理压力大时易患高血压,脑力劳动者高血压患病率比体力劳动者高。

三、发病机制

高血压的发病机制,即遗传和环境因素通过什么环节和途径升高血压,目前尚不十分清楚,可能与下述机制有关。对于某一个高血压个体来说,血压升高的机制不同,也可能多种机制参与了高血压的产生。

(一) 交感神经系统活性增强

在高血压的形成和维持过程中,交感神经活性亢进起到了非常重要的作用。40%的高血压患者循环血液中儿茶酚胺水平增加,肌肉交感神经活性增强,血管对去甲肾上腺素反应性增加,心率增快。长期的精神紧张、焦虑和应激状态使大脑皮层下中枢神经系统功能紊乱,交感神经系统活性增强,儿茶酚胺释放增加,从而引起小动脉收缩、心输出量增加,血压升高。

(二) 肾素-血管紧张素-醛固酮系统激活

肾素由肾小球旁细胞分泌,可激活肝脏产生的血管紧张素原而生成血管紧张素I,在肺血管内皮细胞,经血管紧张素转换酶的作用产生血管紧张素II,后者具有强有力的直接收缩小动脉的作用,或者通过刺激肾上腺皮质球状带分泌醛固酮而增加血容量,或者通过促进肾上腺髓质和交感神经末梢释放儿茶酚胺,均可显著升高血压。此外,体内其他激素如糖皮质激素、生长激素、雌激素等升高血压的途径也主要是经过肾素-血管紧张素-醛固酮系统。

(三) 肾脏潴留过多钠盐

肾脏是机体调节钠盐的主要器官,肾脏潴留钠盐过多,一方面使容量负荷增加引起血压升高,另一方面小动脉钠水潴留,使外周血管阻力增加。各种肾脏疾病或者无肾脏疾病但过多摄入钠盐,均可使体内钠盐潴留,引起血压升高。另外,根据盐负荷后是否引起血压升高,将高血压人群分为盐敏感性和盐不敏感性高血压。老年人随年龄增加,肾脏的排钠排水能力降低,也是老年高血压的机制之一。

(四) 胰岛素抵抗

高血压患者中约半数存在胰岛素抵抗现象。胰岛素抵抗是指机体组织细胞对胰岛素作用的敏感性和反应性降低的一种病理生理反应,其结果是胰岛素在促进葡萄糖摄取和利用方面作用明显受损,一定量的胰岛素所产生的生物学效应低于预计水平,导致继发性高胰岛素血症。后者通过激活Na^+-K^+交换和Na^+-K^+ATP酶活性,使细胞内钠增加,导致钠潴留;还可使机体对升高血压的血管活性物质反应性增强,血中儿茶酚胺水平升高;高胰岛素血症还可影响跨膜阳离子转运,使细胞内钙离子浓度增加,加强缩血管作用,并增加内皮素释放,减少舒血管活性物质前列腺素的合成,从而影响血管的舒张功能。

(五) 内皮细胞功能障碍

内皮细胞具有调节血管舒张和收缩的功能。正常情况下,内皮细胞分泌一定量的舒血管和缩血管活性物质,维持血管的功能。当内皮细胞受损,舒血管的活性物质如NO、前列环素等分泌减少,而缩血管活性物质如内皮素、血栓素A_2分泌增加时,导致血管收缩增强,血压升高。长时间血压升高,可进一步损伤血管内皮结构和功能,是高血压导致靶器官损害和各种临床并发症的重要原因。

四、病理改变

高血压病的主要病理改变是动脉的改变和左心室肥厚。随病程的进展可引起心脏、脑、肾脏和外周血管的损害。

(一) 心脏

高血压病导致的心脏损害主要包括左心室肥厚和动脉粥样硬化。长时间血压升高,儿茶酚胺和血管紧张素II刺激心肌细胞肥大和间质纤维化,使左心室体积和重量增加,从而导致左心室肥厚。左心室肥厚是影响预后的独立危险因素,病情进一步进展还可发生心力衰竭。血压升高可引起冠状动脉粥样硬化和微血管病变,冠状动脉粥样硬化斑块体积的增加或者破裂出血,可产生严重的心肌缺血,甚至心肌梗死。血压升高引起左心室压力和容量负荷增加,继之左心房负荷增加,是心房颤动等心律失常的病理基础。

(二) 脑

脑小动脉尤其颅底动脉是高血压动脉硬化的好发部位,可造成脑缺血和脑血管意外,颈动脉的粥样硬化也可造成同样的结果。高血压的脑血管病变部位,特别容易发生在大脑中动脉的豆纹动脉、基底动脉的旁正中动脉和小脑齿状核动脉,这些血管直接来自压力较高的大动脉,血管细长而且垂直穿透,容易形成微动脉瘤和闭塞性病变。近半数的高血压患者颅内小动脉有微小动脉瘤,是脑出血的重要原因。

(三) 肾脏

长期高血压使肾小球内囊压力,肾小球纤维化、萎缩,加上肾动脉硬化,进一步导致肾实质缺血和肾单位不断减少,严重者导致肾衰竭。

(四)外周动脉

小动脉病变是高血压病的重要病理改变。早期表现为全身小动脉痉挛,长期反复的痉挛使小动脉内膜因压力负荷增加、缺血缺氧出现玻璃样变,中层平滑肌细胞增殖、肥大,使血管壁发生重构,后期发生管壁纤维化、管腔狭窄。随年龄增加,大动脉逐渐硬化,其顺应性降低,是老年单纯性收缩期高血压的重要病理基础。高血压病后期,主动脉可发生中层囊样坏死和夹层分离。后者好发部位在主动脉弓和降主动脉交界处,也可发生在升主动脉处。

五、临床表现及并发症

(一)血压的变化

高血压初期血压呈波动性,可暂时升高,但仍可自行下降或恢复正常,多在偶测血压或体检时发现。此时的血压升高与情绪波动、精神紧张和劳累有关,去除诱因或休息后血压可恢复正常。随着时间的推移,血压逐渐呈持续性升高,即使去除诱因和休息也不能使血压恢复至正常。

(二)症状

大多数患者起病隐袭,缺少典型的症状。有的患者可表现为头晕、头痛、耳鸣、后颈部不适、记忆力下降、注意力不集中和失眠等。当出现心脑肾等靶器官损伤时,可表现为相应的临床症状。

(三)体征

通常缺少特征性的体征。左心室肥厚时可表现为心尖部抬举样搏动、心界扩大、主动脉瓣听诊区第二心音增强、心尖部可闻及收缩期杂音等。合并其他靶器官损伤时,可有相应的临床体征。

(四)老年高血压的临床特点

1. 收缩压增高为主 占老年高血压的60%,老年人收缩压随年龄的增长而升高,而舒张压在60岁后则缓慢下降。

2. 脉压增大 脉压是反映动脉弹性的指标,老年人脉压增大是重要的心血管事件预测因子。

3. 血压波动大 随着年龄增长,老年患者的压力感受器敏感性降低,而动脉壁僵硬度增加,顺应性降低,随情绪、季节和体位的变化血压易出现较明显的波动。

4. 容易发生直立性低血压 老年收缩期高血压伴有糖尿病、低血容量及应用利尿剂、扩血管药或精神类药物者容易发生体位性低血压。

5. 常见血压昼夜节律异常 老年高血压患者非杓型血压(夜间血压下降幅度不足10%)发生率可高达60%以上。

6. 常与多种疾病并存 老年高血压常伴发动脉粥样硬化、高脂血症、糖尿病、老年痴呆等疾病,脑血管意外的发生率和复发率明显增加。

六、实验室和特殊检查

(一)血压的测量

血压测量是诊断高血压及评估其严重程度的主要手段,目前主要用以下三种方法:

1. 诊所血压 诊所偶测血压是目前临床诊断高血压和分级的标准方法,由医护人员在标准条件下按统一的规范进行测量,是目前评估血压水平和临床诊断高血压并进行分级的标准方法和主要依据。具体要求如下:选择符合计量标准的水银柱血压计或者经国际标准(BHS和AAMI)检验合格的电子血压计进行测量。使用大小合适的袖带,袖带气囊至少应包裹80%上臂。被测量者至少安静休息5分钟,取坐位,最好坐靠背椅,裸露右上臂,上臂与心脏处在同一水平。如果怀疑外周血管病,首次就诊时应测量左、右上臂血压。老年人、糖尿病患者及出现直立性低血压情况者,应加测站立位血压。将袖带紧贴缚在被测者的上臂,袖带的下缘应在肘弯上2.5cm。将听诊器探头置于肱动脉搏动处。测量时快速充气,使气囊内压力达到桡动脉搏动消失后再升高30mmHg,然后以恒定的速率(2～6mmHg/s)缓慢放气。在放气过程中仔细听取柯氏音,观察柯氏音第Ⅰ时相(第一音)和第Ⅴ时相(消失音)水银柱凸面的垂直高度。收缩压读数取柯氏音第Ⅰ时相,舒张压读数取柯氏音第Ⅴ时相。<12岁儿童、妊娠妇女、严重贫血、甲状腺功能亢进、主动脉瓣关闭不全及柯氏音不消失者,以柯氏音第Ⅳ时相(变音)定为舒张压。应相隔1～2分钟重复测量,取2次读数的平均值记录。如果收缩压或舒张压的2次读数相差5mmHg以上,应再次测量,取3次读数的平均值记录。

2. 家庭血压 对于评估血压水平及严重程度,评价降压效应,改善治疗依从性,增强治疗的主动参与,具有独特优点。且无白大衣效应,可重复性较好。目前,患者家庭自测血压在评价血压水平和指导降压治疗上已经成为诊所血压的重要补充。然而,对于精神焦虑或根据血压读数常自行改变治疗方案的患者,不建议自测血压。推荐使用符合国际标准(BHS和AAMI)的上臂式全自动或半自动电子血压计。家庭自测血压低于诊所血压,家庭自测血压135/85mmHg相当于诊所血压140/90mmHg。

3. 动态血压 动态血压监测在临床上可用于诊断白大衣性高血压、隐蔽性高血压、顽固难治性高血压、发作性高血压或低血压,评估血压升高的严重程度短时变异和昼夜节律,评估心血管调节机制、预后意义、新药或治疗方案疗效考核等,不能取代诊所血压测量。动态血压测量应使用符合国际标准(BHS和AAMI)的监测仪。动态血压的正常值推荐以下参考标准:24小时平均值<130/80mmHg,白昼平均值<135/85mmHg,夜间平均值<125/75mmHg。正常情况下,夜间血压均值比白昼血压值低10%～15%。动态血压测量时间间隔应设定一般为每30分钟一次。可根据需要而设定所需的时间间隔。

(二)血液生化检查

测定血糖、总胆固醇、低密度脂蛋白胆固醇(LDL-C)、高密度脂蛋白胆固醇(HDL-C)、甘油三酯、尿酸、肌酐、血钾等常规检查,必要时可进行一些特殊检查,如血液中肾素、血管紧张素、醛固酮和儿茶酚胺等。

(三)尿液分析

检测尿比重、pH、尿蛋白、尿微量蛋白和肌酐含量,计算白蛋白/肌酐比值。

(四)心电图

可诊断高血压患者是否合并左心室肥厚、左心房负荷过重和心律失常。

(五)超声心动图

诊断左心室肥厚比心电图更敏感,并可计算左心室重量指数。还可评价高血压患者的心脏功能,包括收缩功能和舒张功能。

(六)颈动脉超声

颈动脉病变与主动脉、冠状动脉等全身重要血管病变有着很好的相关性,颈动脉为动脉硬化的好发部位,其硬化病变的出现往往早于冠状动脉及主动脉,而颈部动脉位置表浅,便于超声检查,是评价动脉粥样硬化的窗口,对于高血压患者早期靶器官损伤的检出具有重要的临床意义。

(七)脉搏波传导速度(PWV)和踝臂指数(ABI)

动脉硬化早期仅仅表现为动脉弹性降低、顺应性降低、僵硬度增加,先于疾病临床症状的出现。PWV 增快,说明动脉僵硬度增加,是心血管事件的独立预测因子。PWV 可以很好地反映大动脉的弹性,PWV 越快,动脉的弹性越差,僵硬度越高。ABI 与大动脉弹性、动脉粥样硬化狭窄的程度有良好相关性,ABI<0.9 提示下肢动脉有狭窄可能。

(八)眼底检查

可发现眼底的血管病变和视网膜病变。前者包括动脉变细、扭曲、反光增强、交叉压迫和动静脉比例降低,后者包括出血、渗出和视盘水肿等。高血压患者的眼底改变与病情的严重程度和预后相关。

七、诊断和鉴别诊断

高血压患者的诊断应进行三个方面的评估:①确定血压水平及其他心血管病危险因素;②判断高血压的原因(明确有无继发性高血压);③寻找靶器官损害以及相关临床的情况。

(一)诊断标准和分类

根据 2010 年版中国高血压防治指南的规定,18 岁以上成年人高血压的定义为:在未服用高血压药物的情况下,收缩压≥140mmHg 和(或)舒张压≥90mmHg。既往有高血压病史,目前正服用抗高血压药物,即使血压已低于 140/90mmHg,仍应诊断为高血压。按血压水平将高血压分为 1、2、3 级。收缩压≥140mmHg 和舒张压<90mmHg 单列为单纯性收缩期高血压(表 6-2-1)。若患者的收缩压与舒张压分属不同的级别时,则以较高的分级为准。单纯收缩期高血压也可按照收缩压水平分为 1、2、3 级。

收缩压、舒张压和脉压均可作为心血管疾病的预测因子,且舒张压曾被认为是比收缩压更重要的脑血管病和冠心

病的预测因子。90 年代后,许多观察性研究证实收缩压和舒张压均与脑卒中及冠心病危险独立相关,且这种关系是连续的逐级递增的。收缩压也是重要的脑血管病和冠心病危险的预测因子,有研究提示老年收缩压升高危害更大。老年人收缩压随年龄的增长而上升,而舒张压在 60 岁后则缓慢下降。有研究提示收缩压与脑卒中和冠心病发病均呈正相关。有些资料也显示老年人脉压增大是比收缩压和舒张压更重要的心血管事件的预测因子,老年人基线脉压与总死亡,心血管性死亡,脑卒中和冠心病发病均呈显著正相关。有关随机试验也证明降压治疗对单纯收缩期高血压患者是有益的。

(二)高血压的危险分层

高血压患者是否或何时发生脑卒中、心肌梗死等严重的心脑血管事件难以预测,但发生心脑血管事件的风险水平不仅可以评估,而且也应该评估。虽然高血压及血压水平是影响心脑血管事件发生和预后的独立危险因素,但是并非唯一决定因素。大多数高血压患者还有血压升高以外的其他心血管危险因素、靶器官损害和相关的临床疾病(表 6-2-2)。对高血压患者诊断和治疗时,应评估心血管风险,并进行危险分层。这样有利于确定启动降压治疗的时机,有利于采用优化的降压治疗方案,有利于确定合适的血压控制目标,有利于实施危险因素的综合管理。通常将高血压患者按心血管风险水平分为低危、中危、高危和很高危(表 6-2-3)。

表 6-2-1 血压水平的定义和分类(mmHg)

分类	收缩压 (mmHg)		舒张压 (mmHg)
正常血压	<120	和	<80
正常高值血压	120~139	和(或)	80~89
高血压	≥140	和(或)	≥90
1 级高血压(轻度)	140~159	和(或)	90~99
2 级高血压(中度)	160~179	和(或)	100~109
3 级高血压(重度)	≥180	和(或)	≥110
单纯收缩期高血压	≥140	和	<90

表 6-2-2 影响高血压患者预后的危险因素

心血管危险因素	靶器官损害	伴随临床疾病
• 高血压(1~3 级)	• 左心室肥厚	• 脑血管疾病
• 男性>55 岁;女性>65 岁	心电图:Sokolowlyons>38mm	脑出血,缺血性脑卒中,短暂性脑缺血发作
• 吸烟	或 Cornell>2440mm • ms	
• 糖耐量受损(餐后 2h 血糖	• 超声心动图:LVMI	• 心脏疾病
7.8~11.0mmol/L)和(或)	男≥125,女≥120g/m²	心肌梗死史,心绞痛,
空腹血糖异常(6.1~6.9mmol/L)	• 颈动脉超声 IMT≥0.9mm	冠状动脉血流重建史,慢性心力衰竭
	或动脉粥样斑块	
• 血脂异常	• 颈-股动脉 PWV≥12m/s	• 肾脏疾病
(TC≥5.7mmol/L 或 LDL-C>	• 踝臂指数(<0.9)	糖尿病肾病,肾功能受损,血肌酐:男≥133μmol/L;
3.3mmol/L 或 HDL-C<1.0mmol/L)	• eGFR 降低	女≥124μmol/L
	<60ml/(min • 1.73m²)	

续表

心血管危险因素	靶器官损害	伴随临床疾病
• 早发心血管疾病家族史（一级亲属发病年龄男性＜55岁，女性＜65岁）	或血清肌酐轻微升高男 115～133μmol/L，女 107～124μmol/L	蛋白尿≥300mg/24h• 外周血管疾病• 视网膜病变
• 腹型肥胖（腹围男≥90cm，女≥85cm）或肥胖（BMI≥28）• 血同型半胱氨酸升高（≥10μmol/L）	• 微量白蛋白尿30～300mg/24h 或白蛋白/肌酐比：≥30mg/g	出血或渗出，视盘水肿• 糖尿病空腹血糖≥7.0mmol/L餐后2小时血糖≥11.1mmol/L糖化血红蛋白≥6.5%

表 6-2-3　高血压患者心血管风险水平分层

其他危险因素和病史	1级高血压	2级高血压	3级高血压
无	低危	中危	很高危
1～2个其他危险因素	中危	中危	很高危
≥3个其他危险因素或靶器官损伤	高危	高危	很高危
临床并发症或合并糖尿病	很高危	很高危	很高危

（三）鉴别诊断

高血压患者中约5%～10%可查出高血压的具体原因，属于继发性高血压。筛查出这部分患者可以减少病人长期服药的负担，并可通过外科手术或介入治疗去除血压升高的病因。通过临床病史，体格检查和常规实验室检查可对继发性高血压进行筛查。以下线索提示有继发性高血压可能：①严重或顽固性高血压；②年轻时发病；③原来控制良好的高血压突然恶化；④突然出现靶器官功能损害的临床表现。常见的继发性高血压：

1. 肾实质性高血压　肾实质性高血压是最常见的继发性高血压。以慢性肾小球肾炎最为常见，应对所有高血压病人初诊时进行尿常规检查以筛查除外肾实质性高血压。体检时双侧上腹部如触及块状物，应疑为多囊肾，并作腹部超声检查，有助于明确诊断。测尿蛋白、红细胞和白细胞及血肌酐浓度等，有助于了解肾小球及肾小管功能。

2. 肾血管性高血压　肾血管性高血压是继发性高血压的第二位原因。国外肾动脉狭窄病人中75%是由动脉粥样硬化所致（尤其在老年人）。我国大动脉炎是年轻人肾动脉狭窄的重要原因之一。纤维肌性发育不良在我国较少见。肾动脉狭窄体征是脐上闻及向单侧传导的血管杂音，但不常见。实验室检查有可能发现高肾素，低血钾。肾功能进行性减退和肾脏体积缩小是晚期病人的主要表现。超声肾动脉检查，增强螺旋CT，磁共振血管造影，数字减影，有助于诊断。肾动脉彩色多普勒超声检查，是敏感和特异性很高的无创筛查手段。肾动脉造影可确诊。

3. 原发性醛固酮增多症　原发性醛固酮增多症是由于肾上腺分泌过多的醛固酮，而导致水钠潴留、高血压、低血钾和血浆肾素活性受抑制的临床综合征。常见原因是肾上腺腺瘤、单侧或双侧肾上腺增生。过去降低血钾作为诊断的必备条件，故认为原发性醛固酮增多症在高血压患者中的患病率＜1%，但近年的报道提示，在难治高血压患者中原发性醛固酮增多症约占20%，仅部分患者有低血钾。检测血钾水平作为筛查方法，停用影响肾素的药物（如β-阻滞剂、ACEI等）后，血浆肾素活性显著低下[＜1ng/(ml·h)]，且血浆醛固酮水平明显增高提示该病。血浆醛固酮(ng/dl)与血浆肾素活性(ng/ml/小时)比值大于50，高度提示原发性醛固酮增多症。CT/MRI检查有助于确定是腺瘤或增生。

4. 嗜铬细胞瘤　嗜铬细胞瘤是一种少见的继发性高血压。嗜铬细胞瘤90%位于肾上腺髓质，交感神经节和体内其他部位的嗜铬组织也可发生此病。肿瘤释放出大量儿茶酚胺，引起血压升高和代谢紊乱。尿与血儿茶酚胺检测可明确是否存在儿茶酚胺分泌亢进。超声或CT检查可作出定位诊断。

5. 库欣综合征（Cushing syndrome）　库欣综合征即皮质醇增多症，其80%伴有高血压。当病人出现高血压伴向心性肥胖、水牛背、满月脸、紫纹等时，应高度怀疑此综合征。血和尿皮质醇测定有助于此综合征的诊断。

6. 睡眠呼吸暂停综合征　睡眠呼吸暂停综合征是指由于睡眠期间咽部肌肉塌陷堵塞气道，反复出现呼吸暂停或口鼻气流量明显降低，临床上主要表现为睡眠打鼾，频繁发生呼吸暂停的现象，可分为阻塞性、中枢性和混合性三种类型，以阻塞性最为常见，是顽固性高血压的重要原因之一。多导睡眠监测是诊断睡眠呼吸暂停综合征的"金标准"。减轻体重和生活方式干预以及持续正压通气是可选择的治疗方法。

7. 药物诱发的高血压　升高血压的药物有：甘草、口服避孕药、类固醇、非甾体抗炎药、可卡因、安非他明、促红细胞生成素和环孢素等。

八、常见并发症

长期患高血压、血压控制不良会导致心脏、肾脏、脑和外周血管等靶器官的损害，严重者可产生各种心脑血管事件，增加病残率和病死率（见其他相关章节）。

主动脉夹层

主动脉夹层是指主动脉内的循环血液通过内膜破裂口进入主动脉中层形成的血肿，是一种极为严重的大动脉疾病，又称主动脉夹层动脉瘤。

1. 病因和发病机制　正常成人的主动脉可耐受巨大的压力，当主动脉壁有病变或缺陷时，使内膜与中层之间的附着力降低,在血流的冲击下,先形成内膜破裂,继之血液从裂孔进入动脉中层,形成血肿,并不断向近心端和远心端扩展引起主动脉壁裂开和相应内脏供血不足的表现。病因至今未明,但80%以上的患者有高血压,尤其是长期和重度高血压可增加血流动力对主动脉壁的冲击,并使主动脉营养血管处于痉挛受压状态,引起中层平滑肌缺血、变性、坏死和弹力纤维断裂、纤维化及内膜破裂,最后形成夹层血肿。另外,动脉粥样硬化相关疾病如高血脂、糖尿病和老年人,结缔组织遗传缺陷性疾病如 Marfan 综合征也是发病原因之一。

2. 病理及分型　主动脉夹层动脉瘤的基本病变为囊性中层坏死,动脉中层弹性纤维有局部断裂或坏死,基质有黏液样和囊肿形成。夹层分裂常发生于升主动脉,此处经受血流冲击力最大,而主动脉弓的远端则病变少而渐轻。主动脉壁分裂为二层,其间积有血液和血块,该处主动脉明显扩大,呈梭形或囊状。病变如涉及主动脉瓣环则环扩大而引起主动脉瓣关闭不全。病变可从主动脉根部向远处扩延,最远可

达髂动脉及股动脉,亦可累及主动脉的各分支,如无名动脉、颈总动脉、锁骨下动脉、肾动脉等。部分病例外膜破裂而引起大出血,破裂处都在升主动脉,出血容易进入心包腔内,破裂部位较低者亦可进入纵隔、胸腔。慢性裂开的夹层可以形成一双腔主动脉,一个管道套于另一个管道之中,此种情况见于胸主动脉或主动脉弓的降支。DeBakey 等根据病变部位和扩展范围将本病分为三型(图 6-2-1):

(1)Ⅰ型:内膜破口位于升主动脉,扩展范围超越主动脉弓,直至腹主动脉,此型最为常见。

(2)Ⅱ型:内膜破口位于升主动脉,扩展范围局限于升主动脉或主动脉弓。

(3)Ⅲ型:内膜破口位于降主动脉峡部,扩展范围累及降主动脉或/和腹主动脉。Daily 和 Miller 提出凡升主动脉受累者为 A 型(包括Ⅰ型和Ⅱ型),又称近端型;凡病变始于降主动脉者为 B 型(相当于 DeBakeyⅢ型),又称远端型。A 型约占全部病例的 2/3,B 型约占 1/3。

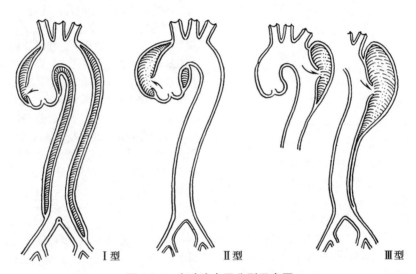

图 6-2-1　主动脉夹层分型示意图

3. 临床表现

(1)突发剧烈疼痛:为本病突出而有特征性的症状,约96%的患者有突发、急起、剧烈而持续且不能耐受的疼痛。疼痛部位有时可提示撕裂口的部位,如仅前胸痛,90%以上在升主动脉,背、腹或下肢痛强烈提示降主动脉夹层。

(2)休克与血压的变化:约半数或 1/3 患者出现面色苍白、大汗淋漓、皮肤湿冷、呼吸急促、脉搏快弱等休克表现,而血压轻度下降或反而升高。严重的休克见于夹层瘤破入胸膜腔大量内出血时。低血压多数是心脏压塞或急性重度主动脉瓣关闭不全所致,常伴晕厥甚至死亡。

(3)其他系统损害:由于夹层血肿的扩展可压迫邻近组织或波及主动脉大分支,从而出现不同的症状与体征,致使临床表现差异较大。

心血管系统最常见的是以下三方面:①主动脉瓣关闭不全和心力衰竭:由于升主动脉夹层使瓣环扩大,主动脉瓣移位而出现急性主动脉瓣关闭不全;心前区可闻典型叹气样舒张期杂音且可发生充血性心力衰竭,在心力衰竭严重

或心动过速时杂音可不清楚;②心肌梗死:当少数近端夹层的内膜破裂下垂物遮盖冠状窦口可致急性心肌梗死;③急性心脏压塞:夹层向外膜破裂时所致,可使病情急剧恶化,甚至死亡。其他包括神经、呼吸、消化及泌尿系统均可受累。

4. 辅助检查　心电图、X 线胸片、超声心动图、主动脉造影及计算机断层扫描有助于诊断和鉴别诊断。

5. 主动脉夹层的治疗　当临床怀疑主动脉夹层时,患者应绝对卧床休息,密切监测生命指征,给予有效的止痛、镇静和吸氧等治疗。

(1)止痛药物:剧痛患者立即静脉应用较大剂量吗啡,疼痛缓解是主动脉夹层停止扩展的重要指标。

(2)降压药物:血压升高者应迅速静脉应用降压药,将收缩压降至 100～120mmHg 左右。常用的降压药物有硝普钠、乌拉地尔拉贝洛尔等,待病情和血压稳定后改为口服降压药。

(3)手术治疗:近年来多主张急性期无论有无重要脏器受累,有条件者均应急诊手术,以期挽救更多患者的生命。

九、高血压的治疗

（一）治疗目标

高血压病人的首要治疗目标是最大程度的降低长期心血管发病和死亡的总危险。这需要治疗所有已明确的可逆的危险因素，包括吸烟、血脂异常和糖尿病，在治疗高血压的同时，还要合理控制并存临床情况。

血压降低的目标值，根据现有的证据，认为一般高血压患者的血压应控制在 140/90mmHg 以下；65 岁及以上老年人的收缩压应控制在 150mmHg 以下，如能耐受，还可以进一步降低；糖尿病或病情稳定的冠心病的高血压患者治疗更宜个体化，一般可以将血压降至 130/80mmHg 以下，脑卒中后的高血压患者一般血压目标为＜140/90mmHg。处于急性期的冠心病或脑卒中患者，应根据相关指南进行血压管理。

（二）治疗方法

高血压治疗的具体方法包括非药物治疗和药物治疗。前者主要是通过改善生活方式达到降低血压的目的。改善生活方式的措施包括戒烟、减轻体重、减少过多的乙醇摄入、适当运动、减少盐的摄入量、多吃水果和蔬菜、减少食物中饱和脂肪酸的含量和脂肪总量、减轻精神压力和保持心理平衡等。降压药物包括利尿剂、β-受体阻滞剂、钙拮抗剂、血管紧张素转换酶抑制剂（ACEI）和血管紧张素受体拮抗剂（ARB）及由这些药物组成的低剂量复方制剂，均可以作为降压治疗的初始用药和维持用药。

（三）降压药物的应用

降压药物使用的原则：①采用较小的有效剂量以获得可能有的疗效而使不良反应最小，如有效而不满意，可逐步增加剂量以获得最佳疗效；②为了有效地防止靶器官损害，最好使用一天一次给药的长效降压药，即降压谷峰比值＞50％；③单药治疗疗效不满意者，可采用两种或两种以上药物联合治疗，以使降压效果增大而不增加不良反应。事实上，2 级以上高血压为达到目标血压常需降压药联合治疗；④根据每个病人的具体情况，个体化选择降压药。

常用降压药如下：

1. 利尿剂　噻嗪类利尿剂用于高血压的治疗已有 50 年的历史，由于其良好的疗效和性价比，并可降低高血压相关的致残率和死亡率，至今仍然是高血压治疗的一线用药。此类药物尤其适用于老年高血压患者、单纯收缩期高血压、或伴心力衰竭者，也是难治性高血压的选择用药。常用的利尿剂可根据其作用部位或利尿效果进行分类：①袢利尿剂：作用于肾脏髓袢升支粗段，抑制 NaCl 再吸收。代表药物有呋塞米、布美他尼等；②噻嗪类利尿剂：抑制远曲小管 Na^+、Cl^- 和水的再吸收产生利尿作用，同时对碳酸酐酶有轻度抑制作用。该类药物又可分为噻嗪型和噻嗪样利尿剂，前者包括氢氯噻嗪和苄氟噻嗪等，后者包括氯噻酮、吲达帕胺和美托拉宗等；③保钾利尿剂：抑制远曲小管和集合管 Na^+ 的再吸收和减少 K^+ 的分泌。代表药物有氨苯蝶啶、阿米洛利、螺内酯和依普利酮，后两者可与醛固酮受体结合，竞争性拮抗醛固酮的排钾保钠作用，又称为醛固酮受体拮抗剂。利尿剂的主要不良反应是乏力、尿酸升高，痛风患者禁用。

2. β-受体阻滞剂　有选择性（$β_1$）、非选择性（$β_1$ 和 $β_2$）及兼有 α 受体阻滞三类。β-受体阻滞剂的降压作用可能是多方面的，不是单一的降压机制，其可能的机制有：①减少心排出量，机体产生适应性反应，外周血管阻力降低，血压下降；②阻断中枢 β-受体，减少交感神经纤维的神经传导；③阻断突触前膜 $β_2$ 的兴奋受体，减少去甲肾上腺素的释放；④抑制肾素释放等。高选择性 $β_1$-受体阻滞剂既可降低血压，又可保护靶器官，减少心血管事件。β-受体阻滞剂尤其适用于伴快速性心律失常、冠心病、慢性心力衰竭、交感神经活性增高以及高动力状态的高血压患者。常用的 β-受体阻滞剂美托洛尔、阿替洛尔、比索洛尔卡维地洛等，各种 β-受体阻滞剂的药理学和药代动力学特点差别较大，应根据患者的具体情况，个体化选择用药。主要不良反应有心动过缓、乏力、四肢发冷等。急性心功能不全、支气管哮喘、病态窦房结综合征、严重的房室传导阻滞和外周血管病的患者禁用。

3. 钙拮抗剂（CCB）　是最常用的降压药物之一，根据药物的分子结构和作用机制分为二氢吡啶类和非二氢吡啶类钙拮抗剂，前者有硝苯地平、尼群地平、非洛地平和氨氯地平等，后者有维拉帕米和地尔硫䓬。根据药物的作用时间分为短效和长效。降压作用主要是通过阻滞细胞外的钙离子经电压依赖的 L 型钙通道进入血管平滑肌细胞内，减弱兴奋收缩偶联，降低阻力血管的收缩反应性，致使外周血管阻力降低，血压下降。此类药物可以与其他四类降压药联合应用。钙拮抗剂降压疗效和降压幅度相对较强，除心功能不全外，较少有禁忌证，对血脂、血糖代谢无明显影响，长期控制血压和服药的依从性较好。相对于其他种类的降压药，钙拮抗剂更适合于老年人高血压、单纯收缩期高血压、伴稳定型心绞痛、冠状动脉或颈动脉粥样硬化及周围血管病患者。主要不良反应有反射性交感活性增强，引起心率快、颜面潮红、头痛、下肢水肿等。

4. 血管紧张素转换酶抑制剂（ACEI）　此类药物除降压作用外，还具有良好的靶器官保护和减少心血管终点事件的作用。根据化学结构分为巯基、羧基和磷酸基三类，常用的有卡托普利、依那普利、贝那普利、福辛普利、培哚普利、雷米普利等，降压作用的机制是通过抑制血浆和组织的血管紧张素转换酶（ACE），使血管紧张素 II 生成减少，同时抑制激肽酶，使缓激肽降解减少，从而使血管舒张，血压下降。ACEI 类还具有改善胰岛素抵抗和降低尿蛋白的作用，特别适用于伴慢性心力衰竭、心肌梗死后伴心功能不全、预防心房颤动、糖尿病肾病、非糖尿病肾病、代谢综合征、蛋白尿或微量白蛋白尿患者。主要的不良反应是刺激性干咳，多见于用药初期，症状较轻者可坚持继续用药，不能耐受者可改用血管紧张素受体拮抗剂。其他不良反应有低血压、皮疹，偶见血管性水肿，长期应用可导致高钾血症。妊娠妇女和双肾动脉狭窄患者禁用，血肌酐大于 3mg/L 时慎用。

5. 血管紧张素受体拮抗剂（ARB）　此类药物在受体水平阻断肾素-血管紧张素-醛固酮系统（RAS），与 ACEI 相比有更高的受体选择性。其降压作用机制是阻断 AT1 受体后，血管紧张素 II 收缩血管和刺激肾上腺释放醛固酮的作用受到抑制，有与 ACEI 相似的降压作用。常用的 ARB 有：氯沙坦、缬沙坦、厄贝沙坦、替米沙坦、坎地沙坦和奥美沙坦等。ARB 类药物可降低有心血管病史如冠心病、脑卒中、外周动脉疾病患者的心血管并发症，减少高血压患者的心血管事件、降低糖尿病或肾病患者的蛋白尿及微量白蛋白尿。尤其适用于伴左心室肥厚、心力衰竭、预防心房颤动、糖尿病肾病、冠心病、代谢综合征、微量白蛋白尿或蛋白尿患者,以及不能耐受 ACEI 的患者。不良反应较少,不引起刺激性干咳,偶有腹泻,长期应用可使血钾升高。禁忌证同 ACEI 类药物。

6. 其他降压药　除上述主要五大类降压药外,还有 α-受体阻断剂,如哌唑嗪、特拉唑嗪;交感神经抑制剂,如利血平、可乐定;直接血管扩张剂,如肼屈嗪;ATP 敏感性钾通道开放剂,如二氮嗪、吡那地尔等。

(四) 降压药物的联合应用

联合应用降压药是近年来大力倡导的治疗方案,是指应用不同作用机制的降压药物以合适的剂量进行合理的组合,以满足不同类型高血压患者的需求,不仅可更有效地控制血压,实现降压达标,如果组方恰当,还可以更加全面地保护血管和靶器官,从而更有效地预防心脑血管并发症的发生。

高血压不是一种均匀同质性疾病,其发病不能用单一病因和机制来完整解释,在不同的国家、地区和人群中发病机制不尽一致。高血压是一种病程较长、进展较慢的疾病,在病程的形成、发展和终末阶段升压机制有较大不同。因此高血压的治疗应以多种病理生理发生机制为基础,联合应用多种降压药,从不同角度阻断高血压的发生机制。很多荟萃分析和临床研究均显示,单药治疗高血压患者的血压达标比率仅有 40%～50%,而两种药物联合应用可使 70%～80% 的高血压患者达标。2 级及以上的高血压、血压比目标值高 20/10mmHg(即 160/100mmHg)或者有明显靶器官损伤的高血压患者,开始就应当联合治疗。

联合两种药物治疗的原则是:①小剂量开始:两种药物均应从小剂量开始,如血压不能达标,可将其中一种药物增至足量,如仍不能达标,可将两种药物均增至足量或加用小剂量第三种降压药,必要时可联合使用四种或四种以上的降压药;②避免使用降压机制相近的药物:如 β-受体阻滞剂与 ACEI 或 ARB 联合应用;③选用增加降压疗效、减少不良反应的降压方案:如 β-受体阻滞剂与 CCB 联合、ACEI 或 ARB 与利尿剂联合等;④固定复方制剂的应用:虽不能调整单个药物的剂量,但服用方便,可以提高患者的依从性。

(刘　蔚)

参考文献

1. Tao SQ, Wu XG, Duan XF, et al. Hypertension prevalence and status of awareness, treatment and control in China. Chinese Med J, 1995, 108: 483-489.
2. 段秀芳, 吴锡桂. 原发性高血压的流行病学//李立明. 中国居民营养与健康状况调查报告之四. 2002 高血压. 北京:人民卫生出版社, 2008: 23-35.
3. 王增武, 王馨, 李贤, 等. 中年人群高血压患病率及控制状况的演变趋势. 中华高血压杂志, 2008, 16: 1033-1036.
4. 周北凡. 膳食与心血管病//周北凡, 吴锡桂. 心血管病流行病学及人群防治. 北京:人民卫生出版社, 1993, 49-60.
5. O'Brien E, Asmar R, Beilin L, et al. Practice guidelines of the European Society of Hypertension for clinic, ambulatory and self blood pressure measurement. J Hypertens, 2005, 23(4): 697-701.
6. Mancia G, De Backer G, Dominiczak A, et al. 2007 Guidelines for the management of arterial hypertension: The Task Force for the Management of Arterial Hypertension of the European Society of Hypertension(ESH)and of the European Society of Cardiology(ESC), 2007, 28(12): 1462-1536.
7. 中国高血压防治指南修订委员会. 中国高血压防治指南 2010. 中华高血压杂志, 2011, 19(8): 701-743.
8. Zhang Y, Zhang X, Liu L, et al. Is a systolic blood pressure target < 140mmHg indicated in all hypertensives? Subgroup analyses of findings from the randomized FEVER trial. Eur Heart J, 2011, 32: 1500-1508.
9. Gong LS, Zhang WH, Zhu YJ, et al. Shanghai trial of nifedipine in the elderly(STONE). J Hypertens, 1996, 14: 1237-1245.
10. American Diabetes Association. Standards of medical care in diabetes-2010. Diabetes Care, 2010, 33(Suppl 1): S11-S61.
11. American Diabetes Association. Executive summary: standards of medical care in diabetes-2011. Diabetes Care, 2011, 34(Suppl 1): S4-S10.
12. 中华神经病学分会脑血管病学组. 中国缺血性脑卒中和短暂性脑缺血发作二级预防指南 2010. 中华神经科杂志, 2010, 43(2): 154-160.
13. Al Badarin FJ, Abuannadi MA, Lavie CJ, et al. Evidence-based diuretic therapy for improving cardiovascular prognosis in systolic hypertension. Am J Cardiol, 2011, 107: 1178-1184.
14. Cleland JG, Coletta AP, Lammiman M, et al. Clinical trials update from the European Society of Cardiology meeting 2005: CARE-HF extension study, ESSENTIAL, CIBIS-Ⅲ, S-ICD, ISSUE-2, STRIDE-2, SOFA, IMAGINE, PREAMI, SIRIUS-Ⅱ and ACTIVE. Eur J Heart Fail, 2005, 7: 1070-1075.
15. Bangalore S, Sawhney S, Messerli FH. Relation of beta-blocker-induced heart rate lowering and cardioprotection in hypertension. J Am Coll Cardiol, 2008, 52: 1482-1489.
16. Castagno D, Jhund PS, McMurray JJ, et al. Improved survival with bisoprolol in patients with heart failure and renal impairment: an analysis of the cardiac insufficiency bisoprolol study Ⅱ(CIBIS-Ⅱ)trial. Eur J Heart Fail, 2010, 12: 607-616.
17. Wikstrand J, Warnold I, Tuomilehto J, et al. Metoprolol versus thiazide diuretics in hypertension. Morbidity results from MAPHY study. Hypertension, 1991, 17: 579-588.
18. Elliott HL, Meredith PA. Preferential benefits of nifedipine GITS in systolic hypertension and in combination with RAS blockade: further analysis of the 'ACTION'

database in patients with angina. J Hum Hypertens, 2011,25:63-70.

19. Fox KM. European trial On reduction of cardiac events with Perindopril in stable coronary Artery disease Investigators. Efficacy of perindopril in reduction of cardiovascular events among patients with stable coronary artery disease: randomised, double-blind, placebo-controlled, multicentre trial(the EUROPA study). Lancet,2003,362:782-788.

20. ONTARGET Investigators, Yusuf S, Teo KK, et al. Telmisartan, ramipril, or both in patients at high risk for vascular events. N Engl J Med,2008,358:1547-1559.

第三节　老年退行性心瓣膜病

老年退行性心瓣膜病(senile degenerative heart valvular disease,SDHVD)又称老年钙化性心瓣膜病。在美国等工业化国家中,退行性心脏瓣膜病已经成为最常见的心脏瓣膜病,退行性主动脉瓣疾病成为第三位常见的心脏疾病。并且随着人口的老龄化,退行性心脏瓣膜病亦逐渐增多。

1904 年,Monchkebery 首先发现人在自然衰老过程中发生退行性变,导致钙化性主动脉瓣狭窄。1910 年,Dewisky 描述了二尖瓣环钙化。此后病理学家证实发育正常的心瓣膜存在随增龄而出现变性与钙化,尤其在老年人群中。20 世纪 70 年代以后国外对该病报道逐渐增多,大部分学者认为本病是既往无心脏瓣膜病变,随着增龄心瓣膜结缔组织退行性变、纤维化、钙化所引起的瓣膜和(或)其支架功能异常的一组心脏病。但新近组织病理学和临床资料显示钙化性瓣膜病是一个主动发展的过程,类似动脉粥样硬化。钙化性心脏瓣膜病病变主要发生在主动脉瓣及二尖瓣环。该病包括钙化致瓣膜轻度增厚(主动脉瓣硬化)到严重狭窄的各层次病变,可以累及多个瓣膜,以累及主动脉瓣最为常见。临床常表现为钙化性主动脉瓣狭窄和二尖瓣环钙化。该病可以单独存在,也可以和其他心血管病并存,这是老年特有的常见的心瓣膜病,是引起老年心力衰竭、心律失常、晕厥和猝死的重要原因之一。鉴于主动脉瓣病变在退行性钙化性心脏瓣膜病中最常见,本章主要讨论钙化性主动脉瓣病变。

一、流 行 病 学

65 岁以上老年人中主动脉瓣钙化的发生率超过 25%,主动脉瓣狭窄的发生率为 2%～5%。84 岁以上老年人主动脉瓣钙化发生率可达 48%。主动脉瓣狭窄是老年人心脏手术第二大常见原因。随着人类预期寿命大幅增长,老年钙化性心瓣膜病发病率逐渐增高,根据 21 世纪对心脏病学走向的预测,老年钙化性心瓣膜病还会不断增加,将成为老年临床心脏病学中的一个重要问题。国外报道的发病率明显高于国内。

Cardiovascular Health Study 的研究数据显示:在 5201 名年龄≥65 岁的老年人中,26% 存在主动脉瓣的退行性病变,2% 患有主动脉瓣狭窄。75 岁以上老年人中,37% 存在主动脉瓣的退行性病变,2.6% 患有主动脉瓣狭窄。与退行性主动脉瓣病变相关的危险因素包括:年龄、男性、吸烟、高血压病史,高载脂蛋白 A 以及高低密度脂蛋白水平。

Magnus Lindroos 等在 1993 年调查 501 名参加 Helsinki Ageing Study 研究的老年人,发现随着年龄的增长,退行性主动脉瓣膜病变发病增加。全部人群中 53% 患有某种程度的主动脉瓣钙化,而在 85～86 岁老年人中,75% 存在某种程度的瓣膜钙化,主动脉钙化的程度从几乎没有什么异常发现到严重的主动脉瓣狭窄或反流均可见到。严重主动脉瓣狭窄的发病率,75～76 岁组为 1%～2%,85～86 岁组可达 6%。主动脉瓣反流与主动脉瓣钙化明显相关。

Pomerance 等尸检 162 例死于心力衰竭的患者,分析其原因后发现钙化性瓣膜病变占 45%,仅次于冠心病。Wong 等在 78 例 65～102 岁的患者中发现瓣膜退行性改变占 74%。90～100 岁年龄组几近 100%。国内诸俊仁等报道,60 岁以上瓣膜退行性改变检出率为 23.2%,老年钙化性心瓣膜病约占老年人瓣膜病的 82%,一般男性多于女性,二尖瓣环钙化多见于女性。

二、病因及发病机制

老年钙化性主动脉瓣膜病变主要表现为瓣叶增厚、僵硬、钙化,不伴有交界处的融合。从功能上区分,可分为主动脉瓣硬化,瓣叶没有阻塞左室流出道;主动脉瓣狭窄,左室流出道出现梗阻。超声心动图诊断的老年退行性心脏瓣膜病更为多见。

老年钙化性心瓣膜病的确切病因至今不明,既往普遍认为包括心脏老化、长期血流冲击、磨损、机械应力等多因素综合作用的结果,但目前的一些研究认为钙化性主动脉瓣病变是一个主动的病理生理过程,包括慢性炎症、血脂的沉积、钙化和肾素-血管紧张素系统的激活等均参与了钙化性主动脉瓣病变的发生发展,遗传因素也可能参与了此过程。

病理解剖证实老年人心瓣膜因长期受血流的冲击,其胶原纤维和弹力纤维随增龄而增生,左心瓣膜因承受更大的血流冲击而退行性变更明显,在此基础上易发生瓣膜钙化或黏液样变性。主动脉瓣钙化通常沿主动脉瓣环沉积,然后向瓣叶扩展,以无冠瓣明显。瓣膜主动脉面可见针尖至米粒大小的钙化灶,使瓣膜增厚、僵硬、活动受限,可导致主动脉瓣狭窄。二尖瓣钙化通常较主动脉瓣轻,可引起二尖瓣关闭不全。

老年钙化性心瓣膜病最常受累的是主动脉瓣膜,其发生率远高于其他瓣膜。这主要是由于主动脉瓣膜所承受的机械压力较大,尤其血压增高时,易引起胶原纤维断裂形成间隙而有利于钙盐沉积。老年瓣膜长期经受血流冲击,瓣叶中糖蛋白与蛋白聚糖的丢失与营养不良,也是钙化形成的可能机制。主动脉瓣膜又以左冠瓣为多见,右冠瓣次之。因左冠瓣与主动脉瓣环后缘相连接,此处易形成血流旋涡致瓣膜受损,使钙盐沉积于此。右冠瓣因缺少致密牢固的组织支托,受血流冲击较大亦易受损。瓣膜的钙化与衰老有关,衰老的过程伴有细胞内钙含量的增加。钙跨膜分布梯度降低,钙从骨骼向软组织内迁徙,这是衰老的典型特征。因骨钙和血钙的梯度,胞外钙与胞内钙梯度的降低,最终导致胞内钙含量增加而产生功能损伤。这种钙迁徙与老年人维生素 D 缺乏及甲状旁腺素水平增高有关。

一项较早的研究显示性别、甘油三酯水平、吸烟是主动脉瓣狭窄患者进行瓣膜置换的主要危险因素。Cardiovascular Health Study 的研究数据显示，与退行性主动脉瓣病变相关的危险因素包括：年龄、男性、吸烟、高血压病史、高 Lp(a) 以及高低密度脂蛋白水平。其他一些研究也显示：高龄、高血压（主要是收缩压）、脉压的升高、冠心病、糖尿病为其主要危险因素，而吸烟、高脂血症、动脉硬化、慢性缺氧、超重、亦可能为钙化性主动脉瓣病的易患因素。可见，其发病与老年代谢综合征密切相关。

近来的一些研究提示主动脉瓣钙化是系统性炎症状态的标志，与血清同型半胱氨酸、C反应蛋白以及内皮功能异常相关。一项研究提示这种相关是可逆的，主动脉瓣狭窄患者在瓣膜置换后，C反应蛋白下降。但也有研究显示在校正年龄、性别与吸烟状态后，炎症与主动脉瓣钙化无关。

总之，造成瓣膜钙化的原因很多，长期机械性劳损，脂质浸润及钙磷代谢障碍，引起局部转移性钙质沉着，均可造成瓣膜的老化，退行性变。

三、临床表现及评价

老年钙化性主动脉瓣膜病变发病隐袭，进展缓慢，瓣膜损害程度多不严重，早期常无症状，甚至终身呈亚临床型。亦可有胸闷、心悸、乏力、劳力性气短、活动受限及头晕、头痛等脑供血不足的表现，但均无特异性。后期可由瓣膜功能不全导致血流动力学改变引起的心绞痛，晕厥及充血性心力衰竭，少数可并发感染性心内膜炎，二尖瓣及其瓣环的钙化性斑块可以压迫或破坏心脏传导系统，引起传导功能异常，造成不同程度心脏传导阻滞。可引起各种心律失常，甚至猝死。尚有报道以栓塞为首发症状者，系由心房颤动继发心房附壁血栓，栓子或钙化斑块脱落引起体循环栓塞所致。

超声心动图上，主动脉瓣钙化是指主动脉瓣叶增厚，典型者瓣叶中心部增厚，一般不包括瓣叶交界处，瓣叶运动正常。主动脉瓣钙化者，瓣膜的血流动力学在正常范围，瓣膜的前向血流速度在 2.5m/s 以内。部分患者体格检查时可闻及收缩期杂音，但是没有与主动脉瓣钙化相关的临床表现。

虽然主动脉瓣钙化临床上可能无症状，但主动脉瓣钙化的出现在校正其他心血管危险因素后，仍与心血管疾病患病率和死亡率增高相关。在 Cardiovascular Health Study 的研究中，主动脉瓣钙化可使研究初始没有冠状动脉疾病的患者心肌梗死危险增加 40%，心血管死亡危险增加 50%。另外一项近 2000 名老年人的前瞻性研究也发现主动脉瓣钙化增加新发冠脉事件的危险。

主动脉瓣钙化对预后不利影响的机制还不十分清楚。瓣膜损害本身不像其原因，因为瓣膜的血流动力学正常或接近正常。

目前还很少有前瞻性研究显示主动脉瓣钙化到主动脉瓣狭窄的血流动力学进展情况。在至今为止最大的一项研究中，共超过 2000 名主动脉瓣钙化的患者入选。在这个研究中，16%患者进展为主动脉瓣狭窄，轻度狭窄者 10.5%（前向血流速度 2～3m/s），中度狭窄者 3%（前向血流速度 3～4m/s），重度狭窄者 2.5%（前向血流速度>4m/s）。从诊断主动脉瓣钙化到进展为严重主动脉瓣狭窄的平均时间为 8 年。在另外一项入选 400 名主动脉瓣钙化患者的小规模研究中也有类似的发现，其中 5%患者进展为中度主动脉瓣狭窄，2.5%进展为重度主动脉瓣狭窄。

主动脉瓣狭窄的评价包括通过超声心动图对瓣叶解剖和瓣膜钙化程度的评估。主动脉瓣狭窄的程度可以通过瓣膜的前向血流、平均压差以及连续方程法测量瓣口面积进行精确的评估。因为症状的出现与某个指标不存在平行关系，对于患者严重程度的评价并无确定的界点。但是一般采用的数值见表 6-3-1。

表 6-3-1　主动脉瓣钙化严重程度分级

分级	前向血流速(m/s)	瓣口面积(cm²)
主动脉瓣钙化	<2.5	Normal
主动脉瓣狭窄（轻）	2.5～<3.0	>1.5
主动脉瓣狭窄（中）	3.0～<4.0	1.0～1.5
主动脉瓣狭窄（重）	>4.0	<1.0

目前的临床指南建议严重无症状的主动脉瓣狭窄，每年复查一次超声心动图，中度狭窄者每两年一次，轻度狭窄者每 5 年一次。只有在超声心动图不能明确诊断或超声心动图诊断与临床表现不相符时，才考虑行心导管检查。

前瞻性研究提示，主动脉瓣的进展情况为：主动脉瓣血流速度平均每年增加 0.3m/s，平均跨主动脉瓣压力阶差每年增加 7mmHg，主动脉瓣瓣口面积平均每年减少 0.1cm²。虽然各项研究中各项指标的进展相对恒定，但是个体之间变异很大，这使得预测个体的主动脉瓣狭窄进展情况变得很困难。

新近的研究表明，血中的神经激素水平，例如脑尿钠肽(BNP)，其水平增高与疾病的严重程度相关。血 BNP 水平增高与主动脉瓣狭窄的严重程度和心功能相关。严重主动脉瓣疾病血流动力学异常的患者具有较高的血 BNP 水平，提示血 BNP 水平可能是疾病严重程度的一个标志。在一项 130 名严重主动脉瓣狭窄患者的研究中，系列测量血 BNP，N-tBNP 等指标一年的时间，发现这些指标水平的升高与症状的加重和心功能的恶化相关联。即使无症状的患者这些激素水平的升高也预示着症状加重的高度可能性。血 N-tBNP 也是预示手术后患者生存率和射血分数的独立指标。但是在常规应用这些指标之前还需要大规模的前瞻性的临床研究。

老年钙化性主动脉瓣病变一般应具备下列条件：①年龄≥60 岁；②超声心动图见瓣膜增厚，回声增强，瓣叶活动受限，开放幅度减小，瓣膜游离缘较少受累；③排除风湿性、先天性、梅毒性心瓣膜病，感染性心内膜炎，乳头肌功能不全，腱索断裂及黏液瘤样变性所致瓣膜损害；④瓣膜杂音，可提供临床诊断线索。

彩色多普勒超声心动图对本病诊断有特殊价值，可直接观察瓣膜厚度、回声强度及活动，并可检出瓣环的钙化及反流程度，是目前诊断该病的最敏感、可靠的无创检查方法。超声表现为主动脉瓣叶增厚，局限性致密强回声，瓣膜僵硬和活动受限，造成瓣膜狭窄或关闭裂隙，瓣膜反流，但瓣膜边缘较规则，无粘连与融合。二尖瓣多在后瓣、瓣环与房室交界处出现回声增强光团，瓣环僵硬，瓣叶可移位，瓣下结构亦可受累，造成二尖瓣反流或狭窄，而瓣叶边缘极少受累，此可与风湿性心脏病及其他炎性病变相鉴别。M型及二维图像与频谱多普勒及彩色多普勒血流显像相结合，不仅可发现瓣叶形态结构异常，且可检出瓣膜功能改变（狭窄或关闭不全）及其程度。超声心动图评价心脏瓣膜病要注意：瓣膜解剖、病变严重程度以及病理生理机制之间是否符合，超声心动图结果和临床表现之间是否符合。

多排CT可以对瓣膜钙化进行定量，准确性高，重复性好，检查具有更高的敏感性和特异性，可检出某些超声未能检出的早期老年钙化性瓣膜病。MRI则可以对心功能、心脏大小和反流量做出准确评价。

四、治　疗

老年退行性心瓣膜病发病隐匿，进展缓慢，目前尚无有效逆转瓣膜钙化的可靠治疗方法。早期患者无症状，无须治疗，可以动态观察病情，合并高血压、冠心病、糖尿病等应予积极治疗。出现临床症状者，给予相应处理，并发心力衰竭者，根据血流动力学情况，可予利尿、扩血管、强心治疗，以改善心功能。心律失常，可给予相应抗心律失常治疗，严重房室传导阻滞，可考虑植入心脏起搏器。瓣膜损害严重，功能明显异常导致血流动力学改变者，考虑介入或手术治疗。

严重主动脉瓣狭窄且有临床症状的患者，如果换瓣手术延迟可能影响到预后。一项以有症状但又拒绝手术患者为对象的研究表明，这类患者的存活期平均仅为2年，5年生存率＜20％。在另外一项研究中，有症状的严重主动脉瓣狭窄患者，只有40％患者生存达到2年，5年时只有12％的患者无事件发生。而有症状又进行主动脉瓣瓣膜置换的患者，生存曲线几近正常。因此，目前的指南提倡有症状的主动脉瓣狭窄患者及早手术治疗。

换瓣手术治疗的死亡率一般在1％左右，高危患者可达9％。换瓣患者的长期存活率3年在80％，与正常老年患者类似。术后并发症，例如血栓栓塞，抗凝治疗的出血并发症，人工瓣的异常以及心内膜炎，发生率一般在每年2％～3％。

国外Cribier首先将经皮主动脉瓣球囊瓣膜成形术用于退行性主动脉瓣狭窄取得成功，能在一定程度上扩大狭窄的主动脉瓣口面积，降低跨瓣压差，从而缩短左室射血时间，有利于左室排空，增加射血分数，改善心功能。为高危老年患者提供了新的治疗措施，其安全性大，费用低。然而球囊扩张不能根本改变瓣膜的解剖结构，成功率有限，再狭窄率高，因此，被认为仅适合作为一种短期缓解症状的姑息疗法。对瓣膜钙化严重，临床症状明显的患者，仍考虑行瓣膜置换术。

对于无症状的患者预防性应用换瓣手术目前还没有被普遍接受。但是如果这类患者需进行其他心脏手术，主动脉瓣至少有中度狭窄，可以考虑同时置换主动脉瓣。无症状患者手术死亡率低，如果狭窄非常严重或有快速进展的可能性，可以考虑手术治疗。

五、预　后

对于无症状主动脉瓣狭窄患者的预后，研究表明总体来说死亡率较低。虽然有早期的研究显示严重主动脉瓣狭窄患者的猝死率高达20％，这些研究很多为回顾性的尸检研究，存在选择偏倚。目前的研究显示每年的猝死率很低，不到1％。

在一项128例无症状严重主动脉瓣狭窄患者的研究中，经过4年的随访，不到33％的患者仍然无症状，不需瓣膜置换。瓣膜钙化程度是无事件发生的重要危险因素，只有20％具有中度或重度钙化的患者存活或没有与需要瓣膜置换相关的症状。与此类似，一项123例无症状主动脉瓣狭窄患者的研究，经过5年的随访，只有不到26％的患者仍然无症状，提示对于这类患者要注意观察症状的出现，严密监测。两项研究显示的预示症状出现的因素均包括基线血流速度，随时间血流速度的变化率，瓣膜钙化情况和功能状态。

主动脉瓣疾病进展，症状出现，这种情况需警惕即使基线没有主动脉瓣的严重梗阻，也可能行主动脉瓣置换术。在一项主动脉瓣轻中度狭窄患者（主动脉瓣血流速度2.5～4m/s）的研究中，不需要瓣膜置换的可能性一年为95％，5年为60％。峰值血流速度，与瓣膜钙化程度和并存的冠状动脉疾病是预后的独立预测因素。值得注意的是，主动脉瓣狭窄患者中，具有较轻血流动力学异常的患者，19％的患者在今后随访中症状进展，瓣膜钙化程度仍为预示今后死亡或换瓣的主要危险因素。这再次提示对于任何无症状的主动脉瓣狭窄患者，无论开始诊断时的严重性如何，均需严密随访。

（齐　欣）

▶ 参考文献 ◀

1. Passik CS, Ackermann DM, pluth JR, et al. Temporal change in the cahses of aortic slenosis a surgical pathologic study of 646 cases. Mago clin pros, 1987, 62 (2): 119-123.
2. 李力岭, 吕立新. 老年退行性心瓣膜病86例临床分析. 实用医学杂志, 199, 14: 289.
3. Roberts WC. The Senile cardiac calcification syndrome. J AM cardiology, 1986, 58: 572.
4. Pomeralnce A. Myocardeum and valve in platt Ded Geriatrics 1. Berlin: Springer Verlag, 1982: 63-67.
5. Wong W. Degenerative calcific valvular disease and systolic murmurs in the elderly. J AM Geriatir soc, 1983, 31: 156.
6. 诸俊仁, 沈学东, 施月乔, 等. 老年退行性心瓣膜病的临床研究. 中华内科杂志, 1985, 24(8): 463.
7. 塞在金. 老年人循环系统解剖生理改变与心血管系统疾病. 中华老年医学杂志, 2005, 24(1): 76.
8. 尹立雪, 冉隆司. 退行性钙化瓣膜病的二维多普勒超声心动图研究. 中华超声医学杂志, 1990, 1: 6.
9. Otto CM, Borwash. IG, Legger ME, et al. Prospective Study of Mymplomatic Valvular. Actic stencais clinical echocardio-graphic and exercise predictor of outcome. Circulation, 1997, 9(9): 2262-2270.
10. 兰桂林, 曹中朝. 老年退行性心脏瓣膜病. 内蒙古医学杂志, 2007, 39(1): 70-72.
11. Boon A, Cheriex E, Lodder J, el al. Cardiac valve. Calcification characteristics of Patients with calcification of the

mitral annulas or aortic Valve. Heart, 1997, 78（5）：472-474.

12. 吴曼华. 退行性心脏瓣膜病的临床与超声心动图研究. 中华心血管病杂志, 1994, 22(4): 289.

13. 阴彦龙, 鲁萧, 邓映和, 等. 老年退行性心瓣膜病的临床研究. 中国老年学杂志, 2004, 24(10): 973.

14. Cribier A. Percutaneous transluminal Valvuloplasty of acquired aortic stenosis in elderly patients. an alternative to valve replacement. Lancet, 1986, 1(8472): 63-67.

15. Bruce P. Aortic Valve Salvage Utilizing high frequency vibratory debridement. J Am coil cardiol, 1988, 11 (suppl A): 3A.

16. Magnus Lindroos, Markku Kupari, Juhani Heikkilii, et al. Prevalence of Aortic Valve Abnormalities in the Elderly: An Echocardiographic Study of a Random Population Sample. JACC, 1993, 121(5): 1220-1225.

17. B. Fendley Stewart, David Siscovick, Bonnie K Lind, et al. Clinical Factors Associated with Calcific Aortic Valve Disease. JACC, 1997, 29(3): 630-634.

18. Kevin D O'Brien. Pathogenesis of Calcific Aortic Valve Disease: A Disease Process Comes of Age (and a Good Deal More). Arterioscler Thromb Vasc Biol, 2006, 26: 1721-1728.

19. Rosario V. Freeman and Catherine M. Otto pectrum of Calcific Aortic Valve Disease: Pathogenesis, Disease Progression, and Treatment Strategies. Circulation, 2005, 111: 3316-3326.

20. Oliveira filho J, Massaro AR, Yamamoto F, et al. Stroke as the first manifestation of Calcific aortic stenosis. Cerebrovasc Dis, 2000, 10: 413-416.

第四节 老年心脏起搏技术

人工心脏起搏器作为治疗缓慢性心律失常的重要手段已广泛应用于临床，近年来我国每年约4万人接受起搏器治疗。随着社会发展和医疗健康水平的不断提高，人均寿命不断延长导致人口老龄化现象日趋明显，将来植入起搏器的患者会越来越多。而在起搏器人群中，绝大多数是老年人，据报道，在植入人工心脏起搏器的患者中，65岁以上老年人占80%。老年人除了增龄导致的一系列生理性退行性改变以外，各种合并疾病以及药物等影响因数多，因而，应当重视老年人起搏器适应证的选择、电极导管类型、围术期处理及术后随访。

一、心脏起搏器简介

（一）工作原理

心脏起搏器（图6-4-1）是由电池和电路组成的脉冲发生器，能定时发放一定频率的脉冲电流，通过起搏电极导线传输到心房或心室肌，使局部的心肌细胞受到刺激而兴奋，兴奋通过细胞间的传导扩散传布，导致整个心房和（或）心室的收缩，以治疗某些严重的心律失常，如窦房结功能障碍、房室传导阻滞、阵发性心动过速等。

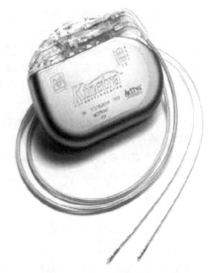

图6-4-1 心脏起搏器的构成
（包括脉冲发生器和电极导线）

（二）心脏起搏器的工作代码

常用起搏器的工作方式可用三个字码表示：第1个字码表示起搏器刺激哪个心腔，A＝心房，V＝心室，D＝心房和心室双心腔。第2个字码表示起搏器能感知哪个心腔的自身激动，A＝心房，V＝心室，D＝心房和心室都能感知，O＝没有感知功能。第三个字码表示起搏器感知心脏自身激动后用什么方式反应，T＝触发反应，I＝抑制反应，D（或 T/I）＝既有触发反应，又有抑制反应，O＝没有反应。由于起搏器的种类增多，上述用三个字码表示其工作方式已嫌不足，现提出用五个字码表示。前三个字码表示方法同前，第四个字码表示程序控制的性能，P＝有单项程控性能，M＝有多项程控性能，O＝无程控和频率自适应性能。R＝有频率自适应功能，第五个字码表示抗快速性心律失常的工作方式 R＝起搏，S＝电击，D＝起搏＋电击，O＝无抗心律失常功能。

（三）埋藏式心脏起搏器工作方式

1. 固定频率型（或非同步型）心室起搏（VOO）。

2. 心室同步型 习惯上称为心室按需起搏器，适用于各种类型的心室率缓慢的心律失常。又可分为两类：一为R波触发型（VVT），二为R波抑制型（VVI）。

3. 心房同步型 原理同心室同步型一样，感知心房自身激动而触发起搏器立刻释放脉冲者称为心房触发型（AAT），感知心房自身激动而抑制起搏器发放脉冲者称为心房抑制型（AAI）。这种起搏方式适用于房室传导功能正常的窦性心动过缓患者。

4. 心房同步心室起搏型（VAT）心房和心室都放置电极，适用于心房节律正常的房室传导阻滞患者。

5. 心房同步心室按需型（VDD）。

6. 房室顺序心室按需型（DVI）。

7. 房室全能型（DDD） DDD型实际上包括了VDD型和DVI型两种工作方式，是治疗病态窦房结综合征合并房室传导阻滞比较理想的起搏方式。

以上各种心房同步和房室顺序型起搏方式都属于生理性起搏，由于它保持心房和心室的收缩顺序，其血流动力学效果比单纯心室起搏更为优越。

8. 抗快速性心律失常的起搏器　用以治疗以折返激动为机制的反复性心动过速。

9. 具有程序控制功能的起搏器。

二、起搏器植入适应证

(一)临时起搏器植入适应证

1. 急性心肌梗死或心肌炎引起的二度Ⅱ型以上的房室传导阻滞导致有症状的心动过缓,甚至晕厥。

2. 药物中毒、电解质紊乱如奎尼丁过量高钾血症等而致有症状的心动过缓及晕厥或有其他严重心律失常者。

3. 心脏手术或其他手术中为防止出现心脏骤停而进行保护性起搏,应作临时起搏。在冠状动脉造影、心肌梗死导管内溶栓、PTCA 术等导管介入性治疗时也易出现心律失常、心室停搏,应尽量作临时起搏。

4. 老年患者进行心内电生理检查及射频消融治疗时危险相对较多,在其快速心律失常发作时可进行临时起搏治疗。

(二)永久起搏器植入适应证

1. 2008 ACC/AHA/HRS 心脏起搏治疗适应证

(1)窦房结功能异常:指南明确指出,症状性心动过缓和变时功能不全,临床治疗必须用的药物导致症状的窦房结功能异常患者必须植入永久起搏器(图 6-4-2)。在清醒时心率<40 次/分,有相关心动过缓的相关症状下,建议植入永久起搏器;没有相关心动过缓的相关症状下,不建议植入永久起搏器。无症状者不应植入起搏器。对有不能解释的晕厥患者,临床上或电生理检查发现显著的窦房结功能异常,应考虑植入永久性起搏器(图 6-4-3)。

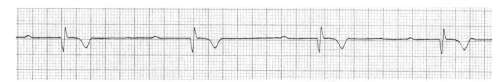

图 6-4-2　显著的窦性心动过缓合并一度房室传导阻滞,频率 36 次/分

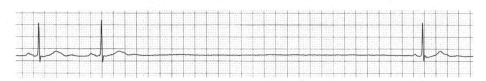

图 6-4-3　窦性停博,RR 间期达 5.6 秒

(2)成人获得性房室传导阻滞:任何解剖部位的三度和严重二度房室阻滞患者,以下情况必须植入永久性起搏器。

1)出现有症状(包括心力衰竭)的心动过缓或房室阻滞导致的室性心律失常或临床治疗必须用药导致有症状时。

2)清醒时,窦律下无症状,记录到≥3 秒的心搏暂停,或<40 次/分的逸搏心律,或房室结水平以下的逸搏心律。

3)伴有无症状的心房颤动和心动过缓时,至少有一次心脏停搏时间≥5 秒。

4)房室结消融后的患者。

5)心脏外科手术后,没有恢复的希望。

6)神经肌肉病如肌强直性肌营养不良、卡恩斯-塞尔综合征、假肥大性肌营养障碍、腓侧肌萎缩患者,有或没有相关症状。任何阻滞部位的伴有症状的心动过缓的二度房室阻滞,无症状的三度房室阻滞平均心室率<40 次/分或>40 次/分伴有心脏增大(或左室功能异常)或阻滞在房室结以下推荐植入永久性起搏器(图 6-4-4)。无心肌缺血下运动时的二度或三度房室阻滞也推荐植入永久性起搏器。

逸搏心率>40 次/分、无症状也没有心脏扩大的永久性三度房室阻滞,His 束及以下的无症状二度房室阻滞,伴有起搏器综合征表现或血流动力学异常的一度或二度房室阻滞,窄 QRS 波群的无症状的二度Ⅱ型房室阻滞,推荐植入永久性起搏器(图 6-4-5)。

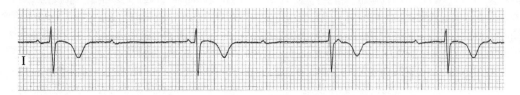

图 6-4-4　三度房室传导阻滞,心室率 38 次/分

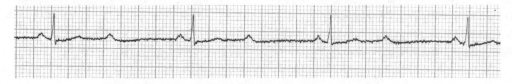

图 6-4-5　二度Ⅱ型房室传导阻滞,2∶1 传导,心室率 38 次/分

对神经肌肉病无症状的任何房室阻滞（一度、二度、三度），停药可改善的药物性房室阻滞，不推荐植入永久性起搏器。

无症状的一度房室阻滞，在 His 束上或不知阻滞部位的二度Ⅰ型房室阻滞，可以自己恢复且不会再发生的房室阻滞，不需植入永久性起搏器。

（3）慢性双分支传导阻滞（图 6-4-6）：双分支阻滞伴有：

①严重二度房室阻滞或间歇性三度房室阻滞，或有二度Ⅱ型房室阻滞，或有交替性束支阻滞，应植入永久性起搏器；②伴有晕厥没有房室阻滞证据但除外其他原因特别是室速，电生理检查 HV 间期≥100ms 的无症状患者，电生理检查起搏诱导的非生理性 His 束下阻滞，建议植入永久性起搏器；③神经肌肉病时不推荐植入永久性起搏器；④没有房室阻滞或相关症状时，没有症状的一度房室阻滞时，不应植入永久性起搏器。

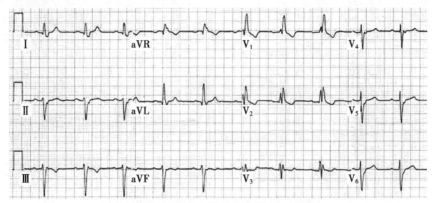

右束支阻滞伴左前半支阻滞，构成双分支阻滞。

图 6-4-6　双分支传导阻滞

（4）急性心肌梗死伴房室阻滞：指南对急性心肌梗死的传导阻滞 ST 段抬高心肌梗死，His-Purkinje 系统的持续性二度房室阻滞合并交替性束支阻滞或三度房室阻滞或 His-Purkinje 系统下的二度房室阻滞；一过性严重二度或三度室结下的房室阻滞并合并有束支阻滞；持续性并有症状的二度或三度房室阻滞；必须植入永久性起搏器。

房室结水平的持续性二度或三度房室阻滞，且没有相关症状，不建议植入永久性起搏器。

以下情况不应植入永久性起搏器：①房室传导正常的一过性房室阻滞；②孤立性左前分支传导阻滞伴有一过性房室阻滞；③新发现的束支传导阻滞或分支传导阻滞，没有房室阻滞证据；④无症状的持续性一度房室阻滞伴束支传导阻滞或分支传导阻滞。

（5）高敏感性颈动脉综合征和神经心源性晕厥：自发性颈动脉刺激和颈动脉按压诱导的心室停搏时间＞3 秒导致的反复性晕厥，需植入永久性起搏器。反复性晕厥，没有确切的颈动脉刺激事件，高敏感性心脏抑制反应心室停搏时间＞3 秒者，要考虑植入永久性起搏器。伴有自发缓慢性心律失常，或直立倾斜检查时的有症状的神经心源性晕厥不推荐植入永久性起搏器。颈动脉窦刺激没有出现高敏感性心脏抑制反应包括没有相关症状，一些特殊体位或活动能避免血管迷走性晕厥时不需要植入永久性起搏器。

（6）心脏移植，神经肌肉病，睡眠呼吸暂停综合征，心脏结节病特殊情况：心脏移植患者，持续性或有症状的缓慢心律失常且没有恢复希望者，应植入永久性起搏器。心脏移植患者，恢复期或出院时相对缓慢性心律失常加重或再发生，没有缓慢性心律失常证据的晕厥，不推荐植入永久性起搏器。

现已清楚认识到几种神经肌肉疾病如肌强直性营养不良、埃-德二氏肌营养不良发展的进行性传导异常包括完全

房室阻滞，起搏适应证同成人获得性房室传导阻滞。

（三）老年人起搏器植入适应证的特点

虽然指南内已明确了各类缓慢性心律失常起搏器植入的适应证，总的说来是症状性心动过缓的病人。但是症状并不具有特异性，即并非一定与心动过缓有关，因此一定要严格区别。所谓"症状性心动过缓"是指直接由于心率缓慢致心排血量下降、全身各器官供血不足尤其是脑供血不足而产生的一系列临床表现，如困倦、头晕、头痛、气短、心悸、乏力、胸部不适、运动耐量下降、眼前发黑、严重者晕厥、抽搐、甚至猝死等。老年人合并疾病多，如冠心病、高血压、心功能不全，肺部疾病等，这些疾病也可以出现以上症状。此外，有些药物的副作用也可以引起类似症状，如 β 受体阻断剂可以引起困倦、乏力，硝酸盐类药物可以出现头晕及头痛等。当然，有的情况容易判断，如三度房室阻滞合并心室率缓慢者，而有的患者，如单纯窦性心动过缓的病人有时比较困难鉴别。因此在决定安装起搏器之前，一定要搞清楚患者的症状是由其他疾病或药物引起，还是与心率缓慢直接有关，还是这些因素同时存在。当同时存在时，在决定植入手术时尤其重要，一定权衡利弊，否则术后不能有效的缓解病人的症状。

对于无症状或症状较轻的严重窦性心动过缓或房室阻滞者，更应当慎重起搏器治疗。随着年龄的增加，窦房结退行性改变导致 P 细胞减少，因此，心率逐渐减慢，心脏传导速度下降，这是一生理的老化过程。有研究显示，在冠心病，尤其是心肌梗死或心功能不全的患者，心率的增加与死亡率正相关。即使正常人群，心率大于 75 次/分比心率等于 60 次/分者死亡率明显增加。休息时心率的增快是心血管疾病发病和死亡的危险因素，静息心率能在 50～65 次/分（睡眠中的心率可以为 38～50 次/分）是健康心脏的标志，也是长寿的标志。一项对 45 402 例美国健康退伍军人随访 12 年的研究发现，有室性早搏者死亡率明显增加，然而，在矫正年龄、

其他异常后，导致死亡率增加的直接因素并非是频发或多形性室性早搏，而与心率有关系，心率增快者死亡率显著增加。

（四）ICD（植入式自动转复除颤器）适应证

2008 年 ACC/AHA/HRS ICD 植入指征：

1. 动力学不稳定的持续 VT 引起的心脏骤停存活者，经过仔细评估明确原因且完全排除可逆因素后。

2. 持续 VT 的器质性心脏病患者，无论血液流动力学是否稳定。

3. 不明原因的晕厥患者，伴随电生理检查诱发的临床相关血流动力学不稳定的持续 VT 或心室颤动。

4. 心肌梗死所致 LVEF＜35％，且心肌梗死 40 天以上，NYHA Ⅱ 或 Ⅲ 级患者。

5. NYHA Ⅱ 或 Ⅲ 级，LVEF≤35％ 的非缺血性心肌病患者。

6. 心肌梗死所致 LVEF＜30％，且心肌梗死 40 天以上，NYHA Ⅰ 级患者。

7. 心肌梗死所致非持续 VT，LVEF＜40％ 且电生理检查诱发出心室颤动或持续 VT。

（五）CRT（心脏再同步化治疗）适应证

2008 年 ACC/AHA/HRS 对于 CRT/CRTD 植入指征：

1. Ⅰ类　最佳药物治疗基础上 NYHA 心功能 Ⅲ 级或 Ⅳ 级的心力衰竭患者，符合 LVEF≤35％、QRS 时限≥120ms、窦性心律者应植入有/无 ICD 功能的 CRT。

2. Ⅱa 类

（1）最佳药物治疗基础上 NYHA 心功能 Ⅲ 级或 Ⅳ 级的心力衰竭患者，符合 LVEF≤35％、QRS 时限≥120ms 但系心房颤动节律者可考虑植入有/无 ICD 功能的 CRT。

（2）最佳药物治疗基础上 LVEF≤35％、NYHA 心功能 Ⅲ 级或 Ⅳ 级的心力衰竭患者，若长期依赖心室起搏，接受 CRT 治疗是合理的。

三、起搏器植入技术

永久起搏器的安置需具备一定的条件和设备，包括导管室、X 线机、起搏分析仪、心电监测仪、除颤器及抢救、麻醉药品等，还有一套专门从事该工作的专业技术队伍。

（一）临时起搏技术

1. 临时起搏电极导管临时起搏电极导管大部分为双极导管，除普通双极外，还有气囊漂浮起搏导管，因其顶端有小气囊，故在经静脉送入后可依靠球囊的漂浮作用到达右心室，进行起搏，故特别适用于急救时，在床边或急诊室进行，无 X 线透视下的起搏操作。

2. 静脉途径临时起搏电极导管多经静脉途径插入，主要包括锁骨下静脉、颈内、外静脉、股静脉及肱静脉，其中以锁骨下静脉及股静脉为首选。具体途径的选择常依据临床情况及手术者实际经验不同而异。在经静脉送入电极后，应使心室电极通过三尖瓣；而至右室稳定的部位，测试起搏阈值，应使起搏阈值小于 1.0mA（0.5V），同时患者咳嗽、深呼吸时，导管顶端位置应固定不变，并在心室内留有一定的张力。心房"J"型电极同永久起搏电极一样，应固定于右心耳内。

3. 临时起搏器临床最常用的临时起搏器为 VVI（AAI）单腔装置，最大可调节起搏输出电压 10V（20mA），同时有起

搏频率、感知灵敏度等参数。一般将起搏电压调整至阈值电压的 2～3 倍。术后应常规拍胸片，证实导管位置。

（二）永久起搏技术

人工心脏起搏器作为一种心律失常治疗的重要方法已广泛应用于临床，随着社会发展和人们对生活质量要求的提高，起搏器技术的改进，老年人植入心脏永久性起搏器者日益增多。据报道，65 岁以上老年人植入人工心脏起搏器者占所有起搏器植入者的 70％～80％。

植入人工心脏起搏器已经成为缓慢性心律失常的常规治疗手段，植入手术并不难，术中及术后并发症也不高。然而，老年人由于增龄导致的生理改变及疾病因素使植入起搏器的难度和并发症相对较高，且处理起来更棘手。因此，在临床工作中应加以重视，针对老年患者心脏特点而采取相应对策，做好术前患者的准备，注重起搏器植入术的关键环节，避免围术期并发症的发生，同时也可预防远期并发症的发生。另外，植入起搏器只是起搏治疗的开始，后续的随访管理直接关系到起搏治疗的效果，应予重视。

1. 电极导线植入相关技术

（1）电极导线送入途径：早年植入起搏器，大多数选用经头静脉送入起搏电极导线，而近年来这一手术方式的使用越来越少，绝大多数都是采用直接锁骨下静脉穿刺送入电极导管，因后者简单而快捷。其实经头静脉途径送入电极导线不论减少手术期血胸或气胸等并发症还是远期电极导线断裂都具有不可取代的优势。尤其是高龄老人合并肺气肿、心功能不全不能平卧的患者可以优先考虑选用。

（2）被动与主动电极导线：老年人心内膜不同程度的纤维化，心肌萎缩，肌小梁变平松弛、间距增宽等，此外，有的患者合并心脏扩大及瓣膜退行性改变导致关闭不全等。这些因素使得电极导线嵌顿在心肌小梁内有时较困难，并增加了电极导线脱位的风险。使用主动固定电极不仅可以减少电极导线脱位的风险，而且还可以固定在心尖以外的其他更生理的位置，如右室流出道间隔部，这样可以减少因右室心尖部起搏导致心力衰竭及心房颤动的风险。因此，在老年人更应当提倡使用主动固定电极导线。

（3）单极与双极电极导线：电极导线的极性包括单极及双极两种，我国以前植入的起搏器使用单极比较多，尤其是在基层医院。临床实践证明双极电极比单极更优越，主要优点有：抗干扰能力较强；发生神经肌肉刺激等并发症很低；与埋藏式除颤器兼容（ICD）兼容。此外，有的起搏器必须使用双极导线，如具有自动阈值管理功能的起搏器及某些频率适应性起搏功能等。因此，应当大力提倡使用双极电极导线，尤其是老年人更应当如此。

（4）电极导线定位及固定：老年患者心脏不同程度的扩大，肌小梁变平松弛、间距增宽使电极导线嵌顿困难从而增加了电极导线脱位的风险，因而，对于老年人，在插入电极导线后应认真、耐心地反复调试，尽可能找到理想的起搏部位，给电极导线适度的张力，确保定位良好。定位后嘱患者用力咳嗽、深呼吸或变动体位并复查各项参数无改变方可固定。

用可吸收缝线皮内缝合皮肤，术后不需拆线，皮肤对合好、瘢痕小，而且为早期出院创造了条件。

2. 术后早期下床活动　由于年龄较大，合并的疾病较多，尤其是有明显的前列腺肥大及凝血功能障碍，通常不能

耐受较长时间的卧床或在床排便,可根据患者的具体情况决定卧床时间的长短。如果手术顺利,伤口无出血及一般情况好,术后6～8小时可下床排便或适当活动。而多数患者则次日早晨上床活动。早期下床活动的顾虑是增加电极导线脱位的风险。但电极脱位最直接的因素是电极导线的固定是否良好,而与早期下床活动无明显关系。如果电极头端到位及固定牢固,早期下床并不增加电极脱位的危险性。

四、起搏治疗常见并发症及处理

心脏起搏治疗的并发症是指在起搏器患者的正常诊疗过程中出现的不良反应,并产生了一定的临床后果。起搏器的并发症按发生的时间,可以分为植入术中并发症及术后并发症。并发症的产生可以与手术操作有关,也可以与起搏系统有关。

(一)术中并发症

1. 锁骨下静脉穿刺并发症 主要有:①气胸;②血胸;③误入锁骨下动脉;④锁骨下动静脉瘘;⑤空气栓塞;⑥其他少见并发症:喉返神经损伤、血栓、胸导管损伤及臂丛神经损伤等。

选择最佳的手术方式是减少并发症的关键,包括头静脉技术和锁骨下静脉远端穿刺技术。

2. 导线植入时的并发症 ①导线穿孔;少数病人可发生心脏压塞,发生此并发症时,应将起搏导线撤入心腔,重新放置,以免引起心脏压塞;②心律失常:电极插入时的机械刺激可引起室早、室速甚至心室颤动。此安置电极时必须配备除颤器,另外对于三度阻滞的患者,先植入临床起搏器给予心率支持,也是避免术中出现严重心律失常的办法;③冠状静脉窦损伤、穿孔,可引起心包渗出和填塞,需要及时进行心包穿刺引流,必要时需外科开胸引流;④三尖瓣损伤等少见并发症。对于上述并发症的预防,手术医生应该熟悉患者的心脏结构、导线应无阻力/障碍操作。

(二)术后并发症

1. 囊袋血肿 起搏器囊袋血肿是人工心脏起搏器植入术后常见的并发症之一,老年患者不同于青壮年人,多体质虚弱、免疫功能低下、凝血功能降低、局部皮肤血运及愈合修复能力亦差,且多服用抗血小板及抗凝药物,囊袋血肿及感染的机会增加,关键措施是术中彻底止血及严格无菌操作;术后防止上肢过早大幅度活动以免引起出血。

囊袋出血的预防:①纠正凝血;②术中操作要合理;③术后沙袋压迫。

对囊袋出血的处理,老年人有其特点。根据出血发生的时间和出血量,采取适当的局部压迫措施。但是在老年人,皮下组织少、囊袋壁较薄,加上出血淤斑,久压易导致局部皮肤坏死。术后间断沙袋压迫,密切注意局部血液循环状态。

老年患者囊袋血肿的处理:①延长抗生素的给药时间;②囊袋少量积血多主张不处理,一般常可以自行吸收。大量积血则难以吸收,即给予针管抽吸手法挤压排出囊袋积血,但应在严格无菌条件下操作;③沙袋压迫局部;④其他方法:有报道使用外敷芒硝及微波辐射治疗起搏器术后囊袋内血肿及皮下瘀斑。

2. 囊袋破溃及起搏系统感染 囊袋破溃及起搏系统感染一旦发生应作积极处理,有以下处理方法:

(1)全身抗生素治疗:对于囊袋局部红、肿、热、痛,但无囊袋破溃及全身感染征象者,可单纯使用抗生素治疗,并注意观察伤口情况。

(2)局部囊袋清创术:对于尚未发生感染的囊袋破溃,先取出起搏器,向内下扩大囊袋,彻底清创和消毒囊袋,反复抗生素冲洗后再重新放回并固定起搏器。

(3)起搏器改为对侧埋植:取出起搏器,起搏器依赖者使用临时起搏治疗,经积极抗生素治疗患侧伤口愈合后,1～2周后将起搏器埋于对侧。

(4)经静脉拔除心内膜导线。

(5)外科开胸取出导线:对于不适合经静脉拔除起搏导线或经静脉拔除失败者,可外科开胸取出心内膜导线。

3. 电极导线脱位 是起搏器术后常见的并发症。据道心房导线的脱位发生率为2.3%,心室导线的脱位发生率为0.9%。导线脱位大多发生在一个月内,心电图表现为起搏和(或)感知失灵,明显的脱位可以通过X线胸片以证实。应尽可能及早发现、及早复位。预防导线脱位的方法是术中定位可靠、张力合适、固定牢靠,必要时选用主动固定电极导线。

4. 起搏器综合征 主要发生在VVI工作方式的起搏器患者中,特别是在老年人发病率明显增高。患者术后症状无改善仍诉心悸、头晕、乏力,甚至晕厥,心力衰竭,可有位置性低血压,颈静脉大炮波,听诊闻及三尖瓣反流杂音心电图发现VA逆传,肺毛细血管压和肺动脉压升高,其原因是房室收缩不同步,起搏器综合征的治疗应换成AAI、DDD、DVI等起搏器。

5. 其他并发症 如起搏阈值升高、电极移位、导线断裂或绝缘层破裂、血栓栓塞等等,应予以处理。

五、起搏器植入术后的随访

目前,我国起搏器置入总数年平均增长11%左右,65岁以上老年人植入人工心脏起搏器者占所有起搏器植入者的70%～80%由于年龄增长导致的生理改变及容易合并多种疾病等原因都需要在术后及时根据患者的具体病情进行开启、调整及优化,故老年人起搏器的随访对并发症的及时发现与起搏治疗效果比青年患者更加重要,应予重视。

(一)建立适合老年人个体化的随访计划

随访的时间及内容对于老年人尤为重要,由于老年人心脏本身病变导致心内膜纤维化、心肌小梁变平使电极导线嵌顿困难,从而增加了电极导线脱位的风险;老年人凝血、纤溶或血小板功能障碍增加囊袋血肿及感染的机会,同时由于老年人活动量低,反应不敏感,症状表达不清楚,术后急性并发症的出现往往容易忽视或发现不及时导致严重的后果。

随访时间及内容 应根据患者的原发病、心功能状态及起搏器的类型制订随访日程。原则上是原发病越重,心功能越差则随访间隔时间越短。双腔及三腔起搏器由于功能及测试内容较单腔多,因此,应增加随访次数。植入起搏器早期及晚期估计电池快要耗竭时加强随访,通常分为三个阶段:

(1)植入起搏器最初半年内,术后1个月、3个月各检查一次,主要是评价起搏器的效果及患者症状改善情况。检查有无新的并发症,并测试起搏器阈值,调整各参数,检查有无电极移位等。

(2)植入起搏器半年后,如病情稳定可每三个月或半年随访一次。主要是加强对原发病及其他并发症的治疗,同时检查起搏系统功能,调整各项参数。

(3)预计快到起搏器工作寿命电池耗竭时,应加强随访,可每月一次。

除以上随访时间外,老年人尤其是置入 ICD 和 CRTD 的患者应该在第一年增加随访的次数,起搏器依赖的患者尤其更要注意,以免遗漏急性并发症的发生。随访内容除常规测试外应该根据情况加做心电图或动态心电图、超声心动图检查、胸部 X 线。对主动前来就诊的老年患者要按纽约心脏病协会(NYHA)心功能分级标准评定心功能,根据需要对部分患者行起搏方式及起搏参数调整。老年人几类常见情况的随访计划见表 6-4-1。

表 6-4-1 老年人常见情况的随访计划

以下情况	随访时间及内容
起搏器依赖	出院前将患肢活动量及可能出现的情况仔细宣教,必要是增加电话随访
植入螺旋电极	密切观察阻抗变化,必要时前 3 个月每月检查一次
起搏器更换后	术后密切观察囊袋是否血肿,长期关注阻抗变化,尤其第 3 次更换后
合并心肌梗死后	第一年观察阻抗变化,每次随访;评定心功能
心脏再同步起搏器 CRT/D	术后三日内进行超声下 AV 及 VV 间期优化,出院后每 3～6 个月超声随访一次

术前选择适合老年人个体化的起搏器与电极对术后随访极为重要:

选择适合老年人自身情况的起搏器对术后的随访也尤为重要,比如老年人因老化心室顺应性下降,心房收缩对心室充盈的作用更大,为减少心室起搏对心脏结构和功能的影响,应当选择房室顺序起搏、起搏部位选择间隔部起搏为宜;在老年人,变时功能障碍更常见,活动时心排血量的增加更依赖于心率的增加,频率适应性起搏器能明显提高老年心动过缓患者的运动耐量和生活质量,故植入频率适应性起搏器获益会更大;患有脑梗的老年患者可以考虑安装可以做核磁的起搏器;由于老年人心内膜纤维化、心肌小梁变平,心脏内电极包裹后更容易造成局部电活动传导减弱,在电极选择上无论被动与主动电极尽量使用双极电极,这样可以增加起搏器感知调整的机会。

(二)优化起搏器功能

起搏器随访及程控是确保起搏治疗最优化所不可忽视的重要任务,因为现代数字化起搏器的许多自动化功能都需要在术后根据老年患者的具体病情开启、调整及优化,比如在病态窦房结综合征植入双腔起搏器的患者由于没有程控调整房室起搏间期(AVI)可能导致过多的心室起搏而增加心力衰竭及心房颤动的发生;起搏器术后根据起搏阈值及时

降低输出能量或开启自动能量输出功能,可以避免电池提前耗竭;选择具有远程随访功能的 ICD 及 CRT/D 时时监测右室除颤电极阻抗及心功能变化、及时发现心律失常的类型、持续时间、评价起搏器治疗效果、症状的改善情况等。

1. 起搏频率的管理 鉴于老年人因老化所致的生理性或病理性心跳频率的减慢以及心脏贮备能力的下降等特殊病理生理状态,老年心律失常患者有的合并冠心病,心率的增加可导致心肌氧耗的增加,诱发或加重冠心病心肌缺血的发生。所以对于老年起搏器治疗的患者,如无特殊临床需要,可适度调低基础起搏频率,如设置在 50～60 次/分;对于基础心率基本正常,偶有一过性心动过缓的患者,使用频率滞后功能(rate hysteresis);打开睡眠频率,一般低于基础起搏频率 5～10 次/分,以适应患者生理状态。

老年患者也可从频率适应性起搏(rate response)获益,使用频率适应性起搏首先应遵循个体化原则,据患者的年龄和日常生活特点,以及基础心脏病变、心功能状态及服药情况作为程控参数的依据。起搏器的上限频率不宜太高,频率适应性斜率程控在较高挡次,频率反应的感知阈值选择相对高点,此外,在选择频率适应性传感器的种类时也应当考虑老年人体力活动相对少,因而可以选用闭环式频率适应性起搏器(CLS),不仅能感知体力活动,而且还能感知情绪变化、思维活动等,尤其适用于活动少、长期卧床老年人。

2. 减少心室起搏 DDD 是最常用的生理性起搏器。然而,近年来,多项研究显示 DDD 起搏模式在远期预后方面并不优于 VVI 起搏模式,心力衰竭及心房颤动的发生率前者明显高于后者。其主要原因并不是维持生理性房室顺序起搏不好,而是由于没有优化起搏模式及合适的程控导致过多的右心室心尖部起搏,右室心尖部起搏引起的危害抵消了维持房室顺序的益处,同时,心室起搏的减少对起搏器的寿命延长,不必要的心室融合波及减少心室电刺激都是很有益处的。

(1)特殊起搏模式的应用:为减少双腔起搏器的心室起搏,可以使用特殊的起搏模式,如安全的心房起搏模式(AAI safe R)或心室起搏管理(management ventricular pacing,MVP)模式。使用这类起搏模式时,平时起搏器以心房起搏方式为主,一旦发生严重房室阻滞,起搏器自动转为双腔起搏模式。这不仅可以最大限度地减少心室起搏,还可以保证患者的安全,延长起搏器使用寿命(MVP 功能示意图见图 6-4-7)。

(2)优化房室间期:双腔起搏器的房室间期(AVI)与血流动力学效应关系密切,不恰当的房室间期导致的血流动力学负面效应会严重影响老年患者的心功能,过长的 AVI 可导致舒张期二尖瓣反流,过短的 AVI 导致心室充盈不充分,优化后的 AVI 可有效促进自身心室激动,改善患者血流动力学效应,鼓励自身房室结下传,保护心功能,减少非必需的右室起搏。可以选择固定而长的 AVI 或开启房室间期主动搜索功能(search AV＋)及或房室间期自动搜索(autoAV search),老年起搏器依赖患者可以开启 AV 间期优化功能(QuickOpt)或在超声心动图的指导下通过测量心功能指标及左室舒张和收缩末期内径等的变化来获得最佳的 AVI。

(3)自动阈值管理功能:通过设置时间定期测试心房及左右室起搏阈值,在保证安全的情况下,以最小的能量起搏

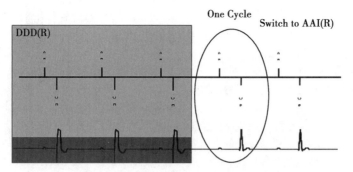

图 6-4-7 MVP 功能通过延长 AV 间期,在安全备用
脉冲保护下由 DDD 双起搏改变至 AAI 方式

输出,可有效减少老年人因起搏器高输出引起的心室不适反应和来院随访次数,同时延长了起搏器寿命、减少了花费。如心房/心室自动阈值管理功能(atrial/ventricular management)及(或)自动阈值夺获功能(auto capture)、主动夺获控制(active capture control),均可在患者休息或设定的固定时间进行阈值测试,在不影响患者的情况下使起搏器通过安全的测试达到输出最小化,从而延长起搏器的使用时间。

(4)起搏器介导的心动过速(pacemaker mediated tachycardia,PMT)预防:植入双腔起搏器患者尤其是老年患者更容易因室房逆传引起的起搏器介导的心动过速而发生心室不适反应或加重心力衰竭,现在绝大多数起搏器具有迅速检测逆传 P 波的功能。开启自动预防 PMT 发生功能(PVARP AUTO)及终止 PMT 功能(PMT TERMINATE)后可以在发生室早或心室起搏后自动延长 PVARP,避免 PMT 的发生或当 PMT 发生时,通过心腔内测量确诊后自动调长 PVARP 以终止 PMT。

(5)交叉感知(crosstalk)的预防:老年患者尤其是起搏器依赖的患者一旦发生心室交叉感知会出现严重的心室停搏,严重时会造成晕厥,通过开启心室安全起搏功能(ventricular safe pacing)及空白期自动延长(AUTO BLANK)功能可以

有效防止发生交叉感知。同时尽可能选用双极电极,减低心房脉冲能量及降低心室感知灵敏度,适当延长心室空白期都可以避免交叉感知出现。

(三)埋藏式心脏转复除颤器(ICD)、心脏再同步起搏(除颤)器(CRT/D)的随访及起搏器远程随访(remote monitoring)技术应用

随着起搏器和通信技术的飞速发展,具有远程随访技术功能的起搏器已经用于临床。部分双腔起搏器及大多数 ICD、CRT/D 均带有远程随访功能,通过此功能患者利用家里的固定电话或移动通信技术足不出户就可将起搏器资料传输至医院的信息工作站,第一时间通知医生及时浏览,极大地方便了 ICD、CRT/D 患者尤其是长期监测都很正常行动不方便的老年患者,需要指出的是远程随访功能开启后只是一个监测工具,不能更改起搏器的设定,患者仍需到医院进行程控。

ICD、CRT/D 随访内容除常规双腔起搏器随访内容外还包括:患者心律失常发作情况及药物治疗情况,尤其是恶性室性心律失常的发生和治疗情况;ICD 抗心动过速治疗(ATP)评价及优化;ICD 电池状态、延长电池寿命;三腔起搏器 AV 间期及 VV 间期优化效果;连续的监测起搏器电极信息等内容(远程随访方式如图 6-4-8)。

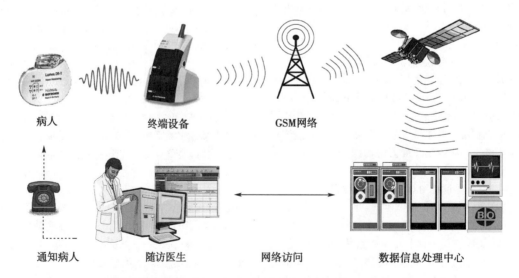

图 6-4-8 起搏器将信息传至终端后,通过 GSM 移动网络传输至数据信息处理中心,
医生通过浏览网页后即可了解患者信息,根据需要联系患者随访(BIOTRONIK 公司提供)

1. 心力衰竭预警功能　植入双腔 ICD 及 CRT(CRTD)的老年患者因合并有冠心病,心力衰竭等器质性心脏病,对心功能的密切监测尤为重要,除通过临床常规随访外,远程技术通过对心脏多事件时时监测汇总分析后对心力衰竭发生做出预警,对减少老年人心力衰竭及的发生,延缓生命具有极其重要的意义。该系统如:家庭监护系统(home moni-

toring)或 OptiVol 心衰竭监测系统将患者的心率变异性、患者活动度、平均心室率、心房颤动负荷、室性事件、左室起搏比例、双室起搏比例等事件以图表的形式方便医生快速阅读,以便做出及时通知病人就诊治疗(心力衰竭事件预警报告见图 6-4-9)。

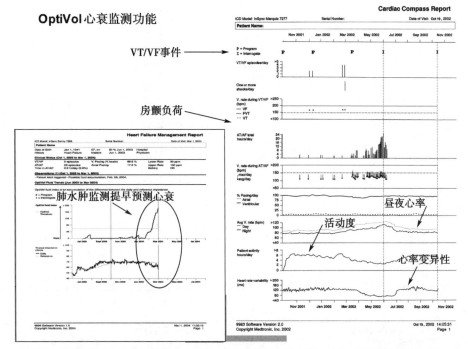

图 6-4-9　MEDTRONIC 远程随访技术 OptiVol(肺水肿监测)心力衰竭预警功能
通过监测胸腔内阻抗变化反映组织液体潴留状态。配合心力衰竭因子的监测达到对心力衰竭的预警。右图箭头处显示监测事件趋势图出现异常,患者心房颤动发生频繁,持续时间增加,心率增加,活动度及心率变异性下降。左图显示近期测试的胸腔阻抗下降,OptiVol 功能通过将每日测试阻抗与标准阻抗差值比较,差值越大提示肺水肿可能,图中显示近期差值明显增加,提示心力衰竭发生

2. 起搏器电池及电极的监测　通过远程技术,可以监测起搏器及电极的多项参数来反映起搏器的工作状态,这对于植入双腔起搏器、ICD 及 CRT/D 的患者至关重要,尤其是更换一次起搏器或心力衰竭升级至 CRT/D 的老年患者,由于电极使用时间较长,通过时时监测阻抗变化,可以避免电极断裂、电池提前耗竭等远期并发症的发生。远程监测事件还包括:植入状态、电极紧急模式、心室电极检测、电池寿命计算、电池耗竭、ICD 充电时间延长、右房阻抗、右室阻抗、高压除颤线圈阻抗等(监测报警见图 6-4-10)。

3. 左室自动阈值管理功能　植入 CRT/D 的老年患者在治疗过程中需要左室可靠的起搏,由于左室电极位于左室心外膜,老年患者可能患有多种器质性心脏病,临床用药复杂,多数患者随访发现左室阈值波动明显,为避免持续的高输出,通过开启左室自动阈值管理功能(LVVM)可以有效准确的通过测试阈值来减小输出,对左室的可靠起搏减少膈肌刺激、避免交叉感知、及时发现电极脱位、如果同时安装带有心房及右室阈值管理的起搏器将大大延长 CRT/D 的使用寿命(图 6-4-11 为左室自动阈值管理功能曲线)。

4. 心脏再同步起搏(除颤)器(CRT/D)的房室及室间优

化　由于大多数置入 CRT/D 老年患者存在着房室、双心室及心室内的不同步,术后及时优化,对减少二尖瓣反流,增加心排出量,防止心功能进一步恶化具有重要意义。方法是超声优化、起搏器功能优化及右室间隔部起搏优化,超声下通过调整 AV 及 VV 间期观察左室充盈时间和 E、A 峰的关系,一般术后 3 日内进行优化,出院后每 3~6 个月超声随访一次,超声负责优化由专人负责。同时,可以选择具有 AV 间期优化功能(QuickOpt)的起搏器,其采用独有的公式通过测量心房传导时间计算出最优房室起搏时间。

5. 室性心律失常诊断及治疗的优化　ICD 及 CRTD 是目前预防心脏性猝死最有效的措施,已成为治疗恶性室性心律失常的首选方法,有效准确的除颤至关重要,在室速区一方面要尽可能地提高 ATP 治疗效果,减少除颤,另一方面要尽可能地准确识别恶性心律长的发生,准确除颤。对于老年患者,提高 ATP 及除颤治疗效果对于改善心力衰竭症状、改善心脏重构、减少猝死,降低死亡率具有重要意义。

(1)开启房室腔内心电图(IEGM)(图 6-4-12):开启心房及心室的腔内心电图,可以通过远程随访报告或遥测起搏器分析房室间电活动的逻辑关系,使指标识别加强(突发性、稳

Lead							
●+☑	●+☑	●	Off				
○	●	○	○	RA pacing impedance	< 250 ohm ▼	or	> 1500 ohm ▼
●	○	●	○	RA sensing amplitude (daily mean):	< 0.5 mV ▼		
●	○	○	○	RV pacing impedance	< 250 ohm ▼	or	> 1500 ohm ▼
○	●	○	○	RV sensing amplitude (daily min.):	< 2.0 mV ▼		
○	●	○	○	RV pacing threshold safety margin:	< 1.0 V ▼		
○	○	●	○	LV pacing impedance	< 250 ohm ▼	or	> 1500 ohm ▼
○	●	○	○	LV sensing amplitude (daily mean):	< 2.0 mV ▼		
○	●	○	○	LV pacing threshold safety margin:	< 1.0 V ▼		
●	○	○	○	Daily shock lead impedance	< 30 ohm ▼	or	> 100 ohm ▼
●	○	○	○	Shock impedance	< 30 ohm ▼	or	> 100 ohm ▼
Atrial arrhythmia							
●+☑	●+☑	●	Off				
○	○	○	●	Atrial burden	> 25 % ▼		
○	●	○	○	Long atrial episode detected			
○	○	●	○	Atrial monitoring episode:	every ▼		
○	○	●	○	SVT detected:	every ▼		

图 6-4-10 远程随访技术设置异常事件报警条件

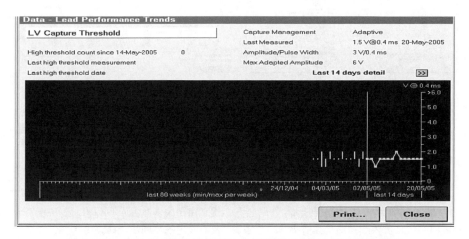

图 6-4-11 通过左室自动阈值测试曲线观察到患者左室阈值不稳定

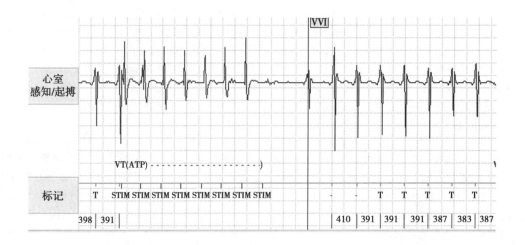

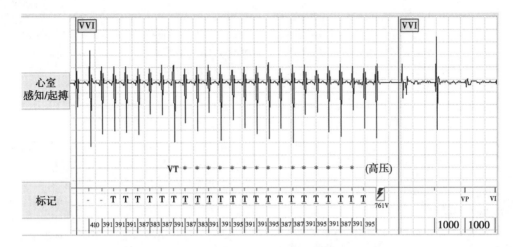

图 6-4-12　远程随访系统腔内心电图（IEGM）报告

通过腔内图提供的心电图及诊断标记，可以准确判断治疗方案成功与否，便于医生进行及时的修改。

上图为室速 ATP 治疗未终止室速；下图为反复发作室速 ATP 治疗失败后转入除颤程序后治疗成功

定性、QRS 宽度及 QRS 形态等）对室速及心室颤动的识别准确性增高，可以大大提高 ICD 识别的准确性，减少误放电及其引起的心律失常。

（2）观察 ATP 治疗效果后充电功能：开启后可以根据在室速区第一次或第二次 ATP 治疗是否成功进行记忆，下次发作时自动放弃失败的 ATP 治疗直接进行除颤治疗，节省电量，大大提高治疗的成功率。

总之，随着老龄人口的不断增加，需要接受心脏起搏器治疗的老年患者明显增加，而且起搏治疗对于老年慢性心律失常患者具有确切的临床疗效和良好的安全性，随着起搏器技术的不断发展，通过随访优化起搏器功能，老年患者的生活质量及生存率将不断提高。

（邹　彤　王志蕾　杨杰孚）

▶ 参考文献 ◀

1. Gregoratos G. Permanent pacemakers in older persons. J Am Geriatr Soc,1999,47(9):1125-1135.

2. Link MS,Estes NA,Griffin JJ,et al. Complications of dual chamber pacemaker implantation in the elderly. Pacemaker selection in the elderly(PASE)investigators. J Interv Card Electrophysiol,1998,2:2175-2179.

3. Kutalek SP. Pacemaker and defibrillator lead extraction. Curr Opin Cardiol,2004,19:19-22.

4. Gregoratos G,Abrams J,Epstein AE,et al. ACC/AHA/NASPE 2002 guideline update for implantation of cardiac pacemakers and antiarrhythmia devices:summary article:a report of the American College of Cardiology/American Heart Association Task Force on Practice Guidelines. Circulation,2002,106:245-261.

5. Gregoratos G. Indications and Recommendations for Pacemaker Therapy. American Family Physician, 2005, 71:1563-1570.

6. Palatini P, Jnlius S. Heart rate and the cardiovascular risk. J Hypertension,1997,15:3-17.

7. Packer M,Coats AJS,Fowler MB,et al. Effect of carvedilol on survival in severe hronic heart failure. N Engl J Med,2001,344:1651-1658.

8. Levine HJ. Rest heart rate and life expectancy. J Am Coll Cardiol,1997,30:1104-1106.

9. 陈新,孙瑞龙,王方正.临床心电生理学和心脏起搏.北京:人民卫生出版社,1996:1008-1016.

10. Gregoratos G. Permanent pacemakers in older persons. J Am Geriatr Soc,1999,47(9):1125-1135.

11. 王方正,张澍,华伟,等.全国心脏起搏器临床应用调查（2002 至 2005 年）.中华心律失常学杂志,2006,10(6):475-478.

12. 杨杰孚,佟佳宾,王志蕾,等.80 岁以上老年人心脏起搏器植入术及减少并发症的对策.中华老年医学杂志,2006,25(8):585-587.

第五节　老年心力衰竭

心力衰竭是一种复杂的临床症状群，为各种心脏病的严重阶段,发病率高,5 年存活率与恶性肿瘤相仿。老年人常同时并存多系统、多器官疾病，机体内环境稳定性发生改变，各器官储备功能显著下降，因此，老年人心力衰竭临床表现错综复杂，治疗矛盾多，预后差。随着我国人口老龄化的快速增长，心血管病危险人群基数巨大，心力衰竭已成为危害老年人群健康的重大问题。

一、病理生理学

老年人心力衰竭的病理生理改变主要表现为心脏结构和功能的老化。

（一）心脏结构的老化

研究表明心脏重量随年龄增长而增加，老年人心脏重量的增加主要是心肌细胞肥大，而心肌细胞数量却随年龄增长而减少。从 30 岁到 70 岁，心肌细胞总量大约减少了 35%。由于心肌细胞肥大和结缔组织沉积致心室壁增厚，以左室后壁增厚最为显著，左心腔相对变小。也有证据表明随年龄增长会逐渐出现心房的肥大。心脏含有大量产生胶原蛋白和弹性蛋白的成纤维细胞，且数量随年龄增长而增加，从而引起心肌顺应性下降，僵硬度增加。衰老心脏心包下脂肪沉积增多，引起心包增厚并出现僵硬，进一步使心脏舒张顺应性下降。心内膜由于受血流压力及应力的影响，出现增厚、胶原纤维、弹力纤维增生以及瓣膜增厚、钙化。老年退行性瓣膜钙化主要累及主动脉瓣及二尖瓣，导致瓣膜狭窄及关闭不全。年龄相关性心脏传导系统改变主要表现为细胞数目的减少以及胶原、脂肪组织的沉积。从 60 岁开始，心脏窦房结的起搏细胞数量会有显著的下降。

（二）心脏功能的老化

和年轻人相比，老年人静息状态下心室每搏输出量与其相当或略高，左室射血分数也没有随年龄的增长而发生显著变化。由此看来，健康老年人静息状态下心脏收缩功能保留的较好。和收缩功能相比，老年人静息状态下心脏舒张功能变化较为明显。从 20 岁到 80 岁，左室舒张早期充盈速率降低了 50%。另外，衰老心脏心肌细胞内钙库摄取细胞内钙障碍，也会导致松弛延缓。心脏传导系统的老化，易导致心率减慢和心脏节律紊乱。休息时心率减慢，可使心脏易发生异位心律失常。

运动状态下交感神经系统激活，儿茶酚胺（去甲肾上腺素和肾上腺素）释放作用于心脏的 β-肾上腺素能受体，引起心率加快，心肌收缩力增强。随着年龄的增加，血液循环中去甲肾上腺素清除下降以及从各器官系统进入血液循环的儿茶酚胺的增多，引起血液循环中儿茶酚胺水平的升高。长期暴露于高水平的儿茶酚胺可以导致 β-肾上腺素能受体信号转导途径敏感性下降，从而限制老年人运动时心率的增快。另外，衰老心脏的窦房结起搏细胞数量逐渐减少及冲动发放减少，也导致其运动时心脏对交感神经刺激的反应性降低，从而限制其达到运动时最大心率。研究发现，心输出量随年龄增长呈直线下降，71～80 岁与 21～30 岁相比约下降 40%，每年约下降 1%。

二、流行病学

过去 10 年中，美国因急性心力衰竭而急诊就医者达 1000 万例次。急性心力衰竭患者中约 15%～20% 为首诊心力衰竭，大部分则为原有的心力衰竭加重。随慢性心力衰竭患者数量逐渐增加，慢性心功能失代偿和急性心力衰竭发作，已成为心力衰竭患者住院的主要原因，每年心力衰竭的总发病率为 0.23%～0.27%。Framingham 研究发现，心力衰竭的发病率随年龄增长而增加，50～59 岁年龄段心力衰竭发病率为 1%，80～89 岁年龄段为 10%，年龄每增加 10 岁，心力衰竭的发病率则成倍增长。

我国对 42 家医院 1980 年、1990 年、2000 年 3 个时段住院病历回顾性分析表明，因心力衰竭住院约占住院心血管患者的 16.3%～17.9%，其中男性占 56.7%，平均年龄为 63～67 岁，60 岁以上者超过 60%；平均住院时间分别为 35.1 天、31.6 天和 21.8 天。我国心力衰竭的发病率亦随着老龄化的进程而逐渐升高，35～44 岁、45～54 岁、55～64 岁和 65～74 岁年龄组心力衰竭发病率分别为 0.4%、1.0%、1.3% 和 1.3%。临床上慢性心力衰竭患者通常表现为收缩或舒张功能不全，老年心力衰竭患者中，至少有 30%～40% 的患者没

有明显的收缩功能不全，随着年龄的增长这一比例不断增高。老年人心力衰竭发生率高，一方面与年龄相关的心功能恶化有关（尤其是舒张功能），另一方面可能与其他慢性危险因素的累积效应相关。

三、病因和诱因

（一）多病因性

冠心病、高血压病是老年人心力衰竭最常见的原因。Framingham 研究显示，老年人心力衰竭患者中约 70% 以上为高血压和（或）冠心病引起。老年人往往同时患有多种疾病，如冠心病、高血压性心脏病、肺心病、退行性心脏瓣膜病、贫血性心脏病等。老年人心力衰竭也可以是两种或两种以上心脏病共同作用的结果，以其中一种为主要原因，其他参与并加重心力衰竭，使病情复杂化。

（二）左室射血分数正常的心力衰竭（HFNEF）多

左室射血分数（LVEF）正常或接近正常（LVEF>45% 或 50%），但有症状和（或）体征的心力衰竭，临床主要指舒张性心力衰竭，由于左室松弛缓慢及僵硬度增加导致舒张功能不全引起。

（三）医源性心力衰竭发生率高

老年人心脏储备能力下降，因快速大量输液，摄取钠盐过量等因素可突然诱发心力衰竭。

（四）诱因多样化

老年人心力衰竭常见诱因与其他年龄组相同，但由于老人心脏储备功能差，更易诱发心力衰竭。其中以呼吸道感染（尤其是肺炎），急性心肌缺血最为常见；其次为心律失常，如快速心房颤动，阵发性室上性心动过速等；其他诱因包括劳累、情绪激动、饱餐、肺栓塞、肾功能不全等。

四、临床表现

（一）症状不典型

由于老年人反应较差，往往合并肝、肺、肾、甲状腺等疾病，并伴随着认知功能的下降，使得部分患者已处于中度心力衰竭可完全无症状，而一旦受到某种因素诱发，即可发生重度心力衰竭，危及生命。老年人发生急性左心衰竭时，由于心输出量下降，造成脑供血不足，可出现神经精神症状如意识障碍、失眠等。老年人心力衰竭还可表现为呼吸系统症状如慢性咳嗽，消化系统症状如腹胀、恶心、呕吐等。有些老年人白天进食或活动后出现阵发性呼吸困难，与夜间阵发性呼吸困难具有相同的临床意义。

（二）体征特异性差

肺部湿啰音、体位性水肿、第三心音或第四心音奔马律是老年人心力衰竭的常见体征。由于老年人常有多种疾病并存，心力衰竭体征的敏感性及特异性均有不同程度下降，应加强综合判断。老年人重度肺气肿可导致心浊音界缩小、杂音强度减弱，不易听到奔马律及肝下移造成肝大的假象。老年人可能因伴有窦房结功能低下或病态窦房结综合征，发生心力衰竭时心率不快，甚至表现为心动过缓。老年人心力衰竭时易合并肺部感染，肺部湿啰音不能视为心力衰竭的体征。老年人踝部水肿还见于活动少、慢性下肢静脉功能不全、低蛋白血症、药物的使用（特别是钙拮抗剂）等。

（三）易合并其他脏器功能障碍

由于老年人各脏器储备功能明显下降，心力衰竭时易合并其他脏器功能障碍，如心律失常、肾功能不全、水电解质及酸碱失衡、脑供血不足、认知功能障碍等。

（四）临床表现复杂化

老年人常同时合并呼吸系统、消化系统、泌尿系统以及贫血、脑血管病等多种基础疾病，使临床表现复杂化。

五、诊断和鉴别诊断

（一）重视心力衰竭的不典型表现

详细的采集病史与体格检查可对心力衰竭的临床诊断提供重要的依据。然而由于老年人往往不能准确地提供病史，心力衰竭的症状不典型，且合并多种疾病相互影响，掩盖或加重心力衰竭的症状及体征，导致诊断困难，容易误诊漏诊。老年人急性心肌缺血或急性心肌梗死时可无胸痛，合并心力衰竭时对心力衰竭的病因诊断困难。有些老年人即使存在心力衰竭，但活动时并不感明显气短，而表现为极度疲倦，需结合病史、体征、辅助检查等综合判断。

（二）寻找早期诊断征象

老年人心力衰竭的早期诊断较困难，下列情况有助于老年人心力衰竭的早期诊断：①轻微体力劳动即出现心慌、气短、胸闷、疲乏，因而不愿活动；②干咳，白天站立位或坐位时较轻，平卧或夜间卧床后加重；③睡眠中突然胸闷憋气，垫高枕头或坐起感觉呼吸顺畅，喜右侧卧位，难以用呼吸道感染解释；④白天尿量减少，夜尿增多，体重增加；⑤休息时脉搏增加 20 次/分，呼吸增加 5 次/分；⑥双肺底部细湿啰音，呈移动性；⑦颈静脉充盈，肝大；⑧心电图：V_1 导联 P 波终末向量阳性（$Ptf_{V_1} \leqslant 0.03mm \cdot s$），ST-T 动态改变，早搏增多；⑨X 线胸片：双肺纹理增粗，心影增大或见到 Kerley B 线。

（三）重视 BNP/NT-proBNP 在诊断中的意义

2009 年，美国 ACC/AHA 指南突出了 BNP 或 NT-proBNP 在心力衰竭诊断中的作用，对于呼吸困难的患者，均应测定 BNP 或 NT-proBNP。研究表明，老年心力衰竭患者血浆 BNP/NT-proBNP 浓度明显高于非心力衰竭患者，测定血浆 BNP 有助于老年人心源性与非心源性急性呼吸困难的鉴别。然而，对于老年、女性，特别是合并多器官功能障碍者，如肾功能不全、肝功能不全、代谢紊乱、严重肺部感染、肺栓塞等，常有 BNP/NT-proBNP 增高的现象，因此在诊断时应结合临床确定。

（四）明确老年人心力衰竭的类型

收缩性心力衰竭和舒张性心力衰竭的药物治疗有原则上不同，诊断时必须明确老年人心力衰竭的类型。收缩性心力衰竭是指心室收缩功能障碍使心脏收缩期排空能力减退而导致心输出量减少，其特点是心室腔扩大、收缩末期容积增大和左室射血分数降低。舒张性心力衰竭即 HFNEF，是指心肌松弛和（或）顺应性降低使心室舒张期充盈障碍而导致心输出量减少，其特点是心肌肥厚、心室腔大小和左室射血分数正常。

HFNEF 多见于老年、女性、肥胖患者，起病可急骤，病情迅速恶化，通常由重度高血压或急性心肌缺血所致，心房颤动也是常见的诱因。2007 年，ESC 专家共识提出 HFNEF 新的诊断标准：①充血性心力衰竭的症状或体征：包括劳力性呼吸困难、疲乏、肺部啰音、肝大、踝部水肿等。对于无体液

潴留体征的呼吸困难患者，如果 NT-proBNP<120pg/ml 或 BNP<100pg/ml，基本可排除心力衰竭可能。②正常和轻度异常的左室收缩功能：该共识中将 LVEF>50% 作为左室收缩功能正常和轻度异常的分界值，同时左室舒张末期容积指数和左室收缩末期容积指数分别不能超过 97ml/m^2 和 49ml/m^2。③舒张功能不全的证据：创伤性检查技术测定的指标，左室舒张末压>16mmHg，或平均肺小动脉楔压>12mmHg，或左室舒张时间指数>48ms，或左室僵硬度常数>0.27。有创性检查技术测定的指标是舒张功能不全的确切证据。非创伤性血流多普勒、组织多普勒技术测定的指标：舒张早期二尖瓣流速与二尖瓣环间隔处心肌舒张速度比值 E/E$'$>15。若 15>E/E$'$>8，则需要其他非创伤性指标辅助诊断，包括：①超声血流多普勒技术测定指标：二尖瓣舒张早期与舒张晚期血流速度比值 E/A 比值<0.5，或减速时间（DT）>280ms，或左房容积指数（LAVI）>40ml/m^2，或左室质量指数（LVMI）>122g/m^2（女）或>149g/m^2（男），或心房颤动；②NT-proBNP>220pg/ml 或 BNP>200pg/ml。若 NT-proBNP>220pg/ml 或 BNP>200pg/ml，合并 E/E$'$>8 或超声血流多普勒技术测定的相关指标异常也是左室松弛、充盈、舒张期扩张度或僵硬度异常的证据。

（五）鉴别诊断

1. 劳力性呼吸困难　劳力性呼吸困难也可由阻塞性肺气肿、肺栓塞、身体虚弱或肥胖等引起，这些情况老年人均常见。夜间阵发性呼吸困难也可由支气管哮喘急性发作引起。

2. 肺底湿啰音　肺底湿啰音还可见于慢性支气管炎、肺炎，支气管扩张等，一般心力衰竭引起的肺部湿啰音大多为双侧性，偶尔呈单侧或亦有哮鸣音。老年人心力衰竭合并慢性肺部疾病鉴别诊断存在困难时，以下情况支持心力衰竭的诊断：咳嗽及呼吸困难突然出现或加重、夜间阵发性呼吸困难、呼吸困难加重时肺底湿啰音异常增多且随体位变化、应用血管扩张剂或利尿剂后症状迅速缓解。

3. 颈静脉充盈　颈静脉充盈亦可由肺气肿、纵隔肿瘤或上腔静脉压迫综合征等原因引起。

4. 下肢水肿　老年人下肢水肿常可因下肢静脉曲张、静脉炎、淋巴性水肿、肾脏或肝脏疾病、药物使用等引起，而心脏阳性体征如心脏扩大等有助于鉴别诊断。

六、治　疗

（一）急性心力衰竭的治疗

1. 一般处理

（1）体位：静息时明显呼吸困难者应采取半卧位或端坐位，双腿下垂以减少回心血量，降低心脏前负荷。

（2）吸氧：应尽早采用，使患者血氧饱和度≥95%（伴慢性阻塞性肺病者血氧饱和度>90%）。必要时还可采用无创性或气管插管呼吸机辅助通气治疗。研究表明，无创正压通气可改善氧合和呼吸困难，缓解呼吸肌疲劳、降低呼吸功耗，增加心输出量，是目前纠正急性心力衰竭低氧血症、改善心脏功能的有效方法。

（3）饮食：进食易消化食物，避免一次大量进食，不要饱餐。在总量控制下，可少量多餐。

（4）出入量：肺淤血、体循环淤血及水肿明显者应严格限制饮水量和静脉输液速度，对于无明显低血容量患者每天摄

入液体量一般宜在 1500ml 以内,不要超过 2000ml。保持每天水出入量负平衡约 500ml/d,严重肺水肿者负平衡 1000～2000ml/d,甚至可达 3000～5000ml/d,以减少水钠潴留和缓解症状。应注意防止发生低血容量、低血钾和低血钠等。

2. 药物治疗

(1)镇静剂:用于严重急性心力衰竭早期阶段的治疗,特别是伴有疼痛、烦躁不安及呼吸困难的患者。在静脉通路建立后立即给予吗啡 3mg,必要时可重复给药一次。吗啡可减轻急性心力衰竭患者呼吸困难等症状,并可增强合并应用无创通气的效果。应注意监测呼吸,注意可能出现的低血压、心动过缓、高度房室传导阻滞及二氧化碳潴留。

(2)支气管解痉剂:常用药物为氨茶碱或二羟丙茶碱。此类药物不宜用于冠心病如急性心肌梗死或不稳定型心绞痛所致的急性心力衰竭患者。

(3)利尿剂:伴有液体潴留症状的急性或慢性失代偿性心力衰竭患者应给予利尿剂治疗。根据个体差异以产生充分利尿效应达到最佳容量状态为目标,以缓解淤血的症状和体征(水肿、颈静脉压升高、呼吸困难)为最佳剂量。以不产生症状性低血压和肾功能进行性恶化为宜。老年人,特别是高龄老人,如果以前未使用利尿剂,第一次用量宜小,如呋塞米 10mg 静脉注射,以后根据情况进行调整。

(4)血管扩张剂:建议早期应用于左室收缩功能不全,如冠心病,高血压性心脏病所致的急性左心衰竭。血压正常但存在低灌注状态或有淤血体征且尿量减少的患者,血管扩张剂应作为一线用药。在使用血管扩张剂时应当注意以下问题:①血管扩张剂禁用于心脏瓣膜狭窄的患者,以免加重肺淤血,导致心输出量的减少;②硝酸酯类推荐用于冠心病引起的心力衰竭患者,硝普钠用于高血压性心力衰竭患者;③硝普钠的应用需要根据血压调整用药剂量,由小剂量开始逐渐增加至有效剂量。

奈西立肽是一种重组人 BNP,具有扩张静脉、动脉和冠状动脉的作用,降低心脏前、后负荷,增加心输出量。此外还可增加钠盐排泄和抑制肾素-血管紧张素-醛固酮系统和交感神经系统,但无直接正性肌力作用。研究表明,急性心力衰竭患者静脉输注奈西立肽可降低左室充盈压或肺毛细血管楔压,增加心排血量,改善呼吸困难和疲劳症状。鉴于奈西立肽用于急性心力衰竭患者的临床使用经验有限,而且迄今缺乏其优于硝酸盐类的明确证据,安全性也不确定,所以一般不作为治疗急性心力衰竭的一线药物。

(5)血管紧张素转换酶抑制剂(ACEI):急性心力衰竭的急性期、病情尚未稳定的患者不宜应用。急性心肌梗死后的急性心力衰竭患者可以使用,口服起始剂量宜小。ACEI 类药物应谨慎用于心排血量处于边缘状态的患者,因其可以减少肾小球滤过;与非甾体类抗炎药联合用药时,对 ACEI 耐受性下降。

(6)正性肌力药物:此类药物适用于低心排血量综合征,如伴症状性低血压或心输出量降低伴有循环淤血的患者,可缓解组织低灌注所致的症状,保证重要脏器的血液供应。血压较低和对血管扩张药物及利尿剂不耐受或反应不佳的患者尤其有效。

1)洋地黄制剂:洋地黄能改善临床症状,提高患者生活质量,仍然是治疗心力衰竭的基本药物。由于老年人肾功能减退,其次是心肌钾和镁的耗竭而增加心肌对洋地黄的敏感性,故用药期间应监测肾小球滤过率、血钾及血清地高辛浓度以指导治疗,避免发生洋地黄中毒,因此,老年人剂量应减少。一般应用毛花苷丙 0.2～0.4mg 缓慢静脉注射,2～4 小时后可以再用 0.2mg,伴快速心室率的心房颤动患者可酌情适当增加剂量。

2)非洋地黄类正性肌力药物:包括 β 肾上腺素能激动剂和磷酸二酯酶抑制剂,能增加心肌收缩力及外周血管扩张作用,但因其增加死亡率和室性心律失常发生率远高于洋地黄类,故不宜作一线药物,主要适用于终末期和难治性心力衰竭而常规治疗无效者,可短期静脉应用。

左西孟旦是一种钙增敏剂,与传统意义的正性肌力药物不同,它并不增加细胞内钙离子浓度,通过结合于心肌细胞上的肌蛋白 C 促进心肌收缩,还通过介导 ATP 敏感的钾通道而发挥血管舒张作用和轻度抑制磷酸二酯酶的效应。其正性肌力作用独立于 β 肾上腺素能刺激,可用于正接受 β-受体阻滞剂治疗的患者。临床研究表明,急性心力衰竭患者应用本药静脉滴注可明显增加心输出量和每搏量,降低肺毛细血管楔压、全身血管阻力和肺血管阻力;冠心病患者不增加病死率。用法:首剂 12～24μg/kg 静脉注射(>10 分钟),继以 0.1μg/(kg·min)静脉滴注 24 小时,可酌情减半或加倍。对于收缩压<100mmHg 的患者,不需要负荷剂量,可直接用维持剂量,以防止发生低血压。

(二)慢性心力衰竭的治疗

1. 重视病因和诱因的治疗 三分之二的心力衰竭患者合并冠心病,应尽量逆转可治疗的心肌缺血。心律失常可导致心力衰竭恶化,需要积极治疗。感染、缺氧等诱因亦在老年人心力衰竭的发生发展中起重要作用,应尽快纠正。

2. 药物治疗

(1)地高辛:地高辛虽不能提高生存率,但能改善左室功能和运动耐量,从而降低心力衰竭的住院率和致残率。老年人由于肾功能减退和分布容积缩小,因而老年人用量要小,最好根据肌酐清除率计算维持量。伴有心肌淀粉样变的老年人,对地高辛特别敏感,极易发生中毒反应,应使用非洋地黄类强心剂治疗。洋地黄中毒最常见的毒性反应是胃肠道症状和室性心律失常,也易出现神经系统症状。

(2)利尿剂:利尿剂对缓解心力衰竭的充血症状十分有效,只要有容量负荷过重的表现(如肺淤血和水肿)就宜应用利尿剂,但它可激活肾素-血管紧张素-醛固酮系统,导致电解质紊乱而诱发心律失常和洋地黄中毒。老年人用利尿剂要从小剂量开始,逐渐增量,一旦体液潴留症状消失,以最小有效剂量长期维持。应以体重和尿量作为监测疗效和调整剂量的依据,避免利尿不足和利尿过度。

(3)ACEI 类药物:ACEI 类药物不仅能缓解心力衰竭的症状,而且能降低病死率和提高生活质量。ACEI 类药物最基本的作用是抑制神经内分泌的激活、逆转左心室肥厚、防止心室重构,从而防止或延缓心力衰竭的病理生理过程。

由于 ACEI 类药物可引起低血压、肾功能损害和咳嗽等副作用,使其在老年人心力衰竭患者的应用受限,而且剂量偏小,没有达到应有的效果。临床研究表明,目标剂量在降低病死率和住院复合危险方面优于小剂量组,用药时应尽可能达到目标剂量,而且多数老年患者对此剂量有较好的耐受性。

为了确保ACEI类药物在老年患者中的安全应用,必须注意以下几点:①用药前避免过度利尿,纠正低钠血症和低血容量;②小剂量开始,逐渐增量,如卡托普利6.25mg,2~3次/日,密切观察血压和血肌酐水平,如能耐受则每隔3~7天剂量增倍一次,直到达到最大耐受量或目标剂量后长期服用。由于ACEI类药物起效较慢,有时需数周或数月才显示治疗效应,因而不能根据症状改善与否来调节剂量,而只能以血压、血肌酐水平作为调整的依据。不能耐受ACEI治疗者可用血管紧张素受体阻滞剂(ARB),因两者主要副作用大致相似,仍需密切观察。

(4)β-受体阻滞剂:β-受体阻滞剂因有负性肌力作用,一直被视为心力衰竭的禁忌证。近来研究表明,在地高辛(可不用)、利尿剂和血管紧张素转换酶抑制剂的基础上,加用β-受体阻滞剂可进一步改善临床症状、降低病死率和住院率,从而确立了它在心力衰竭治疗中的地位。常用的β-受体阻滞剂有美托洛尔、比索洛尔和卡维地洛,它们具有不同的药理学特性(表6-5-1)。现已证明,老年收缩性心力衰竭患者应用β-受体阻滞剂具有与非老年患者相似的疗效和耐受性。

表6-5-1 美托洛尔、比索洛尔和卡维地洛的药理学特性

药物	$β_1$选择性	$α_1$选择性	内在拟交感活性	脂溶性	活性代谢产物	抗氧化作用	抗血管平滑肌细胞增殖作用	扩血管作用
美托洛尔	++	—	—	++	—	—	—	—
比索洛尔	+++	—	—	+	—	—	—	—
卡维地洛	—	+	—	+++	+	+	+	++

老年收缩性心力衰竭患者应用β-受体阻滞剂应注意以下几点:①病情要稳定:β-受体阻滞剂不是心力衰竭的急救药,它不能用于急性心力衰竭患者。只有通过强心、利尿和扩血管治疗,病情相对稳定,且无禁忌证,方可考虑用药。②低起点、慢增量:由于β-受体阻滞剂早期效应是拮抗儿茶酚胺的正性肌力作用,老年收缩性心力衰竭患者用药时要小心。从小剂量开始,如美托洛尔6.25mg,每天2次;比索洛尔1.25mg,每天1次;卡维地洛3.125mg,每天2次,密切观察尿量、体重、血压和心率等指标,如能耐受则每隔每2~4周倍增剂量1次,逐渐增至最大耐受量或目标剂量,然后长期维持治疗。只要清醒静息心率≥50次/分,就可继续用药。长期用药是利用其阻断儿茶酚胺的毒性作用,达到逆转心室重构、提高射血分数、阻止发展为终末期心力衰竭的目的。地高辛与β-受体阻滞剂合用时,应注意二者对心率和传导的协同作用。

(三)射血分数正常的心力衰竭的药物治疗

1. 利尿剂 利尿剂可减少血容量和回心血量,降低左房压力,减轻肺淤血和外周液体储留,改善临床症状。但应避免利尿剂剂量过大而引起低血压及外周组织低灌注。

2. 硝酸酯类药物 硝酸酯类药物可降低心脏前、后负荷,减轻肺淤血,改善舒张功能,缓解临床症状。但应小剂量应用,依据患者病情变化调整其剂量,避免因左室舒张末压力下降过大,导致心输出量下降。

3. β-受体阻滞剂 目前还没有明确β-受体阻滞剂在HFNEF患者治疗中的地位。β-受体阻滞剂可以降低心率,延长舒张期充盈时间,增加舒张末容积,但可能会恶化其变时能力,因此使用需小心谨慎,并严密随访。β-受体阻滞剂还具有负性肌力作用,降低心肌氧耗,抑制交感神经的血管收缩作用,从而降低后负荷。但不主张用于心力衰竭急性期。

4. 血管紧张素转换酶抑制剂(ACEI)及血管紧张素受体阻滞剂(ARB)类药物 ACEI或ARB类药物可拮抗肾素-血管紧张素-醛固酮系统及交感神经系统活性,抑制血管紧张素Ⅱ发挥作用,逆转左室重构,并减弱血管紧张素Ⅱ对冠脉的收缩作用,降低心脏后负荷,改善心肌缺血。HFNEF患者使用ACEI及ARB类药物并没有像左室射血分数降低的心力衰竭治疗效果显著,但是在没有明确证据支持其他替代治疗之前,ACEI及ARB类药物仍是HFNEF患者控制血压的一线药物,特别是同时合并糖尿病或动脉粥样硬化性血管疾病时。

5. 钙通道阻滞剂(CCB) 非二氢吡啶类钙通道阻滞剂可以使心肌细胞内Ca^{2+}减少,降低室壁张力,降低心脏后负荷,降低心率,延长舒张期,增加左室充盈,提高心脏、血管松弛和顺应性。二氢吡啶类CCB可反射性引起心动过速,故不主张应用。

6. 醛固酮拮抗剂 醛固酮是引起心肌和血管纤维化的强有力的刺激因子。醛固酮拮抗剂具有抗心肌纤维化,延缓或逆转左室肥厚,减轻水钠潴留,降低血压,改善左室舒张功能的作用。

7. 正性肌力药物 洋地黄抑制肌浆网的钙泵,使细胞浆内游离Ca^{2+}浓度升高,增加心肌收缩力和心肌氧耗,恶化舒张功能,故不主张应用。

(四)终末期心力衰竭的非药物治疗

对于等待心脏移植的难治性心力衰竭患者应考虑接受机械辅助装置治疗作为术前治疗的过渡。针对我国的临床实际,不能接受心脏移植治疗的难治性心力衰竭患者,尤其对已接受正规治疗但仍无法脱离静脉正性肌力药物的患者,应考虑采用植入式辅助装置作为永久性的机械辅助治疗措施。

心力衰竭患者在接受了最佳药物治疗后症状仍未改善的情况下可以考虑采用心脏再同步化(CRT)和心室再同步心脏复律除颤器(CRT-D)治疗。关于埋藏式心律转复除颤器(ICD)的植入以及CRT、CRT-D的使用原则等同于成年人心力衰竭的使用原则。老年心力衰竭患者由于合并症较多,在某些药物的选择和用量上往往受到一些限制,但应用三腔起搏器治疗老年心力衰竭患者未见有特殊的禁忌证。

基因治疗及干细胞移植的效果还有待于进一步研究和发展。

七、预防与保健

虽然心力衰竭的治疗得到了长足的进步,其预后也有所改善,但老年人心力衰竭病死率仍比非老年人高 4~8 倍,85 岁以上男性较 75~84 岁男性高 3 倍,女性高 4 倍。老年人心力衰竭 5 年生存率为 25%~50%。Framingham 研究显示,确诊为心力衰竭后的 2 年内,有 37% 的男性和 38% 的女性死亡。6 年后的死亡率,男性为 82%,女性为 61%,是一般人群的 4~8 倍,猝死发生是相同年龄组正常人群的 6~9 倍。心力衰竭发生率注册研究也显示年龄每增加 1 岁,1 年死亡率升高 2.8%。

由此看来,老年人心力衰竭预后极差。目前虽然有各种心力衰竭治疗指南,但并不完全适合老年人。我们应根据心力衰竭的发生发展机制,从早期预防、阻断疾病发展链两个阶段进行有效的早期干预,一是针对心力衰竭的高发危险人群,给予控制血压、血脂、血糖,戒烟限酒;二是对于已有结构性心脏病,例如左心室肥厚、瓣膜性心脏病或心肌梗死,但未曾有过症状或体征的患者予以积极治疗。同时要重视舒张性心力衰竭的治疗,舒张性心力衰竭不但发病率较高,而且容易被忽视,且治疗效果欠佳,对病因的治疗显得尤为重要。控制血压、血糖等不利因素,可以减缓舒张功能不全的进展,药物治疗上需要个体化,注意同时存在收缩功能不全的情况,避免加重心力衰竭。

另外,心力衰竭是导致老年人残疾的常见原因之一。老年心力衰竭患者过度休息可引起血栓形成、关节挛缩及卧床不起等一系列问题,一旦发生,治疗十分困难,应重在预防。不适当运动增加衰竭心脏的负荷而导致病情恶化,而运动潜在的益处逐渐受到人们的重视。因此,老年心力衰竭患者应进行适当的运动,不仅增加肌力和平衡能力,防止跌倒和损伤,而且能降低心源性死亡和心力衰竭再住院率。

(王 凡 刘德平)

▶ 参考文献 ◀

1. Susan E. Howlett. 年龄对心血管系统的影响. 中国心血管杂志,2011,16(1):69-78.
2. 杨新春,那开宪,陈瑾. 心力衰竭临床与实践. 北京:人民卫生出版社,2008:269-271.
3. 顾东风,黄广勇,何江,等. 中国心力衰竭流行病学调查及其患病率. 中华心血管病杂志,2003,31(1):3-6.
4. 郑秋甫,段留法. 老年人充血性心力衰竭诊治特点. 解放军保健医学杂志,2004,6(4):239-243.
5. Jessup M, Abraham WT, Casey DE, et al. 2009 Focused Update: ACCF/AHA Guidelines for the Diagnosis and Management of Heart Failure in Adults A Report of the American College of Cardiology Foundation/American Heart Association Task Force on Practice Guidelines. Circulation,2009,119(14):1977-2016.
6. Cournot M, Mourre F, Castel F, et al. Optimization of the use of B-type natriuretic peptide levels for risk stratification at discharge in elderly patients with decompensated heart failure. Am Heart J,2008,155(6):986-991.
7. Paulus WJ, Tschope C, Sanderson JE, et al. How to diagnose diastolic heart failure: a consensus statement on the diagnosis of heart failure with normal left ventricular ejection fraction by the Heart Failure and Echocardiography Associations of the European Society of Cardiology. Eur Heart J,2007,28(20):2539-2550.
8. 中华医学会心血管病学分会,中华心血管病杂志编辑委员会. 急性心力衰竭诊断和治疗指南. 中华心血管病杂志,2010,38(3):195-208.
9. Colucci WS, Elkayam U, Horton DP, et al. Intravenous nesiritide, a natriuretic peptide, in the treatment of decompensated congestive heart failure. N Engl J Med,2000,343(4):246-253.
10. Silver SM, Howell JM, Kosowsky JM, et al. Clinical policy: critical issues in the evaluation and management of adult patients presenting to the emergency department with acute heart failure syndromes. Ann Emerg Med,2007,49(5):627-699.
11. Follath F, Cleland JG, Just H, et al. Efficacy and safety of intravenous levosimendan compared with dubutamine in severe lowoutput heart failure (the LIDO study): a randomised donble-blind trial. Lancet, 2002, 360 (9328): 196-202.
12. 蹇在金. 老年人心力衰竭的治疗及预后. 中华老年医学杂志,2005,24(3):238-240.
13. 王凡,刘德平. 左心室射血分数正常的心力衰竭. 中国心血管杂志,2011,16(1):60-62.
14. Pulignano G, Sindaco DD, Tavazzi L, et al. Clinical features and outcomes of elderly outpatients with heart failure followed up in hospital cardiology units: data from a large nationwide cardiology database (IN-CHF Registry). Am Heart J,2002,143(1):45-55.

第六节 动脉瘤及外周血管病变

一、腹主动脉瘤

腹主动脉瘤(abdominal aortic aneurysm)是因为动脉中层结构破坏,动脉壁不能承受血流冲击的压力而形成的局部或者广泛性的永久性扩张或膨出。Johnston 等认为这种永久性扩张或膨出的直径应该大于正常预期的腹主动脉直径的 50% 以上才能诊断为动脉瘤。大多数医师认为腹主动脉直径超过 3cm 时可以诊断为腹主动脉瘤。动脉瘤膨出的特点是不能回缩,这与动脉生理性扩张有本质的不同。动脉瘤将逐渐增大和最终破裂。所谓真性动脉瘤即动脉壁的膨出或扩张部分包括了动脉壁的全层。如果动脉的某种膨出不符合上述条件,即称假性动脉瘤。动脉因某种因素比如锐性或者钝性创伤以及感染而破裂,裂口周围形成搏动性血肿并持续存在并与动脉血相同,这种搏动性血肿亦称假性动脉瘤。

（一）流行病学特点及危险因素

腹主动脉常发生局限性的扩张，当直径大于正常的1.5倍时即为腹主动脉瘤（abdominal aortic anenrysm，AAA），腹主动脉瘤发生后的自然趋势是逐渐增大，最后破裂发生大出血而导致患者迅速死亡。尽管医疗水平的提高使早期腹主动脉瘤手术的死亡率已降至3%以下，但破裂性腹主动脉瘤（ruptured abdominal aortic anenrysms，RAAA）的临床疗效仍相当不理想，就诊时仍存活者手术死亡率高达50%左右，如加上到达医院前的死亡人数，破裂性AAA总的死亡率可高达80%～90%，所以破裂是AAA最常见和最严重的并发症，因此早期诊断，正确复苏，同时紧急手术是成功救治的关键。腹主动脉瘤发病率在西方国家约3/10万～117/10万。在欧美国家，60～74岁的男性腹主动脉瘤发病率约3%～6%，在患高血压的老年男性其发病率为12%；腹主动脉瘤患者其病发生率高达20%～29%，男女发病率之比约为4：1。AAA的发病率呈逐年增加的趋势，我国尚无大规模的AAA流行病学资料，局部资料显示其发病率相对较低，但在临床实践及有关文献中也表明发病率在逐渐增高。AAA的破裂通常发生于冬季，好发年龄男性76岁，女性81岁。年轻腹主动脉瘤死亡主要发生于男性，男女死亡比率为11：1，但在80岁以上的男女死亡比率降至3：1。吸烟是AAA形成和死亡最强的环境性危险因素，吸烟导致AAA形成的危险性高于冠心病，吸烟者AAA的发生率高于非吸烟者25倍，吸烟死于AAA破裂也非吸烟多4倍。AAA破裂的重要危险因子是瘤体直径大，动脉瘤的形状与破裂亦有关，偏心的囊状的比同心的均匀的更倾向破裂。高血压（主要是高舒张压）是AAA剥离和破裂的重要决定因素，超过40%的AAA患者合并有高血压。创伤（如腹部手术等）可引起主动脉壁弹力蛋白酶活性增强，是导致AAA破裂又一重要危险因素。而动脉粥样硬化斑块与AAA形成、剥离和破裂具有非特异性联系。

（二）病因

能引起动脉中层弹性纤维断裂、动脉壁膨出形成动脉瘤的病变有多种。根据统计，常见病变依次为动脉硬化、马方综合征（包括动脉中层囊性坏死）和大动脉炎等。临床所见到的动脉瘤大部分为动脉硬化性动脉瘤。动脉壁弹力纤维的半寿期是40～70年，成年人不再合成新的弹力纤维。弹力纤维含量随着年龄的老化逐渐减少，动脉壁承受血流压力的能力也愈来愈弱。人们经常用动脉硬化来解释腹主动脉瘤的形成，但是无法解释同样是动脉硬化为什么会有动脉瘤和动脉硬化闭塞症两种结局。一种解释是如果动脉硬化以动脉壁增生和斑块形成为主，就将形成动脉硬化闭塞症；如果硬化增生过程中破坏了腹主动脉壁的滋养血管，继而弹力纤维因营养不良而变性坏死，则可能形成腹主动脉瘤。另一种解释是基因缺陷。不正常的基因主要影响胶原和弹力纤维的合成，比如马方综合征的患者的 fibrillin-1（FBN-1）基因和Ehlers-Danlos三型胶原基因（COL-3A-1）缺陷，故马方综合征腹主动脉瘤患者有家族倾向。超微结构研究发现腹主动脉的胶原和弹力纤维含量比胸主动脉少50%以上，因而要薄弱得多，更具有动脉瘤形成的倾向。据研究，基质金属蛋白酶活性增加也参与了腹主动脉瘤的形成。

（三）病理生理

动脉瘤壁的病理改变与引起动脉瘤的病变相同。动脉硬化性动脉瘤的组织学检查可见动脉瘤壁弹力纤维断裂，弹力蛋白含量减少；中膜和外膜慢性炎症，B淋巴细胞和浆细胞浸润，并含大量免疫球蛋白，提示自身免疫反应。无论哪种动脉瘤的瘤壁都有内膜消失和弹力层断裂，当动脉内压力超过动脉壁的膨胀极限时，动脉瘤将破裂。几乎所有腹主动脉瘤腔内都有血凝块，血凝块可机化和感染，血凝块脱落可引起远端动脉栓塞。

（四）临床表现

大部分动脉瘤的患者缺乏明确的与病变直接有关系的症状。有的患者自述有腹部跳动感，有的自己摸到腹部搏动性肿块。大的腹主动脉瘤可产生局部压迫十二指肠的症状，例如饱胀、恶心和呕吐；压迫输尿管引起肾盂积水；压迫髂静脉或者下腔静脉引起静脉血栓形成等。有时腹主动脉瘤可向椎体侵蚀引起腰痛，甚至无侵蚀也可以出现明显腰痛；向消化道穿破形成主动脉消化道瘘引起消化道大出血；破入下腔静脉形成主动脉下腔静脉瘘引起回心血量急剧增加、下腔静脉回流严重受阻，下肢、外生殖器和盆腔高度水肿，很快发生心力衰竭等。瘤内因血流不规则，大多伴有血栓形成，栓子向远端动脉脱落可引起栓塞造成动脉远端肢体缺血。动脉瘤内血栓如果并发感染，可出现局部或全身的感染症状如发热和疼痛等。大的动脉瘤会压迫周围器官和组织引起相应的症状。

动脉瘤最严重和难以避免的并发症是破裂。当然有些患者在动脉瘤破裂之前已由于其他原因死亡，外伤和感染会明显加速动脉瘤的破裂。80%的腹主动脉瘤破裂出血首先局限在后腹膜间隙，随着出血量增加再破入腹腔内，临床表现模糊复杂，最早的症状是背痛和腹痛，常放射到肋部和腹股沟，有的患者表现为虚脱。也有部分患者腹主动脉瘤破裂入腹膜后间隙几小时、几天甚至几周而不破入腹膜腔，称为"包裹性"破裂。部分患者的瘤体在破裂前快速增大，称为"扩展性"腹主动脉瘤。20%的腹主动脉瘤直接破裂至腹腔，表现为突发休克，有的患者根本来不及到医院就死于出血性休克。

（五）诊断

如果患者不肥胖，检查者又仔细，扣诊能发现一半以上的直径为3.5～6cm的腹主动脉瘤病例。直径更大的腹主动脉瘤触诊比较容易发现，但是仍然有1/4患者的腹主动脉瘤触诊不能发现。大部分腹主动脉瘤破裂时可以触及腹部搏动性肿块。实际上大部分腹主动脉瘤是为其他疾病做腹主影像检查时顺便发现的。因此，影像检查是诊断腹主动脉瘤的主要手段，不但能显示腹主动脉瘤的存在、大小以及与周围器官的关系，而且能发现动脉瘤破裂渗出或者侵入其他器官，例如形成主动脉十二指肠瘘和主动脉下腔静脉瘘。炎性腹主动脉瘤患者常诉腹痛和背痛，因而容易与动脉瘤破裂混淆。

1. 超声双功能血管诊断仪（Duplex） Duplex是超声血管成像系统与超声Doppler方向性血流仪的有机结合。Duplex可以明确有无腹主动脉瘤、瘤的部位和大小。大部分患者Duplex检查结果即可以作为手术的依据（图6-6-1）。

2. 螺旋CT血管成像（SCTA） CT扫描对诊断腹主动

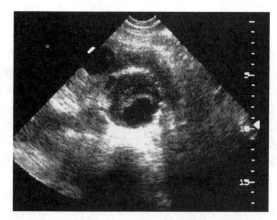

图 6-6-1　Duplex 超声的腹主动脉瘤图像

脉瘤有肯定价值,能发现很小的腹主动脉瘤,能发现主动脉壁的钙化和瘤内血栓,以及腹膜后血肿。CT 对髂动脉瘤的诊断也很敏感。SCTA 则能立体显示动脉瘤及其远近端动脉的形态,特别是能明确动脉瘤和肾动脉的关系(图 6-6-2,图 6-6-3)。

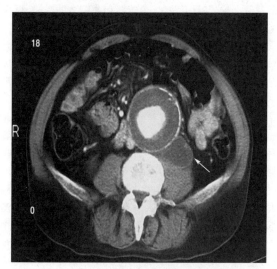

图 6-6-2　SCTA 的腹主动脉瘤的成像

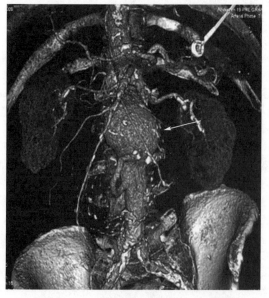

图 6-6-3　SCTA 腹主动脉瘤三维成像

3. 磁共振血管造影(MRA)　MRA 诊断腹主动脉瘤的作用与 CTA 大致相同。与 Duplex 等方法联合运用,可部分代替常规血管造影或 DSA(图 6-6-4)。

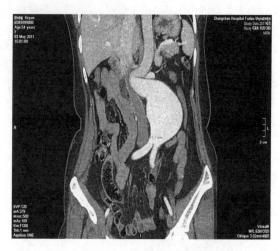

图 6-6-4　MRA 的腹主动脉瘤图像

4. 血管造影术　在上述三种检查不能做出腹主动脉的诊断或不能明确动脉瘤与肾动脉和各内脏动脉的关系时,应做常规腹主动脉造影或数字减影血管造影(DSA)。动脉瘤的血管造影表现是动脉的膨出。这种膨出可以是长段的和均匀的。绝大多数动脉瘤呈梭形,部分为囊性的,可单发,也可多发。血管造影的缺点是瘤体内有血凝块时不能正确显示瘤腔的实际大小。DSA 的腹主动脉瘤图像见图 6-6-5。

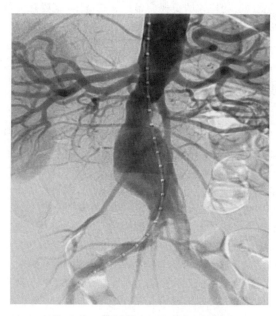

图 6-6-5　DSA 的腹主动脉瘤图像

(六)鉴别诊断

可与腹主动脉瘤混淆的主要是中上腹部肿块,包括腹膜后淋巴来源的肿瘤、腹膜后其他结缔组织来源的肿瘤、胰腺肿瘤、肠系膜肿瘤、胃肿瘤以及结肠肿瘤等。弄清楚肿块有没有搏动,如果有搏动,是传导性搏动还是膨胀性搏动,就基本上可以鉴别是否为腹主动脉瘤。借助于影像则腹主动脉瘤不会误诊或漏诊。

（七）治疗

动脉瘤的治疗是外科手术。腹主动脉瘤的外科治疗是血管疾病手术中最经典的一种。术前各系统的全面检查，麻醉师的支持和合作，术中各脏器功能的监护，术后良好的护理缺一不可。

1. 概述 腹主动脉瘤治疗的进展可以说代表了血管外科发展过程，大致分为三个时期。腹主动脉瘤"切除"以后必须恢复通畅，即必须重建动脉的连续性。这就需要口径与之相当的血管代用品（俗称人工血管）。20世纪50年代后期至70年代初期国外几乎都用涤纶人工血管。70年代初期Gore公司研制出膨体聚四氟乙烯（ePTFE）材料的人工血管和缝线，与普通Teflon不同。近30年来临床上主要使用涤纶和膨体聚四氟乙烯这两种材料的人工血管。70年代后期至1991年是腹主动脉瘤治疗的成熟期，在材料、方法和效果等方面都达到了稳定的高水平。初期阶段腹主动脉瘤手术死亡率高达17%，5年生存率<60%。成熟期死亡率则<5%，5年生存率>70%。使疗效提高的因素有对老年病认识的深化，麻醉的改进与ICU的出现，高技术材料，器材和设备的出现以及手术技术日臻完善。

2. 手术干预的时机选择 手术时机的选择极为重要。手术治疗的最终目的在于预防瘤体的破裂。一般对于无症状的腹主动脉瘤，若其直径超过5.5cm或者其直径每年增大0.6~0.8cm时需要考虑手术治疗；而对于有症状的患者（背部、腹部、腹股沟、睾丸、腿疼痛等）则需更积极的外科处理。然而，多数AAA患者就诊时并无症状，一旦有腹痛症状即预示着破裂的可能，而破裂时手术死亡率则大大升高。因此，对术前评估近期有破裂危险的AAA，不论直径大小、有无症状，只要身体能耐受手术者，均应尽早手术干预以消除主动脉瘤破裂的危险。

3. 腹主动脉瘤切除、人工血管移植术 在选择手术治疗时，应从动脉瘤破裂的几率、手术的风险性和预计生存期等多方面综合分析、评估。现在认为，手术治疗适应证包括：①腹主动脉瘤瘤体直径>5.5cm者，或腹主动脉瘤瘤体直径以每年1.0cm的速度增大者；②出现腰背部、腹部疼痛，动脉瘤趋于破裂者；③瘤体发生感染、压迫邻近器官组织，瘤壁血栓形成伴有内脏或下肢严重缺血者。手术禁忌证：①全身重要器官功能严重不全无法耐受手术者；②全身或手术区域存在严重感染病灶者；③患有致命性疾病，预计生存期在1年以内者。择期手术治疗腹主动脉瘤的术前评估非常重要。有资料表明，影响腹主动脉瘤手术近期及长期效果的危险因素包括：年龄、心功能差、合并冠心病、慢性阻塞性肺病、慢性肾功能不全等。对于合并上述多种危险因素，估计手术风险极高的病例，需结合患者及家属意愿等实际情况合理选择手术。肾动脉下的腹主动脉瘤开放手术方法已基本成型。手术径路有经腹膜和腹膜后两种，目前多数采用经腹膜径路，具体方法如下：①分别显露腹主动脉瘤近远端动脉，瘤体内注射肝素20~40mg，预防下肢动脉内血栓形成，一般无须全身肝素化，以免术野广泛渗血及术后大出血；②现在基本主张只游离主动脉前壁及两侧壁，然后用无损伤血管阻断钳阻断动脉瘤血供，切开动脉瘤体前壁，去除附壁的血栓和动脉硬化斑块，从瘤腔内缝扎出血的腰动脉和肠系膜下动脉；③取合适的直型或分叉型人工血管进行移植（降落伞法），用

双针血管缝针从人造血管后壁中点进针后，分别向两侧壁作连续缝合，不收紧缝线，使吻合的两端血管保持约1.0cm的距离和适当的张力，在缝至两侧壁中点时，同时收紧两端缝线将人造血管与腹主血管贴紧，用剩余缝线继续连续缝合前壁；④术中至少保留一侧髂内动脉，必要时可考虑行肠系膜下动脉重建，另术中需冲出人造血管内残留的气体及血凝块。手术过程中需与麻醉医师密切配合，确保手术过程循环的稳定，预防心脑血管意外的发生（图6-6-6）。

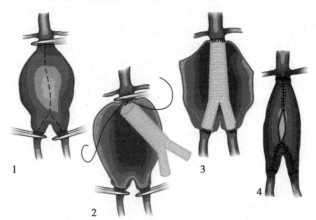

图6-6-6 腹主动脉瘤切除人工血管移植术

4. 腹主动脉瘤的腔内治疗 1991年，Parodi使用人造血管支架完成了首例腹主动脉瘤腔内手术，受到广泛关注并迅速得到普遍采用。

（1）适应证：根据美国血管外科学会重新修订AAA的治疗原则，强调个体化治疗和考虑患者意愿。腔内修复术（EVAR）的目的是消除动脉瘤腔内的血液循环，降低或消除瘤腔内的压力，防止瘤体进一步增大和破裂。观察研究发现，除增长迅速（每年大于1cm或有症状出现外，一般小的AAA（<5cm）发生破裂的危险性非常小，对于直径小于5.5cm的AAA进行严密观察是安全的。早期手术与观察后的晚期手术效果相同。因此，在此种情况下注重患者的个人意愿非常重要，特别是直径在4.5~5.5cm之间的腹主动脉瘤患者。

（2）禁忌证：具有下列情形之一者不适合EVAR：动脉瘤破裂，生命体征不稳定；对造影剂过敏，或肝肾功能不全不能耐受造影剂者；孕妇或血液病患者；近端瘤颈直径>28mm；瘤颈长度<15mm；瘤颈角度>60°；瘤颈呈圆锥形（瘤颈近远端直径差>4mm）；腹主动脉分叉处直径<18mm；髂动脉直径<7mm；髂动脉严重扭曲或双侧髂动脉瘤等。近端瘤颈是决定因素，约30%的患者因瘤颈解剖原因而不适合EVAR。瘤颈角过大及髂动脉扭曲等因素只是EVAR的相对禁忌证，可以通过肱股导丝技术，边释放边纠正，从而有效地将腔内移植物安全释放，并内加Cuff固定。

（3）并发症及处理

1）导入动脉损伤：AAA腔内治疗术的一切操作（包括导丝、导管和腔内移植物的导入）经过的非治疗区动脉，称为"导入动脉"，主要是指股动脉、髂动脉及腹主动脉。常见的并发症为导入动脉不良导致的移植物导入困难，导入动脉阻控时间过长引起的下肢缺血性损伤，导入动脉受移植物影响造成的毁损或破裂。后者多由于动脉硬化严重、动脉与移植

物口径不匹配或操作粗暴等引起,可致局部血肿甚至出血性休克,在导丝前进过程、移植物导入过程、释放后的球囊扩张过程中均可发生。预防措施是导丝前进时应随时进行透视监视,避免盲插操作;球囊扩张时,在支架移植物内部可用较高压力,而在支架两端应小心把握力度。术中造影可检测破裂,如果发现造影剂成片向血管外弥散,则诊断确立。必须予以妥善重建,以免影响下肢血供。若动脉切口附近短段内膜撕裂可行局部内膜切除,再缝合动脉切口。如动脉直径较细,可行动脉补片成形术;若局部的动脉离断,可进行动脉修复重建,缺损较长时可加用人造血管间置重建。动脉切口近端动脉内膜撕裂的处理较为棘手,无法用简单的内膜切除术来纠正,可考虑置入裸支架以固定内膜,另作切口显露行直接修复。如内膜撕裂严重,或上述两法无法奏效,则必须另行股-股动脉交叉转流术。

2)内漏:是指支架型血管置入后在移植物腔外、被旷置的瘤体及邻近血管腔内出现活动性血流的现象,此为腔内治疗的特有并发症。内漏可分为原发性(术中或术后 30 天内发生)和继发性(术后 30 天以后发生)两类。根据血流进入瘤腔的途径,White 等将内漏分 4 种类型:①Ⅰ型:因支架型血管与自体血管无法紧密贴合而形成内漏;②Ⅱ型:漏血来自侧支血管血液的反流,包括腰动脉、肠系膜下动脉、骶中动脉、髂内动脉等;③Ⅲ型:因支架型血管自身接口无法紧密结合或人工血管破裂而形成内漏;④Ⅳ型:经覆盖支架的人造血管组织缝隙形成的渗漏。术中任何程度的Ⅰ、Ⅲ型内漏均应积极处理,力求达到手术结束无Ⅰ、Ⅲ型内漏发生。对移植物近端、远端或移植物主体与短肢连接处、移植物近端瘤颈部的内漏可用气囊适当扩张;远侧附着点内漏多是由于主动脉和移植物不匹配造成,可延长一段移植物解决。近端内漏是术中需要解决的重点,其存在会使瘤囊处于高张力状态,数日内即可引发动脉瘤明显扩大至破裂。对近端内漏量大、经扩张或附加 Cuff 不能消除者,瘤腔压力无下降甚至增高,应果断采取开放手术;对于I型内漏,国外研究表明术后经动脉应用氰基丙烯酸酯液体试剂栓塞得到不错的成效。术中发现的Ⅱ、Ⅳ型内漏可以不处理,术后超声密切观察随访。对自身破损所致的内漏,应采用再内衬一段移植物的方法封闭。

3)支架移位:是指内支架释放后固定不牢,导致与预定位置不符。如果向近端移位,可阻塞肾动脉导致急性肾衰竭,多为释放技术不熟练而出现前冲现象所致。可在移植物释放未完成前将其轻轻向后拖拽,如果向远端移位,极易出现近端内漏。使用"全支撑"设计的人工血管移植物,可以有效地防止移位。

4)动脉瘤体破裂:瘤体破裂最为凶险,若在术中发生,且生命体征尚平稳,可按内漏处理;若患者迅速出现休克,应立即中转手术。迟发型破裂多由内漏引起,一般发生在术后 3~5 天,术后持续性腰背或腹部隐痛,逐渐加重的疼痛且与体位无关,生命体征不稳定等,常为破裂先兆。其他如肾动脉闭塞,缺血性结肠炎和腔内治疗后发热,疼痛等相比较少见。

5)腔内治疗和传统的 AAA 切除人工血管置换术比较:传统的 AAA 切除人工血管置换术对患者全身状况及医疗技术的要求较高。因 AAA 多发于高龄患者,常合并心、肝、肺、肾等多脏器功能不全,该治疗方法往往受到限制。同传统的开腹手术治疗相比,EVAR 治疗主动脉扩张疾病创伤小痛苦少、术后 30 天死亡率低、住院时间短、ICU 停留时间短、出血和输血量少、术后心肺并发症少、结肠缺血少、术后恢复快。从而为一些有严重合并症,不能耐受传统的开腹手术的高危患者带来了治疗机遇。对于小直径的腹主动脉瘤,腔内治疗的死亡率和并发症均小于手术治疗。对于急性腹主动脉瘤破裂的患者,腔内治疗的死亡率也低于手术治疗。然而,尽管 EVAR 短期效果良好,其 2 次再干预发生率高、移植物并发症多,如内漏、堵塞、移位等。对年老体弱不适合传统手术的患者,腔内手术的术后死亡率亦显著增高。同传统手术比较,腔内手术生存率无提高,且需更密切的观察随访甚至再次治疗。腹主动脉瘤的选择性切除术手术死亡率已从早期的 9%~39%下降至近年的 5%以下,其 5 年生存率已从早年的 50%上升至 70%。腔内治疗手术期间死亡率更低约 4.8%,其死亡率的高低与年龄相关:67~69 岁的死亡率为 2.1%,而年龄>85 岁的死亡率达 8.5%。术后生存率两种方法无明显差别,四年后破裂的发生率腔内治疗大于手术切除(1.8% vs 0.5%,$P < 0.001$)(图 6-6-7,图 6-6-8)。

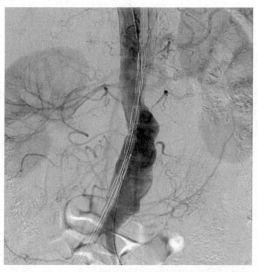
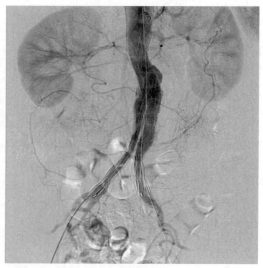

图 6-6-7 腹主动脉瘤的腔内治疗

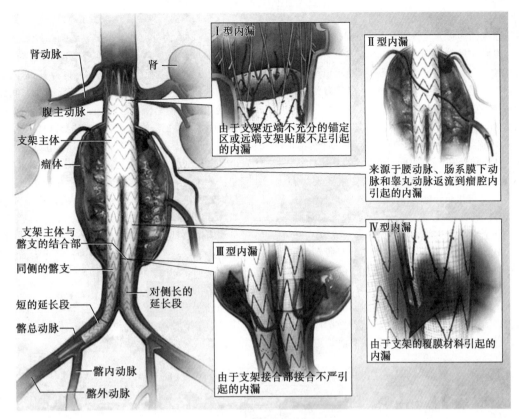

图 6-6-8 腹主动脉瘤内漏的发生

（图内标注）
肾动脉
肾
腹主动脉
支架主体
瘤体
支架主体与髂支的结合部
同侧的髂支
短的延长段
髂总动脉
髂内动脉
髂外动脉
对侧长的延长段

Ⅰ型内漏
由于支架近端不充分的锚定区或远端支架贴服不足引起的内漏

Ⅱ型内漏
来源于腰动脉、肠系膜下动脉和睾丸动脉返流到瘤腔内引起的内漏

Ⅲ型内漏
由于支架接合部接合不严引起的内漏

Ⅳ型内漏
由于支架的覆膜材料引起的内漏

（八）预防与保健

高血压是腹主动脉瘤的成因之一，也是危险因素，它与其发生率的增加和破裂危险性的增加均有关系，因此要积极预防和治疗高血压病。腹主动脉瘤的发生与吸烟、高龄和炎症反应均有关。因此，要戒烟限酒，养成文明健康的生活习惯。

二、下肢动脉硬化闭塞症

下肢动脉硬化闭塞症（arterial occlusive disease of low extremity，ASO）为动脉因粥样硬化病变而引起的慢性动脉闭塞性疾病，主要侵犯腹主动脉下端、髂动脉、股动脉等大、中型动脉。由于动脉粥样硬化斑块、动脉中层变性和继发血栓形成而逐渐形成管腔闭塞，使下肢发生缺血。

（一）病因

动脉硬化的病因尚不十分清楚，但多数学者认为是多源性的。

1. 脂质浸润学说　动脉硬化闭塞症患者的血总胆固醇、甘油三酯、β-脂蛋白增高者多于正常人群，特别是高密度脂蛋白下降而低密度脂蛋白增高的危害更大，低密度脂蛋白极易积聚在动脉内膜，逐渐导致动脉粥样硬化的形成。

2. 损伤及平滑肌增殖学说　高血压、血流动力学改变、高脂血症和免疫复合体、细菌、病毒、糖尿病等能造成动脉内膜损伤，便于脂质的浸润和血小板黏附，血小板分泌血小板因子可引起平滑肌细胞的增殖、细胞外基质聚集和脂质沉积等病理变化。

3. 遗传学说　遗传学调查显示本病有家族史者比一般人群高 2～6 倍，可能是由于遗传缺陷致细胞合成胆固醇的反馈控制失常，以致胆固醇过多积聚。

流行病学调查显示动脉硬化的三大高危因素是：高血压、高胆固醇和吸烟与动脉硬化闭塞的发生和发展有一定关系。

（二）病理与病理生理

动脉的病理变化主要是内膜呈不规则的粥样硬化斑块、钙化和纤维化。粥样斑块含有胆固醇、胆固醇脂、磷脂、甘油三酯、类胡萝卜素和噬脂细胞。动脉中层变性，呈不规则变薄。

本病的发展常呈进行性，粥样硬化的内膜可发生溃疡和出血，平滑肌细胞增殖导致大量细胞外基质及脂质聚积，有时可继发血栓形成，造成管腔狭窄或完全闭塞，使该动脉所供应的组织发生缺血。闭塞的范围广泛或多节段狭窄、阻塞时，则肢体缺血将较严重。该病发生的速度如较快，肢体侧支循环未能及时代偿，则缺血程度严重。受累组织范围会较广泛。反之，如仅发生局限性的动脉闭塞，则丰富的侧支循环可充分代偿，组织不至产生严重缺血，临床症状也较轻。肢体组织慢性缺血以后，皮肤萎缩变薄，皮下脂肪消失由纤维结缔组织所代替，骨质稀疏，肌肉萎缩，出现缺血性神经炎，当组织缺血严重到组织不能获得维持活力所必需的氧含量时，就会导致坏疽。肢体的坏疽往往先从末端开始，可以局限在足趾处，也可以扩展到足部或小腿，很少超过膝关节。在缺血程度相同时，糖尿病患者的组织更易遭受损伤和感染。ASO 患者，一旦出现静息痛，据 Walker 观察，5 年生存率为 31%，10 年生存率仅为 13.7%，死亡原因最多为心肌梗死，本病常与高血压、冠心病、脑梗死、糖尿病等并存。

（三）临床表现

本病的发病年龄大多在 50～70 岁。男性患者比女性多见,女性患者仅占20%左右。

本病最早出现的症状为患肢发凉、麻木、间歇性跛行。如腹主动脉下端或髂动脉发生闭塞,则行走后整个臀部和下肢有酸胀、乏力和疼痛,如症状发生于小腿,则提示可能为股动脉闭塞。随着病情的发展,患肢缺血加重,在安静状态下足趾、足部或小腿肤色苍白、温度降低、感觉减退、皮肤变薄、肌肉萎缩、趾甲增厚变形、骨质稀疏。在严重缺血下产生趾、足或小腿部溃疡、坏疽。尤其合并糖尿病的患者更易产生,而且易演变成湿性坏疽和继发感染,可同时发生全身中毒症状。

ASO是全身动脉硬化的局部表现,病变主要发病在大中动脉。根据病变累及动脉的范围,分为3型。Ⅰ型:主-髂动脉型约占10%,病变累及腹主动脉分叉段及髂总动脉,很少有严重肢体缺血症状。Ⅱ型:主、髂、股动脉型约占25%,病变涉及主动脉分叉段、髂总动脉、髂外动脉及股动脉的近侧段,以下肢间歇性跛行为主要症状,通常动脉及其远侧动脉保持通畅。Ⅲ型:多节段阻塞型约占65%,病变自主动脉分叉至胫-腓动脉的广泛范围内,呈现多平面或阻塞。大多数Ⅲ型患者表现为进行性缺血的症状,出现严重的间歇性跛行或静息痛,肢体远端缺血坏死或溃疡,需要血管重建来挽救肢体。

临床分期:国外临床常用Fontaine分期。Ⅰ期:轻微症状期。多数患者无症状或症状轻微,例如患肢怕冷,行走易疲劳等。此时让患者行走一段距离再检查,常能发现下肢动脉搏动减弱甚至消失。Ⅱ期:间歇性跛行期。间歇性跛行是动脉硬化性闭塞症的特征性表现。跛行时间越长,行走距离越短,则动脉病变程度越重。临床上常以跛行200m作为间歇性跛行期的分界,Ⅱ期常常被划分为Ⅱa(绝对跛行距离>200m)和Ⅱb(绝对跛行距离≤200m)。Ⅲ期:静息痛期。病变进一步加重,休息时也有缺血性疼痛,即静息痛。静息痛是患肢趋于坏疽的前兆。疼痛部位多在患肢前半足或者趾端,夜间和平卧时容易发作。疼痛时,患者常整夜抱膝而坐,部分患者因长期屈膝,导致膝关节僵硬。Ⅳ期:即溃疡和坏疽期。患肢缺血加重出现肢端溃疡,严重者发生肢体坏疽,合并感染加速坏疽。

(四) 诊断

1. 下肢节段测压 通过下肢节段性测压及踝/肱指数测定可了解下肢缺血的部位和程度,目前已成为对下肢动脉闭塞患者的常规检查之一(图6-6-9)。

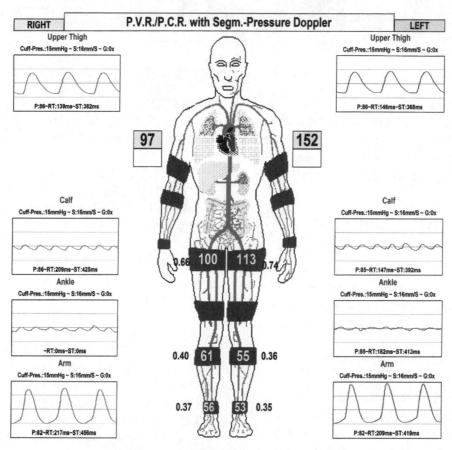

图 6-6-9 下肢动脉硬化闭塞症无创多普勒检查

2. 多普勒及彩色多普勒检查 通过对腹主、髂、股、胫后、胫前、腓动脉等的超声扫描,结合血流流速的变化,可确定血管的狭窄程度,目前是下肢动脉硬化闭塞症的重要筛选性检查(图6-6-10)。

3. 磁共振血管造影(MRA) MRA能显示周围动脉的解剖形态,但MRA所提供的图像以股动脉显像最佳,而主、髂动脉和远侧股动脉分支的图像较为粗糙,有时不够清晰,需结合彩超和踝/肱指数来确定(图6-6-11)。

4. 动脉造影 因脉造影具有一定危险性和并发症,且并非确诊本病所必需的方法,故不列为常规的检查步骤。但对于需要手术治疗者则必须做动脉造影,它可以在术前了解动脉阻塞的部位、范围、输出道及侧支血管情况,对制订合

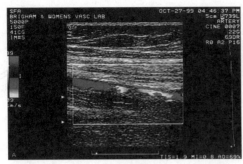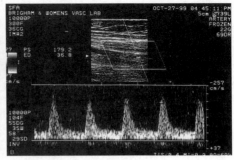

图 6-6-10 下肢动脉硬化闭塞症的彩色多普勒图像

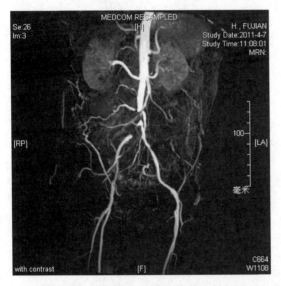

图 6-6-11 下肢动脉硬化闭塞症 MRA 图像

适的手术方案至关重要。

（五）鉴别诊断

下肢动脉硬化闭塞症尚需与下列疾病相鉴别。

1. 血栓闭塞性脉管炎 本病多见于男性青壮年，90％以上的患者有吸烟史，主要累及下肢的动脉如足背动脉、胫后动脉、腘动脉或股动脉等。约 40％患者在发病的早期或发病过程中，小腿及足部反复游走性血栓性浅静脉炎。根据发病年龄、部位及造影所见可与 ASO 相鉴别。

2. 多发性大动脉炎 多见于年轻女性，主要侵犯主动脉及其分支的起始部，如颈动脉、锁骨下动脉、肾动脉等。病变引起动脉狭窄或阻塞，出现脑部、上肢或下肢缺血症状。根据患者的发病年龄及症状、体征、动脉造影等较易与 ASO 相鉴别。

3. 结节性动脉周围炎 可有行走时下肢疼痛的症状。皮肤常有散在的紫斑、缺血或坏死，常有发热、乏力、体重减轻、红细胞沉降率增快等，并常伴有内脏器官病变，很少引起较大的动脉闭塞或动脉搏动消失，要确诊本病需要作活组织检查。

4. 急性下肢动脉栓塞 起病急骤，患肢突然出现疼痛、苍白、厥冷、麻木、运动障碍和动脉搏动减弱或消失。多见于心脏病者，栓子多数在心脏内形成，脱落至下肢动脉内。根据以前无间歇性跛行和静息痛，发病急骤，较易与 ASO 相鉴别。

（六）治疗

1. 非手术治疗 下肢动脉硬化闭塞症常是全身动脉硬化的局部表现，故许多患者可合并其他重要器官的动脉硬化性病变，如冠状动脉硬化性心脏病、脑动脉硬化等，在病程中随时有可能发生心肌梗死、脑出血或脑血栓形成等严重并发症，预后较其他慢性动脉阻塞性疾病如血栓闭塞性脉管炎等差，如伴有糖尿病，预后也较差。故在治疗下肢动脉硬化闭塞症的同时应注意对伴有疾病进行积极治疗。

动脉硬化闭塞是一种器质性病变，至今尚无一种药物能使病变动脉的斑块性阻塞完全贯通，目前所应用的药物主要作用在于控制疾病的继续发展，改善患肢的侧支循环，缓解疼痛和促进溃疡愈合。

药物治疗方面，主要有几类。

（1）降血脂药物：目前常用的药物有烟酸肌醇酯、苯扎贝特（必降脂）、氯贝丁酯（安妥明）、辛伐他汀（舒降脂）、考来烯胺（消胆胺）、多烯脂肪酸、维生素 C 等。

（2）降压药物：动脉硬化闭塞症的患者有 40％～50％伴有高血压，常给手术带来一定的危险性，故应同时治疗高血压。常用的降压药物有复方降压片、美托洛尔、卡托普利等，根据降压情况，调节剂量。

（3）血管扩张药物：应用血管扩张药物后可解除血管痉挛和促进侧支循环，从而改善患肢血液供应。常用药物有西洛他唑（培达）、前列地尔（凯时）、罂粟碱、己酮可可碱等。

（4）降低血黏度药物：下肢动脉硬化闭塞症患者带有血黏度增高倾向，常用的降压药物有拜阿司匹林、降纤酶、红花注射液等。

（5）中药制剂：复方丹参、活血通脉胶囊、脉络宁等有活血化瘀作用，对本病有一定疗效，主要通过降低血液黏稠度，增加红细胞表面负荷和抗血小板聚集等作用，对改善微循环，促进侧支循环有一定作用。

2. 手术治疗 大多数 ASO 患者病情都处于稳定期，可以通过药物治疗维持，多数患者症状得以控制或缓解，并不需要手术治疗；因此，应根据患者的全身情况、病变的程度、手术的危险性和预期效果，慎重权衡，决定治疗方案。要严格掌握手术和介入治疗的适应证，只有出现以下症状时，才考虑手术干预：①严重的间歇性跛行影响工作和生活者；②静息痛、夜间疼痛加剧；③患肢出现营养改变，肢端缺血性溃疡和坏疽；④多普勒血流仪检查，踝/肱指数＜0.5；⑤主髂动脉有粥样斑块溃疡，并造成远端动脉栓塞者。

手术方法如下：

（1）主髂（股）动脉人工血管转流术：主髂（股）动脉人工血管转流术其疗效确切，远期通畅率高，5 年通畅率为 85％～90％，10 年通畅率为 75％～80％。因此成为目前的标准术式。主髂(股)动脉人工血管转流术有经腹和腹膜后径路。目前经腹直接行主髂动脉重建仍是主流。近端吻合方式包括端-侧和端-端吻合。目前,两种吻合方法血管外科医生都在应用,无随机临床对比实验证实哪种方法优越。主要根据病变情况和临床医生的实践经验来选择。但更多学者推荐端-侧吻合,这种方式可尽可能多的保留侧支循环和盆腔血运。端-端吻合仅用于下段腹主动脉有瘤样改变或完全闭塞者。远端吻合口根据位置不同、病变不同、流出道不同可有不同选择。髂动脉多以端-端吻合为首选;股动脉多以端-侧吻合为首选。具体吻合位置的选择可根据病变位置及流出道情况选在髂总动脉、髂外动脉或股动脉。原则上应尽量选择在盆腔内(即腹股沟韧带以上)吻合,这样可避免股部弯曲使人工血管打折,进而影响其通畅率。但如果流出道(髂外及股总、深、浅动脉)条件不理想则应尽量与股动脉吻合,此处操作比较容易、快捷;股总动脉分叉为动脉硬化好发部位,术中同时行该处动脉内膜剥脱术可确保留出道的通畅;避免因髂股动脉较高的动脉硬化病变发生率而导致转流手术通畅率的降低。

主髂动脉闭塞常合并下肢远端动脉病变。有资料显示约有76%的病例仅行主髂动脉重建即可缓解下肢缺血症状,随访6年,仅有16%患者需再行远端血管重建手术。此疗效的获得有赖于股深动脉的重建,术中发现股深动脉有狭窄者均应予局部内膜剥脱或补片扩大成形。对于Doppler阶段测压压力差主要在大腿以远者,可以考虑同期行远端动脉重建。

(2)解剖外途径人工血管转流术:解剖外人工血管转流术包括腋-股转流、股-股、髂-股耻骨上转流等。其优点在于避免开腹,降低了手术风险,患者术后恢复快。适合于麻醉和手术风险高,动脉病变又不适合血管腔内治疗的高危患者。其缺点是远期通畅率低于主髂动脉(解剖位)人工血管转流术。

主髂动脉闭塞患者多高龄并伴有较严重的心脑血管病,主髂动脉转流术的手术死亡率在1%~2%。因此对于以下情况应行解剖外途径转流术以缩短手术时间,减少手术风险,降低手术死亡率:①年龄在75岁以上,一般情况较差者;②冠心病反复心绞痛发作或有心肌梗死史,心功能较差者;③呼吸功能较差者;④脑血管疾病高危或近期有发作者;⑤严重的肝、肾功能不全者;⑥腹腔、盆腔肿瘤或腹腔感染、放射性损伤、后腹膜纤维化、曾有多次腹腔手术有严重粘连者。

股-股动脉人工血管转流术是行解剖外途径转流时首选术式。但有约5%~38%的患者术后因主动脉或对侧髂股动脉出现病变,需再次行手术治疗。腋-单股动脉人工血管转流5年通畅率不高,腋-双股动脉转流文献报道5年通畅率33%~85%不等(图6-6-12)。

股浅动脉及以远动脉闭塞:由于股浅动脉以及以远动脉直径比较细,外科手术或介入治疗其远期通畅率均不令人满意。外科手术在重建下肢血供的同时会破坏部分已建立的侧支循环,一旦重建的血管闭塞将导致患者下肢缺血加重,甚至坏死。有研究提示大多数间歇性跛行患者病变的发展是缓慢的。间歇性跛行患者约1/4可自行改善,1/3~1/2保持不变,只有大概1/4加重,10年累积截肢率小于10%,10

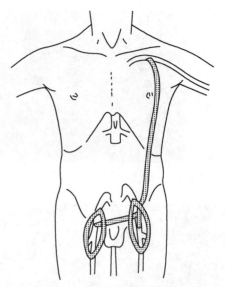

图 6-6-12 腋-股和股-股旁路术

年累积手术血管重建率为18%。由于以上原因,我们认为,对于股浅动脉及以远的病变手术或介入治疗干预都应谨慎,保守治疗无效的静息痛或肢体坏死的病例才是手术或介入治疗的绝对指征。良好的动脉流出道是确保手术或介入治疗成功的关键。

(3)股-腘动脉自体大隐静脉或人工血管旁路移植术:股浅动脉直径多比较细,人工血管转流与动脉口径不能完全匹配;如需要跨过膝关节,人工血管易打折形成血栓,通畅率低,因此移植材料首选自体大隐静脉。原位自体大隐静脉旁路移植术与翻转大隐静脉旁路移植术通畅率相似。原位大隐静脉旁路移植术的优点明显。大隐静脉近心端管径粗,与股总动脉和(或)股浅动脉直径匹配,其远心端与腘动脉以远管径相近,可以吻合到胫前、胫后,甚至足背动脉;大隐静脉利用率在90%以上,而翻转大隐静脉的利用率50%~70%;原位大隐静脉旁路移植术不破坏静脉血床,不易引起静脉扭曲和扭转,但必须要注意安全有效破坏大隐静脉瓣膜(图6-6-13)。

3. 腔内治疗

(1)腔内治疗的历史:1953年,Seldinger首创经动脉穿刺,导丝引导插管动脉造影方法以来,就开创了腔内治疗的先河。由于该法不需要切开动脉,具有操作简便,对组织损伤小,不需要缝合血管等优点,被广泛采纳,现已成为腔内治疗的基本操作。1964年,Dotter使用同轴技术进行血管成形,从而开始了经皮血管成形术新模式,1974年,GrÜntzig发明双腔球囊导管进行血管成形,1983年,Dotter报道了用镍钛合金制成记忆合金支架动物实验,从此开始了支架研究及治疗的新阶段。1985年以来相继研制出Wallstent内支架、Palmaz内支架、Strecker内支架,使腔内治疗形成了较全面的系统治疗方法。早期PTA和支架主要用于髂动脉病变。随着腔内介入材料、结构设计及工艺不断改进,操作者技术熟练程度的提高及临床经验的增加,适应证也逐步放宽,治疗范围从大中动脉向小动脉扩展,膝下动脉都能得到治疗,从单一短段闭塞性病变向长段和多节段狭窄、闭塞甚至严重钙化病变扩展,治疗手段也出现导管内溶栓术,旋磨术,激光斑块旋切术等多种形式,使腔内治

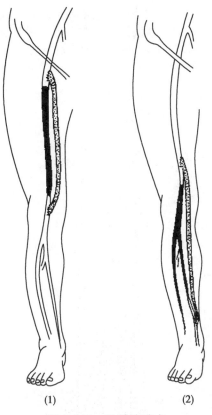

(1)　　　　　(2)
图 6-6-13　股-腘旁路术

疗不断发展、完善。

（2）腔内治疗方法

1）腔内治疗适应证的选择：2000 年，泛大西洋协作组（TransAtlantic Inter-Society Consensus，TASC）制订了周围动脉疾病（PAD）的诊治共识。随着腔内技术发展，2007 年，

TASC 又在原有的基础上修订了新的分型及治疗标准，即 TASCⅡ。TASCⅡ将主髂动脉和股腘动脉硬化闭塞按病变部位、长度、严重程度由轻到重分为 4 型：A 型病变局限，首选腔内治疗；B 型病变优先选腔内治疗；C 型病变应当根据患者的一半情况、伴随合并症和手术医生的经验和患者意愿选腔内或手术治疗；D 型病变，腔内治疗效果差，应选择手术治疗。中华医学会外科学分会血管外科组专家会议认为：TASC 分级标准和治疗依据仅供临床医生参考，不作为临床绝对和唯一的治疗标准，在疾病治疗过程中，需要逐渐积累国人自己的经验，建议在符合基本治疗原则基础上根据患者具体情况和术者经验选择合理的治疗方案。

2）经皮腔内血管成形术（PTA）与支架植入术：PTA 结合支架植入术是治疗下肢动脉硬化闭塞性疾病中应用最早也是最主要的腔内治疗技术。1980 年，Castaneda-Zunlga 通过实验观察到 PTA 扩张血管的机制是增生的血管内膜和中膜局限性撕裂，而非挤压斑块。利用球囊扩张的机械作用，解除病变血管段狭窄，使狭窄血管腔迅速开通。PTA 具有安全、有效和可重复操作的特点，缺点是血管弹性回缩，有导致血管夹层、撕裂可能，血管内支架通过挤压斑块和支撑管壁，降低 PTA 术后血管弹性回缩率，还可防治 PTA 所致血管内膜撕裂，夹层等引起的不良后果。

①主髂动脉病变：主髂动脉腔内治疗开展早，技术相当成熟，安全、可靠，临床应用广泛。单纯主髂动脉狭窄或闭塞未累及股动脉，腔内治疗成功率＞90％。2 年通畅率在髂动脉为 87％。而对完全闭塞、长段狭窄和严重钙化则效果不佳。随着介入技术及介入材料的不断提高，目前，介入治疗的适应证有逐渐扩大的趋势，特别是对于不能耐受手术治疗的高危患者更是把介入治疗作为第一选择进行有益的尝试，并取得了比较乐观的结果（图 6-6-14）。

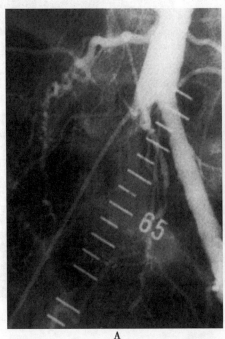
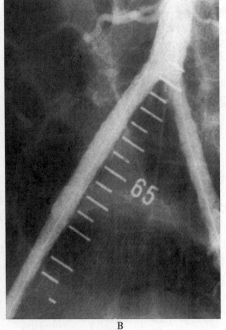

A　　　　　B
图 6-6-14　主髂动脉闭塞症的腔内治疗

②股腘动脉病变：对于腹股沟以下间歇性跛行患者，TASCⅡ认为局限性病变如长度＜10cm 的狭窄/闭塞，

PTA 是很好的选择，成功率＞95％，在 PTA 治疗失败或不满意，可考虑支架植入术。股腘动脉管径较髂动脉细，

PTA通畅率较髂动脉低。有报道髂动脉和股腘动脉术后3年累积通畅率分别为92％和75％。由于股浅动脉易受挤压,所以应选择柔韧性好的镍钛支架。镍钛支架临床效果好于不锈钢支架。下肢活动时弯曲、压缩、伸长,扭曲等机械力可导致支架断裂,支架断裂可能是支架狭窄和血栓形成的潜在因素。因此应用于股浅动脉支架,可能需要新型设计及新型材料支架来适应这一部位特殊活动需要(图6-6-15)。

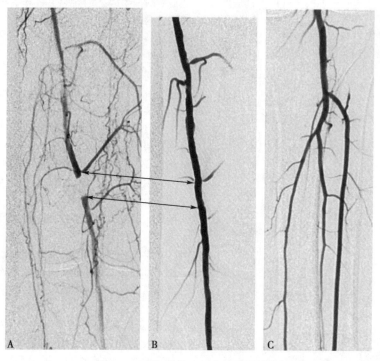

图6-6-15　股腘动脉闭塞的腔内治疗

　　③膝下动脉病变:随着腔内技术发展,膝下动脉病变采用腔内治疗的病例数越来越多,手术成功接近90％。由于膝下动脉管径细,远离心脏,灌注压低,病变往往多节段,术后易形成狭窄,中期远期通畅率较低。PTA术后1年再狭窄率在30％～80％之间。尽管有很高再狭窄率,球囊扩张后可迅速恢复远端血液供应,有利于溃疡愈合,再狭窄是一个逐渐的过程,在这一过程中肢体的侧支循环得以建立,避免截肢,故肢体严重缺血治疗更强调救肢率,而不是单纯追求通畅率(图6-6-16)。

　　下肢缺血是全身动脉硬化的标志,应高度重视可能伴发的心脑血管疾病,注意全身治疗,提高生存率,而非仅仅局限于挽救一条肢体。介入和手术只是治疗本病的一种方法,术前和术后的药物治疗也应高度重视。既要根据患者下肢缺血的程度、全身状况和血管条件来选择干预治疗的指征,确定手术或介入方式,还要注意具体手术和介入操作的技术细节和技巧。只有多方面权衡全身和局部因素以及将来疾病有可能的进展方向,才能制订出切实可行的治疗方案,才能有效挽救患者肢体乃至生命。

　　(七)预防与保健

　　前已述及动脉粥样硬化是一种弥漫性病变,往往涉及脑、心、肾等重要器官的动脉,因此预防就显得格外重要。饮食要注意合理调节,防止脂质代谢紊乱的血胆固醇过高。中年以后应避免经常进食过多动物性脂肪及胆固醇较高的食物。多吃含有丰富维生素的食物,如新鲜蔬菜、豆类、豆制品、植物油、各种水果等。经常进行适当的体育锻炼和体力劳动,对预防肥胖、锻炼心脏和血管的功能调节、调整血脂代

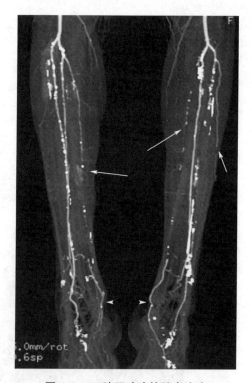

图6-6-16　膝下动脉的腔内治疗

谢等都会有所帮助。此外,戒烟非常重要,及时发现和治疗糖尿病也有助于防止本病的发展和恶化。

(兰　勇　李大军)

▶ 参考文献 ◀

1. Diehm N,Schmidli J,Dai-DoD,et al. Current evidence and prospects for medical treatment of abdominal aortic aneurysms. Vasa,2005,34(4):217-223.

2. YiiL G. Epidemiology of abdominal aortic aneurysm in an Asian population. ANZ J Surg,2003,73(2):393-395.

3. Fontaine R,Kolh P,Creemers E,et al. Open surgery for abdominal aortic aneurysm or aortoiliac occlusive disease-clinical and ultra-sonographic long-term results. Acta chirurgica Belgica,2008,108(4):393-399.

4. U. S. Preventive Services Task Force. Screening for abdominal aortic aneurysm:recommendation statement. Ann Intern Med,2005,142(2):198-202.

5. Upchurch GR Jr,Schaub TA. Abdominal aortic aneurysm. Am Fam Physician,2006,73(7):1198-1204.

6. Parodi JC,Palmaz JC,Barone HD,et al. Transfemoral intraluminal graft implantation for abdominal aortic aneurysms. Ann Vasc Surg,1991,5(6):491-499.

7. Albertini J,Kalliafas S,Travis S,et al. Anatomical risk factors for proximal perigraft endoleak and graft migration following endovascular repair of abdominal aortic aneurysms. Eur J V asc Endocasc Surg,2000,19(3):308-312.

8. Woodburn KR,Chan t H,Davies JN,et al. Suitability for endovascular aneurysm repair in an unselected population. Br J Surg,2001,88(1):77-81.

9. Peynircioglu B,Türkbey B,Ozkan M,et al. Use of glue and microcoils for transarterial catheter embolization of a type Ⅰ endoleak. Diagn Interv Radiol, 2008, 14（2）:111-115.

10. Bonardelli S,Parrinello G,De Lucia M,et al. Risk factors for immediate results and long-term survival following elective open surgery for AAA. Statistical analysis of 1111 consecutively-treated patients. Ann Ital Chir,2007,78(4):265-276.

11. Rutherford RB. Options in the surgical management of aorto-iliac occlusive disease:a changing perspective. Cardiovasc Surg,1999,7(1):5-12.

12. Timaran CH,Stevens SL,Freeman MB,et al. Infrainguinal arterial reconstructions in patients with aortoiliac occlusive disease:the influence of iliac stenting. J Vasc Surg,2001,34(6):971-978.

13. Shah DM,Darling RC,Chang BB,et al. Long-term results of in situ saphenous vein bypass:analysis of 2058 cases. Ann Surg,1995,222(4):438-448.

14. Myers SI,Myers DJ,Ahmend A,et al. Preliminary results of subintimal angioplasty for limb salvage in lower extremities with severe chronic ischemia and limb-threathening ischemia. J Vasc Surg,2006,44(6):1239-1246.

15. Adam DJ,Beard JD,Cleveland T,et al. Bradbury AW,Forbes JF,Fowkes FG,Gillespie I,Ruckley CV,Raab G,Storkey H. Bypass versus angioplasty in severe ischemia of the leg（BASIL）:multicentre, randomized controlled trial. Lanvet,2005,366(9501):1925-1934.

16. Kudo T,Chandra FA,Ahn SS. Long-term outcomes and predictors of iliac angioplasty with selective stenting. J Vasc Surg,2005,42(9):466-475.

17. Park KB,Do YS,Kim JH,et al. Stent placement for chronic iliac arterial occlusive disease:the results of 10 years experience in a single institution. Korean J Radiol,6(4):256-266.

18. 姚陈,王深明,常光其,等. 腹主动脉瘤血管腔内治疗与开放手术治疗的疗效比较. 中华普通外科杂志,2006,21(1):10-12.

19. 胡昊,丁晓梅. 主动脉夹层动脉瘤治疗体会. 安徽医药,2008,12(9):548-549.

20. 李光新,阮长乐. 腹主动脉瘤腔内治疗的并发症及处理. 山东医药,2007,47(6):77-79.

21. 黄建华,刘光强,符洋,等. 腹主动脉瘤手术切除与腔内治疗疗效的比较. 中国普通外科杂志,2008,17(6):542-545.

22. 李介秋,夏洪志,陈学明,等. 腹主动脉瘤的外科治疗:附46例报告. 中国普通外科杂志,2007,16(6):523-525.

23. 王玉琦,叶建荣. 血管外科治疗学. 上海:上海科学技术出版社,2003:297-317.

24. 中华医学会外科学分会血管外科学组. 下肢动脉硬化性闭塞症治疗指南. 中国实用外科杂志,2008,28(11):923-924.

25. 中华医学会外科学分会血管外科学组. 主髂动脉硬化闭塞症手术与介入治疗指南. 中国实用外科杂志,2008,28(11):919-922.

26. 吴丹明,周玉斌. 下肢慢性缺血性疾病的外科治疗及评价. 中国实用外科杂志,2006,26(10):752-754.

27. 刘清泉,杨俊德,朱雯霞,等. 下肢动脉硬化闭塞症的诊治. 中国普通外科杂志,2002,11(7):440-442.

第七章

呼吸系统疾病

第一节　老年人肺炎

肺炎是老年人的临床常见病,也是导致老年人死亡的主要原因。与一般人群所患肺炎相比,老年人肺炎具有不同的特点,若能针对其特点,采取必要的措施,进行积极预防、早期诊断、合理治疗,对于提高对老年人肺炎诊治水平、改善预后、降低死亡率、减低医疗费用等都具有重要意义。

一、流行病学

在老年人中,肺炎是发病率高、死亡率高、危害大的疾病。尽管有越来越多强效、广谱的抗生素可以应用,但肺炎仍是导致老年人死亡的最常见感染性疾病,给社会、家庭造成的损失不可估量。在抗生素广泛运用于临床之前,老年肺炎的发生率大约是青年人的 10 倍,50%以上的肺炎患者是65 岁以上的老人。北京某医院死因分析显示,肺炎死亡中,89%在 65 岁以上,肺炎已经成为 80 岁以上老人死亡的第一病因。调查发现,<45 岁人群中肺炎患病率为每 10 万人口中 91 人,<65 岁的老年人肺炎患病率可达每 10 万人口中10123 人,而老年人肺炎病死率是非老年人的 3～5 倍。国外老年人肺部感染病死率为 24%～35%,年轻人仅为 5.75%～8.00%,而国内老年人肺部感染病死率高达 42.9%～50.0%。目前,老年肺炎的患病率和死亡率仍是严重问题,肺炎也是导致老年人死亡中最常见的感染性疾病。据统计,1996—2001 年全国呼吸系统疾病死亡人数,占总死亡人数的18%,仅次于心脑血管病和癌症,位居第三。在众多的呼吸道疾病中,肺炎是主要死因。70 岁以上肺炎患者病死率大于 25%;在死亡老年人中,约有半数以上伴有程度不同的肺炎。肺炎在老年患者尸检中的发现率为 25%～60%。北京医院资料显示,60 岁以上尸检中存在肺炎者 45%。解放军总医院统计 146 例老年肺炎尸检病例,占同期老年尸检的31.1%。美国 1995 年的统计结果表明,肺炎列死亡顺位的第 6 位,而在老年人升至第四位,在感染性疾病中位列第一。在因肺炎死亡的患者中,85%为 65 岁以上的老人。70 岁以上者肺炎病死率成百倍地增加。美国估计每年有 100 万老年肺炎需住院治疗,估计在美国仅老年肺炎每年医疗费就超过 10 亿美元。

另外,由于在老年人中,吸入性因素很常见,所以吸入性肺炎在老年患者中占重要地位。据统计,社区获得性肺炎中5%～15%为吸入性肺炎,吸入性肺炎占住院老年性肺炎的

15%～23%,其病死率占所有因老年肺炎死亡病例的近 1/3。需要注意的是,不是所有吸入性肺炎都有明确吸入病史。研究显示,约 40%的老年肺炎患者并无明显的吸入病史,此类病例被称为隐性吸入,如急性脑卒中的患者中,有 2%～25%的患者存在隐性吸入。吸入性肺炎在老年人中尤其是存在中枢神经系统疾病的老年人中很常见,这也是老年人吸入性肺炎难以治疗、死亡率高的主要原因。老年人吸入性肺炎患者中,发病原因多为脑血管病,如脑卒中,患者 10%死于肺炎,最主要的就是吸入性肺炎。中枢神经系统大脑基底核脑血管病变,可导致黑质、纹状体产生的多巴胺减少,迷走神经释放到咽部和气道的神经肽,即 P 物质减少。而 P 物质被认为是吞咽和咳嗽反射的原动力,因此造成咽喉功能减退或受到抑制,表现为咳嗽和吞咽反射障碍。吸入过程多发生在进食和睡眠中,吸入时若将咽喉部寄植菌带入下气道,便可导致肺部感染。ACEI 类药物引起血清和(或)气道中 P 物质增加,可能是其减少吸入性肺炎的机制之一。现在已经开始将 ACEI 类药物作为老年人吸入性肺炎的防治手段之一。

除吸入性因素外,老年人肺炎的发生还有其他危险因素:①呼吸道组织结构退行性变。老年人由于鼻、喉黏膜具有不同程度的萎缩变质,加温及湿化气体功能,喉头反射与咳嗽反射减弱等,导致上呼吸道保护性反射减弱,病原体容易进入下呼吸道;老人鼻部软骨弹性降低,吸入阻力增加,用口呼吸增多,易于产生口咽干燥,加之口腔卫生不良或原有咽喉、口腔内的慢性病灶,病原体易在上呼吸道定植,并且繁殖,发生支气管-肺部吸入性感染;喉、咽腔黏膜萎缩,感觉减退所引起的吞咽障碍,使食物容易呛入下呼吸道。骨质疏松,脊柱后凸和肋软骨钙化,肋间肌和辅助呼吸肌萎缩,胸廓活动受限,并由扁平胸变为桶状胸,使肺通气功能下降;气管支气管黏液纤毛功能下降,咳嗽反射差,肺组织弹性减退等导致排痰功能降低。②合并多种慢性基础疾病伴随老龄出现的多种慢性疾病,易于导致老人的肺部感染率和病死率增加。临床观察发现,99%的老年肺炎患者至少患有一种或多种基础疾病。刘慧等报道老年人肺炎合并基础疾病者达67.1%,孙勇等报道老年人肺炎合并基础疾病者达 76.1%,合并 2 种基础疾病者 35.3%,Riquelme 等对 101 例老年肺炎分析发现,30%患有慢性阻塞性肺疾病,38%有心脏疾病,26%有神经系统疾病,17%有糖尿病,5%有恶性肿瘤,4%患有肾衰竭和 4%有肝脏疾病。易于诱发老人发生肺炎的疾病常见于糖尿病、COPD、充血性心力衰竭、脑血管病、肿瘤、营

养不良、痴呆、帕金森病、水肿、失动等。③免疫力减弱老龄化带来的免疫老化也促进了老年人呼吸道感染的发生。越来越多的最新数据表明，中性粒细胞的功能受损，即吞噬和杀灭病原微生物的能力下降，是老年呼吸道感染防御降低的原因之一。老年人最常见的免疫缺陷是适应性的免疫反应下降，表现为幼稚 T 细胞亚群减少，细胞因子产物（尤其是 IL-2）和重要的细胞表面受体（IL-2 受体、CD28）显著下降，以及由抑制 T 细胞免疫的炎症因子（如 IL-10、前列腺素 E2 等）引起的 T 细胞反应受抑制。④流行性感冒。已证实流感是导致老年人肺炎发生率和病死率增加的一个重要原因。⑤其他因素如长期吸烟，各器官功能下降，御寒能力降低，容易受凉感染，营养不良，集体居住，近期住院，气管插管或留置胃管，健康状态较差，近期手术，加之行动障碍，长时间卧床，睡眠障碍而长期使用安眠药等均可增加老年人肺炎的易感性。

另外，老年肺炎中以中毒型肺炎，即休克性肺炎多见。据有关资料报道，老年肺炎中 2/3 为中毒型，这可能与老年人机体抵抗力低下有关，感染后容易波及全身，从而引发感染中毒性休克反应。它可以是原发的，也可以继发于慢性呼吸道感染基础上，或继发于其他系统疾病，特别是脑血管病、心血管病、糖尿病及肝、肾等疾病。

老年性肺炎病死率高，主要包括以下原因：①病原体变迁；②不合理使用抗生素；③病原学检查困难；④临床表现不典型；⑤医院获得性肺炎；⑥免疫功能低下；⑦呼吸道防御机制下降；⑧基础病多。

二、定义和分类

肺炎按照发病地点过去传统分为 3 种：①社区获得性肺炎（community-acquired pneumonia，CAP）：是指在社区环境中罹患的感染性肺实质炎症，包括在社区感染而在住院后（通常限定为入院 48h 内或在潜伏期内）发病者；②护理院获得性肺炎（nursing home acquired pneumonia，NHAP）：其发生率、严重程度和预后等方面介于 CAP 和 HAP 之间；③医院获得性肺炎（hospital-acquired pneumonia，HAP）：指患者入院≥48 小时后发生的肺炎，且入院时未处于潜伏期。HAP 又可再分为早发 HAP（住院 5 天）和晚发 HAP（住院＞5 天）。其中，NHAP 的发病率为 69～115/1000 居住者，介于 CAP 和 HAP 之间，是 CAP 的 2～3 倍。近 10 余年来，发现肺炎住院患者通常是由于多种耐药（multidrug-resistant，MDR）病原菌引起。其原因包括在院外广泛使用广谱口服抗生素、门诊输注抗生素增加、过早让患者从急诊室出院、老年人增加及过度使用免疫调节治疗。目前 ATS 根据是否存在 MDR 病原菌所导致的感染将肺炎分为社区获得性肺炎（CAP）和医疗保健相关性肺炎（health care-associated，HCAP），HCAP 包括医院获得性肺炎（HAP）和呼吸机相关性肺炎（ventilation-associated，VAP）。新的分类方法主要是指导经验性使用抗生素，但亦存在缺陷，如不是所有的 MDR 病原菌都与危险因素相关，诊断过程中，应进行个体化考虑，如存在 MDR 感染的危险因素也不能排除存在引起 CAP 的常见病原菌。HCAP 临床情况与可能的致病菌关系见表 7-1-1。

表 7-1-1 HCAP 临床情况与可能的致病菌关系

临床情况	病原菌			
	MRSA	铜绿假单胞菌	不动杆菌属	MDR 肠球菌
住院＞48 小时	+	+	+	+
3 个月前住院＞2 天	+	+	+	+
家庭护理或医疗保健机构	+	+	+	+
前 3 个月使用过抗生素		+		+
慢性透析	+			
家庭输液治疗	+			
家庭创伤护理	+			
家人有 MDR 感染	+			

注：MDR：多重耐药；MRSA：耐甲氧西林金黄色葡萄球菌

三、临床特点

老年社区获得性肺炎（CAP）大多数起病缓慢，于冬春季节变化时多发。由于老年人各系统、器官的储备功能丧失，以及应激反应受损，某器官系统的疾病会导致另一器官系统的失代偿，导致疾病的不典型表现，即临床表现各异。但老年人在突然发生疾病或疾病加重时，又会出现一些共有的表现，这些共有的表现被归纳为四个"I"：即活动受限（immobility），稳定能力下降（instability），便失禁（incontinence），意识障碍（intellectual inpairment）。这些表现非常常见，几乎任何疾病都可以有上述 4 种症状。

（一）基础疾病多

老年人肺炎往往伴有基础疾病，如慢性支气管炎、慢性阻塞性肺气肿及肺心病、高血压、冠状动脉粥样硬化性心脏病、糖尿病、脑血管疾病、肺癌等。王新梅的结果提示慢性阻塞性肺病占 36.3%，脑血管病 26.5%，心血管病 24.5%，糖尿病 19.6%，肿瘤 10.8%，其他 6.9%，部分患者同时有两种或多种疾病。

（二）发热等全身症状

老年性肺炎患者体温正常或不升高者达 40%～50%，而且即使发热也大多数都是轻、中度的发热。Moreira 等采用回顾性研究以比较 257 例住院的≥65 岁老年人和＜65 岁非老年人 CAP 患者的临床特征。老年人组 54.1% 的患者发热，非老年人组 81.5% 的患者发热。与非老年组相比，老年肺炎临床表现不典型，常缺乏发热、胸痛、咳嗽、咳痰等。往往表现为意识状态下降、不适、嗜睡、食欲缺乏、恶心、呕吐、腹泻、低热，甚至精神错乱，大小便失禁或原有基础疾病恶化。有研究提示呼吸频率增快（超过 26 次/分）可能是个很好的预示下呼吸道感染的指标，通常呼吸困难较其他临床表现早出现 3~4 天。老年性肺炎患者更多地表现为乏力、食欲缺乏。部分老年患者可表现为其他系统为主的临床表现，如消化系统症状。孙勇等回顾性分析 113 例老年肺炎患者的临床资料消化道症状 49 例（43.3%），意识障碍 46 例（40.7%），口唇周疱疹 27 例（23.8%）。

（三）呼吸道症状

只有半数的患者有咳嗽和咳痰。老年人咳嗽无力、痰多为白色黏痰或黄脓痰、少数患者表现为咳铁锈色痰及痰中少量带鲜红色血。呼吸困难较常见。胸痛表现也相对少见，Moreira 等比较老年人组胸痛 27.0%，非老年人组为 50.0%。

（四）肺部体征

老年肺炎肺部体征可因脱水、浅快呼吸、上呼吸道传导音干扰等因素而改变，所以常不具备诊断意义。通常也缺乏肺实变体征。典型肺实变少见，主要多表现为干湿性啰音及呼吸音减低。并发胸腔炎时，可听到胸膜摩擦音，并发感染中毒性休克可有血压下降及其他脏器衰竭的相应体征。

（五）并发症多

老年性肺炎并发症较多，最常见并发呼吸衰竭和心力衰竭，尤其已经有缺血性或高血压性心脏病的患者，心律失常颇常见。约 1/3 老年肺炎患者特别是年龄 >85 岁的患者易于并发急性意识障碍和精神障碍，如谵妄等。其他如酸碱失衡、水电解质紊乱、消化道大出血、急性心肌梗死及多器官衰竭常见。

（六）血常规检查

老年人发生肺炎时可无白细胞升高，并且多不升高，白细胞升高仅占半数或更低，90% 有核左移，50% 有贫血。

（七）血生化及炎症指标检查

血 C-反应蛋白增加（CRP）、前降钙素原（PCT）增高提示细菌感染并依此可以判断感染程度及对治疗反应的依据，D-二聚体（D-Dimer）水平增高，提示感染严重度、凝血受累及是否合并肺动脉栓塞，其动态变化对判断老年重症肺炎的预后具有重要的意义。重症肺炎伴有肝、肾功能及心肌细胞累及时可有 ALT、AST、BIL、LDH、CK、CK-MB、BNP、BUN、CRE 增高，合并横纹肌溶解可有血肌红蛋白明显增高伴有 LDH、CK 的明显增高，常伴低钠血症，偶伴高钠血症。

（八）影像学检查

X 线检查是肺炎最可靠的诊断手段，但对老年肺炎的诊断则欠缺可靠性。日本学者村上元孝对 51 例老年肺炎部位的 X 线诊断与病理解剖结果对比观察，结果只有 37 例 X 线照片上考虑有肺炎。考虑原因是老年肺炎患者呼吸次数增加，有的老年肺炎患者则不能在拍片时做呼吸暂停动作，而拍出的 X 线片效果降低，不易做出诊断；另外的原因是部分老年肺炎患者不易搬运，只能用床旁机拍片，效果不佳，从而影响 X 线诊断。

X 线胸片或（和）胸部 CT 检查多呈小片状或斑片状影，少数呈大片状、网状影。可发生于单侧或者双侧，肺炎类型可表现不一致，以支气管炎、小叶性肺炎多见，王新梅等统计支气管肺炎样表现约 51.2%，间质性肺炎样表现约 24%，大叶性肺炎样约 15.2%，肺脓肿约 8%、球形肺炎约 15.2%，同时伴有胸腔积液者 17.6%，伴肺不张者 10.4%。老年吸入性肺炎好发于右肺下叶，多为支气管肺炎、间质性肺炎和肺部实变表现，并有肺不张、肺脓肿、肺气肿及肺纤维化等并发症。特别要指出的是老年肺炎在感染早期、脱水状态和白细胞减少症的患者中，X 线可表现为相对正常。COPD 和肺大疱的患者也常无肺炎的典型表现。合并肺间质纤维化、ARDS 或充血性心力衰竭时，肺炎难以与基础病鉴别。

（九）细菌学检查

老年人 CAP 和 HAP 留取标本相对困难，即使能够获取标本，也有被寄植污染的可能，因此明确病原菌更加不易。VAP 可经过气管镜采集痰标本，对明确病原菌有意义。我国采取痰培养和血培养方法检测老年性肺炎的病原菌。痰检查是发现老年肺炎肺部异常最有效辅助诊断方法。

1. 痰细菌学检查　人体喉以上呼吸道黏膜表面及其分泌物含有众多的微生物，"正常菌群"包括 21 属、200 种以上，而且细菌浓度可以非常高。老年、重症或住院病人上呼吸道细菌定植明显增加。正常菌群中某些污染菌营养要求低、生长迅速影响痰液中致病菌的分离普通痰培养易受定植菌污染，加上老年人咳痰往往困难，所以直接留痰检查特异性较差。经纤维支气管镜吸引痰液的侵袭性检查能提高检查的特异性，但是会增加检查的困难性、风险性及检查费用。由于这些原因，所以在老年肺炎诊断中的作用存在许多争议。现在的观点是，单纯痰菌检查阳性不能确立肺炎的诊断，只能提供一些辅助信息；在应用抗菌药前的痰菌检查有利于经验性用药的选择。重症肺炎可因痰菌检查而受益。对重症病例、疑难病例或抗感染治疗失败的病例以及免疫抑制宿主肺部感染，需要有准确的病原学诊断，应积极采用可避免口咽部定植污染的下呼吸道标本直接采样技术。现有方法主要包括环甲膜穿刺经气管吸引、经胸壁穿刺肺吸引、经纤维支气管镜或人工气道吸引或防污染标本毛刷采样、经纤维支气管镜防污染支气管肺泡灌洗等，各有优缺点，由于均系创伤性检查，选用时应注意掌握指征。但不推荐为老年肺炎的临床常规检查方法。

除痰培养外，尚需作痰直接涂片，若鳞状上皮细胞 <10/HP，白细胞 >25/HP，使痰培养结果可信度较高。

2. 血细菌学检查　老年人菌血症较青年人多见。一项研究对 192 例 24 小时内无发热的老年肺炎患者进行血培养，25 例阳性，说明发热并非血培养的绝对指征。

3. 其他检查　可采用血清学或 PCR 方法检测军团菌、支原体、衣原体及病毒等病原体。当其滴度呈 4 倍以上增长时更具有临床诊断意义，但有时滴度增高时需要一定的时间，往往作为回顾性的诊断。目前 PCR 技术临床仅用于分枝杆菌及肺孢子菌的检测，对其他病原体检测还仅限于实验室研究。

（十）病原学

大多研究都提示老年肺炎在致病菌方面有自己的特点。国外许多学者对社区获得性肺炎（CAP）的病原体做了相关研究，感染的病原体包括细菌、病毒、真菌和原虫，门诊和住院患者的病原菌具有区别（表 7-1-2），新的肺炎致病菌包括 handaviruses、偏肺病毒、引起急性严重呼吸综合征的冠状病毒（coronavirus）及社区获得性耐甲氧西林金黄色葡萄球菌

(community-acquired strains of methicillin-resistant staphylococcus, CA-MRSA), CAP 主要是细菌感染所致, 其中最重要的是肺炎链球菌和流感嗜血杆菌, 且多数研究显示肺炎链球菌是最常见的病原体。老年患者由于基础疾病多、免疫力低下易致反复感染, 其革兰氏阴性杆菌感染的概率明显增加。在考虑常见病原菌以外, 也要结合危险因素和患者的严重程度来判断是否存在非典型病原菌(如病毒、支原体、衣原体、嗜肺军团菌等), 病毒常见的有流感病毒、腺病毒、呼吸道合胞病毒及副流感病毒等, 非典型病原体对 B-内酰胺类抗生素治疗无效, 选用抗病毒药物或大环内酯类药物治疗, 此外, 有 10%~15% 的 CAP 为典型与非典型病原体混合感染。有吸入危险因素时, 要考虑存在厌氧菌的感染, 厌氧菌肺炎往往合并有肺脓肿、肺内小脓肿和肺炎旁胸腔积液。金黄色葡萄球菌肺炎通常与伴发流感病毒感染, 但近年来发现 MRSA 是 CAP 的原发病原菌, 尽管很少见, 但临床医生必须意识到 MRSA 感染可引起严重的后果, 目前还不清楚是医院的 MRSA 带到社区, 还是社区本身就存在 MRSA。但 CA-MRSA 可引起健康人的感染, 与患者的健康情况无关。国内统计资料显示, 在社区获得性肺炎(CAP)中, 链球菌肺炎是老年肺炎的最常见致病原, 嗜血流感杆菌占第 2 位, 革兰氏阴性杆菌较少见。但是在 CAP 的病原菌检测中, 有 50% 以上的患者不能检测出病原菌, 只能根据流行病资料结合危险因素判断可能的病原菌(表 7-1-3)。

表 7-1-2　CAP 门诊和住院患者的病原菌

门诊患者	未住 ICU 患者	住 ICU 患者
肺炎链球菌	肺炎链球菌	肺炎链球菌
肺炎支原体	肺炎支原体	金黄色葡萄球菌
流感嗜血杆菌	肺炎衣原体	军团菌属
肺炎衣原体	流感嗜血杆菌	G⁻ 杆菌
C. pneumoniae	军团菌属	流感嗜血杆菌
呼吸道病毒*	呼吸道病毒*	

注:病原菌按发生顺序排列
ICU:重症监护病房;* 流感病毒 A 和 B,腺病毒、呼吸道合胞病毒

表 7-1-3　CAP 根据流行病资料结合危险因素判断可能的病原菌

危险因素	可能病原菌
醉酒	肺炎链球菌,口腔厌氧菌,肺炎克雷伯杆菌,不动杆菌属,分枝杆菌,结核杆菌
COPD 或吸烟	流感嗜血杆菌,铜绿假单胞菌,军团菌,肺炎链球菌,卡他莫拉菌,肺炎衣原体
结构性肺疾病(如支气管扩张)	铜绿假单胞菌,金黄色葡萄球菌,Burkholderia cepacia
痴呆,脑卒中	口腔厌氧菌
意识状态下降	G⁻ 肠杆菌

续表

危险因素	可能病原菌
肺脓肿	CA-MRSA,口腔厌氧菌,真菌,结核杆菌,非典型分枝杆菌
到 Ohio 或 St. Lawrence 河谷旅游	组织胞浆菌
到美国西南旅游	Hantvirus, Coccidioides spp.
到东南亚旅游	禽流感病毒, Burkholderia pseudomallei
2 周前住旅馆或乘船旅游	军团菌
当地流感流行	流感病毒,金黄色葡萄球菌,肺炎链球菌
接触鸟或蝙蝠	组织胞浆菌
暴露鸟	鹦鹉衣原体
暴露兔	Francisella tularensis
暴露绵羊、山羊、parturient 猫	Coxiella burnetii

注:CA-MRSA:社区获得性耐甲氧西林金黄色葡萄球菌;COPD:慢性阻塞性肺病

医疗保健相关性肺炎(health care-associated, HCAP), 以前多数研究集中在呼吸机相关性肺炎(VAP), 但从引起肺炎的病原菌及治疗策略角度看, 治疗 VAP 与治疗 HAP 和 HCAP 的策略相似, 不同于 CAP 的治疗策略。其共同点是治疗策略都依赖于痰培养作为微生物的诊断。其感染的病原菌均为在医院或医疗保健相关场所的定植菌。所以美国胸科学会(ATS)最新的分类为 HCAP, 其中包括 VAP 和 HAP, 但这一分类仍存在缺陷。

在呼吸机相关性肺炎(VAP)中, 病原菌分为多重耐药菌(MDR)和非多重耐药(non-MDR)菌(表 7-1-4), 非多重耐药肺炎中常见的病原菌与重症 CAP 相同, 为肺炎链球菌、其他链球菌、流感嗜血杆菌、MSSA、抗生素敏感的肠球菌、肺炎克雷伯杆菌、肠杆菌属、变形杆菌和其他革兰氏阴性杆菌则常见, 约占 50%~70%, 发生于机械通气 5 天内。多重耐药菌(MDR)常见的病原菌有铜绿假单杆菌、MRSA、不动杆菌属、抗生素耐药的肠球菌、产超广谱酶(ESBL)的克雷伯杆菌及肺炎军团菌等。铜绿假单杆菌、MRSA、不动杆菌属可以从一个医院传到另一个医院, 也可以从一个病房传到另一个病房, 因此尽管是早发 VAP, 如具有 MDR 菌危险因素, 在治疗中也要考虑到其为致病菌的可能。真菌和病毒很少引起 VAP, 也很少引起病毒的暴发流行。VAP 的危险因素包括机械通气时间延长、口腔和咽喉部及气囊上方的定植菌的吸入, 细菌可以在气管插管表面形成生物膜阻止抗生素和机体对其杀菌作用, 最主要的危险因素是抗生素选择压力(antibotic selection pressure)及院内或病房内的交叉感染。

下呼吸道的防御机制目前还不清楚, 因为所有插管的患者均有微量吸入, 但只有约 1/3 的患者并发 VAP。有研究表明因脓毒血症和创伤入 ICU 的重症患者, 免疫功能处于麻痹状态, 可持续几天, 这可以引起 VAP 的发生, 但其免疫麻

痊的机制还不清楚,有研究表明高血糖可影响中性粒细胞的功能,因此,VAP患者可输注胰岛素将血糖控制在正常水平,但一定要注意低血糖的发生。VAP的发病机制和预防策略见表7-1-5。

表7-1-4　VAP的常见病原菌

非MDR病原菌	MDR病原菌
肺炎链球菌,其他链球菌	铜绿假单胞菌
流感嗜血杆菌	MRSA
MSSA	不动杆菌属
抗生素敏感的肠球菌(Enterobacteriaceae)	耐药肠球菌
大肠杆菌	大肠杆菌
肺炎克雷伯杆菌	产ESBL克雷伯杆菌属
Proteus spp	军团菌属
肠杆菌属	Burkholderiacepacia
Serratia marcesens	Aspergillus spp

注:MDR:多重耐药;ESBL:产超广谱酶;MSSA:甲氧西林敏感金黄色葡萄球菌;耐MRSA:耐甲氧西林金黄色葡萄球菌

表7-1-5　VAP的致病机制与相应的预防策略

致病机制	预防策略
口咽部细菌寄植	避免长时间使用抗生素
气管插管期间大量口咽部的吸入	昏迷患者短期预防使用抗生素[a]
胃食管反流	幽门后肠内营养[b] 避免过多胃内残留物 使用胃动力药物
胃内细菌过快生长	避免应用为预防消化道出血抑制胃酸的药物,增加胃液pH 使用非消化道吸收抗生素进行选择性消化道去污染(SDD)[b]
其他寄植细菌患者的交叉感染	洗手,特别是用酒精擦洗,加强感染控制教育[a] 隔离,重新使用设备的清洗
大量吸入	气管插管,避免使用镇静剂,小肠减压
延着气管插管周围微量吸入	
气管插管	无创机械通气[a]
上有创呼吸机时间过长	进行每日唤醒[a],撤机试验[a]
吞咽功能异常	早期行气管切开[a]
气管插管囊上分泌物	抬高床头[a],使用特殊气管插管 持续囊上滞留物吸引[a] 避免插管,减少镇静剂及转运
免疫功能下降	控制血糖[a],降低输血指征,特殊成分肠内营养

注:[a]预防策略至少有一项循证医学证实有效;[b]预防策路循证医学结果阴性或存在争议

医院获得性肺炎(HAP)和VAP病原菌相似,主要区别在于HAP有气管插管,其免疫功能好及感的病原菌多为非多耐药菌,因此在治疗中多考虑单一抗生素治疗。吸入是HAP的常见危险因素,未插管的患者易引起大量的吸入及因呼吸道感染导致低氧血症均是引起厌氧菌感染的可能,但临床上没有明确的大量的吸入的患者,也不必选用厌氧菌抗生素的治疗。HAP和VAP不同的是HAP很难获得病原学结果,因未插管,痰留取很困难,而且很难留到合格的痰,血培养阳性结果低于15%,因此在治疗过程中,没有细菌结果来指导抗生素的选择。在MDR菌高危因素中,治疗过程中很少可能进行降阶梯治疗,但在非ICU的患者,患者具有好的抵抗力,抗生素治疗的失败率及患者的死亡率明显低于VAP。

国内目前仍用过去的分类方法进行研究,陆慰萱报道20世纪80年代31例老年肺炎,革兰氏阴性杆菌占77%,其中铜绿假单胞菌占48.39%,克雷伯杆菌17.35%,大肠杆菌占9.68%;金黄色葡萄球菌占16.1%。王新梅等报道调查125例老年性肺炎的致病菌中,革兰氏阴性杆菌占主要地位,肺炎克雷伯杆菌、大肠埃希菌及铜绿假单胞菌是常见的致病菌。混合性感染常见。近年一些资料显示,社区获得性肺炎中,革兰氏阴性杆菌所占比例也增大。在一项315例社区获得性肺炎的患者痰培养资料中,与非老年患者相比,老年患者的痰培养阳性率高,以革兰氏阴性杆菌为主,主要为铜绿假单胞菌、肺炎克雷伯杆菌、阴沟肠杆菌、不动杆菌属、真菌。口咽部革兰氏阴性杆菌的寄植是HAP重要的危险因素,寄植率与住院时间和疾病的严重程度相关。有研究显示中度病情的患者寄植率为16%,而危重患者达到57%,在ICU中,75%发生呼吸机相关性肺炎(VAP)的患者肺炎发生前存在口咽部细菌寄植。而院外和院内肺炎病原分布的差异可能反映了老年住院患者口咽部革兰氏阴性寄殖菌增多,及严重相关疾病导致免疫力下降和对致病菌易感。

无论院外或院内老年肺炎,厌氧菌感染均可能是主要病原,但是,不能以咳出的痰液作厌氧菌培养来判断是否存在厌氧菌感染,这是没有意义的。厌氧菌感染多发生于有神经系统疾病,如急性脑卒中、意识障碍、吞咽障碍或应用镇静剂等情况下的老年性患者,因为这部分人中大多存在有误吸倾向。

军团菌肺炎在老年人中也较年轻人多见。高龄本身就是军团菌感染的高危因素,60岁以上感染军团菌的危险性是年轻人的2倍。所以在感染老年人的肺炎病原中,军团菌占有重要地位。军团菌肺炎大多呈散发性,偶有暴发性流行,可能与水污染有关,流行多发生于人群聚集的地方,如旅馆或医院。由于一般病原学检查难以兼顾军团菌,所以军团菌感染也常常被疏漏。分离军团菌,需要采用特殊检查技术,如采取呼吸道分泌物进行直接荧光抗体染色和采用特殊培养基进行细菌培养。应用通过血清军团菌抗体的检测可以诊断军团菌肺炎。若滴度呈4倍以上的增加,可以作为诊断。

条件致病菌、真菌及耐药性细菌的感染近年来也逐渐增多,这可能与免疫抑制剂及大量广谱抗生素的应用有关,在老年人肺炎中,如果一般抗菌治疗效果不佳时,需要警惕这些特殊病原体的感染。

病毒性肺炎也在老年人中占有一定比例。可引起老年肺炎的病毒有流感病毒、副流感病毒、呼吸道合胞病毒和腺病毒。最主要的是流感病毒,发生率与年龄相关,70岁以上老年人的发生率是40岁以下者的4倍。在美国,曾持续多年,65岁以上老人占流感相关死亡率的90%,病毒性肺炎多发生于冬春季节交替时,且常呈现流行性或者暴发性。

四、老年肺炎诊断

老年人由于临床表现较年轻人不典型或与基础疾病的表现相混淆,因此极易漏诊和误诊,而这种延误常常会带来老年人肺炎的高死亡率。但是,只要能透过现象看本质,多方兼顾,提高对疾病的认识,仍然能够在早期作出诊断,降低死亡率。诊断中,关键是充分了解老年人基础病史,重视老年人易患肺炎的危险因素,掌握老年肺炎的隐匿性和不典型表现,对其保持足够的警惕,对一些非呼吸系统症状,如一般健康状况的恶化,心力衰竭的发生和加重,神志和意识的改变,突然休克等等,当一般原因不能解释时,应想到肺炎的可能,及时进行各种检查,包括临床体检、胸部X线检查、各种实验室检查及细菌学检查。

(一)临床诊断

确定肺炎的诊断是否成立,老年人肺炎的诊断同"指南"中的标准。但应注意,胸部X线检查虽然传统上被认为是肺炎诊断的金标准,但在老年肺炎感染的早期、脱水状态和白细胞减少症的患者,X线可表现为相对正常;COPD和肺大疱的患者常无肺炎的典型表现;合并肺间质纤维化、ARDS或充血性心力衰竭时,肺炎难以与基础疾病相鉴别;肺癌、过敏性肺炎、肺动脉栓塞、风湿免疫病肺部表现、肺结核、胸膜疾病、炎性假瘤等均要进行细致鉴别。同时详细的病史询问也很重要。痰液检查在老年肺炎诊断中的作用存争议,因痰涂片和培养易受定植菌污染,特异性较差。经纤维支气管镜的侵袭性检查虽然提高了检查的特异性,但存在安全性、操作困难和价格等问题。血培养对于住院患者应作为常规检查。血常规、生化检查和血气分析等有利于对疾病严重程度和预后进行判断。

(二)评价肺炎严重程度病情评估对老年肺部感染十分重要

目前评价严重程度有肺炎严重指数(PSI)评分和CURB-65(包括意识障碍(confusion、血尿素氮(urea)水平、呼吸频率(respiratory rate)、血压(blood pressure),但因老年人临床表现不典型是否适用于老年人还有待循证医学的研究,VAP采取的临床肺部感染评分(CPIS)(表7-1-6),CPIS可以作为治疗效果的评价。目前我国重症肺炎的诊断标准是:① 意识障碍;② 呼吸频率 > 30 次/分;③ PaO_2 < 60mmHg、PaO_2/FiO_2 < 300,需行机械通气治疗;④血压 < 90/60mmHg;⑤X线胸片显示双侧或多肺叶受累,或入院48小时内病变扩大 ≥ 50%;⑥尿量 < 20ml/h,或 < 80ml/4h,或急性肾衰竭需透析治疗。另外,年龄 ≥ 65 岁,基础疾病较重或相关因素较多,白细胞数 > 20×10^9/L 或 < 4×10^9/L,或中性粒细胞计数 < 1×10^9/L;$PaCO_2$ > 50mmHg;血肌酐 > $10\mu mol/L$ 或血尿素氮 > 7.1mmol/L;血红蛋白 < 90g/L 或血细胞比容 < 0.30;血浆白蛋白 < 25g/L,也可作为重症肺炎

的诊断依据。

表 7-1-6　临床肺部感染评分(CPIS)

判断标准	评价分数
发热(℃)	
≥38.5 但 <38.9	1
>39 或 <36	2
白细胞	
<4000/μl 或 >11 000/μl	1
中性粒细胞 >50%	1(增加)
氧合(mmHg)	
PaO_2/FiO_2 <250 和没有 ARDS	2
X线胸片	
局限渗出影	2
散在或弥散渗出影	1
进展的渗出影(不是 ARDS 或 CHF)	2
气管吸出痰	
中度或高度	1
革兰氏染色形态相同病原菌	1(增加)
最高分数	12

注:肺部阴影进展不清楚,气管吸引培养结果在诊断早期无法判断

最高最初评分8~10分

ARDS:急性呼吸窘迫综合征,CHF:慢性心力衰竭

(三)病原菌诊断

判断致病菌和是否存在多重耐药菌(multi-drug resistence,MDR)(见表7-1-1,表7-1-2)。在初始治疗前分析最可能的致病菌,尤其MDR菌,对初期经验性治疗十分重要。可以根据全国或地区细菌监测数据,结合本单位的观察以及患者个体的情况(危险因素)判断致病菌。如65岁、3个月内应用过β-内酰胺类抗生素、酗酒者、免疫抑制性疾病及多种并发疾病是老年人感染耐甲氧西林的肺炎链球菌(PRSP)的危险因素;而养老院的老年人、患有心脏病、多种并发疾病及最近用过抗菌药者具有感染肠杆菌科细菌的风险;铜绿假单胞菌感染的危险因素包括结构性肺疾病(支气管扩张)、激素治疗(泼尼松>10mg/d)、广谱抗菌药治疗>7天及营养不良等;老年肺部感染多合并有吸入因素,60%以上存在误吸,特别是因中枢神经系统疾患导致吞咽功能障碍的患者。

HCAP中VAP和HAP的病原菌如上所述(见表7-1-1,表7-1-4)。患者感染多重耐药的危险因素包括:3个月内使用过抗菌药物、住院 ≥ 5d,在社区或医院病房中存在高频率耐药菌、有免疫抑制性疾病和(或)使用免疫抑制剂治疗以及具有以下各种基础疾病:昏迷、心力衰竭、糖尿病、肾功能不全、肿瘤、营养不良等,长期住院,使用了各种医疗器械,如插管和中心静脉置管等。

HAP的病原菌与重症CAP及非MDR菌VAP相似。但注意吸入因素存在。

五、治　疗

（一）抗菌治疗

针对老年人的抗生素选择,相比年轻人,须更加慎重。除了病原学的因素之外,还要根据老年人在感染和药代动力学方面的特点,所以在经验性选用抗菌药物时必须综合考虑三方面因素,即患者自身状态、致病菌和药物。只有综合考虑以上因素,才能选择正确的抗菌药物,并且避免可能发生的不良反应,而药物不良反应在老年人中非常多见,并且很可能是致命的。

一般来讲,首先应确定患者发生感染的地点和时间,如院内还是院外,早发性还是晚发性,这将直接影响着病原菌的分布和患者的预后。其次应对患者免疫状态、基础疾病、临床表现等情况全面评估并进行严重程度分级。还应考虑到患者是否存在某些特殊病原菌感染的危险因素,如厌氧菌、军团菌、真菌等等。最后在选择药物时要特别考虑老年人对药物的耐受性,要求所选药物有良好的抗菌活性、较低的细菌耐药性、最佳的药代学和药效学特征、较低的不良反应发生率和合理医疗费用。并据此选用恰当的药物并确定合适的剂量、给药途径和疗程。

具体关于何种情况下选择那一类抗菌药物,我国和许多其他国家都有指南详述。老年人与年轻人在抗菌药物选择具体方案上差别不大。CAP和HCAP(包括VAP和HAP)的推荐经验抗生素治疗(表7-1-7,表7-1-8),但老年人用药剂量仅供参考,还需要个体化治疗。

表7-1-7　CAP的经验抗生素治疗

门诊病人

身体健康及过去3个月未用过抗生素
- 大环内酯类抗生素(克拉霉素500mg,po,bid)或阿奇霉素(首剂500mg,po,第二天250mg,qd)或
- 多烯环素(doxycycline)(100mg,po,bid)
伴随疾病或过去3个月未用过抗生素
选用另一类抗生素
- 一种呼吸喹诺酮类(莫西沙星400mg,po,qd),左氧氟沙星(750mg,po,qd),或一种β-内酰胺类(高剂量阿莫西林1g,tid),或阿莫西林/棒酸(2g,bid),或头孢曲松1~2g,iv,qd),cefpodoxime(200mg,po,bid),头孢呋辛[a](500mg,po,bid)加一个大环内酯类抗生素
具有高耐大环内酯类药物细菌[b]的地区,选用以上伴随疾病用药
住院未住ICU
- 一种呼吸喹诺酮类(莫西沙星400mg,po或iv,qd)左氧氟沙星(750mg,po或iv,qd)或gemifloxain(320mg,po,qd)
- 一种β-内酰胺类[c][头孢他啶(1~2g,iv,bid),或头孢曲松(1~2g,iv,qd),氨苄西林(1~2g,iv,q4~6h)选择使用厄他培南(1g,iv,qd)加一个大环内酯类抗生素[d]口服克拉霉素或阿奇霉素(首次1g,然后500mg,iv,qd)

门诊病人

住ICU
- 一种β-内酰胺类[e]头孢他啶(1~2g,iv,q8h),或头孢曲松(2g,iv,qd),氨苄西林/舒巴坦(2g,iv,q8h)加阿奇霉素或呼吸喹诺酮类(同以上住院用药)
特殊考虑
如果考虑铜绿假单胞菌感染
- 一种抗肺炎球菌和抗铜绿假单胞菌β-内酰胺类(哌拉西林/他唑巴坦(4.5g,iv,q6h),头孢吡肟(1~2g,iv,q12h)亚胺培南(500mg,iv,q6h),美罗培南(1g,iv,q8h)加环丙沙星(400mg,iv,q12h)或左氧氟沙星(750mg,iv,qd)
- 上述β-内酰胺类加氨基苷[阿米卡星(15mg/kg,qd)或妥布霉素(1.7mg/kg,qd)和阿奇霉素]
- 上述β-内酰胺类加氨基苷类加抗球菌的氟喹诺酮类药物
如果考虑CA-MRSA
- 加用利奈唑胺(600mg,iv,q12h)或万古霉素(1g,iv,q12h)

注:a:多烯环素可替代大环内酯类
　　b:分离病原菌25%的最低抑菌浓度(MIC>16μg/ml)
　　c:青霉素过敏者,换用氟喹诺酮类药物
　　d:多烯环素可替代大环内酯类
　　e:青霉素过敏者,换用氟喹诺酮类药物加氨曲南(2g,iv,q8h)
　　CA-MRSA:社区耐甲氧西林金黄色葡萄球菌;ICU:加强治疗病房

表7-1-8　医疗保健相关性肺炎(HCAP)的经验使用

抗生素治疗

MDR危险因素病人
头孢曲松(1~2g,iv,qd)或
莫西沙星(400mg,iv,q24h),环丙沙星(400mg,iv,q8h)或
　　左氧氟沙星(750mg,iv,q24h)或
　　氨苄西林/舒巴坦(3g,iv,q6h)或
　　厄他培南(1g,iv,q24h)
有MDR危险因素病人
1. 一种β-内酰胺类
头孢他啶(2g,iv,q8h)或
头孢吡肟(2g,iv,q8~12h)或
哌拉西林/他唑巴坦(4.5g,iv,q6h),
亚胺培南(500mg,iv,q6h或1g,iv,q8h)或
美罗培南(1g,iv,q8h)加上
2. 具有抗G-杆菌的药物
庆大霉素或阿米卡星(20mg/kg,qd)或
妥布霉素(7mg/kg,q24h)或
加环丙沙星(400mg,iv,q8h)或
左氧氟沙星(750mg,iv,qd)加上
3. 抗G⁺球菌的药物
利奈唑胺(600mg,iv,q12h)或
万古霉素(15mg/kg,加到1g,iv,q12h)

注:MDR:多重耐药

抗菌治疗原则上遵守"早期"、"适当"、"足量"、"短程"原则。宜选用静脉给药途径。

1. 早期适当治疗 老年肺炎以混合感染多见,常有耐药菌,治疗必须及时,任何延误都可能是致命的。有研究表明,就诊 8 小时内开始抗菌药物治疗可降低老年肺炎 30 天的病死率,8 小时后,每延长 1 小时都会增加病死率。大量研究表明,起始抗生素治疗是否适当是决定预后的关键因素。国内外已有多项研究显示,初始不适当的抗生素治疗会增加抗生素的耐药性、延长住院时间和住院费用,并增加患者的院内死亡率。

2. 分析最可能的致病菌,重点考虑 MDR 菌 采取经验性治疗研究发现,既往使用过抗生素及其种类与细菌耐药性显著相关。长时间多种广谱抗生素应用可以改变患者正常微生物的寄生,杀死敏感的非致病菌,导致 ESBL 和(或)MRSA 的出现,而老年患者,免疫力低下,常常不能有效清除这些致病菌,致使 MDR 菌的感染率和病死率明显增加。老年 CAP 与青年患者在致病菌、病情特点、身体状况等方面存在很大差异。首先,应对患者的免疫状况、基础疾病及临床表现等进行全面评估,然后考虑患者是否存在误吸,选用抗生素应确保覆盖主要致病原如肺炎链球菌、G-肠杆菌等。重症肺炎(CAP 或 HAP)还需考虑军团菌感染;同时还须充分考虑到药物的安全性问题,并注意对不良反应的监测。CAP 的经验使用抗生素见表 7-1-7。

HAP 的最初经验性治疗,分为两类:①无多重耐药已知危险因素的、早发的、任何严重程度的肺部感染,可能病原体为肺炎链球菌、嗜血流感杆菌、甲氧西林敏感金黄色葡萄球菌(MSSA)和敏感的肠道革兰氏阴性杆菌(大肠埃希菌、肺炎克雷伯杆菌、变形杆菌和沙质黏雷杆菌),ATS 推荐使用头孢曲松;或左氧氟沙星、莫西沙星、环丙沙星;或氨苄西林加舒巴坦;或厄他培南。②对晚发的、有多重耐药危险因素的所有重症肺炎(VAP);常为多重耐药的铜绿假单胞菌、产 ESBL 的肺炎克雷伯杆菌和不动杆菌感染,ATS 推荐采用抗铜绿假单胞菌头孢菌素(CEF、CTD)或抗铜绿假单胞菌碳青霉烯类或 β-内酰胺类加酶抑制剂(P/T)+抗铜绿假单胞菌氟喹诺酮类(环丙沙星、左氧氟沙星)或氨基苷类(阿米卡星、庆大霉素或妥布霉素);MRSA 所致重症肺炎采用利奈唑烷或万古霉素;军团菌所致重症肺炎采用大环内酯类或氟喹诺酮类。如果分离到产 ESBL 肠杆菌科细菌,则应避免使用第 3 代头孢菌素,最有效的药物是碳青霉烯类;铜绿假单胞菌感染推荐联合用药,单药治疗易发生耐药,对不动杆菌最具抗菌活性的是碳青霉烯类、舒巴坦、黏菌素和多黏菌素;厌氧菌感染在老年肺部感染中常见和具有独特性,对有隐性吸入者,应考虑覆盖这类细菌。HCAP 抗生素经验治疗见表 7-1-8。

3. 足够合理的剂量和恰当的治疗疗程 老年肺部感染的抗生素治疗也需要使用合理剂量,以保证最大疗效,防止耐药菌产生。治疗剂量不足不但不能杀灭细菌,导致临床治疗失败,而且还诱导耐药菌的产生;目前全球已达成共识,除铜绿假单胞菌外,恰当的初始治疗应努力将疗程从传统的 14～21 天缩短至 7 天。

在老年人肺炎中,应注意区分是否存在吸入性因素。因为吸入性肺炎在老年人中是非常常见的。吸入性肺炎多为厌氧菌和需氧菌混合感染,致病菌主要为厌氧菌、革兰氏阴性杆菌,以厌氧菌、肺炎链球菌、金黄色葡萄球菌、革兰氏阴性杆菌为主。治疗时应选择覆盖厌氧菌的抗菌药物,并注意加强吸痰、吸氧和呼吸支持治疗。保持口腔清洁,防止食管、胃反流和营养支持治疗。

由于老年人免疫功能减退和经常使用广谱高效抗生素,或长期接受糖皮质激素治疗的慢性阻塞性肺病,很容易出现菌群失调,而继发二重感染,肺部真菌感染亦较常见。临床上对体质较弱又需要使用第 3 代头孢菌素、碳青霉烯类抗生素;第 4 代头孢菌素等抗生素时,可考虑联合使用氟康唑预防二重感染;如痰培养发现肺部真菌感染,应立即停用抗生素,给予氟康唑治疗。

(二)其他治疗

老年肺炎往往合并并发症,如呼吸衰竭、胸腔积液、心力衰竭、电解质紊乱、休克、消化道出血、多脏器衰竭等。在老年性肺炎的治疗过程中,应给予全身支持疗法,包括充足的营养、水电解质的平衡及免疫调节剂的应用。①老年人脏器功能减弱,口渴中枢不敏感,平时喝水又不多,患肺炎时易出现水、电解质紊乱,治疗中应注意酌情补液以纠正水、电解质紊乱;②严密观察病情,注意血压、脉搏、体温、呼吸、神态等变化,一旦出现休克还应积极进行抗休克治疗;③老年肺炎患者应住院治疗,卧床休息,注意保暖,鼓励病人作深呼吸、咳嗽,或由别人叩击背部,促进排痰,也是很重要的治疗措施;④在控制感染的同时配合吸氧,给予必要的营养,警惕合并症的发生;⑤VAP 患者尽早拔除气管插管,加强吸痰和引流,防止意外拔管,进行再插管,尽早使用无创呼吸机治疗。

(三)治疗后的并发症

病情严重 CAP 除可并发呼吸衰竭、休克、多脏器衰竭、出血和原有基础疾病的急性发作。最重要的是迁徙感染、肺脓肿和胸腔积液。迁徙感染如脑脓肿或心内膜炎,往往被医生忽视。肺脓肿与吸入有关或者由单一细菌引起如 CA-MRSA,铜绿假单胞菌(少见)和肺炎链球菌,吸入性肺炎都是厌氧菌和需氧菌混合感染,治疗应建立有效的引流,抗生素应覆盖已知或可能的病原菌。明显的胸腔积液及时诊断并为处理做好准备。如果胸腔积液 pH<7.0,葡萄糖<2.2mmol/L,乳酸脱氢酶(LDH)>1000U/L 或找到细菌或培养出细菌,就应该做充分的引流,必要时置入胸腔闭式引流管。

HAP 的并发症除了死亡以外,最主要的并发症是机械通气时间延长,从而导致住 ICU 时间和住院时间延长,导致住院费用增加。很少患者并发坏死性肺炎(通常铜绿假单胞菌引起),其可以引起肺出血。最常见的是坏死性感染导致支气管扩张和肺间质瘢痕形成。这种并发症医生往往未予重视。患者处于高代谢状态,引起营养不良、肌肉萎缩和全身衰弱,需要长时间才能恢复,甚至导致不能独立活动及需要长期家庭护理。

(四)对初始治疗失败的分析和处理

老年肺炎患者经过抗生素治疗 3 天后,对治疗效果反应慢、无效或恶化,就要想到:①患者是不是感染?②是感染的话,那么选用的抗生素治疗病原菌对吗?③是不是又出现新的院内病原菌的感染?首先因引起肺部阴影的疾病很多如 COPD 和肺大疱、肺间质纤维化、ARDS 或充血性心力衰竭、肺癌、过敏性肺炎、肺动脉栓塞、风湿免疫病肺部表现、肺结核、胸膜病、炎性假瘤等,均可误诊为肺炎,要进行鉴别;其次,尽管是 CAP,初始选择的药物是正确的,治疗无效的原因是否出现了选择性耐药菌或者因并发肺脓肿或肺内小脓肿阻止抗生素到达病原菌;另外要考虑是不是选择抗生素不正确或抗生素的用量不够或间隔时间过长;还有尽管是肺炎但引起肺炎的致病菌不是细菌而是其他的病原菌如结核或真菌等。还有是不是院内肺内或肺外超级感染持续存在。所以对所有引起治疗延迟反应、无效或恶化的情况,均要仔细分析和鉴别,必要时再复查胸部 CT 或行气管镜检查,以明确原因。

老年 VAP 的治疗的失败率很常见,特别是 MDR 菌感染。用万古霉素治疗 MRSA 肺炎失败率为 40%。无论采用哪种治疗方案,铜绿假单胞菌治疗失败率达 50%,目前还没有不动杆菌属感染失败率的统计数据。采用指南推荐的三药联合治疗方案可减少不恰当的治疗(表 7-1-8)。在治疗过程中出现 β-内酰胺酶耐药是重要的失败原因,特别是铜绿假单胞菌、肠杆菌属和不动杆菌属。原有病原菌引起 VAP 复发的原因是气管插管表面形成生物被膜,其内的病原菌重复吸入造成的。但铜绿假单胞菌所致 VAP 的复发有 50% 是新的病原菌引起的。万古霉素局部药物浓度不够可能是万古霉素治疗失败的原因。

治疗失败后的病原菌诊断很困难,在鉴别诊断中,一定要考虑到是由新的病原菌感染或存在肺外感染引起肺炎,还是药物的毒性作用。动态 CPIS 评分(表 7-1-6)可更准确地反映临床治疗效果,重复细菌的定量培养可证明微生物的治疗效果。治疗 3 天后,CPIS 值仍保持不变或增加预示治疗失败,氧合改善是 CPIS 中最敏感的指标。

(五)治疗效果随访

CAP 正常健康的肺炎患者经治疗 2～4 天,体温下降和血白细胞恢复正常,体征持续时间长,胸片变化较慢,需要 4～12 周完全吸收,这可能与老年人肺组织弹性减弱、支气管张力降低、肺通气不足及淋巴回流障碍及基础疾病多、多叶病变等因素有关。需要注意的是,部分老年人慢性肺炎发生机化,随诊影像学可无改变。如果病情好转或已出院,4～6 周再复查胸片。如果肺炎复发,特别是再同一部位,要警惕存在肿瘤的可能。

VAP 如果抗生素治疗有效,治疗 48～72 小时后患者病情好转,但胸片检查可能阴影加重,因此治疗早期通过胸片的变化来判断病情变化是无益的。如临床情况好转,无须复查 X 线胸片。但对于重症病例,几天进行复查胸片是合适的,但患者病情好转并且稳定,几周内没有必要复查胸片。

六、预　防

老年 CAP 患者应戒烟,平时应坚持户外锻炼,呼吸新鲜空气,增强体质,提高耐寒和御寒能力;注意防寒保暖,一旦发生感冒要及时治疗。如出现发热、咳嗽、原因不明的精神不振,则必须警惕肺炎可能。

老年人体内分解代谢大于合成代谢,易出现负氮平衡,由此导致免疫力低下,故老年人应加强营养,注意蛋白质、维生素的补充,借以增强免疫功能。

老年性肺炎的预防主要手段是肺炎链球菌疫苗和流感疫苗的接种,以 23 价肺炎链球菌疫苗为例,对老年人肺炎链球菌肺炎的保护率可达 60%～70%。美国 CDC 建议＞65 岁的老年人均应接种疫苗。经过多年的应用,疫苗接种已是阻止老年性肺炎的重要手段。

HCAP 包括 VAP 患者尽早拔出气管插管脱离呼吸机或早期应用无创呼吸机治疗,减少上机时间可有效地降低 VAP 的发生。但过早拔管或患者自行拔管,后再插管是 VAP 的危险因素,所以镇静剂的应用用到既不自行拔管又不影响脱机。早期应用抗生素可减少 VAP 的发生,因机械通气起初感染的病原菌为非 MDR 菌,但长时间应用抗生素反而增加 VAP 的发生,因在晚发 VAP 的病原菌多为 MDR 菌,而且均在应用抗生素时发生的,所以尽量减少抗生素的使用时间。VAP 和 HAP 的其他预防主要是两方面,一是减少交叉感染,包括医护人员洗手、医疗器械消毒、严格的感染控制操作规程、隔离耐药菌感染的患者等。另外一方面是针对减少口咽和胃部的细菌定植和防止吸入,包括半卧位 30°～45°进食、空肠喂养、以硫糖铝代替制酸剂和 H_2 受体拮抗剂预防急性胃黏膜病变、连续转动体位治疗、持续声门下分泌物引流、选择性消化道去污染(SDD)、减少镇静剂的使用等。

七、预　后

肺炎的预后与年龄相关。老年 CAP 病死率约 20%(2%～44%),如伴有菌血症死亡率更高,需入住 ICU 的重症肺炎则高达 40%。HAP 的死亡率约 30%,未行机械通气治疗的患者病死率相对低,VAP 则高达 50%～70%。肺炎严重程度分级对判断预后有意义。发生 VAP 的患者死亡率是未发生 VAP 的患者的 2 倍,MDR 菌感染患者的死亡率明显高于非 MDR 菌感染的患者,临床肺部感染评分(CPIS)越高,死亡率越高。但目前对于 CAP 的诊断评分标准如 CURB-65 或肺炎严重度指数(PSI)并不能特异性地适用于老年患者。

(谭　政　方保民)

▶▶ 参考文献 ◀◀

1. 朱元珏,陈文彬.呼吸病学.人民卫生出版社,2003:1444-1449.
2. Fein M. Pneumonia in the elderly, special diagnositic and therapeutic considerations. Med Clin North Am,1994,78 (5):1015.
3. Marston BJ, Plouffe JF, File TM, et al, Incidence of community-acquired pnumonia requiring hospitalization: Results of a population-based active suveillance study in Ohio. Arch Intern Med,1997,157(15):1709.
4. 李佩珍,王洪冰.90 例老年人肺炎病理与临床诊断.中华老年医学杂志,1995,14(6):156.
5. 刘慧,张天托,吴本权,等.老年社区获得性肺炎住院患者的临床资料分析.中华内科杂志,2007,46(10):810-814.
6. 孙勇,银春,欧阳莉.老年肺炎 113 例临床分析.中华实用诊断与治疗杂志,2009(4):411-412.
7. 王新梅,周晨红,王玉香.老年性肺炎 125 例分析.中国误诊学杂志,2007,7(19):4603.

8. Moreira S, Lopes A, Cadarso F, et al. Community-acquired pneumonia in a centralhospital-comparison between a group of elderly and a non-elderly patients. Rev PortPneumoJ, 2003,9(5 suppl):1059.

9. Rouby JJ, Martin De Lassale E, Poete P, et al. Nosocomial bronchopneumonia in the critically ill. Histologic and bacteriologic aspects. Am Rev Respir Dis, 1992, 146 (4): 1059.

10. Corley DE, Kirtland SH, Winterbauer RH, et al. Reproducibility of the histologic diagnosis of pneumonia among a panel of four pathologists: analysis of a gold standard. Chest,1997,112(2):458.

11. 樊顺杰,赵凡平,沈安.老年吸入性肺炎50例X线分析. 实用心脑肺血管病杂志,2009,17(10):11-12.

12. Cunha BA. Nosocomial pneumonia diagnostic and therapeutic considerations. Med Clin North Am, 2001, 85 (1):79.

13. Gome Z J, Banos V, Ruiz gonez J, et al. Prospective study of epidemiology and prognostic factors in community-acquired pneumonia. Eur J Clin Microbiol Infec Dis,1996, 15(7):556-560.

14. Torres A, Ebiary M, Riquelme R, et al. Community-acquired pneumonia in the elderly. Semin Respir Infect, 1999,14(2):173-183.

15. Higuera F, Hidalgo H, Feris J, et al. Comparison of oral cefuroxime axetil and oral amoxicillin/clavulnate in the treatment of community-acquired pneumonia. J Antimicrob Chemother,1996,37(3):555-564.

16. 孙铁英,刘兵,杨敏.社区获得性肺炎老年住院患者的临床分析.中华老年医学杂志,2005,24(2):100-103.

17. 孙铁英,王洪冰.老年人医院内获得性肺炎的诊断与治疗.实用老年医学,2004,18(1):10-12.

18. 王秀香,杨敬平,乌日娜.老年人社区获得性肺炎的临床特征.临床肺科杂志,2008,13:473-474.

19. El Solh AA, Aquilina AT, Gunen H, et al, Radiographic resolution of community-acquired bacterialpneumonia in the elderly. J Am Geriatr Soc,2004,52(2):224-229.

20. Feldman C. Pneumonia in the elderly. Med clin North Am,2001,85(6):1441.

21. Fein AM, Feinsilver SH, Niederman MS. A typical manifestations of pneumonia in the elderly. Clin Chest Med, 1991,12(2):319.

22. 中华医学会呼吸病学分会.社区获得性肺炎诊断和治疗指南. Chin J Tuberc Respir Dis,2006,29(10):651-655.

23. Watamalimalprm C, Greifenstein A, Stroh K, et al. Pneumococcal bacteria in three community teaching hospitals from 1980 to 1989. Chest,1993,103(4):1152-1156.

24. Shapiro ED, Berg AT, Austrian R, et al. The protective efficacy of polyvalent pneumococcal polysaccharide vaccine. N Engl J Med,1991,325(21):1453-1460.

25. Butler JC, Breiman RF, Campbell JF, et al. Pneumococcal polysaccharide vaccine efficacy. An evaluation of current recommendations. JAMA,1993,270(15):1826-1831.

26. 中华医学会呼吸病学分会.医院获得性肺炎诊断和治疗指南(草案). Chin J Tuberc Respir Dis,1999,22(4):201-203.

第二节 慢性阻塞性肺疾病

慢性阻塞性肺疾病(chronic obstructive pulmonary disease,COPD)是一种以气流受限的不完全可逆为特征的慢性肺部疾病。它通常是指具有气流受限的慢性支气管炎(简称慢支)和(或)肺气肿。慢支或肺气肿可单独存在,但绝大多数情况下是合并存在,无论是单独或合并存在,发生气流受限时均可以成为COPD。慢性阻塞性肺疾病全球创议(the Global initiative for chronic Obstructive Lung Disease, GOLD)对其的定义为:COPD是一种可以预防和可以治疗的疾病,以不完全可逆的气流受限为特征。气流受限呈进行性加重,多与肺部对有害的颗粒和气体的异常炎症反应有关。COPD的自然病程是可变的,且每个病人的病程都不一样,特别是当病人持续暴露于有害环境时;COPD对病人的影响不仅取决于气流受限的程度,还取决于症状(特别是气促和活动能力的下降)的严重程度,全身效应以及有无合并症。

一、病 因

COPD的确切病因尚不清楚,所有与慢支和肺气肿发生有关的因素都可能参与COPD的发病。已经发现的危险因素可以分为外因(即环境因素)与内因(即个体易患因素)两类。

(一)外因

1. 吸烟 吸烟是目前公认的COPD已知危险因素中最重要者。国外较多流行病学研究结果表明,与不吸烟人群相比,吸烟人群肺功能异常的发生率明显升高,出现呼吸道症状的人数明显增多,肺功能检查中反映气道是否有阻塞的核心指标第一秒用力呼气容积(FEV_1)的年下降幅度明显增快;而且,经过长期观察,目前已经明确吸烟量与FEV_1的下降速率之间存在剂量-效应关系,即吸烟量越大,FEV_1下降越快。对于已经患有COPD者,吸烟的患者其病死率明显高于不吸烟的患者。在吸烟斗和吸雪茄的人群中COPD的发病率虽然比吸香烟的人群要低一些,但仍然显著高于不吸烟人群。国内研究结果与国外相似。一项十万人群的研究结果表明,COPD患者中,其发病与吸烟有关者占71.6%,虽然略低于国外80%左右的数据,但吸烟仍然是COPD发病最重要的危险因素。被动吸烟也可能导致呼吸道症状以及COPD的发生;孕妇吸烟可能会影响胎儿肺脏的生长。实验室研究结果表明,吸烟可以从多个环节上促进COPD的发病,如能使支气管上皮纤毛变短,排列不规则,使纤毛运动发生障碍,降低气道局部的抵抗力;可以削弱肺泡吞噬细胞的吞噬功能;还可以引起支气管痉挛,增加气道阻力。尽管吸烟是引起COPD的最重要的环境因素,但是,并不是所有吸烟这都会发生COPD,事实上,吸烟人群中只有一部分人最终发生COPD,提示个体易患性在COPD的发病中具有十分重要的作用。

2. 吸入职业粉尘和化学物质 纵向研究资料证明,煤矿工人、开凿硬岩石的工人、隧道施工工人和水泥生产工人的 FEV_1 年下降率因其职业粉尘接触而增大,粉尘接触严重的工人,其对肺功能的影响超过吸烟者。吸入烟尘、刺激性气体、某些颗粒性物质、棉尘和其他有机粉尘等也可以促进 COPD 的发病。动物实验也已经证明,矿物质粉尘、二氧化硫、煤尘等都可以在动物模型上引起与人类 COPD 相类似的病变。

3. 空气污染 长期生活在室外空气受到污染的区域可能是导致 COPD 发病的一个重要因素。对于已经患有 COPD 的患者,严重的城市空气污染可以使病情加重。室内空气污染在 COPD 发病中的作用颇受重视;国内已有流行病学研究资料表明,居室环境与 COPD 易患性之间存在联系。

4. 生物燃料 近年来国内、外研究证明,在厨房通风条件不好的情况下,使用木柴、农作物秸秆以及煤等生物燃料作为生活燃料,可以增加 COPD 的患病风险。

5. 呼吸道感染 对于已经罹患 COPD 者,呼吸道感染是导致疾病急性发作的一个重要因素,可以加聚病情进展。但是,感染是否可以直接导致 COPD 发病目前尚不清楚。

6. 社会经济地位 社会经济地位与 COPD 的发病之间具有密切关系,社会经济地位较低的人群发生 COPD 的几率较大,可能与室内和室外空气污染、居室拥挤、营养较差以及其他与社会经济地位较低相关联的因素有关。

(二) 内因

尽管吸烟是已知的最重要的 COPD 发病危险因素,但在吸烟人群中只有一部分人发生 COPD,说明吸烟人群中 COPD 的易患性存在着明显的个体差异。导致这种差异的原因还不清楚,但已明确下列内因(即个体易患性)具有重要意义:

1. 遗传因素 流行病学研究结果提示 COPD 易患性与基因有关,但 COPD 肯定不是一种单基因疾病,其易患性涉及多个基因。目前唯一比较肯定的是不同程度的 α1-抗胰蛋白酶缺乏可以增加 COPD 的发病风险。其他如谷胱甘肽 S 转移酶基因、基质金属蛋白酶组织抑制物-2 基因、血红素氧合酶-1 基因、肿瘤坏死因子-α 基因、白介素(IL)-13 基因、IL-10 基因等可能与 COPD 发病也有一定关系。

2. 气道高反应性 国内和国外的流行病学研究结果均表明,气道反应性增高者其 COPD 的发病率也明显增高,二者关系密切。

3. 肺脏发育、生长不良 在怀孕期、新生儿期、婴儿期或儿童期由各种原因导致肺脏发育或生长不良的个体在成人后容易罹患 COPD。

二、发 病 机 制

(一) 已有认识

COPD 的发病机制尚未完全明了。目前普遍认为 COPD 以气道、肺实质和肺血管的慢性炎症为特征,在肺的不同部位有肺泡巨噬细胞、T 淋巴细胞(尤其是 $CD8^+$)和中性粒细胞增加,部分患者有嗜酸性粒细胞增多。激活的炎症细胞释放多种介质,包括白三烯 B4(LTB4)、白细胞介素 8(IL-8)、肿瘤坏死因子-α(TNF-α)和其他介质。这些介质能破坏肺的结构和(或)促进中性粒细胞炎症反应。除炎症外,肺部的蛋白酶和抗蛋白酶失衡、氧化与抗氧化失衡以及自主神经系统功能紊乱(如胆碱能神经受体分布异常)等也在 COPD 发病中起重要作用。吸入有害颗粒或气体可导致肺部炎症;吸烟能诱导炎症并直接损害肺脏;COPD 的各种危险因素都可产生类似的炎症过程,从而导致 COPD 的发生。

(二) 发病机制新认识

T 细胞介导的炎症反应参与 COPD 和肺气肿的发生与发展过程,并与疾病的严重程度相关,提示免疫反应可能在其中起重要作用。

更有学者认为,COPD 是一种由吸烟引起的自身免疫性疾病。吸烟的 COPD 患者外周血中可检测到针对肺上皮细胞的 IgG 自身抗体。用弹力蛋白刺激吸烟的肺气肿患者外周血中 $CD4^+$ T 细胞,这些细胞分泌 γ-干扰素和 IL-10 的含量与肺气肿严重程度呈正相关,同时可检测到针对弹力蛋白的抗体,吸烟诱导的肺气肿可能是针对弹力蛋白片段的自身免疫反应。

这些均表明在 COPD 的发病中,自身免疫反应是重要机制。最新研究显示,COPD 患者有显著增高的抗内皮细胞抗体(AECA),COPD 患者中 AECA 的表达明显升高,这些发现提示 COPD 患者中存在自身免疫反应成分并伴有内皮细胞损害。

三、COPD 的病理生理特性

(一) 病理特性

COPD 特征性的病理学改变存在于中央气道、外周气道、肺实质和肺的血管系统。在中央气道(气管、支气管以及内径>2~4mm 的细支气管),炎症细胞浸润表层上皮,黏液分泌腺增大和杯状细胞增多使黏液分泌增加。在外周气道(内径<2mm 的小支气管和细支气管)内,慢性炎症导致气道壁损伤和修复过程反复循环发生。修复过程导致气道壁结构重塑,胶原含量增加及瘢痕组织形成,这些病理改变造成气腔狭窄,引起固定性气流阻塞。

COPD 患者典型的肺实质破坏表现为小叶中央型肺气肿,涉及呼吸性细支气管的扩张和破坏。病情较轻时这些破坏常发生于肺的上部区域,但随着病情发展,可弥漫分布于全肺,并有肺毛细血管床的破坏。由于遗传因素或炎症细胞和介质的作用,肺内源性蛋白酶和抗蛋白酶失衡,为肺气肿性肺破坏的主要机制,氧化作用和其他炎症后果也起作用。

COPD 患者肺血管的改变以血管壁的增厚为特征,这种增厚始于疾病的早期。内膜增厚是最早的结构改变,接着出现平滑肌增加和血管壁炎症细胞浸润。COPD 加重时平滑肌、蛋白多糖和胶原的增多进一步使血管壁增厚。COPD 晚期继发肺心病时,部分患者可见多发性肺细小动脉原位血栓形成。

(二) 病理生理特性

在 COPD 肺部病理学改变的基础上出现相应 COPD 特征性病理生理学改变,包括黏液高分泌、纤毛功能失调、气流受限、肺过度充气、气体交换异常、肺动脉高压和肺心病以及全身的不良效应。黏液高分泌和纤毛功能失调导致慢性咳嗽及多痰,这些症状可出现在其他症状和病理生理异常发生之前。小气道炎症、纤维化及管腔的渗出与 FEV_1、FEV_1/FVC 下降有关。肺泡的破坏、使小气道维持开放的能力受损亦有作用,但这在气流受限中所起的作用较小。

随着COPD的进展,外周气道阻塞、肺实质破坏及肺血管的异常等减少了肺气体交换能力,产生低氧血症,以后可出现高碳酸血症。长期慢性缺氧可导致肺血管广泛收缩和肺动脉高压,常伴有血管内膜增生,某些血管发生纤维化和闭塞,造成肺循环的结构重组。COPD晚期出现的肺动脉高压是其重要的心血管并发症,并进而产生慢性肺源性心脏病及右心衰竭,提示预后不良。

COPD可以导致全身不良效应,包括全身炎症和骨骼肌功能不良等方面。全身炎症表现为全身氧化负荷异常增高、循环血液中细胞因子浓度异常增高以及炎症细胞异常活化等;骨骼肌功能不良表现为骨骼肌重量逐渐减轻等。COPD的全身不良效应具有重要的临床意义,它可加剧患者的活动能力受限,使生活质量下降,预后变差。

四、流行病学资料

我国流行病学调查显示,40岁以上人群的慢性阻塞性肺疾病(COPD)患病率为8.2%,已成为严重的公共卫生问题和沉重的社会经济负担,COPD的临床研究受到呼吸病学术界的高度重视。一项对中国农村慢性阻塞性肺疾病(COPD)患病及防治现况的调查显示,COPD患病率为8.8%,男、女患病率分别为12.8%、5.4%。在城市和农村中,COPD的发病率和死亡率总体呈现出逐年升高的趋势。从公共卫生的角度看,COPD的社会和经济负担在阶段Ⅰ还可承受,但随着疾病严重性增加负担随之增重,可见,COPD明显地增加了全球的社会负担。尽管年龄和抽烟对导致COPD起主要作用,但仍不足以解释此病的流行率变化——看来其他因素也相当重要;不过,戒烟已成为全球老龄化人群的迫切目标,对于其他导致COPD的因素更充分了解也是重要的,以辅助地区的公共卫生官员为当地发展更好的初级和次级预防政策。

五、临 床 表 现

(一)病史特征
COPD患病过程应有以下特征:

1. 吸烟史 多有长期较大量吸烟史。
2. 职业性或环境有害物质接触史 如较长期粉尘、烟雾、有害颗粒或有害气体接触史。
3. 家族史 COPD有家族聚集倾向。
4. 发病年龄及好发季节 多于中年以后发病,症状好发于秋冬寒冷季节,常有反复呼吸道感染及急性加重史。随病情进展,急性加重愈渐频繁。
5. 慢性肺源性心脏病史 COPD后期出现低氧血症和(或)高碳酸血症,可并发慢性肺源性心脏病和右心衰竭。

(二)症状
1. 慢性咳嗽 通常为首发症状。初起咳嗽呈间歇性,早晨较重,以后早晚或整日均有咳嗽,但夜间咳嗽并不显著。少数病例咳嗽不伴咳痰。也有部分病例虽有明显气流受限但无咳嗽症状。
2. 咳痰 咳嗽后通常咳少量黏液性痰,部分患者在清晨较多;合并感染时痰量增多,常有脓性痰。
3. 气短或呼吸困难 这是COPD的标志性症状,是使

患者焦虑不安的主要原因,早期仅于劳力时出现,后逐渐加重,以致日常活动甚至休息时也感气短。

4. 喘息和胸闷 不是COPD的特异性症状。部分患者特别是重度患者有喘息;胸部紧闷感通常于劳力后发生,与呼吸费力、肋间肌等容性收缩有关。
5. 全身性症状 在疾病的临床过程中,特别在较重患者,可能会发生全身性症状,如体重下降、食欲减退、外周肌肉萎缩和功能障碍、精神抑郁和(或)焦虑等。合并感染时可咳血痰或咯血。

(三)体征
COPD早期体征可不明显。随疾病进展,常有以下体征:

1. 视诊及触诊 胸廓形态异常,包括胸部过度膨胀、前后径增大、剑突下胸骨下角(腹上角)增宽及腹部膨凸等;常见呼吸变浅,频率增快,辅助呼吸肌如斜角肌及胸锁乳突肌参加呼吸运动,重症可见胸腹矛盾运动;患者不时采用缩唇呼吸以增加呼出气量;呼吸困难加重时常采取前倾坐位;低氧血症者可出现黏膜及皮肤发绀,伴右心衰竭者可见下肢水肿、肝脏增大。
2. 叩诊 由于肺过度充气使心浊音界缩小,肺肝界降低,肺叩诊可呈过度清音。
3. 听诊 两肺呼吸音可减低,呼气相延长,平静呼吸时可闻干性音,两肺底或其他肺野可闻湿音;心音遥远,剑突部心音较清晰响亮。

六、实验室和辅助检查

(一)肺功能检查
是判断气流受限的主要客观指标,对COPD的诊断、严重程度评价、疾病进展状况、预后及治疗反应判断等都有重要意义。气流受限是以第一秒用力呼气容积占预计值百分比(FEV_1%预计值)和第一秒用力呼气容积占用力肺活量百分比(FEV_1/FVC)的降低来确定的。FEV_1/FVC是COPD的一项敏感指标,可检出轻度气流受限。FEV_1%预计值是中、重度气流受限的良好指标,它变异性小,易于操作,应作为COPD肺功能检查的基本项目。吸入支气管舒张剂后$FEV_1<80$%预计值,且$FEV_1/FVC<70$%者,可确定为不能完全可逆的气流受限。肺总量(TLC)、功能残气量(FRC)和残气容积(RV)增高,肺活量(VC)减低,RV/TLC增高,均为阻塞性肺气肿的特征性变化。

(二)胸部X线检查
COPD早期胸片可无异常变化。以后可出现慢支和肺气肿的影像学改变。虽然X线胸片改变对COPD诊断特异性不高,但作为确定肺部并发症及与其他肺疾病进行鉴别的一项重要检查,应该常规使用。CT检查对有疑问病例的鉴别诊断有较高价值。

(三)血气分析
对确定发生低氧血症、高碳酸血症、酸碱平衡失调以及判断呼吸衰竭的类型有重要价值。

(四)其他
COPD合并细菌感染时,血白细胞增高,核左移。痰培养可能检出病原菌,常见病原菌为肺炎链球菌、流感嗜血杆菌、卡他莫拉菌和肺炎克雷伯杆菌等。

七、诊断及鉴别诊断

(一) 全面采集病史进行评估

诊断 COPD 时,首先应全面采集病史,包括症状、既往史和系统回顾、接触史。症状包括慢性咳嗽、咳痰、气短。既往史和系统回顾应注意:出生时低体重、童年时期有无哮喘、变态反应性疾病、感染及其他呼吸道疾病史如结核病史;COPD 和呼吸系统疾病家族史;COPD 急性加重和住院治疗病史;有相同危险因素(吸烟)的其他疾病,如心脏、外周血管和神经系统疾病;不能解释的体重下降;其他非特异性症状,喘息、胸闷、胸痛和晨起头痛;要注意吸烟史(以包年计算)及职业、环境有害物质接触史等。

(二) 诊断

COPD 的诊断应根据临床表现、危险因素接触史、体征及实验室检查等资料综合分析确定。考虑 COPD 的主要症状为慢性咳嗽、咳痰和(或)呼吸困难及危险因素接触史;存在不完全可逆性气流受限是诊断 COPD 的必备条件。肺功能测定指标是诊断 COPD 的金标准。用支气管舒张剂后 $FEV_1/FVC<70\%$ 可确定为不完全可逆性气流受限。凡具有吸烟史及(或)环境职业污染接触史及(或)咳嗽、咳痰或呼吸困难史者均应进行肺功能检查。COPD 早期轻度气流受限时可有或无临床症状。胸部 X 线检查有助于确定肺过度充气的程度及与其他肺部疾病鉴别。

(三) 鉴别诊断

COPD 应与支气管哮喘、支气管扩张症、充血性心力衰竭、肺结核等鉴别。与支气管哮喘的鉴别有时存在一定困难。

1. COPD 多于中年后起病,哮喘则多在儿童或青少年期起病。

2. COPD 症状缓慢进展,逐渐加重,哮喘则症状起伏大。

3. COPD 多有长期吸烟史和(或)有害气体、颗粒接触史,哮喘则常伴有过敏体质、过敏性鼻炎和(或)湿疹等,部分患者有哮喘家族史。

4. COPD 时气流受限基本为不可逆性,哮喘时则多为可逆性。

5. 部分病程长的哮喘患者已发生气道重塑,气流受限不能完全逆转;而少数 COPD 患者伴有气道高反应性,气流受限部分可逆。此时应根据临床及实验室所见全面分析,必要时作支气管舒张试验和(或)PEF 昼夜变异率来进行鉴别。

在少部分患者中这两种疾病可以重叠存在。

(四) COPD 严重程度分级

COPD 严重程度评估需根据患者的症状、肺功能异常、是否存在合并症(呼吸衰竭、心力衰竭)等确定,其中反映气流受限程度的 FEV_1 下降有重要参考意义。根据肺功能有 COPD 严重性分为 4 级(表 7-2-1)。

Ⅰ级(轻度 COPD):其特征为轻度气流受限($FEV_1/FVC<70\%$ 但 $FEV_1≥80\%$ 预计值),通常可伴有或不伴有咳嗽、咳痰。此时患者本人可能还没认识到自己的肺功能是异常的。

Ⅱ级(中度 COPD):其特征为气流受限进一步恶化($50\%≤FEV_1<80\%$ 预计值)并有症状进展和气短,运动后气短更为明显。此时,由于呼吸困难或疾病的加重,患者常去医院就诊。

表 7-2-1 COPD 严重程度分级

级别	特征
Ⅰ级(轻度)	$FEV_1/FVC<70\%$,FEV_1 占预计值百分比 $≥80\%$
Ⅱ级(中度)	$FEV_1/FVC<70\%$,$50\%≤FEV_1$ 占预计值百分比 $<80\%$
Ⅲ级(重度)	$FEV_1/FVC<70\%$,$30\%≤FEV_1$ 占预计值百分比 $<50\%$
Ⅳ级(极重度)	$FEV_1/FVC<70\%$,FEV_1 占预计值百分比 $<30\%$ 或 FEV_1 占预计值百分比 $<50\%$,或伴有慢性呼吸衰竭

Ⅲ级(重度 COPD):其特征为气流受限进一步恶化($30\%≤FEV_1<50\%$ 预计值),气短加剧,并且反复出现急性加重,影响患者的生活质量。

Ⅳ级(极重度 COPD):为严重的气流受限($FEV_1<30\%$ 预计值)或者合并有慢性呼吸衰竭。此时,患者的生活质量明显下降,如果出现急性加重则可能有生命危险。

虽然 $FEV_1\%$ 预计值对反映 COPD 严重程度、健康状况及病死率有用,但 FEV_1 并不能完全反映 COPD 复杂的严重情况,除 FEV_1 以外,已证明体质指数(BMI)和呼吸困难分级在预测 COPD 生存率等方面有意义。

BMI 等于体重(kg)除以身高(m)的平方,BMI<21 的 COPD 患者死亡率增加。

功能性呼吸困难分级:可用呼吸困难量表来评价。0 级:除非剧烈活动,无明显呼吸困难;1 级:当快走或上缓坡时有气短;2 级:由于呼吸困难比同龄人步行得慢,或者以自己的速度在平地上行走时需要停下来呼吸;3 级:在平地上步行 100m 或数分钟后需要停下来呼吸;4 级:明显的呼吸困难而不能离开房屋或者当穿脱衣服时气短。

如果将 FEV_1 作为反映气流阻塞(obstruction)的指标,呼吸困难(dyspnea)分级作为症状的指标,BMI 作为反映营养状况的指标,再加上 6min 步行距离作为运动耐力(exercise)的指标,将这四方面综合起来建立一个多因素分级系统(BODE),被认为可比 FEV_1 更好地反映 COPD 的预后。

生活质量评估:广泛应用于评价 COPD 患者的病情严重程度、药物治疗的疗效、非药物治疗的疗效(如肺康复治疗、手术)和急性发作的影响等。

生活质量评估还可用于预测死亡风险,而与年龄、PEV 及体质指数无关。常用的生活质量评估方法有圣乔治呼吸问卷(SGRQ)和治疗结果研究(SF-36)等。

此外,COPD 急性加重次数也可作为 COPD 严重程度的一项监测指标。

COPD 病程可分为急性加重期与稳定期。COPD 急性加重期是指患者出现超越日常状况的持续恶化,并需改变基础 COPD 的常规用药者,通常在疾病过程中,患者短期内咳嗽、咳痰、气短和(或)喘息加重,痰量增多,呈脓性或黏脓性,可伴发热等炎症明显加重的表现。稳定期则指患者咳嗽、咳痰、气短等症状稳定或症状轻微。

八、治疗及注意事项

(一) COPD 稳定期的治疗

1. 治疗目的 减轻症状,阻止病情发展。缓解或阻止肺功能下降。

改善活动能力,提高生活质量。降低病死率。

2. 教育与管理 通过教育与管理可以提高患者及有关人员对 COPD 的认识和自身处理疾病的能力,更好的配合治疗和加强预防措施,减少反复加重,维持病情稳定,提高生活质量。主要内容包括:

(1)教育与督促患者戒烟,迄今能证明有效延缓肺功能进行性下降的措施仅有戒烟;

(2)使患者了解 COPD 的病理生理与临床基础知识;

(3)掌握一般和某些特殊的治疗方法;

(4)学会自我控制病情的技巧,如腹式呼吸及缩唇呼吸锻炼等;

(5)了解赴医院就诊的时机;

(6)社区医生定期随访管理。

3. 控制职业性或环境污染 避免或防止粉尘、烟雾及有害气体吸入。

4. 药物治疗 药物治疗用于预防和控制症状,减少急性加重的频率和严重程度,提高运动耐力和生活质量。根据疾病的严重程度,逐步增加治疗,如果没有出现明显的药物不良反应或病情的恶化,应在同一水平维持长期的规律治疗。根据患者对治疗的反应及时调整治疗方案。

(1)支气管舒张剂:支气管舒张剂可松弛支气管平滑肌、扩张支气管、缓解气流受限,是控制 COPD 症状的主要治疗措施。短期按需应用可缓解症状,长期规则应用可预防和减轻症状,增加运动耐力,但不能使所有患者的 FEV_1 都得到改善。与口服药物相比,吸入剂不良反应小,因此多首选吸入治疗。主要的支气管舒张剂有 β_2-受体激动剂、抗胆碱药及甲基黄嘌呤类,根据药物的作用及患者的治疗反应选用。用短效支气管舒张剂较为便宜,但效果不如长效制剂。不同作用机制与作用时间的药物联合可增强支气管舒张作用、减少不良反应。β_2-受体激动剂、抗胆碱药物和(或)茶碱联合应用,肺功能与健康状况可获进一步改善。

(2)糖皮质激素:COPD 稳定期长期应用糖皮质激素吸入治疗并不能阻止其 FEV_1 的降低趋势。长期规律的吸入糖皮质激素较适用于 $FEV_1 < 50\%$ 预计值(III级和IV级)并且有临床症状以及反复加重的 COPD 患者。这一治疗可减少急性加重频率,改善生活质量。联合吸入糖皮质激素和 β_2-受体激动剂,比各自单用效果好,目前已有布地奈德/福莫特罗、氟地卡松/沙美特罗两种联合制剂。对 COPD 患者不推荐长期口服糖皮质激素治疗。

(3)其他药物:①祛痰药(黏液溶解剂):COPD 气道内可产生大量黏液分泌物,可使继发感染,并影响气道通畅,应用祛痰药似有利于气道引流通畅,改善通气,但除少数有黏痰患者获效外,总的来说效果并不十分确切。常用药物有盐酸氨溴索(ambroxol)、乙酰半胱氨酸等。②抗氧化剂:COPD 气道炎症使氧化负荷加重,加重 COPD 的病理、生理变化。应用抗氧化剂如 N-乙酰半胱氨酸可降低疾病反复加重的频率。但目前尚缺乏长期、多中心临床研究结果,有待今后进

行严格的临床研究考证。③免疫调节剂:对降低 COPD 急性加重严重程度可能具有一定的作用。但尚未得到确证,不推荐作常规使用。④疫苗:流感疫苗可减少 COPD 患者的严重程度和死亡,可每年给予 1 次(秋季)或 2 次(秋、冬)。它含有灭活的或活的、无活性病毒,应每年根据预测的病毒种类制备。肺炎球菌疫苗含有 23 种肺炎球菌荚膜多糖,已在 COPD 患者中应用,但尚缺乏有力的临床观察资料。⑤中医治疗:辨证施治是中医治疗的原则,对 COPD 的治疗亦应据此原则进行。实践中体验到某些中药具有祛痰、支气管舒张、免疫调节等作用,值得深入的研究。

5. 氧疗 COPD 稳定期进行长期家庭氧疗对具有慢性呼吸衰竭的患者可提高生存率。对血流动力学、血液学特征、运动能力、肺生理和精神状态都会产生有益的影响。长期家庭氧疗应在IV级即极重度 COPD 患者应用,具体指征是:①$PaO_2 \leqslant 55mmHg$ 或动脉血氧饱和度(SaO_2)$\leqslant 88\%$,有或没有高碳酸血症;②$PaO_2\ 55 \sim 60mmHg$,或 $SaO_2 < 89\%$,并有肺动脉高压、心力衰竭水肿或红细胞增多症(红细胞比积 $> 55\%$)。长期家庭氧疗一般是经鼻导管吸入氧气,流量 $1.0 \sim 2.0L/min$,吸氧持续时间 $> 15h/d$。长期氧疗的目的是使患者在海平面水平,静息状态下,达到 $PaO_2 \geqslant 60mmHg$ 和(或)使 SaO_2 升至 90%,这样才可维持重要器官的功能,保证周围组织的氧供。

6. 康复治疗 康复治疗可以使进行性气流受限、严重呼吸困难而很少活动的患者改善活动能力、提高生活质量,是 COPD 患者一项重要的治疗措施。它包括呼吸生理治疗,肌肉训练,营养支持、精神治疗与教育等多方面措施。在呼吸生理治疗方面包括帮助患者咳嗽,用力呼气以促进分泌物清除;使患者放松,进行缩唇呼吸以及避免快速浅表的呼吸以帮助克服急性呼吸困难等措施。在肌肉训练方面有全身性运动与呼吸肌锻炼,前者包括步行、登楼梯、踏车等,后者有腹式呼吸锻炼等。在营养支持方面,应要求达到理想的体重;同时避免过高碳水化合物饮食和过高热量摄入,以免产生过多二氧化碳。

7. 外科治疗

(1)肺大疱切除术:在有指征的患者,术后可减轻患者呼吸困难的程度并使肺功能得到改善。术前胸部 CT 检查、动脉血气分析及全面评价呼吸功能对于决定是否手术是非常重要的。

(2)肺减容术:是通过切除部分肺组织,减少肺过度充气,改善呼吸肌做功,提高运动能力和健康状况,但不能延长患者的寿命。主要适用于上叶明显非均质肺气肿,康复训练后运动能力仍低的一部分病人,但其费用高,属于实验性姑息性外科的一种手术。不建议广泛应用。

(3)肺移植术:对于选择合适的 COPD 晚期患者,肺移植术可改善生活质量,改善肺功能,但技术要求高,花费大,很难推广应用。

总之,稳定期 COPD 的处理原则根据病情的严重程度不同,选择的治疗方法也有所不同。

(二) COPD 急性加重期的治疗

1. 确定 COPD 急性加重的原因 引起 COPD 加重的最常见原因是气管-支气管感染,主要是病毒、细菌的感染。部分病例加重的原因难以确定,环境理化因素改变可能有作

用。肺炎、充血性心力衰竭、心律失常、气胸、胸腔积液、肺血栓栓塞症等可引起酷似 COPD 急性发作的症状,需要仔细加以鉴别。

2. COPD 急性加重的诊断和严重性评价 COPD 加重的主要症状是气促加重,常伴有喘息、胸闷、咳嗽加剧、痰量增加、痰液颜色和(或)黏度改变以及发热等,此外亦可出现全身不适、失眠、嗜睡、疲乏抑郁和精神紊乱等症状。当患者出现运动耐力下降、发热和(或)胸部影像异常时可能为 COPD 加重的征兆。气促加重,咳嗽痰量增多及出现脓性痰常提示细菌感染。

与加重前的病史、症状、体征、肺功能测定、动脉血气检测和其他实验室检查指标进行比较,对判断 COPD 加重的严重程度甚为重要。应特别注意了解本次病情加重或新症状出现的时间,气促、咳嗽的严重程度和频度,痰量和痰液颜色,日常活动的受限程度,是否曾出现过水肿及其持续时间,既往加重时的情况和有无住院治疗,以及目前的治疗方案等。本次加重期肺功能和动脉血气结果与既往对比可提供极为重要的信息,这些指标的急性改变较其绝对值更为重要。对于严重 COPD 患者,神志变化是病情恶化和危重的指标,一旦出现需及时送医院救治。是否出现辅助呼吸肌参与呼吸运动,胸腹矛盾呼吸、发绀、外周水肿、右心衰竭,血流动力学不稳定等征象亦有助于判定 COPD 加重的严重程度。

肺功能测定:加重期患者,常难以满意地完成肺功能检查。$FEV_1 < 1L$ 可提示严重发作。

动脉血气分析:静息状态下在海平面呼吸空气条件下,$PaO_2 < 60mmHg$ 和(或)$SaO_2 < 90\%$,提示呼吸衰竭。如 $PaO_2 < 50mmHg$,$PaCO_2 > 70mmHg$,$pH < 7.30$ 提示病情危重,需进行严密监护或入住 ICU 行无创或有创机械通气治疗。

胸部 X 线影像、心电图(ECG)检查:胸部 X 线影像有助于 COPD 加重与其他具有类似症状的疾病相鉴别。ECG 对心律失常、心肌缺血及右心室肥厚的诊断有帮助。螺旋 CT、血管造影和血浆 D-二聚体检测在诊断 COPD 加重患者发生肺栓塞时有重要作用,但核素通气灌注扫描在此诊断价值不大。低血压或高流量吸氧后 PaO_2 不能升至 $60mmHg$ 以上可能提示肺栓塞的存在,如果临床上高度怀疑并肺栓塞,则应同时处理 COPD 和肺栓塞。

其他实验室检查:血红细胞计数及血细胞比容有助于了解有无红细胞增多症或出血。部分患者血白细胞计数增高及中性粒细胞核左移可为气道感染提供佐证。但通常白细胞计数并无明显改变。

当 COPD 加重,有脓性痰者,应给予抗生素治疗。肺炎链球菌、流感嗜血杆菌和卡他莫拉菌是 COPD 加重患者最普通的病原菌。若患者对初始抗生素治疗反应不佳时,应进行痰培养及细菌药物敏感试验。此外,血液生化检查有助于确定引起 COPD 加重的其他因素,如电解质紊乱(低钠、低钾和低氯血症等),糖尿病危象或营养不良等,也可发现合并存在的代谢性酸碱失衡。

3. 院外治疗 对于 COPD 加重早期,病情较轻的患者可以在院外治疗,但需注意病情变化,及时决定送医院治疗的时机。

COPD 加重期的院外治疗包括适当增加以往所用支气管舒张剂的剂量及频度。若未曾使用抗胆碱药物,可以用异丙托溴铵或噻托溴铵吸入治疗,直至病情缓解。对更严重的病例,可给予数天较大剂量的雾化治疗。如沙丁胺醇 $2500\mu g$,异丙托溴铵 $500\mu g$,或沙丁胺醇 $1000\mu g$ 加异丙托溴铵 $250\sim500\mu g$ 雾化吸入,每日 2~4 次。

全身使用糖皮质激素对加重期治疗有益,可促进病情缓解和肺功能的恢复。如患者的基础 $FEV_1 < 50\%$ 预计值,除支气管舒张剂外可考虑口服糖皮质激素,泼尼松龙每日 30~40mg,连用 7~10 天。也可糖皮质激素联合长效 β_2-受体激动剂雾化吸入治疗。

COPD 症状加重,特别是咳嗽痰量增多并呈脓性时应积极给予抗生素治疗。抗生素选择应依据患者肺功能及常见的致病菌,结合患者所在地区致病菌及耐药流行情况,选择敏感抗生素。

4. 住院治疗 COPD 急性加重病情严重者需住院治疗。COPD 急性加重到医院就诊或住院治疗的指征:①症状显著加剧,如突然出现的静息状况下呼吸困难;②出现新的体征或原有体征加重(如发绀、外周水肿);③新近发生的心律失常;④有严重的伴随疾病;⑤初始治疗方案失败;⑥高龄 COPD 患者的急性加重;⑦诊断不明确;⑧院外治疗条件欠佳或治疗不力。

COPD 急性加重收入重症监护治疗病房(ICU)的指征:①严重呼吸困难且对初始治疗反应不佳;②精神障碍,嗜睡,昏迷;③经氧疗和无创性正压通气(NIPPV)后,低氧血症($PaO_2 < 50mmHg$)仍持续或呈进行性恶化,和(或)高碳酸血症($PaCO_2 > 70mmHg$)无缓解甚至有恶化,和(或)严重呼吸性酸中毒($pH < 7.30$)无缓解,甚至恶化。

COPD 加重期主要的治疗方案如下:

(1)根据症状、血气、胸部 X 线片等评估病情的严重程度。

(2)控制性氧疗:氧疗是 COPD 加重期住院患者的基础治疗。无严重合并症的 COPD 加重期患者氧疗后易达到满意的氧合水平($PaO_2 > 60mmHg$ 或 $SaO_2 > 90\%$)。但吸入氧浓度不宜过高,需注意可能发生潜在的 CO_2 潴留及呼吸性酸中毒,给氧途径包括鼻导管或 Venturi 面罩,其中 Venturi 面罩更能精确地调节吸入氧浓度。氧疗 30min 后应复查动脉血气,以确认氧合满意,且未引起 CO_2 潴留及(或)呼吸性酸中毒。

(3)抗生素:COPD 急性加重多由细菌感染诱发,故抗生素治疗在 COPD 加重期治疗中具有重要地位。当患者呼吸困难加重,咳嗽伴有痰量增多及脓性痰时,应根据 COPD 严重程度及相应的细菌分层情况,结合当地区常见致病菌类型及耐药流行趋势和药物过敏情况尽早选择敏感抗生素。如对初始治疗方案反应欠佳,应及时根据细菌培养及药敏试验结果调整抗生素。通常 COPD Ⅰ级轻度或Ⅱ级中度患者加重时,主要致病菌多为肺炎链球菌、流感嗜血杆菌及卡他莫拉菌。属于Ⅲ级(重度)及Ⅳ级(极重度)COPD 急性加重时,除以上常见细菌外,尚可有肠杆菌科细菌、铜绿假单胞菌及耐甲氧西林金黄色葡萄球菌。发生铜绿假单胞菌的危险因素有:近期住院、频繁应用抗菌药物、以往有铜绿假单胞菌分离或寄植的历史等。要根据细菌可能的分布采用适当的抗菌药物治疗。抗菌治疗应尽可能将细菌负荷降低到最低水平,以延长 COPD 急性加重的间隔时间。长期应用广谱抗生素和糖皮质激素易继发深部真菌感染,应密切观察真菌感染的临床征象并采用防治真菌感染措施。

(4)支气管舒张剂:短效 β_2-受体激动剂较适用于 COPD 急性加重期的治疗。若效果不显著,建议加用抗胆碱能药物(为异丙托溴铵,噻托溴铵等)。对于较为严重的 COPD 加重者,可考虑静脉滴注茶碱类药物。由于茶碱类药物血药浓度个体差异较大,治疗窗较窄,监测血清茶碱浓度对于评估疗效和避免不良反应的发生都有一定意义。β_2-受体激动剂、抗胆碱能药物及茶碱类药物由于作用机制不同,药代及药动学特点不同,且分别作用于不同大小的气道,所以联合应用可获得更大的支气管舒张作用,但最好不要联合应用 β_2-受体激动剂和茶碱类。不良反应的报道亦不多。

(5)糖皮质激素:COPD 加重期住院患者宜在应用支气管舒张剂基础上,口服或静脉滴注糖皮质激素,激素的剂量要权衡疗效及安全性,建议口服泼尼松 30~40mg/d,连续 7~10d 后逐渐减量停药。也可以静脉给予甲泼尼龙 40mg,每天 1 次,3~5d 后改为口服。延长给药时间不能增加疗效,反而会使不良反应增加。

(6)机械通气:可通过无创或有创方式给予机械通气,根据病情需要,可首选无创性机械通气。机械通气,无论是无创或有创方式都只是一种生命支持方式,在此条件下,通过药物治疗消除 COPD 加重的原因使急性呼吸衰竭得到逆转。进行机械通气病人应有动脉血气监测。①无创性机械通气:COPD 急性加重期患者应用 NIPPV 可降低 $PaCO_2$,减轻呼吸困难,从而降低气管插管和有创呼吸机的使用,缩短住院天数,降低患者病死率。使用 NIPPV 要注意掌握合理的操作方法,提高患者依从性,避免漏气,从低压力开始逐渐增加辅助吸气压和采用有利于降低 $PaCO_2$ 的方法,从而提高 NIPPV 的效果。②有创性机械通气:在积极药物和 NIPPV 治疗后,患者呼吸衰竭仍进行性恶化,出现危及生命的酸碱失衡和(或)神志改变时宜用有创性机械通气治疗。病情好转后,根据情况可采用无创机械通气进行序贯治疗。

在决定终末期 COPD 患者是否使用机械通气时还需充分考虑到病情好转的可能性,患者自身及家属的意愿以及强化治疗的条件是否允许。使用最广泛的三种通气模式包括辅助控制通气(A-CMV),压力支持通气(PSV)或同步间歇强制通气(SIMV)与 PSV 联合模式(SIMV + PSV)。因 COPD 患者广泛存在内源性呼气末正压(PEEPi),为减少因 PEEPi 所致吸气功耗增加和人机不协调,可常规加用一适度水平(约为 PEEPi 的 70%~80%)的外源性呼气末正压(PEEP)。COPD 的撤机可能会遇到困难,需设计和实施一周密方案。NIPPV 已被用于帮助早期脱机并初步取得了良好的效果。

(7)合并心功能不全的治疗:COPD 合并心功能不全在老年人中并不少见,由于两者临床症状重叠,鉴别诊断困难。在临床实践中心脏超声检查(ultrasound cardiogram, UCG)被广泛用于心功能不全的诊断。不过 UCG 因为有很多客观和人为的因素影响诊断的准确性。

(8)其他治疗措施:在出入量和血电解质监测下适当补充液体和电解质;注意维持液体和电解质平衡;注意补充营养,对不能进食者需经胃肠补充要素饮食或予静脉高营养;

对卧床、红细胞增多症或脱水的患者,无论是否有血栓栓塞性疾病史,均需考虑使用肝素或低分子肝素;注意痰液引流,积极排痰治疗(如刺激咳嗽,叩击胸部,体位引流等方法);识别并治疗伴随疾病(冠心病、糖尿病、高血压等)及合并症(休克、弥散性血管内凝血、上消化道出血、胃功能不全等)。

九、预防与保健

COPD 是老年人中发病率较高的疾病,针对这一特点应更加注意预防保健工作的开展。

1. 必须戒烟　吸烟是引起慢阻肺的主要原因,烟雾中的有害物质可直接损伤呼吸道黏膜,使气道分泌和渗出物增多,吸烟刺激气管平滑肌使之收缩,血液循环受阻而导致气道黏膜下的静脉丛淤血,加重病情。所以,戒烟是慢阻肺患者防范发作的必然选择。

2. 防范上呼吸道感染　上呼吸道感染易引起慢阻肺急性发作。因慢阻肺患者多体弱抵抗力低,稍受寒冷刺激,上呼吸道黏膜血管产生反射性收缩,气道缺血,抵抗力下降,存在于上呼吸道黏膜的细菌或病毒便会乘机侵入黏膜上皮细胞而生长繁殖,产生毒素,引起上呼吸道感染症状,重者可引发肺部感染,使病情恶化。因此,慢阻肺患者一年四季,特别是冬天和早春,要注意防止受凉,寒冷天气更要防寒保暖。在雨雪霏霏或多雾的天气,不要外出,可在室内活动。在冬春呼吸道传染病流行时,不要到人多拥挤的公共场所去,减少感染机会。室内要保持一定温湿度,这样有利于保持。

3. 要有良好的心情　医护人员和家属要倾注一片爱心,针对患者病情、体质、家庭状况、外界因素、精神状态、以及最大的顾虑和牵挂等问题,进行分析,排忧解难;对如何用药、使用氧疗,怎样加强营养支持和康复锻炼等方面,给予具体指导,这样可使病人保持良好的心境,树立战胜疾病的信心和勇气,积极配合治疗。患者更要注意自己的情绪,莫为鸡毛蒜皮之事去劳心费神,做到遇事乐观达观,宠辱不惊,淡泊超脱,对早日摆脱病魔威胁,可起到事半功倍的效果。

(柯会星)

▶ 参考文献 ◀

1. 周玉民,王辰,姚婉珍,等.中国农村慢性阻塞性肺疾病患病及防治现状.中华内科杂志,2009,48(5):358-361.
2. 王长征.从慢性阻塞性肺疾病的自然病程看早期治疗的重要性.中华结核和呼吸杂志,2010,33(7):557-558.
3. 蔡柏蔷.2010 年慢性阻塞性肺疾病的研究进展.中华结核和呼吸杂志,2011,34(4):294-298.
4. 中华医学会呼吸病学分会慢性阻塞性肺疾病学组.慢性阻塞性肺疾病诊治指南(2007 年修订版).中华结核和呼吸杂志,2007,46(3):8-17.
5. Global initiative forchronic obstructive lung disease. Global strategy for the diagnosis,management,and prevention of chronic obstructive pulmonary disease(updated 2008).
6. Global initiative forchronic obstructive lung disease. Global strategy for the diagnosis,management,and prevention of chronic obstructive pulmonary disease(updated 2006).

第三节 肺 结 核

一、流行病学

结核病是由结核分枝杆菌（Mycobacterium tuberculosis，M. tb，下简称结核杆菌）感染而引起的慢性传染病，是伴随人类历史最长的疾病之一，也是由单一致病菌导致死亡最多的疾病。全球三分之一人口感染过结核杆菌，即潜伏结核感染（latent TB infection，LTBI）是结核病发病的库源。据 WHO 估计，2009 年全球新发结核病例 940 万，其中 80% 发生在 22 个结核病高负担国家，2008 年全球耐多药结核病例 44 万例（即至少同时耐异烟肼、利福平两种主要抗结核药物者，MDR-TB），其中 86% 发生在 27 个耐多药结核病高负担国家。我国既是结核病高负担国家之一（病例数仅次于印度，居世界第二位，据 2010 年全国流行病学抽样调查结果估算，当年全国 15 岁以上活动性肺结核患者约 502 万，其中传染性肺结核患者 133 万，涂阳肺结核即痰涂片抗酸杆菌阳性 65 万），也是耐多药结核病高负担国家之一（2007—2008 年全国耐药性基线调查结果显示我国每年新发耐多药肺结核患者 12 万，占全球 1/4）。结核病已成为重要的公共卫生和社会问题。WHO 已将其列为重点控制的传染病之一，我国也将肺结核列为乙类传染病。耐多药结核病、流动人口结核病及 M. tb/HIV 双重感染是当前结核病控制工作的三大严峻挑战。

在化疗前时代，婴幼儿期及青春期是结核病发病率和死亡率的高峰期，从而一直存在着老年人不易发生结核病的传统之说。随着社会的进步，经济文化科技的发展、医疗保健的改善，人类平均寿命延长——人口老龄化以及卡介苗的预防接种、各种抗结核药物的问世、化疗方案的完善及强化和治疗管理的综合有效防痨措施，结核病流行病学特征也有所变化，儿童、青少年结核病发病率、患病率、死亡率显著下降，发病率、患病率高峰向老年转移，在疫情下降较快的国家尤为明显。据美国 2008 年 CDC 报告，在 12904 例结核病患者中，≥65 岁结核病登记率占 19%。我国 2000 年全国流行病学调查结果显示，仅占受检人口 11.7% 的 >60 岁的年龄组活动性肺结核、涂阳肺结核、菌阳肺结核（痰培养阳性者）各占总数的 40.9%、31.7% 和 41.6%，而且还发现：1979 年、1990 年、2000 年三次流行病学调查的结核病患病率高峰分别为 65 岁、70 岁及 75 岁年龄组，患病率每十年向后推移 5 岁。还有作者进一步分析，≥65 岁年龄组涂阳肺结核为 440/10 万，是各年龄组涂阳患病率的 3.6 倍，是重要的传染源，是亟须关注的人群。2008 年日本报告，结核病发病率为 19.4/10 万，而 64～74 岁组为 29.5/10 万；75～84 岁组为 64.2/10 万；≥85 岁组则高达 97.3/10 万。美国 CDC 报告：自 1992 年以来各年龄组结核病患病率除了非美国出生的移民外均下降，2008 年患病率为 4.2/10 万，但是新诊断的结核病例中 20% 为 ≥65 岁年龄组。临床上，在门诊及住院患者中老年肺结核、血行播散性肺结核、结核性胸膜炎也逐渐增多，在老年患者中，结核病已成为常需注意鉴别的病种之一。而且因结核病死亡者中也主要为老年人，上海市回顾性调查 2000-2004 年接受抗结核治疗的 7999 例培（＋）肺结核患者

在观察期间共有 44 例（5.5%）死亡，50.5% 死因为非结核病，而死于结核病者中 86% 为 ≥60 岁患者。西班牙也有类似报告，在 319 例结核病患者中 34.2%（109 例）>65 岁。<65 岁及 ≥65 岁结核病病死率各为 1.4% 及 18.3%，65～79 岁及 >80 岁病死率则为 9.8% 及 44.4%。

二、病原学及发病机制

（一）病原学

1882 年 Koch 发现结核分枝杆菌为结核病的病原菌。1896 年 Lehman 和 Neumann 正式予以命名。结核分枝杆菌复合群共包括结核分枝杆菌（Mycobacterium tuberculosis）、牛结核分枝杆菌（M. bovis）、非洲分枝杆菌（M. africanum）和田鼠分枝杆菌（M. microti），前三者均为人类致病菌，而后者则系结核杆菌与牛分枝杆菌的中间型，尚未证明对人类有致病性。结核杆菌具有生长缓慢，可处于休眠状态，细胞壁结构复杂、细胞内致病及遗传均一性等特点。结核杆菌细长、微弯，$(0.3～0.6)\mu m \times (1～4)\mu m$，无荚膜、无鞭毛、无芽孢，不能自主运动，有分枝生长倾向，不易被染色，革兰氏染色呈弱阳性，复红染料着色后对酸性酒精脱色有很强的抵抗力，显微镜下呈红色杆菌，故称之为抗酸杆菌（acid-fast bacilli），其物质基础是结核杆菌具有富脂质的细胞壁，尤其是所含的 70～90 个碳原子的分枝菌酸（mycolic acid）。结核杆菌的抗酸着色可在不良的环境如陈旧培养基、干酪样变、寒性脓肿中的菌体抗酸染色减弱或呈抗酸染色完全丧失的 L 型。抗酸染色固然是分枝杆菌的特征，但含有诺卡分枝菌酸和棒状菌分枝菌酸的诺卡菌、棒状菌、玫瑰红球菌属和一些细菌孢子也具有较弱的抗酸染色性。结核杆菌在固体培养基上生长缓慢，其增殖周期又称代期（generation time）为 15～20 小时，约需 4 周才能形成 1mm 左右的菌落。生长最适温度为 37℃，在固体培养基上菌落表面粗糙突起，有皱褶、浅黄色，在液体培养基中呈蜿蜒样同轴方向平行地索状生长。液体培养有利于结核杆菌早期生长。结核杆菌对热、光照和紫外线照射非常敏感，在紫外线照射或阳光直射下数分钟就会被灭活。结核杆菌的致病性与某些菌体成分有关，如索状因子、硫酯、脂阿拉伯甘露糖以及 25kDa 蛋白等。1998 年，Cole 等报道了结核分枝杆菌 H37Rv 菌株基因组的成功测序是现代结核病细菌学的里程碑。整个基因组由 4,411,532 个碱基（对）组成，约含 4000 个基因。并已发现 4005 个开放阅读框（open reading frame，ORFs）。随着分子生物学的发展，抗结核药物耐药的分子机制，抗结核新药药靶的研究，分子诊断技术及分子流行病学研究均取得迅速的发展。

（二）感染

结核杆菌经呼吸道被吸入抵达近胸膜的远端呼吸性细支气管或肺泡、肺泡囊内，能否引起感染取决于吸入的结核杆菌数（一个含 1～3 个菌的微滴核的吸入可使豚鼠和家兔患病，而人类建立感染所需的最低菌量尚未明确，据估计为 5～200 个），结核杆菌的毒力和宿主巨噬细胞固有的杀菌能力等。结核杆菌如能幸免于巨噬细胞的防御作用，则可在入侵局部及巨噬细胞内缓慢增殖，2～12 周后当 M. tb 数达 $10^3～10^4$ 时即可诱导机体产生相应的细胞免疫，结核菌素纯蛋白衍化物（purified protein derivative of tuberculin，PPD）皮肤试验阳转，提示机体已感染了结核杆菌。当健康人接触到

结核杆菌后,1%～2%的接触者在接触后不久(3～8周)即发生临床结核病,但近 2/3 接触者未被感染,1/3 接触者成为潜伏感染者,约 10%潜伏感染者可在一生中因免疫功能低下等诱因而导致发病。这方面取决于作为传染源的肺结核的病情、咳嗽的频率、排菌量、与患者接触的密切程度、经呼吸道排出的含菌的飞沫(又称微滴核,droplets nuclei)的含菌量、微滴核的大小。$1～5\mu m$ 大小的微滴核可在通风不佳的室内空气中悬浮 4～5 小时,宿主的免疫功能尤其细胞介导免疫也是重要的另一方面。

(三)发病

结核感染者至发病往往呈较长时间的慢性过程,短则 3 周、数月,长则数年乃至数十年。故有作者曾描述结核感染为"一旦感染,终生感染"("once infected,always infected")。结核病是宿主针对在体内存活乃至繁殖的结核杆菌而发生的机体组织反应。结核感染至发病、发展或呈隐匿性潜伏感染与细菌在体内的繁殖及宿主的固有免疫及适应性免疫反应有关。因此,结核感染至发病实质上是宿主与体内结核杆菌间相互制约、相互斗争过程的结果,从而呈现不同性质的病理变化、临床表现和不同的结局。

一般认为易感者为:①婴幼儿、青少年、60 岁以上老年人;②人类免疫缺陷病毒感染者(HIV$^+$)及获得性免疫缺陷综合征(AIDS)患者;③糖尿病、矽肺、糖皮质激素及其他免疫抑制剂长期使用者;④营养不良、长期酗酒者;⑤肝硬化、胃切除术后、空肠回肠吻合术后;⑥肾功能不全、血液透析者;⑦恶性肿瘤、精神病患者;⑧遗传因素:有些研究报告:人类白细胞抗原 HLAB$_{27}$ 和 B$_{35}$、NRAMP-1(natural resistance associated macrophage protein-1)、VDR(维生素 D 受体)及甘露糖结合外源凝集素(mannan binding lection,MBL)基因等均被认为是人类结核病易感性相关基因。

1. **结核病发生的进程及主要病理学改变** 1948 年,Wallgren 曾将结核病自然发展过程分为以下 4 个阶段:

(1)初染后 3～8 周为原发综合征形成及结素皮肤试验阳转阶段;

(2)感染 3 个月后为严重播散阶段——血行播散性结核病和结核性脑膜炎;

(3)感染 3～4 个月后胸膜及其他浆液膜受侵及;

(4)原发复合征吸收后 3 年内慢性播散性骨关节、泌尿生殖系结核发病以及 5 年内肾结核、皮肤结核等发生。

也有作者将其分为 6 个阶段,包括感染 3 年后乃至终生的通过内源性复燃或外源性再感染机制而发病的继发性结核病。

上述病程及病情发展经过存在着很大的个体差异,轻者仅呈短期的自限性感染的良性经过,重者则呈进行性进展,如不予以治疗可引起致命性结局。结核病是结核杆菌引起的炎症性疾病,病理组织学上表现为增殖性、渗出性和变质性三种基本反应。至于何者占优势,则因细菌毒力、菌量、机体免疫反应及疾病不同发展阶段而表现不一。一般说,在结核病发展过程中,上述三种反应常交互并存。

2. **原发性肺结核** 结核杆菌经呼吸道吸入至细支气管与肺泡并着床,在肺泡腔内繁殖并导致中性粒细胞、巨噬细胞和纤维素渗出形成渗出性病变—原发灶或称恭氏灶(Ghon focus)。原发灶一般位于通气较佳的上叶下部或下叶上部近胸膜处,少数也可位于下叶基底段,在机体未形成有效的免疫反应前,结核杆菌呈对数生长的同时,很快侵入淋巴管并循淋巴管到达所属的区域淋巴结,形成由原发灶、淋巴管炎及肺门、纵隔淋巴结结核组成的原发复合征。绝大多数原发性肺结核由于机体保护性免疫反应的逐渐增强可自然痊愈,可在以后胸部 X 线检查发现肺部或肺门、纵隔淋巴结有钙化灶,少数患儿或患者则恶化进展或通过下述途径而进一步播散:

(1)原发病灶进展恶化:病变扩大、干酪样坏死、空洞形成(原发空洞较少见)及支气管播散。

(2)淋巴道播散:原发灶及肺门淋巴结核恶化,结核杆菌可循淋巴管累及纵隔淋巴结、颈部、锁骨上、下淋巴结,也可逆向扩散至胸膜、腹腔淋巴结,发生胸膜炎、腹膜炎,当气管、支气管旁淋巴结液化破溃入气管、支气管可引起淋巴结-气管、支气管瘘甚至淋巴结食管瘘;由于淋巴结病变直接侵及可并发气管、支气管结核,肿大淋巴结压迫邻近支气管而导致肺不张。

(3)血行播散:则引起全身血行播散性结核病或血行播散性肺结核。

3. **继发性结核病** 乃是指发生于原发性结核病后任何时期的结核病,故有初染后结核病之称。因多发生于成人,故又称之为成人结核病。继发性结核病可发生于全身各脏器,其中以肺部病变最为多见。可有两种发病机制:

(1)内源性"复燃"机制(reactivation):在原发性肺结核的早期,机体尚未建立有效的抗结核免疫反应时,结核杆菌可在肺泡巨噬细胞内对数生长,结核杆菌可通过淋巴-血行而形成"早期菌血症"及早期的血行播散,肺尖部、脑实质及脑膜、肝、脾、肾、骨骼、淋巴结均可受侵;随着机体免疫力的健全,血行播散终止,播散灶自限性愈合或呈潜伏感染状态而成为以后内源性复燃的源泉。当机体抵抗力降低时,早期淋巴血行播散灶重新活动进展而发生肺或肺外结核病。多数成年人、老年人结核病均属此种发病机制,尤其在结核病疫情较低的国家。Stead 报告,在 102 例>50 岁且具有发病前至少一年前的胸部 X 线片的患者中,72%均提示有陈旧性结核病。

(2)外源性再感染:乃是指曾受过结核杆菌感染而再次感染发病者,关于此发病机制,曾有多年的争议。既往仅能通过噬菌体分型及抗结核药物的敏感试验而证实。随着分子流行病学研究的进步,结核杆菌 DNA 指纹技术分析研究已证实其可能性。1981 年,美国 Stead 报道了一起老年公寓内结核病暴发流行事件,一例痰菌(+)患者导致了入公寓时 PPD 阴性者中 49 例(30%)阳转,17%发展为临床结核病。Ritacco 等报告:在阿根廷某医院发生耐多药结核病院内传播。又如 Frieden 等报告,DNA 指纹分析发现 30%的 65 岁以上住院肺结核患者,其分离的结核杆菌 DNA 指纹谱成簇分布。证明外源性再感染也是继发性结核病的发病机制之一。沈国妙等通过比较复发肺结核患者前后两次发病时结核杆菌散在分布重复单位(mycobacterial interspersed repetitive units,MIRU)基因型变异的研究发现 37 例复发患者中,25 例两次发病时 MIRU 基因型发生变化,提示 68%复发是由于外源性再感染。

4. **无反应性结核病** 乃是指机体免疫功能高度低下者

而发生的严重的结核性败血症,常呈全身性播散而结素反应为阴性,病变内可见大量结核杆菌而极少见类上皮细胞结节形成和淋巴细胞浸润,因多数患者常以发热伴淋巴结肿大、肝脾大、而肺部病变延迟出现或不明显,故生前常易被误诊、漏诊。

5. **肺外结核病** 可为血行播散性结核病的一个组成部分,也可早期菌血症播散的潜伏灶的再活动。以结核性浆液膜炎、淋巴结结核、骨关节结核、脑结核、泌尿生殖系结核较为多见。

6. **结核潜伏感染(latent TB infection,LTBI)** 早年即有许多报告证实结核潜伏感染的存在,如豚鼠接种了因其他病因死亡者的淋巴结组织匀浆后,12%可发现有结核杆菌生长,又如死于非结核病的尸检发现,肺尖部纤维干酪灶内,25%~75%标本可分离到结核杆菌,提示结核杆菌感染是一个持久的过程,可成为继发性结核病发病的源泉。

(四)宿主抗结核感染和发病的免疫机制

1. *M. tb* 进入鼻、咽喉、气管、支气管后可被呼吸道黏液吸附,通过喷嚏、咳嗽、咳痰等为防御反射而被排出,或通过机体自然抵抗力和巨噬细胞的非特异性抗菌活性被杀灭,宿主得以逃避被感染。

2. 进入肺泡、肺泡管的 *M. tb* 着床后,被肺泡巨噬细胞(AM)表面多种受体识别并吸附、吞噬、消化、加工组装成多种抗原多肽,运送至肺泡巨噬细胞表面,并和主要组织相容性复合体Ⅱ(MHC Ⅱ)结合组成递呈抗原致敏 CD4$^+$ T 淋巴细胞,从而引起一系列免疫反应,引发以 Th1 为主的 T 细胞免疫反应,并通过溶酶体、过氧化氢以及氧化氮代谢产物(尤其是 NO)抑制 M. tb,使 M. tb 处于低代谢甚至不复制状态。细胞内 M. tb 也可通过抑制巨噬细胞的激活,消除氧化基团、抑制溶酶体与吞噬体的融合、抑制溶酶体酶的作用而得以存活,这时宿主成为 PPD(+)的潜伏结核感染者。这些感染者可终生不发病或于数年、数十年后因各种诱因导致机体免疫功能低下而发生继发性结核病。

3. *M. tb* 在巨噬细胞内大量繁殖,巨噬细胞破坏裂解,释放的 MtbB 可在细胞外生长繁殖,也可再被吞噬,感染更多的巨噬细胞、IL-10 等前炎症细胞因子,致敏 CD4$^+$ T 细胞诱导以 TH2 为主的病理性免疫反应,产生 IL-4、IL-5 和转化生长因子(TGF-β),这对 TH1 免疫反应有负调控作用,从而促进病变发展、渗出、坏死乃至空洞形成及播散。此外,参与抗结核感染和发病的免疫机制还有树突状细胞、CD8$^+$ T 细胞、γδT 细胞、CD4-CD8-CD1 限制性 T 细胞、自然杀伤细胞等。总之,抗结核免疫应答是十分复杂的,也是十分重要的。正如 Koch 早在发现结核杆菌时就指出"细菌不是结核病的全部原因",从免疫学的意义上看,结核病也被认为是一个 T 淋巴细胞介导的保护性免疫反应和病理学免疫反应失衡的免疫性疾病。

(五)老年结核病增多的可能原因

1. **人口老龄化** 人口老龄化是人类社会进步的标志,是世界人口发展的必然趋势。根据 WHO 规定:≥60 岁人口数占总人口数的比例超过 10%,≥65 岁人口数超过 7%则称之为老年型国家或地区。许多工业化国家均已成为老年型国家。我国 1982—1990 年的人口调查:≥60 岁及≥65 岁老年人已增至 8.59%及 5.58%,上海、北京、天津≥60 岁人口

系数已为 13.95%、10.27% 及 10.21%,均已成为老年型地区。2011 年我国第六次人口调查结果显示≥65 岁者已占 8.87%。随着老年人口的增多,寿命的延长,各种老年病必然也随之增多,老年结核病构成比也呈逐渐增高的趋势。

2. **免疫衰老(immunosenescence)** 乃是指与年龄相关的免疫器官逐渐萎缩和免疫功能的衰退,免疫衰老是老龄化过程中的病理生理变化。老年人免疫系统常发生如下的改变:循环淋巴细胞数减少,主要是 T 淋巴细胞减少约 15%,淋巴细胞膜上的 IL-2R 减少、由于对抗原刺激后淋巴细胞增殖降低而导致三磷酸腺苷水平降低等。机体的抗结核免疫效应主要是通过 T 淋巴细胞介导的巨噬细胞的细胞免疫反应。T 淋巴细胞介导的免疫反应是由多种细胞参与的,包括 T 细胞受体 TCRαβ、TCRγδ+、MHC Ⅱ类依赖性 T 细胞(CD4$^+$ 及其亚群 Th1、Th2 细胞)和 MHC Ⅰ类依赖性 T 细胞(CD8$^+$ T 细胞),而免疫细胞间的激活、调控则通过细胞因子介导完成信息相互传递而发挥作用。巨噬细胞作为抗原递呈细胞及效应细胞也起着重要作用,树突状细胞除了具有很强的抗原递呈作用外,对抵御、清除结核杆菌感染具有重要作用。随着年龄的增长,中枢免疫器官骨髓(各类血细胞和免疫细胞发生和成熟的场所)和胸腺(T 淋巴细胞分化、发育、成熟的场所)都逐渐地萎缩,骨髓造血成分减少而被脂肪组织取代,胸腺的皮质、髓质组织逐渐减少被脂肪、纤维组织包绕成散在小岛。有作者通过 CT 观察:儿童期胸腺组织大而丰实,成人期胸腺内血管周围组织扩大、胸腺缩小、其内有弥漫分布的线条影,至 70 岁时,胸腺细胞组织则不足总胸腺体积的 10%。随着胸腺结构的减少,细胞免疫的衰老随之逐渐突出,其基本原因为胸腺生成初始 T 细胞的能力的下降,胸腺生成新生的初始 T 淋巴细胞不足以替代每日在周围免疫器官丢失的细胞从而导致能进入淋巴结、启动生发中心形成不同分化阶段 T 细胞的下降。老年人周围血虽有初始 T 细胞(CD45RA$^+$ CD45RO-CD62L$^+$ CCR$_7$$^+$),但其数量减少而且新从胸腺输出的初始 T 细胞的 CD 分子标志如 CD4$^+$ T 细胞的 CD31 及 CD8$^+$ T 细胞的 CD103 均表达减少。Gruver 等报告:老年人周围血初始 T 细胞较年轻人降低 2 个对数,Douck 等采用实时定量 PCR 技术检测作为新生成的、新从胸腺输出的初始 T 细胞的分子标志,信号结合 T 细胞受体剪切环或称之为基因重组环(signal joint T cell receptor rearrangement excision circles,sjTRECs),结果表明人类胸腺输出的初始 T 细胞是随年龄而下降的。Naylor 等报告,60 岁组的 TRECs 较 25 岁组降低 95%。同样,老年人初始 T 淋巴细胞在分化发育过程中也有相应变化,T 细胞增殖、T 细胞受体 β 链的多样性均随年龄而下降。Dion 等通过检测双阴性胸腺细胞(CD4$^-$ CD8$^-$)经过阳性选择和阴性选择后的双阳(CD4$^+$ CD8$^+$)或单阳细胞(CD4$^+$ 或 CD8$^+$)的比例发现:老年人的比例也是逐渐下降的。Andrew 等采用 RT-PCR 即 RNase 保护试验(protection assay)发现 IL-7 mRNA 随着年龄增长而逐渐降低,而且还证明老龄小鼠加用 IL-7 后可逆转胸腺萎缩,诱导胸腺细胞生成(thymopoiesis),从而认为胸腺微环境的变化也是原因之一。此外,T 细胞表面具有许多重要的膜分子,参与 T 细胞识别抗原、T 细胞活化、增殖和分化、区别 T 细胞亚群的标志。为了应对各种新抗原,T 细胞受体(TCR)具有十分广泛的多样性(diversity),而 T 细胞对抗

原的应答能力高度依赖于初始 T 细胞受体的多样性。在年轻乃至中年阶段,人类的初始 T 细胞估计有 2000 万不同的 TCR-β 链,而 70 岁后则减少至 20 万。Haynes 曾采用表达 TCR 转基因小鼠模型研究初始 T 细胞的增殖功能及分泌细胞因子水平,发现来自老年小鼠的抗原特异性的初始 T 细胞在抗原刺激后其增殖或启动生发中心形成方面均显著低于年轻的小鼠。有研究报告:18 月龄小鼠与 6 周龄的幼龄小鼠静脉注射 $H37Rv$ 后 4 周的病理改变显著不同,前者肺内病变广泛无局限化倾向,肺、脾组织活菌数显著多于幼龄组,也显示老龄组免疫功能低下。以上描述的免疫衰老无论对内源性"复燃"或外源性再感染的发病机制均是不利的免疫学基础。CD4+T 淋巴细胞在保持宿主处于结核潜伏感染状态而不发病以及预防外源性再感染均具有重要作用。实验证明:CD4 基因或 MHCII 缺失的小鼠感染结核杆菌后易发生致死性结核病。瑞士一项 HIV 感染者队列分析结果显示:活动性结核病发病与 CD4+T 细胞数量负相关,HIV(+)者免疫缺陷的突出表现是 CD4+T 细胞显著减少,其中 CD4+T 细胞<50/μl 发病率高于 CD4+T 细胞>500/μl 者的 8 倍。Daley 进行的临床研究还表明:30 例 HIV(+)患者在与活动性结核病患者接触后 4 个月内 37%(11 例)发病,且经 DNA 指纹分析证明为同一菌株的感染。近年来,逐渐受到关注的免疫调节 T 细胞(regulatony T cell,Treg、CD 分子标志为 CD4+ CD25+ FOXP3+)在自身免疫调节方面具有重要作用。当新生小鼠清除 Treg T 细胞或成年小鼠诱导性敲除 FOXP3+ 编码基因可诱发器官特异性自身免疫。健康成年人平均 0.6%~8.7% 的 CD4+ CD25+ 细胞为 Treg 细胞,目前尚无老年人 Treg 细胞是否下降的证据,但已有报告 Treg 细胞功能也是随着年龄而降低的,从而导致慢性炎症或自身免疫反应的活动,或许与易发生病理性免疫反应有关。还有报告 CD4+ CD25+ 调节性 T 细胞可抑制细胞毒 T 细胞和自然杀伤细胞为细胞毒活性。

至于各种细胞因子及细胞网络间的平衡在抗结核免疫方面也是十分重要的,早已证明:IFNγ 是小鼠结核免疫模型中重要的细胞因子,IFNγ 基因敲除小鼠因失去免疫保护作用而发生播散性结核病。又如,TNFα 是巨噬细胞、树突样细胞及 T 细胞分泌产生的固有性与适应性免疫的重要因子,近年来治疗类风湿关节炎的 TNFα 抑制剂的使用导致结核病发病率增高就是一个例证。Wolfe 等回顾分析比较了 1995—1999 年尚未广泛应用英夫利昔单抗(infliximab)的类风湿关节炎者 16173 例,结核病发病率为 6.2 例/10 万,与美国 1999 年、2000 年的结核病发病率相近(6.4/10 万及 5.8/10 万),但 2010—2002 年已应用 infliximab 的 6460 例,其发病率高达 52.5/10 万。Burns 等通过对活动性类风湿关节炎或强直性脊柱炎 infliximab 治疗前及 2 周后的观察发现:治疗后患者 T 淋巴细胞介导的抗胞内菌的重要成分穿孔素(perforin)及颗粒溶素(granulysin)均具有统计学意义的降低。作者认为富含颗粒溶素的 CD8+ CD45RA+ CCR7- 的效应记忆 T 细胞(TEMRA)选择性衰减是 TNF-α 拮抗剂导致潜伏结核感染再活动的原因。动物实验亦证明编码 TNF 及 TNF 受体基因被敲除后小鼠难以控制结核杆菌的感染。Wang 等也已报告老年巨噬细胞及其分泌 TNF-α 能力是降低的。同样,老年人的体液免疫反应也是减退的。骨髓干细胞水平启动的 B 淋巴细胞生成包括新生初始 B 细胞及免疫记忆 B 细胞的生成及功能均是随着年龄增长而逐渐降低的。

3. 伴发各种慢性疾病 老年人常伴有各种慢性病。已证明糖尿病、慢性营养不良、胃切除术后、酗酒、恶性肿瘤等均易引起免疫功能降低而有利于结核病发病。尤其值得关注的是全球糖尿病呈增长趋势,IDF(International Diabetes Federation)报告,2010 年全球糖尿病患者为 2.85 亿人,估计 2030 年将可能达到 4.40 亿人。糖尿病患者是结核病的易感人群,其肺结核患病率高于非糖尿病组的 2~3 倍。Kim 等在南韩进行了 1988—1990 年的纵向观察,其结果为糖尿病患者的结核病估计年发病率为 1061/10 万,而非糖尿病对照组则 306/10 万,糖尿病患者发生各型肺结核及细菌学确定的肺结核的相对危险度(relative risks,RR)各为 3.47 及 5.15。而 2 型糖尿病患病率正是随着年龄增长而增高的,Walker 等分析了 2005 年英国不同年龄、性别与人种的糖尿病患病率及对肺结核的影响发现:不论性别、人种,>65 岁的糖尿病患病率均显著高于其他各年龄组,在 2005 年 3461 例新发肺结核患者中 384 例归因于糖尿病,因此,糖尿病患病率增高也是老年结核病增多的原因之一。

4. 其他 由于老年人不健康的精神心理状态,有限的经济条件,社会、家庭的关怀不够,主客观原因导致的就诊不及时,医疗设施及服务的不完善、不到位,以及医务人员对老年结核病的认识不足等诸多原因,也可能是老年结核病疫情下降缓慢的重要因素。此外,老年结核病不仅包括内源性复燃及/或外源性再染机制发病的初发肺结核,还包括复发以及反复发作迁延不愈的复治和慢性结核病,这也可能造成老年结核病构成比增多的因素。

三、临床表现

老年肺结核的误诊率、漏诊率高的有关报道甚多,最高者可达 70%。Rieder 等回顾性分析美国 1985—1988 年死因为结核病者中,死后才被确诊者 5.1%,≥65 岁组生前诊断仅 26%,在死后才被确诊者中>65 岁者占 60.3%。究其原因,国内外不少作者进行多方面的分析以期发现老年肺结核的临床特点,但多数是回顾性的,观察病例数有限,各家的结果也不尽相同。

(一)肺结核的临床表现

包括有发热、咳嗽、咳痰、咯血、呼吸困难、体重下降、食欲缺乏和盗汗等,但老年患者的表现可不典型。加拿大 Korzeniewska-Kosela 等对 142 例成人及 76 例老年肺结核患者的临床表现进行对比观察,发现老年组发热者仅 22%(青年组 36%),咯血、盗汗的频率亦显著低于青年组,而咳嗽较为常见(45%)。Alvarez 等观察的结果也类似。比利时 Van den Brande 等观察了 72 例老年结核病患者,结果显示,老年患者症状以咳嗽(57%)、呼吸困难(46%)及食欲缺乏为主,因而易被忽视或与其他合并症相混淆。我国李氏对照性比较了 198 例老年肺结核及 150 例中青年患者发现:老年患者的疲劳、食欲缺乏、体重下降、精神萎靡等症状出现频率均高于中青年患者,且 89.9% 老年患者伴发有各种基础病。但也有些作者的观察未发现不同年龄组间的发热、咳嗽、咯血、食欲缺乏等症状的出现频率有明显差异。总之,老年肺结核患者临床症状比较复杂多样,而且还取决于病情轻重、发病缓急及有无基础疾病。Perez-Guzman 等曾进行老年与年轻人肺结核的临床表现的荟萃分析,发现对结核病诊断具有一定提示作用的症状,如发热、咯血、盗汗等出现频率较低,而非特征性的症状,如慢性咳嗽、咳痰、食欲减退、呼吸困难、消瘦等较多见,还有作者报告有些老年结核病患者常以原因不明的体重下降、精神不振、乏力、认知状态改变为主要表现。故易被医生或患者所忽视。近年来屡见报告:老年人肺门、纵隔淋巴结结核、胸膜炎及血行播散性结核病发生频率增多也是值得关注的。后者常呈慢性低热伴肝脾大、贫血等明显症状。

(二)影像学表现

一般认为,尤其在结核病疫情低下的发达国家,老年肺结核多数由于"内源性复燃"而发病,继发性肺结核为最常见的临床类型,病变多位于一侧或双侧肺尖、锁骨下及下叶背段,常呈多形态的混合性病变,即渗出、增殖、干酪样坏死、空洞、纤维化及钙化等病变共存,空洞病变常伴有扇形分布的支气管播散灶(小叶中心性结节及树芽征)为其典型的影像学特点。关于老年肺结核胸部 X 线表现各家分析所获的结论不甚一致,较多报告认为老年肺结核 X 线表现不典型者较多见,常呈中下叶浸润、结节性或肿块阴影,或不伴有空洞的广泛性支气管肺炎或延缓吸收的浸润影等常易被误诊为肺癌或肺炎。Morris 等发现老年肺结核患者病变位于中下肺野者占 48%,而非老年组肺结核仅 7%左右发生在中下肺野。在其观察的病例中以下肺野阴影合并胸腔积液或胸膜增厚,及中下肺野空洞性病变较为常见。香港陈氏比较了 94 例≥65 岁和 78 例<65 岁的两组肺结核患者,发现老年组上叶浸润病变者仅 9%(非老年组 37%)。日本 Umeki 等也发现老年患者中下肺叶浸润者 26%,青年组仅 8%。而 Katz 等发现青年组患者空洞性病变显著多于老年组(48% vs. 17%)。韩国 Lee 等回顾性分析了<64 岁及≥65 岁两组共 326 例肺结核患者的胸部 X 线表现:119 例老年组中下叶病变发生率显著高于 207 例<64 岁组(22.7% vs. 10.6%,P<0.05)。肺炎样改变及肿块样改变者显著多于<64 岁组,各为 23.5% vs. 7.2% 及 14.3% vs. 2.4%,故易误诊为肺炎及肺癌。尤其并发糖尿病者,下叶病变发生几率更高,不少研究报告糖尿病合并肺结核者下叶病变可占 20%,Perez-Guzman 曾对比分析了 130 例肺结核与 192 例糖尿病并发结核老年患者 X 线胸片的表现:前者下叶病变仅为 7%而后者则高达 19%,下叶空洞发生频率也各为 3% 及 29%,均具有显著性差异。然而,亦有一些报道认为老年肺结核 X 线表现无论从病灶部位、病变性质等多方面与青年组无显著差异。

四、诊断与鉴别诊断

老年肺结核的诊断主要依靠临床症状、胸部 X 线表现包括胸部 CT 表现、痰结核菌检查及其他各种辅助诊断技术,但是在诊断过程中,应注意以下几点:认识到老年人是结核病的危险人群,尤其并发糖尿病、矽肺、恶性肿瘤等免疫功能低下者更要警惕罹患结核病的可能性,要认识到部分老年结核病患者起病隐匿,症状不突出、不典型,胸部影像学表现也可能欠典型,还应考虑到老年人可能难以准确提供既往的结核史、结核接触史等对诊断有助的线索,需

仔细询问、细致观察,全面综合考虑分析,提高诊断的准确性。在老年重症患者中还应警惕全身播散性、无反应性结核病及肺外结核的可能性。Salvado 等观察的 109 例老年结核病患者中,≥65 岁及≥80 岁两组中,肺结核各占46.3%及 59.3%,肺外结核各占 41.5%及 25.9%,播散性结核病各占 12.2%及 14.8%。

1. 痰结核菌检查是确诊肺结核的主要手段和依据,各家报告老年肺结核痰菌检出率可达 50%~60%。包括痰涂片抗酸染色或荧光染色法及培养法,与年轻组无差异。

2. 对难以留取痰标本者,可采用 3%~5%盐水雾化吸入以诱咳深部痰液。有作者对 107 例不能咳痰者进行了诱导痰,胃及支气管灌洗液的结核菌培养,结果表明:诱导痰培养(+)率高于胃灌洗液(39% 及 30%),而支气管灌洗液并未增高其敏感性。Patel 等总结了 572 例≥65 岁的肺结核患者纤维支气管镜检查及经纤支镜留取标本的经验,其中有 112 例(19.9%)如不经过上述检查将会造成漏诊。因此作者提出纤维支气管镜检查对老年肺结核同样具有重要意义。还有作者报告 15%老年肺结核患者可同时罹患支气管结核,不进行纤维支气管镜检查其诊断也是难以建立的。

体外扩增结核杆菌特异性 DNA 片段的聚合酶链反应(PCR)具有快速和敏感的特点,但在实际工作中发现假阳性率较高,对其诊断价值尚有较大的争议。实时定量 PCR 则有一定的诊断意义。近年发展的环介导等温扩增(loop-mediated isothermal amplification,LAMP)、各种线型探针、DNA 芯片等技术对诊断、药敏试验及菌种鉴定均具有较好的应用前景。

3. 怀疑结核病时常需要进行 PPD 皮肤试验(tuberculin skin test,TST),但老年人阳性率较低,仅 20%~30%。Dorken 等对 933 例≥65 岁老年人进行 PPD 皮试,≥15mm 者仅 20%,且随着年龄增长阳性率递减,≥95 岁者阳性率仅 10%左右。早年 Grzybowski 曾报告,随着年龄增长 PPD 皮试阳性率以每年 5%递减。且有作者报告其反应的高峰时间可后移至 72 小时以后乃至 96~120 小时。宿主对 PPD 的超敏感反应可随着年龄增长而消退。因此临床上常忽视 PPD 皮试检查对老年结核病的意义。值得注意的是 PPD 皮试阴性者在 1~3 周后重复 PPD 皮试,已感染者皮肤试验由于助强效应(boosting effect)可阳转。有作者曾对 223 例 65 岁以上老人进行每周一次的皮肤试验共 4 次,第一次阳性率仅 44%,而累积阳性率逐次增加,第四次阳性率达 66%,≥85 岁也由 19%增至 57%。有作者主张助强效应阳性的标准为:第二次皮肤硬结≥10mm 及较第一次皮肤反应增加 6mm 以上。目前主张,成人及老年人 PPD(一)者需在 1~3 周后复试,如第二次阳性则说明既往感染过结核杆菌,如第二次仍阴性,则患者可能为未感染者。以后一旦阳性,则视为 PPD 皮肤试验阳转,应怀疑有新感染的可能性。

4. 近年来,以 RD$_1$ 区特异性抗原 ESAT-6 及 CFP-10 诱导的 ELISA 检测的 γ 干扰素释放试验及 ELISPOT 技术检测 γ 干扰素分泌细胞数均受到关注,对结核潜伏感染和活动性结核病的诊断均具有重要意义,但两者的判定仍需密切结合临床。Kobashi 等检测了 270 例经培养证实的活动性结核病患者,结果显示年轻人 TST 阳性率 80%、70~79 岁及>80 岁则仅为 55%及 33%,而 Quantiferon-2G 试验结果则较

少受年龄影响 10～19 岁＞80％,60～69 岁＞89％,70～79 岁及＞80 岁则各为＞79％及＞75％。有作者报告 138 例疑似肺外结核者,其中培养（＋）者 50 例,高度可能结核者 39 例(包括淋巴结(20)、胸膜(19)、骨关节(15)及结脑等),进行 γ 干扰素释放试验,总敏感性 79.8％(免疫缺陷者 70.6％,免疫正常者 85.5％),特异性 81.6％。近年较多的研究还证明 ELISPOT 检测分泌 γ 干扰素的 T 细胞数较 TST、γ 干扰素释放试验对老年人及其他免疫功能低下者较更敏感,较少受免疫缺陷的影响。此外,检测血清中特异性抗体、抗原及免疫复合物可能有一定辅助诊断意义。

总之,老年肺结核诊断的重要环节是医务人员提高警惕,克服旧的传统观念,对有咳嗽、咳痰、胸痛、发热等症状超过 2～3 周的老年人要行胸部 X 线及痰结核菌检查,进行综合诊断。还需注意的是老年人中肺外结核并不少见,常易被漏诊,有作者报告:死后才获确诊的结核病中 18％为播散性结核病、结核性腹膜炎、脑膜炎,必要时应行进一步相应的检查。最近,Schaaf 等对两个极端年龄——婴儿和老年结核病,进行了系统的讨论并提出:提高这两个年龄端结核病的警觉性和知晓度是最为重要的。

鉴于老年人免疫功能低下,气管、支气管纤毛运动的减弱,气道清除感染性颗粒及异物的能力低下,肺部可发生细菌性、真菌性、病毒性等各种感染。由于数十年环境污染物质对 DNA 损伤的累积性增多,机体免疫监视功能的减弱,恶性肿瘤也是随着年龄增长而增多的。由于免疫调节失调,老年人的自身免疫性疾病及慢性炎症性疾病也是增多的。此外,老年结核病与其他老年性疾病一样,也具有起病隐匿、症状体征欠典型、感染中毒症状不明显、并发症多、影像学表现不典型从而导致老年肺结核漏诊率、误诊率高的特点,甚至尸检才获确诊。因此,老年肺结核需注意与下列疾病鉴别。以肺门、纵隔淋巴结肿大为主要表现时需注意与中心型肺癌或转移性淋巴结肿大、恶性淋巴瘤和结节病等鉴别。以双肺弥漫性点状结节性病变为主要表现时需注意与弥漫型细支气管肺泡癌、转移性肺癌、伊氏肺孢子菌肺炎、播散性新型隐球菌肺病、尘肺、特发性肺间质纤维化等鉴别。以浸润渗出性病变为主要表现时需注意与支原体、军团菌、克雷伯杆菌肺炎或其他细菌性、病毒性肺炎以及误吸而引起的厌氧菌性肺炎等鉴别。以球形及/或空洞为主要表现时需注意与周围型肺癌、良性肿瘤、慢性肺炎及肺化脓、肺真菌病、非结核分枝杆菌性肺病等鉴别。非结核分枝杆菌性肺病(nontuberculous mycobacterial pulmonary diseases,NTM)近年来呈增多趋势,因此痰涂片 AFB(＋)患者需注意与 NTM 肺病鉴别。其临床症状与肺结核相似,仅病史更长,中毒症状较轻,多见于有慢性肺部疾病或其他易感因素的中老年,如慢阻肺、支气管扩张、尘肺、囊状纤维化、陈旧性肺结核及嗜烟、强直性脊柱炎、贲门痉挛致慢性食物反流等。其影像学表现除结节性支气管扩张(中叶及/或舌叶柱状支气管扩张伴下叶小叶中心性结节及树芽征等)及急性变态反应性肺泡炎具有一定特征外,常与继发性肺结核类似,呈纤维增殖性病变为主的多形态表现,有作者认为空洞周围少浸润渗出性病变及支气管播散灶少见也为 NTM 肺病的特征,但上述表现均不足以成为 NTM 肺病的诊断依据,尚需密切结合细菌学及分子生物学检查达到种水平的鉴定。此外,对原发性耐药及耐多药

结核病也需注意排除 NTM 肺病。以胸腔积液为主要表现时则需注意除外心功能不全、慢性肝肾疾病、低蛋白血症所致的漏出性胸腔积液,还需注意与恶性胸腔积液、肺炎旁渗液鉴别。

五、治 疗

老年结核病的化学治疗原则与其他各年龄组一样,应坚持早期、联合、规律、全程、适量五大原则,近二三十年的结核病化疗研究认为老年肺结核的化学治疗只要方案合理、管理严格同样可以取得满意效果,还有作者认为老年结核病主要是内源性复燃所致,绝大多数为敏感菌株,常可取得良好疗效,但也有不少报告认为高耐药率是老年肺结核的特点,这可能与观察对象包括较多的复发或迁延不愈的病例有关。

1. 一般说,老年肺结核初次治疗以异烟肼、利福平、吡嗪酰胺、乙胺丁醇(HRZE)或异烟肼、利福平、吡嗪酰胺(HRZ)为主要方案,疗程 6～9 个月。氨基苷类抗生素尽量少用或酌减剂量。一般主张前两个月的强化期宜含上述全部药物而后 4～7 个月的持续期则可停用吡嗪酰胺及氨基苷类药物。也有作者主张为安全起见,采用 HR 或 HRE 方案即可。常用的方案有 2HR(Z)E/4～7HRE(HR)、2HRE/4～7HR 或 9HRE。不能耐受者可采用对氨基水杨酸异烟肼复合制剂替代异烟肼、以乙胺丁醇替代链霉素、以左氧氟沙星替代吡嗪酰胺和以利福喷汀替代利福平。

2. 值得注意的是,在治疗过程中,老年人药物毒副作用发生频率显著高于青年人。Mackey 及 Cole 回顾性分析了 116 例发生毒副作用的结核病患者,由于毒副作用需改变治疗的发生频率与年龄显著相关,65 岁以上者占 40％。Ormerod 等观察的接受 2HRZS/4HR 治疗的 1317 例结核患者中,67 例(5.1％)发生不良反应、70 例次需改变治疗方案,其中利福平肝毒性反应发生率 1.41％、吡嗪酰胺 1.25％、异烟肼 0.30％、链霉素 4.5％,且不良反应发生频率随年龄而增长:0～19 岁 2.3％、20～29 岁 4.6％、40～59 岁 7.1％而≥60 岁则为 8.4％。关于异烟肼毒副作用与年龄的相关性,20 世纪 70 年代美国公共卫生署的监测研究表明:在 13838 例异烟肼预防治疗病例中,异烟肼相关性肝炎发生率为 0.8％～1.8％,而≥64 岁者则高至 5％。有作者采用随机配对分组法观察了 92 例≥60 岁老年营养不良肺结核患者在 2 个月强化期分别接受不含吡嗪酰胺的 9 个月方案和含吡嗪酰胺的 6 个月方案,发现两组间痰菌阴转率及肺部病变吸收率无统计学差异。但肝损害的发生率则有显著差异,各为 15.2％及 39.1％。但也有些作者报告肝毒性反应与年龄无关,老年组与青年组各为 14.5％及 10.1％,无显著差异。目前还认为肝毒性反应的发生与基础性肝病有关,如乙肝、丙肝、酒精性肝病等。此外,NAT2(N-acetyl-transferase2)GST(gluta thione)及 Cyp450 等遗传基因型的多态性也可能与药物性肝损害的易感性有关。

3. 老年人药物相关的毒副作用发生率较高与以下各种因素有关。由于肾脏的药物清除率降低而在体内蓄积导致毒性反应。在肝脏代谢方面,随着年龄增长,肝血流量减少、肝微粒体合成减少、活性降低、药物代谢缓慢、半衰期延长、药物在体内积蓄增多。此外,老年人血浆白蛋白水平低下,

结合药物的能力下降,游离的活性药物浓度较高使药物毒副作用发生率高于青年人。故在抗结核治疗过程中主张氨基苷类药物宜慎用或采用半量原则,或为了提高药物的峰值浓度,可选用延长用药间隔期,其余药物剂量宜偏小。当然如了解老年人肝微粒体的活性、有药代动力学的资料,采用个体化的治疗剂量,将可达到高疗效、低不良反应的目的。

4. 老年人常并存多种慢性病,或正在接受着多种相应的药物治疗,而加用品种较多的抗结核药物,不仅会增加药物的不良反应发生率,又影响患者用药的依从性。故有作者主张五药原则,即避免患者同时服用多种药物。当然,结核病的治疗仍应坚持联合化疗原则。治疗时应注意药物间的相互作用:如利福平,作为有力的肝药酶诱导剂,可促使多种在肝内代谢的药物灭活加速。如抗凝剂香豆定,降糖药氨苯丙脲、甲苯磺丁脲,还有苯妥英钠、强心苷、普萘洛尔、维拉帕米、糖皮质激素、茶碱、甲氰咪胍、甲状腺素、酮康唑等,从而影响其他并存症的治疗。在治疗过程中还要兼顾各种伴发病的治疗,如糖尿病、肺部继发感染、肺心病等。

5. 对于耐药、耐多药(multidrug resistant,MDR)、广泛耐药(extensively-drug-resistant,XDR)的结核病患者常需根据既往用药史、药物敏感试验结果及肝肾功能情况选用二线抗结核药物如卷曲霉素或阿米卡星、乙硫异烟胺(Ethionamide)或丙硫异烟胺(Prothionamide)及氟喹诺酮类药物(包括左氧氟沙星、莫西沙星)等组成的联合化疗方案,还可加用对氨柳酸(PAS)静滴。制订 MDR-TB 方案的原则是至少含四种或以上未曾用过的、至少对之尚敏感的药物,防止对新加用药物产生耐药性。显然,上述二线抗结核药物的不良反应较多,老年人常不易耐受。氧氟沙星、左氧氟沙星是口服吸收好、组织浓度高、抗菌谱广、与已有的抗结核药物无交叉耐药的抗菌药,对结核分枝杆菌的 MIC 为 $0.5\sim1.0\mu g/ml$,临床观察也有较好疗效。但是,氧氟沙星、左氧氟沙星绝大部分由肾排泄,肾功能减退将对其体内药动学过程有显著影响,包括血药浓度达峰时间推迟,半衰期延长,肾清除率降低,临床也偶有引起氮质血症的报告。因此老年人应用时应根据肾功能而调整剂量。此外,较大数量病例的观察:氧氟沙星不良反应除过敏反应外,还可有头痛、头晕、失眠等中枢神经系统症状,老年人尤为显著。其发生机制可能由于氧氟沙星、左氧氟沙星与苯二氮草(γ-氨基丁酸,γ aminobutyric acid,GABA)受体复合物结合(类似 GABA 拮抗剂,从而促进中枢神经系统的兴奋作用。有报告:莫西沙星中枢神经系统症状较轻,必要时可选用,且其 MIC $0.125\sim0.5\mu g/ml$,对快速增殖期结核杆菌的抗药活性优于左氧氟沙星,具有良好的早期杀菌活性与灭菌活性。

6. 由于老年人记忆力较差,因此在治疗过程中加强督导,保证患者按时、按规定剂量正确服药,确保治疗成功,防止耐药性产生也是十分重要的措施。

总之,老年结核病的治疗是个比较复杂的问题,尤其合并糖尿病肾病、高血压、肾脏疾病者,需根据肾功能减退情况而酌减其用量。还需全面考虑、严密观察治疗过程中的各种不良反应,有时可佐用免疫调节剂以提高疗效。

六、预防与保健

1. 加强对老年人群保健的关注,提高身体素质和防御能力,改善社区医疗服务,方便老年人及时就医。

2. 鉴于老年肺结核的发病机制以内源性复燃为主,肺部有陈旧病变者宜动态观察,有可疑症状者宜进一步检查。我国为结核病高疫情国家,还应注意有外源性再感染的可能;尤其有活动性肺结核的接触史者。

3. 具有糖尿病等易感因素的高危人群,需定期胸部 X 线检查以便及时发现。

4. 加强结核病防治机构与综合医院的协作与交流,防止具有可疑症状,初诊于综合医院门诊患者的可能漏诊。

5. 坚持早期、联合、规律、全程、适量的抗结核治疗原则,减少、防止耐药结核病的产生。

6. 一般说,化学预防治疗不适用于老年人,需权衡化学预防治疗降低发病率效果的"利"和可能发生不良反应的"弊",必要时,可酌情予以异烟肼或异烟肼、利福喷丁的预防治疗,但需密切观察可能发生的不良反应以便及时处置。

(马 玙)

▶ 参考文献 ◀

1. Center for Disease Control and prevention(CDC) website. Reported Tuberculosis in the United States. 2008.

2. 全国结核病流行病学抽样调查指导组,全国结核病流行病学抽样调查办公室. 2000 年全国结核病流行病学抽样调查报告. 中国防痨杂志,2002,24(2):65-105.

3. 成诗明,刘二勇,杜昕. 老年结核病患者对中国结核病控制的影响. 中华流行病学杂志,2004,25:655-657.

4. World Health Organization(WHO). Global tuberculosis control:a short update to the 2009 report,2009. WHO Geneva,Switzerland WHO/HTM/TB/2009:426.

5. Toyota M,Sasaki Y. The issue of tuberculosis in the elderly in Japan. Kekkaku,2010,85(12):881-894.

6. Shen X,Deriemer K,Yuan Z,et al. Deaths among tuberculosis cases in Shanghai,China:Who is at risk? BMC Infect Dis,2009,9:95-101.

7. Salvado M,Garcia-Vidal C,Vazquezp,et al. Mortality of tuberculosis in very old people. Am Geriatr Soc,2010,58:18-22.

8. 沈国妙,薛桢,沈鑫,等. 利用结核分枝杆菌基因型分型技术研究外源性再感染在结核病复发中的应用. 中华结核呼吸杂志,2006,29(2):79-82.

9. Reicher MR,Etkind S,Taylor Z,et al. Tuberculosis Contact investigation. Int J Tuberc Lung Dis,2003,7(suppl 12):S325-S327.

10. Lienhardt SK,Torres M,Sada E,et al. Active tuberculosis in Africa is associated with reduced Th1 and increased Th2 activity in vivo. Eur J Immunol,2002,32:1605-1613.

11. 马玙,朱莉贞,潘毓萱. 结核病. 北京:人民卫生出版社,2006.

12. Trzonkowski P,Szimit E,Mysliwska J,et al. CD4$^+$CD25$^+$ T regulatory cells inhibit cytotoxic activity of

CTL and NK cells in humans-impact of immunosenescence. Clin Immunol, 2006, 119(3): 307-316.

13. Andrew D, Aspinall R. Age-associated thymic atrophy is linked to a decline in IL-7 production. Exp Gerontol, 2002, 37: 455-463.

14. Gruver AL, Hudson LL, Sempowski GD. Immunosenescence of aging. J pathol, 2007, 211(2): 144-156.

15. 谈志新. 老年结核病的临床病理学特点. 实用老年医学, 2002, 16: 5-7.

16. Wolfe F, Michaud K, Anderson J, et al. Tuberculosis infection in patients with rheumatoid arthritis and the effect of infliximab therapy. Arthritis Rherm, 2004, 50(2): 372-379.

17. Bruns H, Meinken C, Schauenberg P, et al. Anti-TNF immunotherapy reduces CD8$^+$ T cell-mediated antimicrobial activity against Mycobacterium tuberculosis in humans. J Clin Invest, 2009, 119: 1167-1177.

18. Unwin N, Gan D, Whiting D. The IDF (International Diabetes Federation) Diabetes Atlas: Providing evidence, raising awareness and promoting action. Diabetes Res Clin Pract, 2010, 87(1): 2-3.

19. Dooley KE, Chaisson RE. Tuberculosis and diabetes mellitus: convergence of two epidemics. Lancet Infect Dis, 2009, 9(12): 737-746.

20. Kim SJ, Hong YP, Lew WJ, et al. Incidence of pulmonary tuberculosis among diabetes. Tubercle and Lung Dis, 1995, 76: 529-532.

21. Rieder HL, Kelly GD, Bloch AB, et al. Tuberculosis diagnosis at death in the United States. Chest, 1991, 100(3): 678-681.

22. Perez-Guzman C, Vargas MH, Torres-Cruz A, et al. Does aging modify pulmonary tuberculosis? A meta-analytical review. Chest, 1999, 116(4): 961-967.

23. Morris CDW. The radiography, hematology and biochemistry of pulmonary tuberculosis in the aged. QJ Med, 1989, 71: 529.

24. Lee JH, Han DH, Song JW, et al. Diagnostic and therapeutic problems of pulmonary tuberculosis in the elderly patients. J Korean Med Sci, 2005, 20: 784-789.

25. Perez-Gusman C, Torres-Cruz A, Villarreal-Velarde H, et al. A typical radiographic images of pulmonary tuberculosis in 192 diabetes: a comparative study. Int J Tuberc Lung Dis, 2001, 5(5): 455-461.

26. Liao CH, Chou H, Lai CC, et al. Diagnostic performance of an enzyme-linked immunospot assay for interferon-gamma in extra pulmonary tuberculosis varies between different sites of disease. J Infect Dis, 2009, 56(6): 402-408.

27. Kobashi Y, Mouri K, Miyashita N, et al. Quantiferon TB-2G test for patients with active tuberculosis stratified by age groups. Scand J Infect Dis, 2009, 14: 1-6.

28. 刘晓战, 刘永忠. 老年初治痰涂片阳性肺结核患者化疗方案选择的研究. 中华老年医学杂志, 2004, 23(2): 81-83.

29. 戈启萍, 孔忠顺, 卜建玲, 等. 95例住院高龄肺结核患者临床分析. 中国防痨杂志, 2000, 22(4): 14-17.

30. Schaaf HS, Collins A, Babker A, et al. Tuberculosis at extreme of age. Respirology, 2010, 15: 747-763.

31. 马玙. 关注非结核分枝杆菌性肺病的诊断与治疗. 中华结核与呼吸杂志, 2011, 34(8): 566-568.

第四节　弥漫性间质性肺疾病

一、概　　述

弥漫性间质性肺疾病(diffuse interstitial lung disease, ILD)是以弥漫性肺实质、肺泡炎症和间质纤维化为病理基本病变,以活动性呼吸困难、X线胸片弥漫性浸润阴影、肺功能表现为限制性通气障碍、弥散(DLCO)功能降低和低氧血症为临床表现的不同种类疾病群构成的临床-病理实体的总称。自 Hamman 和 Rich 首次描述1例肺纤维化病例至今已有60余年,此后相继报道了多种不同的间质性肺疾病,虽然这些疾病的病因、发病机制、病理特征、治疗和预后有所不同,但其临床表现、影像学改变和肺功能损害较为相似,因此归为一组疾病。由于这一大组疾病所侵犯的并不仅限于肺的间质,病变也可累及细支气管和肺实质,因此也称为弥漫性肺实质性疾病(diffuse parenchymal lung disease, DPLD),但是,ILD 已应用多年,为大多数学者所熟悉,故仍常与DPLD通用。ILD 可以发生在各年龄阶段,但随着年龄的增加发病率增加,尤其是寻常型/特发性间质性肺炎(usual interstitial pneumonia/idiopathic pulmonary fibrosis, UIP/IPF)更是多发于老年人,本文将重点介绍 IPF。

(一)病因及分类

引起 DPLD 的病因有很多,涵盖了200多种疾病(表7-4-1),由于其异质性,分类方法尚不统一。目前,较多采用的是2002年美国胸科学会(American Thoracic Society, ATS)/欧洲呼吸协会(European Respiratory Society, ERS)发表的专家共识所推荐的分类方法,即:①已知原因的 DPLD:如药物,和结缔组织病相关和环境相关的间质性肺病等;②肉芽肿性 DPLD,如结节病,外源过敏性肺泡炎(hypersensitivity pneumonitis, HP)等;③其他 DPLD,如淋巴管平滑肌瘤病(lymphangioleiomyomatosis, LAM),朗格汉斯细胞肉芽肿病(Langerhan cell histiocytosis, LCH),肺泡蛋白沉着症(pulmonary alveolar proteinosis, PAP)等,④特发性间质性肺炎(idiopathic interstitial pneumonia, IIP), IIP 又可分为七类:寻常型/特发性间质性肺炎(usual interstitial pneumonia/idiopathic pulmonary fibrosis, UIP/IPF)、非特异性间质性肺炎(nonspecific interstitial pneumonia, NSIP)、隐原性机化性肺炎(cryptogeni corganizing pneumonia, COP)、急性间质性肺炎(acute interstitial pneumonia, AIP)、呼吸性细支气管炎性间质性肺疾病(respiratory bronchiolitis associated interstitial lung disease, RBILD)、脱屑性间质性肺炎(desquamative interstitial pneumonia, DIP)、淋巴样间质性肺炎(lymphoid interstitial pneumonia, LIP)(图7-4-1)。

表 7-4-1　引起 ILD/DPLD 的常见病因

吸入性
　无机粉尘(矽肺、石棉肺、尘肺及慢性铍肺)
　有机粉尘(外源性过敏性肺泡炎、农民肺、饲鸽肺和蔗尘肺)
　有害气体、烟雾(氮氧化物、二氧化硫、金属氧化物、烃化合物和二异氰甲苯等)
药物性
　抗菌药物(呋喃妥因、柳氮磺吡啶)
　非甾体类制剂
　心血管药物(胺碘酮、肼屈嗪)
　抗肿瘤药物(博来霉素、丝裂霉素、白消安及甲氨蝶呤等)
　其他(青霉素、秋水仙碱和三环类抗抑郁药)
　放射治疗、长时间高浓度吸氧
感染性
　血性播散性结核、病毒感染、卡式肺孢子虫
肿瘤性
　癌性淋巴管炎、肺泡细胞癌
结缔组织疾病相关性 ILD/DPLD
　类风湿关节炎
　进行性系统性硬化症
　SLE
　多肌炎和皮肌炎
　干燥综合征
　混合性结缔组织病
　强直性脊柱炎
肉芽肿性疾病
　韦格纳肉芽肿
　变应性肉芽肿性血管炎(Chung-Strauss syndrome,CSS)
　显微镜下多血管炎
　坏死性结节样肉芽肿病
遗传性疾病

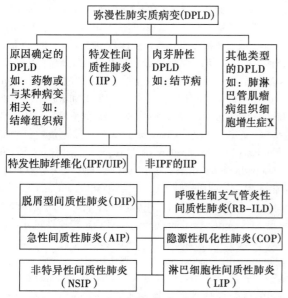

图 7-4-1　弥漫性肺实质病变(DPLD)的分类
(ATS/ERS,2002)

(二) 诊断

1. 病史　病史采集对于 DPLD 的诊断极为重要,部分 DPLD 的有明确的致病因素。病史采集中应注重询问患者的用药史、职业环境暴露史、吸烟史、家族史和结缔组织疾病史。

2. 临床表现　同原因引起的 DPLD,其临床症状各有不同。最具特征性的症状是进行性呼吸困难和刺激性干咳,部分患者可伴有发热、乏力、食欲下降、体重减轻和关节痛等临床表现。在疾病早期,查体可无阳性体征。随着疾病进展,患者可表现出呼吸困难加重,查体出现口唇、指端发绀、杵状指、双侧肺基底部有 Velcro 啰音(爆裂音),病程晚期可出现肺动脉高压、肺源性心脏病和以低氧为主的呼吸衰竭。老年患者常常伴有其他基础疾病,如慢性阻塞性肺疾病、冠心病和心功能不全等,临床表现较为复杂。

3. 肺功能测定　肺功能测定对于诊断 DPLD、判断病情严重程度、评价疾病预后、评估治疗反应具有重要意义。绝大多数 DPLD 患者为限制性通气障碍和弥散功能降低,表现为肺活量、肺总量、一氧化碳弥散率(DLCO)、功能残气量和残气量减少,FEV_1/FVC 正常或偏高。阻塞性通气功能障碍主要见于肺淋巴管平滑肌瘤病、肺朗格汉斯组织细胞增多症及部分结节病患者。DLCO 能较好地反映疾病的预后,在纤维化型的 IIP 中,DLCO<40% 是疾病进展的指征。IPF 患者病初 6~12 个月,FVC 基线降低≥10% 或 DLCO 下降≥15%,其死亡率较高。此外,运动肺功能也有助于判断疾病的严重程度,近期研究表明,6 分钟步行实验(6 minute walk test,6MWT)可提供判断预后的重要信息,无论在试验前、试验中和试验后,若氧饱和度低于 88% 常常提示预后欠佳。对于老年 DPLD 患者,由于增龄和/或基础疾病等因素,肺功能表现常常不典型,通气功能可表现为正常、阻塞性或限制性通气功能障碍。

4. 胸部影像学　胸部 X 线检查是诊断 DPLD 的第一线索,早期可正常,随着疾病的进展可表现为:磨玻璃样改变、胸膜下网格状阴影、弥漫性结节影、蜂窝肺、纵隔和肺门淋巴结肿大。但胸部 X 线在诊断 DPLD 亚型时缺乏敏感性和特异性。胸部高分辨 CT(HRCT)对肺间质结构的显示更细致,可表现为:胸膜下弧线状影、不规则线状、网状影、小结节影、囊性变、磨砂玻璃样改变、蜂窝状影、肺实变影等。HRCT 对于早期肺部病变及蜂窝肺具有很大的诊断价值。

此外,根据影像学的特点、病变分布、有无淋巴结和胸膜的受累等,可对 DPLD 进行鉴别诊断。①病变以肺上叶分布为主提示肺朗格汉斯组织细胞增生症(PLCH)、囊性肺纤维化和强直性脊柱炎;②病变以肺中下叶为主提示癌性淋巴管炎、慢性嗜酸性粒细胞性肺炎、特发性肺纤维化以及与类风湿关节炎、硬皮病相伴的肺纤维化;③病变主要累及下肺野并出现胸膜斑或局限性胸膜肥厚提示石棉肺;④胸部 X 线呈游走性浸润影提示变应性肉芽肿性血管炎、变应性支气管肺曲菌病、慢性嗜酸性粒细胞性肺炎;⑤气管旁和对称性双肺门淋巴结肿大强烈提示结节病,也可见于淋巴瘤和转移癌;⑥蛋壳样钙化提示矽肺和铍肺,出现 Keley B 线而心影正常时提示癌性淋巴管炎,如果伴有肺动脉高压,应考虑肺静脉阻塞性疾病;⑦出现胸膜腔积液提示类风湿关节炎、系统性红斑狼疮、药物反应、石棉肺、淀粉样变性、肺淋巴管平滑肌瘤病或癌性淋巴管炎;⑧肺容积不变和增加提示并存阻塞性通气障碍如肺淋巴管平滑肌瘤病、PLCH等。

5. 支气管肺泡灌洗 支气管肺泡灌洗(BALF)为DPLD的诊断、鉴别诊断和治疗提供了非常有价值的参考资料。支气管肺泡灌洗检查能获得相关病因的第一手资料,如感染、肺出血、肺泡蛋白沉积症、肺朗格汉斯组织细胞增多症以及一些职业性肺病。中性粒细胞增多主要见于IPF、结缔组织病肺受累和石棉肺等;淋巴细胞增多主要见于结节病、HP等。BALF的细胞成分有助于判断特发性间质性肺炎的治疗反应和预后,以淋巴细胞增多为主者对肾上腺皮质激素(激素)反应较好,其预后也好;而以中性粒细胞和嗜酸性粒细胞增多为主者,激素效果不如细胞毒性药物,这些患者的预后相对也较差。

6. 血清学检查 血清血管紧张素转化酶(SACE)对于结节病、抗中性粒细胞胞浆抗体(ANCA)对于血管炎、抗肾小球基底膜抗体对于肺出血-肾炎综合征的诊断意义较大。ANA、ENA、自身抗体等检查有助于鉴别结缔组织病导致的DPLD。

7. 肺活组织检查 主要是通过支气管镜进行 经支气管镜肺活组织检查(TBLB)和电视胸腔镜肺活检(VATS)或局部开胸进行。TBLB的优点为操作较简便、安全性大,可作为常规检查,但因受取材部位和标本量的限制,不能全面反映肺部病变的范围和程度,漏诊率较高。对一些特异性疾病如结节病、HP、结核、肺出血、肺泡蛋白沉着症、肺泡癌等具有诊断价值,但对特发性间质性肺炎的诊断价值有限。近年来,VATS开展越来越多,由于手术创伤较小、合并症少,并可在不同部位取材、能活检较大肺组织等优点,VATS在DPLD诊断中的作用愈发明显。需要指出的是,活检组织存在"样本错误"的问题,即所取标本的部位并不是主要的病变部位,因此,在行肺活检时,应在不同部位取材。

总之,DPLD的诊断,需依靠病史、体格检查、实验室检查、胸部影像学和肺功能检查来进行综合分析。诊断步骤包括下列三点:首先明确是否是DPLD;明确属于哪一类DPLD;对IIP进行鉴别诊断(图7-4-2)。需要指出的是,诊断DPLD需要多学科协商机制(multidisciplinary discussion, MDD),应综合临床-放射-病理进行诊断,MDD是诊断DPLD的"金标准"。

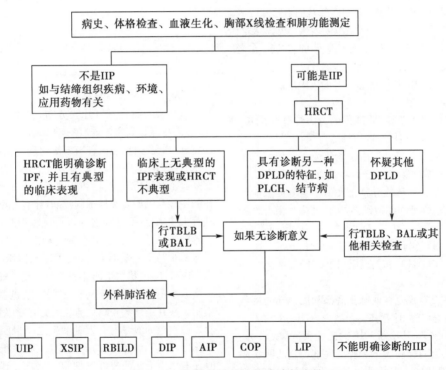

图7-4-2 间质性肺疾病临床诊断流程

二、特发性间质性肺炎

特发性间质性肺炎(idiopathic interstitial pneumonia, IIP)为一组原因不明的DPLD,2002年ATS/ERS对IIP分类包括UIP/IPF、NSIP、DIP、RBILD、AIP、COP和LIP。新的ATS/ERS分类统一了既往病理和临床对IIP概念和分类的不同看法和认识,有利于IIP的诊治以及国际间的科研合作。IIP的诊断中,除IPF外,其他类型的IIP确诊均依赖于VATS/开胸肺活检,但最后的病理诊断应密切结合临床资料和影像学,单独由临床医师、放射科医师或病理科医师作出诊断都有可能是片面的。目前提倡以多学科协商机制(multidis-ciplinary discussion, MDD),即临床-放射-病理诊断(clinic radiologic pathologic diagnosis, CRP)作为诊断"金标准"。

特发性肺间质纤维化/普通型间质性肺炎(IPF/UIP)。

(一)概述

IPF在IIP中最为常见(占65%左右),50岁以上的成年人多发,约2/3患者年龄大于60岁,男性多于女性。病变局限于肺部,组织病理学和(或)影像学表现为UIP的特征。其发病率约为6.8/10万~16.3/10万,患病率约为2/10万~29/10万,从确诊到死亡的中位生存期约为2~3年。吸烟、环境暴露、多种病原微生物的感染、反流性食管炎(GERD)、糖尿病可能是其潜在的危险因素。

(二) IPF 与老龄

IPF 与老龄相关的机制还不清楚。高分辨率 CT 上 IPF 相关的表现多见于无症状的高龄患者(≥70 岁),而在年轻患者中几乎见不到。加速缩短的端粒酶是一个可能的机制。端粒酶随着细胞分裂逐渐缩短,当缩短到一定程度时,将激活 p53 依赖的凋亡或重复老化。端粒酶缩短可能增加 IPF 的易感性。

年龄增长使得氧化剂(活性氧和氮化物)与抗氧化剂(过氧化物歧化酶,谷胱甘肽)失衡,导致氧化应激增加。整个过程包括 DNA 的直接损伤,细胞膜多不饱和脂肪酸的氧化,以及酶的失活。过度的氧化应激产生各种有害作用,包括氧化还原敏感的信号通路的激活、细胞因子或趋化因子表达的改变、蛋白酶和抗蛋白酶平衡的修饰、促进凋亡和成纤维细胞活化等。这些有害作用可能促进 IPF 的发病。

在老年人中(>65 岁),分布于整个基因组的 DNA 甲基化重复序列逐渐减少,而甲基化重复序列的数目似乎与预期寿命成正比。表观遗传基因组的异常的重新编码与癌症的发生发展有关。

微小 RNA 是一种转录后的调节因子,它可以结合特定的序列,阻断翻译过程或者靶向降解信使 RNA,从而引起基因表达的沉默。随着年龄增长,微小 RNA 成群的表达失控,这提示微小 RNA 的行为可能受普通的转录调节因子共同控制。在老年个体中疾病的发生可能与这些转录因子调控混乱有关。

以上各种变化,导致老年人罹患 IPF 的风险增加。

(三) 临床特点

IPF 的临床表现为干咳、不明原因的劳力性呼吸困难,多数患者可闻及吸气性爆裂音,以双肺底部最为明显,三分之一以上的患者可见杵状指。但由于老年人常常伴有其他心肺疾病,如慢性阻塞性肺疾病、冠心病、心功能不全等,导致临床症状较为复杂。肺功能异常主要为中至重度限制性通气功能障碍和(或)弥散功能障碍,对于合并慢性阻塞性肺疾病患者,通气功能可表现为阻塞性通气功能障碍或正常,但弥散功能通常受损。实验室检查缺乏特征性,10%~25% 的患者血清抗核抗体(ANA)和类风湿因子(RF)阳性。

(四) 影像学特点

胸部 X 线片主要表现是在两肺基底部和周边部的网状阴影,常为双侧、不对称性,伴有肺容积减少。HRCT 对 UIP 的诊断具有重要的意义,其诊断 UIP 的阳性预测值为 90% ~100%,主要表现为两肺胸膜下和肺基底部为主的网状阴影,可有少量毛玻璃状影。在纤维化严重的区域,常有牵引性支气管和细支气管扩张,和胸膜下的蜂窝样改变,蜂窝样改变对于 UIP 的诊断具有重要意义。部分老年患者常常合并肺气肿表现,称之为肺间质纤维化肺气肿综合征(combined pulmonary fibrosis and emphysema syndrome,CPFE)。关于 UIP 的 HRCT 诊断标准见表 7-4-2。

表 7-4-2　UIP 的 HRCT 诊断标准

UIP (所有 4 个特征)	可能 UIP (所有 3 个特征)	非 UIP (7 个特征中任意 1 个)
病变位于胸膜下和肺基底部	病变位于胸膜下和肺基底部	病变主要分布于上、中肺叶
异常网格影	异常网格影	病变主要沿支气管血管束分布
蜂窝样改变,伴或不伴牵张性支扩	无不符合 UIP 的任何 1 条(见非 UIP 栏)	广泛磨玻璃影(范围超过网格影)
无不符合 UIP 的任何 1 条(见非 UIP 栏)		大量微结节(以双侧、上肺为主)
		散在囊泡影(多发、双侧,远离蜂窝肺区域)
		弥漫性马赛克征/气体陷闭(双侧、三叶或多叶受累)
		支气管肺叶/肺段实变

(五) 组织病理学特征

低倍镜下病变呈斑片状分布,主要累及胸膜下及肺实质,显著特点是病变轻重不一,新旧病变交杂分布,肺泡间隔增宽、间质见慢性炎症,伴有纤维化和蜂窝肺改变,病变间可见正常肺组织(表 7-4-3)。高倍镜下,在非纤维化区,早期病变是肺泡间隔增宽充血,淋巴细胞、浆细胞和组织细胞与散在的中性粒细胞等炎症细胞浸润,伴有Ⅱ型肺泡上皮和细支气管上皮增生,部分肺泡内可见巨噬细胞;纤维化区有数量不等的胶原纤维沉积,炎症细胞相对较少,肺泡间隔毛细血管床减少乃至完全消失,其间可形成假腺样结构,表现为肺泡间隙变小,内覆增生的Ⅱ型肺泡上皮。蜂窝肺改变的区域是由大小不等的囊性纤维气腔所构成,被覆有细支气管上皮细胞。在纤维化区和蜂窝肺区可见有呼吸性细支气管、肺泡管以及重建的囊壁内有大量增生之平滑肌束,形成所谓"肌硬化"。除了上述提及的老病灶(胶原沉积的瘢痕灶)外,同时还有增生活跃的成纤维细胞,沿肺泡间隔长轴平行排列,突向被覆呼吸上皮的腔面,此结构称为成纤维细胞灶(fibroblast foci)。总之,UIP 的病理组织学特点可归纳为病变"轻重不一、新老病变共存"以及在纤维化和蜂窝病变区有平滑肌增生,这些是 UIP 的重要特征,也是与 IIP 其他类型相区别的要点。

表 7-4-3　UIP 的组织病理学标准

UIP(所有 4 条标准)	很可能 UIP	可能 UIP(3 条标准)	非 UIP(6 条中任何 1 条)
存在显著的纤维化/结构扭曲变形,伴或不伴主要分布于胸膜下/间隔旁的蜂窝样改变	存在显著的纤维化/结构扭曲变形,伴或不伴蜂窝样改变	肺实质片状或弥漫性纤维化,伴或不伴肺间质炎症	透明膜

续表

UIP(所有 4 条标准)	很可能 UIP	可能 UIP(3 条标准)	非 UIP(6 条中任何 1 条)
肺实质内片状分布的纤维化	肺实质内片状分布的纤维化和成纤维细胞灶两者中缺少任意 1 条	不存在其他符合 UIP 的特征(见第 1 列)	机化性肺炎
存在成纤维细胞灶	无任何不符合 UIP 的特征(见第 4 列)	无任何不符合 UIP 的特征(见第 4 列)	肉芽肿
无任何不符合 UIP 的特征(见第 4 列)	或仅存在蜂窝样改变		远离蜂窝区有明显的间质炎症细胞浸润
			病变沿气道为中心分布
			提示另一种诊断的特征

(六) 诊断

诊断 IPF 需要符合:①排除其他已知病因的 ILD(如家庭和职业暴露、结缔组织疾病和药物所致);②未行外科肺活检的患者,HRCT 呈现 UIP 表现(见表 7-4-2);③接受外科肺活检的患者,HRCT 和组织病理学类型符合特定的组合(见表 7-4-3,表 7-4-4)。由于老年患者通常不能进行有创检查,因此 HRCT 在 IPF 中的诊断作用至关重要。

表 7-4-4 结合 HRCT 和组织病理学表现的 IPF 诊断标准

HRCT 类型	组织病理学类型	是否诊断 IPF
UIP	UIP	是
	很可能 UIP	是
	可能 UIP	是
	不可分类的纤维化	是
	非 UIP	是
可能 UIP	UIP	是
	很可能 UIP	是
	可能 UIP	很可能
	不可分类的纤维化	很可能
	非 UIP	否
非 UIP	典型 UIP	可能
	很可能 UIP	否
	可能 UIP	否
	不可分类的纤维化	否
	非 UIP	否

(七) 预后

由于合并了多种基础心肺疾病,老年 IPF 患者的总体预后较差,常常合并感染、心功能不全和呼吸衰竭等,死亡率很高。研究表明,一些疾病的特征与死亡率具有相关性(表 7-4-5)。

表 7-4-5 与 IPF 患者死亡率增高相关的特征

与 IPF 患者死亡率增高相关的特征
基础因素
呼吸困难程度
DLCO<预计值的 40%
6 分钟步行实验中氧饱和度≤88%
HRCT 蜂窝肺的范围
肺动脉高压
纵向因素
呼吸困难加重
FVC 绝对值下降≥10%
DLCO 绝对值下降≥15%
HRCT 纤维化加重

(八) 治疗

近年来,随着 IPF 发病机制的研究不断深入,以往认为慢性炎症为主的发病机制正改变,目前认为,Th1/Th2 细胞因子紊乱、氧化/抗氧化失衡、成纤维细胞和肌成纤维细胞凋亡减少、细胞外基质调节异常以及凝血/纤溶失调等环节均与 IPF 发生、发展有关,针对其中一些关键细胞因子,如干扰素-γ、肿瘤坏死因子-α(TNF-α)、内皮素-1(ET-1)、转化生长因子-β₁(TGF-β₁)和血小板衍生生长因子(PDGF)等开展了多项随机、双盲、安慰剂对照多中心临床试验。遗憾的是,尚无有力的循证医学证明任何药物对于 IPF 的治疗有确切疗效。2011 年 IPF 指南中明确否定了糖皮质激素单药、秋水仙碱、环孢素、糖皮质激素联合免疫抑制剂、干扰素-γ1b、波生坦和依那西普等药物。鉴于一些研究结果提示的潜在益处,对于充分知情且强烈希望接受药物治疗的患者,可以从如下 4 种方案中选择:①乙酰半胱氨酸＋硫唑嘌呤＋泼尼松;②乙酰半胱氨酸单药治疗;③抗凝治疗;④吡非尼酮。但是,对于老年人应用泼尼松和细胞毒类的药物时需要慎重,以防药物副作用导致免疫力低下,诱发感染。

三、非特异性间质性肺炎(NSIP)

(一)临床特点

本型的确切发病率尚不清楚,曾经认为 NSIP 并不是真正的单一疾病,仅仅是"垃圾桶"式的术语,近 10 年的研究表明 NSIP 有着相对特异的临床和病理学表现,因此逐渐为临床所认识。NSIP 发病以中老年为主,平均年龄 49 岁,起病隐匿或呈亚急性经过。已知原因可引起 NSIP 样病理表现的疾病包括结缔组织疾病(如系统性红斑狼疮、多发性肌炎、干燥综合征、类风湿关节炎等)、有机粉尘的吸入、某些药物反应(胺碘酮、呋喃妥因)。原因不明的 NSIP 称为特发性 NSIP。临床主要表现为渐进性呼吸困难和咳嗽,双下肺爆裂音,1/3 患者有发热,杵状指少见。本病预后良好,大部分患者对皮质激素有较好的反应,但不同病理类型 NSIP 患者预后有所不同,富细胞型 5 年内存活率为 100%,而混合型和纤维化型患者 10 年生存率仅为 35%。一些经活检证实为 NSIP 的患者具有 IPF(NSIP/IPF)、OP(NSIP/OP)和 HP(NSIP/HP)的临床特征。

(二)影像学特点

HRCT 所见病变分布多位于双肺下叶,邻近胸膜处,最常见的 HRCT 表现以网格影、牵张性支扩、肺容积减小、磨玻璃影表现为主,蜂窝少见。

(三)组织病理学特点

主要病理学特征为肺间质不同程度的炎症和纤维化,病变呈片状或弥漫分布,但病变在时相上是一致的。肺泡Ⅱ型上皮明显增生,灶性或片状肺泡腔内巨噬细胞聚集,常含有多量泡沫细胞。近半数病例有灶性 BOOP 改变,但所占比例很小。20%的病例可见成纤维细胞灶,但所占比例<10%。根据其间质炎细胞的数量和纤维化的程度,Katzenstein 和 Forelli 将 NS1P 分成 3 型:①富细胞型,约占 50%,主要表现为轻~中度间质慢性炎症,肺泡Ⅱ型上皮增生,很少或几乎无纤维化,其特点为肺泡间隔内淋巴细胞浸润,灶性肺泡腔内巨噬细胞聚集,细支气管炎及机化性肺炎。病变无间质纤维化,肺泡结构没有明显的破坏。②混合型,间质有大量的慢性炎细胞浸润和明显的胶原纤维沉着。本病主要特点是病变相对一致,无蜂窝肺。③纤维化型,肺间质以致密的胶原纤维沉积为主,伴有轻微的炎症反应或者缺乏炎症。很少出现成纤维细胞灶,病变一致是不同于 UIP 的鉴别要点。

(四)诊断

与 IPF 不同,NSIP 的诊断不能依赖于 HRCT,必须经过开胸肺活检或 VAST 获得组织病理学标本方可诊断。当活检确定为 NSIP 时,需要进行 MDD。

(五)治疗

目前多以糖皮质激素和(或)免疫抑制剂为主要治疗药物。硫唑嘌呤、环磷酰胺和秋水仙碱使用较多。亦有个别报道使用环孢素、甲氨蝶呤和苯丁酸氮芥。

四、隐源性机化性肺炎(COP)

(一)临床特点

COP 是一种原因不明的闭塞性细支气管炎伴机化性肺炎(BOOP),发病平均年龄为 55~60 岁,无性别差异,发病率不详。临床表现为不同程度的咳嗽和呼吸困难,平均少于 3 个月,伴有畏冷、发热、周身不适、乏力、肌痛和体重减轻等。查体可闻及局限性或广泛捻发音,无杵状指;ESR、CRP 和外周血中性粒细胞可显著升高;肺功能主要表现为轻中度限制性通气障碍;BALF 细胞学分类淋巴细胞比例增加。根据自然病程和治疗过程,分为典型 COP,急性暴发型 COP、纤维化型 COP 和孤立病灶型 COP。

(二)影像学特点

典型的胸片表现为双侧外带实变影,通常为游走性。HRCT 显示局限性胸膜下实变,伴或不伴支气管充气征。其他少见表现包括毛玻璃影、沿气管血管束分布小结节阴影(<10mm)、大结节和外周网格影。

(三)组织病理学特点

主要病理变化是呼吸性细支气管及以下的小气道、肺泡管和肺泡腔内有机化性肺炎改变,病变表现单一,时相一致,呈斑片状和支气管周围分布。病变位于气腔内,由成纤维细胞组成和炎症细胞组成的息肉样改变,称为"马松"小体(Masson bodies)。病变区间质有轻度炎性细胞浸润,Ⅱ型肺泡上皮化生,肺泡腔内含巨噬细胞和泡沫细胞,肺组织结构保留,无纤维化。

(四)诊断

当临床症状和影像学表现典型时,TBLB 活检组织符合 OP 组织病理学表现时,可确诊。但对于不典型的病例,必须行外科活检获得病理。

(五)治疗

治疗以糖皮质激素为主,大部分患者反应良好,起始剂量 0.75~1mg/kg,逐渐减量并维持 6~12 个月。对于疗效欠佳者可应用硫唑嘌呤、环磷酰胺和环孢素。

五、急性间质性肺炎(AIP)

(一)临床特点

AIP 罕见,为肺的急性损伤性病变。起病急剧(数日至数周内),表现为不明原因的发热、咳嗽和呼吸困难,并迅速出现急性呼吸衰竭,酷似原因不明的特发性 ARDS。发病前多有流感样症状,包括肌肉痛、关节痛、发热、身体不适等。发病年龄 7~81 岁,年轻人多发,病人发病前健康。AIP 病死率极高(>60%),多数在 2~6 个月内死亡。

(二)影像学特点

X 线胸片显示弥漫、双侧性肺阴影,CT 扫描表现为双侧对称斑片状毛玻璃影。这种改变与急性呼吸窘迫综合征(ARDS)类似。

(三)组织病理学特点

主要的病理改变为弥漫性肺泡损伤的机化期改变。病变时相一致,低倍镜下表现为肺泡间隔显著增宽,增宽肺泡隔内有卵圆到梭形的成纤维细胞即机化性纤维和散在的淋巴细胞和浆细胞浸润,肺泡Ⅱ型上皮增生,细支气管上皮可有鳞状化生。少数肺泡腔内有少量透明膜。这是与其他 IIP 鉴别的关键点。肺小动脉见透明血栓,病变中找不到感染病原体。

(四)诊断

诊断标准:60 天内有急性下呼吸道疾病;影像学为弥漫性双肺浸润;肺活检提示机化性或增殖性的弥漫性肺泡损伤;既往胸片正常;排除其他已知病因疾病,如感染、中毒、结缔组织病。

（五）治疗

大剂量激素冲击治疗，通常甲泼尼龙 500～1000mg/d，3～7天，之后逐渐减量。但总体预后较差。

六、脱屑性间质性肺炎（DIP）

（一）临床特点

DIP 多见于有吸烟史者，发病年龄较 IPF 早 10 年，平均发病年龄是 40～50 岁，男性发病为女性的 2 倍。"脱屑"是指肺泡上皮脱落聚集在肺泡腔内的现象。本型肺泡腔内聚集的细胞不是肺泡上皮而是巨噬细胞，"脱屑"这个概念不准确，但一直延用此命名。DIP 的治疗和预后都较 UIP 为好，10 年生存率大约为 70%。大多数患者为亚急性起病（数周至数月）或隐匿，临床表现与 UIP 类似，咳嗽和呼吸困难是最常见的症状，50% 患者有杵状指，有些患者可变现为严重的呼吸衰竭。肺功能为限制性通气障碍，伴有弥散功能降低和低氧血症。

（二）影像学特点

20% 的患者 X 线胸片接近正常。大约 1/4 的患者胸片和高分辨 CT 扫描显示在中下肺野出现弥漫的毛玻璃样改变，后期也可出现不规则的线状、网状、结节状间质影像。

（三）组织病理学特点

主要的组织学特点是弥慢性的肺泡内巨噬细胞聚集，均匀分布，时相一致，细胞胞浆丰富，多为单核，偶见多核。早年误认为是肺泡上皮脱落聚集在肺泡腔内，故称为脱屑型间质性肺炎。后证实脱落细胞为巨噬细胞和少量上皮细胞。这种变化在呼吸性细支气管周围尤为明显，并弥散到远端气腔甚至整个肺实质。除了肺泡壁轻至中度增厚外，无纤维化瘢痕、蜂窝肺，纤维母细胞灶缺如或不明显。间质有少量淋巴细胞和浆细胞浸润。

（四）诊断

诊断通常依赖于典型的 HRCT 和吸烟病史，确诊主要以肺活检为主。

（五）治疗

戒烟为首选治疗方法，部分患者可缓解。对于疾病进展者可口服泼尼松治疗，起始剂量 20～60mg/d，总体上治疗反应良好。其他药物可用硫唑嘌呤、环磷酰胺。

七、呼吸性细支气管炎-间质性肺（RB-ILD）

（一）临床特点

呼吸性支气管炎同时合并间质性肺疾病时，才能称为 RB-ILD。和呼吸性细支气管炎（RB）一样，好发于吸烟者或者曾经吸烟者。RB 通常起病隐匿，无症状或仅有小气道阻塞；RB-ILD 表现为对吸烟较为严重的反应，导致影像学出现 ILD 的表现，临床表现为咳嗽、呼吸困难。肺功能检查提示限制性通气功能障碍。支气管肺泡灌洗（BAL）以巨噬细胞为主，少有中心粒细胞和嗜酸性粒细胞。

（二）影像学特点

20% 的患者胸部 X 线表现正常，50% 可有弥漫对称的网状结节伴磨玻璃样变。HRCT 表现为不同程度的斑片状阴影、磨玻璃样改变和小叶中心性结节。

（三）组织病理学特点

RBILD 的病变与健康吸烟者导致的呼吸性细支气管有组织学不易鉴别，表现为病变相对局限在呼吸性细支气管及其周围的肺泡，管壁层慢性炎性细胞浸润，管腔内有黏液栓，肺泡腔内巨噬细胞聚集，巨噬细胞为浅棕色胞浆，特染铁染色为阳性。与 DIP 的不同点在于其病变分布不像 DIP 为弥漫性肺泡腔内有巨噬细胞聚集。

（四）诊断

诊断通常依赖于典型的 HRCT 和吸烟病史，BAL 和肺活检主要用于提供证据并除外其他疾病。RB-ILD 与 RB 的区别主要在于疾病的严重程度，包括症状、肺功能和 HRCT 病变的范围。

（五）治疗

首选戒烟，没有证据表明其他干预措施有效，包括口服糖皮质激素治疗。对于疾病进展者，有应用激素和其他免疫抑制剂治疗的报道。

八、淋巴性间质性肺炎（LIP）

（一）临床特点

LIP 是不同于弥漫性肺淋巴增生疾病的一种不明原因的间质性肺炎，特发性 LIP 发病率极低。常伴有低丙种球蛋白血症和自身免疫性疾病，如类风湿关节炎、干燥综合征、系统性红斑狼疮等免疫低下疾病。此外，在恶性贫血、自身免疫性溶血性贫血、桥本甲状腺炎、慢性活动性肝炎、原发性胆汁性肝硬化、HIV 感染、苯妥英钠治疗和 Castlemain 病中亦有报道。特发性 LIP 多发于女性，临床表现隐匿，可表现为渐进性咳嗽、呼吸困难、乏力、体重下降、低热等症状。患者常有轻度贫血、ESR 增快、异常蛋白血症，BAL 中淋巴细胞计数增加。

（二）影像学特点

胸部 X 线表现为双肺网状结节影伴或不伴间隔线，并可见游走性实变。病变以下肺野为主，纵隔淋巴结肿大常提示发展为淋巴瘤可能。HRCT 为磨玻璃样改变及血管周围囊状影，蜂窝少见。

（三）组织病理学特点

组织病理显示弥漫性间质增厚，伴有淋巴细胞、浆细胞和巨噬细胞浸润，病变主要浸润肺泡间隔，常有淋巴小结/生发中心可见淋巴滤泡，沿小叶间隔接近肺静脉分布，肺泡间隔狭窄而不融合，有时可见上皮样组织细胞和多核巨细胞混杂在增生淋巴细胞和浆细胞中，Ⅱ型肺泡上皮有增生，肺泡腔内有嗜酸性蛋白物渗出及小淋巴细胞和组织细胞。

（四）诊断

确诊有赖于肺活检，需要与肺淋巴瘤、弥漫性或结节性淋巴样增生、NSIP 及 HP 相鉴别。

（五）治疗

糖皮质激素治疗最常用，但剂量及疗程不确定。亦有使用免疫抑制剂治疗的报道。

（许小毛 孙铁英）

▶ 参考文献 ◀

1. American Thoracic Society/European Respiratory Socie-

ty. International multidisciplinary consensus classification of the idiopathic interstitial pneumonias. Am J Respir Crit Care Med,2002,165:277-304.

2. Flaherty KR, Andrei AC, Murray S, et al. Idiopathic pulmonary fibrosis:prognostic value of changes in physiology and six-minute-walk test. Am J Respir Crit Care Med, 2006,174:803-809.

3. Hallstrand TS, Boitano LJ, Johnson WC, et al. The timed walk test as a measure of severity and survival in idiopathic pulmonary fibrosis. Eur Respir J,2005,25:96-103.

4. Lama VN, Flaherty KR, Toews GB, et al. Prognostic value of desaturation during a 6-minute walk test in idiopathic interstitial pneumonia. Am J Respir Crit Care Med,2003, 168:1084-1090.

5. Lettieri CJ, Nathan SD, Browning RF, et al. The distance-saturation product predicts mortality in idiopathic pulmonary fibrosis. Respir Med,2006,100:1734-1741.

6. Eaton T, Young P, Milne D, et al. Six-minute walk,maximal exercise tests:reproducibility in fibrotic interstitial pneumonia. Am J Respir Crit Care Med, 2005, 171: 1150-1157.

7. Raghu G, Collard HR, Egan JJ, et al. An Official ATS/ERS/JRS/ALAT Statement:Idiopathic pulmonary fibrosis:evidence-based guidelines for diagnosis and management. Am J Respir Crit Care Med,2011,183(6):788-824.

8. Wells AU, Hirani N. Interstitial lung disease guideline:the British Thoracic Society in collaboration with the Thoracic Society of Australia and New Zealand and the Irish Thoracic Society. Thorax,2008,63:v1-v58.

第五节 老年肺血栓栓塞症

一、概　述

肺栓塞(pulmonary embolism,PE)是以各种栓子阻塞肺动脉系统为其发病原因的一组疾病或临床综合征的总称,包括肺血栓栓塞症,脂肪栓塞综合征,羊水栓塞,空气栓塞等。肺血栓栓塞症(pulmonary thromboembolism,以下简称PTE)为来自静脉系统或右心的血栓阻塞肺动脉或其分支所致的疾病,以肺循环和呼吸功能障碍为其主要临床和病理生理特征。PTE为PE的最常见类型,占PE中的绝大多数,通常所称PE即指PTE。肺动脉发生栓塞后,若其支配区的肺组织因血流受阻或中断而发生坏死,称为肺梗死(pulmonary infarction,PI)。引起PTE的血栓主要来源于深静脉血栓形成(deep venous thrombosis,DVT),最常见于下肢静脉及盆腔静脉。PTE常为DVT的并发症。PTE与DVT实质上为一种疾病过程在不同部位、不同阶段的表现,两者合称为静脉血栓栓塞症(venous thromboembolism,VTE)。特发性静脉血栓栓塞症(IVTE)是指在缺少已知癌症、已知易栓症或VTE的一时性危险因素下所发生的血栓形成。急性肺血栓栓塞症是内科急症之一,病情凶险。慢性肺血栓栓塞症主要是由反复发生的较小范围的肺栓塞所致,早期常常没有明显

的临床表现,但经过数月或数年可以引起严重的肺动脉高压。老年PTE发病率随年龄增加而增加,其临床症状、体征、D-二聚体、肺通气灌注扫描、胸部CT等表现不典型及伴随疾病增加,致使临床诊断困难,更容易漏诊和误诊。老年为特殊人群,溶栓及抗凝药物引起出血的风险高,溶栓指征、药物的剂量选择及抗凝时间均需要特殊考虑。

二、流行病学

肺动脉血栓栓塞症(PTE)是一致死性心肺疾病,其发病率随年龄的增加而上升,儿童患病率约为3‰,60岁以上者可达20‰。肺栓塞以50~60岁年龄段最多见,90%致死性肺栓塞发生在50岁以上。在美国每年新发VTE患者25万~30万例,其中1/3为PTE,2/3为DVT。PTE在国外发病率很高,美国每年约有60万~70万新发病例,在常见的心血管疾病中发病率仅次于冠心病和高血压排列第三。每年与VTE相关的死亡患者估计30万例,其中7%诊断VTE并给予治疗,34%突发致死性肺栓塞,59%为检测PE。约2/3的患者是住院发生,1/3为社区发生。技术熟练的社区护理院居民是特殊的人群。根据最新资料,估计具有VTE危险因素的患者为13.4/100万,其中处于中危到高危外科患者占5.8/100万,其余7.6/100万为伴有心力衰竭、癌症、卒中的内科患者。这些数据提示必须按指南对住院患者进行VTE的预防。在欧洲,VTE同样是重要的医疗问题,法国、德国、西班牙、意大利、瑞士及英国估计每年PE相关死亡37万例,每年因VTE治疗产生的直接费用3亿多欧元。内科患者在常规尸体解剖中,PTE发现率为25%~30%,如用特殊的技术检查可达60%。

我国目前尚无准确PTE的流行病学资料。近年来,报道的PTE病例数有增多的趋势,一方面与我国临床工作者对PTE的认识水平提高,诊断技术、诊断水平提高,漏诊减少有关,另一方面,可能也反映了PTE的发病率升高。未经治疗的PTE病死率高达25%~30%,在临床死因中位于第三位,仅次于肿瘤和心肌梗死。如果诊断及时,得到正确的治疗,病死率可以降低至7%左右。PTE的临床表现多样,缺乏特异性,确诊需要特殊的检查技术,因此早期诊断尤为值得关注。

我国国内首次前瞻性多中心的老年内科住院患者VTE患病率与预防治疗现状调查,有效病例607例,结果显示患者90天内VTE患病率9.7%。其中PTE为1.9%;呼吸衰竭患者的VTE患病率为16.4%,接受机械通气者为23.5%,位居各疾病之首;其次是急性脑梗死(15.6%)和急性感染性疾病(14.3%)。在ICU患者、脑卒中患者及心血管疾病患者中,VTE患病率分别为27.0%、21.7%和4.0%。在有VTE病史、静脉曲张、中心静脉置管和永久起搏器植入患者中VTE的患病率更高,分别是34.8%、20.5%、18.9%和17.6%。

三、危险因素

大多数PTE患者都存在危险因素。1856年Virchow认为静脉血液淤滞、静脉系统内皮损伤和血液高凝状态是导致静脉内血栓形成的3个主要因素。多种疾病可以通过这3种因素增加深静脉血栓形成的风险,从而使PTE的发病风

险增加。易发生 VTE 的危险因素包括原发性和继发性两类。原发性危险因素由遗传变异引起,包括 V 因子突变、蛋白 C 缺乏、蛋白 S 缺乏和抗凝血酶缺乏等(表 7-5-1)。继发性危险因素是指后天获得的容易发生 VTE 的多种病理生理异常。包括骨折、创伤、手术、恶性肿瘤和口服避孕药等(表7-5-2)。上述危险因素可以单独存在,也可以同时存在,协同作用。年龄可作为独立的危险因素,随着年龄的增长,VTE的发病率逐渐增高。年龄可作为独立的危险因素,随着年龄的增长,VTE 的发病率逐渐增高,心肌梗死、心力衰竭、恶性肿瘤等疾病增多,制动及疾病本身均可导致血液高凝状态,使老年肺栓塞发病率升高。Much 等复习了 1987 年至 2007年近 20 年老年肺栓塞 30 余篇英文文献危险因素分析,最主要危险因素为卧床(15%~67%)、DVT(15%~50%)、外科手术(5%~44%)、先前患有 DVT 或 PE(18%~41%)、心力衰竭(5%~33%)、癌症(4%~32%),其余包括 COPD(2%~27%)、卒中(3%~13.5%)及急性心肌梗死(3%~21%)(表 7-5-3)。老年 PE 同一个患者可有多个危险因素并存,北京医院 1520 例尸体解剖老年患者中,急性肺栓塞患者43 例,危险因素为卧床 43 例,DVT 39 例,恶性肿瘤 42 例,脑血管病 17 例,外科手术 14 例、COPD 11 例,左心衰竭 4例、肾衰合并肺炎 3 例及急性心肌梗死 2 例。

表 7-5-1 深静脉血栓形成和肺血栓栓塞症的原发危险因素

深静脉血栓形成和肺血栓栓塞症的原发危险因素
抗凝血酶缺乏
先天性异常纤维蛋白原血症
血栓调节因子(thrombomodulin)异常
高同型半胱氨酸血症
抗心脂抗体综合征(anticardiolipin syndrome)
纤溶酶原激活物抑制因子过量
凝血酶原 20210A 基因变异
Ⅻ因子缺乏
V 因子 Leiden 突变(活性蛋白 C 抵抗)
纤溶酶原缺乏
纤溶酶原不良血症
蛋白 S 缺乏
蛋白 C 缺乏

表 7-5-2 深静脉血栓形成和肺血栓栓塞症的继发危险因素

深静脉血栓形成和肺血栓栓塞症的继发危险因素
创伤/骨折(尤其多见于髋部骨折和脊髓损伤)
髋部骨折(50%~75%)
脊髓损伤(50%~100%)
外科手术后(尤其多见于全髋关节置换或膝关节置换术后)
脑卒中

续表

深静脉血栓形成和肺血栓栓塞症的继发危险因素
肾病综合征
中心静脉插管
慢性静脉功能不全
吸烟
妊娠/产褥期
血液黏滞度增高
血小板异常
克罗恩病(Crohn disease)
充血性心力衰竭
急性心肌梗死
恶性肿瘤
肿瘤静脉内化疗
肥胖
因各种原因的制动/长期卧床
长途航空或乘车旅行
口服避孕药
真性红细胞增多症
巨球蛋白血症
植入人工假体
高龄

表 7-5-3 近 20 年英文文献老年肺血栓栓塞症的继发危险因素汇总

危险因素	发生比率范围(%)
卧床	15~67
DVT	15~50
恶性肿瘤	4~32
外科手术	5~44
充血性心力衰竭	5~33
先前患有 DVT 或 PE	18~41
脑卒中	3~13.5
急性心肌梗死	3~21
COPD	2~27

四、血栓来源

肺血栓栓塞症的血栓约 70%~90% 是深静脉血栓脱落后随血液循环进入肺动脉及其分支。原发部位以下肢深静脉为主,文献报告达 90%~95%,如股、深股及髂外静脉。尤其是胸、腹部手术,患脑血管意外及急性心肌梗死的患者中DVT 的发生率很高。急性心肌梗死病人中发生率约 15%~

20%，年龄大于 75 岁者尤为多见，伴肥胖、充血性心力衰竭及长期卧床者更易发生 DVT。盆腔静脉血栓是妇女 PTE 的重要来源，多发生于妇科手术、盆腔疾患等。极少数血栓来自右心室或右心房，肺动脉内发生血栓更为罕见。老年血栓来源比例由于检查条件限制未见报道，根据北京医院 43 例经尸体解剖的老年肺栓塞患者中，下肢静脉血栓 13 例，占 30.2%。右心房（心耳）血栓形成占 4.7%。肾静脉内血栓形成占 9.3%。非下肢静脉血栓 26 例，占 60.5%。说明老年人栓子的来源可能不是以下肢为主。临床关注其他部位的血栓。

五、病　　理

PTE 可以发生于单侧，也可以发生于双侧，常见为双侧性、多发，下肺多于上肺，尤其好发于右下叶肺，约达 85%，与下叶血流较多有关。发生于肺动脉主干的较少（不足 10%）。肺内可见新鲜血栓和陈旧血栓，大小不等，从几毫米至数十厘米。可见血栓机化和血管内膜偏心性纤维化，血管腔内纤维间隔形成，隧道样再通。血管中层多数正常，或轻度增厚。当肺动脉主要分支受阻时，肺动脉扩张，右心室急剧扩大，静脉回流受阻，产生急性右心衰竭的病理表现。如果肺动脉内的血栓未能完全溶解或 PTE 反复发生，肺血管进行性闭塞致肺动脉高压，继而出现慢性肺源性心脏病。据尸检报告，引起慢性血栓栓塞性肺动脉高压（CTEPH）的发病率为 0.15%。肺梗死的组织学特征为肺泡出血、肺泡壁坏死，邻近肺组织水肿和不张，可有血性或浆液性胸腔积液。梗死处的坏死组织可以逐渐吸收，不留瘢痕或遗留少量条索状瘢痕。无心肺基础病的患者发生肺栓塞后，很少产生肺梗死，这主要是因为肺组织的氧供除来自肺动脉系统外，还可以来自支气管动脉系统和局部肺泡内气体。尸检中仅 10%～15% 的 PTE 患者产生肺梗死。有慢性心、肺疾病时，肺梗死发生率高达 77%，慢性患者在梗死区或机化的部位可有毛细血管扩张形成的支气管动脉-肺动脉侧支吻合。

六、病 理 生 理

静脉栓子形成后脱落引起肺动脉栓塞，栓子也可通过开放的卵圆孔或房间隔缺损进入左心房引起动脉系统血栓即矛盾栓塞（paradoxical embolism）。低危患者如腓肠肌静脉的血栓很少引起肺栓塞，但往往是矛盾栓塞的来源。肾静脉血栓尽管很少见，往往引起大面积肺栓塞。随着因长期营养和化疗而长期植入深静脉导管、安装起搏器以及内置心脏除颤器的增加，上肢静脉血栓形成逐渐增加，但很少引起肺栓塞。

肺血栓栓塞症所致病理生理改变及其严重程度受多种因素影响，包括栓子的大小和数量、多次栓塞的间隔时间、是否同时存在其他心肺疾病、个体反应的差异以及血栓溶解的快慢等。PTE 一旦发生，血管腔堵塞，血流减少或中断，引起不同程度的血流动力学与呼吸功能的改变，轻者可无任何变化；重者肺循环阻力突然增加，肺动脉压突然升高，心排血量急剧下降，患者出现休克，脑血管和冠脉血管供血不足，导致晕厥，甚至死亡。

较大的肺血栓栓塞可以引起反射性支气管痉挛，同时血栓可以引起多种生物活性物质的释放，也会促使气道收缩，

增加气道阻力，引起呼吸困难。栓塞后肺泡表面活性物质分泌减少，肺泡萎缩，肺泡上皮通透性增加，引起肺水肿，影响肺换气功能。栓塞的肺组织血液灌注减少，通气没有减少，形成无效肺泡通气，而未栓塞的肺组织血液灌注增加，也会加重通气/血流比例失调。这些变化都会导致低氧血症、肺泡通气过度及肺顺应性下降。

肺血栓栓塞后，通过机械梗阻使肺动脉阻力增加，新鲜血栓表面覆盖的血小板脱颗粒释放腺嘌呤、肾上腺素、组胺、5-羟色胺、缓激肽、前列腺素及纤维蛋白降解产物等，刺激肺血管、气道、肺组织的受体，使肺动脉高压进一步增加，血液不能顺利通过肺循环进入左心，左心排血量降低，严重可导致休克、晕厥。

右心衰竭加重是 PE 死亡的常见原因，国际合作肺栓塞的注册登记（ICOPER）结果表明，超声心动图（UCG）检查发现右室功能异常且血压收缩压＞90mmHg 的患者，与 3 个月死亡率增加一倍相关。肺血管阻力增加导致右心室室壁张力增加，进而引起右心室扩张和功能障碍。当心脏收缩末期左心室开始扩张后右心室持续收缩，结果导致室间隔突向并压迫正常的左心室。左心室收缩受损，室间隔移位，导致左心室舒张功能下降，最终左心室收缩时充盈减少。右心室室壁压力增加可以压迫冠状动脉，进而减少心内膜下的血流，限制心肌氧供，又可加重心肌缺血和右心室梗死。左心室充盈减少，导致左心输出量减少及动脉血压下降，由于冠状动脉充盈减少，加重心肌缺血。最终导致循环衰竭和患者死亡。

七、PE 的严重程度及危险分层

以往通常将肺灌注显像显示 50% 以上的肺无灌注或栓塞≥2 个肺叶动脉者，称为大面积 PE。但临床上我们经常能看到，既往无基础心肺疾病的 PE 患者，特别是年轻人，即使肺灌注显像显示 50% 以上的肺无灌注或栓塞≥2 个肺叶动脉，患者并无休克或低血压的表现；而既往有严重基础心肺疾病的患者，即使较小的栓塞，堵塞 2～3 个肺段动脉，也会引起较严重的病理生理效应。因此，PE 发生后所产生的影响及后果不但取决于栓子的大小与肺动脉堵塞的程度、范围，也取决于栓塞速度、基础心肺功能状态、肺血管内皮的纤溶活性，被激活的血小板所释放的具有血管活性和致支气管痉挛的激素样物质的情况以及患者的年龄及全身健康状况等。因此，2000 年欧洲心脏协会（ESC）公布的急性 PE 诊断治疗指南中首次以血流动力学状态将 PE 分为大面积和非大面积。将伴有休克或低血压（收缩压＜90mmHg，或收缩压下降≥40mmHg 持续 15 分钟以上；除外新发生的心律失常、低血容量或败血症所致上述情况）的 PE 定义为大面积 PE，若不属于上述情况则诊断为非大面积 PE。非大面积 PE 中存在右心室运动减弱者命名为次大面积 PE。由于"大面积"、"次大面积"、"非大面积"PE 术语在临床实践中仍易使人与血栓的形状、分布及解剖学负荷联想在一起，引起混淆。因此，2008 年 ESC 新指南强调 PE 的严重程度应依据 PE 相关的早期死亡风险进行个体化评估。建议以高危、中危、低危替代以往"大面积"、"次大面积"、"非大面积"PE 术语。新术语的采用不仅反映了 PE 研究的最新进展，也更符合临床医疗的实际。

与 PE 早期死亡(即住院或 30 天病死率)相关的危险指标包括:临床指标(休克或低血压)、右心功能不全指标[超声心动图示右室扩大、运动减弱或压力负荷过重;螺旋 CT 示右室扩大;脑钠肽(BNP)或氨基末端脑钠肽前体(NT-proB-NP)升高;右心导管检查右心压力增高]及心肌损伤标记物[心脏肌钙蛋白 T(TNT)或 I(TNI)(阳性)]。根据危险指标存在情况,将 PE 患者进行危险分层,在床旁快速区分高危及非高危 PE 患者(表 7-5-4)。这种危险分层也用于疑诊 PE 的患者。危险分层将有助于针对不同的患者选择最佳的诊断措施及治疗方案。高危 PE 属威胁生命的急症(短期病死率>15%),需要快速准确的诊断和有效治疗。非高危 PE 根据有无右心室功能不全和心肌损伤进一步分为中危和低危 PE(短期 PE 相关病死率<1%)。目前国内外还没有针对老年肺栓塞的诊断危险分层,参照此危险分层。

表 7-5-4 根据预期的 PE 相关早期病死率进行危险分层

PE 相关的早期死亡风险	危险指标			处理
	临床表现	右心室功能不全	心肌损伤	
高危>15%	+	(+)*	(+)*	溶栓或栓子切除
中危 3%~15%	−	+	+	住院治疗
		+	−	
		−	+	
低危<1%	−	−	−	出院或院外治疗

注:* 只要存在休克或低血压,不必证实右室功能不全或心肌损伤的存在,即可将患者归为 PE 相关的早期死亡高风险一类

八、临床表现

老年肺栓塞的临床表现是多样的,对诊断的敏感性和特异性都不高。临床病情的严重程度差异很大,轻度基本没有临床症状,重的可以发生猝死。临床病情的严重程度取决于栓子的大小和数量、多次栓塞的栓塞部位及间隔时间、是否同时存在其他心肺疾病、个体反应的差异及血栓溶解的快慢等。根据国内外对 PTE 症状学的描述性研究,列出各临床症状、体征及其出现的比率:①呼吸困难及气促(80%~90%):是最常见的症状,尤以活动后明显;②胸痛:包括胸膜炎性胸痛(40%~70%)或心绞痛样疼痛(4%~12%);③晕厥(11%~20%):可为 PTE 的惟一或首发症状;④烦躁不安、惊恐甚至濒死感(55%);⑤咯血(11%~30%):常为小量咯血,大咯血少见;⑥咳嗽(20%~37%);⑦心悸(10%~18%)。需注意临床上出现所谓"PI 三联征"(呼吸困难、胸痛及咯血)者不足 30%。

体征:①呼吸急促(70%):呼吸频率>20 次/分,是最常见的体征;②心动过速(30%~40%);③血压变化,严重时可出现血压下降甚至休克;④发绀(11%~16%);⑤发热(43%):多为低热,少数患者可有中度以上的发热(7%);⑥颈静脉充盈或搏动(12%);⑦肺部可闻及哮鸣音(5%)和(或)细湿啰音(18%~51%),偶可闻及血管杂音;⑧胸腔积液的相应体征(24%~30%);⑨肺动脉瓣区第二音亢进或分裂(23%),P2>A2,三尖瓣区收缩期杂音。

Much 等复习了 1987 年至 2007 年近 20 年老年肺栓塞 30 余篇英文文献症状和体征的描述,其中呼吸困难及气促、心动过速、胸痛是老年 PE 的最主要的临床表现(表 7-5-5),与非老年人相似。

表 7-5-5 近 20 年英文文献老年肺血栓栓塞症的临床表现汇总

症状和体征	发生比率范围(%)
呼吸困难	59~91.5
心动过速	29~76
胸痛	26~57
呼吸急促	46~74
晕厥	8~62
休克	5~31
咳嗽	12~43
咯血	3~14

深静脉血栓的症状与体征:在注意 PTE 的相关症状和体征并考虑 PTE 诊断的同时,要注意发现是否存在 DVT,特别是下肢 DVT。下肢 DVT 主要表现为患肢肿胀、周径增粗、疼痛或压痛、浅静脉扩张、皮肤色素沉着、行走后患肢易疲劳或肿胀加重。约半数或以上的下肢深静脉血栓患者无自觉临床症状和明显体征。

九、实验室检查

(一)一般项目
WBC、血沉、乳酸脱氢酶、CPK、SGOT、胆红素可有升高,但对 PTE 的诊断无特异性。心肌酶谱检查有利于 PTE 与急性心肌梗死的鉴别诊断。

(二)动脉血气分析
常表现为低氧血症,低碳酸血症,肺泡-动脉血氧分压差 $P(A-a)O_2$ 增大。部分患者的结果可以正常。老年患者往往表现不典型,特别是原有 COPD 合并慢性高碳酸血症呼吸衰竭,表现为相对通气过度,虽然二氧化碳分压高于正常,但较病情缓解期低。

(三)心肌生物标记物
肌钙蛋白(TI)升高提示心肌受损,心肌牵拉后可致脑钠肽(BNP)或氨基末端脑钠肽前体(NT-proBNP)升高,BNP 和 NT-proBNP 增高预示 PE 的合并并发症及死亡率增加。老年 PE 也可以增高,提示预示并发症及死亡率增高,因有多种伴随疾病,对 PE 的预测预后不如非老年人。

(四)心电图
大多数病例表现有非特异性的心电图异常。较为多见的表现包括 V_1~V_4 的 T 波改变和 ST 段异常;部分病例可出现 $S_I Q_{III} T_{III}$ 征(即 I 导 S 波加深,III 导出现 Q/q 波及 T 波倒置);其他心电图改变包括完全或不完全右束支传导阻滞、肺型 P 波、电轴右偏、顺钟向转位等。心电图改变多在发病后即刻开始出现,以后随病程的发展演变而呈动态变化。观察到心电图的动态改变较之静态异常对于提示 PTE 具有更

大意义。Much 等复习了 1987 年至 2007 年近 20 年老年肺栓塞 30 余篇英文文献对 ECG 的描述,其中窦性心动过速、右束支传导阻滞、ST 段异常是最常见表现,典型 $S_I Q_{III}$ 或 $S_I Q_{III} T_{III}$ 征为 4.5%～14%。异常分布比率见表 7-5-6。

表 7-5-6　近 20 年英文文献老年肺血栓栓塞症的心电图异常表现

12 导联心电图	发生比率范围(%)
正常	21～50
窦性心动过速	18～62.5
心房颤动	7～20.5
完全性右束支传导阻滞	4.5～40.5
$S_I Q_{III}$ 或 $S_I Q_{III} T_{III}$	4.5～14
ST 段异常	4～56

(五) 胸部 X 线平片

多有异常表现,但缺乏特异性。可表现为:区域性肺血管纹理变细、稀疏或消失,肺野透亮度增加;肺野局部浸润性阴影;尖端指向肺门的楔形阴影;肺不张或膨胀不全;右下肺动脉干增宽或伴截断征;肺动脉段膨隆以及右心室扩大征;患侧横膈抬高;少～中量胸腔积液征等。仅凭 X 线胸片不能确诊或排除 PTE,但在提供疑似 PTE 线索和除外其他疾病方面,X 线胸片具有重要作用。Much 等复习了 1987 年至 2007 年近 20 年老年肺栓塞 30 余篇英文文献对 X 线胸片的描述,其中 3 篇文献胸片异常不到 50%,另 3 篇文章 70% 以上异常,心脏扩大、胸腔积液、肺不张是最常见的表现,50% 以上患者的胸片有右室负荷增加的征象。异常分布比率见表 7-5-7。

表 7-5-7　近 20 年英文文献报道老年肺血栓栓塞症的 X 线胸片异常表现

X 线胸片	发生比率范围(%)
正常	38～96
心脏扩大	22～64
肺水肿	13～30.5
胸腔积液	15.8～57
肺不张	8.5～71
单侧膈肌抬高	8.5～28

(六) 超声心动图

在提示诊断和除外其他心血管疾患方面有重要价值。对于严重的 PTE 病例,超声心动图检查可以发现右室壁局部运动幅度降低;右心室和(或)右心房扩大;室间隔左移和运动异常;近端肺动脉扩张;三尖瓣反流速度增快;下腔静脉扩张,吸气时不萎陷。这些征象说明肺动脉高压、右室高负荷和肺源性心脏病,提示或高度怀疑 PTE,但尚不能作为 PTE 的确定诊断标准。超声心动图为划分次大面积 PTE 的依据。检查时应同时注意右心室壁的厚度,如果增厚,提示慢性肺源性心脏病,对于明确该病例存在慢性栓塞过程有重

要意义。若在右房或右室发现血栓,同时患者临床表现符合 PTE,可以作出诊断。超声检查偶可因发现肺动脉近端的血栓而确定诊断。经胸壁 UCG 很少直接看见血栓,当患者不适合做胸部 CT 或由于造影剂过敏,可进行经食管超声心动图检查,可以看见近端的大的血栓。老年患者,由于存在基础肺病及肺气肿,影响 UCG 的检查结果。

(七) 血浆 D-二聚体(D-dimer)

D-二聚体是交联纤维蛋白在纤溶系统作用下产生的可溶性降解产物,为一个特异性的纤溶过程标记物。在血栓栓塞时因血栓纤维蛋白溶解使其血中浓度升高。D-二聚体对急性 PTE 诊断的敏感性达 92%～100%,但其特异性较低,仅为 40%～43%。手术、肿瘤、炎症、感染、组织坏死等情况均可使 D-二聚体升高。在临床应用中 D-二聚体对急性 PTE 有较大的排除诊断价值,若其含量低于 500μg/L,可基本除外急性 PTE。酶联免疫吸附法(ELISA)是较为可靠的检测方法,建议采用。由于老年人合并的基础疾病多,D-二聚体的特异性随年龄增加而减低,有研究表明 VTE 的特异性由 40 岁以下的 70.5% 下降到 80 岁以上患者的 4.5%～5%。有些研究提出对老年人可提高 D-二聚体的临界值,一项研究 D-二体临界值由 500μg/L 提高到 750μg/L 和 1000μg/L,80 岁以上患者的特异性分别由 4.5% 到 13.1% 和 27.3%,敏感性未改变。

(八) 核素肺通气/灌注扫描

是 PTE 第二线选择的诊断方法。典型征象是呈肺段分布的肺灌注缺损,并与通气显像不匹配。但是由于许多疾病可以同时影响患者的肺通气和血流状况,致使通气/灌注扫描在结果判定上较为复杂,需密切结合临床进行判读。一般可将扫描结果分为三类:①高度可能:其征象为至少一个或更多叶段的局部灌注缺损而该部位通气良好或 X 线胸片无异常;②正常或接近正常;③非诊断性异常:其征象介于高度可能与正常之间。V/Q 扫描正常或接近正常不能诊断 PE,高度可能 90% 以上可以诊断 PE,但是,多数患者不能依靠 V/Q 扫描诊断,经血管造影证实的 PE 不足 50% 的患者 V/Q 扫描为高度可能。40% 的患者,临床高度怀疑而 V/Q 扫描低度可能的患者,经肺动脉造影诊断 PE。

在可选择的没有基础疾病的老年患者 V/Q 扫描的特异性和敏感性与非老年人相似,但没有选择性进行 V/Q 检查。其诊断率由 40 岁以下患者的 68% 下降到 80 岁以上患者的 42%。

(九) 螺旋 CT 和电子束 CT 肺动脉血管造影(CTPA)

是诊断 PE 的首选方法。多排螺旋 CT 在一次吸气末憋住气,可以显现≤1mm 图像,可以显示外周的小血栓,显现 6 级支气管动脉优于常规的肺动脉造影。还可以获得完美的右心室和左心室的图像,可以作为诊断的危险分层,CT 显示右心室扩张提示 PE 患者 30 天的死亡率比没有右心室扩张的患者增加 5 倍。胸部显像后,可继续向下扫描,也可以同时诊断膝关节、盆腔和近端的大腿 DVT。

PTE 的直接征象为肺动脉内的低密度充盈缺损,部分或完全包围在不透光的血流之间(轨道征),或者呈完全充盈缺损,远端血管不显影(敏感性为 53%～89%,特异性为 78%～100%);间接征象包括肺野楔形密度增高影,条带状的高密度区或盘状肺不张,中心肺动脉扩张及远端血管分支减少或

消失等。CT 对亚段 PTE 的诊断价值有限。CT 扫描还可以同时显示肺及肺外的其他胸部疾患，如果没有 PE，也可以发现能够解释的症状和体征的疾病，如肺炎、肺气肿、肺纤维化、主动脉病变及无症状的外周的肺癌等。电子束 CT 扫描速度更快，可在很大程度上避免因心跳和呼吸的影响而产生的伪影。

老年螺旋 CT 和电子束 CT 肺动脉血管造影（CTPA）检查的特异性、敏感性、阳性预测值和隐形预测值不受年龄的影响，是可用和安全的首选诊断方法，但要注意造影剂过敏或加重肾功能不全。

（十）肺动脉磁共振成像（MRI）

对段以上肺动脉内栓子诊断的敏感性和特异性均较高，选用钆对照剂，对肾脏没有毒性，避免了注射碘造影剂的缺点，与肺血管造影相比，患者更易于接受。适用于碘造影剂过敏和肾功能不全的患者。MRI 具有潜在的识别新旧血栓的能力，有可能为将来确定溶栓方案提供依据。

（十一）肺动脉造影

为 PTE 诊断的经典与参比方法。其敏感性约为 98%，特异性为 95%～98%。PTE 的直接征象有肺血管内造影剂充盈缺损，伴或不伴轨道征的血流阻断；间接征象有肺动脉造影剂流动缓慢，局部低灌注，静脉回流延迟等。如缺乏 PTE 的直接征象，不能诊断 PTE。肺动脉造影是一种有创性检查，发生致命性或严重并发症的可能性分别为 0.1% 和 1.5%，应严格掌握其适应证。如果其他无创性检查手段能够确诊 PTE，而且临床上拟仅采取内科治疗时，则不必进行此项检查。仅用于拟经导管溶栓或行导管血栓切除时才进行该检查，老年人并存其他基础肺病，往往容易漏诊或误诊。或因病情严重限制进行该项检查，同时因用碘作为造影剂，因此应警惕急性肾功能衰竭的发生。

（十二）深静脉血栓的辅助检查

超声技术通过直接观察血栓、探头压迫观察或挤压远侧肢体试验和多普勒血流探测等技术，可以发现 95% 以上的近端下肢静脉内的血栓。静脉不能被压陷或静脉腔内无血流信号为 DVT 的特定征象和诊断依据。对腓静脉和无症状的下肢深静脉血栓的检查阳性率较低。

MRI 对有症状的急性 DVT 诊断的敏感性和特异性可达 90%～100%，部分研究提示，MRI 可用于检测无症状的下肢 DVT。MRI 在检出盆腔和上肢深静脉血栓方面有优势，但对腓静脉血栓的敏感性不如静脉造影。

肢体阻抗容积图（IPG）可间接提示静脉血栓形成。对有症状的近端 DVT 具有很高的敏感性和特异性，对无症状的下肢静脉血栓敏感性低。

放射性核素静脉造影属无创性 DVT 检测方法，常与肺灌注扫描联合进行。另适用于对造影剂过敏者。

静脉造影是诊断 DVT 的"金标准"，可显示静脉堵塞的部位、范围、程度及侧支循环和静脉功能状态，其诊断敏感性和特异性均接近 100%。

（十三）心肌标记物检测

十、PE 的诊断

（一）临床评估

老年 PE 的症状和体征没有特异性，VTE 也容易与其他

疾病相混淆，因此在诊断前必须进行临床评估。目前应用的评分法有 Wells' 评分和 Gneva 评分。

DVT 患者最重要的病史是几天内小腿痉挛，并随时间进展小腿不适感愈来愈重。PE 的患者，最最常见的不能解释的呼吸困难（如上所述）。但老年人常合并其他心肺疾病如哮喘、肺炎、COPD、充血性心力衰竭、心包炎、急性冠脉综合征、夹层动脉瘤破裂、胸膜炎、肋骨骨折、气胸、焦虑，均可引起呼吸困难，均需要进行仔细鉴别。

开始评估 DVT 是不是低可能性，而评价 PE 是不是高可能性，若 DVT 低可能性和 PE 无高可能性，那就进行 D-二聚体检查。不用行 CTPA 检查。

DVT 和 PTE 评价分数见表 7-5-8。

表 7-5-8 DVT 和 PE 临床决策线索

如果评分是"0"或更低为 DVT 低可能性	
临床指标	得分
活动性恶性肿瘤	1
瘫痪，轻瘫	1
近期卧床>3 天，或大手术后 12 周内	1
沿深静脉走行的局部压痛	1
整个下肢水肿	1
单侧小腿肿胀>3cm	1
凹陷性水肿	1
至少和 DVT 可能的其他疾病诊断	—2

评分>4 分为 PE 的高可能性	
临床指标	分数
DVT 的症状和体征	3.0
其他诊断可能性小	3.0
心率>100 次/分	1.5
制动>3 天，4 周内外科手术	1.5
先前患过 PE 或 DVT	1.5
咯血	1.0
恶性肿瘤	1.0

以循证医学为基础的诊断策略的同时，应结合自身条件，合理变更，选择诊断方法。

（二）可疑高危 PE 的诊断策略

高危 PE 患者存在低血压或休克，随时有生命危险，需要尽快做出诊断，并与心源性休克、急性瓣膜功能障碍、心脏压塞和主动脉夹层进行鉴别，此时超声心动图是首要的检查方法。对于 PE 患者，超声心电图常常可以显示肺动脉高压和右室负荷过重的间接征象，有时经胸超声可以直接显示位于右心、主动脉或左、右肺动脉内的血栓。有条件的中心可以选择经食管超声。对于高度不稳定的患者或不能进行其他检查的患者，可根据超声结果做出 PE 诊断。若支持治疗后，患者病情稳定，应行相应检查以明确诊断，CT 肺血管造

影常常可以确诊。由于病情不稳定的患者经导管进行肺动脉造影死亡风险高,且增加溶栓的出血几率,不建议应用。

(三) 可疑非高危 PE 的诊断策略

CT 肺动脉造影已成为确诊可疑 PE 的主要胸部影像学检查。肺通气/灌注显像由于结果的非确定性比例较高,应用已减少,但仍不失一有效的选择。由于绝大多数的可疑非高危 PE 并不是真正的 PE,因此指南不建议将 CT 作为这类患者的一线检查。有研究显示,急诊收治的可疑 PE 患者,经过合理的血浆 D-二聚体测定,结合临床可能性,可以排除大约 30% 的 PE,这部分患者不予抗凝治疗,随访 3 个月,结果发生血栓栓塞的风险不足 1%。对于临床高可能性的患者,单为诊断而言,不推荐测定 D-二聚体,因为即便应用高敏感度的分析方法所得到的正常 D-二聚体值也不能排除 PE。

如果患者病情危重,只能进行床旁检查,不考虑行急诊 CT。经食管超声心动图对存在右心负荷过重的 PE(经螺旋 CT 确诊)患者,肺动脉内血栓的检出率明显增加。床旁 CUS 检出 DVT 有助于决策。段以上肺动脉血栓 CT 可以做出诊断。如果单层螺旋 CT 不支持 PE 诊断,需要进行下肢 CUS 检查,以便安全除外 PE。如果临床高可能性的患者多排螺旋 CT 是阴性,在停止抗凝治疗之前应进一步检查。

住院患者由于受到多种因素影响,与临床相关的阴性结果几率高,因此,D-二聚体也较少具有诊断价值。在绝大多数中心多层螺旋 CT(MDCT)作为 D-二聚体水平升高患者的二线检查方法,临床高可能性患者的一线检查。曾有文献报道,临床高可能性的 PE 患者 CT 呈假阴性,但这种情况很少见,而且,随访 3 个月发生血栓栓塞的风险低。因此,对这部分患者进一步检查的必要性存在争议。

单层螺旋 CT 敏感性低,因此,必须结合下肢静脉加压超声(CUS)检查。尽管几项大规模的结局研究显示,临床可疑的非高可能性 PE 患者,经 MDCT 检查,阴性结果可以安全除外 PE,但指南仍建议进行 CUS 检查。在 CT 诊断的 PE 患者中 30%~50% 的患者 CUS 检出 DVT。对于存在 CT 检查相对禁忌(如肾衰竭、造影剂过敏)的患者,应先做 CUS,如果是近心端 DVT,可以免除 CT 检查(但如果是远心端 DVT,则提示 PE 的特异性大大减低),开始抗凝治疗。研究显示,存在近心端 DVT 的 PE 患者,VTE 的复发风险增加,因此,CUS 也具有危险分层的作用。在有核素肺通气/灌注显像的中心,对于 D-二聚体升高以及存在 CT 检查禁忌(如对造影剂过敏或肾衰竭)的患者仍不失为一有效选择。急诊可疑 PE 患者约 30%~50% 的患者经此项检查确诊,如果结合临床可能性综合评定可进一步提高准确率。的确,肺显像和临床评估均为低可能性的患者 PE 的发生率很低,如果下肢 CUS 也没有检出 DVT,则 PE 的可能性进一步降低。一项结局研究显示,联合 D-二聚体测定、CUS、肺显像以及临床可能性评估,89% 的患者能够确定或排除 PE。

超声心动图检查对可疑非高危 PE 的诊断意义不大,敏感性有限(60%~70%,特异性 90% 左右),而且阴性结果也不能排除 PE。对于这部分非高危 PE 患者,超声的主要作用是预后分层,中危抑或低危。当临床评估结果与无创影像检查结果不一致时,可考虑肺动脉造影检查。

总之,尽管近年 PE 诊断有了很大进展,但有些问题仍未解决。MDCT 显示的单纯亚段肺动脉充盈缺损的意义仍有争议。因此,是否需进一步检查,选择治疗抑或放弃应根据具体情况个体化处理。同样,临床高可能性的患者 MDCT 也可能呈现假阴性,对这部分患者不清楚是否应该选择进一步检查,特别是目前肺动脉造影作为 PE 诊断"金标准"的地位已有所动摇。我们的经验是,患者应该进一步行核素肺灌注显像检查,除外肺段动脉以下的栓塞。此外,CUS 在可疑 PE 诊断中的作用以及效价比也需进一步澄清。PE 诊断流程见表 7-5-9。

表 7-5-9 PE 诊断流程

寻找栓子来源诊断:PE 的栓子主要来源于下肢 DVT,但由于残留的 DVT 是 PE 复发和深静脉栓塞后综合征的原因,因此在诊断 PTE 的同时有必要评价有无 DVT。对下肢 DVT 检测方法如上所述,其他部位的血栓往往被忽略,可应用静脉造影、MRI 检测是不是下肢的血栓。

十一、治　疗

治疗包括初始治疗和二级预防,初始治疗有溶栓、血栓清除,抗凝使用肝素和华法林或下腔筋脉滤网(IVC)置入防止复发。治疗前首先进行危险分层,根据危险分层决定抗凝还是溶栓,对急性致死性肺动脉栓塞床旁初步诊断,因病情严重不能进行影像学检查确诊,强调积极治疗,病情稳定后再确诊。

(一)急性 PTE 的治疗

1. 一般处理　对高度疑诊或确诊 PTE 的患者,应进行严密监护,监测呼吸、心率、血压、静脉压、心电图及血气的变化,对大面积 PTE 可收入重症监护治疗病房(ICU);为防止栓子再次脱落,要求绝对卧床,保持大便通畅,避免用力;对于有焦虑和惊恐症状的患者应予安慰并可适当使用镇静剂;胸痛者可予止痛剂;对于发热、咳嗽等症状可给予相应的对症治疗。

2. 呼吸循环支持治疗　对有低氧血症的患者,采用经鼻导管或面罩吸氧。当合并严重的呼吸衰竭时,可使用经鼻(面)罩无创性机械通气或经气管插管行机械通气。应避免做气管切开,以免在抗凝或溶栓过程中局部大量出血。应用机械通气中需注意尽量减少正压通气对循环的不利影响,密切检测机械通气的并发症,病情稳定迅速脱离呼吸机。对于出现右心功能不全,心排血量下降,但血压尚正常的病例,可予具有一定肺血管扩张作用和正性肌力作用的多巴酚丁胺和多巴胺;若出现血压下降,可增大剂量或使用其他血管加压药物,如间羟胺、肾上腺素等。对于液体负荷疗法需持审慎态度,因过大的液体负荷可能会加重右室扩张并进而影响心排出量,一般所予负荷量限于 500ml 之内。肺栓塞的治疗目的是使患者度过危急期,缓解栓塞和防止再发;尽可能地恢复和维持足够的循环血量和组织供氧。

3. 急性肺栓塞的溶栓治疗　随机试验已证实,溶栓治疗可迅速溶解血栓,缓解血栓栓塞造成的血管闭塞,改善血流力学和心功能。国外多中心临床研究表明尿激酶和链激酶静脉滴注 12~24 小时疗效相同。与尿激酶以 4400IU/(kg·h)的速度静脉滴注 12~24 小时相比,100mg 重组组织型纤溶酶原激活剂(recombinant tissue plasminogen activator, rt-PA)静脉 2 小时输注可更快改善血流动力学,但尿激酶静脉滴注完毕后二者的溶栓效果无明显差异。同样,rt-PA 静脉 2 小时滴注优于链激酶静脉 12 小时(以 100 000 IU/h 的速度),但相同剂量链激酶静脉滴注 2 小时溶栓效果与 rt-PA 相同。此外,2 项临床试验观察了 2 小时静脉滴注 rt-PA 100mg 与快速静脉滴注(0.6mg/kg,15min)rt-PA 的溶栓效果,结果表明 2 小时给药方案有轻微加快症状改善并轻微增加出血率的趋势,但两者无明显差异。经导管肺动脉内局部注入 rt-PA(低剂量)未显示比外周静脉溶栓有任何优势。这种给药方式可增加穿刺部位出血的风险,因此应尽量避免。已经批准用于临床的急性肺栓塞溶栓治疗方案见表 7-5-10。

表 7-5-10　急性肺栓塞的溶栓药物与用法

药物	用法
链激酶	25 万 IU 静脉负荷,给药时间 30 分钟,继以 10 万 IU/h 维持 12~24 小时
	快速给药:150 万 IU 静脉滴注 2 小时
尿激酶	4400 IU/kg 静脉负荷量 10min,继以 4400 IU/(kg·h)维持 12~24 小时
	快速给药:300 万 IU 静脉滴注 2 小时
rt-PA	50mg 静脉滴注 2 小时或 0.16mg/kg 静脉滴注 15 分钟(最大剂量 50mg)

注:rt-PA:重组组织型纤溶酶原激活剂

王辰等治疗 PTE 前瞻性大样本多中心随机对照试验,发现低于传统剂量一半的 rt-PA 50mg 为适宜溶栓剂量,提出有效和更加安全、经济的方案;评价尿激酶 2 小时与 12 小时溶栓方案,并行实验研究加以验证,证实 2 小时方案的有效性、安全性与实用性。

溶栓指征:心源性休克及(或)持续低血压的高危肺栓塞患者,如无绝对禁忌证,溶栓治疗是一线治疗。对非高危患者不推荐常规溶栓治疗。但对于一些中危患者全面考虑出血风险后可给予溶栓治疗,溶栓治疗不用于低危患者。

溶栓治疗时间窗:约 92% 患者对溶栓治疗有反应,表现为 36 小时内临床及超声心动图的改善。症状出现 48 小时内溶栓获益最大,但溶栓治疗对症状发生 6~14 天的患者仍有效。

溶栓治疗禁忌证:溶栓治疗主要并发症是出血,尤其存在潜在疾病及并存多种疾病时。随机临床研究表明,大出血累计发生率为 13%,颅内出血/致命性出血发生率为 1.8%。因此溶栓前要仔细询问溶栓的禁忌证(表 7-5-11),权衡出血获益风险。老年(特别是年龄大于 70 岁的患者)颅内出血风险高于非老年患者,特别引起注意,对血流动力学稳定者,采取观察和等待尽量考虑抗凝治疗。

表 7-5-11　急性肺栓塞溶栓治疗禁忌证

绝对禁忌证	相对禁忌证
任何时间出血性或不明来源的脑卒中	6 个月内短暂性脑缺血发作
6 个月内缺血性脑卒中	口服抗凝药
中枢神经系统损伤或肿瘤	不能压迫的血管穿刺
3 周内大创伤、外科手术、头部损伤	创伤性心肺复苏
近 1 个月内胃肠道出血	难治性高血压(收缩压＞180mmHg)
已知的活动性出血	晚期肝病 感染性心内膜炎 活动性消化性溃疡

4. 急性肺栓塞的抗凝治疗及其他治疗

(1)初始抗凝治疗:抗凝治疗在急性肺栓塞治疗中具有重要的作用。肺栓塞初始抗凝治疗的目的是减少死亡及再发栓塞事件。快速抗凝只能通过非口服形式给药,如静脉普通肝素、皮下注射低分子量肝素或皮下注射磺达肝癸钠。一旦怀疑肺栓塞,在患者等待进一步确诊过程中即应开始抗凝治疗。在非口服抗凝治疗后给予患者口服维生素 K 拮抗剂。若已应用静脉普通肝素,则先从 80U/kg 静脉负荷,然后以 18U/(kg·h)静脉滴注。随后肝素的剂量应根据激活的部分凝血活酶时间(APTT)结果来调整,使 APTT 维持在正常对照的 1.5～2.5 倍(表 7-5-12)。在静脉负荷普通肝素 4～6 小时后检测 APTT,然后每次剂量调整后 3 小时复查,达到目标治疗剂量后可每天复查 1 次 APTT。值得注意的是 APTT 不是显示肝素抗凝强度的理想指标。因此,如果抗Ⅹa因子肝素水平不低于 0.35U/ml,即使 APTT 低于治疗目标,也没有必要增加普通肝素滴注速度超过 1667U/h(相当于 40 000U/d)。

表 7-5-12　根据激活的部分凝血活酶时间静脉普通肝素剂量调整表

部分凝血活酶时间(秒)	正常对照的倍数	剂量调节
<35	<1.2	80U/kg 静脉推注,然后增加 4U/(kg·h)
36～45	1.2～1.5	40U/kg 静脉推注,然后增加 2U/(kg·h)
46～70	1.5～2.3	剂量不变
71～90	2.3～3.0	将维持量减少 2U/(kg·h)
>90	>3.0	停药 1 小时,随后减量 3U/(kg·h)继续给药

低分子量肝素应谨慎用于肾功能不全患者,其剂量调整需依据抗Ⅹa因子水平。静脉输注普通肝素对严重肾功能损害(肌酐清除率<30ml/min)的患者是首选的初始抗凝方案,因其不经肾脏代谢,而且对于高出血风险患者,其抗凝作用可迅速被中和。对其他急性肺栓塞患者,低分子量肝素可替代普通肝素,且无须监测 APTT。

目前已证实可用于急性肺栓塞治疗的几种低分子量肝素见表 7-5-13。其他的被批准用于治疗深静脉血栓形成的低分子量肝素,有时也用于治疗肺栓塞。低分子量肝素并不被推荐用于血流动力学不稳定的高危肺栓塞患者,因为目前一些比较普通肝素和低分子量肝素的抗凝效果和安全性的临床试验中并不包括这些高危患者。由于肝素可导致肝素诱导的血小板减少症(heparin induced thrombocytopenia,HIT),因此应用普通肝素或低分子量肝素的患者,应该定期监测血小板计数。选择性Ⅹa因子抑制剂磺达肝癸钠(fondaparinux),可作为低分子量肝素的替代药物。由于磺达肝癸钠的半衰期长达 15～20 个小时,可以一天一次皮下给药。目前没有发现接受磺达肝癸钠治疗的患者发生 HIT,

因此不必监测血小板计数。普通肝素、低分子量肝素和磺达肝癸钠抗凝治疗应持续 5 天以上。维生素 K 拮抗剂应尽早应用,最好在非口服抗凝剂治疗的当天开始应用。当国际标准化比值(INR)连续两天以上维持在 2.0～3.0 时停用非口服抗凝剂。华法林起始剂量最好为 5mg 或者 7.5mg,对于年轻(小于 60 岁)患者或者健康的院外患者起始剂量通常为 10mg;而对于老年及住院患者,起始剂量通常为 5mg。随后的治疗剂量应根据 INR 进行调整,使其维持在 2.5 左右(2.0～3.0)的水平。

表 7-5-13　低分子量肝素和磺达肝素给药方案

药物	剂量	间隔时间
克赛(enoxaparin)	1.0mg/kg	q12h
	or1.5mg/kg	qd
亭扎肝素(tinzaparin)	175U/kg	qd
磺达肝癸钠(fondaparinux)		
	5mg(体重<50kg)	qd
	7.5mg(体重 50～100kg)	qd
	10mg(体重>100kg)	qd

总之,对于确诊肺栓塞的患者以及尚待进一步确诊的高度和中度可疑肺栓塞患者应立即应用普通肝素、低分子量肝素和磺达肝癸钠抗凝治疗。除高危出血患者及伴有严重肾功能不全患者外,皮下注射低分子肝素或磺达肝素可作为初始抗凝治疗的选择。

(2)长期抗凝治疗:急性肺栓塞患者长期抗凝治疗的目的是预防致死性及非致死性静脉血栓栓塞事件。大部分患者长期应用维生素 K 拮抗剂,而肿瘤患者长程应用低分子量肝素比维生素 K 拮抗剂更加安全有效。应用维生素 K 拮抗剂应使 INR 维持在 2.5 左右(2.0～3.0)。由暂时或可逆性诱发因素(服用雌激素、妊娠、临时制动、创伤和手术)导致的肺栓塞患者推荐抗凝时程为 3 个月。对于无明显诱发因素的首次肺栓塞患者(特发性静脉血栓)建议抗凝至少 3 个月,3 个月后评估出血和获益风险再决定是否长期抗凝治疗,对于无出血风险且方便进行抗凝监测的患者建议长期抗凝治疗,在老年人及长期抗凝 INR 维持(1.5～2.0)。对于再次发生的无诱发因素的肺栓塞患者建议长期抗凝。对于静脉血栓栓塞危险因素长期存在的患者应长期抗凝治疗,如癌症、抗心磷脂抗体综合征、易栓症等。

(3)下腔静脉滤器置入:下腔静脉滤器置入可有效地预防下肢静脉血栓脱落导致致命的肺栓塞,但长期置入的滤器可减缓下肢的血流,从而引起滤器下的小的血栓,并进一步减缓下肢静脉的血流,可引起双下肢水肿,抗凝不充分时,更易形成血栓,并且对于肾静脉及以上部位的血栓无任何预防作用,因此不建议常规置入滤器。对于暂时有抗凝溶栓禁忌证或出血风险的患者,或下肢近端已存在的大血栓,或大手术防止肺栓塞而又不能抗凝的患者,在溶栓和抗凝之前置入临时滤器,等可以抗凝或术后 1 个月至几个月后再取出滤器,但要防止滤器血管内皮增生,使滤器难以取出。

对于上肢 DVT 病例还可应用上腔静脉滤器。置入滤器后,如无禁忌证,宜长期口服华法林抗凝;定期复查有无滤器上血栓形成。

对于因卵圆孔未闭导致矛盾性栓塞者,可采用介入封堵卵圆孔方法预防矛盾性栓塞的复发。

(4)肺动脉血栓摘除术:对溶栓引起脑出血的高危患者,经积极的保守治疗无效时,可进行外科手术肺动脉血栓摘除术。北京医院对一骑跨血栓合并矛盾栓塞的患者,因顽固性低氧血症行紧急开胸肺动脉血栓摘除术和卵圆孔血栓清除术,术后患者恢复良好。美国 Brigham and Women's Hospital 在 5 个月内,进行 47 例患者的肺动脉血栓摘除术,成功率达 94%。但要求医疗单位有施行手术的条件与经验。

(5)经静脉导管碎解和抽吸血栓:适应于肺动脉主干或主要分支大面积 PTE 并存在以下情况者:①溶栓和抗凝治疗禁忌;②经溶栓或积极的内科治疗无效缺乏手术条件。

(6)肺动脉血栓内膜剥脱术:慢性栓塞性肺动脉高压(CTPH)是由毛细血管阻塞引起的,通常认为是急性 PE 的很少的并发症(约 1/500),目前 CTPH 患者普遍增加,发现4%的急性 PE 发展到 CTPH,因此,对于患病初始就存在肺动脉高压的 PE 患者,至少要随访 6 周。

CTPH 患者存在严重的呼吸困难,所以应进行肺动脉内膜血栓剥脱术,手术成功后,可明显减低或治愈肺动脉高压。但要求医院有手术条件,在有经验的医院,手术死亡率 5%。老年患者术前要充分进行评估。手术中两个最重要的并发症是"肺动脉盗血",即血液从充盈的血流入再开放的血管肺内区域,形成再充盈性肺水肿。

十二、预 防

对存在发生 DVT-PTE 危险因素的病例,宜根据临床情况采用相应预防措施。预防更为重要,因为 VTE 很难早期发现,采用的主要方法有机械预防措施,包括加压弹力袜、间歇序贯充气泵和下腔静脉滤器。药物预防措施包括小剂量肝素皮下注射(5000U,皮下注射,bid 或 tid)、低分子肝素(磺达肝癸钠 2.5mg,qd)或华法林的应用等。美国利用电脑记忆系统增加使用预防措施,从而减少症状性 VTE 40%以上。接受膝关节置换术髋关节置换术及恶性肿瘤手术的患者应该预防应用药物治疗持续 4~6 周。

预防具体措施如见表 7-5-14。

表 7-5-14 深静脉血栓的预防

疾病情况	预防方法
普通外科高危	小剂量肝素+加压弹力袜
	低分子肝素+加压弹力袜
胸外科	小剂量肝素+间歇序贯充气泵
肿瘤(包括妇科肿瘤)外科	低分子肝素:1 个月预防
全髋关节\全膝关节置换术\髋部周围骨折手术	低分子肝素或磺达肝癸钠 2.5mg qd,华法林(INR 2.5)
神经外科	加压弹力袜或+间歇序贯充气泵

续表

疾病情况	预防方法
脑肿瘤神经外科	小剂量肝素或低分子肝素+间歇序贯充气泵
	出院前静脉血管超声检查
良性妇科肿瘤	小剂量肝素+加压弹力袜
内科病人	小剂量肝素或低分子肝素
抗凝禁忌患者	加压弹力袜+间歇序贯充气泵
长期空中旅行	高危人群考虑低分子肝素

(杨 鹤 方保民)

▶ 参考文献 ◀

1. 中华医学会呼吸病学分会. 急性肺栓塞的诊断与治疗指南. 中华结核和呼吸杂志,2001,24(5):259-264.
2. Patal R,Szyper-Kravitz M. The dilemma regarding treatment of pulmonary embolism among elderly patients. Harefuah,2011,150(7):572-573,618.
3. Keeling D,Baglin T,Tait C,et al. Guidelines on oral anticoagulation with warfarin-4th ed. Br J Haematol,2011,154(3):311-324.
4. Bergovec M,Udovičić M,Vrazić H,et al. European guidelines on the diagnosis and management of pulmonary embolism. Lijec Vjesn,2011,133(3-4):140-146.
5. JCS Joint Working Group. Guidelines for the diagnosis, treatment and prevention of pulmonary thromboembolism and deep vein thrombosis (JCS 2009). Circ J,2011,75(5):1258-1281.
6. Deep venous thrombosis and pulmonary thromboembolism//Joseph Loscalzo. Harrison's Pulmonary and Critical Care Medicine. 17th ed. New York,America:McGraw-Hill Professional,2010:204-214.
7. Hoo GW,Wu CC,Vazirani S,et al. Does a clinical decision rule using D-dimer level improve the yield of pulmonary CT angiography? AJR Am J Roentgenol,2011,196(5):1059-1064.
8. Impallomeni MG,Arnot RN,Alexander MS,et al. Incidence of pulmonary embolism in elderly patients newly admitted to an acute geriatric unit:a prospective study. Clin Nucl Med,1990,15(2):84-87.
9. Haspel J,Bauer K,Goehler A,et al. Long-term Anticoagulant Therapy for Idiopathic Pulmonary Embolism in the Elderly:A Decision Analysis. Chest,2009,135(5):1243-1251.
10. Narani KK. Deep vein thrombosis and pulmonary embolism-Prevention,management,and anaesthetic considerations. Indian J Anaesth,2010,54(1):8-17.

第六节 睡眠呼吸暂停-低通气综合征

入睡后人们的一系列生理活动会不同于清醒时,如出现呼吸节律及幅度改变的现象称为睡眠呼吸紊乱(sleep disordered breathing,SDB),包括呼吸暂停和低通气。睡眠呼吸暂停(sleep apnea)是指入睡后呼吸的短暂停止,进一步可分为阻塞型(obstructive)、中枢型(centra)和混合型(mixed);低通气(hypopnea)是指呼吸动度减弱。临床上通常使用多导睡眠图(polysomnography,PSG)来进行睡眠呼吸监测,并规定每次呼吸暂停和低通气的持续时间为至少 10 秒钟,伴和(或)不伴氧饱和度降低。当呼吸暂停和低通气发生的频率(apnea-hypopnea index,AHI)≥5 次/小时,即可诊断为睡眠呼吸暂停-低通气综合征(sleep apnea-hypopnea syndrome,SAHS),以阻塞型睡眠呼吸暂停综合征(obstructive sleep apnea syndrome,OSAHS)最常见。SAHS 可造成睡眠中机体间歇性缺氧,睡眠结构紊乱,患者出现白天嗜睡、记忆力下降、工作效率降低,脏器功能受损,渐导致并加重多脏器疾病,严重影响患者生活质量和寿命。

老年人群是个特殊的群体,大多数老年人已有各脏器功能减退及合并多种慢性疾病,若合并 SAHS 则会使疾病进一步加重;而如果在进入老龄之前已患有 SAHS 而未进行有效治疗,则在进入老龄阶段后呈现的疾病状态更加复杂和严重。

一、流 行 病 学

由于标准的不同,国内外关于流行病学调查的数据各异。以往的调查显示,一般人群 SAHS 的患病率为 2%~14%,女性为 2%~7%。一项针对香港居民的调查显示,男性 OSA 患病率为 4%,女性为 2%。老年人群中打鼾的发生率为男性 39%,女性 17%,但并非所有打鼾者都有 SAHS。

罹患该病的人群随着年龄的增长而增加,老年人群 OSA 的患病率是非老年人群的数倍。一项针对年龄在 71~100 岁人群的调查显示,以 AHI≥5 次/小时为诊断 SAHS 标准,则老年男性患病率为 81%,女性为 80%;即使将 AHI 提高至 15 次/小时,老年男性和女性患病率仍分别高达 57% 和49%。然而,尽管老年人群中 OSA 患病率极高,但真正有症状的患者——即睡眠呼吸暂停-低通气综合征(SAHS)——却并不多,有报道 65 岁以上老年人群 SAHS 的患病率为1.7%,45~64 岁人群的 SAHS 的患病率为 4.7%。

SAHS 是独立的死亡危险因素,对于有心血管疾病的患者,合并 SAHS 者死亡率很高,患者的病死率与 AHI 相关,AHI 越高,死亡率越高。

二、发病病理与危险因素

OSA 的发病机制与上呼吸道特别是咽部解剖结构密切相关。咽部是个肌性结构,缺乏骨性支持,附着于咽部的肌肉群在高级神经系统控制下保持着张力,维持咽部开放状态。当这些肌肉群的张力由于某些原因减弱时,会导致咽腔缩窄,严重者完全闭塞,发生阻塞型呼吸暂停。一些生理或病理状态加重上呼吸道的阻力,如肥胖、颈短粗、舌后坠、鼻腔阻塞(鼻中隔偏曲、鼻甲肥大、鼻息肉、鼻部肿瘤等)、Ⅱ度以上扁桃体肥大、软腭松弛、悬雍垂过长过粗、咽腔狭窄、咽部肿瘤、咽腔黏膜肥厚、舌体肥大、下颌后缩、颞颌关节功能障碍及小颌畸形等。由于是气道机械性梗阻,因此胸腹呼吸运动仍可见。而气道再次开放、呼吸恢复可能与微觉醒有关,因为绝大多数 OSA 结束时都伴有微觉醒的发生,微觉醒可中断睡眠,交感神经活性增加,从而使咽部肌肉张力增高。CSA 的发病机制比较复杂,可能与中枢通气控制不稳定、循环延迟、过度通气、缺氧等因素相关,在慢性心力衰竭、神经-肌肉病变者或身处高海拔时容易见到。

OSA 的主要危险因素包括肥胖、男性、女性绝经后及增龄。肥胖是 OSAHS 的独立危险因素,肥胖合并低通气最初被称为 Pickwickian 综合征,90% 的肥胖者有 OSA。肥胖导致上气道脂肪过度堆积、上气道狭窄、气道阻力增高,在仰卧位睡眠时会导致更加严重的后果。长期大量饮酒及服用镇静催眠药物会增加患病几率。

当合并有其他疾病时也会出现睡眠呼吸紊乱,如甲状腺功能低下、肢端肥大症、垂体功能减退、淀粉样变性、声带麻痹、小儿麻痹后遗症以及其他神经肌肉疾患(如帕金森病)、胃食管反流等。

三、临 床 特 点

一般 OSA 患者多见身体肥胖,或颈短粗,常有睡眠中打鼾且鼾声不规律,如鼾声逐渐减弱或突然中止,在停止数秒至数十秒后,鼾声再次突然出现且异常响亮,胸廓剧烈起伏,或伴有躯体扭动。但大多数患者不会醒转,醒后亦完全不清楚睡眠中发生的事情。多数患者有晨起口干、头胀、头痛、白天过度嗜睡、记忆力下降、工作效率降低、夜尿增多、性功能减退等,重者睡眠中出现胸闷憋气,甚至憋醒坐起。并可能导致或诱发基础疾病如高血压、冠心病、脑血管等疾病的加重并出现相关症状。大多数患者是在家属或朋友的提醒下才就医。

老年 SAHS 患者临床表现有其独特性,肥胖对于老年 SDB 患者的预测价值逊于非老年人,女性性别在老年 SDB 人群中已无优势。老年人对症状感觉更不敏感,由于高龄及合并基础疾病,上述临床表现如嗜睡、记忆力下降、反应迟缓等,常与衰老或基础疾病症状相混淆,容易被忽视。另外,一部分 OSA 老年人合并 CSA、混合型呼吸暂停(mixed sleep apnea,MSA),其发病机制和临床特点有别于 OSA,也是造成被忽视的原因之一。老年人因 SAHS 就医者减少,可能与症状不典型、缺少家属提醒、就医困难、漏诊或误诊等因素有关。

四、诊断、严重程度分级及鉴别诊断

(一)诊断

对于老年 SDB 患者的诊断须结合病史、临床表现、体格检查和睡眠监测。详细向患者、家属询问病史及临床表现,是防止漏诊/误诊的关键,患者一般状况、上呼吸道检查也能提供重要线索。对有打鼾、呼吸紊乱、日间嗜睡、多脏器功能障碍、合并无法解释症状的老年人可进一步进行多导睡眠图(polysomnography,PSG)检查。

PSG 是诊断 SAHS 的主要检查手段和"金标准"。患者在检查室自然睡眠,同时记录脑电图、眼动图、下颌肌动图、

口鼻气流、胸腹式呼吸运动、心电图、氧饱和度、体位、打鼾等基本指标,有的还需加腿动指标,需要气道正压治疗者还要增加压力滴定观测指标,监测时间应不少于7个小时。所有数据须经人工修改校正,判断患者的睡眠质量、呼吸紊乱指数(AHI)、呼吸紊乱类型、体位与睡眠紊乱、睡眠期与睡眠紊乱、缺氧时长、最低氧饱和度、微觉醒指数、血压与心率情况等,佩戴呼吸机作压力滴定的还要判断压力变化情况、呼吸紊乱消除及睡眠改善情况,对于第一次压力滴定未达到理想效果的,应重复滴定。另外,许多患者因更换睡眠地点及缠绕导联线而影响睡眠,所获得数据不能准确反映患者实际情况,故有人建议情况允许时可让患者在睡眠监测中心先睡两夜,待第三晚再行监测。

对于无法配合的老年患者,可采用简易PSG(包括口鼻气流、胸腹式呼吸运动、氧饱和度)测定,也可采用夜间分段PSG监测(即同一晚前2~4小时行PSG监测,之后行2~4小时的气道正压通气压力滴定)。

睡眠的分期以往多采用Rechtschaffen和Kales分期标准,将睡眠分为1期、2期、3期、4期(3期和4期为慢波睡眠期)、快速眼动睡眠(REM)期和活动期(MT)。美国睡眠医学协会(American Academy of Sleep Medicine, AASM)于2007年将睡眠分期标准更改为N1、N2、N3和R期,其中N3为慢波睡眠,对应于R&K标准的3期加4期,R期对应于REM期,新标准不再包含MT期。

各种呼吸紊乱的定义如下:①阻塞型呼吸暂停(obstructive sleep apnea, OSA),即口鼻气流停止达10秒及以上,胸腹式呼吸运动存在,呈矛盾运动,氧饱和度下降;②中枢型呼吸暂停(central sleep apnea, CSA),即口鼻气流停止达10秒及以上,同时胸腹式呼吸运动均停止,氧饱和度下降;③混合性呼吸暂停(mixed sleep apnea, MSA),即中枢型呼吸暂停和阻塞型呼吸暂停的混合形式,在PSG图中呈现呼吸紊乱前半段符合CSA表现,后半段符合OSA表现;④低通气(hypopnea),即口鼻气流幅度降低达基础值的50%以上,持续10秒及以上,同时伴有氧饱和度降低4%以上。

SAHS的诊断应在基于对患者临床症状和体征全面细致检查的基础上,结合PSG监测以得出。在进行治疗之前,除了须明确诊断外,还须对患者病情严重程度进行分级,以便明确可能引发的并发症,并为选择恰当的治疗方式、后续治疗方法提供依据。中华医学会于2002年关于SAHS的诊断标准为:临床上有典型的夜间睡眠时打鼾及呼吸不规律、白天过度嗜睡,经整夜7小时的监测提示呼吸暂停及低通气反复发作在30次以上,或AHI≥5次/小时。2009年AASM诊断SAHS的标准为:①AHI≥15次/小时;或②AHI≥5次/小时,同时伴有下列症状:白天嗜睡、醒觉时多次无意睡眠、睡醒后感觉头脑不清、乏力、困倦、醒后有气促、喘息、窒息,或同寝者述鼾声如雷、呼吸停顿等。

(二)严重程度分级

根据AHI和氧饱和度对SAHS进行严重程度分级。中华医学会2002年分级标准为:AHI在5~20次/小时为轻度,21~40次/小时为中度,>40次/小时为重度。根据最低氧饱和度对缺氧程度进行分级,SaO_2%≥90%为正常,SaO_2%在85%~89%为轻度低氧,SaO_2%在80%~84%为中度低氧,SaO_2%≤79%以下为重度低氧。2009年AASM

的分级标准则是根据呼吸紊乱指数(respiratory disturbance index, RDI)——包括呼吸暂停、低通气、呼吸事件相关醒觉——来分级,15>RDI≥5为轻度,30≥RDI≥15为中度,RDI>30为重度。

因SAHS可影响多脏器功能,在老年人,除了PSG外,还应据病情作其他相关检查,如血红蛋白、肝肾功能、血糖、血脂、心功能、肺功能、血气分析等,以及耳鼻咽喉科、口腔科检查等。

(三)鉴别诊断

临床中下列疾病应与SAHS进行鉴别。

1. 原发性鼾症 临床上只表现为打鼾而无呼吸暂停,但这种患者有发展为SAHS的可能。

2. 发作性睡病 主要表现为白天嗜睡、猝倒、睡眠瘫痪和入睡前幻觉,青少年患病率较高,诊断可通过作多次小睡实验,依据异常REM睡眠来判断。近期研究表明,老年发作性睡病患者猝倒也并不罕见,因类似于心脑血管疾病发作而常被忽视。

3. 不宁腿综合征和睡眠中周期性腿动综合征 均为睡眠相关神经-肌肉功能失调,老年人患病率较高,表现为失眠和白天嗜睡,醒觉时下肢感觉异常,患者不自主地活动下肢,可通过PSG监测腿动的频率来判断。

4. 上气道阻力综合征 表现为白天嗜睡,记忆力下降,低通气及氧饱和度下降,睡眠打鼾,PSG显示尽管没有呼吸紊乱事件发生,但却频繁出现微觉醒,睡眠结构片段化,食管压力监测显示微觉醒与上气道阻力增加有关。

五、治 疗

现在认为,SAHS是个慢性疾病,需要采取多种治疗形式,并需要长期干预。采用什么样的治疗方法应根据患者的具体情况来选择,重要的是消除病因,减少并发症,降低死亡率。

(一)教育

详细告知患者检查结果,使患者明白SAHS在其睡眠时、毫不知情的情况下正对机体产生严重的影响。教育内容应尽量包括危险因素、发病机制、并发症、对生活工作健康的危害、自然病程、治疗方式方法等。告知患者应长期随诊,充分关注睡眠健康。

(二)病因治疗及一般治疗

临床上一些疾病会引发或加重睡眠中呼吸紊乱,如甲状腺功能减低、心功能不全、扁桃体肥大、小颌畸形等,应积极治疗原发病。戒除不良生活习惯,如戒烟、戒酒和少服用镇静安眠药,尽量侧卧睡眠,避免白天过劳等。

(三)减肥

绝大部分OSA患者都超重,减肥对于减轻OSA有益。有报道当体重较基础体重下降15%后,咽部横截面面积增加,OSAS严重程度也有实质性降低。近期一项持续2年的减肥观察也显示,减轻体重能使AHI减低,但作用有限,但却能实质型地改善患者症状、缺氧和醒觉。但多数老年SAHS患者无体重超重,即使有,老年人减肥也应在不影响健康的基础上进行。

(四)持续气道正压通气

持续气道正压(continuous positive airway pressure,

CPAP)通气治疗是通过呼吸机为患者在睡眠中提供一个生理性正压,增加肺功能残气量,减小心脏后负荷,增加咽部扩张肌张力,维持上气道通畅。Sullivan首先于1981年运用此技术治疗OSAS,经过长期大量临床观察,CPAP已被公认是目前效果最佳的治疗方法,也是多数患者的治疗首选。临床研究也已证明,老年人能很好地耐受CPAP。

中华医学会呼吸病学分会睡眠呼吸疾病学组规定CPAP治疗OSAHS的适应证包括:①OSAHS,特别是AHI在20次/小时以上者;②严重打鼾;③白天嗜睡而诊断不明者可进行试验性治疗;④OSAHS合并慢性阻塞性肺疾病(COPD)者,即"重叠综合征";⑤OSAHS合并夜间哮喘。运用CPAP进行治疗之前,须对患者进行相关教育以及选择合适的治疗压力,因此,进行压力滴定非常重要。尽管目前自动气道正压(auto-CPAP)通气治疗已在临床运用,效果也令人满意,但鉴于其在世界范围内的认知度有限,AASM认为现阶段仍以手动调压为"金标准"。合适的治疗压力不仅能消除各种体位下的呼吸紊乱事件,维持血氧饱和度在正常范围,而且能使患者的睡眠结构维持正常,尤其是应有一定量地REM睡眠。如果压力滴定无法达到上述指标,应仔细寻找原因,并重新进行滴定。对于佩戴呼吸机治疗的患者应进行随访,最初几周的密切随访(close follow-up)尤其重要,因为大约5%～50%的OSA患者可能在第一周内由于各种原因拒绝使用呼吸机,其后也不会再继续使用。

CPAP的压力在吸气相和呼气相保持一致,压力始终保持恒定,适合于大部分SAHS患者,缺点是在治疗压力较高时呼气感觉阻力大,部分患者不能适应,可能会影响到使用的顺应性。现在许多CPAP呼吸机都配置了呼气相压力释放技术,在呼吸相初始阶段压力降低(具有不同档次),中后期压力回复至基线水平,可以提高CPAP治疗的舒适度。当CPAP治疗压力达到15cmH$_2$O以上,或者尽管在此压力以下但患者仍不能耐受时,可考虑使用双水平气道正压(bi-level positive airway pressure,BiPAP)通气呼吸机,BiPAP呼吸机在吸气相给予一个较高的压力,呼气相时给予一个较低的压力,提高了舒适度,更适合于老年患者及治疗压力较高者。不建议初始治疗的患者即使用BiPAP呼吸机。auto-CPAP呼吸机通过自动检测气道压力变化来感知呼吸紊乱事件,并自动选择消除呼吸紊乱事件所需的最低压力,保持呼吸道开放,临床上也可用作自动压力滴定使用,对于不能耐受传统CPAP呼吸机的患者,或者遇到不能进行手动CPAP压力滴定时,可选用auto-CPAP。

绝大多数呼吸机都配备了加湿加温装置,使呼吸功能输出不同温度和湿度的气流,增加患者使用的舒适度和减少副作用,患者可根据自身及居住环境的情况进行调节,对于有鼻部干燥或增有手术史者,尤应同时使用加湿加温功能。

面罩的选择非常关键,应选用舒适、大小合适的面罩,佩戴时不宜压迫太紧,面罩与脸部接触部位应尽量避免漏气,否则极易造成皮肤损伤,影响继续佩戴,不要遮盖面罩上的故意漏气孔。遇有鼻腔堵塞时应先行治疗鼻部疾患,保持鼻腔通畅,如果患者习惯张口呼吸,可选用口鼻面罩。

(五) 手术

以往认为OSAHS的主要病变部位是悬雍垂和咽部附近的多余组织,所以悬雍垂软腭咽成形术(uvulo palato pha-ryngoplasty,UPPP)用作临床首选治疗手段。现在发现引起上气道阻塞的情况非常复杂,目前该手术仅适合于上气道口咽部阻塞且AHI<20次/小时者,如咽部黏膜组织肥厚、咽腔狭小、悬雍垂肥大、软腭过低、扁桃体肥大者。对于轻中度OSAHS患者,可获得50%以上的疗效。肥胖及AHI>20次/小时者均不适用。老年人因高龄,肥胖者不多,合并多脏器疾病,手术多不适宜,有明确适应证者应可考虑手术治疗,但应注意手术和麻醉的风险。手术后3～6个月内应行PSG检查,以评价手术效果,失败者应尽快应用CPAP治疗。Pirsig等回顾了292个关于UPPP的研究,其中只有6项为长期观察,但未设对照组,4年及以上时间的观察显示有效率在31%～74%。临床上根据具体情况可选择其他合适的手术方式。

(六) 口腔矫治器

适用于狭窄部位在口咽及舌根部位的轻度OSAHS患者,如下颌后缩、舌体肥大,需进行个体化制作,随着技术的进步,口腔矫治器的种类和舒适度也在提高,增加了患者的耐受性,在佩戴3个月后应复查PSG检查以了解疗效,治疗失败者应改用CPAP治疗。

(七) 药物

药物治疗的疗效不肯定,且有不同程度的副作用,应慎重使用。

(八) 合并症与并发症的治疗

老年人常合并多种慢性疾病如慢性阻塞性肺病、高血压、冠心病、心功能不全、脑功能损害、糖尿病等,OSAHS与这些疾病的发生发展有着密切的关系,只有同时治疗才能取得良好疗效。临床医师在日常工作中应了解各种疾病的表现,疾病之间的关系,明确鉴别,准确诊断,及时治疗。

(王洪冰)

►► 参考文献 ◄◄

1. 中华医学会呼吸病学会睡眠呼吸疾病学组.阻塞性睡眠呼吸暂停低通气综合征诊治指南(草案).中华结核和呼吸杂志,2002,25:195-198.

2. Young T,Peppard PE,Gottlieb DJ. Epidemiology of Obstructive Sleep Apnea. A Population Health Perspective. Am J Respir Crit Care Med,2002,165(9):1217-1239.

3. Bixler E,Vgontzas A,Ten Have T et al. Effects of age on sleep apnea in men. Am J Respir Crit Care Med,1998,157:144-148.

4. Bixler E,Vgontzas A,Lin H,et al. Prevalence of sleep-disordered breathing in women. Am J Respir Crit Care Med,2001,163:608-613.

5. Durán J,Esnaola S,Rubio R,et al. Obstructive sleep apnea-hypopnea and related clinical features in a population-based sample of subjects aged 30 to 70 yr. Am J Respir Crit Care Med,2001,163:685-689.

6. Ip M,Lam B,Lauder I,et al. A community study of sleep-disordered breathing in middle-aged Chinese men in Hong Kong. Chest,2001,119:62-69.

7. Ip M,Lam B,Mok YW,et al. Prevalence of sleep disordered breathing in middle-aged Chinese women in Hong Kong. Am J Respir Crit Care Med,2001,163:A636.

8. Durán CJ. Prevalence of obstructive sleep apnea-hypopnea and related clinical features in the elderly: a population-based study in the general population aged 71-100. World Conference 2001 Sleep Odyssey. Montevideo: Uruguay, 2001. 21-26.

9. Young T,Shahar E,Nieto FJ,et al. Predictors of sleep-disordered breathing in community dwelling adults: the Sleep Heart Health Study. Arch Intern Med, 2002, 162: 893-900.

10. Marshall NS,Wong KKH,Liu PY,et al. Sleep apnea as an independent risk factor for all-cause mortality: The Busselton Health Study. Sleep,2008,31(8):1079-1085.

11. Young T, Finn L, Peppard P, et al. Sleep disordered breathing and mortality: eighteen-year follow-up of the wisconsin sleep cohort. Sleep. 2008,31(8):1071-1078.

12. Burwell CS,Robin ED,Whaley RD,et al. Extreme obesity associated with alveolar hypoventilation: a Pickwickian syndrome. Am J Med,1956,21(5):811-818.

13. Babak M. Obesity Hypoventilation Syndrome: A State-of-the-Art Review. Respir Care,2010,55(10):1347-1362.

14. Iber C, Ancoli-Israel S, Chesson A, et al. The AASM Manual for the Scoring of Sleep and Associated Events: Rules, Terminology and Technical Specifications. Westchester: American Academy of Sleep Medicine. 2007.

15. Silber MH,Ancoli-Israel S,Bonnet MH,et al. The visual scoring of sleep in adults . J Clin Sleep Med,2007,3(2): 121-131.

16. Epstein LJ, Kristo D, Strollo PJ, et al. Clinical guideline for the evaluation,management and long-term care of obstructive sleep apnea in adults. J Clin Sleep Med,2009,5 (3):263-276.

17. Busetto L,Enzi G,Inelmen EM,et al. Obstructive Sleep Apnea Syndrome in Morbid Obesity: Effects of Intragastric Balloon. ,2005,128(2):618-623.

18. Harrison G, Imran A, Cathy A, et al. Evidence-Based Recommendations for the Assessment and Management of Sleep Disorders in Older Persons. J Am Geriatr Soc, 2009,57(5):761-789.

19. Gay P,Weaver T,Loube D,et al. Positive Airway Pressure Task Force; Standards of Practice Committee; American Academy of Sleep Medicine. Evaluation of positive airway pressure treatment for sleep related breathing disorders in adults. Sleep,2006,29:381-401.

20. Kushida CA,Chediak A,Berry RB,et al. Positive Airway Pressure Titration Task Force of the American Academy of Sleep Medicine. Clinical guidelines for the manual titration of positive airway pressure in patients with obstructive sleep apnea. J Clin Sleep Med,2008,4(2): 157-171.

21. Pirsig W,Verse T. Long-term results in the treatment of obstructive sleep apnea. Eur Arch Otorhinolaryngol, 2000,257:570-577.

第七节 呼 吸 衰 竭

呼吸衰竭是呼吸系统或其他疾病、创伤、药物中毒等导致通气和或换气功能障碍,引起缺氧或合并二氧化碳潴留,进而引起机体系列生理功能紊乱和代谢异常的临床综合征。老年人呼吸衰竭病因与发病机制与非老年人基本一致,但由于老年人有增龄性各脏器功能的减退,人体各系统的器官会发生相应的老化,呼吸系统也不例外,且老年人易患肺部感染、心脏疾病、创伤、感染性休克和多脏器衰竭,呼吸储备功能下降,易导致呼吸衰竭。呼吸衰竭是老年人多发的危重症,其发病率和病死率有增龄性增高趋势。据不完全统计,重症监护病房中,大约有50%以上的患者年龄大于60岁,而且有20%~30%的患者需长期或间歇机械通气,老年患者呼吸衰竭的处理有其独特之处,也是目前临床医学需要探索的问题。

一、老年人呼吸系统的生理学变化

老年人肺脏和胸廓的变化导致老年人肺功能的下降。呼吸肌力量随增龄而减弱,支气管纤维活动减退。支气管平滑肌及腺组织明显萎缩,管腔扩张,肺泡张力降低,肺泡壁变薄或融合,肺泡无效腔增多,肺通气量减少。此外,增龄还会导致胸壁硬化,肺弹性回缩力下降以及呼吸肌肉张力的下降。肺弹性回缩力下降则会导致最大呼气流速下降及功能残气量增加。这导致呼吸肌做功增加,容易引起呼吸肌疲劳和脱机困难。对于正常的老年人,这种结构和生理的改变不会明显影响呼吸功能的改变。但对于罹患呼吸系统疾病的老年人,这种改变可以明显影响到病死率。以上改变导致肺活量和潮气量减少,残气量、功能残气量和闭合气量增加,弥散功能下降,最终发生呼吸衰竭。随年龄增加肺循环血量减少,肺上、下区血流分布的不均一性更加严重,通气血流比例严重失调,无效腔通气增加。此外,老年人的呼吸中枢和外周化学感受器对缺氧和高碳酸血症的反应性也明显下降。

二、老年呼吸衰竭的发病率和病因学

随年龄增加肺功能储备能力逐渐下降,这种生理改变使老年患者在急性病程中并发呼吸衰竭的危险增加。国外的一项调查显示,老年人呼吸衰竭的发病率随年龄呈指数倍增长,在>65岁的人群中,呼吸衰竭发病率尤其高;45~54岁人群中,每10万名患者约100名患者可能发生呼吸衰竭,而在65~74岁年龄段,每10万名患者约500名患者可能发生呼吸衰竭。肺部疾病是老年人急性呼吸衰竭的最主要病因,最常见的病因有肺炎和慢性阻塞性肺疾病(chronic obstructive pulmonary disease,COPD)。但是,肺外疾病如心力衰竭、脑血管意外和营养不良等也是老年患者发生呼吸衰竭的重要因素。国外调查结果显示,65岁老年患者引起急性呼吸衰竭的前5大病因依次为:心功能不全(43%)、社区获得性肺炎(35%)、COPD急性加重(32%)、肺栓塞(18%)和哮喘急性发作(3%)。而在另一项前瞻性研究中,在入住ICU

的老年患者,50%患者原发疾病为肺部疾病,最常见病因为肺部感染、慢性阻塞性肺疾病和急性呼吸窘迫综合征(acute respiratory distress syndrome, ARDS),心血管疾病占25%,其他的还包括有神经系统疾病和肾脏疾病等。一些多发于老年人的神经系统疾病,如帕金森病、脑血管意外和晚期老年痴呆症等,均可影响老年患者的神志和吞咽功能,使患者清除上气道分泌物能力下降。一些研究发现,在行机械通气的老年呼吸衰竭患者,清除口咽及气道分泌物能力下降往往是脱机失败的最常见原因。老年患者生活自理能力丧失,口咽部常有革兰氏阴性杆菌定植,易引起重症肺炎。营养不良则是引起老年人呼吸衰竭的另一重要原因,也是老年患者死亡的独立预测指标。如果同时存在活动减少和高分解代谢的情况,营养不良常导致部分肌肉群丧失、免疫抑制和呼吸肌无力等。有研究显示,当合并营养不良状态下,经机械通气治疗的呼吸衰竭患者中,≥80岁的患者的生存率只有7%,而年龄较轻患者的生存率为29%。镇静剂药物在老年患者的过度应用也是导致呼吸抑制不可忽视的因素。由于脂肪组织增加和体内水分减少,所以在用药时应考虑到老年人的药代动力学特点。在长期住院患者中,抗交感神经活性药物已经被视为引起误吸的独立危险因素。具有抗交感神经活性药物使患者的交感神经反射活性抑制,导致食管下段括约肌随腹腔内压力升高而过早关闭。胃扩张和胃迟缓使患者吸入过多的胃内容物,引起低氧血症甚至ARDS。一些疾病状态引起代谢性酸中毒也加重呼吸系统的负担,如脓毒症、休克、腹泻和肾衰竭等。这些情况都可以影响老年患者的肺功能,加重肺部疾病原有的病情,使老年患者更易于发生呼吸衰竭。

三、老年人呼吸衰竭的诊断

老年人呼吸衰竭的诊断标准与非老年人并无不同。明确诊断有赖于动脉血气分析:在海平面下、静息状态、呼吸空气条件下,动脉血氧分压(PaO_2)<60mmHg,伴或不伴二氧化碳分压($PaCO_2$)>50mmHg,并排除心内解剖分流和原发于心排血量减低等致低氧因素,可诊断为呼吸衰竭。老年呼吸衰竭临床表现缺乏特异性,常被临床医生忽视而导致延误诊断。临床中,老年患者神志改变常被临床医生考虑为其他内科急症,而忽略了低氧血症和高碳酸血症引起的精神障碍,尤其在合并老年痴呆和急性脑血管意外时更难鉴别。此外,老年患者随着年龄增大,患者自觉呼吸困难的能力下降;低氧后反射性心跳加速的自主神经反射能力下降;出现意识水平障碍时患者对外的沟通能力也下降,这些因素均可导致延误诊断,从而失去早期治疗时机,故应提高对老年人呼吸衰竭的警惕,及时监测动脉血气。必须指出:①由于$PaCO_2$无增龄性变化而PaO_2随增龄而下降,因此在诊断呼吸衰竭时应从严掌握PaO_2的标准,动脉血气分析要及早检测;②老年人呼吸衰竭的严重程度不仅取决于PaO_2和$PaCO_2$的变化程度,而且取决于其变化的速度(急性还是慢性)、血pH代偿或失代偿、心排出量和组织灌流量以及原发基础疾病等多种因素;③老年人呼吸衰竭的诊断尤其强调综合判断,诊断需确切,应包括病因、呼吸衰竭类型和程度,以及相关的水、电解质、酸碱改变和重要器官功能状态的评估。总结老年人呼吸衰竭的临床特点:①从原发病至出现呼吸衰竭,进

展快,来势凶;②咳嗽较轻,而神经精神症状出现早而突出;③主诉呼吸困难者少;④合并其他脏器衰竭者多,最常见的是心力衰竭、肾衰竭及消化道出血多。

四、老年人呼吸衰竭的治疗

早期诊断及正确治疗是降低老年人呼吸衰竭死亡率的关键。

(一)保持气道通畅

保持气道的通畅,是呼吸衰竭抢救的首要问题。老年呼吸衰竭患者常常存在气道分泌物引流不畅,需鼓励患者咳嗽排痰,定时翻身叩背、体位引流。若痰液黏稠,不易咳出者应予以气道湿化,可使用氧启动喷雾或超声雾化吸入。气道有痉挛者给予解痉平喘药物。重度呼吸衰竭患者已出现意识障碍、痰液堵塞或误吸等状况时,需紧急建立人工气道。非常紧急时可使用口插管,口插管操作简单,但固定差,不能保留太长时间,口腔护理困难,数天后大多出现口腔感染,并可继发下气道感染;鼻插管操作有一定困难,容易固定,保留时间可达1个月左右,但易引起鼻窦炎,也可产生下呼吸道继发感染。部分老年呼吸衰竭患者有时合并中枢病变,咳嗽咳痰反射异常,长期存在痰液引流不畅和误吸的问题,反复发生呼吸衰竭,撤机困难,该类患者最终需考虑气管切开,但气管切开患者生活质量较差,护理要求高,反复感染的机会也多,医疗费用大,是否行气管切开关系到患者基本生活和疾病状况、患者和家属的意愿、伦理道德等多方面,应综合考虑。

(二)抗感染

随年龄增长,机体防御能力下降,因此相对非老年人群而言,老年人群罹患肺部感染的情况更为常见,病情也更为严重和复杂,更容易导致各种严重并发症,如重度脓毒症和ARDS,出现呼吸衰竭,需要机械通气治疗。有资料显示,老年患者因链球菌肺炎而死亡的可能性比年轻患者大3~5倍,在美国每年用于老年人细菌性肺炎所发生的相关医疗费用不少于10亿美元。老年人肺部感染的发病特点与年轻患者也不同,应根据老年人的自身特点进行治疗和预防。国内外均已经有社区获得性肺炎(community acquired pneumonia, CAP)的诊治指南,并分别在2003年和2007年根据最新的循证医学依据更新了相关的内容。这些指南均强调各种危险因素和基础疾病,重视患者的分级分层对经验性抗菌药物治疗的意义。耐甲氧西林金黄色葡萄球菌(MRSA)和多药耐药铜绿单胞菌是反复住院尤其入住ICU的老年患者常见致病菌。笔者所在单位的RICU连续多年对老年呼吸衰竭患者的临床标本分离的细菌中假单胞菌属、不动杆菌属及耐甲氧西林金黄色葡萄球菌占到前几位。因此,针对老年呼吸衰竭患者的病原体特点,建立自己的微生物资料库,在经验性抗菌治疗时,根据各单位的病原谱特点合理选择抗菌药物具有重要的指导作用。对于老年人肺炎,以后的研究方向将更多集中于各种危险因素的研究,通过这些研究制订预防策略。治疗各种基础疾病、纠正营养不良和使用肺炎球菌疫苗等目前已达共识。重视老年患者的护理照顾和积极采取阻断克隆株传播的措施是减少ICU老年患者HAP的重要预防策略。

（三）合理氧疗

及时给予合理氧疗，也是治疗的关键。氧疗的目的是提高 PaO_2，减轻缺氧造成的重要器官功能损害，并减少呼吸肌做功。呼吸衰竭类型不同，氧疗原则也不同。Ⅰ型呼吸衰竭因无二氧化碳潴留，可按需给氧，氧浓度（FiO_2）可提高到 $40\%\sim50\%$，氧流量 $4\sim5L/min$，当 PaO_2 达 $70mmHg$，应降低吸氧浓度。Ⅱ型呼吸衰竭因呼吸中枢对二氧化碳刺激不敏感，主要靠缺氧刺激来维持呼吸，故应以控制性氧疗为原则，采用低流量（$1\sim2L/min$）、低浓度（FiO_2 $25\%\sim30\%$）持续给氧。每天 24 小时给氧比 12 小时给氧效果更佳，可改善缺氧所致的肺血管收缩、降低肺动脉压、延缓肺心病进程。因此，主张给老年慢性阻塞性肺疾病（COPD）患者进行长期氧疗，以提高生活质量和生存率。

（四）机械通气的应用

1. 机械通气的临床意义 老年患者由于各种原因易出现营养不良、咳嗽无力、嗽反射减弱、电解质紊乱等状况，从而影响气体交换和加重呼吸衰竭，甚至诱发各种并发症，如肺部感染、肺不张或窒息。机械通气可以辅助或代替患者呼吸做功；改善肺的气体交换，提高氧合，纠正组织缺氧；无创或有创压通气又可防止肺不张。建立人工气道和机械通气，可利用良好的湿化功能，防止痰液干结，便于分泌物的引流，加强气道廓清，保持呼吸道通畅。许多文献总结了老年严重肺部感染并发呼吸衰竭、急性心力衰竭、呼吸窘迫综合征、猝死等类患者中机械通气的重要意义。国内有研究报道老年 COPD、肺心病患者机械通气治疗的有效率达 92.2%；严重肺炎患者的机械通气有效率为 100%；肺因性呼吸心脏骤停者，由于及时插管和机械通气，一期复苏成功率为 66%；机械通气已成为临床上老年危重症抢救必不可少的手段。过去人们认为在高龄患者使用机械通气的意义不大，但最近不少研究证实，年龄不是评判机械通气预后的独立影响因素。有研究显示，≥75 岁的机械通气患者与＜75 岁低龄组比较，两组的死亡率没有差异，高龄组和低龄组在低氧血症纠正和通气不足改善等方面速率一致，两组在 ICU 住院天数和总住院天数也没有不同。因此，即使在高龄的呼吸衰竭患者也不应延误机械通气的时机，尤其存在发病因素可逆的情况下，更应积极进行机械通气治疗。

2. 有创与无创机械通气的选择 老年人呼吸肌肌力较差，心肺储备功能较低，当出现二氧化碳潴留时，若生命体征尚稳定，神志清楚能配合，痰液引流较好者，可首选无创机械通气。若出现神志恶化，生命体征不稳定，应及时改用有创机械通气。近年来，经面（鼻）罩无创正压通气（NIPPV）技术因其并发症少、医疗费用低、患者易接受等优点在临床上得到广泛的应用，尤其最近 10 余年，无创正压机械通气被广泛用于呼吸衰竭。在已经完成的前瞻性的随机对照研究中，发现无创正压机械通气可以有效减少＞65 岁 COPD 急性发作期患者的气管插管率。另一些研究则发现无创正压机械通气用于心源性肺水肿同样有效，在减少气管插管率和改善氧合甚至患者的生存预后等方面都存在显著优势。无创正压机械通气在重症肺炎并发呼吸衰竭方面的应用，也被证实是有效的。无创正压机械通气可以缩短该类患者 ICU 住院时间、减少气管插管率和降低呼吸频率等，但当这些患者清除气道分泌物能力下降时应慎用。无创正压通气无须建立人工气道，可以避免因气管插管导致的损伤，同时还保留气道的防御功能，减少医院内获得性肺炎的发生。还可提高患者的舒适度，减少镇静剂和肌松剂的应用，缩短住院时间，最终减少医疗费用。因此，目前建议在老年呼吸衰竭的患者中可以恰当规范地使用无创正压机械通气，但应当对无创正压机械通气改善气体交换的确切机制作进一步研究。除了鼻罩或鼻面罩造成的局部压迫损伤外，无创正压机械通气较少产生其他并发症。对无创正压机械通气禁忌证尚无统一的规定，一般都是基于临床试验的排除标准形成共识，包括昏迷、精神异常不能配合、无法维持气道防御功能、严重的代谢性酸中毒、肠梗阻、血流动力学不稳定、面部创伤、气道分泌物过多和张力性气胸等。基于上述的排除标准规定，许多的老年患者并不是无创正压机械通气最理想的使用对象，在这特殊病人群体中无创正压机械通气失败的可能性达 30%。大部分临床随机对照试验均强调在使用无创正压机械通气后早期生理指标观察通常选择在 1 小时或 4 小时后评估各项相关生理学指标。何时终止无创正压机械通气应根据患者的具体情况而定，如呼吸衰竭的程度、患者的意愿，以及气管插管后是否对患者益处更大等。无创机械通气期间，操作者需密切观察应用后的疗效、血流动力学和可能发生的副作用，一旦出现血流动力学的不稳定、意识状况恶化、呼吸窘迫加重、气道分泌物不能有效清除，或不能耐受面罩时，应及时改用有创机械通气。若老年患者气道分泌物多，咳嗽无力，气道廓清能力差者；呼吸中枢驱动差，呼吸节律不稳定；呼吸浅快或浅慢甚至出现呼吸暂停者，应直接使用有创机械通气。

3. 有创机械通气的实施原则 老年呼吸衰竭患者机械通气的原则是维持适当的通气和气体交换，尽量减少机械通气的并发症。遵循上述原则，目前临床上主张采用“肺保护策略”。老年呼吸衰竭患者机械通气的参数设置特点：①潮气量（Vt）：老年患者因增龄性肺功能的改变、肺顺应性的降低，以及 COPD、心血管疾病等疾病的影响，大潮气量易引起血流动力学的异常和通气机相关性肺损伤，目前主张使用较小的潮气量，一般为 $5\sim8ml/kg$，纠正 $PaCO_2$ 至 $8.0kPa$ 或患者平时水平，$pH>7.30$ 即可。②呼气末正压（PEEP）：当常规通气和吸氧浓度尚不能纠正呼吸衰竭时，可加用 PEEP，老年人因其特殊的生理、病理改变，使用 PEEP 需谨慎，一般从 $3\sim5cmH_2O$ 开始，酌情每次增加 $2\sim3cmH_2O$，密切观察疗效和副作用，一般不超过 $12cmH_2O$。过高的 PEEP 可引起心排量降低，组织灌注降低，甚至诱发多脏器衰竭。对于小气道闭陷引起的 PEEPi，近年来推荐加用低水平外源性 PEEP，来抵抗 PEEPi，减轻吸气负荷。一般 PEEP 设置为 PEEPi 的 75% 左右。若根据压力-容积（P-V）曲线来设定 PEEP，将更为合理，可设置 PEEP 等于或略高于低位拐点压力水平，既增加氧合，又可预防呼吸机相关性肺损伤。

4. 通气模式的选择 为了缩短机械通气使用的时间，减少副作用，避免废用性呼吸肌萎缩，老年呼吸衰竭患者尽量使用部分通气支持模式，如同步间歇指令通气（SIMV）、压力支持通气（PSV）、容量保证压力支持通气（VAPSV）、容量支持通气（VSV）等模式。部分通气模式可避免通气机依赖，减少机械通气的并发症，并可随患者呼吸功能的逐渐恢复而逐渐减机械通气的支持，及时撤机。

5. 成功脱机的预测指标　对临床医师来说,如何预测老年呼吸衰竭患者能够脱机成功是更大的挑战。一些传统的脱机指标曾被推荐用于老年患者,例如浅快呼吸指数(频率/潮气量比值)、最大吸气负压和每分通气量等,这些经典指标曾提倡用于评估老年患者脱机成功的可能性,但后来证实这些指标均不能准确预测老年呼吸衰竭患者是否能够成功脱机。一项前瞻性研究发现,浅快呼吸指数阈值≤130时可以提高预测成功脱机的准确率,但这只适用于机械通气时间>7天的患者。

6. 老年人呼吸衰竭与呼吸机依赖　慢性呼吸机依赖通常定义为每天需要机械通气时间>6小时,并且超过21天。呼吸机依赖与年龄增加之间的密切关系并没有得到证实。呼吸机依赖与呼吸衰竭的发病因素有关。在术后发生呼吸衰竭的老年患者,51%~74%的老年患者可以脱机成功。急性肺损伤经治疗后恢复的患者脱机成功率最高。约1/3的老年患者脱离呼吸机回到发病前正常的生活。

7. 长期或反复机械通气的问题　老年呼吸衰竭患者大多有慢性呼吸系统和心血管系统疾病史,心、肺功能均有不可逆性损害,一旦发生呼吸道感染、心肌缺血加重或心肌梗死、休克、误吸、创伤等诱发因素,即可发生严重呼吸衰竭。随着疾病的进展和肺功能的损害加重,机械通气的持续时间逐渐延长,而通气的间歇时间逐渐缩短,撤机越来越困难,反复发生呼吸衰竭的患者大多需气管切开,甚至长期使用机械通气。如何减少老年患者严重呼吸衰竭的次数,减少机械通气的反复使用,是临床上急待解决的问题。目前临床上正在探索老年呼吸衰竭患者长期无创机械通气治疗可减少有创机械通气的次数,并对患者生存期有影响。

(五) 纠正酸碱平衡和电解质紊乱

1. 呼吸性酸中毒(呼酸)合并代谢性酸中毒(代酸)　纠正单纯性呼酸的主要措施是积极改善通气,促使二氧化碳排出。单纯性代酸多为低氧所致的乳酸性酸中毒,主要措施是纠正缺氧。两者单独存在时,原则上不用碱性药物。若两者同时存在且 pH<7.20,可用小量碱性药物。碳酸氢钠有加重二氧化碳潴留的可能,最好与呼吸兴奋剂、支气管扩张剂合用。

2. 高碳酸血症后碱中毒[呼酸并代谢性碱中毒(代碱)]　多见于机械通气时 CO_2 排出过快,或低钾、低氯血症,或不适当使用碱性药物,应避免。低氯性碱中毒应给予高氯性溶液静脉滴注(如盐酸精氨酸),必要时可加服醛固酮拮抗剂;如通气已改善,$PaCO_2$ 已下降而血浆 HCO_3^- 浓度仍高者,可谨慎短期口服乙酰唑胺 0.125g,每天 2 次,有助于碱中毒的纠正。

3. 三重酸碱失衡　应针对三重酸碱失衡的主要矛盾采取相应措施,其目的是使"三重型"转化为"二重型",以致转化为单纯型,直到正常的酸碱状态,使病情得以改善。

4. 电解质紊乱　以低钾、低氯、低钠血症最常见,多为摄入不足和(或)排出过多(利尿剂)所致。治疗主要补充钾、氯及钠,低钾血症不易纠正时应补充镁。

(六) 并发症和合并症的处理

老年人常存在多种基础疾病,如冠心病、高血压、肺心病、糖尿病等,各系统的储备功能均降低,遇严重感染、缺氧、二氧化碳潴留等情况,易诱发心力衰竭、肾衰竭等,这些合并症又可加重缺氧和气体交换障碍,因此,在治疗原发疾病和呼吸衰竭的同时,应加强对心、肾等功能的监护与治疗,一旦出现,及时纠正。需强调的是,若呼吸衰竭患者出现心力衰竭症状,是机械通气的强有力指征。另外,老年呼吸衰竭患者较非老年人群更易出现电解质紊乱、酸碱失衡、消化道出血、弥散性血管内凝血等,故老年呼吸衰竭患者,需及时随访血气、电解质、凝血因子和凝血纤溶系统功能,同时给予胃黏膜保护剂。

(七) 支持治疗

老年呼吸衰竭患者大多存在营养不良和水电解质紊乱,易发生院内感染、机械通气脱机困难等。院内感染又加重营养不良和水电解质紊乱,产生恶性循环甚至导致患者的死亡。故该类患者应得到足够的热量、蛋白质和脂类的补充,目前主张老年机械通气患者早期使用搭配合理的鼻饲,监测各项营养指标和电解质,有条件的可使用床旁营养代谢车监测营养代谢,及时纠正营养不良和水电解质紊乱。

五、老年人呼吸衰竭的预后

虽然有调查发现年龄与ICU的死亡率有一定影响,但年龄并非呼吸衰竭患者的死亡率的独立危险因素。原发病情的严重程度和起病时已经存在的合并症往往对预后的影响更大。临床医师往往主观认为,老年患者即使抢救成功后其生活质量也极差。而研究证实,在ICU出院后的不同年龄组的患者中,对生活质量的影响并没有差别。因此,对于老年患者,仅从年龄角度决定是否进一步积极治疗是不恰当的。应从多方面因素考虑,如结合患者本身的病情和患者及其家属的意愿等,最终确定最佳的治疗方案。

(郭岩斐　孙铁英)

▶▶ 参考文献 ◀◀

1. Funk GC, Breyer MK, Burghuber OC, et al. Long-term non-invasive ventilation in COPD after acute-on-chronic respiratory failure. Respir Med,2011,105(3):427-434.

2. Ray P, Birolleau S, Lefort Y, et al. Acute respiratory failure in the elderly:etiology,emergency diagnosisand prognosis. Crit Care,2006,10:R82.

3. 俞森洋. 老年呼吸衰竭//朱元珏,陈文彬. 呼吸病学. 北京:人民卫生出版社,2003:1458-1468.

4. Roberts CM, Stone RA, Buckingham RJ, et al. National Chronic Obstructive Pulmonary Disease Resources and Outcomes Project implementation group. Acidosis,non-invasive ventilation and mortality in hospitalised COPD exacerbations. Thorax,2011,66(1):43-48.

5. Muir JF, Lamia B, Molano C, et al. Respiratory failure in the elderly patient. Semin Respir Crit Care Med,2010,31(5):634-46.

6. Calverley PMA, Gorini M. Chronic respiratory failure. // Ambrosino N,Goldstein RS,et al. Ventilatory Support for Chronic Respiratory Failure. Vol 225. London:Informa Healthcare,2008:1-11.

7. Balami JS,Packham SM,Gosney MA. Non-invasive venti-
   lation for respiratory failure due to acute exacerbations of
   chronic obstructive pulmonary disease in older patients.
   Age Ageing,2006,35:75-79.
8. El Solh AA,Ramadan FH. Overview of respiratory failure
   in older adults. J Intensive Care Med,2006,21:345-351.
9. Rozzini R,Sabatini T,Trabucchi M. Non-invasive ventila-
   tion for respiratory failure in elderly patients. Age Age-
   ing,2006,35:546-547.

第八章

消化系统疾病

<<<<<<

第一节 胃食管反流病

胃食管反流病(gastroesophageal reflux disease,GERD)系指胃内容物反流入食管,引起不适症状和(或)并发症的一种疾病。胃食管反流病的临床表现轻重不一,主要的临床症状是反酸、烧心、胸骨后疼痛、胃灼热,但有的患者表现为食管以外的症状,而忽视了对本病的诊断。

一、流 行 病 学

GERD 在西方国家很常见,人群中约 7%～15%有胃食管反流症状,发病随年龄增加而增加,40～60 岁为发病高峰。反流性食管炎(reflux esophagitis,RE)近年来在国内发病率逐步上升,据北京、上海两地 1996 年调查,有反流症状者为 5.77%,RE 为 1.92%。亚洲国家的资料显示内镜检查对 RE 的检出率为 3.0%～5.2%。上海长海医院回顾总结了 14 年间近 13 万例接受内镜检查的病例,结果显示 RE 的内镜检出率为 2.95%。北京大学第三医院报告十年间共进行 50 901 例次胃镜检查,原发性 RE 总检出率为 4.1%。自 1995 年至 2004 年,RE 发病年龄和检出率随年代变迁逐步上升,随年龄增长 RE 检出率升高、病变程度加重。这种情况的发生可能与人们生活方式改变、饮食结构逐步西化、人口老龄化,以及随年龄增长食管下段括约肌(LES)张力下降、唾液分泌减少、食管上皮修复能力下降和食管裂孔疝发病率增加有关。与国外报道相似,男性 RE 检出率高于女性,中老年人多见,轻度的(A、B 级)占大多数(82.5%)。虽然总的 RE 检出率男性高于女性,但随着年龄的增长,女性 RE 检出率增长幅度高于男性。伴食管裂孔疝的 RE 发生率随年龄增长而增高,女性高于男性。随年龄增长 LES 张力下降是食管裂孔疝形成的一个主要因素,较高的食管裂孔疝发病率是中老年人,特别是中老年女性 RE 发病率大幅增长的原因之一。

老年人 RE 临床症状多不典型,多表现为嗳气、厌食、纳差、吞咽困难及消化道出血,而反酸、胃灼热、胸骨后疼痛等典型 RE 症状表现较少,其原因可能为老年人食管、胃肠神经末梢感觉迟钝,对食管扩张产生的疼痛敏感度下降,对食管酸碱灌注缺乏敏感性有关。有研究显示,RE 的发生率和严重度随年龄增长而增加,而有胃灼热、反酸症状者并不增加。

研究发现老年人 RE 并存疾病种类多,病情较重。易并发食管裂孔疝、萎缩性胃炎、胃溃疡。

二、危 险 因 素

国内外资料显示,GERD 发病的危险因素包括年龄、性别、吸烟、体质指数(BMI)增加、过度饮酒、阿司匹林、非甾体抗炎药、抗胆碱能药物、体力劳动、社会因素、心身疾病、家族史等。近年来,关于 RE 和 Hp(幽门螺杆菌)感染关系的研究很多,但是结果差异很大。有研究显示,Hp 感染与 RE 无关;还有人认为,Hp 可能是 RE 的致病因素。国内外较多的学者认为,Hp 感染是唯一与食管炎严重程度呈负相关的因素。我们的研究在排除了干扰因素后采用了灵敏度及特异度较好的检测 Hp 的方法,结果显示老年组和非老年组 RE 患者 Hp 感染率之间差异无统计学意义。老年人 RE 患病率与 Hp 的关系可能与非老年人相似。

三、病因及发病机制

胃食管反流病是食管抗反流的防御机制下降和反流物对食管黏膜的攻击作用增强,保护因子与攻击因子建立的动态平衡被打破所致的结果。主要表现为 LES 压力降低、一过性食管下括约肌松弛(TLESR)过度等。GERD 的主要损伤因素为过多的胃内容物(主要是胃酸)反流入食管,引起食管黏膜损伤,胆汁和消化酶也可造成食管黏膜损伤。

(一) 食管抗反流屏障功能下降

正常时,胃食管交界的特殊解剖结构有利于抗反流,它包括 LES、膈肌、膈食管韧带、食管和胃之间的锐角等,其中主要是 LES。LES 在抗胃食管反流屏障中起关键作用。LES 是指食管末端约 3～4cm 长的环形高压区。正常 LES 静息压为 1.3～4.0kPa(10～30mmg),构成了防止胃食管反流的压力屏障。LES 的舒缩受多种因素的影响,如某些激素(如胆囊收缩素、胰升糖素、血管活性肠肽等)、食物(如脂肪、咖啡、巧克力等)、药物(如钙离子通道抑制剂、多巴胺、地西泮)等。引起胃食管反流抗屏障功能下降的机制有三种:

1. LES 压力降低 正常人静息状态下的 LES 保持张力性收缩(高于胃内压),如 LES 压力降低(<6mmHg)会造成胃内容物自由反流至食管,中重度食管炎患者 LES 压力降低明显。GERD 患者 LES 压力降低多见,但无解剖结构异常。

2. 一过性食管下括约肌松弛(TLESR)增多 TLESR 是与吞咽无关的 LES 松弛,为 LES 压力正常时反流发生的最常见机制。GERD 患者 TLESR 频繁发生,多为酸反流,而正常人气体反流为多。胃扩张、腹内压增加可通过迷走神经诱发 TLESR 的发生。胃食管反流病患者 TLESR 较频,持续时间长,是目前认为引起胃食管反流的主要原因。

3. 胃食管交界处结构改变 胃食管交界处的膈肌脚、膈食管韧带、食管和胃之间的 His 角等是抗反流功能的重要保证。最常见的异常为食管裂孔疝,它是指部分胃经过膈肌的食管裂孔进入胸腔,相当多的食管裂孔疝患者有 RE。

(二)食管对反流物廓清能力降低

胃反流物中胃酸和胃蛋白酶是损害食管黏膜最强的致病因子。除了胃酸和胃蛋白酶外,反流物中还常混有含胆汁和胰酶的十二指肠液,由这类物质引起的食管黏膜损害又称为碱性反流性食管炎。胆酸、胰酶能增加食管黏膜的渗透性,加重胃酸、胃蛋白酶对食管黏膜的损害作用。正常食管对反流物的廓清能力包括容量清除和化学清除两部分。容量清除指正常时食管内容物通过重力作用,一部分排入胃内,大部分通过食管体部的自发和继发推进性蠕动将食管内容物排入胃内,是食管廓清的主要方式。化学清除指唾液的中和作用。GERD 时食管体部蠕动减弱,如同时有唾液分泌的减少,则不仅对反流物的容量清除下降,且对反流物的化学清除作用也降低。

(三)食管黏膜的屏障功能减弱

在 GERD 中,仅有 48%～79%患者发生食管炎症,而另一部分患者反流症状虽突出,却不一定有明显的食管黏膜损害,提示食管黏膜的损害是攻击因子和黏膜本身作用的结果。食管黏膜对反流物有防御作用,这种防御作用被称为食管黏膜的屏障功能。包括上皮前屏障:即食管黏膜上皮附着的黏液,对胃蛋白酶起着屏障作用,黏膜表面的 HCO_3^- 能中和一部分反流的 H^+;上皮屏障:在结构上有紧密排列的多层鳞状上皮细胞,不具有渗透和吸收作用,使反流物难以通过,且能中和进入上皮细胞内的 H^+,减轻 H^+ 对黏膜的损害作用;上皮后屏障:指黏膜下毛细血管提供的血液供给等保护作用。

(四)胃排空障碍

胃食管反流多发生在餐后,在 GERD 患者中有 1/2 的胃排空延缓,研究显示餐后胃扩张可引起 LES 松弛,促进反流。反流的频率与胃内容物的含量、成分、胃排空情况有关。

(五)胃食管感觉异常

部分患者有食管感觉过敏,特别是 NERD(非糜烂性反流病)患者食管对球囊扩张感知阈和痛阈降低、酸敏感增加,抗酸治疗后食管对酸的敏感降低。

(六)其他因素

婴儿、妊娠、肥胖易发生胃食管反流,而硬皮病、糖尿病、腹水、高胃酸分泌状态也常有胃食管反流。十二指肠胃反流可增加胃容量,十二指肠液(胆盐和胰酶)对食管有消化作用。

四、GERD 的分类

GERD 可分为非糜烂性反流病(non-erosive reflux disease,NERD)、糜烂性食管炎(erosive esophagitis,EE)和 Barrett 食管(Barrett's esophagus,BE)三种类型,也可称为 GERD 相关疾病。大多数学者认为 GERD 的三种类型相对独立,相互之间不转化或很少转化,但有些学者则认为这三者之间可能有一定相关性。

NERD 系指存在反流相关的不适症状,但内镜下未见 BE 和食管黏膜破损。

EE 系指内镜下可见食管远段黏膜破损。

BE 系指食管远段的鳞状上皮被柱状上皮所取代。

在 GERD 的三种疾病形式中,NERD 最为常见,EE 可合并食管狭窄、溃疡和消化道出血,BE 有可能发展为食管腺癌。这三种疾病形式之间相互关联和进展的关系需作进一步研究。

(一)NERD

NERD 主要依赖症状学特点进行诊断,典型的症状为胃灼热和反流。患者以胃灼热症状为主诉时,如能排除可能引起胃灼热症状的其他疾病,且内镜检查未见食管黏膜破损,可作出 NERD 的诊断。内镜检查对 NERD 的诊断价值在于可排除 EE 或 BE 以及其他上消化道疾病,如溃疡或胃癌。便携式 24 小时食管 pH 监测可测定是否存在病理性酸反流,但仅约 50%～75%的 NERD 患者达到阳性标准。结合症状指数可判断酸反流是否与胃灼热症状相关,症状指数系指与酸反流(pH<4)相关的胃灼热症状发生次数占胃灼热发作总次数的比例,超过 50%为阳性。PPI(质子泵抑制剂)试验是目前临床诊断 NERD 最为实用的方法。PPI 治疗后,胃灼热等典型反流症状消失或明显缓解提示症状与酸反流相关,如内镜检查无食管黏膜破损的证据,临床可诊断为 NERD。症状不典型的 NERD 患者,如上腹痛、腹胀、非心源性胸痛、慢性咳嗽、哮喘或慢性咽喉痛等,需行与反流相关证据的检查,明确症状与胃食管反流的关系。

NERD 应与功能性胃灼热鉴别。根据罗马Ⅲ标准,功能性胃灼热的诊断标准为患者有胃灼热症状,但缺少反流引起该症状的证据,如:①内镜检查无食管黏膜损伤;且②24 小时食管 pH 监测示食管酸反流阴性;或③症状指数<50%。PPI 试验阴性提示胃灼热症状与酸反流的关系不密切,并非 GERD,但因其特异性不高,故阳性结果不能排除功能性胃灼热。

(二)EE

1994 年洛杉矶会议提出了明确的 EE 分级标准,根据内镜下食管病变的严重程度分为 A～D 级。A 级:≥1 个食管黏膜破损,最大长径<5mm;B 级:≥1 个黏膜破损,最大长径>5mm,破损黏膜无融合;C 级:≥1 个黏膜破损,有融合,但<75%的食管周径;D 级:≥1 个黏膜破损,有融合,并≥75%的食管周径。

(三)BE

BE 本身通常不引起症状,临床主要表现为 GERD 的症状,如胃灼热、反流、胸骨后疼痛、吞咽困难等。但约 25%的患者无 GERD 症状,因此在筛选 BE 时不应仅局限于有反流相关症状的人群,行常规胃镜检查时,对无反流症状的患者也应注意有无 BE 存在。

1. BE 的诊断 主要根据内镜检查和食管黏膜活检结果。目前国际上对 BE 的诊断存在两种见解:①只要食管远端鳞状上皮被柱状上皮取代即可诊断为 BE;②只有食管远端化生柱状上皮存在肠上皮化生时才能诊断。鉴于我国对 BE 的研究还不够深入,因此,以食管远端存在柱状上皮化生作为诊断标准较为稳妥,但必须详细注明组织学类型和是否存在肠上皮化生。除内镜下诊断外,还必须有组织学诊断、内镜与病理诊断相结合,有助于今后对 BE 临床诊断的进一步深入研究。内镜检查明确区分鳞、柱状上皮交界(SCJ)和食管胃交界(EGJ)对识别 BE 十分重要:①SCJ 内镜标志:为食管鳞、柱状上皮交界处构成的齿状 Z 线;②EGJ 内镜标志:为管状食管与囊状胃的交界处,其内镜下定位的标志为最小充气状态下胃黏膜皱襞的近侧缘和(或)食管下端纵行栅栏样血管末梢;③BE 内镜下典型表现为 EGJ 近端出现橘红色柱状上皮,即 SCJ 与 EGJ 分离。BE 的长度测量应从 EGJ 开始向上至 SCJ。内镜下亚甲蓝染色有助于对灶状肠化生的定位,并能指导活检。

2. BE 病理学诊断 活检取材推荐使用四象限活检法,即常规从 EGJ 开始向上以 2cm 的间隔分别在 4 个象限取活检;对疑有 BE 癌变者应向上每隔 1cm 在 4 个象限取活检;对有溃疡、糜烂、斑块、小结节狭窄和其他腔内异常者,均应取活检行病理学检查。组织分型:①贲门腺型:与贲门上皮相似,有胃小凹和黏液腺,但无主细胞和壁细胞;②胃底腺型:与胃底上皮相似,可见主细胞和壁细胞,但 BE 上皮萎缩较明显,腺体较少且短小,此型多分布于 BE 远端近贲门处;③特殊肠化生型:化生的柱状上皮中可见杯状细胞为其特征性改变。BE 的异型增生:①低度异型增生(low grade dysplasia,LGD):由较多小而圆的腺管组成,腺上皮细胞拉长,细胞核染色质浓染,核呈假复层排列,黏液分泌很少或不分泌,增生的细胞可扩展至黏膜表面;②高度异型增生(high grade dysplasia,HGD):腺管形态不规则,呈分支或折叠状,有些区域失去极性。与 LGD 相比,HGD 细胞核更大、形态不规则且呈簇状排列,核膜增厚,核仁呈明显双嗜性,间质无浸润。

3. 分型 ①按化生柱状上皮长度分类:长段 BE(long segment Barrett's esophagus,LSBE)指化生柱状上皮累及食管全周,且长度≥3cm;短段 BE(short segment Barrett's esophagus,SSBE)指化生柱状上皮未累及食管全周或虽累及全周,但长度<3cm;②按内镜下形态分类:可分为全周型(锯齿状)、舌型和岛状;③按布拉格 C&M 分类法进行记录:C(circum-ferential metaplasia)代表全周型化生黏膜长度,M(maximal proximal extent of the metaplastic segment)代表化生黏膜最大长度。如 C3-M5 表示食管圆周段柱状上皮为 3cm,非圆周段或舌状延伸段在 EGJ 上方 5cm;C0-M3 表示无全周段化生,舌状伸展为 EGJ 上方 3cm。

4. 监测和随访 鉴于 BE 有发展为食管腺癌的危险性,因此应对 BE 患者进行定期随访,目的是早期发现异型增生和癌变。随访周期:内镜检查的时间间隔应根据异型增生的程度而定。无异型增生的 BE 患者应每 2 年复查一次内镜,如两次复查均未检出异型增生和癌变,可酌情放宽随访时间间隔;对伴有轻度异型增生的患者,第一年应每 6 个月复查一次内镜,如异型增生无进展,可每年复查一次;对重度异型增生的 BE 患者应建议行内镜下黏膜切除术或手术治疗,并密切监测随访。

五、临床表现

(一)主要的临床症状

GERD 的临床表现轻重不一,主要的临床症状是反酸、胃灼热、胸骨后疼痛。胃灼热是 GERD 的最常见症状,约 50% 的患者有此症状。胃灼热是指胸骨后或剑突下烧灼感,常在餐后出现,饮酒、甜食、浓茶、咖啡可诱发;肢体前屈、卧位或腹压增高时加重,可向颈部放射。胃灼热是由于酸反流刺激了食管深层上皮感觉神经末梢所致。胸骨后疼痛常发生在胸骨后或剑突下,向胸部、后背、肩、颈、下颌、耳和上肢放射,此时酷似心绞痛。部分患者不伴有胃灼热、反酸症状,给临床诊断带来了一定困难。胃内容物在无恶心和不用力情况下涌入口腔,空腹时反胃为酸性胃液反流,称为反酸,但此时也可有胆汁和胰液溢出。部分患者有吞咽困难,可能由于食管痉挛或食管动力障碍所致,症状呈间歇性,进食固体或液体食物时均可发作。少数患者因食管瘢痕形成而狭窄,吞咽困难呈进行性加重。有食管重度糜烂或并发食管溃疡的患者可见吞咽疼痛。

(二)食管外症状

食管外症状有如慢性咳嗽、咽喉炎、哮喘等。随着流行病学和病理生理学研究的深入,GERD 引起的食管外表现越来越受到各学科重视。常见的食管外表现包括:

1. 反流性喉炎综合征 胃内容物反流至喉部引起损伤和炎症,继而产生的临床综合征称为反流性喉炎综合征或喉咽反流(LPR)。约 10% 的耳鼻喉门诊患者的症状和反流相关。对于慢性难治性咽喉炎患者,在排除其他原因且常规治疗疗效较差时,应考虑反流的存在。多数 LPR 患者没有 GERD。LPR 和 GERD 的症状特点有较大差异:前者多发生在白天、直立位,而后者多发生在夜间、平卧位。喉镜诊断 LPR 的敏感性和特异性较差,目前尚无诊断 LPR 的统一标准。

2. 反流性哮喘综合征 目前研究认为反流并非哮喘的主要致病因素,但反流可诱发或加重哮喘。有研究显示,哮喘患者存在 GERD 症状的比例高于普通人群(59.2% vs. 38.1%),而 GERD 患者合并哮喘的比例也高于非 GERD 患者(4.6% vs. 3.9%),具有夜间反流症状患者的哮喘发生率更高。虽然临床上较难甄别反流性哮喘综合征,但这类患者常对哮喘常规治疗的反应欠佳,而使用泵离子抑制剂(PPI)可缓解部分患者的哮喘症状。因此在临床上,对成年发病、夜间发作频繁、进餐、运动和卧位时易诱发,以及常规治疗效果不佳的哮喘,均应考虑胃食管反流的存在。GERD 和哮喘的关系相当复杂,两者在发病机制上相互促进,但通过抑酸治疗抑制哮喘发作可能只适用于少数哮喘患者。

3. 反流性咳嗽综合征 反流性咳嗽综合征曾被称为"胃食管反流性咳嗽",是慢性咳嗽最常见三大原因之一(另两个为哮喘和鼻后滴流综合征),占 20% 左右。多数反流性咳嗽综合征患者没有胃灼热、反酸等 GERD 典型症状和糜烂性食管炎表现。临床常使用 24 小时食管 pH 监测诊断该病。最近随着阻抗技术在食管监测中的应用,反流监测的敏感性有所提高。

4. 反流性牙侵蚀症 当胃酸反流至口腔且 pH<5.5 时,牙齿表层的无机物可发生溶解而引起反流性牙侵蚀症。流行病学研究提示 83% 的牙侵蚀症患者具有病理性胃食管酸反流,40% 具有典型反流症状或病理性胃食管酸反流的患者患有或曾经患有牙侵蚀症。GERD 患者患牙侵蚀症的可能性是普通人群的 3~8 倍。反流性牙侵蚀症没有特异性的

临床表现。早期诊断较困难,可仅表现为轻度釉质表面脱矿而失去光泽,往往牙本质暴露时才被察觉。反流性牙侵蚀症病变分布有一定特点,常在舌面、颊面和颌面,且后牙的侵蚀程度比前牙严重。而外源性牙侵蚀症的病变常发生在唇面且前牙侵蚀程度比后牙严重。24小时食管 pH 监测显示食管近端酸反流增多,且牙侵蚀程度同食管远端、近端 pH<4 的时间百分比呈正相关。

六、GERD 的诊断及辅助检查

(一) 诊断

根据 GERD 症状群作出诊断:①有典型的胃灼热和反流症状,且无幽门梗阻或消化道梗阻的证据,临床上可考虑为 GERD;②有食管外症状又有反流症状,可考虑是反流相关或可能相关的食管外症状,如反流相关的咳嗽、哮喘;③如仅有食管外症状,但无典型的胃灼热和反流症状,尚不能诊断为 GERD,宜进一步了解食管外症状发生的时间、与进餐和体位的关系以及其他诱因。需注意有无重叠症状(如同时有 GERD 和肠易激综合征或功能性消化不良)、焦虑、抑郁状态、睡眠障碍等。

(二) 上消化道内镜检查

对拟诊 GERD 患者一般先行内镜检查,特别是症状发生频繁、程度严重、伴有报警征象或有肿瘤家族史的患者。上消化道内镜检查有助于确定有无反流性食管炎以及有无合并症和并发症,如食管裂孔疝、食管炎性狭窄、食管癌等,有助于 NERD 的诊断。

(三) 诊断性治疗

对拟诊 GERD 患者或疑有反流相关食管外症状的患者,尤其是上消化道内镜检查阴性时,可采用诊断性治疗。质子泵抑制剂(PPI)诊断性治疗(PPI 试验)已被证实是行之有效的方法。建议服用标准剂量 PPI,一日两次,疗程 1~2 周。服药后如症状明显改善,则支持酸相关 GERD 的诊断;如症状改善不明显,则可能有酸以外的因素参与或不支持诊断。PPI 试验不仅有助于诊断 GERD,同时还启动了治疗。PPI 试验阴性有以下几种可能:①抑酸不充分;②存在酸以外因素诱发的症状;③症状不是反流引起的。PPI 试验具有方便、可行、无创和敏感性高的优点,缺点是特异性较低。

(四) 胃食管反流证据的检查

1. X 线片和放射性核素检查 传统的食管钡餐检查将胃食管影像学和动力学结合起来,可显示有无黏膜病变、狭窄、食管裂孔疝等,并显示有无钡剂的胃食管反流,因而对诊断有互补作用,但敏感性较低。放射性核素胃食管反流检查能定量显示胃内放射性核素标记的液体反流,胃食管交界处(EGJ)屏障功能低下时较易出现阳性结果,但阳性率不高,应用不普遍。

2. 24 小时食管 pH 监测 24 小时食管 pH 监测的意义在于证实反流存在与否。24h 食管 pH 监测能详细显示酸反流、昼夜酸反流规律、酸反流与症状的关系以及患者对治疗的反应,使治疗个体化。其对 EE 的阳性率>80%,对 NERD 的阳性率为 50%~75%。

(五) 食管测压

食管测压不直接反映胃食管反流,但能反映 EGJ 的屏障功能。在 GERD 的诊断中,食管测压除帮助食管 pH 电极定

位、术前评估食管功能和预测手术外,还能预测抗反流治疗的疗效和是否需长期维持治疗。因而,食管测压能帮助评估食管功能,尤其是对治疗困难者。

(六) 食管胆汁反流测定

部分 GERD 患者的发病有非酸性反流物质因素参与,特别是与胆汁反流相关。可通过检测胆红素以反映是否存在胆汁反流及其程度。但多数十二指肠内容物反流与胃内容物反流同时存在,且抑酸治疗后症状有所缓解。因此胆汁反流检测的应用有一定局限性。

(七) 其他

对食管黏膜超微结构的研究可了解反流存在的病理生理学基础;无线食管 pH 测定可提供更长时间的酸反流检测;腔内阻抗技术的应用可监测所有反流事件,明确反流物的性质(气体、液体或气体液体混合物),与食管 pH 监测联合应用可明确反流物为酸性或非酸性以及反流物与反流症状的关系。

七、并 发 症

(一) 食管狭窄

长期的胃食管反流,引起食管黏膜充血、水肿、糜烂、溃疡,纤维组织增生,瘢痕形成,食管壁的顺应性降低而狭窄。有 8%~20% 的严重性食管炎患者发生食管狭窄。

(二) 消化道出血

反流性食管炎可引起少量渗血;弥漫性食管炎或食管溃疡时可发生较大量出血,表现为呕血和(或)黑便。

(三) 癌变

BE 是食管腺癌的主要癌前病变,合并食管腺癌比一般人群高 30~50 倍。

八、鉴 别 诊 断

1. 胃灼热的患者在 PPI 试验性治疗无效时多考虑功能性胃灼热或非酸反流。

2. 以胸痛为主要症状的应与冠心病鉴别。

3. 吞咽困难应考虑是否有食管运动紊乱、食管癌、贲门失弛缓症、嗜酸性粒细胞性食管炎等。

4. 内镜下食管下段炎症和溃疡须与真菌感染、药物、克罗恩病、结核或白塞病等所致者鉴别。

5. 症状不典型的患者,应排除原发性咽喉或肺部疾病。

九、GERD 的治疗

GERD 的治疗目标为治愈食管炎,缓解症状,提高生活质量,预防并发症。治疗包括以下几方面的内容:

(一) 改变生活方式

抬高床头、睡前 3 小时不再进食、避免高脂肪食物、戒烟、戒酒、减肥等生活方式的改变可能使部分 GERD 患者从中受益,但这些改变对于多数患者而言并不足以控制症状。目前尚无关于改变生活方式与 GERD 治疗的对照研究,亦缺乏改变方式对患者生活质量潜在负面影响的研究资料。

(二) 药物治疗

用抑酸药物抑制胃酸分泌是目前治疗 GERD 的基本方法。抑制胃酸的药物包括 H_2 受体拮抗剂(H_2RA)和质子泵抑制剂(PPI)等。

1. 初始治疗 西咪替丁、雷尼替丁、法莫替丁和尼扎替丁治疗 GERD 的临床试验结果显示 H_2RA 缓解轻、中度 GERD 症状的疗效优于安慰剂,疗效为 60%～70%。但 4～6 周后大部分患者出现药物抵抗,长期疗效不佳。提示 H_2RA 仅适用于轻、中度 GERD 的初始治疗和短期缓解症状。

PPI 治疗 GERD 的疗效已在世界各国得到认可。目前临床上使用的 PPI 主要包括埃索美拉唑镁肠溶片、奥美拉唑、泮托拉唑钠、雷贝拉唑钠、艾普拉唑等。EE 患者中、短期应用 PPI 的临床试验表明,PPI 治愈食管炎和完全缓解胃灼热症状的速度较 H_2RA 更快。标准剂量的各种 PPI 治疗 EE 的疗效基本相同。PPI 对 H_2RA 抵抗的 EE 患者同样有疗效。PPI 治疗 EE 4 周和 8 周时的内镜下愈合率分别为 80% 和 90% 左右。

基于 PPI 在疗效和症状缓解速度上的优势,治疗 EE 应首选标准剂量的 PPI。部分患者症状控制不满意时可加大剂量。多项临床试验已证实,PPI 缓解 NERD 患者胃灼热症状的疗效低于 EE 患者,但在改善症状方面的疗效优于 H_2RA 和促动力药。对于 NERD 患者,应用 PPI 治疗的时限尚未明确,但已有研究资料显示其疗程应大于 4 周。

GERD 的食管外症状,如反流性咽喉炎等,应用 PPI 治疗对大部分患者有一定疗效。

2. 维持治疗 GERD 具有慢性、复发性的特点,据欧美国家报道,停药半年复发率为 70%～80%,故应进行维持治疗,避免 GERD 反复发作及由此引起并发症。PPI、促胃肠动力药均可作为维持治疗的药物长期使用,其中 PPI 疗效肯定。维持治疗应注重个体化,根据患者的反应,选择适合个体的药物和剂量。以 PPI 标准剂量维持治疗,随访半年后 80% 以上的患者仍可维持正常。按需治疗是间歇治疗的一种,即只在症状出现时服用药物,持续使用至症状缓解。

目前尚无对 NERD 患者行 PPI 维持治疗的多中心、随机、双盲对照研究资料。已有的文献显示按需治疗对 NERD 患者也有效。

促动力药物治疗:在 GERD 的治疗中,促动力药可作为抑酸药物治疗的辅助用药。目前临床主要用药如莫沙必利。

黏膜保护剂:目前临床主要用药如硫糖铝等。铝碳酸镁对食管黏膜也有保护作用,能吸附胆酸等碱性物质,保护黏膜。

(三) 手术治疗

抗反流手术在缓解症状和愈合食管炎方面的疗效与药物治疗相当。手术并发症发生率和死亡率与外科医师的经验和技术水平密切相关。术后常见的并发症包括腹胀 (12%)、吞咽困难 (6%),相当一部分患者 (11%～60%) 术后仍需规则用药。研究表明抗反流手术并不能降低食管腺癌的风险。因此,对于是否行抗反流手术治疗,应综合考虑患者个人意愿和外科专家的意见后再作决定。抗反流手术治疗适应证主要为:①内科治疗有效,但无法长期服用 PPI;②持续存在与反流有关的咽喉炎、哮喘,内科治疗无效;③LES 压力降低,食管体部动力正常。手术方式主要为胃底折叠术,合并有食管裂孔疝应行修补术。抗反流手术十年复发率为 62%,并发症率 5%～20%。对已证实有癌变的 BE 患者,原则上应行手术治疗。

(四) 内镜治疗

短期初步研究提示内镜治疗可改善 GERD 症状评分,提高患者满意度和生活质量,并可减少 PPI 用量。然而,目前尚无内镜治疗与药物治疗直接比较的数据。此外,也观察到一些少见但严重的并发症(包括穿孔、死亡等)。由于内镜治疗尚有许多问题未得到解决,包括远期疗效、患者的可接受性和安全性、对 GERD 不典型症状是否有效等,因此建议训练有素的内镜医师可谨慎开展内镜治疗。内镜治疗方法包括射频能量输入法、注射法和折叠法等。PPI 治疗有效的患者不主张用该类方法。禁忌证有 C 级或 D 级食管炎、BE、>2cm 的食管裂孔疝、食管体部蠕动障碍等。

伴有异型增生和黏膜内癌的 BE 患者,超声内镜检查排除淋巴结转移后,可考虑内镜切除术。

综上所述,大多数 GERD 患者的症状和食管黏膜损伤可通过药物治疗得到控制。药物治疗无效时,应重新考虑诊断是否正确。适时调整药物和剂量是提高治疗 GERD 疗效的重要措施之一。手术和内镜治疗应综合考虑后再慎重作出决定。

十、预　后

大多数 GERD 病例呈慢性复发性,终止治疗后复发,NERD 对治疗的反应较差,长期病程对患者生活质量影响很大。与食管炎有关的死亡率极低,但 BE 有发生腺癌的倾向。随着治疗方法的不断改进和深入研究,RE 治愈率逐渐提高,严重并发症的发生率趋向减少。

(许 乐)

▶ 参考文献 ◀

1. 林三仁,许国铭,胡品津,等.中国胃食管反流病共识意见.胃肠病学,2007,12(4):233-239.
2. 王吉耀.内科学.第 2 版.北京:人民卫生出版社,2010.
3. 王进海,罗金燕,龚均,等.反流性食管炎的流行病学及临床研究.中华消化内镜杂志,2000,6:291-295.
4. 胡兆元,周丽雅,林三仁,等.十年 2088 例反流性食管炎临床分析.中华消化杂志,2005,25:717-719.
5. 赵莉,许乐,刘方旭,等.老年人反流性食管炎食管外表现与酸反流的关系.中华老年医学杂志,2010,29(4):296-298.
6. Vakil N, Van Zanten SV, Kahrilas P, et al. The Montreal definition and Classification of Gastroesophageal Reflux Disease: A Global Evidence-based Consensus. Am J Gastroenterol,2006,101(8):1900-1920.
7. Galmiche JP, Clouse RE, Balint A, et al. Functional esophageal disorders. Gastroenterology,2006,130(5):1459-1465.
8. 姜跃龙,刘新光,许乐.老年反流性食管炎患者幽门螺杆菌感染率调查.中华老年医学杂志,2006,25(12):908-909.
9. 李兆申,徐晓蓉,许国铭,等.反流性食管炎的临床特征分析.中华消化内镜杂志,2005,22(5):315-317.
10. 张殿华.反流性食管炎老年患者内镜特点及药物治疗.

中国老年学杂志,2012,32(7):3081-3082.

11. 李红平,牟海军,周元昆,等.老年反流性食管炎的临床及内镜分析.中国老年学杂志,2010,30(8):1131-1132.

12. Sharma P,McQuaid K,Dent J,et al. A critical review of the diagnosis and management of Barrett's esophagus:the AGA Chicago Workshop. Gastroenterology,2004,127(1):310-330.

13. Van Pinxteren B,Numans ME,Bonis PA,et al. Short-term treatment with proton pump inhibitors,H2-receptor antagonists and prokinetics for gastro-oesophageal reflux disease-like symptoms and endoscopy negative reflux disease. Cochrane Database Syst Rev,2004,18 (4):CD002095.

14. Bour B,Staub JL,Chousterman M,et al. Long-term treatment of gastro-oesophageal reflux disease patients with frequent symptomatic relapses using rabeprazole:on-demand treatment compared with continuous treatment. Aliment Pharmacol Ther,2005,21 (7):805-812.

15. 刘军,王丹,王伟.埃索美拉唑对老年反流性食管炎生活质量的影响.中国老年学杂志,2010,26(9):1193-1194.

第二节 消化性溃疡与幽门螺杆菌感染

消化性溃疡(peptic ulcer disease,PUD)是指消化道黏膜被胃酸和胃蛋白酶等自身消化而发生破损,且其深度达到或穿透黏膜肌层,好发于胃和十二指肠近端,也可以发生在食管下段、十二指肠远端、空肠、胃空肠吻合口及其附近以及异位的胃黏膜。在过去的 200 年中,消化性溃疡在人群中一直有着相当高的发病率和死亡率,而到了 20 世纪 90 年代以后,由于抑酸剂的发展和幽门螺杆菌的发现,使它的发病率则出现了显著的下降。但是由于非甾体类抗炎药和小剂量阿司匹林越来越广泛地应用,消化性溃疡在目前仍然是一个不容忽视的临床问题。

老年人消化性溃疡(peptic ulcer in the aged,PUA),是指 60 岁以上的老年人患有胃溃疡、十二指肠溃疡,或同时患有这两种溃疡,属于一种特殊类型的消化性溃疡。由于机体随着年龄的增长,胃黏膜呈现衰退性老化,表现为胃黏膜萎缩、血流减少,胃黏膜—黏液屏障功能减弱,加之老年人常同时患有多种疾病,服用多种药物,尤其是阿司匹林在老年人群中的广泛应用,导致 PUA 占 PUD 的比例有增高趋势。PUA 的临床表现具有一定的特点,治疗上也不完全等同于青年人,临床医生应当予以重视。

一、流 行 病 学

消化性溃疡是一种全球范围内的常见病和多发病,据估计全球近十分之一的人口会在一生中的某个阶段罹患溃疡病。不同国家、不同人群、不同时期,PUD 的发病率有很大差异。欧美文献报道 PUD 内镜检出率为 5.3%~15.7%,年发病率 0.15%~0.40%,近年来在很多国家和地区 PUD 的发病率已呈现明显的下降趋势。

PUD 在 40~60 岁的人群中检出率最高,PUA 约占 PUD 的 18%~22%,中青年人群以十二指肠溃疡(duodenal ulcer,DU)多见,老年人群中胃溃疡(gastric ulcer,GU)的检出率则明显高于中青年患者组,且并发症发生率高。国内一项临床荟萃分析显示老年组胃溃疡占 50.6%,十二指肠溃疡占 39.2%;中青年组胃溃疡占 24.7%,十二指肠溃疡占 67.5%;老年组出血并发症的发生率为 43.1%,中青年组为 25.2%,老年组消化道穿孔的发生率为 8.62%,中青年组为 3.82%。

二、病 因 学

经过几十年的探索,溃疡病发病机制逐渐趋向明朗。目前认为消化性溃疡的发生是因胃黏膜的损害因素与防御因素之间失衡。损害因素包括:胃酸、胃蛋白酶;幽门螺杆菌感染;药物因素如阿司匹林/非甾体类药物(NSAIDs);乙醇;胆盐等。胃黏膜防御因素包括:①胃黏膜黏液屏障;②碳酸氢盐;③细胞再生;④前列腺素和表皮生长因子;⑤黏膜血流等。当对胃黏膜的损害因素大于防御因素时,溃疡病就可能形成,另外还有精神因素、遗传因素及其他一些因素的参与,构成了溃疡病发生的复杂致病机制。

胃溃疡与十二指肠溃疡在发病机制上有不同之处,前者主要是防御因素或修复因素的削弱,后者则是损害因素的增强,也可能两者兼有之。

(一)胃酸和胃蛋白酶

胃酸和胃蛋白酶在消化性溃疡发病中仍起主导作用,传统的"无酸无溃疡"理念至今仍沿用不衰。胃蛋白酶对胃黏膜具有侵袭作用,胃酸加胃蛋白酶比单纯胃酸更容易形成溃疡,胃蛋白酶的作用与酸密切相关,其生物活性取决于胃液 pH。胃液 pH>4 时胃蛋白酶活性迅速下降。

(二)幽门螺杆菌(H. pylori)

H. pylori 于 1983 年由 Warren 和 Marshall 成功分离,它的发现使消化性溃疡病因学和治疗学发生了重大变革。H. pylori 与上胃肠道疾病关系密切,是消化性溃疡的主要病因已成为共识。H. pylori 为微需氧的革兰氏阴性杆菌,呈螺旋形,可以定植在从幽门前区到贲门的全胃的上皮表面。

H. pylori 致消化性溃疡的发病机制:目前认为 H. pylori 的致病机制包括 H. pylori 的毒素引起胃黏膜损害、宿主的免疫应答介导胃黏膜损伤及 H. pylori 感染致胃酸分泌和调节异常。

H. pylori 致病因子按其致病机制大致分为四大类:与 H. pylori 定植有关的致病因子(包括鞭毛、尿素酶、H. pylori 的黏附因子);以损伤胃黏膜为主的致病因子(包括 vacA、cagA、溶血素、脂多糖、尿素酶、脂酶和蛋白酶);与炎症和免疫有关的致病因子(包括脂多糖、cagA、热休克蛋白、趋化因子、尿素酶);其他致病因子(包括过氧化氢酶和过氧化物歧化酶、离子结合蛋白和 ice 基因)。

H. pylori 感染对胃酸分泌和调节的影响,取决于 H. pylori 感染所致胃炎的类型和胃黏膜的萎缩程度。胃窦为主的非萎缩性胃炎可增加胃酸分泌,这种类型的患者易发生十二指肠溃疡。萎缩性全胃炎(累及胃窦和胃体,并以胃体为主)可导致胃酸分泌减少,这种类型的患者易发生高位胃溃疡和胃癌。

H. pylori 是一种非侵袭性细菌,但可通过与胃上皮细胞的相互作用导致显著的炎症反应。H. pylori 定植于胃黏膜后,可使上皮细胞分泌 IL-8、IL-1α,趋化和激活中性粒细胞和巨噬细胞等炎症细胞,释放溶酶体酶、白三烯、反应性氧代谢物等炎症因子损伤黏膜屏障。T 和 B 淋巴细胞被细菌抗原和炎症因子活化后,通过进一步释放 IL-1、IL-2、IL-6、IL-10、TNF 以及抗体等来调节局部及全身免疫反应。Th1 细胞为主的免疫应答造成宿主胃上皮的损伤,而 Th2 应答则有利于宿主清除细菌。此外,血小板活化因子、补体等也参与炎症反应。

H. pylori 感染后如不采用正规治疗干预将终身受累,自愈率接近为零,故人群感染率随年龄而上升。发达国家 60 岁以上老年人 H. pylori 感染率约为 50%,我国可达 78-83%。

(三)非甾体类抗炎药

NSAIDs 目前已成为目前全世界应用最广泛的药物之一,每天有超过 30 000 000 人在使用,尤其是老年人。人们为了治疗骨骼和肌肉疾病(骨关节炎、类风湿关节炎、骨质疏松)、神经性疼痛、甚至是肿瘤性疼痛而长期服用 NSAIDs,并且有越来越多的老年人为了预防心脑血管疾病而服用小剂量的阿司匹林。据统计在新西兰有 15% 的 65 岁以上老年人在服用 NSAIDs,在意大利则是 25%,而由于很多人使用的是 OTC 药物,所以实际上 NSAIDs 的使用率是远高于此的。

15%～30% 的服用 NSAIDs 的患者内镜检查可发现溃疡。国外的临床研究显示,NSAIDs 导致消化性溃疡的危险系数为 2.12～3.10,导致消化道出血的危险系数为 5.13。NSAIDs 导致溃疡和出血的风险是与年龄明显相关的,据统计,由 NSAIDs 导致的消化道出血在 65 岁以下人群中发生率为 1.65/10 万,在 65 岁以上人群中为 5.7/10 万,在 75 岁以上人群中则为 12.7/10 万。

NSAIDs 主要通过以下两个主要机制损害胃黏膜:①NSAIDs 对上皮细胞的局部作用:以阿司匹林为代表的 NSAIDs 呈酸性,通过离子捕获(ion trapping)效应,使得药物在局部细胞内聚积,产生直接细胞毒效应,导致上皮细胞内离子异常流动,H^+ 反渗增加,造成黏膜损伤;此外,NSAIDs 还可以降低胃内黏液层的疏水性,破坏黏液屏障,导致黏膜损伤。局部作用不是导致消化性溃疡的主要因素,胃肠外给药或者直肠应用 NSAIDs 亦可出现严重副作用。②NSAIDs 通过抑制环氧化物酶(cyclooxygenase,COX)活性,导致内源性前列腺素的合成减少。前列腺素是胃黏膜防御机制中的重要环节,具有刺激黏液和碳酸氢盐分泌、增加黏膜血流、促进上皮的更新和修复、减少炎症介质释放等作用。前列腺素合成的减少削弱了黏膜的保护机制,易导致溃疡的发生。

NSAIDs 导致溃疡的危险因素包括:老年、既往有消化性溃疡或并发症史、有其他合并症、使用大剂量 NSAIDs、联合使用皮质醇激素或抗凝药物、H. pylori 感染等。小剂量阿司匹林会使消化道出血的风险增加 2～3 倍,尤其是同时存在 H. pylori 感染时,根除 H. pylori 可以降低出血的风险。在服药后 12 个月内为消化道损伤的高发阶段,3 个月达高峰。疗程延长,危险度反而下降,可能与适应性细胞保护作用有关。泡腾片或肠溶片等剂型并不能明显降低 NSAIDs 消化道损伤的危险。选择性的 COX-2 抑制剂可以降低发生溃疡及并发症的风险,但不能完全避免。

(四)胃及十二指肠黏膜屏障的受损

黏膜屏障的损伤是消化性溃疡发病的基本原因,一个健康的黏膜屏障不会有溃疡形成,胃黏膜有抵御各种物理和化学损伤的功能,溃疡的发生是黏膜屏障被破坏的结果。老年人本身胃黏膜呈现老化状态,胃黏膜萎缩、上皮更新速度减慢,黏膜血流减少,胃黏膜-黏液屏障功能减弱,导致黏膜屏障作用薄弱,受到损伤因子攻击时易发生溃疡。老年人除 NSAIDs 外还会经常服用其他药物,如某些抗生素、抗癌药等,亦会对胃黏膜产生损伤。

(五)胃及十二指肠运动功能异常

1. 胃排空与胃酸分泌　正常情况下胃排空速度随十二指肠内 pH 下降而减慢,十二指肠溃疡患者酸负荷超过正常人,但其排空速度反比正常人快,提示十二指肠溃疡患者的十二指肠腔内 pH 对胃反馈调节的机制发生了缺陷,其原因目前尚不清楚。也有认为与胃酸关系不大,因为部分胃酸分泌正常的十二指肠溃疡患者也有胃排空加快的表现。

2. 胃排空延缓与胆汁反流　胃溃疡时多有胃排空延缓。研究表明,胃溃疡患者胃窦部肌肉肥厚,自主神经节细胞损伤或减少,肌纤维变性和纤维化。这种退行性改变可使胃窦收缩失效,从而影响食糜推进。胃排空迟缓同时又促进了胃十二指肠反流,反流的胆汁酸和溶血卵磷脂可损伤胃黏膜,受损的胃黏膜在胃酸和胃蛋白酶的作用下形成胃溃疡。

(六)精神因素

精神因素在消化性溃疡发病中的作用不可忽视。精神因素可使胃酸分泌增加。应激状态还可使胃排空率下降,使胃十二指肠运动发生改变。慢性生活应激事件及恐惧程度与溃疡的发生明显相关。精神因素对溃疡愈合和复发也有影响。

(七)遗传因素在消化性溃疡发病中的作用仍应肯定

十二指肠溃疡病患者的子女溃疡发病率较无溃疡病者的子女高 3 倍。胃溃疡患者后代易罹患胃溃疡,而十二指肠溃疡患者后代易罹患十二指肠溃疡,提示这两种病的遗传是互相独立的,是两种不同基因遗传性疾病。O 型血者溃疡发生率高于其他血型。近年发现 H. pylori 的特异定植是由于其黏附因子与胃上皮细胞上特异的受体相结合,在 O 型血者的胃上皮细胞表面这种特异的黏附受体表达较多。

消化性溃疡与人类白细胞抗原(HLA)具有相关性,HLA-B₅、HLA-B₁₂、HLA-BW₃₅ 型人群易罹患十二指肠溃疡。

(八)其他因素

消化性溃疡发病机制复杂,除上述主要因素之外,还有其他因素参与,如:环境因素、吸烟及饮食因素,还有伴随一些老年患者常见的疾病如肝硬化、慢性肺病、冠状动脉硬化性心脏病、胰腺外分泌功能减退者及慢性肾功能不全,其溃疡病发病率增加。

三、病　理

老年人群胃溃疡的发生率较十二指肠溃疡为高。在组织学上胃溃疡发生于胃窦幽门腺和胃体胃底腺移行交界区的幽门腺区侧。老年患者幽门腺区沿胃小弯向胃的近端上移扩大,故老年胃溃疡易发生于胃体中上部,称为高位溃疡,约占 20% 左右,老年患者还可发生胃底及贲门溃疡。胃大部切除术后发生的吻合口溃疡,多发生于吻合口的空肠侧。十二指肠溃疡多发生于球部,仅有 5% 位于球部以下部位,称为球后溃疡。胃溃疡一般直径小于 2.5cm,大于 2.5cm 者称为巨大溃疡,老年患者巨大溃疡的发生率明显高于年轻患者。巨大溃疡需与恶性肿瘤鉴别。

四、临床表现

本病临床表现不一,典型症状为反复发作的周期性、节律性上腹痛,部分患者可无症状或仅有轻微腹部不适,少数患者直接以消化道出血、穿孔等并发症的发生为首发症状。老年溃疡病患者症状多不典型,据统计仅有约 20% 的老年溃疡病患者具有节律性腹痛症状,多数患者无腹痛症状,而以腹胀、嗳气、恶心、呕吐、食欲减退等非特异性的消化不良症状为主要表现,部分老年患者直接以溃疡并发症为首发症状。由于老年人消化道黏膜呈退行性变,对溃疡引起的疼痛不敏感,加之常用的非甾体抗炎药的止痛作用,使老年患者的症状体征常被掩盖,须引起临床医生注意。

五、并 发 症

约有 25% 的溃疡病患者会出现出血、穿孔或幽门梗阻等较严重的并发症,尤其是老年患者和服用 NSAIDs 者,因为表现为无症状溃疡,而往往以并发症为首发表现。

(一)上消化道出血

为本病最常见并发症,发生于 15%~20% 的消化性溃疡患者,是导致溃疡病死亡或外科手术的最常见原因,20% 的老年患者以出血为溃疡病的首发表现。因出血量和出血速度不同可表现为呕血、黑便、乏力、直立性低血压、晕厥等。老年患者更容易出现持续出血,需要输血甚至外科手术的几率要高于年轻患者。

(二)穿孔

约 2%~10% 的溃疡病发生消化道穿孔,老年患者发生穿孔死亡率是年轻患者的 3 倍。游离腹腔穿孔表现为突发、剧烈的上腹痛,迅速蔓延至全腹部,可伴有发热、低血压、少尿等脓毒血症症状,并出现广泛的腹部压痛、反跳痛、板状腹以及肠鸣音消失等腹膜炎体征。应引起注意的是,在部分老年患者,以及服用类固醇激素、免疫抑制剂和麻醉类镇痛药的患者中,发生穿孔时上述症状和体征可能变得不明显。X线立卧位腹部平片检查见到膈下游离气体可以确诊穿孔,但是无膈下游离气体并不能排除穿孔的存在。

(三)幽门梗阻

大约仅有 5%~8% 的幽门梗阻与消化性溃疡相关,十二指肠和幽门管溃疡可导致幽门发生水肿、痉挛、瘢痕、纤维化而引起狭窄。呕吐是幽门梗阻的主要症状,呕吐量大,含有发酵宿食,此外,可有持续腹胀、早饱、体重下降、脱水以及低钾低氯碱中毒表现,空腹时上腹部可见胃型及振水音是幽门梗阻的特征性体征。

(四)癌变

文献报道胃溃疡的癌变率在 1%~3% 之间,十二指肠溃疡不会癌变。胃溃疡癌变以男性及 40~60 岁为多见,老年患者,如胃溃疡的病程较长,近期症状的规律性发生改变,疼痛程度加重,出现食欲减退、呕吐、进行性消瘦以及腹部肿块、贫血等情况,应警惕发生癌变。溃疡癌变与溃疡型胃癌有时不易区别。

六、辅 助 检 查

(一)内镜检查

内镜检查是确诊消化性溃疡的主要方法,内镜下可直视观察溃疡的部位、数目、大小、形态、表面、周边黏膜情况等,结合活检病理检查,确定溃疡的良恶性,并给予分期。

(二)X 线钡餐检查

气钡双重对比造影及十二指肠低张造影术可提高诊断的准确性。溃疡的 X 线征象有直接和间接两种,龛影是溃疡的直接征象,间接征象多系溃疡周围的炎症、痉挛或瘢痕引起,钡餐检查时可见局部变形、激惹、痉挛性切迹及局部压痛点,间接征象特异性有限。

(三)*H. pylori* 的检测

H. pylori 为消化性溃疡的重要病因,故应常规对消化性溃疡患者进行幽门螺杆菌检测。常用幽门螺杆菌检测方法包括侵入性方法和非侵入性方法。

侵入性检测方法即依赖内镜取材的检测方法,包括快速尿素酶试验(RUT)、组织学检测、细菌培养等。对于需接受内镜检查的患者,快速尿素酶试验宜作为首选的诊断 *H. pylori* 感染的检测方法,一般情况下,在胃窦取材检测的阳性率最高。近期应用抗生素、铋剂或质子泵抑制剂可暂时减少细菌的数量,导致假阴性结果。组织学检查也是常用的检测幽门螺杆菌的方法,HE 染色诊断 *H. pylori* 感染敏感性较差,Warthin-Starry 银染色阳性率较高。细菌培养是诊断 *H. pylori* 感染最特异的方法,常用于根除失败需做药物敏感试验者,然而分离培养技术要求具有一定的厌氧培养条件和技术,故不作为临床常规的诊断方法。

非侵入性检测方法包括血清学检测、$^{13}C/^{14}C$-尿素呼气试验($^{13}C/^{14}C$-UBT)、粪便抗原检测等。血清学检查不能单独作为现症感染诊断依据。^{13}C 为一种稳定的同位素,不具有放射性,^{13}C-UBT 适用于所有年龄和类型的受检者,包括孕妇和儿童,并且可在短期内多次重复。^{14}C-UBT 可适用于大多数的成人,但孕妇及儿童不适用此项检测。近期服用质子泵抑制剂、铋剂及抗生素将导致假阴性结果。粪便抗原(HPSA)的检测方法操作简便、省时,适用于所有年龄和类型的受检者。在检查前服用过抗生素、铋剂或质子泵抑制剂等也会导致 HPSA 检测产生假阴性结果。

以上任一种诊断方法(除血清学检查外)阳性即可诊断为 *H. pylori* 现症感染。对于近期内使用过抗生素、铋剂(4周内)或质子泵抑制剂(2周内)治疗的患者,尿素酶依赖性的检测方法(快速尿素酶试验、$^{13}C/^{14}C$-尿素呼气试验)可能出现假阴性。对接受 *H. pylori* 根除治疗的患者,应于治疗后进行再次检测,以确认 *H. pylori* 是否被根除。复查应在根除治疗结束至少 4 周后进行。

(四)胃酸及胃泌素检测

对于多发、难治性溃疡,应作血清胃泌素测定及胃酸检测,以除外胃泌素瘤之可能。

七、诊断及鉴别诊断

根据反复发作的慢性上腹部疼痛,具有周期性和节律性的特点,进食或服用碱性药物可获得缓解,可初步诊断为消化性溃疡。确诊则需通过内镜检查或上消化道钡餐检查,其中内镜检查更为准确可靠。老年患者尤其需要与上消化道肿瘤、胆囊及胰腺疾病、功能性消化不良及心血管疾病相鉴别。

八、治　疗

溃疡病的治疗原则为消除症状、促进溃疡愈合、预防溃疡复发和防治并发症。

(一)健康教育

对于活动期溃疡患者应嘱其注意适当休息,避免精神紧张,合理饮食,避免刺激性食物。建议患者戒烟及戒酒。

(二)去除病因及危险因素

1. 根除 *H. pylori* 对于 *H. pylori* 相关性溃疡,无论是否为活动性溃疡及有无并发症,均应进行根除 *H. pylori* 治疗。根除 *H. pylori* 可加速溃疡愈合,降低溃疡复发率。任何单一药物对 *H. pylori* 的根除率都只能达到 0～20%,故需采取抑酸剂加抗生素的联合治疗方案,其中抑酸剂尤其是 PPI 可以加强抗生素杀灭 *H. pylori* 的作用。

目前推荐的一线治疗方案包括:

PPI/RBC(标准剂量) + C(0.5g) + A(1.0g)每天 2 次×7 天

PPI/RBC(标准剂量) + C(0.5g)/A(1.0g) + M(0.4g)/F(0.1g)每天 2 次×7 天

PPI(标准剂量)+B(标准剂量)+ C(0.5g) + A(1.0g)每天 2 次×7 天

PPI(标准剂量)+B(标准剂量)+M(0.4g)+C(0.5g)每天 2 次×7 天

注:①标准剂量及代号说明:药名后面的剂量即为标准剂量。

PPI:质子泵抑制剂,包括埃索美拉唑 20mg、雷贝拉唑 10mg、兰索拉唑 30mg、奥美拉唑 20mg 和泮托拉唑 40mg。

RBC:枸橼酸铋雷尼替丁 350mg 或 400mg。

B:铋剂,包括枸橼酸铋钾 220mg 或 240mg、果胶铋 240mg。

A:阿莫西林;C:克拉霉素;M:甲硝唑;F:呋喃唑酮。

溃疡治疗结束停药后 4 周应进行复查,了解是否达到根除效果。

关于根除治疗的疗程历来持有争议,一项 meta 分析显示,将根除治疗疗程由 7 天延长至 10 天,可使根除率提高 4%,将根除治疗疗程由 7 天延长至 14 天,可使根除率提高 5%,故必要时可以使用两周根除方案。对一线治疗失败者,可根据情况改用补救方案,可选择左氧氟沙星、利福布汀、莫西沙星、四环素等药物。对连续两次根除治疗失败的病人,建议行细菌培养及药物敏感试验。

2. 停用 NSAIDs 如果有可能应尽量停用 NSAIDs,直到溃疡愈合。但是对于心脑血管事件高危患者,如 ACS、植入裸金属支架 6 个月内、药物涂层支架 1 个月内的患者,可以继续抗血小板治疗,但应考虑减少药物种类和剂量。严重出血威胁生命时可能需要停用所有的抗血小板药物。

(三)药物治疗

药物治疗消化性溃疡主要包括抑酸剂、制酸剂、黏膜保护剂等。

1. 抑制酸分泌药物 为治疗消化性溃疡的首选药物。

质子泵抑制剂(PPIs):目前临床上应用的质子泵抑制剂有奥美拉唑(omeprazole)、埃索美拉唑(esomeprazole,为 omeprazole 的旋光异构体)、兰索拉唑(lansoprazole)、泮托拉唑(pantoprazole)、雷贝拉唑(rebeprazole)等。这些药物特异性地作用于胃壁细胞顶端膜构成的分泌性微管和胞质内的管状泡上,即胃壁细胞质子泵 H^+-K^+-ATP 酶所在部位,通过二硫键与壁细胞上的 H^+-K^+-ATP 酶亚单位半胱氨酸残基(Cys-813)结合,巯基被氧化使该酶失活,使壁细胞的 H^+ 不能转运到胃腔中,从而抑制胃酸分泌而发挥治疗作用。PPIs 起效快、抑酸作用强,可迅速有效的缓解症状和愈合溃疡。

研究发现,PPIs 在药代动力学和药效学等方面高度依赖肝脏细胞色素 P450(CYP)同工酶系统进行代谢,并受基因多态性的影响。PPIs 在肝脏中的氧化代谢是由特异性或选择性 CYP 同工酶来催化的,根据基因多态性表达产物又可将 CYP 同工酶分为不同类型,参与 PPIs 代谢的 CYP 主要有 CYP2C19 和 CYP3A4。CYP2C19 的微小突变即可影响 PPIs 在肝脏中的活性进而影响 PPIs 药代动力学和药效学。所以 CYP2C19 的基因多态性是影响 PPIs 临床效果的一个重要因素。奥美拉唑、兰索拉唑和泮托拉唑主要经 CYP2C19 和 CYP3A4 代谢,而雷贝拉唑主要通过非酶代谢,因而无明显个体差异,与其他药物的相互作用较少。埃索美拉唑是奥美拉唑的左旋异构体,更多地由 CYP3A4 代谢,对 CYP2C19 依赖性小,受 CYP2C19 基因多态性的影响大大减少。

目前国内多数学者认为,在根除 *H. pylori* 治疗后,十二指肠溃疡应再服用 PPI 4～6 周,胃溃疡则为 6～8 周,对巨大溃疡、有严重并发症者有人主张治疗时间还应延长。由于 PPIs 必须在质子泵被激活后才能起效,因此口服时宜饭前半小时服用。

H_2 受体拮抗剂:国内常用的 H_2 受体拮抗剂有西咪替丁(cimetidine)、雷尼替丁(ranitidine)、法莫替丁(famotidine)和尼扎替丁(rizatidine)等。H_2 受体拮抗剂抑酸疗效确切、不良反应少,且价格低廉,在溃疡病治疗中应用广泛。治疗疗程一般 4～8 周。

2. 制酸剂 为碱性药物,可中和胃酸,降低胃蛋白酶活性,可用于缓解溃疡症状,主要有碳酸氢钠、氢氧化铝等,现已较少使用。

3. 黏膜保护剂 可作为十二指肠溃疡治疗的辅助用药,根据其自身结构特点和作用机制,可将胃黏膜保护剂分为以下几类。

(1)胃肠激素类:代表药物为 PG 及其衍生物,还包括表皮生长因子和其他生长因子。

(2)硫氢键类:以硫糖铝(sucralfate)为代表,具有覆盖溃疡或黏膜糜烂面形成保护性屏障,吸附胃蛋白酶和胆汁酸等功能,增强促进溃疡愈合的效果。

(3)铋剂类:此类以枸橼酸铋钾(CBS)为主,覆盖溃疡面,抑制胃蛋白酶活性,并具有杀灭 *H. pylori* 的作用。

(4)柱状细胞稳定剂类:是一类促进胃上皮柱状细胞稳定性、抵抗黏膜损害,促进上皮细胞分裂、增殖和修复的药物。代表药物有替普瑞酮、麦滋林 S、吉法酯。

(5)其他类:如铝碳酸镁,具有独特的网状结构,有较好的抗酸和抗胆汁酸作用。

（四）NSAIDs 相关性溃疡的治疗

如果有可能应尽量停用 NSAIDs，并进行 *H. pylori* 的检测，如果伴有 *H. pylori* 的感染，应进行 *H. pylori* 根除治疗。建议使用 PPI 治疗至溃疡愈合，并给予维持治疗。

（五）难治性溃疡

是指经标准剂量的抑酸剂正规治疗 12 周后经内镜证实仍未愈合的溃疡。导致难治性十二指肠溃疡的可能原因有：*H. pylori* 未根除、继续使用 NSAIDs、巨大溃疡需要更长的疗程、恶性溃疡、药物耐药、吸烟、患者依从性差、高胃酸状态（胃泌素瘤）等。对难治性溃疡应积极寻找原因，针对病因治疗，必要时可加大抑酸剂用量。

（六）维持治疗

部分患者需要维持抑酸治疗以减少溃疡复发和并发症的发生，具体有按需治疗、间歇治疗和长期维持治疗等方案可供选择。主要适用于非 *H. pylori* 非 NSAIDs 溃疡、*H. pylori* 未能根除者、需长期使用 NSAIDs 者、有严重并发症及伴有严重疾病者。

（七）外科治疗

主要适用于急性溃疡穿孔、穿透性溃疡、大量或反复出血，内科治疗无效者、器质性幽门梗阻、胃溃疡癌变、部分难治性溃疡。

九、预 防 复 发

对老年患者应严格掌握使用 NSAIDs 及抗血小板药物的适应证，并尽量调整至最低有效剂量。对既往有溃疡和溃疡并发症病史的患者故应尽量避免使用。有 NSAIDs 相关性溃疡及其并发症病史者如需使用 NSAIDs，宜使用 PPI 或者米索前列醇预防溃疡复发。对首次使用 NSAIDs 的患者，宜检测 *H. pylori*，*H. pylori* 根除可以预防消化性溃疡。维持抑酸治疗可以减少溃疡复发。

（刘方旭）

▶ 参考文献 ◀

1. 陈灏珠. 实用内科学. 第 12 版. 北京：人民卫生出版社，2005：1866-1877.

2. Peter Malfertheiner, Francis KL Chan, Kenneth EL McColl. Peptic ulcer disease. Lancet, 2009, 374：1449-1461.

3. Zullo A, Hassan C, Campo SM, et al. Bleeding peptic ulcer in the elderly：risk factors and prevention strategies. Drugs Aging, 2007, 24 (10)：815-828.

4. 胡伏莲. 消化性溃疡发病机制的现代理念. 中华消化杂志，2005，25(3)：189-190.

5. 王伟强，房殿春. 国人老年消化性溃疡临床特征荟萃分析. 中华消化内镜杂志，2010，27(10)：537-540.

6. 张玫，汤哲，蔡玲，等. 北京地区老年人群中幽门螺杆菌感染的血清流行病学研究. 中华消化杂志，2005，25(5)：308-309.

7. 中华医学会消化病学分会，幽门螺杆菌学组/幽门螺杆菌科研协作组. 第三次全国幽门螺杆菌感染若干问题共识

8. 抗血小板药物消化道损伤的预防和治疗中国专家共识组. 抗血小板药物消化道损伤的预防和治疗中国专家共识. 中华内科杂志，2009，48(7)：607-610.

9. 中华人民共和国卫生部. 中华人民共和国卫生行业标准 Ws 317—2010. 十二指肠溃疡诊断标准. 2010-04-29.

10. 姒健敏. 胃黏膜保护剂的药理作用和应用评价. 中华消化杂志，2007，27(11)：756-757.

报告. 胃肠病学杂志，2008，13：42-46.

第三节　缺血性肠病

缺血性肠病（isochemic bowel disease）是一种因肠壁缺血、乏氧，以结肠血液供应不足导致结肠炎症和损害最常见，因此临床上也有称为缺血性结肠炎（isochemic colitis, IC）。尽管总的发病率不高，但在老年人中的发病率大大增加，多见于患动脉硬化，心功能不全的老年患者，也是肠缺血最常见的表现形式。病变多以结肠脾曲为中心呈节段性发生。血液供应不足的原因包括全身因素-循环变化（如低血压），或局部因素如血管缩窄或凝血块阻塞。在大部分情况下，目前未发现特殊原因。

一般情况下，基于患者临床表现、体格检查和实验室检测结果而考虑缺血性肠病可能的患者，最终需通过内镜检查明确诊断。缺血性肠病严重程度变化较大，大部分患者通过支持治疗即可痊愈，如静脉补液、止痛和肠道休息（也就是禁食水，直至症状缓解）等措施。少数严重者可能发展成为脓毒血症、肠坏疽或肠穿孔，进而危及生命，需要给予更加积极的干预手段，如外科手术和加强护理。大部分患者可全面康复，也偶有可能发展为慢性并发症如肠梗阻或慢性结肠炎。

一、概　　述

缺血性肠病是由于结肠血管闭塞性或非闭塞性疾病所致的、以结肠供血不足为主要症状的一组综合征。1963 年 Boley 首先报道 5 例非医源性自发性结肠缺血性损伤病例，并通过动物实验结扎肠系膜下动脉，模拟出了与其临床所见相同的结肠病变，从而证实肠系膜血液供应障碍可以引起结肠缺血性病变，并根据其临床转归将其分为可逆缺血和不可逆缺血两种。自提出该病后，人们对缺血性肠病的认识不断提高，其发病率呈逐年上升趋势。1966 年 Marston 报道了 16 例缺血性结肠炎并将其命名为缺血性结肠炎（IC），根据其严重程度分为一过型、狭窄型和坏疽型，后来又将其分为坏疽型和非坏疽型。

各种原因引起的缺血性肠病表现为肠壁血流减少，导致某段结肠壁血液供应不足或回流受阻，使肠壁营养障碍。其早期病变局限于黏膜层和黏膜下层，临床表现有腹痛、便血及腹泻，严重者可导致肠坏死、穿孔、腹膜炎及感染性休克，是下消化道出血的常见原因之一，早期确诊较为困难。

肠道供血主要来自腹腔动脉，肠系膜上动脉和肠系膜下动脉及其分支。当这些血管发生血运障碍，相应肠道可发生急性或慢性缺血性损害。缺血性肠病多由肠系膜上动脉的中结肠动脉，右结肠动脉非闭塞性缺血所致；少数由微小栓子或血栓形成闭塞性缺血所致。本病发病年龄多在 50 岁以

上,其中半数患者有高血压病、动脉硬化、冠心病、糖尿病。以急性腹痛、腹泻和便血为其临床特点。结肠肠壁内的局部循环则由一系列成对的小血管构成。肠黏膜接受肠壁流量的 50%~75%,因此血流的变化受影响最大的首先是肠黏膜。

二、流行病学和病因

缺血性肠病确切的发病率很难估计,由于很多轻症患者并不前往医院就诊。大约每 2000 例住院患者中有 1 例诊断缺血性肠病,100 例接受结肠镜检查的患者中可发现 1 例缺血性肠病的患者。缺血性肠病的发病男女比例类似;其是一种老年疾病,超过 90% 的病例发生在 60 岁以上的老年人。

缺血性肠病通常按以下病因划分为:①非血管阻塞性缺血,是由于低血压或供应结肠的血管收缩;②血管阻塞性缺血,指的就是血凝块或其他堵塞物切断了结肠血液供应。

(一)非血管闭塞性缺血

大多为自发性,通常不伴有明显的血管阻塞,临床上难以找到明确的引发结肠缺血的原因。有多种原因可以诱发自发性结肠缺血,其中各种原因引起的低血压最为常见,如感染性休克、心源性休克、过敏性休克、神经性休克等,同时伴有心脏病、高血压、糖尿病以及同时服用可影响内脏血流的药物(如升压药等),可以明显增加结肠缺血的发生机会。肠系膜血供减少,引起结肠缺血;而大范围急性肠系膜血供障碍又可引起明显的不可逆性心输出量减少,因而导致肠系膜缺血的恶性循环。在血流动力学不稳定的患者(如休克),肠系膜血液灌注可能会减少。其中大部分患者为老年人,在发生结肠缺血性改变后,肠系膜血管造影显示的血管异常可与临床症状不相符。此时多数不表现出临床症状,仅表现为全身的炎症反应。

(二)血管闭塞性缺血

大部分是由于血栓栓塞。比较常见的原因有肠系膜动脉的创伤、肠系膜血管血栓形成或栓塞,以及腹主动脉重建手术或结肠手术时结扎肠系膜下动脉。

通常栓子由于心房颤动、心脏瓣膜病、心肌梗死、或心肌病。动脉粥样硬化的脱落物或来自房颤病人的左心房栓子,均可以引起肠系膜动脉的阻塞。

另外,临床上已广泛认知,当肠系膜下动脉被移植动脉覆盖修复时,缺血性肠病是常见并发症,以致患者降结肠和乙状结肠得不到充足的侧支循环的血液供应。术后出现便血和白细胞增多是诊断缺血性肠病的必要指标。

腹部钝性伤时,如果肠系膜血管受到损伤和有血栓形成或腹膜后血肿形成,都有可能引起结肠缺血,患者常伴有广泛的内脏、躯体四肢、心肺和神经系统损伤。Dauterive 等报道 870 例腹部钝性伤手术病人中,41 例伴有肠道缺血性病变。

腹主动脉造影可诱发肠系膜动脉内的血栓形成,引起缺血性肠炎,但发生率比较低,其原因可能是由于造影剂对血管内壁的刺激或者检查时导管对血管的损伤而引起。

如果仅仅是肠系膜下动脉阻塞,不伴有侧支循环障碍、进行性栓子脱落以及肠系膜上动脉根部的阻塞,则由于有边缘血管弓的存在,受累部位结肠可以通过侧支循环得到血供,一般不会发生结肠缺血。如果患者结肠血管弓先天性发育不良或双侧髂内动脉有阻塞,则单纯的肠系膜下动脉阻塞也可以引起结肠的梗死。Williams 报道称疾病的严重程度和生存率与肠系膜下动脉的梗阻情况没有直接关系,梗阻组的生存率为 65%,非梗阻组为 60%。因而单纯大动脉的是否梗阻似乎并不影响该病的临床表现和预后。

比肠系膜下动脉根部阻塞更为重要的是周围小动脉的梗阻,尤其在年轻患者。引起小动脉阻塞的原因很多,包括糖尿病、血管炎、全身胶原性疾病,尤其是系统性红斑狼疮,以及结节性多发性动脉炎、过敏性肉芽肿病、Behcet 综合征、Buerger 病、应用某些药物等。再生障碍性贫血、镰形细胞疾病、淋巴瘤、白血病以及肿瘤化疗也可以引起缺血性肠炎,静脉回流受阻和静脉血栓形成引起的结肠缺血常发生于右半结肠,研究显示,静脉阻塞可以引起肠壁的水肿、梗死和纤维化。常见的原因有门脉高压、胰腺炎伴发胰腺脓肿和胰腺假性囊肿,以及长期口服避孕药等。胰腺炎伴发结肠坏死的病死率可达 50% 左右。结肠壁血供会受肠道直径、肠壁内肌肉张力和肠腔内压力的影响。Saegesser 报道随着肠腔内压力升高,肠壁内血流减少,肠壁内动静脉氧含量差别也减少。此时,肠黏膜缺血程度比浆膜层更为明显。结肠扩张引起结肠缺血,而结肠缺血又会进一步导致结肠扩张,从而形成恶性循环。在肠梗阻时,如果回盲瓣功能良好,几乎所有的盲肠穿孔都是由于肠壁缺血、坏死引起。除梗阻时间、梗阻部位、回盲瓣关闭功能以及肠道扩张的程度等的影响以外,各种原因引起的组织灌流不足,如休克、脱水、酸中毒、心肌功能衰竭等也可以加重由于结肠梗阻引起的肠缺血。

三、病理生理学

(一)结肠血液供应

1. 结肠的血管解剖和生理　结直肠血供主要来源于肠系膜上、下动脉和髂内动脉。右半结肠的动脉来自肠系膜上动脉,左半结肠和直肠上部来自肠系膜下动脉,直肠中下部的动脉血则来自髂内动脉。肠系膜下动脉起源于腹主动脉前壁,呈弓形斜向左下方,行进 2~7cm 后,相继分出左结肠动脉和乙状结肠动脉,并跨越左侧髂总动脉,移行为直肠上动脉。左结肠动脉经腹膜后向左上和左下方分出升支和降支,升支在脾曲与结肠中动脉的左支吻合,降支与乙状结肠动脉吻合,分别提供横结肠远侧和降结肠的血供。乙状结肠动脉的起点变化较大,人群中约 36% 直接起源于肠系膜下动脉,30% 起源于左结肠动脉,数目也有较大差别,一般为 2~6 条。乙状结肠动脉经腹膜深面斜向左下方进入乙状结肠系膜内,互相吻合,构成动脉血管弓和边缘动脉。上部动脉与左结肠动脉的降支形成吻合支,供给降结肠远侧的血供。在最下部与直肠上动脉之间没有边缘动脉连接,成为结肠血供的另一个薄弱点,又称 Sudek 点,容易发生缺血性病变。直肠上动脉起自最下支乙状结肠动脉的下方,在第 2 骶椎水平的直肠后面,分为左、右两支,供给大部分直肠的血供。下部直肠的血供主要由发自髂内动脉的直肠中动脉和直肠下动脉缺血性肠病供给(图 8-3-1)。

2. 结肠从肠系膜上和下动脉获得血液供应　来自这两支主要动脉交叉区的血液循环供应充足。然而,在供应薄弱的区域,或分水岭,也就是在这些动脉供应的边界处,如结肠

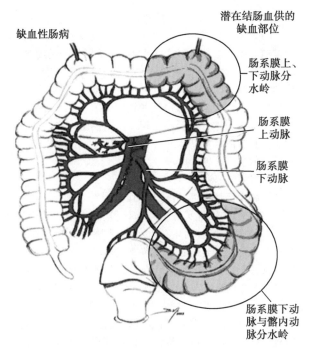

图 8-3-1 结肠血液供应

脾曲和横结肠。这些分水岭区是当血流减少时发生缺血的最脆弱的部分,因为这部分血管供应最少(图 8-3-2)。直肠获得来自肠系膜下动脉和髂内动脉的血液供应;直肠很少发生缺血因为有双重血供。

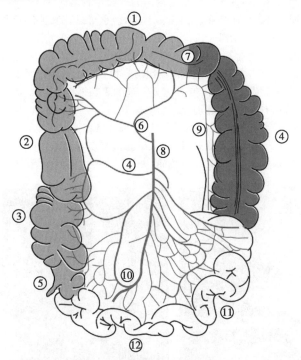

图 8-3-2 结肠血液供应图

浅灰色的部分表示来自肠系膜上动脉(SMA)及其侧支:结肠中动脉,右半结肠动脉,回盲部动脉;深灰色的部分表示来自肠系膜下动脉(IMA)及其侧支:左半结肠动脉,乙状结肠动脉,直肠上动脉;⑦为 Cannon-Böhm point,是 SMA 和 IMA 供应的交接的区,位于结肠脾曲

(二) 缺血的发生

一般情况下,结肠获得来自心脏输出 10%～35% 之间的血液供应。如果供应结肠的血流下降超过 50%,就会发生缺血。供应结肠的动脉对血管收缩剂非常敏感;这可能是一种进化过程中在应急状态下通过切断结肠血供以保证心脑血供而发生的适应性改变。结果是,在血压低时,结肠血供被大力压制;类似的过程也发生在应用血管收缩剂时,如麦角胺、可卡因或血管升压药。这些血管收缩作用可导致非阻塞性缺血性肠病。

处于两支动脉末梢供血区域交界处的左半结肠容易发生供血不足,因此发病部位以左半结肠最多。据 Marcoso 统计,累及降结肠及乙状结肠者最多(约占 45.2%),其次为结肠脾区(43.8%)及横结肠(31.5%),仅少数病例发生在升结肠(16.4%)或直肠(11%)。因而缺血发生肠管狭窄者,则主要位于结肠脾区及降结肠。

(三) 病理表现

病理的一系列改变对应着不同严重程度的临床表现。最轻型病例可见黏膜层和黏膜下层出血和水肿,可能伴有轻度坏死或溃疡。更严重些的缺血,病理改变更类似于炎症性肠病(如慢性溃疡,黏膜隐窝有小脓肿和假性息肉)。在重度病例,可见透壁的梗死,进而穿孔;康复后,固有肌层可能被纤维组织替代,导致肠腔狭窄。随着正常血流的恢复,再灌注损伤可能再次损伤结肠。

1. 可逆型结肠缺血 大多仅累及黏膜和黏膜下层,病变比较轻,没有明显的组织坏死。肉眼可见肠壁变厚,黏膜水肿,呈鹅卵石样变化,同时伴有黏膜的线形溃疡和出血。重症患者则可见明显的黏膜溃疡,但黏膜肌层很少有缺血性改变,浆膜层正常。部分患者在组织修复前可有黏膜的脱落。典型的组织学表现为黏膜下层慢性炎性细胞浸润和肉芽组织形成。于广泛存在的溃疡之间可见散在存活的黏膜岛,在黏膜脱落部位的黏膜床可见到肉芽组织和炎性细胞,有时在黏膜下动脉中可见到小动脉炎和纤维蛋白栓子。在上皮再生的部位可见到毛细血管增生、成纤维细胞和巨噬细胞。肉芽组织周围可有嗜酸性粒细胞和含血红蛋白铁的组织细胞浸润,这些含血红蛋白铁的巨噬细胞的存在提示以前有出血性肠梗死的发生,可用于与溃疡性结肠炎和克罗恩病鉴别。另外,在缺血性肠病,约 80% 的黏膜固有层呈透明样变性,依此可以与假膜性肠炎鉴别。

2. 坏疽型结肠缺血 典型的病理表现是在病变部位可见到程度不等的组织坏死。在轻症患者,可见肠腔扩张,黏膜出血,肠壁脆弱变薄,并可见深度和范围不等的黏膜溃疡和坏死,肠腔内充满血液。肉眼观病理变化类似暴发型溃疡性结肠炎。在血管再生期,肠壁变厚,如果肠壁全层发生缺血性改变则可引起肠腔狭窄。如果缺血较轻,可以仅有黏膜的病理变化,而浆膜层正常。在重症患者,肠壁呈黑色或绿色,肠壁组织溶解变薄,肠黏膜脱落,肌层显露,部分患者肌层坏死脱落,肠壁发生穿孔。组织学检查可见黏膜和黏膜下层出血、水肿。肠腺的表层部分最早出现变化,腺管内充满炎性细胞和红细胞,黏膜表面有纤维蛋白和坏死组织沉积,与假膜性肠炎的病理变化有时难以区别。早期病变有大量炎性细胞浸润,随后黏膜脱落,形成不规则的坏死性溃疡。在黏膜和黏膜下层的毛细血管内可见到典型的纤维蛋白栓子。革兰氏染色可见黏膜下有细菌侵入。在严重缺血性肠炎的患者,正常组织已极少残存,仅有坏死的黏膜肌层和黏膜下层组织显露。

3. 慢性狭窄型结肠缺血 组织结构在慢性炎症过程中由纤维组织取代,在局部形成管状狭窄。狭窄造成的梗阻一般为非完全性的,距离比较短,在乙状结肠最为常见。该狭窄段与憩室病和克罗恩病引起的狭窄难以鉴别。组织学检查的典型表现为环形的黏膜消失,溃疡区域由肉芽组织和新生的毛细血管覆盖。溃疡的边缘伴有上皮的再生,黏膜肌层扭曲并伴有广泛的纤维化。黏膜下充满肉芽组织、成纤维细胞、浆细胞、嗜酸性细胞以及慢性炎性细胞。肠壁浆膜面和结肠周围脂肪内可见散在的炎性变化。

四、诊 断

突然发生的痉挛性左下腹痛或中腹部疼痛,可伴有恶心、呕吐或血性腹泻,一般 24 小时内排黑色或鲜红色便。应注意询问是否合并心血管系统疾病,年轻人应注意是否长期口服避孕药。可有左下腹或全腹压痛,有时左髂窝可触及"肿块"。肛指检查指套带有血迹。严重者有腹膜炎或休克等表现。可有贫血和白细胞增高,便常规见红白细胞。结肠镜检查可见肠黏膜充血、水肿及褐色黏膜坏死结节。活检见不同程度的黏膜下层坏死、出血和肉芽组织,纤维化或玻璃样变等。早期钡灌肠可见结肠轻度扩张,可有典型指压征。应与炎症性肠病、细菌性痢疾等相鉴别。

(一)症状和体征

一个突出的特点就是体征和症状不匹配,腹痛很突出,但腹部体征不明显,局限性腹部压痛。缺血性肠病症状的严重程度取决于缺血的严重度。分为三个进展阶段:①高度活动期,最先发生,首发症状为严重的腹痛和血便。最早期的表现包括腹痛(多为左侧),同时伴随有轻到中量的直肠出血。许多患者经过这期后自行缓解。②肠道麻痹期,如果病情继续发展将进入这一期,腹痛变得范围更广泛,腹部拒按,肠蠕动减少,导致腹胀,不再发生血便,肠鸣音消失。③最后当肠液随损伤的结肠丢失时可进展到休克期。发生休克、代谢性酸中毒伴脱水、低血压、心率快和神志不清。发展到这一期的患者病情危重需要加强护理。有研究显示在 73 例患者中发现的敏感性为:腹痛(78%),下消化道出血(62%),腹泻(38%),发热超过 38℃ (34%);体格检查发现:腹痛(77%)和腹部压痛(21%)。

1. 临床表现特点

(1)急性腹痛:原发性,持续性伴阵发性加剧,早期恶心呕吐,后期有不完全性肠梗阻表现,若出现腹膜刺激征提示肠坏死、腹膜炎;

(2)血性腹泻;

(3)发热;

(4)好发于老年人,多伴高血压病,动脉硬化,心脏病,休克和长期服药等病史。

2. 辅助检查

(1)血常规:白细胞计数和中性粒细胞升高。目前没有具诊断意义的特异性的血液学检测方法。有研究显示在 73 例患者中发现的敏感性为:①20 例患者中白细胞计数超过 15.0×10^9/L(27%);②26 例患者中血清重碳酸盐水平低于

24mmol/L(36%),显示肠腔扩张。

(2)组织病理学检查:肉眼见结肠黏膜浅表性坏死和溃疡形成或黏膜全层坏死。镜检可见黏膜下增生的毛细血管、成纤维细胞和巨噬细胞;黏膜下动脉中可有炎症改变和纤维蛋白栓子;黏膜固有层可呈透明样变性;肉芽组织周围可有嗜酸性粒细胞和含血红蛋白铁的组织细胞浸润。慢性期表现为病变部位与正常黏膜组织相间的黏膜腺体损伤和腺体再生。黏膜腺体数量减少或黏膜固有层内纤维组织的存在提示原有的病变比较严重。

(3)其他辅助检查

1)直肠指诊:常可见指套上有血迹。

2)X 线平片:腹部平片可见结肠和小肠扩张,结肠袋紊乱,部分患者可有肠管的痉挛和狭窄。坏疽型缺血性肠病有时可见结肠穿孔引起的腹腔内游离气体以及由于肠壁进行性缺血、肠壁通透性升高引起的肠壁内气体和门静脉内气体。X 线平片检查经常无法发现特殊改变。56%腹部 X 线平片 53%的患者发生肠胀气,3%的发生气腹。

3)钡灌肠造影该检查:可以对病变的程度,尤其病变的范围有比较全面的了解,但有引起结肠穿孔的危险,因此对病情严重,伴有大量便血以及怀疑有肠坏死的患者应慎用。典型的影像表现有(图 8-3-3):①拇指印征(假性肿瘤征):是缺血性肠病在结肠气钡双重造影检查时的早期表现。因病变部位肠壁水肿、黏膜下出血,使结肠黏膜凹凸不平地突入肠腔,在钡剂造影时由于钡剂在该部位的不均匀分布而呈现拇指样充盈缺损。一般在起病后 3 天左右出现,持续 2～4 周。该表现在结肠脾曲最为常见,但也可以在其他部位见到。②结肠息肉样变:当炎症进一步发展,形成许多炎性息肉时,在病变部位可见到典型的结肠息肉样改变。③锯齿征:伴有广泛溃疡的患者,钡剂灌肠检查可见肠腔边缘不规则,呈锯齿样改变,与克罗恩病引起的表现很相似,单纯靠钡剂灌肠检查难以鉴别。④结肠狭窄:病变严重的患者,结肠钡剂检查还可见节段性结肠狭窄,部分患者可同时伴有结肠囊性扩张。在高龄患者,如果结肠狭窄仅仅局限于某一部位,病程较短,同时伴有腹痛、大便习惯改变和便血,钡剂灌

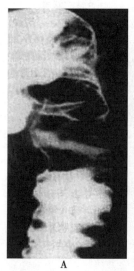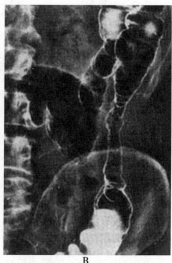

图 8-3-3　A. 降结肠脾曲黏膜增粗,两侧肠壁见多发指压迹样改变;B. 降结肠中段管状狭窄,轮廓光滑

肠检查所发现的狭窄需与恶性肿瘤引起的狭窄认真鉴别。在这种情况下,纤维结肠镜检查对确诊很有帮助。

4)纤维结肠镜检查:纤维结肠镜检查是诊断缺血性肠病最有效的检查方式。当患者被怀疑有缺血性肠病,但不伴有腹膜炎体征,腹部X线平片没有明显结肠梗阻和结肠穿孔的影像表现时,应考虑行内镜检查(表8-3-4)。缺血早期可见黏膜苍白水肿,伴有散在的黏膜充血区和点状溃疡。在伴有黏膜坏死和黏膜下出血的部位可见到黏膜或黏膜下呈蓝黑色的改变,部分患者可见隆起的黏膜中有出血性结节,与在钡剂灌肠检查时见到的拇指印征或假性肿瘤征一致。连续的纤维结肠镜检查可以观察到病变的发展过程,黏膜异常可逐渐被吸收而恢复正常,或进一步加重形成溃疡和炎性息肉。慢性期的内镜表现随早期病变的范围和严重程度而有明显不同。以前发生过缺血性肠病的患者可仅仅表现为原病变部位肠黏膜的萎缩、变薄和散在的肉芽组织。缺血性肠病具有独特的内镜下表现,同时可进行鉴别诊断如感染或炎症性肠病等疾病。

5)肠系膜动脉造影:由于大部分缺血性肠病患者的动脉阻塞部位在小动脉,肠系膜动脉造影检查难以发现动脉阻塞的征象(图8-3-5)。另外,由于造影剂有可能引起进一步的

血栓形成,应谨慎使用。

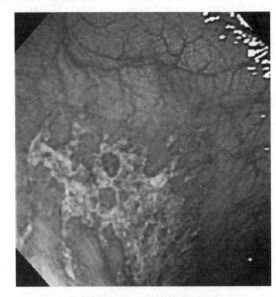

图 8-3-4 缺血性肠病急性期结肠镜下所见,可见结肠脾曲大面积表浅溃疡

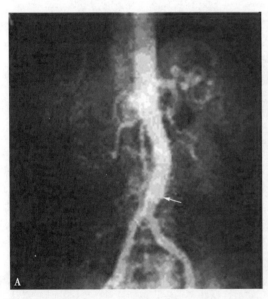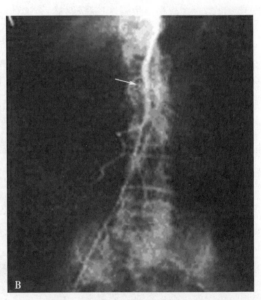

图 8-3-5 A. 主动脉造影示肠系膜下动脉闭塞;B. 肠系膜上动脉造影示结肠中动脉闭塞

6)CT扫描:部分患者可见到肠腔扩张,肠壁水肿引起的肠壁变厚等非特异性变化(图8-3-6)。CT扫描常被用于评估腹痛和直肠出血,可为诊断缺血性肠病提供参考意见,发现并发症,或提供鉴别诊断依据。

7)近来有一种光学实验可检测结肠氧供应是否充足,但需辅助结肠镜检查,通过内镜可进行活检提供更多的信息。借助内镜5mm孔道放置导管应用可见光分光镜检查术具有一定的诊断意义。首先被美国FDA认可的是在2004年应用可见光分光镜来分析毛细血管氧水平。在动脉瘤修复术过程中应用可检测出结肠氧水平低于可持续水平时,可以进行实时修复。有些研究证实,对于急性结肠缺血,其特异性高达90%以上,对慢性肠系膜缺血达到83%,而敏感性达到71%~92%。但是这项技术必须同时在结肠镜中使用。

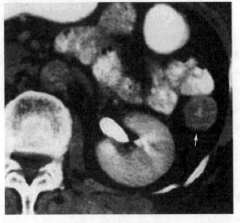

图 8-3-6 降结肠壁增厚,肠腔狭窄(轴位)

3.诊断依据

（1）大于或等于50岁的患者，伴有高血压病、动脉硬化、冠心病、糖尿病等疾病，有时可有便秘、感染、服降压药、心律失常、休克等诱因。

（2）突发腹痛，腹泻及便血。

（3）多有贫血，结肠镜有特征性缺血坏死表现；钡灌肠X线检查，急性期可见拇指印，后期肠道狭管征象；肠系膜动脉造影可发现血管狭窄或阻塞表现。

要确诊缺血性肠病，必须与许多其他导致腹痛和便血的原因进行鉴别（例如感染，炎症性肠病，肠憩室病，或结肠癌）。同时须与直接危及生命的急性小肠肠系膜缺血相鉴别，这点也很重要。有时缺血性肠病可自行缓解。

五、治　疗

除了重度患者，缺血性肠病患者只需给予支持治疗。静脉补液治疗脱水，同时肠道休息（即禁食水）直到症状缓解。如果可能，最好给予改善心脏功能和氧合功能，促进缺血结肠氧的运输。如果存在肠梗阻，可行鼻导管胃肠减压。

尽管近来越来越多的动物实验建议应用抗生素可增加生存机会，同时防止细菌通过受损肠壁进入血液，但目前仍然是在中度或重度病例才应用抗生素；研究资料显示，这种用法起源于20世纪50年代。预防性使用抗生素并未在人体进行预评估，但许多权威基于动物试验资料推荐使用。

进行支持治疗的患者同时实施监测。如果症状和体征恶化，如出现白细胞计数增高，发热，腹痛加重，或便血增加，那么可能需要外科手术干预，这经常包括剖腹探查和肠切除术。

（一）保守治疗

绝大多数局限于肠壁内的非坏疽型病变的发展具有自限性，可以逐渐被吸收。即使部分患者发生结肠狭窄，也大部分为不完全性肠梗阻，可以通过保守治疗缓解。

对有腹痛、腹泻和便血但无腹膜炎体征的患者，首先应采用积极的保守治疗，包括补液、全身应用广谱抗生素、禁食、胃肠减压、氧气吸入等。对预防性或治疗性应用抗凝剂，例如肝素、链激酶或尿激酶等，目前意见尚不一致。在部分患者，抗凝剂的使用有加剧出血性肠梗死的可能。病程早期充分补液对预防组织灌流不足具有重要意义。在保守治疗过程中，应当密切观察患者的脉搏、血压、体温，每天检测血细胞比容和血白细胞。对没有明显检查禁忌证的患者应尽可能争取行纤维结肠镜检查，以明确诊断，同时确定病变的程度和范围。对结肠缺血伴有结肠明显扩张的患者，可通过纤维结肠镜或经肛门插管及时进行肠腔减压，这对预防结肠缺血的进一步发展有很大的帮助。大约有2%的患者虽经积极的保守治疗，病情仍得不到改善，并进一步发展至肠梗死。在治疗过程中，如果腹痛加重、病情进行性恶化，并出现明显腹膜炎体征或休克早期表现，如低血容量、酸中毒以及低血压，提示有发生结肠梗死、肠穿孔的可能，应考虑在积极抗休克的基础上尽早行手术治疗。

（二）手术治疗

坏疽型缺血性肠病的病死率在很大程度上取决于诊断和手术治疗的及时与否，患者的全身情况以及并发症的发生情况。一旦出现呼吸窘迫综合征、肾衰竭和持续性感染等严重并发症，病死率很高手术治疗大多仅限于缺血性肠病的坏疽型患者，一旦确诊，应尽早手术。手术时，患者应采取截石位以利于术中行纤维结肠镜检查，由于在缺血性肠病的发生过程中黏膜层病变较浆膜层重，手术时结肠的切除范围有时难以确定。术中对结肠病变范围和肠壁活力不能确定或存在疑问的患者，应常规行术中纤维结肠镜检查。缺血结肠的切除范围要充分，由于大部分患者结肠水肿明显，手术吻合口瘘的发生率高，应避免行一期结肠吻合，常规行双腔结肠造口。大部分患者病变不累及直肠，因而可在充分切除近端病变肠管的同时保留直肠，以备以后病情稳定后重建肠道的连续性。坏疽型缺血性肠病伴明显结肠扩张的患者应考虑行全结肠切除。对于病情持续2周以上，虽经积极保守治疗病情仍无明显缓解的患者也应考虑手术治疗。大部分缺血性肠病引起的结肠狭窄为不完全性结肠梗阻，因而一般可以避免手术。对伴有慢性结肠梗阻临床症状的患者，经积极保守治疗不能缓解或与结肠恶性肿瘤鉴别有困难者宜采取手术治疗，切除狭窄肠段，一期吻合重建肠道连续性，切除组织送病理检查。

六、预　后

大部分缺血性肠病的患者可完全康复，尽管预后取决于缺血的严重程度。原患有外周血管疾病或升结肠（右半结肠）缺血的患者，将面临更高的发生合并症和死亡的风险。无坏疽的缺血性肠病，其包含大部分主体病例，大概死亡率接近6%。然而，少数发展为坏疽的患者在接受手术治疗的情况下死亡率达到50%～75%；如果不进行手术干预，死亡率100%。

本病是老年病之一，发病突然，坏疽型愈后极差，对治疗成功与否影响重大。无论是内科、外科治疗均应掌握时机，密切观察，及时调整药物，首先去除诱因，例如便秘、感染，心律失常，不合理使用降压药、休克等，建议患有冠心病、高血压、动脉硬化及糖尿病的病人应坚持治疗，多运动，促进血液回流，若出现不明原因突发腹痛及便血应警惕此病发生。

七、慢性并发症

大概20%急性缺血性肠病患者发生长期并发症，即慢性缺血性结肠炎。症状包括反复感染，带血腹泻，体重下降，慢性腹痛。对于慢性缺血性结肠炎，通常的治疗措施是手术切除结肠慢性病变部分。

慢性狭窄是一种局部由于缺血损伤形成条型瘢痕组织进而使结肠管腔缩窄。在这种情况下通常可进行临床观察，可能在12～24个月后自行缓解。如果进一步发展成肠梗阻，尽管内镜下扩张术和支架植入术已有所应用，常用手段仍然是手术切除术。

（王　薇）

▶ 参考文献 ◀

1. Higgins P, Davis K, Laine L. Systematic review: the epidemiology of ischaemic colitis. Aliment Pharmacol Ther, 2004,19（7）:729-738.

2. Brandt LJ, Boley SJ. AGA technical review on intestinal ischemia. American Gastrointestinal Association. Gastroenterology, 2000, 118 (5): 954-968.

3. American Gastroenterological Association. American Gastroenterological Association Medical Position Statement: guidelines on intestinal ischemia. Gastroenterology, 2000, 118 (5): 951-953.

4. Park CJ, Jang MK, Shin WG, et al. Can we predict the development of ischemic colitis among patients with lower abdominal pain? Dis Colon Rectum, 2007, 50(2): 232.

5. Medina C, Vilaseca J, Videla S, et al. Outcome of patients with ischemic colitis: review of fifty-three cases. Dis Colon Rectum, 2004, 47 (2): 180-184.

6. Simi M, Pietroletti R, Navarra L, et al. Bowel stricture due to ischemic colitis: report of three cases requiring surgery. Hepatogastroenterology, 1995, 42 (3): 279-281.

7. Elder K, Lashner BA, Al Solaiman F. Clinical approach to colonic ischemia. Cleve Clin J Med, 2009, 76(7): 401-409.

8. Boley SJ, Schwartz S, Lash J, et al. Reversible vascular occlusion of the colon. . Surg Gynecol Obstet, 1963, 1 (116): 53-60.

9. Marston A, Pheils MT, Thomas ML, et al. Ischaemic colitis. Gut, 1966, 7(1): 1-15.

10. Perry RJ, Martin MJ, Eckert MJ, et al. Colonic ischemia complicating open vs endovascular abdominal aortic aneurysm repair. J Vasc Surg, 2008, 48(2): 272.

11. Dauterive AH, Flancbaum L, Cox EF. Blunt intestinal trauma. A modern-day review, 1985, 201(2): 198-203.

12. Williams LF Jr, Athanasoulis CA, Wittenberg J. Ischemic bowel disease. Postgrad Med, 1973, 53(3): 136-142.

13. Longstreth GF, Yao JF. Diseases and drugs that increase risk of acute large bowel ischemia. Clin Gastroenterol Hepatol, 2010, 8(1): 49.

14. Saegesser F, Sandblom P. Ischemic lesions of the distended colon: a complication of obstructive colorectal cancer. Am J Surg, 1975, 129(3): 309-315.

15. Sotiriadis J, Brandt LJ, Behin DS, et al. Ischemic colitis has a worse prognosis when isolated to the right side of the colon. Am J Gastroenterol, 2007, 102(10): 2247.

16. Rosenblum J, Boyle C, Schwartz L. The mesenteric circulation. Anatomy and physiology. Surg Clin North Am, 1997, 77 (2): 289-306.

17. Chung JJ, Semelka RC, Martin DR, et al. Colon diseases: MR evaluation using combined T2-weighted single-shot echo train spin-echo and gadolinium-enhanced spoiled gradient-echo sequences. J Magn Reson Imaging, 2000, 12(2): 297-305.

18. Brandt LJ, Boley SJ, Goldberg L, et al. Colitis in the elderly. Am J Gastroenterol, 1981, 76: 239.

19. Granger D, Rutili G, McCord J. Superoxide radicals in feline intestinal ischemia. Gastroenterology, 1981, 81(1): 22-29.

20. Greenwald D, Brandt L, Reinus J. Ischemic bowel disease in the elderly. Gastroenterol Clin North Am, 2001, 30 (2): 445-473.

21. Huguier M, Barrier A, Boelle PY, et al. Ischemic colitis. Am. J. Surg, 2006, 192 (5): 679-684.

22. Gore RM, Yaghmai V, Thakrar KH, et al. Imaging in intestinal ischemic disorders. Radiol Clin North Am, 2008, 46(5): 845.

23. Lee ES, Bass A, Arko FR, et al. Intraoperative colon mucosal oxygen saturation during aortic surgery. The Journal of surgical research, 2006, 136 (1): 19-24.

24. Friedland S, Benaron D, Coogan S, et al. Diagnosis of chronic mesenteric ischemia by visible light spectroscopy during endoscopy. Gastrointest Endosc, 2007, 65(2): 294-300.

25. Lee ES, Pevec WC, Link DP, et al. Use of T-Stat to predict colonic ischemia during and after endovascular aneurysm repair. J Vasc Surg, 2008, 47(3): 632-634.

26. Hsu CW, Lin CH, Wang JH, et al. Acute rectocolitis following endoscopy in health check-up patients—glutaraldehyde colitis or ischemic colitis? Int J Colorectal Dis, 2009, 24(10): 1193-1200.

27. Beaugerie L. Antibiotic-associated diarrhea. Rev Prat, 2008, 58(11): 1207-1212.

28. Vaiphei K, Bhalla A, Kohli HS. Ischemic colitis with superadded infection by unusual organisms. Indian J Gastroenterol, 2006, 25(6): 298-301.

29. PATH, EJ, McCLURE, JN Jr. Intestinal obstruction: the protective action of sulfasuxidine and sulfathalidine to the ileum following vascular damage. Ann Surg, 1950, 131: 159.

30. Brandt LJ, Boley S. Intestinal Ischemia. En: Feldman M, Friedman L, Sleisenger (eds). Sleisenger-Fordtran. Gastrointestinal and Liver Disease. Pathophysiology, Diagnosis and Management. 7th ed. Philadelphia: Saunders, 2002: 2321-2340.

31. Michael Stamatakos, Emmanuel Douzinas, Charikleia Stefanaki, et al. Ischemic colitis: Surging waves of update. Tohoku J. Exp. Med, 2009, 218(2): 83-92.

32. Sotiriadis J, Brandt LJ, Behin DS, et al. Ischemic colitis has a worse prognosis when isolated to the right side of the colon. Am J Gastroenterol, 2007, 102(10): 2247.

33. Theodoropoulou A, Koutroubakis IE. Ischemic colitis: clinical practice in diagnosis and treatment. World J Gastroenterol, 2008, 14(48): 7302-7308.

34. Profili S, Bifulco V, Meloni G, et al. A case of ischemic stenosis of the colon-sigmoid treated with self-expandable uncoated metallic prosthesis. Radiol Med, 1996, 91 (5): 665-667.

35. Simi M, Pietroletti R, Navarra L, et al. Bowel stricture due to ischemic colitis: report of three cases requiring surgery. Hepatogastroenterology, 1995, 42 (3): 279-281.

第四节　便秘与便失禁

一、便　秘

便秘(constipation)是一种常见病症,包括大便次数减少和排出困难两个方面。一般认为便秘病史超过2年为慢性便秘(chronic constipation)。按有无器质性病变分为器质性便秘和功能性便秘(functional constipation,FC)。近年来,随着社会老龄化、生活方式和饮食结构的改变及社会精神心理因素的影响,便秘的发病率显著上升。尽管大多数慢性便秘患者无肠道器质性疾病,其本身也不是恶性疾病,不直接导致死亡,但是便秘可能是肠道某些器质性疾病,如恶性肿瘤的报警症状,也可以是多器官功能紊乱的结果。由于肠道和尿道有共同的胚胎起源,便秘同时可能伴随泌尿功能减退的症状,在老年患者尤为突出。不少患者长期受便秘症状困扰,特别对老年人的健康造成严重危害,不仅明显影响老年人生理、心理健康和生活质量,还可引起胃肠功能紊乱,诱发或加重多种疾病,如结直肠癌、老年痴呆、抑郁症、心脑血管病、甚至猝死等;同时泻剂的滥用还可造成许多不良反应。因此,及时有效治疗便秘对保持老年人的健康和延年益寿具有十分重要的意义。

(一)流行病学

各家报道的慢性便秘的患病率不同,这可能与种族和地域不同、采用的诊断标准和调查方法不同有关。功能性便秘流行病学调查显示,西方国家的发生率约在2.0%～28.0%之间;我国的发病率在3.0%～17.6%,且随年龄增长而增高,老年人多于青壮年,女性多于男性,北方地区高于南方地区,还显示有城乡差别。欧美国家老年人慢性便秘的发病率达20%～30%,亚洲(新加坡)资料显示其发病率为11.6%,社区老年人群发病率为30%～40%,养老院中老年人群中发病率达到50%;我国的调查显示,慢性便秘的发病率达11.5%～67.8%,老年人继发性便秘的比率高于中青年患者。老年人慢性便秘的实际患病率要高于目前报道的数据,因为高龄、致残或卧床不能自理、有严重或特殊疾病及不能交流的老年人常不在调查范围内。老龄化是慢性便秘的高危因素;性别、文化程度、职业、饮食习惯、排便时间、运动量、家族史、既往疾病史及用药史对便秘的患病率有比较明显的影响。

(二)病因学

1. 生理功能减退和不良饮食习惯　老年人牙齿脱落,胃肠黏膜萎缩、分泌黏液减少,唾液腺、胃、肠、胰腺等的消化液分泌亦减少,胃肠反射功能降低,内脏感觉异常,胃肠平滑肌张力和蠕动功能减弱,腹肌、盆底肌及肛门内外括约肌收缩无力或协调障碍;老年人饮食受限,致使进食量减少,膳食纤维和水分摄入不足等。

2. 不良生活和排便习惯　有的老年人体力活动减少、久坐、长期卧床;此外,未养成按时排便的习惯,或因行动不方便、环境条件不允许、排便体位改变导致长期忽视或抑制便意。

3. 社会心理因素　负性社会事件的打击或长期处于紧张、压抑、焦虑状态等。

4. 功能性疾病　功能性便秘、功能性排便障碍、肠易激综合征(便秘型)、盆底痉挛综合征、会阴下降综合征等。

5. 医源性　①药物包括阿片类镇痛药物,抗精神病药物,抗抑郁药物,镇静及抗惊厥药,抗胆碱药物,麻醉药,钙离子拮抗剂,利尿药,含铝抗酸药,含铁制剂,钙制剂,含砷、铅、汞等重金属的药物,硫酸钡或温热辛燥中药剂等;②制动。

6. 神经系统疾病　①中枢性包括脑血管病、肿物、帕金森病、多发性硬化症和多发性神经根炎等;②周围性包括神经纤维瘤、多发性神经炎等。

7. 精神疾患　抑郁症、神经性厌食等。

8. 内分泌异常及代谢性疾病　甲状腺功能减退症或亢进症、糖尿病、垂体功能低下、嗜铬细胞瘤、铅中毒、卟啉病及低钾血症等。

9. 结缔组织病　硬皮病、皮肌炎等。

10. 肠道外病变压迫　前列腺癌、卵巢囊肿、妊娠、子宫内膜异位症等。

11. 肠道疾病　①结肠机械性梗阻,包括结肠和直肠良、恶性肿瘤、肠结核、炎症性肠病、憩室炎、结肠扭转、结肠套叠、吻合口狭窄等;②直肠或肛管出口梗阻,包括直肠内套叠或脱垂、直肠前突、耻骨直肠肌肥厚、骶直分离、盆底疝、肛管或直肠狭窄、肛裂及肛瘘、痔疮等;③结直肠神经及肌肉疾患,包括假性肠梗阻、巨结肠、巨直肠等。

(三)病理生理学

正常排便需要含有一定量膳食纤维和保持适当水分的胃肠内容物以正常速度通过消化道各段,抵达直肠并刺激直肠肛管,诱发排便反射,引起盆底肌群协调活动,完成排便。以上任何环节障碍,均可引起便秘。

功能性便秘发病机制尚未完全阐明。病理生理学机制包括肛门直肠功能障碍和结肠传输延缓两个方面。由于某些病因,如社会心理因素的影响,引起中枢神经-肠神经轴的综合调控异常,胃肠激素发生变化,致使肛门直肠对排便感觉阈值增高,敏感性下降,造成肛门括约肌或盆底肌功能失调,肛门坠胀却无便意感;同时,也会导致结肠巨大迁移性收缩波减少,引起结肠将内容物推进速度减慢,导致便秘。

老年人慢性便秘病理生理变化特征主要包括:①老年人生理功能减退和不良饮食习惯,引起粪质干硬和粪便量少,对肠黏膜形成机械性或化学性刺激不足,不能引发大脑皮质和神经中枢的排便反射,使便意缺乏;粪便在肠内停留时间长,使水分过度吸收过多,极易引起粪嵌塞;②反复用力排粗硬粪便引起的疼痛也会导致肛门括约肌的反常收缩,以尽可能减轻排便不适,引起排便不畅;③老年人精神心理障碍,可引起肠道动力和感觉异常;抑郁时肠蠕动呈抑制状态,焦虑可增加盆底肌群的紧张度,导致排便时直肠肛管不协调运动;精神紧张可使肛门压力升高、内括约肌反射增强,引起或加重便秘;④老年人盆底结构老化,使盆底肌收缩力减弱和不协调收缩,或伴有直肠前突、直肠黏膜脱垂、套叠以及会阴下降等局部结构的改变,及既往肌肉外伤或支配这些肌肉的神经损伤(如分娩史),致使出口梗阻型便秘。⑤老年人全身疾病增加,引起长期卧床、运动过少、驼背和姿势改变,导致胃肠蠕动减弱,膈肌、腹肌和肛提肌收缩能力下降,难以增加足够的腹腔内压用以排便;⑥老年人常服多种药物,某些制剂可引起或加重便秘。此外,肠道菌群失调在便秘中也可能发挥一定作用。

（四）临床表现

1. 病史和体格检查 不同的便秘患者对便秘的认识不同,老年人多认为便秘是排便费力;同时可伴有食欲差、腹胀、腰酸、肛门下坠、乏力和萎靡不振等症状;要注意评估精神、心理状态;注意有无肿瘤预警症状。腹部检查可发现腹部胀气,左下腹可触及存留在乙状结肠的粪便,有时在降结肠及横结肠也可触到粪块。肛门直肠指检可帮助了解直肠内有无粪便存留及形状、肛门括约肌的张力、提肛时的收缩和力排时的松弛功能、会阴异常下降及耻骨直肠肌的功能状况。骶骨反射也应作为肛门检查的内容,齿状线反射由阴部神经骶2～骶5支配,球海绵体反射由骶2～骶3支配,如果这些反射消失应考虑神经病变。

2. 实验室和影像学检查

（1）实验室检查:血常规、粪便常规和隐血试验是排除结直肠、肛门器质性病变的重要而简易的基础筛查;必要时进行有关生化、激素水平和代谢方面的检查。

（2）X线检查:在腹部平片上,可见器质性肠梗阻阻塞部位以上的近端肠管扩张和气液平面。气钡灌肠可明确病变部位,显示病变的全貌和形状等。排粪造影有助于直肠黏膜脱垂、直肠内套叠、直肠前突、会阴下降综合征、盆底肌痉挛综合征、盆底疝及肠疝的诊断,并为选择治疗方法提供依据。

（3）结肠镜检查:有助于确定结直肠有无器质性病变,如肿瘤、炎症、狭窄、肠扭转和肠套叠等,病理活检有助于明确病因。

（4）计算机X线体层扫描(CT):可发现器质性阻塞性疾病,对于肿瘤、炎症等器质性疾病所致便秘的诊断非常有价值;可以直接客观地显示粪便的分布和性状。多层螺旋CT的应用可以比较容易地进行冠状面、矢状面等多方位重建成像;还可以获得高质量的三维仿真内镜图像和灌肠造影图像。

（5）磁共振成像(MRI):与CT相比,组织分辨率高,是便秘比较敏感的诊断方法。可以客观地评价粪便的整体分布;使用脂肪抑制T1加权像可以清楚地显示粪便。盆底动态MRI可用于准确评价盆腔器官脱垂及盆底形态和功能状态。MRI动态排粪造影可以检查肛门直肠运动,对肛提肌的功能进行评估。

（6）超声检查:肛管直肠腔内超声检查可了解肛门括约肌有无形态或功能异常;三维超声排粪造影可以从形态角度对肛提肌的功能进行评估,尤其适用于不能单独用功能评估解释的括约肌功能障碍,是形态学和功能学检查之间的桥梁。

3. 下消化道动力测量

（1）结肠传输试验(gastrointestinal transit test,GIT):有不透X线标志物(radiopaque marker,ROM)法和[111]铟(In)DTPA闪烁扫描法,有助于判断便秘的类型。

（2）结肠压力监测:可以确定有无结肠收缩无力,对选择外科术式、特别是节段性肠切除术治疗便秘有重要指导意义。

（3）肛管直肠压力测定:有助于评估肛管、直肠动力和感觉功能及盆底功能障碍;有助于区分器质性和功能性便秘;也可作为生物反馈训练的动力学基础和依据。已成为研究肛门直肠生理、诊断肛肠疾病和评价肛肠手术效果的重要手段。

（4）直肠球囊逼出试验:主要用于评价排便动力和直肠敏感性。有助于判断直肠及盆底肌的功能有无异常,可作为有无排便障碍的特异性筛选试验,但试验结果正常也不能排除功能性排便障碍。

（5）肛管直肠感觉检查:用电流刺激法测肛门感觉,逐渐增加电流量,直到患者出现烧灼感或麻刺感,记录阈值,计算平均阈值。

4. 肌电图检查 可区分盆底随意肌群与神经功能异常,能分辨有无盆底肌源性便秘,还有助于评估肛门括约肌失调。出口梗阻型便秘患者常见的改变为肛门外括约肌矛盾收缩和盆底肌的异常肌电活动。

5. 阴部神经潜伏期测定 可用于肛门括约肌重建术或直肠黏膜脱垂修补术前后评价;对长期慢性便秘及排便困难患者,可预测有无术后发生大便失禁的可能。

将排粪造影、盆腔及膀胱造影、女性阴道内放置浸钡标志物有机地结合在一起的盆底脏器四重造影以及动态MRI等影像学检查可诊断盆底疝、膀胱脱出、子宫后倾等临床难以发现的隐匿的盆底疾病,是一种动、静态结合,较为形象、客观、有效、易行的影像学检查方法。

（五）诊断及鉴别诊断

1. 诊断标准 FC罗马Ⅲ诊断标准为出现症状至少6个月,最近3个月满足以下条件:

（1）必须包括以下两个或以上症状:①≥25％的时间排便费力;②≥25％的时间粪便为团块或硬结;③≥25％的时间排便有不尽感;④≥25％的时间排便有肛门直肠阻塞感;⑤≥25％的时间排便需用手辅助(如用手指协助排便、支托盆底);⑥每周排便<3次。

（2）不用泻剂时几乎没有软便。

（3）不具备诊断肠易激综合征(便秘型)的标准。

2. 诊断内容 包括便秘的病因和(或)诱因、程度、便秘类型。必要时进行生活质量评估。

便秘的程度可分为轻、中、重度。①轻度:症状较轻,不影响生活,经一般处理能好转,无须用药或少用药;②重度:便秘症状持续,患者异常痛苦,严重影响生活,不能停药或治疗无效;③中度:介于轻度和重度两者之间。

根据排便困难发生部位和结肠动力学特点,便秘分为慢传输型便秘(slaw transit constipation,STC)、出口梗阻型便秘(outlet obstructive constipation,OOC)和混合型便秘(mixed constipation,MC)三型。STC和OOC的临床特点如表8-4-1。STC患者粪便干结,长期的费力排便会导致盆底功能障碍,引起出口梗阻;OOC患者因结肠粪便蓄积或滥用泻药,也导致结肠的慢传输;两者相互作用并加重,发展为MC。MC具备STC和OOC便秘的特点;便秘的症状可全部或交替出现。

检测便秘症状和生活质量的量表包括普适量表和疾病特异量表。常用的普适量表包括一般心理行为量表(PG-WB)、症状量表(SCL-90、SF-36)和医院焦虑抑郁量表(HAD)。疾病特异量表包括胃肠症状等级量表(GSRS)、老年人肠功能症状量表(EBSQ)、便秘患者症状量表(PAC-SYM)

表 8-4-1　慢传输型便秘和出口梗阻型便秘的临床特点

临床表现	慢传输型便秘	出口梗阻型便秘
便意	少或无	有或缺乏
排便费力	有或无	有
粪量	正常	减少
粪质	坚硬或干燥	较硬或软
排便不尽感	无	有
肛门直肠阻塞感	无	有或下坠感
手法辅助排便	无	有
排便<3次/周	有	无或有
肛门指检	无粪便或触及坚硬粪便	直肠内存有粪便
胃肠传输时间	延长	正常,多数标志物可潴留在直肠内
排粪造影	正常	可呈现异常
肛门直肠测压	正常	力排时肛门外括约肌、耻骨直肠肌可能呈矛盾性或阵挛性收缩;直肠壁的感觉阈值异常等

和便秘患者生活质量量表(PAC-QOL)等。目前多推荐同时采用一个普适量表和一个特异量表,全面评估患者的生活质量特点和干预前后生活质量的变化。

3. 鉴别诊断　首先,将 FC 与器质性便秘相鉴别,尤其对有报警征象的老年患者更应如此。其次,注意与肠易激综合征便秘型(IBS-C)相鉴别,后者是一种与腹痛或腹胀有关的功能性肠病。

在老年便秘患者的诊断中,可根据临床需要做必要的有针对性的检查,但应避免过度检查,尤其对高龄患者、患有多种重要器官疾病和活动不便的患者,更应注意患者对有创检查的接受程度和可行性。

(六)治疗

治疗原则是综合患者对便秘的自我感受特点及相关检查结果,根据便秘的病因或诱因、类型和程度,采用个体化和整体的综合治疗,恢复正常排便;避免滥用泻剂;必要时采取心理行为干预治疗。总体来说,老年人慢性便秘的治疗不尽满意。

1. 一般治疗

(1)养成合理的饮食习惯:坚持定时定量进餐;食物品种多样化,适当摄取杂粮,逐渐增加摄取膳食纤维;酌情多吃油脂类食物,少食收敛、易引起便秘的食物,避免辛辣刺激食物。注意增加饮水量,及时补充额外液体丢失量。

(2)训练良好的排便习惯:加强排便的生理教育,养成每日按时排便的习惯,确定患者在排便时姿势正确。一旦有便意立即上厕所;还可鼓励患者清晨起床后或餐后排便,逐步

建立正常的排便反射。保证老年人排便时有充足的时间和充分的隐私空间,集中注意力,减少不良环境因素的干扰,不听音乐、不看报纸等。

(3)合理的健身活动:便秘患者应适当增加有规律的运动,特别是腹肌的锻炼。老年人的锻炼方式以轻量、舒适为原则,可采用散步、气功、做操及交谊舞等。对于长期卧床的老年人可做平静腹式呼吸、腹部按摩、反复练习排便动作。对于 OOC 患者,特别是以直肠内脱垂等为代表的便秘患者,采用胸膝位提肛锻炼。

2. 心理治疗　注意调节心理承受能力,控制情绪,避免受一些重大不良事件的影响,缓解压力与紧张,保持健康心理状态。建立良好的医患关系,不断增强患者对治疗的信心。中、重度便秘患者常有焦虑甚至抑郁等心理障碍,必要时可对病人进行认知行为治疗等综合干预,酌情使用抗焦虑、抑郁药,或请精神心理专科医生治疗。

3. 病因治疗　除对症治疗便秘外,对明确病因的便秘患者还要对因治疗。在治疗基础病中,尽可能停用或减少正在服用的任何导致便秘的药物。老年便秘患者自主择药导致泻药被滥用,不仅大大增加了医疗费用,而且长期应用不利于便秘的治疗。此外,警惕老年人发生粪便嵌塞。

4. 药物治疗　经高纤维素饮食、排便训练仍无效者或顽固性便秘者,特别是对生活不能自理和长期卧床的老年慢性便秘患者,可考虑给予药物治疗。

(1)泻剂

1)容积性泻剂:这类药物的作用温和且耐受性好,还能减轻腹痛,改变粪便性状,是老年便秘患者最理想的治疗药物之一,特别适用于摄入膳食纤维不足患者,可以作为长期治疗的手段。服用此类药物时应注意多饮水及不能即刻上床。

2)渗透性泻剂:乳果糖和聚乙二醇(PEG)疗效可靠、不良反应较少。乳果糖可能要 2~3 天才能起效,所以不适用于快速缓解便秘。PEG 适用于老年慢性便秘患者,对于合并高血压、心脏病、糖尿病、肾功能不全者,以及痔疮术后、肛裂、肛周脓肿、长期卧床等也同样适用。PEG 4000 还能减少粪便短链脂肪酸含量及细菌数量。硫酸镁不适用于老年便秘患者长期治疗,尤其是合并有心功能不全、慢性肾衰或高镁血症的患者。

3)刺激性泻剂:这类药物起效快,作用明显,价格便宜,易于购买,甚至有些保健品中也有这类成分,是许多老年便秘患者的自主选择。然而,这些泻剂可引起水泻和腹痛,长期或过量服用可导致低钠和低钾血症等电解质紊乱及蛋白丢失性肠病,也可产生耐药和药物依赖,部分泻剂还会引起结肠黑变病,因此应避免长期服用这类药物。

4)润滑性泻剂:这类泻剂效果有限,而且液状石蜡由肛门渗出,可引起疼痛;还可影响脂溶性维生素的吸收;在部分老年患者中甚至会出现由于误吸而导致肺炎。目前不推荐应用于老年便秘患者。

5)灌肠剂和栓剂:开塞露和甘油有软化粪便和诱发排便反射的作用;主要适用于大便干结难以排出的老年患者;长期应用有引起药物依赖的可能。

(2)5-羟色胺 4(5-HT₄)激动剂:莫沙必利、普卡必利(procaropride)为新型高度特异性 5-HT₄ 受体激动剂。未发

现莫沙必利有严重的心血管不良反应。有报道，普卡必利能安全有效治疗老年人慢性便秘。

（3）益生菌：该类制剂可以作为辅助用药，特别对于老年慢性便秘患者，其安全性和耐受性较好，故一般可长期服用。

（4）其他药物：秋水仙碱、肉毒毒素A、神经元营养因子-3等亦被用于治疗FC。近年来，治疗便秘的新药不断出现，如鲁比前列酮（lubiprostone）等；甲基纳曲酮可用于治疗阿片类药物所致的便秘，还可用于便秘症状经缓泻剂治疗后疗效仍然不佳的终末期病人。

对于老年慢性便秘患者，应针对导致便秘的病理生理机制，根据便秘类型和程度，合理选用不良反应及药物依赖性较少的药物。如果患者能够饮用足够水的话，可以首选口服容积性泻剂；若症状持续，可以考虑改用渗透性泻剂；当便秘症状急迫或其他治疗效果不佳时可短期适量服用刺激性泻剂；泻药治疗失败的患者，特别是结肠慢传输型便秘患者，可应用5-HT$_4$激动剂治疗；合并应用益生菌有一定辅助作用。对粪便嵌塞的患者，清洁灌肠或联合短期刺激性泻剂解除嵌塞后，再选用容积性或渗透性泻剂保持排便通畅。复方角菜酸酯栓对缓解痔相关便秘症状有效。在药物的选择上还要考虑到老年患者的基础体质和合并疾患，如若该老人合并肾衰竭，应避免使用容积性泻剂、盐类渗透性泻剂和刺激性泻剂；若在就诊之前，已自行长期服用刺激性泻剂并产生依赖时，则应考虑逐步减少刺激性泻剂的用量，同时以其他更安全的药物替代。

5. 生物反馈疗法 是一种新兴的生物行为治疗方法，能训练患者正确控制肛门外括约肌舒缩，治疗肛门括约肌不协调运动和腹肌、盆底肌、肛门外括约肌矛盾收缩，纠正异常排便动作，达到正常排便，从而防治便秘。适用于药物疗效欠佳、不适宜手术的老年患者。对于以耻骨直肠肌综合征为代表的痉挛型便秘，可首选生物反馈治疗。目前，此疗法多用于治疗OOC患者。

6. 手术治疗 经过一段时间严格规范的非手术治疗，约有10%的患者无效且症状严重，或完全依赖于刺激类泻药而严重影响生活质量，经特殊检查显示有明确的病理解剖和确凿的功能性异常部位，可考虑手术治疗。但应慎重掌握手术适应证并预测疗效，合理选择手术方式。除了通常的手术禁忌证如严重脏器功能不全等外，继发性慢传输型便秘是手术的禁忌证。外科手术治疗后，务必重视采取非手术治疗以巩固疗效，防止症状复发。部分患者在手术治疗后便秘症状仍未改善或出现复发，考虑可能与手术干扰术后患者排便反射的恢复有关，可先采用非手术疗法，必要时作相应的检查，酌情再选用适宜的治疗方法。

随着腹腔镜微创手术的发展，老年患者进行外科治疗风险明显降低。对于老年患者而言，腹腔镜辅助手术比开腹手创伤小、恢复快，减少了发生肺部感染、静脉血栓等并发症的风险；但腹腔镜下手术目前尚无法达到盆底结构重建的设计目的，有待进一步探索。

结肠起搏点的发现及应用起搏器刺激治疗慢传输型便秘可能是一条新的治疗便秘的途径。对保守治疗无效的顽固性便秘在进行手术前，可使用骶神经刺激术；接受临时骶神经刺激后有效者，进一步置入永久性刺激器。

7. 中医中药治疗 中医中药在治疗老年人便秘方面有一定优势，主要体现在调节人体整体功能、延缓机体衰退和改善排便功能，从而提高老年人的生活质量。多种中成药具有通便作用，但应注意长期治疗可能带来的不良反应。此外，在晨起后或临睡前，逆时针和顺时针腹部按摩各20次以及每日坚持在排便前用温水坐浴3～5分钟均有助于治疗便秘。

（七）预防

倡导良好的生活习惯，避免久坐；改掉不良的饮食和排便习惯。牙齿不好的老人，可将蔬菜、水果切碎后再慢慢咀嚼，平时可酌情进食蜂蜜、水果、黑芝麻等润肠食物。每日定时排便，即便当时并无便意，亦不妨去一趟厕所。同时，应结合自身条件，参加老年人力所能及的体育锻炼；提倡老年人做腹肌和提肛运动。另外，要减少负性社会心理因素的影响，保持良好的心情状态。积极治疗引起便秘的相关疾病，尽量避免服用引起便秘的药物。必要时可进行生物反馈训练防治便秘。

二、便失禁

便失禁（fecal incontinence）或称肛门失禁是指因肛门括约肌失去对直肠内气态、液态和固态内容物排出的控制能力，肛门直肠节制和排便功能障碍，不能感知直肠内容物的容量和性质，不能随意控制排出粪便和气体，不能控制夜间排便，导致大便次数增多，症状反复不少于1个月；对于个体而言，上述病程不少于4年，轻者粪便泄出污染内裤，重者直肠内容物完全排出，属于排便功能紊乱的一种。便失禁可分为完全失禁和不完全失禁，前者指不能随意控制粪便及气体排出；后者指可控制干便排出，却不能控制稀便和气体排出。便失禁本身虽不能致命，却易造成多种并发症，不仅会带给患者难言的极大身心痛苦，引起心理障碍和生活不便，甚至造成人格变化；导致自尊丧失、认知能力下降、社交活动减少，严重影响患者的生存能力和生活质量，增加家庭的经济负担。随着人口的老龄化，便失禁的发病率越来越高。老年人由于机体生理功能衰退、肛门括约肌松弛，容易发生便失禁。便失禁多发于高龄患者、重危病人及瘫痪卧床病人。便失禁已成为对社会人群，特别对老年人群有重要影响的疾病，必须引起医务工作者的足够重视，尽早做好防治工作。

（一）流行病学资料

由于便失禁患者不愿表述症状等原因，便失禁的确切的患病率尚不清楚。便失禁发生的普遍性在许多国家已被确定。便失禁约占人口比例的2.2%，有2.7%患者每天发作、4.5%每周发作、小于7.1%每月发作；其中30%的患者大于65岁，63%为女性。随着年龄的增加，便失禁的发生率逐渐增高，65岁以上便失禁的发病率为青年人的5倍。女性高于男性，男女之比为1：3～1：8，尤其是多产妇。便失禁的患病率与研究所选择人群有较大关系，西方国家为4.4%～65.2%，其中部分女性患者伴有尿失禁、盆腔内脏器脱垂或两者兼有。患病率如此之高可能与患者高龄、衰弱及其他基础疾病有关。影响便失禁发病率的因素主要是病人的认知水平、行动能力、年龄、性别、腹泻病史和肛门括约肌、骨盆底部肌肉组织的损伤等。病人的认知水平越低对排便的控制能力就越差，如痴呆症、意识障碍和昏迷等病人便失禁的发病率高达96.0%。

(二) 病因学

便失禁的病因复杂,常由多种因素共同作用所致,其中既有先天性,也有后天性,既有器质性,也有功能性,既有局部病变,也有全身原因;常见病因如下:

1. 肛管直肠器质性病变 ①先天性异常:肛管直肠畸形、脊柱裂等;②肛门直肠疾病:炎症、缺血、脓肿、肛瘘、直肠脱垂、内痔脱出;③肛门直肠外伤:骨盆骨折、肛门撕裂、黏膜外翻、肛周瘢痕;④医源性损伤:直肠肛管手术,其中肛瘘手术和产伤占绝大多数。

2. 精神神经性疾患 ①精神性:老年性痴呆、脑萎缩、脑动脉硬化、运动性共济失调、精神发育迟缓、镇静状态等;②中枢性:脑血管病、脑肿瘤、脊柱(髓)损伤、脊髓痨和脊髓瘤等;③外周神经受累病变:马尾损伤,多发性神经炎、糖尿病、害羞拖拉者综合征(shy dragger syndrome,SDS)、中毒、"延迟感知"综合征(delayed sensation syndrome);肛门、直肠、盆腔及会阴部神经损伤,由于排粪反射弧和神经支配障碍,直肠感知性改变,直肠顺应性异常,无控制大便能力,也可伴有便秘;长期便秘时盆底过度牵拉造成阴部神经变性。

3. 骨骼肌疾患 重症肌无力、肌病、肌营养不良、硬皮病、多发性硬化等。全身硬化病的患者结肠运动失调可导致便秘、腹泻、细菌过度生长和获得性巨结肠,伴肛门内括约肌萎缩者则导致便失禁。

4. 其他 严重腹泻、肠易激综合征、肠套叠、粪便嵌顿、营养不良、急性心肌梗死、特发性甲状腺功能减退、肥大细胞增生病等。自发性失禁患者无括约肌损伤史,表现为肛门内、外括约肌功能不良,会阴神经传导潜伏期延长。

(三) 病理生理学

排便与控便是一系列复杂的生理过程,包括肛门、直肠和盆底的正常运动,以及神经和体液对直肠平滑肌及盆底横纹肌运动功能的调节。控制排便依赖于盆底肌、耻骨直肠肌、肛门括约肌及其支配神经的结构和功能的完整,直肠及肛门感觉的正常,肛管的完全闭合,直肠的正常容量和顺应性以及粪便连贯性。正常人主要通过下列机制控制排便:①直肠对膨胀压的感知,激发控制排便节制的动力学反应;②肛门内括约肌的张力,使肛管在大部分时间处于关闭状态;③肛门外括约肌和耻骨直肠肌的张力,使在肛门内括约肌松弛期间,维持肛管直肠角的存在,并使肛管处于闭锁状态;④直肠适应性,使在直肠内压不至过高情况下,允许直肠充盈。任何因素引起上述环节的功能或结构改变,引起粪便成分异常、直肠容量和顺应性下降、直肠感觉功能不全和肛管括约肌或盆底功能失常,使控制排便功能障碍,都可以导致便失禁。

(四) 临床表现

1. 病史和体格检查 便失禁的发生频率、严重程度与病人有无产科分娩史、腹泻病史及排便习惯有密切关系。由于粪便刺激皮肤,使会阴部皮肤经常处于潮湿和代谢产物侵蚀的状态,再加皮肤间的摩擦,形成皮肤红肿、溃烂;便失禁最常见的并发症是会阴部和骶尾部皮炎及压力性溃疡(压疮)。尿便失禁的严重程度与会阴部和骶尾部皮肤红肿之间呈正相关。这些并发症不仅加重了病人身心的痛苦,同时也给病人的心理带来了困窘,甚至恐惧。病人常变得反应迟缓,行动过慢且僵硬。尿便失禁也是 SDS 的主要症状,后者

还包括晕厥、阳痿、便秘、心律失常等症状。由于老年人免疫功能低下,压疮感染如不及时控制,可能引起严重的全身感染、败血症,甚至感染性休克而危及生命。

2. 影像学检查

(1)肛管直肠腔内超声:是目前诊断括约肌损伤的最佳方法。可测量肛管前、后、侧壁括约肌的厚度,了解肛管括约肌解剖形态,检测其形态完整性,区分内、外括约肌结构损伤的范围与程度。有助于正确选用修复方法,明显提高手术的精确性。如结合肛管直肠压力测定检查可避免误诊。

(2)排粪造影:用力时能保留注入的全部钡剂可确定为便节制正常,不自主漏出钡剂是便失禁的可靠指标。还可发现直肠肿瘤、溃疡、直肠黏膜脱垂、直肠内套叠或其他盆底异常;是评价手术效果的客观指标。

(3)磁共振成像(MRI):可清晰地显示括约肌的松弛、紊乱、缺损等病变。MRI 与超声内镜检查相较对操作者的依赖性较低,观察视野更广,提供的图像质量较高,可应用于某些复杂病例,特别对超声内镜检查未能得出肯定结论的病例,可进一步精细显示括约肌病变,动态观察盆底脏器变化。

3. 肛门、直肠动力测量

(1)肛管直肠压力测定:肛管静息压反映肛门内括约肌功能,而肛管缩榨压是肛门外括约肌收缩时测定的压力,后者对控制排便起一定作用。肛门内、外括约肌损伤患者引起肌收缩力降低或缺乏协调性运动时,可出现便失禁,此时,90%出现肛管静息压、缩榨压明显降低,42%出现括约肌长度、矢状对称指数降低。

(2)固体球试验:用于了解耻骨肌和肛门外括约肌的肌力及其功能。便失禁时肌力减弱,承受力下降。肛门直肠角变钝(正常为锐角)。

(3)肛门、直肠感知性试验:是通过直肠感知阈值和最大耐受量来评估。便失禁患者感觉下降,阈值增高。

(4)直肠顺应性试验:正常值为 4～9ml/mmHg。便失禁时直肠顺应性下降。

(5)生理盐水灌肠试验:用细导管置入直肠,注入生理盐水 1500ml,记录漏出量和最大保留量,可了解排便自控能力。便失禁时保留量下降或为零。

4. 神经肌肉电生理检查 肌电图检查和阴部神经刺激实验是肛肠动力学研究不可缺少的部分。肌电图检查可了解直肠平滑肌和盆底肌的电活动;亦可行单纤维肌电图黏膜电感觉检查。便失禁患者缩榨及用力大便时电活动均减弱。多电极检测可判断括约肌损伤部位。阴部神经刺激试验是通过刺激骶 2 至骶 4 神经检测潜伏间期;潜伏间期延长提示存在神经病变。

肛管直肠生理学检查为本病的诊断提供重要依据。但是,其测量值的正常范围较大,不能单纯依靠此项诊断便失禁。尽管检查结果与便失禁严重程度并无显著相关性,但仍能对治疗起到指导作用。肛管直肠生理学检查和肛管腔内超声检查可发现许多潜在病变,有助于制订手术方案,应作为术前常规检查。

(五) 诊断及鉴别诊断

便失禁的诊断主要依靠病史、体格检查及肛管直肠生理学检查。详细有针对性的病史询问和仔细的体格检查是正确诊断的基础。采集病史时应了解以下要点:便失禁发作时

间及类型(气态、液态、固态)、发作频率及相关的排便功能改变;尤其注意与诱发便失禁的有关因素。产科史、直肠肛门手术史或会阴创伤史等详细的病史询问有助于给患者选择更有针对性的检查。体格检查可发现便失禁患者的病因,包括由于既往手术或创伤导致的会阴中心腱狭窄或畸形;值得注意的是:肛周皮肤撕裂是便失禁的结果而非病因。直肠指检可以提供对静息和排便压力的粗略评价。结肠镜检查有助于发现痔、炎症性肠病或肿瘤。对于便失禁的评估应包括严重程度和对生活质量的影响。严重程度的评估应包括类型、频率和失禁量;一般而言,控制固体大便较液态大便为易,因此若固体便失禁则提示大肠生理功能受损较严重。生活质量影响的评估应反映便失禁对情绪、生理、工作和社会功能的影响。多数便失禁病人是由于肛管直肠感觉异常以及肛管、直肠、乙状结肠和盆底肌肉收缩功能不良所致,这些生理异常因素的判断单凭病史和体格检查远远不够,需借助特异性肛门直肠辅助检查。

便失禁病人常因大便次数增多而就诊,需与各种原因引起的腹泻相鉴别;通过仔细询问病史、血常规、便常规及潜血检查;必要时便培养、结肠镜和有关的内分泌学检查等可予以鉴别。

(六)治疗

便失禁治疗方法可分为保守治疗、手术治疗两大类。保守治疗通常被认为是改善便失禁症状的首要治疗方法,尤其对于轻度便失禁患者。保守治疗包括调理饮食、药物治疗、提肛训练、生物反馈治疗、电刺激治疗等。手术种类很多,目前强调在明确关键病因后针对性地行简单、有效的手术。对于药物、生物反馈、单纯修补术等治疗无效的便失禁,为避免结肠造口常需进行复杂的手术,但往往手术越复杂,成功率越低。老年人中轻度便失禁较常见,大部分通过非手术治疗即可获得满意疗效。而严重便失禁通常是由于肛门括约肌解剖结构或神经功能受损所致,需外科手术治疗。

1. 一般治疗

(1)病因治疗:无论何种病人,如能明确病因应尽量设法去除。例如糖尿病性神经病变引起的便失禁患者,有效控制高血糖可以改善症状。对直肠内粪便嵌顿引起的便失禁,单纯洗肠不能奏效,需戴手套用手将粪块分割后再灌肠排出。

(2)培养良好的生活习惯:增加膳食中纤维的摄入;食物纤维不会被机体吸收,可增加粪便的体积,加强肠道水分的吸收,从而改善粪便连贯性,使大便成形,有助于控制轻度便失禁。培养病人养成定时排便的习惯,使直肠和肛门保持空虚,对于直肠感觉功能障碍所致的便失禁有益。同时,进行肛门括约肌收缩锻炼对便失禁也有一定的治疗作用。

(3)心理护理:对已有心理障碍患者应给予心理支持和精神上的理解。为他们提供优质护理服务,鼓励他们战胜疾病,战胜恐惧。特别多了解老年人的心理需求,为老年人创造一个温馨、舒适的生活环境。嘱患者穿弹性紧身裤,以增加大便节制能力。对患者进行心理医疗的同时,还应注重社会支持。家庭支持是便失禁患者社会支持的主要来源。

(4)皮肤护理:对便失禁的有效皮肤护理是一项重要的工作,但其费用昂贵、工作量较大、效率较低。研究出一套有效的护理方法,是我们医护人员亟须解决的重要课题。长期卧床的便失禁病人应减轻受压、变换体位,保持会阴部干燥

清洁,便后坐浴;也可使用便失禁袋收集液态大便,防止肛周皮肤污染。

2. 药物治疗　肠蠕动抑制剂对便失禁有改善作用。止泻药物诸如吸附剂或阿片类衍生物可减轻便失禁的症状。吸附剂可通过吸附粪便过多的液体起效。蒙脱石散等使粪便正常成形,更易被节制机制所控制。对伴有腹泻的患者可口服阿片类药物,降低肠道蠕动和分泌并增加肠道吸收;通常使用的阿片类衍生物有洛哌丁胺、复方地芬诺酯(盐酸地芬诺酯加磷酸阿托品)、可待因和阿片酊剂等。洛哌丁胺可以作为慢性腹泻伴便失禁病人的首选药物,还能直接增强大便节制能力;在结肠切除、回肠-肛管吻合和回肠造瘘病人中,洛哌丁胺能增加肛门括约肌收缩力,减少夜间便失禁次数;一般用于治疗便失禁的药物剂量低于用于止泻的剂量,按需要间歇性给药,用药期间应根据症状改善情况及时调整剂量,以防发生便秘。在治疗腹泻时,洛哌丁胺和可待因的选择优于地芬诺酯,后者能导致中枢神经系统的不良反应,且更易引起滥用。鉴于对中枢神经系统的不良反应和成瘾性,阿片酊剂较少使用。灌肠、泻药和栓剂能帮助清空肠道,减少排便后的渗漏。还可用糖皮质激素或 5-氨基水杨酸灌肠减轻直肠炎症和直肠的敏感性,改善便急症状,减轻便失禁。

3. 生物反馈治疗　对于单纯膳食调整和药物治疗无效的患者,特别是激发后伴有括约肌自主收缩的便失禁患者,可采用生物反馈治疗。可以让病人自发反应性适应,也可借助于肛管直肠测压和肌电图检测进行生物反馈治疗。治疗的目的是提高肛管缩榨压、延长收缩时间、降低直肠感觉阈值、增加直肠容量,达到在直肠扩张时肛门外括约肌收缩,同时提高直肠感觉,减少排粪次数。近年由于计算机广泛应用,较多通过观察肛管直肠压力变化进行训练,具有简单易行、经济且无不良作用的优点。伴有直肠容量明显减小、肛管括约肌收缩不对称和伴有脊髓损伤的病人治疗效果较差。也有研究提示生物反馈治疗并不优于药物治疗加上精心护理或括约肌功能锻炼。

4. 肛塞治疗　对于小部分能耐受的患者,肛塞能起到控制大便排空,缓解便失禁的症状和帮助减轻皮肤并发症的作用。然而,大部分患者由于在使用肛塞时感到不适而不能耐受。

5. 骶神经刺激治疗　是一种有前景的治疗手段。被认为具有较佳的近期结果和较低的并发症,甚至比使用膨化剂、盆底物理治疗和膳食处理更有效。骶神经刺激包括诊断性的外周神经评估阶段和永久性治疗植入阶段。一般首先经皮穿刺行诊断性外刺激,如果获得临床改善,可行永久性植入电极于骶前。经治疗可提高肛管缩榨压,而肛管静息压、直肠感觉阈值和容积无改善。该法较适于肌肉萎缩致括约肌无力的病例。对于自发性失禁患者只有少数病例有效。最常见的并发症是植入神经刺激发生器部位的疼痛。

6. 局部注射治疗　当非侵袭性治疗失败时可以考虑微侵袭性治疗,对于肛门内括约肌功能障碍、缺损或退化所引起的便失禁患者,可选用肛门内括约肌的膨化剂注射治疗,使肛管静息压、缩榨压增高,增强控便的能力。该疗法近期安全、有效,但远期安全性和有效性尚未明确。

7. 手术治疗　如果经上述保守治疗便失禁无改善,或

肛门直肠局部有明确解剖学异常存在时,应考虑手术治疗。虽然手术方法很多,但无一种手术适用于所有的病人,也无一种手术不会产生并发症。因此,手术前应对病人进行全面评估,根据病人具体情况,设计合适的手术方案。

(1)修补术:包括经典修补术、盆底肌修补术与括约肌折叠术三种方法。对于有重度临床症状和明确肛门外括约肌局部损伤的患者,括约肌修补术被认为是首选方法;能成功应用于慢性迁延病况和老年病人;适用于因产科损伤等所致的括约肌损伤;对于肛门内括约肌的单纯损伤或肛门括约肌广泛损伤,乃至仅有少量或没有括约肌残留的患者,单纯括约肌修补术效果不佳。肛门后修补术的原则是减小肛门直肠夹角,对括约肌无力而没有器质性缺损的患者有效。肛门后修补术或全盆底修补术对于治疗神经性便失禁作用有限。术后的辅助性生物反馈治疗可改善生活质量和协助维持疗效。

(2)电刺激骨骼肌装置植入术:对括约肌完全破坏、先天性无括约肌或无法行括约肌修补术的患者,通常采取骨骼肌(股薄肌、臀大肌、闭孔内肌或掌长肌等)移植治疗便失禁,然而,快收缩的骨骼肌容易疲劳,不能持续收缩,疗效较差。电刺激股薄肌成形术是将股薄肌环绕肛管,同时植入电刺激发生器控制排便,目前已有该术式器械成品装置上市。该术式适用于不适宜手术修复的广泛括约肌缺损、经腹会阴联合癌肿切除术后、重度神经损伤、或先天性功能障碍的重度便失禁患者。禁忌证包括肛周脓毒症、克罗恩病、妊娠以及植入起搏器和除颤器患者。并发症有技术问题、感染及肛管直肠功能不平衡。

(3)人工肛门括约肌植入术:通过手术将人工肛门括约肌(artificial anal sphincter,AAS)植入患者的肛管周围,当肛管套囊压力达到 60～90cmH$_2$O 时即可控制排便。此项疗法可作为传统手术疗法失败后的首选,适用于各种便失禁和肛门括约肌先天性或后天性器质性缺陷患者。AAS 应用于临床后疗效满意。禁忌证包括活动性会阴部感染、克罗恩病、放射性直肠炎、重度会阴瘢痕和肛交等。AAS 套囊长期植入体内,可产生炎性反应、组织的腐蚀、感染、疼痛、坏死、伤口裂开等一系列并发症,其发生率为 33%;使用形状记忆合金的 AAS(SMA),利用微型技术遥感系统,在 AAS 安装压力感受器以及建立生物反馈装置等技术有望降低直肠及周围组织的压力,减少并发症的发生,但价格较昂贵;此外,AAS 还可能出现机械故障,往往需要撤除或置换装置,从而限制了在临床广泛应用。

(4)大便转位术:对于重度便失禁,且上述疗法都无效或不适合的患者,若患者同意,可考虑大便转位术即结肠或回肠造口术,或人工肛门。结肠或回肠造口术对于脊髓损伤和长期卧床的患者尤其适用,能有效地控制便失禁,改善生活质量;但也导致突出的心理社会问题和造口相关并发症。80%的结肠造口术患者可成功应用顺行性结肠灌洗术(antegrade irrigation,antegrade continence enema,ACE),后者是利用阑尾造口、盲肠置管、横结肠或乙状结肠通过皮瓣植入单向阀门进行结肠灌洗,保持远端肠道空虚,进一步提高生活质量。并发症有灌注液倒流入回肠、戳口炎症狭窄、水及电解质紊乱等。

(5)SECCA:SECCA 装置是通过温控射频将能量传递至肛门括约肌。其原理是热能产生胶原的收缩、融合和重构,从而使肌纤维缩短和变紧。可能对某些中度便失禁的患者有效,使生活质量指数的改善;然而其长期疗效尚不清楚。并发症包括黏膜溃疡和迟发性出血。

(七)预防

由于引起便失禁的因素复杂,许多疾病是不可逆的,因此便失禁的预防比较困难。进行高危人群筛查,积极发现便失禁病人,在高危人群中及早处理肠道疾患(如神经性疾病患者),保持大便性状正常,治疗肥胖,采取各种措施防治腹泻性疾病,在药物引起腹泻致便失禁的病人考虑更换药物,避免外阴切开术等医源性损伤,合理治疗肛裂和痔,警惕结直肠手术后发生便失禁的危险等有助于预防和及早发现便失禁。

(张燕军)

▶▶ **参考文献** ◀◀

1. Hadjizadeh N,Motamed F,Abdollahzade S,et al. Association of voiding dysfunction with functional constipation. Indian Pediatr,2009,46(12):1093-1095.

2. Bouras EP,Tangalos EG. Chronic constipation in the elderly. Gastroenterol Clin North Am,2009,38(3):463-480.

3. McCrea GL,Miaskowski C,Stotts NA,et al. A review of the literature on gender and age differences in the prevalence and characteristics of constipation in North America. J Pain Symptom Manage,2009,37(4):737-745.

4. Spinzi GC. Bowel care in the elderly. Dig Dis,2007,25(2):160-165.

5. Bouras EP,Tangalos EG. Chronic constipation in the elderly. Gastroenterol Clin North Am,2009,38(3):463-480.

6. Longstreth GF,Thompson WG,Chey WD,et al. Functional bowel disorders. Gastroenterology. 2006,130(5):1480-1491.

7. 中华医学会消化病学分会胃肠动力学组. 慢性便秘的诊治指南. 现代消化及介入诊疗,2004,9(1):57-58.

8. Seinelä L,Sairanen U,Laine T,et al. Comparison of polyethylene glycol with and without electrolytes in the treatment of constipation in elderly institutionalized patients:a randomized,double-blind,parallel-group study. Drugs Aging,2009,26(8):703-713.

9. Camilleri M,Beyens G,Kerstens R,et al. Safety assessment of prucalopride in elderly patients with constipation:a double-blind,placebo-controlled study. Neurogastroenterol Motil,2009,21(12):1256-e117.

10. 中华医学会外科学分会肛肠外科学组. 便秘诊治暂行标准. 中华医学杂志,2000,80(7):491-492.

11. Rao SS,Go JT. Update on the management of constipation in the elderly:new treatment options. Clin Interv Aging,2010,5:163-171.

12. Kamm MA,Dudding TC,Melenhorst J,et al. Sacral nerve stimulation for intractable constipation. Gut,2010,59(3):

333-340.

13. Madoff RD, Parker SC, Varma MG, et al. Faecal incontinence in adults. Lancet, 2004, 364(9434): 621-632.

14. Nelson RL. Epidemiology of fecal incontinence. Gastroenterology, 2004, 126(1 Suppl 1): S3-7.

15. Leung FW, Rao SS. Fecal incontinence in the elderly. Gastroenterol Clin North Am, 2009, 38(3): 503-511.

16. Roach M, Christie JA. Fecal incontinence in the elderly. Geriatrics, 2008, 63(2): 13-22.

17. Rasmussen OO. Anorectal function. Dis Colon Rectum, 1994, 37(4): 386-403.

18. 美国结直肠外科医师协会标准委员会. 大便失禁治疗临床共识（2007 版）. 中华胃肠外科杂志, 2008, 11(2): 191-193.

19. 孙雯, 岑琼, 王剑华. 老年人大便失禁护理的研究进展. 中华护理杂志, 2007, 42(5): 459-461.

20. 罗永. 人工肛门括约肌临床应用进展. 中国普通外科杂志, 2008, 17(3): 283-285.

21. Schrag HJ, Ruthmann O, Doll A, et al. Development of a novel, remote-controlled artificial bowel sphincter through microsystems technology. Artif Organs, 2006, 30(11): 855-862.

22. Norton C, Whitehead WE, Bliss DZ, et al. Management of fecal incontinence in adults. Neurourol Urodyn, 2010, 29(1): 199-206.

第九章

内分泌代谢系统疾病

<<<<<

第一节　老年糖尿病

全球的糖尿病患病率正逐年上涨，与此同时人口的老龄化日趋显著，老年糖尿病患者的人数正急剧增加。老年糖尿病有其独特的临床特点，而且老年人常常同时患有多种疾病和服用多种药物，社会活动和经济状况也和青年人大不相同，因此诊断和治疗有其特殊性，致残致死率高，老年糖尿病正日益受到大家重视。

一、流　行　病　学

糖尿病全球的患病率明显升高，尤以老年糖尿病人群为甚。调查显示 65 岁及以上人群中患病率为 15％～20％，新诊断的占 7％，65～74 岁间糖尿病患病率增加 200％，75 岁以上增加 400％，随着年龄增加，糖尿病患病率急剧升高。20～39 岁人群中糖尿病以每年 1％～2％的速度增加，而在 60～74 岁人群中则是 20％的年增长率。流行病调查显示，意大利 1992—1996 年间 65 至 84 岁的人群中糖尿病患病率为 12.8％。若根据美国糖尿病协会（ADA）1998 年的诊断标准校正，老年人群的患病率还要增加至 15.3％。在该人群中，中青年起病的占 55.3％，65 岁以后起病的占 44.7％。美国糖尿病控制和预防中心的数据表明大约有 20.9％的 60 岁以上老人患有糖尿病，患病的高峰在 65～74 岁，在此年龄段 20％的男性和超过 15％的女性患有糖尿病，超过 75 岁后患病率有所下降。

我国老年糖尿病的患病率为 9.19％～20％，1997 年北京 60 岁以上人群糖尿病标化的患病率为 15.7％，其中 60～69 岁患病率为 13.73％，70～79 岁为 19.08％，80 岁以上为 21.05％。2001 年上海的调查显示 60 岁以上人群糖尿病的患病率是 18.7％，北京解放军总院的结果显示 60 岁以上糖尿病平均患病率是 28.7％，其中 60～69 岁为 17.6％，70～79 岁为 30.2％，80 岁以上为 37.8％。2001—2002 年青岛地区老年糖尿病的患病率为 16.5％，远高于其他年龄段。天津市 2011 年的一项调查结果显示老年糖尿病的患病率为 16.48％。由此可见，老年糖尿病人群的迅猛增加已成为一个全球问题。

二、发病机制和病理生理

老年糖尿病人群是异质性人群，包括非老年期起病和老年期起病。多数老年糖尿病为 2 型糖尿病，但近年来发现临床最初诊断为 2 型糖尿病的患者中，10％～25％患者的胰岛细胞特异性抗体为阳性。Pietropaolo 等报道一组年龄在 65 岁或以上、临床诊断为 2 型糖尿病的患者，其中 12％有 GADA 和（或）IA-2A 阳性提示由胰岛自身免疫损伤所致的糖尿病亦见于老年患者。

老年人更容易患糖尿病的机制目前尚未完全阐明，一般认为其发生是遗传因素和环境因素共同的作用。在老年糖尿病人群中基因的作用显著，有糖尿病家族史的个体随着年龄的增加，患病的几率增加。遗传因素可导致胰岛素原向胰岛素的转化发生障碍，也可引起胰岛素分子发生突变，或胰岛素受体基因缺陷等。其他因素也影响老年糖尿病的发生，如增龄、饮食结构的改变、激素的变化以及多种药物的影响。

老龄化的进程可以加速改变糖代谢的各个方面，如胰岛素分泌、胰岛素功能、肝糖原合成等，这些改变和患者的基因背景相互作用使老年人群的糖尿病发病率随着年龄增加。大于 50 岁的人群中，年龄每增加 10 年，空腹血糖上升 0.06mmol/L，OGTT 服糖后 2 小时血糖上升 0.5mmol/L。

多项研究显示增龄本身并不是老年人群胰岛素抵抗的主要原因，但增龄与体重和脂肪组织增加，非脂肪组织减少相关，可能会影响胰岛素的信号传导。此外增龄所致的腹型肥胖可导致高胰岛素血症、胰岛素抵抗。老年人饮食结构的改变，脂肪成分增加和碳水化合物减少，也可促进胰岛素抵抗的发生，通过改变饮食结构和增加运动来改善机体成分的比例可延缓胰岛素抵抗的发生就可说明这一点。HGP（heptic glucose production）在糖代谢稳态过程中发挥重要作用，包括空腹和餐后血糖。正常人的肝脏对胰岛素十分敏感，当血浆胰岛素水平低于正常值时，HGP 可被完全抑制，与年龄无关。EGIR（The Europen Group for study of Insulin Resistance）报告显示，随着增龄 HGP 有下降的趋势，但在校正体重后这种差异消失。另有研究显示，老年糖尿病患者肝糖的输出并没有增加。因此在老年人群中肝脏的胰岛素抵抗并不是导致糖耐量异常的主要原因。骨骼肌是胰岛素介导血糖摄取的主要场所，而脂肪组织对胰岛素介导的血糖摄取相对较少，只占 2％～3％。EGIR 报告增龄与胰岛素介导的血糖利用减少相关，但校正 BMI 后无明显差异。而大量多中心研究显示增龄不能影响血糖的摄取，故目前增龄相关的胰岛素抵抗仍存在争议。增龄与脂肪增加相关，而腹部脂肪的增加又与胰岛素抵抗相关。故增龄引起的腹部脂肪堆积是老年人胰岛素抵抗的原因之一。肌肉收缩可以增加肌肉对血糖的利用，同时运动可以激活 AMPK 信号传导通路，提高胰岛素敏感性。缺乏锻炼时老年人普遍存在的问题,增加有氧运动可很好的改善胰岛素抵抗。

在老年人群中精氨酸刺激胰岛素分泌比青年人减少48%,β细胞功能随着年龄增加而减退,胰岛素分泌也随之减少。正常情况下胰岛素分泌是脉冲式的,而老年人胰岛素脉冲分泌受损。研究显示β细胞对肠促胰激素的刺激反应在老年人是降低的,因此推测与增龄相关的肠促胰激素刺激的胰岛素分泌缺陷是导致老年人糖耐量异常的原因。虽然C肽水平在年龄上不存在差异,但IVGGT过程中老年人胰岛素分泌相对下降,老年人相对于年轻人第一时相胰岛素分泌减少46%,第二时相减少56%。糖耐量异常是增龄过程中的一个表现。上述证据显示靶组织,对胰岛素敏感性的下降和胰岛β细胞不适当的功能下降导致糖代谢紊乱,进而发展为糖尿病。

三、临床特征和并发症

(一)临床特征

由于老年人肾糖阈增高,故尿糖多不敏感;渴感中枢功能下降,认知功能和反应下降等,导致典型的三多一少(烦渴、多饮、多食、多尿,体重下降等)症状不明显,50%以上的患者没有此典型症状,多数患者往往是由于常规查体发现血糖升高。即使有症状也不典型,易与其他系统疾病混淆,造成诊断延误。有些患者是以非酮症性高渗昏迷、脑卒中或心肌梗死等并发症初次就诊。此外,肌无力、视物模糊、泌尿系感染、关节疼痛、抑郁等也常是老年糖尿病的首发症状。突然发生的体温过低、恶性外耳炎、泌尿系感染导致肾乳头坏死,认知功能迅速减退等都可出现在老年糖尿病个体。

糖尿病排在引起老年人死亡的原因第6位,但实际上是老年人群最常见的致残致死原因,患有糖尿病的老人死亡的风险是相同年龄组没有糖尿病的老年人的2倍,这主要是因为糖尿病引起的大血管病变和微血管病变。

(二)心血管事件

2型糖尿病患者40%~50%死于冠心病。传统的危险因素包括:高血压、血脂异常、吸烟和糖尿病仍然贯穿整个老年时期。UKPDS研究显示严格控制血压可以降低24%的糖尿病相关终点、44%卒中、32%糖尿病相关死亡事件、34%肾衰竭、47%视力下降的风险。HbA1c每下降1%,心肌梗死减少14%,21%任何糖尿病相关终点。在一项包括了10000名45~79岁受试者的队列研究结果提示心血管疾病的风险和任何原因的死亡随着HbA1c的升高而增加。

(三)糖尿病微血管病变

糖尿病视网膜病变是造成失明的主要原因,其主要预测因子是病程。严格的血糖控制可降低糖尿病视网膜病变的患病率76%。任何一种心血管事件的危险因素都是糖尿病视网膜病变的危险因素,如高血压。65岁以上的糖尿病患者发生白内障和青光眼的风险是非糖尿病患者的2~3倍。因此一旦确诊糖尿病就行眼底检查,良好的血糖、血压的控制有益于预防和延缓糖尿病视网膜病变。

糖尿病神经病变包括周围神经病变、多神经病变和自主神经病变。手套袜子样感觉异常在老年患者中较常见,远端的感觉异常会造成糖尿病足。自主神经病变虽然无疼痛感,但与生活质量密切相关。

糖尿病肾病可迅速发展,危险因子包括:血糖控制不佳、高血压、病程长、男性、高总胆固醇和吸烟。老年人还有其他一些危险因素;造影剂、神经毒性药物、心力衰竭。血糖控制和ACEI有助于尿蛋白的控制。

(四)脑血管事件和痴呆、抑郁

卒中是糖尿病患者比较担心的事件,全球糖尿病患者发生卒中的风险升高3倍。卒中是导致活动障碍的高风险因素,预测因素包括高血压、房颤、糖尿病或有脑血管事件的病史。脑血管事件的致死率在糖尿病患者中明显升高,特别是在急性期。严格的血压控制对预防卒中有积极的意义。

老年糖尿病患者发生抑郁和各种神经精神症状的几率明显高于非糖尿病患者。认知功能下降在糖尿病患者中非常明显,这与病程和血糖控制相关。在脑血管事件(多发性腔隙性脑梗死和出血)后3个月内血管性痴呆可造成认知功能急剧恶化,糖尿病使血管性痴呆的危险性升高2~8倍。糖尿病患者伴有高收缩压和血脂异常更易患有Alzheimer病。良好的血糖控制可减缓认知功能的恶化。值得注意的是认知功能的下降可导致患者血糖不易达标,增加用药剂量和种类;若患者遗忘自己已经服药可出现重复服药,使低血糖的风险加大。

抑郁在老年人群中多见但不是单单在糖尿病患者中,易与认知障碍和痴呆混淆。病史可以有所帮助,如对过去的事不停地抱怨,常处于情绪低落状态或有负罪感等。一旦发现应给予适当的看护。研究表明糖尿病患者抑郁发生的风险是非糖尿病患者的2倍,而且是独立于年龄、性别和目前的其他疾病。抑郁可导致患者血糖控制不佳和依从性下降。由于老年人更容易出现上述问题,故建议在确诊糖尿病的同时进行功能评估,以便更好地控制血糖和治疗相关疾病。

(五)低血糖事件

老年糖尿病患者的低血糖是严重的,有时甚至是致命的。在该人群中应正确评估低血糖风险和血糖正常所带来的益处的平衡。老年糖尿病患者症状往往不典型,而且常常与自主神经病变以及认知缺陷相混淆,从而导致受伤或骨折。除药物因素外还有其他一些原因造成老年人低血糖频繁发作。老年人分泌对抗调节的激素能力受损,特别是胰高血糖素,同时他们的感知力下降,意识不到低血糖的一些"警告"症状,即使他们受到过这方面的教育。同时发生低血糖时他们的运动功能受损,是他们不能采取有效的步骤去纠正低血糖状态。减少严重低血糖事件需要对老龄患者进行教育提高他们对低血糖早期症状的认识(表9-1-1)。

表 9-1-1　老年糖尿病患者常见的临床表现

- 无典型临床症状

- 非特异性症状:乏力、体重下降、情绪改变

- 血糖升高引起的症状:口渴、多尿、夜尿增多、夜眠差、起夜后摔倒、失禁,反复感染/伤口愈合差;视力改变、认知功能受损/抑郁,神经病变/关节炎

- 高渗非酮症昏迷/糖尿病酮症酸中毒

- 心绞痛/心肌梗死

- 短暂缺血性卒中

四、诊断和筛查

年龄是糖尿病和 IGT 的一个重要危险因素,老年人群中漏诊的糖尿病患者占了较大的比例,由于老年糖尿病患者往往没有临床症状或症状非典型,常常延误诊断;老年糖尿病的筛查和诊断还是遵从于目前的统一诊断标准(表 9-1-2),没有针对不同年龄组的诊断标准,OGTT,随机血糖、HbA1c 以及问卷调查都是有效评价老年人群糖尿病风险的手段,而尿糖不作为检查的手段。

表 9-1-2 糖尿病诊断标准

分类	血糖(mmol/L)	
	空腹	2h-OGTT
正常	<5.6	<7.8
IFG	5.6~6.9	<7.8
IGT	<7.0	7.8~11.0
糖尿病	<7.0	≥11.1
糖尿病	≥7.0	非必须

老年糖尿病的危险因素包括:亚裔、非裔种群;BMI>27 和(或)腰围超标;冠心病或高血压伴或不伴高脂血症;卒中;反复感染;使用升糖药物,如糖皮质激素,雌激素等;糖尿病家族史;IGT/IFG。

对于有一个或更多危险因素的患者,建议 65~74 岁年龄段每 2 年一次,大于 75 岁每年一次糖耐量的检测。没有家族史,大于 65 岁的个体,2h-OGTT 相对于空腹血糖能更好地预测糖尿病和冠心病。在空腹血糖正常的高危人群中,若 PBS 无法执行,则 HbA1c 对诊断有帮助,HbA1c>6% 易发展为糖尿病。

五、预　防

流行病学研究显示糖尿病史遗传因素和生活方式共同作用,生活方式包括肥胖、缺少活动,热量摄入过多等,大约 1/3 的 IGT 的患者最终发展成 2 型糖尿病。为了有效地预防糖尿病我们应该了解糖尿病自然病程:糖尿病前期,危险因素、有效和简单的筛查方法,以及有效的干预方式。对生活方式的干预可以减少 50%~60%IGT 转变成糖尿病,但是没有药物的干预并不能长久的保持该益处。

(一)循证医学证据

2001 年护士健康研究(the Nurses Health Study)发现,超重或肥胖是糖尿病最重要的危险因素。缺少运动、吸烟、饮食不佳、喝酒都是糖尿病相关的危险因素。2002 年男性健康行为随访研究(Health Professional Follow-Up Study)旨在研究主要饮食方式与糖尿病风险之间的关系。随访 42000 名 40~75 岁男性 12 年,证实西方的生活方式与糖尿病风险升高密切相关,同样,缺少活动和肥胖也是糖尿病的高风险因素。1997 年大庆研究(Da Qing IGT and Diabetes Study)显示饮食和运动的干预可以减少 IGT 人群发生糖尿病的风险,对照和饮食运动干预组 6 年的糖尿病累积发病率分别为 67.7%、和 46.6%。在校正了 BMI 和空腹血糖后四组之间

有显著性差异。2001 年 The Finnish Diabetes Prevention Study 旨在了解中年(平均年龄 55 岁)IGT 人群中生活方式干预的效果。干预组进行个体化的教育旨在减少体重减少脂肪和饱和脂肪酸的摄入,增加纤维素摄入和增加体育活动。经过平均 3.2 年的随访,糖尿病累积发病率为 11%,而对照组 23%。干预组糖尿病风险降低 58%。

2002 年 Diabetes Prevention Program Study 显示生活方式干预(每周 150 分钟锻炼时间)和应用二甲双胍(850mg,bid)可以预防或延缓糖尿病的发生。平均 2.8 年的随访,糖尿病的发生率分别为 11.0、7.8、4.8/人年,与对照组相比糖尿病风险在生活方式组降低 58%,药物组 31%。老年人和低 BMI 者比年轻人和高 BMI 者更能从生活方式干预中获益。2002 年 STOP-NIDDM 研究显示在 IGT 人群中阿卡波糖(100mg,tid)组在 3.3 年的随访时间中糖尿病发病率为 32%,对照组 42%。阿卡波糖组可以提高 IGT 转为正常糖耐量的比例。55 岁以上组比 55 岁以下组更能获益。2001 年 HOPE 研究显示在有大血管危险因素的患者中应用雷米普利(10mg/d)可以降低糖尿病发生的风险(36% vs.5.4%)。2002 年 LIFE 研究显示,在有左心室肥厚的 55~80 岁的高血压患者中使用洛沙坦与使用阿替洛尔相比,4 年中新发糖尿病明显降低(13/1000 人年 vs.17.5/1000 人年)。

(二)预防策略

老年糖尿病预防策略基本与年轻人相同,但由于老年人机体健康状况和营养状况不同于其他年龄段人群因此在实施过程中应具体对待。

首先饮食遵循普通人群原则,但应重点关注几个方面如增加多不饱和脂肪酸和纤维素的摄取、能量摄入平衡,调整乙醇的摄入,在开始体重控制计划之前,应咨询营养师,进行营养评估,避免出现过度营养不良而影响机体抵抗能力。对于老年 IGT 患者来说,进行规律的运动改变生活方式是不依赖于 BMI 改变而能降低发展为糖尿病的风险的方法。

在高危人群(有一个或多个心血管危险因子)或(和)伴有高血压的人群中,可考虑应用雷米普利(ACEI 类)或厄贝沙坦降低糖尿病风险,但需注意血压的变化,老年人的血压不易降得过低。在空腹和餐后血糖都升高的非肥胖老年患者中,生活方式干预联合使用二甲双胍可降低糖尿病的风险,在 IGT 的老年患者中应用阿卡波糖似乎可以降低发展为糖尿病的风险。

六、综 合 治 疗

(一)原则

治疗糖尿病和预防糖尿病并发症的措施在所有年龄段都是相似的,但对于老年人群又有自己特殊的挑战:不但是年龄相关的生理变化,药物代谢动力学的改变、疾病的表现,还有该人群的既往的健康状况异质性,如是否合并其他慢性疾病(心血管的风险、慢性心功能不全)、活动能力、受照顾的情况、与社会脱轨、抑郁和认知功能、多数 65 岁老人有不同程度的肾功能不全以及服用多种药物引起的药物间不良的相互作用等。在制订诊疗目标时应避免增加患者经济、生理和精神负担,特别是对那些虚弱的、活动受限的、预期寿命短的患者。综合个体的情况制订个体化的长期治疗、预防并发

症计划。

首先全面评估患者的健康情况，生活是否自理，是否有骨折，合并的疾病和预期寿命。对于那些生活不能完全自理，与社会接触少的患者来说，增加患者的功能恢复和社会接触能力比单纯的严格控制血糖和预防并发症更为重要。许多老年患者伴有多种疾病，70%可有两种以上疾病，在这些人群中糖尿病可能不是最主要的矛盾，因此在治疗时应权衡利弊，充分考虑其他疾病的治疗情况和目前状况。Piette等指出要考虑其他疾病状态与糖尿病的治疗是一致的还是矛盾的。一致的状态包括高血压、血脂异常、肥胖和冠心病，它们的病理生理基础是相似的，糖尿病的治疗有益于这些疾病的控制，同样这些疾病的治疗重点也与糖尿病吻合。治疗重点不同甚至影响糖尿病治疗的状态有：COPD、骨关节炎、抑郁、甲亢和癌症。处理时需考虑不同的疾病状态和轻重缓急，不能一概而论。此外，老年综合征（抑郁、摔倒外伤、认知障碍、药物间作用、疼痛、尿路失禁）都应在治疗中考虑到。

老年糖尿病患者可以从控制血压、血脂、戒烟、服用阿司匹林中受益；预期寿命大于8年、没有低血糖风险，可能已有微血管并发症的老年患者可从强化血糖控制中获益；对于那些虚弱和预期寿命减少的患者可能症状的改善就已满足需求，避免低血糖带来的风险和负担。

（二）治疗目标

血糖达标是老年糖尿病多因素控制中的重要一环，而低血糖是老年糖尿病患者最为严重的并发症之一，特别是无感知的低血糖，可造成痴呆、跌倒、骨折甚至死亡。所有这些都限制了老年糖尿病患者的用药选择和降低了强化血糖所带来的益处。目前对于老年糖尿病治疗血糖达标值还没有一个一致的意见，但有3个方面需注意：①去除高血糖带来的临床症状（多尿、夜间增多、视力下降、乏力），避免因治疗引起的低血糖；②个体化治疗：根据患者个体的长期、个体化血糖达标值、经济情况以及个体的生活状况制订治疗方案；③应注意除高血糖以外的危险因素：心血管死亡风险（高血压、血脂异常、吸烟、活动减少）。

ADA的糖尿病和代谢指标是针对一般群体，而对老年糖尿病人群应充分考虑强化血糖控制所带来的潜在危险。UKPDS的后续研究给我们提出了记忆效应，早期的强化治疗会带来远期的效应，提示强化干预在糖尿病的早期效果最好，而当疾病发展到一定阶段效果就会大打折扣。在老年糖尿病的治疗中我们应注意强化血糖控制潜在的益处和风险以及复杂的治疗方案应进行平衡，例如没有足够的证据表明老年糖尿病患者，尤其有行动不便或精神异常者，达到ADA的HbA1c标准可以带来更多的益处。另一方面若HbA1c在7%到8.5%之间，可能对于有伴发病、虚弱、有低血糖风险或药物副作用的老年人更合适。

欧洲糖尿病工作组针对老年糖尿病人群血糖达标的水平提出了自己的建议：对于一般老年糖尿病患者（单系统受累）来说，$6.5 \leqslant HbA1c \leqslant 7.5\%$，FBS $5 \sim 7.0mmol/L$，而对于衰弱的患者（不能自理、多系统疾病、痴呆等），发生低血糖的风险较大，因此建议 $7.5\% HbA1c \leqslant 8.5\%$，$7 < FBS < 9mmol/L$。此外，近期EUGS（the European Union Geriatric Society）和IDF（the International Diabetes Federation）联合公布了一个糖尿病治疗指南，其中涉及了老年患者的问题，同样放宽了老年糖尿病患者的要求（表9-1-3）。

此外，针对预期寿命不同，美国老年协会（AGS American Geriatric Society）建议老年糖尿病患者 $HbA1c \leqslant 7.0\%$，但如果预期寿命小于5年，有伴发疾病、认知受损 $HbA1c \leqslant 8\%$。老年人应根据个体情况进行调整，强化血糖控制意味着低血糖风险增加。

The European Union of Geriatric Medical Societies 建议应区别对待老年患者（健康、虚弱并患有其他疾病、认知障碍等），最根本的目标是避免低血糖和任何造成生活质量下降的医疗行为，制订目标和方案是需考虑合并疾病、病程、低血糖的病史，无意识低血糖、患者的教育程度、积极性、依从性、年龄、预期寿命和使用的其他药物。虽然老年人的预期寿命短，不需严格血糖控制，但也不应忽略微血管并发症的筛查和治疗，我们必须时刻记住糖尿病心血管病变是老年糖尿病患者主要的死亡原因。

表 9-1-3　老年糖尿病患者血糖目标值

	健康	虚弱
空腹血糖	<7.0mmol/L	<10.0mmol/L
餐后血糖	<10.0mmol/L	<14mmol/L
HbA1c	<7%	<8.5%

（三）糖尿病教育

糖尿病教育在老年糖尿病中非常重要，老年糖尿病患者是一个广阔的异质性人群，有年轻起病的，也有老年起病的，对疾病的认知存在很大的不同。老年人的糖尿病教育应贯穿始终，而且由于老年人常有认知障碍，所以教育的对象应包括其家属。糖尿病教育应包括以下几个方面：

1. "你已患有2型糖尿病"对患者的真正含义，需要告知患者要正确认识糖尿病，不要存在恐惧和抵触的情绪。
2. 改善饮食结构降低或控制体重。
3. 体育锻炼对于任何年龄段的患者都是有益的。
4. 并发症教育：保护足部，预防糖尿病足；预防视网膜病变和常规筛查重要性，避免失明；控制血糖预防远期并发症和心血管疾病。
5. 血糖自我检测的必要性和重要性。
6. 糖尿病的处理原则和注意事项。

糖尿病教育一个长期的任务，它可使患者能正确认识糖尿病从而树立战胜疾病的信心，增加患者的依从性和自我监测自我管理的能力，进而减少并发症的发生。

（四）饮食和运动

糖耐量低减、增龄都减少热量的摄入，而蛋白质摄入没有变化，饮食计划应包括所有能量摄入，食物的血糖指数，保持平稳的血糖谱。食物中应有足量的碳水化合物、矿物质、维生素以及纤维素。在老年糖尿病者中营养不良和肥胖是并存的，应注意营养搭配，避免体重过度减轻，引起营养不良，特别是不要以牺牲基本热量的摄取来换取体重的控制。营养不良的老人应重新评估特别是行动不便、独身、嗜酒、经济条件不好的老人。

锻炼是老年糖尿病治疗过程中的基石。运动不但可以协助控制血糖还可以维持机体的功能和肌肉的力量，减少肌肉中脂肪的含量,对于改善胰岛素抵抗有一定的益处。通常有氧运动和等距活动是最好的,建议每周有 3~5 次 20 分钟到 60 分钟的运动。既往不活动的老人在开始新的运动计划之前应行药物的评估和调整以及心血管危险的判断。运动计划中应有热身和休息时间。开始的活动量应为心率是最大心率的 50%~65%。对于活动受限或有关节疾患的老人,游泳和自行车是个比较好的选择。从血糖的角度来说,我们应教育老人在活动前、活动中以及活动后监测血糖,熟知低血糖的症状和急救办法;应正确理解活动时间和进食服药的关系。同时还有避免摔倒,导致骨折。

(五) 降糖药

糖尿病的自然病程是一个进行性发展的疾病,大约 50%~70% 的患者最终需要药物来控制血糖。在过去的十多年中,有许多新药上市。没有一种药物对老年患者来说是绝对禁忌的,但应小心选择、密切监测、和及时调整剂量。需要注意的方面:药物的副作用和相互作用、方案的复杂性、低血糖的风险以及目前的健康状况。

磺脲类药物在老年糖尿病患者中广泛应用,对于非肥胖的患者具有较好的降糖效果,是口服降糖药的一线用药。但当患者出现肝肾功能不全是容易出现低血糖,特别是服用长效的磺脲类药物,第二代药物如格列吡嗪和格列美脲,低血糖的风险相对较小。当肌酐清除率小于 30~50ml/h 一般不建议应用磺脲类药物。餐时促泌剂瑞格列奈和那格列奈作用时间短,较少引起严重的低血糖。瑞格列奈在肌酐清除率大于 40ml/h 的老年人中不需调整剂量。虽然它起效快作用时间短但对于热量摄入不足的老年人来说还是会有低血糖的风险。当患者肌酐清除率小于 30ml/h 或肝功能异常时,应尽量避免使用。

双胍类药物是临床广泛应用的药物,具有增加外周血糖的摄取、增加胰岛素敏感性,控制体重等作用是口服药物治疗的基石,但在肾功能不全的患者易引起乳酸堆积。对于老年患者来说,血肌酐不是评价患者肾功能的指标,大于 75 岁的老年患者应计算肌酐清除率。肌酐清除率 < 30ml/min 时,二甲双胍禁用,当肌酐清除率在 30~60ml/min 时,药物剂量减半。在有低氧性疾病(肺部疾病和心力衰竭)和肝功能不全的患者中应慎用。二甲双胍单独使用时一般不会引起低血糖症状,但与其他药物合用,特别是与胰岛素联用时,可有低血糖风险。此外,二甲双胍通过减轻胰岛素抵抗、改善内皮细胞功能、降低脂质沉积、抗炎症、抗氧化应激等作用,从而实现心血管系统的保护作用。多项研究提示,在接受降糖药物治疗的 2 型糖尿病(T2DM)患者中,二甲双胍组较磺脲类组和胰岛素组罹患肿瘤风险降低,二甲双胍剂量越大,肿瘤发生风险越小。英国前瞻性糖尿病研究(UKPDS)结果显示,与饮食控制组相比,二甲双胍组随访 10 年后发生肿瘤风险降低 29%。

α 糖苷酶抑制剂抑制肠道血糖的吸收,有较多的胃肠副作用在临床上限制了它的应用。阿卡波糖在老年患者中适当使用相对安全,单用不会有严重的低血糖事件,但有时会有严重的副作用而限制它的使用。在有以下情况时应禁用:炎症性肠炎、肠道梗阻症状、肠疝气、严重的肾功能不全。

噻唑烷二酮类药物是胰岛素增敏剂,曾广泛应用于临床,但由于可导致水钠潴留和水肿,有潜在的心血管风险,在临床使用中受限。研究指出在老年人群中使用噻唑烷二酮类药物的效果与青年人是一致的,但对于有心脏疾患的患者应禁用或慎用。

肠促胰高血糖素样肽 1(glucagon-like peptide1,GLP-1)类似物和二肽基肽酶-4(DPP-4)抑制剂是近年来新近上市的降血糖药物。GLP-1 是由肠道 L 细胞分泌的一种肽类激素,具有以下生理作用:以葡萄糖依赖方式作用于胰岛 β 细胞,促进胰岛素基因的转录,增加胰岛素的生物合成和分泌,当血糖低至 3.36mmol/L 时不再有刺激胰岛素分泌的作用,可避免引起严重低血糖;刺激 β 细胞的增殖和分化,抑制 β 细胞凋亡,从而增加胰岛 β 细胞数量,抑制胰高血糖素的分泌,抑制食欲及摄食,延缓胃内容物排空等。这些功能都有利于降低餐后血糖并使血糖维持在恒定水平。DPP-4 不仅可降解 GLP-1,还可降解包括 GIP 在内的多种肽类。DPP-4 抑制剂可以通过提高活性 GLP-1 的水平改善 α 和 β 细胞对血糖的敏感性,调节胰岛素敏感性和糖原的输出维持血糖水平在生理范围,同时降低低血糖的风险。GLP-1 类似物有 Liraglutide(利拉鲁肽)、Exenatide(艾塞那肽)等,DPP-4 抑制剂有 Sitagliptin(西格列汀),Vildagliptin(维格列汀)等。

目前艾塞那肽、西格列汀在老年糖尿病患者中应用的经验较少,但有研究显示,维格列汀在老年人群中具有良好的疗效和安全性,与年轻人相比,维格列汀用于老年患者具有同等的降低 HbA1c、空腹血糖和体重的疗效,且低血糖事件的发生率少。Baron 等人的研究显示单药治疗 24~52 周,HbA1c 下降 1%,与 65 岁以下组相似,且与 Pratley 等人研究结果一致,均提示低血糖的发生率低于 1%。

老年糖尿病患者不同程度的存在高胰高血糖素血症和餐后高血糖,而维格列汀的治疗恰恰是针对这两方面。它能改善 α 和 β 细胞调节血糖平衡的能力,在高血糖状态它能降低不适当分泌的糖原,但同时很好的保护糖原对应急状态的反应如低血糖。这就是为什么老年糖尿病患者不易造成低血糖的原因。但目前该类药物在老年人群中的临床资料不多,尚不建议广泛应用。

(六) 胰岛素

使用胰岛素的目的是消除高血糖带来的临床症状,使血糖水平尽快达标,预防远期并发症。对于老年患者来说,胰岛素的应用方案应简单、操作方便,但要增加测血糖的次数,避免低血糖的发生,消除对注射的恐惧。老年人群中应用胰岛素的利与弊见表 9-1-4。

表 9-1-4 老年人群中应用胰岛素的利与弊

利
- 良好的血糖控制
- 易于控制餐后血糖
- 有利于控制黎明现象
- 通过改善 HbA1c,预防和减少糖尿病远期并发症
- 避免口服降糖药带来的副作用

弊
- 需要多次注射,方案较复杂
- 每天多次血糖监测
- 体重增加
- 低血糖风险增加

胰岛素包括动物胰岛素、人胰岛素和胰岛素类似物。对于老年人目前更多的是推荐胰岛素类似物,因其起效快,作用时间短。目前有三种短效胰岛素类似物:赖氨酸胰岛素类似物(B28/29位,赖氨酸替代脯氨酸)、门冬氨酸胰岛素类似物(B28位,门冬氨酸替代脯氨酸)、谷氨酸胰岛素类似物(APIDRA,B29位,谷氨酸替代赖氨酸)。但是单用短效胰岛素类似物并不能长久地控制良好的血糖,特别是无法控制两餐间和夜间血糖。可考虑兼用鱼精蛋白锌胰岛素、甘精胰岛素、地特胰岛素。如果顾虑多次注射胰岛素不能接受,则可选择预混胰岛素或(和)联用口服降糖药。其应用模式与年轻人相同。

目前的用药的总体趋势是早期积极的联合用药使血糖尽快达标,不同药物联用可使机制互补,但在老年人中应注意药物之间的相互作用。

(七)老年糖尿病患者血压、血脂控制

基于1999年WHO的高血压诊断标准,30%~50%的2型糖尿病患者和20%~40%的IGT患者有高血压。大部分患者是单纯的收缩压升高。糖尿病高血压与胰岛素抵抗以及糖尿病肾病相关。糖尿病患者在确诊高血压的同时应该对其心血管危险因素进行评估。对部分新诊断老年高血压应除外继发因素,如甲减、血管重建等。

老年糖尿病伴高血压患者开始治疗的阈值是大于等于140/80mmHg 3个月,而且经过生活方式的干预,不同时间测3次血压均高于阈值。HOT研究显示,当舒张压≤80mmHg时,主要心血管事件下降51%,卒中下降30%,但是当舒张压≤75mmHg时,主要心血管事件和一些冠心病事件反而更多。研究显示任何年龄控制血压都可降低卒中的风险。但在一项meta分析中显示,大于85岁的人群中控制血压可使卒中下降34%,主要心血管事件风险下降22%,心力衰竭39%,而对心血管死亡率并没有益处。因此对于一些患有多系统疾病的老人预防心力衰竭和卒中比微血管病变更重要,因此血压可控制在150/90mmHg即可。如果收缩压达到180mmHg,至少应降20~30mmHg。

糖尿病患者严格血脂控制可带来心血管受益,建议:改变生活方式,低脂饮食、增加活动,控制体重;糖尿病一旦被确诊,应行心血管风险的评估(具体评估见表9-1-5);血糖达标;他汀类药物治疗。

他汀类药物治疗分一、二级预防。一级预防:没有心血管疾病史,但心血管10年风险>15%的患者,若血脂谱异常,应使用他汀类药物,但目前对于前80岁以上患者没有足够的一级预防的临床证据。二级预防:已有心血管疾病,应用他汀类药物,同时可降低卒中的风险。

三项研究HPS,CARDS,PROSPER研究人群包括80岁以上的年龄组,结果显示接受他汀类药物治疗老年人和年轻人同样受益。PROSPER研究是唯一的一项在70~82岁有高危因素的人群中进行的一级和二级预防研究。普法他汀40mg三年能降低非致死性心肌梗死和冠心病死亡15%,但对于卒中没有益处。HPS研究是入选40~80岁有卒中病史且下肢动脉炎或糖尿病的患者予以辛伐他汀40mg治疗:第一次卒中的风险下降25%,70岁以上的糖尿病患者也同样受益。在65~80岁的患者中辛伐他汀可降低主要心血管事件的风险31%。CARDS研究是入组40~75岁糖尿病患者,

其LDL-C小于1.6g/L,至少有一个并发症。阿托伐他汀10mg可降低首次心血管事件37%。根据目前资料,老年糖尿病患者使用他汀类药物是受益的,耐受性与年龄无关。但目前没有足够的证据表明80岁以上的患者同样受益,但实际上没有理由在糖尿病患者,或者在高危的正常人群中因为年龄原因而中断他汀治疗。

表9-1-5 10年心血管风险

高危:有明确的心血管疾病(冠心病症状、卒中、外周血管病变)或者冠脉事件的风险>15%
低危:没有明确的心血管疾病或冠脉事件风险≤15%

贝特类药物在糖尿病患者中应用是有效和安全的,如果应用他汀类药物6个月以上,甘油三酯水平仍≥2.3mmol/L,应使用贝特类药物;或有心血管疾病且单纯甘油三酯水平≥2.3mmol/L,也应使用贝特类药物。对于一个有心血管疾病的患者而言如果空腹甘油三酯水平持续≥10mmol/L,应就诊于糖尿病专科医师。目前没有75岁以上患者非诺贝特的临床资料。

(李 慧 汪 耀)

▶ 参考文献 ◀

1. Narayan KM, Boyle JP, Geiss LS, et al. Impact of recent increase in incidence on future diabetes burden: U. S., 2005-2050. Diabetes Care, 2006, 29: 2114-2116.

2. Selvin E, Coresh J, Brancati FL. The burden and treatment of diabetes in elderly individuals in the U. S. Diabetes Care, 2006, 29: 2415-2419.

3. Harris JVII, Flegal KJVl, Cowie CC, et al. Prevalence of diabetes, impaired hsting glucose, and impaircd tolerance in U. S. adults: the third National Health and Nutrition Examination Survey, 1988-1994. Diabetes Care, 1998, 21: 518-524.

4. Motta, M, Bennati, E, Ferlito, L, et al, Value and significance of new diagnostic criteria of diabetes mellitus in older people. Arch. Gerontol. Geriatr, 2007, 45: 103-108.

5. Resnick HE, Harris MI, Brock DB, et al. American Diabetes Association diabetic diagnostic criteria, advancing age and cardiovascular disease risk profiles: result from the Third National Health and Nutrition Examination Survey. Diabetes Care, 2000, 23: 176-180.

6. 杨泽,于普林,范钦颖,等. 北京市中老年2型糖尿病流行病学调查. 老年医学与保健, 2001, 7(3): 142-144.

7. 尤传一. 老年糖尿病诊断与治疗的特殊性. 老年医学与保健, 2009, 15(2): 66-69.

8. 青岛市糖尿病流行病学调查组. 青岛地区20-74岁人群糖尿病患病率调查. 中华糖尿病杂志, 12(5): 344-347.

9. 王虹月,职心乐,朱虹,等. 天津市老年人2型糖尿病流行病学调查. 天津医药, 2011, 39(12): 112-114.

10. Pictropaolo M,Barinas-Mitchell E,Pietropaolo SI,et al. Evidence of islet cell autoimmunity in elderly patients with type 2 diabetes. Diabetes,2000,49:32-38.

11. Kahn CR,Banting Lecture. Insulin action,diabetogenes, and the cause of type II diabetes. Diabetes, 1994, 43: 1066-1084.

12. Finucane P,Sinclai r AJ. Diabetes in old age. Chichester: John Wiley,1995:302.

13. Chen M,Bergman RN,Porte D Jr,et al. Insulin resistance and β-cell dysfunction in aging:the importance of dietary carbohydrate. J clin Endocrinol Metab,1988,67:951-957.

14. Scheen AJ,Paquot N,Castillo MJ,et al. How to measure insulin action in vivo. Diab Metab Rev, 1994, 10: 151-188.

15. Natali A,Toschi E,Carnastra S,et al. Beterminants of prstabsorptive endogenous glucose output in non-diabetic subject. EGIR. Diabetologia,2000,43:1266-1272.

16. Meneilly GS, Elliot T, Tessier D, et al. NIDDM in the elderly. Diabetes Care,1996,19:1320-1325.

17. Scheen AJ,Sturis J,Polonsky KS,et al. Alteration in the ultradian oscillations of insulin secretion and plasma glucose in aging. Diabetologia,1996,39:564-572.

18. Ranganath L,Sedgwick I,Morgan L,et al. The aging entero-insular axis. Diabetologia,1998,41:1309-1313.

19. Kahn SE,Larson VG,Schwartz RS,et al. Exercise training delneates the importance of β-cell dysfuction to the glucose intolerance of human aging. J Clin Endocrinol Metab,1992,74:1336-1342.

20. Ahren B, Palini G. Aging related reduction in glucose elimination is accompanied by reduced glucose effectiveness and incresed hepatic insulin extraction in man. J Clin Endocrinol Metab,1998,83:3350-3356.

21. Sinclair AJ,Robert IM,Croxson SCM. Mortality in older people with diabetesmellitus. Diabet Med, 1996, 14: 639-647.

22. Matthews DR,Stratton IM,Aldington SJ,et al. UK Prospective Diabetes Study Group. Risks of progression of retinopathy and vision loss related to tight blood pressure control in type 2 diabetes mellitus:UKPDS 69. Arch Ophthalmol,2004,122:1631-1640.

23. Thomson FJ, Masson EA, Leeming JT, et al. Lack of knowledge of symptoms of hypoglycaemia by elderly diabetic patients. Age Ageing,1991,20:404-406.

24. European Diabetes Working Party for older people. Clinical Guidelines for Type 2 Diabetes Mellitus 2001-2004.

25. Hu FB, Manson JE, Stampfer MJ, et al. Diet, lifestyle, and the risk of type 2 diabetes mellitus in women. N Eng J Med,2001,345(11):790-797.

26. van Dam RM,Willett WC,Rimm EB,et al. Dietary fat and meat intake in relation to risk of type 2 diabetes in men. Diabetes Care,2002,25(3):417-424.

27. Pan XR,Li GW,Hu YH,et al. Effects of diet and exercise in preventing NIDDM in people with impaired glucose tolerance. The Da Qing IGT and Diabetes Study. Diabetes Care,1997,20(4):537-544.

28. Tuomilehto J, Lindstrom J, Eriksson JG, et al. Finnish Diabetes Prevention Study Group. Prevention of type 2 diabetes mellitus by changes in lifestyle among subjects with impaired glucose tolerance. N Engl J Med,2001,344 (18):1343-1350.

29. Knowler WC,Barrett-Connor E,Fowler SE,et al. Diabetes Prevention Program Research Group. Reduction in the incidence of type 2 diabetes with lifestyle intervention or metformin. N Engl J Med,2002,346(6):393-403.

30. Chiasson JL,Josse RG,Gomis R, et al. STOP-NIDDM Trial Research Group. Acarbose for prevention of type 2 diabetes mellitus: the STOP-NIDDM randomised trial. Lancet,2002,359(9323):2072-2077.

31. Yusuf S,Gerstein H,Hoogwerf B,et al. HOPE Study Investigators. Ramipril and the development of diabetes. JAMA,2001,286(15):1882-1885.

32. Dahlof B, Devereux RB, Kjeldsen SE, et al. LIFE Study Group. Cardiovascular morbidity and mortality in the Losartan Intervention For Endpoint reduction in hypertension study (LIFE):a randomised trial against atenolol. Lancet,2002,359(9311):995-1003.

33. Wolff JL, Starfield B, Anderson G, et al. Prevalance, expenditures and complications of multiple chronic conditions in the elderly. Arch Intern Med, 2002, 162 (20): 2269-2276.

34. Piette JD,Kerr IA. The impact of comorbid chronic conditions on diabetes care. Diabetes Care, 2008, 29 (3): 725-731.

35. Vischer UM,Bauduceau B,Bourdel-Marchasson I,et al. A call to incorporate the prevention and treatment of geriatric disorders in the management of diabetes in the elderly. Diabetes Metab,2009,35:168-177.

36. Bourdel-Marchasson I,Doucet J,Bauduceau B,et al. Key priorities in managing glucose control in older people with diabetes. J Nutr Health Aging,2009,13:685-691.

37. Vischer UM,Bauduceau B,Bourdel-Marchasson I,et al. A call to incorporate the prevention and treatment of geriatric disorders in the management ofdiabetes in the elderly. Diabetes Metab,2009,35:168-177.

38. Stanley K. Assessing the nutritional needs of the geriatric patient with diabetes. Diabetes Educ,1998,24:29-36.

39. Bates CJ, Lean ME, Mansoor MA, et al. Nutrient intakes,biochemical and risk indices associated with Type 2 diabetes and glycosylated haemoglobin, in the British National Diet and Nutrition Survey of people aged 65 years and over. Diabet Med,2004,21:677-684.

40. Sigal RJ, Kenny GP, Wasserman DH, et al. Physical activity/exercise and type 2 diabetes (Technical Review). Diabetes Care,2004,27:2518-2539.

41. P Lecomte. Diabetes in the elderly considerations for clinical practice. Diabetes Metab, 2005, 31:5s103-5s109.

42. Nisbet JC, Sturtevant JM, Prins JB. Metformin and serious adverse effects. Med J Aust, 2004, 181:53-54.

43. UK Prospective Diabetes Study (UKPDS) Group. Effect of intensive blood-glucose control with metformin on complications in overweight patients with type 2 diabetes. Lancet, 1998, 352(9131):854-865.

44. Abbatecola AM, Rizzo MR, Barbieri M, et al. Postprandial plasma glucose excursions and cognitive functioning in aged type 2 diabetics. Neurology, 2006, 67(2):235-240.

45. Verny C. Management of dyslipidemia in elderly diabetic patients. Diabetes metab, 2005, 31(2):5S74-5S81.

第二节 老年甲状腺疾病

一、概　　述

甲状腺是人体最大的内分泌腺,其分泌的甲状腺激素在人体生长发育及物质代谢和能量代谢中发挥重要作用,是调节人体糖、脂肪、蛋白质代谢,保持体温恒定,促进人体生长发育的重要物质。甲状腺激素(thyroid hormone, TH)包括三碘甲状腺原氨酸(T_3)和甲状腺素(T_4),其主要作用是通过 T_3 同受体以及其他相关蛋白质相互作用后,调控靶基因的转录和蛋白质的表达而实现的。

甲状腺的基本组织结构和功能单位是甲状腺滤泡。滤泡细胞旁有少量体积较大的滤泡旁细胞(C细胞)。滤泡腔内含有大量胶质体,胶质内贮存有滤泡细胞分泌的甲状腺球蛋白(Tg)。合成的 TH 以 Tg 形式储存于甲状腺滤泡腔内。

在正常情况下,贮存在 Tg 中的 TH 可供应 100 天左右的代谢需要。

甲状腺功能主要受下丘脑分泌的促甲状腺激素释放激素(thyrotropin releasing hormone, TRH)与垂体分泌的促甲状腺激素(thyroid stimulating hormone, TSH)的调节。此外,甲状腺还可进行自身调节。TSH 是调节甲状腺功能的主要激素。

老年是生命过程中组织与器官趋向老化,生理功能日趋衰退的阶段。内分泌系统同样会出现衰老趋势,老年期甲状腺与其他内分泌系统一样,也会出现衰老性变化,主要表现为:甲状腺呈一定程度的萎缩和纤维化,炎性细胞浸润及滤泡的数目减少,残余滤泡上皮细胞也变得矮小,滤泡内胶质和分泌颗粒均减少,使甲状腺激素的合成、运输、降解发生改变,甲状腺功能也随之下降。

随着年龄的增长,甲状腺激素的分泌逐渐减少可以看作是机体的一种自我调节、自我保护的过程。健康老年人下丘脑 TRH 的合成和释放随着年龄的增长而逐渐减少,TSH 水平维持在正常或正常低限,甲状腺激素分泌减少,血清 T_3 随增龄逐渐下降,反 T_3(RT_3)增高,但血清总 T_4(TT_4)和游离 T_4(FT_4)的水平与年轻人相比无显著差异。一方面是由于老年人基础代谢率降低、热量摄入减少,另一方面由于老年人常常合并有糖尿病、高血压、心脏病、感染及肝、肾功能异常等各种病理生理情况,1 型脱碘酶活性降低,T_4 向 T_3 转换减少,造成血清 T_3 降低。老年人体内 T_4 分泌也减少,但由于垂体对血液循环中 T_3、T_4 的反馈调节敏感性增加,同时身体其他脏器对甲状腺激素敏感性降低,血液循环 T_4 的降解也减少,所以血清 T_4 浓度能保持相对稳定。Weissel 将老年人下丘脑-垂体-甲状腺轴的变化归结如图 9-2-1。

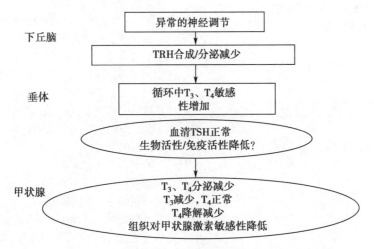

图 9-2-1　老年人下丘脑-垂体-甲状腺轴的改变

随着社会的老龄化,衰老相关的研究越来越被人们所重视。很多研究表明,随着衰老,甲状腺结节及甲状腺功能紊乱的患病率逐渐上升,包括甲状腺功能减退症(甲减)、亚临床甲减症、甲状腺功能亢进症(甲亢)、亚临床甲亢症。

二、老年甲状腺功能减退症

甲状腺功能减退症(hypothyroidism,简称甲减)是由于甲状腺激素分泌和合成减少或组织利用不足导致的全身代谢减低综合征。

(一)流行病学

临床上甲状腺功能减退的发病率约在 1% 左右,女性多于男性。20 世纪 70 年代,Tunbridge 等调查首次指出甲状腺功能减退的发生率在老年人中有增加趋势。7 年之后,Framingham 研究再次证实了这一发现。在 Framingham 研究的原始队列中,大于 60 岁的人群中甲状腺功能减退的患病率为 4.4%,老年女性的患病率更是高达 5.9%。英国的 Whickham 研究发现老年人群中甲状腺功能减退的发病率高达 11%。在美国科罗拉多进行的超过 25000 人的筛查显示,血清 TSH 升高者占 9.5%,而大于 74 岁的人群中亚临床甲状腺功能减退(SCH),即 TSH 水平升高而 T_3、T_4 水平均正常的男、女患病率分别为 16% 和 21%。单忠艳等的研究发现,盘山、彰武和黄骅社区临床 14 岁以上人群甲减患病率分别为 0.27%、0.95% 和 2.05%,45 岁以上女性患病率最高,达到 5.07%。北京医院 715 例 60 岁以上老人的健康体检中甲减的发病率为 7.1%。

亚临床甲减症指血清 TSH 增高,T_3 和 TT_4 正常。老年亚临床甲减的发生也逐年增加,发病率报道差异较大,从 0.5%~14.4% 不等。2007 年发表的日本 Suita 研究中,70~80 岁的人群亚临床甲减患病率为 14.6%,而 80 岁以上者则达 20.1%。单忠艳等报道盘山、彰武和黄骅社区亚临床甲减的患病率分别为 0.91%、2.90% 和 5.96%。

各研究结果不尽相同,究其原因,一方面可能由于人群的选择和种族差异,另一方面,各个地区人群碘摄入量的差异也对研究结果有很大影响,尤以中国的资料最为典型。此外,也应考虑到这些研究之间的时间跨度较大,检测技术及检测水平不同也对其研究结果有不小的影响。2009 年 10 月,卫生部组织的甲状腺疾病流行病学调查启动,此次调查在北京、上海、济南等十个城市同时进行,是我国首次组织如此大规模的城市甲状腺疾病调查,以掌握甲状腺功能异常流行病学资料。

(二)病因

老年甲减 98% 以上系由甲状腺本身疾病引起。原发性甲减的主要原因有甲状腺组织功能损伤和甲状腺激素合成障碍,老年性甲减大多与甲状腺组织功能受损有关。医源性甲状腺功能减退也是老年甲状腺功能减退的重要原因之一,甚至有研究报道发生率达 42.37%。其他病因包括甲状腺激素合成障碍和继发性甲状腺功能减低。甲状腺激素抵抗极为罕见。老年甲减病因分类见表 9-2-1。

表 9-2-1 老年甲减的病因分类

原发性
桥本甲状腺炎(慢性淋巴细胞性甲状腺炎)
无痛性甲状腺炎
亚急性甲状腺炎
甲状腺全切或次全切除术后
甲亢 [131]I 治疗后
颈部疾病放射治疗后
甲状腺内广泛病变(如甲状腺癌、白血病、转移癌或淀粉样变性等浸润)
自身免疫性疾病(1 型糖尿病、血管炎、系统红斑狼疮、类风湿等引起)
TH 合成障碍
缺碘性地方性甲状腺肿

续表

碘过多(每日摄入碘>6mg,见于原有甲状腺疾病者)
药物诱发(胺碘酮、碳酸锂、硫脲类、磺胺类、对氨基水杨酸钠、过氯酸钾、保泰松、硫氢酸盐等)
继发性
垂体外伤、炎症、坏死
垂体肿瘤
垂体手术或放射治疗后
腺垂体功能减退
下丘脑外伤
下丘脑肿瘤细胞浸润
下丘脑射线损害
甲状腺激素抵抗综合征(罕见)

(三)临床表现

老年甲减的症状与甲状腺激素不足引起产热效应低、中枢神经系统兴奋性降低、外周交感神经兴奋和糖、脂肪、蛋白质代谢异常密切相关。但临床症状较少,不典型,易造成误诊、漏诊。

老年甲状腺功能减退主要表现为乏力、畏寒、体重增加、淡漠、感觉异常、动作减慢、智力减退、食欲减退、便秘等,这些症状易与衰老本身伴随的症状混淆而不易引起足够重视,这可能与衰老过程本身伴随甲状腺激素水平的变化有一定关系。老年与青年甲减患者症状的比较见图 9-2-2。

乏力、怕冷是最常见的症状,常伴有皮肤干燥、毛发脱落、面色苍白水肿、表情淡漠、少言懒动、食欲减退但体重增加。由于甲状腺激素分泌减少造成胆固醇分解下降,肾脏对尿酸的排泄减少,表现为高胆固醇、高甘油三酯、高低密度脂蛋白血症,高尿酸血症,甚至出现假性痛风。甲减患者关节渗出液中含有焦磷酸钙结晶,这点可与真性痛风鉴别。老年甲状腺功能减退患者肌病比较多见,主要累及肩部和背部肌肉,可有肌肉无力,也可有肌肉疼痛、强直或痉挛等症状,血中肌酸激酶升高。

心脏是甲状腺激素的重要靶器官之一,甲状腺功能减退可导致多种心血管并发症的出现。甲状腺激素分泌减少可造成心肌细胞内水钠潴留,细胞肿胀、变性、坏死、断裂,细胞间黏多糖蛋白沉积,间质水肿,血管内皮舒缩功能障碍,血管通透性增加,使心肌黏液性水肿、纤维化,心脏扩大,心脏超声检查常提示有心包积液,同时可伴胸腔或腹腔积液。甲状腺功能减退使心肌细胞 Na^+-K^+-ATP 酶的活性和肌浆网 Ca^{2+}-ATP 酶的活性降低,影响肌球蛋白 ATP 酶的活性,使心肌收缩力降低,心输出量减少。由于甲状腺功能减退时,脂质代谢紊乱产生高脂血症,尤其是高 LDL-C 血症,同时血管内皮细胞功能障碍引起凝血及血管屏障功能改变,血管平滑肌细胞舒张性下降导致舒张期高血压及激活的脂质过氧化反应等因素,均促进动脉粥样硬化的发生与发展,在老年人群中易导致冠状动脉粥样硬化性心脏病。

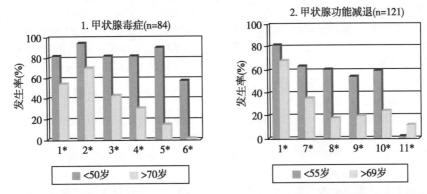

年龄对甲状腺功能异常不同症状发生率的影响

图 9-2-2　年龄大于 69 岁的患者与年轻患者间甲状腺毒症和甲减不同症状发生率的比较
横坐标为不同的症状：1. 乏力；2. 心动过速；3. 震颤；4. 神经过敏；5. 怕热；
6. 食欲增加；7. 怕冷；8. 感觉异常；9. 肌肉痉挛；10. 体重增加；11. 体重下降
*：$P<0.05$ 为甲减中两者的比较；$P<0.01$ 为甲亢中两者的比较

（四）诊断及鉴别诊断

由于老年甲状腺功能减退症状的不典型，对老年人往往很难仅凭临床症状及体征来诊断。加之在老年人中亚临床甲状腺功能减退的患病率更高，更缺乏明显的症状及体征，仅能靠实验室检查确诊，所以目前对于 65 岁以上有临床症状的老人，尤其是老年女性，推荐常规进行甲状腺功能的筛查。特别是对有不明原因贫血、乏力、便秘，以及冠心病久治不见好转的老年患者和原有甲状腺疾病的患者，及时检测甲状腺功能可减少老年甲减的误诊和漏诊。

甲状腺功能检测是诊断老年甲减的一线指标。原发性甲减患者的血清 TSH 增高，TT_4 和 FT_4 降低。TSH、TT_4 和 FT_4 的水平与病情程度相关。血清总 T_3（TT_3）和游离 T_3（FT_3）的水平可正常或减低。因为 T_3 主要来源于外周组织 T_4 的转换，而老年人由于 1 型脱碘酶活性降低，T_4 向 T_3 的

转换减少，可造成血清 T_3 降低，所以 T_3 水平不作为诊断原发性甲减的必备指标。亚临床甲减仅有 TSH 水平增高，TT_4 和 FT_4 水平正常。继发性甲减主要包括由于垂体和下丘脑疾病导致的中枢性甲减，化验血清 TSH、TT_4 和 FT_4 水平均降低。

甲状腺过氧化物酶抗体（TPOAb）、甲状腺球蛋白抗体（TgAb）是确定原发性甲减病因的重要指标和诊断自身免疫甲状腺炎（包括桥本甲状腺炎、萎缩性甲状腺炎）的主要指标。一般认为 TPOAb 的意义较为肯定。

老年甲减诊断并不困难，关键在于提高对疾病的认识，对疑有老年甲减的患者应及时进行甲状腺功能检查，做到早期诊断，早期治疗。中国甲状腺疾病诊治指南将甲减诊断思路总结如图 9-2-3。

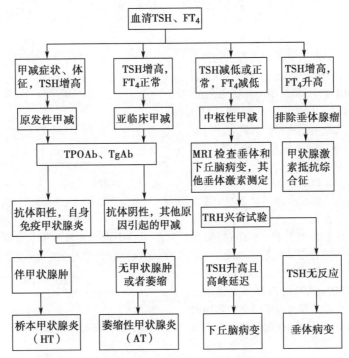

图 9-2-3　甲状腺功能减退诊断思路
（中华医学会内分泌学分会《中国甲状腺疾病诊治指南》编写组）

老年甲减的诊断需依赖甲状腺功能的检测，所以临床上发现 TSH 增高的患者，应排除其他原因引起的 TSH 升高。常见的原因如下：①TSH 测定干扰：被检者体内存在抗 TSH 自身抗体可以引起血清 TSH 测定值假性增高，但 TT_4 和 FT_4 正常；②低 T_3 综合征的恢复期：低 T_3 综合征恢复期时，由于机体解除了应激状态，血中皮质醇，儿茶酚胺水平下降，解除了对 TRH 的抑制作用，同时 5'-单脱碘酶（5'-MDI）活性恢复正常，血清 TSH 可以增高至 5～20mIU/L。这是机体对应激状态的一种调整；③20% 的中枢性甲减患者表现为轻度 TSH 增高（5～10mIU/L）；④肾功能不全：10.5% 的终末期肾病患者有 TSH 增高，可能与血清中 TSH 清除减慢、过量碘摄入、结合于蛋白的甲状腺激素从肾脏丢失过多有关；⑤糖皮质激素缺乏也可以导致轻度 TSH 增高；⑥生理适应。有研究显示，当人体暴露于寒冷环境中 9 个月时，血清 TSH 水平可升高 30%～50%。

（五）治疗

老年甲减的治疗目标为临床甲减症状、体征消失，血清 TSH、TT_4、FT_4 维持在正常范围。首选左旋甲状腺激素（L-T_4）替代疗法，一般需终身替代。治疗的剂量取决于患者的病情、年龄、体重和个体差异。总剂量需随年龄的增加而减少。原则上从小剂量开始，逐渐加量，大约 1.0μg/(kg·d)。老年患者使用左旋甲状腺素前需常规评价心脏状态，起始剂量一般为每天 25～50μg，如合并心血管系统疾病，可以从更低的每天 12.5μg 开始，每 3～4 周增加 12.5～25μg，直到血清 TSH 降至正常范围。近年也有研究显示，在无心血管疾病的甲状腺功能减退患者中，开始甲状腺素替代治疗时即用足全量是安全的，并且与低起始剂量的疗法相比更方便、经济。但是这种方法在老年人中使用仍需谨慎。

理想的服药时间为早餐前，与其他药物的服用间隔应在 4 小时以上。肠道吸收不良和氢氧化铝、碳酸钙、消胆安、硫糖铝、硫酸亚铁和食物纤维添加剂等可影响 L-T_4 的吸收。苯巴比妥、苯妥英钠、卡马西平、利福平、异烟肼、洛伐他汀和胺碘酮等老年人的常用药物可以加速 L-T_4 的清除。

对老年人的亚临床甲状腺功能减退是否进行甲状腺激素替代治疗至今仍存在争议。老年亚临床甲减的主要不良后果为发展为临床甲减。英国 Whickham 前瞻性研究证实，单纯甲状腺自身抗体阳性、单纯亚临床甲减、甲状腺自身抗体阳性合并亚临床甲减每年发展为临床甲减的发生率分别为 2%、3% 和 5%。亚临床甲减本身也脂质代谢紊乱、动脉粥样硬化、心脏功能不全和记忆力下降、认知力受损、抑郁等某些神经心理疾病的危险因素。目前尚无研究证实治疗亚临床甲减可以降低甲减的发病率和病死率。对亚临床甲减进行治疗的潜在风险主要在于进展为亚临床甲状腺功能亢进。目前绝大多数学者认为对于血清 TSH>10.0mU/L 的患者应给予治疗，目标和方法与临床甲减的治疗一致。应定期监测 TSH 水平，防止 L-T_4 过量导致心房颤动和骨质疏松。当血清 TSH 在 4.0～10.0mU/L 之间时不主张给予 L-T_4 替代治疗，仅监测 TSH 变化即可。对于此类患者同时合并 TPOAb 阳性，需密切观察 TSH 变化，因为这类患者发展为临床甲减的几率较大。

（六）预防

碘摄入量与甲减的发生显著相关。匈牙利学者调查发现，随尿碘排泄量从 72μg/gCr 升高到 100μg/gCr 和 513μg/gCr，老年人甲减的患病率则从 0.8% 增加到 1.5% 和 7.6%。将碘摄入量维持在尿碘 100～200μg/L 的安全范围是预防甲减的基础措施，尤其是对于有甲状腺疾病家族史、甲状腺自身抗体阳性和亚临床甲减的易感人群。

三、老年甲状腺功能亢进症

甲状腺毒症（thyrotoxicosis）是指血液循环中甲状腺激素过多，引起以神经、循环及消化等系统兴奋性增高和代谢亢进为主要表现的一组临床综合征。其中由于甲状腺腺体本身功能亢进，合成和分泌甲状腺激素增多所导致的甲状腺毒症称为甲状腺功能亢进症（hyperthyroidism）。老年甲亢与其他人群甲亢的病因及病理生理并无本质的不同。

（一）流行病学

在老年人群中，甲状腺功能亢进的发病率远低于甲状腺功能减退。20 世纪 80 年代，虽然 TSH 的检测尚不敏感，还不能成为甲亢诊断的敏感指标，在一些小规模的临床研究中，已发现老年人中临床甲亢的发病率约有 0.7%（高 T_4，低 TSH 或未检测 TSH）。英国的 Whickham 研究提示，老年人群中甲状腺功能亢进的发病率可达 2.5%。Diez 对 313 例老年甲亢患者的性别和年龄分布情况的分析结果如表 9-2-2。随着近年来甲状腺功能检测技术的提高，老年甲状腺功能亢进的发病率似有增加趋势，亚临床甲亢较临床甲亢发病率更高。文献报道男性亚临床甲亢的发病率为 2.8%～4.4%，女性为 7.5%～8.5%，60 岁以上的女性会高达 15%。北京医院 715 例 60 岁以上老人查体发现甲亢发病率为 1.1%，较文献报道偏低。

表 9-2-2　不同年龄和性别的老年甲亢患者分布情况

	甲亢[n(%)]	亚临床甲亢[n(%)]	合计
年龄（岁）			
50～64	73(53.7)	63(46.3)	136
≥65	94(53.1)	83(46.9)	177
性别			
男性	40(59.7)	27(40.3)	67
女性	127(51.6)	119(48.4)	246
合计	167(53.4)	146(46.6)	313

（二）病因

与中青年甲亢不同，老年人甲状腺功能亢进症大多因毒性多结节性甲状腺肿引起，尤其是服用较大量碘剂（碘甲亢）者，其次为毒性弥漫性甲状腺肿。垂体 TSH 瘤较为罕见。Graves 病较青年人少见。具体病因分类见表 9-2-3。

表 9-2-3　老年甲亢的病因分类

原发性
毒性多结节性甲状腺肿
毒性弥漫性甲状腺肿（Graves disease）
甲状腺功能自主的毒性甲状腺腺瘤

续表

甲状腺癌
碘甲亢
继发性
垂体 TSH 瘤

（三）临床表现

老年人由于内分泌功能减退，下丘脑和垂体对甲状腺的调节作用减弱，甲状腺组织也出现萎缩，一部分腺体细胞被纤维组织所代替，甲状腺激素的合成与分泌减少，同时外周组织对甲状腺激素反应减弱，所以，老年甲亢起病缓慢，病程较长，症状较轻微、不典型，容易误诊漏诊。1931 年 Lanay 首先提出淡漠型甲亢（apathetic hyperthyroidism），约占老年甲亢的 20%。其发病机制具体不清，可能是由于甲亢长期未得到治疗，机体严重消耗所致。常表现为乏力、心悸、厌食、抑郁、嗜睡和体重明显减少。

老年甲亢与年轻人相比，多无心悸、多食、多汗等表现，反而表现为厌食、恶心、呕吐、便秘，甚至发生恶病质。老年甲亢常见乏力和肌肉软弱无力症状，表现为四肢远端肌无力、肌萎缩，上、下楼和蹲起时行动困难，有的可以出现眼肌或低钾周期性瘫痪等。老年甲亢震颤较为多见，尤其双手平举向前伸出时发生。但因老年人震颤可由多种原因引起，因此并不具备诊断的特异性。

并发症常常是老年甲亢的首发症状。心率失常，特别是心房颤动非常常见，高达 50%，约是中青年甲亢患者的 8 倍。在老年人不明原因的心房颤动中约有 10% 是甲亢引起。老年甲亢伴心房颤动与年轻人不同，其心率一般较慢，多不超过 100 次/分，甲亢控制后转为窦性心律的可能性较小。老年人常常合并高血压病、冠心病等基础心血管疾病，甲亢时易发生心力衰竭、心绞痛和心肌梗死等，因此当老年人发生了难以控制的心力衰竭时，应考虑是否有甲亢的可能。

（四）诊断及鉴别诊断

老年甲亢常起病隐匿，多无典型的高代谢症状和神经兴奋症状，常常因为某一系统的突出表现而掩盖甲亢的典型症状，容易被误诊为心脏病、胃肠道疾病，甚至恶性肿瘤等。因此，老年患者中出现原因不明的心动过速且休息或睡眠时心率仍快，阵发性或持续性房颤，对洋地黄制剂反应差，以及存在表情淡漠、厌食、腹泻、消瘦或衰竭等情况均应考虑甲亢的可能，应及时检查甲状腺功能，做到早期诊断，及时治疗。

血清敏感 TSH（sensitive TSH，sTSH）是国际上公认的诊断甲亢的首选指标，可以作为单一指标进行甲亢的筛查。临床甲亢是指血清 TSH 降低（一般小于 0.1mIU/L），TT_3、TT_4、FT_3、FT_4 增高。老年人也可仅有 FT_4 或 FT_3 升高，即 T_4 甲亢和 T_3 甲亢，亚临床甲亢则指 TSH 低于正常下限而 TT_3、TT_4、FT_3、FT_4 水平正常。

甲状腺 B 超可以及时发现甲状腺的结构改变。Graves 病常表现为弥漫性甲状腺肿大，血流丰富；而结节性甲状腺肿则多表现为甲状腺多发结节。结节边界较清晰，周边可有血流，结节内可以出现囊性变。甲状腺核素扫描高功能腺瘤呈现典型的热结节，周围组织和对侧甲状腺组织受抑制或者不显像。甲状腺吸^{131}I 率检查可以将破坏性甲状腺毒症（例如亚急性甲状腺炎、安静型甲状腺炎）、碘甲亢和外源性甲状腺激素摄入过多所致甲状腺毒症与甲状腺自身功能亢进所致的甲状腺毒症相鉴别，前三者甲状腺^{131}I 率降低，而后者甲状腺吸^{131}I 率增高，高峰前移。老年人常因患有多种疾病长期服用多种药物，许多药物能够影响吸^{131}I 试验的准确性，尤其是含碘的多种营养素、胺碘酮和造影剂等，需加注意。

（五）治疗

甲亢的一般治疗包括免碘饮食，休息，补充足够热量和营养。尤其是淡漠型甲亢患者，由于长期消耗且年龄较大，应注重全身支持治疗及心理安慰，并给予高蛋白、高维生素饮食。心悸明显者可以给予 β 受体阻滞剂，如普萘洛尔（心得安）10~20mg，每日 3 次，或美托洛尔 25~50mg，每日 2 次。但老年患者如合并患有支气管哮喘、心力衰竭、房室传导阻滞者禁用，合并 2 型糖尿病者慎用。失眠者可以给予苯二氮䓬类镇静药。

抗甲亢的治疗目前有 3 种，分别为抗甲状腺药物治疗、放射性^{131}I 治疗和甲状腺次全切除手术。老年人因多患有循环、呼吸、内分泌代谢及神经系统等多种疾病，心肺功能常常不能耐受手术治疗，只有在甲状腺肿大并引起压迫症状或者怀疑有恶性肿瘤可能的情况下才考虑手术治疗。近年来，国内外对老年人甲亢多主张首选放射性^{131}I 治疗，中国甲状腺疾病诊治指南已将老年甲亢列为放射性^{131}I 治疗的适应证之一。因老年人对同位素的敏感性比较差，常需要重复治疗。

抗甲状腺药物治疗依然是老年甲亢的常用治疗方法之一。常用的抗甲状腺药物（antithyroid drugs，ATD）有甲巯咪唑（thiamazole）和丙硫氧嘧啶（PTU），其主要机制为抑制甲状腺激素的合成和 TSH 受体抗体形成。近年来研究认为甲巯咪唑的免疫抑制作用的主要靶点是甲状腺滤泡细胞，作用效果主要取决于药物在甲状腺内的浓度。甲巯咪唑 15~20mg 每日 1 次顿服，其疗效与传统的 10mg 每日 3 次的疗效相似，而药物的副作用大大减少。同时，每日一次顿服提高患者的治疗依从性，对记忆力减退的老年人尤为适宜。PTU 的常规使用剂量为 100mg，每日 3 次。在甲亢临床症状基本缓解，同时实验室测试甲状腺功能基本正常后可开始减量。药物减量的基本原则为先快后慢，前期可在 1~2 个月内减少甲巯咪唑 5mg 或 PTU 50~100mg，待病情进入稳定阶段需放慢减药速度，同时延长观察间隔至每 2~3 个月一次。通常在治疗一年左右的时候进入维持量治疗阶段。对于老年患者，维持治疗的剂量有时可减至甲巯咪唑 2.5mg 每日或者隔日一次。理论上甲亢可以通过口服药物达到完全临床治愈并停药，但是对于病情易于出现反复，同时又不适合其他治疗方法的老年患者，也可选择小剂量药物长期维持治疗，以达到稳定控制病情的目的。

ATD 的主要副作用是皮疹、皮肤瘙痒、白细胞减少症、粒细胞减少症、中毒性肝病和血管炎等。甲巯咪唑的副作用呈剂量依赖性，PTU 的副作用则是非剂量依赖性的。粒细胞缺乏是 ATD 的严重不良反应，老年患者发生粒细胞缺乏的危险性较中青年高，多数发生在 ATD 起始治疗的 2~3 个月或再次用药的 1~2 个月，也可以发生在服药的任何时间。

患者主要表现为发热、咽痛、全身不适,所以老年甲亢的药物治疗应该从小剂量开始,并在用药过程中定期化验血常规,尤其是出现发热、咽痛症状时,应及时进行相关检查。如果中性粒细胞小于 1.5×10^9/L 则应立即停药。甲巯咪唑和 PTU 存在交叉反应,当其中一种药物引起粒细胞缺乏时,通常不能换用另一种药物继续治疗。中毒性肝病和血管炎主要由 PTU 引起,甲巯咪唑导致的胆汁淤积性肝病较为罕见。

对于亚临床甲亢的治疗意见尚不一致。亚临床甲亢的主要不良后果是:①发展为临床甲亢:TEARS 研究发现,亚临床甲亢的患者诊断后不经治疗,2 年、5 年、7 年后有 0.5%~0.7% 的患者进展为临床甲亢,其中 81.8%、67.5%、63.0% 仍为亚临床甲亢,而 17.2%、31.5%、35.6% 的患者则恢复正常。我国的研究显示,亚临床甲亢 5 年发展为临床甲亢者为 5.4%。②对心血管系统、骨骼和老年认知功能的影响:TEARS 研究证实,亚临床甲亢可增加冠心病、心律失常、骨折和老年痴呆的发病危险,排除由亚临床甲亢发展为临床甲亢的患者后,仍与冠心病、心律失常和老年痴呆的发生相关。Cappola 研究也证实亚临床甲亢者心房颤动的发生率显著高于甲状腺功能正常者。因此,老年人如诊断亚临床甲亢需在 2~4 个月时复查,以排除一过性 TSH 降低。对确诊为持续性亚临床甲亢的老年患者,原则上将 TSH 划分为两部分,血清 TSH 在 0.1~0.4mIU/L 为部分抑制,血清 TSH 小于 0.1mIU/L 为完全抑制。对于完全抑制的患者应给予 ATD 治疗或者病因治疗,对于部分抑制患者可以定期观察。对于合并严重骨质疏松、冠心病、房颤或明显甲亢症状的患者应考虑给予 ATD 治疗。

四、甲状腺结节

甲状腺结节是指各种原因导致甲状腺内出现一个或多个组织结构异常的团块。

(一)流行病学

甲状腺结节十分常见。由于检查方法的不同,患病率报道不一,随着高清晰超声检查广泛用于临床,使甲状腺结节的检出率明显增高,为甲状腺结节的早期诊治提供了有利条件。丹麦百岁老人甲状腺超声检查显示甲状腺结节的患病率为 26.0%;日本健康成年人超声检出的甲状腺结节发生率在男性为 18.5%,女性 21.0%,40 岁以上女性甲状腺结节的发病率为 35.3%,发病率随年龄增长而增高;路万虹等的研究也证实,我国中老年人的甲状腺结节发生率高,在男性达 37.16%,女性达 45.70%,随着年龄的增长,结节的发病率逐渐上升,直径也逐渐增大,多发性结节的比例也逐年增高。北京医院 715 例 60 岁以上老人健康查体发现甲状腺结节发病率更是高达 82.4%,其中多发结节者达 65.6%。虽然上述报道存在着一定差异,但都反映出中老年人群甲状腺结节的发病率很高,应给予高度关注。

(二)病因学

甲状腺结节多为良性,恶性结节仅占甲状腺结节的 5% 左右。老年人甲状腺结节以腺瘤为多见,其次为结节性甲状腺肿。大部分类型病因不明,少部分与甲状腺自身免疫病有关,部分患者可能与遗传因素有关。环境因素,如碘、锂、木薯类植物等也是致甲状腺肿的因素之一(表 9-2-4)。

表 9-2-4 老年甲状腺结节的病因分类

| 增生性结节性甲状腺肿 |
| 肿瘤性结节 |
| 　甲状腺良性腺瘤 |
| 　甲状腺乳头状癌 |
| 　甲状腺滤泡细胞癌 |
| 　甲状腺髓样癌 |
| 　甲状腺未分化癌 |
| 　淋巴瘤 |
| 　转移癌 |
| 囊肿 |
| 　肿瘤性结节囊性变 |
| 　甲状舌骨囊肿 |
| 　第四腮裂残余 |
| 炎症性结节 |
| 　急性化脓性甲状腺炎 |
| 　亚急性甲状腺炎 |
| 　慢性淋巴细胞性甲状腺炎 |

(三)临床表现

绝大多数甲状腺结节患者没有临床症状,常常在体检、自身触摸或影像学检查时无意发现。当结节在短期内迅速增大或压迫周围组织时,可以出现相应的临床症状,如颈部肿胀、疼痛、声音嘶哑、憋气、吞咽困难等。

(四)诊断及鉴别诊断

由于甲状腺结节常常没有明显的症状和体征,因此极易被忽视。老年甲状腺结节诊断的目的在于区分良恶性,早期识别甲状腺癌,及时治疗,延长生存期,改善生存质量。

详细的病史采集和全面的体格检查对于评估甲状腺结节的良恶性非常重要。提示甲状腺恶性结节的临床证据包括:①颈部放射线检查治疗史;②有甲状腺髓样癌或 MEN2 型家族史;③年龄大于 70 岁;④男性;⑤结节增长迅速且直径超过 2cm;⑥伴持续性声音嘶哑、发声困难、吞咽困难和呼吸困难;⑦结节质地硬、形状不规则、固定;⑧伴颈部淋巴肿大。

所有甲状腺结节患者均应进行甲状腺功能检查。如果合并甲亢,提示有甲状腺高功能腺瘤,多为良性。甲状腺过氧化物酶抗体(TPOAb)和甲状腺球蛋白抗体(TgAb)水平的检测有助于慢性淋巴细胞性甲状腺炎的诊断,少数慢性淋巴细胞性甲状腺炎可以合并甲状腺淋巴瘤或乳头状癌。甲状腺球蛋白(Tg)水平测定对甲状腺结节良恶性鉴别没有帮助。血清降钙素(CT)水平明显增高提示甲状腺髓样癌。

高分辨率 B 超检查是评价甲状腺结节最敏感的方法,为甲状腺结节的筛查提供了无创、便利、可重复的良好条件,显著提高了甲状腺结节的检出率,并帮助鉴别良恶性,也可以在超声引导下进行甲状腺穿刺和细胞学、组织学检查。B 超下提示甲状腺恶性结节的证据包括：①结节边缘不规则；②结节内血流紊乱；③结节内微小钙化。结节的良恶性与结节大小、多少以及是否囊性变无关。

甲状腺细针穿刺和细胞学（FNAC）检查是鉴别甲状腺结节良恶性最可靠、最有价值的检查方法，简单易行，准确性高。FNAC通常有良性、恶性、可疑恶性和不能诊断4种结果。囊性变可能影响FNAC的结果。美国《甲状腺结节和分化型甲状腺癌诊治指南（2006）》建议细胞学结果显示为良性者，不须进一步检查和治疗；恶性者，手术治疗；不能诊断者，需重复活检。仍不能诊断时，进行严密观察或手术切除；可疑恶性者，除功能自主结节外，推荐行甲状腺单叶切除或甲状腺全切除。

甲状腺核素显像提示热结节者，几乎可以判断为良性结节，但冷结节对判断良恶性帮助不大。磁共振显像（MRI）和计算机断层扫描（CT）检查对判断甲状腺结节良恶性敏感性差，且价格昂贵，不推荐常规使用。

（五）治疗

甲状腺结节的治疗方法取决于良恶性的诊断，确诊甲状腺恶性肿瘤者首选手术治疗。甲状腺未分化癌恶性度极高，发现时多已合并远处转移，需选择综合治疗，预后较差。甲状腺淋巴瘤对放疗和化疗均较敏感，一旦确诊，首选放、化疗。

甲状腺良性结节绝大多数不需要特殊治疗，需间隔6～18个月复查一次，如结节有增长，重复FNAC检查。甲状腺高功能腺瘤可以选择手术或放射性[131]I治疗。目前认为，L-T₄抑制治疗可以明显增加老年患者房颤、骨质疏松、骨折的发生，不推荐常规用于老年甲状腺结节的患者。

（蒋 蕾 孙明晓）

▶ 参考文献 ◀

1. Papi G, Uberti E, Betterle C, et al. Subclinical Hypothyroidism. Philadephia: Lippincott Williams & Wilkins, 2007:197-208.

2. Greenspan FS, Strewler GJ. Basic and Clinical Endocrinology. 5th ed. California: Lange Medical Publications, 2001:227.

3. Weissel M. Disturbances of thyroid function in the elderly. Wien Klin Wochenschr, 2006, 118(1-2):16-20.

4. Tunbridge WM, Evered DC, Hall R, et al. The spectrum of thyroid disease in a community: the Whickham survey. Clin Endocrinol, 1977, 7(6):481-493.

5. Sawin CT, Castelli WP, Hershman JM, et al. The aging thyroid. Thyroid deficiency in the Framingham Study. Arch Intern Med, 1985, 145(8):1386-1388.

6. Vanderpump MPJ, Tunbridge WMG, French JM, et al. The incidence of thyroid disorders in the community: a twenty year follow-up of the Whickham survey. Clin Endocrinol, 1995, 43:55-68.

7. Canaris GJ, Manowitz NR, Mayor G, et al. The Colorado thyroid disease prevalence study. Arch Intern Med, 2000, 160(4):526-534.

8. 单忠艳, 滕卫平, 李玉姝, 等. 碘致甲状腺功能减退症的流行病学对比研究. 中华内分泌代谢杂志, 2001, 17(2):71-74.

9. Takashima N, Niwa Y, Mannami T, et al. Characterization of subclinical thyroid dysfunction from cardiovascular and metabolic viewpoints: the Suita study. Circ J, 2007, 71(2):191-195.

10. 张阎珍, 郑敏华, 杨思颖, 等. 警惕医源性甲状腺功能减退症发病率增高的趋势. 国际内分泌代谢杂志, 2005, 25(6):361.

11. 于园, 段宇. 甲状腺功能减退与动脉粥样硬化. 医学综述, 2010, 16(2)259-262.

12. 中华医学会内分泌学分会《中国甲状腺疾病诊治指南》编写组. 甲状腺疾病诊治指南——甲状腺功能减退症. 中华内科杂志, 2007, 46(11):967-971.

13. Roos A, Linn-Rasker SP, van Domburg RT, et al. The starting dose of levothyroxine in primary hypothyroidism treatment: a prospective, randomized, double-blind trial. Arch Intern Med, 2005, 165(15):1714-1720.

14. Biondi B, Palmieri EA, Lombardi G, et al. Effects of subclinical thyroid dysfunction on the heart. Ann InternMed, 2002, 137(11):904-914.

15. Szabolcs I, Podoba J, Feldkamp J, et al. Comparative screening for the thyroid disorders in old age in areas of iodine deficiency, lone-term iodine prophylaxis and abundant iodine intake. Clin Endocrin, 1997, 47(1):87-92.

16. Livingston EH, Hershman JM, Sawin CT, et al. Prevalence of thyroid disease and abnormal thyroid tests in older hospitalized and ambulatory patients. J Am Geriatr Soc, 1987(35):109-114.

17. Juan J, Diez. Hyperthyroidism in Patients Older than 55 Years: An Analysis of the Etiology and Management. Gerontology, 2003, 49(5):316-323.

18. 孙美珍. 老年人甲状腺功能亢进症的特点. 中华老年医学杂志, 2003, 22(6):332-333.

19. Thenmalar Vadiveloo, Peter T. Donnan, Lynda Cochrane, et al. The Thyroid Epidemiology, Audit, and Research Study (TEARS): The Natural History of Endogenous Subclinical Hyperthyroidism. J Clin Endocrinol Metab, 2011(96):E1-E8.

20. Thenmalar Vadiveloo, Peter T. Donnan, Lynda Cochrane, et al. The Thyroid Epidemiology, Audit, and Research Study (TEARS): Morbidity in Patients with Endogenous Subclinical Hyperthyroidism. J Clin Endocrinol Metab, 2011(96):1344-1351.

21. Cappola AR, Fried LP, Arnold AM, et al. Thyroid status, cardiovascular risk mortality in older adults. JAMA, 2006, 295(9):1033-1041.

22. Andersen-Ranberg K, Jeune B, Hoier-Madsen M, et al. Thyroid function, morphology and prevalence of thyroid disease in a population-based study of Danish centenari-

ans. J Am Geriatr Soc,1999,47:1238-1243.

23. Miki H,Oshimo K,Inoue H,et al. Incidence of ult rasonographically-detected thyroid nodules in healthy adults. Tokushima J Exp Med,1993,40:43-46.

24. Furlanetto TW,Peccin S,de O Schneider MA,et al. Prevalence of thyroid nodules in 40 years-old or old women. Rev Assoc Med Bras,2000,46:331-334.

25. 路万虹,滕伟平,施秉银,等. 中老年人群甲状腺结节发病状况调查. 老年医学与保健,2005,11(3):150-152.

26. 中华医学会内分泌学分会. 中国甲状腺疾病诊治指南. 2010.

27. Cooper DS,Doberty GM,Haugen BR,et al. The American Thyriod Association Guidelines Taskforce. Management guidelines for patients with thyroid nodules and differentiated thyiod cancer. Thyroid,2006,16(2):109-142.

第三节　脂质代谢紊乱

老年医学研究的目的是防止老年人过早衰老,预防和治疗老年疾病,维持老年人身心健康,并为老年人提供充分的社会照顾,使他们健康长寿。目前,对人类健康最大的危害是慢性非传染性疾病,如心血管病、恶性肿瘤、慢性阻塞性肺疾病等;而对于老年人的最大威胁是动脉粥样硬化性疾病导致的冠心病、缺血性脑卒中、下肢血管疾病、肾动脉狭窄等。动脉粥样硬化是一种慢性进展性疾病,危险因素相当复杂,其中血脂异常是一项非常重要的危险因素之一。过去十余年间,国际上先后完成的从"北欧辛伐他汀生存研究(4S)"到"积极降脂减少终点事件(IDEAL)"等一系列里程碑式的调脂干预临床研究,论证了调脂治疗在心血管病一、二级预防中的重要意义。无论是冠心病及其等危症或具有多重危险因素的高危患者,积极有效的调脂治疗均可降低心血管事件的发生及进展。然而,在临床实践中许多具有心血管病高危因素、甚至于已患冠心病及其等危症的患者并未得到有效的调脂治疗,在老年人群尤为突出。因此,充分重视并积极干预老年人群的血脂异常,对提高心血管病的防治具有重要意义。

一、老年人血脂代谢异常的特点及临床意义

按照1997年我国"血脂异常防治对策专题组"的诊断标准,对2002年《中国居民营养与健康状况调查》18岁及以上人群的结果显示,目前我国血脂异常患病率为18.6%,患病人数大约有1.6亿人,其中70%左右为≥60岁的老年人。虽然随着年龄的增长,血脂呈逐渐下降趋势,但血脂异常对心血管系统的危害性并未因此而减少。在这次调查中还进一步证实了我国人群血脂异常是以血清甘油三酯(TG)升高及高密度脂蛋白-胆固醇(HDL-C)降低为主的血脂谱。

血脂水平随年龄而有规律发生变化,一般在20~60岁之间受年龄影响较大,60岁以后变动幅度较小。血清总胆固醇(TC)与低密度脂蛋白-胆固醇(LDL-C)水平在成年以后随年龄而上升,高峰往往在60~70岁期间,以后逐渐下降。在相同的生活条件下,血清TC和LDL-C在50岁以前男性高于女性,50岁以后则逐渐女性高于男性。老年男子血清TC和LDL-C比青年期约高30%,女性由于更年期血清TC及LDL-C上升幅度比男性大,故老年女性的血清TC和LDL-C比青年期高约40%以上。我国男性血清HDL-C在青春发育期下降后就始终低于女性,直至老年。成年以后血清HDL-C水平基本稳定不变,但存在着种族差异。血清TG随年龄变化不如TC有规律。目前我国中老年男、女性的血清TG平均水平(以总甘油三酯计)大致为1.5~1.6mmol/L(106~142mg/dl)。通过观察大批资料发现,血脂的个体生物学变异也很大,但血脂高的人总是在高水平内波动,而低的总是偏低。血脂的生物学变异在不同年龄组间相似。使用统一的血脂异常诊断标准和治疗目标时需考虑到个体内变异的存在,并通过一定的措施将个体内变异降低至适当水平,否则将有可能作出错误的临床诊断。

我国1989年进行的流行病学调查资料显示,大部分地区在55~64岁年龄组的血清TC水平略高于25~34岁、35~44和45~54岁年龄组的平均值。20世纪90年代我国11省市心血管系统疾病的一项研究结果与以上资料相似。2000~2001年亚洲心血管病联合调查资料显示,不论男女,55~64岁组、65~74岁组血清TC水平稍高于35~44岁、45~54岁和35~74岁组。由此看来老年人血脂异常的患病率偏高。

老年人血脂异常的高患病率,必然带来心血管疾病的高发病率。有一组老年人血脂与冠心病的长期随访研究分析,共纳入以男性为主(男:女=92:8)的研究对象1211例,平均年龄82岁(50~102岁,其中75岁以上者占72.6%),平均随访11.2±3.7年。血脂水平诊断标准是按照我国心血管病专家制订的《血脂异常防治建议》判断,血清TC和TG分别≥5.17mmol/L(200mg/dl)和1.69mmol/L(150mg/dl)为高值,TC≤3.36mmol/L(130mg/dl)及HDL-C<1.03mmol/L(40mg/dl)为低值;每一个体血脂水平判定系根据多次测定的总趋势,大都为随访期前5年或10年的各项血脂均值,这样可以避免血脂偶尔增高或降低对分型的影响。该组病人血脂异常的特点是血清TC高者多于TG,血脂异常者多达2/3。不论有无疾病,血清TC与LDL-C略有偏高,多在临界范围;血清TC高峰值在65~74岁之间,不随年龄下降;血清TG在70岁以后下降较明显;血清HDL-C从50岁组到90岁组基本不变。冠心病组与无心血管病的对照组比较,血清LDL-C在冠心病组较高(131mg/dl vs. 121mg/dl,$P<0.0001$),HDL-C在冠心病组低于对照组(44mg/dl vs. 50mg/dl,$P<0.0001$),TG在两组间无明显差异($P=0.07$),冠心病患者血清TC高者多于TG。分析结果显示:①血脂水平与心肌梗死死亡及发病相关,15年中累计死亡397例(32.8%);将血脂按TC、TG高低分为两组,高脂血症组的总死亡率(31.6%)略低于血脂正常组(35.3%);冠心病死亡在高脂血症组(8.9%)明显高于血脂正常组(4.4%);比较两组急性心肌梗死(AMI)发病例数也是高脂血症组(20.9%)高于对照组(11.4%),两组中AMI死亡率则高脂血症组明显升高;如果包括AMI存活者,高脂血症组更为多见,可见高脂血症仍是增加老年人(甚至80岁以上的高龄老人)心肌梗死与冠心病死亡的主要危险因素。②从血清HDL-C水平与冠心病的关系分析结果可见,血脂在允许

范围内时(指 LDL-C 致病作用不强时),低血清 HDL-C 仍有明显致病作用;在血清 TC、TG 略高而 HDL-C 从低水平升至正常范围,可以减少 AMI 和冠心病死亡约 50%,HDL-C 从正常升至高水平时又可减少 50%;在血脂正常组(指 TC、TG 都不高),HDL-C 从低升至正常水平时,AMI 和冠心病死亡可以减少 77% 左右,HDL-C 高水平组未见死亡(例数太少),有极明显的统计学差异(χ^2,$P<0.0001$)。结论是:高脂血症患者可以减少 HDL 对冠心病的防护作用;而在血脂不高时,HDL 对冠心病的防护作用更明显。

由此可见,老年人血脂异常是需要积极治疗的。对于健康状况较好而血清 TC(或 LDL-C)偏高的老年冠心病患者是采用积极调脂治疗的对象。随着生活条件改善,寿命延长,老年期还可生存 40 余年,在这漫长的历程中,老年人群是动脉粥样硬化性疾病的好发群体,老年人冠状动脉完全没有病变者很少见,老年人动脉粥样硬化对冠状动脉的总负荷很高,且有多项冠心病危险因素的集聚,新发生冠心病事件和冠心病死亡要比中年时期的几率更多。据国外报道,有临床或亚临床冠心病的占 2/3 到 3/4。对于这一好发动脉粥样硬化性疾病的老年群体,进行必要的异常血脂干预是有非常重要意义的。

二、老年人血脂代谢异常的病因及其发病机制

老年人血脂代谢异常的原因除了遗传因素、机体逐渐衰老因素外,环境因素更为重要。了解和避免导致老年人血脂代谢异常的环境因素,对维持老年人健康长寿及安度晚年非常重要。

(一) 超重或肥胖

流行病学调查资料显示:超体重可使血清 TC 升高约 0.65mmol/L(25mg/dl)。

老年人退休以后,生活安逸,劳作及活动减少,机体对能量的消耗下降,体重会增加。超重或肥胖导致体内胆固醇含量增加,促使体内胆固醇池扩大,抑制 LDL 受体的合成;又能使肝脏对载脂蛋白 B(ApoB)的输出增加,促使更多 LDL 的生成。

(二) 增龄效应

调查资料显示,健康老年人血清 TC 能增加大约 0.78mmol/L(30mg/dl),原因可能是随着年龄增加,胆汁酸合成减少,使胆固醇随着胆汁的排泄能力下降,导致肝内胆固醇的含量增加,进一步抑制 LDL 受体的活性,使 LDL 代谢率降低。绝经后妇女血清 TC 升高,可能与体内雌激素水平降低有关,雌激素可增加 LDL 受体的活性,也可降低血清脂肪酶的活性,特别是肝脏的甘油三酯脂酶,从而阻碍了血液中乳糜微粒(CM)和极低密度脂蛋白(VLDL)的清除。美国的调查资料发现绝经后妇女血浆 TC 大约升高 0.52mmol/L(20mg/dl)。

(三) 不良的生活方式

1. 活动减少　由于老年人的身体健康状况或者体力衰退导致静坐时间增多。运动能增高脂蛋白脂酶活性,升高血清 HDL 尤其是 HDL₂ 水平,并能降低肝脂酶的活性,促使外源性 TG 从血浆中清除。

2. 不合理的饮食结构　一些老年人摄入过多含高胆固

醇食物,每当胆固醇摄入增加 100mg,血清 TC 可升高 0.038~0.073mmol/L(1.47~2.81mg/dl);若饱和脂肪酸的摄入增多,超过总热量的 14%,可导致血清 TC 上升 0.52mmol/L(20mg/dl),其中主要是 LDL。饱和脂肪酸可抑制胆固醇酯在肝内合成,促进调节性氧化类固醇形成及无活性的非酯化胆固醇转入活性池,降低 LDL 与 LDL 受体的亲和性和细胞表面 LDL 受体活性。糖类摄入过多可影响胰岛素分泌,加速肝脏 VLDL 合成而导致高甘油三酯血症。

3. 过量饮酒(每周酒精摄入超过 500g),可引起 VLDL 和 TG 升高。

4. 吸烟可使 CM 和 TG 升高,使 HDL-C 降低。

这些不良的生活习惯,均可导致血脂代谢异常。

(四) 个体差异

机体对胆固醇的吸收、合成、肝脏胆汁的分泌以及体内对 LDL 分解代谢都存在差异,其原因可能是个体间某些遗传基因变异有关。有报道认为,载脂蛋白 E(ApoE)的基因型和载脂蛋白 A$_{IV}$(ApoA$_{IV}$)多态性等都能影响个体间对食物胆固醇的吸收率。

(五) 疾病导致血脂代谢异常

老年人常患有多种疾病,有些疾病可导致血脂代谢异常。常见的疾病包括:①糖尿病:尤其是 2 型糖尿病患者大约有 40% 伴有血脂代谢异常。由于胰岛素抵抗和高胰岛素血症,对脂蛋白脂酶的激活减弱而降低了脂解作用,导致血清 TG 升高,而 HDL-C 和 Apo-A 降低,TC 和 LDL-C 也可轻度升高,但血清小而密低密度脂蛋白-胆固醇(sLDL-C)升高。②甲状腺功能减退症(甲低):甲低常合并血清 TG 升高,主要是肝脏甘油三酯酶活性减低,使 VLDL 的清除延缓,同时合并中间密度脂蛋白(IDL)产生过多;血清 TC 升高可能与甲状腺功能减退时肠道对胆固醇的吸收增加有关。甲状腺功能减退症的血脂异常与病情相关。③慢性肾脏病:肾病综合征主要表现为高胆固醇血症,也可有 TG 升高,这是因为 VLDL 和 LDL 的合成增加;也有认为可能是脂蛋白分解代谢减慢有关,血清 TC 升高的程度与血清白蛋白含量呈负相关,当血清白蛋白低于 30g/L 时,可出现严重的高胆固醇血症。正在透析的患者,表现为血清 TG 和 VLDL 升高。肾移植应用免疫抑制剂的患者,可出现血清 VLDL 和 TC 升高。④高尿酸血症与痛风:大约有 80% 高尿酸血症患者伴 TG 升高。⑤脂肪肝:脂肪肝是指脂肪在肝脏内过多蓄积超过肝脏重量的 5% 或 50% 以上肝实质脂肪化。脂肪肝可引起血清 TG 及 VLDL 含量增高,多见 IV 型高脂蛋白血症。

此外,一些疾病与血脂异常密切相关:①胆囊炎、胆石症:随着高胆固醇食物摄入增多,胆汁中胆固醇浓度增加,如果达到了过饱和程度便会形成胆固醇性结石,胆石症又常常导致胆囊炎。因此,患有胆石症、胆囊炎的病人多伴有血脂异常。由于胆石症或胆囊肿瘤导致胆总管的阻塞可产生异常脂蛋白,血浆中大部分胆固醇为游离胆固醇而胆固醇酯很少,血磷脂明显降低;TG 中度升高。②胰腺炎:重度 TG 升高(>5.6mmol/L)时可导致急性胰腺炎的发作,而高甘油三酯血症也是慢性胰腺炎的诱因之一。

(六) 药物引起血脂代谢异常

老年人常因患有多种疾病而服用多类药物,有些药物会导致血脂异常。如:长期服用钙离子拮抗剂会影响血清 TC、

LDL-C、HDL-C 和 TG 水平。血管紧张素转换酶抑制剂能够降低血清 TC 和 TG 水平。利尿剂可使血清 TC 和 TG 升高。β-受体阻滞剂连续服用 2 个月以上,可使血清 TC 和 TG 升高。α-受体阻滞剂可使血清 TC、TG 和 LDL-C 升高等。

三、老年人血脂代谢异常的诊断

鉴于目前老年人群有关血脂代谢异常的研究资料较少,建议老年人血脂合适水平(表 9-3-1)、血脂代谢异常危险程度分层(表 9-3-2)和血脂控制水平(表 9-3-3)可参考 2007 年《中国成人血脂异常防治指南》制订的标准执行。对于特殊血脂异常类型,如轻、中度 TG 升高[2.26～5.63mmol/L(200～500mg/dl)],LDL-C 达标仍为主要目标,非 HDL-C 达标为次要目标,即非 HDL-C＝TC—HDL-C,其目标值为 LDL-C 目标值＋0.78mmol/L(30mg/dl);而重度高甘油三酯血症[≥5.65mmol/L(500mg/dl)]为了防止急性胰腺炎发生,首先应用以降低 TG 为主的药物积极治疗以降低 TG。

表 9-3-1　血脂水平分层标准

分层	TC(mmol/L)	LDL-C(mmol/L)	HDL-C(mmol/L)	TG(mmol/L)
合适范围	<5.18(200)	<3.37(130)	≥1.04(40)	<1.7(150)
边缘升高	5.18～6.19 (200～239)	3.37～4.12 (130～159)		1.70～2.25 (150～199)
升高	≥6.22(240)	≥4.14(160)	≥1.55(60)	≥2.26(200)
降低			<1.04(40)	

注:"()"内数字的单位是 mg/dl

表 9-3-2　血脂异常危险分层方案

危险分层	TC 5.18～6.19(mmol/L)或 LDL-C 3.37～4.12(mmol/L)	TC≥6.22(mmol/L)或 LDL-C≥4.14(mmol/L)
无高血压且其他危险因素*数<3	低危	低危
高血压或其他危险因素数≥3	低危	中危
高血压且其他危险因素数≥1	中危	高危
冠心病及其等危症	高危	高危

注:* 其他危险因素包括:年龄(男≥45 岁,女≥55 岁)、吸烟、低 HDL-C、肥胖和早发缺血性心血管病家族史

表 9-3-3　血脂异常患者开始调脂治疗的 TC 和 LDL-C 值及其目标值 mmol/L(mg/dl)

危险等级	TLC 开始	药物治疗开始	治疗目标值
低危:10 年危险性<5%	TC≥6.22 (240) LDL-C≥4.14 (160)	TC>6.99 (270) LDL-C≥4.92 (190)	TC<6.22 (240) LDL-C<4.14(160)
中危:10 年危险性 5%～10%	TC≥5.18 (200) LDL-C≥3.37(130)	TC≥6.22 (240) LDL-C≥4.14 (160)	TC<5.18(200) LDL-C<3.37(130)
高危:CHD 或 CHD 等危症,或 10 年危险性 10%～15%	TC≥4.14 (160) LDL-C≥2.59(100)	TC≥4.14 (160) LDL-C≥2.59(100)	TC< 4.14 (160) LDL-C<2.59(100)
极高危:急性冠状动脉综合征,或缺血性心血管病合并糖尿病	TC≥3.11(120) LDL-C≥2.07 (80)	TC≥4.14 (160) LDL-C≥2.07 (80)	TC< 3.11(120) LDL-C<2.07(80)

血脂异常的诊断主要依靠血脂测定而确诊,但长期血脂异常的患者也可通过一些临床表现被发现。

(一)黄色瘤(xanthoma)

由于真皮内集聚了吞噬脂质的巨噬细胞(泡沫细胞),黄色瘤是一种局限性皮肤隆起样病变,颜色可为黄色、橘黄色或棕红色,多呈结节状、丘疹状或斑块状。质地一般柔软。

根据黄色瘤的发生部位、形态可分为 6 种:①肌腱黄色瘤(tendon xanthoma):发生在肌腱部位,黄色瘤与上皮粘连,边界清楚,常见于家族性高胆固醇血症患者。②掌纹黄色瘤(palmar crease xanthoma):发生在手掌及手指间皱褶处,呈线条状扁平黄色瘤,常见于家族性异常 β 脂蛋白血症患者。③扁平黄色瘤(xanthelasma planum)又称睑黄色瘤:发生在

眼睑周围。常见于各种血脂异常患者,也可发生在血脂正常者。④疹性黄色瘤(eruptive xanthoma):该种瘤呈丘疹状,橘黄色或棕黄色基底伴有炎症,有时累及口腔黏膜,主要见于长期 TG 升高患者。⑤结节疹性黄色瘤(tuberous eruptive xanthoma):好发生在肘部、四肢伸侧、臀部,皮损常在短期内成批出现,基底伴有炎症,有融合趋势。主要见于家族性异常 β 脂蛋白血症患者。⑥结节性黄色瘤(tuberous xanthoma):发展比较缓慢,好发于身体的伸侧,呈圆形结节,大小不一,边界清楚,早期质地柔软,后期由于纤维化质地变硬。主要见于家族性异常 β 脂蛋白血症和家族性高胆固醇血症患者。

(二)角膜弓(corneal arcus)

又称为角膜环,如果发生在 40 岁以前者,多伴有血脂异常,多见于家族性高胆固醇血症患者,但特异性不强。

(三)脂血症性眼底病变(retinal lipemia)

由于富含 TG 大颗粒脂蛋白沉积在眼底小动脉内引起光散射所致,常见于长期严重的 TG 升高伴有乳糜微粒血症〔血浆 TG 大于 11.29~22.58mmol/L(1000~2000mg/dl)〕患者。

(四)游走性关节炎

见于严重的高胆固醇血症,尤其是纯合子家族性高胆固醇血症患者。

(五)急性胰腺炎

多见于严重的高甘油三酯血症患者,血清 TG 多高于 5.6mmol/L(500mg/dl)。

诊断老年人血脂代谢异常注意事项:①需重视和分析老年人患有的全身系统性疾病及正在使用某些药物是否会导致的继发性血脂异常。②应根据有无冠心病及其等危症(包括糖尿病,有临床表现的冠状动脉以外的动脉粥样硬化,如颈动脉疾病、缺血性脑卒中、短暂性脑缺血以及周围动脉疾病、腹主动脉瘤、非心源性栓塞的缺血性卒中等)、高血压以及其他心血管病危险因素,结合血脂水平进行分层,便于指导治疗。

四、老年人血脂代谢异常的治疗

老年人是心血管疾病的易发和高发群体,若合并血脂代谢异常更应采取积极的干预措施。但老年整个机体又是处于逐渐衰退的过程,各个组织器官也是处于正常生理功能的边缘状态,调脂治疗可能对器官功能造成不良影响。因此,对于老年人合并血脂异常是否需要治疗及其治疗的目标值一直存在着争议。近些年来通过循证医学证据,多数学者认为老年人合并血脂代谢异常同样需要治疗,但与非老年人的治疗措施有所不同。

(一)对老年个人身体健康状况进行评估

老年人身体处于逐渐衰退的过程,机体抵抗力差,易患多种疾病,患病后症状往往不典型。所以,在采取调脂治疗前必须对个体的身体状况进行评估。

对老年个人身体状况评估内容包括:①目前老年人身体的组织器官功能处于何种状况,功能属于健全、边缘、不全或衰竭状态;②自力生活能力;③目前是否合并心血管病的危险因素及其程度;④是否患有某些疾病,尤其是动脉粥样硬化性疾病,如高血压、冠心病、脑血管病、下肢血管病、肾动脉硬化等;⑤疾病的治疗情况,使用药物的种类、剂量、用法,用药的依从性等;⑥病人的预期寿命。

此外,还要考虑到对治疗措施的接受能力,与家庭成员的关系,个人及其家庭的经济状况,对接受治疗的经济承受能力等。

通过对老年人个体状况的评估,权衡各方面的利弊,为制订相应的调脂方案提供依据。

(二)调脂药物的选择及临床应用

通过对老年个体身体状况的评估作为参考,制订切合老年个体的调脂计划。

合并血脂代谢异常的老年人,在器官功能比较健全情况下,可以使用调脂药物,一般按常规剂量应用不需特别调整,但需定期进行临床随访以了解用药期间是否发生相关不良反应(如肌病、肌炎或肌溶解等的相应症状),并监测肝、肾功能。若老年病人的组织器官功能不全或已处于衰竭状态,预期寿命较短,血脂又不是太高的患者,可考虑暂时不需要治疗(已进行透析的病人除外)。当合并有血脂代谢异常的老年人肝、肾功能处于边缘状况而预期寿命又较长(一般>5年)的患者,可考虑调脂治疗,但药物剂量要适当减少,先试用常规治疗剂量的 1/2,随后根据临床症状、疗效及随访肝、肾功能指标,若无异常可逐渐增加药物的剂量。

除了血清 TG 异常升高(TG>5.65mmol/L)外,老年患者调脂治疗的首要目标是降低血清 LDL-C,首选的调脂药物是他汀类。

老年人使用他汀类药物的有效性已由大量的循证医学证据所证实。4S 研究的老年亚组分析显示,共入选年龄≥65 岁有冠心病病史患者使用辛伐他汀的治疗组 1156 例,安慰剂组 1126 例,随访 5 年。治疗组总死亡率比安慰剂组降低 27%(P = 0.009);冠心病事件危险降低 29%(P<0.001)。胆固醇和冠心病复发事件试验(CARE)老年亚组分析也显示,与安慰剂组比较,治疗组主要冠心病事件发生率在<65 岁组下降 19%,≥65 岁人群下降 32%;冠心病死亡与安慰剂组比较,治疗组<65 岁人群冠心病死亡率下降 11%,而≥65 岁人群下降 45%。通过 CARE 研究发现,老年人血浆 TC 在正常平均水平,普伐他汀仍能显著减少心血管事件发生的危险性,并证实老年人调脂治疗的获益度高于非老年人。LIPID 研究发现老年患者主要冠脉事件危险性降低 25%,首次展示了血浆 TC 处于基线水平的老年人降胆固醇治疗的益处。HPS 研究入选 80 岁以下各年龄段的人群,老年组使用辛伐他汀 40mg/d 治疗随访 5 年,结果显示可减少心肌梗死、脑卒中、冠状动脉再血管化的发生率达 1/3 以上。PROSPERD 研究,选择了 5804 例年龄在 70~82 岁患者,服用普伐他汀 40mg/d,平均随访 3.5 年,结果显示治疗组冠心病死亡、非致死性心肌梗死、致死性和非致死性脑卒中的联合终点事件降低 15%,其中冠心病死亡和非致死性心肌梗死减少 19%,冠心病死亡减少 24%。中国冠心病二级预防研究(CCSPS)老年亚组分析也证实了在东方人群进行血脂干预同样可取得更大的益处,主要终点事件(包括非致死性和致死性 AMI、冠心病、猝死及其他冠心病死亡)与对照组相比,危险性下降 45%(P<0.001)。空军/德州冠状动脉粥样硬化预防研究(AFCAS/TexCAPS)是冠心病一级预防研究,研究结果显示,老年人首次急性冠状动脉事件发生率

降低 32%,与非老年组降低 38% 相似。以上研究结果均证实降低 TC 治疗对老年患者的心脑血管疾病防治的益处,为老年人使用他汀类药物提供了证据。

老年人应用他汀类药物还具有其他益处:①降低老年女性骨折发生率:体外和动物实验提示,他汀类可促进骨生长和增强骨强度。②降低老年痴呆症的发生率:英国的一项对照研究发现他汀类药物能使老年痴呆症的危险性减少 70%;美国的一项横断面研究结果显示,服用洛伐他汀或普伐他汀者,阿尔茨海默病(AD)患病率降低 69.9%,但是,服用辛伐他汀组 AD 的患病率未见降低。PROSPER 研究资料未显示普伐他汀对老年人认知功能的影响,也许和研究期限不够长有关。2004 年一项社区干预的前瞻性列队研究,选择了 2356 例认知功能健全的老年人,并且采用了时间依从性的协同变量进行分析,结果显示他汀类药物的应用与老年痴呆症或者 AD 的发病率没有关系。因此,他汀类药物与老年痴呆症之间是否存在着因果关系,有待进一步研究。③心力衰竭:最近研究发现阿托伐他汀可作用于心力衰竭患者的反应性充血和凝血纤溶系统,短期治疗可影响内皮细胞和肝脏某些衍生物的表达。研究资料显示心力衰竭的老年患者可能从他汀类药物中获益。加拿大针对 66~85 岁最近诊断的心力衰竭住院患者进行的一项回顾性队列研究随访 7 年,结果显示他汀类药物治疗组的死亡率、急性心肌梗死、脑卒中发生均降低。但目前的研究由于不能控制所有与预后相关的危险因素,因此,需要更多的证据来证实心力衰竭患者是否能够从他汀类药物中获益。④老年黄斑变性:黄斑变性是导致老年人不可逆性视觉丧失的原因之一,应用他汀类药物能够显著降低心、脑血管疾病的发生和发展,延缓老年视觉功能的减退。

老年人使用他汀类药物的安全性也是医生及患者关注的焦点。为此医学界进行了大量的研究,如:普伐他汀对缺血性心脏病的长期干预研究(LIPID)中,老年组虽然伴随的其他不良事件明显增多,但普伐他汀不良事件的发生率并没有比安慰组明显增高。心脏保护研究(HPS)结果显示,老年组不良反应未见增加。PROSPER 的前瞻性研究结果显示,老年患者服用多种药物的同时服用普伐他汀,ALT、AST升高和肌痛的发生率与安慰组相似,无一例发生横纹肌溶解。以上研究结果尽管显示了老年人应用他汀类药物的安全性,但老年人发生肌病的危险性可能增加,尤其是老年女性、糖尿病患者、手术后、肝病、肾病患者,或同时服用多种药物的患者。与他汀类药物相关的肌损害表现有肌痛、肌炎、肌无力伴肌酸激酶(CK)升高,重症者可发生横纹肌溶解及血清 CK 升高超过正常上限 10 倍,并可出现血肌酐升高,甚至出现肌红蛋白尿导致急性肾衰竭。他汀类肌损害的发生率为 0.3%~3.3%,而老年人群的发生率可能更高,可达 0.8%~13.2%。他汀类药物的另一副作用是肝毒性,约有 0.5%~2% 的患者出现转氨酶升高(大于正常上限 3 倍),且呈剂量依赖性;由于脂肪肝所致单项转氨酶升高,经过调脂治疗后其转氨酶可下降,甚至可恢复正常;转氨酶升高大于正常上限 3 倍时,他汀类药物应减量或停药;他汀类药物引起肝衰竭极为罕见。他汀类药物的其他不良反应还包括消化不良、恶心、腹泻、腹痛以及头痛、失眠、抑郁、头晕等,也有个别病人可产生蛋白尿等。因此,应该密切观察,定期检测。

不论是 HPS、PROSPER 还是 4S 研究结果均显示,老年人应用他汀类药物和癌症的发病率和病死率与安慰组无显著差异。

由此可见,对于老年人的血脂代谢异常,在治疗的药物选择上与年轻人区别不大,但在药物的剂量上需考虑到老年人的特殊性,老年人常有肝、肾功能异常以及由于患有多种疾病而服用多种药物,需注意药物之间的相互作用。

(三)老年人调脂治疗的注意事项

1. 治疗老年血脂代谢异常需进行治疗性生活方式干预,包括合理的膳食结构、适当活动或运动以及减轻肥胖的体重,否则达不到调节异常血脂的目的。但是,老年人进行非药物治疗措施的实施中要根据个体的自身状况而定,一般不提倡过度的饮食限制和强度较大的活动或运动,也不要过快地减轻肥胖的体重;否则,可导致老年人机体的抵抗力和免疫力降低,自立能力下降或走路不稳引起跌倒,也易引发各种疾病的发生。改变不良的生活方式应成为治疗的一部分,单纯有效的饮食和运动等生活方式干预即可降低血浆 TC 7%~15%。

2. 基于相同剂量的他汀类药物可使老年患者的 LDL-C多降低 3%~5% 的特点,老年人使用他汀类调脂药物时,应从小剂量开始;以后根据血脂水平再进一步调整用药剂量,以减少药物不良反应或毒、副作用。

3. 老年人是易患多种疾病的群体。据调查,老年人平均患有 3.1 种疾病。上海市南汇区祝桥社区于 2006 年对 2180 名高龄老年人(>80 岁)患病情况调查发现,有 92.16%至少患有一种疾病,患有 3 种以上疾病的占 12.25%。老年人患有多种疾病,必然需要使用多种药物,平均用药 4.5 种,有些病人可高达 20 余种。WHO 报道,老年人 1/3 的死亡是用药不当所致。因此,老年人使用调脂药物必须更加小心药物之间可能发生的相互影响或毒、副作用的相互叠加,特别要关注经 CYP450 酶代谢系统(尤其是与 3A4 同工酶有关)的药物,以免发生药物的相互干扰而影响疗效。

4. 老年人严重混合型血脂代谢异常单用一种调脂药物难以达标时可考虑联合用药,其治疗靶点仍然是以降低 LDL-C 为主,同时关注非 LDL-C 水平。由于他汀类药物疗效确切、不良反应较少及其调脂以外的多效性作用,联合调脂方案多由他汀类与另一类作用机制不同的调脂药物联合,但要谨慎权衡联合调脂获益与可能产生的不良反应后,才可以考虑联合用药的方案。

5. 使用调脂药物要考虑到老年人的风险与效益比。调脂药物是否会使癌症的发生率增加尚无肯定的证据,但老年人是癌症易发和高发的群体。老年血脂异常患者的血脂下降过低是否会导致非血管性疾病及癌症发生的风险增加尚无证据,但应引起足够的重视。

(迟家敏)

▶ **参考文献** ◀

1. 中华人民共和国国务院新闻办公室. 中国老龄事业的发展. 北京. 2006-12.

2. 赵水平. 临床血脂学. 北京:人民卫生出版社,2006:

294-297.

3. 李健斋,陈曼丽,王抒,等.老年人血脂与冠心病的长期随访研究.中华心血管病杂志,2002,31(11):647-650.

4. 王薇,赵冬,刘静,等.中国 35～64 岁人群心血管病危险因素与发病危险预测模型的前瞻性研究.中华心血管病杂志,2003,31(12):902-908.

5. 王薇,赵冬,吴兆苏,等.中国 11 省市 35～64 岁人群血清甘油三酯分布特点及与其他心血管危险因素关系的研究.中华流行病学杂志,2001,22(1):26-29.

6. 武阳丰,周北凡,李莹,等.缺血性心血管病:一个反映血脂异常潜在危险的新指标.中华心血管病杂志,2004,32(2):173-176.

7. 纪立伟,武晓南.医源性血脂代谢异常//迟家敏,实用血脂学.北京:人民卫生出版社,2010:360-372.

8. 中国成人血脂异常防治指南制定联合委员会.中国成人血脂异常防治指南.中华心血管病杂志,2007,35(5):390-409.

9. The Scandinavian Simvastati Survival Study Group. Randomised trial of lowering in 4444 patients with coronary heart diseas: the Scandinavian Simvastatin Survival Study (4S). Lancet,1994,344(8934):1383-1389.

10. Sackas FM,Pfeffer MA,Moye LA,et al. The effect of pravastatin on coronary events after myocardial infarction in patients with average cholesterol levels Cholesterol and Recurrent Events Trial investigators. N Engl J Med,1996,335(14):1001-1009.

11. Shepherd J,Cobbe SM,Ford I,et al. Prevention of coronary heart diseas with pravastatin in men with hypercholesterolemia. N Engl J Med, 1995, 333 (20):1301-1307.

12. Robinson JG. Lipid-lowering therapy for the primary prevention of cardiovascular disease in the elderly:opportunities and challenges. Drugs Aging, 2009, 26 (11):917-931.

13. The Long-Term Intervention with Pravastatin in Ischaemic disease(LIPID) study group. Prevention of cardiovascular events and death with pravastatin in patients with coronary heart disease and a broad range of initial cholesterol levels. N Engl J Med, 1998, 339 (19):1349-1357.

14. 血脂康调整血脂对冠心病二级预防研究协作组.中国冠心病二级预防研究.中华心血管病杂志,2005,33(2):109-115.

15. Heart Protection Study Collaborative Group. MRC/BHF Heart Protection Study of cholesterollowering with simvastatin in 20536high-risk individuals:a randomized placebo-controlled tial. Lancet,2002,360(9326):7-22.

16. Cohen DE, Anania FA, Chalasani N. An assessment of statin safety by hepatologist. Am J Cardiol, 2006, 97 (Suppl):77C-81C.

17. McKenney JM,Davidson MH,Jacobson TA,et al. Final conclusions and recommendations of the National Lipid Association statin safety assessment task force. Am J Cardiol,2006,97(Suppl):89C-94C.

18. 范建高,蔡晓波.正确看待他汀的肝脏安全性.中华心血管病杂志,2007,35(6):589-592.

19. 李光明,范建高.慢性肝病患者应用他汀的安全性及疗效.中华肝脏病杂志,2010,18(5):328-330.

20. Argo CK,Loria P,Caldwell SH,et al. Statins in liver disease: a molehill, an iceberg, or neither?. Hepatology,2008,48(2):662-669.

21. Bates ER. Review: limited evidence suggests that statins are safe in patients with disease. Evid Based Med,2008,13(5):140.

22. Cash J,Callender ME,McDougall NI,et al. Statin safety and chronic liver disease. Int J Clin Pract,2008,62(12):1831-1835.

23. Gupta NK,Lewis JH. Review article: the use of potentially hepatotoxic drugs in patients with liver disease. Aliment Pharmacol Ther,2008,28(9):1021-1041.

24. Abraldes JG,Albillos A,Banares R. Simvastatin lowers portal pressure in patients with cirrhosis and portal hypertension:a randomized controlled trial. Gastroenterology,2009,136(5):1651-1658.

25. ElSerag HB,Johnson ML,Hachem C,et al. Statins are associated with a reduced risk of hepatocellular carcinoma in a large cohort of patients with diabetes. Gastroenterology,2009,136(5):1601-1608.

26. Davidson M. A review of the current status of the management of mixed dyslipidemia associated with diabetes mellitus and metabolic syndrome. Am J Cardiol, 2008, 102(12A):19L-27L.

第四节　高尿酸血症与痛风

高尿酸血症(hyperuricemia)是血尿酸水平高于正常标准的一种状态,可以伴或不伴有临床症状。痛风(gout)为嘌呤代谢紊乱和(或)尿酸排泄障碍所致血尿酸增高的一组临床症候群。其临床特征是高尿酸血症,表现为反复发作的关节炎、痛风石沉积和特征性的关节畸形,可累及肾脏引起慢性间质性肾炎和尿酸性肾石病。在临床上,高尿酸血症主要见于慢性酒精中毒、肥胖和代谢综合征。老年是高尿酸血症的高发人群,高尿酸血症的发生具有增龄效应,年龄是影响老年人血尿酸水平的因素之一,随年龄的增高,血尿素和肌酐水平的增高,以及很多老年人因高血压经常服用利尿剂,均是导致高尿酸血症及痛风的独立危险因素。研究显示,约90%的原发性老年高尿酸血症患者是由于肾脏的尿酸排泄减少所致,仅有少数患者存在内源性尿酸生成增多。原因是肾脏排泄尿酸的能力随年龄的增长而下降。此外,老年人发生慢性肾功能损伤的比率高于年轻人,这也是导致高尿酸血症发病率增高的原因,尤其在老年女性中多。

痛风曾一度被认为是少见疾病,且多流行于欧美国家,但随着社会富裕程度的提高,饮食结构的改善,饮食行为所导致的营养相关性疾病日益增加,痛风作为其中一员,如同肥胖、糖尿病、高血压一样,呈现进一步增加的趋势,尤其在类似中国这样的快速发展国家。痛风在世界各地均有发病，因种族和地区不同而有差异，饮食与饮酒、职业与环境、受教育程度、个人智能和社会地位等均影响其发病。此外，血尿酸水平增高不仅增加了痛风的患病率，而且也增加了心血管疾病的发病风险。不同年龄组间高尿酸血症与痛风的患病率有明显的差异，原发性者多见于中年人，占90%以上，40~50周岁为发病高峰，平均发病年龄为44周岁，而在儿童和老年患者中继发性高尿酸血症与痛风患病率较高，但近年的研究显示老年人群中原发性高尿酸血症与痛风的患病率显著增加。原发性痛风患病率在两性之间也存在差异，男女痛风之比为20：1；男女高尿酸血症之比为2：1，痛风的高发年龄男性为50~59周岁，女性在50周岁以后。研究显示，高尿酸血症和痛风也是心肌梗死和外周血管病变的危险因素之一。

一、病因和发病机制

尿酸是嘌呤代谢的终产物，主要由细胞代谢分解的核酸和其他嘌呤类化合物以及食物中的嘌呤经酶的作用分解而来。人体内，内源性尿酸占总尿酸的80%。

嘌呤代谢的速度受磷酸核糖焦磷酸（PRPP）、谷氨酰胺、鸟嘌呤核苷酸、腺嘌呤核苷酸和次黄嘌呤核苷酸对酶的负反馈控制来调节，如图9-4-1。人体内尿酸生成的速度主要决定于细胞内PRPP的浓度，而PRPP合成酶、磷酸核糖焦磷酸酰胺移换酶（PRPPAT）、次黄嘌呤-鸟嘌呤磷酸核糖转移酶（HGPRT）和黄嘌呤氧化酶（XO）对尿酸的生成又起着重要的作用。

高尿酸血症痛风可分为原发性和继发性两大类（表9-4-1）。

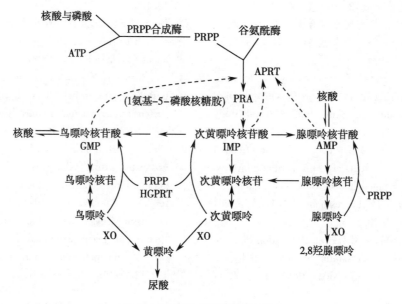

图 9-4-1　嘌呤代谢和调节机制

表 9-4-1　高尿酸血症和痛风的病因分类

病因	尿酸代谢紊乱	遗传性
原发性		
Ⅰ. 特发性（99%以上），原因未明		
A. 尿尿酸排泄正常（80%~90%）	肾脏清除降低伴或不伴生成过多	多基因
B. 尿尿酸排泄增多（10%~20%）	生成过多伴或不伴肾脏清除降低	多基因
Ⅱ. 特异性酶或代谢缺陷（1%以下）		
A. PRPP合酶活性增加	生成过多	X伴性
B. PRPPAT增多或活性增高	生成过多	X伴性
C. HGPRT部分缺乏	生成过多	X伴性
D. 黄嘌呤氧化酶活性增高	生成过多	多基因
继发性		
Ⅰ. 伴有嘌呤生成增多		
A. HGPRT完全缺乏	生成过多；Lesch-Nyhan综合征	X伴性
B. 葡萄糖-6-磷酸酶缺乏	生成过多和肾脏清除降低；糖原累积病	常染色体隐性
Ⅱ. 伴有核酸转换增多	生成增加，如肿瘤、血液系统疾病	
Ⅲ. 伴有肾脏排泄尿酸减少	引起肾功能降低的物质存在；药物或内源性代谢产物引起肾小管分泌抑制和（或）重吸收增加	

PRPP：磷酸核糖焦磷酸；PRPPAT：磷酸核糖焦磷酸酰胺移换酶；HGPRT：次黄嘌呤-鸟嘌呤磷酸核糖转移酶

(一) 原发性高尿酸血症

1. 肾脏排尿酸减少 痛风患者中 80%~90% 的个体具有尿酸排泄障碍,而尿酸的生成大多数正常,老年患者尤其如此。随着年龄的增加,肾功能逐渐减退,且同时多种疾病并存,应用多种药物,部分药物影响尿酸排泄。肾小球滤出的尿酸减少,肾小管排泌尿酸减少或重吸收增加,均可导致尿酸排泄减少,引起高尿酸血症。其中大部分由于肾小管排泌尿酸能力下降,少数为肾小球滤过减少或肾小管重吸收增加。其病因为多基因遗传变异,具体机制尚待阐明。

2. 尿酸生成增多 若经过 5 天的限制嘌呤饮食(<3mg/d)后,24 小时尿中的尿酸排泄量超过 3.57mmol(600mg),提示可能存在体内尿酸生成增多的情况。仅有 10% 以内的患者是由于尿酸生成增多所致高尿酸血症,原因主要为嘌呤代谢酶缺陷。

3. 家族性肾病伴高尿酸血症 是一种常染色体显性遗传疾病,与 UMOD 基因突变有关。主要表现是高尿酸血症、痛风、肾功能不全和高血压,但表现不均一。肾脏损害以间质性肾病为特点。

(二) 继发性高尿酸血症

1. 继发于先天性代谢性疾病 一些先天性的代谢紊乱,如 Lesch-Nyhan 综合征因存在 HPRT 缺陷,导致次黄嘌呤和鸟嘌呤转化为次黄嘌呤核苷酸和鸟嘌呤核苷酸受阻,引起 PRPP 蓄积,使尿酸的生成增多;糖原贮积症 1 型是由于葡萄糖-6-磷酸酶的缺陷,使磷酸戊糖途径代偿性增强,导致 PRPP 产生增多,并可同时伴有肾脏排泄尿酸较少,引起高尿酸血症。

2. 继发于其他系统性疾病 骨髓增生性疾病如白血病、多发性骨髓瘤、淋巴瘤、红细胞增多症、溶血性贫血、癌症等可导致细胞的增殖加速,肿瘤的化疗和(或)放疗后引起机体细胞大量破坏,均可使核酸的转换增加,造成尿酸的产生增多。

慢性肾小球肾炎、肾盂肾炎、多囊肾、铅中毒、高血压晚期等由于肾小球的滤过功能减退,使尿中的尿酸排泄减少,引起血尿酸浓度升高。慢性铅中毒可造成肾小管的损害而使尿酸的排泄减少。

在糖尿病酸中毒、乳酸性酸中毒及酒精性酮症等情况下,可产生过多的 β-羟丁酸、游离脂肪酸、乳酸等有机酸,从而抑制肾小管的尿酸排泄,可出现一过性的高尿酸血症,但一般不会引起急性关节炎的发作。

3. 继发于某些药物 噻嗪类利尿剂、呋塞米、乙胺丁醇、小剂量阿司匹林、烟酸、乙醇等药物可竞争性抑制肾小管排泌尿酸而引起高尿酸血症。有 30%~84% 的肾移植患者可发生高尿酸血症,可能与长期使用免疫抑制剂而抑制肾小管尿酸的排泄有关。

4. 其他 乙醇和铁对尿酸的合成与排泄以及关节炎症的发生发展均有明显的影响。饥饿对脂肪分解增多,可抑制肾小管排泌尿酸,引起一过性高尿酸血症。

二、病理和病理生理

(一) 痛风性关节炎

痛风性关节炎是因尿酸盐在关节和关节周围组织以结晶形式沉积而引起的急性炎症反应。局部损伤、寒冷、剧烈运动、酗酒使血尿酸达到饱和浓度以上时,血浆清蛋白及 α_1 和 α_2 球蛋白减少,局部组织 pH 和温度降低,尿酸盐的溶解度下降,尿酸盐容易以无定形或微小结晶的形式析出并沉积于组织中。尿酸盐被白细胞所吞噬,引起细胞死亡而释放溶酶体酶类,导致急性关节炎症,产生关节肿痛。滑膜内衬细胞也参与炎症过程,释放出白三烯 B_4(LTB_4)、白介素-1(IL-1)、白介素-6(IL-6)、白介素-8(IL-8)、前列腺素 E_2、溶酶体酶、血浆素、肿瘤坏死因子($TNF-\alpha$)等细胞因子导致局部炎症反应和发热等全身反应。

下肢关节尤其是跖趾关节,常为痛风性关节炎的好发部位。最容易发生尿酸盐沉积的组织为关节软骨,可引起软骨退行性改变,晚期可导致关节僵硬和关节畸形。

老年患者,应注意患者同时合并的骨关节退行性变、骨质疏松症等骨关节本身病变。

(二) 痛风石

痛风特征性损害是痛风石,它是含一个结晶水的尿酸单钠细针状结晶的沉淀物,周围被反应性单核细胞、上皮肉芽肿体质体和巨大细胞所围绕着。痛风石常见于关节软骨、滑膜、腱鞘以及其他关节周围结构、骨骺、皮肤皮下层和肾间质部位。关节软骨是尿酸盐最常见的沉积部位,甚至有时是唯一的沉积处。尽管沉积物在表面,但实际上是嵌入到细胞基质内。X 线摄片常见的穿凿样骨损害代表骨髓痛风石沉积物,它可通过软骨的缺损与关节表面的尿酸盐层相连。在椎体,尿酸盐沉积物侵蚀邻近椎间盘的骨髓腔,同时也侵蚀椎间盘。

(三) 痛风性肾脏病变

痛风肾唯一特征性的组织学表现仅是在肾髓质或乳头处有尿酸盐结晶,其周围有圆形细胞和巨大细胞反应。在痛风患者的尸体解剖中这些表现的比率较高,并常伴有急性和慢性间质炎症性改变、纤维化、肾小管萎缩、肾小球硬化和肾小动脉硬化。最早期肾脏改变是间质反应和肾小管损害。在无痛风石的肾脏,间质反应一般不损害髓质和近髓质的皮质。尽管在痛风中痛风石病常见,但一般较轻且进展缓慢。间质性肾病的原因仍未明了。如果缺乏与高尿酸血症有关的结晶样沉积物,甚至间质性肾病也难以确定。其他可能的因素包括肾动脉硬化、尿酸性肾石病、尿道感染、老化以及铅中毒等。结晶样沉积物可发生在远曲小管和集合管。其组成成分可能是尿酸,并与管内尿酸浓度和尿液 pH 有关;它们可导致近曲小管扩张和萎缩。间质内沉积物的成分是尿酸钠,它的形成与血浆和间质液中升高的尿酸盐浓度有关。

三、临床表现

原发性高尿酸血症和痛风发病高峰年龄为 40 岁左右,以男性患者多见,女性约占 5%,多见于更年期后发病,常有家族遗传史。随着人口的老龄化,老年原发性高尿酸血症和痛风的发生率逐年增加,并成为高尿酸血症和痛风的主要人群。高尿酸血症多无典型临床症状,痛风根据不同的临床表现,可分为无症状期、急性关节炎期、间歇期和慢性关节炎期四个阶段。

(一) 无症状期

仅有血尿酸持续性或波动性升高,无任何临床表现。由无症状的高尿酸血症发展至临床痛风,一般需历时数年至数十年,有些可终身不出现症状。但随年龄增长出现痛风的比率增加。通常,高尿酸血症的程度及持续时间与痛风症状的出现密切相关。导致高尿酸血症进展为临床痛风的确切机制尚不清楚。多数情况下,长期无症状的高尿酸血症一般不会引起痛风性肾病或结石病。此外,无症状的高尿酸血症还可反映胰岛素诱导的肾小管对尿酸重吸收情况,故可作为监测胰岛素抵抗和肾血管疾病的一项观察指标。

(二) 急性关节炎期

典型的发作起病急骤,多数患者发病前无先兆症状。常有以下特点:①于夜间突然发病,并可因疼痛而惊醒。症状一般在数小时内发展至高峰,受累关节及周围软组织突然出现红、肿、热、痛和功能障碍症状;②患者可出现发热、头痛等症状,伴有血白细胞增高,血沉增快;③初发本病呈自限性,经过数天或数周可自行缓解;④伴有高尿酸血症;⑤关节液白细胞内有尿酸盐结晶,或痛风石针吸活检有尿酸盐结晶,是确诊本病的依据。初次发病时绝大多数仅侵犯单个关节,其中以踇趾关节和第一跖趾关节最常见,偶可同时发生多关节炎。大关节受累时可伴有关节腔积液。症状反复发作可累及多个关节。

通常,急性关节炎症状在春季较为多见,秋季发病者相对较少。关节局部的损伤如扭伤、着鞋过紧、长途步行及外科手术、饥饿、饮酒、进食高嘌呤食物、过度疲劳、寒冷、受凉、感染等均可诱发痛风性关节炎的急性发作。

(三) 间歇期

急性痛风性关节炎发作缓解后,患者症状可以全部消失,关节活动完全恢复正常,此阶段称为间歇期,可持续数月至数年。患者受累关节局部皮肤出现瘙痒和脱屑为本病的特征性表现,但仅部分患者可见。多数患者于1年内症状复发,其后每年发作数次或数年发作一次。少数患者可终生仅有一次单关节炎发作,其后不再复发。个别患者发病后也可无明显的间歇期,关节炎症状长期存在,直至发生慢性痛风性关节炎。

(四) 痛风石慢性关节炎期

未经治疗或治疗不规则的患者,尿酸盐在关节内沉积增多,炎症反复发作进入慢性阶段而不能完全消失,引起关节骨质侵蚀缺损及周围组织纤维化,使关节发生僵硬畸形、活动受限,受累关节可逐渐增多,严重者可累及肩、髋、脊柱、骶髂、胸锁、下颌等关节及肋软骨,患者有肩背痛、胸痛、肋间神经痛、坐骨神经痛等表现,少数可发生腕管综合征。此外,持续高尿酸血症导致尿酸盐结晶析出并沉积在软骨、关节滑膜、肌腱及多种软组织等处,形成黄白色,大小不一的隆起赘生物即痛风结节(或痛风石),为本期常见的特征性表现。痛风石一般位于皮下结缔组织,为无痛性的黄白色赘生物,以耳廓及跖趾、指间、掌指、肘等关节较为常见。浅表的痛风石表面皮肤受损发生破溃而排出白色粉末状的尿酸盐结晶,溃疡常常难以愈合,但由于尿酸盐具有抑菌作用,一般很少发生继发性感染。此外,痛风石可浸润肌腱和脊柱,导致肌腱断裂、脊椎压缩和脊髓神经压迫。产生时间较短的质软痛风石在限制嘌呤饮食,应用降尿酸药物后,可以逐渐缩小甚至消失,但产生时间长的、质硬结节,由于其纤维增生,故不易消失。

四、实验室和其他检查

(一) 血液检查

1. 血尿酸测定　尿酸作为嘌呤代谢的最终产物,主要由肾脏排出体外,当肾小球滤过功能受损时,尿酸即潴留于血中,故血尿酸不仅对诊断痛风有帮助,而且是诊断肾损害严重程度的敏感指标。

尿酸通常采用尿酸酶法进行测定,男性正常值为 $380\sim420\mu mol/L(6.4\sim7mg/dl)$,女性为 $300\mu mol/L(5mg/dl)$。影响血尿酸水平的因素较多,患者血尿酸水平与临床表现严重程度并不一定完全平行,甚至有少数处于关节炎急性发作期的患者其血尿酸浓度可以正常。应在清晨空腹抽血检查血中尿酸(即空腹8小时以上)。进餐,尤其是高嘌呤饮食可使血尿酸偏高。患者在抽血前一周,应停服影响尿酸排泄的药物。抽血前避免剧烈运动,因为剧烈运动可使血尿酸增高。由于血尿酸有时呈波动性,一次检查正常不能排出高尿酸血症,必要时应反复进行。

虽然尿酸值越高者患痛风的几率越大,但仍有高达30%的痛风患者尿酸值在正常范围。另外,急性痛风关节炎发作的前、中和后期,人体血液中的尿酸含量可以没有大幅度的变化,这是由于身体通过自我调节加速了尿酸的排出。

2. 酶活性测定　可测定患者红细胞中 PRPP 合酶、PRPPAT、HPRT 及黄嘌呤氧化酶的活性,将有助于确定酶缺陷部位。

3. 其他　关节炎发作期间可有外周血白细胞增多,血沉加快。尿酸性肾病影响肾小球滤过功能时,可出现血尿素氮和肌酐的升高。

(二) 尿尿酸测定

尿液中尿酸浓度,在痛风所致的肾脏损害中有重要作用。尿尿酸的测定可用磷钨酸还原法和尿酸酶-过氧化物酶偶联法。通过尿液检查可了解尿酸排泄情况,有利于指导临床合理用药。

正常人经过5天限制嘌呤饮食后,24小时尿尿酸排泄量一般不超过 3.57mmol(600mg)。由于急性发作期尿酸盐与炎症的利尿作用,使患者尿尿酸排泄增多,因而此项检查对诊断痛风意义不大。但24小时尿尿酸排泄增多有助于痛风性肾病与慢性肾小球肾炎所致肾衰竭的鉴别。有尿酸性结石形成时,尿中可出现红细胞和尿酸盐结晶。尿酸盐结晶阻塞尿路引起急性肾衰竭时,24小时尿尿酸与肌酐的比值常 >1.0。

(三) 滑囊液检查

滑囊液晶体分析是痛风诊断的重要方法。通过关节腔穿刺术抽取滑囊液,在显微镜下可发现白细胞中有针形尿酸钠结晶。关节炎急性发作期的检出率一般在95%以上。

(四) 痛风石活检

对表皮下的痛风结节可行组织活检,通过偏振光显微镜可发现其中有大量的尿酸盐结晶。也可通过紫尿酸铵试验、尿酸氧化酶分解及紫外线分光光度计测定等方法分析活检组织中的化学成分。

(五) 肾脏检查

1. 肾穿刺活检　痛风常累及肾脏,使其体积变小,肾穿刺活检可见被膜腔下肾表面有颗粒及颗粒瘢痕,皮质变薄,髓质和椎体内有小的白色针状物,呈放射状的白线表示有尿酸钠结晶(MSU)沉着椎体减少,尿道可察见肾脏内尿酸盐结石,显微镜下肾小管变性、萎缩以及肾小球硬化等改变。

2. 腹部平片 可见肾内尿酸结石,透光,平片上不显影。但如果钙化,肾区或相应部位可见结石阴影。长期慢性痛风的患者腹部平片可见肾脏影缩小,此时常有明显的肾功能损害。

3. 静脉肾盂造影 如果发现静脉注射造影剂10分钟后摄片两侧肾影密度增高,至20、40分钟后,仅两侧肾实质密度增高,肾盂、肾盏不能清楚显影,输尿管上段隐约显影,说明肾脏功能较差,排空延迟。

(六) 特殊检查

采用高效液相电化学分析(HPLC-ED)测定唾液中的尿酸含量,同时与单个或多个电极的安培电化学测定系统比较,发现唾液中的尿酸可作为诊断的一个参考依据。

五、诊断与鉴别诊断

(一) 诊断

以下为1997年美国风湿病协会的拟诊标准:

1. 多为中年肥胖男性,少数见于绝经后女性,男女之比为20:1。

2. 主要侵犯周围单一关节,常反复发作,首次发作多为第一跖趾关节,此后可累及跗、踝、腕关节,呈游走性。

3. 起病突然,关节红肿热痛,活动受限,一天内可达高峰,晨轻暮重。

4. 反复发作,关节肥厚畸形僵硬。

5. 在耳廓关节附近骨骼中,腱鞘软骨内,皮下组织等可存在痛风结节。

6. 高尿酸血症,血尿酸大于$420\mu mol/L(7mg/dl)$。

7. 发作可自行终止。

8. 对秋水仙碱反应特别好。

9. X线摄片检查可见关节附近骨质中有整齐的穿凿样圆形缺损。

鉴于老年患者高尿酸血症和痛风的高发,第一条标准并不重要。而诊断高尿酸血症仅需要血尿酸水平大于同性别参考值上限即可。

(二) 鉴别诊断

本病需与下列可累及关节的疾病进行鉴别:

1. 原发性痛风与继发性痛风的鉴别。

2. 与关节炎鉴别 包括类风湿关节炎、化脓性关节炎与创伤性关节炎、关节周围蜂窝织炎、假性痛风、其他类型的关节炎等。急性关节炎期尚需与系统性红斑狼疮、复发性关节炎及Reiter综合征鉴别,慢性关节炎期还应与肥大性骨关节病、创伤性及化脓性关节炎的后遗症等进行鉴别。通常,血尿酸测定有助于以上疾病的鉴别诊断。

对于老年患者,与骨关节病变鉴别尤为重要。

六、治 疗

(一) 老年无症状性高尿酸血症的治疗

老年高尿酸血症中只有少部分发生痛风,而绝大多数患者为无症状性高尿酸血症。高尿酸血症与胰岛素抵抗及糖代谢异常、心血管事件、终末期肾损害密切相关,而上述情况

本身与增龄相关,因此,其治疗成为预防代谢综合征及痛风的新切入点。临床医师应该意识到高尿酸血症是一些类型肾病及心、脑血管疾病不良预后的可能标志,更重要的是作为识别代谢综合征的早期标志。目前推荐的高尿酸血症饮食包括限制嘌呤、蛋白质和乙醇的摄入及减轻体质量。但是研究表明,不仅要限制热量和碳水化合物的摄入,而且要增加摄入不饱和脂肪酸来替代蛋白质和饱和脂肪酸,对胰岛素抵抗(IR)患者有益,可增强胰岛素的敏感性,能降低血尿酸和血脂水平。过去一直强调低嘌呤饮食,但目前的研究则显示,再严格的饮食控制也只能降低约$60\mu mol/L$的血清尿酸,对于本来食量就不多的老年病人,已不再如以往强调低嘌呤饮食。对饮食控制等非药物治疗后血尿酸浓度仍>$475\mu mol/L$,24小时尿酸排泄量>654mmol/L,或有明显高尿酸血症和痛风家族史者,即使无症状也应使用降低尿酸的药物,包括促尿酸排泄药(如苯溴马隆)和抑制尿酸生成的药物(如别嘌醇)等。

(二) 老年有症状高尿酸血症的治疗

痛风是部分老年高尿酸血症所谓的"典型症状"。原发性痛风目前尚无根治方法,但通过控制高尿酸血症通常可有效地减少发作,使病情逆转。本病的治疗目标为:①尽快终止急性关节炎发作;②防治关节炎复发;③慢性高尿酸血症者的治疗目标是使血尿酸维持在$360\mu mol/L(6.0mg/dl)$以下;④控制尿酸性肾病与肾石病,保护肾功能。

1. 一般治疗 控制饮食总热量;限制饮酒和高嘌呤食物,如动物的内脏(心、肝、肾、脑)、部分鱼类,牡蛎,牛羊肉等;每天饮水2000ml以上以增加尿酸的排泄;慎用抑制尿酸排泄的药物;避免诱发因素和积极治疗相关疾病等。

2. 急性关节炎期的治疗 此期的治疗目的是迅速终止关节炎发作。首先应绝对卧床休息,抬高患肢,避免受累关节负重,持续至关节疼痛缓解后72小时方可逐渐恢复活动。同时,应尽早予以药物治疗使症状缓解。延迟用药会导致药物疗效降低。

(1)秋水仙碱:对控制痛风急性发作具有非常显著的疗效,为痛风急性关节炎期的首选用药。它的作用机制包括对化学因子的调控、前列腺素的合成和中性粒细胞及内皮细胞黏附分子的抑制作用,而这些黏附分子参与了关节炎症的发生和发展。该药常规剂量为成人每次0.5mg,每小时1次;或每次1mg,每2小时1次,直至关节疼痛缓解或出现恶心、呕吐、腹泻等胃肠道不良反应时停药。达到治疗量一般为3~5mg,48小时内剂量不得超过7mg。通常用药后6~12小时内可使症状减轻,约80%的患者在24~48小时内症状可完全缓解。该药对胃肠道有刺激作用。有肾功能减退者,24小时总剂量应控制在3mg以内。该药可静脉应用,但如果静脉注射时药物外漏,可引起组织坏死。除了胃肠道的不良反应以外,部分患者使用秋水仙碱治疗后,可发生骨髓抑制、肝功能损害、脱发、精神抑郁、上行性麻痹、呼吸抑制等。因此,有骨髓抑制及肝肾功能损害者使用该药时,剂量应减半,并密切观察不良反应的情况。秋水仙碱的不良反应与药物的剂量有关,口服较静脉注射安全性高。极少数患者使用秋水仙碱后,可发生急性心力衰竭和严重的室性心律失常而导致死亡。反复应用秋水仙碱控制痛风或家族型地中海热症状后,可抑制成骨细胞矿化功能,导致骨矿化不良和骨折

不愈合,有时还可引起异位骨化。老年、尤其是高龄老年患者的资料缺乏,尤其需要注意老年患者应用该药的毒副作用,谨慎地给予成人剂量的一半或更小剂量。

(2)非甾体类抗炎剂(nonsteroidal anti-inflammatory drug,NSAID):无并发症的急性痛风性关节炎发作可首选非甾体类抗炎药物,特别是不能耐受秋水仙碱的患者尤为适用。非甾体类抗炎剂与秋水仙碱合用,可增强止痛效果。此类药物应在餐后服用,以减轻药物对胃肠道的刺激。常用的药物包括吲哚美辛,开始时剂量为50mg,每6小时1次。症状减轻后逐渐减为25mg,每日2~3次;或布洛芬,0.2~0.4g,每日2~3次,通常可使症状2~3天内得到控制。老年患者酌情减量。

(3)糖皮质激素:一般使用秋水仙碱或非甾体类消炎镇痛药物治疗急性痛风性关节炎均有效,不必全身性应用促肾上腺皮质激素(ACTH)或糖皮质激素。尽管糖皮质激素对急性关节炎发作具有迅速的缓解作用,但停药后症状容易复发,且长期服用易致糖尿病、高血压病等并发症,故不宜长期应用。仅适用于少数急性痛风反复发作十分严重的患者,对于秋水仙碱、非甾体类抗炎药治疗无效或有禁忌证者可考虑短期使用。糖皮质激素具有很强的抗炎作用,对各种因素(包括细菌性、化学性、机械性和过敏性等)所引起的炎症反应,均有明显抑制作用。一般用泼尼松10mg,每日3次。或地塞米松10~20mg静脉滴注,应用3~5日症状缓解后逐渐减量至停药,以免症状复发。减量应慢,以免出现"反跳"现象。严重的精神病和癫痫病、溃疡病、骨折、创伤修复期、角膜溃疡、肾上腺皮质功能亢进症、严重的高血压、糖尿病、孕妇、水痘、真菌感染等患者禁用。

(4)其他药物:少数关节疼痛剧烈者,可口服可待因或肌内注射哌替啶。降低血尿酸的药物在用药早期可使进入血液中的尿酸增多,有诱发急性关节炎的可能,故在痛风急性期不宜使用。

3. 慢性期的治疗 间歇期及无症状高尿酸血症的治疗,目的是使血尿酸维持在正常范围内,以预防急性关节炎的发作,防止痛风结节及泌尿系结石发生与发展,使病情长期稳定。因此,降低血尿酸药物为本期治疗的主要用药,治疗目标为血尿酸水平维持在 $360\mu mol/L(6mg/dl)$ 以下。应用降低血尿酸药物的适应证包括:①经饮食控制后血尿酸仍超过 $416\mu mol/L(7mg/dl)$ 者;②每年急性发作在2次以上者;③有痛风结节或尿酸盐沉积的X线证据者;④有肾石病或肾功能损害者。

降低血尿酸的药物主要包括抑制尿酸合成与促进尿酸排泄两大类,通常根据患者的肾功能及24小时尿酸排泄量的情况进行药物选择。对肾功能正常、24小时尿尿酸排泄量<3.75mmol者,可选用促进尿酸排泄的药物;如果患者的肾功能减退、24小时尿尿酸排泄量>3.75mmol,则应用抑制尿酸合成的药物。

(1)抑制尿酸合成药物

1)别嘌醇(allopurinol):为黄嘌呤氧化酶的抑制剂,可控制高尿酸血症。适用于:①原发性和继发性高尿酸血症,尤其是尿酸生成过多引起的高尿酸血症;②反复发作或慢性痛风者;③痛风石;④尿酸性肾结石和(或)尿酸性肾病;⑤伴有肾功能不全的高尿酸血症。该药主要通过抑制黄嘌呤氧化酶,使次黄嘌呤和黄嘌呤不能转换为尿酸。药物进入体内后,一方面被逐渐氧化,生成易溶于水的异黄嘌呤,随尿液排出;另一方面在有PRPP存在的情况下,可转变成相应的核苷酸,使PRPP的消耗增加,并可抑制PRPPAT,使尿酸的合成进一步减少。因而可迅速降低血尿酸浓度,抑制痛风石及尿酸性结石的形成。别嘌醇与促进尿酸排泄药物合用可加快血尿酸降低的速度,并动员沉积在组织中的尿酸盐,使痛风石溶解。

成人常用剂量为100mg,2~4次/日。每周可递增50~100mg,至每日200~300mg,分2~3次服用。每2周检测血和尿尿酸水平,如已经达到正常水平,则不再增量,如仍高可再递增。但最大量一般不大于每日600mg。

该药不良反应患病率为5%~20%,其中约有半数需要停药,停药后一般均能恢复正常。少数患者有发热、过敏性皮疹、腹痛、腹泻、白细胞和血小板较少等症状。通常,不良反应多见于有肾功能不全者,因此伴有肾功能损害的患者,使用时剂量应酌情减少。

尽管别嘌醇排泄并不会随年龄增长而逐渐减少,但其活性代谢产物氧嘌醇的排泄量与年龄呈负相关,因而老年患者用药后更容易发生不良反应,应严密观察并酌减剂量。

2)Febuxostat:一种选择性的黄嘌呤氧化酶抑制剂,较别嘌醇降血尿酸的作用更显著。每日1次,常用剂量为10~100mg/d,最大剂量为240mg/d。该药的主要不良反应包括腹泻、恶心、呕吐等消化道反应,也有关于该药能增加心血管事件发生的不良反应的报道。此外,该药慎用于肾功能不全的患者,老年患者资料缺乏。

(2)促进尿酸排泄药物:此类药物主要通过抑制肾小管对尿酸的重吸收,增加尿尿酸排泄而降低血尿酸。适用于肾功能正常、每日尿尿酸排泄不多的患者。对于24小时尿尿酸排泄>3.57mmol(60mg)或已有尿酸性结石形成者,有可能造成尿路阻塞或促进尿酸性结石的形成,故不宜使用。为避免用药后因尿中的尿酸排泄急剧增多而引起肾脏损害及肾石病,用药时应注意从小剂量开始。在使用排尿酸药物治疗时,应每日服用碳酸氢钠以碱化尿液;并注意多饮水,以利于尿酸的排出。该类药物包括有:

1)丙磺舒(probenecid):初始剂量为0.25g,2次/日。服用1周后增至0.5g,2次/日。最大剂量不应超过2g/日。

2)磺吡酮(sulfinpyrazone):该药不良反应较少,一般初始剂量为50mg,每日2次。后逐渐增至100mg,每日3次,最大剂量为600mg/d。

3)苯溴马隆(benzbromarone):具有较强的利尿酸作用。常用剂量为25~100mg,1次/日。上述药物在老年患者中应用均应酌情减少剂量。

4. 其他治疗 伴有肥胖、高血压、冠心病、尿路感染、肾衰竭等的患者,需进行相应治疗。关节活动有障碍者,可适当进行理疗。有关节畸形者可通过手术矫形。

如果用一般药物控制血尿酸的效果不理想,尤其对于伴有血脂异常和高血压病的患者,可使用血管紧张素Ⅱ受体拮抗剂、非诺贝特或阿托伐他汀治疗,有助于降低血尿酸水平,其作用机制可能与促进肾小管对尿酸排泄的作用有关。

(三)继发性痛风的治疗

继发性高尿酸血症及痛风的治疗最关键的是积极治疗

原发病,因为原发病往往比痛风更严重、预后更差。一般的治疗原则是:①积极治疗原发病;②在治疗原发病同时,仔细分析、比较后选择药物和治疗手段;③尽快控制急性痛风性关节炎的发作;④一般首选抑制尿酸合成的药物;⑤一般不提倡使用促尿酸排泄药物;⑥肾移植术后高尿酸血症在较长时间内可以无任何症状,但不能忽视对痛风和尿路结石的预防及对血尿酸的控制;⑦控制饮食,限制嘌呤摄入和忌酒;⑧多饮水和服用碳酸氢钠等,积极稀释和碱化尿液;⑨注意生活习惯,避免饥饿、劳累、感染和其他刺激;⑩积极治疗原发性高血压、糖尿病、肥胖症等并发症,减少高胰岛素血症的影响。老年患者更应关注治疗的有效性及肝肾功能变化、药物可能的毒副作用。

(郭立新)

▶ 参考文献 ◀

1. Krishnan E, Baker JF, Furst DE, et al. Gout and the risk of acute myocardial infarction. Arthritis Rheum, 2006, 54: 2688-2696.
2. Baker JF, Schumacher HR, Krishnan E. Serum uric acid level and risk for peripheral arterial disease: analysis of data from the multiple risk factor intervention trial. Angiology, 2007, 58: 450-457.
3. Puig JG, Prior C, Martínez-Ara J, et al. Familial Nephropathy Associated with Hyperuricemia in Spain: Our Experience with 3 Families Harbouring a UMOD Mutation. Nucleotides Nucleic Acids, 2006, 25(9): 1295-1300.
4. Petersen TS, Madsen TV, Jespersen JB, et al. Uric acid in patients with angiographically documented coronary heart disease. Acta Cardiol, 2006, 61 (5): 525-529.
5. Becker MA, Schumacher HR Jr, Wortmann RL, et al. Febuxostat compared with allopurinol in patients with hyperuricemia and gout. N Engl J Med, 2005, 353: 2450-2461.
6. Pascal Richette, Thomas Bardin. Gout. Lancet, 2010, 375: 318-328.
7. 唐炜立,王运林,廖二元.高尿酸血症和痛风//莫朝晖,廖二元.内分泌学.北京:人民卫生出版社,2002:14.

第五节 代谢综合征

一、代谢综合征概述

(一)什么是代谢综合征

代谢综合征(MS)是心血管病的多种代谢危险因素在个体内集结的状态。MS的主要组分是腹型肥胖、糖尿病或糖调节受损、血脂紊乱以及高血压。此外,尚包括胰岛素抵抗、高尿酸血症及微量白蛋白尿。MS亦涉及持续低度炎症反应及血液凝溶异常。MS可以使心脑血管病的发病率和死亡率显著增加,目前已被广泛认为是一个影响人类健康的重大卫生问题。

(二)MS的发展历史

1988年Reaven首次启用"Syndrome X"命名后,该概念受到了多学科临床医生的广泛关注。在过去半个多世纪中曾采用了10多种不同的命名,如"富裕综合征"、"X综合征或Reaven综合征"、"死亡四重奏"以及"胰岛素抵抗综合征"等。1998年世界卫生组织(WHO)专家组将其正式命名为"代谢综合征",并提出第一个MS工作定义。之后,1999年欧洲胰岛素抵抗(IR)研究组、2001年美国国家胆固醇教育计划(NCEP-ATPⅢ)相继提出了自己的定义。中华医学会糖尿病学分会及中国成人血脂异常防治指南也分别于2004年和2007年提出了我国自己的MS工作定义。2005年国际糖尿病联盟(IDF)提出了"代谢综合征全球共识定义"和诊断要求。

(三)关于代谢综合征的争议

2005年,美国糖尿病学会(ADA)和欧洲糖尿病学会(ESDA)发表联合声明,对IDF关于MS的定义提出质疑,认为MS不具有固定症状及共同的病理基础,整个MS对预测心血管病危险性的价值不一定优于单个组分,"定义"缺乏科学性和严谨性,没有特定的治疗等。一时激起了国际学术界对MS的激烈讨论。随后,IDF发表文章,强调MS是一组病理征状,而非一种疾病,其病因尚不明确。MS的重大意义在于其有助于确认2型糖尿病与冠心病的高危人群。

2009年IDF和美国心脏学会和美国心肺血液研究所(AHA/NHLBI)等组织发表联合声明,试图统一MS的定义和需解决的关键问题,焦点主要集中在:①MS的病因、机制仍不清;②MS不仅是个公共卫生问题,还是个临床问题,MS定义的差异造成了临床上的混淆,希望能解决各种MS定义中的不同;③中心性肥胖究竟是诊断MS的必备条件还是与其他MS组分风险等同条件?该声明最主要的贡献是解决了IDF的MS定义与NCEP—ATPIII的MS定义的分歧,不再强调中心性肥胖是诊断MS的必备条件,并对中心性肥胖的诊断在不同的国家和种群的腰围切点进行了修订。

2010年Simmons等发表了"WHO专家咨询组报告—MS:有用的概念或临床工具?"一文,其中对MS在病理生理学、流行病学、临床工作和公共卫生四个关键领域的使用价值进行了评估。指出MS作为一个防治疾病的理念很有益处,但MS不同的定义,妨碍了其在诊断、治疗或流行病学研究中的运用。作者认为如果确为一种疾病综合征,那么应存在得到认可的基本发病机制。但是迄今MS仍缺乏清晰的发病机制,因此MS的定义也只能是模糊的。MS是一种病态前的状态,而不是临床诊断,能够对糖尿病与心血管病进行粗略预测,因此应排除糖尿病或已知心血管疾病的个体。该报告相应的评论亦认为MS的确能对心血管病的发病率和死亡率作出预测,但MS对发病风险的预测是建立在对组成综合征的各疾病的预测上面,关键问题在于MS的风险预测能否超越这一局限。

目前达成的共识如下:①对MS共同危险因素的防治,既节约卫生资源,又可获得最大收益;②MS防治对降低高危人群心血管事件和糖尿病危险有重要意义;③MS在病因、机制及防治方面仍待进一步研究。

二、代谢综合征的诊断标准

目前在国际及国内应用较多的定义如下。

（一）WHO(1999)的建议

世界上第一个 MS 的工作定义。提出胰岛素抵抗作为代谢综合征的必需成分，另加 2 个危险因子。胰岛素抵抗定义为下列任何一项：①2 型糖尿病；②空腹血糖异常(IFG)；③糖耐量异常；④空腹血糖正常(<6.1mmol/L)，但葡萄糖摄取低于在高胰岛素血症正常血糖情况下基础数值的最低档(25%)。另有下列 2 个或更多危险因子：血压≥140/90mmHg，血浆 TG≥1.7mmol/L 及（或）低 HDL-C(男性<0.9mmol/L，女性<1.0mmol/L)；中心性肥胖[男性：腰臀比(WHR)>0.9；女性：>0.85 及（或）BMI>30]；微量白蛋白尿≥20μg/min；或白蛋白/肌酐≥30mg/g。其他相关指标，如高尿酸血症、凝血异常、PAI-1 升高等，但不是诊断必需指标。

WHO 的诊断标准预测 2 型糖尿病和心血管疾病的力度较高，尤其是 2 型糖尿病。但 IR 的精确评估须做更多相关试验，关于超重和肥胖的指标未考虑到人种差异，故存在一定局限性。

（二）美国国家胆固醇教育项目成人治疗组第三次报告(NCEP-ATPⅢ2001)

满足 3 项及以上即可诊断为 MS：①腹型肥胖，腰围男性>102cm，女性>80cm；②致动脉粥样硬化的血脂异常，TG≥1.7mmol/L，HDL-C 男性<1.0mmol/L，女性<1.3mmol/L；③高血压，降压治疗或血压≥135/85mmHg；④胰岛素抵抗或葡萄糖耐量受损，空腹血糖≥6.1mmol/L。ATPⅢ专家组认为没有充足的证据可以推荐供常规使用的方法用于评价胰岛素抵抗、炎症前状态和血栓形成前状态。故在诊断中未纳入这些指标。

ATPⅢ的标准注重了心血管疾病的危险因素，预测冠心病及心血管病的力度较高，将腹部肥胖列为各成分之首，根据腰围增大进行判断。尽管诊断并没有强调胰岛素抵抗的存在，但符合 ATPIII 诊断标准的多有胰岛素抵抗，有研究者建议，符合 ATPⅢ诊断标准的 MS 或者出现 2 个以上危险因素的非糖尿病患者，可加做葡萄糖耐量试验。

（三）国际糖尿病联盟(IDF 2005)

1. 临床部分　根据 IDF 新定义，确诊代谢综合征必须符合以下条件：中心性肥胖(欧洲男性腰围≥94cm，女性≥80cm，其他人种有各自特定的数值)(表 9-5-1)。此外，还需加上以下 4 个因素中的任意 2 项：① TG≥1.7mmol/L(150mg/dl)，或已经进行针对此项血脂异常的治疗；②HDL-c 男性 < 1.03mmol/L（40mg/dl），女性 < 1.29mmol/L(50mg/dl)，或已经进行针对此项血脂异常的治疗；③血压升高：收缩压≥130mmHg 或舒张压≥85mmHg，或已经诊断高血压并开始治疗；④空腹血糖(FPG)≥5.6mmol/L(100mg/dl)，或已经诊断为 2 型糖尿病。

如果空腹血糖高于 5.6mmol/L(100mg/dl)，强烈推荐进行口服葡萄糖耐量试验(OGTT)检查，但不必为了诊断代谢综合征而行此检查。

表 9-5-1　特异性腰围指标

国家/种族	腰围	
	男	女
欧洲人[a]	≥94cm	≥80cm
在美国，临床上可能仍然在沿用 ATPIII 标准，即男性 102cm，女性 88cm		
南亚人	≥90cm	≥80cm
根据华人，马来人和亚裔印度人的人群数据		
华人	≥90cm	≥80cm
日本人[b]	≥85cm	≥90cm
中南美人种	在有更确切数据之前，建议使用南亚人标准	
南撒哈拉非洲人	在有更确切数据之前，建议使用欧洲人标准	
地中海东部和中东(阿拉伯)人	在有更确切数据之前，建议使用欧洲人标准	

注：a. 在以后的欧洲裔流行病学研究当中，应该分别用欧洲人和北美人的腰围切点计算患病率，以利于比较；b. 新标准建议如表中所示，也有推荐使用其他不同来源的数值

目前，美国国内在临床诊断中使用的切点值高，且全部种族通用。这里强烈建议不论是流行病学研究，也无论在何地，甚至是做个体诊断，来源同一种族的人应该使用各自的种族特异性切点，不管他们当时身处何地。因此，用于日本人的标准也适用于定居他国的日本侨民或移民，也同样适用于如南亚的男性和女性，不必考虑他们定居地是哪个地区和国家。

2. "白金标准"定义("platinum standard"definition)——供科学研究使用　IDF 共识制订小组重视其他的一些与代谢综合征有关的指标检查。这些指标应该被纳入到研究课题中，以进一步确定其对心血管疾病和糖尿病的预测能力。并且，在必要时有助于补充、改进代谢综合征的定义，以及验证临床新定义中种族特异性指标的有效性(表 9-5-2)。

表 9-5-2　"白金标准"定义——IDF 共识

代谢综合征组分	代谢指标
体脂分布异常	总体脂分布(DXA)
	中心性脂肪分布(CT/MR I)，脂肪组织生物标志物(瘦素，脂联素)肝脏脂肪含量(MRS)
致动脉粥样变血脂异常(除 TG 升高和 HDL-C 降低以外)	ApoB(或非 HDL-C)，小 LDL 颗粒
血糖异常	

续表

代谢综合征组分	代谢指标
胰岛素抵抗（除空腹血糖升高以外）	OGTT
	空腹胰岛素/胰岛素原水平，HOMA-IR Bergman 微小模型计算的胰岛素抵抗
血管调节异常（除血压升高以外）	游离脂肪酸升高（空腹或OGTT过程中）
促炎症状态	钳夹试验计算出的 M 值
	内皮细胞功能测定，微量白蛋白尿
促高凝状态	高敏C反应蛋白升高
	炎症细胞因子（如 TNF-α，IL-6）水平升高
激素因子	血浆脂联素水平减低
	纤溶因子（PAI-1 等）
	促凝因子（纤维蛋白原等）
	垂体-肾上腺轴

（四）中华医学会糖尿病学分会（CDS 2004）

2004 年，中华医学会糖尿病学分会提出 MS 的诊断标准建议。这个建议是根据在中国人群中用 WHO 标准、NCEP-ATPⅢ标准进行 MS 诊断的资料分析以及针对中国人群研究的结果而提出的（表 9-5-3）。

**表 9-5-3　中华医学会糖尿病学分会（CDS）
建议 MS 诊断标准**

具备以下 4 项组成成分中的 3 项或全部

1. 超重和（或）肥胖	BMI≥25.0
2. 高血糖	FPG≥6.1mmol/L（110mg/dl）及（或）2hPG≥7.8mmol/L（140mg/dl），及（或）已确诊为糖尿病并治疗者
3. 高血压	SBP/DBP≥140/90mmHg，及（或）已确认为高血压并治疗者
4. 血脂紊乱	空腹血 TG≥1.7mmol/L（150mg/dl），及（或）空腹血 HDL-c<0.9mmol/L（35mg/dl）（男）或<1.0mmol/L（39mg/dl）（女）

说明：①考虑到 IR 的诊断尚无统一分割点，且我国胰岛素测定技术尚未能标准化，故 CDS 诊断标准中暂时不包括 IR 项目；②根据中国人的数据分析，人群中有微量白蛋白尿者大多已可由其他组成成分诊断为 MS，所以在 CDS 诊断标准中不包括微量白蛋白尿。

（五）《中国成人血脂异常防治指南》制订联合委员会（JCDCG 2007）**建议的 MS 定义**

近两年新的研究资料表明，空腹血糖在 5.6～6.1mmol/L 时，糖尿病发生的风险增加了 3～4 倍。中国人 BMI＞25 人群相应的腰围在男性中约为 90cm，女性为 85cm。故在 2004 年 CDS 建议基础上，对组分量化指标中进行修改如下：具备以下三项或更多：①腹部肥胖：腰围男性＞90cm，女性＞85cm；②血 TG≥1.70mmo/L（150mg/dl）；③血 HDL-C＜1.04mmo/L（40mg/dl）；④血压≥130/85mmHg。⑤空腹血糖≥6.1mmo/L（110mg/dl）或糖负荷后 2 小时血糖≥7.8mmo/L（140mg/dl）或有糖尿病史。

（六）各诊断标准之间的异同

比较几个标准，不难发现它们的基本点都是一致的，即均纳入了糖代谢异常、血脂异常、血压升高、腹型肥胖。但彼此间参数值略有差异。

1. 诊断的必备要素　IDF 以中心型肥胖为诊断必备条件；WHO 以糖耐量异常，包括葡萄糖耐量受损或糖尿病，或胰岛素抵抗为必备条件。而 NCEP-ATPⅢ、CDS 和 JCDCG 则没有要求。

2. 肥胖或超重的界定值不同　IDF、JCDCG 和 NCEP-ATPⅢ均使用腰围，后者对不同人种作了相应的调整；WHO 使用体质指数（BMI）和腰臀比；CDS 仅使用 BMI。

3. 糖代谢异常的判断差别　WHO 和 CDS、JCDCG 以空腹血糖≥6.1mmol/L 为异常，包含 IGR 和 DM 患者。而 IDF 和 NCEP-ATPⅢ将空腹血糖下调至≥5.6mmol/L，在诊断时建议做 OGTT 试验，否则会漏诊 IGT 患者，尤其是孤立性负荷后高血糖。

4. 高血压的标准不同　WHO 和 CDS 均为 140/90mmHg，而 IDF 和 NCEP-ATPⅢ及 JCDCG 为 130/85mmHg。

5. 血脂水平不同　五个建议中，甘油三酯水平均相同。而 IDF 采用了 NCEP-ATPⅢ中的血脂水平；WHO 和 CDS 相同，HDL-C 男性<0.9mmol/l，女性<1.0mmol/l；而在 JCDCG 中，HDL-C<1.04mmol/l，不区分性别差异。

（七）老年人代谢综合征的诊断

目前，老年人群的 MS 诊断仍沿用上述标准，然而，对于老年人群选择何种诊断标准才能有效预测老年人群心血管事件的发生，学术界一直存在争议。已有资料显示，成年人 MS 与心血管疾病发生关系密切。然而，近年的一些流行病学研究则对 MS 与老年人群心脑血管疾病的相关性提出了质疑。例如，Sattar 等以 4812 例年龄 70～82 岁的非糖尿病者为对象，选择 NCEP-ATPⅢ为 MS 诊断标准，评估 MS 及其 5 个组分与老年人群新发心血管疾病及 2 型糖尿病事件风险的相关性；并在另一项包括 2737 名年龄在 60～79 岁的非糖尿病者的英国地区性心脏研究中进一步验证，结果显示 MS 及其组分与老年人的 2 型糖尿病患病风险相关，但与心血管疾病无或仅有较弱关联。然而，也有一些流行病学研究发现，老年 MS 与心脑血管疾病的发生关系密切。如 Wang 等对老年 MS 非糖尿病者 14 年的随访研究显示，无论以 NCEP-ATPⅢ、WHO 或 IDF 诊断标准，MS 均与脑卒中发生率的增加密切相关。Maggi 等亦发现，按照 NCEP-ATPⅢ的诊断标准，老年白种人 MS 与男性和女性的脑卒中和糖尿病发生密切相关,并与男性的心血管疾病及死亡率增加有关。正如上所述,近年的一些 MS 与心脑血管事件的相关性研究结果并不一致,推测其主要原因,可能与现有的各诊断标准均未充分考虑随着年龄的增长而引起的身体组分的正常生理变化有关。其中,最明显的可能是肥胖的诊断阈值对老年MS 诊断的影响。对肥胖人群常以 BMI 为诊断界值,然而在老年人群中,由于肌肉组织的减少和脂肪组织的增加,以及脊椎椎体的压缩而导致的身高变化,可能使适用于一般人群的 BMI 界值并不能真实反映老年人的肥胖程度和体脂状况。因此老年人群可能也应根据年龄变化来确定反映其真实体脂程度的 BMI 值。老年人 BMI 在 25.0~27.0 并不伴随心血管事件和全因死亡率的增加,因此有学者认为老年人超重的 BMI 界值为≥27.0 较为适宜。意大利的一项研究也对老年 MS 诊断界值与心脑血管疾病间的关系做了初步的探讨,结果发现,3038 例年龄 65~84 岁的老年人,以 IDF 标准诊断为 MS 者,与非 MS 者比较,其心肌梗死和脑卒中的发病率并不明显增加,随访 3 年后,仍然得到类似的结果;然而将腰围和血压的诊断界值提高后(腰围:男性≥102cm,女性 88cm;血压≥140/90mmHg),则发现 MS 与心脑血管疾病发生显著相关;而 TG 与 HDL-C 的诊断阈值则与年龄变化无明显关系。提示老年人群的 MS 诊断界值,特别是肥胖和高血压的切点,可能要高于一般人群。

除了各诊断标准已涉及的 MS 组分,老年 MS 的诊断可能尚需考虑与老年人心血管疾病关系密切的一些其他危险因素预测指标,例如踝肱指数(ABI)。ABI 与动脉粥样硬化间的相关性已被近年来的很多研究资料所证实。最近一项研究发现,ABI 与老年 MS 人群的全因死亡率及心血管疾病死亡率显著相关。提示在老年 MS 诊断中,ABI 预测其心血管疾病危险性的作用不容忽视。

综上所述,老年人群 MS 诊断标准应兼顾老年人生理功能的变化,并亟需通过进一步的流行病学研究来确定适合老年人群 MS 的各组分及其诊断阈值,这也是广大老年医学工作者面临的迫切任务之一。

三、MS 的流行病学特点

根据国际糖尿病联盟(IDF)2005 年公布的数据估计,世界人口的 1/4 有 MS。这一数据与美国第 3 次健康营养调查报告的 23.9% 患病率(美国人)非常吻合。美国 MS(WHO)患病率为 21%~30%,而在 50 岁以上的糖尿病、糖耐量受损和空腹血糖受损的人群,MS 的患病率(用 ATPⅢ诊断标准)分别高达 86%、31% 和 71%。年龄 20 岁以上的美国普通人群 MS(ATPⅢ)标化患病率为 23.7%,随增龄而上升,20~29 岁人群患病率为 6.7%,60~69 岁人群高达 43.5%。

亚洲国际心血管病合作组于 2000—2001 年,在中国对 35~74 岁的成年人群进行了纳入样本为 15 540 例的横断面调查,根据 IDF 诊断标准,MS 患病率为 16.5%,标化后的 MS 患病率男女分别为 10.0% 和 23.3%,这一结果提示我国 35~74 岁成年人中患有 MS 的人数已经上升至 7700 万(16.5%),男女合计,年龄未标化的 MS 患病率为 16.5%。年龄标化后的 MS 患病率,男女分别为 10% 和 23.3%;年龄标化后的患病率,北方和南方地区分别为 23.3% 和 11.5%,城市和农村地区分别为 23.5% 和 14.7%。我国北方居民的患病率高于南方居民,城市居民高于农村居民。这些结果表明 MS 已经成为我国严重公共卫生问题。另一项在我国 11 个省市进行的队列研究(未包含甘肃省),包括 27 739 名年龄在 35~64 岁调查人群,MS 的患病率(WHO 和 NCEP-ATPⅢ的标准)为 13.3%(男为 12.7%,女为 14.2%),且随增龄而增长,MS 者高腰围的百分率最高,男性为 89.0%,女性为 85.1%。

近些年,我国发达城市已逐渐认识到 MS 造成的社会与经济上的严重负担,已有部分地区开展了当地的流行病学调查研究。北京市 2002 年 18 岁以上成年人参加营养调查中,MS(ATPⅢ定义)年龄调整后总患病率 15.14%。其中男性患病率 13.15%,女性患病率 17.1%,男女患病率差异有统计学意义(p<0.05),45 岁后患病率明显上升,并在 65 岁达到高峰。

上海 15~74 岁居民 MS 横断面调查的患病粗率为 17.5%,年龄标化后为 12.81%,女性高于男性(分别为 14.79%、10.93%),城市高于农村(分别为 13.7%、10.72%),并随年龄的增长而增加,45 岁以上女性患病率明显上升。人群中同时具有 3 种以上 MS 异常组分数的个体比例高达 22.28%。

方顺源等在杭州市社区进行的 15 岁以上人群 MS 及相关疾病的调查显示:社区人群中 62.69% 的人有不同程度的代谢异常,且有 33.08% 的人合并 2 种或 2 种以上的代谢异常。

在我国台湾进行的一项基于社区的横断面调查包括 8320 名年龄在 30~92 岁之间的个体,按照 ATPⅢ标准 MS 的患病率为 15.4%(男为 11.2%,女为 18.6%)。

四、MS 的危害

在美国心脏学会(AHA)2004 年学术会议上,Liao 等报告了美国 ARIC 研究人群 MS 患病率及其对心血管疾病发生率及病死率影响的研究结果,并预测 MS 患者在未来 10 年中,要占人类 35~70 岁人群的 35%,这些患病人群,每 8 个人就会有一个人因 MS 而死亡;MS 患者心脑血管病几率是正常人的 75 倍;患肿瘤的几率比常人高出 45 倍。

美国第三次营养调查显示冠心病的发生率在伴有糖尿病的 MS 患者中为 19.2%,不伴有糖尿病的患者中为 13.9%。在既无 MS 又无糖尿病者中为 8.7%。有 MS 者患冠心病的风险是无 MS 者的 2 倍。MS 合并冠心病患者冠脉血管病变较非 MS 者严重。冠状动脉血管病变严重程度随着危险因素的增加而增加。

MS 和超重与糖尿病及心血管疾病发病率和死亡率的增加关联。Isomma 报道患有 MS 的个体心血管疾病死亡率比没有 MS 的个体多 6 倍。在芬兰进行的一项基于人群的前瞻性研究显示,调整传统的心血管疾病危险因素后,患有 MS 的男性个体冠心病死亡风险增高了 3 倍。一项前瞻性资料的荟萃分析显示,在我国超重的男性如果将 BMI 减至 24 以下可使卒中发病率降低 15%,女性则可降低 22%。

MS 对冠心病、心肌梗死以及全因死亡具有很高的预测价值。金雪娟等分析美国 ARIC 研究人群的 MS 最新统计结果后认为:组成 MS 的各因子数量与冠心病发生率和各死因总死亡率之间存在着量效关系,MS 组成因子个数与危险性之间的线性关系有助于指导对 MS 患者进行危险分层,可以帮助医师针对性地制订个性化治疗方案。对于各种病因引起的总死亡率,有 MS 和无 MS 依次为每年 69.4/10 万和每年 50.1/10 万,而 MS 患者中有 42.6%~82.1%的冠心病事件可以通过控制血压预防,提示了预防和控制 MS 流行的重要公共卫生学意义。

五、病因和发病机制

代谢综合征的发病机制还不完全清楚。从病理生理的角度,其发病可能与下列 3 类异常有关:①肥胖和脂肪组织结构或功能不正常;②胰岛素抵抗;③几种独立因素,如来源于肝、血管和免疫的分子聚合;其他因素如年龄、促炎状态和内分泌的改变也可能参与该综合征的发生和发展。肥胖和胰岛素抵抗是代谢综合征的核心病理环节。中心性肥胖,尤其是内脏性肥胖与胰岛素抵抗独立相关。

脂肪氧化分解是胰岛素抵抗的重要诱因。中心性肥胖者下丘脑-垂体-肾上腺轴(HPA)活跃,皮质醇和雄激素水平增加,促进内脏脂肪氧化分解,血浆游离脂肪酸水平(FFAs)升高,肌肉组织和细胞中 FFAs 含量增加,胰岛素敏感性显著降低。

脂肪细胞还能够分泌多种细胞因子影响胰岛素敏感性,包括肿瘤坏死因子 α(TNFα)、瘦素、抵抗素、脂联素和内脏脂肪素。作用机制与提高 FFAs 水平、抑制胰岛素信号传导、葡萄糖的运转以及促进氧化应激反应等有关。

遗传异常也许是导致 MS 的分子基础。Jowett 等发现位于染色体 19p13.3 的 BEACON 基因与 MS 和脂代谢异常相关。Widen 等发现肾上腺素 β₃ 受体的突变可能会影响腹部肥胖和增加 IR。Thomas 等研究发现肾素血管紧张素基因 M325T 表达的多态性可影响体内 TC 的合成,同时肾素血管紧张素系统的激活可能会增加 IR 和增加脂质代谢障碍,而血管紧张素转换酶受体抑制剂的应用能减少动脉粥样硬化和 IR。核纤层蛋白基因存在多种变异,携带这些突变的人可导致 IR 并出现 MS 的临床表现。

另有研究表明:绝经后妇女雌激素水平下降,中年男性雄激素缺乏,均可引起早期胰岛素代谢紊乱,从而引发 MS。

六、治 疗 建 议

防治代谢综合征的主要目标是预防心血管疾病的发生,对已有心血管疾病者则要预防心脑血管事件再发。由于 MS 的确切机制尚不清楚,目前所有的治疗,都是围绕降低各种危险因素,包括减轻体重、减轻胰岛素抵抗、良好控制血糖、改善脂代谢紊乱,控制血压等。

(一) 改变不良生活方式(therapeutic lifestyle changes, TLCs)

早期的大庆研究表明,饮食和运动干预能够延缓 IGT 向 T2DM 转化。美国糖尿病预防计划研究(DPP)和芬兰糖尿病预防试验(Finnish Diabetes Prevention Trial, FDPT)又先后验证了这一结果。严格遵从生活方式干预 3 年,糖尿病发病降低 58%。

生活方式治疗的目标是获得长期体重减轻,包括减少总热量和脂肪(占总热量的 30%以内)摄入,定期运动及定期咨询等。

1. 饮食调节　控制总热量,减少脂肪摄入,对于 BMI 为 25~30 者,每日 1200 千卡低热量饮食,总热量限制对减重至关重要。近期效果佳,但长期减重不确定,且胆石症并发症高。推荐饮食中饱和脂肪<7%总热量,胆固醇<200mg/d,总脂肪占 25%~35%。除热量摄入限制外,要多食全谷类及纤维素食品。保持饮食中的碳水化合物(55%~65%)、脂肪(20%~30%)、蛋白质(15%左右)的合理比例。对于 TG 水平特别高者应将碳水化物的比例进一步减少,增加蛋白质的比例。

2. 运动锻炼　提倡每日进行轻至中等强度体力活动到 30min。开始采取中度耗氧性运动,以后逐渐增加运动时间和强度。在身体情况允许时,每周要有中等强度的有氧运动(达到最大心率的 50%~70%),和/或每周 90 分钟大运动量的有氧运动(达到最大心率的 70%)。可以安排每周 3 天以上,避免连续 2 天没有运动。运动形式不限,以身体能够适应的均可以,如快走、慢跑、游泳、骑自行车等。

(二) 药物治疗

1. 减肥药物

(1)西布曲明:系一种复合性的去甲肾上腺素,5-羟色胺及多巴胺重吸收抑制剂,其主要作用是产生饱食感、抑制食欲、减少摄食。主要副作用为轻微血压升高(2~4mmHg)或心率加速(4~6 次/分)。2010 年 10 月,由于其较高的心血管和卒中不良事件的发生,FDA 考虑将其退出美国市场。

(2)奥利司他:一种脂肪酶抑制剂,通过阻断食物脂肪从肠道中的消化吸收,导致脂肪轻度吸收不良及热量丢失而起作用,兼具降低血清胆固醇的作用。副作用包括脂肪便、油性便、排便紧迫和便失禁、胃肠胀气等。服用该药时建议同时补充脂溶性维生素和 β 胡萝卜素。1999 年美国批准其用于肥胖治疗。在我国为非处方药。2010 年 5 月 FDA 发布警告称奥利司他可能引起罕见但严重的肝损害风险,提醒广大医务人员和消费者提高警惕。

(3)二甲双胍:能延缓 IGT 向 T2DM 的转化,减轻胰岛素抵抗。

2. 减轻胰岛素抵抗药物　过氧化酶增殖物激活受体激动剂,即噻唑烷二酮(TZD)是临床常用的增加胰岛素敏感的药物。但是对于有心力衰竭病史、缺血性心脏病的老年患者应慎用。

3. 改善血脂紊乱　代谢综合征时调脂的目标是较为一致的,首要目标:降低 LDL-c 水平,用他汀类治疗。

2002 年 ATPⅢ建议,有冠心病及等危症时,LDL-c 目标值<100mg/dl(2.6mmol/L);有 2 个或以上危险因素时,LDL-c 目标值<130mg/dl(3.37mmol/L);0~1 个危险因素时,LDL-c 目标值<160mg/dl(4.14mmol/L)。常用药物有辛伐他汀、阿托伐他汀、普伐他汀、洛伐他汀及氟伐他汀等。

次要目标:降低 TG,升高 HDL-C,用贝特类或辛伐他汀加烟酸,降低 apoB。

4. 降压治疗　糖尿病患者血压达标:130/80mmHg。当血压≥140/90mmHg 时,建议应用 ACEI、ARB、β-受体阻断剂、利尿剂以及钙拮抗剂。治疗方案中应包括 ACEI 或 ARB,该类药能延缓糖尿病患者肾病的进展。如果一种不能耐受,换用另外一种。

5. 降糖治疗　应该严格控制血糖达标,空腹 4.4~

6.1mmol/L,餐后4.4～8.0mmol/L,HbA1c<7.0%,可予磺脲类、双胍类、葡萄糖苷酶抑制剂或TZD类。

6. 促栓状态 高危患者启用低剂量阿司匹林,已有粥样硬化心血管病而对阿司匹林禁忌者用氯吡格雷。中度高危者考虑低剂量阿司匹林预防。

7. 促炎状态 生活方式治疗。

七、未来研究方向

今后MS的研究应集中在以下几个方面:①阐明糖尿病与心血管病发生、发展的代谢通路;②寻找导致机体代谢紊乱的早期决定因素;③采取相关措施降糖尿病与心血管病的发病风险;④适合老年人群的诊断标准和预防策略。

在我国MS存在的问题:①我国尚缺乏大规模流行病学调查数据;②MS基础研究刚刚起步;③我国尚无MS与各种原因总病死率之间关系的随访研究结果;④探讨MS以及各因子对我国人群心血管病发生率的预测作用。

(何清华 周迎生)

►► 参考文献 ◄◄

1. Reaven GM. Role of insulin resistance in human disease. Diabetes,1988,37:1595-1607.

2. Alberti KG,Zimmet P,Shaw J,et al. The metabolic syndrome-a new worldwide definition. Lancet, 2005, 366: 1059-1062.

3. Kahn R,Buse J,Ferrannini E,et al. The metabolic syndrome:time for a critical appraisal:joint statement from the American Diabetes Association and the European Association for the Study of Diabetes. Diabetes Care,2005, 28:2289-2304.

4. Alberti KG,Zimmet P,Shaw J,et al. The metabolic syndrome-a new worldwide definition. Lancet, 2005, 366: 1059-1062.

5. Alberti KG,Eckel RH,Grundy SM,et al. Harmonizing the metabolic syndrome:a joint interim statement of the International Diabetes Federation Task Force on Epidemiology and Prevention:National Heart,Lung,and Blood Institute:American Heart Association:World Heart Federation: International Atherosclerosis Society; and International Association for the Study of Obesity. Circulation, 2009,120:1640-1645.

6. Simmons RK,Alberti KG,Gale EA,et al. The metabolic syndrome:useful concept or clinical tool? Report of a WHO Expert Consultation. Diabetologia, 2010, 53: 600-605.

7. Boreh-Johnsen K,Wareham N. The rise and fall of the metabolic syndrome. Diabetologia,2010,53:597-599.

8. Sattar N,McConnachie A,Shaper AG,et al. Can metabolic syndrome usefully predict cardiovascular disease and diabetes,Outcome data from two prospective studies. Lancet,2008,371(9628):1927-1935.

9. Wang J,Ruotsalainen S,Moilanen L. et al. The metabolic syndrome predicts incident stroke:a 14-year follow-up study in elderly people in Finland. Stroke,2008,39(4): 1078-1083.

10. Maggi S,NoMe M,Gallina P,et al. Metabolic syndrome, diabetes,and cardiovascular disease in an elderly caucasian cohort:the Italian Longitudinal Study on Aging. J Gerontol A Biol Sci Med Sci,2006,61(5):505-510.

11. Lechleitner M. Obesity and the metabolic syndrome in the elderly a mini-review. Gerontology, 2008, 54(5): 253-259.

12. Volkert D,Berner YN,Berry E,et al. ESPEN guidelines on enteral nutrition:geriatrics. Clin Nutr,2006,25(2): 330-360.

13. Motta M,Bennati E,Cardillo E,et al. The metabolic syndrome(MS)in the elderly:considerations on the diagnostic criteria of the International Diabetes Federation (IDF)and some proposed modifications. Arch Gerontol Geriatr,2009,48(3):380-384.

14. Xu Y,Li J,Luo Y,et al. The association between ankle-brachial index and cardiovascular or all-cause mortality in metabolic syndrome of elderly Chinese. Hypertens Res, 2007,30(7):613-619.

15. Alberti KG,Shaw ZP. IDF Epidemiology task force consensus group,the metabolic syndrome—a new worldwide definition. Lancet,2005,366(9491):1059-1062.

16. GU Dongfeng,Reynolds K,WU Xigui,et al. Prevalence of the Metabolic symdrome and overweight among adults in China. Lancet,2005,365:1398-1405.

17. 顾东风,Reynolds K,杨文杰,等. 中国成年人代谢综合征的患病率. 中华糖尿病杂志,2005,13(3):181-186.

18. 任振勇,黄磊,庞星火,等. 北京市成人代谢综合征及其影响因素分析. 中国公共卫生,2005,21(8):981-982.

19. 卢伟,刘美霞,李锐,等. 上海15～74岁居民代谢综合征的流行特征. 中华预防医学杂志,2006,40(4):262-268.

20. 方顺源,刘庆敏,金达丰,等. 杭州市社区人群代谢综合征及相关疾病的流行病学调查. 中国预防医学杂志, 2006,7(2):92-95.

21. Chuang S,Chen C,Tsai S,et al. Clinical identification of the metabolic syndrome in Kinmen. Acta Cardiol Sin, 2002,18:16-23.

22. Liao DP,Jin X,Mo JP,et al. Metabolic syndrome,its preeminent clusters and the increased risk of incident coronary heart disease. American Heart Association Scientific Sessions,2004:7-10.

23. 苑磊,张代富,来晏,等. 代谢综合征合并冠心病患者相关危险因素及冠脉造影特征分析. 中华内分泌代谢杂志,2010,26(9):764-766.

24. Isomma B,Almgren P,Tuomi T,et al. Cardiovascular morbility and mortality assoc48ated with the metabolic syndrome. Diabetes Care,2001,24:683-689.

25. Lakka HM,Laaksonen DE,Lakka TA,et al. The meta-

bolic syndrome and total and cardiovascular disease mortality in middle-aged men. JAMA,2002,288:2709-2716.

26. ZHOU Beifan. Effect of body mass index on all-cause mortality and incidence of cardiovascular disease report for meta-analysis of prospective studies open optimal cut-off points of body mass index in Chinese adults. Biomed Environ Sci,2002,15:245-252.

27. Jowett JB. Elliott KS,Curran JE, et al. Genetic variation in BEACON influences quantitative variation in metabofic syndrome-related phenotypes. Diabetes,2004,53(9): 2467-2472.

28. Widen E, Lehto M, Kanninen T, et al. Association of a polymorphism in the beta 3-adrenergic-receptor gene with features of the insulin resistance syndrome in Finns. N Engl J Med,1995,333(6):348-351.

29. Thomas GN,Critchley JA,Tomlinson B,et al. Albuminuria and the renin-angiotensin system gene polymorphisms in type 2 diabetic and in normoglycemia hypertensive Chinese. Clin Nephrol,2001,55(1):7-15.

30. Murase Y,Yagi K,Katsuda Y, et al. An LMNA variant is associated with dyslipidemia and insulin resistance in the Japanese. Metabolism,2002,51(8):1017-1021.

31. Rosano GM, Vitale C, Silvestri A, et al. The metabolic syndrome in women:implications for therapy. Int J Clin Pratt Suppl,2004,139:20-25.

第六节 骨质疏松症

一、概　　述

骨质疏松症(osteoporosis,OP)是一种以骨量低下、骨微结构破坏、导致骨脆性增加、易发生骨折为特征的全身性骨病(WHO,1994)。2001 年美国国立卫生研究院(NIH)提出骨质疏松症是以骨强度下降、骨折风险性增加为特征的骨骼系统疾病,骨强度反映了骨骼的两个主要方面,即骨矿密度和骨质量。

该病可发生于不同性别和任何年龄,但多见于绝经后妇女和老年男性。骨质疏松症分为原发性和继发性两大类。原发性骨质疏松症又分为绝经后骨质疏松症(Ⅰ型)、老年性骨质疏松症(Ⅱ型)和特发性骨质疏松(包括青少年型)3 种。绝经后骨质疏松症一般发生在妇女绝经后 5～10 年内;老年性骨质疏松症一般指老人 70 岁后发生的骨质疏松;继发性骨质疏松症指由任何影响骨代谢的疾病或药物所致的骨质疏松症;而特发性骨质疏松主要发生在青少年,病因尚不明。

二、病理生理特征

以下三方面因素可以导致骨骼脆性增加:在生长期没有达到理想的骨量和骨强度;过度的骨吸收导致骨量减少及骨微结构破坏;骨重建过程中,骨形成不足以代偿过度的骨吸收。脆性骨折,尤其是髋部和腕部骨折还与跌倒的频率与方向有关。

为了维持健康骨骼,骨重建过程不断地将陈旧的骨骼去除,并以新的骨骼替代。骨重建过程是成人骨骼中骨细胞的主要活动,骨重建可以发生在不规则的小梁骨表面的吸收陷窝,也可以发生在相对规则的皮质骨的哈弗系统。该过程始于多能干细胞活化为破骨细胞,而这需要与成骨细胞的相互作用才能完成。由于骨重建过程中的骨吸收和逆转阶段非常短暂,而需要成骨细胞完成修复的阶段较长,因此,任何骨重建的加快均会导致骨丢失增加。而且,大量未经修复替代的吸收陷窝和哈弗氏管会使骨骼更加脆弱,过度的骨吸收还会导致小梁骨正常结构的彻底丧失。因此,骨吸收增加会通过多种途径导致骨骼变得脆弱。然而,骨吸收增加并不一定导致骨量丢失,比如,骨骼在青春期加速生长期的改变。因此,骨重建过程中骨形成不足以代偿骨吸收才是骨质疏松病理生理过程的关键因素。

老年人的骨量等于青年(约 30～40 岁)时峰值骨量减去其后的骨量丢失。绝经和老龄会导致骨转换加快及骨量的丢失,从而导致骨折风险增加,而其他与老龄相关的功能下降将进一步放大骨折的风险。图 9-6-1 显示了与骨质疏松骨折风险相关的各种因素,包括与老龄和性激素缺乏相关的因素,以及某些特殊的危险因素,如糖皮质激素应用等。当脆弱的骨骼负荷过度时,跌倒或进行某些日常活动时即可能发生骨折。

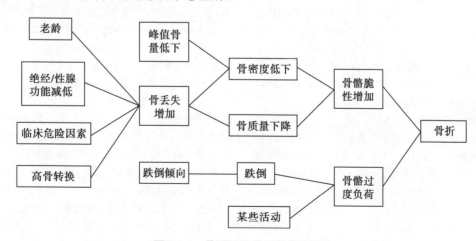

图 9-6-1　骨质疏松骨折的危险因素

三、流行病学资料

随着我国老年人口的增加,骨质疏松症发病率处于上升趋势,在我国乃至全球都是一个值得关注的健康问题。目前,我国60岁以上老龄人口估计有1.73亿,是世界上老年人口绝对数量最多的国家。2003年至2006年的一次全国性大规模流行病学调查显示,50岁以上人群以椎体和股骨颈骨密度值为基础的骨质疏松症总患病率女性为20.7%,男性为14.4%。60岁以上人群中骨质疏松症的患病率明显增高,女性尤为突出。按调查估算全国2006年在50岁以上人群中约有6944万人患有骨质疏松症,约2亿1千万人存在低骨量。北京等地区基于影像学的流行病学调查显示,50岁以上妇女脊椎骨折的患病率为15%,相当于每7名50岁以上妇女中就有一位发生过脊椎骨折。近年来,我国髋部骨折的发生率也有明显上升趋势,经美国人口作标化后,从1990—1992年间至2002—2006年间,北京市50岁以上的女性和男性髋部骨折发生率分别增长了2.76倍和1.61倍,而70岁以上的女性和男性髋部骨折发生率分别增长了3.37倍和2.01倍。预计未来几十年中国人髋部骨折率还会明显增长。骨质疏松的严重后果是发生骨质疏松性骨折(脆性骨折),即在受到轻微创伤或日常活动中即可发生的骨折。骨质疏松性骨折的危害很大,导致病残率和死亡率的增加。而且,骨质疏松症及骨质疏松性骨折的治疗和护理,需要投入巨大的人力和物力,费用高昂,造成沉重的家庭、社会和经济负担。

四、病因与危险因素

(一)老龄

绝大多数骨质疏松症源自与年龄相关的骨量丢失。人体骨骼的骨量在20~30岁之间达到顶峰。决定骨量峰值的因素包括:性别、种族、遗传、营养以及体力活动状态等。男性的骨量明显高于女性,部分原因与男性体格较大有关。黑人骨量高于白人或亚洲人。就某一特定人种群体而言,遗传同样也是决定峰值骨量的一个重要因素。例如,在白人女性中超过一半的峰值骨量变异是由遗传因素决定的。在骨骼生长的高峰阶段钙的摄入是非常重要的。例如,在众所周知的孪生子研究中发现,青春期补充钙者能显著增加骨量。

人体骨骼在40岁以后表现为缓慢的年龄依赖性的骨量丢失。这种骨量丢失在男性和女性均以相似的速率发展,骨皮质和骨小梁丢失也是相似的,一生中大约各丢失25%。随着年龄增加,骨量丢失到一定程度后就会大大增加骨折的风险,特别是那些未达到理想峰值骨量的个体更是如此。年龄相关的骨量丢失在黑人、白人和亚洲人中大致相似。

(二)性激素缺乏

女性病人由于雌激素缺乏造成骨质疏松,男性则为性功能减退所致睾酮水平下降引起。绝经后骨量的快速丢失使得女性骨质疏松性骨折的危险性大大高于男性,卵巢早衰则使其危险性更为增高。绝经后5年内会有一个突然显著的骨量丢失加速阶段,每年骨量丢失2%~5%较为常见,约20%~30%的绝经早期妇女骨量丢失>3%/年,称为快速骨量丢失者;而70%~80%妇女骨量丢失<3%/年,称为正常骨量丢失者。绝经后骨量丢失是不成比例的,骨小梁丢失约25%,骨皮质丢失约10%,绝经后不成比例的骨小梁骨质丢失可以解释女性脊椎骨折比髋部骨折出现更早,因为椎体骨主要由松质骨组成。

性腺功能减退的男性也存在着骨丢失问题,睾酮的替代治疗也有益处。就骨而言,睾酮在男性中的作用与雌激素在女性中的作用同样重要,然而,在罕见的雌激素作用缺陷的男性病例会出现骨骺闭合延迟、骨量峰值的显著降低等。雌激素作用减弱是由雌激素合成最后阶段中芳香化酶的缺乏或雌激素受体的缺陷导致。这表明即使睾酮水平正常的男性,雌激素对于软骨和骨骼的发育也是非常重要的。这也提示性腺衰竭对骨的影响是多因素作用的结果。

(三)遗传因素

骨质疏松症以白人尤其是北欧人种多见,其次为亚洲人,而黑人少见。骨密度为诊断骨质疏松症的重要指标,骨密度值主要决定于遗传因素,其次受环境因素的影响。有报道青年双卵孪生子之间的骨密度差异是单卵孪生子之间差异的4倍;而在成年双卵孪生子之间骨密度差异是单卵孪生子的19倍。有研究指出,骨密度与维生素D受体基因型的多态性密切相关。1994年Morrison等报道维生素D受体基因型可以预测骨密度的不同,可占整个遗传影响的75%,经过对各种环境因素调整后,bb基因型者的骨密度可较BB基因型高出15%左右;在椎体骨折的发生率方面,bb基因型者可比BB型晚10年左右,而在髋部骨折的发生率上,bb基因型者仅为BB型的1/4。维生素D受体基因型多态性对骨密度影响的研究结果在各人种和各国家间存在很大的差异,最终结果仍有待进一步深入研究。

(四)营养因素

已经发现青少年时钙的摄入与成年时的骨量峰值直接相关。钙的缺乏导致PTH分泌和骨吸收增加,低钙饮食者易发生骨质疏松。维生素D的缺乏导致骨基质的矿化受损,可出现骨软化症。长期蛋白质缺乏造成骨基质蛋白合成不足,导致新骨生成落后,如同时有钙缺乏,骨质疏松则更快出现。维生素C是骨基质羟脯氨酸合成中不可缺少的,能保持骨基质的正常生长和维持骨细胞产生足量的碱性磷酸酶,如缺乏维生素C则可使骨基质合成减少。

(五)失用因素

肌肉对骨组织产生机械力的影响,肌肉发达者骨骼强壮,则骨密度值高。由于老年人活动减少,使肌肉强度减弱、机械刺激少、骨量减少,同时肌肉强度的减弱和协调障碍使老年人较易跌倒,伴有骨量减少时则易发生骨折。老年人患有脑卒中等疾病后长期卧床不活动,因失用因素导致骨量丢失,容易出现骨质疏松。

(六)药物及疾病

抗惊厥药,如苯妥英钠、苯巴比妥以及卡马西平,可引起维生素D缺乏以及肠道钙的吸收障碍,并且继发甲状旁腺功能亢进。过度使用包括铝制剂在内的制酸剂,能抑制磷酸盐的吸收以及导致骨矿物质的分解。糖皮质激素能直接抑制骨形成,降低肠道对钙的吸收,增加肾脏对钙的排泄,继发甲状旁腺功能亢进,以及影响性激素的产生。长期使用肝素会出现骨质疏松,具体机制未明。化疗药,如环孢素A,已证明能增加啮齿类动物的骨更新。

肿瘤,尤其是多发性骨髓瘤的肿瘤细胞产生的细胞因子能激活破骨细胞,以及儿童或青少年的白血病和淋巴瘤,后者的骨质破坏常是局灶性的。胃肠道疾病,例如炎性肠病导致吸收不良和进食障碍;神经性厌食症导致快速的体重下降以及营养不良,并与闭经有关。珠蛋白生成障碍性贫血,源于骨髓过度增生以及骨小梁连接处变薄,这类患者中还会出现继发性性腺功能减退症。

(七)其他因素

酗酒对骨有直接毒性作用,与骨的更新减慢和骨小梁体积减小有关。Framingham 研究证实,长期酗酒能增加男性和女性髋部骨折的危险性。吸烟对于男、女性骨矿密度和骨质丢失速率均有不良影响。吸烟的女性对外源性雌激素的代谢明显快于不吸烟的女性,另外还能造成体重下降并致提前绝经。过量咖啡因的摄入与骨量的减少有关,咖啡因的应用能增加与骨密度无关的髋部骨折的危险性。

五、临床表现

许多骨质疏松症患者早期常无明显的症状,往往在骨折发生后经 X 线或骨密度检查时才发现已有骨质疏松。骨质疏松症典型的临床表现包括疼痛、脊柱变形和发生脆性骨折。

(一)疼痛

患者可有腰背疼痛或周身骨骼疼痛,负荷增加时疼痛加重或活动受限,严重时翻身、起坐及行走有困难。发生骨折的部位可有明显的疼痛和活动障碍。

(二)脊柱变形、身高变矮

骨质疏松严重者可有身高缩短、脊柱后突或侧弯畸形和伸展受限。胸椎压缩性骨折会导致胸廓畸形,影响心肺功能;腰椎骨折可能会改变腹部解剖结构,导致便秘、腹痛、腹胀、食欲减低等胃肠道症状。

(三)骨折

脆性骨折是指低能量或者非暴力骨折,如从站高或者小于站高跌倒或因其他日常活动而发生的骨折为脆性骨折。发生脆性骨折的常见部位为胸、腰椎,髋部、桡、尺骨远端和肱骨近端。髋部骨折会导致疼痛及功能丧失,患者的功能往往不能完全恢复,许多患者需要永久性护理。腰椎骨折也会导致疼痛及功能丧失,但症状相对较轻,腰椎骨折常常反复发作,后果一般与骨折的次数相关。桡骨远端骨折会导致急性的疼痛和功能丧失,但往往功能恢复较好。患者发生过一次脆性骨折后,再次发生骨折的风险明显增加。

六、诊断及鉴别诊断

(一)骨质疏松的诊断

目前各个国家和专业学会对于骨质疏松症的诊断均基于发生了脆性骨折及(或)骨密度低下。目前尚缺乏直接测定骨强度的临床手段,因此,骨密度或骨矿含量测定仍是骨质疏松症临床诊断以及评估疾病程度的客观量化指标。

1. 脆性骨折　指低能量或者非暴力骨折,这是骨强度下降的明确体现,故也是骨质疏松症的最终结果及合并症。发生了脆性骨折临床上即可诊断骨质疏松症。

2. 基于骨密度结果的诊断标准　骨质疏松性骨折的发生与骨强度下降有关,而骨强度是由骨密度和骨质量所决定。骨密度约反映骨强度的 70%,若骨密度低同时伴有其他

危险因素会增加骨折的危险性。因目前尚缺乏较为理想的骨强度直接测量或评估方法,临床上采用骨密度(BMD)测量作为诊断骨质疏松、预测骨质疏松性骨折风险、监测自然病程以及评价药物干预疗效的最佳定量指标。骨密度是指单位体积(体积密度)或者是单位面积(面积密度)的骨量,能够通过无创技术对活体进行测量。骨密度及骨测量的方法也较多,不同方法在骨质疏松症的诊断、疗效的监测以及骨折危险性的评估作用也有所不同。

双能 X 线吸收测定法(DXA)是目前国际学术界公认的诊断骨质疏松的金标准,可对髋部、腰椎以及全身的骨密度进行测定。定量计算机断层照相术(QCT)可以对单位体积的骨密度进行测定,是骨质疏松科研工作中的重要工具,但在临床工作中的应用远远不如 DXA 普遍。

基于 DXA 测定的骨质疏松诊断标准如表 9-6-1:骨密度值低于同性别、同种族正常成人的骨峰值不足 1 个标准差属正常;降低 1~2.5 个标准差之间为骨量低下(骨量减少);降低程度等于和大于 2.5 个标准差为骨质疏松;骨密度降低程度符合骨质疏松诊断标准同时伴有一处或多处骨折时为严重骨质疏松。骨密度通常用 T-Score(T 值)表示,T 值＝(测定值－骨峰值)/正常成人峰值骨密度标准差。

表 9-6-1　骨质疏松诊断标准

诊断	T 值
正常	T 值 ≥-1.0
骨量低下	-2.5<T 值<-1.0
骨质疏松	T 值 ≤-2.5

T 值用于表示绝经后妇女和大于 50 岁男性的骨密度水平。对于儿童、绝经前妇女以及小于 50 岁的男性,其骨密度水平建议用 Z 值表示,Z 值＝(测定值－同龄人骨密度均值)/同龄人骨密度标准差。

测定骨密度的临床指征:中华医学会骨质疏松和骨矿盐疾病分会 2011 年指南推荐对符合以下任何一条者行骨密度测定:

——女性 65 岁以上和男性 70 岁以上,无论是否有其他骨质疏松危险因素;

——女性 65 岁以下和男性 70 岁以下,有一个或多个骨质疏松危险因素;

——有脆性骨折史或(和)脆性骨折家族史的男、女成年人;

——各种原因引起的性激素水平低下的男、女成年人;

——X 线摄片已有骨质疏松改变者;

——接受骨质疏松治疗、进行疗效监测者;

——有影响骨代谢疾病或使用影响骨代谢药物史;

——IOF(国际骨质疏松基金会)骨质疏松症一分钟测试题回答结果阳性;

——OSTA(亚洲人骨质疏松自我筛查工具)结果≤-1。

OSTA(osteoporosis self-assessment tool for Asians)是基于年龄和体重的骨质疏松筛查工具,发现骨质疏松女性的敏感性和特异性分别为 91% 和 45%,OSTA 指数计算方法是:(体重－年龄)×0.2。OSTA 相关的骨质疏松风险见

表9-6-2。

表 9-6-2　OSTA 相关的骨质疏松风险

风险级别	OSTA 指数
低	>−1
中	−1～−4
高	<−4

OSTA 指数也可以通过图 9-6-2 根据年龄和体重进行快速评估。

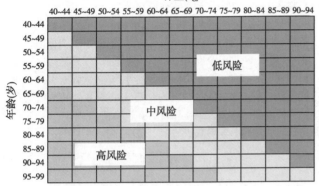

图 9-6-2　OTSA 指数评估

（二）骨质疏松症的鉴别诊断

骨质疏松症可由多种病因所致。在诊断原发性骨质疏松症之前,一定要重视排除其他影响骨代谢的疾病,以免发生漏诊或误诊。需要鉴别的疾病包括：

1. 内分泌疾病　皮质醇增多症、性腺功能减退、甲状旁腺功能亢进症、甲状腺功能亢进症、1 型糖尿病等。

2. 风湿性疾病　类风湿关节炎、系统性红斑狼疮、强直性脊柱炎、血清阴性脊柱关节病等。

3. 恶性肿瘤和血液系统疾病　多发性骨髓瘤、白血病、肿瘤骨转移等。

4. 药物　长期超生理剂量糖皮质激素,甲状腺激素过量,抗癫痫药物,锂、铝中毒,细胞毒或免疫抑制剂（环孢素、他克莫司）,肝素,引起性腺功能低下的药物（芳香化酶抑制剂、促性腺激素释放激素类似物）等。

5. 胃肠疾病　慢性肝病（尤其是原发性胆汁性肝硬化）、炎性肠病（尤其是克罗恩病）、胃大部切除术等。

6. 肾脏疾病　各种病因导致肾功能不全或衰竭。

7. 遗传性疾病　成骨不全、马方综合征、血色病、高胱氨酸尿症、卟啉病等。

8. 其他　任何原因维生素 D 不足、酗酒、神经性厌食、营养不良、长期卧床、妊娠及哺乳、慢性阻塞性肺疾病、脑血管意外、器官移植、淀粉样变、多发性硬化、获得性免疫缺陷综合征等。

七、预防及治疗

一旦发生骨质疏松性骨折,生活质量下降,出现各种合并症,可致残或致死,因此,骨质疏松症的预防比治疗更为重要。骨质疏松症初级预防指尚无骨质疏松但具有骨质疏松症危险因素者,应防止或延缓其发展为骨质疏松症并避免发生第一次骨折;骨质疏松症的二级预防指已有骨质疏松症,T 值≤−2.5 或已发生过脆性骨折,其预防和治疗的目的是避免发生骨折或再次骨折。

骨质疏松症的预防和治疗策略较完整的内容包括基础措施、药物干预及康复治疗。

（一）基础措施

基础措施贯穿于整个骨质疏松症初级预防和二级预防,内容包括：

1. 调整生活方式

（1）富含钙、低盐和适量蛋白质的均衡膳食：在老年人中普遍存在饮食中的钙、维生素 D 和蛋白质的不足。充足的蛋白质摄入对于维持肌肉骨骼系统是必要的,同时可减少骨折后并发症的发生。

（2）适量负重的体育锻炼和康复治疗：制动是导致骨量丢失的重要因素,在床上制动一周的患者所丢失的骨量可能是非制动患者一年所丢失的骨量。

（3）避免嗜烟、酗酒,慎用影响骨代谢的药物：有研究显示戒烟的老年女性髋部骨折风险可降低 40%。

（4）防治跌倒：90% 的髋部骨折与跌倒相关,因此应采取防止跌倒的各种措施。与跌倒相关的危险因素及发生跌倒的风险比见表 9-6-3。

（5）加强自身和环境的保护措施（包括各种关节保护器）等。

表 9-6-3　跌倒相关的危险因素及发生跌倒的风险比

级别	危险因素	风险比
1	肌力下降	4.4
2	跌倒史	3.0
3	步态异常	2.9
4	平衡能力下降	2.9
5	使用辅助装置	2.6
6	视力下降	2.5
7	关节炎	2.4
8	日常活动能力受损	2.3
9	抑郁	2.2
10	认知功能受损	1.8
11	大于 80 岁	1.7

2. 骨健康基本补充剂

（1）钙剂：我国营养学会制订成人每日元素钙摄入推荐量 800mg 是获得理想骨峰值、维护骨骼健康的适宜剂量,如果饮食中钙供给不足可选用钙剂补充,绝经后妇女和老年人每日元素钙摄入推荐量为 1000mg。目前的膳食营养调查显示我国老年人平均每日饮食钙约 400mg,故平均每日应补充元素钙 500～600mg。钙摄入可减缓骨的丢失,改善骨矿化。用于治疗骨质疏松症时,应与其他药物联合使用。单纯补钙并不能替代其他抗骨质疏松药物治疗。钙剂选择要考虑其安全性和有效性,高钙血症时应该避免使用钙剂。此外,应注意避免超大剂量补充钙剂潜在增加肾结石和心血管疾病的风险。

(2)维生素 D:促进钙的吸收、对骨骼健康、保持肌力、改善身体稳定性、降低骨折风险有益。维生素 D 缺乏可导致继发性甲状旁腺功能亢进,增加骨吸收,从而引起或加重骨质疏松。成年人推荐剂量为普通维生素 D 200IU/d($5\mu g$ /d),老年人因缺乏日照以及摄入和吸收障碍常有维生素 D 缺乏,故该推荐剂量为 400～800IU/d(10～20μg/d)。维生素 D 用于治疗骨质疏松症时,剂量可为 800～1200IU/d,还可与其他药物联合使用。可通过检测血清 25OHD 浓度了解患者维生素 D 的营养状态,适当补充维生素 D。国际骨质疏松基金会建议保持老年人血清 25OHD 水平等于或高于 30ng/ml(75nmol/L)以降低跌倒和骨折风险。此外,临床应用维生素 D 制剂时应注意个体差异和安全性,定期监测血钙和尿钙,酌情调整剂量。

(二)药物治疗

中华医学会骨质疏松和骨矿盐疾病分会 2011 年指南建议具备以下情况之一者,需考虑药物治疗:①确诊骨质疏松症患者,无论是否有过骨折;②骨量低下患者并存在一项以上骨质疏松危险因素,无论是否有过骨折;③无骨密度测定条件时,具备以下情况之一者,也需考虑药物治疗:

—已发生过脆性骨折;

—OSTA 筛查为"高风险";

—FRAX® 工具计算出髋部骨折概率≥3%或任何重要的骨质疏松性骨折发生概率≥20%(暂借用国外的治疗阈值,目前还没有中国人的治疗阈值)。

FRAX® 是世界卫生组织推荐的骨折风险预测简易工具,可用于计算 10 年发生髋部骨折及任何重要的骨质疏松性骨折发生概率。可以通过以下网址获得:http://www.shef.ac.uk/FRAX/。

抗骨质疏松药物有多种,其主要作用机制也有所不同。有的以抑制骨吸收为主,有的以促进骨形成为主,也有一些具有多重作用机制的药物。临床上抗骨质疏松药物的疗效判断应当包括是否能提高骨量和骨质量,最终降低骨折风险。目前国内已批准上市的抗骨质疏松药物如下(按药物名称英文字母顺序排列):

1.**双膦酸盐类(bisphosphonates)** 双膦酸盐是焦膦酸盐的稳定类似物,其特征为含有 P-C-P 基团。双膦酸盐与骨骼羟磷灰石有高亲和力的结合,特异性结合到骨转换活跃的骨表面上抑制破骨细胞的功能,从而抑制骨吸收。不同双膦酸盐抑制骨吸收的效力差别很大,因此临床上不同双膦酸盐药物使用的剂量及用法也有所差异。

(1)阿仑膦酸钠:中国 SFDA 批准用于治疗绝经后骨质疏松症和糖皮质激素诱发的骨质疏松症。有些国家也批准治疗男性骨质疏松症。临床研究证明增加骨质疏松症患者腰椎和髋部骨密度、降低发生椎体及非椎体骨折的风险。用法为口服片剂:70mg,每周一次或 10mg,每日 1 次;阿仑膦酸钠 70mg＋维生素 D₃ 2800IU 的复合片剂,每周 1 次。建议空腹服药,用 200～300ml 白开水送服,服药后 30 分钟内不要平卧,应保持直立体位。另外,在此期间也应避免进食牛奶、果汁等饮料及任何食品和药品。胃及十二指肠溃疡、反

流性食管炎者慎用。

(2)依替膦酸钠:中国 SFDA 批准用于治疗原发性骨质疏松症、绝经后骨质疏松症和药物引起的骨质疏松症。临床研究证明增加骨质疏松症患者腰椎和髋部骨密度、降低椎体骨折风险。用法为口服片剂,每次 0.2g,一日 2 次,两餐间服用。本品需间歇、周期服药,服药两周后需停药 11 周,然后重新开始第二周期,停药期间可补充钙剂及维生素 D₃。服药 2 小时内,避免食用高钙食品(例如牛奶或奶制品)以及含矿物质的营养补充剂或抗酸药。肾功能损害者、孕妇及哺乳期妇女慎用。

(3)伊班膦酸钠:中国 SFDA 批准用于治疗绝经后骨质疏松症。临床研究证明增加骨质疏松症患者腰椎和髋部骨密度、降低发生椎体及非椎体骨折的风险。该药为静脉注射剂,每 3 个月一次间断静脉输注伊班膦酸钠 2mg,加入 250ml 生理盐水,静脉滴注 2 小时以上。肌酐清除率<35ml/min 的患者不能使用。

(4)利噻膦酸钠:国内已被 SFDA 批准治疗绝经后骨质疏松症和糖皮质激素诱发的骨质疏松症,有些国家也批准治疗男性骨质疏松症。临床研究证明增加骨质疏松症患者腰椎和髋部骨密度、降低发生椎体及非椎体骨折的风险。用法为口服片剂 5mg,每日 1 次;片剂 35mg,每周 1 次。服法同阿仑膦酸钠。胃及十二指肠溃疡、反流性食管炎者慎用。

(5)唑来膦酸:中国已被 SFDA 批准治疗绝经后骨质疏松症。临床研究证明增加骨质疏松症患者腰椎和髋部骨密度、降低发生椎体及非椎体骨折的风险。唑来膦酸静脉注射剂 5mg,静脉滴注至少 15 分钟以上,每年一次。肌酐清除率<35ml/分的患者不能使用。

2.**降钙素类(calcitonin)** 降钙素是一种钙调节激素,能抑制破骨细胞的生物活性和减少破骨细胞的数量,从而阻止骨量丢失并增加骨量。降钙素类药物的另一突出特点是能明显缓解骨痛,对骨质疏松性骨折或骨骼变形所致的慢性疼痛以及骨肿瘤等疾病引起的骨痛均有效,因而更适合有疼痛症状的骨质疏松症患者,主要用于骨质疏松骨折急性期。目前应用于临床的降钙素类制剂有 2 种:鲑鱼降钙素和鳗鱼降钙素类似物,临床研究证实均可增加骨质疏松患者腰椎和髋部骨密度,SFDA 均批准用于治疗绝经后骨质疏松症,两者的使用剂量和用法有所差异。

鲑鱼降钙素有鼻喷剂和注射剂二种。鲑鱼降钙素注射剂一般应用剂量为 50IU/次,皮下或肌内注射,根据病情每周 2～7 次。鳗鱼降钙素为注射制剂,用量 20U/周,肌内注射。

此类药物不良反应包括少数患者有面部潮红、恶心等不良反应,偶有过敏现象,可按照药品说明书的要求确定是否做过敏试验。

3.**雌激素类(estrogen)** 雌激素类药物能抑制骨转换,阻止骨丢失。临床研究已证明激素疗法(HT),包括雌激素补充疗法(ET)和雌、孕激素补充疗法(EPT)能阻止骨丢失,降低骨质疏松性椎体、非椎体骨折的发生风险,是防治绝经后骨质疏松的有效措施。在各国指南中均被明确列入预防和治疗绝经妇女骨质疏松药物。有口服、经皮和阴道用药多种制剂。药物有结合雌激素、雌二醇、替勃龙等。激素治疗的方案、剂量、制剂选择及治疗期限等应根据患者情况个体

化选择。其适应证为 60 岁以前的围绝经和绝经后妇女,特别是有绝经期症状(如潮热、出汗等)及有泌尿生殖道萎缩症状的妇女。禁忌证包括雌激素依赖性肿瘤(乳腺癌、子宫内膜癌)、血栓性疾病、不明原因阴道出血及活动性肝病和结缔组织病为绝对禁忌证。子宫肌瘤、子宫内膜异位症、有乳腺癌家族史、胆囊疾病和垂体泌乳素瘤者慎用。需注意严格掌握实施激素治疗的适应证和禁忌证,绝经早期开始用(60 岁以前),使用最低有效剂量,规范进行定期(每年)安全性检测,重点是乳腺和子宫。

4. 甲状旁腺激素(PTH) PTH 是当前促进骨形成药物的代表性药物:小剂量 rhPTH(1-34)有促进骨形成的作用。国内已批准治疗绝经后严重骨质疏松症。临床试验表明 rhPTH(1-34)能有效地治疗绝经后严重骨质疏松,提高骨密度,降低椎体和非椎体骨折发生的危险。用法为 $20\mu g/d$,皮下注射。用药期间应监测血钙水平,防止高钙血症的发生。治疗时间不宜超过 2 年。有动物研究报告,rhPTH(1-34)可能增加成骨肉瘤的风险,因此对于合并佩吉特(Paget)病、骨骼疾病放射治疗史、肿瘤骨转移或合并高钙血症的患者,应避免使用。

5. 选择性雌激素受体调节剂类(SERMs) SERMs 不是雌激素,其特点是选择性地作用于雌激素的靶器官,与不同形式的雌激素受体结合后,发生不同的生物效应,在骨骼上与雌激素受体结合,表现出类雌激素的活性,抑制骨吸收,而在乳腺和子宫上则表现为抗雌激素的活性,因而不刺激乳腺和子宫。国内已被 SFDA 批准的适应证为治疗绝经后骨质疏松症。临床试验表明雷洛昔芬(raloxifene)可降低骨转换至女性绝经前水平,阻止骨丢失,增加骨密度,降低发生椎体骨折的风险。降低雌激素受体阳性浸润性乳腺癌的发生率。雷洛昔芬用法为 60mg,每日 1 片,口服。少数患者服药期间会出现潮热和下肢痉挛症状,潮热症状严重的围绝经期妇女暂时不宜用。国外研究报告该药轻度增加静脉栓塞的危险性,国内尚未发现类似报道。故有静脉栓塞病史及有血栓倾向者如长期卧床和久坐期间禁用。

6. 锶盐 锶(strontium)是人体必需的微量元素之一,参与人体许多生理功能和生化效应。锶的化学结构与钙和镁相似,在正常人体软组织、血液、骨骼和牙齿中存在少量的锶。人工合成的锶盐雷奈酸锶(strontium ranelate),是新一代抗骨质疏松药物。国内已被 SFDA 批准治疗绝经后骨质疏松症。体外实验和临床研究均证实雷奈酸锶可同时作用于成骨细胞和破骨细胞,具有抑制骨吸收和促进骨形成的双重作用。临床研究证实雷奈酸锶能显著提高骨密度,改善骨微结构,降低椎体骨折及所有非椎体骨折风险。用法为口服 2g/d,睡前服用,最好在进食 2 小时之后。不宜与钙和食物同时服用,以免影响药物吸收。不推荐在肌酐清除率<30ml/min 的重度肾功能损害的患者中使用。具有高静脉血栓(VTE)风险的患者,包括既往有 VTE 病史的患者,应慎用雷奈酸锶。

7. 活性维生素 D 及其类似物 包括 1,25 双羟维生素 D_3(骨化三醇)和 1α 羟基维生素 D_3(α-骨化醇)。前者因不再需要经过肝脏和肾脏羟化酶羟化就有活性效应,故得名为活性维生素 D。而 1α 羟基维生素 D_3 则需要经 25-羟化酶羟化为 1,25-双羟维生素 D_3 后才具活性效应。所以,活性维生素

D 及其类似物更适用于老年人、肾功能不全以及 1α 羟化酶缺乏的患者。目前国内 SFDA 已批准用于骨质疏松症的治疗。能促进骨形成和矿化,并抑制骨吸收。有研究表明,活性维生素 D 对增加骨密度有益,能增加老年人肌肉力量和平衡能力,降低跌倒的危险,进而降低骨折风险。长期使用应注意监测血钙和尿钙水平。

1,25-双羟维生素 D_3 用法为口服,$0.25\sim0.5\mu g/d$;1α 羟基维生素 D_3 的用法为口服,$0.5\sim1.0\mu g/d$,后者肝功能不全者可能会影响疗效,不建议使用。

8. 维生素 K_2(四烯甲萘醌) 四烯甲萘醌是维生素 K_2 的一种同型物,是 γ-羧化酶的辅酶,在 γ-羧基谷氨酸的形成过程中起着重要的作用。γ-羧基谷氨酸是骨钙素发挥正常生理功能所必需的。动物试验和临床试验显示四烯甲萘醌可以促进骨形成,并有一定抑制骨吸收的作用。在中国已获 SFDA 批准治疗绝经后骨质疏松症,临床研究显示其能够增加骨质疏松患者的骨量,预防骨折发生的风险。用法为口服 15mg,一日 3 次,饭后服用(空腹服用时吸收较差,必须饭后服用)。少数病人有胃部不适、腹痛、皮肤瘙痒、水肿和转氨酶暂时性轻度升高。服用华法林者禁忌使用。

(朱 燕 王 鸥 邢小平)

>> 参考文献 <<

1. 中华医学会骨质疏松和骨矿盐疾病分会. 原发性骨质疏松症诊治指南(2011). 中华骨质疏松和骨矿盐杂志,2011,14(1):2-16.
2. Xia WB,He SL,Xu L,et al. Rapidly Increasing Rates of Hip Fracture in Beijing,China. J Bone Miner Res,2012,27(1):125-129.
3. Clinician's Guide to Prevention and Treatment of Osteoporosis. Washington,DC:National Osteoporosis Foundation,2010.
4. The World Health Organization Fracture Risk Assessment Tool. www.shef.ac.uk/FRAX.
5. Koh LH,Sedrine WB,Torralba TP,et al. A simple tool to identify Asian women at increased risk of osteoporosis. Osteoporos Int,2001,12:699-705.
6. Lau EMC,Sambrook P,Seeman E,et al. Guidelines for diagnosing,prevention and treatment of osteoporosis in Asia APLAR. J Rheumatol,2006,9:24-36.
7. Kanis JA,Burlet N. Cooper C,et al. European guidance for the diagnosis and management of osteoporosis in postmenopausal women. Osteoporos Int,2008,19:399-428.
8. Lewiecki EM. Prevention and Treatment of Postmenopausal Osteoporosis. Obstet Gynecol Clin N Am,2008,35:301-315.
9. Wilkins CH,Birge SJ. Prevention of osteoporotic fractures in the elderly. Am J Med,2005,118:1190-1195.
10. Lane EN. Epidemiology,etiology,and diagnosis of osteoporosis. Am J Obstet Gynecol,2006,194(2 Suppl):S3-11.

11. Rizzoli R, Bruyere O, Cannata-Andia JB, et al. Management of osteoporosis in the elderly. Curr Med Res Opin, 2009,25(10):2373-2387.

12. Kanis JA, McCloskey EV, Johansson H, et al. A reference standard for the description of osteoporosis. Bone, 2008,42:467-475.

13. Boonen S, Dejaeger E, Vanderschueren D, et al. Osteoporosis and osteoporotic fracture occurrence and prevention in the elderly: a geriatric perspective. Best Practice & Research Clinical Endocrinology & Metabolism, 2008,22 (5):765-785.

第十章

风湿免疫性疾病

<<<<<

第一节 类风湿关节炎

类风湿关节炎(rheumatoid arthritis,RA)是一种原因不明的,以慢性、进行性、侵袭性关节炎为主要表现的全身性自身免疫性疾病。炎症性疾病,主要病变部位在关节滑膜,也可累及关节外的其他器官和系统。它可发生在任何年龄,发病高峰年龄为30~50岁。其患病率随年龄的增加而增加,随着人口老龄化,老年RA越来越受到人们的关注。

通常人们把60岁以上的RA病人称为老年RA,其中又分两种情况:一种是60岁以后发病的RA,称为老年发病的类风湿关节炎(elderly-onset rheumatoid arthritis,EORA);另一种是60岁以前发病,携带疾病进入老年,即非老年发病的类风湿关节炎(NEORA)。老年类风湿关节炎在临床表现、诊断和治疗等方面都有与非老年类风湿关节炎不同的特点,尤其EORA更是如此(表10-1-1)。

表 10-1-1　EORA 与 NEORA 临床特点的比较

	EORA	NEORA
发病年龄	>60 岁	30~50
受累关节数	寡关节	多关节
受累部位	大中关节为主	小关节
关节炎发作类型	急起发作常见	缓慢发作
RF	少见	多见
性别差异	1:1~1:2	1:2~1:4
ESR(CRP)升高	++	+
HLA 分型	DRB1 * 01	DRB1 * 04
糖皮质激素疗效	++	+

一、流 行 病 学

RA是全球性疾病,发病率在 0.01%~0.05%,患病率为 0.18%~1.07%。不同地区和人群之间,其发病率和患病率存在着人种和地区差异。发病率和患病率的种族差异表现为印第安人高于白种人,白种人高于亚洲黄种人;发达国家较高,发展中国家较低。中国 RA 患病率约为 0.32%~0.36%。

本病可发生于任何年龄,发病高峰在 30~50 岁之间。女性多发,男女之比约为 1:3。

RA 的发病率随年龄增长而增加,老年发病的 RA 约占老年人群的 2%,约占 RA 病人的 10%~33%。与 60 岁前发病的 RA 相比,老年发病的 RA 性别差异变小,男女之比约为 1:1.5~1:2。

二、病　　因

RA 的病因目前尚不明确,有研究认为遗传易感者在反复感染诱导下,发生自身免疫反应,内分泌和环境因素则增加了这种易感性。

(一)感染因素

包括多种致病微生物,如病毒、细菌、支原体和寄生虫等。有研究显示,EB 病毒和结核分枝杆菌的某些蛋白结构均与 HLA-DR1*0404 等亚型有共同的氨基酸序列,可能通过"分子模拟",引发机体的自身免疫反应,诱发 RA 的发生。此外,77% 的 RA 患者滑膜中有细小病毒(parvovirus)B19 基因,活动性滑膜炎患者的滑膜组织大多表达 B19 抗原 VP-1,而骨关节炎及健康对照组无 VP-1 表达。近来有人用 B19 病毒成分直接免疫小鼠,诱导了小鼠关节炎的发生,这为 B19 病毒感染与 RA 发病的关系提供了佐证。其他与 RA 有关联的病毒包括巨细胞病毒、肝炎病毒及多种逆转录病毒如慢病毒、I 型人 T 细胞病毒(HTLA-1)、I 型和 II 型人类免疫缺陷病毒(HIV-1)等。

(二)遗传因素

单卵双生子同患 RA 的几率为 27%,而在异卵双生子则为 13%,均远高于普通人群。显示遗传因素在本病的发生当中具有重要作用。大量研究显示,人类白细胞抗原(HLA)表型与 RA 发病有着密切关系,在白种人,近 80% 的 RA 患者表达 HLA-DR1 和 HLA-DR4 亚型。此外,某些 HLA-DR1、HLA III 类抗原及 T 细胞受体基因均可能与 RA 的免疫学异常有关。

老年发病的 RA 的易感 HLA 表型可能有所不同。有研究显示老年发病的 RA 与 HLA-DRB1*01 关联度更大,而非青年发病的 RA 常见的 HLADRB1*04。

(三)内分泌因素

本病男女发病比率 1:3,更年期女性的发病率明显高于同龄男性及老年女性,80 岁后男女发病率相似。显示性激素参与了 RA 的发生、发展。除性激素外,泌乳素、下丘脑—垂体—肾上腺轴和皮质醇均可能对 RA 的发生和演变产生影响。

（四）其他因素

寒冷、潮湿、疲劳、外伤、吸烟及精神刺激等因素均可诱导 RA 的发病。

三、临床表现

RA 作为一种全身性自身免疫性疾病，临床表现虽然以关节症状为主，但全身表现及脏器受累亦不少见。大多数 RA 隐匿起病，即起病缓慢，发病初期症状不典型，可表现为一个或几个关节的僵硬、肿胀或疼痛。约有 8%～15% 的 RA 呈快速起病，几天或数周内出现典型的关节症状。这种起病方式虽然可见于各个年龄段人群的病人，但以老年人为主。约有 15%～20% 的患者起病介于前两者之间称为亚急性起病。RA 的病程大致可分为三类，第一类为进展型，最常见，占 65%～70%，自发病以后，临床表现没有明显的自发缓解征象，病情持续发展；除关节症状外，部分患者可伴有乏力、体重下降、低热、肌肉酸痛等全身症状，需要长期持续治疗。第二类为间歇型，即病情呈间歇性发作，两次发作之间可有数个月的缓解期，占 15%～20%。第三类则为长期临床缓解，两次急性发作之间病情缓解可长达数年甚至数十年之久，约占 10%。

（一）关节表现

RA 的关节症状表现多样，早期主要表现为关节的滑膜炎症，因此与其他关节病相比均具有炎症性（红、肿、热、痛）关节病的共同点。主要受累关节为有滑膜的可动关节，以手、腕、足小关节受累多见，也可出现肩、肘、膝、髋等大关节炎症。各关节受累频率从高到低依次为：掌指、腕、近端指间关节、跖趾、肩、膝、踝、肘、颈及下颌关节。

典型关节表现为缓慢起病的对称性、多小关节炎症。而在老年起病的 RA 病人中，急起、单关节或少关节炎更为常见。RA 的关节症状通常有以下几种表现形式：

1. 晨僵 是指患者清晨出现关节部位的发紧和僵硬感，这种感觉在活动后可明显改善。晨僵是许多关节炎的表现之一。但在 RA 最为突出，可持续 1 个小时以上。晨僵时间和程度可作为评价病情活动和观察病情变化的指标。

2. 关节痛及压痛 关节痛及压痛常常是 RA 发病的最早症状。多呈持续性、对称性，常见部位是近端指间关节、掌指关节、腕关节，也可累及肘、膝、足等。

3. 关节肿胀 关节肿常呈对称性，可见于任何关节，但以双手近端指间关节、掌指关节及腕关节受累最为常见。主要是由于关节腔积液、滑膜增生及组织水肿而致。

4. 关节畸形 常出现于病程中晚期，由于滑膜增生、软骨破坏，或关节周围肌肉萎缩及韧带牵拉的综合作用引起关节半脱位或脱位。关节畸形最常见于近端指间关节、掌指关节及腕关节，如屈曲畸形、强直、天鹅颈样畸形及钮孔花畸形等。

5. 骨质疏松 骨质疏松在本病非常常见，并随病程迁延而增多。其原因可能与失用、成骨细胞功能降低、溶骨作用增强有关。

6. 关节功能障碍 由于关节炎症的持续存在，导致受累关节局部的损害和修复反复进行，最终使增生的滑膜发生纤维化及钙化，导致关节强直，初期以纤维化强直为主，晚期

则为骨性强直，关节功能完全丧失。

RA 最常侵袭四肢远端小关节。90% 的 RA 患者有手关节受累，并为本病的首发症状。手关节炎多累及近端指间关节，呈现为近端指间关节的梭形肿胀，而远端指间关节较少受累（<5%）。脊柱除颈椎受累多见外，其余胸、腰及骶髂关节极少受累；关节症状多呈对称性，也可表现为不对称。

不同关节的表现：

（1）手的关节：绝大部分 RA 患者以手部关节病变为首发症状。典型表现为掌指关节、近端指间关节对称性肿胀，半数以上患者出现近端指间关节、掌指关节和腕关节受累。近端指间关节软组织梭形肿胀最为常见，发病 2 年内出现概率高达 99%；掌指关节，特别是第二、三掌指关节长期肿胀十分常见。远端指间关节很少受累。指关节病变易造成各种畸形，如鹅颈指、掌指关节向掌侧半脱位及尺偏移。手的屈肌腱鞘炎亦十分常见，约可累及半数 RA 病人，炎症和周围粘连均可限制近端指间关节的活动，使握力大为减退。少数患者可有雷诺现象，一些患者有掌红斑，手指及甲皱可见血管炎。

（2）腕关节：几乎所有的 RA 患者都有腕关节受累。最早受累的部位多为尺骨远端的滑囊，出现局部软组织肿胀和压痛；腕背侧由于尺侧伸肌腱和指总伸肌腱鞘炎或腕关节的滑膜炎引起的弥漫性软组织肿胀和压痛是 RA 的特征性表现。掌侧滑膜肥厚和腱鞘炎可压迫腕横韧带下的正中神经，引起腕管综合征，表现为拇指，第二、三指及第四指桡侧感觉异常和迟钝，并有手部刺痛和灼痛。在病变晚期，由于桡腕、腕间和（或）腕掌关节的强直，整个腕关节僵硬强直，活动受限。

（3）肘关节：20%～60% 的 RA 病人可有肘关节受累。疾病早期肘关节仅占 15%～20%，且多为缓慢起病，表现为关节自发痛和活动痛，持物时加重，程度多不严重；渐出现关节肿胀，中后期出现关节活动受限。伸展受限是早期表现，但肘的功能基本正常。随疾病进展，屈曲功能也受损，这时病人的自理能力将受很大影响。有时在鹰嘴和桡骨头之间的陷窝处可看到和触摸到肘关节积液，同时可有关节周围囊肿，囊肿破裂可引起前臂炎性反应。如滑膜炎持续存在，肱尺关节将首先出现侵蚀性改变，继而桡骨头移向肱骨小头，表现为桡肱关节和尺肱关节有压痛和活动障碍，肘屈曲挛缩十分常见。

（4）肩关节：也常受到累及，受累关节无明显肿胀，多表现为肩关节疼痛，尤其是夜间痛。发病初期多为间断性，随疾病进展而转为持续性，并逐渐出现关节运动障碍。由于手、腕、肘的适应机制，在很长时期内病人的自理能力不受影响。所以肩关节受累的症状只有到疾病晚期才显现出来。肩关节是由盂肱关节、肩锁关节及喙锁关节构成，各关节均可发生炎症。盂肱关节炎症可引起喙突外侧肿胀，当邻近的肩峰下滑囊也发生炎症时，全肩肿大。由于疼痛迫使关节活动减少，导致肌群虚弱无力及萎缩。

（5）膝关节：膝关节是较易受累的大关节，少部分病人以膝关节炎为首发症状。由于膝关节是负重关节，所以受累早期即有明显疼痛和肿胀，出现股四头肌萎缩，关节伸屈困难，而迅速影响功能，后期关节固定屈曲挛缩。通常膝关节皮肤温度较低，如发现膝关节皮肤温度与大小腿处皮温相等，说

明膝关节有炎症存在。膝关节滑膜渗出液多于 5ml 就可出现膝关节积液如关节积液量大,屈膝时腔内压力增高,迫使滑液后移,形成腘窝囊肿,引起膝后部疼痛和发胀,并可触及有弹性的软组织肿块;当压力继续增大,腘窝囊肿破裂,滑液沿腓肠肌下流,可产生膝后部及小腿肚的突然疼痛,伴局部红肿、热、痛。B 型超声检查及关节造影可证实腘窝囊肿及破裂的诊断。

(6)足和踝:踝关节受累在疾病早期或轻型 RA 患者中少见,多见于严重进展型 RA。表现为踝前后囊性肿胀。踝关节的稳定依靠韧带的完整,当连接胫骨、腓骨和距骨的韧带被侵蚀而变得松弛时,可出现足内翻和足外翻。偶有跟腱类风湿结节,并可引起跟腱断裂。约 1/3 RA 患者发生足关节病变,其中跖趾关节的滑膜炎最为常见,早期表现为肿胀压痛,随病情进展可出现跖骨头半脱位,踇趾外翻以及足趾外侧偏移和爪样足变形。

(7)颈椎:RA 对脊柱的影响,几乎均局限于颈椎,且发病率很高,有人报道早期大约 25%,随着病情的发展最终可有 60%~70% 患者出现颈椎受累的症状。主要的常见症状为颈项痛,头向肩部旋转活动时疼痛加重,肩或臂部感觉异常。X 线检查可见颈椎间盘关节骨和软骨被破坏,关节间隙狭窄。寰枢关节为最易受累的颈椎关节,可发生向前、向后及竖直方向的半脱位。发生半脱位时,患者常感从颈部向枕部的放射性疼痛,手部感觉减退,转头时症状加重。查体可见枕颈椎前凸消失,颈部被动活动受限。脊髓受压是半脱位的严重并发症,其受压程度与脊髓腔的容积有关。脊髓受压的表现为:①严重颈部疼痛,常向枕部放射;②括约肌失控,如尿失禁或尿潴留;臂和腿活动能力减退;③手或脚刺痛和(或)麻木;④腿不自主跳动;⑤吞咽困难、眩晕、抽搐、构音障碍、眼球震颤或半身不遂等。偶有突发死亡。

(二) 关节外表现

RA 虽以关节受累为特征,但关节外表现也是 RA 全身表现的一部分。某些全身表现如乏力、发热、消瘦、贫血等可先于关节表现出现于发病的早期。同时,关节外表现往往与关节症状伴发,有些关节外受累会导致严重的后果,甚至危及患者的生命。

1. 类风湿结节 大约 15%~20% 的类风湿因子阳性的 RA 患者有类风湿结节,类风湿因子阴性的患者很少有类风湿结节。结节呈圆形或椭圆形,质地较硬,直径自数毫米至数厘米不等,一个或数个位于皮下,常附着于骨膜上。多见于关节隆突部及经常受压处,如前臂尺侧及鹰嘴突处,亦可见于枕部及前额。腱鞘结节也较常见,可发生在踝周围腱鞘、足跟腱鞘及掌屈肌腱鞘,严重时可妨碍腱鞘内肌腱的活动。偶见于胸膜、脑膜、鼻梁、耳部、巩膜、肺和心脏等处。经治疗病情缓解后,结节可软化、缩小乃至消失。

2. 血管炎 类风湿血管炎的发生率低于 1%,是重症 RA 的表现之一,患者多伴有淋巴结病变及骨质破坏。常见于病情严重,有类风湿结节、高滴度类风湿因子、血沉快、贫血、血小板增多、补体低的患者。病理改变是坏死性血管炎,主要累及病变组织的小动脉,亦可侵犯微静脉。皮肤表现是血管炎最常见的关节外表现。主要包括下肢皮肤溃疡、瘀点或紫癜、指(趾)端梗死、坏疽,其次为非特异性斑丘疹或结节红斑等。血管炎也可累及内脏,如心、肺、肠道、肾、胰、脾、淋巴结及睾丸等,导致相应器官动脉炎。

3. 血液系统表现 贫血是 RA 关节外表现较为常见的症状,大多为轻度、正细胞正色素性贫血。贫血与 RA 的活动性,特别与关节炎的严重程度有关。部分患者病人可出现血小板、嗜酸性粒细胞增多,可能与疾病活动有关。

活动期 RA 患者可有淋巴结肿大,肿大淋巴结可活动,常无压痛,见于腋窝、腹股沟和滑车上,随疾病控制,淋巴结可缩小。

4. 肺及胸膜表现 10%~30% 的本病患者可出现肺部病变,较常见的有肺间质纤维化、胸膜炎,也可见结节性肺病、肺血管炎和肺动脉高压。

5. 心脏病变 心血管疾病是 RA 患者的主要死因之一,约占 50%。急慢性 RA 炎症均可引起心脏损害。心脏病变可分为心包炎、偶见传导障碍。心包炎最常见,发生率可达 10% 以上。心肌炎、心内膜炎及心脏瓣膜病变也不少见,但多无临床表现。另外,本病也是早发动脉粥样硬化和心血管疾病的独立危险因素。

6. 肾脏病变 肾脏损害少见,而且相对轻微,进展缓慢,常表现为单纯镜下血尿或蛋白尿或两者兼有,偶见肾病综合征。病变中系膜增生性肾小球肾炎最常见,约占 25%~50%,淀粉样变约占 5%~15%。

7. 眼部干燥性角结膜炎 是最常见的眼部受累表现,见于 10%~35% 的 RA 患者,其严重程度不一定与 RA 相平行。需要注意是否有继发性干燥综合征发生。眼部其他病变有巩膜炎和浅层巩膜炎,与血管炎、关节炎活动相关,需要积极救治。

8. 其他 本病也可因血管炎、淀粉样变而引起消化系统、肝脏、脾脏、胰腺等损害。

9. 几个特殊类型的 RA

(1)Felty 综合征:是指 RA 伴有脾大及粒细胞减少的三联征。见于 1% 的 RA 患者,多伴有贫血、血小板减少、血沉增快、RF 及 HLA-DR4 阳性。部分病例可为 ANA 或抗组蛋白抗体阳性。

(2)反复型风湿症:是一种反复急性发作的关节炎。以单个或少数关节起病,可在几小时内达高峰,持续数小时至数天,发作间期关节完全正常。部分 RF、ACPA 阳性,血沉增快。HLA-DR4 阳性者的患者可转变成典型 RA。

(3)缓解型血清阴性对称性滑膜炎伴凹陷性水肿综合征(syndrome of remitting seronegative symmetric synovitis with pitting edema,RS3PE):该病多见于老年人,其特征是突发的对称性手背凹陷性水肿、腕关节滑囊炎及手指屈肌腱鞘炎。病变亦可累及足和踝关节。RS3PE 患者的 RF 多为阴性,亦无 X 线片可见的关节破坏。部分病例表达 HLA-B7。

四、诊 断

RA 诊断主要根据病史及典型的临床表现,对中晚期病人,诊断一般不难。国际上应用较广泛的诊断标准仍是 1987 年美国风湿病学会制订的 RA 分类标准(表 10-1-2),符合表中 7 项中至少 4 项者可诊断为 RA。但是,不除外符合标准者合并另一种疾病的可能性。该标准的敏感性为 94%,特异性为 89%,对早期、不典型及非活动性 RA 容易漏诊。因此 2010 年美国风湿病学会及欧洲抗风湿病联盟(EULAR)共同推出的新的 RA 分类标准(表 10-1-3)。

表 10-1-2　1987 年美国风湿病学会制订的 RA 分类诊断标准

1987 年美国风湿病学会制订的 RA 分类诊断标准
1. 晨僵,持续至少 1 小时
2. 至少三个关节区的关节炎:关节肿痛涉及双侧近端指间关节、掌指关节、腕关节、肘关节、跖趾关节、踝关节、膝关节共 14 个关节区中至少 3 个
3. 手关节炎。关节肿胀累及近端指间关节,或掌指关节,或腕关节
4. 对称性关节炎。同时出现左、右两侧的对称性关节炎(近端指间关节、掌指关节及跖趾关节不要求完全对称)
5. 皮下结节
6. RF 阳性(所用方法在正常人的检出率<5%)
7. 手和腕关节 X 线片显示骨侵蚀或骨质疏松。

注:表中 1~4 项必须持续超过 6 周

表 10-1-3　2010 年 ACR/EULAR 标准

2010 年 ACR/EULAR 标准
关节受累(0~5 分)
1 个大中关节(0 分)
2~10 个大中关节(1 分)
1~3 个小关节(2 分)
4~10 个小关节(3 分)
>10 个关节且至少有 1 个小关节(5 分)
自身抗体(0~3 分)
RF 和 ACPA 均阴性(0 分)
RF 或 ACPA 阳性(2 分)
RF 或 ACPA 强阳性(3 分)
急性相反应物(0~1 分)
ESR 和 CRP 均正常(0 分)
ESR 或 CRP 增高(1 分)
病程(0~1 分)
<6 周(0 分)
≥6 周(1 分)

总积分达到或超过 6 分,诊断为 RA

当 1 个或 1 个以上关节肿胀,排除其他疾病所致,影像学有典型的 RA 侵蚀可诊断为 RA,无须采用本分类标准

注:关节受累:评估时关节肿胀和压痛,不包括远端指间关节、拇腕掌关节和第 1 跖趾关节小关节:包括掌指关节、近端指间关节、第 2~5 跖趾关节、拇指掌关节和腕关节

中、大关节:指肩、肘、髋、膝、踝关节

ACPA:抗瓜氨酸肽抗体;阳性:超过正常值 3 倍以内;强阳性:超过正常值 3 倍以上

五、鉴　别　诊　断

(一)强直性脊柱炎

本病主要侵犯脊柱,骶髂关节。以周围关节受累为首发症状者,需与 RA 相鉴别。其特点是:①青年男性较为多见;②主要侵犯骶髂关节及脊柱,外周关节受累多以下肢关节为主,常有跟腱炎;③90%以上患者 HLA-B27 阳性;④类风湿因子阴性;⑤骶髂关节及脊柱的 X 线改变有助于鉴别。

(二)骨性关节炎

该病为退行性骨关节病,中老年人多发,主要累及膝、脊柱等负重关节,近端指间关节和腕关节受累较少,手部可见 Heberden 结节和 Bouchard 结节。血沉、类风湿因子、ACPA 均为正常,X 线可见到关节间隙狭窄、关节边缘呈唇样增生或骨疣形成。

(三)银屑病关节炎

多关节炎型常有手关节受累,与 RA 相似。银屑病关节炎以手指远端指间关节受累为主,有特征性皮疹和指甲病变,类风湿因子阴性,可有 HLA-B27 阳性。

(四)痛风

痛风性关节炎有时与 RA 相似,如关节炎反复发作,有皮下结节(痛风石)。但痛风性关节炎多见于男性,好发部位为第一跖趾关节或跗关节,也可侵犯踝、膝、肘、腕及手关节。发病急骤,在数小时内出现红、肿、热、痛。伴有高尿酸血症。

(五)系统性红斑狼疮

少数以双手或腕关节炎为首发症状,并可出现近端指间关节肿胀和晨僵。但这些患者多伴有发热、光过敏、面部蝶形红斑等症状,检查可发现血细胞减少、蛋白尿、抗核抗体、抗 ENA 抗体阳性等。

六、治　　疗

RA 目前尚无法根治,发病初期 2~3 年的致残率较高,如不及早合理治疗,3 年内关节破坏达 70%。因此积极治疗关节炎症,控制临床症状,防止关节破坏,保护关节功能,最大限度地提高患者的生活质量,是现阶段 RA 的治疗目标。及早、联合应用改善病情的抗风湿药物,控制 RA 病变的进展,根据患者的病情特点、对药物的反应及副作用等选择个体化治疗方案,并适时开展功能锻炼,保护关节功能是 RA 治疗的基本原则。

RA 的治疗主要包括一般治疗,药物和外科治疗等。

(一)一般治疗

在关节肿痛明显者应强调休息及关节制动,而在关节肿痛缓解后应注意关节的功能锻炼。此外,理疗、外用药对缓解关节症状有一定作用。

(二)药物治疗

治疗 RA 的常用药物分为五大类,即非甾类抗炎药(nonsteroid antiinflammatory drugs,NSAIDs)、改善病情的抗风湿药(disease modifying antirheumatic drugs,DMARDs)、糖皮质激素、生物制剂和植物药。

1. NSAIDs　主要通过抑制环氧化酶活性,减少炎症性前列腺素合成而具有抗炎、止痛、退热、消肿作用。由于其同时对生理性前列腺素的抑制,故可出现相应的不良反应。其中胃肠道不良反应最常见,如恶心、呕吐、腹痛、腹泻、腹胀、食欲不佳,严重者有消化道溃疡、出血、穿孔等;其他不良反应如肝肾损害、骨髓造血障碍也不罕见,少数患者可发生过敏反应(皮疹、哮喘)以及耳鸣、听力下降、无菌性脑膜炎等。使用时应避免两种或以上的 NSAIDs 联合应用,因为联用不会增加药效,但副作用增加;如因疗效不佳更换品种时,应至少观察两周以上;用药时应严密监测副作用的发生,即采取

相应措施。

老年患者由于脏器功能减退,或者罹患其他慢性疾病,长期应用 NSAIDs 更易引起严重消化系统不良反应,肾脏损害发生率较高;此外,还可能诱发和加重心力衰竭。因此,使用时更应慎重选择。开始用药后,应定期监测血象、肝肾功能等指标,发现不良反应及时调整用药。在老年患者合用胃黏膜保护剂,如 H2 受体阻断剂、质子泵抑制剂或前列腺素制剂等是较好的选择。另外,选用环氧合酶-2 选择性抑制剂,如美洛昔康、塞来昔布等,可明显减少消化道不良反应,对老年患者较为适用。如果患者存在需抗血小板治疗的基础疾病如心脑血管病时,必要时应合用小剂量阿司匹林。以下是常用的几种非甾体抗炎药(表 10-1-4):

表 10-1-4　RA 常用的 NSAIDs

分类 英文	半衰期(小时)	每日总剂量(mg)	每次剂量(mg)	次/日
丙酸衍生物				
布洛芬(ibuprofen)	2	1200~3200	400~600	3
洛索洛芬(loxoprofen)	1.2	180	60	3
苯酰酸衍生物				
双氯芬酸(diclofenac)	2	75~150	25~50	3
吲哚酰酸类				
吲哚美辛(indometacin)	3~11	75	25	3
舒林酸(sulindac)	18	400	200	2
吡喃羧酸类				
依托度酸(etodolac)	8.3	400~1000	400~1000	1
非酸性类				
萘丁美酮(nabumetone)	24	1000~2000	1000	1~2
昔康类				
炎痛昔康(piroxicam)	30~86	20	20	1
烯醇酸类				
美洛昔康(meloxicam)	20	15	7.5~15	1
磺酰苯胺类				
尼美舒利(nimesulide)	2~5	400	100~200	2
昔布类				
塞来昔布(celecoxib)	11	200~400	100~200	1~2
依托考昔(eloricoxib)	22	120	60~120	1

(1)布洛芬(brufen):布洛芬有较强的解热镇痛和抗炎作用,胃肠道的不良反应少。治疗剂量为 1.2~2.4g/d,分次服用。

(2)双氯芬酸(diclofenac):其解热镇痛和抗炎作用比吲哚美辛强 2.5 倍,是阿司匹林的 30~50 倍。口服剂量为 75~150mg/d,分次服用。

(3)萘丁美酮(nabumetone):是一种长效抗风湿药物。萘丁美酮具有 COX-2 倾向性抑制的特性,胃肠副作用较轻。每日用量 1000mg。

(4)美洛昔康(meloxicam):该药是一种与吡罗昔康类似的烯醇氨基甲酰。本药有明显的 COX-2 选择性,为 COX-2 倾向性抑制剂。其用法为每天 7.5~22.5mg。该药的胃肠道不良反应较少。

(5)依托度酸(etodolac):是另一种倾向性 COX2 抑制剂,胃肠道不良反应较少,每日剂量 200~400mg,分 2 次口服。

(6)塞来昔布(celecoxib):是以 1,5-双吡醇为基础结构的化合物,为选择性 COX2 抑制剂。胃肠道副作用较轻,每日剂量 200~400mg。

2. DMARDs　该类药物起效较 NSAID 慢,对疼痛的缓解作用较差。临床症状的明显改善大约需 1~6 个月,故又称慢作用药。它虽不具备即刻止痛和抗炎作用,但起效后抗炎效果持久,有减缓关节的侵蚀、破坏、改善和延缓病情进展的作用。

该类药物多为免疫抑制剂或免疫调节剂,临床多主张尽早采用几种药物联合治疗的方案,以达到增加疗效,减少副作用,早期达到缓解病情发展的目的。一般首选甲氨蝶呤,并且将它作为联合治疗的基本药物。常用药物见表 10-1-5。

表 10-1-5　RA 常用 DMARDs

药物	起效时间(月)	常用剂量(mg)	给药途径	毒性反应
甲氨蝶呤	1~2	7.5~15 每周	口服、肌内注射、静脉滴注	胃肠道症状、口腔炎、皮疹、脱发,偶有骨髓抑制、肝脏毒性,肺间质病变(罕见但严重,可能危及生命)
柳氮磺吡啶	1~2	1000 2~3 次/日	口服	皮疹,偶有骨髓抑制、胃肠道不耐受。对磺胺过敏者禁用
来氟米特	1~2	10~20 1 次/日	口服	腹泻、瘙痒、可逆性转氨酶升高,脱发、皮疹
羟氯喹	2~4	200 1~2 次/日	口服	偶有皮疹、腹泻,罕有视网膜毒性,禁用于窦房结功能不全,传导阻滞者
金诺芬	4~6	3 1~2 次/日	口服	可有口腔炎、皮疹、骨髓抑制、血小板减少、蛋白尿,但发生率低,腹泻常见
青霉胺	3~6	250~500 1 次/日	口服	皮疹、口腔炎、味觉障碍、蛋白尿、骨髓抑制、偶有严重自身免疫病

(1)甲氨蝶呤(methotrexate,MTX):是目前国内外治疗RA 的首选药物之一。可减少核蛋白合成,从而抑制细胞增殖和复制;另外可抑制白细胞的趋向性,有直接的抗炎作用。口服 60% 吸收,每日给药可导致明显的骨髓抑制和毒性作用,故多采用每周 1 次给药。常用剂量为每周 7.5~25mg。甲氨蝶呤的副作用有恶心、口炎、腹泻、脱发、皮疹、肝酶升高,少数出现骨髓抑制,听力损害和肺间质变。也可引起流产、畸胎和影响生育力。服药期间,应定期查血常规和肝功能。

老年患者,由于肾小球清除率下降,药物从肾脏清除延缓,用药剂量过大易引起药物不良反应,如胃肠道症状、肝损害、骨髓抑制等。因此,有人推荐先予较小剂量 5mg/周,随访 2 个月,如无不良反应,再增加剂量至每周 7.5mg。长期应用较大剂量的 MTX 易导致肺间质纤维化,在老年患者尤为常见,选用前及服药过程中应注意肺部变化。

(2)柳氮磺吡啶(sulfasalazine,SSZ):该药能减轻关节局部炎症和晨僵,可使血沉和 C 反应蛋白下降,并可减缓滑膜的破坏。本品一般从小剂量开始,逐渐递增至每日 2~3g。用药 4~8 周后起效,如 4 个月内无明显疗效,应改变治疗方案。柳氮磺吡啶的副作用有恶心、腹泻、皮疹、肝酶升高;偶有白细胞、血小板减少,对磺胺过敏者禁用。

老年患者易发生胃肠道反应,可同时加服碳酸氢钠,可碱化尿液,促进药物排泄;合并营养不良者易出现叶酸缺乏,应适当补充。

(3)羟氯喹(hydroxychloroquine,HCQ):治疗早期 RA 的首选药物之一。该药起效慢,服用后 3~4 个月疗效达高峰,至少连服 6 个月后才能宣布无效,有效后可减量维持。常用剂量为羟氯喹 0.2~0.4g/d。可由小剂量开始,1~2 周后增至足量。不良反应有恶心、呕吐、头痛、肌无力、皮疹及白细胞减少,偶有视网膜病变,本药有蓄积作用。

老年患者羟氯喹的剂量不超过 6mg/(kg·d)时不良反应较少,为一种较安全的药物,但其视网膜毒性有待进一步研究,建议服药半年左右复查眼底;为防止心肌损害,用药前后应查心电图;对于有窦房结功能不全、心率缓慢、传导阻滞等心脏病患者应禁用。

(4)来氟米特(leflunomide,LEF):为一种新的抗代谢性免疫抑制剂,可明显减轻关节肿痛、晨僵及增加握力,且可使血沉及 C-反应蛋白水平下降。其用量 10~20mg/d。主要副作用有腹泻、瘙痒、高血压、肝酶增高、皮疹、脱发和一过性白细胞下降等,服药初期应定期查肝功能和白细胞计数。因有致畸作用,故孕妇禁服。

(5)青霉胺(D-penicillamine):一般每日口服 125~250mg,然后增加至每日 250~500mg。一般用药 2~3 个月左右见效,见效后可逐渐减至维持量 250mg/d。青霉胺不良反应较多,长期大剂量应用可出现肾损害和骨髓抑制等,如及时停药多数能恢复。其他不良反应有恶心、呕吐、厌食、皮疹、口腔溃疡、嗅觉丧失、淋巴结肿大、关节痛、偶可引起自身免疫病,如重症肌无力、多发性肌炎、系统性红斑狼疮及天疱疮等。治疗期间应定期查血、尿常规和肝肾功能。

老年患者服用青霉胺后皮疹及味觉障碍发生率较高,应予注意;适当减小剂量,250mg/d 可有效减少副作用,而疗效相当。

(6)环孢素 A(cyclosporin A,CsA):主要优点为无骨髓抑制作用,用于重症 RA。常用剂量为 2.5~5.0mg/(kg·d),维持量是 2~3mg/(kg·d)。主要不良反应有高血压、肝肾毒性、神经系统损害、继发感染、肿瘤以及胃肠道反应、齿龈增生、多毛等。不良反应的严重程度、持续时间均与剂量和血药浓度有关。服药期间应查血常规、血肌酐和血压等。

环孢素因可有明显肾毒性,且单一用药效果欠佳而不推荐用于老年患者。

(7)金制剂(gold salts):早期 RA 治疗效果较好。国内只有口服金制剂,初始剂量为 3mg/d,2 周后增至 6mg/d 维持治疗。常见的不良反应有皮疹、瘙痒、腹泻和口炎,个别患者可见肝、肾损伤,白细胞减少、嗜酸性粒细胞增多、血小板减少或全血细胞减少,再生障碍性贫血等。为避免不良反应,应定期查血、尿常规及肝、肾功能。孕妇、哺乳期妇女不宜使用。

3. 糖皮质激素(glucocorticoid,简称激素):一般不作为治疗 RA 的首选药物。使用糖皮质激素的原则是小剂量、短疗程,同时应用DMARDs治疗。小剂量糖皮质激素(每日泼尼松10mg或等效其他激素)能迅速减轻关节疼痛、肿胀,缓解多数患者的症状,并作为DMARDs起效前的"桥梁"作用;此外,近期的许多研究显示,小剂量(≤10mg/d)泼尼松可明显延缓RA患者的病情进展和骨侵蚀,改善关节的影像学表现。但一般认为在下述四种情况可选用激素:①类风湿血管炎,包括多发性单神经炎、类风湿肺及浆膜炎等;②过渡治疗,在重症RA患者,可用小量激素缓解病情;③经正规DMARDs治疗无效的患者;④局部应用,如关节腔内注射可有效缓解关节的炎症。

对于起病较急,关节外表现较多或合并风湿性多肌痛的老年RA患者,激素可做为首选,以便迅速控制症状,随病情改善可将激素逐渐减量或停用。对于因为不良反应等原因不宜使用NSAIDs的老年患者,小剂量激素是一种较安全的一线药物。需要注意的是,应用激素的同时需要合用DMARDs,以达到完全控制病情的目的。此外,激素可导致

骨量减少,增加骨折的危险性,建议同时补钙剂及维生素D预防骨质疏松及缺血性骨坏死。

4. 生物制剂 20世纪90年代末开始在RA治疗中应用的具有明确靶点的新型药物(表10-1-6)。其药物靶点主要集中在与RA发病、发展相关的细胞因子和T、B免疫细胞上。与传统DMARDs相比,生物制剂具有起效快、患者总体耐受性好,延缓、抑制骨破坏效果显著,亦称为生物DMARDs。与传统DMARDs联用,疗效优于单用传统或生物DMARDs。

目前,生物制剂的适应证国内外并无统一标准。一般常用于传统DMARDs无效、相对禁忌或者早期出现进行性关节破坏的患者,目前应用较多的是TNFα拮抗剂。

TNFα拮抗剂应用的禁忌证包括各种活动感染、最近12月内的假体关节关节炎、NYHA分级Ⅲ级以上的充血性心力衰竭、恶性肿瘤、既往脱髓鞘综合征或多发性硬化病史、妊娠或哺乳期妇女。

表 10-1-6 用于 RA 治疗的生物制剂

药物名称 (商品名)	作用机制	用法用量	起效时间	副作用
etanercept (enbrel)	可溶性TNFα受体	皮下注射:25mg每周2次或50mg每周1次	几天至4个月	感染时禁用、轻微的注射局部反应,罕见脱髓鞘反应
infliximab (remicade)	TNFα拮抗剂	初次分别于第0、2、6周静脉注射;3mg/kg,以后每8周注射1次	几天至4个月	输液反应、感染,罕见脱髓鞘反应
adalimumab (humira)	TNFα拮抗剂	皮下注射:40mg,每2周1次	几天至4个月	输注反应、感染(包括结核复发)、罕见脱髓鞘反应
anakinra (kineret)	IL-1受体拮抗剂	皮下注射:100~150mg,每天1次	12周之内起效可持续至24周	感染、中性粒细胞下降、头痛、眩晕、恶心,罕见超敏反应
rituximab (mabThera)	抗人CD20单抗	静脉注射,500~1000mg,每2周1次,连用2~3次	12~24周	初次输液反应、感染
abatacept (orencia)	T细胞抑制剂	初用时分别于第0、2、4周静脉注射,每次500~1000mg,以后每4周1次	16周	头痛、鼻咽炎、恶心、感染、注射反应;不宜与其他生物制剂联用,慎用于慢性阻塞性肺病患者

5. 植物药 植物药在国内RA治疗上的应用比较广泛,对减轻关节症状,改善生存质量有其独特作用。由于缺乏科学的、大样本的对照研究,其远期效果及不良作用亟待进一步研究。目前,临床应用的从植物药提取的多种药物,如雷公藤、白芍总苷、青藤碱等,对RA有肯定的疗效。

(1)青藤碱:口服,每次20~80mg,每日2~3次。主要不良反应为皮疹、皮肤瘙痒,少数患者可有白血病、血小板减少,偶见胃肠不适、恶心、头痛、多汗等。孕妇、哺乳期妇女以及哮喘患者禁用。

(2)白芍总苷:口服,每次600mg,每日2~3次。可引起大便次数增多以及轻度腹痛、腹胀,偶见皮疹。

(3)雷公藤总苷:口服,每次10~20mg,每日2~3次。

主要不良反应有白细胞、血小板减少,可引起月经紊乱、精子减少,可导致肝损害和消化道症状。孕妇、育龄及儿童患者忌用。

老年RA患者肝脏代谢功能及肾小球清除率降低,导致药物代谢动力学改变;出现关节外脏器受累的比例较青年人增多,如肺间质病变;罹患老年人常见疾病如心血管、肝肾疾病、眼部疾病、骨质疏松、糖尿病等的机会大大增加,存在和多种伴随药物相互作用等因素的影响,药物治疗的不良反应明显增加。而目前的治疗方案均来自于青壮年RA患者的治疗。因此,在选择联合用药方案及确定药物剂量时,应充分考虑到上述影响因素,对老年病人用药,特别要注意个体化。给药时要注意治疗方案和药物品种的选择、适当调整剂

量,并进行密切的临床观察。

(三) 外科治疗

经正规内科治疗无效及严重关节功能障碍的患者,可采用外科治疗。常用的手术主要有滑膜切除术、关节形成术、软组织松解或修复手术、关节融合术等。但手术并不能根治RA,故术后仍需内科药物治疗。

七、预防与保健

RA 的致残率比较高,早期诊断、及早开始合理治疗是避免关节毁损发生的根本。只有普及 RA 的一般知识,保持足够的警惕性,才能达到早诊断、早治疗。

如前所述,本病目前尚无根治措施,需要终生治疗。如何克服由于关节疼痛、畸形、功能障碍、生活能力下降、家庭和社会关系发生改变带来的精神压力、抑郁,理性地面对疾病,提高患者治疗的依从性、主动参与治疗,对于有效控制病情、改善关节功能具有重要意义。

RA 是易感人群在反复感染和其他环境因素的共同作用下,诱发自身免疫反应,导致疾病的发生。因此,加强锻炼,增强身体素质,增强抗病能力,可以减少 RA 等疾病的发生,尤其对于有 RA 家族史的女性。对于已经罹患该病的患者,避免感染诱发的病情活动同样重要。生活上应该注意天气变化,及时增减衣服,避免感冒;女性患者应注意个人卫生,避免憋尿,减少泌尿系感染。

饮食上,注意饮食卫生,避免寒凉刺激性饮食;饮食结构上,减少脂肪摄入,适当优质高蛋白和富含维生素(如维生素B_2)、微量元素(硒、锌)的饮食;对于体重超重或肥胖者,应该注意体重控制,保护负重关节。此外,有人认为,摄入鱼油可起到缓解关节症状的作用。

日常生活应注意关节保护,本病主要小关节,尤其双手。可以注意以下几点:①使用大关节从事活动,比如把拎包改为挎包;以手持物时,尽可能用双手,比如端平底锅;②把持物握柄加大,比如在牙刷把上缠绕纱布,以利握持;③避免掌指关节弯曲指关节伸直的动作,如起床时以手掌撑起,避免只有手指;④能推不提,比如推车买菜;⑤工作时尽量坐有靠背的椅子,避免长久站立;⑥久坐、平卧后,先活动关节,再起身。

理想的 RA 的治疗是一个系统工程,需要医患、家庭、社会的共同努力。

(高 明)

▶▶ 参考文献 ◀◀

1. 蒋明,David Yu,林孝义,等. 中华风湿病学. 北京:华夏出版社,2004:697-828.
2. 栗占国,张奉春,鲍春德. 类风湿关节炎. 北京:人民卫生出版社,2009:72-154.
3. 中华医学会风湿病学分会. 类风湿关节炎诊治指南. 现代实用医学,2004,3:184-188.
4. Linos A,Worthington JW,OFallon WM,et al. The epidemiology of rheumatoid arthritis in Rochester,Minnesota:a study of incidence,prevalence,and mortality. Am J Epidemiol,1980,111(1):87-98.
5. Rasch EK,Hirsch R,Paulose-Ram R,et al. Prevalence of rheumatoid arthritisin persons 60 years of age and older in the United States:effect of different methods of case classification. Arthritis Rheum,2003,48:917-926.
6. Olivieri I,Palazzi C,Peruz G,et al. A Management issues with elderly-onset rheumatoid arthritis:an update. Drugs Aging,2005,22:809-822.
7. Villa-Blanco JI,Calvo-Alén J. Elderly onset rheumatoid arthritis:differential diagnosis and choice of first-line and subsequent therapy. Drugs Aging,2009,26:739-750.
8. Tutuncu Z,Kavanaugh A. Rheumatic disease in the elderly:rheumatoid arthritis. Rheum Dis Clin North Am,2007,33:57-70.
9. Pease CT,Bhakta BB,Devlin J,et al. Does the age of onset of rheumatoid arthritis influence phenotype?:a prospective study of outcome and prognostic factors. Rheumatology,1999,38:228-234.
10. Gonzalez-Gay MA,Hajeer AH,Dababneh A,et al. Seronegative rheumatoid arthritis in elderly and polymyalgia rheumatica have similar patterns of HLA association. J Rheumatol,2001,283(1):122-125.
11. Firestein GS,Budd R,Harris ED,et al. Kelley's Textbook of Rheumatology. 8th ed. Philadelphia:Saunders,1981:2131.
12. Soubrier M,Mathieu S,Payet S,et al. Elderly-onset rheumatoid arthritis. Joint Bone Spine,2010,77(4):290-296.
13. Hirshberg B,Muszkat M,Schlesinger O,et al. Safety of low safety profile of leflunomide in rheumatoid arthritis:actual dose methotrexate in elderly patients with rheumatoid arthritis. practice compared with clinical trials. Clin Exp Rheumatol Postgrad Med J,2000,76:787-789.
14. 吴东海. 老年发病的类风湿关节炎的诊治进展. 实用老年医学,2002,4:180-182.

第二节 干燥综合征

一、概 述

干燥综合征(Sjogren syndrome,SS)是一种系统性自身免疫病。主要累及外分泌腺,典型表现为口、眼干燥,也可累及腺体外其他器官,而出现多系统损害的症状。受累器官可见大量淋巴细胞浸润,血清中可检测到多种自身抗体。

本病分为原发性和继发性两类,前者指不具另一诊断明确的结缔组织病(CTD)的干燥综合征。后者是指发生于另一诊断明确的 CTD 如系统性红斑狼疮、类风湿关节炎等的干燥综合征。本文主要叙述原发性干燥综合征。

本病女性多见,男女比为 1:9～20。发病年龄多在40～50 岁,也见于儿童。1993 年国内流行病学调查材料发现原发性干燥综合征患病率为 0.33%～0.77%。国外报告在老年人群中患病率高达 1.9%～4.8%。

二、病 因 学

（一）遗传因素

近年来通过免疫遗传学研究测定，某些主要组织相容性复合体（MHC）的基因的频率在干燥综合征患者中增高。同正常对照人群相比，原发性干燥综合征患者 HLA-B8、HLA-DR3、HLA-DRw52 分子高表达。临床上还发现某些 HLA 基因与干燥综合征自身抗体的产生和严重程度相关。如具有 HLA-DQ 抗原的干燥综合征患者多具有高滴度的抗SSA，抗 SSB 抗体，且临床症状较重。

同时，干燥综合征患者中有姐妹、母女同时患病者，这也提示了本病的患病中有遗传因素存在。

（二）病毒感染

研究发现，多种病毒与干燥综合征的发病与病情持续有关。如 EB 病毒、疱疹病毒 6 型、巨细胞病毒、逆转录病毒、丙型肝炎病毒等。

（三）性激素

干燥综合征患者体内雌激素水平升高，且干燥综合征患者大多数为女性，推测与雌激素升高有关。

三、发病机制和病理生理

干燥综合征的病因和发病机制一直是一个研究热点，但至今尚未阐明。一般认为它的发生发展可分为三个阶段：①某一环境因子作用于有遗传敏感性的个体引起自身免疫反应。②外分泌腺有原位免疫反应，可吸引更多的 T 细胞到达腺体内。由此而产生的细胞因子使炎症持续下去并激活 B 淋巴细胞，导致机体体液免疫和细胞免疫的异常。③不断产生的炎症引起组织损伤。

干燥综合征患者的外分泌腺上皮细胞可作为抗原呈递细胞起作用。受累腺体的上皮细胞不适当地表达 Ⅱ 型分子，且为 c-myc 原癌基因和促炎细胞携带信息，这些细胞经历了程序性细胞死亡（凋亡），最终引起外分泌腺功能障碍。

本病患者 B 淋巴细胞激活后产生多种自身抗体，使免疫球蛋白数量升高。其中，Ro/SSA 自身抗原包含三条多肽链（52kDa、54kDa 和 60kDa），可与 RNAs 相结合；48-kDa 的 La/SSB 蛋白与 RNA Ⅲ 聚合酶转录因子结合。Ro/SSA 和 La/SSB 阳性的干燥综合征患者发病较早，病程相对较长，可有唾液腺增生和严重淋巴细胞浸润，并有腺外表现如淋巴结病变，紫癜和血管炎，在干燥综合征的发病中起重要作用。最近发现的Ⅲ型毒蕈样乙酰胆碱（M3）抗体可阻断自主神经对残余外分泌腺体的调节作用，并产生腺体外神经功能紊乱症状。

有学者报道干燥综合征患者的唇腺上皮细胞及单个核细胞内有 IL-1β、IL-6、TNF-α、IFN-γ 的 mRNA 表达，提示细胞因子参与了干燥综合征的局部及唇腺炎的发病过程。

本病主要有两种病理改变：外分泌腺炎及血管炎。在柱状上皮细胞组成的外分泌腺体间有大量淋巴细胞包括浆细胞及单核细胞的浸润，这种聚集的淋巴细胞浸润性病变是本病的特征性病理改变。它出现在唾液腺（包括唇、腭部的小涎腺）、泪腺（包括眼结膜的小泪腺）、肾间质、肺间质、消化道黏膜、肝汇管区、胆小管及淋巴结，最终导致局部导管和腺体的上皮细胞增生，继之退化、萎缩、破坏、以纤维组织代之，甚至丧失其应有的功能。有人把唾液腺、泪腺以外组织中出现

大量的淋巴细胞浸润称为假性淋巴瘤。血管炎可由冷球蛋白血症、高球蛋白血症及免疫复合物沉积引起，是本病并发肾小球肾炎、神经系统病变、皮疹、雷诺现象的病理基础。

四、临床表现

多数干燥综合征患者有泪腺和唾液腺功能受损。疾病进展缓慢，开始可有黏膜干燥或非特异性症状，经过 8～10 年，疾病逐渐进展并达到干燥综合征的诊断标准。

（一）局部表现

1. 口干燥症　因唾腺病变，使唾液黏蛋白缺少而引起下述常见症状：①有 70%～80% 病人诉有口干，吞咽较干的食物困难，不能持续讲话，口腔烧灼感觉，但不一定都是首症或主诉，严重者因口腔黏膜、牙齿和舌发黏以致在讲话时需频频饮水，进固体食物时必须伴水或流食送下，有时夜间需起床饮水等。②猖獗性龋齿，约 50% 的病人出现多个难以控制发展的龋齿，表现为牙齿逐渐变黑，继而小片脱落，最终只留残根。是本病的特征之一（图 10-2-1）。③成人腮腺炎，50% 病人表现有间歇性交替性腮腺肿痛，累及单侧或双侧。大部分在 10 天左右可以自行消退，但有时持续性肿大。少数有颌下腺肿大，舌下腺肿大较少。有的伴有发热。对部分有腮腺持续性肿大者应警惕有恶性淋巴瘤的可能。④舌部表现唾液浑浊。为舌痛，舌面干、裂，舌乳头萎缩而光滑。⑤口腔黏膜出现溃疡或继发感染。

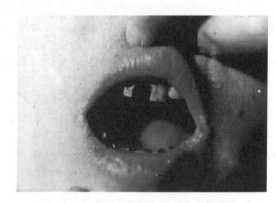

图 10-2-1　干燥综合征口腔受累的临床表现
干燥综合征的口腔检查特异性表现：舌面干燥，
牙齿变黑，小片脱落，只留残根

2. 干燥性角结膜炎　干燥综合征患者可有眼睛受累。因泪腺分泌的黏蛋白减少而出现眼干，下眼睑沙砾感，发热，眼内眦分泌物黏着，流泪减少，严重者哭时无泪。结膜角膜红肿、瘙痒，眼睛疲劳和光过敏。这些症状由角膜和球结膜上皮损害引起，称为干燥性角膜结膜炎。部分病人有眼睑缘反复化脓性感染、结膜炎、角膜炎等。70 岁以上老年干燥综合征眼部客观检查阳性率较其他年龄组减低。

其他外分泌腺较少受累，上下呼吸道的黏膜腺分泌减少可致鼻干、咽干和气管干燥（气管干燥症）。胃肠道外分泌腺分泌减少可致食管黏膜萎缩，萎缩性胃炎和亚临床胰腺炎。外生殖器干燥可引起性交困难。患者可有皮肤干燥。

（二）系统表现

除口、眼干燥表现外病人还可出现全身症状如乏力、低热等。约有 2/3 的病人出现系统损害。

1. 皮肤 皮肤病变的病理基础为局部血管炎。有下列表现：①过敏性紫癜样皮疹：多见于下肢，发生率约为11%，为米粒大小边界清楚的红丘疹，压之不退色，分批出现。每批持续时间约为10天，可自行消退而遗有褐色色素沉着；②结节红斑：较为少见；③雷诺现象：发生率约为37%，多不严重，不引起指端溃疡或相应组织萎缩。

2. 骨骼肌肉 约60%以上的病人出现关节痛。仅小部分表现有关节肿胀但多不严重且呈一过性。关节结构的破坏非本病的特点。肌炎见于约5%的病人。

3. 肾 国内报道约有30%~50%病人有肾损害，主要累及远端肾小管，表现为因Ⅰ型肾小管酸中毒而引起的低血钾性肌肉麻痹，严重者出现肾钙化、肾结石及软骨病。表现为多饮、多尿的肾性尿崩亦常出现于肾小管酸中毒病人。通过氯化铵负荷试验可以看到约50%病人有亚临床型肾小管酸中毒。近端肾小管损害较少见。小部分病人出现较明显的肾小球损害，临床表现为大量蛋白尿、低白蛋白血症甚至肾功能不全。

4. 肺 约14%的病人有肺部受累。轻度受累者出现干咳，重者出现气短。肺部的主要病理为间质性病变，部分出现弥漫性肺间质纤维化，少数人可因此而呼吸衰竭而死亡。早期肺间质病变在肺X线片上并不明显，只有高分辨肺CT方能发现。另有小部分病人出现肺动脉高压。有肺纤维化及重度肺动脉高压者预后不佳。

5. 消化系统 胃肠道可以因其黏膜层的外分泌腺体病变而出现萎缩性胃炎、胃酸减少、消化不良等非特异性症状。肝脏损害见于约20%的病人，临床谱从黄疸至无临床症状而有肝功能损害不等。肝脏病理呈多样，以肝内小胆管壁及其周围淋巴细胞浸润，界板破坏等改变为突出。慢性胰腺炎亦非罕见。

6. 神经 累及神经系统的发生率约为5%。以周围神经损害为多见，不论是中枢或周围神经损害均与血管炎有关。原发性干燥综合征伴有血管炎的患者可有多灶性、复发性和进展性神经病变，如轻偏瘫、横纹肌改变，半身感觉缺失，癫痫发作和运动疾病；也有无菌性脑膜炎和多发性硬化。约半数的干燥综合征患者可有感觉性听力丧失，多与抗心磷脂抗体有关。

7. 血液系统 本病可出现白细胞减少，发生率为13%，13%的患者出现血小板减少，但两者不一定同时出现。血小板低下严重者可出现出血现象。贫血的发生率约为20%。干燥综合征的早期患者淋巴结病变的发生率为14%。脾肿大的发生率为3%。干燥综合征的晚期，可出现淋巴瘤。表现为持续性腮腺肿大，淋巴结病变，皮肤血管炎，外周神经病

变，淋巴细胞减少和冷球蛋白血症。大多数淋巴瘤发生在结外，B细胞周边区，且为低度恶性。唾液腺是最常见的受累部位。国外报道中约44倍高于正常人群。在干燥综合征中出现的几率为6%。发病年龄越早，出现淋巴瘤的几率越高。国内的原发性干燥综合征病人还发现有血管免疫母淋巴结病（伴巨球蛋白血症）、非霍奇金淋巴瘤、多发性骨髓瘤等疾病。

8. 实验室检查

(1)自身抗体：本病可有多种自身抗体出现，45.7%的患者可有抗核抗体滴度升高，抗SSA、抗SSB抗体的阳性率分别为70%和40%（70岁以上老年人阳性率低于其他年龄组），约5%~10%可以出现抗RNP抗体和抗着丝点抗体。43%的患者类风湿因子阳性，约20%的患者出现抗心磷脂抗体。近年来，抗α-胞衬蛋白抗体诊断干燥综合征敏感性为52%~95%，特异性为87%~100%，β-胞衬蛋白也有一定意义。Ⅲ型毒蕈样乙酰胆碱(M3)受体抗体与SS有关。抗M3受体抗体对SS诊断的敏感性为80%~90%，特异性为90%。

(2)免疫球蛋白：由于淋巴细胞高度增殖，90%以上的患者有高球蛋白血症，呈多克隆性且强度高，可引起紫癜，血沉快等。少数患者出现巨球蛋白血症，或但克隆性高丙种球蛋白血症，或冷球蛋白血症；出现这些情况需警惕并发恶性淋巴瘤或多发性骨髓瘤的可能。国外学者研究提示，口干、眼干在70岁以上干燥综合征的发病率为分别为98%、91%。由于口干、眼干的症状在正常老年人中也较常见（在80岁以上的老年人群的发生率为3%~4%），因此在诊断中应综合实验室检查本文作者总结了84例干燥综合征患者的临床资料，发现大于60岁以上老年组患者口干、眼干及猖獗龋的阳性率分别为80.0%、76.7%及43.3%，明显高于中青年组57.4%、51.9%及20.4%；类风湿因子(RF)升高及抗SSA抗体、抗SSB抗体阳性的几率分别为13.0%、36.7%及16.7%，明显低于中青年组44.4%、59.3%及42.6%；老年组白细胞减低及甲状腺受累的阳性率分别为13.3%及10.0%，均低于中青年组48.1%及37.0%（以上$P<0.05$）。因此，老年干燥综合征的诊断应更多地依据唇腺活检资料。

五、诊断和鉴别诊断

(一)诊断

干燥综合征缺乏特异的临床表现和实验室检查，因而迄今无公认的诊断标准。目前普遍应用2002年干燥综合征国际分类(诊断)标准，内容见表10-2-1。

表10-2-1 干燥综合征分类标准的项目

干燥综合征分类标准的项目
Ⅰ口腔症状：3项中有1项或1项以上
1. 每日感口干持续3个月以上
2. 成年后腮腺反复或持续肿大
3. 吞咽干性食物时需用水帮助

续表

干燥综合征国际诊断(分类)标准(2002 年修订)

Ⅱ眼部症状:3 项中有 1 项或 1 项以上

　　1. 每日感到不能忍受的眼干持续 3 个月以上

　　2. 有反复的砂子进眼或砂磨感觉

　　3. 每日需用人工泪液 3 次或 3 次以上

Ⅲ眼部体征:下述检查任 1 项或 1 项以上阳性

　　1. Schirmer Ⅰ 试验(+)(≤5mm/5 分)(图 10-2-2)

　　2. 角膜染色(+)(≥4van Bijsterveld 计分法)(图 10-2-3)

Ⅳ组织学检查:下唇腺病理示淋巴细胞灶≥1(指 4mm² 组织内至少有 50 个淋巴细胞聚集于唇腺间质者为一灶)(图 10-2-4)

Ⅴ唾液腺受损:下述检查任 1 项或 1 项以上阳性

　　1. 唾液流率(+),即 15 分钟内只收集到自然流出唾液≤1.5ml(正常人>1.5ml)

　　2. 腮腺造影(+);即可见末端腺体造影剂外溢呈点状、球状的阴影(图 10-2-5)

　　3. 唾液腺同位素检查(+),即唾腺吸收、浓聚、排出核素功能差

Ⅵ自身抗体:抗 SSA 或抗 SSB(+)(双扩散法)

上述项目的具体分类

1. 原发性干燥综合征　无任何潜在疾病的情况下,有下述 2 条则可诊断
　　a. 符合表 10-2-1 中 4 条或 4 条以上,但必须含有条目Ⅳ(组织学检查)和/或条目Ⅵ(自身抗体)
　　b. 条目Ⅲ、Ⅳ、Ⅴ、Ⅵ 4 条中任 3 条阳性

2. 继发性干燥综合征　患者有潜在的疾病(如任一结缔组织病),而符合表 10-2-1 的 Ⅰ 和 Ⅱ 中任 1 条,同时符合条目Ⅲ、Ⅳ、Ⅴ 中任 2 条

3. 必须除外　颈头面部放疗史,丙肝病毒感染,AIDS,淋巴瘤,结节病,GVH 病,抗乙酰胆碱药的应用(如阿托品、莨菪碱、溴丙胺太林、颠茄等)

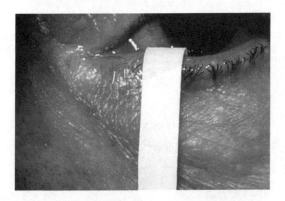

图 10-2-2　Schirmer 试验<5mm 滤纸湿/5min
Schirmer Ⅰ 试验为反映泪腺基础分泌的实验。在有/无表麻情况下,将标准滤纸放在下眼睑外侧,嘱被测者注视前方,5 分钟后滤纸变色小于 5mm 为阳性(正常人的湿长不少于 10mm/5min)

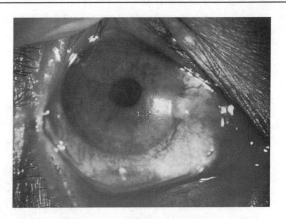

图 10-2-3　Rose Bengal 角膜染色
于受检眼下穹部滴 1‰虎红眼液约 20μl,轻揉上下眼睑使其弥散分布,然后用生理盐水冲洗,呈玫瑰色者为阳性。Bijsterveld 把眼表分为三个区域,用于虎红染色的评分,依次为鼻侧球结膜、角膜和颞侧球结膜。每一个区域评为 0~3 分,0 分无染色,1 分为少许点状染色,2 分为介于 1 分和 3 分两者之间的较多点状染色,3 分为全染色

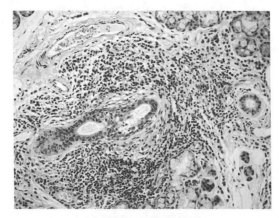

图 10-2-4　唇腺病理

下唇腺病理示淋巴细胞灶≥1 个(指 4mm² 组织内至少有 50 个淋巴细胞
聚集于唇腺间质者为一灶)

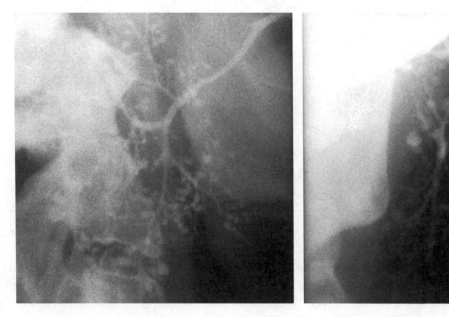

图 10-2-5　腮腺造影

腮腺管注入碘化油 1~2ml,消毒棉球压迫腮腺管口,摄充盈像 X 线片,含醋 5 分钟,再摄排空像 X 线片。
具有以下表现为阳性,包括:末梢导管的斑点状扩张,小球状扩张,导管扩张融合成腔洞状,导管破坏,造
影剂外溢,主导管无改变,分支导管稀疏甚至不显影

上述诊断标准经我国的初步验证,得其特异性为 98%,敏感性为 87%。在临床工作中干燥综合征的诊断要结合患者的具体情况,既不应受限于本标准,以免遗漏早期不典型患者,但又要具备本标准中有力的依据,如重视本标准中的血清学和唇腺病理结果,以免造成误诊。对于老年人,因自身抗体出现的阳性率随年龄的增加而增加,且多器官功能衰退,关节痛,疲劳,抑郁等症状可能由其他疾病引起,很多症状也极容易被忽视,故诊断标准的敏感性和特异性均受影响,临床上一定要综合分析,合理判断。

(二)鉴别诊断

干燥综合征的临床表现多种多样,病人可因某一症状突出而到眼科、口腔科、呼吸科、肾内科、神经科就诊,因此应加强科普教育和各科室的交流、协作,使各科医师对此病都有了解。当病人无口眼干燥症状,而以腺体外受累为主要表现,如皮疹、关节痛、低钾肌无力时,往往容易误诊漏诊。因关节痛,类风湿因子阳性易误诊为类风湿关节炎;因转氨酶高易误诊为慢性肝炎,因抗核抗体阳性易误诊为系统性红斑狼疮;当干燥综合征以肾小管酸中毒、间质性肺炎、外周神经炎、慢性胰腺炎为突出表现时,临床医生可能会因为症状性诊断而忽略它是干燥综合征的一个局部表现。尤其对老年人,因其起病隐匿,且多同时合并有高血压、糖尿病及老年痴呆等,临床表现很不特异,更应该提高警惕,以免延误诊断。

此外,外分泌的任一环节功能失常都可引起口、眼干燥的症状和相关检查异常。干燥综合征需和其他导致口干、眼干和腮腺肿大的疾病鉴别(表 10-2-2)。如 HIV 感染,C 型肝炎病毒感染和结节病。对于老年口干患者,首先应排除药物因素所致,很多抗抑郁药,抗精神病药,抗高血压药都有抗胆碱能或抗肾上腺能作用,极易引起口干的症状出现。

表 10-2-2 干燥综合征的鉴别诊断

口干	眼干	双侧腮腺肿大
病毒感染	炎症	病毒感染
药物	Stevens-Johnson 综合征	腮腺炎
精神治疗药物(阿米替林)	phemphigoid	流感
交感神经阻滞药	慢性结膜炎	Epstein-Barr
抗高血压药物	慢性睑炎	柯萨奇病毒 A
心理作用	中毒	巨细胞病毒
接触放射物质	烧伤	HIV
糖尿病	药物	类肉瘤病
创伤	神经病学疾病	淀粉样变
干燥综合征	泪腺功能受损	干燥综合征
	眼睑功能受损	代谢疾病
	各种疾病	糖尿病
	创伤	高脂蛋白血症
	维生素 A 缺乏	慢性胰腺炎
	眨眼异常	肝硬化
	眼睑结痂	内分泌
	角膜麻痹	肢端肥大
	上皮不规则	性腺功能低下

六、治疗与预防

干燥综合征是一种慢性疾病,临床表现各种各样,大部分病人预后良好。目前尚无肯定的药物改变其病程。主要是采取措施改善症状,控制和延缓因免疫反应而引起的组织器官损害的进展,预防继发性感染。

1. 口腔护理及口干燥症的治疗 对于口干燥症患者,应避免吸烟、饮酒,避免服用引起口干加重的药物如阿托品、吩噻嗪、三环类抗抑郁药,解痉药,抗帕金森药,避免长期应用 H_2 受体阻滞剂包括西咪替丁,雷尼替丁及法莫替丁等。

注意口腔卫生和做好口腔护理,餐后一定要用牙签将食物残渣清除,并勤漱口,减少龋齿和口腔继发感染。发生口腔溃疡时,可先用生理盐水棉球擦洗局部,再用 5% 灭滴灵涂擦,避免使用甲紫,以免加重口腔干燥症状。对口腔继发真菌感染者,外用制霉菌素片 50 万 U 溶于 500ml 生理盐水,每次 10~20ml,3~4 次/日漱口,或给予 4% 碳酸氢钠溶液 10~20ml/次,3~4 次/日漱口,严重者可给予氟康唑 50mg/d,连服 7~14 日。对唾液引流不畅发生化脓性腮腺炎者,应及早使用抗生素(抗菌谱包含 G⁺ 球菌及厌氧菌:如 B 内酰胺类抗生素＋甲硝唑),避免脓肿形成。

可用无糖柠檬水和酸性食物刺激唾液分泌。茴三硫片(每次 25mg,每日 3 次)可缓解口干症状;必嗽平(溴己新片)有黏液溶解作用,每次 16mg,每日 3 次口服,可以改善口干症状;沐舒坦(每次 30mg,每日 3 次)、复方鲜竹沥(每次 10~20ml,每日 3 次)、中药川贝类止咳化痰药、罗汉果等代茶饮

均可改善干燥症状。口干症状严重者可口服副交感胆碱能 M_3 受体的激动剂盐酸毛果芸香碱(匹罗卡品片),每次 5~7.5mg,每日 3 次,分可使唾液分泌提高 20%~40%,症状改善约需 2 个月,长期服用不产生耐药,但停药后症状复发。本类药物有一定疗效但亦可引起面部潮红、出汗及尿频等不良反应,目前未发现此类药物哮喘、支气管炎及慢性阻塞性肺病有明显不良影响,但在这些疾病应该慎用。

中药制剂如白芍总苷对缓解干燥综合征的干燥症状及关节疼痛有效,用法为 1~2 片/次,每日 2~3 次,偶有患者出现腹泻,但对症治疗(中药陈皮代茶饮)多能好转,若不能好转可以减量为 1 片/次,每日 2~3 次。另外一些中药方剂可能对本病的治疗有一定作用。本文作者研究发现,老年干燥综合征患者对白芍总苷具有很好的耐受性和依从性,可能与老年人胃肠道功能低下,普遍存在便秘现象,白芍总苷有一定的缓泻作用有关。

2. 眼睛护理及干眼征的治疗 应尽量避免应用降低泪液分泌的制剂如利尿剂,抗高血压药和抗抑郁药。使用人造泪液(5% 甲基纤维素)滴眼和改善环境(如使用加湿器)可以缓解眼干症状,使用金霉素眼膏,润舒滴眼液可以保护角膜,减轻角膜损伤和不适,减少感染机会。如果出现角膜溃疡,建议做眼修补和用硼酸软膏治疗。

3. 皮肤护理 对汗腺受累引起的皮肤干燥、脱屑和瘙痒等,要少用或不用碱性肥皂,选用中性肥皂。可以用复方甘油止痒乳,维生素 E 乳及市售润肤露等都有很好的保护皮肤作用。要勤换衣裤、被褥,保持皮肤清洁。原发性干燥综

合征有皮损者应根据皮损情况予以清创换药,如遇感染可适当使用抗生素。有阴道干燥瘙痒、性交灼痛,应注意阴部卫生,可适当使用洁尔阴洗液或润滑剂如甘油、蓖麻油等。

4. 呼吸道护理　将室内湿度控制在50%～60%,温度保持在18℃～21℃,可以缓解呼吸道黏膜干燥所致干咳等症状,并可预防感染。对痰黏稠难以咳出的病人可做雾化吸入。必要时可加入抗生素和糜蛋白酶,以控制感染和促进排痰。

5. 肌肉、关节痛　可用非甾体抗炎药如双氯芬酸钠每次50mg,3次/日,对有消化性溃疡及胃肠道不良反应者及老年人,可用选择性或特异性COX-2受体抑制剂如塞来昔布胶囊每次100～200mg,1～2次/日,美洛昔康每次7.5～15mg,1～2次/日等,但对合并严重心脏病者应慎重。

6. 低钾血症　纠正低钾血症的麻痹发作可采用静脉补钾(氯化钾),待病情平稳后改口服钾盐液或片(如10%枸橼酸钾每次10ml,3次/日,或氯化钾缓释片0.5～1.0g,2次/日),有的病人需终身服用,以防低血钾再次发生。或多进食含钾丰富的食物如香蕉、橘子、果珍等。多数病人低血钾纠正后可较正常生活和工作。

7. 系统损害　目前国际上对干燥综合征脏器受累的治疗尚无定论,也没有大规模的循证医学资料。一般认为应以受损器官及严重度而进行治疗:对有神经系统病变、肾小管酸中毒、肺间质性病变、肝脏损害、血小板降低、肌炎及高丙种球蛋白血症等腺体外受累者,则须根据病情轻重给予肾上腺皮质激素及免疫抑制剂治疗,剂量因疾病的轻重不同而异。TNF-α拮抗类生物制剂对干燥综合征的疗效有限。有学者尝试应用CD20单抗治疗干燥综合征,目前无明确肯定疗效。对出现恶性淋巴瘤者,宜按肿瘤治疗原则根据组织类型、部位及范围采用化疗和/或放疗治疗。血液净化疗法对干燥综合征血液系统抗体滴度减低及高丙种球蛋白血症有一定意义。

一般认为,对干燥综合征无脏器损伤者,可考虑白芍总苷600mg,3次/日;或羟氯喹200～400mg/d;或糖皮质激素:泼尼松0.5mg/(kg·d)(最大剂量≤40mg/d)×4周,继以规律减量(每周减2.5mg至10mg/d)维持。

对于肺间质性病变患者,可考虑糖皮质激素+环磷酰胺:泼尼松0.5～1.0mg/(kg·d)×4周,其后规律减量(每周减2.5mg至10mg/d)维持;同时加用环磷酰胺100mg/d持续治疗,或雷公藤总苷20mg,3次/日持续治疗,也有学者用来氟米特、青霉胺、秋水仙碱长期口服或依地酸钙钠静脉滴注等治疗肺纤维化。

对血小板减少(<50×10⁹/L)患者,可考虑应用中等剂量糖皮质激素+环磷酰胺;或中等剂量糖皮质激素+环孢素[3～5mg/(kg·d)监测环孢素浓度以调整剂量],激素应规律减量;重症患者需要大剂量激素冲击或免疫吸附治疗。

对肝脏病变患者,合并原发性胆汁性肝硬化可给予UDCA(优思弗)13～15mg/(kg·d);或中等剂量糖皮质激素(注意规律减量)+优思弗治疗。

就目前而言,我们没有足够的临床证据证明哪种治疗是最科学的,需要我们认真地加以研究,根本改变干燥综合征治疗的混乱。目前,由北京协和医院牵头的国家"十一五"科技攻关项目对干燥综合征的治疗提出了一些方案:相关结果正在进一步研究中。希望在不久的将来,能够看到我国在干燥综合征治疗方面的循证医学证据。

值的提出的是,由于老年人各器官功能衰退,且很多人同时存在高血压、糖尿病、冠心病及肾功能不全等基础疾病,因此,在选择激素及免疫抑制剂治疗时宜相对保守,随年龄增加应适当减小药物剂量,且在应用时,一定要分清各种疾病的轻重缓急,同时需严密监测预防药物不良反应发生。

七、预　后

本病预后较好,有内脏损害者经恰当治疗后大多可以控制病情达到缓解,但停止治疗又可复发。内脏损害中出现进行性肺纤维化、中枢神经病变、肾小球受损伴肾功能不全、恶性淋巴瘤者预后较差,其余有系统损害者经恰当治疗大部分都能使病情缓解甚至康复到日常生活和工作。

(程永静　黄慈波)

▶ 参考文献 ◀

1. Nordmark G, Rousman F, Ronnblom L, et al. Autoantibodies to alpha-Fodrin in primary Sjögren's syndrome and SLE detected by an in vitro transcription and translation assay. Clin Exp Rheumatol. 2003,41:49-56.

2. 赖蓓,陈巧林,张翠华,等. 免疫印迹法检测抗胆碱能毒蕈碱受体E抗体及其在干燥综合征诊断中的意义. 中华风湿病学杂志,2005,9:409-412.

3. Diep JT, Gorevic PD. Geriatric autoimmune diseases:systemic lupus erythematosus,Sjogren's syndrome,and myositis. Geriatrics,2005,60:32-38.

4. 程永静,王芳,黄慈波. 老年干燥综合征患者的临床特点及相关因素分析. 中华老年医学杂志,2011,30(8):667-670.

5. Vitali C,Bombardieri S,Jonsson R,et al. Classication criteria for Sjogren's syndrome:a revised version of the European criteria proposed by the American European Consensus Group. Ann Rheum Dis,2002,61:554-558.

6. 赵岩,贾宁,魏丽. 原发性干燥综合征2002年国际分类(诊断)标准的临床验证. 中华风湿病学杂志,2003,7:537-540.

7. 中华医学会风湿病学分会. 干燥综合征. 风湿性疾病诊疗指南,2003:40-44.

8. 程永静,黄慈波. 干燥综合征的诊断治疗进展. 临床药物治疗杂志,2010,1:7-9.

第十一章

造血和血液系统疾病

第一节 贫 血

贫血的定义是指血液循环中红细胞量或血红蛋白水平减少,低于同海拔水平、同年龄、同性别健康人的正常参考值。贫血的评价指标包括血红蛋白、红细胞计数和血细胞比容,国内诊断贫血的标准定为:成年男性血红蛋白$<120g/L$,红细胞$<4.5\times10^{12}/L$或血细胞比容<0.42;成年女性血红蛋白$<110g/L$,红细胞$<4.0\times10^{12}/L$或血细胞比容<0.37。由于血红蛋白与贫血的病理生理改变直接相关,且精确性和可重复性等于甚至优于其他指标,临床上更多采用血红蛋白水平作为贫血判定指标。许多因素可能影响健康人血红蛋白水平,包括种族、居住海拔、吸烟以及血浆容量的生理性波动等。世界卫生组织建议成年男性血红蛋白$<130g/L$、成年女性血红蛋白$<120g/L$即为贫血。贫血是老年人常见的健康问题,常导致老年人群死亡率增加、生活质量的下降。在老年人,贫血由于其疲乏、无力、气短等症状常被归咎于老龄或伴发的心血管疾病,在临床上极易被忽略。

一、病理生理

红细胞的主要生理功能是携带氧气为组织供氧,同时排出二氧化碳。贫血造成的后果主要是缺氧,此时机体可出现一系列代偿变化以缓和组织缺氧。

(一) 血红蛋白降低对氧的亲和力

血红蛋白下降时造成组织缺氧,此时红细胞内2,3-二磷酸甘油酸(2,3-DPG)生成增加,使血红蛋白对氧的亲和力下降,氧解离曲线右移,增加氧的释放供组织利用,缓解病人的缺氧症状。在慢性贫血的病人,常常能够耐受较严重程度的贫血,主要依靠2,3-DPG增高这一代偿机制。

(二) 血流重新分布

贫血发生后,为保障需氧量高的重要器官(心、脑、肌肉)的供氧,机体能自动调节不同器官的血流分配。在贫血时对缺氧耐受性较高的脏器如皮肤、肾脏等供血的血流会明显减少,以保证心、脑、肌肉的血液供应。

(三) 心功能的变化

贫血状态下心跳加速、心输出量增加使血液循环加速,从而组织能有更多机会得到氧。贫血时由于血粘度较低并伴有血管扩张,使外周阻力下降,也可以使血流加速,从而维持较高的心输出量,代偿性增加组织供氧。一般轻度贫血时静息状态下心输出量变化不大,当血红蛋白$<70g/L$时,心输出量即明显增加。

正常情况下心肌可以耐受较长时间的高动力循环,但在老年患者,贫血程度严重、长时间心肌过度运动以及冠心病等基础病变,可能导致冠状动脉供氧不足,出现心绞痛、心功能不全甚至心肌梗死。心力衰竭时血浆量增加,反过来又加重心脏负担而使心力衰竭更加严重。研究显示在老年充血性心力衰竭的病人合并贫血的患者比无贫血的患者死亡率显著增高,急性心肌梗死合并贫血的老年患者30天死亡率显著高于非贫血者;多因素分析血红蛋白下降1g/dl,死亡危险增加13%,提高血红蛋白水平能提高终末器官功能。

(四) 肺功能的变化

贫血患者在体力活动时常有呼吸加快、加深,一般贫血时血氧分压并无明显改变,呼吸加快并不能增加组织氧气供应,这主要是由于机体对组织缺氧的反应,可能缺氧时二氧化碳增高,通过呼吸中枢引起呼吸加快;此外,还可能与潜在的充血性心力衰竭有关。

二、流行病学

在老年人,贫血发生率随年龄增长而增高,尤以85岁以上发生率最高(图11-1-1,图11-1-2)。在Ezekowitz的研究中,年龄与贫血发生率的OR值为1.01/年($P=0.002$);BLSA研究以两年间隔动态随访健康老人,有21%出现贫血,与基线相比,血红蛋白每年下降0.0552g/dl($P<0.001$),血浆促红细胞生成素水平每年上升0.376mIU/ml($P<0.001$)。据2002年我国居民营养与健康状况调查结果显示,在60岁以上农村人群超过1/4被调查者患贫血,60岁以上城市人群也有$15\%\sim20\%$贫血;美国第三次全国健康与营养调查(NHANES Ⅲ)的研究显示有11%的男性和10.2%的女性65岁以上的人口贫血。卧床老人贫血发病率高于生活自理老人,住院老人贫血发病率高于社区居住老人。随着老龄化的到来,老年贫血将成为21世纪严重的公共卫生问题。

三、病 因

很多原因可以导致贫血,导致贫血的发病机制大致可归纳为红细胞生成不足或减少、红细胞破坏过多(溶血)和失血三类,老年人贫血最常见的原因是营养缺乏和慢性病(肾脏疾病、感染、肿瘤、慢性炎症性疾病)。

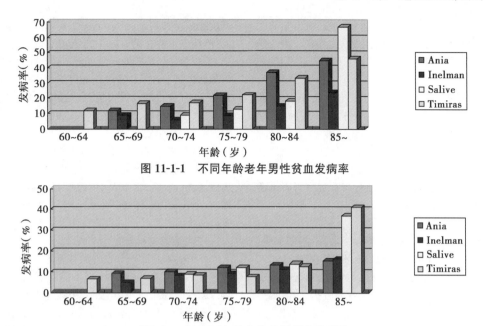

图 11-1-1　不同年龄老年男性贫血发病率

图 11-1-2　不同年龄老年女性贫血发病率

（一）红细胞生成不足

任何原因导致造血原料的不足、造血干细胞异常、骨髓微环境改变均可导致红细胞生成障碍。

1. 造血原料缺乏　无论是铁缺乏或是叶酸、维生素 B_{12} 缺乏均可导致红细胞生成障碍,造成贫血。NHANESⅢ研究结果显示营养性贫血占到老年贫血 1/3;铁缺乏主要和慢性失血有关,叶酸缺乏常常与过度饮酒和营养不良有关,而萎缩性胃炎是导致维生素 B_{12} 缺乏常见原因。在我国少数边远贫困地区,摄入不足仍可能是导致营养性贫血的主要原因。

2. 造血干细胞异常　主要表现为造血干细胞数量减少或质量异常,临床主要表现为以下类型:①骨髓衰竭:包括再生障碍性贫血、范可尼贫血(Fanconi anemia);②先天性红细胞生成异常性贫血;③造血干细胞克隆性疾病:如骨髓增生异常综合征(MDS)、急性髓系白血病、骨髓纤维化等;④骨髓抑制:放化疗导致的干细胞损伤;⑤骨髓转移癌。

衰老可能影响多能干细胞数量,在骨髓长期培养实验中,造血维持的长短与供者的年龄成反比,但无论动物研究还是人体研究均未见到定向祖细胞及分化的血细胞数随年龄升高而下降,且老年人红细胞的寿命无改变,红细胞容量正常。

Pang 等发现原因不明老年贫血骨髓造血干细胞数量明显增高(是正常对照老年人 1.5 倍、青年人的 2.8 倍),多能祖细胞也明显增高(是正常对照老年人 2.6 倍、青年人的 5.8 倍),髓系祖细胞也同样增高。但造血干细胞培养显示 CFU-GM 增高,而红系集落 CFU-E 和 BFU-E 明显减少,提示原因不明老年贫血患者骨髓造血干细胞不少但红细胞分化成熟障碍。

3. 骨髓微环境异常　骨髓微环境包括由骨髓基质细胞、淋巴细胞、造血调控因子、微循环、神经内分泌因子等所构成复杂网络,当微环境遭到破坏时,造血干细胞将无法得到自我更新、成熟分化的必需条件和场所。如慢性肾功能不全、垂体或甲状腺功能低下、肝病等均可引起促红细胞生成素不足而导致贫血;T 淋巴细胞异常活化是导致再生障碍性贫血的主要原因;感染或肿瘤性疾病能诱导体内多种炎症因

子,通过对造血负调控作用导致贫血,如慢性病性贫血。Ferrucci 等发现在原因不明老年贫血患者血浆 EPO 水平明显低于非贫血患者,提示促红细胞生成素轴异常在不明原因老年贫血发病机制中起着重要作用。巴尔的摩纵向研究对 150 例老年人研究结果表明,在血红蛋白经常维持在 14g/dL 以上的人群 EPO 产生随着年龄增加而增加,甚至在糖尿病和高血压的患者也是如此。这提示至少在部分老年人随年龄增长出现低氧/EPO 感觉机制异常时可能发生 EPO 缺乏,需要产生更多的 EPO 来维持正常的血红蛋白水平。是什么导致这一改变尚不清楚。

（二）红细胞破坏过多

即溶血性贫血,其共同特点是红细胞寿命缩短。溶血原因包括红细胞内在缺陷和红细胞外在异常。

1. 红细胞内在缺陷

(1)遗传性:红细胞基本结构包括细胞膜、代谢酶及血红蛋白合成异常。红细胞膜缺陷,如遗传性球形红细胞增多症、遗传性椭圆形细胞增多症;代谢酶缺陷,如葡萄糖-6-磷酸脱氢酶缺陷、丙酮酸激酶缺乏;珠蛋白异常,如血红蛋白病、镰形细胞贫血。

(2)获得性:阵发性睡眠性血红蛋白尿。

2. 红细胞外在异常　分免疫因素和非免疫因素。免疫因素指抗体介导的溶血,如自身免疫性溶血性贫血、药物相关性溶血性贫血;非免疫因素包括机械因素、化学因素、物理、生物因素导致的溶血,如微血管病溶血、烧伤、毒蛇咬伤、疟疾、脾功能亢进等。

3. 失血

(1)急性失血主要造成血容量的减少导致血流动力学改变。

(2)慢性失血是导致贫血最常见的原因,是缺铁性贫血的主要原因。

四、临床表现

贫血的临床表现主要是机体对缺氧的代偿反应,贫血症

状的轻重取决于贫血的病因、贫血发生的快慢、血容量有无减少、血红蛋白水平及心血管代偿的能力。老年人一般心脑血管功能不好,症状要比年轻人重。

(一)皮肤黏膜

皮肤黏膜、甲床苍白,部分患者可以出现毛发干燥、脱落,指甲薄脆。缺铁性贫血的患者指甲扁平或呈反甲或匙状甲,溶血患者可见皮肤黄染。

(二)神经系统

头晕、头痛、耳鸣、失眠,思想不易集中,理解能力、记忆力减退,在高龄患者可能仅表现为嗜睡,严重贫血患者可出现晕厥、意识模糊。

(三)循环系统

轻度贫血多无症状,或仅在体力活动后心悸、心率加快。中、重度贫血患者随贫血程度的不同出现不同程度的心悸气短,活动后明显。体征有心动过速、脉压增宽、心前区可闻及吹风样收缩期杂音。长期重度贫血可出现心脏扩大,甚至高动力性心力衰竭。心电图可有低电压、窦性心动过速、ST段降低、T波低平倒置等,贫血纠正后可恢复。老年患者、有心血管疾病的患者临床表现可因贫血而加重,心绞痛发作频度增加,冠状动脉狭窄严重者可出现心肌梗死甚至心脏骤停。在一组5,888例社区老人随访中,按WHO标准贫血者心血管事件相关死亡率为21%,无贫血者仅为16%。

(四)肌肉系统

疲乏无力、易疲劳、运动能力下降。老年患者症状尤为明显,有研究发现在社区居住的老年人三种不同定时功能测试(站立平衡、5次重复从椅子上站起坐下、8英尺行走)能力下降与血红蛋白浓度下降一致;In CHIANTI研究发现在意大利Chianti地区居住的年龄在65~102岁的贫血患者膝伸肌力和手握力与同龄非贫血者相比明显降低。

(五)消化系统

贫血时可出现食欲不振、恶心、腹胀、便秘或腹泻等症状,还可出现舌炎和舌乳头萎缩,缺铁性贫血的患者还可有异食癖。

(六)泌尿生殖系统

少数严重贫血病人可出现轻度蛋白尿,育龄期女性贫血患者还可出现月经紊乱、月经量增多或减少、甚至闭经。严重贫血患者可出现性欲减退。

(七)其他

20%病人眼科检查异常,包括眼底出血、渗出、棉絮样斑点、静脉迂曲,也有贫血相关视乳头水肿的报告,多数贫血纠正后可消退。少数极重度贫血患者可出现听力下降。

五、诊断及鉴别诊断

根据临床表现和实验室检查结果可确定有无贫血及贫血的程度,但须注意贫血只是一个由各种潜在疾病引发的症状,诊断过程中查明引起贫血的病因更为重要。

(一)病史

仔细、全面地询问病史是诊断贫血的基础,询问病史时应针对贫血的病因逐一询问。首先应排除失血,包括有无咯血、黑便、痔疮出血、女性患者月经生育史、出血性疾病或出血倾向;其次贫血发生的快慢对病因有所提示,红细胞寿命120天,理论上在骨髓不造血情况下红细胞每天下降1/120[约(30~45)×10^9/L],如发病迅速,在排除出血的情况下则

高度提示溶血可能;还应了解饮食习惯,如素食、饮浓茶等。此外,还应了解有无毒物、化学药品(包括乙醇)、放射线接触史,很多药物如某些降压药、降糖药等也可引起贫血;很多疾病如糖尿病、高血压、肾脏疾病等均可引起贫血,既往史应注意有无消化性溃疡发作、是否做过胃大部切除、是否合并心肺疾病、慢性炎症、肿瘤及肝肾疾病等。

(二)体格检查

体格检查包括皮肤黏膜是否苍白,巩膜黄染提示可能溶血,巩膜发蓝提示可能缺铁。此外,还应注意皮肤黏膜有无出血点、瘀点、瘀斑,肝脾、淋巴结是否肿大,舌乳头是否萎缩,有无匙状指或神经系统深层感觉障碍,神经系统检查还应包括眼底。

(三)实验室检查

外周血细胞计数可以确定有无贫血,贫血是否伴有白细胞或血小板数的变化。按红细胞体积参数(MCV、MCH、MCHC)可将贫血分为小细胞、正细胞及大细胞性贫血,可为进一步明确贫血的病理机制诊断提供线索。网织红细胞间接反映骨髓红系增生(或对贫血代偿)情况,网织红细胞高提示增生性贫血,而网织红细胞低则提示增生低或再生不良。血涂片可提供红细胞、白细胞、血小板数量和形态,有无球形红细胞、泪滴样红细胞、红细胞碎片等。此外,临床上根据血红蛋白水平将贫血划分为轻、中、重和极重度4级,血红蛋白>90~120g/L为轻度贫血,>60~90g/L为中度贫血,>30~60g/L为重度贫血,≤30g/L为极重度贫血。

骨髓检查有助于判断贫血的病因及机制,包括骨髓细胞涂片分类和骨髓活检。溶血或失血时红细胞生成明显活跃,而再生障碍性贫血时骨髓增生不良,造血细胞明显减少,非造血细胞比例增加;白血病或其他血液肿瘤可在骨髓中见到相应肿瘤细胞,正常造血受抑。此外,骨髓活检还可以评估骨髓有效造血组织的面积和有无纤维化。骨髓铁染色是评价机体铁储备的金标准,缺铁性贫血时骨髓可染铁减少,环形铁粒幼细胞常见于MDS和铁粒幼细胞贫血。

尿常规尿胆原升高常提示溶血可能,血红蛋白尿是血管内溶血的证据,血尿则可能是肾脏或泌尿道疾病本身的表现,大便潜血阳性提示消化道出血。

(四)贫血病因的鉴别诊断

对于血红蛋白低于正常下限的老年人,除了仔细询问病史和详细查体外,首先应根据平均红细胞体积(MCV)推断病因并进行相应检查(图11-1-3)。

低MCV的老年贫血最常见的病因是缺铁性贫血,其次是慢性炎症性贫血。此时如果血清铁蛋白<20ng/ml,则提示为铁缺乏;而血清铁蛋白升高伴C-反应蛋白增高,血清铁减少,则高度提示慢性炎症性贫血。需注意的是临床上经常有部分老年人可能缺铁伴慢性炎症性贫血,临床上应综合判断,检测转铁蛋白受体对鉴别诊断有一定帮助,但是并不是所有实验室都能做,而且实验室间标准不一致。对于铁缺乏合并慢性病老年患者除CRP升高外还影响铁蛋白,如何设定铁蛋白标准? 在一组65岁以上经骨髓铁染色证实的贫血老人,2/49例血清铁蛋白<18μg/L的患者为非缺铁性贫血,8/116例铁蛋白>100μg/L患者有缺铁贫血,建议血清铁蛋白<40μg/L作为未合并炎症时缺铁的指标,<70μg/L为合并炎症时诊断缺铁贫血的指标。也有作者建议将血清铁蛋

白<50μg/L作为合并慢性肝病时诊断缺铁贫血的分水岭。仅限于与铁相关的造血的检测方法,如低色素网织红细胞及低网织红细胞血红蛋白水平可能是一种最大限度达到敏感性和重复性要求、并且经济的筛查方法。

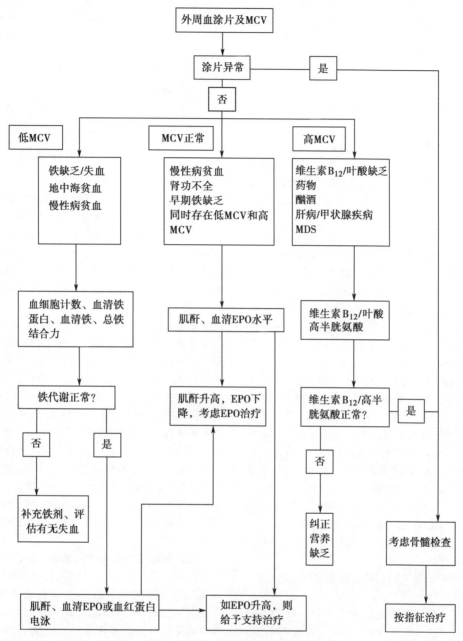

图 11-1-3　老年贫血检查流程

MCV增高最常见原因是叶酸、维生素B₁₂缺乏和骨髓增生异常综合征,酗酒和慢性肝脏病也可能造成大细胞性贫血。除检测血清叶酸、维生素 B₁₂ 浓度外,试验性叶酸、维生素 B₁₂ 治疗也是重要诊断依据,如试验性治疗无效应作进一步检查除外骨髓增生异常综合征。

正细胞正色素性贫血应注意检查肾功能和血清促红素水平,另外缺铁性贫血早期、混合型营养性贫血同时兼有大细胞和小细胞时也可能表现为 MCV 正常。

何时进行骨髓检查?由于骨髓增生异常综合征、急性非淋巴细胞白血病、浆细胞肿瘤发病率随年龄增长而增加,因此临床上对于原因不明的贫血均应进行骨髓检查(涂片、活检及染色体检查)。

六、治　疗

首先应去除或纠正造成贫血的病因,其次是针对贫血的发病机制治疗。

(一) 去除病因

大多数情况下如能将贫血病因去除,贫血也可以达到缓解,如仅针对发病机制治疗而没有去除病因,虽然贫血也会减轻,但一旦停药会很快复发。例如缺铁性贫血仅补充铁剂而忽视了导致缺铁的病因,血红蛋白虽然能够恢复正常,但停用铁剂后很快复发,尤其是消化道肿瘤慢性失血造成的贫血,还可造成病情延误、肿瘤转移。老年人常合并其他系统疾病,查明贫血的原因,尽可能去除病因极为重要。

（二）输血

红细胞输注能迅速改善贫血，急性大量失血时，输血对恢复正常血容量极为重要，但由于副作用和并发症，应严格掌握输血指征。一般情况下慢性贫血血红蛋白<70g/L或急性失血超过总容量30%是输血适应证，但在老年人常在此标准以上即出现心肺功能、神经系统等终末器官功能障碍，此时不应拘泥于血化验标准，应维持血红蛋白在维持脏器功能正常的最低要求水平以上。

（三）补充造血原料

常见铁、叶酸、维生素 B_{12} 缺乏。

1. 铁剂　缺铁性贫血应予补充铁剂治疗，口服铁剂常用有硫酸亚铁、琥珀酸亚铁，300mg/d，分次服用，不良反应主要胃肠道反应。铁剂一般应于餐前1小时空腹服用，有研究显示缺铁性贫血患者服用硫酸亚铁100mg每日1次，早餐前1小时服用与硫酸亚铁100mg每日3次餐后服用疗效相当，不良反应不增加；笔者在临床工作中对采用传统方法口服铁剂无法耐受的患者改为餐前服药，大多耐受良好。当有未控制的失血、无法耐受口服铁剂、小肠吸收不良、口服方案依从性差的患者可考虑铁剂注射。右旋糖酐铁曾经是最常用的注射用铁剂，50～100mg，肌内注射，进入体内后于单核-巨噬细胞系统转变为铁蛋白；影响使用的主要原因是严重不良反应，注射后数分钟可出现严重过敏反应，有时能致命；此外注射后24～48小时出现的迟发反应（头痛、无力、肌肉关节痛）也影响病人的使用。葡萄糖酸铁盐（SFG）是一大分子化合物，1999年由FDA批准上市，125mg静脉注射，12.5mg/min；与右旋糖酐铁不同，SFG注射后24小时80%与转铁蛋白结合，而巨噬细胞处理右旋糖酐铁过程常需数周，且过敏反应少见。2000年上市的蔗糖铁较少发生过敏反应，100mg静脉注射或稀释后静脉输注。近年来在肾病透析患者EPO治疗后铁储备下降，从而提出"功能性铁缺乏"的概念，推测可能导致EPO疗效下降，建议在EPO应用的同时给予铁剂治疗，但需注意血红蛋白上升后调整铁剂量，在CRP正常时维持血清铁蛋白>100μg/L即可，CRP升高时>200～300μg/L。

2. 叶酸　用于叶酸缺乏引起的巨幼细胞性贫血，10～30mg/d，口服。

3. 维生素 B_{12}　常用腺苷钴胺、甲钴胺，0.25～0.5mg每日2～3次口服。但对于恶性贫血患者由于内因子缺乏导致维生素 B_{12} 吸收障碍，则必须肌内注射，终生使用。

（四）造血生长因子

肾性贫血、慢性病贫血、原因不明贫血目前常用的治疗是促红细胞生成素（EPO）。心功能不全的患者合并原因不明贫血接受EPO能显著提升血红蛋白水平、改善心功能；在老年淋巴瘤、乳腺癌合并贫血患者接受EPO治疗能改善贫血，延长生存期。EPO治疗可以减少输血量，体外研究还显示改善细胞免疫功能。常用剂量3000～10000单位，每周2～3次。老年人使用EPO结果既有有利的一面（如减少由于缺血所致终末器官损害），又有不利的一面（如血压升高），临床上应注意观察调整剂量。

（五）免疫抑制剂

适用于免疫相关性的贫血，常用的包括肾上腺皮质激素（常用于自身免疫性溶血性贫血、纯红再障）、抗人胸腺球蛋白和环孢素（重型再障治疗）。

（六）异基因造血干细胞移植

对于骨髓造血功能衰竭和某些严重遗传性贫血如重型再障、镰状细胞贫血、地中海贫血等可以考虑异基因造血干细胞移植。虽然近年来移植技术尤其是非清髓造血干细胞移植技术的发展使移植的年龄上限上升，但对于老年患者采取此类技术仍须谨慎。

（七）脾切除

对于某些遗传性溶血性贫血、难治性自身免疫性溶血性贫血、脾功能亢进所致贫血可考虑脾切除。

七、预防与保健

（一）坚持运动，保持良好心态

保持生活规律、乐观积极向上的生活态度、良好的家庭和邻里关系对老年人精神卫生健康非常重要。俗话说"生命在于运动"，适当体育锻炼可以改善机体免疫状态和代谢，有研究显示运动后人体外周血淋巴细胞尤其是活化的淋巴细胞增多，免疫功能增强；此外运动还可促进胃肠道蠕动功能，并使肌肉组织强壮，改善运动功能，使精神保持良好状态。

（二）营养卫生

老年人饮食应以柔软、易消化为主，但应注意饮食均衡，不要偏食。新鲜蔬菜能提供人体所需的维生素和矿物质，新鲜蔬菜富含叶酸，是红细胞生成必需的原料，摄入不足会造成叶酸缺乏。此外，长时间烹调还能破坏菜中的叶酸，从而减少叶酸摄取。动物性食物如瘦肉、鱼、虾等含有丰富蛋白质，还是造血原料维生素 B_{12} 的唯一来源；含铁食物很多，但植物来源铁难以吸收，人体90%铁来源于动物性食物，素食会导致造血原料缺乏，临床上常有少部分病人因减肥或降脂而减少甚至停止动物性食物摄取从而导致营养性贫血。茶文化是中华民族的一大瑰宝，饮茶有诸多益处，但长期餐后饮浓茶可影响铁吸收而导致铁缺乏。注意饮食卫生，比如幽门螺杆菌是经口传播，胃幽门螺杆菌感染可影响铁吸收，造成铁缺乏。

（三）定期进行身体检查，积极治疗各种伴发病

首先很多疾病可以导致贫血，如长期糖尿病、甲状腺疾病、肾脏疾病等可导致贫血，消化道肿瘤可因肠道慢性失血而导致缺铁贫血，萎缩性胃炎可以影响维生素 B_{12} 吸收导致恶性贫血甚至神经联合变性，应早发现、早治疗，避免疾病进展；其次随着年龄增高，髓系肿瘤、浆细胞肿瘤的发病率也增高，如骨髓增生异常综合征和急性髓系白血病的中位发病年龄是65～67岁，早期发现能减少贫血相关并发症。

（四）增强保健意识

老年人贫血表现不典型，常因活动气喘、心前区不适、头晕等症状按心脑缺血性疾病治疗，甚至有些病人还接受了冠状动脉造影等介入检查，在开始治疗前常规进行贫血筛查可减少很多不必要的弯路。

（五）适当服用营养添加剂

一般情况下正常均衡饮食能够提供足够身体需求，但老年人可能由于牙齿缺损、咀嚼困难导致消化不良，也可由蔬菜过度烹调使营养成分破坏而导致营养性贫血；部分老人还可因精神或器质原因饮食减少或厌食，适当补充复合维生素

和微量元素、矿物质制剂可弥补饮食营养的不足。

（常乃柏）

▶ 参考文献 ◀

1. 林果为. 贫血//张之南，沈悌. 血液病诊断及疗效标准. 3版. 北京：科学出版社，2007：1-4.

2. 常乃柏. 老年贫血的诊断与治疗. 继续医学教育，2006，20（4）：142-144.

3. 常乃柏. 老年贫血的诊断. 实用老年医学，2009，23（3）：165-167.

4. Vanasse GJ and Berliner N. Anemia in elderly patients: an emerging problem for the 21st century. Hematology，2010，271-275.

5. Lucca U, Tettamanti M, Mosconi P, et al. Association of Mild Anemia with Cognitive, Functional, Mood and Quality of Life Outcomes in the Elderly: The "Health and Anemia"Study. PLoS ONE，2008，3（4）：e1920.

6. Guralnik JM, Ershler WB, Schrier SL, et al. Anemia in the Elderly: A Public Health Crisis in Hematology. Hematology，2005，528-532.

第二节　慢性淋巴细胞白血病

慢性淋巴细胞白血病（chronic lymphocytic leukemia，CLL）是一种起源于淋巴细胞的恶性增殖性疾病，以小淋巴细胞在血液、骨髓和淋巴组织中不断增生聚集为主要表现。2008 年世界卫生组织（WHO）造血系统肿瘤分类法认为 CLL 和小淋巴细胞淋巴瘤（small lymphocytic lymphoma，SLL）是同一种恶性淋巴细胞疾病的不同临床表现，当白血病细胞主要侵犯外周血液和骨髓组织则称为 CLL；而白血病细胞主要侵犯淋巴结或其他组织，且在外周血液和骨髓组织中缺乏白血病细胞浸润时，则称为 SLL。但在临床上，大约只有 5% 的 SLL 患者没有 CLL 的临床表现。WHO 分类同时规定 CLL 总是 B 淋巴细胞性疾病，既往称之为 T 细胞 CLL 归类于 T 幼淋细胞白血病。

一、流行病学

CLL 是西方国家最常见的一种白血病，占所有成人白血病的 22.6%，男女比例为 1.3：1～2.0：1，在美国，年发病率男性为 3.35/10 万～3.39/10 万，女性为 1.61/10 万～1.92/10 万，2009 年约有新发病人 15 490 人（其中男性 9200人，女性 6290 人）。我国对 CLL 无确切的发病率统计，但 CLL 占全部成人白血病的比例仅为 3%。

CLL 多见于老年患者。70% 的 CLL 患者在诊断时年龄大于 65 岁，只有不到 2% 的患者在 45 岁以下，45～54 岁的占 9.1%，55～64 岁的占 19.39%，65～74 岁的占 26.5%，75～84岁的占 30%，大于 85 岁的占 13.2%。

二、病因和发病机制

CLL 的确切发病机制不明，环境因素与 CLL 发病无明显相关。已报告与其他类型的白血病发病有密切相关的因素如电离辐射、化学致癌物、杀虫剂等均与 CLL 发病无关。病毒感染如 C 型肝炎病毒、EB 病毒也与 CLL 的发病无关。虽然男性患者明显多于女性患者，但至今未发现性激素与 CLL 的发病有相关性。目前有关 CLL 发病机制的研究主要集中于遗传因素、染色体异常、细胞凋亡及细胞癌基因和抗癌基因变异等。

（一）白血病细胞的起源

有关 CLL 白血病细胞的起源一直存在争论。由于所有的 CLL 的 B 细胞均表达 CD5，曾经认为 CLL 起源于 CD5+ 的 B 淋巴细胞，后者主要存在于淋巴结中的套区，小部分存在于外周血液中。研究发现正常 CD5+ B 细胞缺乏 IgV 基因的突变，而几乎 50% 的 CLL 白血病细胞存在这种突变。最近的 CLL 基因谱研究显示 CLL 白血病细胞最接近于记忆 B 细胞。另外的研究发现 CD5- B 细胞可被各种细胞因子诱导表达 CD5 抗原，而 CD5+ 的 B 细胞可减少表达 CD5。目前认为 CLL 白血病细胞起源于记忆 B 细胞，而不是起源于正常的 CD5+ B 细胞、未接触抗原刺激的 B 细胞，或滤泡中央细胞。CLL 细胞表达 CD5 和 CD23 是一种继发性改变，或许仅表示细胞被激活，是恶性肿瘤细胞的一种继发性变化。

（二）遗传因素

CLL 发病最重要的危险因素是 CLL 家族史。在欧美国家，所有新诊断的 CLL 患者，8%～10% 有 CLL 家族病史。瑞典的一项研究发现 CLL 患者的第一代直系亲属中，患 CLL 的危险性比普通人高 7～8.5 倍。虽然目前已经明确遗传因素在家族性 CLL 的发病中起重要作用，但是至今尚未发现某一种遗传因子与 CLL 的发病有直接关联。

（三）获得性染色体改变

CLL 的细胞遗传学研究发现，超过 80% 的 CLL 患者存在获得性克隆性染色体异常，其中最常见者为染色体 11（del 11q）、12（三体）、13（del 13q）、17（del 17p）和 6（del 6q），且这些异常的染色体改变与 CLL 的预后有关。

1. 13 号染色体异常　超过 50% 的 CLL 患者有 13 号染色体长臂缺失（del 13q）。缺失位点多在 13q12.3 和 13q14.3。13q12.3 位点缺失周围有乳腺癌易感基因（BRCA2）。13q14.3 位点的缺失可影响抑癌基因 RB-1（视网膜母细胞基因）、DBM（功能是抑制 B 细胞肿瘤的发生）、LEU1、LEU2 和 LEU5 的功能，单一的 del 13q 提示预后较好。

2. 11 号染色体异常　近 20% 的 CLL 患者有 11 号染色体长臂缺失（del 11q）. 发生 11 号染色体异常的 CLL 患者常有一些特殊临床表现，如患者年龄一般较轻（小于 55 岁），男性多见，有巨大淋巴结肿大，病程常表现为侵袭性，进展快，预后差。由于 ATM 基因位于 11q23 的缺失区域内，因此认为 ATM 功能的缺失与该类 CLL 的发生有关。

3. 12 号染色体异常　不到 20% 的 CLL 患者有 12 号染色体三体异常。但目前尚不清楚 12 号染色体三体型异常是否与 CLL 的发生有关。由于该类异常在 CLL 初期很少能检测到，多在 CLL 病情进展时才出现，提示 12 号染色体三体异常与 CLL 病情进展有关。

4. 17 号染色体异常　少于 10% 的 CLL 患者在诊断时即有 17 号染色体异常（del 17p）。出现 del 17p 提示疾病进展快，对化疗药物不敏感和生存期短。17 号染色体异常改变了 TP53 的功能。

5. 6 号染色体异常 6q21 和 q24 异常患者临床常有幼淋细胞增多,疾病进展快。由于 TNF-α 和 LT-α(淋巴毒素)基因位于 6 号染色体长臂,因此推测 6 号染色体的异常导致 TNF-α 和 LT-α 的功能发生改变。

三、临床表现

在欧美国家,90% 以上的 CLL 患者诊断时大于 50 岁,大多数超过 60 岁,男女之比为 2∶1。在中国,CLL 患者发病年龄相对较小。

(一)一般症状

约 25% 患者无症状,因检查血常规而偶然发现。常见症状为:疲乏、体力活动能力下降、虚弱和盗汗。腹部不适、饱胀感等也常见。其他少见的症状包括由于白细胞浸润鼻黏膜所致的慢性鼻炎,多发性周围神经病变,对蚊虫叮咬过敏等。在疾病的进展期,患者可有消瘦、反复感染、出血和严重贫血症状。本病也可因胆道浸润而发生阻塞性黄疸。

皮肤损害的发病率可达 50%,可在疾病的各期出现,进展和消退与白血病的进展和缓解相一致,提示皮损的发生与白血病相关。皮损分为两类:一类是非特异性皮损,包括瘙痒、痒疹、多形性红斑样荨麻疹、脱屑等;另一类是 CLL 特异性皮损,为白血病细胞浸润所致,表现为红褐色扁平斑块、结节、部分呈红皮病样皮疹,周身皮肤弥漫性潮红、脱屑,或在弥漫性潮红基础上出现瘙痒型丘疹。

(二)淋巴结肿大

约 75% 的 CLL 患者诊断时有无痛性淋巴结肿大,表现为中度肿大,表面光滑,质地中等硬度,相互无粘连融合。最常见的部位为颈部、锁骨上和腋窝淋巴结区,其次为腹股沟和肱骨上髁。典型 CLL 淋巴结肿大无压痛,但在合并感染时可有触痛。高度淋巴结肿大可引起局部压迫症状和影响器官功能,如口咽部淋巴结肿大可引起上呼吸道梗阻,腹腔淋巴结肿大可引起泌尿道梗阻和肾盂积水,压迫胆管引起梗阻性黄疸。但 CLL 患者纵隔淋巴结肿大很少引起上腔静脉综合征。若出现此综合征,高度怀疑合并肺部肿瘤。

(三)肝脾大

约半数 CLL 患者诊断时有轻度或中度肝脾大,常伴有饱满感和腹胀。病程中部分患者脾大可超过脐水平,甚至延伸至盆腔,少数脾大者可伴有脾功能亢进,造成贫血和血小板减少。部分 CLL 患者可有肝大,肝大者可有轻度肝功能异常,多不伴黄疸。但如腹腔淋巴结肿大压迫胆道者可产生梗阻性黄疸。

(四)淋巴结外累及

对 CLL 患者尸检时时常发现有脏器浸润的表现,但引起器官功能异常者少见。例如,一半以上患者尸检发现肾间质有白细胞浸润,但罕见肾衰竭者。在某些器官和组织伴有白血病细胞浸润时可产生症状,如在眼球后、咽部、表皮、前列腺、性腺以及淋巴组织,白血病细胞浸润可引起突眼、上呼吸道阻塞、头皮结节、尿道梗阻等相应症状。肺间质浸润者肺 X 线摄片显示结节或粟粒样改变,可致肺功能障碍。胸膜浸润可产生血性或乳糜样胸腔积液。白血病细胞浸润可致消化道黏膜增厚,产生溃疡、出血、吸收不良。CLL 中枢神经系统浸润少见,可产生头痛、脑膜炎、脑神经麻痹、反应迟钝、昏迷等症状。

(五)少见临床表现

1. 转化为侵袭性淋巴瘤/白血病 10%～15% 晚期 CLL 患者转化为侵袭性淋巴瘤/白血病。最常见转化为 Richter 综合征,表现为进行性肝、脾、淋巴结增大、发热、腹痛、体重减轻,进行性贫血和血小板减少,外周淋巴细胞迅速增多。淋巴结活检病理为大 B 细胞或免疫母细胞淋巴瘤。通过免疫表型、细胞遗传学、免疫球蛋白重链基因安排、DNA 序列分析等研究,证明有 1/2 Richter 综合征患者其大淋巴细胞来源于 CLL 的同一克隆。Richter 综合征患者对全身化疗反应差,一般生存期 4～5 个月。CLL 还可转为幼淋巴细胞白血病、急性淋巴细胞白血病、浆细胞白血病、多发性骨髓瘤、霍奇金淋巴瘤等。

2. 自身免疫性血细胞减少症 约 20% 的 CLL 患者可合并 Coombs 试验阳性的自身免疫性溶血性贫血,其中一半患者有明显的临床表现。2%CLL 患者合并免疫性血小板减少症。CLL 临床病情严重程度与是否合并自身免疫性血细胞减少症无相关。合并自身免疫性溶血和血小板减少患者一般对肾上腺皮质激素反应良好。

3. 纯红细胞再生障碍性贫血 有报道 CLL 合并纯红细胞再障患者可高达 6%,临床表现为严重贫血,骨髓幼红细胞和外周血网织红细胞减低,但不伴有粒细胞和血小板减少。肾上腺皮质激素可有短暂疗效。大多数患者对化疗有效,可升高血红蛋白数值,同时伴 CLL 病情减轻。环孢素 A 并用或不用肾上腺皮质激素对合并纯红细胞再障的 CLL 患者也有效,但常仅为血红蛋白量升高,CLL 病情无改善。

4. 继发性恶性肿瘤 CLL 患者可因自身免疫功能缺陷或化疗导致继发性恶性肿瘤。最常见为肺癌和恶性黑色素瘤,其他肿瘤有霍奇金淋巴瘤,急性髓细胞性白血病,慢性髓细胞性白血病,多发性骨髓瘤等。

四、实验室检查

(一)血象

1. 白细胞 CLL 患者早期即表现为白细胞增多,一般在 $(30\sim200)\times10^9$/L,也可高达 $(500\sim1000)\times10^9$/L,绝大多数为成熟淋巴细胞,占 80%～90%。淋巴细胞绝对计数一般均大于 5×10^9/L,典型患者多在 $(10\sim200)\times10^9$/L 之间。白血病细胞形态类似于成熟小淋巴细胞,胞质少,胞核染色质呈凝块状。细胞在涂片过程中易破碎,产生典型污染细胞。中性粒细胞比例下降,但绝对值一般正常。

2. 红细胞 CLL 患者可有贫血。早期出现贫血的原因多为合并自身免疫性溶血性贫血、脾功能亢进。晚期出现贫血,多为白血病细胞浸润骨髓引起正常造血功能抑制所致,营养不良、消化道出血也可引起贫血。

3. 血小板 血小板减少多源于骨髓浸润,少数为脾功能亢进和免疫性血小板减少。

(二)骨髓象

诊断 CLL 时应常规做骨髓检查,包括骨髓涂片和活组织检查,以明确骨髓受浸润的程度和排除相应的疾病。

1. 骨髓涂片 显示增生明显至极度活跃,主要是淋巴细胞,50% 以上为成熟小淋巴细胞,原始淋巴细胞和幼稚淋巴细胞少见。红系减少,合并溶血时,幼红细胞可增生;巨核细胞在疾病晚期才出现减少。

2. 骨髓活检 疾病早期白血病细胞仅在少数骨髓腔内出现，以后侵及全骨髓。骨髓活检示白血病细胞浸润呈弥散性、间质性或局灶性，在后两种情况下常有残余的正常造血。①骨髓间质浸润：约 1/3 患者淋巴细胞浸润呈带状，常为疾病早期改变，预后较好；②局灶性：10%CLL 呈局灶性结节状，25% CLL 呈结节状和间质浸润混合型，该类患者预后也较好；③弥漫性浸润：25% CLL 呈弥漫性全骨髓浸润，正常造血组织明显减少，此型患者一般为 CLL 晚期，预后差。

（三）淋巴结活检

由于 WHO 分型已将 CLL 和小淋巴细胞瘤(SLL)归为一个疾病，因此，诊断 CLL 时若有淋巴结肿大，应该做淋巴结活检。

（四）免疫表型

新的 WHO 分型已将 CLL 定义为一种 B 淋巴细胞克隆性肿瘤，因此 CLL 白血病细胞主要表达 B 淋巴细胞的免疫表型：CD19，CD20，CD21，CD23 和 CD24。大多数 CLL 细胞表达 Ia$^+$，但一般不表达 CD22 和转铁蛋白受体(CD71)。CLL 的最独特之处在于表达 CD5。正常状态下 CD5 主要表达于成熟 T 细胞，胸腺细胞表达很弱。同时表达 CD5 和 CD23 而不表达 CD22 是 CLL 免疫表型的最大特征。CLL 细胞也表达 CD38 和 ZAP70，且与预后相关。

（五）细胞遗传学

超过一半的患者有克隆性核型异常，常见异常者为染色体 13、11、12、17 和 6 号。存在 11 号和 17 号染色体异常者预后差。

（六）其他检查

CLL 患者常合并低或无丙种球蛋白血症，特别在长期生存者和疾病进展期病人。一般首先是 IgM 降低，继而出现 IgG 和 IgA 降低，原发和继发性抗体均严重受损，其原因不明。CLL 的 T 细胞绝对计数增高，CD4/CD8 比例常倒置，T 细胞功能也低下。

约 15%～35% 的患者 Coombs 试验阳性，同时有溶血的相应指标。血清 β_2 微球蛋白水平增高提示预后差。

五、诊断和鉴别诊断

2008 年 WHO 血液肿瘤分类认为 CLL 和小淋巴细胞淋巴瘤(SLL)是同一个疾病发展的不同临床阶段，当仅循环血液中有 CLL 细胞而无肝脾淋巴结等组织浸润时为 CLL；当存在 CLL 浸润肝脾淋巴结等组织时则为小淋巴细胞淋巴瘤。

（一）国内诊断标准

1. CLL 达到以下标准可以诊断 CLL：①外周血 B 淋巴细胞计数≥5×10^9/L，且≥3 个月；B 淋巴细胞<5×10^9/L，存在 CLL 细胞骨髓浸润所致血细胞减少，也可诊断 CLL。②血涂片中的白血病细胞特征表现为小的、成熟淋巴细胞，细胞质少，核致密，核仁不明显，染色质部分聚集。外周血淋巴细胞中幼稚淋巴细胞<55%。③典型的免疫表型：CD5(+)、CD10(−)、CD19(+)、FMC7(−)、CD23(+)、CD43(+/−)、CCND1(−)。弱表达(dim)表面免疫球蛋白(sIg)、CD20、CD22 及 CD79b。白血病细胞限制性表达 κ 或 λ 轻链。

2. SLL 淋巴组织具有 CLL 的组织形态与免疫表型特征。诊断标准：①淋巴结和(或)脾、肝大；②无骨髓浸润所致的血细胞减少；③外周血 B 淋巴细胞<5×10^9/L。

3. CLL/SLL 同时具有 CLL 和 SLL 的临床表现特征。

4. 单克隆 B 淋巴细胞增多症(MBL) MBL 是指外周血中存在低水平的单克隆 B 淋巴细胞。诊断标准：①B 淋巴细胞克隆性异常(κ：λ>3：1 或<0.3：1)；②B 淋巴细胞<5×10^9/L；③无肝、脾、淋巴结肿大(所有淋巴结<0.5cm)；④无贫血及血小板减少；⑤无淋巴组织增殖性疾病(LPD)的其他临床症状。

（二）WHO 诊断标准

1. 外周血淋巴细胞为单克隆性 B 淋巴细胞；
2. 外周血克隆性 B 淋巴细胞绝对值大于 5×10^9/L；
3. 免疫表型：表达 CD19、CD20、CD23、CD5；
4. 低表达 sIg(IgM 或 IgD)，呈 κ 或 λ 单克隆轻链。

（三）鉴别诊断

根据典型的外周血淋巴细胞形态及免疫表型特征，多数 CLL 患者容易诊断，鉴别诊断主要与其他 B 细胞增殖性疾病相鉴别(表 11-2-1)。

表 11-2-1 B 细胞增殖性疾病的免疫表型和基因异常

疾病	sIg	cIg	CD5	CD10	CD23	CD43	Cyclin D1	Bcl-6	基因异常	IqVH 基因突变
CLL	+	−/+	+	−	+	+	−	−	有 *	50%无
LPL	+	+	−	−	−	−/+	−	−	t(9;14),PAX5R	有
MCL	+	−	+	−	−	+	+	−	t(11;14),BCL1R	无
FL	+	−	−	+	−/+	−	−	+	t(14;18),BCL2R	有
MZL 结内外	+	−/+	−	−	−/+	−/+	−	−	t(11;18),API2/MLT 三体 3 t(1;14),BCL10R	有
MZL 脾	+	−/+	−	−	−	−	−	−	Del 7q21-32	50%有

注：LPL：淋巴浆细胞样淋巴瘤；MCL：套细胞淋巴瘤；FL：滤泡型淋巴瘤；MZL 结内外：淋巴结内外边缘型淋巴瘤；MZL 脾：脾边缘型淋巴瘤
＋：超过 90% 阳性；−/＋：小于 50% 阳性；−：小于 10% 阳性
* ：del 13q,50%；del 11q,20%；三体 12,20%；del 17p,10%

六、分期和预后

为了正确判断 CLL 患者确诊时的预后及治疗指征,需

要对 CLL 进行临床分期,目前被国际上广泛应用的是 Rai 和 Binet 分期系统(表 11-2-2)。

表 11-2-2 CLL 的临床分期系统

分期	定义	中位生存期(年)
Binet 分期		
BinetA	HGB≥100g/L,PLT≥100×10⁹/L,受累<3 个淋巴区域ᵃ	>10
BinetB	HGB≥100g/L,PLT≥100×10⁹/L,受累≥3 个淋巴区域	7
BinetC	HGB<100g/L 和(或)PLT<100×10⁹/L	5
Rai 分期		
低危		>10
Rai 0	ALC>15×10⁹/L	
中危		7~9
Rai Ⅰ	ALC>15×10⁹/L+淋巴结肿大	
Rai Ⅱ	ALC>15×10⁹/L+肝和(或)脾大±淋巴结肿大	
高危		1.5~5
Rai Ⅲ	ALC>15×10⁹/L+HGB<100g/L±淋巴结、肝、脾肿大	
Rai Ⅳ	ALC>15×10⁹/L+PLT<100×10⁹/L±淋巴结、肝、脾肿大	

注:ᵃ评估的 5 个区域包括颈、腋下、腹股沟(单侧或双侧均计为 1 个区域)、肝和脾

ALC:外周血淋巴细胞绝对计数

Rai 分期系统由 Rai 等于 1975 年首次提出,分为 0、Ⅰ、Ⅱ、Ⅲ 和Ⅳ期。1987 年 Rai 又将上述分期系统进行了修改,分为:低危组(0 期),中危组(Ⅰ 和Ⅱ期)和高危组(Ⅲ 和Ⅳ期)。

Binet 分期系统,由 Binet 等于 1981 年提出,分为 A、B、C 期。

Rai 和 Binet 分期系统不但提供了判断预后的依据,而且也为 CLL 患者何时需要治疗提供了依据。国际 CLL 协作组建议当 CLL 患者出现贫血或血小板减少(Rai 分期Ⅲ/Ⅳ,Binet 分期 C)时开始进行治疗。

经典的判断预后指标的因素包括:骨髓受浸润的方式、外周血或骨髓中幼淋细胞的数量、年龄和性别、淋巴细胞倍增时间、B 淋巴细胞绝对值、血清 β₂ 微球蛋白水平等。最近几年,四种新的判断 CLL 预后的因素已广泛应用于临床:①IgVH 突变状态;② iFISH 异常;③ CD38;④ ZAP-70。表 11-2-3 和表 11-2-4 提供了 CLL 患者预后不良的因素。

表 11-2-3 CLL 患者预后不良因素

CLL 患者预后不良因素
诊断时疾病处于进展期
老年患者
男性患者
骨髓浸润为弥漫性
淋巴细胞倍增时间短

续表

CLL 患者预后不良因素
高表达 Ki67、p27
血清 β₂-MG、thymidine 激酶、可溶性 CD23 和 TNFα 水平增高
细胞遗传学异常:del17p、del11q,复杂核型异常
IgVH 无突变
高表达 ZAP70
高表达 CD38
高表达脂蛋白酯酶
microRNA 表达异常
对治疗反应差或反应时间短

表 11-2-4 核型异常与 CLL 的中位生存期

核型异常	中位生存期(月)
del 13q(单一)	133
del 11q	79
三体 12	114
del 17p	32
无异常	111

七、治　疗

CLL 呈惰性病程，目前不能用药物治愈，即使早期治疗也不能延长病人生存期。因此，只有出现以下表现时才有治疗指征：①贫血和(或)血小板减少；②有明显症状；③脾明显大或伴脾疼痛；④淋巴结明显肿大或伴压迫症状；⑤淋巴细胞倍增时间少于 6 个月；⑥转为幼淋巴细胞白血病或 Richter 综合征。初诊的临床分期为早期 CLL 患者不需要治疗，临床观察 3~6 个月。临床观察期间至少每月做一次血常规，观察患者淋巴细胞绝对计数、血红蛋白和血小板。CLL 治疗疗程常依患者具体病情而定，一般为间断治疗。当患者的治疗指征稳定、消失或减轻，可暂停治疗，进行观察。

(一)疗效判断标准

1. NCI 标准

(1)完全缓解：无临床症状及无淋巴结肝脾肿大。血象正常，中性粒细胞 $\geqslant 1.5 \times 10^9/L$，淋巴细胞 $\leqslant 4 \times 10^9/L$，Hb $> 110g/L$。PLT $> 100 \times 10^9/L$，骨髓增生正常，淋巴细胞 $< 30\%$。

(2)部分缓解：淋巴结或(和)肝或脾缩小 $\geqslant 50\%$。血象：中性粒细胞 $\geqslant 1.5 \times 10^9/L$，或较治疗前增加 50% 以上，淋巴细胞绝对计数较治疗前减少 $\geqslant 50\%$，Hb $> 110g/L$ 或较治疗前增加 50% 以上。PLT $> 100 \times 10^9/L$ 或较治疗前增加 50% 以上。

(3)稳定：未达到部分缓解标准。

(4)恶化：至少以下一种：①至少 2 个淋巴结较治疗前增大 50% 以上，或有新的淋巴结肿大；②肝脾较治疗前增大 50% 以上；③淋巴细胞绝对值增加 50% 以上；④转为幼淋白血病或非霍奇金淋巴瘤(Richter 综合征)。

2. IWCLL 标准

(1)完全缓解：没有疾病证据(临床或 CLL 克隆消失)。

(2)部分缓解：由 B 期转为 A 期或由 C 期转为 A 期或 B 期。

(3)无变化。

(4)恶化：从 A 期转为 B 期或 C 期；从 B 期转为 C 期。

(二)治疗方法

1. 单药化疗

(1)肾上腺皮质激素：单一用药对 10% 无免疫异常 CLL 患者可产生疗效。尤适用于合并自身免疫性溶血性贫血和血小板减少。泼尼松 40~60mg/d，连用一周，后逐渐减量至停用。亦可每月用泼尼松 60mg/d，连用 5 天。甲泼尼龙冲击疗法：$1g/(m^2 \cdot d)$，连用 5 天，每月 1 次，连用 6~8 个月，亦可使 CLL 患者获部分缓解。

(2)苯丁酸氮芥：为临床首选的烷化剂，对进展期 CLL 患者有效。副作用较少。但是尚无证据表明苯丁酸氮芥可明显延长 CLL 生存期，所以仍不适用于无治疗指征的早期 CLL 患者。用法：①持续应用，口服 2~4mg/d，如患者能耐受可逐渐加至 6~8mg/d。出现疗效后逐渐减量；②间断应用：0.1~0.175mg/(kg·d)，连用 4 天，每 2~4 周一疗程，依据血象和骨髓相缓解程度决定疗程。完全缓解率为 15%，部分缓解率为 65%。

(3)环磷酰胺：50~100mg/d 连续口服，至出现疗效后减量。亦可间断用 500~750mg/m²，静脉注射或口服，每 3~4 周 1 次。疗效与苯丁酸氮芥类似，但副作用大，如脱发，出血性膀胱炎等。每日用剂量应清晨顿服，并注意多饮水。

(4)核苷酸类化合物

1)氟达拉滨(9-β-D 呋喃阿拉伯聚糖-2-双氟腺苷)：氟达拉滨是一种腺苷的单磷酸氟化衍生物，是目前 CLL 有效的单剂治疗药物。其有效率大于普通的联合化疗方案。氟达拉滨 25mg/(m²·d)，连用 5 天，每 4 周为一疗程。初治患者氟达拉滨有效率达 70%，包括 38% 完全缓解。复治的 CLL 患者总有效率 45%，包括 10% 完全缓解。长期随访使用氟达拉滨获得完全缓解患者，平均缓解期在初治患者为 33 个月，复治患者为 21 个月。目前，还没有证实氟达拉滨可延长患者生存期。约 1/3 的初治患者和近一半复治患者氟达拉滨治疗无效，其中最常见于以下几种情况：Rai 分期 III~IV 期；以前接受过化疗；高龄；体外药敏试验耐药。此外，如用 2 个疗程氟达拉滨而未获得疗效，继续应用也不会有效。

氟达拉滨主要毒性反应集中在血液和免疫系统，中性粒细胞减少见于 2/3 进展期患者；T 细胞明显减少，特别是 CD4 阳性 T 细胞，免疫功能低下(缺陷)持续时间可长达用药后 1 年以上，因而用药后患者易患条件致病菌感染，如带状疱疹，单纯疱疹，单核细胞增多性李斯特菌感染，卡氏肺囊虫感染等也明显增多。其他免疫功能异常包括发生新的免疫性疾病如自身免疫性溶血性贫血和血小板减少，纯红细胞再生障碍性贫血，易发生肿瘤溶解综合征及与输血有关的移植物抗宿主反应等。

2)克拉屈滨：也称二氯脱氧腺苷(cladribine，2-CDA)，为另一治疗 CLL 有效的药物。最新的临床试验显示，克拉屈滨有可能取代氟达拉滨成为治疗 CLL 的一线药物，因其疗效比氟达拉滨好而副作用少而轻。克拉屈滨 0.12mg/(kg·d)，静滴>2 小时，连用 5 天；或口服 10mg/(m²·d)，连用 5 天，在初始患者有效率为 75%，在复治患者仍可达 $40\%\sim60\%$，缓解期平均为 9 个月，而治疗无效者平均生存周期仅为 4 个月。与氟达拉滨一样，临床试验也未能证明克拉屈滨可延长生存期。毒副作用类似氟达拉滨，但较轻，骨髓抑制所致血小板减少是最常见的剂量依赖性毒副作用。同样由于外周血 T 细胞减少，细胞免疫抑制容易发生条件致病菌感染。

(5)利妥昔单抗：为人鼠抗 CD20 嵌合单克隆抗体。利妥昔单抗 375mg/m²，静脉滴注，每周一次，连续 4 周为一个疗程。首次使用时易出现溶瘤综合征，预防方法是将利妥昔单抗总剂量分两天使用，第一天为 100mg，余下的剂量改为第二天使用。利妥昔单抗对有 del 17p 或 $p53$ 突变者疗效差。

(6)苯达莫司汀：美国 FDA 新批准用于治疗 CLL。单药使用，剂量每天 100mg/m²，静脉滴注，连用两天，28 天为一疗程。目前国内正在做临床试验。有希望取代氟达拉滨，成为治疗 CLL 的一线药物。

(7)干扰素 α：早期 CLL 患者应用干扰素 α 约有 1/4~1/2 可获得部分缓解，但完全缓解者少见。另外，干扰素 α 可作为维持治疗。一般剂量为每次 300IU，皮下注射，每周 1~3 次，可长期使用。注意观察发现、预防和治疗干扰素 α 的相关副作用。

(8)阿仑单抗(alemtuzmab)：抗 CD52 的单克隆抗体，国外主要用于治疗伴有 del 17p 或 $p53$ 突变的初发 CLL 患者，早期的临床试验疗效好。

2. 联合化疗 根据细胞遗传学(FISH)检查结果、年龄及身体适应性进行分层治疗。所谓分层治疗,也就是个体化治疗,选择适合病人最佳治疗方法。

(1)苯丁酸氮芥+泼尼松+利妥昔单抗(MP+R 方案):苯丁酸氮芥 $0.1\sim0.175$mg/(kg·d),连用四天,泼尼松 80mg/d,连用 5 天,每 $2\sim4$ 周重复此疗程至患者获得缓解或骨髓抑制,总有效率为 80%,其中 15%可获得完全缓解。在 MP 方案中加入利妥昔单抗每次 375mg/m²,疗效更好。

(2)环磷酰胺+泼尼松+长春新碱+利妥昔单抗(CP+R,COP+R 方案):环磷酰胺 $300\sim400$mg/(m²·d),口服 5 天,泼尼松 40mg/(m²·d),口服 5 天,加用长春新碱 2mg,静推,第一天,利妥昔单抗 375mg/m²,化疗前一天,静脉滴注。完全缓解可达 25%,部分缓解率达 50%。本方案可出现神经毒性和骨髓抑制等不良反应,临床应予以注意。

(3)氟达拉滨+环磷酰胺+利妥昔单抗(FC 或 FCR 方案):氟达拉滨 25mg/(m²·d),静脉滴注,第 $1\sim3$ 天;环磷酰胺 250mg/(m²·d),静脉滴注第 $1\sim3$ 天;利妥昔单抗 375mg/m²,静脉滴注,第 0 天(化疗前一天使用),25 天为一个疗程,总疗程一般 $6\sim8$ 个。FCR 或 R-FC 方案在欧美国家已作为初发 CLL 患者的首选治疗方案。在采用 R-FC 方案对 300 例初发 CLL 患者的治疗中发现:总反应率为 95%,其 CR 72%,PR 23%,观察 6 年 OS 77%,PFS 51%。

德国 CLL 协作组(GCLLSG)CLL8 随机比较了 FC 方案和 R-FC 方案,发现 R-FC 治疗组获得更高的 CR 率,更易清除微小残留病灶,维持更长的疾病缓解期。R-FC 的毒副作用也较常见且严重,包括严重抑制骨髓造血功能、长期免疫功能受损(特别是体液免疫功能长期得不到恢复)、严重的溶瘤综合征(特别是当瘤负荷大时),在临床上应特别注意加强预防措施,如积极使用细胞因子,定期输注丙种球蛋白等。关于利妥昔单抗的剂量,目前尚未获得共识,临床上也有用更大的剂量,如第 1 疗程中用 375mg/m²,以后的疗程中用 500mg/m²。

(三)老年 CLL 患者的治疗

CLL 是一种老年性疾病,且随着年龄增长而发病率增加,因此,在选择治疗方案,除了参考细胞遗传学(FISH)检查结果和预后判断相关因素之外,患者的年龄和身体适应性是最重要的影响因素。患者的体能状态,而非患者的实际年龄是重要的因素,治疗前评估患者的伴发病、肝肾功能(尤其是肌酐清除率)和身体适应性是极其重要的。身体适应性好的患者可选择联合化疗方案,其他患者则使用单药或减低剂量的联合方案,甚至可不进行化学治疗,仅给予支持治疗。虽然 R-FC 方案已经推荐为 CLL 的一线治疗选择,但对于超过 70 岁或存在严重伴随疾病小于 70 岁的 CLL 患者,是不适合的。GCLLSG CLL5 将 193 例年龄大于 65 岁(平均年龄为 70 岁)的初发 CLL 的患者分成两组,分别给予氟达拉滨[25mg/(m²·d),静脉输注,连用 5 天,28 天为一个疗程,共用 6 个疗程]和苯丁酸氮芥(0.4mg/kg,根据情况剂量可增至 0.8mg/kg,每隔 15 天给予 1 次,共 12 个月,结果见表 11-2-5。临床试验显示氟达拉滨组相对于苯丁酸氮芥组未获得任何临床益处。因此,超过 70 岁的 CLL 患者,应选择单药化疗,有条件者可加入利妥昔单抗;$65\sim70$ 岁的患者,应进行分层治疗,选择适合患者的最佳方法;小于 65 岁的患者可用一线联合化疗方案。

表 11-2-5 老年 CLL 患者的治疗总反应率%完全缓解率(%)无疾病进展总生存期(月)氟达拉滨组 7271946 苯丁酸氮芥组 5101864P0.0030.0110.70.15

	氟达拉滨组	苯丁酸氮芥组	P 值
总反应率	72%	51%	0.003
完全缓解率	7%	0	0.011
无疾病进展	19 个月	18 个月	0.7
总生存期	46 个月	64 个月	0.15

(四)维持治疗

维持治疗的意义不明确,一般不需要维持治疗。

(五)造血干细胞移植

由于自体造血干细胞移植总生存并不优于化学免疫治疗,不推荐常规采用。异基因造血干细胞移植是 CLL 的唯一治愈手段,但由于 CLL 主要为老年患者,仅少数年轻高危且有 HLA 相合供者的患者适合移植。建议适应证:①氟达拉滨耐药:对嘌呤类似物为基础的治疗无反应或治疗 12 个月内复发;②具有 $p53$ 异常的患者;③伴 del(11q),治疗达 PR 的患者;④Richter 综合征的患者。

(六)并发症的治疗

1. Richter 综合征 弥漫大 B 细胞/霍奇金淋巴瘤转化的 CLL 患者,大多数预后很差,中位生存期大多不超过 1 年,治疗建议参照侵袭性淋巴瘤的治疗方案。

2. 自身免疫性血细胞减少症 肾上腺皮质激素是一线治疗。对激素无效的患者可选择大剂量静脉注射丙种球蛋白(IVIG)、利妥昔单抗、环孢素及脾切除或脾区照射等。CLL 治疗方案中慎用氟达拉滨。

3. 感染 感染的防治包括 CLL 化疗前后病毒、细菌、真菌感染的预防和治疗;乙肝病毒携带者治疗中的预防等方面。乙肝病毒携带者应先进行抗病毒治疗,然后再考虑使用利妥昔单抗。

(七)支持治疗

1. CLL 患者存在较大感染风险,反复感染的患者推荐 IVIG 维持 IgG≥5g/L。

2. 每年接种流感疫苗、每 5 年接种肺炎球菌疫苗,避免所有活疫苗的接种。

八、随 访

完成诱导治疗(一般 6 个疗程)后获得 CR 或 PR 的患者

无须进一步治疗,应该定期随访,包括每 3 个月进行血细胞计数及肝、脾、淋巴结触诊检查等。应该特别注意是否出现免疫性血细胞减少症(AIHA、ITP)、继发性恶性肿瘤(包括骨髓增生异常综合征)、急性髓系白血病及实体瘤等。

（王伟良）

▶ 参考文献 ◀

1. 陈书长. 慢性淋巴细胞白血病//张之南,单渊东,李蓉生,等. 协和血液病学. 北京:中国协和医科大学出版社,2004.
2. 陈书长. 慢性淋巴细胞白血病//张之南,沈悌. 血液病诊断及疗效标准. 北京:科学出版社,2004.
3. 中华医学会血液学分会. 中国慢性淋巴细胞白血病的诊断与治疗指南(2011). 中华血液学杂志,2011,32(7):498-501.
4. Gribben JG. How I treat CLL up front. Blood,2010,115(2):187-197.
5. Hallek M,Cheson BD,Catovsky D,et al. Guidelines for the diagnosis and treatment of chronic lymphocytic leukemia:a report from the International Workshop on Chronic Lymphocytic Leukemia updating the National Cancer Institute-Working Group 1996 guidelines. Blood,2008,111(12):5446-5456.
6. Rawstron AC,Bennett FL,O'Connor SJ,et al. Monoclonal B-cell lymphocytosis and chronic lymphocytic leukemia. N Engl J Med,2008,359(6):575-583.
7. Eichhorst BF, Busch R, Stilgenbauer S, et al. First-line therapy with fludarabine compared with chlorambucil does not result in a major benefit for elderly patients with ad-vanced chronic lymphocytic leukemia. Blood, 2009, 114(16):3382-3391.
8. Lanasa MC. Novel insights into the biology of CLL. Hematology Am Soc Hematol Educ Program. 2010:70-76.
9. Furman RR. Prognostic markers and stratification of CLL. Hematology Am Soc Hematol Educ Program,2010:77-81.
10. Stilgenbauer S and Mertens D. Toward chemotherapy-free treatment of CLL. Blood,2011,118:3451-3452.
11. Gribben JG and O'Brien S. Update on therapy of CLL. JCO,2011,29(5):544-550.
12. Swerdlow SH, International Agency for Research on Cancer,World Health Organization. WHO classification of tumours of haematopoietic and lymphoid tissues. 4th ed. Lyon France:International Agency for Research on Cancer,2008.
13. Elias Campo,Steven H. Swerdlow,et al. The 2008 WHO classification of lymphoid neoplasms and beyond:evolving concepts and practical applications. Blood,2011,117(19):5019-5032.

第三节　多发性骨髓瘤

一、概　　述

浆细胞疾病(plasma cell disorders)系来源于 B 淋巴细胞的一组克隆性浆细胞异常增生性疾病。其特点为骨髓内浆细胞异常增生、血清或(和)尿中出现单克隆免疫球蛋白或轻链、重链的片段。该组疾病 2008 年 WHO 分类见表 11-3-1。

表 11-3-1　浆细胞疾病和变异型(WHO,2008)

浆细胞疾病和变异型(WHO,2008)
意义未明的单克隆免疫球蛋白血症(MGUS)
浆细胞骨髓瘤(plasma cell myeloma)即多发性骨髓瘤(multiple myeloma)
变异型(variants)
无症状(冒烟型)骨髓瘤[asymptomatic(smoldering)myeloma]
不分泌型骨髓瘤(non-secretory myeloma)
浆细胞白血病(plasma cell leukemia)
浆细胞瘤(plasmacytoma)
骨孤立性浆细胞瘤(solitary plasmacytoma of bone)
骨外(髓外)浆细胞瘤[extraosseous (extramedullary) plasmacytoma]
免疫球蛋白沉积病(immunoglobulin deposition diseases)
原发性淀粉样变(primary amyloidosis)
系统性轻链和重链沉积病(systemic light and heave chain deposition diseases)
骨硬化性骨髓瘤(POEMS 综合征)(osteosclerotic myeloma,POEMS syndrome)

一个免疫球蛋白(Ig)分子的基本结构由 4 条肽链组成,即二条相同的重链和二条相同的轻链借二硫键相连接。根据重链的不同,Ig 分为 IgG、IgA、IgM、IgD、IgE 五类,其相应的重链分别为 γ、α、μ、δ、ε。根据轻链的不同,Ig 具有 κ 和 λ 两型。正常人体内的免疫球蛋白是由成千上万株 B 细胞-浆细胞克隆合成和分泌的免疫球蛋白所组成,因此为多克隆性,结构不均一。血清蛋白醋酸薄膜电泳是筛选单克隆免疫球蛋白的方法。多克隆免疫球蛋白增多症在 γ 区形成宽底峰,而单克隆免疫球蛋白或轻链/重链的片段(统称 monoclonal protein,M 蛋白)增多则在 γ 区内也可于 β 或 α_2 区内形成异常浓集的高而窄的尖峰。免疫固定电泳可以确定单克隆免疫球蛋白的类型。

多发性骨髓瘤(multiple myeloma,MM)即浆细胞骨髓瘤(plasma cell myeloma)是恶性浆细胞病中最常见的一种疾病。由于骨髓浆细胞恶性增生,产生大量的单克隆免疫球蛋白,其临床特征为多发性骨破坏、肾脏损害、贫血和反复发生的感染。近 10 年,MM 的发病率呈逐年上升的趋势,在我国随着老龄人口的增加,MM 的发病人数不断增加,是威胁老年人健康的重要疾病之一。

自 1847 年 Dr. Henry Bence Jones 发现尿轻链以来,人们对 MM 的认识逐步加深。20 世纪 60 年代多柔比星的应用,使 MM 的治疗获得了突破性进展。此后的 20 年间,尽管出现的各种化疗方案,提高了部分患者的缓解率,但总生存期无明显改善。20 世纪 80 年代,随着大剂量化疗联合干细胞移植的应用,患者的缓解率明显提高,总生存期明显延长。但多数患者终因复发而亡。20 世纪末期以来,随着对 MM 生物学特性认识的深化,对初诊 MM 进行危险度分层制订有效的治疗方案,以及新的靶向药物的应用和各种支持治疗的加强,彻底改变了 MM 的治疗模式,使患者完全缓解率明显提高,生存期逐渐延长,使其有望成为一种被彻底治愈的疾病,为患者带来希望。

二、流行病学资料和病因

在世界范围内,MM 约占所有恶性肿瘤的 0.8%~1%。在血液系统肿瘤中占 10%~15%,已超过急性白血病仅次于非霍奇金淋巴瘤居第二位。诊断时中位年龄约 70 岁,并随着年龄发病率呈指数增长。我国尚无 MM 发病率的确切流行病学资料,一般估计约为 1/10 万。病因尚未明确,可能与电离辐射、接触化学毒物、慢性抗原刺激、自身免疫性疾病、遗传倾向性、病毒感染等因素有关。

三、发 病 机 制

MM 是 B 细胞肿瘤,起源于生发中心或生发中心后 B 细胞,这两类细胞在进行基因修饰时,可能会发生基因突变、双链 DNA 断裂或免疫球蛋白基因缺失等,这种遗传学的不稳定性,在某种原因下,以多步骤、阶段式发展方式而致病。在骨髓瘤早期已存在免疫球蛋白重链(IgH)基因易位,奇数染色体三体的超二倍体,13 号染色体序列丢失和 CyclinD1 基因异常表达等遗传学改变。MM 的发生和发展需要二次打击,包括 N-ras、K-ras、FGFR3 途径和 NFkB 途径的激活突变,c-myc 基因异常表达以及 RB1 途径和 P53 途径的失活突变等。这一系列的刺激致使骨髓瘤细胞异常增殖而致病。

遗传学异常常发生 t(4;14)、t(11;14)、t(14;16)、t(6;14)、t(14;20)、del13、del17 等。流式细胞分析骨髓瘤浆细胞强表达 $CD138^+$,表达 $CD79a^+$、$CD38^+$、$CD19^-$,67%~79%病例表达 $CD56^+$,可与正常浆细胞区别。

四、临 床 表 现

多数 MM 患者起病隐匿,临床表现多样,主要与骨髓瘤细胞增殖和 M 蛋白血症有关。

(一)骨痛和病理性骨折

初诊时约 75%的 MM 患者即有骨骼浸润,如骨痛、溶骨病变、弥漫性骨质疏松或病理性骨折。骨痛以腰骶痛最常见,其次背痛、肋骨和四肢。早期较轻,可为游走性或间歇性,后期较剧烈,活动、负重后加重,休息后减轻。近 40%可能发生病理性骨折,最常见的部位是胸腰椎骨,占 55%~70%,10%可因脊髓压迫而出现截瘫,部分可引起骨骼肿块,表现为髓外浆细胞瘤,骨痛的发生是由于破骨细胞骨吸收活动增强而成骨细胞骨形成活动不足,二者间平衡失调造成。目前双膦酸盐的应用可能改善预后。

(二)贫血及出血

贫血是本病常见的临床表现,为正细胞正色素性贫血。引起贫血的原因很多,骨髓瘤细胞增殖使红细胞生成相对受抑,肾衰竭致内源性促红素生成缺乏,反复感染,营养不良,伴发自身免疫性贫血,失血,铁利用障碍,化疗引起的骨髓抑制等等都可导致不同程度的贫血,贫血与肿瘤负荷直接相关。出血倾向不少见,一般不严重,以皮肤紫癜和鼻腔、牙龈渗血常见,晚期可发生内脏出血。原因是瘤细胞增殖及化疗对骨髓抑制导致血小板减少,大量单克隆免疫球蛋白覆盖于血小板及凝血因子表面造成凝血障碍而引起,血粘度增加及淀粉样变性均可损害毛细血管加重出血。

(三)感染

感染是本病常见的初诊表现之一,也是治疗并发症和主要死亡原因。感染部位以肺炎最常见,其次为泌尿系统、消化系统,也可发生软组织感染甚至败血症,常较顽固而不易控制。感染的原因是由于 M 蛋白的大量产生使正常免疫球蛋白的合成受抑,体液免疫缺陷,加之化疗、激素的应用,导致免疫功能进一步降低易引发感染,此外瘤细胞浸润致粒细胞生成减少也增加了感染的机会。

(四)肾脏损害

50%患者早期即出现蛋白尿、血尿、管型尿。50%可发展为肾衰竭,25%死于肾衰竭,是仅次于感染的第二大死亡原因。多见于 IgD 型和 λ 轻链型。发生肾损害的原因是多方面的,主要的原因是血液中游离轻链经肾小球滤过进入近曲小管,被吸收和分解沉积于肾小管上皮细胞浆内,使细胞发生肿胀,引起肾小管损害,游离轻链同某些组织蛋白或多糖结合形成淀粉样物质浸润血管壁,引起肾小球萎缩和肾小管阻塞,导致肾单位破坏和肾功能不全。另外,脱水、高钙血症、高尿酸血症、瘤细胞浸润、肾毒性药物及肾盂感染等可加重肾功能不全的严重程度。

(五)高黏滞血症

血清中大量 M 蛋白是高黏滞血症的主要原因,血液黏稠致血流缓慢,微循环障碍,导致组织淤血及缺氧。易引起高黏滞血症的 M 蛋白为 IgM、IgA、IgG_3 类。视网膜、脑、肾、肢端最易受累,可有头昏、目眩、耳鸣、眼花、手足麻木,严重者突发意识障碍、充血性心力衰竭、呼吸困难。少数患者 M 蛋白属冷球蛋白,可有雷诺现象和循环障碍。

(六)淀粉样变性

发生率为 10%～25%,文献报道 IgD 骨髓瘤伴发淀粉样变概率最大,为 20%,而 IgG、IgA、轻链型骨髓瘤的概率分别为 5%、2%、13%。主要由于大量 M 蛋白的轻链可变区片段或整个单克隆的轻链形成淀粉样物质,沉积在体内各器官和组织的血管壁中,引起多器官的功能障碍。一般表现为体重下降、水肿、皮肤黏膜出血、舌、腮腺、肝脾、淋巴结肿大、腹泻或便秘、外周神经病变、肾功能受损、严重者表现为心肌肥厚、心脏扩大、心律失常、充血性心力衰竭等,预后较差。

(七)高尿酸血症和高钙血症

瘤细胞裂解导致高尿酸血症,严重时可并发尿路结石影响肾功能。广泛的溶骨性病变引起血钙增高,欧美国家诊断时高钙血症的发生率为 10～30%,病情进展时可达 30%～60%。表现为厌食、恶心、呕吐、烦渴、多尿、头痛、烦躁、思维紊乱、心律失常甚至昏迷。

(八)神经系统损害

MM 神经损害的病因可由肿瘤直接压迫、浸润、高钙血症、高黏滞血症、淀粉样变性、病理性骨折造成的机械性压迫等引起,神经系统表现各种各样,神经根痛,运动和感觉神经病变,肌肉无力、麻木和痛性感觉迟钝。脊髓压迫可致截瘫,浸润颅底可引起脑神经麻痹等。

(九)器官浸润脏器肿大

肝脾淋巴结肿大,见于 20% 的病例,多由于瘤细胞浸润或淀粉样变性所致。

五、诊 断

(一)临床诊断标准

1. MM 的临床、实验室特征 见表 11-3-2。

表 11-3-2 骨髓瘤临床和实验室异常

临床/实验室特征	存在异常的患者比例(%)
贫血<120g/L	72
骨损伤(溶骨性病变,病理性骨折或严重骨质疏松)	80
肾衰竭(血肌酐≥2mg/dl)	19
高钙血症(≥11mg/dl)	13
血清蛋白电泳中见单克隆蛋白	82
血清免疫固定电泳中见单克隆蛋白	93
血清或尿免疫固定电泳中见单克隆蛋白(或血清免疫固定电泳和血清游离轻链分析)	97
M 蛋白的类型	
IgG	52
IgA	21
仅有轻链	16
克隆性骨髓浆细胞增加≥10%	96

MM 的诊断需结合患者临床表现、实验室检查、骨髓涂片、骨骼 X 线(或 CT、MRI)检查来确定,依据增多的异常免疫球蛋白类型将 MM 分为不同类型。

实验室检查完善血象、骨髓象、血清 M 蛋白检测、尿常规及尿蛋白检测、免疫球蛋白检测及免疫固定电泳,生化检测血清总蛋白、白蛋白、肾功能、血钙磷、碱性磷酸酶、LDH、CRP、β_2-MG 等。影像学 X 线、CT、MRI、PET-CT 等确定骨损害的程度。近年推荐应用更敏感的血清游离轻链(sFLC)检测:正常人 sFLC 比率(κ/λ)为 0.26～1.65,sFLC 比率(κ/λ)<0.26 考虑有单克隆 λFLC,而>1.65 考虑有单克隆 κFLC,sFLC 比率(κ/λ)检测适用于诊断不分泌型及伴有肾病和淀粉样变的 MM 患者。流式细胞仪检测浆细胞免疫表型,FISH 检测 MM 患者存在的细胞遗传学异常。

2. MM 的国内及国际诊断标准

(1)国内标准:中国医师协会血液科医师分会组织有关专家(中国 MM 工作组),经多次研讨,在 2008 年制订了新的 MM 诊断标准。

主要标准:①组织活检证明有浆细胞瘤或骨髓涂片检查,浆细胞>30%,常伴有形态改变;②单克隆免疫球蛋白(M 蛋白),IgG>35g/L,IgA>20g/L,IgM>15g/L,IgD>2g/L,IgE>2g/L,尿中单克隆 κ 或 λ 轻链>1g/24h,并排除淀粉样变。

次要标准:①骨髓检查:浆细胞 10%～30%;②单克隆免疫球蛋白或其片段的存在,但低于上述标准;③X 线检查有溶骨性损害和(或)广泛骨质疏松;④正常免疫球蛋白量降低:IgM<0.5g/L,IgA<1.0g/L,IgG<6.0g/L。

凡满足下列任一条件者可诊断为 MM:主要标准第 1 项＋第 2 项;或第 1 项主要＋次要标准②③④中之一;或第 2 项主要标准＋次要标准①③④中之一;或次要标准①②＋次要标准③④中之一。

(2)国际骨髓瘤工作组标准

1)血清或尿中检测到 M 蛋白;

2)骨髓内存在克隆性浆细胞数≥10%和(或)骨髓活检证实为浆细胞瘤;

3)骨髓瘤相关器官或组织损害见表 11-3-3。

表 11-3-3　骨髓瘤相关器官或组织损害(ROTI)

骨髓瘤相关器官或组织损害(ROTI)	
血钙水平增高	校正血清钙高于正常上限值 0.25mmol/L(1mg/dl)以上或>2.8mmol/L(11.5mg/dl)
肾功能损害	血肌酐>176.8μmol/L(2mg/dl)
贫血	血红蛋白<100g/L 或低于正常值 20g/L 以上
骨质破坏	溶骨性损害或骨质疏松伴有压缩性骨折
其他	有症状的高黏滞血症、淀粉样变、反复细菌感染(≥2 次/年)

3. MM 的分型

(1)MM 的临床分型:可分为以下 7 型:IgG 型、IgA 型、轻链型、IgD 型、IgM 型、IgE 型及不分泌型。根据轻链类型分为 κ、λ 型。

1)IgG 型骨髓瘤:为最常见的亚型,约占 MM 的 50%,具有 MM 的典型临床表现。该型易发生感染,但淀粉样变和高血钙少见。

2)IgA 型骨髓瘤:约占 MM 的 15%～20%。血清蛋白电泳 M 成分常处于 α₂ 区而非 γ 区。该型高血钙、高黏滞综合征和淀粉样变的发生机会较多,易造成肾功能损害,预后差。

3)轻链型骨髓瘤:约占 15%～20%。血和尿中大量单克隆轻链(尿本周蛋白阳性),λ 轻链型居多,溶骨性病变、高血钙及淀粉样变的发生率高,肾功能损害较重,预后差。

4)IgD 型骨髓瘤:国外占 1%～2%,国内占 8%～10%,发病年龄相对较轻。肾衰竭、贫血、高钙血症、淀粉样变较常见,易转变为浆细胞白血病和髓外浆细胞瘤,生存期短,预后差。

5)IgM 型骨髓瘤:少见,仅占 1%左右,分子量较大,易形成五聚体使血液黏滞度增高,高黏滞血症易见。

6)IgE 型骨髓瘤:罕见,血清中单克隆 IgE 可高达 45～60g/L,溶骨性病变少见,可呈浆细胞白血病征象。

7)不分泌型骨髓瘤:约占 1%,血清及尿内不能检出 M 蛋白,骨髓克隆性浆细胞≥10%或出现浆细胞瘤,存在骨髓瘤相关的终末器官损伤。此类浆细胞在形态上更加幼稚,临床上患者相对年轻,骨质破坏更加突出。

(2)特殊类型骨髓瘤

1)冒烟性骨髓瘤(smoldering MM,SMM):血清 M 蛋白≥30g/L,骨髓克隆性浆细胞≥10%,一般均<20%,缺乏贫血、肾功能损害、高钙血症和溶骨性病变等表现,病程维持 3～5 年以上不变,一般不必急于治疗。

2)浆细胞白血病:周围血浆细胞>20%,绝对计数>2.0×10⁹/L。本病中约 60%为原发性,患者较年轻,起病急、肝、脾、淋巴结肿大发生率高,血小板计数较高,而骨骼病变罕见,血清 M 蛋白量低,治疗反应差,中位生存期短。40%由 MM 转化而来者称为继发性浆细胞白血病,为 MM 的终末期表现。

3)骨硬化骨髓瘤(POEMS 综合征):以多发性神经病变(polyneuropathy)、器官肿大(organomegaly)、内分泌病变(endocrinopathy)、M 蛋白(monoclonalprotein)和皮肤改变(skin changes)为特征。神经病变为慢性炎症性脱髓鞘,表现为慢性进行性、对称性、迁延不愈的运动神经并感觉神经损害,脑神经一般不受累,自主神经系统可有改变。50%有肝大,也可见脾和淋巴结肿大。糖尿病和性功能不全是最常见的内分泌病变。多见皮肤色素沉着和多毛症。所有患者均见 M 蛋白,骨髓浆细胞可轻度增多,常无贫血而血小板增多。诊断尚须依据骨硬化病灶活检中有单克隆浆细胞的存在。

4)骨孤立性浆细胞瘤:活检证实单部位的浆细胞浸润引起的骨质破坏,正常骨髓象,血和尿中无 M 蛋白,其他部位正常的骨骼检查,无相关的器官或组织损害。部分病人可发展为 MM 或出现新的病灶,亦有无症状生存达 10 年以上者。

5)髓外浆细胞瘤:是髓外克隆性浆细胞肿瘤。常见于头颈部,特别是上呼吸道如鼻腔、鼻窦、鼻咽和喉部。骨髓象、X 线骨骼摄片、血和尿检查均无 MM 的证据,也无因浆细胞病造成的相关器官或组织损害。预后良好,亦有 40%发展为 MM。

(二)诊断分期

目前常用的分期系统主要有 2 种:

1. Durie 和 Salmon 分期　此分期根据贫血的程度、高钙血症、血清和尿 M 蛋白水平以及骨损伤的情况,将患者分为 I、II、III 期。根据血肌酐是否≥2mg/dl,将患者分为 A 或 B 组。采用这种分期系统可简单实用地评估肿瘤负荷(表 11-3-4)。

2. ISS(international staging system)分期标准　该系统利用白蛋白、β₂ 微球蛋白(β₂-MG)这两个临床常用指标,把骨髓瘤病人分为低、中、高危三期,易于临床推广使用并对 MM 患者的预后进行评估(表 11-3-4)。

表 11-3-4　2009 年 NCCN(第二版)推荐的多发性骨髓瘤分期系统

分期	Durie-Salmon 标准 1	ISS 标准 2
I 期	符合下述 4 项	血清 β₂ 微球蛋白<3.5mg/L
	(1)血红蛋白>100g/L	血清白蛋白≥35g/L
	(2)血清 Ca²⁺ 正常或≤12mg/dl(3mmol/L)	
	(3)骨 X 线检查提示正常骨结构(scale 0)	

续表

分期	Durie-Salmon 标准 1	ISS 标准 2
	或仅有单发的骨浆细胞瘤	
	(4)M 成分生成率低	
	①IgG<50g/L	
	②IgA<30g/L	
	③本-周蛋白<4g/24h	
Ⅱ期	介于Ⅰ期与Ⅲ期之间	血清 β_2-MG<3.5mg/L,血清白蛋白<35g/L
		或血清 β_2-MG 3.5~5.5mg/L
Ⅲ期	符合下述一项或一项以上	血清 β_2 微球蛋白>5.5mg/L
	(1)血红蛋白<85g/L	
	(2)血清 Ca^{2+}>12mg/dl(3mmol/L)	
	(3)进展性溶骨病变(scale3)	
	(4)M 成分生成率高	
	①IgG>70g/L	
	②IgA>50g/L	
	③本-周蛋白>12g/24h	

亚组标准

A 肾功能正常(血清肌酐<2.0mg/dl(176.8μmol/L)

B 肾功能异常(血清肌酐≥2.0mg/dl(176.8μmol/L)

注:骨骼损害积分:正常 0 分 骨质疏松 1 分,溶骨损害 2 分,广泛骨骼破坏及明显骨折 3 分

3. Durie/Salmon plus 分期系统 随着 CT、MRI、PET-CT 等新的影像学技术的应用,2006 年 Durie 又推出了 Durie/Salmon plus 分期系统(表 11-3-5)。该系统克服了原有分期的局限,有助于早期治疗骨髓瘤骨病,有助于区别 MGUS 和冒烟型 MM,有助于对低分泌或不分泌 MM 进行分期,有助于区别Ⅱ期、Ⅲ期 MM,有助于辨别预后不良的亚型。

表 11-3-5 Durie/Salmon plus 分期标准

Durie/Salmon plus 分期系统	影像学
Durie/Salmon plus	MRI/PET
分期	骨损害数目
ⅠB	Ⅰ 0~4
ⅡA 或 B	Ⅱ 5~20
ⅢA 或 B	Ⅲ >20
	B:肌酐≥2.0mg/dl 和(或)PET 或 MRI 检查的骨损害数目

MM 是一异质性疾病,没有一个单一系统可理想覆盖所有的 MM 患者。因此 2009 年 NCCN 的专家及我国 MM 工作组专家推荐在 MM 诊断中使用 DS 分期和 ISS 分期两种系统。

4. MM 的风险分层 DS 分期和 ISS 分期有重要的预后作用,但对治疗的风险分层没有意义。纳入细胞遗传学或 FISH 技术的危险度分层,使 MM 的治疗可根据患者的生物学特性制订个体化方案,以期达到最好的治疗效果。Mayo 风险度分层出现以下异常为高危患者:FISH 检测发现 t(4;14)、t(14;16)、17p-及 13 号染色体单体缺失并大于 2.5mg/L 血清 β_2-MG 等。

六、鉴别诊断

(一)反应性浆细胞增多症

多由病毒感染、结核、慢性感染性疾病、慢性肝胆疾病、自身免疫性疾病、恶性肿瘤以及其他造血系统疾病引起的继发性浆细胞增多。一般骨髓浆细胞最多不超过 20%,且为成熟浆细胞,免疫球蛋白为正常多克隆性,升高水平有限。临床无 MM 相关症状,取决于原发病的表现。反应性增多的浆细胞在原发病得到有效治疗后可逐步降至正常。

(二)其他产生 M 蛋白的疾病

慢性感染、慢性肝病、自身免疫性疾病、淋巴增殖性疾病、神经系统疾病、皮肤病、器官移植等可产生少量 M 蛋白,原因推测为患者机体对抗原的异常免疫反应。这种单克隆免疫球蛋白增高水平有限,IgG<30g/L,IgA<20g/L,IgM<10g/L;骨髓无骨髓瘤细胞;X 线检查无溶骨性病变。临床表现完全取决于原发病,不表现任何 MM 的临床症状。

（三）意义未明的单克隆免疫球蛋白血症（MGUS）

血清中 M 蛋白 IgG$<$30g/L，IgA$<$20g/L；骨髓浆细胞$<$10%；无溶骨性病变、贫血、高钙血症和肾功能不全，无须治疗。MGUS 多见于老年人，发病率随年龄增长而增高，约 5% 的患者在数年或更长时间内可发展为 MM，因此本病应长期随访。

（四）原发性巨球蛋白血症

血中 IgM 型免疫球蛋白呈单克隆增高，其他免疫球蛋白正常或减低；骨髓中以淋巴细胞及浆细胞样淋巴细胞多见；X线摄片较少见骨质疏松，溶骨性病变极为罕见；淋巴结、肝、脾活检提示弥漫性分化好的或浆样淋巴细胞性淋巴瘤；免疫表型多为 sIgM$^+$、IgD$^-$、CD19$^+$、CD20$^+$、CD22$^+$、CD5$^-$、CD10$^-$ 及 CD23$^-$。

（五）原发性系统性淀粉样变性

淀粉样变性是由于免疫球蛋白重链或轻链在组织细胞中沉积所致，存在其相关的系统综合征，如肾、心、肝、胃肠道或周围神经累及，预后差。脂肪、骨髓或器官活检刚果红染色阳性。MM 由于其血清中存在大量单克隆的异常免疫球蛋白，因此病程中可发生淀粉样变性。

（六）肾病

肾脏损害是 MM 的重要临床表现之一，易与慢性肾小球肾炎、肾病综合征混淆。遇到老年患者有肾脏损害的同时还有骨骼疼痛或与肾功能不全不平行的贫血发生时，要进行有关 MM 的检查。MM 引起的肾衰竭贫血出现的早，高血压较少见，影像学显示双肾体积缩小不明显。

（七）腰痛性疾病

腰痛是 MM 的主要症状之一，常误诊为腰肌劳损、椎间盘突出、腰椎结核、骨质疏松症等，当老年以腰痛为主诉就诊，尤其疼痛呈持续性和活动后加重，伴有贫血或血沉显著增快时，要排查 MM。

（八）骨转移瘤

恶性肿瘤易发生骨转移，引起骨痛、溶骨性病变、贫血等临床表现，与 MM 有相似之处。鉴别应考虑病史和病程，恶性肿瘤骨转移往往是晚期表现，应有明确的肿瘤病史及原发瘤的临床表现；可出现各类肿瘤标记物阳性；骨髓中可见成堆转移癌细胞；血清碱性磷酸酶升高等而有别于 MM。

（九）甲状旁腺功能亢进

本病可有骨损害及肾功能障碍，但血中无 M 蛋白，骨髓无异常浆细胞，尿本周蛋白阴性，血清碱性磷酸酶增高。

七、治　　疗

（一）治疗策略

对无症状 MM 或 D-S 分期Ⅰ期患者尚无证据提示早期治疗能带来特殊疗效，因此可观察，每 3 个月复查一次。对有症状或没有症状但已出现 MM 相关器官功能损害的应尽早开始治疗。复发后再治疗的指征等同初诊病人的治疗指征，不具器官损伤，但 M 蛋白于 2 个月内加倍应治疗。治疗方案的选择应参照科学证据与患者病情（年龄及并发症）。通常年龄超过 65 岁患者已不具备移植条件，但应考虑生理年龄因素，精选出临床状况优良患者可考虑行低强度移植。对于年龄介于 65~75 岁之间患者，推荐使用全剂量化疗，75

岁以上并发症严重（严重的心、肺、肾或肝功能障碍）的患者应适当减量，采用较轻的化疗方案。若出现严重不良反应（4级以上血液学毒性或 3 级以上非血液学毒性）治疗应立即停止，当严重不良反应缓解或降至 1 级以下时，应以适当减量的剂量重新开始治疗。对具有多种并发症的老年患者在选择合适的治疗方案时应密切关注治疗相关不良反应。预后因素在选择治疗方案时的角色仍有争议。以 ISS 为基础有 MM 症状的患者据病情严重程度分为三级，Ⅰ级患者的中位生存期为 62 个月，Ⅱ和Ⅲ级分别为 44 个月和 29 个月。细胞遗传学及荧光原位杂交（FISH）显示的 del 17 或 t(4;14) 或 t(14;16) 提示预后较差，独立 del 13 和 t(11;14) 并未提示不良预后，超二倍体与较好预后相关。有研究证实应用硼替佐米或雷利度胺可以克服细胞遗传学异常所致的不良预后。

（二）治疗方案的选择

多年来，老年患者（年龄大于 65 岁）传统的联合化疗方案是口服美法仑（马法兰）＋泼尼松（MP）。初治有效率约为 50%~60%，中位生存期明显延长，生存质量提高，曾被认为是治疗 MM 的标准方案，但完全缓解率仅占 3%，且不能改善患者生存时间。近年来对老年初诊患者应用新药（如免疫调节剂与蛋白酶体抑制剂）为基础的治疗方案从根本上改变了 MM 的治疗模式。

1. MPT 方案　随机临床试验将 MP 联合沙利度胺（第一个用于治疗肿瘤的抗新生血管形成药物，可通过多种机制抑制骨髓瘤细胞生长）方案（MPT）与 MP 方案比较，均提示 MPT 组部分缓解率（PR）、非常好部分缓解（VGPR）或接近完全缓解（nCR）以及无病进展时间（PFS）均高于 MP 方案。部分研究还提示 MPT 组总生存期（OS）延长，这些数据支持 MPT 方案成为老年患者标准的一线治疗方案。本方案可能会增加 3~4 级非血液学不良事件的发生率，如神经系统毒性，感染，心脏毒性、深静脉血栓形成（DVT），但 75 岁及其以上老年患者对沙利度胺能较好耐受。预防性抗凝能减少 DVT 的发生率。

2. MPV 方案　硼替佐米（蛋白酶体抑制剂）联合 MP（MPV）方案与标准 MP 方案的随机临床试验报道：MPV 方案在 PR，CR，疾病进展时间（TTP）及 3 年 OS 等均有显著改善。此优势延伸至 75 岁以上的老年患者。外周神经炎、胃肠道并发症、乏力及感染带状疱疹等表现较 MP 组增多，预防性应用阿昔洛韦可减少带状疱疹的发生。

3. 其他组合方案　TD（沙利度胺＋地塞米松）、TAD（TD＋多柔比星）、T-VAD（T＋长春新碱、多柔比星及地塞米松）及 T-DVD（T＋脂质体多柔比星、长春新碱及地塞米松）等方案目前已成为 ASCT 前诱导治疗的主要方案；BD（硼替佐米＋地塞米松）、PAD（BD＋多柔比星）、BTD（硼替佐米＋沙利度胺＋地塞米松）等方案对有明显肾功能损害，不能应用烷化剂的老年患者是一选择；VMPT 方案：MP＋硼替佐米＋沙利度胺的四药联合方案，也是可选择的诱导治疗方案，此方案中硼替佐米剂量由标准的每周两次（1.3mg/m²，第 1、4、8、11 天）降至每周一次（1.3mg/m²，第 1、8、15、22 天）后，能减少周围神经病变的发生率，此用法已成为$>$74 岁患者肾功能正常的理想选择；CTD 方案：环磷酰胺（500mg，第 1、8、15 天，每 3 周为一疗程）联合 TD 方案可作为老年患者的标准治疗方案；MPR 方案：新药雷利度胺联合 MP 方案与 MP 疗效的国际化随机试验正在进行,有望成为老年患者的另一标准治疗方案。传统 VAD 方案,多适用于<40 岁、病情进展快、拟行干细胞移植者。因糖皮质激素相关不良反应的发生率较高,老年人已不建议首选。

4. 老年患者移植 老年及有明显并发症的患者通常不适宜进行大剂量(美法仑 200mg/m²)预处理及其后的 ASCT。但有研究显示降低强度预处理(多柔比星 100mg/m²)的移植反应率优于常规化疗。降低强度的 ASCT 前联合硼替佐米、脂质体多柔比星及地塞米松(PAD)进行诱导治疗,移植后使用雷利度胺联合泼尼松(LP)巩固治疗及平台期使用雷利度胺单药维持治疗,缓解率明显提高。

5. 维持治疗 MM 在取得初次缓解后是否需要长期维持治疗,尚无一致看法。目前认为ⅢB、轻链型和(或)起病时有高钙血症者,极易复发,应予维持治疗。有研究显示接受沙利度胺维持治疗的患者 PFS 和 OS 有所改善,但常因出现严重的周围神经炎而终止。雷利度胺不导致神经炎的发生,被视为长期维持治疗的理想选择。硼替佐米用于维持治疗也显示出一定效果。但目前诱导化疗后选用何种方案进行维持治疗尚未明确。

6. 难治和复发病人的治疗 大约 20%～40%的病人一开始对诱导化疗即无反应,为难治性 MM。复发和难治病人对再次化疗的反应差,需要进行个体化的治疗,要考虑到先前药物接触量,先前药物毒性,缓解情况,年龄,复发的速度及遗传风险等,通常多种药物联合治疗与更高的总缓解率相关,但尚不清楚是否可以提高总生存率。新一代的免疫调节剂(pomalidomide)、蛋白酶体抑制剂(carfilzomib、salinosporamide 等)及烷化剂(苯达莫司汀)和其他新药的出现,会对病人的预后带来希望。

(三) 放射治疗

为减轻疼痛、解除压迫症状、可采用单次或分次局部放疗,剂量为 8～10Gy;如用于消除瘤体,剂量通常为 30～35Gy。造血干细胞移植时可采用全身放疗。

(四) 并发症的治疗

对于有溶骨病变及骨痛的患者,双膦酸盐类药物可抑制破骨细胞的活性,减少骨质破坏,缓解骨痛。常用帕米磷酸二钠 90mg 或佐来磷酸 4mg 静脉注射,每月一次,明显减少病理性骨折和脊髓压迫综合征等事件的发生,若发生脊髓压迫综合征,需紧急处理,采用静脉注射地塞米松和局部放疗,严重者外科手术减压。发生高钙血症,应积极给予水化、利尿,应用激素,降钙素或双膦酸盐类治疗。防止脱水和感染,避免应用损害肾脏的药物,减少使用造影剂,尽可能预防 MM 患者发生急性肾衰竭,对已发生肾功能损害的患者,利尿剂保持尿量,纠正高尿酸血症,积极化疗尽快减少肿瘤负荷,同时可行人工肾透析治疗。化疗控制本病是纠正贫血的关键,促红细胞生成素对改善贫血有益,有症状的贫血可输注红细胞压积支持治疗。一旦发热或有感染迹象,积极明确感染原因,及早选用广谱抗生素给予足量治疗,对感染难以控制的可静注丙种球蛋白。高黏滞综合征症状明显者可进行血浆置换。

八、预 后

影响预后的因素主要包括:肿瘤负荷量的高低,如血清

β_2-MG 升高、>3 处溶骨性破坏、血红蛋白减低、高钙血症、肾功能受损及骨髓浆细胞比例>20%预示较高的肿瘤负荷预后差。肿瘤生物学异常,FISH 检测发现 t(4;14)、t(14;16)、t(14;20)、17p-提示预后差;超二倍体、t(11;14)、t(6;14)常伴有较好的预后。另外患者自身因素,年龄、体能状况及治疗策略等也影响预后。

(施 红)

▶ **参考文献** ◀

1. Kuehl WM, Bergsagel PL. Multiple myeloma: evolving genetic events and host interactions. Nat Rev Cancer, 2002, 2:175-187.

2. Bergsagel PL, Kuehl WM. Chromosome translocations in multiple myeloma. Oncogene, 2001, 20:5611-5622.

3. Fonseca R, Bailey RJ, Ahmann GJ, et al. Genomic abnormalities in monoclonal gammopathy of undetermined significance. Blood, 2002, 100:1417-1424.

4. Seidl S, Kaufmann H, Drach J. New insights into the pathophysiology of multiple myeloma. Lancet Oncol, 2003, 4:557-564.

5. Kyle RA, Gertz MA, Witzig TE, et al. Review of 1027 patients with newly diagnosed multiple myeloma. Mayo Clinic Proc, 2003, 78:21-23.

6. International Myeloma Working Group. Criteria for the classification of monoclonal gammopathies, multiple myeloma and related disorders: a report of the International Myeloma Working Group. Br J Haematol, 2003, 121: 749-757.

7. Rajkumar SV, Kyle RA. Multiple myeloma: diagnosis and treatment. Mayo Clin Proc, 2005, 80:1371-1382.

8. Greipp PR, San Miguel J, Durie BG, et al. International staging system for multiple myeloma. J Clin Oncol, 2005, 23:3412-3420.

9. Ross FM, Ibrahim AH, Vilain-Holmes A, et al. UK Myeloma Forum. Age has a profound effect on the incidence and significance of chromosome abnormalities in myeloma. Leukemia, 2005, 19:1634-1642.

10. Rajkumar SV, Gertz MA, Lacy MQ, et al. Thalidomide as initial therapy for early-stage myeloma. Leukemia, 2003, 17:775-779.

11. Bruno B, Giaccone L, Rotta M, et al. Novel targeted drugs for the treatment of multiple myeloma: from bench to bedside. Leukemia, 2005, 19:1729-1738.

12. Richardson PG, Barlogie B, Berenson J, et al. A phase 2 study of bortezomib in relapsed, refractory myeloma. N Engl J Med, 2003, 348:2609-2617.

13. Katzmann JA, Clark RJ, Abraham RS, et al. Serum reference intervals and diagnostic ranges for free kappa and free lambda immunoglobulin light chains: relative sensitivity for detection of monoclonal light chains. Clin

Chem,2002,48:1437-1444.

14. Rajkumar SV, Kyle RA. Conventional therapy and approach to management. Best Pract Res Clin Haematol, 2005,18:585-601.

15. Fonseca R, Barlogie B, Bataille R, et al. Genetics and cytogenetics of multiple myeloma: a workshop report. Cancer Res,2004,64:1546-1558.

16. Fassas AB, Spencer T, Sawyer J, et al. Both hypodiploidy and deletion of chromosome 13 independently confer poor prognosis in multiple myeloma. Br J Haematol, 2002, 118:1041-1047.

17. Weber D, Rankin K, Gavino M, et al. Thalidomide alone or with dexamethasome for previously untreated multiple myeloma. J Clin Oncol,2003,21:16-19.

18. Palumbo A, Bertola A, Musto P, et al. A prospective randomized trial of oral melphalan, prednisome, thalidomide (MPT) vs oral melphalan, prednisone (MP): an interim analysis. Blood,2004,104(11 pt1):63a.

19. Facon T, Mary JY, Hulin C, et al. Intergroupe Francophone du Myelome. Randomized clinical trial comparing melphalan-prednisone (MP), MP- thalidomide (MPT) and high-dose therapy using melphalan 100mg/m² for newly diagnosed myeloma patients aged 65-75 years: interim analysis of the IFM 99-06 Trial on 350 patients. Blood,2004,104(11 pt1):63a.

20. Dimopoulos M, Weber D, Chen C, et al. Evaluating oral lenalidomide and dexamethasone versus placebo and dexamethasone in patients with relapsed or refractory multiple myeloma. Haematologica,2005,90(suppl 2):160.

21. Richardson PG, Chanan-Khan A, Schlossman RL, et al. Phase II trial of single agent bortezomib in patients with previously untreated multiple myeloma. Blood,2004,104 (11 pt1):100a.

22. Rajkumar SV, Hayman SR, Lacy MQ, et al. Combination therapy with lenalidomide plus dexamethasone for newly diagnosed myeloma. Blood,2004,104(11,pt1):98a.

23. Jagannath S, Brian D, Wolf JL, et al. A phase 2 study of bortezomib as first-line therapy in patients with multiple myeloma. Blood,2004,104(11 pt1):98a-99a.

24. Alexanian R, Wang LM, Weber DM, Delasalle KB. VTD (velcade, thalidomide, dexamethasone) as therapy for newly-diagnosed multiple myeloma. Blood,2004,104(11 pt1):64a.

25. Kumar A, Loughran T, Alsina M, et al. Management of multiple myeloma: a systematic review and critical appraisal of published studies. Lancet Oncol, 2003, 4: 293-304.

26. Blade J, Esteve J. Treatment approaches for relapsing and refractory multiple myeloma. Acta Oncol, 2000, 39: 843-847.

27. Rajkumar SV, Richardson PG, Hideshima T, et al. Proteasome inhibition as a novel therapeutic target in human cancer. J Clin Oncol,2005,23:630-639.

28. Berenson JR, Jagannath S, Barlogie B, et al. SUMMIT/CREST Investigators. Experience with long-term therapy using the Proteasome inhibitor, bortezomib, in advanced multiple myeloma. Program Proc Am Soc Clin Oncol, 2003,22:581.

附　骨髓瘤常用联合治疗方案

方案	药物	剂量	用法	时间
MP	美法仑	8mg/(m²·d)	po,d1～d4	每4～6周重复,至少一年
	泼尼松	60mg/(m²·d)	po,d1～d4	
VAD	长春新碱	0.4mg/(m²·d)	civ×24h,d1～d4	每4～5周重复,共4～6个周期
	多柔比星	9mg/(m²·d)	civ×24h,d1～d4	
	地塞米松	40mg/d	po,d1～d4,d9～d12,d17～d20	
MPT	美法仑	4mg/(m²·d)	po,d1～d7	每4～6个周重复,至少一年
	泼尼松	40mg/(m²·d)	po,d1～d7	
	沙利度胺	50～200mg/(m²·d)	po,直至不耐受或无效	
TD	沙利度胺	50～200mg/(m²·d)	po,直至不耐受或无效	每4周重复,共4～6个周期
	地塞米松	40mg/d	po,d1～d4,d9～d12,d17～d20	
TDD	沙利度胺	100mg/d	po	d1～28
	脂质体多柔比星	40mg/m²	ilv	d1
	地塞米松	40mg/d	po	d1～d4,d9～d12,d17～d20

续表

方案	药物	剂量	用法	时间
CTD	沙利度胺	200mg	po	d1～d28
	环邻酰胺	50mg/d,bid	po	d1～d21
	地塞米松	50mg/d,Qod	po	d1～d4,d15～d21
MPV	美法仑	8mg/(m² · d)	po,d1～d4	每4～6周重复,共6～9个周期
	泼尼松	60mg/(m² · d)	po,d1～d4	
	硼替佐米	1.3mg/(m² · d)	iv,d1,d4,d8,d11	
VD	硼替佐米	1.3mg/(m² · d)	iv,d1,d4,d8,d11	每4周重复,共4～6个周期
(BD)	地塞米松	40mg/d	po,d1～d4,d9～d12,d17～d20	
PDA	硼替佐米	1.3mg/m²	iv	d1,d4,d8,d11
	多柔比星	0、4、5、9mg/m²	iv	d1～4
	地塞米松	40mg/d	iv	第1周期:d1～d4,d8～d11,d15～d18;第2～4周期:d1～d4
VTD	硼替佐米	1.3mg/m²	iv	d1,d4,d8,d11
	沙利度胺	100～200mg/d	po	d1～d28
	地塞米松	20mg/m²	iv	d1～d4,d9～d12,d17～d20
L+MP	来那度胺	5～10mg/d	po	d1～d21
	美法仑	0.18～0.25mg/(kg · d)	po	d1～d4
	泼尼松	2mg/(kg · d)	po	d1～d4
LD	来那度胺	25mg/d	po	d1～d21
	地塞米松	40mg/d	iv/po	d1～d4,d9～d12,d17～d20

第十二章

神经系统疾病

第一节　缺血性脑血管病

一、概　述

(一) 脑血管病概念及分类

脑血管病是各种血管源性病因引起的脑部疾病的总称。血管源性病因包括两个方面,一是颅内外血管本身的疾病,如血管发育异常、创伤、肿瘤等;二是心血管系统和其他系统或器官的病损,累及脑部血管和循环功能。最常见的为动脉粥样硬化、心源性栓塞等。根据损伤的血管部位,大体可分为视网膜、脊髓及脑血管变。而根据损伤的血管性质可分为动脉、静脉及毛细血管。

根据起病的方式,可将脑血管病分为急性及慢性。急性脑血管病又称(脑)卒中或中风;慢性脑血管病包括血管性痴呆、大脑缺血(慢性)及脑动脉粥样硬化等。

根据病理生理,脑血管病可分为缺血性及出血性脑血管病。前者主要由于各种原因(如动脉梗阻或脑血流灌注量下降)导致的脑、脊髓或视网膜细胞缺血缺氧。后者主要由于各种原因导致脑、脊髓血管破裂,溢出的血液对脑组织形成压迫导致的病理生理改变。

脑卒中为突然起病的脑血液循环障碍所致的神经功能缺损。包括缺血性卒中(ischemic stroke, IS),如脑血栓形成、脑栓塞及分水岭梗死等,也可统称为脑梗死(影像学概念);出血性卒中(hemorrhagic stroke, HS),如脑出血、蛛网膜下腔出血。短暂性脑缺血发作(transient ischemic attack, TIA)为短暂性的、可逆的、局部的脑血液循环障碍,可反复发作,少者1～2次,多者数十次。多与动脉粥样硬化有关,也可以是脑梗死的前驱症状。可表现为颈内动脉系统和(或)椎-基底动脉系统的症状或体征,症状和体征应在24小时内完全消失。IS/TIA占所有脑卒中病例的60%～80%。虽然IS与TIA的临床表现及预后有很多不同之处,但他们的病理生理过程是一致的,而IS/TIA的病理生理过程与缺血性脑血管病也是基本一致的,因此本文主要将IS/TIA作为一个整体,重点阐述。

根据国际疾病分类(ICD-10),缺血性脑血管病主要有如下分类:①脑梗死(I63);②脑动脉闭塞和狭窄,未造成脑梗死(包括I65:入脑前动脉的闭塞和狭窄,未造成脑梗死;I66:大脑动脉的闭塞和狭窄,未造成脑梗死);③其他脑血管病(I67):包括大脑动脉粥样硬化(I67.2)、高血压脑病(I67.4)、

由于大脑静脉血栓形成引起的脑梗死(I63.6),其他特指的脑血管疾病(I67.8),如大脑缺血(慢性)等;④短暂性脑缺血性发作和相关的综合征(G45);⑤血管性痴呆(F01);⑥新生儿大脑缺血(P91.0)。可见,缺血性脑血管病的类型很多,但缺血性脑血管病主要累及脑动脉,其中最常见的是急性起病形式的IS/TIA,而缺血性脑血管病的病理生理过程与IS/TIA也基本相同。另外,虽然目前脑卒中的发病有年轻化的趋势,但IS/TIA仍以老年人多见。因此本文通过重点阐述老年人IS/TIA的相关知识,进而了解缺血性脑血管病。

(二) IS及TIA概念的演变

有关IS的概念没有太多的变化,但TIA概念的变化较大。自19世纪开始,对短暂性(每次数分钟或数小时左右)卒中样发作即有认识,如1856年,William Savory描述了一位感染性动脉疾病的妇女,"在5年内反复发作左侧肢体无力"。对这种发作,过去有多种名称,如"脑间歇性跛行"、"小卒中"、"短暂性脑功能不全"等。

1951年美国神经病学家Fisher首先将"暂时出现的短暂的神经定位体征"命名为TIA。1965年美国普林斯顿会议上TIA定义为:由于大脑局灶性或区域性缺血产生的神经功能缺损症状,并在24小时内完全消失。1975年美国国立卫生研究院(NIH)的疾病分类正式将上述定义作为TIA的标准定义。后来,Warlow及Morris对TIA的定义作了进一步的完善,其定义为:"脑或视觉功能的急性丧失,症状持续小于24小时,经各项检查后,推测神经功能丧失是由于栓塞或血栓形成的血管性病变引起"。国内比较完善的TIA概念是1996年第三届全国脑血管病会议制订的(见前述)。

1995年,美国国立神经疾病与卒中研究所(NINDS)进行的tPA治疗急性脑梗死试验显示,不管是在安慰剂组还是在治疗组中,那些有明显局灶性神经功能缺损表现且持续时间超过1小时并能在24小时内完全缓解的患者只占2%。为了适应临床需要,美国斯坦福大学医学院的Albers等建议用以下新定义:TIA是短暂发作的神经功能障碍,由局灶性或视网膜缺血所致,临床症状持续时间一般不超过1小时,且没有急性缺血性卒中的明确证据。若临床症状持续存在,并有与急性缺血性卒中相符的特征性影像学表现,则应诊断为缺血性卒中。

2009年2月,美国Stroke杂志发表了美国心脏协会(American Heart Association, AHA)/美国卒中协会(American Stroke Association, ASA)卒中协作组对TIA概念的更新。定义为:由于颅内外血管及视网膜血管病变造成的短暂

的脑、脊髓及视网膜的缺血性症状,在相关的神经影像上未见到任何相关病灶。TIA 概念的演变,实际上反映的是缺血性脑血管病病理生理、发病机制、影像学检查技术及治疗手段的演变过程,目的是为了临床诊断更精准,并且对治疗提供更准确的指导。

(三) IS/TIA 的流行病学

脑血管病是目前导致人类死亡的第二位原因,我国 2004—2005 年完成的全国第三次死因回顾性抽样调查报告显示,脑血管病已跃升为国民死因的首位。我国每年新发脑卒中病例约为 150 万～200 万,校正年龄后的年脑卒中发病率为(116～219)/10 万人口,年脑卒中死亡率为(58～142)/10 万人口。脑卒中后幸存者约为 600 万～700 万,其中约 70% 为缺血性卒中。随着人口老龄化和经济水平的快速发展及生活方式的变化,缺血性脑血管病的发病率明显上升,提示以动脉粥样硬化为基础的缺血性脑血管病发病率正在增长。

脑卒中是单病种致残率最高的疾病,世界卫生组织公布,在各种神经系统疾病中脑卒中的残疾调整生命年(DALY)排在首位。本病的高发病率、高患病率、高死亡率和高致残率,给社会、家庭和患者带来沉重的负担和巨大的痛苦。中国脑血管病直接医疗费用超过 400 亿人民币。因此,有效防治 IS/TIA 意义重大。

最近的研究资料显示,IS/TIA 有如下常见的危险因素,包括:①不可改变的危险因素:年龄、性别、低出生体重、种族、遗传;②可改变的危险因素:高血压、吸烟、糖尿病、血脂异常、非瓣膜性房颤、其他心脏病、无症状颈动脉狭窄、镰状细胞病、激素替代治疗、口服避孕药、饮食与营养、缺乏活动、肥胖等;③潜在可改变的危险因素:偏头疼、代谢综合征、饮酒、药物滥用、睡眠障碍、高同型半胱氨酸血症、脂蛋白 a 增高、高凝状态、炎症和感染等。

二、脑循环的病理生理

(一) 脑动脉构成

脑部的动脉血液供应主要来自两个系统,即前循环的颈动脉系统和后循环的椎-基底动脉系统。颈动脉系统供应大脑半球前 3/5 部分的血液,这一系统中最主要的动脉为双侧颅内外颈内动脉(internal carotid artery,ICA)、大脑中动脉(middle cerebral artery,MCA)及大脑前动脉(anterior cerebral artery,ACA)。后循环,即椎-基底动脉系统的血管,是从胸腔内的右侧无名动脉及左侧锁骨下动脉发出椎动脉(vertebral artery,VA),双侧椎动脉进入颅内后至脑桥的尾部会合成基底动脉(basilar artery,BA),基底动脉最后延续为双侧的大脑后动脉(posterior cerebral artery,PCA)。椎-基底动脉系统的主要动脉为椎动脉、基底动脉、小脑后下动脉(poster-inferior cerebellar artery,PICA)、小脑前下动脉(anter-inferior cerebellar artery,AICA)、小脑上动脉(superior cerebellar artery,SCA)及大脑后动脉。

脑动脉最终分出两种分支,一是走行在脑组织表面的分支,在大脑半球称为皮质分支,在脑干及小脑称为长旋动脉及短旋动脉;另一种分支为穿通动脉,深入到脑组织的深部,在大脑半球称为中央支,在脑干及小脑称为旁正中动脉。

(二) 脑血流调节

正常成人的脑重约 1500g,占体重的 2%～3%,每分钟有 750～1000ml 血液流经脑循环,每 100g 脑组织每分钟的脑血流量(CBF)平均约为 55ml,即 55ml/(100g·min),约占每分钟心血搏出量的 20%。脑组织几乎无能量储备,对缺血缺氧损害十分敏感。影响脑血流的主要因素包括:动脉压、静脉压、颅内压、脑血管阻力、二氧化碳和氧的血液浓度及血液流变性。脑血流有自动调节能力,其可能的机制包括:肌源性、生化机制、神经源性和肽能机制。

总之,脑血流量可以通过不同机制得到保证,有较强的脑循环储备能力或代偿能力。但一旦脑循环失代偿,则易引起不可逆的脑组织损害,因此,IS/TIA 应该以预防为主。

(三) 脑动脉病变的病理生理学改变

1. **大动脉粥样硬化** 大动脉粥样硬化是最常见的致病原因,其病变部位常常位于各大动脉起始部位或动脉分叉处。大动脉粥样硬化导致缺血的方式有三种:①导致严重狭窄或梗阻性病变,当管腔狭窄程度>70% 时,狭窄远端的脑血流量降低,此时如果再出现脑血流灌注量下降,如血压偏低,则在其供血区可能引起分水岭梗死;②动脉粥样硬化血栓形成导致动脉梗阻,梗阻远端脑组织梗死;③动脉粥样硬化处,坏死斑块脱落,导致动脉源性栓塞。

2. **小穿通动脉的疾病** 小穿通动脉常常指与脑组织表面行走的动脉垂直,深入到脑实质内、直径 $100～200\mu m$ 的小动脉。这些动脉的梗阻常由两种原因引起。一是与穿通动脉相邻的微动脉或大动脉粥样硬化,随着斑块的延伸堵塞了穿通动脉分支的入口。另一种原因是穿通动脉本身脂肪玻璃样变,形成血管壁内纤维素样物质及内膜下泡沫样细胞,显示穿通动脉局灶扩张及小的出血性渗出。这种脂肪玻璃样变最常见于高血压病。

3. **夹层动脉瘤** 夹层动脉瘤指动脉的破裂,最常累及动脉中层。可分为外伤性的及自发性的,但最常见于外伤或机械压迫。颈部的突然运动和过伸是主要原因。若伴有先天性或获得性的动脉中层及弹力层异常,则更易出现夹层动脉瘤。可因血管狭窄导致其供血区的低灌注。

4. **栓塞** 国外文献报道,1/5 的后循环血管梗死为心源性栓塞,1/5 是由来自近端大动脉粥样硬化病变处的斑块脱落,从而导致颅内椎-基底动脉远端栓塞,冠状动脉造影及心导管手术产生的栓子以及心脏的反常栓子,更容易导致后循环血管栓塞。

5. **肌纤维发育不良** 可累及任意或整个动脉壁,病理上为非动脉粥样硬化性病变。肌纤维发育不良引起脑缺血的原因,具体不清楚。功能性的血管收缩导致低灌注量,而在扩张的血管段则导致血流减慢,继而形成血栓。

6. **动脉瘤** 最常引起蛛网膜下腔出血,有时动脉瘤内可有栓子脱落,导致远端血管的栓塞。

7. **血管畸形** 主要导致脑出血或颅内占位性效应。

8. **动脉扩张变长** 动脉扩张变长(dolichoectatic arteries)指血管扩张,即梭状动脉瘤形成,表现为动脉的肌肉层和内弹力层缺乏,遗传可能为主要因素,特别是年轻人。基底动脉的梭状动脉瘤是最常见的,头部磁共振成像(MRI)及磁共振血管影像(MRA)能获得较好的确诊。这些扩张的血管通过不同方式产生症状:产生占位效应,使脑神经及脑干移位,或扭曲、牵拉脑神经及其他动脉;扩张的血管内血流缓慢,形成血栓;动脉内的血栓堵塞穿通动脉及短、长旋动脉的开口处,引起这些分支的缺血;动脉内的血栓斑块脱落,在远端形成栓塞。

9. 偏头痛　典型偏头痛(伴先兆)累及到后循环血管,常见的为基底动脉偏头痛(Bickerstaff 综合征)。发作时患者有反复的脑干及小脑功能障碍,出现眩晕、复视、步态蹒跚、感觉异常、失明及焦虑不安,有时出现意识障碍。典型的基底动脉偏头痛发作后,PCA 供血区可发现梗死灶。血栓形成的因素:长时间的血管收缩导致血流减少,血管内皮受刺激,从而激活血小板及凝血通路。

10. 低血压及低灌注　往往在脑动脉主干严重狭窄的基础上,血压下降,导致狭窄远端出现脑血流低灌注,最终引起脑组织"分水岭"区梗死。最常见的区域在额顶、顶枕及颞枕区。亦有报道发现小脑的 SCA、AICA 及 PICA 之间的分水岭区域也可因低氧性缺血导致"分水岭"脑梗死,其形状成线状或柱状。

11. 药物滥用　年轻人中药物滥用(特别是可卡因)是引起脑出血及缺血的常见原因。使用可卡因可导致脑梗死及心脏、肠道、骨骼肌缺血,而脑梗死更易发生在上位脑干及丘脑区。脑血管造影很难找到异常发现。毒品导致缺血的机制没有完全弄清楚,但可逆性的血管收缩、血小板聚集性增高及动脉炎的可能性较大。脑梗死还见于静脉给予海洛因、含有吡甲胺的镇痛新以及盐酸哌醋甲酯(即利他林)。

12. 烟雾病(Moyamoya 综合征)　血管造影证实,该病为颈内动脉进行性变细及闭塞,导致大脑前、中动脉穿通支的扩大,并且形成永久性的吻合通道,血管造影上显示像烟雾,病理上显示,动脉因内皮增生、纤维化伴内弹力层增厚异常及血栓形成,最终导致血管严重梗阻,但没有严重炎症。

13. MELAS　为线粒体肌病(mitochondrial myopathy)、线粒体脑病(encephalopathy)、乳酸中毒(lactic acidosis)、卒中样发作(stroke-like episodes)四种临床疾病的英文首字母缩写。其中卒中常累及枕叶。一般为少年及年轻人出现偏头痛样发作、癫痫、进行性的视力下降,有时有认知及行为障碍。头部 MRI 可见顶枕叶,皮质下白质及小脑多灶性的高密度影。病变主要在 PCA 区,但也并不局限于后循环。临床上进行性发展的视野缺失及共济失调较常见。

14. CADASIL　CADASIL 是 cerebral autosomal dominant arteriopathy with subcortical infarcts and leukoencephalopathy 的首字母缩略词,中文称伴有皮质下梗死和白质脑病的大脑常染色体显性遗传性动脉病,是一种新确定病因(1995 年)的卒中和血管性痴呆。病理学显示大脑白质存在广泛疏松区,伴有多发小梗死,主要位于白质及基底节,也可见于枕叶脑室旁及脑干的脑桥。在上述区域,MRI 的 T_1 加权像显示为点状或结节状低信号,T_2 加权像显示为高信号。CADASIL 的临床表现主要为中年起病,偏头痛常为首发症状,可以出现卒中、痴呆、及较严重的情感障碍。

15. 脊椎关节强直　椎动脉受骨赘压迫是椎-基底动脉缺血的常见原因。在颈椎骨关节病导致骨赘突入椎动脉行程上的横突孔时,一旦转头,常可中断椎动脉血流;按摩疗法操作颈部可导致椎-基底动脉梗阻;头向后外侧时,对侧椎动脉可受到压迫,从而可导致该动脉狭窄甚至梗阻。

16. 动脉炎及其他非动脉硬化性血管病

(1)巨细胞动脉炎(颞动脉炎):最重要的表现为头痛、体重下降、身体不适、疲劳、低热、弥漫性躯体、肢体痛及单眼失明。颅外椎动脉远端易受累,易在脑干及小脑形成梗死。

(2) Takayasu 病(无脉症):主动脉弓及其分支最易受累。组织学上可见内、中、外膜同时局灶性受影响,有时有弥漫性的弹力组织及平滑肌伴有半圆形细胞浸润。最常见的受累血管为锁骨下动脉,最终导致脑内血流低灌注。

(3)白塞(Behcet)病:有血管炎,常累及脑干。主要的临床表现为:口腔及生殖器内的小溃疡、葡萄膜炎、亚急性脑膜炎及复发性的局灶性的神经体征。最终导致动脉狭窄或梗阻。最常见的受累部位为脑桥、大脑脚及丘脑。

(4)由各种感染因子引起的动脉炎

1)病毒感染:水痘-带状疱疹病毒(herps varicella-zoster virus,HVZ)是最常见的引起脑血管炎的病毒。病毒感染后直接沿支配椎动脉的颈神经,侵入到椎动脉,导致椎动脉炎,最终导致椎动脉狭窄或梗阻。

2)细菌、螺旋体及真菌性脑膜炎:颅底脑膜炎后,颅底的动脉被各种病菌的渗出物浸泡,常使血管壁感染及增厚,即所谓的 Heubne 动脉炎。床突上部的颈内动脉及其穿过硬脑膜的大动脉常受累及。当累及到基底池中穿过的穿通动脉,可导致中脑及丘脑梗死,从而导致昏迷及第三对脑神经麻痹。目前,获得性的免疫缺陷病毒(AIDS)及脑血管梅毒导致的脉管炎也较常见。

3)神经结节病形成的血管炎(angiitic form of neurosarcoidosis):主要病理变化为视网膜炎性变化、脑脊液细胞数增多及脑膜感染。小动脉及静脉常显示有血管周围袖套样及炎性改变,小脑及脑干可见脑梗死,而脑出血更常见。

(5)其他非动脉粥样硬化性脑血管病变:可导致脑梗死的其他非动脉粥样硬化性脑血管病变包括结缔组织病、肉芽肿性血管炎、结节性多动脉炎、纤维条索样改变、Sneddon 综合征、Marfan 综合征、Ehlers-Danlos 综合征、Kohlmeyer-Degos 病、Fabry 病、弹性假黄瘤病、抗磷脂抗体综合征、血胱氨酸尿症(hemocystinuria)、镰状红细胞贫血、血栓性血小板增多性紫癜、血液的高凝状态等。

三、IS /TIA 的病因及发病机制

(一) 病因

脑梗死按病因的临床分型(TOAST 分型):大动脉动脉粥样硬化(large-artery atherosclerosis);心源性脑栓塞(cardioembolism);小血管闭塞(small-vessel occlusion)(包括无症状脑梗死);其他病因确定的脑梗死(stroke of other determined etiology);病因不能确定的脑梗死(stroke of undetermined etiology)。

(二) IS/TIA 的发病机制

关于 IS 及 TIA 的发病机制,目前常提到的有微栓子学说及血流动力学危象学说,另外还提到了血管痉挛、血管的机械梗阻、炎症、盗血综合征、血液学异常等学说。上述发病机制有时是同时起作用,最终导致了脑神经元的代谢需求与局部血液循环所能提供的氧及其他营养物质(主要是葡萄糖)之间突然供不应求。上述可能的发病机制最终主要作用

在三个致病环节上，即脑动脉、心脏及血液。分述如下。

1. 微栓子学说　目前国内外学者普遍认为，微栓子是引起 IS/TIA 的最主要发病机制。微栓子的来源主要有三个方面，即来源于心脏、近端大动脉粥样硬化斑块及反常栓子，如心脏先天畸形伴右至左分流时出现的栓子。微栓子信号可以用经颅多普勒超声仪(transcranial Doppler sonography, TCD)探测到。

2. 血流动力学危象学说　Heiss 指出，脑血流有神经功能缺损的阈值及膜衰竭的阈值，这两个阈值之间的区域称为"缺血边缘域"。只有血流灌注量低于膜衰竭阈值时才会导致相应区域的脑梗死。Calandre 等指出，TIA 主要是低灌注时间长，但尚未达到引起梗死的程度。上述研究均说明，由于血流动力学危象导致的脑血流灌注减少，是可以导致神经功能缺损，随着血流动力学恢复正常，脑血流灌注量也可恢复正常，神经功能缺损可以是短暂的。

血流动力学危象导致的 IS/TIA，往往是在脑动脉狭窄或梗阻的基础上促发的。当脑血流灌注量下降(如血压下降)，狭窄动脉远端因相对灌注量低于神经功能缺损的阈值，即可导致 IS/TIA 的发生。

3. 其他发病机制

(1)血管痉挛：血管痉挛可使血管狭窄，并导致相应的病变血管远端缺血。原则上局灶性的血管痉挛应有血管壁的局灶刺激，如蛛网膜下腔出血、动脉血管造影时导管对血管壁的直接刺激等，均可导致局灶的血管痉挛并诱发神经功能缺损，甚至导致脑梗死。另外，偏瘫性偏头痛往往也可因局灶性的血管痉挛导致 TIA 样的发作。弥漫性脑血管痉挛常见于动脉血管造影，其缺血往往是广泛的。但血管痉挛不能解释大部分 IS/TIA 的发病原因。

(2)血液学异常：Virchow 提出，静脉血栓形成常由 3 种因素引起：血管壁病变，血液学异常(如高凝状态、血液黏稠度增高等)，血流异常。血液学异常中血液黏稠度增高的常见原因有：红细胞增多、血浆纤维蛋白原增多，其他原因有白细胞增多、血浆异常蛋白增多(如巨球蛋白血症等)、高血压、糖尿病、动脉粥样硬化及低血流状态等。但与血流动力学异常一样，血液学异常也很难单独引起局灶症状，往往是在脑血管狭窄或梗阻的基础上促发 IS/TIA 的。

(3)盗血综合征：如锁骨下动脉盗血综合征可导致椎-基底动脉 IS/TIA，这种发病机制，也是一种血流动力学危象导致 IS/TIA 的机制。

(4)炎症机制：动脉粥样硬化实质上就是一种特殊的炎症过程，动脉粥样硬化本身及其在血栓形成、血小板聚集以及栓子栓塞血管等过程中都有炎症因子的参与，并在其中起关键作用。在机体炎症成分上调时，栓子易脱落，栓子栓塞血管后的继发性反应也是一种炎症反应。因此，整个血管壁损伤的本质就是一种慢性炎症综合征。

(5)机械梗阻：如颈椎压迫椎动脉，当头转向一侧并同时弯向后方时，对侧椎动脉将在颈枕连接处受压，如果受压侧椎动脉本身是完好的，则受压后就会发生椎动脉缺血，出现眩晕、恶心和平衡障碍。

4. 与 TIA 有关的特殊临床现象

(1)TIA 与缺血耐受性：近年来的研究发现，TIA 持续 10~20 分钟，可产生所谓的缺血耐受。进一步的研究表明，

从 TIA 到脑梗死发生间期为 1 周以内的患者才有较好的预后，超过 1 周则预后不受影响。动物实验也证实，缺血耐受的产生最早是在首次短暂性脑缺血后的 24 小时，并持续 1~2 周。TIA 发生的次数与脑梗死预后也存在一定关系，有过 2~3 次 TIA 者预后较好的比例高于仅有 1 次或 3 次以上 TIA 者。以上这些事实表明，缺血耐受的产生需要一定适度的刺激，过多和过长时间的缺血刺激可能造成缺血耐受的消失。关于缺血耐受的产生机制目前仍不清楚，推测 TIA 诱导的神经保护作用可能通过血管和神经元 2 个方面介导。大量实验提示，缺血耐受的产生分为 2 个阶段。早期相为预处理数分钟内，主要是通过血流量和细胞代谢介导缺血耐受；延迟相发生于预处理数天内，但其精确的机制目前仍不清楚。但人们已经认识到，缺血耐受的产生是一个预处理刺激后始动因子所促发的多步级联反应过程。许多细胞因子和蛋白质都参与了这一过程的发生发展，其中就包括 TNF-α 和蛋白 P450 2C11 等。

(2)TIA 对认知功能的影响：由于 TIA 患者的症状和体征可完全消失，因此临床医生大多忽略了对其高级神经功能的检查。早在 20 世纪 70 年代即有学者提出 TIA 可导致不同程度的认知障碍，涉及智力、注意力、空间感知能力、语言、计算和记忆等方面，其中记忆尤其是短时记忆障碍可能是其最敏感的指标。进一步的研究表明，TIA 后可有明显的组织病理学改变，包括海马 CA1 区、颞叶皮质、新皮质和纹状体神经元脱失。Bakker 等研究认为，颈动脉闭塞性疾病引起的 TIA 患者，尽管其局灶性神经功能缺损可以恢复，但认知障碍却持续存在。近年来，很多文献都指出 TIA 是血管性痴呆的重要危险因素，它可加速脑的退行性变和认知功能下降的进程。Walters 等通过简易痴呆量表(MMSE)和影像学研究发现，首次出现孤立性 TIA 的患者，排除年龄因素，与对照组相比，在随后的岁月中出现脑萎缩的概率是对照组的 2 倍，在 TIA 发病后的 1 年中，其认知功能的减退和脑萎缩均比同龄人明显。因此，TIA 患者不但要预防 TIA 的复发以及缺血性脑卒中的发生，还要防止血管性痴呆的发生或认知功能的下降。

四、IS/TIA 的诊断及鉴别诊断

(一) 临床表现

1. TIA 的临床表现　TIA 的临床表现因受累的血管及其供血不同可表现出多种症状和体征。

(1)短暂性单眼盲(transient monocular blindness or amaurosis fugax)：又称发作性黑矇，短暂的单眼失明是颈内动脉分支，眼动脉缺血的特征性症状。

(2)颈动脉系统 TIA：以偏侧肢体或单肢的发作性轻瘫最常见，通常以上肢和面部较重；主侧半球的颈动脉缺血可表现失语、偏瘫、偏身感觉障碍，偏盲亦可见于颈动脉系统缺血。

(3)椎-基底动脉系统 TIA：常见症状有眩晕和共济失调、复视、构音障碍、吞咽困难、交叉性或双侧肢体瘫痪或感觉障碍、皮质性盲和视野缺损。另外，还可以出现猝倒症。

2. IS(脑梗死)的临床表现　和受累的血管的部位、大小、次数、原发病因、血管血供应的范围和侧支循环的情况、以及患者的年龄和伴发疾病和血管危险因素的有无和多少

有关。以下介绍典型的神经系统表现。

动脉粥样硬化性血栓性脑梗死、脑栓塞、腔隙性脑梗死是缺血性脑卒中最常见的类型。其中动脉粥样硬化性血栓性脑梗死约占缺血性脑卒中的 60%～80%，起病相对较慢，常在数分钟、数小时甚至 1～2 天达到高峰，不少患者在睡眠中发病，约 15% 的患者以往经历过 TIA。脑梗死主要的临床表现涉及到前循环和后循环，或颈动脉系统和椎-基底动脉系统。

(1)颈动脉系统脑梗死：主要表现为病变对侧肢体瘫痪或感觉障碍；主半球病变常伴不同程度的失语，非主半球病变可出现失用或认知障碍等高级皮质功能障碍。其他少见的临床表现包括意识障碍、共济失调、不随意运动及偏盲等。

(2)椎-基底动脉系统脑梗死：累及枕叶可出现皮质盲、偏盲；累及到颞叶内侧海马结构，可出现近记忆力下降；累及脑干或小脑可以出现眩晕、复视、吞咽困难、霍纳综合征、双侧运动不能、交叉性感觉及运动障碍、共济失调等。累及到脑干上行网状激活系统容易出现意识障碍。

(3)腔隙梗死(Lacunar infarcts)：腔隙梗死是指脑或脑干深部的缺血性小梗死，大小介于直径为 0.5～1.5cm 之间，多由穿通动脉阻塞所致，主要累及前脉络膜动脉，大脑中动脉，大脑后动脉或基底动脉的深穿支。

腔隙梗死主要见于高血压患者。受累部位以多寡为序，有壳核、脑桥基底、丘脑、内囊后肢和尾状核；另外也可累及内囊前肢、皮质下白质、小脑白质和胼胝体。腔隙梗死预后良好，但多次发生可导致假性延髓性麻痹和血管性认知功能障碍。腔隙梗死表现至少有 20 种症状各异的临床综合征，但最多见腔隙梗死临床综合征有以下四型：①运动轻偏瘫(pure motor hemiparesis)：多是由于内囊、放射冠或脑桥基底部腔隙梗死所致。临床表现为单侧的轻偏瘫或偏瘫，主要累及面及上肢，下肢受累很轻，可伴有轻度构音障碍，特别是疾病开始时，但不伴有有失语、失用或失认，也不能有感觉、视野或高级皮质神经功能障碍。临床上很难区别腔隙梗死位于内囊还是脑桥，但是若伴有构音障碍或病前有一过性步态异常或眩晕时则支持脑桥定位。缺血性皮质梗死也可造成纯运动轻偏瘫。②纯感觉卒中(pure sensory stroke)：可称作纯偏身感觉卒中，多是由于丘脑腹后外侧核腔隙梗死所致。临床表现为偏身麻木、感觉异常，累及面、上肢、躯干和下肢。主观感觉障碍比客观发现的感觉障碍要重。放射冠或顶叶皮质的缺血梗死，脑桥内侧丘系的腔隙梗死也可表现纯感觉卒中。中脑背外侧小出血若只局限于背侧脊髓丘脑束也可表现为纯感觉卒中。③偏轻瘫共济失调(ataxic hemi-paresis)：又称同侧共济失调和足轻瘫(Homolateral ataxia and crural paresis)，是由于内囊后肢或脑桥基底部的腔隙梗死所致。临床表现为病变对侧下肢为主的轻瘫，并伴有瘫痪同侧上下肢的共济失调、足跖反射伸性，但无构音障碍，面肌受累罕见。该综合征也可见于丘脑、内囊、红核病损；也见于大脑前动脉浅支阻塞造成的旁中央区病损。轻偏瘫和共济失调同时发生在一侧肢体的解剖学基础尚不完全肯定。同侧上肢共济失调认为是由于累及皮质-脑桥-小脑束致使小脑功能低下所致，而以足受累为主的轻偏瘫是由于放射冠上部病损所致，因为曾发现由于左侧大脑前动脉供应区的旁中央区的皮质下梗死造成的右轻偏瘫和共济失调患者的左外

侧额叶皮质和右侧小脑半球的血流皆降低，被认为是交叉大脑-小脑神经功能联系不能(diaschisis)所致。④构音障碍-手笨拙综合征(Dysarthria-Clumsy hand syndrome)：多是由于脑桥上 1/3 和下 2/3 之间的基底深部的腔隙梗死所致。临床特征是核上性面肌无力、伸舌偏斜、构音障碍、吞咽困难、手精细运动控制障碍和足跖反射伸性。内囊部位的腔隙梗死也可造成这种综合征。另外，壳核和内囊膝部的腔隙梗死和小的出血除可造成构音障碍-手笨拙综合征外尚伴有写小字征(micrographia)。

以上所述四型临床综合征实际上只是解剖学意义的综合征，但其病原以缺血性腔隙梗死为最多见而已，其他性质的病损，特别是皮质下和脑干的局限小出血同样也可造成这些综合征。

(二)诊断要点

1. 动脉粥样硬化性血栓性脑梗死

(1)常于安静状态下发病。

(2)大多数发病时无明显头痛和呕吐。

(3)发病较缓慢，多逐渐进展或呈阶段性进行，多与动脉粥样硬化有关，也可见于动脉炎、血液病等。

(4)一般发病后 1～2 天内意识清楚或轻度障碍。

(5)有颈内动脉系统和(或)椎-基底动脉系统症状和体征。

(6)头部 CT 或 MRI 检查：多能发现和症状及体征相一致的责任病灶，影像学表现需符合缺血性改变；另外有助于确定病灶的大小和排除非缺血性病变。

(7)腰穿脑脊液一般不含血。

2. 脑栓塞

(1)多为急性发病。

(2)多数无前驱症状。

(3)一般意识清楚或有短暂性意识障碍。大面积梗死时可伴有病侧头痛、恶心和呕吐。偶有局部癫痫样表现。

(4)有颈动脉系统或椎-基底动脉系统的症状和体征。

(5)腰穿脑脊液一般不含血，若有红细胞可考虑出血性脑梗死。

(6)栓子的来源可为心源性或非心源性，也可同时伴有其他脏器、皮肤、黏膜等栓塞症状。

(7)头部 CT 或 MRI 检查可发现梗死灶。

3. 腔隙性梗死

(1)发病多由于高血压动脉硬化引起，呈急性或亚急性起病。

(2)多无意识障碍。

(3)可进行 CT 或 MRI 检查，以明确诊断。

(4)临床表现常不严重。

(5)腰穿脑脊液无红细胞。

(三)特殊的综合征

根据 IS/TIA 特殊的临床表现，定义了一些特殊的综合征，其中后循环 IS/TIA 的综合征最多，本章主要介绍后循环 IS 相关综合征。

后循环缺血性脑血管病的定位诊断主要涉及 3 个方位：①嘴尾侧：也可以认为是脑组织的矢状位，从嘴侧至尾侧依次为双侧枕叶、双侧颞叶下内侧、双侧丘脑后 4/5(包括内囊后肢)、中脑、脑桥、延髓与小脑。②背腹侧位：即判断病变

是位于脑干的顶盖、被盖、还是基底部；是小脑的上部还是下部，或多部位并存。③内外侧位：病变在脑干就要确定病变是位于其内侧（中线附近）还是外侧，是单侧还是双侧，或两者均存在；病变在小脑就应明确其定位是在小脑内侧（蚓部）还是外侧（半球），或两者均有；位于丘脑或大脑半球后部的病变，应明确其病变是位于左侧还是右侧，或双侧均有。后循环支配区不同部位均有自身特殊的临床症候群。

1. 延髓的综合征

（1）延髓背外侧综合征（Wallenberg 综合征）：常见原因为椎动脉梗阻，有时见于小脑后下动脉梗阻；损伤了延髓的背外侧；重要症状为突然眩晕发作、共济失调、恶心、呕吐、言语困难和呃逆。

（2）延髓内侧综合征（Dejerine 综合征）：通常由于椎动脉或基底动脉旁中央支梗阻所致，病变偶为双侧性；表现为同侧舌下神经迟缓性瘫痪，对侧偏瘫，伴 Babinski 征阳性；对侧后索性触觉、振动觉和位置觉减退；若病变累及内侧纵束，则出现眼球震颤。

（3）Ondine Curse 综合征：由于双侧椎动脉梗阻所致的双侧延髓被盖外侧梗死。其特征性的临床表现为，睡眠中呼吸停止。

（4）Jackson 综合征：又称舌下神经交叉瘫综合征。损伤了第Ⅹ、Ⅺ、Ⅻ脑神经。病灶侧周围性舌下神经麻痹，对侧偏瘫，可由脊髓前动脉闭塞所致。

（5）橄榄体后部综合征：病变位于Ⅸ、Ⅹ、Ⅺ、Ⅻ脑神经核区，椎体束常可幸免，有时可侵犯脊髓丘脑束。因各脑神经受累的结合方式不同，而构成不同的综合征。包括 Schmidt 综合征：第Ⅸ、Ⅹ、Ⅺ脑神经受损；Tapia 综合征：第Ⅸ、Ⅹ、Ⅻ脑神经受损；Avellis 综合征：第Ⅸ、Ⅹ、Ⅺ、Ⅻ脑神经受损。

2. 脑桥的综合征

（1）脑桥前下部综合征（Millard-Gubler 或 Foville 综合征）：基底动脉周围支梗阻；同侧展神经周围性瘫痪、面神经核性瘫痪，对侧偏瘫，痛觉消失、温度觉消失，触觉、振动觉和位置觉减退。

（2）脑桥中部基底综合征：基底动脉旁中央支或短周支梗阻；同侧咀嚼肌迟缓性瘫痪，同侧面部感觉减退及痛温觉消失，同侧偏身共济失调及协同不能，对侧痉挛性瘫痪。

（3）脑桥基底部微小梗死综合征：单侧或双侧基底部的多发性微小的通常为陈旧的囊性梗死，多发生在伴有糖尿病的基底动脉硬化患者；假性延髓麻痹伴有因运动性脑神经核上纤维受损所致的发音分节、吞咽障碍。

（4）脑桥被盖下部综合征：基底动脉短周支和长周支梗阻；同侧展神经和面神经核性瘫痪，眼球震颤（累及内侧纵束）；向病灶侧注视不能，同侧偏身共济失调（累及小脑中脚）；对侧痛温觉丧失（累及脊髓丘脑侧束）；触觉、位置觉及振动觉减退（累及内侧丘系）；同侧软腭及咽肌节律性失常（累及中央被盖束）。

（5）脑桥被盖上部综合征：基底动脉长周支梗阻，偶见小脑上动脉梗阻；同侧面部感觉丧失（三叉神经所有纤维中断）；同侧咀嚼肌瘫痪（累及三叉神经运动核）；偏身共济失调、意向性震颤、轮替运动不能（累及小脑上脚）；对侧除面部外所有躯体感觉丧失。

（6）脑桥被盖综合征（Raymond-Cestan 综合征）：病变位于脑桥被盖，损害了内侧丘系、内侧纵束、小脑结合臂、脊髓丘脑束；同侧展神经与面神经瘫痪；病变侧小脑性共济失调；对侧本体感觉障碍；两眼不能注视病灶侧。

（7）脑桥幻觉：大脑脚后部及上部脑桥被盖内侧纵束附近受累所致；看到墙壁弯曲、扭曲或有倒塌感，有时仿佛隔墙看见邻室物件，甚至见人经墙进入邻室，患者无批判力。

（8）一个半综合征（One-and-a-half syndrome）：当脑桥一侧的病变累及到了内侧纵束（MLF）和脑桥旁正中网状结构的侧视中枢（PPRF）时，导致病变侧眼球居中（即不能水平运动），对侧眼处于外展位（伴眼震），且该侧眼球内收不超过中线。

（9）闭锁综合征（locked-in 综合征）：双侧脑桥基底部病变所致，大脑半球及脑干被盖部网状激活系统无损害。患者意识清醒，对言语理解正常，可用眼球上下活动示意，但不能讲话，四肢不能活动，脑桥以下脑神经均瘫痪，眼球垂直运动和辐辏运动保存。

3. 中脑的综合征

（1）红核综合征（Benedikt 综合征）：基底动脉脚间支或大脑后动脉梗阻，或两者均梗阻；同侧动眼神经瘫痪伴瞳孔散大（中脑内的动眼神经根纤维中断）；对侧触觉、振动觉、位置觉及辨别觉减退（累及内侧丘系）；由于红核病变，引起对侧运动过度（震颤、舞蹈、手足徐动）；对侧强直（累及黑质）。

（2）大脑脚综合征（Weber 综合征）：基底动脉脚间支或大脑后动脉梗阻，或两者均梗阻；同侧动眼神经瘫痪；对侧痉挛性瘫痪；对侧强直（累及黑质）；对侧随意运动失控（累及皮质脑桥束）。

（3）中脑幻觉（又称大脑脚幻觉）：病变部位在中脑及丘脑；常在黄昏出现，看到活动的人物，丰富多彩的画面和景色，患者对之有批判力。上述幻觉细致且多姿多彩，常伴触觉及听觉的虚构。

（4）其他中脑综合征：红核下部综合征（Claude 综合征）、Parinaud 综合征（或导水管综合征）等，因其致病原因主要为肿瘤或炎症，此处不作赘述。

4. 小脑的综合征

（1）绒球小结叶病变：平衡失调和站立不稳、行走不能、蹒跚、步态呈醉酒状（躯干或体轴性共济失调），但闭眼时共济失调不会加重；损害小结，使前庭功能的冷热和旋转测试反应消失。

（2）旧小脑病变（小脑蚓部）：提供站立和运动时维持平衡的肌张力强度，它的病变主要导致躯干性的共济失调，如 Romberg 征站立不稳、步距过宽等。

（3）新小脑病变：主要累及肢体远端的共济失调；辨距障碍（过指或运动过度）；协同不能（运动分解不能）；轮替运动障碍；意向性震颤；回弹现象；肌张力下降；断续言语；不能辨别重量。

5. 丘脑的综合征

（1）后外侧丘脑综合征（Dejerine-Roussy 综合征）：本病由 Dejerine 和 Roussy 于 1906 年首次描述。主要原因是供应丘脑腹后外侧核的区的丘脑膝状体动脉梗阻。表现为对侧周围感觉障碍和更广泛的深部感觉障碍；对侧实体感觉丧失和偏侧共济失调；对侧半身自发性疼痛；对侧暂时性轻偏瘫，不伴痉挛性收缩；舞蹈手足徐动样运动。

(2)单侧前外侧丘脑综合征:主要是因为单侧丘脑穿通动脉分支梗阻所致。表现为静止性震颤或意向性震颤、舞蹈徐动样运动,有时可能出现丘脑手。没有感觉障碍和丘脑性疼痛。

(3)双侧腹内侧丘脑综合征:主要由于双侧丘脑穿通脉梗阻,导致双侧腹内侧丘脑梗死所致。出现严重的嗜睡(由于网状上行激活系统的丘脑部分受损所致),有时可长达数周甚至数月,病人可被唤醒,能辨认周围环境,并能进食,但之后又立即入睡;由于患者有严重的嗜睡,所以很难检查出其他特征性的丘脑体征。病理上主要为丘脑腹内侧,围绕内髓板非特异性核团有大的对称性蝴蝶状软化灶。

6. 丘脑下部的综合征 又称间脑综合征,如肥胖性生殖不能(Frolich)综合征、Albright 综合征、Laurence-Moon-Biedl 综合征、Turner 综合征等,由于其致病原因主要为肿瘤或炎症,本节不作赘述。

7. 颞叶内侧的综合征 短暂性全面遗忘(transient global amnesia,TGA):发作时突然不能记忆,患者对此有自知力,无神经系统其他异常发作,可持续数十分钟或数小时,甚至数天。表现为全面遗忘,然后记忆大部分恢复。多认为是边缘系统的海马回或穹隆的缺血病变所致。

8. 枕叶的综合征

(1)皮质盲(cortical blindness):由视觉皮质的病损引起,视觉完全丧失,强光照射及眼前手势均不能引起反射性闭眼,视乳头外观正常,瞳孔正常或光反射存在。可伴有其他定位体征,如偏身感觉、运动障碍等。

(2)Anton 综合征:由于基底动脉分叉处的骑跨状栓子阻塞双侧 PCA,使双侧距状区受累,导致双侧偏盲,而成为全盲。这种失明是完全的,患者可作相应的运动;患者有疾病缺失感,即否认自己有失明;有时还伴有 Korsakoff 样虚构。

(3)Balint 综合征:其病变部位在顶枕叶,其 3 个特征性的临床表现为画片中动作失认(精神性注视麻痹)、凝视失用(空间性注意障碍)及视觉性共济失调。

9. 其他特殊的综合征

(1)基底动脉尖综合征(top of the basilar syndrome,TOBS):基底动脉尖端梗阻,同时累及双侧大脑后动脉、小脑上动脉,以及它们的穿通支。可引起双侧中脑、丘脑、颞叶内侧、枕叶以及小脑上部梗死。出现相应的临床表现。其中主要的临床表现为皮质盲及偏盲、焦急不安的谵妄、严重的遗忘、大脑脚幻觉、意识障碍、眼球运动及瞳孔异常,常伴有头痛。

(2)无动性缄默症(akinetic mutism):系脑干上部和丘脑网状激活系统受损所致,大脑半球及其传出系统正常。患者处于一种缄默不语、四肢不动的特殊意识状态。能注视周围的人,貌似清醒但不能动,不能讲话,肌肉松弛,无锥体束征,尿便失禁,存在觉醒与睡眠周期。

(3)Gerstmann 综合征:见于左侧顶叶角回病变(有时大脑后动脉梗阻可影响到该区域),临床表现为不辨手指、不辨左右、失计算、失写等,有时伴失读。

(四) IS/TIA 的诊断流程

1. IS 诊断流程

(1)是否为脑卒中? 排除非血管性疾病。

(2)是否为缺血性脑卒中? 进行脑 CT 或 MRI 检查排除出血性脑卒中。

(3)脑卒中严重程度? 根据神经功能缺损量表评估。

(4)能否进行溶栓治疗? 核对适应证和禁忌证。

(5)病因分型? 参考 TOAST 标准,结合病史、实验室、脑病变和血管病变等检查资料确定病因。

2. TIA 诊断流程

(1)对就诊的急性神经功能缺损患者对照 TIA 的定义进行评定,确定是否为真正的 TIA。

(2)同时,在神经影像学结果的帮助下,对急性神经功能缺损进行鉴别诊断,容易与 TIA 混淆的临床综合征主要包括:局灶性癫痫后的 Todd 麻痹、偏瘫型偏头痛、内耳眩晕症、晕厥、颅内占位病变、硬膜下血肿、血糖异常(低血糖或高血糖)、眼科病等。

(3)区分导致 TIA 症状的供血动脉系统,是颈内动脉系统还是椎-基底动脉系统。这需要结合临床与影像学检查结果。①颈内动脉系统的 TIA:多表现为单侧(同侧)眼睛或大脑半球症状。视觉症状表现为一过性黑蒙、雾视、视野中有黑点或有时眼前有阴影仿佛光线减少。大脑半球症状多为一侧面部或肢体的无力或麻木,可以出现言语困难(失语)和认知及行为功能的改变。②椎-基底动脉系统的 TIA:通常表现为眩晕、头昏、构音障碍、跌倒发作、共济失调、异常的眼球运动、复视、交叉性运动或感觉障碍、偏盲或双侧视力丧失。注意临床孤立的眩晕、头昏、或恶心很少是由 TIA 引起的。椎-基底动脉缺血的患者可能有短暂的眩晕发作,但需同时伴有其他的症状,较少出现晕厥、头痛、尿便失禁、嗜睡、记忆缺失或癫痫等症状。

(4)明确 TIA 的病因(发病机制)。经过病史询问、神经系统查体及头部 CT 或 MRI 检查,临床上明确短暂性神经功能缺损为 TIA 后,需要对患者进行全面检查,尽可能明确 TIA 的病因,以便制订出全面的治疗方案。TIA 的病因检查涉及到如下三个环节:①血液学检查:常规查全血细胞计数、血沉、凝血象、血生化(肝功能、肾功能、血糖、血脂、电解质);如果有异常或相应指征,可以做更全面的血液学检查。②心脏检查:常规查心电图、超声心动图,必要时可以做更全面的心脏专科检查。③脑动脉检查:首先针对颈部颈动脉及椎动脉以及颅内大动脉行血管超声检查,也可同时行磁共振血管造影(magnetic resonance angiography,MRA)或 CT 血管造影(CT angiography,CTA)检查;必要时行数字减影血管造影(digital substraction angiography,DSA)检查。其他检查:测双上肢血压,了解是否有锁骨下动脉盗血综合征;颈椎片,了解椎动脉是否受压等。

(5)评估 TIA 的危险因素(见"TIA 的流行病学"),指导TIA 的治疗及二级预防。

(五) IS/TIA 的鉴别诊断

1. IS 的鉴别诊断 脑梗死主要需与脑出血鉴别,特别是小量脑出血易与脑梗死混淆。但头部 CT 的普遍应用,缺血性脑卒中与出血性脑卒中的鉴别诊断已不再困难。如患者有意识障碍,则应与其他引起昏迷的疾病相鉴别(如代谢性脑病、中毒等)。其他可以导致急性神经功能缺损的疾病均应与 IS 作鉴别,包括脑炎、脑卒中、癫痫后状态、脑外伤、中枢神经系统脱髓鞘疾病、代谢性疾病或躯体重要脏器功能严重障碍导致的神经功能缺损等。

2. TIA 的鉴别诊断 简单的说,TIA 的鉴别诊断就是明确短暂性神经功能缺损是血管源性还是非血管源性因素所致。有几种常见的疾病需要与 TIA 鉴别:①局灶性癫痫:癫痫发作常为刺激症状,如肢体的抽搐、发麻;发作部位固定,发作形式刻板;发作时间短暂,很少有十几分钟的发作。老年患者局灶性癫痫常为症状性,脑内常可查到器质性病灶。过去有癫痫病史或脑电图有明显异常(如癫痫波等),有助鉴别。②偏瘫性偏头痛:其先兆易与 TIA 混淆,但多起病于青春期,常有家族史,发作以偏侧头痛、呕吐等自主神经症状为主。而局灶性神经功能缺损少见,每次发作时间可能较长。③内耳眩晕症:老年人易与椎-基底动脉 TIA 混淆。内耳眩晕症除了眩晕症状外常伴有耳鸣、听力下降,除了眼球震颤、共济失调外,没有其他后循环神经功能缺损的症状和体征。④晕厥:是因为大脑短暂的弥散性缺血导致的全脑功能丧失。亦为短暂性发作,多有意识丧失,无局灶性神经功能损害。发作前常有血压偏低、心律紊乱的表现。⑤颅内占位病变:偶有慢性硬膜下血肿等颅内占位病变,在早期或病变累及血管时,引起短暂性神经功能缺损。但详细检查可以发现持续存在的神经功能缺损的阳性体征,头部影像学检查可以发现颅内相应的器质性病变。⑥眼科病:视神经炎、青光眼、视网膜血管病变等,有时因突然出现视力障碍而与颈内动脉眼支缺血症状相似,但多无其他局灶性神经功能损害。

TIA 应与可以导致短暂性神经功能障碍发作的疾病相鉴别,如伴先兆的偏头痛、部分性癫痫、颅内结构性损伤(如肿瘤、血管畸形、慢性硬膜下血肿、巨动脉瘤等)、多发性硬化、迷路病变、代谢性疾病(如低血糖发作、高钙血症、低钠血症等)、心理障碍等;发作性黑蒙应与青光眼等眼科疾病相鉴别。

五、IS /TIA 急性期治疗

(一) IS/TIA 急性期的治疗

IS/TIA 急性期的治疗应强调早期诊断、早期治疗、早期康复和早期预防再发。整个急性期的治疗包括院前处理、急诊室诊断及处理、卒中单元、急性期诊断与治疗四个环节。

1. 院前处理 院前处理的关键是迅速识别疑似脑卒中患者并尽快送到医院。

(1)院前脑卒中的识别:若患者突然出现神经功能缺损的症状,主要指运动异常,如肢体、面部或咽喉肌无力(言语不清、饮水困难),眼球运动障碍(视物成双等);感觉异常,如视力模糊或丧失,面部、肢体麻木等;高级皮质功能异常,如意识障碍(昏迷)、抽搐、精神异常或认知功能下降等;其他突发,非特异型症状,如眩晕伴呕吐、头晕、头痛、呕吐等。

(2)现场处理及运送:现场急救人员应尽快进行简要评估和必要的急救处理,包括:处理呼吸道、呼吸和循环问题、心脏观察、建立静脉通道、吸氧、评估有无低血糖。应避免非低血糖患者输含糖液体;过度降低血压;大量静脉输液。应迅速获取简要病史,包括症状开始时间、近期患病史、既往病史、近期用药史及可能的致病因素。应尽快将患者送至附近有条件的医院,即能 24 小时进行急诊 CT,有条件实施溶栓治疗(动脉或静脉)等。

2. 急诊室诊断及处理 由于 IS/TIA 治疗时间窗窄,溶栓治疗的时间窗为 4.5 或 6 小时之内,因此及时评估病情并准确诊断至关重要,医院应建立脑卒中诊治快速通道,以免贻误病情。原则上尽可能使到达急诊室后 60 分钟内完成脑 CT 等诊断性评估并制订出合理的治疗计划。IS/TIA 的诊断流程参考本章相关内容。急诊室处理的关键是密切监护基本生命功能,如气道和呼吸;心脏监测和心脏病变处理;血压和体温调控。需要紧急处理的情况为:颅内压增高、严重血压异常、血糖异常和体温异常、癫痫等。

3. 卒中单元 卒中单元(stroke unit)是组织化管理住院脑卒中患者的医疗模式,把传统治疗脑卒中的各种独立方法,如药物治疗、肢体康复、语言训练、心理康复、健康教育等组合成一种综合的治疗系统。Cochrane 系统评价(纳入 23 个试验,4911 例患者)已证实卒中单元明显降低了脑卒中患者的病死率和残疾率。因此,所有 IS/TIA 患者应尽早、尽可能收入卒中单元。

4. 急性期诊断与治疗

(1)评估和诊断:IS/TIA 的评估和诊断包括:病史和体征、影像学检查、实验室检查、疾病诊断和病因分型等。有关 IS/TIA 的临床表现、诊断要点及诊断流程参考本章相关内容。针对 IS/TIA 的病因学诊断,实验室及影像学检查应包括如下内容:脑 CT/MRI、脑灌注功能检查、脑血管检查[血管超声、CT 血管造影、MR 血管造影、数字减影血管造影(DSA)]、颈动脉斑块性质的检查;血糖、血脂、肝肾功能、电解质、血常规、凝血功能及氧饱和度检查;心电图和心肌缺血标志物、超声心动图、胸部 X 线检查;为了进行鉴别诊断,有部分 IS/TIA 患者还需要进行下述检查,如毒理学检查、血液酒精水平、妊娠试验、动脉血气分析、腰穿、脑电图等。

(2)一般处理:包括吸氧与呼吸支持、心脏监测与心脏病处理、体温控制、血压控制、血糖控制、营养支持。

(3)特异治疗

1)溶栓治疗:对 IS 发病 3 小时内和 3~4.5 小时的患者,应根据适应证与禁忌证的综合评估严格筛选患者,尽快静脉给予 rt-PA 溶栓治疗。使用方法:rt-PA0.9mg/kg(最大剂量 90mg)静脉滴注,其中 10% 在最初 1 分钟内静脉推注,其余持续滴注 1h,用药期间及用药 24 小时内严密监护患者;发病 6 小时内的 IS 患者,如不能使用 rt-PA,根据适应证与禁忌证的综合评估严格筛选患者后,可考虑静脉给予尿激酶,使用方法:尿激酶 100 万~150 万 IU,溶于生理盐水 100~200ml,持续静脉滴注 30 分钟,用药期间严密监护患者;发病 6 小时内由大脑中动脉闭塞导致的严重 IS 且不适合静脉溶栓的患者,经过严格选择后可在有条件的医院进行动脉溶栓;发病 24 小时内由后循环动脉闭塞导致的严重的 IS 且不适合静脉溶栓的患者,经过严格选择后可在有条件的医院进行动脉溶栓;溶栓患者的抗血小板或特殊情况下还需抗凝治疗者,应推迟到溶栓 24 小时后开始。

2)抗血小板:对于不符合溶栓适应证且无禁忌证的 IS 患者应在发病后尽早给予口服阿司匹林 150~300mg/d。急性期后可改为预防剂量 50~150mg/d。溶栓治疗者,阿司匹林等抗血小板药物应在溶栓 24 小时后开始使用。对不能耐受阿司匹林者,可考虑选用氯吡格雷等抗血小板药物治疗。

3)抗凝治疗:对大多数 IS/TIA 患者,不推荐无选择地早期进行抗凝治疗。关于少数特殊患者的抗凝治疗,可在谨慎评估风险、效益比后慎重选择。特殊情况下溶栓后还需抗凝治疗的患者，应在 24 小时后使用抗凝剂。

4）降纤治疗：对不适合溶栓并经过严格筛选的脑梗死患者，特别是高纤维蛋白血症者可选用降纤治疗，药物包括降纤酶、巴曲酶、安克洛酶、蚓激酶、蕲蛇酶等。

5）扩容：对一般 IS/TIA 患者，不推荐扩容。对于低血压或脑血流低灌注所致的脑梗死如分水岭脑梗死可考虑扩容治疗，但应注意可能加重脑水肿、心力衰竭等并发症。此类患者不推荐使用扩血管治疗。

6）扩血管治疗：对一般 IS/TIA 患者，不推荐扩血管治疗。

7）其他治疗：神经保护、中医中药、高压氧和亚低温等治疗的疗效与安全性尚需开展更多更高质量临床试验进一步证实。

（4）IS/TIA 急性期并发症的处理：涉及内容包括脑水肿与颅内压增高、出血转化、癫痫、吞咽困难、肺炎、排尿障碍与尿路感染、深静脉血栓形成等。

（二）IS/TIA 预后的预测方法

IS/TIA 发生之后，最重要的任务是防止 IS/TIA 复发，因此有必要对 IS/TIA 复发风险进行评估。

1. 目前常用的 IS 复发风险评估方法为 ESSEN 评分。所包括的内容和分值如下：>75 岁，2 分；<65 岁，0 分；65～75 岁，1 分；既往 IS/TIA 病史，1 分；糖尿病，1 分；既往心肌梗死，1 分；外周动脉病，1 分；高血压，1 分；其他心脏病（除外心肌梗死或心房颤动），1 分；吸烟，1 分。最高分 9 分，0～2 分为低危；3～6 分为高危；7～9 分为极高危。

2. 目前常用的 TIA 复发风险评估方法为 ABCD2 评分，所包括的内容及分值如下：①年龄（A）>60 岁，1 分；②血压（B），SBP>140 或 DBP>90mmHg，1 分；③临床症状（C），单侧无力 2 分或不伴无力的言语障碍 1 分；④症状持续时间（D），>60min，2 分，或 10～59min，1 分；⑤糖尿病（D），1 分。最高分 7 分，0～3 分，低危；4～5 分，中危；6～7 分，高危。

六、IS /TIA 的预防

（一）IS/TIA 的一级预防

IS/TIA 的一级预防主要涉及三个方面的内容：①一是健康的生活方式。②危险因素控制，包括不可改变的危险因素：年龄、性别、低出生体重、种族、遗传；可改变的危险因素：高血压、吸烟、糖尿病、血脂异常、非瓣膜性心房颤动、其他心脏病、无症状颈动脉狭窄、镰状细胞病、绝经后激素替代治疗、口服避孕药、饮食与营养、体育活动、肥胖等；潜在可改变的危险因素：偏头痛、代谢综合征、饮酒、药物滥用、睡眠障碍、高同型半胱氨酸血症、脂蛋白 a 增高、高凝状态、炎症和感染等。③药物或其他治疗，主要是阿司匹林的应用、颈动脉内膜剥脱术、血管内支架植入术等。下面分别予以阐述。

1. 保持健康的生活方式

（1）戒烟：大量观察研究显示，不同性别、年龄和种族的人群中，经常吸烟均是缺血性卒中的危险因素。吸烟时可以增加心率，升高平均动脉压和心脏指数，降低动脉的弹性。吸烟的近期效应可能会促进狭窄动脉的血栓形成，其远期效应则可能加重了动脉粥样硬化进展，两者共同增加了脑卒中发生的风险。

32 项研究结果的荟萃分析显示，吸烟者与不吸烟者相比，缺血性卒中的 RR 值是 1.9（95％CI 1.7～2.2）。另一项对中国人群吸烟与脑卒中危险的研究也发现，吸烟是脑卒中的独立危险因素，并且两者存在剂量反应关系。近期许多研究也表明长期被动吸烟同样是脑卒中的危险因素。有证据显示，约 90％的不吸烟者可检测到血清可铁宁（N-甲-2-5-吡咯烷酮），考虑是由于暴露于吸烟环境所致。

最有效的预防措施是不主动吸烟并且避免被动吸烟，戒烟也同样可以降低脑卒中的风险。

（2）饮食和营养：在观察性研究中，饮食中的很多方面和脑卒中危险性相关。水果和蔬菜高摄入组相比低摄入组的脑卒中事件的 RR 为 0.69（95％CI 0.52～0.92）。在至少每月一次进食鱼类的人群中，缺血性卒中风险有所下降。钠的高摄入量伴随脑卒中风险性增高，同时钾摄入量增多伴随脑卒中危险性降低。北曼哈顿研究（the North Manhattan study, NOMAS）显示，在日本人群中，每日钠摄入量超过 4000mg（4g）者，缺血性卒中风险显著增高，日常钙摄入能够降低脑卒中死亡率。均衡的饮食（富含水果蔬菜，低脂奶制品，低脂和低饱和脂肪）能够降低血压。2002 年对我国居民饮食习惯的现场调查结果显示，蔬菜使用频率普遍很高是中国人膳食的优点。不足之处表现在：蛋白质类食品摄入较少，食用水果相对较少，奶及奶制品和水产品禽肉类蛋白质的摄入频率很低，而熏制食品的使用频率较高。

良好的饮食习惯包括：每天饮食种类多样化；降低钠摄入（<4g/d），增加钾摄入（≥4.7g/d）；每日总脂肪摄入量应<总热量的 30％，饱和脂肪<10％；每日摄入新鲜蔬菜 400～500g，水果 100g，肉类 50～100g，鱼虾类 50g；蛋类每周 3～4 个；奶类每日 250g；食油每日 20～25g；少吃糖类和甜食。另外还应该重视对高尿酸的防治。

（3）体力活动：体力活动是指任何由骨骼肌肉引发的、导致能量消耗超出身体在静止状态下消耗。体力活动能降低不同性别、种族和年龄层次人群的脑卒中风险。队列和病例对照研究的荟萃分析显示，与缺乏运动的人群相比，体力活动能够降低脑卒中或死亡风险；与其相似，与不锻炼的人群相比，适当运动能够降低脑卒中风险。中、老年人应特别提倡有氧锻炼活动，典型的有氧运动有步行、慢跑、骑车、游泳、做健美操、跳舞和非比赛型划船等。

公众应采用适合自己的体力活动来降低脑卒中的危险性，中老年人和高血压患者进行体力活动之前，应考虑进行心脏应激检查，全方位考虑患者的运动限度，个体化制订运动方案。对于成年人（部分高龄和身体因病不适合活动者除外）每周至少有 5 天，每天 30～45 分钟的体力活动。

（4）饮酒：大多数研究表明，酒精消耗和脑卒中发生的危险度之间有一种 J 形关系。也就是说，轻中度饮酒有保护作用，而过量饮酒会使脑卒中风险升高。其机制可能与轻中度饮酒（女性 1 drink/d，男性 2 drink/d；1 个 drink/d 饮酒量相当于 12g 酒精含量）可以升高 HDL-C，减少血小板聚集，并且减低血浆纤维蛋白原的凝聚有关。重度饮酒则可能导致高血压或血液高凝状态，继而减少脑血流量，或使心房颤动的发生率增加，继而导致脑卒中风险增高。因此建议，不饮酒者不提倡用少量饮酒来预防心脑血管病；饮酒应适度，不要酗酒；男性每日饮酒的酒精含量不应超过 25g，女性减半。

(5)精神心理因素:有资料显示,不良情绪可以增加缺血性脑卒中的发生率。文献报道,患脑卒中后,60%左右的患者会出现抑郁症,严重影响患者的康复。另外,不良情绪会使血压波动,心脏功能受影响等。因此,注意调整和稳定情绪对预防 TIA 或卒中很重要。

2. 危险因素的控制 本文主要阐述常见的危险因素控制策略。

(1)高血压:积极治疗高血压,一般将血压控制在140/90mmHg 以下,糖尿病或肾病患者应控制在 130/80mmHg 以下。当伴有单侧颈动脉狭窄≥70%时,收缩压应维持在 130mmHg 以上,而当伴有双侧颈动脉狭窄≥70%时,收缩压至少维持在 150mmHg 以上。对大多数缺血性卒中/TIA 患者急性期,除非收缩压>220mmHg,或舒张压>120mmHg,以及出现急性心肌梗死、肾衰竭、主动脉夹层分离或视网膜出血等特殊情况,否则不应在缺血性卒中或 TIA 后立即积极治疗高血压(主要指最初24h)。同样,在 TIA 后最初 2 周内也不主张积极治疗高血压,2 周后再继续或开始抗高血压治疗是合理的。降压药的选择参考高血压防治指南,原则是首先保证将血压降至目标水平,其次注意保护靶器官。针对后者,血管紧张素转换酶(ACE)抑制剂是理想的选择。

(2)糖尿病:糖尿病流行病学研究表明糖尿病是缺血性脑卒中独立的危险因素,2 型糖尿病患者发生脑卒中的危险性增加两倍。有 IS/TIA 危险因素的人应定期检测血糖,必要时测定糖化血红蛋白(HbA1c)和糖化血浆白蛋白或糖耐量试验。糖尿病患者应改进生活方式,首先控制饮食,加强体育锻炼。2~3 个月血糖控制仍不满意者,应用口服降糖药或使用胰岛素治疗。糖尿病合并高血压患者应严格控制血压在 130/80mmHg 以下,至少选用一种血管紧张素转移酶抑制剂(ACEI)或血管紧张素Ⅱ受体阻滞剂(ARB)进行降压治疗。在严格控制血糖、血压的基础上,联合他汀类调脂药亦可有效地降低 IS/TIA 风险。

(3)心房颤动:首先明确心房颤动发生血栓栓塞的危险因素分级及种类。低危因素:女性、年龄 65~74 岁,冠心病、甲状腺毒症;中危因素:年龄≥75 岁、高血压、心力衰竭、左室射血分数≤35%、糖尿病;高危因素:既往脑卒中、TIA 或栓塞,二尖瓣狭窄,心脏瓣膜置换术后。没有危险因素的心房颤动患者,可服用阿司匹林 75~325mg/d;有一个中等危险因素,可服用阿司匹林 75~325mg/d 或华法林(INR:2.0~3.0,靶目标 2.5);任何一种高危因素或一种以上的中等程度危险因素,华法林(INR:2.0~3.0,靶目标 2.5)。

(4)其他心脏病:除心房颤动外,其他类型的心脏病也可能增加 IS/TIA 的危险,包括急性心肌梗死、心肌病、瓣膜心心脏病、先天性心脏缺陷、心脏外科手术等。不同类型的心脏病均制订了相应的减少 IS/TIA 风险的指南和对策,可以参照相关指南实施。

(5)血脂异常:40 岁以上男性和绝经后女性应每年进行血脂检查,IS/TIA 高危人群则应定期(6 个月)检测血脂;血脂异常者首先应进行治疗性生活方式改变,改变生活方式无效者采用药物治疗,药物选择应根据患者的血脂水平以及血脂异常的分型决定;糖尿病伴心血管病患者为 IS/TIA 极高危状态,此类患者不论基线 LDL-C 水平如何,均提倡采用他汀类药物治疗,将 LDL-C 降至 2.07mmol/L(80mg/dl)以下,或使 LDL-C 水平比基线时下降 30%~40%;患冠心病、高血压等高危的患者即使 LDL-C 水平正常,也应该改变生活方式及给予他汀类药物治疗。

(6)颈动脉狭窄:无症状颈动脉狭窄患者应尽量去除其他可治疗的 IS/TIA 危险因素,并应对所有已确定的 IS/TIA 危险因素进行强化治疗;除禁忌证外,推荐无症状的颈动脉狭窄患者使用阿司匹林;IS/TIA 高危患者(男性、狭窄≥70%、预期寿命>5 年),在有条件的医院(围术期并发症或死亡率<3%的医院)可以考虑行颈动脉内膜切除术,对手术风险较高的颈动脉狭窄患者,可以考虑血管内支架成形术。

(7)肥胖:肥胖和超重者可通过健康的生活方式、良好的饮食习惯、增加体力活动等措施减轻体重,以降低 IS/TIA 风险。

(8)代谢综合征:代谢综合征患者应从改变生活方式和药物治疗两个方面给予主动干预。药物治疗应根据患者的具体情况,针对不同危险因素,实施个体化治疗(包括降低血压、调节血脂、控制血糖等)。

(9)高同型半胱氨酸血症:普通人群(非妊娠、非哺乳期)应通过食用蔬菜、水果、豆类、肉类、鱼类和加工过的强化谷类满足每日推荐摄入量叶酸(400μg/d)、维生素 B₆(1.7mg/d)、维生素 B₁₂(2.4μg/d),有助于降低 IS/TIA 风险。已诊断为高同型半胱氨酸血症的患者,可以给予叶酸和维生素 B 族治疗。

(10)口服避孕药:年龄 35 岁以上,或有吸烟、高血压、糖尿病、偏头痛、既往血栓病史(其中任何一项)的女性,应避免使用口服避孕药,并积极治疗 IS/TIA 危险因素。

(11)绝经后激素治疗:IS/TIA 的预防措施不推荐使用绝经后激素治疗。对于存在其他使用激素替代疗法适应证的患者,目前尚无有效的证据资料可供参考。

(12)睡眠呼吸紊乱:成年人(尤其是腹型肥胖和高血压人群)应注意有无睡眠呼吸紊乱症状。如有症状(特别是对药物不敏感型高血压人群),应进一步请有关专科医师对其进行远期评估。

(13)高凝状态:目前尚无足够证据表明需对具有遗传性或获得性血栓形成倾向的患者进行 IS/TIA 的预防性治疗。

(14)炎症与感染:炎性标记物,如 CRP、Lp-PLA2 对于无 IS/TIA 病史的人群可以作为危险风险的评估指标;对于患类风湿、红斑狼疮等慢性炎性疾病的患者,易患 IS/TIA;不推荐使用抗生素治疗慢性感染以预防 IS/TIA 的发生;使用他汀治疗 hs-CRP 增高的患者可以降低 IS/TIA 的发生风险;每年使用流感疫苗可能会减少 IS/TIA 的发生风险。

3. 阿司匹林的应用 对于低风险人群(特别是男性)、单纯糖尿病或(和)伴无症状周围动脉病变者不推荐使用阿司匹林预防首次 IS/TIA 的发生。对于≥45 岁、无脑出血高危因素、且胃肠耐受性较好的女性患者,可服用低剂量阿司匹林(100mg/d)预防首次 IS/TIA。而对于伴有心房颤动、冠心病、无症状颈动脉狭窄等高危因素的患者,建议使用阿司匹林以预防 IS/TIA,具体使用方法参考本章相关内容。

(二)IS/TIA 的二级预防

IS/TIA 后二级预防的目的是为了防止 IS/TIA 复发,主要包括如下五个方面。

1. 危险因素控制 IS/TIA 后的二级预防在"保持健康的生活习惯"及"控制危险因素"方面与一级预防相同,在此不再赘述。

2. 大动脉粥样硬化性 IS/TIA 患者的非药物治疗

(1)颈动脉内膜剥脱术(CEA):①症状性颈动脉狭窄 70%~99% 的患者,推荐实施 CEA;②症状性颈动脉狭窄 50%~69% 的患者,根据患者的年龄、性别、伴发疾病及首发症状严重程度等实施 CEA,可能最适用于近期(2 周内)出现半球症状、男性、年龄≥75 岁的患者;③建议在最近一次缺血事件 2 周内施行 CEA;④不建议给颈动脉狭窄<50% 的患者施行 CEA;⑤建议术后继续抗血小板治疗。

(2)颅内外动脉狭窄血管内治疗:①对于症状性颈动脉高度狭窄(>70%)的患者,无条件做 CEA 时,可考虑行 CAS,如果有 CEA 禁忌证或手术不能到达、CEA 后早期再狭窄、放疗后狭窄,可考虑行 CAS。对于高龄患者行 CAS 要慎重;②症状性颅内动脉狭窄患者行血管内治疗可能有效;③支架植入术前即给予氯吡格雷和阿司匹林联用,持续至术后至少 1 个月,之后单独使用氯吡格雷至少 12 个月。

3. 心源性栓塞的抗栓治疗

(1)心房颤动:①对于心房颤动(包括阵发性)的 IS/TIA 患者,推荐使用适当剂量的华法林口服抗凝治疗,以预防再发的血栓栓塞事件。华法林的目标剂量是维持 INR 在 2.0~3.0。②对于不能接受抗凝治疗的患者,推荐使用抗血小板治疗。

(2)急性心肌梗死和左心室血栓:①急性心肌梗死并发 IS/TIA 的患者应使用阿司匹林,剂量推荐为 75~325mg/d;②对于发现有左心室血栓的急性心肌梗死并发 IS/TIA 的患者,推荐使用华法林抗凝治疗至少 3 个月,最长为 1 年,控制 INR 水平在 2.0~3.0。

(3)瓣膜性心脏病:①对于有风湿性二尖瓣病变的 IS/TIA患者,无论是否合并心房颤动,推荐使用华法林抗凝治疗,目标为控制 INR 水平在 2.0~3.0。不建议在抗凝的基础上加用抗血小板药物以避免增加出血性并发症的风险。②对于已规范使用抗凝剂的风湿性二尖瓣病变的 IS/TIA 患者,仍出现复发性栓塞事件的,建议加用抗血小板治疗。③对于有 IS/TIA 病史的二尖瓣脱垂患者,可采用抗血小板治疗。④对于有 IS/TIA 病史伴有二尖瓣关闭不全、心房颤动和左心房血栓者建议使用华法林治疗。⑤对于有 IS/TIA 病史的二尖瓣钙化患者,可考虑抗血小板治疗或华法林治疗。⑥对于有主动脉瓣病变的 IS/TIA 患者,推荐进行抗血小板治疗。⑦对于有人工机械瓣膜的 IS/TIA 患者,采用华法林抗凝治疗,目标为控制 INR 水平在 2.5~3.5。⑧对于有人工生物瓣膜或风险较低的机械瓣膜的 IS/TIA 患者,抗凝治疗目标 INR 控制在 2.0~3.0。⑨对于已使用抗凝药物 INR 达到目标值的患者,如仍出现 IS/TIA 发作,可加用抗血小板药。

(4)心肌病与心力衰竭:①对于有扩张性心肌病的 IS/TIA 患者,可考虑使用华法林治疗(控制 INR 在 2.0~3.0)或抗血小板治疗预防 IS/TIA 复发。②对于伴有心力衰竭的 IS/TIA 患者,可使用抗血小板治疗。

4. 非心源性 IS/TIA 的抗栓治疗

(1)抗血小板药物在非心源性 IS/TIA 二级预防中的应用:①对于非心源性栓塞性 IS/TIA 患者,除少数情况需要抗凝治疗,大多数情况均建议给予抗血小板药物预防 IS/TIA 复发。②抗血小板药物的选择以单药治疗为主,氯吡格雷(75mg/d)、阿司匹林(50~325mg/d)都可以作为首选药物;有证据表明氯吡格雷优于阿司匹林,尤其对于高危患者获益更显著。③不推荐常规应用双重抗血小板药物。但对于有急性冠状动脉疾病(例如不稳定性心绞痛,无 Q 波心肌梗死)或近期有支架成形术的患者,推荐联合应用氯吡格雷和阿司匹林。

(2)抗凝药物在非心源性 IS/TIA 二级预防中的应用:①对于非心源性 IS/TIA 患者,不推荐首选口服抗凝药物预防 IS/TIA 复发;②非心源性 IS/TIA 患者,某些特殊情况下可考虑给予抗凝治疗,如主动脉弓粥样硬化斑块、基底动脉梭形动脉瘤、颈动脉夹层、卵圆孔未闭伴深静脉血栓形成或房间隔瘤等。

5. 其他特殊情况下 IS/TIA 患者的的治疗

(1)动脉夹层:①无抗凝禁忌证的动脉夹层患者发生 IS/TIA 后,首先选择静脉肝素,维持活化部分凝血酶时间 50~70s 或低分子肝素治疗;随后改为口服华法林抗凝治疗(INR 2.0~3.0),通常使用 3~6 个月;随访 6 个月如果仍然存在夹层,需要更换为抗血小板药物长期治疗。②存在抗凝禁忌证的患者需要抗血小板治疗 3~6 个月。随访 6 个月如果仍然动脉夹层,需要长期抗血小板药物治疗。③药物治疗失败的动脉夹层患者可以考虑血管内治疗或者外科手术治疗。

(2)卵圆孔未闭:①55 岁以下不明原因的 IS/TIA 患者应该进行卵圆孔未闭筛查。②不明原因的 IS/TIA 合并卵圆孔未闭的患者,使用抗血小板治疗。如果存在深部静脉血栓形成、房间隔瘤或者存在抗凝治疗的的其他指征如心房颤动、高凝状态,建议华法林治疗(目标 INR 2.0~3.0)。③不明原因 IS/TIA,经过充分治疗,仍发生 IS/TIA 者,可以选择血管内卵圆孔未闭封堵术。

(3)高同型半胱氨酸血症:IS/TIA 患者,如果伴有高同型半胱氨酸血症(空腹血浆水平≥16mmol/L),每日给予维生素 B_6、维生素 B_{12} 和叶酸口服可以降低同型半胱氨酸水平。

总之,IS/TIA 仍然是目前我国危害公众健康的常见病、慢性病及重大疾病。有关 IS/TIA 的基础研究、临床研究还有待进一步深入、广泛地开展,有关指南的内容还有待进一步推广,针对 IS/TIA 的有效防治还有大量的工作要做。

(龚 涛)

▶▶ 参考文献 ◀◀

1. 中华神经科学会中华神经外科学会. 各类脑血管病诊断要点. 中华神经科杂志 1996,29:379-380.
2. 中华医学会神经病学分会脑血管病学组,急性缺血性脑卒中诊治指南撰写组. 中国急性缺血性脑卒中诊疗指南. 中华神经科杂志,2010,43(2):146-153.
3. A classification and outline of cerebrovascular disease. Ⅱ. Stroke,1975,6(5):564-616.
4. Albers GW,Caplan LR,Easton JD,et al. Transient ische-

mic attack-proposal for a new definition. N Engl J Med, 2002,347(21):1713-1716.

5. Easton J. D,Saver JL,Albers GW,et al. Definition and evaluation of transient ischemic attack:a scientific statement for healthcare professionals from the American Heart Association/American Stroke Council; Council on Cardiovascular Surgery and Anesthesia; Council on Cardiovascular Radiology and Intervention; Council on Cardiovascular Nursing; and the Interdisciplinary Council on Peripheral Vascular Disease. The American Academy of Neurology affirms the value of its statement as an educational tool for neurologists. Stroke, 2009, 40 (6): 2276-2293.

6. 陈竺. 全国第三次死因回顾性抽样调查报告. 北京:中国协和医科大学出版社,2008.

7. 中华医学会神经病学分会脑血管病学组,缺血性脑卒中二级预防指南撰写组. 2010 中国缺血性脑卒中和短暂性脑缺血发作二级预防指南. 中华神经科杂志,2010,43(2):154-160.

8. Selco SL,SaverJL,Goldhaber JL,et al. Disability-adjusted life years:applying the World Health Organization Global Burden of Disease methodology to determine optimal secondary prevention of vascular events after stroke. Neurology,2005,64(Suppl 1):A421.

9. Goldstein LB,Bushnell,CD,Adams RJ,et al. Guideline for the primary prevention of stroke:A guideline for healthcare professionals from the American Heart Association/American Stroke Association. Stroke,2011,42(2):e26.

10. Adams HP Jr,Bendixen BH,Kappele LJ,et al. Classification of subtype of acute ischemic stroke. Definitions for use in a multicenter clinical trial. TOAST. Trial of Org 10172 in Acute Stroke Treatment. Stroke, 1993, 24:35-41.

11. Stroke Unit Trialists' Collaboration. Organised inpatient (stroke unit) care for stroke. Cochrane Database Syst Rev,2007:CD000197.

12. Weimar C,Benemann J,Michalski D,et al. Prediction of recurrent stroke and vascular death in patients with transient ischemic attack or nondisabling stroke:a prospective comparison of validated prognostic scores. Stroke,2010,41:487-493.

13. Johnston SC, Rothwell PM, Nquyen-Huynh mn, et al. Validation and refinement of scores to predict very early stroke risk after transient ischemic attack. Lancet,2007,369(9558):283-292.

14. Shinton R,Beevers G. Meta-analysis of relation between cigarette smoking and stroke. BMJ,1989,298:789-794.

15. Kelly TN,Gu D,Chen J,et al. Cigarette smoking and risk of stroke in the Chinese adult population. Stroke, 2008, 39:1688-1693.

16. Gardener H,Rundek T,Wright C,et al. Dietary sodium intake is a risk factor for incident ischemic stroke:the North Manhattan Study (NOMAS). Stroke, 2011, 42:e49.

17. Furie KL,Kasner SE,Adams RJ,et al. Guidelines for the prevention of stroke in patients with stroke or transient ischemic attack. A Guideline for Healthcare professionals from the American Heart Association/American Stroke Association. Stroke,2011,42(1):227-276.

第二节 脑 出 血

脑出血(Intracerebral Hemorrhage)指非外伤性脑实质和脑室内出血,也称自发性脑出血。其中大多由高血压引起,称为高血压性脑出血。脑出血占全部脑卒中的比例因国家和地区不同变化于 10%～40%。

脑出血发病率因地区种族而不同,世界范围内平均为 10～20/10万,其中黑人较白人高,男性高于女性。日本统计>40 岁女性可达 106/10 万,中国北京地区为 77.8/10 万,上海地区 61.3/10万,流行病学调查显示自 1984—1999 年,北京市脑出血发病粗率自84.8/10 万降至 63.8/10 万,脑出血的构成比自 42%降至 16%。人口标化发病率自 109.5/10 万降至 59.5/10 万。脑出血再发率在患病后第一年为 2.1%。患病率根据种族不同患病率1.6%～6%。脑出血患病率较脑梗死明显低,但死亡率高,脑出血死亡占全部脑血管病死亡 18%～38%。30 天致死率高达 37%～52%。病程 6 月时预后只有 20%达工作和生活功能完全恢复。2009 年意大利报告病程 7 天病死率 34.6%,30 天达 50.3%,1 年 59.0%,10 年存活率只有 24.1%。不同部位脑出血 1 年病死率:深部出血 51%,脑叶出血 57%,小脑出血 42%,脑干出血 65%。我院资料显示住院患者死亡率为 19.3%(85/440)。

一、病 因

(一) 高血压病

是脑出血最常见的原因。脑内动脉壁薄弱,厚度和颅外同等大小的静脉类似,中层和外膜较相同管径的颅外动脉薄,没有外弹力膜。豆纹动脉、丘脑穿通动脉等自大动脉近端直角分出,因其距离大动脉甚近,承受压力高,冲击性大,因此容易发生粟粒状动脉瘤、微夹层动脉瘤,受高压血流冲击易破裂出血。这些微动脉瘤发生在小动脉的分叉处,多数分布于基底节的穿通动脉供应区和壳核、苍白球、外囊、丘脑及脑桥,并与临床常见的出血部位相符合,少数分布于大脑白质和小脑。长期高血压病和动脉硬化导致血管内膜缺血受损,通透性增高,血浆蛋白脂质渗入内膜下,在内皮细胞下凝固,在内膜下与内弹力层之间形成呈均匀、嗜伊红无结构物质,弹力降低,脆性增加,血管玻璃样变和纤维素样坏死,使动脉壁坏死和破裂。高血压引起远端血管痉挛,小血管缺氧坏死,引起斑点样出血及水肿,可能为子痫时高血压脑出血的机制。无长期高血压病史出现的急性血压增高的患者,其血管功能及结构没有对血压增高的储备,血压急剧增高时处于高灌注状态,脑出血危险增加,如寒冷脑出血及麻将桌脑出血。

（二）脑血管淀粉样变性

β淀粉样蛋白沉积在脑膜和皮质及小脑的细小动脉中层和外膜，血管中外膜被淀粉样蛋白取代，弹力膜和中膜平滑肌消失，是70岁以上脑出血的主要原因之一。老年人脑出血约12%～15%和淀粉样血管病相关，常发生于老年非高血压病自发脑叶出血患者。出血部位多发生在脑叶如额叶顶叶，易反复发生，多灶性出血机会高。尸检证实90岁以上患者50%以上存在脑淀粉样血管病。

（三）其他

脑动脉粥样硬化，动脉瘤，脑血管畸形，脑动脉炎，梗死性出血，血液病（白血病、再生障碍性贫血、血友病和血小板减少性紫癜等），脑底异常血管网（moyamoya病），抗凝/溶栓治疗，静脉窦血栓形成，夹层动脉瘤、原发/转移性肿瘤内新生血管破裂或侵蚀正常脑血管等均可引起脑出血，维生素B₁缺乏可引起斑片状出血。

二、危险因素

（一）不可干预改变的危险因素

1. 年龄　队列研究显示，随着年龄增长脑出血危险性增加，年龄每增加10岁脑出血风险成倍增加。

2. 性别　女性妊娠期和产后6周内脑出血相对危险达28。

3. 种族　中国脑出血占全部脑血管病构成比为17.1%～39.4%，日本男性和女性分别为26%和29%，原因可能与高血压病患病率高和控制差有关。黑人脑出血发病率为50/10万，是白人的2倍。

（二）可以干预改变的危险因素

1. 高血压　为脑出血最重要的危险因素，在美洲、欧洲、亚太地区研究结果是一致的。尤其是年龄大于55岁，吸烟，降血压药物依从性差的个体危险性大。病例对照研究显示同年龄组有高血压病患者脑出血风险值为5.71倍，血压控制后脑出血风险平行下降。

2. 糖尿病　脑出血后高血糖增加早期死亡危险，脑出血患者合并糖尿病住院死亡率增加1倍。

3. 吸烟　吸烟者脑出血相对危险为1.58。

4. 血脂异常　年龄大于65岁血清总胆固醇水平低于4.62mmol/L(178mg/dl)脑出血相对风险为2.7，且发病2天内死亡率增加。

5. 饮酒　大量饮酒增加发生脑出血风险。

6. 抗凝治疗　欧美10%～12%脑出血患者服华法林，口服抗凝药物脑出血相对危险增加7～10倍，抗凝药相关脑出血住院死亡率接近50%。

7. 微出血　磁共振成像显示微出血可能为脑出血危险因素，随年龄增加微出血增多，研究显示脑出血患者64%可见微出血灶，有微出血患者出血量大，是无微出血患者的3倍。

8. 毒品　如可卡因、安非他命与脑出血相关，尤其见于年轻人群。

9. 血液透析治疗　回顾性分析显示长期血液透析治疗随访13年，脑出血发生率是正常人群的5倍。前瞻性研究慢性血液透析患者脑出血相对危险是10.7。

10. 肿瘤　转移性黑色素瘤是最容易出血肿瘤(17/23)，

原发肿瘤中少突胶质细胞瘤和星形细胞瘤出血率为29.2%。

三、病理生理特点

出血部位50%～60%位于壳核，丘脑、脑叶、脑干、小脑各10%。壳核出血常常向内压迫内囊，丘脑出血向外压迫内囊，向内破入脑室系统，向下可影响丘脑下部和中脑。高血压病、淀粉样血管病、动脉瘤、动静脉畸形常导致血管破裂，出血量大；血液病、动脉炎及部分梗死后出血常为点片状出血，临床症状轻。

脑出血后，细胞毒性物质如血红蛋白、自由基、蛋白酶等释出，兴奋性氨基酸释放增加，细胞内离子平衡破坏，血脑屏障破坏；血浆成分进入细胞间质，渗透压增高，引起血管源性水肿；血肿溶出物如蛋白质、细胞膜降解产物、细胞内大分子物质使细胞间液渗透压增高，加重脑水肿。离血肿越近水肿越重。一般水肿2～3天达到高峰，稳定3～5天，最长可持续2～3周。

病理所见，出血侧脑组织肿胀，脑沟变浅，血液可破入脑室系统或蛛网膜下腔，出血灶为圆形或卵圆形空腔，内充满血液或血块，周围为坏死脑组织或软化带，有炎细胞浸润。血肿周围脑组织受压，水肿明显，使周围脑组织和脑室受压移位变形和脑疝形成，幕上出血挤压丘脑下部和脑干，使之受压变形和继发出血，出现小脑天幕疝；如颅内压增高明显或脑干小脑大量出血引起枕骨大孔疝，脑疝是脑出血死亡的直接死亡原因。

新鲜出血呈红色，急性期后血块溶解形成含铁血黄素为棕色，吞噬细胞清除含铁血黄素和坏死脑组织，胶质增生，小出血灶形成胶质瘢痕，大出血灶形成中分囊，内含含铁血黄素和透明液体。

四、临床表现

（一）一般表现

1. 发病形式　大多数发生于50岁以上，急性起病，一般起病1～2小时内出血停止。病前常有情绪激动、体力活动等使血压升高的因素。1/3患者出血后血肿扩大，易发生在血压显著增高，有饮酒史，肝病或凝血功能障碍患者，病后未安静卧床或长途搬运，早期不适当用甘露醇过度脱水治疗可能是血肿扩大的促发因素。

2. 意识障碍　除小量出血外，大多数有不同程度意识障碍。

3. 头痛和恶心呕吐　最重要的症状之一，50%患者发病时出现剧烈头痛，脑叶和小脑出血头痛重，深部出血和小量脑出血可以无头痛，或者头痛较轻未得到注意。因脑实质为非痛觉敏感结构，只有当脑血管收到机械牵拉、脑膜痛觉敏感纤维受到刺激、或三叉血管系统受到血液刺激方可引起头痛。老年人痛觉敏感性低，往往无头痛。呕吐出现常常提示颅内压增高或继发脑室出血，如继发应激性溃疡，呕吐物可为咖啡色。

4. 癫痫发作　发生于10%患者，常常为部分性发作。我院回顾性分析显示脑出血后癫痫发生率为4.33%，其中脑叶出血和脑室出血达10%，合并癫痫发作患者病死率高。

5. 脑膜刺激征　出血破入蛛网膜下腔或脑室系统可以出现颈部强直和Kernig征。

6. 颅内压增高 大量出血及周围水肿可出现颅内压增高表现，包括深沉鼾声样呼吸或潮式呼吸，脉搏慢而有力，收缩压高，大小便失禁，重症者迅速昏迷，呼吸不规则，心率快、体温高，可在数天内死亡。

（二）局灶症状和体征

1. 壳核出血 高血压脑出血的最常见部位，约占脑出血50%～60%，多为豆纹动脉外侧支破裂，症状体征取决于出血量和部位，向内压迫内囊出现偏瘫、偏身感觉障碍、偏盲及凝视麻痹等。小量出血：不伴头痛呕吐等，与腔隙性脑梗死不易鉴别，只有影像学检查才能检出。壳核前部出血可以出现对侧轻偏瘫，主侧半球出现非流利型失语和失写，非优势半球出现忽视，壳核后部出血可出现对侧偏身感觉障碍；同向性偏盲。中等量出血：常出现头痛，半数以上出现凝视麻痹和呕吐，可有意识障碍，对侧中枢性面舌瘫，对侧肢体偏瘫，对侧同向偏盲，偏身感觉障碍。大量出血：迅速昏迷，呕吐，双眼看向病灶侧，对侧完全瘫痪，恶化迅速，双侧病理征，压迫脑干上部出现瞳孔扩大呼吸不规则，去脑强直甚至死亡。

2. 丘脑出血 占脑出血10%，原因多为高血压脑出血。临床表现特点：感觉障碍重，深感觉障碍突出，感觉过敏和自发性疼痛。优势半球丘脑出血半数出现丘脑型失语，表现为语音低沉缓慢，自发性语言减少或不流畅，错语和重复语言等，情感淡漠。非优势半球出血可出现对侧忽视和疾病感缺失，出血量大影响内囊出现对侧偏瘫，可出现锥体外系症状如运动减少、震颤、肌张力障碍、舞蹈/手足徐动/投掷样动作。出血累及中脑可出现眼球垂直运动障碍，瞳孔异常眼球分离等。向下发展影响丘脑下部出现尿崩、血压变化、应激性溃疡等。

3. 尾状核头部出血 较少见，临床表现似蛛网膜下腔出血，头痛呕吐脑膜刺激征，可无局灶体征，临床常常误诊。有时可见到不自主运动、手足徐动和扭转痉挛。向后扩展影响内囊出现对侧偏瘫。

4. 脑叶出血 位于各脑叶皮质下白质，多因淀粉样脑血管病、脑血管畸形、脑底异常血管网病、动脉瘤、凝血功能障碍引起，高血压性脑出血少见。额叶、顶叶常见，颞叶枕叶可发生，常可见多叶受累。临床表现为突然发病头痛恶心呕吐，可有脑膜刺激征，出血近皮质癫痫性发作较其他部位多见，可出现精神异常如淡漠、欣快、错觉和幻觉。额叶出血的表现：对侧运动障碍，Broca失语，情绪淡漠，欣快，记忆和智能障碍，行为幼稚，出现摸索、吸吮、强握等。顶叶出血表现：对侧肢体感觉障碍，轻偏瘫，优势半球出现Gerstmann综合征（手指失认，失左右，失算，失写）等，非优势半球出现失用症。颞叶出血：偏盲或象限盲，优势半球出现Wernicke失语，性格和情绪改变。枕叶出血：偏盲或象限盲，视物变形。

5. 脑桥出血 约占脑出血10%，最凶险的脑出血，常位于脑桥中部水平。小量出血意识常清醒，症状包括同侧面神经和展神经麻痹，对侧肢体偏瘫，可有凝视麻痹。出血量大时症状很快达高峰，表现为深度昏迷，四肢瘫痪，去大脑强直，头眼反射消失，瞳孔可缩小至针尖样，凝视麻痹，双侧锥体束征，多数有呼吸异常，可有中枢性高热，可在1～2天内死亡。

6. 小脑出血 占脑出血10%，常见为高血压引起，其次

为动静脉畸形、血液病、肿瘤和淀粉样血管病等。突发枕部疼痛，频繁呕吐，眩晕，平衡功能障碍，眼震，共济失调，吟诗样语言，构音障碍，脑膜刺激征。脑干受压出现脑神经麻痹，对侧偏瘫，昏迷，严重时枕骨大孔疝死亡。压迫第四脑室脑脊液循环受阻出现高颅压表现：头痛加重，意识障碍。

7. 脑室出血 小量出血表现头痛呕吐，脑膜刺激征，血性脑脊液，CT可见脑室积血。大量出血出现突然头痛、呕吐，迅速进入昏迷或昏迷逐渐加深，双侧瞳孔缩小甚至针尖样瞳孔，四肢肌张力增高，病理反射阳性，早期出现去大脑强直，血压不稳，脑膜刺激征阳性；常出现丘脑下部受损的症状及体征，如上消化道出血、中枢性高热、大汗、血糖增高、尿崩症等；预后不良。

（三）老年人脑出血的临床特点

病因中淀粉样血管病较为常见，脑叶出血多见，意识障碍重，头痛程度相对较轻甚至无头痛，因老年人常见不同程度的脑萎缩，故相同出血量脑疝机会低，因多合并心肺肾等脏器功能减退，故并发症多。临床观察证实高龄老年人脑出血死亡率高，致残率高，85岁以上组和85岁以下组比较，意识障碍更多见（64%和43%），住院死亡率高（50%和27%），出院时中等和严重神经功能缺损比例高（89%和58%）。80岁以上高龄老人高血压脑出血的临床特点包括：更少患者合并肥胖和糖尿病，收缩期、舒张期和平均血压较低，更多患者血肿破入脑室，丘脑出血更常见，多变量分析结果显示，年龄、入院时格拉斯哥昏迷评分（Glasgow coma scale）低、出血量大和幕下出血为住院死亡的独立预测因素。

五、辅 助 检 查

（一）影像学检查

突然起病神经系统局灶症状，收缩压明显增高，头痛，呕吐，意识水平下降，数分钟或数小时内进行性加重，高度提示脑出血，强烈建议神经影像学检查。美国AHA/ASA2011建议CT/MRI均可作为首选检查。CT检查对急性出血高度敏感可以作为"金标准"。磁共振梯度回波T_2和磁敏感成像（susceptibility weighted imaging，SWI）对急性出血敏感性和CT相似，对慢性期和陈旧性出血敏感性高于CT检查。因耗时、费用、患者耐受性、临床状况、提供可能性限制了磁共振检查的应用比例。

1. CT表现 是诊断脑出血安全有效的方法，平扫显示圆形或卵圆形均匀高密度影，边界清楚，CT值75～80Hu，可确定出血量、部位、占位效应，是否破入脑室或蛛网膜下腔，脑室及周围组织受压情况，中线移位情况，有无梗阻性脑积水，周围水肿呈低密度改变。随着血红蛋白降解，血肿信号逐渐降低，3～6周变为等密度影，随着出血吸收，2～3个月后表现为低密度囊腔。2～4周血肿周围可出现环状强化。

CT检查也能说明脑出血的自然史。脑出血起病后数小时内的神经系统表现恶化部分原因是活动性出血，在起病3小时内行头颅CT检查的患者，在随后的CT复查中发现28%～38%患者血肿扩大1/3以上。血肿扩大预示临床恶化、致残率和死亡率增加。因此鉴别哪些患者血肿有扩大趋势为脑出血研究的关注点之一。CT血管造影（CTA）和CT增强扫描显示在血肿内造影剂渗漏为预测血肿扩大高危表现。有研究前瞻性观察39例脑出血，发病3小时内行CTA

检查,13例发现有造影剂渗漏造成的斑点征(spot sign),11例发生了血肿扩大(血肿扩大30%或6毫升以上),对血肿扩大的敏感性、特异性、阳性预测值和阴性预测值分别为91%、89%、77%和96%。2009年有研究者评估CTA所见的斑点征+CT增强后扫描所见的造影剂渗漏相加对血肿扩大的敏感性、阴性预测值提高至94%和97%。

2. MRI 可发现CT不能确定的脑干或小脑小量出血,能分辨病程4~5周后CT不能辨认的脑出血,区别陈旧性脑出血与脑梗死,显示血管畸形流空现象。可根据血肿信号的动态变化(受血肿内红细胞蛋白变化的影响)判断出血时间,对水肿判断较CT更为敏感。血肿演变规律:超急性期(24小时内):细胞内期,为氧合血红蛋白,T1WI显示为等或略高信号,质子密度相略高信号,T2WI为高信号,数小时后出现血肿周围水肿,T1低信号,T2高信号;急性期(1~3天),红细胞内期,主要为去氧血红蛋白期,顺磁性物质,T1WI和T2WI均为低信号,质子相略高信号,周围水肿明显;亚急性早期(4~7天):正铁血红蛋白,顺磁性物质,细胞内期,T1WI高信号,T2WI低信号围绕高信号水肿带;亚急性晚期(8~14天):正铁血红蛋白细胞外期,T1WI/T2WI均为高信号,可有低信号含铁血黄素环;慢性期(2周后):铁蛋白和含铁血黄素期,细胞外期,T1WI/T2WI均为低信号。上述演变过程从血肿周围向中心发展。

3. 脑出血急性期梯度回波T_2和SWI均表现为边界清楚的极低信号,或表现为边界清楚的极低信号环,内部为略高信号或低信号区内混杂小点、斑片状高信号。SWI对于早期出血更加敏感,最早发现病灶的时间是发病23分钟,与CT比较,脑出血患者SWI显示病灶的敏感度、特异度和准确度均为100%。

4. 关于陈旧性微出血 梯度回波T_2和SWI均可显示陈旧微出血灶,为直径2~5mm圆形或斑点状的极低信号,周围无水肿,原因是小血管壁严重损害时血液渗漏所致,主要病理变化是微小血管周围的含铁血黄素沉积或吞噬有含铁血黄素的单核细胞。含铁血黄素作为一种顺磁性物质,可引起局部磁场不均匀,导致局部组织信号去相位,但常规MRI对这种信号变化不敏感而难以显示病变,GRE—T_2WI和SWI对局部磁场不均匀高度敏感.从而可以发现常规MRI难以发现的脑微出血,SWI较梯度回波T_2成像发现微出血更加敏感。微出血最多见于皮质-皮质下区域和基底节-丘脑区域,这些位置也是有症状性脑出血的好发部位,如多发微出血在皮质和皮质下区域,淀粉样血管病变的可能性大,基底节丘脑区域高血压引起的可能性大,而小脑和脑干较少见。脑微出血通常无相应的临床症状和体征,见于高血压、缺血性或出血性卒中患者,脑栓塞患者少见,正常老年人发生率5%~7.5%,其主要的危险因素有高血压、老年及其他原因所致的脑小动脉病变等。脑多发微出血可作为脑微血管病变的标志,常和腔隙性脑梗死和脑白质疏松伴随。有系统分析1460例脑出血和3817例缺血性卒中/短暂性脑缺血发作患者,结果显示应用华法林者出现多发微出血的相对风险为8.0,应用抗血小板聚集药物相对风险5.7;所有抗栓治疗开始时存在微出血患者,随访发生脑出血的相对风险为12.1。微出血常常与脑淀粉样变性所致的颅内出血相伴随,微出血的存在可能表明患者的微血管有易于出血的倾向,这

使影像学技术成为在缺血性卒中后是否采取抗血小板治疗或抗凝治疗的一个可能证据。

5. MRA/MRV和CTA/CTV 如CT存在蛛网膜下腔出血、血肿形状不规则、水肿范围超出了早期出血的比例、非常见出血部位,静脉窦显示异常信号提示静脉窦血栓形成和其他结构异常如团块等,提示为高血压以外原因引起出血,MRA/MRV和CTA/CTV在鉴别出血的原因包括动静脉畸形、肿瘤、静脉系血栓形成、脑底异常血管网等比较敏感。

6. 数字减影脑血管造影(DSA) 如果临床和非侵入性检查高度怀疑血管性原因如血管畸形、动脉瘤、脑基底异常血管网(moyamoya)、静脉窦血栓形成等引起,可以考虑DSA检查明确原因。

7. 影像学检查建议 快速CT或MRI成像区别缺血性和出血性卒中;CTA和CT增强扫描可以考虑作为识别血肿扩大的手段;当临床和影像学证据怀疑脑内结构病变如血管畸形和肿瘤等时,CTA、CTV、增强CT、增强MRI、MRA、MRV可能会有帮助。

(二)腰穿检查

脑脊液压力增高,均匀血性脑脊液。仅在没有条件或患者不能行影像学检查,无明显颅内压增高和脑疝征象时进行,以免诱发脑疝风险。

(三)经颅多普勒超声检查

简便无创,是床边监测脑血流动力学的重要方法。可以监测有无血管痉挛,以及颅内压增高时的脑血流灌注情况,提供血管畸形和动脉瘤等线索。

六、诊断和鉴别诊断

大多数发生于50岁以上的高血压患者,常在体力活动或情绪紧张时发病,病情进展迅速;症状包括头痛、恶心呕吐、意识障碍,可有癫痫发作;局灶症状和体征包括偏身感觉障碍、偏身运动障碍、偏盲、凝视麻痹、失语等;提示脑出血可能,头颅CT或MRI见脑实质内出血改变可以确诊。应与以下情况鉴别。

(一)与脑梗死鉴别

脑梗死常为安静状态或睡眠中发病,数小时或1~3天达高峰,意识障碍较轻,头颅CT扫描见低密度影可以鉴别。和脑梗死出血转化鉴别,脑梗死低密度影范围按血管供血范围,出血多为点状、斑片状或沿皮质分布,少部分表现为圆形或类圆形血肿,脑梗死前可有短暂性脑血发作史,部分患者有心房颤动史。

(二)高血压脑出血与其他原因脑出血鉴别

正常血压老年人,脑叶多发出血,反复发生的脑出血史,可有家族史,提示脑淀粉样血管病。脑血管畸形脑出血多为年轻人,常见出血位于脑叶,影像学检查可有血管异常表现,确诊需脑血管造影。脑瘤出血前可能已存在神经系统局灶症状和体征,出血位于非高血压脑出血的常见部位,早期出血周围水肿明显。溶栓治疗所致出血有近期溶栓治疗史,出血多位于脑叶和脑梗死病灶附近。抗凝治疗所致出血常位于脑叶,出血量大。

(三)与外伤后脑出血鉴别

外伤史不明确,尤其是老年人头痛轻,可表现为硬膜外血肿、硬膜下血肿和对冲伤,病情进行性加重,出现脑部受损

的表现如意识障碍,头痛、恶心、呕吐、瞳孔改变和偏瘫等,头颅 CT 可见颅骨骨板下方出现梭形或新月形高或等密度影,可见颅骨骨折线和脑挫裂伤。

(四)与蛛网膜下腔出血鉴别

发病年龄 30～60 岁多见,主要病因为动脉瘤和血管畸形,一般活动或情绪激动后发病,起病急骤,数分钟达高峰,剧烈头痛,脑膜刺激征阳性,可见眼玻璃体下出血,头颅 CT 见脑池、脑沟、蛛网膜下腔内高密度影,一般无局灶体征。表现突然起病主要表现为意识障碍的患者应与中毒(镇静安眠药物、乙醇、一氧化碳)及代谢性疾病(低血糖、高血糖、肝性脑病、肺性脑病、尿毒症等)鉴别,存在相关病史,神经系统局灶体征不明显,相关的实验室检查,头颅 CT 扫描可鉴别。脑炎等中枢神经系统疾患可表现为意识障碍,可以有局灶体征及脑膜刺激征,结合有无发热、影像学表现、出血部位、腰穿有无感染征象鉴别。

七、治 疗

(一)院前处理

保持呼吸道通畅,血压循环支持,转运到最近的医疗机构,获知患者起病的准确时间或者可知患者正常的最后时间,急救系统应提前告知医院急诊室患者达到时间,以便尽量缩短等候 CT 时间。到达急诊室后对疑诊为脑出血患者医生应尽快了解患者其发病时间,脑血管病危险因素(高血压、糖尿病、高脂血症、吸烟等),服药情况包括抗凝药物如华法林、抗血小板药物、抗高血压药物、兴奋剂、拟交感药物(可卡因等),最近外伤或手术史特别是颈动脉内膜切除术或支架植入术(可以引起过度灌注),有无痴呆(与血管淀粉样变性有关),酒精和毒品使用史;凝血功能障碍相关有关疾病如肝病、血液病。体格检查应获得以下资料:量化的神经功能障碍评估如 NIHSS 评分、格拉斯哥昏迷评分(GCS)等。血常规、血尿酸、肌酐、血糖、心电图,胸部 X 线检查,肌酐和血糖水平高与血肿扩大和预后不佳有关;PT 或 INR(华法林相关出血特点出血量大,血肿扩大危险性高,残疾率和死亡率高)。青中年脑出血患者毒物学筛查可卡因和其他拟交感药物滥用;生育期女性检查尿妊娠试验。

(二)一般处理及对症治疗

脑出血 24 小时内有活动性出血或血肿扩大可能,尽量减少搬运,就近治疗,一般应卧床休息 2～4 周,避免情绪激动及血压升高;严密观察体温、脉搏、呼吸、血压、意识状态等生命体征变化;保持呼吸道通畅,昏迷患者应将头歪向一侧,以利于口腔分泌物及呕吐物流出,并可防止舌根后坠阻塞呼吸道,随时吸出口腔内的分泌物和呕吐物,必要时行气管切开;吸氧,有意识障碍、血氧饱和度下降或有缺氧现象的患者应给予吸氧,使动脉氧饱和度保持在 90% 以上;鼻饲,昏迷或有吞咽困难者在发病第 2～3 天即应鼻饲;过度烦躁不安者使用镇静剂,便秘者使用缓泻剂,预防感染。加强护理,保持肢体功能位。

(三)纠正凝血功能紊乱

严重的凝血因子缺乏或血小板减少患者给予相应的凝血因子或血小板是必要的。在美国抗凝剂相关脑出血占 12%～14%,这些患者尽快停用抗凝剂,给予静脉应用维生素 K,可能需时数小时才能纠正 INR 至正常范围。凝血酶原复合物浓缩剂(PCCs)含凝血因子 Ⅱ、Ⅶ、Ⅹ 及 Ⅸ,可以快速补充所缺乏的凝血因子,数个临床试验证实可以在数分钟内纠正 INR,可以作为口服抗凝剂相关脑出血选择之一。关于 rFⅦa 问题:Mayer 及同事于 2005 年在新英格兰医学杂志上发表了题为"Recombinant Activated Factor Ⅶ for Acute Intracerebral Hemorrhager"的文章,观察 399 例发病 3 小时内的经 CT 证实的脑出血患者,发病 4 小时内随机给予安慰剂、rFⅦa40、80、160μg/kg。与安慰剂组比较,三个治疗组血肿扩大分别减少 3.3、4.5 和 5.8ml。安慰剂组死亡或严重残疾(MRS 4～6 分)69%,三个治疗组分别为 55、49、54%(有显著性差异)。90 天死亡率安慰剂组为 29%,三个治疗组合并为 18%,严重血栓栓塞事件(主要为心肌梗死和脑梗死)治疗组 7%,安慰剂组 2%,文章结论脑出血发病 4 小时内给予重组活化凝血因子Ⅶ虽然增加了血栓栓塞事件,仍可以减少血肿扩大,降低死亡率,改善功能预后。此研究 rFⅦa 对脑出血治疗可能获得益得到了神经科学界的关注,2008 年 Mayer 为首的研究组发表了 FAST 试验结果,多中心随机安慰剂对照观察 841 例发病 4 小时内的脑出血患者分别给予 rFⅦa 20μg/kg(276 例)和 80μg/kg(297 例)及安慰剂(268 例),结果显示两种剂量药物均可减少血肿扩大,但增加了血栓栓塞事件的风险,因此未见到明显改善临床预后。后分析显示,80μg/kg 组动脉血栓栓塞事件明显高于小剂量组和安慰剂组,与动脉性血栓栓塞事件相关因素包括年龄、大剂量应用 rFⅦa、发病时有心肌或脑缺血征象、既往服用抗血小板药物。回顾性分析 101 例华法林相关颅内出血应用 rFⅦa 1 个月内血栓栓塞事件发生率为 12.8%,与 FAST 试验相仿。因此 ASA/AHA 指南鼓励进一步的临床试验选择有血肿扩大风险,低血栓栓塞风险的脑出血亚组患者为实验对象观察是否可能获益。

(四)预防下肢静脉血栓

在肢体瘫痪不能活动患者脑出血发病后数天且出血停止后,可予皮下注射小剂量低分子肝素,给予间歇性充气加压泵加弹力袜预防静脉血栓栓塞。

(五)处理血压

急性脑出血时血压升高是颅内压增高情况下机体保持脑血流量的自动调节机制。血压过高可使血肿扩大,过低使脑灌注压降低,加重血肿周围组织损害,可参考病前血压水平调整血压。如果收缩压＞200mmHg 或平均动脉压＞150mmHg,考虑静脉持续泵入降压药物,每 5 分钟测血压;如果收缩压＞180mmHg 或平均动脉压＞130mmHg,同时存在颅内压增高,监测颅内压并间歇或持续给予静脉降压药物,保持脑灌注压≥60mmHg;如果收缩压＞180mmHg 或平均动脉压＞130mmHg,无颅内压增高的证据,给予中等程度降压(平均动脉压 110mmHg 或目标血压 160/90mmHg,每 15 分钟测量血压。

(六)抗癫痫药物

不建议预防性使用抗癫痫药物,如临床有癫痫发作或脑电图监测有癫痫波,给予抗癫痫药物治疗。

(七)颅内压监测和处理

成人颅内压(intracranial pressure,ICP)增高是指 ICP 超过 200mmH$_2$O。ICP 增高是急性脑卒中的常见并发症,是脑卒中患者死亡的主要原因之一。脑血管病患者出现头痛、呕吐、视乳头水肿,脑脊液压力增高提示颅内压增高。其治疗的目的是降低颅内压,防止脑疝形成。颅内压增高的常见原因包括脑室出血引起的脑积水和血肿及其周围水肿引起的团块效应,故小的血肿和少量的脑室出血通常不需降颅压治疗。脑出血的降颅压治疗包括避免引起 ICP 增高的其他因素,如激动、用力、发热、癫痫、呼吸道不通畅、咳嗽、便秘等。必须根据颅内压增高的程度和心肾功能状况选用脱水剂的种类和剂量。

1. 甘露醇 是最常使用的脱水剂,一般用药后 10 分钟开始利尿,2～3 小时作用达高峰,维持 4～6 小时,有反跳现象。可用 20% 甘露醇 125～250ml 快速静脉滴注,6～8 小时 1 次,一般情况应用 5～7 天为宜。颅内压增高明显或有脑疝形成时,可加大剂量,快速静推,使用时间也可延长。使用时应注意心肾功能,特别是老年患者大量使用甘露醇易致心肾衰竭,应记出入量,观察心律及心率变化。

2. 呋塞米(速尿) 一般用 20～40mg 静注,6～8 小时 1 次,易导致水电解质紊乱特别是低血钾,应高度重视,与甘露醇交替使用可减轻两者的不良反应。

3. 甘油果糖 也是一种高渗脱水剂,起作用的时间较慢,约 30 分钟,但持续时间较长（6～12 小时）。可用 250～500ml 静脉滴注,每日 1～2 次,脱水作用温和,一般无反跳现象,并可提供一定的热量,肾功能不全者也可考虑使用。

4. 皮质类固醇激素 虽可减轻脑水肿,但易引起感染、升高血糖、诱发应激性溃疡,故多不主张使用。

5. 白蛋白 大量白蛋白(20g,每日 2 次),可佐治脱水,但价格较贵,可酌情考虑使用。

如脑出血患者 GCS≤8,且存在脑疝证据,或明显脑室内出血或脑积水证据,可以考虑监测颅内压,脑室引流管置入侧脑室可以引流脑脊液降低颅内压,放入脑实质的装置可以监测颅内压变化,保持灌注压 50～70mmHg,主要副作用为感染和出血,536 例颅内压监测显示感染率 4%,颅内出血率 3%。有临床试验显示原发或继发脑室出血患者脑室内应用尿激酶、链激酶或 rt-PA 可以加速血块溶解,更易血液引流出从而减低残疾率和死亡率,需要进一步的临床试验证实。

(八) 手术治疗

1. 手术适应证 ①小脑出血>10ml,神经系统表现症状恶化或脑干受压和(或)脑室系统受压出现脑积水表现,应尽快实行出血清除,不建议单独行脑室引流术;②脑叶出血>30ml,距表面<1cm 可以考虑颅骨切开血肿清除术(craniotomy)。

2. 手术禁忌证 出血后病情进展迅猛,短时间陷入深度昏迷,发病后血压持续增高 200/120mmHg 以上,严重的心肝肺肾等疾患和凝血功能障碍者。立体定向或内镜微创碎吸术无论是否使用溶栓药物,目前的证据效果不肯定,有待于进一步观察。目前无明确证据显示超早期幕上血肿清除术可以改善功能或降低死亡率,极早期的手术因为可以诱发再出血可能有害。

(九) 防治并发症

包括感染、应激性溃疡、心脏损害、肾衰竭、中枢性高热。低钠血症除脱水利尿药物及进食量减少外,主要为中枢性低钠血症包括抗利尿激素分泌异常综合征和脑性盐耗综合征,前者因抗利尿激素分泌减少,尿钠排出增加,肾对水的重吸收增加,导致低血钠、低血渗透压而产生的一系列神经受损的临床表现,无脱水表现,治疗限水 800～1200ml 补钠,后者为肾保钠功能下降,尿钠进行性增多,血容量减少而引起的低钠血症,轻度脱水征,治疗补钠补水。

(十) 康复治疗

早期肢体功能位,病情平稳后尽早进行康复治疗,包括肢体康复、言语康复和精神心理康复治疗。

八、预防和保健

针对脑出血可以干预的危险因素,应积极开展一级预防。教育民众充分认识高血压对脑血管的极大危害性,良好控制血压后脑血管病的危险性随之下降。定期进行体检,及早发现无症状的高血压患者,对高血压早期、严格、持久的控制,是预防脑出血最重要、最有效的措施;积极发现其他"出血倾向"个体(血液病,溶栓/抗凝治疗,吸毒人群和血液透析等)并采取相应的措施,以减少危险因素的损害,积极治疗,对可能发生的出血起预防或延迟作用;提倡良好的生活习惯,如规劝人们合理饮食,减少摄盐量,增加蔬菜、水果与蛋白质饮食,适当控制体重与动物脂肪摄入,加强体育锻炼,不吸烟,少饮酒,劳逸适度,心情舒畅,保持心理平衡。

脑出血复发的危险因素包括脑叶出血、正在进行抗凝治疗、存在载脂蛋白 E4 等位基因、磁共振显示较多量地微出血。脑出血急性期后如无禁忌证,血压应控制良好,尤其对典型高血压性血管病变引起的典型部位脑出血,血压控制的目标值为＜140/90mmHg（糖尿病和慢性肾疾患＜130/80mmHg）。对非瓣膜病性心房颤动患者预防栓塞事件,脑叶出血后因复发率高应避免长期抗凝治疗,非脑叶出血也许可以抗凝或抗血小板治疗。避免大量饮酒是有益的,没有足够的资料建议限制体力锻炼和他汀类应用。

(盛爱珍)

▶▶ 参考文献 ◀◀

1. 王文化,赵冬,吴桂贤,等. 北京市 1984-1999 年急性脑出血和脑血栓发病率变化趋势分析. 中华流行病学杂志,2002,23(5):352-355.

2. 张玉琴,刘诗翔. 脑出血的流行病学研究进展. 神经损伤和功能重建,2007,2(3):174-176.

3. Sacco S, Marini C, Toni D, et al. Incidence and 10-Year Survival of Intracerebral Hemorrhage in a Population-Based Registry. Stroke,2009,40:394-399.

4. Flaherty ML, Woo D, Haverbusch M, et al. Racial Variations in Location and Risk of Intracerebral Hemorrhage. Stroke,2005,36:934-937.

5. Feigin VL, Lawes CMM, Bennett DA, et al. Stroke epidemiology: a review of population-based studies of incidence, prevalence, and case-fatality in the late 20th century. Lancet Neurol,2003,2:43-53.

6. Feigin VL, Lawes CMM, Bennett DA, et al. Worldwide

stroke incidence and early case fatality reported in 56 population-based studies: a systematic review. Lancet Neurol, 2009, 8(4): 355-369.

7. Grysiewicz RA, Thomas k, Pandey DK, et al. Epidemiology of Ischemic and Hemorrhagic Stroke: Incidence, Prevalence, Mortality, and Risk Factors. Neurologic Clinics, 2008, 26: 871-895.

8. Arboix A, vall-LIosera A, Garcia-Eroles L, et al. Clinical features and functional outcome of intracerebral hemorrhage in patients aged 85 and older. Journal of American Geriatric Society, 2002, 50: 449-454.

9. Chiquete E, Ruiz-Sandoval MC, álvarez-Palazuelos LE, et al. Hypertensive Intracerebral Hemorrhage in the Very Elderly. Cerebrovascular Diseases, 2007, 24: 196-201.

10. Wada Y, Aviv RI, Fox AJ, et al. CT Angiography "Spot Sign" Predicts Hematoma Expansion in Acute Intracerebral Hemorrhage. Stroke, 2007, 38: 1257-1262.

11. Ederies A, Demchuk A, Chia T, et al. Postcontrast CT Extravasation Is Associated With Hematoma Expansion in CTA Spot Negative Patients. Stroke, 2009, 40: 1672-1676.

12. 刘国荣,李月春,贺英,等. T$_2$加权成像在脑卒中患者微出血中的诊断价值. 中华神经科杂志, 2007, 40(5): 311-313.

13. 申宝中,王丹,孙希林,等. MR磁敏感成像在脑内出血性疾病中的应用. 中华放射科杂志, 2009, 43(2): 156-160.

14. Lovelock CE, Cordonnier C, Naka H, et al. Antithrombotic Drug Use, Cerebral Microbleeds, and Intracerebral Hemorrhage A Systematic Review of Published and Unpublished Studies. Stroke, 2010, 41: 1222-1228.

15. Morgenstern LB, Hemphill JC III, Anderson C, et al. Guidelines for the Management of Spontaneous Intracerebral Hemorrhage. A Guideline for Healthcare Professionals From the American Heart Association/American Stroke Association Stroke, 2010, 41: 2108-2129.

16. Mayer SA, Brun NC, Begtrup K, et al. Recombinant Activated Factor VII for Acute Intracerebral Hemorrhage. The New England Journal of Medicine, 2005, 352: 777-785.

17. Mayer SA, Brun NC, Begtrup K, et al. Efficacy and Safety of Recombinant Activated Factor Ⅶ for Acute Intracerebral Hemorrhage. The New England Journal of Medicine, 2008, 358: 2127-2137.

18. Diringer MN, Skolnick BE, Mayer SA, et al. Thromboembolic Events With Recombinant Activated Factor VII in Spontaneous Intracerebral Hemorrhage Results From the Factor Seven for Acute Hemorrhagic Stroke (FAST) Trial Michael. Stroke, 2010, 41: 48-53.

19. Robinson MT, Rabinstein AA, Meschia JF, et al. safety of recombinant activated factor VII in patients with warfarin-associated hemorrhages of central nervous system. Stroke, 2010, 41: 1459-1463.

20. 饶明俐. 中国脑血管病防治指南. 北京: 人民卫生出版社, 2007: 22-38.

21. 王新德. 神经病学(第8卷)神经系统血管性疾病. 北京: 人民军医出版社, 2003: 155-169.

22. 王维治. 神经病学. 北京: 人民卫生出版社, 2006: 765-773.

第三节　蛛网膜下腔出血

蛛网膜下腔出血(subarachnoid hemorrhage, SAH)是指脑和脊髓血管破裂血液流入蛛网膜下腔所致的急性脑血管病。由于颅脑外伤引起的称为外伤性蛛网膜下腔出血,非外伤性蛛网膜下腔出血称为原发性蛛网膜下腔出血,又分为两类:由脑底部或脑表面血管病变破裂出血所致者称为原发性蛛网膜下腔出血;由脑实质、脑室、硬膜外或硬膜下血管破裂出血,血液穿破脑组织流入蛛网膜下腔者称为继发性蛛网膜下腔出血。本章仅就自发性蛛网膜下腔出血进行论述。蛛网膜下腔出血占急性脑血管病的5%~10%,远低于其他类型的卒中,但其致残率、死亡率却很高,尤其在老年人中更甚,是神经系统的急、危、重症之一。

一、流行病学

蛛网膜下腔出血的年发病率在西方国家约6~8/10万,美国每年约有16 000~30 000新增病例,我国发病率相对较低,约为2.2/10万,在芬兰则高达33/10万~37/10万。蛛网膜下腔出血发病率在近40年来基本处于稳定状态,但因为部分病例在入院前已经死亡未能明确诊断和误诊等原因,有学者认为实际发病率可能高于上述统计结果。

二、病因及危险因素

(一)病因

蛛网膜下腔出血病因多种多样,其中动脉瘤破裂出血约占85%,非动脉瘤性中脑周围出血约占10%,其他少见病因约占5%。①先天性动脉瘤:是最常见的病因,以囊状动脉瘤多见。②高血压动脉硬化性动脉瘤:主要发生于老年人。③脑或脊髓血管畸形:脑动静脉畸形最常见,其他还有静脉畸形、硬膜动静脉瘘、颅内动脉夹层,高颈段动静脉畸形破裂出血向颅内反流并不罕见。中脑周围出血型蛛网膜下腔出血是一种独特的类型,目前认为多为静脉出血所致。④其他:霉菌性动脉瘤、颅内肿瘤、结缔组织病、各种动脉炎、垂体卒中、血液病及凝血机制障碍、抗凝并发症、颅内静脉窦血栓形成、可卡因滥用等。⑤原因不明:约占10%。

(二)危险因素

最主要的危险因素是高血压、吸烟和过量饮酒。①研究显示,高血压患者中蛛网膜下腔出血的发病率是正常血压人群的3倍。②吸烟者其动脉瘤的体积较非吸烟者更大,且多发性动脉瘤的发生率更高。③饮酒量与动脉瘤破裂危险性密切相关,随着饮酒量增加,其危险性亦逐渐增高,大量饮酒者更加明显。④动脉瘤破裂史、动脉瘤的部位、形态、动脉瘤大小、是否为多发性动脉瘤等均与动脉瘤破裂风险相关。其中动脉瘤的部位最为重要,前交通动脉瘤、后交通动脉瘤、椎基底动脉及基底动脉尖动脉瘤破裂发生率较高;动脉瘤直径

<3mm者出血发生率较低,而5～7mm者出血风险最高;伴有临床症状者出血发生率更高。⑤遗传:蛛网膜下腔出血者的一级亲属中发病率增高,已发现多个基因位点与动脉瘤相关,2010年又报道了三个动脉瘤相关基因新位点。但遗传因素主要在年轻人蛛网膜下腔出血中占重要地位,在老年人中动脉硬化则起主要作用。⑥其他:与其他脑血管病不同的是近年有研究显示性激素替代治疗、高胆固醇血症不增加蛛网膜下腔出血的风险,反而是蛛网膜下腔出血的保护因素。糖尿病与蛛网膜下腔出血的关系目前尚存争议,早期文献认为糖尿病可加重颅内动脉瘤性蛛网膜下腔出血病人的不良预后,空腹血糖增高是动脉瘤的高危因素,近期有研究显示糖尿病患者发生蛛网膜下腔出血的风险反而降低。

三、发病机制

1. 动脉瘤

(1)可能与遗传和先天发育缺陷有关:尸检证实约80%的患者Willis环动脉壁弹力层和中膜发育异常或缺损,随着年龄增长,血压增高、血流涡流不断冲击,动脉粥样硬化,动脉管壁弹性和强度均逐渐减弱,管壁薄弱部位逐渐向外突出形成囊状动脉瘤,好发于脑底部Willis环的分支部位。目前认为动脉瘤不完全是先天异常,相当一部分是在后天长期生活中发展形成的。老年人由于动脉硬化动脉管壁肌层被纤维组织替代,胆固醇沉积等因素导致内弹力层变性、断裂,管壁受损,再加之血流不断冲击,血管不断扩张形成与其纵轴相平行的的梭状动脉瘤。此外,颅内动脉位于蛛网膜下腔,缺乏血管外组织支持,与颅外动脉相比,无外弹力膜,管壁较相同直径的颅外血管壁薄,在上述血管壁病变基础上极易形成动脉瘤。

(2)脑动静脉畸形:是胚胎发育异常形成的畸形血管团,并可合并存在血管瘤,其血管壁异常薄弱,在外力作用或各种诱因存在下即可破裂出血,也可自发出血。

(3)霉菌性动脉瘤、颅内肿瘤侵犯血管壁或动脉炎造成血管壁病变致破裂或凝血机制障碍均可造成出血。

2. 蛛网膜下腔出血后可发生一系列病理生理变化 ①脑膜刺激征及化学性脑膜炎:血液本身和血细胞崩解产生的各种炎性物质进入蛛网膜下腔后通过脑脊液迅速传播,刺激脑膜所致;②颅内压增高:血液进入蛛网膜下腔致颅内容量增加,化学性脑膜炎发生后也进一步增加颅内压力使颅内压增高,严重者可发展至脑疝;③脑积水:颅底和脑室内血液凝固致脑脊液循环受阻,可引起急性梗阻性脑积水。由于血液积聚于蛛网膜下腔,血红蛋白和含铁血黄素沉积于蛛网膜颗粒,使脑脊液回流受阻,随着病程进展,逐渐发生脑室扩张及交通性脑积水;④血管痉挛:血液中释放的各种血管活性物质刺激血管和脑膜引起血管痉挛,严重者可发生脑梗死;⑤自主神经功能紊乱:血液及其破坏产物刺激下丘脑可致血糖、血压升高、发热、胃肠和呼吸功能障碍等内分泌及内脏功能紊乱表现。由于急性颅高压或血液刺激下丘脑和脑干使自主神经功能亢进,极易发生心肌缺血和心律失常,是蛛网膜下腔出血不同于其他脑血管病的一大特点。

四、病 理

动脉瘤好发于组成Willis环的血管上,尤其是血管分叉处。85%以上的动脉瘤发生于前循环,绝大部分为单发,既往统计仅10%～20%为多发,近年来随着影像技术的发展,发现多发动脉瘤可多达34%。多发性动脉瘤易发生于双侧相同部位的血管,称为"镜像动脉瘤"。动脉瘤破裂的好发部位依次如下:前交通动脉,约占30%;后交通动脉,约占20%;基底动脉,约占15%;大脑中动脉,约占12%。动脉瘤形状多不规则或呈多囊状,瘤壁较薄,较大动脉瘤内可见血凝块填充,偶可伴有钙化。

血液进入蛛网膜下腔后主要沉积于脑底部和脊髓的各脑中,如桥小脑角池、小脑延髓池、环池以及终池等。出血量大时可破入脑室或脑内,血液形成一层血凝块将颅底部的脑组织、血管、神经覆盖,血液充填脑室或形成铸型,导致脑脊液回流受阻而发生急性脑室扩张、梗阻性脑积水。在出血量较多处可发现破裂的动脉瘤,破裂处多位于瘤顶部。由于各种炎性物质刺激,脑膜可见无菌性炎症反应。

五、临床表现

(一)年龄、性别

任何年龄均可发病。动脉瘤破裂出血最常见于30～60岁,此后随着年龄增长发病率呈现一段平台期,70岁以后逐渐下降。女性多于男性,约为男性的1.24倍,但55岁后男性发病比例有升高趋势。

(二)典型临床表现

典型症状表现为三主征:剧烈头痛、呕吐、脑膜刺激征。通常突然于活动中起病,情绪激动、剧烈体力活动(过度用力、剧烈咳嗽、排便等)是常见的诱因。起病后剧烈头痛,呈难以忍受的爆裂样疼痛、局限性或全头胀痛,并进行性加重,伴恶心、呕吐,项背部或下肢疼痛、眩晕、畏光等,严重者出现短暂性或持续性意识障碍。并发癫痫者并不少见。部分患者还可出现精神症状,如:躁动不安、谵妄、幻觉、抑郁、淡漠以及行为异常等。谵妄常见于脑室出血、脑积水和额叶血肿患者。神经系统检查可见脑膜刺激征,须注意有时于发病数小时后方能出现;眼底检查常可见玻璃体膜下出血、视乳头水肿以及视网膜出血,提示急性颅内高压、眼静脉回流受阻,是本病的特征性表现。可见动眼神经麻痹、复视、偏瘫或感觉障碍、共济失调和失语等局灶性神经功能缺损。临床症状和体征常常提示动脉瘤的可能部位,如:动眼神经麻痹提示后交通动脉瘤;双下肢无力、遗忘症则见于前交通动脉瘤;失语、偏瘫提示大脑中动脉动脉瘤;眼球震颤和共济失调见于后颅窝动脉瘤。

根据病变部位、出血量大小,临床表现可有很大差异。轻症者无明显症状体征;一些病例头痛轻微,脑膜刺激征是其唯一体征;重症者意识丧失,在短期内即可死亡。

(三)病情分级

对于选择治疗方案、手术时机、判断预后有重要价值。最早由Botterell于1956年提出根据头痛、脑膜刺激征和意识状况进行分级,此后,Hunt和Hess对上述分级进行了改进,近年世界神经外科联盟提出的以Glasgow昏迷评分法(Glasgow coma scale,GCS)为基础的分级方法得到广泛认可(表12-3-1)。

表 12-3-1 蛛网膜下腔出血的 3 种临床分级

级别	Botterell 分级 (1956)	Hunt 和 Hess 分级 (1968,1974)	世界神经外科联盟分级(1988)	
			GCS	运动功能障碍
I	意识清醒、有或无脑膜刺激征	无意识障碍、轻度头痛、颈部强直	15	无
II	嗜睡、无明显神经功能障碍	中度或重度头痛、颈项强直、颅神经麻痹	13-14	无
III	嗜睡、轻度神经功能障碍	嗜睡、烦躁、轻度神经功能障碍	13-14	存在
IV	昏迷,严重神经功能障碍 老年人有严重心血管疾病 肾功能不全	昏迷、中或重度偏瘫、去大脑强直	7-12	存在或无
V	垂危、去大脑强直	深昏迷、去大脑强直、濒死状态	3-6	存在或无

引自:李作汉. 自发性蛛网膜下腔出血//王新德. 神经病学. 北京:人民军医出版社,2001

(四) 老年患者特点

60 岁以上老年患者其临床表现部分不典型,容易误诊。起病相对缓慢,又由于老年人对疼痛不敏感,有时无明显头痛或头痛很轻微,脑膜刺激征亦不显著,常常以意识障碍和精神症状为突出表现。神经系统并发症如脑积水等发生率高;心脏损害如心肌缺血、心律失常和心力衰竭常见;其他脏器并发症亦较年轻患者多见,如:肺部感染和肺水肿、消化道出血、泌尿道感染、胆道感染等。常被误诊为:血管性头痛、短暂性脑缺血发作、后循环缺血、急性闭角型青光眼、脑出血、中枢神经系统感染以及消化道出血等。

(五) 常见并发症

1. 再出血 是蛛网膜下腔出血最致命的并发症。在首次出血后数天内,尤其 24 小时内是再出血的高峰期。未经治疗的动脉瘤,4 周内再出血发生率可达 35%~40%,1 个月后再出血风险逐渐降低。临床状况差、动脉瘤较大者再出血发生率较高。再出血的出现常常预示预后较差,也是导致短期内死亡或脑死亡的主要原因。表现为病情稳定后再次发生剧烈头痛、恶心、呕吐、癫痫发作、意识改变,个别患者出现去脑强直,复查腰穿再次呈现鲜红色血性脑脊液。

2. 血管痉挛 是蛛网膜下腔出血最严重的并发症,可导致迟发性缺血性神经功能缺损,发生率约为 20%~40%,缺血性损伤后 64% 患者可导致脑梗死。通常于发病后 3~5 天开始出现,5~14 天为高峰期,2~4 周后逐渐减少。临床表现为意识改变或(和)神经系统局灶体征。动脉瘤的体积和部位是否与血管痉挛的发生有关尚存争议,但颅底脑池内局部积血者发生血管痉挛和迟发性缺血损害的风险较高。

3. 脑积水 发病后 1 周内约 15%~20% 患者可能并发急性梗阻性脑积水。脑室和蛛网膜下腔中积血量直接影响脑积水的发生和临床分级状况。轻者仅仅表现嗜睡、精神运动迟缓和近记忆损害,重者出现严重意识障碍,甚至并发脑疝死亡。部分患者遗留交通性脑积水,临床表现精神障碍、步态异常和尿失禁等。

4. 心脏并发症 蛛网膜下腔出血后约 3/4 的患者发生心电图改变,常见异常表现为:窦性心动过缓或心动过速、QT 间期延长、束支传导阻滞、ST 改变、异常 T 波和病理性 Q 波,与急性心肌梗死类似。心肌酶升高、心壁异常运动,甚至尸检见心肌病理性改变均有报道。蛛网膜下腔出血可致心脏骤停和猝死,心脏骤停最易发生于起病初或复发性蛛网膜下腔出血,一旦发生应积极进行心肺复苏,因为据统计幸存者的预后并不逊于其他蛛网膜下腔出血患者。

5. 其他 水电解质紊乱,本病容易发生脑性耗盐综合征或抗利尿激素分泌不适综合征,可并发抗利尿激素分泌不足及水钠潴留,导致低钠血症和血容量减少,发生率约 5%~30%。其他还有神经源性肺水肿等。

六、辅 助 检 查

(一) 头颅 CT

可早期显示出血、出血量和血液分布情况,对于判断动脉瘤出血部位提供线索,动态检查还有助于观察出血吸收情况以及脑室大小变化,及时发现脑积水和再出血以及血管痉挛并发的脑梗死。CT 检查表现为蛛网膜下腔内弥散性高密度出血征象,血液可延伸至外侧裂、前、后纵裂池,脑室系统和大脑凸面。CT 是确诊蛛网膜下腔出血的首选方法,在 24 小时内敏感性可达 93%~98%,但随着时间推移,阳性率则逐渐降低。首次出血后 4 天内约有 30% 的 CT 检查呈阴性结果,1 周内阴性率则可达 50%。此外,当出血量很少、后颅窝病变者,CT 检查也容易漏诊。

(二) 头颅 MRI

由于血红蛋白的分解产物和正铁血红蛋白的顺磁效应,T_1 像可清楚地显示高信号出血征象,并可持续至少 2 周,液体衰减反转恢复相(FLAIR)及梯度回波 T_2 序列(T_2)则持续时间更长。因此出血后数天,CT 检查阴性时,MRI FLAIR 相和 T_2 是更敏感、更可靠的诊断工具。

(三) 脑脊液(CSF)检查

脑脊液呈均匀一致的血性,压力增高,病初红、白细胞比例为 700:1,与外周血相似,数天后白细胞增加,蛋白增高。最好于发病 12 小时内行腰穿,12 小时后脑脊液开始出现黄变。应注意与穿刺误伤所致的不均匀性脑脊液进行鉴别。不主张将脑脊液检查作为首选的辅助检查,因腰穿可能诱发脑疝形成,应谨慎选用。但是当 CT 检查阴性而临床又高度怀疑蛛网膜下腔出血时腰穿检查是必要的。

(四) 脑血管造影(DSA)

是明确蛛网膜下腔出血病因特别是确诊动脉瘤的"金标

准"。可清晰显示动脉瘤的大小、位置、与载瘤动脉的关系以及有无血管痉挛等,广泛应用于术前、术中和术后检查以及指导外科手术方案的选择和介入治疗。应注意选择合适的时机以避开血管痉挛和再出血的高峰期,有学者主张应在出血后3天或3~4周进行。

(五) CT 血管成像(CTA)和 MR 血管成像(MRA)

是无创的脑血管显影方法,但其敏感性和准确性不如DSA。近年来CTA技术不断改进,其敏感性已可达95%。特别是3D-CTA可显示3mm以上动脉瘤,由于其操作简便、成像迅速,且可模拟手术入路,已逐渐成为动脉瘤破裂急诊手术的术前常规检查及术后随访手段。MRA主要用于动脉瘤的筛查,3D-MRA不受颅底骨质影响,对海绵窦区动脉瘤的成像优于3D-CTA。

(六) 经颅超声技术

经颅超声多普勒(TCD)可动态观察、检测动脉,主要是大脑中动脉、基底动脉血流速度改变,及时发现血管痉挛倾向并判断其程度。将大脑中动脉平均血流速度120cm/s作为临界值,超过此值或24小时内增高>50cm/s提示血管痉挛可能。根据Seiler(1986)提出的诊断标准:轻度痉挛120~140cm/s;中度痉挛140~200cm/s;重度痉挛>200cm/s,>200cm/s者可能发生脑缺血。由于受到部分患者骨窗缺失和操作者技术水平的影响,其准确性受到一定限制。近年来随着影像技术的发展,TCD技术结合CO_2吸入实验以及经颅彩色编码超声成像(TCCS)技术应用于临床,敏感性和准确性大大提高。又由于其无创、可动态检测等特点,超声技术已广泛应用于蛛网膜下腔出血后血管痉挛监测、评价血管内栓塞治疗疗效以及随访其稳固性。

七、诊   断

根据典型临床表现:突发剧烈头痛、恶性呕吐、脑膜刺激征,均匀一致血性脑脊液、颅内压增高,眼底检查发现玻璃体膜下出血,结合头颅CT或MRI相应改变可确定诊断。确定诊断后,应进一步行病因诊断,CT、MRA或DSA等可帮助明确病因。推荐如图12-3-1所示诊断流程。

八、鉴别诊断

(一) 脑膜炎

各种脑膜炎均表现头痛、呕吐、脑膜刺激征,但起病不如蛛网膜下腔出血急骤,且在病前、病初即有发热,甚至持续高热,而蛛网膜下腔出血通常在病后因吸收热体温升高,且很少为高热,通常37~38℃。脑脊液检查可帮助鉴别。蛛网膜下腔出血后1~2周,脑脊液开始黄变、蛋白增高,此时应注意与结核性脑膜炎鉴别。后者常常有全身中毒症状,脑脊液蛋白增高更明显,并伴糖和氯化物降低。血性脑脊液应注意与单纯疱疹性脑炎鉴别,后者脑实质损害更广泛,影像学检查可助鉴别。

(二) 偏头痛

也可突然起病,剧烈头痛、呕吐,但无脑膜刺激征,脑脊液正常,CT或(和)MRT检查可资鉴别。

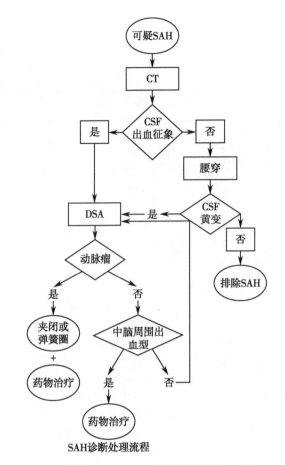

SAH诊断处理流程

图 12-3-1　SAH 诊断处理流程

[引自:Ferro JM,Canhao P,Peralta R. Updated on subarach-noid hemrrhage. J Neurol,2008,255(4):465-479]

(三) 其他类型卒中

根据临床症状、神经系统体征,结合影像学检查可明确诊断。

(四) 其他

老年患者症状不典型,精神症状突出、以意识障碍为主要表现者应与相应疾病鉴别。

九、治   疗

治疗应着重于防治再出血、血管痉挛和脑积水等并发症,目的是降低死亡率和致残率。

(一) 一般处理及对症治疗

应紧急进入重症监护病房,严密监测生命体征,保持气道通畅,维持呼吸、心脏和循环功能;严密观察神经系统症状、体征,及时识别和治疗再出血等各种合并症;并发癫痫者应及时抗癫痫治疗。此外,应注意保持水电解质及出入量平衡,特别对于低钠血症应及时纠正。重症监护病房应由多学科团队组成,包括神经内、外科、心血管专科、呼吸专科、神经康复、心理和语言治疗专家以及护理师等。

(二) 降低颅内压

常用甘露醇、甘油果糖和呋塞米等脱水药控制颅内压,同时应注意限制入量、纠正低钠血症等。对于伴发颅内较大血肿者应及时手术清除。脑池或脑室内积血较多而又不能行开颅手术时,可脑室引流以减低颅内压。腰穿放脑脊液可引流部分脑池积血,对降低颅内压有一定疗效。

（三）防治再出血

1. 安静休息 对于未处理的动脉瘤性SAH应绝对卧床4～6周,避免用力咳嗽、排便、情绪激动等可诱发再出血、使血压和颅内压增高的因素,必要时给予相应处理。头痛剧烈、躁动不安者可给予镇静止痛剂,但注意慎用吗啡、哌替啶等可引起呼吸功能抑制的药物和可影响凝血功能的非甾体类消炎镇痛药物。对于已夹闭或完全栓塞的动脉瘤性SAH应鼓励早期活动,以减少卧床并发症的发生。

2. 调控血压 持续性、严重高血压应及时控制,但目前为止尚缺乏足够证据作为指南指导何时开始降压治疗。多数证据主张＞180/100mmHg时,应开始降压治疗。降压治疗应在严格监控下进行,对分级较好的蛛网膜下腔出血后高血压可选用静脉给药,分级差的不推荐静脉给药。建议选择短效降压药,如钙离子通道阻滞剂、β受体阻滞剂和ACEI类药物,同时应避免突然将血压降得过低以致引发脑缺血。

3. 抗纤溶药物 氨基己酸和氨甲苯酸可预防再出血,但增加脑缺血、脑梗死的风险。近期针对最终功能结局的研究表明,使用抗纤溶药物未能明显获益。因此,仅在具有高度再出血风险的患者中推荐谨慎、短期（＜72h）、间歇给药,同时应注意避免低血压和低血容量。

4. 外科治疗 处理动脉瘤是预防再出血的根本所在,对动脉瘤的处理应尽早（＜72小时内）或在病情稳定后进行,目前主张越早越好。可选择手术夹闭或动脉内弹簧圈栓塞治疗,两种手术方式孰优孰劣仍存争议。最有影响力的研究是国际蛛网膜下腔动脉瘤试验（international subarachnoid aneurysm trial,ISAT）,对两种手术方式进行对比研究,结果显示:与手术夹闭动脉瘤相比,动脉内弹簧圈栓塞治疗组死亡风险降低。需强调不应简单地将二者孤立进行对比,而应作为两种互补的治疗手段看待。无论如何,手术方式的选择应根据动脉瘤的大小、形态和部位、体/颈比以及与载瘤动脉的关系、手术与介入治疗技术水平等因素进行合理选择。通常认为宽颈、载瘤动脉分支少的动脉瘤适合手术夹闭,后颅窝、基底动脉尖动脉瘤适合动脉内栓塞治疗。

（四）防治脑血管痉挛及脑缺血

1. 维持血压和血容量 避免过度、过快降低血压,血压降低和低血容量者应去除病因,及时给予胶体溶液,必要时使用升压药物,血压过高者应及时降压治疗。

2. 3H治疗 即高血容量、升高血压和血液稀释疗法,在国外广泛应用,被认为可治疗蛛网膜下腔出血后血管痉挛,但迄今为止尚缺乏足够循证医学证据。不仅如此,3H疗法还可能引起神经系统和全身系统性严重并发症,包括脑水肿、再出血、稀释性低钠血症、心力衰竭和肺水肿。

3. 钙离子拮抗剂 有充分证据表明钙通道阻滞剂（主要是尼莫地平）可预防脑血管痉挛和迟发性脑缺血,应尽早使用。推荐尼莫地平口服,40～60mg,每4小时一次,维持21天。也可予静脉泵入尼莫地平4～5ml/h（20mg/50ml）,一至两周后改为口服,但须注意可能导致血压降低而诱发脑缺血的发生,不推荐常规使用。

4. 早期手术 手术夹闭去除动脉瘤、清除血凝块可有效防止脑血管痉挛。

5. 腰穿放脑脊液或脑脊液置换术 起病后1～3天内行脑脊液置换术或腰穿放脑脊液可能有利于预防脑血管痉挛和减轻后遗症状。剧烈头痛、烦躁、严重脑膜刺激征者可酌情选用。此方法虽然多年来长期沿用,但缺乏多中心、随机、对照研究。此外,须注意有诱发颅内感染、再出血和脑疝的可能。

6. 其他 血管扩张剂、脑池内或蛛网膜下腔内溶栓、抗血小板聚集、神经保护剂、他汀类药物、硫酸镁和血管内皮拮抗剂。上述治疗目前均缺乏充分证据,不推荐作为常规治疗。

（五）防治脑积水

1. 药物治疗 使用于轻中度脑积水。乙酰唑胺0.25g,3次/日,可减少脑脊液分泌。其他可选择的药物还有:甘露醇、果糖甘油、甘油盐水和呋塞米等。

2. 脑室穿刺脑脊液外引流术 脑室内积血或形成铸型阻塞脑脊液引流致脑室扩张、脑积水形成,内科保守治疗后症状仍进行性加重,并伴意识障碍者;全身状况差、年老不能耐受开颅手术者均应行脑室穿刺脑脊液外引流术,以减低颅内压、缓解或减轻脑积水、减少脑血管痉挛。

3. 脑脊液分流术 适用于慢性有症状的脑积水、药物治疗无效者,通过脑室－腹腔或脑室－心房分流术,可改善临床症状避免脑损害进一步加重。

十、预 后

蛛网膜下腔出血是神经系统的急、危、重症之一,死亡率很高,据统计死亡率为32%～67%,10%～20%的患者死于入院前。约20%～30%的存活者遗留功能残疾,仅1/3的患者可能恢复到病前状态。2周内约1/4的患者可能死于各种并发症,迟发性血管痉挛和再出血是死亡和致残的主要原因。容易发生猝死,猝死的原因主要是心律失常,脑缺血或颅内压急剧增高。意识状况和病情严重程度即临床分级状况是影响预后的最主要因素,其他影响因素:年龄、出血量、是否伴有颅内或脑室内出血、血压值、出血部位、动脉瘤大小以及诊断是否及时等。老年患者通常预后较差,神经系统及全身并发症发生率均较高,特别是脑积水很常见。据报道老年蛛网膜下腔出血患者约半数可能死亡,75岁以上的患者仅1/6出院后生活可自理。

（高 平）

▶ 参考文献 ◀

1. Zacharia BE, Hickman ZL, Grobelny BT, et al. Epidemiology in aneurysmal subarachnoid hemorrhage. Neurosurg Clin N AM, 2010, 21(2):221-233.

2. Feigin VI, Rinkel GJE, Lawes CM, et al. Risk factors for updated systematic review of epidemiological studies. Stroke, 2005, 36(12):2773-2780.

3. Yasuno K,Bilguvar K,Bijlenga P,et al. Genome-wide association study of intracranial aneurysm identifies three new risk loci. Nat Genet,2010,42:420-425.

4. Ferro JM,Canhao P,Peralta R. Updated on subarachnoid hemorrhage. J Neurol,2008,255(4):465-479.

5. Rabinstein AA,Lanzino G,Wijdickes EF. Multidisciplinary management and emerging therapeutic strategies in aneurysmal subarachnoid haemorrhage. Lancet Neurol,2010,9(5):504-519.

6. 王新德. 神经病学(第8卷)神经系统血管性疾病.北京:人民军医出版社,2001:170-189.

7. Al-Tamimi YZ,Orsi NM,Quinn AC,et al. A review of delayed ischemic neurologic deficit following aneurysmal subarachnoid hemorrhage:historical overview,current treatment,and pathophysiology. World Neurosurg,2010,73(6):654-667.

8. Dankbaar JW,Slooter AJ,Rinkel GJ,et al. Effect of different components of triple-H therapy on cerebral perfusion in patients with aneurismal subarachnoid haemorrhage:a systematic review. Crit care,2010,14(1):R23.

9. van Gijn J,Kerr RS,Rinkel GJ,et al. Subarachnoid haemorrhage. Lancet,2007,369(9558):306-318.

10. 饶明俐. 中国脑血管病防治指南. 中华人民共和国卫生部及中华医学会神经病学分会,2005.

11. RinkelGJE. Medical management of patients with aneurismal subarachnoid haemorrhage. Int J Stroke,2008,3(3):193-204.

12. Zubkov AY,Rabinstein AA. Medical management of cerebral vasospasm present and future. Neurol Res,2009,31(6):626-631.

第四节 老年期痴呆

痴呆正成为全世界关注的重要问题,其患病率及发病率随年龄的增长呈指数上升。根据民政部2009年全国人口普查资料,至2009年底我国大陆人口达13.37亿人,其中65岁以上约1.13亿人。我国65岁以上人群痴呆患病率4.8%,痴呆人群达500万人以上。

痴呆是一种后天性、持续性智能障碍。患者在意识清楚情况下,出现记忆、思维、定向、理解、计算、学习能力、判断能力、语言和视空间能力减退,情感人格变化,并导致社会生活和日常生活能力障碍。可引起老年期痴呆的疾病包括变性性疾病、血管性疾病、感染、外伤、代谢性疾病、中毒和肿瘤等。其中阿尔茨海默病(Alzheimer disease,AD)和血管性痴呆(vascular dementia,VaD)是最重要的病因。发达国家中AD占所有痴呆患者3/5~3/4,亚洲国家VaD也很常见,如果加上非痴呆血管性认知障碍(vascular cognitive impairment non-dementia,VCIND)的患者,其比例会更高。

一、阿尔茨海默病

阿尔茨海默病(Alzheimer disease,AD)是老年人中最常见的神经系统退行性病之一,也是老年期痴呆中最重要的类型。其临床特点是起病隐匿,逐渐出现记忆减退、认知功能障碍、行为异常和社交障碍。通常病情进行性加重,在2~3年内丧失独立生活能力,10~20年左右因并发症而死亡。少数患者有明显家族史,称为家族性AD,大部分为非家族性或散发性。目前关于AD的病因学和发病机制并不十分清楚,客观的早期诊断AD的生物学标志及有效的治疗措施早已引起广泛关注。

(一)流行病学

1. 患病率和发病率 近年来,由于对AD诊断标准和调查研究的方法逐渐趋于一致,使各个研究之间具有可比性。国外65岁以上人群AD患病率为0.8%~7.5%,我国"九五"期间研究表明,北方地区AD患病率为6.9%,南方地区为4.2%。AD占老年期痴呆的比例北方为49.6%,南方71.9%,总体介于世界各国中等水平之间。

2. 危险因素 流行病学研究提示AD患者的危险因素极其复杂,有患者自身的生物学因素,也有各种环境和社会因素的影响。阳性家族史、年龄增长及女性、载脂蛋白基因型和雌激素水平降低,可使患AD的危险性增加,其他危险因素包括出生时母亲高龄、头颅外伤、吸烟、铝中毒和受教育程度低等,关于这些因素不同的研究存在一些争议。近年来研究表明脑血管病有关的血管危险因素可增加AD发病的危险性。很多尸解检查资料显示,60%~90%的AD患者存在不同程度的脑血管病病理证据,如淀粉样血管病、内皮细胞的变形和脑室周围白质病变等。有人提出脑缺血可能系AD的一个危险因素。体力劳动、服务业、蓝领人员、从事暴露于黏合剂、杀虫剂和化肥的职业者患AD的危险性增加,兴趣狭窄、缺乏生活情趣或体育活动、社会活动减少、大量饮酒、精神压抑史及重大生活事件等社会心理环境因素增加患AD的危险性。

(二)病因机制

1. 遗传因素在AD发病中的作用 目前研究表明AD是多基因遗传病,具有遗传异质性。目前发现与AD发病有肯定关系的基因包括:位于21号染色体上淀粉样肽基因(amyloid precursor protein,APP)、14号染色体上的早老素1(presenilin 1,PS-1)和1号染色体上的早老素2(presenilin 2,PS-2)基因突变是家族性AD的致病基因,且多为55岁前发病的家族性AD病例。位于19号染色体上的载脂蛋白E(APOE)基因具有多态性,有$APOE_2$、$APOE_3$和$APOE_4$三种等位基因,携带$APOE_4$纯合子者发生AD的危险性较高,携带$APOE_4$杂合子者患AD危险性45%,不携带$APOE_4$者为20%。位于12号染色体上的α_2巨球蛋白基因与$APOE_4$基因,目前认为与家族性晚发型AD和散发AD有关。

2. β-淀粉样肽(β-amyloid,Aβ)在AD发病中的作用 β-淀粉样肽(Aβ)来源于它的前体蛋白淀粉样肽前体(APP),生理条件下,多数APP由α-分泌酶裂解成可溶性APP肽,APP肽再进一步被γ-分泌酶裂解为Aβ。如果APP基因突变,APP主要经β-分泌酶和γ-分泌酶裂解途径,则产生过多的Aβ在脑内聚集,形成老年斑(senile plaque,SP)。

3. tau蛋白质在AD发生中的作用 tau蛋白在脑神经细胞内异常聚集形成神经元纤维缠结(neurofibrillary tangles,NFTs)是AD另一重要的病理特征。正常生理条件下,tau蛋白形成神经元的轴索蛋白,在细胞内与微管结合并起稳定微观装配作用,而且 tau 蛋白的磷酸化/去磷酸化维持平衡状态。定位于 17 号染色体的 tau 蛋白基因发生突变或其他因素导致的 tau 蛋白过度磷酸化,过度磷酸化 tau 蛋白则形成双螺旋丝(paired helical filament,PHF)和 NFT 沉淀于脑中,使细胞骨架分解破坏导致神经元变性,促发 AD 的发生。

4. 过氧化在 AD 发病中的作用 过氧化可能不是 AD 发病的首发原因,但在 AD 发病中它发生于脑神经细胞和组织损伤之前。许多神经变性病与过氧化有关,如帕金森病、肌萎缩侧索硬化症和亨廷顿病等,而在 AD 患者脑中,生物分子过氧化损害涉及范围较广泛,包括脂质过氧化作用增强、蛋白质和脱氧核糖核酸(DNA)氧化作用增加。其氧化机制可能与反应氧类(reactive oxygen species,ROS)产物、铁的氧化还原作用,激活环绕老年斑的胶质细胞、线粒体、代谢异常等有关。

5. 炎症在 AD 发病中的作用 AD 患者脑中 Aβ 通过激活胶质细胞引起炎症反应,从而导致神经元丧失和认知障碍。体外研究发现,激活的胶质细胞可通过炎症介质,如白细胞介素 1(interleukin-1,IL-1)、化学因子及神经毒性物质而引起神经毒性作用。尸检也证实,在 AD 患者脑中存在参与炎症过程的补体蛋白、细胞因子及蛋白酶。流行病学调查提示,风湿性多发性关节炎患者长期服用抗炎药物,与同龄老年人相比 AD 患病率明显下降,提示炎症反应可能参与 AD 发病。因此,近年来有学者应用非类固醇类抗炎药、过氧化氢酶、雌激素、维生素 E 治疗 AD,但小规模临床试验并未取得满意疗效。

6. 神经递质障碍在 AD 发病中的作用 AD 患者脑内存在着广泛的神经递质障碍,其中主要包括胆碱能系统、单胺系统、氨基酸及神经肽类。尤其是胆碱能递质乙酰胆碱(acetylcholine,Ach)的缺乏,被认为与 AD 的认知障碍呈直接关系。AD 患者大脑皮质特别是颞叶和海马中 M 胆碱能神经元变性和脱失,使得胆碱乙酰转移酶(choline acetyl-transferase,ChAT)活性降低,Ach 合成障碍,从而导致神经元细胞间的传导障碍。这也是目前 AD 治疗获得有限疗效的基础。AD 患者大脑内 5-羟色胺(5-hydroxy tryptamine,5-HT)系统也严重受损,并累及脑内多巴胺投射系统,被认为与 AD 患者的抑郁情绪和攻击行为有关。

7. 金属和细胞内钙稳态等因素在 AD 发病中的作用 金属铁、铝、铜、锌等可改变 AD 患者的金属代谢、氧化还原作用及促进体外 Aβ 聚集。AD 患者脑内神经元纤维缠结和老年斑内处于氧化还原状态铁的含量明显增高。铝是一种三价阳离子,它可能增加 ROS 形成,同时还可加强铁离子引起的氧化作用及参与由白细胞介素和炎症介质介导的炎症反应。尽管金属参与 AD 发病的确切机制尚不清楚,但基础研究提示,生活中我们应尽可能避免长期接触过量的金属以预防 AD 的发病。钙是脑神经元内重要的信号传导信使之一,它在神经元的发育、突触间传递、神经可塑性、各种代谢通道的调节中起重要作用。临床研究发现,AD 患者脑神经元内存在明显的钙稳态紊乱,并被 AD 的动物和细胞模型所验证。早老素基因突变可引起细胞内质网钙稳态紊乱而导致神经元的凋亡,钙的异常调节也可导致 APP 剪切过程。

8. 雌激素在 AD 发病中的作用 AD 患者女性多于男性,65 岁以上的妇女患 AD 与相匹配男性相比高 2~3 倍。研究表明雌激素能增强胆碱能神经元的功能,减少 Aβ 的产生和抗氧化作用,雌激素还可保护脑血管、减少脑内小动脉平滑肌的损伤反应或减少血小板聚集,而且有保护脑缺血的作用。同龄老人女性患 AD 比率高于男性推测与雌激素水平降低有关。

(三)病理

AD 患者脑大体病理呈弥漫性脑萎缩,重量较正常大脑轻 20% 以上,或<1000 克。脑回变窄,脑沟变宽,尤其以颞、顶、前额叶萎缩更明显,第三脑室和侧脑室异常扩大,海马萎缩明显,而且这种病理改变随病变程度而加重(图 12-4-1,图 12-4-2)。

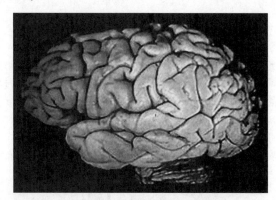

图 12-4-1 正常老人脑的大体解剖

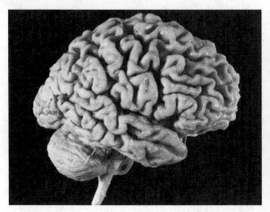
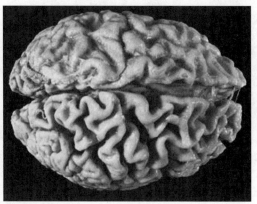

图 12-4-2 AD 患者脑的大体解剖

镜下病理包括老年斑、神经元纤维缠结、颗粒空泡变性。广泛神经元缺失及轴突和突触异常、星形胶质细胞反应、小胶质细胞反应和血管淀粉样变。尤以老年斑、神经元纤维缠结和神经元减少为其主要病理学特征。

1. 老年斑(senile plaque,SP)　SP的核心是β淀粉样蛋白,周围缠绕着无数的蛋白和细胞碎片,形成50～200μm直径的球形结构,HE、Bielschowsky及嗜银染色下形似菊花(图12-4-3)。老年斑在大脑皮质广泛分布,通常是从海马和基底前脑开始,逐渐累及整个大脑皮质和皮质下灰质。老年斑形成的同时,伴随着广泛的进行性大脑突触的丧失,这与最早的临床表现即短时记忆障碍有关。

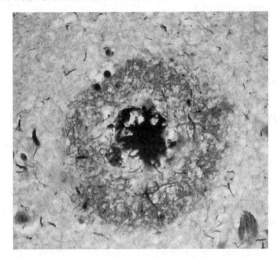

图12-4-3　AD患者的经典病理特点:老年斑

2. 神经元纤维缠结(neurofibrillary tangles,NFTs)　神经元纤维缠结HE染色、Bielschowsky及刚果红染色均可显示,电镜下呈螺旋样细丝,主要成分是β淀粉样蛋白和过度磷酸化的tau蛋白(图12-4-4)。这种过度磷酸化的tau蛋白,使得它与细胞骨架分离,并形成双螺旋结构。虽然神经元纤维缠结也可见于正常老年人的颞叶和其他神经系统变性病,但在AD患者脑中数量最多,分布广,其数量及分布程度直接影响痴呆的严重程度。

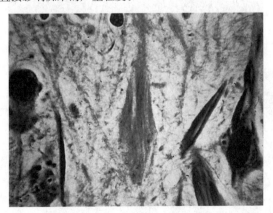

图12-4-4　AD患者的经典病理特点:神经元纤维缠结

3. 广泛神经元缺失　为AD三大特征性病理改变之一,神经毡广泛,神经元缺失代之以星形胶质细胞和小胶质细胞增多。其他病理改变包括海马锥体细胞的颗粒空泡变性,轴索、突触异常断裂和血管淀粉样变等。

(四)临床表现

AD起病隐匿,主要表现持续进行性加重的智能减退而无缓解。疾病早期,患者症状较轻,典型的首发症状为记忆减退,开始以近记忆力受损为主,也可伴有远记忆力障碍,但与近记忆力损害相比程度较轻,表现为刚发生的事,刚说过的话不能记忆,忘记熟悉的人名,而对年代久远的事情记忆相对清楚。此期间患者社交礼仪通常保持良好,一般很善于隐藏自己的症状缺陷,也较易被自己或身边人忽略,仅仅认为是老年人爱忘事。随着病情的发展开始影响和妨碍患者的日常生活,如忘记电话号码或关闭电源、煤气,经常找不到自己常用物品等,有些患者可能会因此怀疑周围人,以为找不到的物品是被别人偷走了。有时患者经常有重复性行为,如反复问同一个问题,反复干同一件事等。同时,患者语言功能逐步受损,表现语言贫乏、找词或找名字困难。

疾病中期,患者认知障碍随病情进展逐渐出现,表现掌握新知识、熟练运用及社交能力下降,并随时间推移而加重。严重的出现定向力障碍,一般先出现时间定向力障碍再出现空间定向力障碍,表现对陌生环境感到糊涂,逐渐出现迷路,甚至在自己非常熟悉的环境中(如自己家中)也不能准确到达想去的地点。患者生活上无法自理,需家人的日常监护。语言功能障碍也越来越明显,如言语不流畅,理解及复述能力差,日常生活如穿衣、进食出现程序错误即有不同程度的失用表现。情绪易激动,时常焦虑或有挫折感,易激惹,具有攻击性。有的患者尚有视、听幻觉和错觉。

在疾病晚期,患者在家中无目的徘徊,判断力、认知力完全丧失,幻觉更加常见。上述症状混在一起,从而使患者行为变得复杂古怪,如无端指责家人,既往的老同事,甚至自己的亲属都不认识,有时对镜中的自己也认为是他人。自我约束能力和日常生活能力丧失,完全需要他人照料。这期间有些患者行为异常,随便吐口水扔杂物,甚至随地小便。此时期临床检查发现患者行动缓慢,姿势异常,肌张力增高等锥体和锥体外系神经体征,最终可呈强直性或屈曲性四肢瘫痪。

(五)辅助检查

1. 影像学检查　头颅CT检查是痴呆诊断中首先被广泛应用的现代影像学技术。AD患者随病情进展脑萎缩也逐渐加剧,如脑沟增宽、脑室扩大,特别是与海马区靠近侧脑室下角的扩大可能更为突出。这些改变尽管不是AD的特异性改变,但CT能够迅速、方便、直观地发现脑血管病、慢性硬膜下血肿、肿瘤等结构性病变。

头颅MRI具有极佳对比度,可以明确区分白质和灰质,空间分辨力强,可以显示较小的病灶和脑的结构(如海马、杏仁核等),并可在水平位、冠状位和矢状位同时显示脑的结构。此外,MRI检查可通过测量海马体积提高AD的诊断,研究发现AD患者较正常人的海马有明显萎缩,提示海马萎缩可能是诊断AD的早期有价值的指标。病程后期患者额颞叶萎缩尤为明显(图12-4-5、图12-4-6)。

正电子放射体层扫描(position emission tomography,PET)和单光子发射计算机化断层显像(single photon emission computed tomography,SPECT)利用放射性核素,可以测定脑局部的葡萄糖代谢、血流以及神经突触的功能状态。

AD早期便可出现以后联合为中心,波及颞叶内侧面从颞叶到顶叶的广泛的脑功能低下。与正常老人相比,AD患者PET检查发现颞叶、顶叶葡萄糖代谢低下(图12-4-7)。应用SPECT测定脑的局部血流和局部氧代谢,发现AD患者的顶叶血流下降更为明显。SPECT检查一侧或双侧顶叶及(或)顶叶后半部血流明显降低为AD具有特异性的诊断标准,其特异性88%,敏感性达92.4%,结合CT、MRI等检查的临床意义更大。

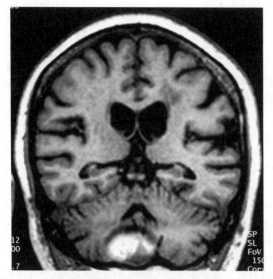

**图 12-4-5 正常老人的 MRI 冠状扫描,
可见海马形态饱满**

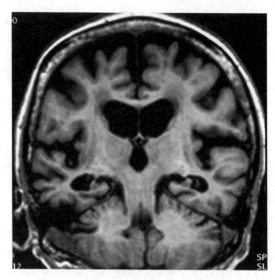

**图 12-4-6 AD 患者的 MRI 冠状扫描,
可见海马萎缩**

2. 脑脊液检查 常规脑脊液检查无明显异常。脑脊液Tau蛋白及β-淀粉样蛋白的测定近年来备受关注,在临床诊断的意义有待于进一步研究。

3. 脑电图 脑电图检查早期是正常的,随着病情的进展α节律变少甚至丧失,随之可见弥漫性的慢波,而且慢波程度与严重程度具有一定的相关性。在疾病晚期由于伴肌阵挛及抽搐,痉挛发作,在基本节律慢波化背景上,可以出现类似于周期性尖波的不规则周期尖波发作。

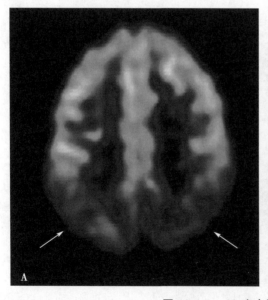
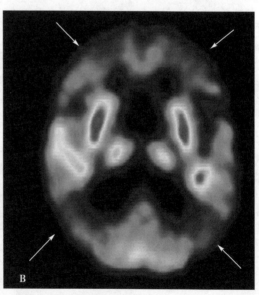

图 12-4-7 AD 患者 ^{18}F-FDG PET 显像图
A. 早期 AD 双侧顶叶 FDG 代谢对称性减低(箭头);B. 晚期 AD 双侧额叶、颞叶 FDG 代谢对称性减低(箭头)
(引自:周前,屈婉莹. 中华影像医学:影像核医学卷. 第2版. 北京:人民卫生出版社,2010)

4. 诱发电位 诱发电位检查多以认别电位常用,但属非特异性的改变。有研究者发现AD患者的认别电位P300潜伏期与正常的人相比明显延长。不过这种改变在其他病因所致痴呆中也可出现,仅提示病人为"痴呆",并非AD所特有。

5. 神经心理学检查 神经心理学检查对痴呆的诊断尤为重要。实施必须由经过训练的人员进行,否则可能会因为检查者对测试程序的运用不当而得不到正常的结果,也可能由于检查者的语言不当,导致受试者理解不当而得不出正确的结论。目前国内外应用于临床的心理检查试验很多,国内用于临床较多的包括简易精神状态检查(mini mental state examination,MMSE)、中科院心理研究所制订的临床记忆量表（clinical memory scale，CMS）或修订韦氏成人智力量表（Wechsler adult intelligence-revised in China，WAIS-RC），长谷川缺血指数量表（Hachiski ischemic scale，HIS），日常生活能力（activity of daily living，ADL）及临床痴呆评定量表（clinical dementia rating，CDR）。

（六）诊断

AD 的临床诊断一般根据详尽的病史、临床症状、神经心理学及其他辅助检查等，诊断的准确率达 85%~90%。当然，确诊的金标准为病理诊断。包括脑活检和尸解，脑活检一般不用于 AD 的诊断。临床上常用的诊断标准包括：美国精神病学会精神障碍和统计手册（第 4 版）（Diagnostic and Statistical Manural of Mental Disorders，4th Edition，DSM-Ⅳ）、美国神经病学语言障碍和卒中-老年性痴呆和相关疾病协会（National Institute of Neurological and Communicative Disorders and Stroke Alzheimer's Disease Association，NINDS-ADRDA）以及中国精神疾病分类与诊断标准第 3 版）（Chinese Classification and Diagnostic Criteria of Mental Disorders Version 3，CCMD-3）等。这里重点介绍简单实用的中国精神疾病分类与诊断标准第 3 版（CCMD-3）。

1. CCMD-3 的诊断标准

（1）符合器质性精神障碍的诊断标准。

（2）全面性智能损害。

（3）无突然的卒中样发作，痴呆的早期无局灶性神经系统损害的体征。

（4）无临床或特殊检查提示智能损害是由其他躯体或脑的疾病所致。

（5）下列特征支持诊断但并非必备条件：①高级皮质功能受损，可有失语、失认或失用；②淡漠、缺乏主动性活动，或易激惹和社交行为失控；③晚期重症病例可能出现帕金森病症状和癫痫发作；④有躯体、神经系统影像证据。

（6）神经病理学检查有助于确诊。

严重标准：日常生活和社会功能明显受损

病程标准：起病缓慢，病情发展虽可暂停，但难以逆转

排除标准：排除脑血管病等其他脑器质性病变所致智能损害、抑郁症等精神障碍所致的假性痴呆、精神发育迟滞或老年人良性健忘症。

2. 分型

（1）老年前期型：符合 AD 诊断标准，＜65 岁。

（2）老年型：符合 AD 诊断标准，＞65 岁。

（3）阿尔茨海默病非典型或混合型。

（4）其他或待分类的阿尔茨海默病。

（七）鉴别诊断

很多疾病可出现类似痴呆或痴呆综合征，其中有些原因所造成的痴呆是可逆的，经过治疗症状可明显改善。因此，将 AD 与这些疾病进行鉴别诊断尤为重要。

1. 老年人良性记忆障碍（age associated memory impairment，AAMI）　老年人良性记忆障碍也称良性老年性健忘（benign senecent forgetfulness，BSF），主要表现记忆再现过程障碍，不能自如地从记忆中提取贮存信息，如记不住人名、地点、电话号码及邮政编码等，但经提示能够回忆。其智能总体上无明显障碍，也没有导致智能障碍的全身疾病。

2. 血管性痴呆（vascular dmentia，VaD）　起病较急，偶有亚急性甚至慢性发病，其智能障碍波动性进展或呈阶梯样恶化，伴有神经系统定位体征。既往有高血压或动脉粥样硬化及糖尿病病史，可能有多次卒中史。影像学可发现多灶的缺血病灶。越来越多的循证医学证据表明此类痴呆可能是老年期痴呆的重要原因。

3. Pick 病　此病也属于变性性痴呆，与 AD 不同疾病早期即出现人格、精神障碍，遗忘则出现较晚。影像学检查与 AD 的弥漫性萎缩不同，主要为额叶和颞叶的萎缩。病理表现在新皮质和海马的神经细胞内出现银染的胞浆内包涵体——Pick 小体。

4. 路易体痴呆（Lewy body dementia，LBD）　多为波动性认知障碍，反复发生的视幻觉和自发性锥体外系功能障碍。病理检查可见老年斑，但一般无神经元纤维缠结。皮肤黏膜活检发现 Lewy 细胞是确诊的证据。

5. 抑郁症等精神障碍　患者有明显的抑郁倾向，表现心境恶劣，对各种事物缺乏兴趣，易疲劳无力，由于注意力不易集中而导致近记忆力减退，但这种"假痴呆"通常不是进行性的，而且病史中往往有来自社会或家庭方面的不良事件刺激的诱发因素，患者抗抑郁治疗有效。

6. Creutzfeldt-Jakob 病　是由朊蛋白引起的中枢神经系统变性病，一般急性或亚急性起病，发病后迅速发展的进行性智力丧失，临床多伴有肌阵挛。脑电图检查在慢性背景上出现广泛双侧同步化双相或三相周期性尖-慢复合波。头颅 MRI 检查弥散加权像（diffusion-weighted image，DWI）上出现皮质或基底节的异常高信号，皮质异常高信号被称为"花边征"。在疾病晚期异常高信号消失。

7. 正常颅压脑积水　临床除表现痴呆、伴有走路不稳和小便失禁三大主要典型症状，影像学检查可见脑室扩大，但皮质无明显萎缩，蛛网膜下腔及脑沟无明显增宽。

8. 乙醇所致慢性中毒性脑病　以遗忘综合征为主要表现，伴发进行性痴呆、震颤、视神经及周围神经病。临床上以中青年发病为主，有长期饮酒史，震颤较重，伴发周围神经病等可做鉴别。

9. 其他代谢及内分泌性疾病　包括维生素 B_{12} 或叶酸缺乏、甲低、甲状旁腺功能亢进、垂体功能低下及尿毒症等。

10. 脑外伤及中毒　外伤以脑挫伤、慢性硬膜下血肿及拳击手脑病伴发痴呆多见，中毒包括 CO、金属中毒及药物中毒等。

（八）治疗

目前尽管无特效方法可以逆转或阻止 AD 的病情进展，但支持、对症综合治疗基础上针对病因干预治疗，对延缓患者日常生活质量迅速减退十分重要。而且，由于人们长期以来认为"人老了糊涂"是不可避免的结局，缺乏对痴呆早期诊断和早期治疗重要性的认识，使之近 50% 患者没有得到正规诊断和接受正规治疗。

1. 一般治疗　患者营养状况十分重要，高蛋白、各种维生素，并协助进食，注意水电解质和酸碱平衡，防止便秘、尿潴留，卧床病人还要注意防止压疮、感染等。

2. 心理及社会干预　鼓励患者参加各种社会活动和日常生活活动，尽量维持其生活能力，以延缓衰退速度。但对有精神认知功能、视空间功能障碍明显的患者须提供必要的

照顾,以防意外。对兴趣不多或原有广泛兴趣的事情变得越来越少的患者,家人或陪护人员要注意培养患者的兴趣和爱好,如记日记、写回忆录等,鼓励患者做一些力所能及又比较安全的家务劳动,如扫地、浇花等,防止日常生活能力的下降。当然,有条件进行康复和训练更有意义。

3. 脑代谢改善与益智药 扩血管改善脑血液供应,改善脑代谢药物可作为 AD 的基础药物治疗。常用的药物包括奥拉西坦(或吡拉西坦)、尼麦角林(脑通或乐喜林)、银杏叶制剂(金纳多或银杏叶片)以及钙离子拮抗剂(尼莫地平)等。

4. 症状治疗 改善智能的药物目前应用较多的是胆碱酯酶抑制剂,如安理申(aricept)、艾斯能(rivastigmine)、哈伯因(hvperzine A)等,其作用机制通过抑制胆碱酯酶减少乙酰胆碱的降解,改进神经递质的传递功能。循证医学表明此类药物对 AD 患者认知水平有改善作用,其主要副作用是胆碱能反应,如呕吐、便秘等。

美金刚(memantine)为竞争性 N-甲基-D-天冬氨酸(N-methyl-D-aspartate,NMDA)受体拮抗剂,通过调控谷氨酸能神经元突触活性用于 AD 的治疗。病情较轻的 AD 患者服用 2 周,病情较重的患者服用 6～12 周,症状都可得到不同程度改善。伴发精神行为异常的患者,伴抑郁症状可给予抗抑郁药物,如氟西汀(fluoxetine)20mg 或舍曲林(sertra-line)50mg 每日一次;伴焦虑症状明显者可给予丁螺环酮(buspirone)5mg 每日 3 次口服;伴精神症状者可给予非典型抗精神病药思瑞康(seroquel)或利培酮(resperidone)等,剂量根据患者症状轻重、年龄及肝肾功能有所不同。

5. 病因治疗 AD 目前的治疗方法尚难有效遏制其病情的发展,很多国家正在积极研发针对 AD 病因及病理改变等途径的药物,有些药物正在用于Ⅱ或Ⅲ期临床研究。

(1)针对脑内 Aβ 沉积的药物

1)Aβ 疫苗主动免疫:通过人工合成有 T 细胞和 B 细胞抗原决定簇的 Aβ 片段制成疫苗,将其注入患者体内可产生抗 Aβ 抗体,该抗体再与患者体内的 Aβ 结合形成抗原抗体复合物而被清除,从而达到减少 Aβ 聚集及沉积的作用。AN1792 疫苗已在美国和欧洲 30 多个中心 372 例 AD 患者进行临床试验,由于出现免疫反应所致的脑膜炎导致患者死亡被迫终止。

2)被动免疫的 Aβ 疫苗:实验室合成的抗 Aβ 的人单克隆抗体,经静脉注射后可抑制 Aβ 聚集,直接作用于淀粉样斑,达到清除 Aβ 的目的。AAB-001 疫苗已进行了 2 项Ⅱ期临床实验,结果显示 AD 组临床症状较对照组有明显改善。目前已向 FDA 提交了Ⅲ期临床申请。

3)γ-分泌酶抑制剂:通过影响 β 淀粉样肽前体(APP)的剪切而减少 Aβ 的产生。目前已应用Ⅱ期临床的药物包括 LY450139,结果表明 100mg 时可使血液中 Aβ 水平下降近 60%,目前已开始Ⅲ期临床实验。Tarenflurbil Ⅱ期临床试验数据表明对轻度 AD 患者的日常生活能力及整体功能有改善。

4)选择性 Aβ42 降低剂:流行病学研究发现某些非甾体抗炎药物(NSAIDs)具有保护性抗 AD 作用。目前有两种选择性 Aβ42 降低剂在研发之中。右旋氟比洛芬(Flurizan,

MPC-7869)和硝苯氟比洛芬(HCT-1026),在一项临床前研究中,给予转基因小鼠服用右旋氟比洛芬 5 个月,结果脑内淀粉样蛋白水平减少,并且防止了用药动物学习与记忆障碍。

5)Aβ 聚集抑制剂:Alzhemed(NC-531)是人工合成的磺酸化糖胺聚糖(GAG)拟似物,可以抑制 Aβ 纤维化并减少 Aβ。转基因小鼠为模型的临床前研究结果提示,血浆和中枢神经系统中 Aβ 浓度降低,脑内斑块沉积及斑块总数均减少。Ⅱ期临床试验表明其认知功能或总体表现与安慰剂相比无显著差异。

6)金属螯合剂:PBT2 是一种金属酶。通过螯合 Aβ 内的 Cu/Zn 金属阻止 Aβ 与 Cu/Zn 结合,进而减少 Aβ 寡聚体毒性,保护突触功能免受 Aβ 毒性损害,此药还可以激活 Aβ 降解酶,促进 Aβ 聚合物和斑块降解。Ⅱ期临床显示安全性好,可使脑脊液中 Aβ42 明显下降,执行功能明显改善。

(2)NTT 抑制剂 RemberTM(MTC)是一种 NTT 抑制剂,对 NTT 中双股螺旋丝有解聚作用。Ⅱ期临床试验发现,中度 AD 患者认知功能改善存在统计学意义,轻度患者认知功能无明显改善,但脑血流灌注明显有改善作用。

二、血管性痴呆

血管性痴呆(vascular dementia,VaD)是一种明显的皮质下痴呆,并伴有执行功能障碍。VaD 的现代概念形成于 19 世纪 90 年代末,当时人们认识到反复的临床卒中和无症状的多发性缺血性损害能够导致进行性认知功能减退。20 世纪 70 年代 Hachiski 和 Lassen 创造了多发性梗死性痴呆(multi-infarct dementia,MID)这一术语,至此 VaD 的概念基本成型。目前认为血管性痴呆(无论是缺血性或出血性、单发或多发)所致的任何类型的痴呆综合征都应归类于 VaD。近年来,许多临床和神经心理学研究表明,按目前 VaD 的诊断标准并不能发现所有血管病所致的认知障碍,尤其是未达到痴呆标准者,不利于早期发现和早期预防。因此,很多学者提出应用血管性认知障碍(vascular cognitive impairment,VCI)来代替 VaD,目的是将 VaD 的诊断从传统的痴呆标准中摆脱出来,更有利于血管性痴呆的早期预防和治疗。

(一)流行病学

卒中相关性 VaD 被认为是 Alzheimer 病(AD)之后第二大常见的痴呆。从横断面研究中很难确定 VaD 的真实患病率,因为有些患者可能在卒中发病前就存在其他疾病导致的痴呆(如 AD),不过,在因急性卒中住院的患者中,约 6%～30%在发病后 3 个月后出现痴呆。流行病研究发现,VaD 患病率为 1%～8.8%,发病率范围为每年 1～3/1000 人,如果将合并 AD 的 VaD 病例也包括在内,则可达到 14/1000 人。在亚洲 VaD 的发病率和患病率似乎多于西方国家。尽管痴呆的患病率随年龄的增长而增加,但是大部分研究发现 VaD 的患病率随年龄增长没有 AD 上升快。此外,AD 的患病率通常妇女多于男性,尤其是 80 岁以后,而 VaD 在男性中常见,尤其是在 75 岁之前。

(二)病因机制

VaD 的病因机制涉及两个方面,最重要的临床决定因素是脑血管病以及脑损害程度,其次是多种危险因素。脑血管病包括与大动脉病变、心源性栓塞、小血管病变及血流动力学机制有关的脑梗死、脑出血、脑静脉病变等。梗死、白质病变、不完全缺血损伤、局部和远处的缺血性功能改变均与 VaD 的发生及发展有关。根据病理病因学机制通常分为以下几种类型:①多个大的缺血性损害所致多发梗死性痴呆;②重要或战略部位的梗死;③小血管病,患者存在与白质病变有关的多发皮质下腔隙梗死;④出血性损害,通常与硬膜下血肿或脑实质内出血有关;⑤低灌注型,存在严重低灌注状态,如心脏手术后或服用过量降压药后的患者,可出现分水岭区的缺血。发病机制一般认为脑血管病的病灶涉及额叶、颞叶及边缘叶系统,或病灶损害了足够容量的脑组织,导致记忆、注意、执行功能和语言高级认知功能损害。

VaD 的危险因素包括脑血管病危险因素,高血压、高血脂、心脏病、糖尿病、广泛的动脉粥样硬化、吸烟、年龄及受教育程度低等。其他一些可导致脑缺血或出血性损害的血管病也可导致痴呆,包括脑淀粉样血管病、伴皮质下梗死和白质脑病的常染色体显性遗传小动脉病(cerebral autosomal dominant arteriopathy with subcortical infarcts and leukoencephalopathy,CADASIL)、胶原病和血管炎等。

(三)临床表现

VaD 是脑血管病所致的痴呆,因此,其临床表现包括认知功能及相关脑血管病的神经功能障碍两个方面。VaD 的临床特点是痴呆可突然发生、阶梯式进展、波动性或慢性病程,有卒中病史等。VaD 可分为多梗死性、关键部位梗死性、皮质下性、低灌注性、出血性、遗传性、AD 合并 VaD 或混合性痴呆等多种类型。

1. 多梗死性痴呆(multi-infarct dementia,MID)　为最常见的类型,主要有脑皮质和皮质-皮质下血管区多发梗死所致的痴呆。临床上常有高血压、动脉粥样硬化、反复多次缺血性脑血管事件发作的病史。典型病程为突发(数天至数周)、阶梯式加重和波动性的认知障碍。每次发作遗留或多或少的神经与精神症状,最后发展为全面和严重的智力减退。典型临床表现为一侧的感觉和运动功能障碍,突发的认知功能损害、失语、失认、失用、视空间或结构障碍。早期可出现记忆障碍但较轻,多伴有一定程度的执行功能受损,如缺乏目的性、主动性、计划性,组织能力减退和抽象思维能力差等。

2. 关键部位梗死性痴呆(strategic infarct dementia)　指与高级皮质功能有关的特殊关键部位缺血病变所致的痴呆,这些损害为局灶的小病变,可位于皮质或皮质下。皮质部位包括海马、角回和扣带回等,皮质下部位常见于丘脑、尾状核和苍白球、穹隆、内囊膝部,小梗死也会引起认知障碍。患者表现记忆障碍,情感淡漠,缺乏主动性,发音困难,嗜睡或意识障碍等。

3. 皮质下血管性痴呆(subcortical vascular dementia)或小血管性痴呆(small vessel dementia)　皮质下血管性痴呆包括腔隙状态和 Binswanger 病,与小血管病变有关。以腔隙梗死、局灶和弥散的缺血性白质病变和不完全性缺血损伤为特征。早期临床表现包括执行功能和信息加工障碍、记忆障碍、行为异常及精神症状。执行功能障碍,包括目标制订、主动性、计划性、组织性、排序和执行能力、抽象思维等能力下降。记忆障碍的特点是回忆损害明显而再认和提示再认功能相对保存完好,遗忘不太严重。行为异常和精神症状包括抑郁、人格改变、情绪不稳、情感淡漠、迟钝、两便失禁及精神运动迟缓。

其他少见类型的 VaD,包括出血性、遗传性脑血管病如 CADASIL、各种原因造成的脑血流低灌注等,除有认知功能减退或痴呆表现外,还伴有相应疾病的病史及其他临床表现。

(四)辅助检查

1. 神经影像学　脑部 CT 或 MRI 显示脑血管病变的征象,如不同部位的梗死灶及白质疏松、脑室扩大及局限性萎缩。但是,影像学异常的形式和程度与认知障碍的关系并不明确,有研究认为梗死体积>30ml 有意义,>100ml 肯定导致痴呆。但也有研究认为梗死体积 1～30ml 只要累及关键部位即可导致认知障碍。近年来,最重要的发现是明确的白质病变(white matter lesion,WML)是导致认知功能减退的主要原因,一般认为 WML 达到相应脑白质的 30%～60% 即有临床意义。在皮质下梗死患者中,脑室扩大与认知功能的相关性比梗死体积更强。

2. SPECT 单光子发射计算机扫描(single photon emission computed tomography,SPECT)　可以探测局部脑血流(reginal cerebral blood flow,rCBF),显示皮质梗死部位或受损皮质下结构投射纤维的相应皮质或大脑局灶性低灌注状态。VaD 患者脑血流灌注低于正常老年人,且脑血流的减少是局限性,即"斑片状"。这种不对称、区域不固定的脑血流减少可涉及两侧大脑半球各叶皮质、白质及基底节,而有别于 AD。

3. 神经心理学检查　常用的神经心理学检查量表包括简易精神状态量表(MMSE)、长谷川痴呆量表(Hasegawa dementia scale,HDS)、Blessed 痴呆量表(Blessed dementia scale,BDRS)、日常生活功能量表(ability of daily living,ADL)、临床痴呆评定量表(CDR)和 Hachinski 缺血量表(HIS)等,以评定脑功能受损情况。

(五)诊断

目前 VaD 诊断标准之多,缺乏一致的认识。临床常用的标准包括美国精神疾病统计和诊断手册第 4 版(Diagnostic and Statistical Manual of Mental Disorders,4th Edition,DSM-Ⅳ)、WHO 疾病分类第 10 修订版(International classification of disease,10th Edition,ICD-10)。美国加州 AD 诊断和治疗中心(Alzheimer Disease Diagnostic and Treatment Centers,ADDTC)标准以及美国国立神经系统疾病和卒中研究所与瑞士神经科学研究国际协会(National Institute of Neurological Disorders and Stroke and the Association International pour la Researche et l'Enseigment en Neurosciences,NINDS-AIREN)。前两个标准是用于管理目的和随访疾病的分类标准,后两者制订的 VaD 标准是用于学术研究目的的诊断工具,对 VaD 的特征和症状作了便于操作的规定。这两个标准都包括了诊断 VaD 的三个要素:痴呆、脑血管病和两者之间的合理相关性。ADDTC 标准敏感性高,而 NINDS-AIREN 标准的特异性高。但是以上这些关于 VaD 的诊断标准主要依据 AD 的特征性症状,如记忆力下降和一个或多个认知功能损害、症状明显影响生活能力等。这些标准往往偏重于记忆障碍,而 VaD 的记忆减退相对于 AD 较轻或不是主要症状,但可有严重认知功能损害。这些标准易漏掉一些认知功能已受脑血管病影响,但未达到明显痴呆程度的轻型 VaD 患者,甚至常将伴有轻微脑血管损害的 AD 诊断为 VaD。

2002 年中华医学会神经病学分会专门制订了我国的血管性痴呆诊断标准。

1. 临床很可能(probable)血管性痴呆

(1)痴呆符合 DSM-IV-R 的诊断标准。

(2)脑血管疾病的诊断:临床和影像表现支持。

(3)痴呆与脑血管病密切相关,痴呆发生于卒中后 3 个月内,并持续 6 个月以上,或认知功能障碍突然加重,或呈阶梯样逐渐进展。

(4)支持血管性痴呆的诊断:①认知功能损害的不均匀性(斑片状损害);②人格相对完整;③病程波动,有多次脑卒中史;④可呈现步态障碍、假性延髓性麻痹等体征;⑤存在脑血管病危险因素。

2. 可能(possible)为血管性痴呆

(1)符合上述痴呆诊断标准。

(2)有脑血管病和局灶性神经系统体征。

(3)痴呆和脑血管可能有关,但在时间和影像学方面证据不足。

3. 确诊血管性痴呆　临床诊断为很可能或可能血管性痴呆,并由尸检或活组织检查证实不含超过年龄相关的神经元纤维缠结(NFTs)或老年斑(SP)数,以及其他变形疾病的组织学特征。

4. 排除性诊断

(1)意识障碍。

(2)其他神经系统疾病引起的痴呆。

(3)全身疾病引起的痴呆。

(4)精神疾病(抑郁症等)。

(六)鉴别诊断

1. 阿尔茨海默病　两者都是老年患者常见的痴呆,临床表现也有不少类似之处。但 VaD 的认知功能以执行功能障碍为主,而 AD 以记忆障碍为主,而且发展有明显的阶段性。脑血管病病变以及神经影像学改变可帮助诊断 VaD。

2. 正常颅压脑积水　当 VaD 出现脑萎缩及脑室扩大时,常需与正常颅压脑积水鉴别。后者通常表现为进行性智力减退、共济失调步态、尿失禁三大主征,发病隐匿,除可能有蛛网膜下腔出血史外,一般无卒中病史,头颅影像检查缺乏梗死证据主要表现脑室扩大。

(七)治疗

治疗原则包括预防卒中、改善认知功能和控制精神行为异常。

1. 卒中的预防　包括一级和二级预防,高血压、高脂血症、糖尿病以及心脏疾病的控制尤为重要,特别是高血压,目前有很充足的证据被认为是 VaD 的危险因素,业已证实,对单纯收缩期高血压,进行降压治疗能降低 VaD 的发生率。

2. 改善认知功能症状的治疗　用于缓解症状或减慢病程的药物研究已显示出有希望的结果,丙戊茶碱、己酮可可碱、尼麦角林,吡拉西坦、泊替瑞林等,尽管临床研究结果有相互矛盾的地方,不过它们对 VaD 患者有一定神经保护作用,能改善认知功能。胆碱酯酶抑制剂如多奈哌齐(donepezil)、利斯的明(rivastigmine)及加兰他敏(galantamine)现已应用于临床。美金刚(menantine)近年来也应用于 VaD 的治疗,取得了一定的疗效。

3. 控制行为和精神症状　根据其不同症状给予相应的抗精神病药物。

4. 神经功能的康复训练　除运动功能康复外,语言及其他认知功能及日常生活能力训练,对卒中病人痴呆的预防尤为重要。

(秦绍森)

▶▶ 参考文献 ◀◀

1. 田金州. 血管性痴呆. 北京:人民卫生出版社,2003.

2. 洪震. 我国阿尔茨海默病的研究现状及展望. 中华神经科杂志,2001,34(4):193-195.

3. 王茹华. 阿尔茨海默病的危险因素. 中华神经科杂志,2003,36(6):477-479.

4. Torreilles F,Tonchon J. Pathogenic theories and intrathecal analysis of the sporadic form of Alzheimer's disease. Prog Neurobiol,2002,66:191-203.

5. Sigurdsson EM,Scholtzova H,Mehta PD,et al. Immunization with a nontoxic/nonfibrillar amyloid-βhomologous peptide reduces Alzheimer's disease-associated pathology in transgenic mice. Am J Pathol,2001,159:439-447.

6. Birminghan K,Frantz S. Set back to Alzheimer vaccine studies. Nat med,2002,8:199-200.

7. Richard DO,Hampel HA,Depboylu CA,et al. Human antiboaies against amyloid βpeptide:a potential treatment for Alzheimer's disease. Ann Neurol,2002,52:253-256.

8. Tarkowski E,Lilijeroth AM,Nilsson A,et al. Decreased levels of intrathecal interleukin 1 receptor antagonist in Alzheimer's disease. Dement Geriatr Cogn Disiord,2001,12:314-317.

9. Landreth GE,Heneka MT. Anti-inflammatory actions of peroxisome proliferator-activated receptor gamma agonists in Alzheimer's diease. Neurobiol Aging,2001,22:937-944.

10. Pratico D,Uryu K,Sung s. Aluminum modulates brain amyloidosis throngh oxidative stress in APP transgenic mice. Faseb J,2002,329:137.

11. Rossi L,Squitti R,Pasqualetti P,et al. Red blood cell copper,zinc superoxide dismutase activity is higher in Alzheimer's disease and is decreased by D-penicillamine. Neurosci Lett,2002,329:137.

12. Nabeshima T,Yamada K. Development of anti-dementia drugs for Alzheimer's disease. Advances in Behaviovral

Biology,2002,51:223-228.

13. Peskind ER,Potkin SG,Pomara N,et al. McDonald S for the Memantine MEM-MD-10 Study Group:Memantine treatment in mild to moderate Alzheimer disease:a 24-week randomized,controlled trial. Am J Geriatr Psychiatry,2006,14:704-715.

14. 吴江.神经病学.北京:人民卫生出版社,2010.

15. 彭丹涛,侯世芳.老年性痴呆的治疗进展.中国神经免疫学和神经病学杂志,2010,17(6):393-395.

16. Hachinski V. Vascular dementia:a radical redefinition. Dementia,1994,5:130-132.

17. Bowler JV,Hachinski V. Vascular cognitive impairment :a new approach to vascular dementia. Baillieres Clin Neurol,1995,4:357-376.

18. Rockwood K. Lessons from mixed dementia. Int Psychogeriatr,1997,9:245-249.

19. Erkinjunnti T,Inzitari D,Pantoni L,et al. Ressearch criteria for subcortical vascular in clinical rials. J Neuural Transm Suppl,2000,59:23-30.

20. Meguro K,Ishii H,Yamaguchi S,et al. Prevalence of dementia and dementing diseases in Japan. Arch Neurol,2002,59:1109-1114.

21. Lpoez OL,Kuller LH,Fitzpatrick A,et al. Evaluatiions of dementia in the cardiovascular heath cognition study. Neuroepidemiology,2003,22:1-12.

22. Ikeda M,Hokoishi K,Maki N,et al. Increased prevalence of vascular dementia in Japan. Neurology, 2001, 57:839-844.

23. Kuller LH,Lpez OL,Newman A,et al. Risk faetors for dementia in the Cardiovasculer heath cognition study. Neuroepidemiology,2003,22:13-22.

24. Gold G,Giannakopoulos P,Montes-Paixao Junior C,et al. Sensitivity and specificity of newly proposed clinical criteria for possible vascular dementia. Neurology,1997,49:690-694.

25. 中华医学会神经病学分会.血管性痴呆诊断检验草案.中华神经科杂志,2002,35(4):246.

第五节 帕金森病和特发性震颤

帕金森病(Parkinson disease,PD)又称震颤麻痹,是主要发生于中老年人的、由于中脑黑质纹状体变性引起以运动缓慢、静止性震颤、肌强直及姿势平衡障碍为主要临床特征的慢性进行性神经系统退行性疾病。发病年龄在40～70岁之间,50～60岁为发病高峰。据我国的一项统计,55岁以上发病率为1%。国外的统计表明,PD的患病率为160/10万,发病率大约为20/10万。随着年龄的增长,发病率和患病率均增加,70岁以上人群中分别达到55/10万和120/10万。帕金森病可不同程度地影响患者的工作和日常生活。根据1971年英国的一项统计,有22 000人因帕金森病失去工作和日常生活能力。

一、病因与分类

原发性帕金森病是一种多因素疾病,确切的病因尚不清楚,一般认为是下述三个因素相互作用所致。

(一)脑老化

本病主要发生于中老年人,且随增龄发病率增高,正常成人每10年有13%的黑质多巴胺能神经元死亡。疾病情况下,多巴胺神经元减少达50%、多巴胺神经递质减少达70%～80%时就可出现PD症状。

(二)遗传

有报道15%的病人其家族成员至少有一人患有PD。对双生子PET检查黑质纹状体多巴胺系统,发现发病的单卵双生子一致率高于异卵双生子,也有一部分家族性帕金森病呈常染色体显性遗传的报道,近来发现细胞色素 $P450_2D_6$ 基因、谷胱甘肽转移酶基因、乙酰转移酶2基因等可能是PD的遗传易感性基因,α-突触核蛋白(α-synuclein)及 Parkin 基因突变可能与少数家族性PD的发病有关,提示遗传具有一定作用。在目前所发现的基因中,Parkin 基因的研究较为深入。该基因在早发(发病年龄<50岁)及家族性PD患者中较易检出。近年来发现 PARK8 基因即 LRRK2(leucine-rich repeat kinase 2)基因突变可能是最常见的基因突变类型,因为该基因突变不仅见于家族性PD也见于散发性PD。据报告,在2.8%～6.6%的常染色体显性遗传性PD家族中及2%～8%的散发性PD患者中可检出 LRRK2、G2019S 突变。

(三)环境因素

大部分帕金森病患者为散发型,单用基因突变难以解释。一般认为PD是多因素所致,遗传可使患病的易感性增加,在老化及环境因素的共同作用下而起病。现发现一些外源性或内源性毒素可引起黑质纹状体神经元的死亡,特别是在海洛因吸毒者中发现有帕金森病样症状。后来证实海洛因中含有神经毒素 1-甲基-4-苯基-1,2,3,6-四氢吡啶(MPTP),用MPTP可以制作帕金森病动物模型。此外,在合成含有类似MPTP成分的药厂(如除草剂厂)有PD流行,锰矿工人或长期饮用井水者均易患PD。我国中山医科大学曾对医院为基础的病例进行回顾性分析,提出曾经工作或居住环境暴露于工业化学品厂、钢铁厂、印刷厂者患病率高,因此提示环境因素与本病发病有关。

临床上将帕金森病分为四大类:原发性、继发性、症状性和遗传变性性。继发性帕金森病可由脑炎、锰、CO中毒、药物及脑动脉硬化引起,药物性帕金森综合征常由抗精神病药物、止吐药、降血压药及部分钙拮抗剂引起(表12-5-1)。

表 12-5-1 引起帕金森综合征的药物

类型	药物
抗精神病药	吩噻嗪类,如三氟桂嗪,奋乃静,氟奋乃静;丁酰苯类,如氟哌啶醇,达哌啶醇;硫杂蒽类
止吐药	甲氧氯普胺,甲哌氟甲嗪
降血压药	利血平,甲基多巴
钙拮抗剂	桂利嗪,氟桂利嗪

症状性帕金森病又称帕金森叠加综合征(Parkinson plus syndrome)和非典型帕金森病,也是神经系统变性性疾病。其临床特征是强直少动症状多见,同时存在基底节以外的神经系统损害症状和体征,如自主神经、小脑、动眼神经或皮质功能的障碍。左旋多巴治疗疗效短暂或无效。遗传变性性疾病包括亨廷顿舞蹈病、Wilson病、家族性橄榄桥小脑萎缩等。

二、病　理

帕金森病的主要病理改变是中脑黑质致密部尤其是含色素神经元的变性丧失,肉眼可见黑质变得苍白,镜下可见神经细胞丧失,黑色素细胞内色素减少,伴有星形胶质细胞增生。残存的神经元内含有嗜伊红包涵体,外周为暗淡的晕圈,称为Lewy小体,是PD的病理标志。电镜下,Lewy小体核心呈同心圆层状结构,小体周围的空晕有放射状排列的中间丝、电子致密颗粒及泡状结构。其成分主要是α-突触核蛋白及泛素蛋白等。

三、临床表现

PD主要有四大症状:静止性震颤、运动迟缓、强直及姿势平衡障碍。起病缓慢,逐渐进展。首发症状可以是震颤,也可以是运动迟缓或强直。常从一侧上肢或上下肢起病,经过一段时间后再扩展到另一侧。少部分病例可以下肢起病。累及双侧肢体后,先发病的一侧肢体症状常常重于对侧。症状可以以强直和运动迟缓为主,震颤轻微,称为强直少动型;以震颤为突出者,常称为震颤型。

(一)静止性震颤

大约50%的帕金森病患者首发症状为震颤,约15%患者在整个病程中从不发生震颤。静止性震颤是帕金森病的主要症状之一,呈节律性,震颤幅度较大,一般频率为4～6Hz,在静止状态下出现,是由于肢体的促动肌和拮抗肌连续发生节律性收缩与松弛所致。震颤首先从一侧上肢的远端开始,逐渐扩展到其他肢体。少数患者也可自下肢开始。下颌、口唇、舌和头部震颤在晚期才会出现。手指的节律性震颤使手部不断地做旋前旋后的动作,形成所谓"搓丸样动作"。在早期,静止性震颤较轻可能不易检出,在对侧肢体同时运动时才能检查出来。震颤在应激状态、兴奋或焦虑时加重,在主动运动和躯体肌肉完全放松时减轻或消失,在晚期患者震颤变为经常性,作随意运动时也并不减轻,睡眠和麻醉时震颤可完全终止。强烈的意志努力虽可暂时抑制震颤,但持续时间较短,且过后有加重趋势。静止性震颤对天气变化敏感,同时也是全身状况好坏的标志。老年帕金森病患者出现感染或肺炎时,静止性震颤可完全消失。随全身状况的恢复而再度出现。

尽管静止性震颤是帕金森病患者的典型震颤,但部分病人也可与姿势性震颤合并发生。不伴有帕金森病的其他体征,并且不能查到病因的姿势性震颤,常被诊为特发性震颤,但也可能是帕金森病的早期表现。特发性震颤在帕金森病患者的亲属中发病率较高。鉴别帕金森病的姿势性震颤和特发性震颤可以通过双上肢外展,观察患者的震颤重现的潜伏期。帕金森病患者一般在摆好姿势数秒至1分钟震颤出现,而特发性震颤患者则摆好姿势之后马上出现震颤。因为频率与静止性震颤相同,且对多巴胺能药物反应好,目前认为帕金森病姿势性震颤是静止性震颤的变异型。

(二)肌强直

是指锥体外系病变所导致的肌张力增高。表现促动肌和拮抗肌张力均增高,在关节被动运动时,增高的肌张力始终一致,而感到有均匀的阻力,类似弯曲铅管的感觉,称为铅管样强直。伴有震颤者在被动屈伸患者肢体时可感到在均匀增高的阻力基础上有断续的停顿,像齿轮的转动,故称为"齿轮样强直"。病情较轻的患者,可以让患者主动活动对侧肢体,同时被动活动患者的手腕或前臂也可以检查出齿轮样强直。肌强直可累及全身骨骼肌,以肩胛带和骨盆带肌的强直更为显著。肢体远端(如腕、踝部)也可受累。肌强直较重者平卧时头部常悬在半空持续数分钟,好像头下方有一个枕头,让病人肢体抬起再放松时病人常维持肢体在空中数分钟而难以放下。老年患者的上述肌强直可引起关节的疼痛,有时长期误诊为关节病。在疾病晚期于站立和行走时可出现髋关节疼痛,这是由于肌张力增高使关节的营养血管的血供受阻和肌力减退,关节受体重的压迫所致。"路标现象"是一个对帕金森病早期诊断有价值的体征,令患者将双肘搁于桌上,前臂和桌面垂直,要求其两臂及腕的肌肉尽量放松。正常人腕关节与前臂约有90°的屈曲。而帕金森病患者则保持伸直位置,俨如公路上树立的路标。部分病人因下肢肌张力增高而感行动乏力。在症状限于一侧肢体时,患者常主诉一侧肢体无力而常被误诊为脑血管病。但帕金森病患者的肌张力增高为铅管样,即屈肌和伸肌张力均匀增高,不同于脑血管病的折刀样肌张力增高,不伴有腱反射亢进和病理征阳性。此外,肌张力障碍在帕金森病患者中也较常见。"纹状体手"是典型的肌张力障碍表现:掌指关节屈曲,近端指间关节过伸,远端指间关节屈曲。

肌强直也可导致其他骨骼异常如脊柱侧弯,躯干前屈。有研究发现,帕金森病患者脊柱多弯向健侧:右侧偏身帕金森病患者脊柱弯向左侧。主动运动、应激状态、焦虑都可能加重肌强直。

(三)运动迟缓或少动

动作缓慢或少动是帕金森病的一种特殊运动障碍。表现为患者随意动作减少,各种动作启动困难以及动作缓慢。如起床、翻身、转弯和行走困难。轮替动作幅度小,速度缓慢,并且运动过程停止也缓慢。同时完成两个动作或进行连贯动作困难,如不能一边回答问题一边写字,或安静时可以和人打招呼而活动时不能。行走步距变小而呈小步态,两足擦地行走。少动和多巴胺诱发的呼吸运动障碍也可影响呼吸肌而出现呼吸不畅。由于疾病使声带功能减退及吸气压力不够,而出现声音嘶哑、单调、低沉,难以听懂。少动引起的构音不全、重复语言及口吃,统称为本病的慌张言语。面部肌肉的少动表现为表情呆板、瞬目减少、双目瞪视,称为面具脸或扑克脸。执笔手的少动使得书写时字体越写越小,称为"小字征"。全身肌肉的少动使病人活动减少,日常生活中动作缓慢,如穿衣服、刷牙、洗脸、剃须等动作,严重时日常生活难以自理,坐下时不能站起,卧床时不能自行翻身等。口咽部肌肉少动使唾液吞咽困难,造成流涎,严重时吞咽困难。行走时上肢前后摆动减少甚至消失。智力减退、思维缓慢与运动缓慢并不一致,可能与不同的生物化学机制参与有关。

少动受气候和昼夜时间的影响较大。干燥凉爽和气压较高的时候,病人感觉就比较好,因为在上述天气条件下,空气的阳离子较多可以刺激儿茶酚胺能系统的活动;反之,在潮湿、闷热和气压低时,阴离子较多,则激活5-羟色胺能系统,使患者少动的症状加重。

(四)姿势和平衡障碍

在所有帕金森病症状中,姿势和平衡障碍可能是最不特异的表现,但该症状对生活的影响最重。姿势平衡障碍多见于中晚期帕金森病患者。由于肌肉的强直,病人出现特殊的姿势,头部前倾,躯干俯屈,上肢之肘关节屈曲,腕关节伸直,双手置于前方,下肢之髋及膝关节略为屈曲,由于躯干两侧肌张力增高的不平衡,病人可能出现躯干的侧弯。步态障碍也是PD的突出表现,走路时步态拖曳,起步困难,迈开步后就以极小的步伐向前冲去,越走越快,不能即时停步或转弯,称为慌张步态。转弯时需采取连续小步使躯干和头部一起转弯。因有平衡障碍,患者在行走时易于跌倒。

(五)其他非运动系统症状

1. 自主神经功能障碍 在本病中颇为常见。其病理基础有人认为是迷走神经受损所致,表现在如下几个方面:①消化道:患者常出现顽固性便秘,这是由于肠蠕动的运动徐缓所致。钡餐检查可显示大肠无张力甚至形成巨结肠。还可以引起食管、胃及小肠的运动障碍,表现为纳差、恶心、呕吐。②膀胱:常见的症状有尿失禁、尿频和排尿不畅。这是由于无效的高反射性逼尿肌收缩和外括约肌功能障碍所致,也有一部分病人是由于前列腺肥大或服用抗胆碱能药物所致。③性功能障碍:超过一半的患者存在性功能障碍。性交次数减少和没有性生活,女性患者缺乏性高潮,男患者阳痿、早泄等。④皮肤:有些患者大量出汗,可以只限于震颤一侧的肢体,故有人认为出汗可能是肌肉活动量增加所致。皮脂溢出在本病也颇常见,常见于患者的头面部,由于大量头顶部皮脂溢出,使很多患者出现脱发或秃顶。

2. 情绪障碍 大约有1/3的帕金森病患者在其疾病过程中会出现情绪障碍,其中以情绪低落即抑郁最为多见。轻者表现为心境恶劣,易哭泣、易疲劳、缺乏自信、悲观、注意力不集中、易怒、睡眠差、兴趣减退、快乐感消失等。重者出现明显的精神运动迟缓,意志活动减退,患者不愿参加各种活动和交往,对周围人持一种隔离态度。个别患者可出现强烈的消极观念。抑郁的原因可能有两个:①对躯体疾病的心因性反应;②中枢神经系统神经生化改变,主要是5-羟色胺功能的低下,可能与之有关。

3. 认知功能障碍 痴呆可能是帕金森病运动症状以外又一常见的症状,发生于帕金森病病程一年以后。其发生率为10%~20%,有文献报道平均随访15年后痴呆高达48%左右。帕金森病痴呆的主要病理改变在额叶、颞叶。其临床特点是:①智能障碍:表现为思维能力下降,注意力、观察力、判断力、理解力、言语表达及综合能力均减退;②视觉空间障碍:表现为视觉记忆力、视觉分析能力和抽象空间综合技能的减退;③记忆力障碍:此症状较为常见,主要是健忘,提示常有助于回忆,到了中、晚期,近期和远期记忆力均减退,出现"张冠李戴"、"片段思维",人物、地点、时间常混淆不清,可有虚构。

4. 嗅觉障碍 嗅觉障碍可能是帕金森病最早出现的症状,甚至可出现在帕金森病运动症状出现之前。但以此作为主诉者罕见。

5. 快速动眼期睡眠行为障碍(RBD) 帕金森病患者常出现RBD。行为障碍出现于快速动眼睡眠期,主要表现为睡眠开始90分钟后出现面部及肢体的各种不自主运动,伴梦语或喊叫。动作常比较粗暴、猛烈而致伤,可坠床。患者能够回忆做了噩梦。

四、辅 助 检 查

常规的实验室检查均在正常范围内。脑脊液中多巴胺代谢产物高香草酸和5-羟色胺代谢产物5-羟吲哚醋酸含量降低。头颅CT和MRI检查均无特异性改变。^{18}F-多巴PET检查可揭示纹状体多巴胺能末梢功能,帕金森病患者的纹状体,壳核对^{18}F-多巴的摄取量减少较尾状核更明显,该发现与尸检结果一致,提示壳核多巴胺的损耗更为严重。早期帕金森病患者纹状体内^{18}F-多巴减少,研究发现,新发病的单侧帕金森病患者,对侧壳核显像异常而体征同侧的壳核显像在正常范围。然而用三维PET显像等方法研究发现,早期单侧发病患者也存在双侧大脑多巴胺功能异常。利用不同配体采用SPECT和PET方法,可以发现未治疗的帕金森病患者壳核纹状体多巴胺转运蛋白放射性摄取明显减少,D_2受体上调,其早期诊断价值非常明显。近期有学者采用经颅多普勒超声影像检测PD患者中脑黑质,发现PD患者黑质信号显著增强,对PD诊断有一定参考价值。

五、诊断与鉴别诊断

(一)诊断

帕金森病生前诊断目前主要依赖临床。中华医学会神经病学分会运动障碍及帕金森学组于2006年制订了我国的帕金森病诊断标准:

1. 符合帕金森病的诊断

(1)运动减少:启动随意运动的速度缓慢。疾病进展后,重复性动作的速度及幅度均降低;

(2)至少存在下列1项特征:①肌肉强直;②静止性震颤4~6Hz;③姿势不稳(非原发性视觉、前庭、小脑或本体感觉障碍造成)。

2. 支持诊断帕金森病必须具备下列3项或3项以上的特征 ①单侧起病;②静止性震颤;③逐渐进展;④发病后多为持续的不对称受累;⑤对左旋多巴的治疗反应良好(70%~100%);⑥左旋多巴导致严重的异动症;⑦左旋多巴疗效持续5年或5年以上;⑧临床病程10年或10年以上。

3. 必须排除非帕金森病 下述症状和体征不支持帕金森病,可能为帕金森叠加综合征或继发性帕金森综合征:①反复的脑卒中发作史伴帕金森病特征的阶梯式进展;②反复脑损伤史;③明确的脑炎史和(或)非药物所致的动眼危象;④在症状出现时应用抗精神病类药物和(或)多巴胺耗竭药;⑤一个以上的亲属发病;⑥CT扫描可见颅内肿瘤或交通性脑积水;⑦接触已知的神经毒类;⑧病情持续缓解或发展迅速;⑨用大剂量左旋多巴治疗无效(除外吸收障碍);⑩发病三年后仍是严格的单侧受累;⑪出现其他神经系统症状和体征,如垂直性凝视麻痹、共济失调,早期即有严重的自主神经受累,早期即有严重的痴呆,伴有记忆力、言语和执行功能障碍、锥体束征阳性等。

4. 诊断帕金森病的"金标准" 随访观察。

在疾病早期,由于症状不显著,常难以作出诊断,有时需要间隔数月作随访检查。病人早期出现痴呆,自主神经障碍或共济失调及锥体束征不支持 PD 的诊断。左旋多巴治疗是否有效也有助于作出或排除 PD 的诊断。

(二) PD 的分期和严重程度评定

为确定 PD 患者的病情严重程度以及对疗效进行评定,常用一些量表。目前国际常用 Webster 量表、统一帕金森病评定量表(UPDRS)、Hoehn-Yahr 分级等量表。我国也发展了自己的量表－帕金森病运动功能障碍评分量表。其中 Hoehn-Yahr 分级虽然简单但应用广泛。现将改良 Hoehn-Yahr 分级介绍如下:

0 级 无疾病体征。

1 级 单侧肢体受累。

1.5 级 单侧症状,并影响到躯干的肌肉。

2 级 双侧肢体症状,未影响到平衡。

2.5 级 轻度双侧患病,病人站立做后拉试验时能维持平衡。

3 级 轻至中度的双侧患病,有些姿势不稳定,仍能自我照顾。

4 级 严重障碍,但尚能自己站立和行走。

5 级 病人限制在轮椅或床上,需人照料。

(三) 鉴别诊断

PD 需与下述疾病进行鉴别:

1. 原发性震颤 又称为家族性震颤,60% 以上有家族史,可发生于各年龄段,但以老年人多见。震颤主要发生于随意运动中,肢体静止时减轻或消失,主要见于上肢远端,下肢很少累及。头部、下颌和舌头也常受累。震颤幅度较 PD 小,但频率更高约 8～10Hz。一般没有强直、少动及姿势障碍等症状。

2. 脑炎后帕金森综合征 多见于 40 岁以前的成年人,可有脑炎病史或类似于流感的病史。发病和进展较原发性 PD 快,常见动眼危象,即发作性两眼向上或一侧窜动的不自主眼肌痉挛动作,该病因昏睡型脑炎已消失,现已罕见。

3. 血管性帕金森综合征 可见于宾斯旺格(Binswanger)病或基底节腔隙性梗死。症状以动作缓慢和强直为主,多累及双侧下肢,常伴有假性延髓麻痹、步态障碍、锥体束征。可有痴呆。

4. 药物性帕金森综合征 病人常有服用抗精神病药物、利舍平、止吐药及钙拮抗剂等病史,一般及时停药可逐渐恢复。

5. 进行性核上性麻痹 该病可有强直、少动、姿势障碍等 PD 的症状,但该病患者还可出现垂直型眼球运动麻痹及锥体束征。姿势障碍也与 PD 有所不同,倾向于向后跌倒。

6. 弥漫性路易小体痴呆 尽管 PD 中晚期可出现明显的智力障碍,但早期并不明显,弥漫性路易小体痴呆在疾病早期就出现智力减退,且幻觉明显,尤其是视幻觉,有助于与 PD 的鉴别。

7. 多系统萎缩 症状常双侧对称性发生,多无震颤,可早期出现直立性低血压(Shy－dräger 综合征)、小脑性共济失调(橄榄桥小脑萎缩)或强直少动为主(纹状体黑质变性)

的症状。进展较 PD 快,左旋多巴治疗常无明显疗效可有锥体束征。

8. 与脑血管病及颈椎病的鉴别 部分不伴有震颤的 PD 患者由于在其症状限于一侧且以无力为主诉者易被误诊为缺血性脑血管病。病史中的起病形式、体征中铅管样强直及运动迟缓症状是鉴别诊断的要点。双侧肢体受累时还应与脊髓型颈椎病鉴别。面部表情减少、无锥体束征、影像学检查无颈脊髓受压与症状不支持 PD 的诊断。

六、治 疗

对帕金森病应采取综合治疗措施,包括内科药物治疗、外科治疗、康复治疗和心理治疗。

(一) 内科治疗

早期临床症状并不显著,既往多建议此时并不需要对症的药物治疗,应尽量采用理疗(按摩、水疗等)和医疗体育(关节活动范围、呼吸肌、步行、平衡和言语训练以及面部表情肌锻炼等),尽量推迟以改善症状为目的的药物治疗。此时可用司来吉兰,以达到可能的神经保护的目的。在出现功能损害时就应考虑给予药物对症治疗。功能损害的含义在各个具体的病人可能并不一致,但下述情况应考虑存在功能损害:①功能障碍发生在优势手;②症状影响就业或工作能力;③少动症状显著、步态障碍、姿势障碍者;④病人的要求。近年来也有资料显示,过于推迟对症治疗对患者可能并不有利。因此,近年来提倡一旦诊断,应尽早给予药物治疗,以改善多巴胺神经元突触功能。

药物治疗特别是应用左旋多巴治疗时应遵循以下几点原则:①细水长流,不求全效。即以最小的剂量获得最佳疗效;②治疗过程应从小剂量开始,逐渐缓慢地增加达到合适的剂量;③不宜突然停药。

1. 治疗药物

(1)左旋多巴或复方左旋多巴:左旋多巴是多巴胺的前体,可通过血脑屏障到达脑内再转化为多巴胺而起作用。左旋多巴和复方左旋多巴仍是目前最有效的抗帕金森病药物,对少动和强直疗效较好,对震颤稍差,几乎所有 PD 患者对左旋多巴治疗有效。单用左旋多巴每日有效剂量在 2～5g 之间,由于单用所需剂量大,副作用多,现常用复方左旋多巴(左旋多巴＋多巴脱羧酶抑制剂)。复方多巴制剂国内目前有两种:一种称为息宁控释片(Sinemet,左旋多巴＋卡比多巴);另一种称为美多巴(Madopar,左旋多巴＋苄丝肼)。常用有效剂量为300～600mg/d(指左旋多巴量)。使用控释片比标准片需增加 30% 的左旋多巴量才能达到同样效果。原则上首先使用标准片,在出现运动波动副作用时再改用控释片。先从小剂量开始,尽量以最小的剂量达最佳疗效,并长期维持。因为大剂量左旋多巴虽能取得满意的疗效,但副作用出现多且早,理论上可能加速黑质纹状体多巴胺能系统变性。

左旋多巴的副作用可分为周围性和中枢性两种。周围副作用多为近期的,表现为胃肠道症状,如恶心、呕吐、胃纳差;心血管系统症状如位置性低血压、高血压、心律失常,同时也可见短暂性转氨酶增高。复方左旋多巴中的脱羧酶抑制剂可减少左旋多巴的用量而减少上述周围副作用。中枢性副作用多为远期的,一般用药 2～5 年后出现运动并发症。

表现为运动波动(剂末现象、开关现象)及异动症,还可出现睡眠障碍和精神症状等。

(2)多巴胺受体(DR)激动剂:DR激动剂可分为麦角碱类和非麦角碱类。前者如溴隐亭、培高利特、Lisuride等,后者如吡贝地尔、罗匹尼罗(Ropinirole)和普拉克索(Pramiperxole)等。①溴隐亭:主要为D_2受体激动剂,疗效持续2~6小时。初始剂量为0.625mg,每日1次,每隔5天增加0.625mg,有效剂量2.5mg~15mg/d,分3次口服。对少动和震颤均有疗效。②α-二氢麦角隐亭:初始剂量为2.5mg,每日2次,每隔5天增加2.5mg,有效剂量30~50mg/d,分3次口服。③吡贝地尔缓释片(商品名泰舒达):为D_2和D_3受体激动剂,对震颤疗效明显,还可减轻抑郁症状。初始剂量为50mg,每日1次,必要时每周增加50mg,有效剂量为50~250mg/d,需要大剂量治疗时可分3次服用。④普拉克索:为非麦角类D_2和D_3受体激动剂。除可改善PD的运动症状,对伴发的抑郁症状也有良好疗效。初始剂量为0.375mg/d,分3次服用,每隔5~7天增加0.375mg,达到满意疗效时为最佳剂量并以此剂量维持治疗。最大剂量每日4.5mg。上述4种激动剂的剂量转换为①:②:③:④=10:60:100:1,可作参考。对于非老年早期患者,认知正常情况下,可首先使用DR激动剂,以减少远期运动并发症的发生。也可与左旋多巴制剂合用以增加疗效。由于麦角碱类DR激动剂存在着肺及心脏瓣膜纤维化的副作用,目前不推荐使用,在需用激动剂时首选非麦角碱类DR激动剂。

(3)单胺氧化酶B抑制剂(MAOB-I):①司来吉兰(selegiline,L-deprenyl,Jumex)。该药具有轻度的改善症状作用,能延迟左旋多巴的使用达9~12个月。理论上该药具有神经保护作用,因此推荐该药作为早期治疗药物。也可作为左旋多巴的辅助用药。用法为2.5~5mg,每日2次,应早、中午服用,勿在傍晚应用,以免引起失眠。胃溃疡者慎用。副作用主要为口干、胃纳差、体位性低血压、多梦或幻觉等。本药不可与5-羟色胺再摄取抑制剂(SSRI)如氟西汀合用,如需使用SSRI,首先停用该药6周以上。②雷沙吉兰(rasagiline)。第二代MAOB-I。作用强度是司来吉兰的5倍。可改善运动症状,延缓帕金森病症状和体征的进展。此药一般不引起失眠。常用剂量为每次0.5~1mg,每日1次。

(4)金刚烷胺:可单用也可与左旋多巴或抗胆碱能药物合用,其机制可能是加强突触前膜合成和释放多巴胺,与左旋多巴有协同作用。金刚烷胺对强直少动症状的改善强于对震颤的改善。金刚烷胺的每日剂量一般为0.1~0.3g,分2~3次服用,末次应在下午4点前服用。常见的副作用如失眠、意识模糊、幻觉、下肢出现网状红斑和踝部水肿。肾功能不全、癫痫、严重胃溃疡、肝病患者慎用,哺乳期妇女禁用。

(5)抗胆碱能药物:主要改善震颤症状,对少动和强直基本无效。其机制是抑制乙酰胆碱的作用,相应提高另一种神经递质多巴胺的效应而达到缓解症状的目的。我国常用的抗胆碱能药物为苯海索又名安坦,剂量一般为1~2mg,每日2~3次。老年人最好不用。如必须使用也不宜超过4mg/d。该药对认知功能损害明显,易诱发幻觉、精神错乱,加重青光眼、便秘,还能引起尿潴留等。

(6)儿茶酚-氧位-甲基转移酶抑制剂(COMT-I):左旋多巴长期治疗后出现剂末现象等运动波动症状,与左旋多巴

服用引起的多巴胺受体的长期脉冲样刺激有关。COMT-I抑制COMT的活性,在周围减少了左旋多巴的降解而延长其半衰期,在中枢减少多巴胺的降解,使左旋多巴浓度相对稳定,形成连续的对多巴胺受体的刺激,从而改善运动症状的波动。目前有两种药物:①恩托卡朋(entolcapone):本药不能通过血脑屏障,仅能抑制外周的COMT。服用方法为随左旋多巴服用。每次100~200mg,每日不超过1600mg。该药尚未发现有严重的肝毒性作用,但可增加左旋多巴的副作用如幻觉、异动症等。应适时将左旋多巴减量。其他副作用有腹泻、头痛、多汗、口干、转氨酶升高、腹痛、尿色变浅等。②托卡朋(tolcapone):可通过血脑屏障,因而在中枢和外周均有COMT抑制作用。本药每次服用100~200mg,每日3次口服,可以改善剂末和开关现象,减少左旋多巴用量35%左右。常见的副作用有口干、失眠、头晕、各种胃肠道不适等。因发现极少数病人出现严重肝毒性,故肝病为本药的禁忌证,用药期间应严密监测肝功能。

(7)其他治疗:左旋多巴及多巴胺受体激动剂等常引起胃肠道不适,可加用多潘立酮(吗丁林)来对抗。对伴有直立性低血压者,应查明其原因,是否与左旋多巴等有关。可给予α肾上腺素能激动剂米多君,剂量2.5~7.5mg/d。对有抑郁症状者可给予SSRI。有精神症状者可选用氯氮平和喹硫平。奥氮平对帕金森病精神障碍无效。如用氯氮平应注意粒细胞减少的问题。严重认知障碍者可选用卡巴拉汀和多奈哌齐。

2. 关于保护性治疗 保护性治疗的目的是延缓疾病的发展,改善患者的症状。原则上,PD一旦被诊断就应及早进行保护性治疗。单胺氧化酶B型(MAO-B)抑制剂司来吉兰及雷沙吉兰已被推定为可能的神经保护剂。有几项临床试验提示DR激动剂和辅酶Q10也可能有神经保护作用。

3. 药物选择原则(图12-5-1) 根据中国帕金森病治疗指南,对于早期PD非老年(<65岁)患者,且不伴智能减退,可有如下选择:①DR激动剂;②司来吉兰;③复方左旋多巴+COMT-I;④金刚烷胺和(或)抗胆碱能药:震颤明显而其他抗PD药物效果不佳时,选用抗胆碱能药;⑤复方左旋多巴:一般在①、②、④方案治疗效果不佳时加用。但近年的观点认为,MAOB-I、DR激动剂及复方左旋多巴均可作为一线药物选用,可以根据患者的病情需要及药物的特点选择上述药物。在老年(≥65岁)患者,或伴智能减退者,首选复方左旋多巴,必要时可加用DR激动剂、MAO-B抑制剂或COMT-I。苯海索尽可能不用,尤其老年男性患者,除非有严重震颤,并明显影响患者的日常生活能力。

4. 远期并发症的处理 运动并发症是晚期患者在治疗中最棘手的副作用,治疗包括药物剂量、用法等治疗方案调整和手术治疗(主要是脑深部电刺激术)。

(1)运动波动的治疗:运动波动包括剂末现象、延迟"开"或无"开"反应、不可预测的"关期"发作。其处理原则为:在复方左旋多巴应用的同时,首选增加半衰期长的DR激动剂,或增加对纹状体产生持续性DA能刺激(CDS)的COMT抑制剂,或增加MAO-B抑制剂;也可以维持总剂量不变,增加左旋多巴的次数,减少每次服药剂量;也可改用控释片以延长左旋多巴的作用时间,但剂量要增加20%~30%。避免饮食(含蛋白质)对左旋多巴吸收及通过血脑屏障的影响,餐前1小时或餐后1个半小时服用,减少全天蛋白摄入量或重

新分配蛋白饮食可能有效。严重"关期"患者可采用皮下注射阿朴吗啡（apomorphine）。微泵持续给予左旋多巴或 DR 激动剂（lisuride），不仅能减少"关期"，而且不会恶化异动症，

甚至还能减少其发生，但由于实施有困难，目前主要用于研究。也可考虑手术治疗。

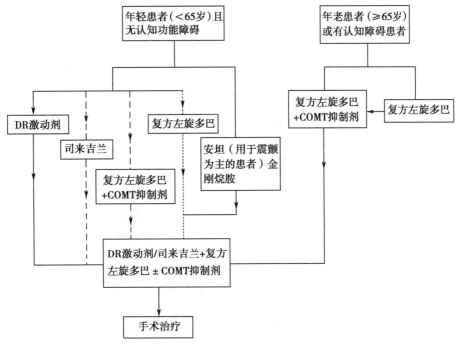

图 12-5-1　PD 的治疗策略
（引自：中国帕金森病治疗指南第二版）

（2）异动症的治疗：异动症包括剂峰异动症、双向异动症和肌张力障碍。对剂峰异动症首先考虑减少左旋多巴的用量。如果患者是左旋多巴单药治疗，那么先考虑合用 DR 激动剂，并逐渐减少左旋多巴剂量；也可加用 COMT-I，但要注意加药后的头一两天异动症会加重，这时需要减少左旋多巴的用量。对双向异动症可以考虑应用水溶性制剂。最好停用控释片，避免累积效应。对肌张力障碍（主要是晨僵）可在睡前加服左旋多巴控释片或 DR 激动剂。已有研究显示持续输注 DR 激动剂或左旋多巴可以同时改善异动症和症状波动。金刚烷胺有轻度抗异动症的效果。也可选择手术治疗。

（二）外科治疗

1. 立体定向手术　手术治疗帕金森病始于 20 世纪 50 年代初期，主要是采用对大脑深部的苍白球和丘脑进行毁损来治疗 PD。90 年代发展的微电极引导的苍白球或丘脑毁损术，使定向更加精确，副作用减少。目前又建立了脑深部电刺激方法。其优点是对脑组织损害小，因而副作用更少。需要指出的是，手术虽然能帮助改善病人的症状，但并不能彻底根治帕金森病，而且手术后仍需服用抗帕金森病药物，因此应严格掌握手术适应证。

2. 局部脑组织移植　将活体的能产生多巴胺的细胞移植到脑内来治疗帕金森病。其供体有两个来源，一种是自身肾上腺髓质嗜铬细胞，另一种是胎儿中脑移植，但尚存在不少问题。近年来发展干细胞移植治疗帕金森病，尚处于研究阶段。

（三）基因治疗

其原理是将外源性的酪氨酸羟化酶（TH）基因通过某种

途径植入病人脑内，使之产生 TH，再使酪氨酸转化为左旋多巴，最终产生多巴胺，从而达到治疗的目的。与组织移植术一样，也存在一系列需要解决的问题，处于研究阶段。

附：特发性震颤（idiopathic tremor）

又称为原发性震颤（essential tremor）、良性震颤及家族性震颤。是一常见的常染色体显性遗传性运动障碍疾病，多数在成年期或老年期起病。主要表现为姿势或动作性震颤，安静放松时消失，活动或某种姿势时出现或加重，震颤频率 8-10Hz，幅度不等。程度多较轻微，可长期稳定。少数患者症状可逐渐加重，影响到日常生活，严重者拿水杯碗筷等困难。起病隐袭，早期仅在精神紧张时出现，经数年后逐渐明显而呈持续性，主要影响上肢和头面部。常从一侧手部开始，后扩展至整个上肢和对侧上肢，累及颈部时头部可出现节律性点头样动作，一般不影响下肢。病理常无特异改变。

本病需与帕金森病、甲亢、焦虑症等鉴别。

症状轻微者一般无须用药。乙醇对控制症状有一定作用，多数病人饮少量葡萄酒后 5～10 分钟即可减轻震颤，可在需要时饮用。β受体阻滞剂如普萘洛尔和阿罗洛尔等有一定疗效，扑痫酮对上肢震颤有一定疗效。严重震颤者可行立体定向丘脑切开术或深部脑电刺激术。

（陈海波）

▶▶ 参考文献 ◀◀

1. 王新德，陈海波. 锥体外系疾病//汤洪川，包礼平，曹起

龙. 实用神经病诊断学. 合肥：安徽科技出版社，2000：460-478.

2. 中华医学会神经病学分会运动障碍及帕金森病学组. 帕金森病的诊断. 中华神经科杂志，2006，39：408-409.

3. 中华医学会神经病学分会帕金森病及运动障碍学组. 中国帕金森病治疗指南（第二版）. 中华神经科杂志，2009，42：352-355.

4. Victor M，Ropper AH. Adams and Victor's Principles of Neurology. 7th ed. Beijing：Science Press，2001：67-85，1106-1174.

5. Olanow CW，Watts RL，Koller WC. An algorithm（decision tree）for the management of Parkinson's disease（2001）：Treatment guidelines. Neurology，2001，56（Supplement 5）：S1-S88.

6. Miyasaki JM，Martin W，Suchowersky W，et al. Practice parameter of initial treatment for Parkinson's disease. An evidence-based review：report of the quantity standard subcommittee of ANN. Neurology，2002，58：11-17.

7. Tolosa E，Wenning G，Poewe W. The diagnosis of Parkinson's disease. Lancet Neurol，2006，5：75-86.

8. Palhagen S，Heinonen E，Hagglund J. Selegiline slows the progression of the symptoms of Parkinson disease. Neurology，2006，66：1200-1206.

9. Haehner A，Hummel T，Hummel C，et al. Olfactory loss may be a first sign of idiopathic Parkinson's disease. Movement Disorders，2007，22：839-842.

10. Huang Y，Jeng J，Tsai C，et al. Transcranial imaging of substantia nigra hyperechogenicity in a Taiwanese cohort of Parkinson's disease. Movement Disorders，2007，22：550-555.

11. Schapira AH and Jenner P. Etiology and pathogenesis of Parkinson's disease. Movement Disorders，2011，26：1049-1055.

12. Gasser T，Hardy J，and Mizuno Y. Milestones in PD Genetics. Movement Disorders，2011，26：1042-1048.

第十三章

老年期精神障碍

<<<<<<

老年期的精神障碍特征以脑老化为基础的器质性疾患所占比例较大，究其临床特征而言，有学者将其归纳为 4D，即痴呆（Dementia）、抑郁（Depression）、妄想（Delusion）和谵妄（Delirium）。这些特征可以独立存在分别构成临床状态或疾病诊断，如谵妄状态、阿尔茨海默病痴呆（Alzheimer disease, AD）、老年期抑郁症（depression in the elderly）、晚发精神分裂症，也可以同时出现，如痴呆的行为和心理症状（the behavioral and psychological symptoms of dementia, BPSD）。研究显示，老年期所患精神障碍的发病率远高于一般人群。本章仅包括老年期抑郁障碍和睡眠障碍。

第一节　老年期抑郁障碍

广义而言，将发病于 60 岁以后，以持久的抑郁心境为主要临床相的一种精神障碍，统称为老年期抑郁障碍。包括老年期抑郁症（depression in the elderly）和器质性抑郁障碍。前者是指抑郁心境不能归于躯体疾病或脑器质性疾病所致，临床特征以情绪低落，孤独感、自卑感突出，更多的焦虑、激惹、认知功能障碍、迟滞、妄想观念和繁多的躯体不适症状，自杀率高等为主，一般病程较长，具有缓解和复发的倾向，部分病例预后不良，可发展为难治性抑郁症，是老年人群中患病率相当高的精神障碍之一。后者继发于躯体或神经系统疾病，多见于痴呆和心脑血管疾病。本节以老年期抑郁症为阐述重点。

一、流行病学

抑郁症是老年期常见的精神疾病，具体的患病率各国报道不一。欧美的调查，患病率为 1%～3.7%。男性明显低于女性。时点患病率为 0.5%～6.4%，平均为 1.11%。社区调查为 5%～15%，老年护理机构为 15%～25%。从国外研究综合来看，老年期首次发病的抑郁障碍占所有老年期情感障碍的 40%～50% 以上。据（马辛等，2003）北京地区抑郁障碍流行病学调查显示，抑郁障碍的终生患病率为 6.87%，值得注意的是，65 岁（包括 65 岁）以上的患病率高于其他年龄段。另一项调查（孟琛，1997）显示，北京市老年抑郁的发生率为 12.89%。

二、病　因　学

老年期抑郁症的病因尚不明确，可能与遗传、神经生化、病前性格、社会环境以及生活事件等因素相关。研究表明，

相对于早年发病的抑郁症，老年抑郁的遗传倾向较小。老年抑郁症的病因更倾向与机体老化、脑细胞退行性改变、躯体疾病和频繁遭受的精神挫折有关。

（一）神经生化假说

随着年龄的增长，中枢神经系统神经递质和神经内分泌变化，如 5-羟色胺（5-HT）、去甲肾上腺素（NE）和多巴胺（DA）等，对老年期抑郁症的发病起着重要的作用。总体而言，5-HT、NE 和 DA 功能低下导致抑郁。

研究发现，5-HT 耗竭可能使抑郁恶化。自杀患者脑脊液中 5-HT 的代谢物下降；抑郁症患者血中血小板 5-HT 吸收部位的浓度亦低，某些抑郁患者的 H3-丙米嗪对血小板的黏合力下降。选择性 5-HT 再摄取抑制剂（SSRIs）在抑郁症的治疗中发挥肯定的作用，这种有活性的抗抑郁剂主要是通过阻断 5-HT 再摄取而发挥抗抑郁作用的事实，从临床药理学的角度支持上述发现和抑郁障碍病因学的神经生化代谢异常假说。

由于 5-HT 含量减少与抑郁症发病有重要关系，所以许多学者研究探讨年龄增长引起的 5-HT 变化。根据采用正电子发射断层摄影术（PET）研究 5-HT 受体的结果表明，人体随着年龄的增长，5-HT$_2$ 受体的结合在苍白球、壳核、前额叶均减少。这一结果提示，5-HT 神经细胞减少或 5-HT$_2$ 受体中 5-HT 过剩，形成代偿性变化。Robinson 等（1971）对 55 例因衰老死亡而精神正常的老人进行尸体解剖，分析他们后脑部位 NE 和 5-HT 的浓度，发现两个神经介质的浓度随年龄增长而减少。但也有研究报告，人脑脊液中的 5-HT 代谢产物 5-HIAA（5-羟吲哚醋酸），随年龄增长而上升。因此，5-HT 系统随年龄增长的变化，尚无一致的研究结果。

有研究报道，NE 系统的活动性随着年龄的增长而降低。以往的研究表明，随着年龄的增长，蓝斑核的神经细胞数目减少。由于这种神经核向中枢神经系统广泛分布 NE 能纤维，所以，随着年龄的增长，脑组织内 NE 的含量下降。此外也有报道，与这些神经细胞减少的同时，合成 NE 所必需的酪氨酸羟化酶、多巴胺脱羧酶活性降低，而有降解作用的单胺氧化酶（MAO）活性反而随着年龄增长而升高，特别是女性，绝经期后雌激素减少，使 MAO 脱抑制，造成脑组织内 NE 浓度降低。

大脑组织中 DA 含量降低，与机体老化有关。已有的研究发现，随着正常老化过程，一些特定的脑区，特别是黑质纹状体 DA 含量明显下降。可能是酪氨酸羟化酶和多巴胺脱羧酶不足所致。研究提示，DA 功能减弱是老年人易患抑郁症

的原因之一。

另有研究认为,胆碱能系统与记忆障碍、情感障碍、应激状态密切相关。胆碱功能增强,可导致抑郁发作和认知障碍;增加胆碱能活力,可加重抑郁状态,并可使一些正常对照者出现抑郁发作。故有学者认为,胆碱能系统参与情感调节,心境障碍是由脑内调节情感区域的肾上腺素能和胆碱能神经活动出现相对不平衡所引起的,抑郁症是情感中枢胆碱能活动占优势,躁狂则是肾上腺素能占优势。并提出情感调节的胆碱能—肾上腺素能平衡学说。这一观点的根据是:①实验证明,中枢肾上腺素能和胆碱能的作用是相互对抗的,前者使行为活动增加后者抑制;②帕金森病是由于多巴胺减少而胆碱能系统过度活动的结果,临床发现抑郁与帕金森病往往同时存在;③拟胆碱能药物可引起抑郁,抗胆碱能药物多具有不同程度的抗抑郁作用,而拟交感肾上腺素能药物能使人和动物行为增加、情绪提高。Newhouse 提出,毒蕈碱能神经功能障碍与老年性抑郁的认知和情感变化密切相关。但是,年龄增长造成的 Ach 系统变化还不能肯定。

同样,神经受体功能异常也与抑郁症发生相关。研究表明,$5-HT_{1A}$ 自身受体控制着 5-HT 细胞的电冲动,从而调节 5-HT 的释放。临床上也发现,若长期使用选择性 5-HT 再摄取抑制剂(SSRIs)氟西汀的同时,在使用 $5-HT_{1A}$ 受体拮抗剂,抗抑郁作用会大大加强。推测与长期使用氟西汀会使突触前膜 $5-HT_{1A}$ 受体脱敏,内源性 5-HT 作用在该位点上会抑制 5-HT 的进一步释放有关。除氟西汀外,$5-HT_{1A}$ 受体拮抗剂还可增强其他选择性 5-HT 再摄取抑制剂、单胺氧化酶抑制剂和部分三环类抗抑郁药对 5-HT 释放的影响。这种增强作用是由于拮抗剂阻止了抗抑郁药对 5-HT 细胞冲动的抑制。此外,$5-HT_{1A}$ 受体还可分布在突触后膜影响 NE 的释放。此外,已知与抑郁症相关的 5-HT 受体还有 $5-HT_{1B}$、$5-HT_{1D}$、$5-HT_2$、$5-HT_3$、$5-HT_6$ 和 $5-HT_7$ 受体。

目前有关抗抑郁药作用机制的研究中最为公认的发现是 β-受体功能的下调(down-regulation)与临床抗抑郁作用之间的密切关系。这种关系不仅存在于几乎所有的抗抑郁治疗,而且与临床抗抑郁效果的产生具有明显的时间上的一致性。目前认为 β-受体功能的下调可能使抗抑郁药共同的主要作用机制。研究证实,$β_2$-受体的作用是对 NE 的释放形成负反馈调节,因此阻断 $β_2$-受体可增强 NE 系统的功能。此外,肾上腺素受体 $α_1$、$α_2$ 也与抑郁症有关。$α_1$-受体主要分布于突触后膜,研究表明,长期抗抑郁治疗可使 $α_1$ 受体上调。$α_2$-受体分布在突触前膜和突触后膜,通过负反馈抑制 NE 和 5-HT 释放。抗抑郁药米氮平的药理作用之一,是通过阻断 $α_2$-异受体和 $α_2$-自调受体促进 5-HT 和 NE 释放,提高脑内 5-HT 和 NE 水平,达到治疗抑郁症的目的。

与抑郁症密切相关的单胺类递质受体,均为 G 蛋白偶联受体。他们通过不同的 G 蛋白激活或抑制胞内不同的信号转导途径,影响基因转录和表达,从而使神经细胞功能发生一定的变化。但是,与心境障碍相关的神经递质众多,除单胺类递质外,还有氨基酸递质中的谷氨酸,以及众多的神经肽等等。在受体后的信号转导中还存在"网络"影响。因此,心境障碍的发病机制复杂,还有很多未知领域有待进一步深入研究探讨。此外,研究结果提示,第二信使系统如腺苷酸环化酶和钙调素与心境障碍可能有因果关系。

(二) 神经内分泌假说

心境障碍患者存在神经内分泌功能失调,主要是下丘脑—垂体—肾上腺皮质轴和下丘脑—垂体—甲状腺轴的功能失调。抑郁患者表现为血浆皮质激素和 17-羟皮质类固醇的含量增高,同时其昼夜周期波动规律紊乱。在对抑郁患者和正常人注射可的松以评估患者的下丘脑—垂体—肾上腺皮质轴功能的对照研究中发现,抑郁患者的快速反馈回路功能受损,某些抑郁患者的海马部位的可的松受体功能异常。当患者长期处于应激状态时,可刺激可的松持续不断的过度释放而导致已受损的海马进一步损害,海马神经元损害加剧,抑郁病情加重。Rosenbaum 等人(1984)对 20～78 岁抑郁症患者进行地塞米松抑制试验,结果发现,18% 的 65 岁以上老人血浆皮质醇浓度出现不受抑制的反应,年轻患者仅有 9.1% 不受抑制。这是否反映了老年人有下丘脑-垂体-肾上腺(HPA)系统功能紊乱的倾向,是否是由于难以吸收和代谢地塞米松造成,还在研究探讨之中。此外,对所有神经内分泌系统,尤其是促肾上腺皮质激素系统容易受睡眠—觉醒节律、饮食、疾病、医疗、应激等非特异性因素影响,因此老年人更容易引起异常。

另外,不少研究报道心境障碍患者的甲状腺轴调节功能异常,约 1/3 患重性抑郁障碍患者的甲状腺素释放迟缓,是促甲状腺素(TSH)对甲状腺激素释放激素(TRH)的影响所致。新近的研究集中于这样的一种可能性,即抑郁患者之所以患病,可能是某种未知的自身免疫功能障碍影响某甲状腺功能之故,约 10% 心境障碍者,特别是双相 I 型障碍者,可检测到抗甲状腺激素抗体。此外,甲状腺功能减退与双相 I 型患者快速循环的发生有关。还有研究发现,抑郁患者与正常人之间,生长激素释放的调节有显著差异,抑郁患者自身诱导睡眠刺激的生长激素释放迟缓,抑郁患者对可乐定(clonidine)诱导生长激素分泌增加的反应变为迟钝。

20 世纪 50 年代,研究者注意到,垂体的提取物内包括一种因子,可以刺激腺垂体细胞释放 ACTH,后来被命名为促皮质素释放因子(corticotropin-releasing factor, CRF),也有人称为促皮质素释放激素(CRH)。研究发现,在正常个体中,给予外源性 CRF 后(CRF 刺激试验)可以刺激 ACTH、β-内啡肽、β-促脂素(β-lipotropin)及皮质醇分泌显著增加。但对于重性抑郁症患者而言,给予 CRF 后,ACTH 及 β-内啡肽分泌往往上升不明显,而皮质醇反应则相对正常。重要的是,研究还发现,当抑郁症患者经过治疗症状缓解后,CRF 刺激试验后 ACTH 反应也随之恢复正常。提示 CRF 刺激试验异常如同地塞米松刺激试验一样,是一种状态标记而非特质标记。显然,个体早年的不良生活经历会使 HPA 轴变得更为敏感,从而使个体成年后患抑郁症的风险大大增加。有研究发现,童年时曾经遭受虐待的女性抑郁症患者,在遇到心理社会应激时 ACTH 及皮质醇反应过分增强。

抑郁症患者给予 CRF 后为何 ACTH 反应迟钝,其机制有两种假说。第一种假说认为,由于下丘脑 CRF 分泌过多,会造成垂体中的 CRF 受体下调。第二种假说认为,这是由于垂体对糖皮质激素负反馈机制的敏感性发生改变。目前,已经有大量的研究结果支持第一种假说,即 CRF 受体下调会导致腺垂体对 CRF 的反应性降低。然而需注意的是,神经内分泌研究是测定中枢神经活性的间接手段,垂体 ACTH

反应主要反映的是下丘脑 CRF 的活性而非皮质边缘系统 CRF 环路的活性，而后者才更有可能与抑郁症的发生密切相关。

一系列研究显示，重性抑郁症患者或自杀死亡的患者脑脊液（CSF）中的 CRF 显著升高。此外，研究发现，神经性厌食症、多发性硬化及 Huntingdon 氏病患者中的抑郁症状严重程度似乎与 CSF 中的 CRF 浓度相关。且神经性厌食症患者中升高的 CRF 水平，在经过有效治疗，患者体重接近正常时逐渐恢复正常。到目前为止，尚无研究显示 CRF 在其他精神障碍（包括躁狂、惊恐障碍、躯体化障碍等）患者中发现明显改变。最近，一项研究采用放射免疫化学方法测定因患抑郁而自杀死亡的患者一些特定脑区的 CRF 水平。该研究发现，自杀死亡的抑郁症患者与对照组相比，蓝斑及缝核中 CRF 免疫反应性增加 30%～40%。而在背侧被盖区及臂旁核（parabrachial nucleus）中 CRF 水平则与正常对照无差异。这些发现与以下假说相一致：包含 NE 及 5-HT 的神经元中 CRF 活性特异性升高可能与重性抑郁症发病机制有关。

尤其有意义的是，研究发现，未服药的抑郁症脑脊液中（CSF）中的 CRF 水平升高，而经过 ECT 的成功治疗后，升高的 CRF 会显著降低，提示 CSF 中的 CRF 升高（如同高皮质醇血症）是一种状态标志而非特质标志。其他研究则证实，经过氟西汀治疗后，CSF 中升高的 CRF 也会恢复至正常水平。另一研究发现，15 例女性抑郁症患者在经过有效治疗症状缓解超过 6 个月后，CSF 中的 CRF 浓度显著降低，而另一组因疗效差而复发的患者 CSF 中的 CRF 浓度则降低不明显，提示抗抑郁药治疗过程中 CSF 中 CRF 浓度较高或有所升高可能预示抗抑郁药长期治疗效果不佳，尽管有些患者治疗早期效果尚可，但不可掉以轻心。有意思的是，采用去甲米帕明治疗健康受试也会使 CSF 中 CRF 浓度降低，如同抑郁症患者经过氟西汀治疗后 CRF 水平降低一样。

在临床前研究中，人们发现 CRF 分泌过高与 CRF 受体下调有关。我们知道，抑郁症是自杀的重要危险因素，大约 50% 的自杀者生前患有抑郁症。如果 CRF 高分泌是抑郁症的特征，那么，我们在患抑郁症自杀死亡的患者中应该可以发现，患者中枢神经系统应该可以发现 CRF 受体下调的证据。确实有研究发现，与健康对照相比，自杀死亡的抑郁症患者大脑前额叶中 CRF 受体密度显著降低。

从 CRF 被发现后，它与精神疾病尤其是抑郁症的关系得到了广泛的研究。多数研究证实，重性抑郁症患者 CRF 分泌过高，且这种高分泌状态经有效的治疗后可以恢复正常。基于这些研究，许多研究者业已推论，如果 CRF 分泌过高是抑郁症发生的病理基础，那么，如果可以采取某些措施降低或干扰 CRF 的传导，就应可能对抑郁症状产生治疗作用。

（三）生物节律变化

生物的生理活动水平有与昼夜变化相对应的周期性变化，它是生物在不断变化的环境中进化和适应的结果。人类的体温、睡眠一觉醒、内分泌、消化、代谢和排泄，都有接近 24 小时的生理节律（circadianrhythm）。近年来，有关情感性障碍发病机制有一个较新的学说，即昼夜节律的失同步作用。情感性障碍有反复发作的病程，每次发作后恢复良好，推想其发作与生物节律有关，提示是在正常生化和生理的昼夜节律紊乱基础上发生的。Vogel（1980）描述了抑郁症的临床表现，特别是睡眠障碍和昼行性的心境变化，提示与节律同步障碍有关。伴随年龄增长而发生的睡眠周期紊乱，表明昼夜问题有可能成为老年期抑郁症的病因。此外，目前已知多巴胺 β-羟化酶的活性有昼夜节律，如果此酶节律改变，可使 NE 和其前体 DA 失同步。NE 有时过剩（躁狂发作），有时不足（抑郁发作）。总之，情感性障碍时，生物节律有改变，并且这种改变与临床症状变化相关。对于生物节律变化的机制，目前所知甚少，一般认为它与单胺活性和丘脑下部神经内分泌功能状态有密切联系。动物实验中应激亦可引起昼夜节律失同步。生物节律的改变不能看作是解释老年期抑郁症的一个独立的模式，它可能是各种生化异常和社会环境因素等共同作用的结果。

（四）脑组织结构改变

Jacoby 对 50 例正常老人（60 岁以上）做头颅 CT 检查，发现有脑室扩大的倾向，1983 年 Jacoby 又对 41 例老年抑郁症患者做头颅 CT 检查，发现 9 例（22%）具有脑室扩大，并发现其首次发作的年龄较晚，提示器质性脑损害可能在一些老年抑郁症病人中具有显著的病因学意义。经过对上述病人的随访，并与无脑室扩大的老年抑郁症比较，发现具有脑室扩大的老年抑郁患者的两年死亡率明显增加。Dolanyo 亦发现，与正常老年人比较，老年性抑郁者头颅 CT 检查显示脑室扩大，脑密度降低。有学者认为，晚起病的老年性抑郁与早发病者比较，脑室扩大和皮质萎缩更明显，故脑组织退行性改变可能对晚发病的老年抑郁症病因学意义更为重要。

Harrison（2002）通过大量的尸解研究发现额前区皮质的变化可能在重性抑郁症中起关键性的作用，如胶质细胞的数量或密度减少，眶额区皮质和前扣带回的某些神经元大小与密度减少。在老年性抑郁症中，神经病理学研究描述了额前区背外侧的白质密度增高的特异性，这与 MRI 研究文献报道的高密度损害是老年性抑郁症主要的神经生物学基础的结果是一致的。Taylor（2004）等人应用漫射张量成像对 17 例老年性抑郁症和 16 例无抑郁的老年病人进行了对照研究，其年龄、性别及躯体疾病方面两组无统计学差异。与对照组相比，老年抑郁组其额前回右上部的白质明显减少，提示此区白质的微结构变化与老年性抑郁症有关。正电子发射扫描（PET）对抑郁症患者重复研究证实前部的额前区皮质右背外侧存在低的代谢特点，且抑郁恢复后，低代谢特征也恢复，支持上述观点。

以上生化、生物节律及脑组织结构变化等一系列研究表明，老年期抑郁症之所以多见，是与脑的老化过程有关。曾有学者对老年期情感障碍进行了长期随访，发现其中的器质性痴呆发生率并不比一般社会人群中的发病率高。因此，很多学者推测，老年期抑郁症的发病，也许与某种老化改变有关，但在质与量上都未达到像痴呆那样明显的病变程度。

（五）心理社会因素

关于心理社会因素与老年期抑郁症的关系，人们早有认识。老年期间，一方面是对躯体疾病及精神挫折的耐受能力日趋减退，另一方面遭遇各式各样心理刺激的机会却越来越多。老伴的亡故、子女的分居、地位的改变、经济的困窘、疾病的缠绵等等，都给予或加重老年人的孤独、寂寞、无用、无助之感，成为心境沮丧抑郁的根源。很多学者都发现，对于老年人的抑郁性疾病，无法做出内源性—反应性的划分，Post(1972)报告 92 例老年期抑郁症，78％在病前不久有损失性的生活事件。Paykei(1978)报告老年期抑郁症患者，1/3在病前不久有过生离死别性质的生活事件，1/4 在病前患躯体疾病，其余的也遭遇了诸如退休、经济困难之类的生活事件。国内林其根(1978)比较了老年期和青壮年期情感性障碍患者首次发病前生活事件的作用，发现无论是青壮年还是老年患者，在发病前一年内，其生活事件的发生率都相当高，前者为 39.6％，后者为 83％。可见，生活事件的致病作用在老年人中更为显著和突出。

老年人在生理"老化"的同时，心理功能也随之老化，心理防御和心理适应的能力减退，一旦遭遇生活事件，便不易重建内环境的稳定，如果又缺乏社会支持，心理活动的平衡更难维持，有可能促发包括抑郁症在内的各种精神疾病。即使是中、轻度的生活事件也有可能致病，这一点在老年人中具有重要意义。

此外，社会人口学资料提示独身、文化程度低、兴趣爱好少、无独立经济收入以及社会交往少的老年人为本病的高危人群。

以上是关于老年期抑郁症的生物、心理和社会因素综合作用的发病机制假说，对于疾病的发生、发展、预防和治疗，具有相当重要的作用。

三、抑郁症与心脑血管疾病

诸多证据显示，抑郁症状与血管性疾病之间有着密切联系，甚至有人提出用"血管性抑郁症"(vascular depression)这样的术语来指主要发生在老年人群、与若干血管病变有关的抑郁综合征。近十余年来，很多研究围绕二者的关系展开。

(一) 抑郁症患者中的血管疾病

1. 临床研究　Baldwin 等对 57 例老年抑郁症患者进行研究，根据患者的年龄分为起病年龄早及晚两组，发现起病晚者出现躯体疾病及血管性疾病的风险显著增高(增高 4.5倍，经对年龄因素调整后)。但另两项研究则未能发现抑郁症会增加老年患者出现躯体疾病(包括高血压、糖尿病、心血管疾病等)的危险。

Lyness 等比较了 130 例重性抑郁症患者及 64 例健康对照，所有的被试年龄均在 50 岁以上(平均 70 岁)，结果未发现脑血管疾病风险与抑郁症之间的关联。后来，同一研究组又发表了一项随访研究，一共随访了 247 例被试，结果发现随访 1 年后，基础水平的脑血管危险程度与研究结束时抑郁症诊断及抑郁症评分呈现显著关联。基于仅有的这些研究，我们现在还难以得出肯定的结论，但可以发现一些趋势，即脑血管疾病可增加抑郁症的危险。

2. 结构影像学研究　关于抑郁症的研究被重复最多的发现是患者出现白质信号密度增强(WMH)及基底节深部灰质信号密度增强，而这些改变可能源于脑血管病变。如有人对 51 例老年抑郁症患者及 22 例对照进行比较，发现患者组的 WMH 显著增加。另一项大型研究中比较了 60 例老年(55 岁以上)抑郁症及 39 例对照，发现患者出现显著的深部白质密度增加。此外，另有两项社区研究也证实了上述发现。其中一项研究在美国的 4 个中心进行，涉及样本 3660例，结果发现白质密度改变及基底节病变的严重程度与抑郁

评分呈现显著关联，但在对混杂因素进行调整后，仅基底节病变与抑郁评分的关联继续存在。另一项研究荷兰的两个城市进行，涉及样本 1077 人，同样发现白质密度改变与抑郁症存在显著关联，且一些具有显著白质改变者出现抑郁症的风险增加 3～5 倍。

(二) 血管性疾病患者中的抑郁症问题

诸多研究显示，血管性疾病(尤其是冠心病 CAD 及卒中)患者中出现抑郁症的比例有所增加。

1. 冠心病中的抑郁症问题　Frasure-Smith 等对 222 例心肌梗死后的患者进行评估，发现在住院 5～10 天时，有 16％符合 DSM-III-R 重性抑郁症的诊断。而与此同时，另一项研究考察了 200 例心脏导管手术及心脏造影术的患者，发现 17％可诊断重性抑郁症，另有 17％患有"轻性抑郁"。后来，Frasure-Smith 等对一组 896 心肌梗死患者随访问 1 年，采用 Beck 抑郁量表进行评分，并以 10 分作为界值，发现抑郁评分可以作为预测患者死亡率的重要指标，其中对女性及男性死亡的相对危险度分别为 3.29(95％CI 1.02～10.59)及 3.05(95％CI 1.29～7.17)。同一研究组此前也发表过类似的结论。他们调查了 222 名心肌梗死患者 6 个月后的死亡率，发现抑郁症使死亡率明显增高(抑郁组 16％，非抑郁组3％，$P<0.01$)。多元 Logistic 回归分析显示，在对其他多个预测死亡率的因素进行控制后，仍发现抑郁症与 18 个月后心脏病死亡率高度相关。

最近还有一项有意义的发现，Sauer 等报告了一项病例-对照研究，涉及 653 例抑郁症患者及 2990 对照。在对相关的危险因素进行调整后，发现 SSRI 类抗抑郁药治疗可显著减低心肌梗死的危险(OR 0.35；95％CI 0.18～0.68)。这一研究的启示是，CAD 患者如果患有抑郁症，没有任何理由不进行积极的治疗，而积极的治疗完全可能改善患者的整体预后。

2. 抑郁症与脑卒中　多项涉及医院样本及社区样本的研究均显示，脑卒中后抑郁症的患病率有所增加。如 Robinson 等评估了 103 例抑郁症患者，发现 27 例患重性抑郁症。之后，他们又对其中的一部分患者进行随访，发现在 1年及 2 年底的时候仍然有 14％患有重性抑郁症。一项在芬兰进行的研究则发现，在 277 例缺血性脑卒中患者中，病后3～4 个月时有 26％患有重性抑郁症，另有 14％患有轻性抑郁症。其他多项类似的研究大多支持这些发现，限于篇幅，不再详述。

国内近年也陆续有人对次进行研究。如丁关庆(1997)对 112 例脑卒中患者的抑郁症进行研究。其中脑梗死 81例，脑出血 31 例，均由 CT 和(或)MRI 证实。采用老年抑郁量表进行测试，在卒中后至少 15 天进行。总抑郁发生率为31.2％，重症抑郁 9.8％。脑卒中后出现抑郁与脑卒中后无抑郁出现的患者比较年龄、性别、职业、卒中性质、病变部位和病程无明显差别。伴有瘫痪患者出现抑郁的发生率比无瘫痪患者明显增高($P<0.05$)。新近，郭玉香等也对此进行研究，样本为 86 例急性脑卒中患者，以 Zung 氏抑郁自评量表评分≥50 为急性脑卒中后抑郁。研究发现 34 例患者被评定为抑郁(其中轻度 27 例、中度、重度 7 例)，研究者还发现抑郁症状与疾病严重程度呈正相关($P<0.05$)。

3. 抑郁症与血管性痴呆　Reichman 等考察了 67 例

Alzheimer病（AD）及38例血管性痴呆（VaD），发现AD及VaD患者患重性抑郁症的比例分别是10%及29%。另一项研究则选择年龄、性别及认知损害程度相匹配的AD及VaD患者各28名进行比较，VaD患者HAMD的评分显著高于前者。Ballard等对92对进行匹配的AD及VaD患者进行随访，不同时点的结果均显示VaD患者组抑郁症的比例及评分均高于AD组。此外，一组涉及样本5000余人的社区老人研究同样发现，被诊断出患有VaD的患者抑郁评分显著高于AD患者。

对于VaD患者中抑郁症比例显著增加的现象，引起人们对其二者关系的兴趣。可能的解释是，抑郁症可引起皮质下的认知功能障碍（如精神活动减慢、记忆障碍、前额叶执行功能障碍等），而这与影像学中观察到的深部白质及基底节密度增加相关联，而这些密度改变又可能由脑血管疾病所致。VaD患者，尤其是皮质下VaD患者，其认知损害的特点与抑郁症的认知损害非常相似。这引起人们推测，具有明显认知损害的晚发性抑郁症可能与皮质下VaD本质上属于同一现象，只是诊断者使用的名称不同而已。

4. 高血压　早在1983年，Rabkin等对452例精神科门诊患者进行研究发现，患有高血压者被诊断为重性抑郁症的比例为无高血压者的3倍。但另一项样本较大的研究却未能重复这一发现，该研究调查了4352例高血压患者，并用CES-D量表进行抑郁症状的评定，结果未发现抑郁评分与收缩压或舒张压之间存在显著关联。

5. 抑郁症与胆固醇水平　曾有观点认为，低胆固醇可能导致5-羟色胺受体减少，但目前尚无证据显示胆固醇水平与抑郁症之间存在关联。一些社区研究显示胆固醇降低与抑郁症存在关联，如Morgan等发现，70岁以上的男性中，如果胆固醇<4.14mmol/l，则其患抑郁症的风险增加3倍。但需要注意的是，该研究忽略了一些重要的混杂因素，如营养状况、体重等。另一项研究经过对上述混杂因素进行调整后，则未发现二者之间的关联。

（三）关于血管性疾病与抑郁症关系的前瞻性研究

1. 卒中与抑郁症　现有至少6项前瞻研究对这一问题进行了考察。所选择的样本在基础水平时均无卒中症状，但其中有两项研究在入组时有的个体有高血压。在5项使用评定量表的分值作为判定标准的研究中，其中有4项有阳性发现，但一项研究为阴性。另外，Larson等使用诊断会谈方案（DIS）在基础水平时评定被试的抑郁症，并评定这些人患卒中的危险度，发现患抑郁障碍者出现卒中的相对危险度为2.67（CI 1.08～6.63）（经对血管性危险因素调整后）。

2. 血压与抑郁症　近年来，若干前瞻性研究对血压与抑郁症的关系进行了考察。就已有的5项样本较大的（1045～3461例）研究而言，其中有两项研究发现抑郁症与高血压相关联，另两项研究发现抑郁与低血压相关，但另一项研究则未发现任何关联，但此组观察对象在基础水平时就有高血压。根据这些研究，我们尚难确定血压与抑郁症之间的联系。

针对目前多数证据显示血管疾病患者中抑郁症比例显著增高的现象，多数人认为二者的关系很可能是双向的。一方面，血管疾病可能是抑郁症形成的基础或原因，如血栓性疾病或低血压可以导致大脑某些区域出现缺血，而这些区域（如额叶-皮质下回路及海马）的缺血又会引起抑郁症。另一方面，也有可能是抑郁症导致或促发了血管性疾病的发生。一些前瞻性研究发现，抑郁症是某些血管性疾病（如冠心病及脑卒中）肯定的危险因素，而且，抑郁程度愈重，出现血管疾病的风险也愈高。当然，还有一种可能，即存在一个共同的病因，使某些个体既容易出现血管性疾病，也容易出现抑郁症。对于共患有抑郁症的冠心病患者而言，应积极进行抗抑郁治疗，尤其是SSRI类抗抑郁药。目前的证据显示，积极的治疗可以改善患者的整体预后。

四、临床表现

情绪低落无疑是抑郁症的主要临床表现。应当指出的是，这种情绪低落不是正常心理活动过程中的情绪反应，而是一种病理性的情绪体验。其表现应符合以下条件：①抑郁情绪妨碍了社会功能（如工作、学习和人际交往能力），或为此感到痛苦，寻求医生的帮助；②抑郁情绪持续时间长，一般超过两周以上；③往往伴有相应的认知和行为的改变。

老年期抑郁症的临床表现究竟有无独特之处？早发和晚发抑郁症有无重要区别？老年人所特有的心理、生理因素是否影响临床表现和结局？各家看法不一，并且临床分类不一，这已引起了很多学者的关注。北京安定医院2006年的一项研究显示，老年组和非老年组中均以抑郁情绪最为常见，老年组以激越、疑病、记忆力减退症状突出，昼重夜轻现象少见。老年组抑郁的躯体症状以心血管系统症状、泌尿系统症状和自主神经症状较为显著。近几年的研究表明，与早年起病者比较，老年期抑郁症具有如下特点：

（一）疑病性

即疑病症状。表现为以自主神经症状为主的躯体症状。Alarcon（1964）报道60岁以上的老年抑郁症中，具有疑病症状者男病人为65.7%，女病人为62%，大约1/3的老年组病人以疑病为抑郁症的首发症状。因此有学者提出疑病性抑郁症这一术语。疑病内容可涉及消化系统症状，尤其便秘、胃肠不适是此类病人最常见也是较早出现的症状之一。此外，对正常躯体功能的过度注意，对轻度疾病的过分反应，应该考虑到老年抑郁症的问题。

（二）激越性

即焦虑激动。Post早在1965年即明确指出激越性抑郁症最常见于老年人，此后的研究也证实了这一点。如1979年，Strian等指出，激越性抑郁症的平均年龄为51岁，1984年Ayery等报道40岁以下激越性抑郁症为5%，40至60岁为47%，60岁以上为49%；1988年，Wesner等认为55岁以下为40%，55岁以上为63%。由此可见，激越性抑郁症随年龄增长而增加。焦虑激越往往是比较严重的抑郁症的继发症状，也可能成为病人的主要症状。表现为焦虑恐惧，终日担心自己和家庭将遭遇不幸，将大祸临头，以致搓手顿足，坐卧不安，惶惶不可终日。夜晚失眠，或反复追念着以往不愉快的事，责备自己做错了事，导致家人和其他人的不幸，对不起亲人，对环境中的一切事物均无兴趣。轻者则喋喋不休诉其体验和"悲惨境遇"，寻求安全的人物或地点，重者则勒颈、触电、撕衣服、揪头发、满地翻滚、焦虑万分，以致企图自杀。

(三)隐匿性

即躯体症状化。许多否认抑郁的老年病人表现为各种躯体症状,而情绪障碍很容易被家人所忽视,直到发现老人有自杀企图或行为时方到精神科就诊。陈学诗等(1990)对综合医院中诊断为"神经症"的患者纵向观察,无选择地给予抗抑郁剂治疗,结果发现7%的患者获得缓解,17%显著进步,两者共占观察病人的24%,说明这部分病人并非神经症,而属抑郁症。因其抑郁症状为躯体症状所掩盖,故称为"隐匿性抑郁症"。诸多的躯体症状可表现为:①疼痛综合征,如头痛、嘴痛、胸痛、背痛、腹痛及全身疼痛;②胸部症状:胸闷、心悸;③消化系统则为厌食、腹部不适、腹胀、便秘;④自主神经系统症状为面红、手抖、出汗、周身乏力等。在这些症状中,以找不出器质性背景的头痛及其他躯体部位的疼痛为常见。此外,周身乏力、睡眠障碍也是常见症状。因此,在临床实践中对有各种躯体诉述,尤以各种疼痛,查不出相应的阳性体征,或是有持续的疑病症状的老年患者,应考虑隐匿性抑郁症,不妨投以抗抑郁剂治疗。倘确属此症,则各种症状可较快地消除。

(四)迟滞性

即抑郁症的行为阻滞,通常是以随意运动缺乏和缓慢为特点,它影响躯体及肢体活动,并发面部表情减少、言语阻滞。多数老年抑郁症患者表现为闷闷不乐,愁眉不展,兴趣索然,思维迟缓,对提问常不立即答复,屡问之,才以简短低弱的言语答复,思维内容贫乏,病人大部分时间处于缄默状态,行为迟缓,重则双目凝视,情感淡漠,无欲状,对外界动向无动于衷。抑郁症行为阻滞与心理过程缓慢具有一致性关系。

(五)妄想性

Meyers等(1984)曾报道,晚发抑郁症具有比较普遍的妄想性,他们对50例内源性抑郁症的住院患者进行研究,比较了60岁以前和60岁以后发病者妄想的出现率,发现60岁以后起病的抑郁症比前者有较丰富的妄想症状,认为妄想性抑郁症倾向于老年人。两年后,Meyers等再次报道,单相妄想性抑郁症的老年病人发病年龄晚于那些无妄想的抑郁症病人。在妄想状态中,以疑病妄想和虚无妄想最为典型,其次为被害妄想、关系妄想、贫穷妄想、罪恶妄想。这类妄想一般以老年人的心理状态为前提,同他们的生活环境和对生活的态度有关。

(六)抑郁症性假性痴呆

即可逆性的认知功能障碍。人们已经普遍地认识到,抑郁症假性痴呆常见于老年人,这种认知障碍经过抗抑郁治疗可以改善。但必须注意,某些器质性的、不可逆性痴呆也可以抑郁为早期表现,需加以鉴别。

(七)自杀倾向

抑郁症患者大多感到生活没有意义,度日如年,异常痛苦无法摆脱,最后只有一死了之。患者不只是感到某一种具体的活动没有意义,而是感到生活中的一切都没有意义,生活本身就没有意义。患者通常产生自杀观念,典型的陈述是:"没有什么可值得我留恋的","我活着没有什么用处","我愿意一了百了"。自杀者有以下特点,越是计划周密准备行动,越是含而不露若无其事。这应引起我们的高度警惕。

老年期抑郁症自杀的危险比其他年龄组大多。Sainbury报道老年人有55%的病例在抑郁状态下自杀。自杀往往发生在伴有躯体疾病的情况下,且成功率高。Pankin等调查显示,自杀未遂与成功之比在40岁以下是20∶1,60岁以上者是4∶1,导致自杀的危险因素主要有孤独、罪恶感、疑病症状、激越、持续的失眠等。人格和抑郁症的认知程度是决定自杀危险性的重要附加因素,如无助、无望及消极的生活态度。但是也有相反的研究结果,马辛等(1993)对老年期与非老年期抑郁症的研究发现,非老年组的自杀行为明显多于老年组。这是否能反映国内老年期抑郁症自杀的危险性相对较低,还有待于进一步探讨。

自杀是抑郁症最危险的症状,是导致抑郁症患者死亡的最主要的原因。因此如何发现和预防抑郁症患者自杀非常重要。有研究显示自杀危险因素有:①家族中有过自杀的成员;②有强烈的绝望感及自责、自罪感,如二者同时存在,发生自杀的可能性极大,应高度警惕;③以往有自杀企图者;④有明确的自杀计划者,因此一定要询问抑郁症患者是否有详细的计划;⑤存在引起不良心理的相关问题,比如失业、亲人亡故等;⑥并存躯体疾病;⑦缺乏家庭成员的支持,比如未婚者独居者,或受到家人漠不关心者。⑧年老者比年轻者、女性比男性自杀的危险因素高。

(八)季节性

Jacobsen等(1987)描述了老年人具有季节性情感障碍的特点。Dan将其诊断标准归纳为:①抑郁症的诊断符合DSM-Ⅲ-R重性抑郁的标准;②至少连续两年冬季抑郁发作,春季或夏季缓解;③缺乏其他重性精神障碍的表现或缺乏季节性心境变化的社会心理方面的解释。此类型用普通的治疗方法难以奏效。

(九)其他

1. Post在"神经症性"和"精神病性"抑郁的对照研究中发现,常见于神经症性抑郁的表演样行为和强迫或恐怖症状,在精神病性抑郁中也可见到,但是年轻人的抑郁症没有此方面的报道。

2. Whitehead描述老年抑郁症可表现有急性精神错乱状态(意识障碍)。严重的激越,往往被误诊为急性精神错乱,而老年抑郁症病人因食欲不振导致的营养不良、维生素缺乏、脱水都可发生真正的急性精神错乱状态。

由此可见,老年期抑郁症的临床表现具有比较明显的特殊性,这是由老化过程的心理和生理变化所致。

五、发作形式、病程和预后

本病的发作形式有单相发作和反复发作。缓慢起病者多见。与年轻病人相比,老年抑郁症病程较长,平均发作持续时间超过1年,也明显长于早年发病的老年抑郁症患者,而且发作频繁,常常变为慢性。

与其他年龄组相比较,老年期抑郁预后不良已被人们所认识。例如:Post(1972)对92例老年抑郁症患者经过3年的随访发现仅26%完全治愈,37%治愈后有一次复发,25%反复发作,12%在整个随访期间未愈。Murphy对一组老年抑郁患者随访1~6年,发现康复率仅为25%~35%,明显低于年轻抑郁症患者。Keller对各年龄组抑郁症病人进行研究,发现老年抑郁症复发率高。

本病的死亡率也较正常老年人高,Murphy对124例老年抑郁症患者随访1年,发现14例(11.3%)死亡,这可能与伴发严重躯体疾病和服抗抑郁剂所致的不良反应有关。Murphy又对上述病例随访4年,发现死亡41例(33.1%),其中因心血管和脑血管疾病死亡16例(39%),呼吸系统疾病死亡9例(21.9%),癌症5例(12.2%),仅1例自杀死亡(2.4%),死亡原因不明为10例(24.5%)。Balduin认为,本病预后不良与慢性躯体疾病有关。

许多研究表明,人格特征也与抑郁障碍密切相关。与正常人比较,抑郁症于发病前性格已发生变化,如情绪不稳、神经过敏、内向、刚愎自用等。Gynther报道,老年伴躯体疾患的病人,其内向、躯体关注、幼稚和抑郁的MMPI量表分数高于年轻伴躯体疾患的病人。因此,老年性的人格特征也能影响老年性抑郁症的预后。

Post指出,判断预后的有利因素为:①70岁以下;②发作期在两年以内;③早年发作恢复者;④阳性的情感病家族史;⑤外向的性格特征;⑥典型的抑郁症状。非常不利的因素为合并脑血管疾病及其躯体伴发病,近期急性的、长期持续性的疾病,被认为是预测抑郁症预后差的重要因素。此外,妄想的出现,缺乏社会支持系统,也可作为预后差的重要指征。

六、诊断与鉴别诊断

目前,国内外尚无老年期精神障碍的分类,本病的诊断仍依据国内外现有的疾病分类与诊断标准。有些研究者认为,应制订老年期起病的抑郁症亚型,则有利于本病的深入探讨。当前,ICD-10[国际疾病和分类(第10版)],DSM-Ⅳ[美国精神障碍的诊断统计手册(第四版)]以及我国的CCMD-Ⅲ[中国精神障碍分类与诊断标准(第三版)]是精神障碍分类与诊断研究的重大成果。尽管在诊断概念和标准上仍存在某些差异,但毕竟在世界范围内广为流行,为国内外众多专业人员所接受。

(一) CCMD-Ⅲ关于抑郁发作的诊断标准

抑郁发作以心境低落为主,与其处境不相称,可以从闷闷不乐到悲痛欲绝,甚至发生木僵。严重者可出现幻觉、妄想等精神病性症状。某些病例的焦虑与运动性激越很显著。

1. 症状标准 以心境低落为主,并至少有下列4项:①兴趣丧失、无愉快感;②精力减退或疲乏感;③精神运动性迟滞或激越;④自我评价过低、自责,或有内疚感;⑤联想困难或自觉思考能力下降;⑥反复出现想死的念头或有自杀、自伤行为;⑦睡眠障碍,如失眠、早醒,或睡眠过多;⑧食欲降低或体重明显减轻;⑨性欲减退。

2. 严重标准 社会功能受损,给本人造成痛苦或不良后果。

3. 病程标准 ①符合症状标准和严重标准至少已持续2周;②可存在某些分裂性,但不符合分裂症的诊断。若同时符合分裂症的症状标准,在分裂症状缓解后,满足抑郁发作标准至少2周。

4. 排除标准 排除器质性精神障碍,或精神活性物质和非成瘾物质所致抑郁。

(二) 老年期抑郁症诊断要点

1. 60岁以后缓慢起病,可有一定的诱发因素。

2. 除符合上述诊断标准外,还具有精神运动性激越和迟滞的表现,以及繁多的躯体化症状和疑病等妄想症状,并具有生物性症状的特点。

3. 除外脑器质性疾病及躯体疾病所致的抑郁综合征。

(三) 鉴别诊断

1. 与继发性抑郁综合征相鉴别 老年期容易患脑器质性疾病和躯体疾病,也经常服用有关药物,这些情况都容易引起继发性抑郁综合征。如癌症(特别是胰腺癌)、病毒感染(如流行性感冒、肝炎)、内分泌性疾病、贫血、维生素B,或叶酸缺乏、脑血管病、帕金森病、多发性硬化等。容易引起继发性抑郁的药物有甲多巴、利血平、皮质类固醇等。继发性抑郁综合征的诊断主要依据病史、体格检查、神经系统检查以及实验室检查中可以发现与抑郁症有病因联系的特异性器质因素。例如继发于躯体疾病的抑郁综合征可依据下列要点诊断:①有躯体疾病的证据;②抑郁症状在躯体疾病之后发生,并随躯体疾病的病情变化而波动;③临床表现为躯体、神经系统的症状和体征,以及抑郁征候群。但值得注意的是,某些器质性疾病如癌症、感染以及帕金森病、Huntington病等,抑郁可以作为首发症状,出现于躯体症状之前,从而造成诊断的混淆,有的学者把这种情况称为预警性抑郁或先兆性抑郁。

因此,对于抑郁症老年人,应进行彻底的内科和神经科检查。常规的实验室检查应包括:①检查全血细胞计数、尿常规、快速血浆抗体测定、胸片、心电图;②T_3、T_4和促甲状腺素水平测定以明确甲状腺功能;③若怀疑巨细胞性贫血,应测定叶酸和B_{12}水平;④怀疑药物中毒时,应测定常用药物的血浆浓度;⑤脑电图、头颅CT检查等。据研究表明,快眼动睡眠(REM)潜伏期缩短,快眼动活动度、强度和密度增加是内源性抑郁症电生理特有的指标,为本病的诊断和鉴别诊断提供了生物学方面的客观指标。

2. 抑郁症性假性痴呆与老年期器质性痴呆的鉴别 在老年期抑郁症中,有些患者可出现既有抑郁症状,又有记忆、智能障碍的表现。对此种情况有人称之为抑郁症性假性痴呆,因其痴呆是可逆性的。而在脑器质性损害的老年期痴呆的病例中,在疾病初期也可能出现抑郁、焦虑状态,此时智能障碍尚未明确化。此外,有些症状如个人习惯的改变、精神运动迟缓、情绪不稳定、性欲减退、食欲不振、便秘、体重减轻等,可为抑郁症和器质性痴呆所共有的症状。因此,要区别究竟是假性痴呆还是真性痴呆(老年期器质性痴呆)往往是比较困难的。一般而言,抑郁性假性痴呆起病较快,有明显的发病时间,对记忆力减退有明确的体验,情绪障碍明显,行为活动较迟滞但执行准确,心理测查结果矛盾,脑影像检查缺乏可靠的支持,抗抑郁药治疗能有效改善认知功能。

与老年期抑郁相比较,阿尔茨海默病伴抑郁的症状不典型。抑郁情绪体验不突出,特别是抑郁症特有的情绪日夜变化、体重的变化和绝望感不明显。以思维困难、无用感和自杀观念更多见,并与认知功能损害正相关。阿尔茨海默病伴抑郁诊断标准:①符合AD的诊断标准;②同时要有3项或3项以上的抑郁症状,如抑郁情绪、社会和日常生活兴趣或愉快反应减少、社会脱离或退缩、食欲丧失、失眠、精神运动减少、激越、倦怠、自我价值否认、无助、过分自责、自杀倾向等;③抑郁症状持续2周以上。

3. 与焦虑症的鉴别 由于抑郁症常常伴有焦虑,所以描述抑郁状态和焦虑状态的分界线是困难的。焦虑状态具有如下 3 方面的表现：①情绪障碍：表现为大祸临头的恐惧、激动、注意力缺乏；②躯体障碍：表现为心悸、呼吸困难、震颤、出汗、眩晕和胃肠功能紊乱；③社会行为障碍：表现为寻求安全的人物或地点，反之，厌恶离开安全的人物或地点。Murphy(1986)提出，如果抑郁状态与焦虑状态并存时，一般的规律为抑郁症的诊断优先于焦虑症，如果抑郁心境伴焦虑症状，并有生物性症状，首先诊断抑郁症。在临床实践中，抑郁症常常作为一个新的事件发生在那些具有终身的焦虑性人格或慢性焦虑的人们中。个别晚年首发的抑郁症，一旦抑郁症状消除，持续的焦虑症状可能为唯一的残余症状。

4. 与非精神障碍的丧恸反应相鉴别　生离死别是人生中的最大悲痛之事，老年期容易遇到丧偶、丧子或丧失亲人的严重生活事件，因此居丧(bereavement)期间的悲痛反应(grief)是十分常见的。居丧不能被当做心境障碍，其悲伤、失去亲人感是正常的情感体验。没有精力、丧失兴趣、频繁哭泣、睡眠问题、注意力不集中是常见的，不是丧失亲人后的额外症状。自罪自责可以表现在老年人，但不像在抑郁症时那样普遍。典型的悲痛反应在 6 个月内改善，悲痛反应除了附加的与悲痛原因有关的生活事件或丧失亲人后的第一个纪念日，一般不呈发作性，但抑郁症则呈发作性、周期性病程。悲痛反应一般不导致工作能力及社会适应能力的下降，能继续维持他们的生活，进行他们每天正常的活动，而抑郁症早期便有人际交往能力减退和工作能力下降。悲痛反应一般无昼夜节律的变化，而抑郁症则呈晨重晚轻的节律。悲痛反应无精神运动性迟滞，很少有真正的消极观念和自杀企图，自杀的危险性仅可发生在悲痛反应的低文化层次的人群中。必须注意，对抑郁症易感的个体，居丧可以成为突然的发病诱因，特别是对于那些脆弱的人和有抑郁症病史的人，要进行二者的鉴别。

七、治　疗

老年抑郁症的治疗应有多个目标。首先是病人的安全必须得到保证。为此，临床医生往往必须做出患者是否应住院的决定，必须住院的明确指征是：①有自杀和杀人危险；②伴有严重的躯体疾病；③患者总体能力下降致使不能进食且回避环境；④症状迅速恶化，如冲动、自伤等严重损害自身和危及他人等行为；⑤缺少或丧失家庭和社会支持系统的支持。

存在以上指征若不住院及时处理，则后果严重。其次，必须有一个完善的诊断与长远的治疗方案。治疗一开始实施不仅要考虑当前的症状，还要考虑患者长远的健康。因为心境障碍本质上是慢性疾病，因此必须让病人及其家属接受长期治疗的策略。由于应激性生活事件与复发率有关，因此治疗过程中必须重视尽可能减少心境障碍患者生活中应激源的数量及其严重度。

(一) 一般治疗

当今抗抑郁药和电痉挛治疗虽然对抑郁症有较佳的疗效，但不能忽视一般性治疗。由于食欲缺乏和精神反应迟钝，患者的营养需要往往不能获得满足，故加强饮食护理和补充营养在医疗护理上十分重要。此外，对患者所伴发的任何躯体疾病，应不失时机地给予彻底治疗。

支持性的心理治疗应是常规性的。由于老年患者理解能力降低，语言交流可能受到限制，非言语交流与支持对于改善老年抑郁症患者的无力感和自卑感也有效。老年患者社会支持方面相对较差，不仅要注意加强社会支持系统，而且要帮助患者正确认知、接受支持，并学会主动寻求社会支持、主动利用社会支持。

音乐治疗可以从调节情绪的角度，作为药物治疗的辅助方法而发挥作用。因为它是综合了医学、心理学、物理学、音乐美学等学科原理而产生的一种治病技术，也是利用音乐艺术的结构特点，音响的物理性能，音乐的情绪感染力，来协调人体的神经生理功能，改善人的心理状态，增进社会交往的一种治疗方法。人们可以用音乐发泄情绪、交流情感，可以使内心的抑郁、不安等情绪得到疏泄，特别是老年患者，通过参加音乐活动，可增进人际间的交往，因而摆脱了孤独，从关注自身不适的困境中解脱出来。同时，通过音乐的创作性活动，可加强自我尊重的行为，以获得情感上的满足和行为上适应。

(二) 药物治疗

老年人用药需要考虑机体老化对药物代谢的影响。总的来说，老年人药物代谢动力学改变的特点是过程降低，绝大多数口服药物(被动转运吸收药物)吸收不变、主动转运吸收药物吸收减少，药物代谢能力减弱，药物排泄功能降低，药物消除半衰期延长、血药浓度增高等。

1. 抗抑郁药的种类和选择　目前，抗抑郁药按作用机制的不同，可分为十大类别共有二十多种药物：①混合性的再摄取及神经受体拮抗剂(包括叔胺类 TCA：阿米替林、阿莫沙平、氯米帕明、多塞平、米帕明和三甲米帕明；②去甲肾上腺素(NA)选择性再摄取抑制剂(NSRI，包括仲胺类的 TCA)：去甲丙米嗪、马普替林、去甲替林和普罗替林；③选择性 5-羟色胺再摄取抑制剂(SSRI)：舍曲林、西酞普兰、氟西汀、氟优沙明和帕罗西汀；④选择性 5-羟色胺再摄取增强剂：噻奈普汀钠(达体朗)；⑤5-羟色胺和去甲肾上腺素再摄取抑制剂(SNRI)：文拉法辛和度洛西汀；⑥5-HT_{2a} 受体阻滞剂及弱 5-HT 再摄取抑制剂(SARI)：奈法唑酮和曲唑酮；⑦5-羟色胺(5-HT_{2a} 和 5-HT_{2c})受体及 $α_2$-肾上腺素受体阻滞剂(NaSSA)：米氮平；⑧多巴胺去甲肾上腺素再摄取抑制剂(NDRI)：氨非他酮；⑨选择性去甲肾上腺素再摄取抑制剂：瑞波西汀；⑩单胺氧化酶抑制剂(MAOI)：苯乙肼、反苯环丙胺和吗氯贝胺。

应该指出，在选择上述种类的某一抗抑郁药时，应认真考虑五个因素，即安全性(safety)，耐受性(tolerability)，效能(efficacy)，费用(payment)和简便(simplicity)。有人称此为选择抗抑郁药的 STEPS 原则。其中的安全性指的是治疗指数(治疗窗)和药物相互作用(包括药效学和药代动力学)。效能是指药物的整体效能，独特的作用谱，起效速度，维持治疗与预防治疗。简便是指给药的容易程度。

三环类抗抑郁药抗胆碱作用较强，老年人使用易引起轻度的意识障碍，发生率可高达 10%～20%。也易出现排尿困难，甚至尿潴留和麻痹性肠梗阻。抗抑郁药有阻断 α-肾上腺素能受体的效应，老年人更容易出现体位性低血压。文拉法辛、度洛西汀、瑞波西汀有升高血压的作用，故患有高血压、卒中的老年人应慎重使用。比较而言，米氮平和选择性 5-羟色胺再摄取抑制剂(SSRIs)类抗抑郁药相对安全。

抗抑郁药阻断毒蕈碱受体的效价由高到低依次为阿米替林、氯米帕明、多塞平、丙米嗪、帕罗西汀、舍曲林、米氮平、氟西汀、西酞普兰、氟伏沙明和文拉法辛。抗毒蕈碱受体效应,可加重闭角型青光眼,因此不得用于闭角型青光眼。此外,苯二氮䓬类药可能有抗胆碱效应,慎用于急性或隐性闭角型青光眼。

药物对肝脏的损害可分为:①药物对肝细胞的直接损伤。直接毒性常可预测,有一定规律,毒性往往与剂量呈正比。②免疫特异质肝损伤。免疫介导的过敏反应,具有不可预测性,仅发生在某些人或人群(特异体质),有家族集聚现象,往往与用药剂量和疗程无关,多伴有肝外组织器官损害的表现。③代谢特异质肝损伤。多与细胞色素 P450 酶(CYP)系统相关,常因药物代谢酶遗传多态性造成代谢能力低下,致药物原型或中间代谢产物蓄积而发病,特点是多数在长期用药后出现,不伴过敏症状。目前尚缺乏有关精神药物对肝脏损害的机制研究。药物性肝损害的诊断标准:丙氨酸转氨酶(ALT)＞2 倍正常值上限或 ALT/碱性磷酸酶(AKP)≥5;或 AKP＞2 倍正常值上限或 ALT/AKP≤2;或 ALT 和 AKP 均＞2 倍正常值上限,且 ALT/AKP 介于 2～5 之间。三环类抗抑郁药在肝脏进行去甲基和氧化代谢,SSRIs 经肝脏药酶代谢,同时对这些酶又产生抑制作用,因此在肝损害使用时要加以谨慎。

由于阿米替林、氯米帕明、多塞平、去甲替林等三环类抗抑郁药和马普替林四环类抗抑郁药具有奎尼丁样作用,因此易引起心律失常。使得 P-R、QRS 和 Q-T 间期延长,延缓心脏的传导,并可使 T 波低平,尤其对于患有心血管疾病的患者影响更为明显。Lentini 等报道 1 例 69 岁女性既往有冠心病的抑郁症患者,服用马普替林后,QTc 延长至 700ms,射血分数(EF)下降至 0.25,发生了尖端扭转型室性心动过速(TdP)和左心力衰竭,在停用马普替林,给予硫酸镁和利多卡因后,有效地控制了 TdP 的发作。

研究发现,舍曲林、氟伏沙明、西酞普兰、帕罗西汀、氟西汀、文拉法辛和米氮平是较少引起心律失常的抗抑郁剂。一项舍曲林治疗急性心肌梗死或不稳定心绞痛伴发的重性抑郁(SADHART)研究发现,舍曲林在明显改善抑郁症状的同时,对其他心脏功能指标如血压、脉搏、QTC、QRS、P-P 间期和左心室射血分数与安慰剂相比均无明显影响,同时严重心血管事件(心绞痛、心肌梗死)也少于安慰剂。进一步研究发现,舍曲林能有效降低患者血浆中血小板因子(PF$_4$)和 β-血栓蛋白(β-TG),提示这些变化可能是舍曲林降低心血管严重不良事件的生物学机制。Francois 等对西酞普兰和人际关系心理治疗(IPT)稳定期冠心病伴有重性抑郁的研究发现,与安慰剂相比西酞普兰能有效改善抑郁症状,而人际关系治疗疗效不明显,并且西酞普兰对血压、心电图指标(包括 QTc 间期)均无明显影响。同时,Loutis 等的研究证实西酞普兰能显著增加血液一氧化氮(NO)的含量,NO 是血小板活动的强大抑制剂,NO 生成受损是导致动脉粥样硬化和血管血栓形成的重要因素。但新近 FDA 针对一项西酞普兰对 QT 间期影响的研究结果,确定西酞普兰会引起剂量依赖性 QT 间期延长,并警告使用剂量不应高于 40mg/d。

此外,文拉法辛、度洛西汀、瑞波西汀有轻度升高血压的作用,故患有高血压病、脑卒中的抑郁症患者应慎重使用。

2. 老年抑郁症患者用药原则

(1)起始剂量小:由于老年人对精神药物的敏感性明显高于青壮年人,对药物的吸收、代谢、排泄等能力较低下,血药浓度往往较高,故容易发生严重的不良反应。

(2)加药速度慢:加药速度主要依据患者对药物的耐受性、病情的严重程度等,临床可采取滴定的方法进行加药。

(3)治疗剂量少:一般有效剂量为成人剂量的 1/3～1/2。也不否认有些老人需要与年轻患者同样的剂量才能奏效,关键在于用药的个体化和缓慢加量及避免不良反应。

(4)药物的选择:应选择使用不影响心血管系统、肝肾功能和易导致代谢综合征的药物。

(5)要注意药物之间的相互作用:老年人罹患躯体疾病的比率高,经常会服用各种治疗躯体疾患的药物,联合用药的比例较高,因此要高度警惕药物之间的相互作用问题,避免出现影响疗效、加重不良药物反应的现象。

(三) 改良电痉挛(MECT)治疗

Weiner(1982)认为,ECT 对老年人一般是安全的,对伴有心脏疾病者,ECT 可能比三环类抗抑郁剂更安全。在 ECT 过程中,谨慎地使用肌肉松弛剂和麻醉药,配合心电监护,以免发生骨折并发症,称之为改良电痉挛(MECT)治疗。因此,对于老年期抑郁症有严重自杀企图和行为以及伴有顽固的妄想症状者,严重激越者,呆滞拒食者以及用抗抑郁药物治疗无效或对药物副作用不能耐受者,无严重的心、脑血管疾病者,MECT 治疗是一种非常有效的治疗方法,能使患者的病情得到迅速缓解,有效率可高达 70％～90％。但有些观点认为电痉挛治疗会损伤患者的大脑、认知功能和躯体健康。

(四) 心理治疗

抑郁症心理治疗的目标是减轻或缓解症状,改善患者对药物治疗的依从性,预防复发,恢复心理社会和职业功能,减轻或消除疾病所致的不良后果。可见,心理治疗是抑郁症治疗的一种重要辅助疗法,但必须是在药物或其他治疗的基础上进行。治疗对象主要是病人,但还应包括患者的亲属。常用的心理治疗应该是支持性的解释、劝慰、支持、鼓励与保证,心理治疗的种类有行为治疗、认知治疗、人际心理治疗、动力心理治疗、婚姻和家庭治疗等等。心理治疗时,应将方法告诉病人,并取得家庭及周围人的协作,使病人树立信心,相信通过种种治疗,抑郁症可以减轻或痊愈。

(五) 认知行为治疗

目前老年抑郁症仍以抗抑郁药物治疗为主,但药物治疗仍存在一定的局限性和安全性问题,包括老年罹患躯体疾病较多,联合用药比率较高,致使老年人对药物不良反应的敏感性较高,增加了药物相互作用和不良反应的几率,严重影响了药物治疗的安全性和依从性。再者,老年人在生理老化的同时,心理功能也随之"老化",心理适应和心理防御的能力减退,难以应对社会环境和生活事件带来的冲击,而单纯的药物治疗却难以兼顾对老年抑郁症患者社会心理因素的改观,导致了治疗上的困难和抑郁症状的反复发作,尚不能获得满意效果。基于上述问题,越来越多的学者转入心理治疗的研究领域,期待找到一种既有效又安全的治疗方法。

1. 抑郁症的认知理论和认知行为治疗 国内外临床研

究认为,抑郁症患者既有神经生化改变的病理基础,也有认知歪曲的心理背景,心理社会因素同样与老年抑郁症的发生和发展密切相关。早在 60 年代初,Beck 就提出了抑郁症的认知模型(内容包括 ABC 认知三联征理论),主要有:①外部刺激可以引发个体对所遇事件的推理和判断,形成个性化特征的认知(即某种观点或信念),而认知又能使个体出现一系列的继发反应,包括情绪、生理及行为改变,倘若个体的认知具有消极、极端化或与事实存在偏差时,则这类个体更易产生抑郁症状;②抑郁的主要特征是对自我、对世界、对未来的消极认知,其他特征(如躯体紊乱、情感失调)都是这些观念的反应;③歪曲的认知图式是对抑郁者假设的认知结构,引导着信息的歪曲加工过程;④功能失调性信念是关于自我和世界的过分僵化的信念,包括核心信念、中间信念等,主导着消极的自我图式。

在上述理论的基础上形成了认知行为治疗(cognitive-behavioral therapy,CBT),其治疗焦点在于识别来访者歪曲的认知与当前急需解决的关键问题,可采用认知技术与行为技术,矫正其功能不良的思维模式和态度,积极处理伴发的情感、行为障碍,在治疗过程中,将关注点放置于来访者通常意识不到的认知图式上,治疗的目的是为来访者提供一种更为理性、贴近现实的思维模式来看待自身、他人及周围的世界,并用更加积极的应对方式,较好地处理来自各方面的问题,最终能够实现减少复发、促进社会康复,实现个人的长期与短期目标。

单一 CBT 治疗对轻至中度抑郁症患者的疗效已被大量的研究及循证医学的文献所证实,提示这种治疗不仅可有效改善抑郁症患者的失眠,能够缓解患者的抑郁症状(包括残留症状),减少他们的自杀意念、自杀企图及行为等一系列的自杀危险性,而且还能降低其复发几率(包括间断服药者的复发率),改善他们的应对方式、大体功能和生活满意度,部分改善躯体疾病、避免出现与药物可能相关的自杀观念或自伤行为、利于康复。在急性期和维持期连续加用 CBT 治疗,还可提高那些仅对药物有部分反应的患者的疗效。CBT 已被广泛地用于治疗不同类别、不同时期的抑郁症患者,还被推荐成为难治性抑郁症的优化治疗方案之一,其总体有效率与其他优化方案并无统计学差异。国内外的一些抑郁症防治指南也极力推荐使用 CBT 治疗。

2. CBT 治疗老年抑郁症的应用现状与问题　老年抑郁症属于抑郁症的一种,同样可以用 CBT 来进行治疗,且 meta 分析指出,心理治疗(包括 CBT 治疗)在用于年轻成人与老年抑郁症患者的疗效上并无显著性差异。国内外大量文献支持,CBT 可有效治疗慢性或重度的抑郁症患者、药物治疗效果不佳者及多种躯体疾病(如 II 型糖尿病、帕金森病等)所伴发的抑郁患者,尤其是老年患者,且 CBT 与药物的联合治疗较单一 CBT 治疗更加安全、有效且疗效更为持久。

当然,也有部分研究对上述结论提出异议,其中,有项 meta 分析指出,CBT 治疗对老年抑郁症患者有效,但作为一种辅助治疗,并未发现其具有明显增加抗抑郁药物治疗的效果,考虑现有纳入的随机对照研究样本量较小,故该结论尚待进一步验证。此外,由于老年抑郁症群体具有一定的临床症状特征,如在躯体化主诉、激越、自杀风险、迟缓、疑病、睡眠障碍、记忆减退上,尤其在焦虑/躯体化、认知障碍方面与

非老年期起病的抑郁症患者之间存在明显差异。由于其发病年龄、临床表现、病程和转归与一般抑郁症又确有诸多不同,因而有学者指出老年抑郁症可能是抑郁症的一个特殊亚型,这提示我们在对这部分群体进行 CBT 治疗时需要适当的调整,但纵观国内多项有关 CBT 治疗老年抑郁症患者的研究,通常只简要提及采用的是 CBT 治疗技术及其效果,却未提及治疗当中的调整内容。

此外,认知与行为治疗技术成功起效的基础,是能准确把握来访者的能力、个性特征及生活环境等多方面的信息。同样,采用 CBT 治疗老年抑郁症患者时,也要清楚地了解患者在老龄化进展中的一些特殊改变。研究发现,老年人在认知、个性特征及人格等多方面具有不同于其他年龄段群体的特点,如参与各种认知任务的速度都缓慢;智力可分为晶体智力和流体智力两种,随着老龄化的进展,人们的智力水平将发生明显改变,但晶体智力改变的时间可延缓至 70 岁或以后;记忆受损是老龄化进程中的一个重要问题;老年人的个性特征相对稳定;情绪变化是心理治疗师需要考虑的重要议题之一,等等。基于老年人多方面的特点,Knight 在 1996 年提出了一种综合的、以群体为基础的成熟/特定挑战模型(a contextual,cohort-based maturity/specific challenge model,CCMSC)。在这一模型中,老年人既被视为在某些重要方面较年轻人更趋成熟,同时也被指出要面对一系列更为严峻的挑战(包括慢性躯体病、伤残及频繁哀悼他人)。老年群体中又存在不同时代间的差异,如年长者具有某些特定的社会活动;在同龄人当中,较早出生的一代在社会文化环境方面又与较晚出生的一代人有所不同,且这些内容较为固化,因而,在这些方面与其突出的临床症状上需要进行 CBT 的调整。

3. 规范的认知行为治疗应成为老年抑郁症治疗的重要手段。

综上所述,鉴于老年抑郁症的临床特征和治疗中面临的问题,CBT 治疗更适用于老年人群,然而目前国内已有的研究尚不足以充分证实这一点,并且也尚未确定 CBT 是否可以对药物治疗起到较好的辅助效能。总结其原因有:其一,现有的随机对照研究的样本量较小,难以说明问题;其二,缺少经过系统 CBT 治疗培训的心理治疗师;其三,在当今这个多学科相互交融的时代,CBT 治疗也面临与其他学科的融合,但目前针对老年抑郁症患者的 CBT 治疗,尚缺少兼顾老年人认知特点且较为规范的操作程式。循证医学研究显示,CBT 治疗应积极关注整体治疗过程、关系的建立与治疗师的资质和素养等,应根据老年人的认知特点治疗老年抑郁症患者,适当调整治疗技术。目前虽有较多文献提到采用 CBT 治疗老年抑郁症疗效明显,但尚缺少较为规范、明确的治疗方案。

(六) 睡眠剥夺疗法

国外应用睡眠剥夺疗法对某些抑郁症患者治疗有效。原因可能与 TCA 和 MAOI 一样,通过剥夺病人的快速眼动睡眠(REM)能抑制病人的 REM,改变患者睡眠的昼夜节律时相而发挥抗抑郁作用。操作方式有三种:

1. 每周剥夺睡眠(平均约 40 小时不睡)。

2. 剥夺总睡眠,每周 2~3 次。

3. 后半夜叫醒病人(在病人入睡后 4 小时),保持觉醒至

次日晚。此种疗法疗效短暂,复发率高,故仅作辅助治疗。

(七) 光照治疗

国外经验本疗法对于具有连续两年,每年均在秋末冬初发作,可能是抗黑变激素分泌昼夜节律紊乱(正常分泌是昼少、夜多,冬天昼短夜长,故夜晚分泌更多而节律失调)为特征的季节性抑郁症有效。方法是将病人置于人工光源中,光强度为普通室光的 200 倍,每日增加光照 2～3 小时,共 1～2 周。2～4 天可见效,但停止治疗 2～4 天后又复发,疗效不稳定,复发率高,故仅为一种实验性治疗。

八、难治性抑郁症

难治性抑郁症(refractory depression)是指对治疗干预反应不良者。在考虑对难治性抑郁的治疗前,必须认真分析所面对的患者是否真的属于"难治",以下六个方面是给病人以难治性抑郁诊断前必须考虑的:①诊断是否明确,是单相抑郁还是双相抑郁障碍,是否伴有精神病性症状;②是否存在影响疗效的躯体疾病及精神病性障碍;③是否存在其他干扰治疗的因素,如严重的心理社会问题;④当前和既往的治疗药物剂量是否充分;⑤各种药物治疗的疗程是否充分;⑥病人是否已理解药物治疗的方案并能遵从医嘱服药。

可见,重要的问题是应有个难治性抑郁的操作性定义。但目前尚无统一的标准,较严谨的标准是:首先应符合 ICD-10 或(和)CCMD-3 抑郁发作的诊断标准;并且用现有的两种或两种以上不同化学结构的抗抑郁药,经足够剂量(治疗量上限,必要时测血药浓度)、足够疗程治疗(6 周以上),无效或收效甚微者。

难治性抑郁症有多种临床表现形式。妄想型抑郁症,快速循环发作情感障碍,慢性抑郁症,以及人格缺陷基础上发生的抑郁,情感低落型人格即心境恶劣状态(dysthymia)均属难治性抑郁之列。形成难治性抑郁的原因复杂,各类型难治性抑郁可有其独特的诱发因素。

对难治性抑郁症的治疗,方法多种。就不少抗抑郁剂而言,无论联合使用或附加使用,其疗效往往不理想。目前,如何选择治疗程序尚无明确一致的方案可供参考。因此,熟悉尽可能多的治疗方案对临床医生可能有帮助。

目前可供选择的治疗方案可归纳为以下 5 个方面:

1. 增加抗抑郁药的剂量 增加原用的抗抑郁药的剂量,至最大治疗剂量的上限。在加药过程中应注意药物的不良反应,有条件的应监测血药浓度。但对 TCAS 的加量,应持慎重态度,严密观察心血管的不良反应,避免过量中毒。

2. 抗抑郁药物合并增效剂 可与锂盐、碘塞罗宁、抗精神病药物(如新型抗精神病药利培酮、奥氮平、喹硫平等)、5-HT$_{1a}$激动剂(丁螺环酮、坦度螺酮)、单胺氧化酶抑制剂、抗癫痫药(卡马西平、丙戊酸钠)等合并使用,强化治疗。应注意,单胺氧化酶抑制剂与多种 TCA、SSRI 类药物使用会产生严重不良反应,甚至致死,故不应选用。

3. 两种不同类型或不同药理机制的抗抑郁药的联用 ①TCAS 与 SSRIS 联用:如白天用 SSRIS,晚上服多塞平,阿米替林。SSRIS 和 TCAS 联用因药代学的相互作用,可引起 TCAS 血药浓度升高,可能会诱发中毒,联用时 TCAS 的剂量应适当减小。②TCAS 和 MAOIS 联用:一般不主张将两药联用,因为有发生严重并发症的可能。但有报道,两药联用对部分难治性抑郁症患者有效,剂量都应比常用的剂量为小,加量的速度也应较慢,通常在三环类治疗无效的基础上加用 MAOIS,同时严密观察药物的不良反应。③TCAS,SSRIS 和 NDRI 联用。④NaSSA 与其他类抗抑郁药联用。

4. 抗抑郁药合并电痉挛治疗,或采取生物心理社会综合干预措施。

5. 国外应用非药物性治疗,如剥夺睡眠、提前睡眠期及高强度照明治疗。

九、预　防

老年期抑郁症与心理社会因素息息相关,因此预防是十分必要的。预防的原则在于减少老年人的孤独及与社会隔绝感,增强其自我价值观念。具体措施包括:鼓励子女与老年人同住,安排老年人互相之间的交往与集体活动,改善和协调好包括家庭成员在内的人际关系,争取社会、亲友、邻里对他们的支持和关怀。鼓励老年人参加一定限度的力所能及的劳作,培养多种爱好等。此外,由于老年人不易适应陌生环境,因此应避免或减少住所的搬迁。有效的预防措施对于老年期抑郁症是十分重要的。

(毛佩贤　马　辛)

▶▶ 参考文献 ◀◀

1. 蔡焯基. 抑郁症基础与临床. 第 2 版. 北京:科学出版社,2001.
2. Steven P. Roose, Harold A. sackeim. Late-life Depression. Cary North Carolina:Oxford University Press,2004.
3. 尹秀茹,李素水. 老年抑郁症脑结构变化的研究进展. 国际精神病学杂志,2005,32(2):129-131.
4. Harrison PJ: The neuropathology of primary mood disorder. Brain,2002,125:1428-1449.
5. Thomas AJ, OBrien JT, Davis S, et al. Ischemic fasis for deer white matter hyperintensities in major depression:a neuropathological study. Arch Gen Psychiatry, 2002, 59(9):785-792.
6. Taylor W, Macfall JR, Payne ME, et al. Late-life depression and microstractural abnosmalities in dorsolateral prefrontal cortex white matter. Am J Psychiatry, 2004, 161(7):1293-1296.
7. Beekman AT, Geerlings SW, Deeg DJ. The natural history of late-life depression:a 62year prospective study in the community. Arch Gen Psychiat ry,2002,59:605-611.
8. Cipriani A, Furukawa TA, Salanti G, et al. Comparative efficacy and acceptability of 12 new-generation antidepressants:a multiple-treatments meta-analysis. Lancet, 2009, 373(9665):746-758. ,
9. Silkey B, Preskom SH, Golbeck A, et al. Complexity of medication use in the Veterans Affairs healthcare system:Part II. Antidepressant use among younger and older outpatients. Journal of Psychiatric Practice,2005,11(1):16-26.

10. Rabheru K. Special issues in the management of depression in older patients. Canadian journal of psychiatry, 2004,49(3 Suppl 1):41S.

11. Ceri Evans. Cognitive-behavioural therapy with older people. Cognitive-behavioural therapy with older people. Advances in Psychiatric Treatment,2007,13:111-118.

12. John Lees . Cognitive-behavioural therapy and evidence based practice:past,present and future. European Journal of Psychotherapy and Counselling,2008,10(3):187-196.

13. 崔维珍,景艳玲,李吉祝,等. 现代老年精神医学. 青岛:中国海洋大学出版社,2006.

第二节　老年期睡眠障碍

一、概　述

睡眠障碍是严重影响老年生活质量和健康的原因之一,造成晚上不能安静入睡频繁起床,长期应用催眠药增加跌倒摔伤的危险,白天极度困乏,注意力不集中,记忆力减退,产生精神抑郁焦虑。老年人的睡眠特点主要表现为睡眠能力显著下降。入睡和夜间觉醒时间长,睡眠质量差,睡眠浅且易受内外因素的干扰,觉醒次数增加,正常的睡眠-觉醒周期消失,出现片段化睡眠,睡眠效率大大下降等。

睡眠是非常复杂的生理现象,它包括两种睡眠状态:非眼球快速运动睡眠(NREM 睡眠)和眼球快速运动睡眠(REM睡眠)。NREM 睡眠又分为 1、2、3 和 4 期,NREM 睡眠的第 3、4 期属于深睡期。从睡眠结构上看,老年人浅睡眠(即非快速动眼期)比例增多,深睡眠(即快速动眼期)比例减少。研究发现,60 岁以上老年人的深睡眠只占总睡眠时间的 10%以下,70～80 岁的老年人深睡眠仅占总睡眠时间的5%～7%,75 岁以上老年人的 NREM 睡眠第 4 期基本消失。由于深睡眠时间的大大减少,老年人睡眠主要是由 REM 睡眠和 NERM 睡眠的浅睡眠(即第 1、2 期)构成。老年人睡眠结构的其他变化还包括多导睡眠图显示的入睡潜伏期(入睡前觉醒阶段)较年轻人延长。

睡眠障碍的患病率随增龄而增加。国外研究发现,老年人中睡眠障碍的现患率为 30%～40%,甚至还有高达 90%以上的报告。美国洛杉矶市调查发现,51 岁以上人口中92.9%有睡眠障碍,其中 39.8%主诉失眠,14.8%睡眠过多,30%做噩梦和 8.3%有梦呓。美国老年人中镇静催眠药的消耗量占总消耗量的 35%～40%,而老年人口只占总人口的12%。国内报道山东省城市老年人各种睡眠障碍的现患率为 55.73%,宋修珍等报道山西省农村老年人睡眠较差者为22.20%。陈长香(2006)等以匹兹堡睡眠质量指数(PSQI)为主要研究工具,调查了 22 省市 2102 例城乡老年人的睡眠状况。结果发现,睡眠质量差者占 49.4%。其中,入睡困难占35.2%,睡眠时间减少占 22.7%,睡眠效率下降占 36.7%,服用安眠药占 8.1%,影响日间功能占 37.1%。

老年期睡眠障碍可以分为继发性和原发性。前者通常是起因于躯体疾病、精神科疾病、药物或化学物质使用等原因,如伴有前列腺增生的老年人常见的夜尿症和尿失禁,心力衰竭时的端坐呼吸常导致频繁觉醒,急性卒中后常见有严重嗜睡和失眠,抑郁症往往伴有入睡困难和早醒等。应用利尿药导致频繁排尿影响睡眠,应用肾上腺素能药物高度刺激交感神经系统兴奋而难以入睡,经常服用催眠药的患者突然撤停药可以导致停药性失眠,服用异烟肼、苯妥英钠等药物也有睡眠障碍的不良反应。后者是指不明原因所致的睡眠障碍,通常包括昼夜节律性睡眠障碍、呼吸相关的睡眠障碍及周期性肢动综合征或称夜间肌阵挛所致的睡眠障碍等。国际睡眠基金会针对老年人的调查数据显示,睡眠障碍与伴随老化的各种疾病呈正相关,如充血性心力衰竭、慢性阻塞性肺疾病、脑卒中、帕金森病、糖尿病、夜尿、胃十二指肠反流、终末期肾衰竭、关节炎、慢性疼痛和癌症等。老年人睡眠障碍的原因错综复杂,既有社会因素,也有个人的行为因素,可以是正常衰老的结果,也可以是不良睡眠习惯,某些未发现的疾病可能是这些因素联合作用的结果。

增龄老化导致老年人睡眠改变的确切机制不明。许多研究指出,随着年龄增高,机体的许多生理活动发生相应改变,包括睡眠过程。有人认为,尽管我们不能把老龄作为疾病看待,但增龄老化确实增加了许多至少是不舒服的状态的危险性,如年龄相关的昼夜节律改变。有研究认为,睡眠障碍是年龄本身的问题,衰老的结果。但是,Foley 等研究发现,健康老人失眠的发生率显著降低,而健康状况差的老年人失眠率较高。故认为老年人睡眠障碍常见,但不是衰老的表现。

二、失　眠　症

(一)概述

失眠症是一种持续相当长时间的睡眠的质和(或)量令人不满意的状况。睡眠时间的长短不能作为判断失眠严重程度的标准。对失眠的焦虑、恐惧心理可形成恶性循环,从而导致症状的持续存在。

老年人失眠以继发性多见,往往是多因素作用的结果,同一患者可以有不同病因。年龄越大越容易失眠,女性失眠的发生率是男性的 2 倍。失眠症常与多种精神障碍共病,有超过 40%的持续性失眠症患者合并有精神障碍。有调查显示,65%的重性抑郁患者、61%的慢性疼痛患者和 44%的广泛性焦虑患者存在睡眠问题。一些躯体疾病,如哮喘、心律失常、反复发作的低氧血症、高血压病、右心力衰竭都可以导致失眠。使用多种药物在老年人中是常见的,许多用于治疗慢性疾病的药物可致慢性失眠,如抗高血压药物(β-受体阻断剂、α-受体阻断剂)、呼吸系统药物(茶碱、沙丁胺醇)、化疗、减充血剂(伪麻黄碱)、激素(糖皮质激素、甲状腺激素)和精神疾病治疗药物(非典型抗抑郁剂、单胺氧化酶抑制剂)等。长期服用催眠药物以及不当使用咖啡因、尼古丁或乙醇,手术应激、疼痛等,亦可以导致失眠。此外,心理社会因素也是导致失眠的常见因素。如过分关注失眠,导致不安和紧张仍然可以导致入睡困难。严重的生活事件,如丧失亲人、离婚丧偶或分居、生活环境的改变等。

临床常见的失眠形式有:①睡眠潜伏期延长:入睡时间超过 30 分钟;②睡眠维持障碍:夜间觉醒次数≥2 次或凌晨早醒。有报道老年人失眠类型中,以中途觉醒最常见,每夜自觉有 3 次以上中途觉醒者占被研究者的 24.0%左右;③睡眠质量下降:睡眠浅、多梦;④总睡眠时间缩短:通常少于 6

小时；⑤日间残留效应(diurnal residual effects)：次晨感到疲乏、烦躁、情绪失调、注意力不集中、日间瞌睡和记忆力减退等，工作能力和效率下降。

(二) 诊断

失眠是一种原发性或继发性睡眠障碍，该病易被漏诊，仅5%的失眠患者就该问题求医，有70%的患者甚至未向医师提及症状。失眠症的主观标准是主观睡眠感不足，因此导致白天疲乏、头胀、头昏等脑力和体力不支。仅仅睡眠量减少而无白天不适者不被视为失眠(应视为短睡)。失眠的客观标准是临床症状、睡眠习惯(询问患者本人及知情者)、体格检查及实验室辅助检查(包括脑电图)；专项睡眠情况根据具体情况选择进行，包括：①睡眠日记、睡眠问卷、视觉类比量表(VAS)等；②多导睡眠图(PSG)：发现睡眠潜伏期延长、每晚觉醒时间增多均大于30分钟，而实际睡眠时间减少且每晚不足6.5小时；③多次睡眠潜伏期试验(MSLT)；④体动记录仪；⑤催眠药物使用情况；⑥其他(包括睡眠剥夺脑电图等)。

在ICD-10(关于精神与行为障碍分类)诊断标准中，有关非器质性失眠症的诊断须排除各种躯体疾病或其他精神疾病所伴发的症状，然后诊断标准必须满足下列临床特征：①主诉或是入睡困难，或是难以维持睡眠，或是睡眠质量差；②这种睡眠紊乱每周至少发生三次并持续一个月以上；③日夜专注于失眠，过分担心失眠的后果；④睡眠量和(或)质的不满意引起了明显的苦恼或影响了社会及职业功能。

应当注意的是，失眠是其他精神障碍中常见的症状，如情感性、神经症性、器质性及进食障碍，精神活性物质所致精神障碍，精神分裂症等。失眠也可伴发于躯体疾病，如疼痛、慢性阻塞性肺部疾病和帕金森病等系统性疾病，不适或服用某些药物等。如果失眠仅仅是某一精神障碍或躯体疾病的多种症状中的一种，即在临床相中并不占主要地位，那么诊断就应限定于主要的精神或躯体障碍。

(三) 治疗

失眠的治疗原则：注意睡眠卫生，改善卧室及周围环境调整作息时间，减少或停止烟、酒、茶、咖啡的食入，适当增加运动。检查有无原发疾病，若有，应首先处理原发疾病。有选择的采用心理治疗，合理使用安眠药物。

1. 药物治疗 老年人失眠症的治疗药物主要有苯二氮䓬类(BZD)、非苯二氮䓬类(BzRA)催眠药和褪黑素受体激动剂等。药物的使用原则应遵循最低有效剂量，短期内单药治疗(一般不超过3~4周)，逐渐停药并注意由于停药引起的失眠反弹的原则。尽量选择半衰期短的药物以避免日间镇静，还要考虑到患者的身体状况比如肝、肾功能等。

(1)苯二氮䓬类药物：是非选择性GABA-受体复合物的激动剂，同时也有抗焦虑、肌肉松弛和抗惊厥作用。仍然是最常用的失眠治疗药，可以缩短入睡潜伏期，减少夜间觉醒次数和时间，增加总睡眠时间(主要是NREM睡眠2期)。该药起效迅速，安全、耐受性良好。主要不良反应是精神运动损害、记忆障碍、长期或滥用导致药物成瘾性和停药反跳性失眠(尤其是短效类)、晕倒、过度嗜睡，较高剂量时常发生交通事故。目前作为催眠药物使用的苯二氮䓬类药物半衰期较短的有三唑仑、咪达唑仑，长效的有氟西泮、硝西泮、氟硝西泮。有些主要用来抗癫痫、抗焦虑的苯二氮䓬类药物，

如氯硝西泮、艾司唑仑也常被用来对抗失眠。

(2)非苯二氮䓬类药物：为选择性GABA-受体复合物的激动剂，因此没有抗焦虑、肌松和抗惊厥作用，不影响健康人的正常睡眠生理结构，甚至可以改善失眠症患者的睡眠生理。代表药物有唑吡坦、佐匹克隆、扎来普隆。在治疗剂量下，唑吡坦和扎来普隆没有反跳性失眠和戒断反应。

右佐匹克隆是一种短效的BzRA药物，开发用于失眠症治疗，其性能与唑吡坦相似，主要为促进入睡。唑吡坦可在不引起第二天早晨的精神运动性发作的情况下提高患者的睡眠质量，耐受性好，停药后也很少出现失眠反弹，可能出现的不良反应有头晕、嗜睡、头痛和胃肠问题等，在10mg剂量时对顺行性记忆几无影响。唑吡坦的起始治疗剂量为一日5mg，必要时可逐渐增加到最大剂量一日10mg。右佐匹克隆较吡唑坦有较长的半衰期，这也使它在促进睡眠维持和改善早醒上具有优势。老年患者药物清除时间延长，因此老年患者右佐匹克隆的治疗起始量应从1mg/d开始，最大不宜超过2mg/d。

美国食品和药品管理局(FDA)要求唑吡坦的生产厂商为每一位患者提供关于用药潜在危险的教育指南，其中提示有与睡眠相关的罕见的行为问题，包括睡行症。2008年，在中国台湾的一项回顾性调查中显示，服用唑吡坦的患者有5.1%(255例中有13例)出现睡眠相关行为变化，提示此种不良反应似乎并非罕见。这就提醒临床医生在开具唑吡坦处方时，要关注可能出现的发生于异态睡眠中的行为问题。国内也有老年患者服用唑吡坦出现夜间行为紊乱的个案报道。

(3)抗抑郁剂：抗抑郁药能减轻慢性失眠、预防抑郁。有些抗抑郁剂由于有镇静作用，可用来改善睡眠。三唑酮拮抗5-HT$_{2a}$受体和组胺受体，因此有较强的镇静作用。然而有研究提示在非抑郁失眠症患者中应用三唑酮(常用剂量25~250mg)应该注意其副作用如眩晕、过度镇静和精神运动功能损害，这些副作用对老年人可能会更为显著。此外，长期应用三唑酮会有耐受性增加的可能。另一些抗抑郁剂如奈法唑酮、米氮平对突触后5-HT$_{2a}$受体的拮抗从而产生镇静作用，也被用来治疗失眠症。但同样对非抑郁失眠患者的疗效尚缺乏可靠的临床资料。

(4)褪黑素：褪黑素是松果体分泌的吲哚类激素，有镇静催眠和调节睡眠一觉醒周期作用。对睡眠位相滞后、时差反应、倒班作业引起的睡眠障碍、盲人及脑损伤者等睡眠节律障碍性失眠有较好的效果。褪黑素还有抗氧化和抗衰老作用，对老年患者更好。与传统的GABA能催眠药物的作用机制不同，瑞美替昂是一种选择性褪黑素受体(MT1/MT2)激动剂，在自然睡眠中褪黑素正是通过作用于这些受体来控制昼夜节律的变化。瑞美替昂可改善睡眠效率，提高睡眠总时间，是第一个也是目前唯一一个获准用于治疗失眠症的褪黑素能药物。与BZD药物相比，瑞美替昂没有潜在的滥用风险，可长期使用。在老年患者中，瑞美替昂口服吸收快，1~2小时血药浓度达峰值，甚至在剂量加倍时也不会引起精神运动性障碍和认知功能损害。

(5)其他：抗精神病药物尤其是非经典抗精神病药物对于顽固性失眠和夜间谵妄的患者还可以选择合并或单独应用，但不提倡首选使用，同时要注意药物的安全性和适应证

问题。抗组胺药如苯海拉明,具有镇静作用,是大多数非处方药的主要成分。因半衰期长而具有残留镇静作用.且对催眠作用有耐受。

2. 心理治疗 心理行为治疗在建立良好医患关系的基础上,向病人解释失眠的发生机制,传授有关睡眠的正确知识,矫正病人关于睡眠的错误认知,如"睡眠不足会引起严重的疾病"等。对于慢性失眠病人来说,进入寝室本身就是构成了沉重的精神负担,一接近上床时间,情绪变得烦躁,陷入条件性失眠状态。刺激控制疗法、睡眠限制疗法、肌肉松弛疗法、自律训练疗法和生物反馈疗法等行为治疗,既可以单独应用,更可以与药物治疗结合起来,达到终止病人条件性失眠的目的。

目前研究认为,认知行为治疗(CBT)对 80% 的 60 岁以上人群具有长期疗效。CBT 主要针对导致失眠的不良认知方式的治疗。很多失眠症患者对睡眠产生恐惧,害怕失眠,当夜晚来临时,费尽心机地思考如何尽快入睡,想尽方法预防失眠,但越是想尽快入睡而越难以如愿,使内心冲突、焦虑烦躁更强化,痛苦不堪,恶性循环。治疗方法之一是顺其自然,不要强迫入睡,采取能睡多少就睡多少的态度,听任睡眠的自然来临而入睡。

三、老年期常见的异态睡眠

异态睡眠(parasomnias)是指睡眠中发生异常发作性事件,包括觉醒障碍、清醒—睡眠过渡期障碍、与 REM 睡眠有关的异态睡眠和其他形式异态睡眠。以下介绍几种常见异态睡眠。

(一) 夜间发作性肌张力障碍

夜间发作性肌张力障碍是在 NREM 睡眠期出现的反复、刻板的肌张力障碍或运动障碍(如投掷样或手足徐动舞蹈样动作)发作。病因、易发因素和流行病学资料不详,疾病的性质和分类仍有争论。有观点认为,是与睡眠有关的癫痫的一种表现形式,有额叶皮质下发育不良引起夜间发作性肌张力障碍的报道,但并没有发现明确的病灶。小剂量的卡马西平对短时间发作有效,疗效并不随着治疗时间而减弱,停药后会再发,剂量为睡前 200mg 口服,逐渐增加剂量直到症状控制。

(二) 夜间下肢痛性痉挛

夜间下肢痛性痉挛是指睡眠期间出现的肌肉绷紧感或肌肉紧张性疼痛感。一般发生于小腿部,常见于腓肠肌,偶发于足部。患病率不详,老年人常见。本病可能与下列情况有关,如剧烈运动后、妊娠、使用避孕药、水电解质紊乱、内分泌代谢障碍(如糖尿病)、神经肌肉疾病和某些运动减少性疾病,如关节炎和帕金森病等。

(三) 快速眼动睡眠期行为障碍

快速眼动睡眠期行为障碍(REM sleep behavior disorder,RBD)是以丧失 REM 睡眠期肌肉弛缓并出现与梦境相关的复杂运动为特征的发作性疾病。老年人群常见。由于症状发生于 REM 睡眠期,其典型表现是睡眠开始 90 分钟之后,在 REM 睡眠期肌肉迟缓消失时,出现面部和肢体的各种不自主运动,伴梦语,表现为各种复杂的异常行为,动作比较粗暴、猛烈,如拳打、脚踢、翻滚、跳跃、呼喊、反复坠床并对同床者造成伤害等。发作之后,有些患者能够部分回忆做了噩梦,梦的内容常充满暴力与不快感,十分生动。发作期间的行为异常通常与所报告的梦境内容有关。个别患者在睡眠中仅表现为频繁的肌肉抽动和喃喃自语,但自觉睡眠正常,醒后能够叙述梦境样心理活动。

(四) 不宁腿综合征

主要是夜间睡前双腿明显不适,患者描述为虫爬蠕动感,以小腿内部肌肉内明显。患者有反复活动下肢的欲望。否则难以入睡,运动可以暂时缓解症状,因运动不停而影响睡眠,导致发生失眠和抑郁等相关问题。病因不明。大多数是特发性,发生在年轻人和家族性患者中。症状严重者可以试用左旋多巴、溴隐亭、卡马西平、氯硝安定和可乐亭等药物对症治疗有效。

(五) 睡眠-觉醒节律障碍

睡眠-觉醒节律障碍是指个体睡眠-觉醒节律与患者所在环境的社会要求和大多数人所共同的节律不符。在应该清醒的时候出现睡眠,而在需要睡眠的时候则失眠。治疗可使用少量镇静催眠药物调整夜间睡眠。训练睡眠节律,逐步养成良好的睡眠习惯。

(毛佩贤 马 辛)

▶ 参考文献 ◀

1. 刘永华,伏杭江,葛才荣.老年人睡眠障碍的研究现状.中国老年学杂志,2007,27:190-194.
2. 陈长香,岳静玲,李建民.22 省市老年人睡眠障碍及影响因素研究.华北煤炭医学院学报,2006,8(6):749-751.
3. 白哈拉桑,陆峥.老年性失眠症的治疗进展.世界临床药物,2011,32(4):210-213.

第十四章

泌尿生殖系统疾病

<<<<<

第一节 泌尿系统感染

一、流行病学

尿路感染是指病原体侵犯尿路黏膜或组织引起的尿路炎症。根据感染发生的部位,尿路感染分为上尿路感染和下尿路感染,前者为肾盂肾炎,后者为膀胱炎;根据尿路有无结构和功能的异常,可以分为复杂性和非复杂性尿路感染。根据尿路感染是初发还是复发,还可以分为初发性尿路感染和再发性尿路感染(6个月尿路感染发作≥2次,或1年内≥3次)。尿路感染的再发又可分为复发和重新感染。尿路感染痊愈后2周之内再次出现同一细菌的感染为尿路感染复发;尿路感染痊愈后的2周之后再次出现的感染,无论致病菌是否与前一次相同,均诊断为重新感染。

尿路感染是老年人最常见的细菌感染之一,更年期后妇女由于雌激素减少易患尿路感染,65~75岁老年女性患病率为20%,80岁以上则增加至20%~50%;健康的成年男性,很少发生尿路感染,50岁以后逐渐增多,从65~70岁的2%~4%增加到81岁以上时的22%,75岁以后男女尿路感染的发病率无明显差异;研究还报告尿路感染在老年人感染性疾病中次于呼吸道感染和皮肤软组织感染。老年人尿路感染的高发病率与前列腺肥大、尿路狭窄、结石、膀胱突出症、膀胱憩室、既往尿道生殖系统手术以及合并其他慢性消耗性疾病引起的膀胱排空异常有关。

尽管大多数老年人的尿路感染没有症状而且不需要治疗,但毋庸置疑的是,尿路感染是老年人发生菌血症的常见病因,国外的研究发现,社区和长期护理机构中70岁老年人细菌尿的总发生率分别是20%和50%,无症状细菌尿在老年人的发生率高,男性是15%~30%,女性是25%~50%。症状性尿路感染的发病率是每1000例居民每天0.1~2.4次,伴有发热的尿路感染的发生率每1000例无导尿管居民每天0.49~1.04次。

二、病　因

(一) 尿路感染的致病菌

细菌、病毒、真菌、衣原体和支原体等均可引起尿路感染,其中95%以上是革兰氏阴性杆菌所致。在细菌性尿路感染中,大肠埃希杆菌是老年人尿路感染最常见的致病菌,

75%~90%的是由大肠埃希杆菌引起,其他常见的革兰氏阴性杆菌还包括副大肠杆菌、变形杆菌、肺炎克雷伯杆菌、产气杆菌和铜绿假单胞杆菌。大约5%的尿路感染由革兰氏阳性细菌引起,主要是肠球菌和凝血酶阴性的葡萄球菌。大肠杆菌常见于无症状细菌尿、非复杂性尿路感染和首次发生的尿路感染。院内获得性尿路感染、复杂性尿路感染以及尿路器械检查后发生的尿路感染多为肠球菌、变形杆菌、克雷伯杆菌和铜绿假单胞杆菌。95%的患者由单一病原菌所致,混合性细菌感染少见,多种细菌感染见于留置导尿管、结石、先天性畸形和尿道存在瘘管(阴道和肠道瘘)。

真菌性尿路感染较少见,致病真菌多为假丝酵母菌(念珠菌)。真菌性尿路感染多发生在接受广谱抗生素治疗和留置导尿管的患者,特别在合并糖尿病、使用糖皮质激素或免疫抑制剂的情况下。沙眼衣原体尿路感染少见,发生于有不洁性交史的患者,临床表现为尿频、排尿不适等症状。病毒如麻疹病毒、腮腺炎病毒、柯萨奇病毒等均可引起尿路感染,但临床上罕见。因此,本章节主要讲授细菌性尿路感染。

(二) 发病机制

1. 上行性感染　大约95%的尿路感染由病原菌经尿道上行至膀胱、输尿管乃至肾盂引起感染。上行感染的根据是尿路感染的常见致病菌,大都是肠道内平时寄生的细菌;女性尿道口较接近肛门和阴道,易受粪便和阴道分泌物污染,当机体抵抗力降低或尿道黏膜损伤时,细菌得以入侵、繁殖。女性尿道短而宽,细菌易进入膀胱;由于长期使用抗生素,导致了肠道正常菌群发生改变,导致这些患者发生尿路感染的致病菌株也发生变化,如变形杆菌和绿脓假单胞杆菌的出现。

2. 血行性感染　血行性感染仅占尿路感染的3%以下。引起这类感染的致病菌通常不同于其他途径所致感染的致病菌,血行性感染的主要致病菌是金黄色葡萄球菌、沙门菌、铜绿假单胞杆菌和假丝酵母菌。肾血流量占心搏出量的20%~25%,败血症或菌血症时,循环血中的细菌容易到达肾皮质,如合并糖尿病、多囊肾、尿路梗阻和缺血性肾病等疾病时使肾组织的易感性和易损性增加。

3. 易感因素

(1)尿路梗阻:各种原因引起的尿路梗阻,如肾及输尿管结石、尿道狭窄、泌尿道肿瘤、前列腺肥大等均可引起尿液潴留,细菌容易繁殖而产生感染。是诱发尿路感染和尿路感染易于上行的重要原因。

（2）泌尿系统畸形或功能异常：如肾发育不全、多囊肾、海绵肾、蹄铁形肾、双肾盂或双输尿管畸形及巨大输尿管等，均易使膀胱的含菌尿易上行到肾盂，局部组织引流不畅，增加感染风险。

（3）尿道插管及器械检查：导尿、膀胱镜检查、泌尿系手术可引起尿道损伤，把前尿道的致病菌带入膀胱或上尿路而致感染。据统计，一次导尿后细菌尿的发生率为1%～2%；留置导尿4天以上，则细菌尿发生率为90%以上。

（4）机体抵抗力减弱：全身疾病如糖尿病、高血压、慢性肾脏疾病、慢性腹泻、长期使用肾上腺皮质激素等使机体抵抗力下降，尿路感染的发生率明显增高。

（5）由于器官衰老萎缩，排尿反射障碍，残留尿量增多，以及自身免疫功能低下和抵抗力降低，这是老年人尿路感染的主要原因之一。

三、临床表现

老年人尿路感染的临床表现多样化，从无症状的细菌尿，尿频尿急尿痛排尿困难的膀胱炎，到伴有高热、寒战、腰痛、甚至精神神经系统异常的急性肾盂肾炎。有以下常见的各种临床表现。

（一）急性膀胱炎

主要表现是膀胱刺激症状，即尿频、尿急、尿痛、白细胞尿，可有血尿，甚至肉眼血尿，下腹部不适，可有乏力，无全身明显的感染症状，少数患者有腰痛、低热。血白细胞计数一般不高。

（二）急性肾盂肾炎

主要表现为2组症状群：①尿路系统症状：包括尿频、尿急、尿痛等膀胱刺激征，腰痛和（或）下腹部痛、肋脊角及输尿管点压痛，肾区压痛和叩痛；②全身感染的症状：如寒战、发热、头痛、恶心、呕吐、食欲不振等，常伴有血白细胞计数升高、血沉和C反应蛋白增高。

（三）不典型尿路感染

老年人的基础疾病较多，尿路感染的症状可无特异性，表现为发热、精神不佳、反应迟钝加重、尿失禁加重以及恶心呕吐等，如果没有及时诊断和治疗，会造成菌血症、感染中毒性休克、肾衰竭以及死亡等。老年患者尿检异常并满足以下3个标准也可以诊断尿路感染：发热或寒战，排尿次数增加，新出现的腰痛或耻骨上方紧张，尿液性质的改变，功能性或精神状态的恶化，新出现的尿失禁或加重。

（四）无症状性细菌尿

指无尿路感染症状，偶有轻度不适、乏力，但多次尿细菌培养阳性，菌落计数≥10^5CFU/ml。本病多见于老年人和留置尿管的患者。在美国，大于65岁的老年人发生无症状细菌尿的比例可达20%～50%，但是发展成症状性尿路感染的老年人只是其中的小部分。留置导尿管的老年人普遍存在无症状细菌尿和脓尿。不同的年龄、性别和是否存在泌尿系统异常对无症状细菌尿的人群发病率有很大的影响。健康女性，细菌尿的发生率随着年龄而增加，从学生时代约1%到80岁时的大于20%。细菌尿在妊娠和非妊娠妇女发病率相同（2%～7%），细菌尿在糖尿病女性更常见，发病率在8%～14%，与糖尿病的病史和长期并发症有关，与血糖的控制无关。无症状细菌尿在健康的年轻男性少见，60岁以后由于存在前列腺肥大引起的尿道梗阻和排空异常，细菌尿的发生进行性增加，大于75岁的社区男性患者细菌尿的发生在6%～15%。不论男女，表现为尿道排空受损或存在尿道留置器械的慢性病患者均有较高细菌尿的发生率。短期经尿道留置尿管的患者发生细菌尿的比例是每天增加2%～7%。脊髓受损的患者，不论是通过括约肌切开或避孕套样导尿管导尿，无症状细菌尿的发生率均大于50%。血液透析患者无症状细菌尿的发生率接近28%。

（五）尿管相关性尿路感染

对于新留置导尿管的老年患者，导管相关的尿路感染定义为新出现的脓尿和细菌尿，多数4天内发生。尿管相关性尿路感染的主要症状和体征包括：新出现发热、寒战或发热、寒战加重，精神状态的改变和淡漠而没有其他明确的病因；腰痛、肋脊角压痛和急性血尿；盆腔不适；尿管拔除的患者，再次出现白细胞尿，尿急尿频，耻骨上疼痛或压痛；脊髓损伤的患者，痉挛增加、自主神经反射失调以及不适加重。

（六）复杂性的尿路感染

泌尿道有结构异常（尿道或膀胱颈梗阻、多囊肾、结石梗阻、导管及其他异物的存在）或功能异常（脊髓损伤、糖尿病或多发性硬化症所致的神经源性膀胱）、使患者对细菌侵入高度易感，而且引起感染的病原微生物比单纯性尿路感染更为广泛，并且这些细菌对抗生素的耐药性也较常见。复杂性尿路感染的临床表现比较顽固，常有持续性发热、寒战，明显单侧腰痛和压痛，可出现严重的并发症而危及生命。

四、辅助检查

（一）尿常规检查

每高倍视野下超过5个白细胞称为脓尿。急性尿路感染时除有脓尿外，常可发现白细胞管型、菌尿，有时可有镜下血尿或肉眼血尿。蛋白多数是阴性～微量，如有较多蛋白尿应注意有无肾小球受累。

（二）尿细菌学检查

是诊断尿路感染的关键，尿标本可取自清洁中段尿、导尿管导尿和膀胱穿刺尿。尿培养菌落计数≥10^5CFU/ml具有临床意义。现有大量事实证明，约90%革兰氏阴性细菌引起的尿路感染菌落计数≥10^5CFU/ml，仅有70%左右的革兰氏阳性菌引起的尿路感染菌落计数超过10^5CFU/ml，而另外20%～30%的患者其菌落计数仅有1000～10万/ml；男性患者中菌落计数≥10^3CFU/ml，单一细菌生长，也考虑细菌培养阳性。

菌落计数不高的原因有：①尿频尿急等刺激症状使尿液在膀胱内逗留的时间太短，不利于细菌的繁殖；②已用抗生素治疗；③有尿路梗阻（如结石并感染），菌尿排泄受限制；④病原体为厌氧菌，不能被常规培养基培养出来；⑤革兰氏阳性细菌分裂慢，菌落计数偏低。

（三）留置尿管的尿液收集

留置尿管的患者提取尿液标本应从尿袋中无菌收集。长期留置导尿管的患者其尿液中几乎总有细菌，可有2～5种不同的微生物。如果需要收集尿液标本，应该使用新的导尿管收集尿液，确保培养的结果是尿道的病原微生物而不是导尿管生物薄膜上吸附的微生物。这种方式收集的尿液有单一微生物生长且菌落计数≥10^3CFU/ml就可以诊断尿路感染。

（四）尿沉渣涂片镜检找细菌

用革兰氏染色或不染色检查，有研究报告尿路感染诊断的阳性率分别为 91.7% 和 86.9%。

（五）菌尿的化学检测方法

简便易行，有助于尿路感染的快速诊断。

硝酸盐还原法：基本原理为大肠杆菌等革兰氏阴性细菌可使尿内的硝酸盐还原为亚硝酸盐，大肠杆菌、副大肠杆菌感染 85% 阳性，变形杆菌半数阳性，球菌感染和结核菌感染为阴性。假阳性少见。

（六）感染的定位检查

尿路感染的定位检查法有以下几种：

1. 双侧输尿管插管法　是直接的定位方法。先留取首次尿标本，并做膀胱灭菌，然后通过膀胱镜插入输尿管导管，采尿做培养。优点是诊断准确性高，可区分哪一侧肾脏发生了感染。但是膀胱镜属损伤性检查，患者比较痛苦，操作复杂、费时，不作为临床的常规检查。

2. 膀胱冲洗后尿培养法　这种方法的主要缺点是不能区分肾脏感染是单侧还是双侧。与侵入性方法相比较，它具有易操作、安全、廉价且无须膀胱镜专业人员的帮助。这种方法是先留置导尿管，留取尿作 0 号标本；然后用 100ml 生理盐水加入抗生素（通常用新霉素）冲洗膀胱，再用 200ml 生理盐水冲洗膀胱，排空后收集最后几滴尿作 1 号标本；以后每隔 15min 分别收集 2～5 号标本。将 0～5 号标本进行细菌培养，结果判断如下：① 0 号标本菌落数 ≥ 10^5 CFU/ml，表明患者存在菌尿；② 1～5 号标本无菌，表明为下尿路感染；③ 2～5 号标本菌落数 > 100/ml，并超过 1 号标本菌落数的 10 倍，表明为上尿路感染。

3. 尿浓缩功能的测定　通过尿浓缩功能的测定来评价肾髓质的功能。急性或慢性肾小管间质的炎症常引起尿浓缩功能的减退，肾性菌尿与尿的浓缩功能下降有关，膀胱性菌尿与此无关。尿浓缩功能的恢复与感染是否根除有关。这种感染定位诊断方法的缺点是在膀胱感染、单侧肾脏及双侧肾脏感染患者之间，常有交叉重叠现象。

4. 尿酶检测　尿酶的检测可反映小管损伤，肾实质部位的感染可出现肾髓质炎症反应，因而尿酶增加。发现肾盂肾炎患者的尿 N-乙酰-β-D-葡萄糖胺酶（NAG 酶）明显高于下尿路感染者。

5. C 反应蛋白的检测　研究发现肾盂肾炎患者 C 反应蛋白水平持续升高，急性膀胱炎患者 C 反应蛋白水平正常。在其他各种炎症状态下，C 反应蛋白水平也可升高。

（七）影像学检查

主要是明确患者是否存在需外科处理的泌尿系统异常。这种检查对男性患者的诊断尤其重要。①大多数成年男性尿路感染患者存在泌尿道解剖的异常，最常见的是前列腺增生所致膀胱颈的梗阻。前列腺检查和排泄性尿路造影应考虑。②对首次或复发性尿路感染的女性患者，多数人认为可不行影像学检查。对治疗无效或治疗后很快复发、持续性血尿，可能有梗阻存在和持续炎症症状如夜间盗汗，虽然给予适当抗菌治疗仍有持续腰痛或下腹痛的患者可考虑行影像学检查。

（八）超声波检查

是目前应用最广泛、最简便的方法，能检查泌尿系统先天性畸形、多囊肾、肾动脉狭窄、结石、肾盂重度积水、肿瘤及前列腺疾病等。通过超声了解膀胱的残余尿。

五、诊断与鉴别诊断

（一）诊断

尿路感染的诊断包括以下 3 个方面：

1. 是否为尿路感染　尿常规是必做的项目。为了确诊尿路感染并指导治疗，尿培养和菌落计数是很重要的。当患者满足下列条件者，可确诊为尿路感染：①典型尿路感染症状＋脓尿（离心后尿沉渣镜检白细胞 > 5 个/HP）＋尿亚硝酸盐实验阳性；②尿路感染症状＋脓尿（离心后尿沉渣镜检白细胞 > 5 个/HP）＋清晨清洁中段尿细菌定量培养，菌落计数 ≥ 10^5/ml；③连续 2 次尿细菌计数 ≥ 10^5/ml，且两次的尿培养的细菌相同；④作膀胱穿刺尿培养，如细菌阳性（不论菌落多少）；⑤典型尿路感染症状＋治疗前清晨清洁中段尿离心尿沉渣革兰氏染色找细菌，细菌 > 1 个/油镜视野。尿培养细菌计数的诊断标准是 10^5/ml。但是，许多患者的细菌计数较低，包括半数的膀胱炎患者，并且多数患者有尿路刺激征。球菌的菌落计数即使低于 100/ml，诊断为尿路感染的敏感性和特异性分别为 94% 和 85%。

尿管相关性尿路感染的诊断定义为存在与尿路感染相匹配的症状和体征，不伴有其他感染，经导尿管留取标本，或拔除导尿管，耻骨上导尿管或安全套导尿管后 48 小时内留取的清洁中段尿的尿培养：细菌菌落计数 ≥ 10^3 CFU/ml（A 级）。

经尿道，耻骨联合上方留置尿管和间断导尿的尿管相关性无症状细菌尿定义为病人无与尿路感染相匹配症状，单次导尿的尿样本存在细菌菌落 ≥ 10^5 CFU/ml（A 级）。

使用避孕套导尿的男性尿管相关性无症状细菌尿的定义为病人无与尿路感染相匹配的临床症状，单次清洁避孕套收集的尿样本存在单一细菌 10^5 CFU/ml（A 级）。做尿液分析和培养时，如果有导尿管应在更换导尿管后留尿。

2. 是上尿路感染还是下尿路感染　上、下尿路感染的鉴别要点见表 14-1-1。

表 14-1-1　上下尿路感染的鉴别要点

	下尿路感染	上尿路感染
尿路刺激征	有	有或没有均可以
全身症状	不明显	明显
腰痛	不明显	明显
肾区叩击痛	无	有
尿白细胞管型	无	可有
尿浓缩功能减退	无	有
尿 NAG 酶	正常	升高

3. 是复杂性尿路感染还是非复杂性尿路感染　结合患者临床表现以及相关辅助检查如 B 超和影像学结果区分二者。

（二）鉴别诊断

1. 发热性疾病 当急性尿路感染发热等全身感染症状较突出，尿路局部症状不明显时，易与发热性疾病混淆，如流感、疟疾、败血症、伤寒等，约占误诊病例的 40%。但如能详细询问病史，注意尿路感染的局部症状，并作尿沉渣和细菌学检查，鉴别诊断不难。

2. 腹部器官炎症 有些患者可无尿路感染的局部症状，表现为腹痛、恶心、呕吐、发热、白细胞数增高等，易误诊为急性胃肠炎、阑尾炎、女性附件炎等，通过详细询问病史，及时作尿常规和尿细菌学检查，则可鉴别。

3. 尿道综合征 有尿路刺激症状，而无脓尿及细菌尿的患者，需要除外尿路结核菌、真菌、厌氧菌、衣原体、支原体等感染。其病因尚不明了，可能与尿路局部刺激或过敏有关，如外用避孕药或工具、洗浴液、除臭喷雾剂等；亦有人认为可能是尿路动力学功能异常，特别是逼尿肌和括约肌的共济失调；还有人认为某些下尿路的非特异性炎症疾病也可引起。

4. 肾结核 有些尿路感染以血尿为主要表现，膀胱刺激征明显，易误诊为肾结核。但肾结核时膀胱刺激征更突出；晨尿结核菌培养可阳性，而普通细菌培养阴性，尿沉渣可找到抗酸杆菌，静脉肾盂造影可发现肾结核 X 线征，部分患者可有肺、生殖器等肾外结核病灶等有助鉴别诊断。

5. 慢性肾小球肾炎 肾盂肾炎的尿蛋白量一般在 1～2g/d 以下，若＞3g 则多属肾小球病变。但本病与隐匿性肾炎较难鉴别，后者尿常规中有较多红细胞，而肾盂肾炎则以白细胞为主。此外，尿培养、长期观察患者有无低热、尿频等症状亦有助鉴别。

6. 前列腺炎 50 岁以上的男性，常表现为尿频、尿痛、尿液检查有脓细胞，急性前列腺炎除畏寒、发热、血白细胞总数升高外，可有腰骶部和会阴部疼痛，慢性前列腺炎除尿检异常外临床症状多不明显。可通过前列腺液检查和前列腺 B 超，有助于鉴别诊断。

7. 小管间质性肾炎 各种小管间质性肾炎，如感染性小管间质性肾炎和过敏性小管间质性肾炎、非甾体类抗炎药物相关肾病、重金属中毒性肾病、放射性肾炎、反流性肾病等，均可引起白细胞尿，但属于无菌性脓尿，细菌培养阴性。仔细询问病史，尿常规检查和尿培养有助于诊断。

六、病程经过和预后

急性非复杂性尿路感染使用抗生素治疗后，大多数患者可以治愈。即使是复发的非复杂性尿路感染，预后也较好，发展为肾衰竭的患者少见。

复杂性尿路感染的临床治愈率低，容易复发，除非能去除易感因素，否则难以治愈。严重的肾盂肾炎多见于复杂性尿路感染，尤其是尿路梗阻者。部分患者可并发急性肾乳头坏死、急性肾衰竭、革兰氏阴性细菌败血症等。感染的病灶穿破肾包膜可引起肾周脓肿或并发肾盂积脓。

七、治 疗

治疗尿路感染的目的是预防或治疗全身败血症，减轻症状，消除尿路病原体，预防长期并发症，应做到费用较低，副作用最小，耐药菌群最少。常见尿路感染的治疗如下。

（一）女性非复杂性急性尿路感染

1. 急性膀胱炎的治疗方案 建议采用 3 日疗法，即口服磺胺甲噁唑（每片含磺胺甲噁唑 400mg，含甲氧苄啶 80mg），每次 2 片，每日 2 次；喹诺酮类，氧氟沙星，每次 0.2g，每日 2 次；或环丙沙星，每次 0.25g，每日 2 次；或者左旋氧氟沙星，每次 0.4g，每日 1 次，连续服用 3 日（A 级）；喹诺酮类药物在急性膀胱炎时可以作为抗生素治疗的首选替代治疗（A 级）。3 日疗法好于单剂量疗法（A 级）。致病菌对磺胺甲噁唑耐药率高达 20% 的地区，可采用呋喃妥因治疗，每次 100mg，每日 2 次，连续服用 5 天（A 级）。甲氧苄氨嘧啶 100mg，1 天 2 次，连续 3 天，与磺胺甲噁唑的治疗效果等效，被推荐使用（A 级）。由于耐药性和脏器损害少见，可选择匹美西林（400mg，3～7 天）。当以上药物不能使用时，可选择使用内酰胺类抗生素包括阿莫西林-克拉维酸、头孢地尼、头孢克洛和头孢泊肟酯，疗程 3～7 天（B 级）。与其他抗生素比较，B 内酰胺类的作用稍差且不良反应较多（B 级）。阿莫西林和氨苄西林不作为常规传统的治疗（A 级）。

2. 急性肾盂肾炎治疗方案 怀疑患有肾盂肾炎的患者，应进行尿培养和药敏检查，先经验性治疗，以后根据药敏的结果适当调整。建议抗生素治疗 7～14 天。口服环丙沙星（500mg，2 次每日）治疗 7 天，适用于尿病原菌对氟喹诺酮耐药不超过 10% 且不需要住院人群（A 级）；如果开始是静脉用药，长效抗生素（如 1g 的头孢曲松钠或氨基苷类的联合剂量）可作为喹诺酮的替代选择（B 级）；如果喹诺酮药物的耐药超过了 10%，推荐使用长效抗生素如 1g 的头孢曲松钠和氨基苷类（B 级）。与其他肾盂肾炎的抗生素治疗比较，口服内酰胺类抗生素的作用欠佳，推荐使用长效的静脉用抗生素如 1g 的头孢曲松钠或氨基苷类 24 小时的联合剂量（B 级）。指南仍推荐 β 内酰胺类抗生素治疗肾盂肾炎的疗程是 10～14 天。需要住院的女性肾盂肾炎患者应该静脉使用抗生素如氟喹诺酮；氨基苷类抗生素联合或不联合氨苄西林；广谱的头孢菌素或广谱的青霉素连用或不连用氨基苷类抗生素；药物的选择以当地的细菌耐药数据和药敏结果为基础。

（二）复杂性急性肾盂肾炎

由于存在各种基础疾病，复杂性急性肾盂肾炎易出现肾脏皮髓质脓肿、肾周脓肿及肾乳头坏死等严重并发症，这类患者需要住院治疗。首先应该及时有效控制糖尿病、尿路梗阻的疾病疾病，必要时需要与泌尿外科等相关专业医生共同治疗，单纯使用抗生素治疗很难治愈本病。其次，根据经验静脉使用广谱抗生素。例如，哌拉西林/他唑巴坦，每次 3.375g，每 6 小时一次；替卡西林/克拉维酸钾，每次 1g，每 6 小时 1 次；第四代头孢类抗生素头孢吡肟，每次 1g，每 12 小时 1 次；美罗培南，每次 1g，每 8 小时 1 次；亚胺培南，每次 0.5g，每 6 小时 1 次。在用药期间，应及时根据病情变化或细菌药物敏感试验结果调整治疗方案，部分患者还需联合用药，疗程至少为 10～14 天。

（三）男性尿路感染

高质量治疗男性细菌性尿路感染的研究证据不多。男性尿路感染至少 50% 是复发性尿路感染和超过 90% 有发热的尿路感染累及前列腺，这会导致某些并发症如前列腺脓肿和慢性细菌性前列腺炎。所有男性膀胱炎患者均应除外前列腺炎。目前常规的方案推荐 2 周的抗生素治疗,对前列腺炎同样有效。由于喹诺酮比呋喃妥因、头孢菌素具有穿透前列腺液的作用,作为男性尿路感染的首选。对于非复杂性急性膀胱炎可口服磺胺甲噁唑或喹诺酮类药物治疗,剂量同女性患者,但是疗程需要 7 天。对于复杂性急性膀胱炎的患者可口服环丙沙星,每次 500mg,每日 2 次,或左旋氧氟沙星,每次 250~500mg,每日一次,连续治疗 7~14 天。可选择的其他的药物包括甲氧卞氨嘧啶、阿莫西林克拉维酸钾等药。

(四)无症状细菌尿

对于绝经前女性(A 级)、非妊娠患者(A 级)、糖尿病患者(A 级)、老年人(大于 65 岁的老年患者)(A 级)、脊髓损伤(A 级)及留置导尿管(A 级)的无症状细菌尿的患者不需要治疗。治疗无症状的细菌尿不能降低死亡率或不能明显减少症状的发生。抗生素的治疗明显地增加耐药菌株的出现和不良事件的风险,如皮疹和胃肠道症状。但是,对于经尿道行前列腺手术(A 级)或其他可能导致尿道黏膜出血的泌尿外科手术或检查(A 级)的无症状细菌尿患者,应根据细菌培养结果采取敏感抗生素治疗。

(五)尿管相关性尿路感染

首先必须减少不必要的留置尿管。尿管相关性无症状细菌尿不需要使用抗生素治疗(A 级)。对于尿管相关性尿路感染症状迅速缓解的患者抗生素的推荐治疗疗程是 7 天(A 级)。对于反应较慢的患者,不管患者是否还有尿管留置,推荐疗程是 10~14 天(A 级)。对于尿管相关性尿路感染症状不严重的患者,5 天左旋氧氟沙星的治疗方案也可以考虑(B 级)。但是对于其他的氟喹诺酮药物没有这样的推荐。对于尿管拔除后发生的尿管相关性尿路感染,如没有上尿路感染症状且年龄小于 65 岁的女性患者,可以考虑 3 天的抗生素治疗方案(B 级)。

(六)尿路感染再发的预防

1. 一般措施 多饮水,每天液体入量最好在 2000ml 以上,每 2~3 小时排尿一次。尽量避免尿路器械的使用。研究显示蔓越橘汁能够阻止大肠埃希菌黏附在尿路上皮细胞上,有助于预防尿路感染。

2. 抗生素预防 对于复发性尿路感染的女性患者,推荐使用抗生素预防治疗(A 级)。疗程 6~12 月。必须在原有尿路感染痊愈后(停药 1~2 周后复查尿培养阴性)方可采用,并根据以往的药敏实验结果及药物过敏史选择抗生素。

3. 绝经女性患者的预防 阴道局部应用雌激素软膏可以恢复阴道局部环境,减少尿路感染的复发机会(A 级)。萎缩性阴道炎会使一些妇女易感尿路感染。雌激素能促进乳酸菌在阴道的定植,降低阴道的 pH,预防肠道细菌的定植。阴道雌激素霜安全,能改善与萎缩性阴道炎有关的泌尿生殖系统的不适。

4. 对于频繁尿路感染再发的患者应详细检查其泌尿系统有无解剖畸形、基础病变(如结石、多囊肾、髓质海绵肾等)及整体免疫系统异常。

(杨继红)

▶ 参考文献 ◀

1. 王海燕.肾脏病学//黄锋先,余学清.尿路感染.第 3 版.北京:人民卫生出版社,2009:1246-1280.
2. Nicolle LE. Asymptomatic bacteriuria in the elderly. Infect Dis Clin North Am,1997,11:647-662.
3. Hooton TM. Urinary Tract Infection on Adult//Feehally J,Floege J,Johnson RJ. Comprehensive Clinical Nephrology. 3rd ed. Philadephia:Mosby Elsevier,2007:603-614.
4. Daniel K. Geriatric Urologic Emergencies. Top Emerg Med,2001,3(23):61-67.
5. Moran D. Infections in the Elderly. Top Emerg Med,2003,2(25):174-181.
6. Nicolle LE. Urinary tract infection in geriatric and institutionalized patients. Current Opinion in Urology,2002,12:51-55.
7. Ackermann RJ, Monroe PW. Bacteremic urinary tract infection in older people. J Am Geriatr Soc, 1996, 44:927-933.
8. Zilkoski MW,Smucker DR,Mayhew HE. Urinary tract infections in elderly pateints. Postgrad Med J,1998,84(3):191-206.
9. Nicolle LE. Urinary tract infections in long-term care facility residents. Clin InfectDis,2000,31:757-761.
10. Lifshitz E,Kramer L. Outpatients urine culture. Arch Intern Med,2000,160:2537.
11. Warren JW. Catheter associated bacteriuria. Clin Geriatr Med,1992,8:805-819.
12. Rubin RH. Mycotic infection//Dale DC. The scientific American Textbook of Medicine. New York:Scientific American,2000:1-5.
13. Nicolle LE. Urinary tract infection in long-term-care facility residents. Clin Infect Dis,2000,31:757-761.
14. Barbara A. Goldrick Infection in the Older Adult Long-term care poses particular risk. Infection in the Older Adult Long-term care poses particular risk. AJN,2005,6(105):31-33.
15. Mendeson G,Granot E,Wilkovsky L,et al. Low Clinical Significance of Bacteriuria in Institutionalized Elderly With Fever. Infect Dis Clin Pract,2005,13:17-19.
16. Nicolle LE, Bradley S, Colgan Richard, et al. Infectious Diseases Society of America Guidelines for the Diagnosis and Treatment of Asymptomatic Bacteriuria in Adults. Clinical Infectious Diseases,2005,40:643-654.
17. Stamm WS. Catheter-associated urinary tract infections:epidemiology,pathogenesis and prevention. Am J Med,1991,91(Suppl B):65S-71S.
18. Zhanel G, Harding GKM,Nicolle LE. Asymptomatic bacteriuria in diabetics. Rev Infect Dis,1991,13:150-154.
19. Lipsky B. Urinary tract infections in men:epidemiology,pathophysiology, diagnosis, and treatment. Ann Intern Med,1989,110:138-150.

20. Nicolle LE. Asymptomatic bacteriuria in the elderly. Infect Dis Clin North Am,1997,11:647-662.

21. Nicolle LE. Asymptomatic bacteriuria：when to screen and when to treat. Infect Dis Clin North Am,2003,17：367-394.

22. Garibaldi RA,Burke JP,Dickman ML,et al. Factors predisposing to bacteriuria during indwelling urethral catheterization. N Engl J Med,1974,291:215-219.

23. Bakke A,Digranes A. Bacteriuria in patients treated with clean, intermittent catheterization. Scand J Infect Dis,1991,23:577-582.

24. Waites KB,Canupp KC,DeVivo MJ. Epidemiology and risk factors for urinary tract infection following spinal cord injury. Arch Phys Med Rehabil,1993,74:691-695.

25. Chaudhry A,Stone WJ,Breyer JA. Occurrence of pyuria and bacteriuria in asymptomatic hemodialysis patients. Am J Kid Dis,1993,21:180-183.

26. Hooton TM,Bradley SF,Cardenas DD,et al. Diagnosis,Prevention,and Treatment of Catheter-Associated Urinary Tract Infection in Adults：2009 International Clinical Practice Guidelines from the Infectious Diseases Society of America. Clinical Infectious Diseases,2010,50:625-663.

27. Foxman B. Recurring urinary tract infection：incidence and risk factors. Am J Public Health,1990,80:331-333.

28. Vigano A,Assael BM,Dalla Villa A,et al. N-acetal-B-D glucosaminidase(NAG) and NAG isoenzymes in childen with upper and lower urinary tract infections. Clin Chim Acta,1984,64:201.

29. 王海燕.肾脏病一次概览//周福德.尿路感染.北京:北京大学医学出版社,2010:232-238.

30. Grover ML,Bracamonte JD,Kanodra,et al. Assessing adherence to evidence-based guidelines for the diagnosis and management of uncomplicated urinary tract infection. Mayo Clin Proc,2007,82:181.

31. Gupta K, Hooton TM, Naber KG, et al. International Clinical Practice Guidelines for the Treatment of Acute Uncomplicated Cystitis and Pyelonephritis in Women：A 2010 Update by the Infectious Diseases Society of America and the European Society for Microbiology and Infectious Diseases Clinical Infectious Diseases,2011,52(5):e103-e120.

32. Scottish Intercollegiate Guidelines Network Management of suspected bacterial urinary tract infection in adults A national clinical guideline. 2006.

33. Barbara WT. Management of catheter-associated urinary tract infection. Current Opinion in Infectious Diseases,2010,23:76-82.

34. High KP,Bradley SF,Gravenstein S,et al. Clinical Practice Guideline for the Evaluation of Fever and Infection in Older Adult Residents of Long-Term Care Facilities：2008 Update by the Infectious Diseases Society of America. Clinical Infectious Diseases,2009,48:149-171.

35. Lynch DM. Craberry for prevention of urinary tract infection. American Family Physician，2004，7091：2175-2177.

36. Wagenlehnera FME,Weidnera W,Naber KG. An update on uncomplicated urinary tract infections in women. Current Opinion in Urology,2009,19:368-374.

37. Raz R. Postmenopausal women with recurrent UTI. Int J Antimicrob Agents,2001,17:269-271.

第二节 泌尿系结石

结石病是现代社会最常见的疾病之一,随着全球饮食文化的西化,结石发病率有升高的趋势,泌尿系结石形成的部位已经从下尿路转向上尿路。随着全球人口老龄化的进程,心脑血管疾病和前列腺增生、骨质疏松等老年病的发生率升高,主动和被动的运动减少,下尿路结石作为相关的并发症也越来越多。考虑到泌尿系结石的高复发率,有必要了解尿路结石病的病因、流行病学和发病机制,开展有效的医学措施来预防结石的复发。

一、流行病学资料

按原发部位分为原发肾的上尿路结石和原发膀胱的下尿路结石。上尿路结石包括肾和输尿管结石,下尿路结石包括膀胱结石和尿道结石。肾结石的患病率估计在1%～15%,因年龄、性别、种族和地理位置等差异有所不同。我国泌尿系结石发病率为1%～5%,南方高达5%～10%;年新发病率约为150～200/10万人,其中25%的患者需住院治疗。近年来,我国泌尿系结石的发病率有增加趋势,是世界上3大结石高发区之一。30～50岁为高发;女性结石病发病率低,可能与雌激素有防止结石形成的作用有关;炎热、干旱地区结石病患病率高。暴露于热源和脱水也是结石病的危险因素。另外不健康的饮食习惯、长期久坐、肥胖和体重增加都使结石形成的危险性增加。

二、病因学

结石形成的理化过程复杂。首先是成石盐过饱和,然后溶解的离子或分子从溶液中析出,形成晶体,晶体核一旦形成,可能随即排出或停留在泌尿系统各附着部位继续生长和聚集,最终导致结石形成。结石形成与全身的代谢异常、局部泌尿系统的异常和药物密切相关。全身代谢异常的相关疾病情况见表14-2-1。

表 14-2-1 全身代谢异常的相关疾病

疾病	代谢/环境缺陷
吸收性高钙尿症	
Ⅰ型	胃肠钙吸收增加
Ⅱ型	胃肠钙吸收增加
肾磷酸盐漏	肾磷吸收受损
肾性高钙尿症	肾钙重吸收受损

续表

疾病	代谢/环境缺陷
重吸收性高钙尿症	原发性甲旁亢
高尿酸尿性含钙肾石病	饮食嘌呤过多，尿酸过多生产
低枸橼酸尿性含钙肾石病	
单独的	特发性
慢性腹泻综合征	胃肠碱流失
远端肾小管酸中毒	肾酸排泄受损
噻嗪药导致的	低血钾
高草酸尿性含钙肾石病	
原发性高草酸尿症	草酸过多生产
饮食性高草酸尿症	饮食草酸增多
肠源性高草酸尿症	小肠草酸吸收增加
低尿镁性含钙肾石病	小肠镁吸收降低
痛风体质	低尿 pH
胱氨酸尿症	肾胱氨酸重吸收受损

(Wein，Kavoussi，Novick，ea al. 坎贝尔-沃尔什泌尿外科学. 第9版. 郭应禄，周立群，译. 北京：北京大学医学出版社，2009：1451)

局部的尿路梗阻、感染和尿路中存在异物是诱发结石形成的主要局部因素，其中，肾盂输尿管连接部狭窄、膀胱颈部狭窄、海绵肾、肾输尿管畸形、输尿管口膨出、肾盏憩室和马蹄肾等是常见的机械梗阻性疾病。神经源性膀胱和先天性巨输尿管则属于动力梗阻性疾病。两者可以造成尿液的滞留，促进结石的形成。药物引起的肾结石占所有结石的1%~2%，分为2大类：一类为尿液的浓度高而溶解度比较低的药物，包括氨苯蝶啶、治疗HIV感染的药物（如茚地那韦）、硅酸镁和磺胺类药物等，这些药物本身就是结石的成分；另一类为能够诱发结石形成的药物，包括乙酰唑胺，维生素D、维生素C和皮质激素等。

三、临床表现

结石所处的部位不同，肾盏、肾盂、输尿管、膀胱、尿道，临床表现也各不相同。结石主要的影响是造成泌尿系统的梗阻和感染。处于肾盏内的小结石可能不引起任何症状，当进入肾盂内，可能引起腰部不适和肾区疼痛。结石进入输尿管，则可能产生肾绞痛，向下腹部和会阴放射。如果结石嵌顿于输尿管，则造成患侧肾积水，以肾区或上腹部胀痛为表现，有时仅表现为腹胀和食欲减退。经输尿管排入膀胱的结石，如果无膀胱出口梗阻情况，多数能自行排出结石。在排

石过程中，可能有尿频、尿急、尿痛的刺激症状，也可能出现排尿中断伴阴茎龟头放射痛的典型表现。而因为前列腺增生引起的膀胱结石，则表现为储尿期耻骨上疼痛，运动时加重，排尿期尿线中断和排尿末期疼痛，还经常伴有泌尿系感染和终末血尿，后者也多见于神经源性膀胱引起的结石。尿道结石绝大多数为继发性结石，后尿道结石常表现为排尿困难、尿不尽和尿痛等症状，前尿道结石除上述表现外，还可沿尿道摸到结石硬块。另外肾结石合并有肾盂肾炎的女性患者，常表现为泌尿系感染迁延不愈，经常出现患侧腰痛和发热的情况；如伴有肾积脓，发作期可出现持续高热，迁延期存在消瘦、贫血等恶病异质等表现。

四、诊　断

具有泌尿系结石临床症状的患者首先要做影像学检查，以明确尿路结石病的诊断。之后的血液分析、尿液分析等实验室检查对于结石的病因确诊和治疗有一定帮助。结石分析对预防结石复发有重要的价值。

中国泌尿外科疾病诊疗指南推荐B超、尿路平片（KUB平片）、静脉尿路造影（IVU）等检查，可选择的检查包括CT扫描、逆行或经皮肾穿刺造影、磁共振水成像（MRU）和放射性核素。对于急性肾绞痛症状的患者，CT扫描因为对结石诊断的敏感性比尿路平片及静脉尿路造影高，被认为是推荐的检查项目。通过上述影像学检查，结石的大小、部位是否引起尿路梗阻都能做出明确的诊断，为是否需要外科干预提供依据。

五、治　疗

临床治疗的目的是最大限度地去除结石，控制尿路感染和保护肾功能。

单纯的药物排石一般针对结石直径小于0.6cm，结石表面光滑，下尿路无梗阻，结石未引起尿路完全梗阻，且留滞于局部小于2周。药物排石也可作为外科腔内治疗结石的辅助治疗。对结石引起的肾绞痛，采用的药物治疗有非甾体类镇痛抗炎药物：常用药物有双氯芬酸钠（扶他林），50mg，可口服或肛塞；吲哚美辛（消炎痛）25mg，口服。阿片类镇痛药：常用药物有氢吗啡酮（5~10mg，im）、哌替啶（50~100mg，im）、布桂嗪（50~100rng，im）和曲马朵（100mg，im）等。解痉药：①M型胆碱受体阻断剂，如654-2，10~20mg，im；②黄体酮20mg，im；③钙离子阻滞剂，硝苯地平10mg口服，每日3次；④α受体阻滞剂（坦索罗辛0.4mg，Qn）。

对于肾、输尿管的结石常用的外科治疗包括体外冲击波碎石治疗（ESWL）、经皮肾镜取石术（PCNL）、输尿管镜取石术（USR）、腹腔镜取石术和开放手术等。对于膀胱、尿道结石推荐经尿道激光和气弹碎石术，也可选择经尿道机械碎石、超声碎石或液电碎石。长期嵌顿的前尿道结石可能需要尿道外切开术。见于女性尿道憩室的结石，应行憩室切除和修补术。

对于复杂性肾结石（指结石反复复发、有或无肾内残石和特别的危险因素）的患者应采取辅助性内科治疗，简单处理的程序见表14-2-2。

表 14-2-2　复杂性肾结石处理程序

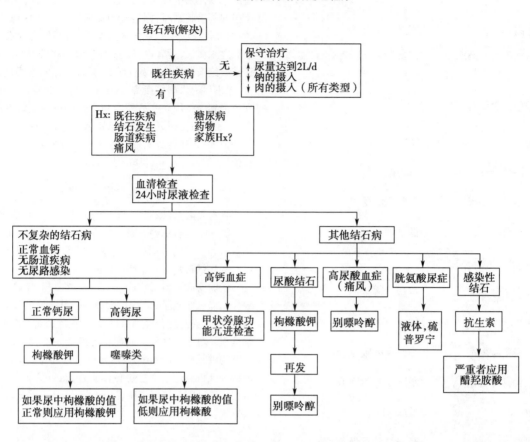

(Wein,Kavoussi,Novick,ea al. 坎贝尔-沃尔什泌尿外科学.9 版. 郭应禄,周立群,译. 北京:北京大学医学出版社,2009:1496)

六、注意事项

双侧上尿路同时存在结石约占结石患者的 15%。双侧上尿路结石的处理原则:①双侧输尿管结石,如果总肾功能正常或处于肾功能不全代偿期,先处理梗阻严重一侧的结石;如果肾功能处于氮质血症或尿毒症期,先治疗肾功能较好一侧的结石。②双侧输尿管结石的客观情况相似,先处理主观症状较重或技术上容易处理的一侧结石。③一侧输尿管结石,另一侧肾结石,先处理输尿管结石。④双侧肾结石,一般先治疗容易处理且安全的一侧,如果肾功能处于氮质血症或尿毒症期,梗阻严重,建议先行经皮肾穿刺造瘘。⑤孤立肾上尿路结石或双侧上尿路结石致急性梗阻性无尿,只要患者情况许可,应及时外科处理,如不能耐受手术,应积极试行输尿管逆行插管或经皮肾穿刺造瘘术。⑥对于肾功能处于尿毒症期,并有水电解质和酸碱平衡紊乱的患者,建议先行血液透析,尽快纠正其内环境的紊乱,待病情稳定后再处理结石。

七、尿路结石的预防

初发的结石患者 10 年内的复发率约 50%,且在结石初发后的最初几年复发危险较高,因此需要预防尿路结石的复发。

1. 含钙结石的预防　增加液体摄入量,推荐每天液体摄入量在 3000ml 以上,这是各类结石的预防措施之一;改变生活习惯,调整饮食结构,保持合适的体质指数,适当的体力活动,保持营养平衡,增加富含枸橼酸钾的水果摄入是预防含钙结石复发的重要措施。

2. 尿酸结石的预防　增加尿量,提高尿液的 pH,减少尿酸的形成和排泄。必要时,口服别嘌醇 300mg/d,减少尿酸的形成。

3. 感染结石的预防　推荐低钙、低磷的饮食。对于尿素酶细菌感染导致的磷酸镁铵和碳酸磷灰石结石,推荐根据药敏结果应用抗生素预防感染,并尽可能用手术方法清除结石。胱氨酸结石的预防:大量饮水以增加胱氨酸的溶解度,可以服枸橼酸钾钠 1~2g,3 次/日,碱化尿液,使尿 pH 达7.5 以上。

(金　滨　王建业)

▶▶ 参考文献 ◀◀

1. 邓耀良,叶章群,李虹. 泌尿系结石临床诊断治疗学. 北京:人民卫生出版社,2009:124-145.

2. Alan J. Wein. Campbell-Walsh Urology. 9th ed. Louis R. Kavoussi:Saunders,2007.

3. 那彦群,孙光. 中国泌尿外科疾病诊断治疗指南手册. 北京:人民卫生出版社,2009:123.

4. 高健刚,夏溟. 上尿路结石治疗方法的选择及进展. 中华泌尿外科杂志,2006,27(6):429-431.

5. Kang DE, Maloney MM, Haleblian GE, et al. Effect of medical management on recurrent stone formation following percutaneous nephrolithotomy, 2007, 177（5）: 1785-1788.

6. 刘立宇,汤玲,陈合群,等.710例泌尿系结石成份分析与饮食预防.实用预防医学,2006,6(13):594-595.

7. Meissner A, Mamoulakis C, Laube N. Urinary tract infections and Urolithiasis. Urologe A,2010,49(5):623-628.

第三节 良性前列腺增生

一、概　述

良性前列腺增生是一种老年男性的常见病,它通常包含了三方面的内容:组织学前列腺增生以及前列腺腺体的增大;膀胱出口梗阻;下尿路症状。通常同时具有这三方面才是有临床意义的良性前列腺增生。良性前列腺增生的定义在过去的十年中发生了多次变化,现在仍没有一个可以采用的标准。由于目前没有世界公认的良性前列腺增生流行病学定义,所以其患病率是根据组织学标准(尸检患病率)或临床标准(临床患病率)计算出来的。该病确切的病因目前还不得而知,年龄是一个明确的影响因素,此外宗教、社会经济因素、性生活、高血压、吸烟、肝硬化、体质指数等都与该病的发生相关。

组织学前列腺增生是指前列腺移行带平滑肌和上皮细胞增生。组织学前列腺增生一般从40岁开始出现,患病率随着年龄的增高而增加,90岁后达到顶峰,患病率高达88%。不同人种或不同地区间年龄特异的尸检组织学前列腺增生患病率非常相似。

良性前列腺增生患者通常是因为下尿路症状而就诊的。关于症状的评估通常是采用国际前列腺症状评分进行评价,总分是从0分到35分,0～7分为轻度症状,8～19分为中度症状,20～35分为重度症状。这种方法在全球得到了广泛的应用,在研究中显示随着年龄增长症状评分呈明显增加的趋势。

前列腺体积可以通过直肠指诊评估,但更准确的方法是前列腺B超检查。研究显示前列腺的体积会随着年龄的增长而进展。平均前列腺体积由30岁的大约25ml增加到70岁时的35～45ml,而移行带体积则从15ml增至25ml。

尿动力学检查中的压力流率测定是评估膀胱出口梗阻最为准确的研究,而无插管的尿流率检查最多对梗阻存在的可能性提供间接的依据。遗憾的是至今也没有一个有意义的压力流率的数据库。一般认为,最大尿流率小于10ml/s高度提示梗阻可能,而最大尿流率大于15ml/s提示梗阻可能性很小。

虽然良性前列腺增生一般不会威胁生命,但其对患者生活质量的影响同样是不容忽视的。一个大型社区研究显示:大多数良性前列腺增生患者寻求治疗最重要的动机是症状的困扰。而这也是评估疾病严重程度和决定何时治疗的重要因素。

前列腺增生的自然进程的评估包括下尿路症状的变化和相关并发症的出现。一般情况下症状随着年龄的增加而加重。而良性前列腺增生的并发症主要包括:尿潴留、肾功能不全(上尿路梗阻引起)、尿路感染、血尿、膀胱结石。

关于症状方面,在MTOPS研究中显示,安慰剂组中有14%的患者在随访4.6年中IPSS评分升高4分,其出现几率为每3.6/100人/年,而非那雄胺长期疗效和安全性研究(PLESS)安慰剂组也有类似的发病率。

尿潴留在PLESS研究安慰剂组中发生率1.8/(100人·年),而在MTOPS研究安慰剂组中发生率0.6/(100人·年),4年累计发生率为2%。在这两项大型研究中没有提到肾功能不全的问题,这可能是因为那些有严重的潜在肾功能不全的患者已经在研究入组时被排除。

泌尿系感染一般不是良性前列腺增生直接引起的,主要是因为膀胱排空障碍导致大量残余尿而引起的,持续或反复的泌尿系感染也是手术治疗的指征。此外,持续的血尿也是手术治疗指征,虽然关于此方面的文献不多,但一项研究显示其发生率达2.5%。

二、良性前列腺增生的评估

(一) 下尿路症状

下尿路症状(lower urinary tract symptoms,LUTS)是对患者生活造成困扰的一系列排尿不适症状组成的症候群。LUTS症状可分为三类,分别为储尿期症状、排尿期症状以及排尿后症状(表14-3-1),其中排尿期症状又称为梗阻性症状,储尿期症状又称为刺激性症状。

表 14-3-1　LUTS 症状分类

分类	症状
排尿期症状	尿线细
	尿分叉
	排尿等待
	排尿费力
	排尿中断
	排尿困难
储尿期症状	夜尿增多
	尿频
	尿急
排尿后症状	排尿不尽感
	尿后滴沥

LUTS症状最早是由Abrams在1994年建议提出的,目的在于替代当时的前列腺综合征(prostatism)、刺激性症状、梗阻性症状等易混淆的概念。LUTS症状并不是良性前列腺增生特有的症状,表现有LUTS症状的患者并不一定患有良性前列腺增生。前列腺炎、膀胱炎、膀胱过度活动症、尿道狭窄以及前列腺癌等都可以表现为LUTS症状。

LUTS症状的评估目前主要依靠国际前列腺症状评分表（international prostatic symptoms score, I-PSS）（表14-3-2）。依据I-PSS评分将LUTS症状分为轻、中、重三度。0～7分为轻度症状,8～19分为中度症状,20～35分为重度症状。临床中IPSS评分经常同生活质量评分（quality of life,QOL）（表14-3-3）一起使用,QOL评分侧重于患者忍受下尿路症状的程度，又称为困扰评分。良性前列腺增生患者的 I-PSS 评分随患者年龄增长而增加，年平均增幅为 0.29～2 分不等。I-PSS 评分对预测良性前列腺增生临床进展有一定的价值，I-PSS>7 分的患者发生急性尿潴留的风险是 I-PSS<7 分患者的 4 倍。

表 14-3-2　国际前列腺症状评分表

在最近一个月内，您是否有以下症状	在五次中						症状评分
	无	少于一次	少于半数	大约半数	多于半数	几乎每次	
是否经常有尿不尽感	0	1	2	3	4	5	
两次排尿间是否经常小于 2 小时	0	1	2	3	4	5	
是否曾经有间断性排尿	0	1	2	3	4	5	
是否有排尿不能等待的现象	0	1	2	3	4	5	
是否有尿线变细现象	0	1	2	3	4	5	
是否需要用力及使劲才能开始排尿	0	1	2	3	4	5	
从入睡到早起一般需要起来排尿几次	0	1	2	3	4	5	
症状总评分＝							

表 14-3-3　生活质量评分表

	高兴	满意	大致满意	还可以	不太满意	苦恼	很糟
如果在您今后的生活中始终伴有现在的排尿症状,您认为如何?	0	1	2	3	4	5	6

Ⅰ-PSS 评分表中列出了良性前列腺增生常见的症状，但在临床工作中，还需向患者询问并关注以下内容：

与良性前列腺增生相关的既往史：包括糖尿病、骨盆骨折、尿道狭窄、脊椎损伤史，尿道或膀胱颈手术史，以及神经系统病史（帕金森病或脑血管意外史）。

与前列腺增生相关的服药史：包括服用良性前列腺增生药物史以及服用其他影响排尿的药物历史。例如影响膀胱收缩的抗胆碱药物（如：阿托品，山莨菪碱）或增加膀胱出口阻力的肾上腺素受体激动剂（如：间羟异丙肾上腺素）等。

其他相关症状：包括血尿，排尿疼痛，腰腹部疼痛等症状。

这些病史和症状会帮助医生对良性前列腺增生进行诊断和鉴别诊断，也能帮助医生对良性前列腺增生进行评估和制订治疗方案。

（二）体格检查

腹部触诊应注意能否触及充盈的膀胱。叩诊需要注意在耻骨上区能否叩到浊音，一般膀胱内尿液>400ml 时，可在耻骨上区叩出浊音，需要同腹水造成的浊音鉴别，膀胱充盈造成的腹部浊音多为固定的局限性的浊音，而腹水往往为移动性浊音。

外生殖器检查需要注意患者有无包茎、尿道外口狭窄或畸形，尿道阴茎部能否触及结石等。

直肠指诊是有下尿路症状患者的非常重要的一项检查。50 岁以上有下尿路症状的患者应常规进行直肠指诊检查。直肠指诊应在膀胱排空后进行。检查时应注意患者前列腺的形状、大小、质地、硬度、中央沟情况、有无结节或压痛。直肠指诊对前列腺大小的评估并不精确，且多是凭借实践的经验，可因不同的检查者而异。直肠指诊对鉴别前列腺癌也有帮助，直肠指诊怀疑有异常的患者最终有 26%～34%确诊为前列腺癌。

局部神经系统检查应包括运动和感觉检查。可行跖反射、踝反射、提睾反射、球海绵体反射、肛反射、腹壁反射、鞍区及下肢感觉、下肢运动等检查。这些检查有助于鉴别良性前列腺增生和神经系统疾病引起的神经源性膀胱功能障碍。

（三）尿液常规检查

尿液常规检查应注意患者有无血尿、蛋白尿、脓尿等。尿液常规检查异常患者应注意排除其他非前列腺因素引起的尿路感染或血尿等。对有血尿的老年患者应注意有无膀胱癌或其他泌尿系肿瘤可能。

（四）血清前列腺特异性抗原（prostate-specific antigen, PSA）

PSA 是 1979 年由 Wang 等采用免疫沉淀法首次从前列腺癌组织检测出的一种属于性腺激肽释放酶族的糖蛋白，它几乎只由前列腺上皮细胞分泌。PSA 在临床上主要用于前列腺癌的筛查，但除前列腺癌外，多种因素或疾病也可能会引起 PSA 升高，如：良性前列腺增生，前列腺炎，前列腺穿刺、直肠指诊，急性尿潴留，留置尿管等。

对 50 岁以上的有下尿路症状的男性应常规行 PSA 检查，对于有前列腺癌家族史的患者应从 45 岁开始检查。

临床上血清 PSA 检测可分别测量总 PSA（t-PSA）和游离 PSA（f-PSA），通过 f-PSA/t-PSA 可计算出 F/T 值，一般不特别指出时，PSA 水平特指 t-PSA。PSA 检测应在前列腺按摩后 1 周，直肠指诊、膀胱镜检查、导尿等操作 48 小时后，射精 24 小时后，前列腺穿刺活检 1 个月后进行，PSA 检测时应无急性前列腺炎、急性尿潴留等疾病。

在我国《中国泌尿外科疾病诊疗指南》推荐 PSA 水平正常范围为<4ng/ml。但是需要指出四点：一是 PSA 可能出现一定的波动，对初次检测 PSA 异常的患者建议复查 PSA；二是即使 PSA<4ng/ml，仍有前列腺癌可能。表 14-3-4 列出了国外一项研究中得出的 PSA<4ng/ml 患者

的前列腺癌风险;三是除前列腺癌外,其他因素或疾病(包括良性前列腺增生)也可能导致 PSA 升高;四是口服 5a 还原酶抑制剂 6 个月以上的患者期 PSA 将降低40%～50%。

表 14-3-4　PSA <4ng/ml 的前列腺癌风险

PSA 水平(ng/ml)	前列腺癌风险(%)
0～0.5	6.6
0.6～1.0	10.1
1.1～2.0	17.0
2.1～3.0	23.9
3.1～4.0	26.9

PSA 水平受年龄和前列腺体积影响。表 14-3-5 列出了我国前列腺增生患者年龄特异性 PSA 范围。

表 14-3-5　不同龄分层的 PSA 正常范围

年龄(岁)	PSA 范围(ng/ml)
40～49	0～1.5
50～59	0～3
60～69	4～4.5
70～79	0～5.5
80 以上	0～8

除了作为前列腺癌筛查手段外,PSA 也可以作为预测良性前列腺增生临床进展危险因素之一。当血清 PSA≥1.6ng/ml时,良性前列腺增生患者发生临床疾病进展的可能性增大。

(五)超声检查(ultrasonography)

超声检查可以观察前列腺的形态、大小、位置和内部回声情况。超生测量前列腺的大小可作为评价药物疗效的客观指标,并在治疗方式的选择上起重要作用。通过超声测量残余尿量,可以了解疾病的严重程度,对判断良性前列腺增生对于尿流的影响程度和选择合理的治疗方法具有重要作用。另外超生检查对于前列腺良恶性疾病的鉴别诊断有一定的参考价值。

超声检查可分为经腹超声检查和经直肠超声两类。

1. 经腹超声 (transabdominal ultrasonography, TVUS) 无创伤、无痛苦,患者易于接受。除检查前列腺外,还可以同时了解泌尿系统(肾、输尿管)有无扩张积水、结石或占位性病变。还可以评价尿潴留患者行导尿治疗后肾功能恢复情况。

2. 经直肠超声 (transrectal ultrasonography, TRUS) 检查时探头距前列腺位置近,分辨率高,声像图清晰,能探及微小病变的位置、大小及性质。它还可以更为精确地测量前列腺体积(计算公式为 0.52×前后径×左右径×上下径),对于手术方式选择以及估

计术中切除前列腺组织量都有帮助。对于前列腺的异常结节,经直肠腔内超声检查发现率高于经腹部超声。

(六)尿流率检查(uroflowmetry)

尿流率是指单位时间内排出的尿量。尿流率测定方法简便,无创伤,费用低,可重复检查,是确定良性前列腺增生手术指征和评价手术治疗效果的重要客观指标。

尿流率有两项主要指标(参数),最大尿流率(Q_{max})和尿量。其中最大尿流率更为重要,它客观地反映了患者的排尿状况,还可预测良性前列腺增生患者发生急性尿潴留的风险及临床疾病进展的可能性。

最大尿流率存在容量依赖性,尿量在 150～200ml 时进行检查较为准确,当排尿量低于 150ml 时尿流率的测定值有偏差。尿流率测定易受某些主客观因素影响,必要时可重复检查。另外最大尿流率减低时不能确定其原因是梗阻还是逼尿肌收缩力减低,因此必要时应行尿动力学等检查。

(七)血肌酐(creatinine)

良性前列腺增生导致的膀胱出口梗阻有可能引起肾功能损害以及血肌酐升高。但是一般如果残余尿量正常或膀胱出口梗阻不明显时可不必检测血肌酐,因为良性前列腺增生所致的肾功能损害在达到血肌酐升高时已经有许多其他的变化(如:肾积水、输尿管扩张反流等),而这些可以通过超声检查得到明确的结果。因此一般仅在已经发生上述病变,怀疑肾功能不全时建议选择此检查。

(八)尿动力学检查(urodynamics)

尿动力学检查并不是所有良性前列腺增生患者均常规推荐的检查项目。它可以反映下尿路梗阻对患者膀胱逼尿肌功能的损害程度,可提示术前逼尿肌收缩及协调情况和膀胱顺应性,判断有无膀胱出口梗阻,尤其在判断逼尿肌功能方面更具优势。一般认为手术前逼尿肌压力较高的良性前列腺增生患者可能获得更满意的手术疗效。

一般对于良性前列腺增生患者拟行手术治疗前如有以下某一项,应考虑行尿动力学检查:

- 尿量小于 150ml;
- Q_{max} 大于 15ml/s;
- 年龄大于 80 岁者;
- 残余尿大于 300ml;
- 怀疑合并神经系统病变者;
- 既往有不成功的良性前列腺增生手术治疗史者。

(九)排尿日记(voiding charts)

排尿日记是根据患者的日常习惯,分别记录其昼夜饮水量和排尿量。并非所有前列腺增生患者均常规推荐该项检查,它对以夜间增多为主要下尿路症状的患者很有意义,通过记录 24 小时排尿日记,可有助于鉴别夜间多尿和饮水过量。由于国际前列腺评分低估了夜尿的普遍性,排尿日记是对夜尿的判断最为有效的一项客观工具。

(十)尿道膀胱镜(urethrocystoscopy)**检查**

膀胱镜是泌尿外科常用的工具之一,用于直接观察膀胱、膀胱颈及尿道,诊断或治疗该区域的疾病。一般良性前列腺增生患者并不主张进行膀胱镜检查,仅当怀疑良性前列腺增生患者合并尿道狭窄、膀胱内占位性病变等情况时建议行此项检查。

三、良性前列腺增生的治疗

良性前列腺增生主要的治疗方法包括：等待观察、药物治疗和外科手术。治疗方法的选择需要考虑症状的严重程度、症状对患者的日常生活造成的困扰、前列腺的体积以及是否伴有并发症。

(一)等待观察

所谓等待观察，即通过改变生活习惯、定期就诊等措施来治疗良性前列腺增生。一些患者应用这一疗法后，下尿路症状可在多年内不出现进展。等待观察应当围绕如下几方面进行。第一，选择合适的患者，等待观察适合有轻度下尿路症状且无明显生活质量影响的患者，如果对中、重度 LUTS 症状患者采取该疗法非但不能起到治疗作用反而可能会加速疾病的进展。第二，指导患者改变生活习惯。比如调整饮水时间，在外出和入睡之前限制饮水量，旨在减少夜尿次数；减少咖啡和酒类等具有利尿作用饮料的摄入量；排尿训练：①在患者出现尿意的时候，告知患者转移注意力以减少排尿次数；②在患者出现尿急症状时，嘱咐其做提肛动作以收缩尿道括约肌从而延迟排尿时间，长期的排尿训练能够增大膀胱的容量并缓解尿频症状。第三，患者宣教。医务人员应当告知患者并不是所有的病人都会出现疾病进展，且急性尿潴留和肾衰竭等并发症的发生率也并不普遍。在临床诊疗中，许多患者对下尿路症状的担忧都是出于对前列腺癌的恐惧，因此也必须对患者普及前列腺癌的知识，告诉他们下尿路症状和前列腺癌并没有必然的联系。第四，等待观察并不是一种被动的治疗方法，医生应要求患者定期前往医院随访，根据其 IPSS 评分、前列腺超声、尿流率以及残余尿量变化情况来判断良性前列腺增生的进展情况。

(二)药物治疗

治疗良性前列腺增生的药物包括 5α 还原酶抑制剂，α_1-肾上腺素能受体阻滞剂，M 受体阻滞剂(抗胆碱药物)、植物制剂以及中药。

1. 5α 还原酶抑制剂 前列腺的生长发育离不开睾酮的衍生物——双氢睾酮，良性前列腺增生也与双氢睾酮密不可分。人体内的双氢睾酮源自 5α 还原酶对睾酮的转化。5α 还原酶分为两型，Ⅰ型主要存在于肝脏和皮肤之中，Ⅱ型则位于前列腺内。5α 还原酶抑制剂能够抑制该酶的活性，使睾酮向双氢睾酮转化受阻。5α 还原酶抑制剂主要包括非那雄胺和度他雄胺两类。前者能够抑制Ⅱ型 5α 还原酶，后者则能够同时抑制Ⅰ型和Ⅱ型 5α 还原酶，但在临床治疗效果上两者没有明显差异。长期服用 5α 还原酶抑制剂，能够使前列腺体积减小大约 30%，IP-SS 减少 2~4 分，最大尿流率增加约 1.5ml/s。除上述疗效以外，5α 还原酶抑制剂还能减少良性前列腺增生患者疾病进展的风险，包括：降低急性尿潴留的发生率以及需要接受手术治疗的患者比例；5α 还原酶抑制剂还能减少前列腺切除术中患者的失血量。长期服用这类药物还能减少部分患者前列腺癌的发病风险，但有潜在的高级别前列腺癌发生率增加的风险。

由于 5α 还原酶抑制剂的基本药理作用是缩小前列腺的体积，因此一般推荐前列腺体积较大的患者服用；肾功能不全的老年患者不需要调整剂量。该药起效较缓慢，治疗时间为 3 个月的病人，其前列腺的体积缩小大约 20%。停药 14 天后，双氢睾酮水平恢复至用药前的水平。停药 3 个月后，前列腺体积会恢复到基线值。

该药的主要不良反应包括：性功能减退(性欲下降、勃起功能障碍和射精障碍)、乳房胀痛、男性乳腺发育和皮疹。绝大多数病人能够很好地耐受上述不良反应。药物相关的性功能减退的发生率随治疗时间的延长而降低。

服用 5α 还原酶抑制剂能够使男性血清 PSA 浓度降低约 50%。在评价长期服药(时间>6 个月)患者的 PSA 数据时，其真实的血清 PSA 应该在测量值的基础上加倍，以减少前列腺癌的漏诊率。

2. α_1-肾上腺素受体阻滞剂 在人类前列腺和膀胱颈部的平滑肌中分布有 α-肾上腺素受体，这些受体如被阻断，平滑肌则会出现舒张，下尿路阻力随之减小。为此，20 世纪 70 年代末就有应用非选择性 α-受体阻滞剂——酚苄明治疗良性前列腺增生的尝试，但这一药物有较为明显的心血管系统副作用。随后的研究发现，前列腺和膀胱颈部的 α-肾上腺素受体为 α_1 亚型，不久以后，选择性的 α_1-受体阻滞剂问世，开启了良性前列腺增生药物治疗的新时代。近些年的研究还发现此类药物可能通过影响膀胱壁以及中枢神经系统中的 α-受体而改善排尿症状。

目前此类药物中常用的包括 α_1-受体阻滞剂(如：特拉唑嗪、多沙唑嗪、阿夫唑嗪等)以及高选择性的 α_{1a}-受体阻滞剂(坦索罗辛)。与 5α 还原酶抑制剂相比，α_1-受体阻滞剂起效迅速，下尿路症状一般在患者服药 48 小时内得以改善，改善 LUTS 的程度为 30%~40%，能够提高最大尿流率 16%~25%。但长期治疗不能缩小前列腺体积，不能降低远期急性尿潴留的发生率。在此类药物治疗过程中还应当注意以下两点：第一，不推荐同时服用两种或两种以上的 α 受体阻滞剂，这样做非但不能进一步改善疗效，反而会增加药物的不良反应。第二，如果患者连续服药一个月以上症状仍未改善，则不推荐继续用药。

α_1-受体阻滞剂常见的不良反应包括：体位性低血压、心悸、心动过速、头晕、头痛、眩晕、鼻黏膜充血。服用 α_1-受体阻滞剂的患者接受白内障手术时可能出现虹膜松弛综合征，因此建议术前停药。由于目前市面上的药物多为缓释或控释剂型，故心血管系统副作用的发生率并不普遍，大多数患者耐受良好。相关研究表明，不同类型 α_1-受体阻滞剂的药效无显著差异；虽然某些研究显示选择性高的剂型副作用较低，但其结论尚未得到大宗临床研究的证实。

3. 5α 还原酶抑制剂和 α_1-受体阻滞剂的联合治疗 临床研究表明，联合应用 5α 还原酶抑制剂和 α_1-受体阻滞剂治疗良性前列腺增生较之单药治疗效果更为显著，表现在 IP-SS 的下降、最大尿流率的增加以及延缓疾病的进展等方面联合治疗均更有优势。然而药物联合治疗可能增加不良反应的发生率，加重患者的经济负担，另外联合治疗的疗效也受到患者个体差异的影响。

4. M 受体阻滞剂(抗胆碱药物) 部分良性前列腺增生患者的尿频、尿急等尿路刺激症状是由膀胱逼尿肌兴奋性升高造成的,表现为逼尿肌的不规则收缩。由于膀胱逼尿肌分布有胆碱能受体,因此服用抗胆碱药物能够缓解尿路刺激症状。M受体阻滞剂适用于经 α-受体阻滞剂治疗后仍合并尿频、尿急等储尿期症状者。常用的 M 受体阻滞剂有酒石酸托特罗定和盐酸索利纳新,常见的不良反应包括口眼干涩、消化不良。由于该药可能导致残余尿量增加,因此对于残余尿量异常的患者不应使用这类药物。对于膀胱出口梗阻明显的患者,应用此类药物有发生急性尿潴留的风险。

5. 植物制剂 常见的品种包括花粉提取剂、锯棕榈、塞雷诺阿草的果实、非洲李子树皮以及荨麻根的提取物。植物制剂不良反应发生率低,对于缓解下尿路症状和增加最大尿流率的治疗效果优于安慰剂,但其作用机制尚不明确。

(三) 手术及微创治疗

尽管药物的推广应用使得相当一部分良性前列腺增生患者可以采用非手术的治疗,但是仍然有部分患者最终需要外科治疗来解除下尿路症状和改善生活质量。

1. 外科治疗的适应证和禁忌证

(1) 适应证:经过规律药物治疗不能改善的中重度下尿路症状患者,对于生活质量有明显影响时;两次或两次以上急性尿潴留;反复泌尿系感染;由于良性前列腺增生引起反复血尿;膀胱出口梗阻继发双侧肾输尿管积水、肾功能受损者;膀胱结石。

(2) 禁忌证包括:①全身状况差不能耐受手术;②凝血机制障碍或需要不间断服用抗凝药物的患者;③诊断为前列腺癌。

2. 外科治疗的方法分类 主要分为开放手术、经尿道电切手术、经尿道激光手术以及其他一些以微波、冷冻、射频为能量方式的微创治疗方法。

3. 开放前列腺切除术 开放前列腺切除术包括耻骨上和耻骨后前列腺摘除术。两者各有优缺点,耻骨上前列腺摘除术也被称为经膀胱前列腺摘除术,对于合并膀胱内结石以及膀胱憩室的患者,应用耻骨上入路可以一并解决。但是对于前列腺窝的止血因为此入路下难于直视出血点,相比之下,耻骨后入路时可以直视下进行缝扎,止血效果要优于耻骨上入路。

术后需要持续膀胱冲洗防止膀胱内血块形成堵塞尿管,根据冲洗液的颜色调整灌注速度,一般在术后 1~3 天停用。提倡应用抗血栓弹力袜和早期床上活动减少下肢深静脉血栓形成。

术后主要并发症包括:①出血:耻骨后术式较之耻骨上术式止血确切,术后出血发生率在 1.5%~3%,可轻轻加大尿管牵拉力量,前列腺窝内出血不再进入膀胱,出血可逐渐停止。仍不能停止出血者,可考虑电切镜直视下止血。②尿道狭窄:并不多见,主要发生在前列腺尖部或膀胱颈,可以采用尿道扩张或者二期尿道内切开手术治疗。③尿失禁:很少发生,多数为一过性尿失禁,行提肛训练,数周至数月多可恢复,真性尿失禁罕见,多系操作时损伤尿道膜部和括约肌造成。

4. 经尿道前列腺电切术 经尿道前列腺电切术分为切除术(TURP)和切开术(TUIP)。

自 20 世纪 70 年代更为实用的电切镜应用于临床,越来越多的开放手术被经尿道电切术(TURP)所取代,到 1986年,美国国内 96% 的前列腺切除采用 TURP,随后其在全世界范围内被推广开来,现在已经成为业内前列腺切除的金标准,但是近年来其地位受到了经尿道激光前列腺切除手术的挑战。

TURP 的手术效果肯定,术后随访 10 个月时 IPSS 平均降低 15 分;随访超过 16 个月,平均尿流率提高 8ml/s。

TURP 的适应证与开放手术相似,但前列腺小于 75g 较为适宜,技术熟练的术者可以适当放宽。其禁忌证主要是严重的尿道狭窄。

术前准备和麻醉与开放手术相同,术时采用体截石位,置入电切镜后持续膀胱内 5% 甘露醇溶液冲洗以保持良好的视野,自膀胱颈部致前列腺尖部顺行逐条切除腺体组织,深度达前列腺包膜。

TURP 可以保留所有切除的标本,合并前列腺癌者可以术后明确诊断,采取相应的治疗。同时此手术方式也有其缺点:术中失血仍较多,尤其是切除过深使得静脉窦开放时更明显,有时需要输血;手术时间过长会造成水吸收过多、稀释性低钠血症(TUR 综合征),据统计其发生和手术时间过长、膀胱内灌洗压力过高以及静脉的较多开放密切相关;膀胱颈部挛缩等造成尿道狭窄;逆行射精以及勃起功能障碍也有一定的发生率;大约 1% 患者术后出现尿失禁。

因此建议在手术过程中尽量减少失血,缩短手术时间、减小灌洗压力以及减少静脉窦的损伤,必要时监测术中血气分析和血电解质水平,保持电切时视野良好,不得损伤尿道括约肌等。

TUIP 主要是用于前列腺体积较小(<30ml)患者,选择 1~2 处行膀胱颈部以及前列腺的纵行切开。对于这些高选择性病例,手术效果很好,但荟萃分析提示症状改善程度较之 TURP 稍显不足。由于手术时间缩短,TUIP 的失血和 TUR 综合征发生率明显减少;切除范围小使得逆行射精和勃起功能障碍的发生率也大为降低。然而,由于切除组织少也造成远期复发率较高。

5. 经尿道激光前列腺手术 根据用于切除前列腺的激光类型不同分为以下几种:①绿激光;②钬激光;③2 微米激光;④半导体激光。

激光切除镜与电切镜类似,只是电切环被引导激光光纤的通道所代替。通常采用的是 1.5mm 直径的光导纤维。

尽管激光的种类不同,但都是将光能转化为热能作用于组织来实现汽化或切割效果。当温度在 45~50℃,组织被割裂;50~100℃时组织发生不可逆的凝固坏死;当温度超过 100℃,就会发生组织的碳化和汽化。

按照激光作用方向的不同,分为侧发光光纤和末端发光光纤。前者主要作用方式为组织的汽化,而后者则兼有汽化和切割的作用。

(1) 绿激光(KTP:YAG):波长为 1064~532nm,主要采用侧发光方式汽化切除前列腺体,术后不保留标本,主要适应证是中小前列腺,凝血机制障碍并非手术禁忌,失血量明显少于 TURP。术后主要的近期并发症为排尿困难和需要再导尿治疗,尤其是处理超过 70ml 的前列腺时。而随访 3 年至 5 年后需要再治疗情况与 TURP 相当。

(2)钬激光(Ho:YAG):波长为 2140nm,为脉冲式激光,既可以汽化切除腺体,也可以行腔内剜除前列腺,而且随着剜除和腺体粉碎技术的进一步成熟,剜除腺体体积没有上限,可以适用于任何大小的前列腺,切除范围堪比开放手术,手术效果好。剜除手术时首先在中叶尖部切开找到增生腺体和包膜的间隙,逆行性分离至颈部,其余各叶同样处理,注意分离的解剖层次,否则容易造成包膜穿孔。粉碎已经推入膀胱内的前列腺组织块时,出入口同时灌注生理盐水并保证一定膀胱内充盈度,防止粉碎器损伤膀胱黏膜。术后近远期并发症的发生比率和 TURP 和开放手术相当。

(3)2 微米激光(Tm:YAG):波长为 2013nm,多用连续模式,汽化同时切割前列腺组织,汽化和残余标本的比率约为 2:1。采用自颈部至尖部顺行"屋瓦"样切除,直至包膜。此外,与钬激光类似,使用 2 微米激光也可以进行前列腺腔内剜除术。由于激光的连续性,其止血效果和汽化比率优于钬激光,即便是凝血机制障碍的患者接受此手术也是安全的。在目前较少的临床对照研究中,随访 18 个月,2 微米激光剜除术比钬激光剜除术的效果更佳,术后并发症比率和需要再治疗的比率也更低。

(4)半导体激光:波长范围广,应用于前列腺切除的主要是 940nm、980nm 和 1470nm 者,同样可以进行汽化和切割。其凝固坏死深度较大,例如同为 80W 的能量,半导体激光的凝固深度达绿激光的 7.7~8.7 倍。因此,有作者建议在前列腺手术中处理尖部时应该降低能量以免尿道括约肌受到热损伤而发生术后尿失禁。

相对于 TURP 而言,激光的止血效果更好,术中视野清晰,失血量减少,输血率下降;可以采用生理盐水作为冲洗液,有效地减少了手术过程中的 TURP 综合征的发生;术后冲洗时间和保留尿管时间缩短,多在 2.9~4.7 天,缩短了平均住院日。手术效果方面缺乏长期的研究结果,多为术后 12 个月至 30 个月的报道,最大尿流率平均提高 112%,IPSS 降低 54% 左右。就目前的研究结果,激光手术相对于 TURP 已经在适应人群、失血量、术后恢复时间和部分术后效果方面等显现了优势,但是由于缺乏长期的多中心临床随机对照研究,短期内还不能取代 TURP 的金标准地位。

总而言之,外科治疗方式的选择应当综合考虑医生个人经验、患者的意见、前列腺的大小以及患者的伴发疾病和全身状况。我们历经了由开放手术向腔内微创手术的过渡并见证了 TURP 成为前列腺切除术的金标准。但事物不是一成不变的,随着技术的进一步发展,电切方式正在经受激光能量方式的挑战。

(刘　明　王建业)

▶▶▶ 参考文献 ◀◀◀

1. Lee C, Kozlowski J, Grayhack J. Intrinsic and extrinsic factors controlling benign prostatic growth. Prostate, 1997,31:131.

2. Auffenberg G, Helfan B, McVary K: Established medical therapy for benign prostatic hyperplasia. Urol Clin North Am,2009,36:443.

3. Paolone DR. Benign Prostatic Hyperplasia, Clin Geriatr Med,2010,26(2):223-239.

4. Berry SJ, Coffey DS, Walsh PC. The development of human benign prostatic hyperplasia with age. J Urol,1984,132(3):474-479.

5. Roberts RO, Jacobsen SJ, Jacobson DJ, et al. Longitudinal changes in peak urinary flow rates in a community based cohort. J Urol,2000,163:107-113.

6. Wei J, Calhoun E, Jacobsen S. Urologic diseases in America project:benign prostatic hyperplasia. J Urol,2005,173:1256.

7. O'Leary MP. LUTS, ED, QOL:alphabet soup or real concerns to aging men? Urology,2000,56:7-11.

8. McConnell JD, Bruskewitz R, Walsh P, et al. The effect of finasteride on the risk of acute urinary retention and the need for surgical treatment among men with benign prostatic hyperplasia. Finasteride long-term efficacy and safety study group. N Engl J Med,1998,338(9):557-563.

9. McConnell JD, Roehrborn CG, Bautista OM, et al. The long-term effect of doxazosin, finasteride, and combination therapy on the clinical progression of benign prostatic hyperplasia. N Engl J Med,2003,349(25):2387-2398.

10. Hunter DJ, Berra-Unamuno A, Martin-Gordo A. Prevalence of urinary symptoms and other urological conditions in Spanish men 50 years old or older. J Urol,1996,155(6):1965-1970.

11. Sarma AV, Jacobsen SJ, Girman, et al. Conocomitant longitudinal changes in frequency of and bother from lower urinary tract symptoms in community dwelling men. J Urol,2002,168:1446-1452.

12. Verhamme KMC, Dieleman JP, Bleumink GS, et al. Incidence and prevalence of lower urinary tract symptoms suggestive of benign prostatic hyperplasia in primary care:the triumph project. Eur Urol,2002,43:323-338.

13. Lee AJ, Russell AW, Garraway WM, ea al. Three-year follow up of a community based cohort of men with untreated benign prostatic hyperplasia. Eur Urol,1996,30:11-17.

14. Vesely S, Knutson T, Damber JE, et al. Relationship between age, prostate volume, prostat-specific antigen, symptom score and uroflowmetry in men with lower urinary tract symptoms. Scand J Urol Nephrol,2003,37:322-328.

15. 那彦群,孙则禹,叶章群,等.中国泌尿外科疾病诊断治疗指南.北京:人民卫生出版社,2009.

16. M. Resnick, R. Ackerman, J Bosch, et al. Fifth International Consultation on BPH//Chatelain C, DenisL, Foo S, et al. Benign Prostatic Hyperplasia. Paris, France:Plymbridge Distributions,2000:169-188.

17. Wang MC, Valenzuela LA, Murphy GP, et a1. Pantication of human prosated specific antigen. Invest Urol, 1979, 17:159-161.

18. 周立群,陈为民,那彦群,等.良性前列腺增生患者血清PSA与年龄变化的关系.中华泌尿外科杂志,2002,23:293-295.

19. McConnell JD, Roehrborn CG, Bautista OM, et al. The long-term effect of doxazosin, finasteride, and combination therapy on the clinical progression of benign prostatic hyperplasia. N Engl J Med, 2003, 349:2387-2398.

20. 彭轼平.良性前列腺增生概论//吴阶平.吴阶平泌尿外科学.济南:山东科学技术出版社,2004:1134-1158.

21. Yuen JS, Ngiap JT, Cheng CW. Effects of bladder volume on transabdominal ultrasound measurements of intravesical prostatic protrusion and volume. Int J Uro, 2002, 9(4):225-229.

22. 赵彤,史纪文,戈全治,等.腹部超声与直肠腔内超声检测前列腺的差异变化.中国老年学杂志,2008,28(10):1022-1023.

23. 梁月有,曹明欣,戴宇平,等.尿动力学参数多元分析对良性前列腺增生所致膀胱出口梗阻的诊断价值.中华男科学杂志,2006,12(9):366-369.

24. Bavaria JE, Brinster DR, Gorman RC. Advances in the treatment of type A dissection:an integrated approach. Annals of Thoracic Surgery, 2002, 74(5):S1848-1863.

25. Blanker MH, Bohnen AM, Groeneveld FP, et al. Normal voiding patterns and determinants of increased diurnal and nocturnal voiding frequency in elderly men. J Urol, 2000, 164(4):1201-1205.

26. 邱功阔,宋波,金锡御.膀胱出口梗阻对逼尿肌兴奋性、收缩性及顺应性影响的实验研究.中华泌尿外科杂志,2000,21(7):421-423.

27. 沈宏,杨宇如,卢一平,等.BPH膀胱出口梗阻患者的逼尿肌功能状况评价.中华泌尿外科杂志,1998,19(5):262-264.

28. de la Rosette JJ, Witjes WP, Schäfer W, et al. Relationships between lower urinary tract symptoms and bladder outlet obstruction:results from the ICS-"BPH" study. Neurourology and Urodynamics, 1998, 17(2):99-108.

29. Tammela TL, Schafer W, Barrett DM, et al. Repeated pressure-flow studies in the evaluation of bladder outlet obstruction due to benign prostatic enlargement. Finasteride Urodynamics Study Group. Neurourology and urodynamics, 1999, 18(1):17-24.

30. 张心如,徐月敏,陈宾峰.尿动力学检查及IPSS评分对判断腔内前列腺手术效果的价值.临床泌尿外科杂志,2007,22(12):888-891.

31. Abrams P. In support of pressure—flow studies for evaluating men with lower urinary tract symptoms. Urology, 1994, 44:153-155.

32. 方强,宋波,金锡御,等.尿动力学检查在BPH术后尿失禁诊断中的应用价值研究.第三军医大学学报,2005,27(14):1488-1490.

33. 熊恩庆,沈文浩,宋波,等.良性前列腺增生患者手术前后尿动力学检查的临床应用价值.中华泌尿外科杂志,2005,26(6):393-395.

34. Ball AJ, Feneley RC, Abrams PH. The natural history of untreated 'prostatism'. Br J Urol, 1981, 53(6):613-616.

35. Kirby RS. The natural history of benign prostatic hyperplasia:what have we learned in the last decade? Urology, 2000, 56(5 Suppl 1):3-6.

36. AUA Practice Guidelines Committee. AUA guideline on management of benign prostatic hyperplasia (2003). Chapter 1: diagnosis and treatment recommendations. J Urol, 2003, 170:530-547.

37. Gerald L, Andriole, MD, David G, et al. Effect of Dutasteride on the Risk of Prostate Cancer. N Engl J Med, 2010, 362:1192-1202.

38. Djavan B, Marberger M. Meta-analysis on the efficacy and tolerability of alpha1-adrenoceptor antagonists in patients with lower urinary tract symptoms suggestive of benign prostatic obstruction. Eur Urol, 1999, 36(1):1-13.

39. Roehrborn CG. BPH progression:concept and key learning from MTOPS, ALTESS, COMBAT, and ALF-ONE. BJU Int, 2008, 101(Suppl 3):17-21.

40. Yaycioglu O, Altan-Yaycioglu R. Intraoperative floppy iris syndrome:facts for the urologist. Urology, 2010, 76:272-276.

41. Storr-Paulsen A, Norregaard JC, Borme KK, et al. Intraoperative floppy iris syndrome (IFIS):a practical approach to medical and surgical considerations in cataract extractions. Acta Ophthalmol, 2009, 87(7):704-708.

42. Mishra VC, Browne J, Emberton M. Role of alpha-blockers in type III prostatitis:a systematic review of the literature. J Urol, 2007, 177(1):25-30.

43. 张厚彬,谢斌,黄仕泉,等.坦索罗辛治疗输尿管下段结石160例报告.临床泌尿外科杂志,2009,24(1):64-65.

44. 张勇,王勇,张鹏.不同剂量阿呋唑嗪治疗输尿管下段结石的临床研究.临床泌尿外科杂志,2011,1:49-51.

45. McConnell JD, Roehrborn CG, Bautista OM, et al. The long-term effect of doxazosin, finasteride, and combination therapy on the clinical progression of benign prostatic hyperplasia. N Engl J Med, 2003, 349(25):2387-2398.

46. Roehrborn CG, Siami P, Barkin J, et al. The effects of dutasteride, tamsulosin and combination therapy on lower urinary tract symptoms in men with benign prostatic hyperplasia and prostatic enlargement:2-year results from the CombAT study. J Urol, 2008, 179:616-621.

47. Baldwin KC, Ginsberg PC, Roehrborn CG, et al. Discontinuation of alpha-blockade after initial treatment with finasteride and doxazosin in men with lower urinary tract symptoms and clinical evidence of benign prostatic hyperplasia. Urology, 2001, 58(2):203-209.

48. Barkin J, Guimaraes M, Jacobi G, ea al. Alpha-blocker therapy can be withdrawn in the majority of men following initial combination therapy with the dual 5alphareductase inhibitor dutasteride. Eur Urol, 2003, 44 (4):461-466.

49. Debruyne F, Koch G, Boyle P, et al. Comparison of a phytotherapeutic agent (Permixon) with an alphablocker (Tamsulosin) in the treatment of benign prostatic hyperplasia: a 1-year randomized international study. Eur Urol, 2002, 41(5):497-506.

50. AUA Practice Guidelines Committee. AUA guideline on management of benign prostatic hyperplasia (2003). Chapter 1: diagnosis and treatment recommendations. J Urol, 2003, 170:530-547.

51. Wasson JH, Reda DJ, Bruskewitz RC, et al. A comparison of transurethral surgery with watchful waiting for moderate symptoms of benign prostatic hyperplasia. N Engl J Med, 1995, 332:75-79.

52. Orandi A. Transurethral incision of the prostate. J Urol, 1973, 110:229-231.

53. Turner-Warwick R. An urodynamic review of bladder outlet obstruction in the male and its clinical implications. Urol Clin North Am, 1979, 6:171-192.

54. Sun DC, Wei ZT, Xu F, et al. An ex vivo study on the vaporization ratio of the prostatic tissue lased by the 2 micron laser. Zhonghua Wai Ke Za Zhi, 2010, 48(1):42-44.

55. Bouchier-Hayes DM, Anderson P, Van Appledorn S, et al. KTP laser versus transurethral resection: early results of a randomized trial. J Endourol, 2006, 20(8):580-585.

56. Horasanli K, Silay MS, Altay B, et al. Photoselective potassium titanyl phosphate (KTP) laser vaporization versus transurethral resection of the prostate for prostates larger than 70mL: a shorttermprospective randomized trial. Urology, 2008, 71(2):247-251.

57. Skolarikos A, Papachristou C, Athanasiadis G, et al. Eighteen-month results of a randomized prospective study comparing transurethral photoselective vaporization with transvesical open enucleation for prostatic adenomas greater than 80 cc. J Endourol, 2008, 22(10): 2333-2340.

58. Wezel F, Wendt-Nordahl G, Huck N, et al. New alternatives for laser vaporization of the prostate: experimental evaluation of a 980-, 1,318- and 1,470-nm diode laser device. World J Urol, 2010, 28(2):181-186.

59. Costello AJ, Agarwal DK, Crowe HR, et al. Evaluation of interstitial diode laser therapy for treatment of benign prostatic hyperplasia. Tech Urol, 1999, 5(4):202-206.

60. Lourenco T, Pickard R, Vale L, et al. Benign Prostatic Enlargement team Alternative approaches to endoscopic ablation for benign enlargement of the prostate: systematic review of randomized controlled trials. BMJ, 2008, 337:449.

61. Tan A, Liao C, Mo Z, et al. Meta-analysis of holmium laser enucleation versus transurethral resection of the prostate for Symptomatic prostatic obstruction. Br J Surg, 2007, 94(10):1201-1208.

62. Elzayat EA, Habib EI, Elhilali MM. Holmium laser enucleation of prostate for patients in urinary retention. Urology, 2005, 66(4):789-793.

63. Xia SJ, Zhuo J, Sun XW, et al. Thulium laser versus standard transurethral resection of the prostate: a randomized prospective trial. Eur Urol, 2008, 53 (2): 382-389.

64. Fu WJ, Zhang X, Yang Y, et al. Comparison of 2-μm continuous wave laser vaporesection of the prostate and transurethral resection of the prostate: a prospective non-randomized trial with 1-year follow-up. Urology, 2010, 75 (1):194-199.

65. Bach T, Herrmann TRW, Ganzer R, et al. Thulum: YAG vaporesection of the prostate. First results. Urologe A, 2009, 48(5):529-534.

第四节 前列腺癌

一、流行病学

前列腺癌是一种成年男性疾病,在世界范围内,前列腺癌是第六大常见肿瘤。前列腺癌发病率有明显的地理和种族差异,加勒比海及斯堪的纳维亚地区最高,中国、日本及前苏联国家最低。在欧洲、北美以及非洲部分地区,前列腺癌是男性中最常见的肿瘤,它占了发达国家所有男性肿瘤的 15.3%,发展中国家所有男性肿瘤的 4.3%。据美国癌症协会估计,2004 年在美国大约有 230 110 例新发前列腺癌,有 29 900 例将死于此病。在欧洲,每年得到确诊的新发前列腺癌病例大约有 260 万人,前列腺癌占全部男性癌症人数的 11%,占全部男性癌症死亡人数的 9%。亚洲前列腺癌的发病率远远低于欧美国家,但近年来呈现上升趋势。中国 1993 年前列腺癌发生率为 1.71/10 万,死亡率为 1.2/10 万;1997 年发生率升高至 2.0/10 万,至 2000 年 4.55/10 万。1979 年台湾地区仅有 98 位前列腺癌新病例;1995 年已上升至 884 位,年龄标准化发生率达 7.2/10 万,2000 年有 635 人死亡,死亡率为 5.59/10 万。

前列腺癌患者主要是老年男性,新诊断患者中位年龄为 72 岁,高峰年龄为 75~79 岁。在美国,大于 70% 的前列腺癌患者年龄都超过 65 岁,50 岁以下男性很少见,但是大于 50 岁,发病率和死亡率就会呈指数增长。年龄小于 39 岁的个体,患前列腺癌的可能性为 0.005%,40~59岁年龄段增至 2.2%,60~79 岁年龄段增至 13.7%。

二、病因学

引起前列腺癌的危险因素尚未明确,但是其中一些已经被确认。最重要的因素之一是遗传。如果一个直系亲属(兄弟或父亲)患有前列腺癌,其本人患前列腺癌的危险性会增加一倍。两个或两个以上直系亲属患前列腺癌,相对危险性会增至5～11倍。流行病学研究发现有前列腺癌阳性家族史的患者比那些无家族史患者的确诊年龄大约早6～7年。

外源性因素会影响从潜伏型前列腺癌到临床型前列腺癌的进程。这些因素仍然在证实讨论中,但高动物脂肪饮食是一个重要的危险因素。其他危险因素包括维生素E、硒、木脂素类、异黄酮的低摄入。阳光暴露与前列腺癌发病率呈负相关。阳光可增加维生素D的水平,可能是前列腺癌的保护因子。在前列腺癌低发的亚洲地区,绿茶的饮用量相对较高,绿茶可能为前列腺癌的预防因子。

总之,遗传是前列腺癌发展成临床型的重要危险因素,而外源性因素对这种危险可能有重要的影响。现在尚无足够的证据显示生活方式的改变(降低动物脂肪摄入及增加水果、谷类、蔬菜、红酒的摄入量)会降低发病风险。有一些研究支持这些说法,还需要进一步的研究加以证实。

三、临床表现

早期前列腺癌没有临床症状。但前列腺癌患者如果前列腺体积增大导致膀胱颈梗阻会表现出典型的下尿路梗阻症状,如尿频、尿急、夜尿增多、排尿等待。这些症状与良性前列腺增生患者症状基本一致。有些患者会因膀胱颈梗阻出现尿潴留,因主动脉周淋巴肿大出现双侧肾盂积水,或因硬膜外扩张出现脊髓压迫。前列腺癌晚期若发生骨转移会导致骨痛、病理性骨折甚至截瘫。极少有患者出现锁骨上淋巴结肿大或肝功能指标上升。

四、诊 断

(一)直肠指检(digital rectal examination,DRE)

大多数(70%)前列腺癌起源于前列腺的外周带,DRE对前列腺癌的早期诊断和分期都有重要价值。考虑到DRE可能影响PSA值,应在抽血检查PSA后进行DRE。

(二)前列腺特异性抗原(PSA)检查

PSA是一种糖蛋白,几乎只由前列腺上皮细胞生成,当前列腺癌患者PSA升高,表明肿瘤负荷相应增大。其对于前列腺癌并不特异,当患有前列腺炎和BPH时,PSA也会升高。血清PSA也受年龄和前列腺大小等因素的影响。目前国内外比较一致的观点:血清总PSA(tPSA)>4.0ng/ml为异常。对初次PSA异常者建议2周后复查。

(三)经直肠超声检查(transrectal ultrasonography,TRUS)

在TRUS引导下在前列腺以及周围组织结构寻找可疑病灶,并能初步判断肿瘤的体积大小。但TRUS在前列腺癌诊断特异性方面较低。

(四)前列腺穿刺活检

前列腺系统性穿刺活检是诊断前列腺癌最可靠的检查。通常采取的方式是经直肠B超引导下的前列腺穿刺活检术。

此外,还可进行影像学检查,如CT,MRI,ECT等。

(五)病理分级

在前列腺癌的病理分级方面,目前最常使用Gleason评分系统。前列腺癌组织被分为主要分级区和次要分级区,每区的Gleason分值为1～5,Gleason评分是把主要分级区和次要分级区的Gleason分值相加,形成癌组织分级常数。

(六)前列腺癌分期

原发肿瘤(T)

    Tx 原发肿瘤不能评价。

    T0 无原发肿瘤的证据。

    T1 不能被扪及和影像无法发现的临床隐匿性肿瘤。

    T1a 偶发肿瘤体积<所切除组织体积的5%。

    T1b 偶发肿瘤体积>所切除组织体积的5%。

    T1c 穿刺活检发现的肿瘤(如由于PSA升高)。

    T2 局限于前列腺内的肿瘤。

    T2a 肿瘤限于单叶的1/2(≤1/2)。

    T2b 肿瘤超过单叶的1/2,但限于该单叶(1/2～1)。

    T2c 肿瘤侵犯两叶。

    T3 肿瘤突破前列腺包膜。

    T3a 肿瘤侵犯包膜(单侧或双侧)。

    T3b 肿瘤侵犯精囊。

    T4 肿瘤固定或侵犯除精囊外的其他邻近组织结构,如膀胱颈、尿道外括约肌、直肠、肛提肌和(或)盆壁。

区域淋巴结(N)

    Nx 区域淋巴结不能评价。

    N0 无区域淋巴结转移。

    N1 区域淋巴结转移(一个或多个)。

远处转移(M)

    Mx 远处转移无法评估。

    M0 无远处转移。

    M1 有远处转移。

    M1a 有区域淋巴结以外的淋巴结转移。

    M1b 骨转移(单发或多发)。

    M1c 其他器官组织转移(伴或不伴骨转移)。

五、治 疗

许多小的、高分化腺癌一直局限于前列腺中,直到尸检时才被发现,被称为无临床意义前列腺癌。但是目前我们无法区分哪些肿瘤属于有临床意义会进展,哪些前列腺癌属于无临床意义不会进展。据估计,美国男性一生中发展为前列腺癌的平均风险为17%,但是死于前列腺癌的风险只有3%。

对于前列腺癌的处理,需要根据患者情况不同,考虑其年龄、预期寿命、合并症、副作用、医疗费用等,制订个性化的治疗方案。

(一)等待观察

等待观察是指主动监测前列腺癌的进程,在出现病变进展或临床症状明显时给予其他治疗。对于等待观察的病人密切随访,定期检查PSA、DRE,必要时缩短复诊间隔时间和进行影像学检查。对于DRE、PSA检查和影像学检查进展的患者可考虑转为其他治疗。

（二）前列腺癌根治性手术治疗

根治性前列腺切除术是治疗局限性前列腺癌最有效的方法,有三种主要术式,即传统的经会阴、经耻骨后及近年发展的腹腔镜前列腺癌根治术和机器人辅助的前列腺癌根治术。

（三）前列腺癌外放射治疗（EBRT）

前列腺癌患者的放射治疗具有疗效好、适应证广、并发症少等优点,适用于各期患者。早期患者(T1-2N0M0)行根治性放射治疗,其局部控制率和 10 年无病生存率与前列腺癌根治术相似。局部晚期前列腺癌(T3-4N0M0)治疗原则以辅助性放疗和内分泌治疗为主。转移性癌可行姑息性放疗,以减轻症状、改善生活质量。

（四）前列腺癌近距离治疗

近距离治疗(brachytherapy)包括腔内照射、组织间照射等,是将放射源密封后直接放入被治疗的组织内或放入人体的天然腔内进行照射。前列腺癌近距离治疗包括短暂插植治疗和永久粒子种植治疗。

（五）试验性前列腺癌局部治疗

包括前列腺癌的冷冻治疗(cryo-surgical ablation of the prostate,CSAP)、高能聚焦超声(high-intensity focused ultra-sound,HIFU)和组织内肿瘤射频消融(radiofrequency inter-stitial tumour ablation,RITA)等试验性局部治疗。

（六）前列腺癌内分泌治疗

早在 1941 年,Huggins 和 Hodges 发现了手术去势和雌激素可延缓转移性前列腺癌的进展,并首次证实了前列腺癌对雄激素去除的反应性。前列腺细胞在无雄激素刺激的状况下将会发生凋亡。任何抑制雄激素活性的治疗均可称为雄激素去除治疗。前列腺癌内分泌治疗主要通过以下策略:①抑制睾酮分泌:手术去势或药物去势(黄体生成素释放激素类似物,LHRH-A);②阻断雄激素与受体结合:应用抗雄激素药物竞争性封闭雄激素与前列腺细胞雄激素受体的结合。两者联合应用可达到最大限度雄激素阻断的目的。其他策略包括抑制肾上腺来源雄激素的合成,以及抑制睾酮转化为双氢睾酮等。

内分泌治疗的目的是降低体内雄激素浓度、抑制肾上腺来源雄激素的合成、抑制睾酮转化为双氢睾酮、或阻断雄激素与其受体的结合,以抑制或控制前列腺癌细胞的生长。

内分泌治疗的方法包括:①去势;②最大限度雄激素阻断;③间歇内分泌治疗;④根治性治疗前新辅助内分泌治疗;⑤辅助内分泌治疗。

六、预防与保健

前列腺癌预防研究使用非那雄胺和度他雄胺(5-α 还原酶抑制剂,可以抑制睾酮转化为双氢睾酮)作为化学预防制剂。结果显示非那雄胺和度他雄胺降低了前列腺癌的发病率。尽管存在不同观点,但服用非那雄胺似乎与高分级前列腺癌发生风险增加有关,需要谨慎使用。此外,生活方式的改变,如减少动物脂肪摄入,增加水果、谷类、蔬菜等的摄入有可能会降低前列腺癌的发病风险。

（张 凯 朱 刚）

► 参考文献 ◄

1. 那彦群. 中国泌尿外科疾病诊断治疗指南(2009). 北京:人民卫生出版社,2009.
2. 吴阶平. 吴阶平泌尿外科学. 2 版. 济南:山东科学技术出版社,2004.
3. Crawford ED. Epidemiology of prostate cancer. Urology,2003,62(6 Suppl 1):3-12.
4. Quinn M,Babb P. Patterns and trends in prostate cancer incidence, survival, revalence, and mortality. Part I:international comparisons. BJU Int,2002,90:162-173.
5. Gronbery H. Prostate cancer epidemiology. Lancet,2003,361:859-864.
6. 孙颖浩. 我国前列腺癌的研究现状. 中华泌尿外科杂志,2005,26:77-78.
7. Jemal A,Tiwari R,Murray T,et al. Cancer statistics,2004. CA Cancer J Clin,2004,54:8-29.
8. Bray F,Sankila R,Ferlay J,et al. Estimates of cancer incidence and mortality in Europe in 1995. Eur J Cancer,2002,38:99-166.
9. Geenle RT,Hill-Harmon MB,Murray T,et al. Cancer statistics. CA Cancer J Clin,2001,51:15-36.
10. Bratt O. Hereditary prostate cancer:clinical aspects. J Urol,2002,168:906-913.
11. Meyer F,Bairati I,Shadmani R,et al. Dietary fat and prostate cancer survival. Cancer Causes Control,1999,10:245-251.
12. Denis L,Morton MS,Griffiths K. Diet and its preventive role in prostatic disease. Eur Urol,1999,35:377-387.
13. Jian L,Xie LP,lee AH,et al. Protective effect of green tea against prostate cancer:a case-control study in southeast China. Int J Cancer,2004,108:130-135.
14. Schulman CC,Zlotta AR,Dennis L,et al. Prevention of prostate cancer. Scand J Urol Nephrol,2000,205(Suppl):50-61.
15. The American Urological Association Prostate Cancer Clinical Guidelines Panel Report On the Management of Clinically Localized Prostate Cancer. 2005.
16. E. David. Prostate Cancer Annual Update 2005 CCO. 2005.
17. Aus G,Abbou CC,Bolla M. EAU Guidelines on Prostate Cancer. Eur Urol,2005,48(4):546-551.
18. Peter T. Scardino,Mitchell Anscher Alan Pollack. Prostate Cancer. NCCN Clinical Practice Guidelines in Oncology-v. 1. 2005
19. Ahmed S,Davies J. Managing the complications of prostate cryosurgery. BJU Int,2005,95:480-481.

第五节 肾血管疾病

一、概　述

(一)肾血管分布

肾脏是多血管的器官。双肾动脉起自腹主动脉的两侧,后逐渐分支为肾动脉、叶间动脉、弓状动脉、小叶间动脉、入球小动脉、肾小球毛细血管袢、出球小动脉、肾小管周毛细血管网,之后汇入到与动脉相伴行的静脉系统,逐级为小叶间静脉、弓状静脉、叶间静脉、肾静脉,最后注入下腔静脉。

肾动脉、叶间动脉、弓状动脉属于中等动脉,有较厚的平滑肌,内膜较厚,管腔较大;小叶间动脉、入球小动脉属于小动脉和细动脉,内膜较薄,平滑肌较少;毛细血管仅有内皮细胞和基底膜。静脉管壁平滑肌很少。

(二)肾血管病病因

肾血管病可由多种病因引起,任何一级血管的受累都可导致肾血管病,临床表现亦多种多样(表14-5-1)。其中肾动脉狭窄、肾动脉胆固醇结晶栓塞及肾静脉血栓最具有代表性。近年来,随着动脉粥样硬化的发生率升高和各种有创检查技术及介入治疗技术的广泛应用,胆固醇结晶栓塞也日益增多,应引起高度重视。故本章着重阐述肾动脉狭窄及肾动脉胆固醇结晶栓塞。

表 14-5-1　肾血管病的病因

病因	大血管	中血管	小血管
血管炎	多发性大动脉炎	结节性多动脉炎	原发性小血管炎
代谢异常	动脉粥样硬化性肾动脉狭窄		
血栓	肾动脉血栓 肾静脉血栓	肾静脉血栓	
栓塞	肾动脉栓塞	肾动脉栓塞	肾动脉胆固醇结晶栓塞
高血压			良性高血压肾小动脉硬化症
其他	纤维肌性发育不良		血栓性微血管病

二、肾动脉狭窄

肾动脉狭窄(renal artery stenosis,RAS)是指不同病因导致的单侧或双侧肾脏动脉主干或主要分支的狭窄,当狭窄大于50%导致肾内血流动力学改变,肾内发生缺血性病变,继发肾素血管紧张素系统激活,导致肾血管性高血压和肾功能不全。

(一)病因

RAS 主要的病因包括动脉粥样硬化、大动脉炎及纤维肌性发育不良。

动脉粥样硬化占 RAS 病因的70%～90%。大多数动脉粥样硬化病变发生在距肾动脉起始部1cm处,可发生在单侧或者双侧。动脉粥样硬化可局限在肾动脉,但更多的是弥散性病变。研究显示 RAS 在动脉硬化症患者更易发生,并且提示同时有肾外广泛严重的动脉粥样硬化。动脉粥样硬化是西方国家肾动脉狭窄的最常见原因,以往我国以大动脉炎发生率最高,但近年来,随着人口平均寿命的延长,动脉粥样硬化性肾动脉狭窄(atherosclerotic RAS, ARAS)逐渐成为 RAS 主要病因。

纤维肌性发育不良占 RAS 的病因不到、10%。其发病原因不清,能够影响动脉内膜、中膜、外膜,狭窄常发生在肾动脉主干中远段或侧支,血管造影可见血管呈串珠样动脉瘤样改变。本病很少导致血管阻塞和缺血性肾病。纤维肌性发育不良常见于青少年,伴有严重的难以控制的高血压。

大动脉炎主要侵犯主动脉及其大的分支,侵犯肾动脉者约占60%以上,87%病变侵犯肾动脉起始部和近心端,肾动脉多为向心性局限狭窄。大动脉炎多发生于中青年女性,可伴有无脉症及风湿免疫疾病的特征。

少见的病因包括肾动脉瘤、肾动脉栓塞、肾动脉损伤和腹主动脉瘤压迫、肾移植术后移植肾动脉狭窄等。

(二)流行病学

男性 RAS 的患病率是女性的将近两倍(9.1% vs.5.5%,$P=0.053$)。由于缺乏简便准确的无创检查手段,迄今关于 ARAS 的流行病学研究,还限于高危人群中。国外学者调查发现,ARAS 在冠心病患者中的患病率为11%～23%;在脑卒中患者中为 10.4%。来自美国的资料,动脉粥样硬化性肾血管病在 65 岁以上的住院患者中,年患病率为0.5/1000～3.7/1000。在 50 岁以上伴进行性肾功能不全的患者中,5%～22%为缺血性肾血管病。在肾功能不全的老年患者中,近 25%伴有未诊断的 RAS。尸检发现,>50 岁患者中 27%为 RAS(狭窄≥50%),而在有舒张期高血压(>100mmHg)病史的患者中这一比例增加至 53%。疑诊冠心病而行心导管介入术的患者中,有 1/3 可以发现 RAS。外周动脉疾病或腹主动脉瘤患者中 30%～40%并存 RAS。我国在这方面的资料较少,为 ARAS 在冠心病患者中的患病率为17%～25.9%。RAS 是 10%～15%的肾透析患者发生终末期肾病的原因。在一般高血压人群中,RAS 是引起继发性高血压的最常见(2%～5%)原因。

(三)危险因素

现已公认糖尿病、高胆固醇血症是动脉粥样硬化的危险因素。亦有研究显示吸烟、脉压、血肌酐及冠状动脉狭窄积分、纤维蛋白原、同型半胱氨酸、脂蛋白、C 反应蛋白等对 ARAS 和肾功能的预测有重要价值。

（四）临床表现

临床主要表现为肾血管性高血压和缺血性肾病。

1. 肾血管性高血压　肾缺血导致肾素血管紧张素醛固酮系统（RAAS）激活，引起肾血管性高血压，尤其发生在患纤维肌性发育不良的病人。肾动脉狭窄，尤其是双侧 RAS 可加重原发性高血压。高血压的临床特点为：①50 岁以上患者，突然发生的快速进展的高血压或恶性高血压；②高血压发病年龄<30 岁（特别是女性患者）；③高血压起病后 6 个月内迅速进展；④以前稳定的高血压突然恶化；⑤服用 3 种以上降压药物仍难以控制的高血压。

高血压得不到控制可导致器官衰竭，如充血性心力衰竭、反复发作性急性肺水肿、高血压脑病等。左心扩大和心力衰竭的最主要原因是高血压。肾缺血导致 RAAS 激活，醛固酮不仅促进高血压，而且也和导致左室扩大的心肌纤维化和心力衰竭病人心室重构有关。左室纤维化和扩大导致舒张和收缩功能不全。对于患 ARAS 的病人，肾动脉血管成形术很少能治愈高血压，但是能够改善血压的控制。

2. 缺血性肾病　部分患者以肾功能异常作为首发症状，老年人不明原因的肾功能不全应高度怀疑缺血性肾病可能。该病可由严重的双肾动脉狭窄或者独肾伴 RAS 所致。肾功能不全的发生一方面是由于受累肾脏的低血流灌注，另一方面是由于高血压、糖尿病等引起的肾脏结构的改变。可出现以下表现形式：①老年人或高血压患者出现原因不明的肾功能不全；②服用血管紧张素转换酶抑制剂（ACEI）或血管紧张素 Ⅱ 受体拮抗剂（ARB）后突然发生且迅速进展的肾功能恶化或肾衰竭；③伴有单侧肾脏萎缩的氮质血症；④全身性动脉粥样硬化患者最近发生不能解释的氮质血症；⑤肾小管-间质受损明显时可出现肾小管浓缩功能障碍，表现夜尿增多、尿渗透压降低等。

（五）相关检查

1. 非侵入性检查　见表 14-5-2。

表 14-5-2　RAS 非侵入性检查的比较

检查	优点	缺点	敏感度	特异度	用途
彩色多普勒超声	简便、价格低廉、准确度高	①耗时长；②对远端、副肾动脉很难检查，对狭窄的判定限于定性；③肥胖、肠内积气患者不易检出；④依赖于操作者经验	85%	92%	筛查 RAS 的首选检查
螺旋 CT 成像（CTA）	和肾动脉造影相比，观察动脉管腔和管壁更清晰，更清楚地显示粥样硬化斑块的性质	造影剂用量大，造影注射时间长，易致造影剂肾病	对于狭窄>50% 的病变，64%～99%	对于狭窄>50% 的病变，92%～99%	无创诊断 RAS 的最佳方法
磁共振成像（MRA）	较好的显示肾动脉的解剖结构；所用造影剂肾毒性小；作为肾衰竭患者的优先选择	①所用造影剂（Gd-DTPA）可引起肾纤维化，肾小球滤过率小于 30ml/min 时不能应用；②只能提供肾动脉的解剖结构；③禁用于体内有金属物、幽居恐惧症患者	62%～100%	84%～96%	
放射性核素肾动态显像及卡托普利肾图	不依赖解剖结构评价肾功能；测定分肾功能；对肾实质血流灌注不足的诊断敏感，有助于判断预后	①检查前准备要求高（停用 ACEI/ARB72 小时）；②不能用于存在 ACEI/ARB 禁忌证患者③不用于 RAS 筛查	70%～98%	70%～98%	

2. 侵入性检查　肾动脉血管造影（DSA）是诊断 RAS 的"金标准"。其检查的同时可进行介入治疗是其优势，但是检查时需要动脉插管，属侵入性检查，术后并发症多，具有发生造影剂肾病和动脉粥样硬化栓塞性肾病的危险，费用昂贵，尤其对高龄、合并多脏器病变的患者无法实施，临床应用有一定的限制。肾动脉血管造影不作为 RAS 的筛查，尤其对患有其他疾病的老年人。仅适用于拟行肾动脉介入治疗的患者。

（六）肾动脉狭窄的理想诊断程序

1. 鉴别主肾动脉和副肾动脉　RAS 的诊断依赖于影像学检查，没有单一的非侵入性影像学检查是特异的、敏感性高的，因而需要综合多个影像学检查做出判断。非侵入性检查的结果仅供参考，最终确诊还需肾动脉血管造影。

2. 定位诊断　判断狭窄部位是在肾动脉的近端开口处，还是在肾动脉的远端近肾门处，或肾内小动脉，抑或是整根肾动脉都有狭窄；是单侧狭窄，或是累及双侧。

3. 确定病因（如动脉粥样硬化、纤维肌性发育不良）如动脉粥样硬化性狭窄，在血管壁上可见粥样斑块或钙化斑块。纤维肌性发育不良表现为肾动脉呈串珠样狭窄。大动脉炎的特点是病变可累及腹主动脉或头臂动脉。

4. 确定血流动力学异常　RAS的血流动力学严重程度可以通过测量跨病变压力阶差进行确定。

5. 确定血运重建术可能的临床获益率（表14-5-3）。

表 14-5-3　血管重建术可能获益或无效的临床线索

血管重建术可能获益	血管重建术可能无效
重度、难控制的高血压，或既往血压平稳近期血压急性升高（A级）	血压通过药物可以维持稳定（A级）
高血压对 ACEI/ARB 有效（C级）	肾功能稳定（C级）
反复发作的肺水肿，不能用心功能解释（C级）	基础血肌酐>3~4mg/dl（C级）或患侧 GFR<10ml/min（C级）
难以解释的进展性肾衰竭（A级）	患侧肾脏长径<8cm（C级）
应用 ACEI/ARB 出现的急性肾衰竭（C级）	患侧肾脏阻力指数>80（C级）
血压降低的同时肾功能不能维持（C级）	

6. 诊断可能对治疗产生影响的伴随病变（腹主动脉瘤、肾肿物等）。

7. 经皮介入或外科血运重建后判断再狭窄。

（七）治疗

目前，RAS 的治疗方案有 3 种：药物治疗、介入治疗和手术治疗。2005 年美国心脏病学会和美国心脏协会（ACC/AHA）发布的外周血管病指南指出：药物治疗为了控制血压，对于所有单侧肾动脉狭窄的患者都适用；介入治疗即经皮血管成形及支架植入术，适用于有显著血流动力学异常的患者，如对降压药抵抗、不耐受、恶性高血压、反复发生肺水肿的患者；外科手术适用于复杂的血管病变。

1. 药物治疗　伴有 ARAS 者为预防心血管事件的发生，应强化药物治疗，包括降压、降糖、应用他汀类、阿司匹林等，同时还要戒烟及保持健康的饮食和生活方式（表14-5-4）。

表 14-5-4　老年 ARAS 患者的危险因素及治疗药物

危险因素	治疗药物	治疗目标	说明
高血压	ACEI/ARB 钙离子拮抗剂（CCB） β阻滞剂	血压<140/90mmHg； 血压<130/80mmHg （糖尿病或蛋白尿）	多采用两种或两种以上联合，以 CCB 和 β 阻滞剂为主；ACEI/ARB 对肾性高血压控制好，有利于减缓肾脏病进展，但对双侧 RAS 及孤立 RAS 导致的容量依赖型高血压是绝对禁忌
高脂血症	他汀类	胆固醇<3.38mmol/L 低密度脂蛋白<2.6mmol/L	老年患者严格的血脂控制未见明显的益处，血脂调节需慎重。如有慢性肾脏病，需使用小剂量他汀类和对胆固醇吸收有抑制的作用的降脂药
糖尿病		HbA1c<7%	老年患者注意血糖的个体化，必要时可放宽标准
抗血小板药物	阿司匹林、氯吡格雷		对于 75 岁以上老年患者增加出血风险；肾功能不全的老年患者会加重肾脏损害
慢性肾脏病		除以上因素外，控制贫血及甲旁亢	尽量避免药物、造影剂、心力衰竭、低血压等导致的肾损伤

2. 介入治疗　由于药物治疗对肾血管严重狭窄或闭塞无明显疗效，临床上往往需要进行肾动脉血运重建，恢复肾血流量，控制高血压，防止肾功能进一步恶化或治疗严重肾动脉狭窄，保障慢性心力衰竭或心肌病患者可更安全地使用血管紧张素转化酶抑制剂类药物等。介入治疗主要包括经皮腔内肾动脉成形术（percutaneous transluminal renal angioplasty，PTRA）、肾动脉支架植入术（percutaneous transluminal renal angioplasty with stent，PTAS）、置入血栓保护装置以及药物涂层支架等。近来有不少临床试验对介入治疗的安全性和有效性提出质疑，但只要临床医师严格掌握适应证，介入治疗会有明确的疗效。

2006 年美国 AHA/ACC 指南认为：肾动脉血运重建指征为肾动脉狭窄程度≥70%，同时：①治疗 RAS 的药物难以控制高血压和进行性肾功能损害者；②有与 RAS 相关的心力衰竭或阵发性肺水；③有与 RAS 相关的不稳定心绞痛。支架术用于：①动脉粥样硬化性 RAS 开口病变；②肌纤维发育不良球囊扩张失败。对于无症状单侧 RAS 的介入治疗目前尚无循证医学证据。

中华医学会老年分会的 ARAS 治疗的专家建议着重强调了介入治疗的适应证:当血管直径狭窄≥70%,跨狭窄收缩压差＞20mmHg(1mmHg＝0.133kPa),并伴有以下一项以上的临床情况,才考虑行介入治疗:①高血压Ⅲ级;②无法用其他原因解释的突发性或进行性肾功能恶化;③短期内患侧肾脏出现萎缩;④使用血管紧张素转化酶抑制剂或血管紧张素拮抗剂后肾功能出现恶化;⑤伴不稳定型心绞痛;⑥反复发作的急性肺水肿与左心室收缩功能不匹配。当有以下情况时,不建议进行介入治疗:①患侧肾脏长径＜7.0cm 和(或)肾内段动脉阻力指数＞0.8;②患者已有明确的对比剂过敏史或胆固醇栓塞病史;③伴随的严重疾病预期寿命有限或无法耐受经皮介入治疗;④病变肾动脉的解剖结构不适合经皮介入治疗;⑤支架植入后可能会严重影响其他重要的后续治疗。

血运重建成功后血压易于控制,所需降压药明显减少,但治愈率一般＜15%,部分患者甚至无效。这可能是长期高血压已经导致了肾实质损害或狭窄没有功能意义。除此之外,肾动脉介入本身有一定的肾脏损害危险,主要是造影剂肾毒性及操作过程中发生胆固醇栓塞,因此有些病例虽然血运重建成功,但肾功能无改善甚至恶化。因此,这也要求临床医师在严格把握肾动脉介入的适应证后,防范介入治疗对肾脏的直接损害。目前比较公认的预防对比剂肾病的措施是水化治疗和应用低渗或等渗、低黏稠度的非离子型对比剂,并尽量减少对比剂的用量。同时严格规范肾动脉介入术者的准入制度,提高团队的围术期治疗经验,从而提高介入成功率。

3. 手术治疗 外科开放式手术目前已非 ARAS 治疗的首选,但在下列情况时仍然不可缺少:①ARAS 病变严重但肾动脉解剖学特征不适合行血管介入治疗的患者;②介入治疗失败或产生严重并发症的患者;③ARAS 伴发的腹主动脉病变需行开放式手术治疗的患者。常见的手术方式有主动脉-肾动脉旁路重建术、肾动脉再植术、非解剖位动脉重建手术、自体肾移植术、肾动脉内膜剥脱术和肾切除手术,需根据患者肾动脉病变的具体情况和患者全身状况等进行选择。

4. 治疗的选择 ASTRAL 是迄今为止最大的一项前瞻性随机临床研究,进行了药物与支架的疗效比较;STAR 研究了支架与肾功能受损之间的关系。上述 2 项试验在传统降压药物的基础上,加用了阿司匹林和他汀类,加强了抗血小板聚集和延缓动脉粥样硬化斑块聚集的功效,极大程度上预防了术后可能导致的肾动脉粥样硬化栓塞,并使得药物的降压作用达到最优化。结论认为相较于药物治疗,介入治疗并未对血压、肾功能或不良心血管事件有所改善。且对于稳定的单侧肾动脉狭窄患者,仍然认为药物治疗是首选。在未明确血管重建指征的情况下,介入治疗未必比药物治疗更有效。

正在进行的 NITER、CORAL、RADAR 研究将对生存率、心血管不良事件发生率、高血压及改善肾功能等问题进行深入研究,其结果的公布可能给 ARAS 患者介入治疗策略的选择提供新的证据。

(八) RAS 患者的评估程序

RAS 患者的评估程序见图 14-5-1。

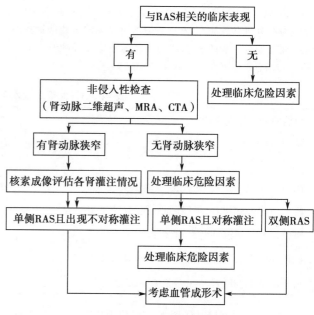

图 14-5-1 RAS 患者的评估程序

三、肾动脉胆固醇结晶栓塞

胆固醇结晶栓塞(cholesterol crystal embolism,CCE)是由于各种原因造成动脉粥样斑块破裂,导致其中的胆固醇结晶脱落,阻塞末梢血管造成组织缺血和坏死的综合征。该病主要发生于动脉造影、血管外科手术后,少数也可以自发产生。肾脏由于邻近腹主动脉,而且血供丰富,成为最常受累的器官。

肾小动脉胆固醇结晶栓塞于 1945 年由 Flory 首先报道,在一组 267 例严重主动脉粥样硬化病人进行的尸检中发现 9 例患者血管内存在胆固醇栓子。其后随着检查手段的进步,相关报道不断增多。该病的死亡率高,对患者的危害极大,但是在临床工作中,这一疾病的诊断常常被忽略。

(一) 流行病学

荷兰的 Moolenar 等发现年度报告中的发病率为 6/100 万,但尸检检出率高达 0.3%～0.4%,高于临床报道的发生率。据国外资料报道,本病占老年轻度动脉粥样硬化的 4%,老年重度动脉粥样硬化病人的 77%;占肾活检病例的 1.1%～1.6%,老年肾活检病例的 4.25%。

(二) 病因和病理改变

多数 CCE 与应用有创性或介入性心血管诊治技术密切相关,例如主动脉造影、经皮冠状动脉或肾动脉成形术、主动脉和心脏手术、主动脉内气囊反搏、心肺复苏术等。常发生于导管操作时,粥样斑块脱落栓塞肾脏、皮肤和其他脏器的动脉。因此,对动脉粥样硬化性疾病患者行介入治疗前应评价 CCE 的风险,适时应用远端保护装置有助于预防其发生。

抗凝治疗引起的主动脉粥样斑块破溃处纤维素血栓形成,也易造成肾栓塞;而静脉应用链激酶治疗肺栓塞和急性心肌梗死也可继发胆固醇栓塞。胆固醇结晶栓塞的其他危险因素还包括高血压、糖尿病和主动脉瘤。

对受累器官进行活检,可见于肾的弓状动脉,和(或)小叶间动脉、肾小球入球小动脉及毛细血管腔内可见胆固醇结晶。在受累血管周围可见不同类型的炎性细胞浸润,后期可见动脉内膜增生和血管周围纤维化。典型病理改变为小动脉管腔被两面凸起的裂隙状胆固醇结晶所阻塞。若肾中等动脉栓塞,可有肾梗死表现。

(三)临床表现

好发于老年人,男性多于女性。由于胆固醇结晶栓子可累及多个器官,其疾病的临床表现无外乎是由于不同器官栓塞和激发的局部炎症反应所引起的一系列临床症候群。

1. 肾脏表现 肾衰竭和高血压恶化较常见。国外报道的 221 例确诊的胆固醇栓塞患者中,34%的患者在就诊时即存在肾衰竭。大多数患者伴有高血压,甚为恶性高血压。此外,蛋白尿、血尿、嗜酸性粒细胞尿,甚至肾病综合征也为肾损害的常见表现。栓塞至大、中动脉者少见,可由肾梗死表现。需要透析的肾功能不全患者预后较差。

2. 肾外表现 患者可有发热、体重下降等非特异表现。皮肤受累最为常见,有报道显示在发现 CCE 患者中约半数患者会有皮肤受累的临床表现。可表现为下肢、臀部或腹部皮肤的网状青斑,脚趾皮肤的蓝紫色斑点,又称"蓝趾综合征",此为特异性的临床表现。由于栓塞发生在小动脉至微动脉水平,所以患者的外周血管搏动通常是正常的。

中枢神经受累表现为大脑半球多发性小灶状脑梗死;胃肠道受累可表现为缺血性肠病、急腹症等;心脏受累可导致心绞痛或心肌梗死;肌肉受累可表现为肌炎。

(四)相关检查

血嗜酸性粒细胞比例和绝对值的升高,血沉加快,低补体血症是 CCE 患者的共同表现。其中血嗜酸性粒细胞升高最为常见,可见于 20%~70%的患者,其升高水平的波动可反映病情的变化。

各器官受累均有相应的化验指标异常。肾脏受累的时候,血肌酐进行性升高。与造影剂肾病导致的血肌酐升高多发生在术后 48 小时不同,血肌酐的升高发生较晚,可与诱因间隔数周至数月。

CCE 最终诊断要依靠病理。病理表现如前所述。诊断敏感性与取材的部位有关。文献报道皮肤活检的敏感性为 33%,肌肉活检的敏感性可达 100%,肾脏活检敏感性达 75%。

(五)诊断与鉴别诊断

1. 诊断 动脉粥样硬化的患者,如有可能导致斑块不稳定的诱因,出现典型的三联征,即网状青斑、急性肾衰竭和嗜酸性粒细胞升高,需高度怀疑 CCE。诊断标准参考 Scolari 等所提出的标准:①动脉硬化性血管疾病患者,出现急性肾衰竭;②同时出现下腹部或肢端皮肤缺血性表现,包括网状青斑、瘀斑、发绀、坏疽等,并结合临床排除由造影剂肾病、急性间质性肾炎等其他原因引起的急性肾衰竭。

2. 鉴别诊断

(1)造影剂肾病:由于二者均可发生于心血管检查或治疗后,应特别注意鉴别。CCE 者其血肌酐常进行性升高,发生较晚,可与诱因间隔数周至数月;而造影剂肾病患者其血肌酐 7~10 天达到高峰,数月后血肌酐可逐步恢复正常。

(2)原发性小血管炎:肾活检及 ANCA 检测可协助鉴别诊断。

(3)急性间质性肾炎:胆固醇栓塞引起的肾损害患者尿中无嗜酸性粒细胞可与之鉴别。

(六)治疗

迄今为止,对本病尚无有效的治疗方法,以禁用抗凝药、降脂、降压和透析等对症支持治疗为主,糖皮质激素可能有效,但需大规模临床研究证实。

1. 糖皮质激素 由于 CCE 的发病机制重要的是对免疫系统的激活导致器官的进一步损伤。有研究发现小剂量肾上腺皮质激素(泼尼松 0.3mg/kg)不仅改善一般状态,而且可改善肾功能,避免透析。但也有报道持相反的结论。

2. 血液净化治疗 由于血液透析需要肝素抗凝,可能诱发甚至加重 CCE;而腹透由于无须使用肝素,应成为首选的透析方式。然而,需要进行透析的患者,预后都很差。

3. 降脂治疗 因为 CCE 的重要病因是不稳定斑块破裂,而他汀类药物可稳定斑块,因此应用他汀类药物治疗 CCE 似乎是合理的。但尚缺乏循证医学的证据。

四、肾静脉血栓

肾静脉血栓(renal vein thrombosis,RVT)是指肾静脉主干和(或)分支内血栓形成,导致肾静脉部分或全部阻塞而引起的一系列病理改变的临床表现。

(一)病因

RVT 常见的病因为:①肾病综合征:1840 年,Rayer 首先报道了肾病综合征(NS)合并 RVT,随着临床对 RVT 的不断认识,目前已证实 RVT 是 NS 的常见并发症之一,其中以膜性肾病最为常见。国外报道 NS 并发 RVT 的发生率为 5%~62%,国内也对 NS 与 RVT 的关系及其发生机制进行了前瞻性的研究,指出国人 NS 发生 RVT 的发生率为 46%。②自身免疫性疾病:主要见于系统性红斑狼疮、抗磷脂综合征等。③恶性肿瘤:合并高凝状态时已发生。④其他情况:肾移植术后、脱水、口服避孕药、创伤、蛋白 C 和蛋白 S 缺乏等。

(二)发病机制

RVT 的发生与血管内膜损伤、肾静脉内血流淤滞以及高凝状态这三种因素密切相关。

肾小球疾病时血管内皮损伤,基底膜胶原暴露,免疫复合物、补体和血小板活化因子以及高胆固醇血症均可激活血小板,促进血小板黏附、集聚。系统性红斑狼疮等自身免疫性疾病引起的血管炎症,以及糖尿病等代谢疾病引起的异常代谢产物的蓄积,均可以损伤内皮细胞,从而加重内、外源性凝血途径的活化。肾病综合征状态下,伴随大量尿蛋白丢失,抗凝血酶Ⅲ、蛋白 C 及蛋白 S 等抗凝因子的丧失,低蛋白血症刺激肝脏合成脂蛋白、纤维蛋白原,以及凝血因子Ⅴ、Ⅶ、Ⅷ、Ⅸ、ⅩⅢ等的增多,都将加重肾病综合征患者的凝血过程活化,产生凝血亢进状态。

(三)临床表现

临床表现取决于血栓形成速度、血栓大小、位置及被侵犯的范围等。按临床表现分为急性和慢性两种类型。慢性最为常见,多无临床症状,主要表现为镜下血尿及肾小管功能异常。急性 RVT 典型表现:①突发持续性腰痛或腹痛;②肉眼血尿;③肾功能异常;④受累肾增大。

(四)相关检查

肾静脉造影仍被作为诊断 RVT 的金标准,但其为有创检查,且造影剂对肾脏有潜在毒性,同时对于 RVT 合并下腔静脉血栓形成时,下腔静脉内造影操作有撞落血栓导致肺动脉栓塞的危险,因此肾静脉造影不宜作为常规检查。

彩色多普勒超声检查的主要优点是方便、无创。超声可以发现肾静脉主干和(或)下腔静脉内低回声血栓影;肾脏明显增大,皮髓质界限不清;可以显示肾静脉内无血流色彩或色彩血流变窄、流速增高;肾动脉阻力指数明显增高等征象。

CT 平扫也可以显示肾脏增大、皮髓质及肾周筋膜增厚模糊,肾静脉增宽、肾脏集合系统显影延迟等征象。增强扫描可以发现肾静脉内血栓的充盈缺损影。CT 的不足之处是也需要注入较大剂量的含碘造影剂,且对于肾内小静脉血栓的显示能力稍感不足。

MRI 可以避免含碘造影剂的使用,但价格相对昂贵。MRA 可准确显示血栓的充盈缺损影。

(五) 治疗

RVT 诊断明确后应尽早开始溶栓或抗凝治疗,同时及时针对病因治疗。

抗凝治疗是最常用的治疗方法,由于 RVT 多合并 NS 所致的高凝状态,因此抗凝治疗是必需的。肝素抗凝治疗能加速内源性纤维蛋白溶解过程,阻止纤维蛋白及凝血因子进一步沉积,对肾内分支小静脉血栓形成或不合并肾衰竭的患者,单纯的抗凝治疗可能是适当的。

溶栓治疗能够快速分解纤维蛋白(原)及凝血因子,其比单纯抗凝治疗更快溶解血栓,使阻塞的肾静脉再通,迅速改善肾脏血流动力学,恢复患肾功能。溶栓治疗联合抗凝治疗的效果要好于单独溶栓、抗凝治疗。对于 1 周以内的新鲜血栓,溶栓治疗均有较好的效果。对于 RVT 合并急性肾衰竭的患者,应首选溶栓治疗。溶栓治疗过程中尽量减少造影剂的应用。最危险的并发症是出血,应严密监测凝血功能状态。溶栓治疗结束后常规应用肝素和华法林抗凝,只要肾病状态持续,发生 RVT 的危险性就较高,尤其在原发部位更易复发,因此抗凝治疗应长期进行。

除药物治疗外,尚有介入治疗、手术治疗等方法。总之,RVT 的治疗不仅在于防治血栓形成,更重要的在于能减轻疾病进展,延缓肾组织纤维化进程。

(徐冷楠　毛永辉)

▶ 参考文献 ◀

1. 邹万忠.肾小管和肾间质疾病及肾血管疾病的病理学.临床内科杂志,2007,24(11):730-733.
2. 王海燕.内科学.北京:北京大学医学出版社,2005:750-759.
3. 王效增,荆全民,韩雅玲.肾动脉狭窄的研究进展.心血管康复医学杂志,2011,20(1):95-98.
4. 吴华.肾动脉狭窄与缺血性肾病的诊治.北京医学,2011,33(2):83-84.
5. 王芳,王梅,王海燕.动脉粥样硬化患者肾动脉狭窄患病率的调查.中华肾脏病杂志,2005,21(3):139-146.
6. 李晖,孙晓凤,张源明.动脉粥样硬化性肾动脉狭窄的发生率及其相关危险因素分析.中国动脉硬化杂志,2011,19(5):427-431.
7. 崔淑娴,王浩,王银燕,等.肾动脉狭窄临床诊断方法的优化研究.中华高血压杂志,2009,17(10):942-944.
8. 常桂丽,左君丽,初少莉,等.肾动脉狭窄无创性检查方法的准确性评价.中华高血压杂志,2011,19(7):658-663.
9. 王海燕.肾脏病临床概述.北京:北京大学医学出版社,2010:381-387.
10. The ACCORD study group. Effects of combination lipid therapy in type 2 diabetes mellitus. N Engl J Med,2010,362:1563-1574.
11. Petersen LK,Christensen K,Kragstrup J. Lipid lowering treatment to the end A review of observational studies and RCTs on cholesterol and mortality in 80 + 一 year olds. Age Ageing,2010,39(6):674-680.
12. Triplitt C. Cardiac risk factors and hypoglycemia in an elderly patient how good is good enough. Consult Pharm,2010,25:19-27.
13. Brown A,Reynolds LR,Bruemmer D. Intensive glycemic control and cardiovascular disease an update. Nat Rev Cardiol,2010,7(7):369-375.
14. Cay S,Cagirci G,Aydogdu S,et al. Safety of clopidogrel in older patients a nonrandomized parallel-group controlled two-centre study. Drugs Aging,2011,28(2):119-129.
15. Astral Investigators,Wheatley K,Ives N,et al. Revascularization versus medical therapy for renal-artery stenosis. N Engl J Med,2009,361(20):1953-1962.
16. Karagiannis A,Tziomalos K,Anagnostis P,et al. Atherosclerotic renal artery stenosis medical therapy alone or in combination with revascularization. Angiology,2009,60(4):397-402.
17. 杨倩,蒋雄京,杨跃进,等.经皮肾动脉支架术治疗老年动脉粥样硬化性肾动脉狭窄患者的疗效.中华老年医学杂志,2009,28(5):366-370.
18. 蒋雄京,高润霖.动脉粥样硬化性肾血管病的经皮介入治疗.中华心血管病杂志,2007,35(3):285-288.
19. White CJ. Catheter-Based Therapy for Atherosclerotic Renal Artery Stenosis. Circulation,2006,113(11):1464-1473.
20. Safian RD,Textor SC. Renal artery stenosis. N Engl J Med,2001,344(6):431-442.
21. 动脉粥样硬化性肾动脉狭窄诊治中国专家建议 2010 写作组,中华医学会老年医学会,《中华老年医学杂志》编辑委员会.动脉粥样硬化性肾动脉狭窄诊治中国专家建议 2010.中华老年医学杂志,2010,29(4):265-268.
22. PA Kalra. Angioplasty and stent for renal artery lesions (ASTRAL):stenting makes no difference in renal artery disease. 2008 SCAI-ACCi2 joint meeting. Chicago,USA.
23. Bax L,Woit tiez AJ,Kouwenberg HJ,et al. Stent placement in patients with at herosclerotic renal artery stenosis and impaired renal function:a randomized trial. Ann Intern Med,2009,150(12):840-848.
24. Plouin PF. Stable patients with at herosclerotic renal ar-

tery stenosis should be treated first with medical managemen. Am Kidney Dis,2003,42(5):851-857.

25. Steichen O,Amar L,Plouin PF. Primary stenting for at herosclerotic renal artery stenosis. Vasc Surg, 2010,51 (6):1574-1580.

26. Plouin P,Bax L. Diagnosis and treatment of renal artery stenosis. Nat Rev Nephrol,2010,6(6):151-159.

27. 蒋雄京,吉薇.动脉粥样硬化性肾血管病的介入治疗.中华高血压杂志,2010,18(8):704-706.

28. Scarpioni R,Michieletti E,Cristinelli L, et al. At herosclerotic renovascular disease:medical therapy versus medical therapy plus renal artery stenting in preventing renal failure progression:therationale and study design of a prospective, multicenter and randomized trail (NITER). Nephrol,2005,18(4):423-428.

29. Dworkin LD. Cont roversial treatment of at heroscleotic renal vascular disease:The cardiovascular outcomes in renal at heroscleotic lesions trial. Hypertension,2006,48 (3):350-356.

30. Cooper CJ,Murpy TP,Mat sumoto A, et al. Stent revascularization for the prevention of cardiovascular and renal events among patients with renal artery stenosis and systolic hypertension:rationale and design of the CORAL trial. Am Heart,2006,152(1):59-266.

31. Schwarzwlder U,Hauk,Zeller T. RADAR2A randomised,multi-centre,prospective study comparing best medical treatment versus best medical treatment plus renal artery stenting in patients with haemodynamically relevant at heroscleotic renal artery stenosis. Trails,2009, 10(1):60-66.

32. 高翔,梅长林.动脉粥样硬化性肾动脉狭窄诊断及治疗争论.中华肾脏病杂志,2008,24(10):769-775.

33. 刘玉春,王海燕.肾脏小动脉胆固醇结晶栓塞//王海燕.肾脏病学.北京:人民卫生出版社,1996:1199-1201.

34. Fukumoto Y,Tsutsui H,Tsuchihashi M. The incidence and risk fact ors of cholesterol embolization syndrome,a complication of cardiac catheterization:a prospective study. J Am Coll Cardiol,2003,42:211.

35. Alamartine E,Phayphet M,Thibaudin D. Contrast medium-induced acute renal failure and cholesterol embolism after radiological procedures:incidence, risk factors, and compliance with recommendations. Eur J InternMed, 2003,14:426-431.

36. Scolari F,Bracchi M,Valzorio B, et al. Cholesterol atheromatous embolism:an increasingly recognized cause of acute renal failure. Nephrol Dial Transplant, 1996, 11: 1607-1612.

37. Marinella MA. Cholesterol crystal embolism. Lancet, 1996,348:403.

38. 刘兆平.冠状动脉造影术后肾功能不全及嗜酸性粒细胞增高1例.中华老年多器官疾病杂志,2006,5:66-69.

39. Modi KS,Rao VK. Atheroembolic renal disease. J Am Soc Nephrol,2001,12:1781-1787.

40. Lye W,Cheah JS,Simial R. Renal cholesteral embolical disease. Am J Nephrol,1993,13:489-493.

41. Scolari F,Bracchi M,Valzorio B, et al. Cholesterol crystal embolism:an increasingly recognized case of acute renal failure. Nephrol Dial Transplant,1996,11:1607-1612.

42. Pirion V, Claudel JP,Bastien O, et al. Severe systemic cholesterol crystal embolism after open heart surgery. Br J Anaesth,1996,77:277-280.

43. 程蕙芳,潘缉圣,刘玉春,等.肾病综合征时肾静脉血栓发病机制的前瞻性研究.中华医学杂志,1992,72(7):416-419.

第六节 肾 衰 竭

肾脏是维持机体内环境稳定的重要脏器,具有排泄代谢产物及外源性毒物、调节机体酸、碱、水和电解质代谢平衡,以及产生、转化和代谢一些重要的内分泌激素(如肾素、多种前列腺素成分、激肽释放酶、转化的有活性的 1,25-二羟维生素 D_3 及红细胞生成素)等功能。肾衰竭是各种肾脏病发展到后期引起的肾功能部分或全部丧失的病理状态,可分为急性及慢性。急性肾衰竭表现为肾功能在数日、数周内急剧恶化,体内代谢产物潴留,水、电解质及酸碱平衡紊乱。慢性肾衰竭是多种慢性肾脏病症的进行性发展至肾硬化(肾小球硬化、肾小管萎缩及肾间质纤维化)及肾功能损害、尿毒症,是一个连续发展的慢性过程。

随着年龄的增加,肾脏的解剖结构和生化代谢方面都发生了不同程度的退行性变化,进而导致肾脏发生老年性功能改变,使其肾脏疾病的发病率、发病机制及临床表现均与年轻人有所不同,临床上具有病因复杂、影响因素多、表现不典型及病情较重、病程迁延等特点。同时,由于老年人常一身多病、应用多种药物,更使其肾脏病改变错综复杂。

一、病理生理特性

衰老是所有物种生命的自然进程,肾脏衰老性改变通常始于 40 岁,50 岁左右为加速期,表现为肾单位逐渐丢失,肾小球硬化、肾小管萎缩及间质纤维化,肾小球、肾小管功能及血流动力学改变,水、电解质紊乱等。由于肾脏在组织结构上的退化,导致衰老肾脏对外界刺激如血管紧张素、高盐、氧化应激、缺血再灌注损伤等的防御能力减弱,较年轻人更易出现肾衰竭。

(一)肾小球功能

随着年龄的增长,完整和正常的肾小球数目进行性减少。正常成年人每一侧肾脏的肾小球数大约为 33 万～110 万个,约 25% 的人群低于每肾 50 万个,另有 25% 的人群则高于 74 万个。年龄与肾小球数目呈反比,与肾小球的体积和肾脏的重量呈反比。研究表明,肾小球的数目与出生时的体重有明显相关关系,出生时体重每增加 1kg,肾小球可以多出 257～426 个;肾小球数还与患者对高血压和肾脏疾病的易感性明显相关。因此,出生时低体重的老年人肾脏的老化改变可能更明显。肾小球体积与肾小球数目呈现明显的负相关关系,解放军总医院尸检资料表明,老年人硬化性肾小球数与代偿肥大的肾小球数相平行,且硬化性肾小球的百分数越大,代偿肥大的肾小球也越多。随着年龄的增长,硬化性肾小球的数量逐渐增多,尤其是在肾皮质外带更为明显。健康成人30岁后即可出现肾小球硬化的表现,但比例一般不超过3%,60~69岁则可增高至10%,70~79岁组高达19%,80岁以上老年人约25%的肾小球完全硬化。随年龄增长的肾小球硬化数目可以用以下的公式进行推算:肾小球硬化的比例(%)=[(年龄/2)-10]%。

正常成人安静时每分钟有1200ml血液流过两侧肾,相当于心排血量的1/5~1/4。衰老的肾脏体积较小,肾实质尤其是肾皮质变薄,故肾血流量明显减少。40岁以后肾血流量以每年1.5%~1.9%速率递减。65岁以上老年人的肾血浆流量仅为青年人的一半,男性减少较女性更为显著。

肾小球滤过率是评价肾脏功能的重要指标。通常认为在40岁之后GFR随年龄增长而逐渐降低,年平均降低速率为$0.75~1ml/(min \cdot 1.73m^2)$。80岁以上肾功能将损失30%~40%。美国Baltimore的纵向调查显示,大约1/3的人群在20年内,GFR并没有随着年龄的增长发生变化,另外1/3的人则随着年龄的增长,GFR出现加速恶化,这种变化主要与平均动脉压的升高明显相关。但所有老年人的肾小球滤过功能的判断不能一概而论应做个体分析。

肾脏储备能力是肾小球滤过率(glomerular filtration rate,GFR)由基础(静息状态值)增加到最高限度的能力。正常人肾脏一般情况下无须发挥最大的滤过功能便能满足机体需要,但随着生理要求增高或肾脏疾病的进展,则需动用其贮备功能以适应内环境的变化。目前公认蛋白质或氨基酸负荷可调动及检测肾贮备。健康老年人的负荷-基础差值较健康成人有所降低,表明肾贮备降低,因而发生急性缺血或其他损害时,老年人群更易出现急性肾衰竭。严重肾损害者静息肾小球滤过率接近肾脏最大滤过能力,即几乎没有肾贮备。适当限制蛋白质摄入可减轻肾脏负担,延缓生理性衰老过程,降低肾疾病患者的静息肾小球滤过率,增加肾贮备。

(二) 肾小管间质功能

肾小管间质结构和功能的老年性改变主要有:肾小管的数量和体积随着年龄的增长逐渐减少,40岁以后,功能性肾小管组织按照每年1%的速度递减,近曲肾小管的体积也明显缩小;肾小管尤其是远曲小管的长度变短,出现管腔扩张、憩室和囊肿;肾小管萎缩,肾小管上皮细胞出现凋亡和空泡样变性;肾间质体积明显增加和间质纤维化逐渐明显,并偶见炎细胞浸润。肾小管间质的病变如肾小管萎缩、间质纤维化等通常给人的印象是慢性的、静止的和不可逆的改变,但实际上这些病灶却代表着一个活动的病变过程,如局灶的肾小管细胞增殖、肌纤维母细胞的激活、巨噬细胞的浸润、炎症因子和黏附分子的产生、肾小管周边毛细血管的丧失、细胞凋亡等,所以肾小管间质结构和功能的老年性改变应引起临床医师的高度重视。

老年人肾小管间质功能的改变可以造成以下几方面的问题:钠的吸收和排泄障碍,容易造成机体的钠平衡失调;肾小管水及渗透压平衡功能损害,尿液的浓缩稀释功能出现障碍,容易造成血容量不足和脱水状况;肾小管排酸、重吸收和重新合成碳酸氢根的功能损害,有时可能引起代谢性酸中毒;肾小管对各种物质转运的储备功能降低,可以引起钙、磷代谢失衡,影响某些药物的代谢等;肾小管间质损伤后,可以影响肾素血管紧张素、前列腺素、激肽类物质、1,25-二羟维生素D_3及红细胞生成素等合成、影响抗利尿激素和利钠因子的反应性。

二、流行病学资料

(一) 急性肾衰竭

急性肾衰竭是一种临床较常见的重、危、急症,以社区为基础的急性肾衰人群发病调查报告并不多,而且由于急性肾衰的诊断标准不一,各组报告之间数值差别较大。我国目前尚缺乏全国性调查资料,粗略估计,我国每年急性肾衰竭的发病数应为20万~50万人。据北京市血透质控中心统计,2002年、2003年、2004年中因急性肾衰竭进入透析者分别占总透析人数的4.4%、7.0%、9.7%。院内发生的急性肾衰竭见于各科患者,于20世纪70年代占住院患者约为5%,90年代增长到3%~7.2%。而在重症监护室患者中占5%~30%。近半个世纪以来,急性肾衰竭的病死率并没有随着医疗水平的提高而下降,据各组报告总死亡率约为28%~82%。但值得注意的是,2006年初美国全国性统计均表明,在过去的十余年中,急性肾衰竭的死亡率有所下降:United States Renal Data System(USRDS)资料表明需要透析的急性肾衰竭患者90天内死亡率由1992年的45.7%降至2001年的44.8%;而不需要透析组的死亡率下降更为明显,由49.7%降至40.3%。据北京地区心血管病检测区70万人群资料,1993年急性肾衰竭的死亡率为1/10万,推算全国每年因急性肾衰竭死亡者万余例。

急性肾衰竭在老年患者中极为常见。由于老年人肾脏的退行性变化及患有多种疾病,使老年人接受药物干预、治疗性介入或手术的几率增加,也使得老年人对各种致病因素(如缺血、感染、药物肾损伤等)的易感性大大增加。20世纪80年代有国外文献报道,在急性肾衰竭病例中老年人约占60%,包括肾前性、肾实质性及肾后性急性肾衰竭。在80~89岁老年人中,急性肾衰竭发病率可高达95/10万人口。国内报道,老年急性肾衰竭患者约占同期急性肾衰竭患者的27%~44%。在住院急肾衰患者中,60岁以上的老年患者的社区获得性急肾衰占12%~46%,而医院获得性急肾衰占28%~54%。亦有报道表明,在大于75岁的老年人中急性肾衰竭的发生率是非老年人的3.5倍,老年患者的急性肾衰竭死亡率约为50%。

(二) 慢性肾衰竭

慢性肾衰竭主要原因为长期的肾脏病变,随着时间推移及疾病的进展,肾脏的功能逐渐下降,造成肾衰竭的发生。据美国卫生经费管理署统计,20世纪末美国已有近30万慢性肾衰竭病人,平均每年增长率为7%~9%。据1999年我国透析登记资料显示,仅进行慢性维持性血液透析或腹膜透析的病人已达40 000~50 000人。新发病年增长率为13%,在新进入透析的患者中,以老年人为主。

随着年龄的增加,老年人因各类系统性疾病或慢性肾脏病的慢性进展可发生慢性肾衰竭,在许多欧美发达国家,老年人终末期肾脏病已对医疗、社会、经济等各个方面产生了很大影响。据美国1999—2004年全国健康与营养调查,National Health and Nutrition Examination Survey(NHANES)

的数据显示,60 岁以上的美国人慢性肾脏疾病的患病率为 39.4%。据美国肾脏数据系统(USRDS)的报道,美国大于 65 岁的透析患者已从 1973 年的 5.10%,1990 年的 38.10% 升至 2004 年的 60.13%。北京大学医学院 2006 年在北京市石景山 4 个社区中对 40 岁以上人群(其中 60 岁以上占 70%)进行的非随机抽样调查发现,慢性肾脏病患病率高达 12%。中国各大中城市 2006 年慢性肾衰竭行透析治疗的患者中,超过 60 岁的患者占 49.2%。

三、病 因 学

(一)急性肾衰竭

由于老年人肾功能减退、心血管疾病及糖尿病等其他疾病导致的肾功能损害,其肾脏贮备能力明显下降,且常需联合多种药物进行治疗。在一定的诱因下,更易发生急性肾衰竭。常见原因包括肾脏缺血、肾毒性药物以及感染及创伤的控制欠佳等。有研究提示,老年人医院内获得性急性肾衰竭(hospital acquired acute renal failure, HA-ARF)的发生率为 54%,明显高于社区获得性急性肾衰竭(community-acquired ARF, CA-ARF)。老年人急性肾衰竭以肾前性为主,多因素综合病因分析显示:与感染(56%)相关为首位病因,其次与低血容量(30.7%)、肿瘤(26%)、心力衰竭(25.3%)、肾毒性药物(22%)、手术(14%)、肾脏疾病(14.7%)及肾后性疾病(8.7%)相关。单因素病因分析显示与低血容量相关为首位病因(21.6%)。值得注意的是,老年 ARF 多由多种病因共同导致,其死亡率高达 53.3%,医院内获得性急性肾衰竭的死亡率是社区获得性急性肾衰竭的 1.87 倍。另有研究提示,老年患者肾前性因素以大量失液或严重摄入不足(57.5%)、感染(42.5%)为主,非老年患者则以创伤(65.0%)、感染(20.0%)为主;老年患者肾性因素以药物中毒(60.0%)、生物中毒(25.0%)为主,非老年患者多见于急性肾脏疾病(65.3%)、生物中毒(13.3%);老年患者肾后性(12.5%)显著高于非老年患者(4.1%)。老年患者原发慢性病(90.0%)及多器官障碍综合征(37.5%)高于非老年组(分别为 16.0%、5.3%);老年组病死率为 57.5%显著高于非老年组的 13.3%(P<0.01)。

1. 肾前性急性肾衰竭 任何引起低血容量、低血压并伴有肾血流量明显减少的因素,均可导致肾前性急性肾衰竭。由于老年人生理性渴感减退、尿浓缩能力下降、肾脏的保钠能力减低,故最易发生这种类型的急性肾衰竭。主要诱发因素包括:消化道出血、腹泻或呕吐、心力衰竭、长期或不适当利用利尿剂、联合应用 NSAIDS 及 ACEI 或 ARB 类以及应用环孢素等药物。老年人仅因大量出汗或饮水少就可表现出尿量减少,当上述诱因存在时可很快出现肾前性急性肾衰竭,若未及时纠正则可迅速进展为肾小管坏死。

2. 肾实质性急性肾衰竭 老年人可发生各种病因所致的肾实性急性肾衰竭,常见以下类型:

(1)急性肾小管坏死:各种肾前性因素持续存在、手术并发症、严重感染败血症所致的缺血性损伤以及各种药物肾毒性损伤(如造影剂、抗生素、化疗药等)均是导致老年人急性肾小管坏死的主要病因。职业相关的重金属中毒、运动相关的肌红蛋白引起的急性肾小管坏死在老年人并不多见。但值得注意的是,少数"空巢"老人可能因外伤或活动严重受限

而造成局部肌肉挤压伤,若处理不及时也有可能造成横纹肌溶解,诱发肌红蛋白所致的急性肾小管坏死。

(2)急性肾小管间质肾炎:老年人群因急性间质性肾炎引发的急性肾衰竭为 10%～15%,发生急性间质性肾炎的最常见原因为感染和药物,感染主要为革兰氏阴性菌,源于老年人免疫功能低下或应用免疫抑制剂。随着年龄的增加,老年人发生了许多可以影响药物代谢的生理改变,如:①肾血流量减少,肾小球滤过率降低,药物排泄速度减慢,半衰期延长;②平均血浆白蛋白浓度较年轻人约低 20%,故血中游离药物浓度相对较高;③各器官功能下降,使药物代谢受到影响。这些生理改变可导致药物的药理作用和毒性发生变化,容易造成对肝、肾等重要脏器的损伤,其中部分严重者可导致急性肾衰竭。老年人的药物肾损害可分为各种类型,以急性肾小管间质肾炎最为常见。由于近年心脑血管疾病的发病率增高及心导管技术的广泛开展,在老年人中造影剂、利尿剂、甘露醇等引起的 ARF 也逐渐增多。此外,血管紧张素转换酶抑制剂(ACEI)及血管紧张素受体拮抗剂(ARB)在老年人,特别是原有肾功能不全或合并应用利尿剂时更易诱发 ARF,应引起临床医生的重视。不同抗菌药物所致急性肾损伤的机制不同,其中以直接肾毒性和免疫炎症最为常见。损伤部位以肾小管和肾间质为主,少数也可损伤肾小球。不同的抗菌药物,作用的方式也可能不同,如两性霉素 B 可直接损伤肾小管细胞膜,而氨基苷类抗生素则需要进入肾小管上皮细胞后才能导致细胞损伤。常见引起急性间质性肾炎的药物为抗生素(如青霉素和头孢菌素类)和非类固醇类消炎药。

(3)肾小球及肾血管病:约有 10%～20%的老年肾脏急性肾衰竭是由肾小球疾病所致,可见于老年人的新月体肾炎、膜增殖性肾炎、增殖性狼疮性肾炎等。老年人 ANCA 相关性小血管炎发病率高,常导致急进性肾炎;老年肾动脉粥样硬化患者若行血管外科手术或介入治疗,导致粥样硬化斑破裂,即可引发急性胆固醇结晶栓塞。它们都能引起肾实质性急性肾衰竭。

3. 肾后性急性肾衰竭 肾后性急性肾衰竭的发生主要与老年人前列腺肥大、泌尿系结石、前列腺癌、尿道狭窄等疾病有关。据国外资料统计约 1/3 老年妇女及半数老年男性的梗阻性肾病与泌尿生殖系的肿瘤相关。此外,其他病因还包括:腹膜后纤维化、淋巴瘤导致的尿路梗阻;在患有脑血管意外、帕金森病、阿尔茨海默病、糖尿病或慢性酗酒的老年患者中,应用抗副交感神经药物或中枢神经系统抑制药物导致膀胱逼尿肌过度收缩,进而导致膀胱出口梗阻;在老年绝经期妇女,由于雌激素水平降低所造成的盆腔脏器下垂,等等。任何原因导致的梗阻若持续存在,都将影响肾功能。另外值得注意的是,某些药物如磺胺、抗病毒药(如阿昔洛韦、茚地那韦)、抗肿瘤药(如甲氨蝶呤)可形成结晶,阻塞及损伤肾小管导致肾损害。有研究提示,老年患者肾后性急性肾衰竭主要见于前列腺增生及肿瘤,非老年患者急性肾衰竭以输尿管结石为主,肾后性因素在急性肾衰竭中所占比例相对较低,但不应忽视,尤其老年患者,应积极除外肿瘤相关疾病。

(二)慢性肾衰竭

在西方国家,导致老年人慢性肾衰竭的主要病因为糖尿病肾病、高血压病、动脉粥样硬化所致的缺血性肾血管病

及梗阻性肾病，而肾小球肾炎及多囊性肾病等其他原因比较少见。我国老年人的病因分布情况尚缺乏确切统计，据近年来临床或肾活检资料，慢性肾小球肾炎、慢性肾盂肾炎等感染或自身免疫相关的慢性肾脏病发病率可能仍占较高的比例。与年轻人相比，老年人因慢性肾小球肾炎所致慢性肾衰竭者明显减少，而继发性疾病导致的慢性肾衰竭显著增多。

四、临床表现

(一) 急性肾衰竭

由于病因的差异，急性肾衰竭的临床表现有各自的特征，本文将以急性肾小管坏死为代表，介绍其临床表现，特别是老年患者的临床表现。

急性肾小管坏死的临床表现及肾功能减退程度与其肾脏低灌注的程度和持续时间有关，可表现为肾脏低灌注早期异常、肾前性氮质血症、典型急性肾小管坏死甚至肾皮质坏死。以往临床上曾根据典型缺血性急性肾小管坏死的临床表现及病程，将其分为少尿(或无尿)期、多尿期和恢复期三个阶段。但根据急性肾小管坏死病生理过程发展的分析，肾脏低灌注状态与急性肾小管坏死的发生是一个连续的过程，事实上在少尿期时患者已经处于病变的持续发展阶段，对临床干预治疗来说已经相对较晚，不利于改善预后。

起始期患者可无明显的临床症状或仅表现为轻微的有效循环血容量不足，常以导致肾脏低灌注的原发病因表现为主。诊断常常赖于对患者体征的观察和化验的动态分析，如患者有无口渴症状、水肿情况、体重有无下降；及体格检查有无黏膜干燥、体位性低血压；实验室检查可发现 BUN/Scr＞15∶1(mg/dl)或＞60∶1(mmol/L)等。

对于存在肯定肾前性因素且可疑有效循环血容量不足的患者，在应用利尿剂前进行全面的尿诊断指数分析(表 14-6-1)。

表 14-6-1　急性肾小管坏死的尿液检查特点

	肾前性氮质血症	急性肾小管坏死
尿常规	正常	尿蛋白＋～＋＋，沉渣可见肾小管上皮细胞、上皮细胞管型、颗粒管型、及少许红、白细胞等
尿比重	＞1.020	＜1.010
尿渗透压(mOsm/kg)	＞500	＜350
尿钠(mmol/L)	＜20	＞40
钠排泄分数(FeNa,%)*	＜1	＞2
尿素排泄分数(FeUrea,%)*	＜35	＞35
尿酸排泄分数(FeUA,%)*	＜7	＞15
锂排泄分数(FeLi,%)*	＜7	＞20
肾衰指数(mmol/L)**	＜1	＞2
尿低分子量蛋白	水平低	增高
尿酶	水平低	增高

* 钠排泄分数(%)＝(尿钠×血肌酐)/(血钠×尿肌酐)×100，尿素、尿酸及锂排泄分数的计算可参照此公式

** 肾衰指数＝尿钠浓度/(尿/血肌酐)

(王海燕. 肾脏病学. 第 3 版. 北京：人民卫生出版社，2009：847-887)

持续期一般为 1～2 周，也可能更长时间。患者出现尿量改变(少尿型或非少尿型)及氮质血症，Scr 水平增高，逐渐出现水、电解质和酸碱平衡紊乱及各种并发症，可伴有不同程度的尿毒症表现，包括早期出现消化道系统的食欲减退、恶心、呕吐、腹胀、腹泻或上消化道出血等；严重者常见高血压、心力衰竭和心律失常，甚至可出现意识淡漠、嗜睡或意识障碍。部分患者还可因创伤、出血、溶血或严重感染而出现贫血。

恢复期是患者通过肾组织的修复和再生达到肾功能恢复的阶段。少尿或无尿患者尿量超过 500ml/d，临床上即进入恢复期，部分患者出现多尿，尿量超过 2500ml/d，可持续 1～3 周或更长时间，被称为多尿期。对于非少尿型急性肾小管坏死患者，恢复期可无明显尿量改变。恢复期患者血肌酐下降通常出现于尿量增加后数日，此期仍可出现水、电解质紊乱及各种并发症。多数患者肾小球滤过功能的完全恢复约 3 个月或以上，部分患者的肾小管浓缩功能需一年以上才可恢复，少数患者肾功能持续不恢复，临床上呈慢性肾功能不全或衰竭的发展过程。

老年人的急性肾小管坏死的临床表现及病程经过与其他年龄组相仿，但病情常较重，其心血管、呼吸系统并发症以及高钾血症等电解质紊乱的发生率明显增加，并易发生较严重的多器官衰竭。老年人肾功能常恢复缓慢或不能完全恢复。国外学者报告，70 岁以上的老年急性肾小管坏死患者肾功能稳定的恢复时间平均需 11.2 天，肾功能完全恢复正常者仅 28%；而 70 岁以下者肾功能稳定的恢复时间仅需 7.7 天，43% 患者的肾功能可完全恢复正常。国内资料表明，老年急性肾小管坏死患者肾功能完全恢复者仅 3.2%，明显低于 20～40 岁的成年人(57.7%)。

老年人发生了许多可以影响药物代谢的生理改变，可导致药物的药理作用和毒性发生变化，容易造成肾损伤。老年人药物肾损害，以急性肾小管间质性肾炎最为常见。除发生

率较高以外,其他特征与年轻人无显著差别。常见的致病药物包括:各类抗生素、造影剂、利尿剂、ACEI/ARB 类药物、非类固醇类抗炎药、环孢素等。

在广泛动脉粥样硬化的老年患者中,动脉插管抗凝和纤溶治疗可能并发动脉硬化栓塞性肾脏疾病。自发的肾血管胆固醇栓塞在放射或外科的动脉血管介入手术后很常见,这些手术包括颈动脉、冠状动脉、肾动脉、腹部动脉造影、主动脉手术、经皮冠状动脉或肾动脉成形术。这些患者的肾衰竭是不可逆的。并逐渐恶化,同时还可能伴有其他系统胆固醇栓塞的症状,包括紫癜、腹部、腰部或下肢皮肤的青紫色网纹、消化道出血、胰腺炎、心肌梗死、脑梗死、远端足趾缺血性坏死等,但往往并不出现嗜酸性粒细胞增多、嗜酸性粒细胞尿、补体水平降低等在内的胆固醇栓塞的试验室证据。

有前列腺增生的老年患者常常出现尿路梗阻症状。且血肌酐和尿素氮进行性升高。女性患者的输尿管梗阻常由子宫或宫颈的恶性肿瘤引起。其他的腹膜后或盆腔恶性肿瘤如淋巴瘤、膀胱癌或直肠癌等在老年患者中也常常表现为急性肾衰竭。但尿频、排尿困难等尿路梗阻的典型症状在老年患者中不一定都会表现出来。尿路梗阻症状的延迟表现可能导致不可逆的肾功能损害。对这些患者,必须询问抗胆碱能药物的使用史、行残余尿检查以及肾脏超声检查。尿路梗阻引起的残余尿感染可能损伤肾小管功能,减少肾血流量。并降低 GFR。虽然老年患者更易罹患急性肾衰竭,且肾功能的恢复需要更长的时间,但年龄不应作为判断预后和选择治疗方案的决定性因素。大部分老年患者对透析治疗的反应均较好。因此。及时透析治疗与治疗感染、充血性心力衰竭、心肌梗死、出血等并发症同样重要。

(二) 慢性肾衰竭

老年人慢性肾衰竭的临床表现与其原发病因有关,往往隐袭起病,进展缓慢但变化迅速,初期,患者没有任何症状,仅实验室检查发现肾功能异常。轻到中度肾衰竭患者,尽管血中 Scr 增加,仍可能仅有轻微症状。后期老年患者症状仍可不典型,除贫血、代谢性酸中毒、高血压及一般尿毒症症状外,神经精神症状常较突出,水、电解质紊乱和心血管系统损害往往较重,由于受肌肉容积及营养状态不良的影响血清肌酐往往增高不明显,故容易误诊、漏诊或延误诊断。若采用肾活检方法,可发现临床上表现为慢性肾衰竭的老年人中有 20% 尚存在可以治疗的病变。因此若老年患者出现原因不明的短期内肾功能急剧恶化,有可能是在慢性肾脏病的基础上发生了急性肾衰竭,患者易并发多器官衰竭,危及生命。

五、诊断及鉴别诊断

(一) 急性肾衰竭

目前对急性肾衰竭尚无明确定义,临床上较实用的判定、分层及追踪急性肾衰的指标是血清肌酐。但从临床角度,不应等待患者达到某一具体血肌酐数值才开始重视急性肾衰是否出现,而应追踪血肌酐的动态变化,以判定急性肾衰出现的可能性,及早防治。2004 年,急性透析质量建议(acute dialysis quality initiative, ADQI)第二次共识会议提出了根据危害性及病变程度的急性肾衰分层诊断标准(RIFLE)(表 14-6-2)。但 ADQI 共识会明确指出这一分层定义仅仅适合于急性肾小管坏死而不适用于肾小球疾病引起的急性肾衰。

表 14-6-2 急性肾衰分层诊断 RIFLE 标准

分层	肾小球功能指标	尿量
高危阶段(risk)	Scr 上升 1.5 倍或 GFR 下降>25%	<0.5ml/(kg·h)持续 6 小时
损伤阶段(injury)	Scr 上升 2 倍或 GFR 下降>50%	<0.5ml/(kg·h)持续 12 小时
衰竭阶段(failure)	Scr 上升 3 倍或>4mg/dl 或 GFR 下降>75%	<0.3ml/(kg·h)或无尿持续 12 小时
丢失阶段(loss)	肾功能丧失持续 4 周以上	
终末期肾脏病(ESRD)	肾功能丧失持续 3 个月以上	

2005 年,急性肾损伤专家组(AKIN)将急性肾衰竭更名为急性肾损伤(acute kidney injury, AKI),并提出 AKI 的定义为:48 小时内 Scr 上升≥0.3mg/dl(26.5mmol/L)或较原先水平增高 50%;和(或)尿量减少至<0.5ml/(kg·h)×6h(排除梗阻性肾病或脱水状态);AKI 的分级见表 14-6-3。老年人肌肉萎缩,内源性肌酐产生减少,尿肌酐排出量随增龄而逐年下降,若仅依赖血肌酐(Scr)检测有可能是急性肾衰竭漏诊,因而应强调对老年人进行 Ccr、Cystatin C 检测,也可应用不同的公式估算 GFR 的动态变化。

目前,临床上可按 ADQI 的急性肾衰竭分层诊断标准(RIFLE)或急性肾损伤(AKI)诊断标准确诊急性肾衰竭,即当患者的血清肌酐水平增高 1.5 倍或 GFR 下降>25%,或尿量<0.5ml/(kg·h)持续 6 小时以上,可诊断为急性肾衰竭或急性肾损伤,再根据血清肌酐水平和尿量变化情况进一步分层或分级,但 AKI 分级对疾病严重性的分级与预后的

关系尚待验证。

表 14-6-3 AKI 的分级

分级	血清肌酐	尿量
Ⅰ	绝对升高≥0.3mg/dl 或相对升高≥50%	<0.5ml/(kg·h)×6 小时
Ⅱ	相对升高>200%~300%	<0.5ml/(kg·h)×12 小时
Ⅲ	相对升高>300%(或在≥4mg/dl 基础上再急性升高≥0.5mg/dl)	<0.3ml/(kg·h)×24 小时或无尿持续 12 小时

根据原发病因、急骤出现的进行性氮质血症伴少尿,结合临床表现和实验室检查,一般不难做出急性肾衰竭的诊

断,但首先需要与慢性肾衰竭相鉴别。临床上,慢性肾衰竭患者通常具有以下特点有助于鉴别:①既往有慢性肾脏病史,平时有多尿或夜尿增多表现;②B超显示双肾缩小、结构紊乱;③常有贫血,指甲肌酐或头发肌酐异常增高;④患者呈慢性病容,具有慢性肾衰竭相关的心血管病变、电解质紊乱、代谢性酸中毒等并发症表现。

对于以往存在慢性肾脏病的患者,某些诱因作用可造成其肾功能急剧恶化,临床上被称为慢性肾脏病基础上的急性肾衰竭。由于此类患者常兼有急性肾衰竭及慢性肾衰竭的临床特点,临床情况比较复杂,容易误诊为慢性肾衰竭而使其失去治疗时机。

确诊急性肾衰竭后,最重要的是找出病因。由于肾前性或肾后性肾衰竭多有明确致病因素,其持续存在将加重病变使其发展至急性肾小管坏死,要先进行鉴别。肾实质性急性肾衰竭的诊断首先需除外肾前性及肾后性因素的影响。针对老年患者需特别注意除外血容量不足,感染及药物等常见病因,并及时针对病因进行治疗,避免肾功能损害进一步加重。

(二) 慢性肾衰竭

虽然各种慢性肾脏病发展至后期有类似的表现:肾硬化(肾小球硬化、肾小管萎缩及肾间质纤维化)及肾功能损害、尿毒症,是一个类似的过程,仍应尽可能明确肾功能不全的原因,以利于判断预后及系统性疾病所致肾脏以外脏器损伤的治疗及预后判断。

六、治疗及预防

(一) 急性肾衰竭

对老年人急性肾衰竭重在明确病因,在有效支持治疗的基础上,积极治疗原发病。一旦证实老年患者已发生急性肾小管坏死,首先应积极寻找病因或诱因并予以去除。老年人急性肾小管坏死的治疗与成年人基本相同,但需特别注意营养支持及酌情适时替代治疗,及早有效的透析治疗可使老年人急性肾小管坏死患者的预后改善,死亡率降低,可选择腹膜透析,间歇性血液透析,或持续动静脉血液滤过等方法。目前认为,尽管老年人存在多种高危因素,但年龄本身可能并不是影响预后的主要因素,不应因高龄而影响治疗方案的选择,多数老年人对支持治疗和替代治疗反应良好。

对老年人急性肾小管坏死重在预防,主要包括积极治疗系统性疾病;维持水电解质平衡,特别是在术前术后,感染或创伤等应急状态下,必要时可参考中心静脉压指导血容量的调整;慎用或不用肾毒性药物;根据肾功能情况随时调整药物剂量及给药间隔等。在药物治疗时,应严密检测相关生物学标志的变化,随时警惕并控制感染发生。

需特别强调对老年患者要合理用药,避免滥用药物,根据病情变化及时调整药物,将用药种类减低到最低水平,并避免肾毒性药物的应用。对主要经肾脏排泄的药物应根据肾小球滤过率调整剂量,至常规成人剂量的 1/2 或 1/3,或延长给药间歇。对于用药者应严密检测临床表现及肾功能等有关生化指标,必要时检测血药浓度的动态变化,一旦出现毒副作用立即给予及时处理。

影响预后的主要因素可能包括:原发病复杂、心血管或肺部并发症、严重电解质紊乱、败血症等未能及时纠正。老

年人常因急性肾衰竭诱发多器官衰竭,有时急性肾衰竭作为多器官衰竭的表现之一而存在,此时预后极其凶险。但在发生多器官衰竭时决定预后的可能并非年龄,而主要是在于造成肾衰的诱因是否及时被去除以及其他脏器功能恢复的程度。

(二) 慢性肾衰竭

1. 非透析治疗　老年慢性肾衰竭患者在治疗后仍可得到与年轻人同样满意的疗效,对老年患者亦应采取积极态度予以治疗。老年人慢性肾衰竭的非透析治疗原则及方法与成年人基本相同。但对于老年患者来说,由于肾小球滤过率下降已被证实是导致新发心血管疾病和增加死亡率的独立危险因素,因此在治疗前,应首先注意鉴别除外急性肾衰竭存在的可能性,同时注意找出肾功能恶化的可逆因素(如水、电解质紊乱,血压波动,感染或用药不当等),并应积极治疗伴随存在的其他系统性疾病。

2. 透析治疗　高龄不是透析的禁忌证,没有其他主要脏器功能不全的老年人完全可以适应并耐受透析治疗。KOPPI 报道。65 岁以上老龄透析患者的死亡危险度较非老年组高 1 倍以上,诸多影响因素中包括了种族、心脑血管疾病、肿瘤、消化道出血、糖尿病及心理疾患等,但不同国家老年患者的死亡率及危险因素有明显差异。在血液透析技术方面由于老年人血管条件差,应加强血管通路的管理,老年患者的动静脉内瘘阻塞的发生率明显高于非老年组,部分老年人血管资源已基本耗竭,因此动静脉内瘘成形术的时机的选择及如何保护有限的血管资源将是影响患者透析充分性及生存状况关键问题。有些老年患者在应用肝素或低分子肝素后出现了严重的血小板下降或消化道出血而被迫转腹透,或因透析不充分并发代谢性脑病,此类患者枸橼酸钠抗凝治疗及新型抗凝药物的应用可能是更佳选择。

对患有心血管疾病且血流动力学状态不稳定的老年人,可以首选透析方式为腹膜透析。临床研究显示,老年人ESRD 患者的心血管并发症发生率较高,短时血透的老年人易因低血压导致的缺血而出现相应并发症;而腹膜透析的并发症在老年人与青年人之间并无明显差别。老年人接受透析治疗的疗效与其他年龄组差别不太大。只要处理得当,其并发症的出现也可以减少到一定程度。

3. 肾移植　目前认为,年龄本身不应作为肾移植的禁忌条件,供者的年龄较受者的年龄对移植肾功能的影响更大。对经过严格移植前筛选并匹配、对预期生存率80%或5年以上的60岁以上老年患者的研究发现,肾移植患者1、3、5年的生存率分别为98%、95%和90%,而老年透析患者相对较低,仅为92%、62%、27%。在老年患者中,心血管事件及感染是移植肾功能丧失的主要原因,而发生急性排异反应者相对较少,故移植后老年患者的1年生存率和同种异体肾移植的存活率与年轻人相似。由于老年人存在基础心血管病者较多,且因免疫功能减退易发生感染,因此对老年人肾移植前各方面情况的评估应更为谨慎。

(何雪梅　毛永辉)

▶ 参考文献 ◀

1. Zhou XJ, Rakheja D, Yu X, et al. The aging kidney. Kidney

International, 2008, 74(6): 710-720.

2. Zhou XJ, Saxena R, Liu ZH, et al. Renal senescence in 2008: progress and challenges. International Urology and Nephrology, 2008, 40(3): 823-839.

3. 程庆砾. 老年人肾脏解剖生理学特点与肾脏疾病. 中华老年医学杂志, 2006, 25(1): 74-76.

4. 黎磊石, 刘志红. 中国肾脏病学. 北京: 人民军医出版社, 2008: 706-716.

5. Feehally J, Floege J, Johnson RJ. Comprehesive clinical nephrology. 3rd ed. London: Mosby Elisevier, 2008: 745-753.

6. Morrissey PE, Yango AF. Renal transplantation: older recipients and donors. Clinics in Geriatric Medicine, 2006, 22: 687-707.

7. Bosch JP. Renal reserve: a functional view of glomerular filtration rate. Seminars in Nephrology, 1995, 15: 381-385.

8. 周福德, 王梅. 北京市血液透析的发展与质量改进. 中国血液净化杂志, 2006, 3: 117-118.

9. Nash K, Hafeez A, Hou S. Hospital-acquired renal insufficiency. American Journal of Kidney Diseases, 2002, 39: 930-936.

10. de Mendonca A, Vincent JL, Suter PM, et al. Acute renal failure in the ICU: risk factors an outcome evaluation by SOFA score. Intensive Care Medicine, 2000, 26: 915-921.

11. Schiffl H, Lang SM, Fisher R. Daily Hemodialysis and the Outcome of Acute Renal Failure. The New England Journal of Medicine, 2002, 346: 301-310.

12. Xue JL, Daniels F, Star RA, et al. Incidence and mortality of acute renal failure in medicare beneficiaries 1992-2001. Journal of the American Society of Nephrology, 2006, 17: 1135-1142.

13. 耿德章. 中国老年医学. 北京: 人民卫生出版社, 2002: 719-728.

14. Musso CG, Liakopoulos V, Ioannidis I, et al. Acute renal failure in the elderly: particular characteristics. International urology and nephrology, 2006, 38(3-4): 787-793.

15. 赵佳慧, 程庆砾, 张晓英, 等. 老年住院患者急性肾衰竭的临床分析. 中国老年多器官疾病杂志, 2007, 6: 253-256.

16. 中华医学会肾脏病分会透析移植登记工作组. 1999年度全国透析移植登记报告. 中华肾脏病杂志, 2001, 17(2): 77-78.

17. Centers for Disease Control and Prevention (CDC). Prevalence of chronic kidney disease and associated risk factors- United States, 1999-2004. Morbidity and mortality weekly report, 2007, 56: 161-165.

18. 王海燕. 加速中国老年肾病学的发展. 中国老年医学杂志, 2006, 25: 5-6.

19. 王梅. 老年人终末期肾病的血液透析治疗及并发症的处理. 中华老年医学杂志, 2006, 25(1): 23-24.

20. 苏克亮, 倪力军, 王科. 急性肾功能衰竭病因及预后分析. 中国临床保健杂志, 2008, 11(5): 5475-5477.

21. Choudhury D, Levi M. Aging and kidney disease//Barry M. Brenner. The Kidney. 8th ed. Saunders philadelphiq, 2007: 681-701

22. 王海燕. 肾脏病学. 第3版. 北京: 人民卫生出版社, 2009: 2300-2339.

23. 缪京莉, 侯晓平, 尹巧香, 等. 非离子型造影剂对老年冠心病患者肾功能的影响. 中国临床保健杂志, 2007, 10(4): 364-366.

24. 缪京莉, 侯晓平, 尹巧香, 等. 双氢克脲塞对老年高血压患者糖脂代谢及肾功能的影响. 中国临床保健杂志, 2007, 10(6): 619-620.

25. Feehally J, Floege J, Johnson RJ. Comprehesive clinical nephrology. 3rd ed. London: Mosby Elisevier, 2007: 745-753.

26. 陈惠萍. 老年患者肾脏疾病的临床病理分析. 中华老年医学杂志, 2006, 25: 7-8.

27. 郭美玲, 杨学军, 李蕾. 老年急性肾衰竭患者182例临床分析. 中国全科医学, 2009, 12(7): 603-604.

28. Pascual J, Orofino L, Liano F, et al. Incidence and prognosis of acute renal failure in old patients. Journal of the American Geriatrics Society, 1990, 38: 25-30.

29. 王二军, 李晓玫, 王海燕, 等. 老年急性肾衰竭患者的临床特点. 临床肾脏病杂志, 1997, 1: 7-10.

30. 刘丹. 老年人常见肾脏疾病的诊断及治疗. 中国老年保健医学杂志, 2009, 7: 75-76.

31. 占永立, 李秀英, 李深, 等. 慢性肾衰竭急剧加重危险因素分析. 中国中西医结合肾病杂志, 2004, 5: 279-281.

32. Bellomo R, Kellum JA, Mehta R, et al. The Acute Dialysis Quality Initiative II: The Vicenza Conference. Current opinion in critical care, 2002, 8(6): 505-508.

33. Mehta RL, Kellum JA, Shah SV, et al. Acute Kidney Injury Network: report of an initiative to improve outcomes in acute kidney injury. Critical Care, 2007, 11(2): R31.

34. Goodkin DA, Bragg-Gresham JL, Koenig KG, et al. Association of comorbid conditions and mortality in hemodialysis patients in Europe, Japan United states: the Dialysis Outcomes and Practice Patterns Study (DOPPS). Journal of the American Society of Nephrology, 2003, 14: 3270-3277.

35. 张利, 陈香美, 申力军, 等. 老年血液透析患者死亡相关因素分析. 中国老年学杂志, 2005, 25: 359-361.

36. Cecka JM. The UNOS renal transplant registry. Clinical transplants, 2001, 1-18.

37. Johnson DW, Herzig K, Purdie D, et al. A comparison of the effects of dialysis and renal transplantation on the survival of older uremic patients. Transplanatation, 2000, 69: 794-799.

第七节　尿失禁及膀胱过度活动症

一、尿　失　禁

(一) 前言

尿失禁可以出现于任何年龄、活动情况, 包括精神状态不正常者。尿失禁患者往往感到窘迫、孤独、耻辱、抑郁。而事实上尿失禁者多是可以治愈的。

（二）原因及分类

根据出现症状持续的时间、临床表现或生理异常可对尿失禁进行分类。尿失禁还可以分为急迫性、压力性、充溢性或混合性尿失禁。

（三）女性压力性尿失禁

女性尿失禁是女性常见病，目前据全球统计，患病率接近50%，严重尿失禁约为7%，其中约一半为压力性尿失禁。

1. 定义　压力性尿失禁（stress urinary incontinence，SUI）指打喷嚏、咳嗽或运动等腹压增高时出现不自主的尿液自尿道外口漏出。

症状表现为咳嗽、打喷嚏、大笑等腹压增加时不自主漏尿。体征是在增加腹压时，能观测到尿液不自地从尿道漏出。尿动力学检查表现为充盈性膀胱测压时，在腹压增加而逼尿肌稳定性良好的情况下出现。

2. 流行病学特点　尿失禁的流行病学调查多采用问卷方式。调查结果显示该病患病率差异较大，可能与采用的尿失禁定义、测量方法、研究人群特征和调查方法等都有关系。女性人群中23%~45%有不同程度的尿失禁，7%左右有明显的尿失禁症状，其中约50%为压力性尿失禁。

（1）较明确的危险因素

1）年龄：随着年龄增长，女性尿失禁患病率逐渐增高，高发年龄为45~55岁。一些老年常见疾病（如慢性肺部疾患、糖尿病等）也可促进尿失禁进展。但老年人压力性尿失禁的发生率趋缓，可能与其生活方式改变有关（如日常活动减少等）。

2）生育：生育的次数、初次生育年龄、生产方式、胎儿的大小及妊娠期间是否发生尿失禁均与产后尿失禁的发生有显著相关性，生育的胎次与尿失禁的发生呈正相关性。

3）盆腔脏器脱垂：压力性尿失禁和盆腔脏器脱垂紧密相关，两者常伴随存在。盆腔脏器脱垂患者盆底支持组织平滑肌纤维变细、排列紊乱、结缔组织纤维化和肌纤维萎缩可能与压力性尿失禁的发生有关。盆腔脏器脱垂和压力性尿失禁严重影响中老年妇女的健康和生活质量。

4）肥胖：肥胖女性发生压力性尿失禁的几率显著增高，减肥可降低尿失禁的发生率。

5）种族和遗传因素：遗传因素与压力性尿失禁有较明确的相关性。压力性尿失禁患者的直系亲属尿失禁发生率显著增高。白种女性尿失禁的患病率高于黑人。

（2）可能的危险因素

1）雌激素：雌激素下降长期以来被认为与女性压力性尿失禁相关，临床也主张采用雌激素进行治疗。但近期有关资料却对雌激素作用提出质疑，认为雌激素水平变化与压力性尿失禁患病率间无相关性。甚至有学者认为雌激素替代治疗有可能加重失禁症状。

2）子宫切除术：子宫切除术后如发生压力性尿失禁，一般都在术后半年至一年。手术技巧及手术切除范围可能与尿失禁发生有一定关系。

3）吸烟：吸烟与压力性尿失禁的相关性尚有争议。有资料显示吸烟者发生尿失禁的比例高于不吸烟者，可能与吸烟引起的慢性咳嗽和胶原纤维合成的减少有关。但也有资料认为吸烟与尿失禁的发生无关。

4）体育活动：高强度体育锻炼可能诱发或加重尿失禁，

但尚缺乏足够的循证医学证据。

其他可能的相关因素有便秘、肠道功能紊乱、咖啡因摄入和慢性咳嗽等。

3. 病理生理机制

（1）膀胱颈及近端尿道下移：正常情况下，在腹压增加引起膀胱压增加的同时，腹压可同时传递至尿道，增加尿道关闭能力，以防止压力性尿失禁的发生。

（2）尿道黏膜的封闭功能减退。

（3）尿道固有括约肌功能下降：尿道平滑肌、尿道横纹肌、尿道周围横纹肌功能退变及受损，导致尿道闭合压下降。

（4）尿道本身的结构、功能，尿道周围的支撑组织相关的神经功能障碍均可导致尿道关闭功能不全而发生尿失禁。

4. 诊断　压力性尿失禁诊断主要依据主观症状和客观检查，并需除外其他疾病。本病的诊断步骤应包括确定诊断（高度推荐）、程度诊断（推荐）、分型诊断（可选）及合并疾病诊断（高度推荐）。

（1）确定诊断：目的：确定有无压力性尿失禁。主要依据：病史和体格检查。

1）高度推荐

①病史：a. 全身情况：一般情况、智力、认知和是否发热等。b. 压力性尿失禁症状：大笑、咳嗽、打喷嚏或行走等各种程度腹压增加时尿液是否漏出；停止加压动作时漏尿是否随即终止。c. 泌尿系其他症状：是否伴随血尿、排尿困难、尿路刺激症状或下腹或腰部不适等。其他病史：既往病史、月经生育史、生活习惯、活动能力、并发疾病和使用药物等。

②体格检查：a. 一般状态：生命体征、步态及身体活动能力及对事物的认知能力。b. 全身体检：神经系统检查包括下肢肌力、会阴部感觉、肛门括约肌张力及病理征等；腹部检查注意有无尿潴留体征。c. 专科检查：外生殖器有无盆腔脏器膨出及其程度；外阴部有无长期感染所引起的异味、皮疹；双合诊了解子宫水平、大小和盆底肌收缩力等；肛门指诊检查括约肌肌力及有无直肠膨出。d. 其他特殊检查：压力诱发试验。

2）推荐：①排尿日记：连续记录72小时排尿情况，包括每次排尿时间、尿量、饮水时间、饮水量、伴随症状和尿失禁发生时间等。②国际尿失禁咨询委员会尿失禁问卷表简表（ICI-QSF）：ICI-QLF表分四个部分，记录尿失禁及其严重程度，对日常生活、性生活和情绪的影响；ICI-Q-SF为ICI-Q-LF简化版本。③其他检查：a. 实验室检查：血、尿常规，尿培养和肝、肾功能等一般实验室常规检查；b. 尿流率；c. 残余尿量。

3）可选：①膀胱镜检查：怀疑膀胱内有肿瘤、憩室或膀胱阴道瘘等疾病时，需要作此检查。②尿动力学检查：a. 最大尿道闭合压；b. 压力-流率测定；c. 腹压漏尿点压（abdominal leak point pressure，ALPP）测定；d. 影像尿动力学检查。③膀胱尿道造影。④超声、静脉肾盂造影、CT。

（2）程度诊断：目的：为选择治疗方法提供参考。

1）临床症状（高度推荐）

轻度：一般活动及夜间无尿失禁，腹压增加时偶发尿失禁，不需使用尿垫。

中度：腹压增加及起立活动时有频繁的尿失禁，需要使用尿垫生活。

重度:起立活动即有尿失禁出现或卧位体位变化时出现尿失禁,严重影响患者的生活及社交活动。

2)国际尿失禁咨询委员会尿失禁问卷表简表(ICI-Q-SF)(推荐)

3)尿垫试验:推荐1小时尿垫试验。

轻度:1小时漏尿≤1g。

中度:1小时漏尿1~10g。

重度:1小时漏尿10~50g。

极重度:1小时漏尿≥50g。

(3)分型诊断:分型诊断并非必需,但对于临床表现与体格检查不甚相符者,以及经初步治疗疗效不佳的患者建议进行尿失禁分型诊断。

1)解剖型与尿道固有括约肌缺陷(ISD)型,影像尿动力学可将压力性尿失禁分为解剖型和ISD型。也有作者采用最大尿道闭合压(MUCP)进行区分,MUCP<30cmH$_2$O提示ISD型。

2)腹压漏尿点压(ALPP)结合影像尿动力学分型。

Ⅰ型压力性尿失禁:ALPP≥90cmH$_2$O;

Ⅱ型压力性尿失禁:ALPP 60~90cmH$_2$O;

Ⅲ型压力性尿失禁:ALPP≤60cmH$_2$O。

目前认为,大多数女性压力性尿失禁患者可同时存在盆底支持功能受损和尿道括约肌缺陷,以上分型可能过于简单。此外,确诊ISD的方法尚存争议,MUCP和ALPP的检测有待规范,其临界值也需进一步验证。

5. 治疗方法

(1)保守治疗

1)高度推荐:盆底肌训练(pelvic floor muscle training,PFMT)对女性压力性尿失禁的预防和治疗作用已为众多的荟萃分析和随机对照研究(randomized controlled trials,RCTs)所证实。

目前尚无统一的训练方法,一般认为必须使盆底肌达到相当的训练量才可能有效。可参照如下方法实施:持续收缩盆底肌(提肛运动)2~6秒,松弛休息2~6秒,如此反复10~15次。每天训练3~8次,持续8周以上或更长。

盆底肌训练也可采用特殊仪器设备,通过生物反馈实施。与单纯盆底肌训练相比,生物反馈更为直观和易于掌握,其疗效与单纯盆底肌训练相当或优于单纯盆底肌训练,并有可能维持相对长的有效持续时间。

2)推荐:减肥。肥胖是女性压力性尿失禁的明确危险因素。减轻体重有助于预防压力性尿失禁的发生。患有压力性尿失禁的肥胖女性若减轻体重5%~10%,尿失禁次数将减少50%以上。

3)可选:①戒烟;②改变饮食习惯;③阴道重锤训练:阴道内放入重物(20g或40g),为避免重物脱出而加强盆底肌收缩,以训练盆底肌;④电刺激治疗:部分患者不易接受;⑤磁刺激治疗。

(2)药物治疗:主要作用原理在于增加尿道闭合压,提高尿道关闭功能,目前常用的药物有以下几种:

1)推荐:选择性α$_1$-肾上腺素受体激动剂。

原理:激活尿道平滑肌α$_1$受体以及躯体运动神经元,增加尿道阻力。

副作用:高血压、心悸、头痛和肢端发冷,严重者可脑卒中。

常用药物:米多君、甲氧明。米多君的副作用较甲氧明更小。2000年美国FDA禁止将苯丙醇胺用于压力性尿失禁治疗。

疗效:有效,尤其合并使用雌激素或盆底肌训练等方法时疗效较好。

2)可选:①丙米嗪:抑制肾上腺素能神经末梢的去甲肾上腺素和5-羟色胺再吸收,增加尿道平滑肌的收缩力;并可以从脊髓水平影响尿道横纹肌的收缩功能;抑制膀胱平滑肌收缩,缓解急迫性尿失禁。用法:50~150mg/d。②β-肾上腺素受体拮抗剂:阻断尿道β-受体,增强去甲肾上腺素对α-受体的作用。③β-肾上腺素受体激动剂:一般认为兴奋β-肾上腺素受体将导致尿道压力减低,但研究表明它可以增加尿道张力。主要机制可能是通过释放神经肌肉接头间的乙酰胆碱来加强尿道横纹肌的收缩能力,还可在储尿期抑制膀胱平滑肌收缩。④雌激素:促进尿道黏膜、黏膜下血管丛及结缔组织增生;增加α-肾上腺素能受体的数量和敏感性。通过作用于上皮、血管、结缔组织和肌肉4层组织中的雌激素敏感受体来维持尿道的主动张力。

(3)手术治疗:主要适应证包括:①非手术治疗效果不佳、不能坚持、不能耐受或预期效果不佳的患者;②中重度压力性尿失禁,严重影响生活质量的患者;③生活质量要求较高的患者;④伴有盆腔脏器脱垂等盆底病变需行盆底重建者,应同时行压力性尿失禁手术。

手术治疗前应注意:①征询患者及家属的意愿,在充分沟通的基础上做出选择;②注意评估膀胱尿道功能,必要时应行尿动力学检查;③根据患者的具体情况选择术式。要考虑手术的疗效、并发症及手术费用,并尽量选择创伤小的术式;④尽量考虑到尿失禁的分类及分型;⑤注意特殊病例的处理,如多次手术或尿外渗导致的盆腔固定患者,在行尿失禁手术前应对膀胱颈和后尿道行充分的松解;对尿道无显著移动的Ⅲ型(ISD)患者,术式选择首推为经尿道注射,其次为人工尿道括约肌及尿道中段吊带。

1)高度推荐:无张力尿道中段悬吊术。

原理:DeLancey于1994年提出尿道中段吊床理论这一全新假说,认为腹压增加时,伴随腹压增加引起的尿道中段闭合压上升,是控尿的主要机制之一。据此,Ulmsten(1996)等应用无张力经阴道尿道中段吊带术(tension-free vaginal tape,TVT)治疗压力性尿失禁,为压力性尿失禁的治疗带来了全新的革命。

疗效:无张力尿道中段吊带术与其他类似吊带手术相比治愈率无明显区别,短期疗效均在90%以上。其最大优势在于疗效稳定、损伤小、并发症少。

主要方法:目前我国较常用为TVT(耻骨后悬吊术)和TVT-O(经闭孔悬吊术 in-out),其他还有IVS(Intra-VaginalSlingplasty、经阴道吊带悬吊术)、TOT(经闭孔悬吊术 out-in)等。

①TVT

疗效:长期随访结果显示其治愈率在80%以上。TVT治疗复发性尿失禁时治愈率与原发性尿失禁相似。治疗混合性尿失禁的有效率为85%。对固有括约肌缺陷患者有效率达74%。

并发症:膀胱穿孔。易发生在初学者或以往施行过手术的患者。术中反复膀胱镜检查是必不可少的步骤。如果术中出现膀胱穿孔,应重新穿刺安装,并保留尿管 1~3 天;如术后发现,则应取出 TVT,留置尿管 1 周,待二期再安置 TVT。

出血:出血及耻骨后血肿并不罕见,多因穿刺过于靠近耻骨后或存在瘢痕组织。当出现耻骨后间隙出血时,可将膀胱充盈 2 小时,同时在下腹部加压,阴道内填塞子宫纱条,严密观察,多能自行吸收。

排尿困难:多因悬吊过紧所致。另有部分患者可能与术前膀胱逼尿肌收缩力受损或合并膀胱出口梗阻有关,此类患者行尿动力学检查有助于诊断。对术后早期出现的排尿困难,可作间歇性导尿。约 1%~2.8%患者术后出现尿潴留而需切断吊带,可在局麻下经阴道松解或切断 TVT 吊带,术后排尿困难多立刻消失,而吊带所产生的粘连对压力性尿失禁仍有治疗效果。

其他并发症:包括对置入吊带的异物反应、切口延迟愈合、吊带侵蚀入尿道或阴道、肠穿孔和感染等,最严重的是髂血管损伤。

②TVT-O

疗效:近期有效率为 84%~90%,与 TVT 基本相当,但远期疗效仍有待进一步观察。

并发症:TVT-O 和 TOT 的手术原理与 TVT 相同,但穿刺路径为经闭孔而非经耻骨后,基本排除了损伤膀胱或髂血管的可能性,但有可能增加阴道损伤的风险。有专家认为:TVT-O 术式原理与 TOT 基本相同,但由于穿刺进针方向不同,TVT-O 术式安全性高于 TOT。少见的严重并发症主要有吊带阴道侵蚀、闭孔血肿、脓肿形成等。

尿道中段吊带术疗效稳定,并发症较少,高度推荐作为尿失禁初次和再次手术术式,其中 TVT-O 或 TOT 因创伤小、住院时间短、并发症少而优势更加明显。

2)推荐

①Burch 阴道壁悬吊术

方法:分为开放手术和腹腔镜手术两种术式。

疗效:初次手术时治愈率在 80%以上,二次手术时治愈率与初次手术基本相同。长期随访显示其控尿效果持久。Burch 手术同时行子宫切除时疗效不受影响,亦不增加并发症的发生率。本术式与经皮穿刺悬吊术和原理基本类似,但疗效更为确切,主要原因在于:悬吊材料缝合在 Cooper 韧带上,锚定更牢固;二是脂肪组织充分游离后形成更广泛的粘连。

并发症:排尿困难(9%~12.5%),处理方法有间歇导尿、尿道扩张等;逼尿肌过度活动(6.6%~10%);子宫阴道脱垂(22.1%,其中约 5%需要进一步重建手术);疝气等。

②膀胱颈吊带(sling)术

疗效:较肯定。初次手术平均控尿率 82%~85%,荟萃分析显示客观尿控率为 83%~85%,主观尿控率为 82%~84%;用于再次手术患者时,成功率 64%~100%,平均治愈率 86%。长期随访 10 年时与 1 年时控尿率并无明显差异。可适用于各型压力性尿失禁患者,尤其是Ⅱ型和Ⅲ型压力性尿失禁疗效较好。尚无研究比较不同材料的膀胱颈吊带术的疗效差异,自身材料吊带的文献较多。

并发症:排尿困难;逼尿肌过度活动。其他并发症:如出血(3%)、尿路感染(5%)、尿道坏死、尿道阴道瘘和异体移植物感染传染病(如肝炎、HIV)等。

3)可选

①Marshall-Marchetti-Krantz(MMK)手术:将膀胱底、膀胱颈、尿道及尿道两侧的阴道前壁缝合于耻骨联合骨膜上,以使膀胱颈及近端尿道恢复正常位置,减少膀胱尿道的活动度,恢复膀胱尿道角。该术式可开放完成,也可在腹腔镜下完成。

②针刺悬吊术:腹壁耻骨上作小切口,以细针紧贴耻骨后穿刺进入阴道,用悬吊线将膀胱颈侧之阴道前壁提起,悬吊固定于腹直肌或耻骨上,以将阴道前壁拉向腹壁,使膀胱颈及近端尿道抬高、固定,纠正膀胱尿道角,减少膀胱颈及近端尿道活动度。手术方式较多,包括 Pereyra 术,Stamey 术等。

③注射疗法:在内镜直视下,将填充剂注射于尿道内口黏膜下,使尿道腔变窄、拉长以提高尿道阻力,延长功能性尿道长度,增加尿道内口的闭合,达到控尿目的。与前述治疗方法不同,注射治疗不是通过改变膀胱尿道角度和位置,而主要通过增加尿道封闭能力产生治疗作用。

④人工尿道括约肌:将人工尿道括约肌的袖带置于近端尿道,从而产生对尿道的环行压迫。在女性压力性尿失禁治疗应用报道比较少,主要用于Ⅲ型压力性尿失禁患者。盆腔纤维化明显(如多次手术、尿外渗,盆腔放疗)的患者不适宜本术式。

⑤阴道前壁修补术:是指修补阴道前壁,以增强膀胱底和近端尿道的支托组织,使膀胱和尿道复位,并减少其活动。

二、膀胱过度活动症

(一) 定义

膀胱过度活动症(overactive bladder,OAB)是一种以尿急为特征的症候群,常伴有尿频和夜尿症状,可伴或不伴有急迫性尿失禁;尿动力学上可表现为逼尿肌过度活动(detrusor instability or detrusor overactivity),也可为其他形式的尿道-膀胱功能障碍。国际尿控学会(ICS)把 OAB 从两个层面上进行定义。①尿动力学角度:膀胱充盈过程中出现的以逼尿肌不自主收缩、同时伴有尿意为特征的一种疾患,源于神经源性疾病的逼尿肌反射亢进,或是非神经源性的逼尿肌不稳定。②症状学角度:以尿频、尿急和急迫性尿失禁为表现的一组症候群,患者没有局部的疾病因素,但可以存在可能导致症状的神经源性因素。

(二) 流行病学

由于 OAB 常与尿失禁相混淆,不同的医生所使用的诊断标准又不同,因而所总结的发病率或流行性差异很大。但也有人认为不同的国家其发病率大致相同。在法国、意大利、瑞典、英国、西班牙等国家其发病率为 11%~22%。而估计欧美国家大约 17%的成年人罹患此病。全世界患病人数大约在 5000 万至 1 亿左右。患者中女性略多于男性,其发病率随年龄增加而上升。我国目前尚无本病的流行病学资料,不过北京大学泌尿外科研究所在北京地区调查显示:50岁以上男性急迫性尿失禁的发生率为 16.4%,18 岁以上女性尿失禁的发生率为 40.4%。正确地处理 OAB,必将减少尿失禁的发生,从而提高患者的生活质量。

(三) 病因及发病机制

OAB 的病因尚不十分明确,目前认为有以下四种:①逼尿肌不稳定:由非神经源性因素所致,储尿期逼尿肌异常收缩引起相应的临床症状;②膀胱感觉过敏:在较小的膀胱容量时即出现排尿欲;③尿道及盆底肌功能异常;④其他原因:如精神行为异常,激素代谢失调等。

OAB 的症状是因为膀胱充盈过程中逼尿肌不随意收缩所致,其病因至今仍不十分清楚,它可能是由于中枢抑制性传出通路,外周感觉传入通路或膀胱肌肉本身受到损害造成的,这些原因可以单独或联合存在。

脑桥上中枢神经对排尿反射主要起抑制作用,此处病变常导致抑制不足,逼尿肌反射亢进的发生率为 75%～100%,一般不伴有逼尿肌-外括约肌协同失调;而脑桥-骶髓间病变,多表现为逼尿肌反射亢进加逼尿肌-外括约肌协同失调。糖尿病等引起骶髓周围神经病变,也有出现逼尿肌反射亢进的报告,这可能与其病变的多灶性有关。此外膀胱出口梗阻引起不稳定膀胱的发生率高达 50%～80%,其机制是梗阻导致膀胱壁的神经、肌肉改变,最终引起逼尿肌兴奋性增加,出现OAB 症状。

(四) 临床表现

虽然 OAB 无明确的病因,但需明确其不包括由急性尿路感染或其他形式的膀胱尿道局部病变所致的症状。尿急是指一种突发、强烈的排尿欲望,且很难被主观抑制而延迟排尿;急迫性尿失禁是指与尿急相伴随、或尿急后立即出现的尿失禁现象;尿频为一种主诉,指患者自觉每天排尿次数过于频繁,而在主观感觉的基础上,成人排尿次数达到:日间≥8 次,夜间≥2 次,每次尿量<200ml 时考虑为尿频。夜尿指患者从入睡到醒来排尿次数≥2 次(除去晨起排尿 1 次)。

OAB 与下尿路症状(lower urinary tract symptoms, LUTS)的鉴别点在于:OAB 仅包含有储尿期症状,而 LUTS 既包括储尿期症状以及排尿期症状(如排尿困难等)。

(五) 膀胱过度活动症的诊断

膀胱过度活动症多发生于中老年,发病率较高。随着我国进入老龄化社会,以及糖尿病、脑血栓等疾病的增多,这个与"老龄化"和神经系统疾病关系密切的疾病应引起重视。其具体诊断步骤详见图 14-7-1。

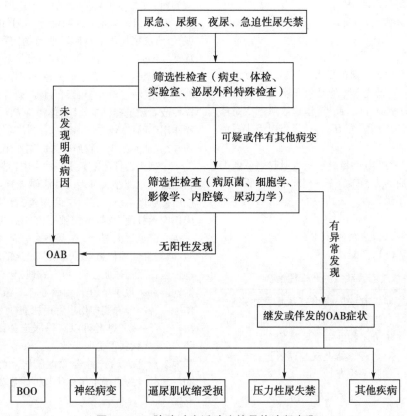

图 14-7-1 膀胱过度活动症的具体诊断步骤

1. 筛选性检查

1)病史

①典型症状:应该向患者详细地询问每一种症状的情况,尽可能准确的进行定量和定性。

②其他相关症状:a. 在下列情况时是否发生压力性尿失禁:咳嗽、打喷嚏、站立时或者正在进行重体力劳动;b. 病人是否有排尿困难;c. 病人的性功能及排便状况。

③为了记录尿失禁的一般状况及严重程度,需要排尿日志及尿垫实验。

最简单的尿垫实验操作如下:在 24 小时内,每 6 小时更换一次尿垫,同时口服尿路抗菌药。可通过尿垫上污染物的总量来粗略估计尿失禁的严重程度;或者将尿垫进行称重,用其总重量减去浸湿之前尿垫的重量,可作为对漏尿量的估计(1g 大约等于 1ml 的尿量)。这个实验的主要目的是对尿失禁的严重程度进行粗略的定量。

④相关病史:a. 泌尿及男性生殖系统疾病及治疗史;

b. 月经、生育、妇科疾病及治疗史;c. 神经系统疾病及治疗史。

2)体检:体格检查应着眼于发现能导致尿失禁的解剖及神经上的异常,病人在接受检查时应保持膀胱充盈。

①神经检查:应从病人进入诊室时观察其步态及行为举止开始,轻微的跛行,共济失调,说话方式的异常,面部的不对称,或是其他的一些异常可能揭示其神经系统的异常。

②腹部检查:应注意有无包块、疝及膨大的膀胱;指诊时男性病人确定前列腺的大小及硬度;评估肛门括约肌的韧性及控制能力;医生将手指伸入直肠中,要求病人收缩肛门肌肉来挤压医生的手指以测试肛门括约肌的收缩能力。

③由于女性中压力性尿失禁较常见,体检时应做一些特殊检查来排除。女性阴道的检查应该在膀胱充盈(检查尿失禁及脱垂)及排空时(检查盆内器官)进行。病人处于截石位,保持膀胱充盈,嘱用力咳嗽,以期人为造成尿失禁。

通过 Q-tip 试验来评价尿道过度活动性的程度。Q-tip 试验即用一个涂有润滑剂的消毒导管过尿道插入膀胱,在膀胱颈部遇到阻力而停止,记录导管相对于水平位置的角度,嘱病人屏气用力,再一次记录旋转的角度。当导管的旋转角度大于 30°时可确定为高活动性。

3)实验室检查:①尿常规;②尿培养;③血生化;④血清 PSA(男性 40 岁以上)。

4)泌尿外科特殊检查

①尿流率:尿流率是由逼尿肌的压力和尿道压力互相作用而产生的测量结果。低尿流率可能是由于膀胱出口梗阻或是由于逼尿肌收缩力减弱导致,此外,当逼尿肌产生足够高的压力以至于高过尿道所增加的压力,这种情况下则尿流率可能保持不变。

为了区分是由于出口梗阻还是由于逼尿肌收缩减弱造成的,要同时测量逼尿肌压力及尿流率。因此尿流率正常并不代表逼尿肌正常,也不意味着尿失禁手术后病人可以正常排尿了。

②泌尿系统超声检查(包括残余尿测定)。

2. 选择性检查　见表 14-7-1。

表 14-7-1　膀胱过度活动症的选择性检查

病原学检查	对疑有泌尿或生殖系感染性疾病者进行尿液/前列腺液/尿道或阴道分泌物的病原学检查
细胞学检查	对疑有尿路上皮肿瘤者进行尿液细胞学检查
KUB、IVU 检查 泌尿系内腔镜检查 CT 及磁共振检查	怀疑泌尿系其他疾病
尿动力学检查	怀疑膀胱感觉、收缩功能受损或神经源性膀胱

(六) 治疗

诊断 OAB 后应考虑是否需要治疗,了解患者是否有治疗的要求。因此初期的治疗要围绕病人的症状对其生活质量的影响有多大这个问题确定治疗的路线。

由于 OAB 是一个症状诊断,因此其治疗只能是缓解症状而非针对病因,不可能达到治愈。目前的治疗包括行为矫正、药物治疗、神经调节以及外科手术。

1. 行为矫正　行为矫正包括病人健康教育、及时或延迟排尿、膀胱训练、盆底锻炼等。告诉患者下尿路的“工作原理”,使患者清楚地知道应对策略。排尿日记不仅可以增强患者的自我防范意识,而且还可以使医生清楚地了解到症状何时发生及其严重程度,据此教会患者简单的饮食控制知识,制订出定时或预防性排尿及膀胱训练的方法。此外盆底锻炼可增强盆底肌肉的力量,对不自主的逼尿肌收缩可产生强有力的抑制。近年来应用生物反馈的方法对盆底肌肉进行物理治疗,在恢复下尿路功能方面确实达到了其他治疗方法难以获得的疗效。

2. 药物治疗　药物治疗的目标是增加膀胱容量、延长警报时间、消除尿急而不干扰膀胱的排空能力。目前用于治疗 OAB 的药物有:①针对副交感传出神经,作用于逼尿肌胆碱能受体,包括胆碱酯酶抑制剂,如阿托品、普鲁苯辛、奥昔布宁、托特罗定、达非那新、曲司氯铵、索利那新等;②作用于膀胱感觉传入神经的药物:辣椒辣素及树胶脂毒素(resiniferatoxin,RTX);③抑制副交感神经胆碱能神经末梢乙酰胆碱的释放:肉毒杆菌毒素 A;④作用于中枢神经系统的药物。

Schneider 综述了近期治疗 OAB 的抗胆碱能药物的进展,所有临床应用的抗胆碱能药物的疗效均经过了随机、双盲试验的验证,而且也得到许多综述和荟萃分析的肯定。除了奥昔布宁在口干和中枢神经的副作用方面较多以外,所有药物在耐受性方面均相当。目前,研究的热点聚焦在了高选择性或者超选择性的 M 受体阻滞剂,希望其高选择或超选择作用于膀胱 M 受体,减少对身体其他部位和器官 M 受体的作用,从而减少药物所带来的副作用。

A 型肉毒杆菌毒素是一种由肉毒杆菌产生的神经毒素,它通过抑制神经肌肉接头处胆碱能神经末梢的乙酰胆碱释放而使肌肉瘫痪。在逼尿肌-尿道括约肌协同失调的患者中应用肉毒杆菌毒素,可松弛尿道外括约肌,改善患者的膀胱排空。最近研究显示,A 型肉毒杆菌毒素也能够松弛逼尿肌,减轻脊髓损伤者的逼尿肌过度活动。因此应用 A 型肉毒杆菌毒素逼尿肌注射,可有效地松弛神经源性逼尿肌过度活动。Seze 最早采用 A 型肉毒杆菌毒素尿道外括约肌注射作为一种治疗脊髓损伤患者逼尿肌-外括约肌共济失调的方法,70%～90%患者可以获得尿道关闭压和排尿压力的下降,自觉症状获得了明显改善。Reitz 采用 A 型肉毒毒素膀胱内多点注射治疗神经源性膀胱和特发性 OAB 的患者,70%～80%的患者主观症状获得明显改善,且无明显副作用发生。

近期 Gam 报道了一项 A 型肉毒毒素膀胱内注射治疗神经源性逼尿肌过度活动或神经源性 OAB 小儿的系统性综述,采用全身麻醉下通过膀胱镜按 10～12U/kg 剂量对膀胱壁内 30 个位点注射 A 型肉毒毒素(三角区除外,10U/ml),最大剂量不超过 300U。65%～87%的患者完全转为干性 OAB,尿动力学检查显示平均膀胱逼尿肌压力下降至 40cmH$_2$O 以下,顺应性提高到 20ml/cmH$_2$O 以上。A 型肉毒毒素膀胱内注射治疗神经源性逼尿肌过度活动或神经源性 OAB 疗效显著,耐受性良好。

3. 神经调节治疗　如果初始的行为矫正和药物治疗失

败,那么就要考虑是否增加药物剂量、更换药物、加入其他药物或治疗方法,之后就要选择神经调节治疗。

神经调节治疗是通过调节神经功能来调控膀胱和尿道的功能。其中包括通过各种方式刺激周围神经来调控膀胱和尿道功能。行为治疗和药物治疗是目前一线治疗 OAB 的标准模式,但在这些一线治疗效果不佳,或者患者出现较为明显的副作用时,神经调节治疗即可作为 OAB 的二线治疗方式。目前神经调节治疗包括经阴道、经直肠或经皮电刺激或磁刺激以及利用植入装置侵入性治疗等方式。

4. 外科手术　常规治疗无效的 OAB 患者及顽固性 OAB 患者则可能要用外科手术的方式进行治疗,这包括膀胱神经切除术、膀胱壁肌肉切开术、膀胱扩张术、膀胱扩大成形术、盆神经切断术、骶神经根切断术及尿流改道术等。

膀胱神经切除术实际上是去中枢支配,破坏节后副交感纤维,该方法技术要求很高,据目前的经验术后 18～24 个月的复发率高达 100%。因此已经很少应用。膀胱扩大成形术因有并发膀胱排空障碍的危险也较少应用,其他手术方法也主要用于脊髓损伤后痉挛性膀胱,总之手术治疗 OAB 是最后的选择,应用范围比较有限。

(王建龙　王建业)

▶ 参考文献 ◀

1. Abrams P, Cardozo L, Fall M, et al. Standardisation Sub-committee of the International Continence Society. The standardisation of terminology in lower urinary tract function: report from the standardisation sub-committee of the International Continence Society. Neurourology and uro-dynamics, 2002, 21: 167-178.

2. Blaas JG, Appell RA, Fantl JA, et al. Definition and classification of urinary incontinence: Recommendations of the Urody-namics Society. Neurourol Urodyn, 1997, 16: 149-151.

3. Thomas TM, Plymat KR, Blannin J, et al. Prevalence of urinary incontinence. Br Med J, 1980, 281: 1243-1245.

4. Hannestad YS, Rortveit G, Sandvik H, et al. Norwegian EPINCONT study. Epidemiology of Incontinence in the County of Nord-Trondelag. J Clin Epidemiol, 2000, 53: 1150-1157.

5. Hunskaar S, Lose G, Sykes D, et al. The prevalence of urinary incontinence in women in four European countries. BJU Int, 2004; 93: 324-330.

6. Handa VL, Harris TA, Ostergard DR. Protecting the pelvic floor: obstetric management to prevent incontinence and pelvic organ prolapse. Obstet Gnecol, 1996, 88: 470-478.

7. Rortveit G, Daltveit AK, Hannestad YS, et al. Urinary incontinence after vaginal delivery or cesarean section. N Engl J Med, 2003, 348: 900-907.

8. Foldspang A, Mommsen S, Djurhuus JC Prevalent urinary incontinence as a correlate of pregnancy, vaginal childbirth, and obstetric techniques. Am J Public Health, 1999; 89: 209-212.

9. Hvidman L, Foldspang A, Mommsen S, et al. Menstrual cycle, female hormone use and urinary incontinence in pre-menopausal women. Int Urogynecol J Pelvic Floor Dysfunct, 2003, 14: 56-61.

10. Bitmp RC, Mcclish DK. Cigarette smoking and urinary incontinence in women. Am J Obstet Gynecol, 1992, 167: 1213-1218.

11. Mcbride AW. Pathophysiology of Stress Urinary Incontinenee. J Pelvic Med Surg, 2004, 10: 1-7.

12. Fleischmann N, Flisser AJ, Blaivas JG, et al. Sphincteric urinarv incontinence: relationship of vesical leak point Dressure, urethral mobility and severity of incontinence. J Urol, 2003, 169: 999-1002.

13. Bo K, Talseth T. Long-term effect of pelvic floor muscle exercise 5 years after cessation of organized training. Obstet Gynecol, 1996, 87: 261-265.

14. Fjjishiro T, Enomoto H, Ugawa Y, et al. Magnetic stimulation of the sacral roots for the treatment of stress incontinence: an investigational study and placebo controlled trial. J Urol, 2000, 164: 1277-1279.

15. Goode PS, Burgio KL. Pharmacologic treatment of lower urinary tract dysfunction in geriatric patients. Am J Med Sci, 1997, 314: 262-267.

16. Gleason DM, Reilly RJ, Bottaccini MR, et al. The urethral continence zone and its relation to stress incontinence. J Urol, 1974, 112: 81-88.

17. Kaisary Av. Beta adrenoceptor blockade in the treatment of female urinary stress incontinence. J Urol. 1984, 90: 351-353.

18. Bump RC, Friedman CI. Intraluminal urethral pressure measurements in the female baboon: effects of hormonal manipulation. J Urol, 1986, 136: 508-511.

19. Vervest HAM. Which sling for stress urinary incontinence? International Congress Series, 2005, 1279: 426-437.

20. Liapis A, Bakas P, Creatsas G. Burch colposuspension and tention-free vaginal tape in the management of stress urinary incontinence in women. Eur Urol, 2002, 41: 469-473.

21. Debruyne F M, Heesakkers J P. Clinical and Socioeconomic relevance of overactive bladder. Urology, 2004, 63: 42.

22. Milsom I, StewartW, Thuroff J. The prevalence of overactive bladder. Am J Manag Care, 2000, 6(11): 565.

23. 段继红, 杨勇, 吴士良, 等. 北京地区尿失禁发病率的调查. 北京医科大学学报, 2000, 32: 74.

24. 那彦群. 中国泌尿外科疾病诊断治疗指南. 北京: 人民卫生出版社, 2007: 13-40.

25. Mostwin JL. Pathophysiology: the varieties of bladder overactivity. Urology, 2002, 60(5 Suppl 1): 22-26; discussion 27.

26. 金锡御, 宋波, 杨勇, 等. 膀胱过度活动症的临床指导原则. 中华泌尿外科杂志,2002,23(5):311.

27. 瞿创予,任吉忠,闵志廉,等. 膀胱过度活动症研究进展. 中华泌尿外科杂志,2002,23(6):380-382.

28. Schneider T, Michel MC. Anticholinergic treatment of overactive bladder syndrome: Is it all the same. Urology A,2009,48(3): 245-249.

29. de Sze M,Petit H,Gallien P,et al. Botulinum A toxin and detrusor sphincter dyssynergia: A double-blind lido-caine-controlled study in 13 patients with spinal cord dis-ease. Eur Urol,2002,42: 56-62.

30. Reitz A, Von Tobel J, Sthrer M, et al. European experi-ence of 184 cases treated with botulinum-A toxin injec-tions into the detrusor muscle for neurogenic inconti-nence. Neurourol Urodyn,2002,21: 427-428.

31. Gamé X, Mouracade P, Chartier-Kastler E, et al. Botulinum toxin-A (Botox(R)) intradetrusor injections in children with neurogenic detrusor overactivity/neurogenic overactive blad-der. J Pediatr Urol,2009,5(3): 156-164.

第十五章

老年妇科疾病

＜＜＜＜＜

第一节　老年性阴道炎

生殖器炎症是妇女最常见的疾病,包括外阴炎、阴道炎、宫颈炎和盆腔炎性疾病。老年妇女因雌激素水平下降,阴道局部的抵抗能力下降,阴道微生态环境受到破坏,容易引发阴道炎。常常合并外阴炎。因老年妇女性生活较少,外源性病原体感染的机会减少,宫颈萎缩,宫颈外口闭锁,避免了上行感染的发生,故宫颈炎及盆腔炎性疾病发病率不高。

正常妇女生殖道解剖生理生化情况使妇女具有抵御生殖道炎症的自我防御能力,具体表现如下:

外阴的皮肤为鳞状上皮,抵御感染的能力强。

两侧大小阴唇的自然闭合,遮掩阴道口、尿道口,有效防止外界微生物的污染;阴道分泌物含黏蛋白可形成对阴道上皮的网状保护;阴道内微生物的相互制约,并使阴道维持在pH≤4.5的酸性环境中,抑制其他病原体生长,这称为阴道的自洁作用;阴道上皮受雌激素的作用增生变厚增加上皮对微生物的抵抗能力。正常妇女阴道里可分离出20余种微生物,主要有细菌、真菌、原虫和病毒,包括需氧菌、厌氧菌、支原体及真菌。机体与微生物之间维持动态平衡,当机体受到一些因素影响,将打破平衡导致阴道炎的发生。乳杆菌及雌激素是维系此平衡的最重要因素。

宫颈内口紧闭,并且宫颈管黏膜分泌的黏液在不排卵的情况下可形成胶冻状的黏液栓,成为生殖道感染的机械性屏障;黏液栓含溶菌酶、乳铁蛋白,可抑制细菌经过宫颈上行感染。

子宫内膜的周期性脱落有利于消除宫腔感染,子宫内膜分泌的溶菌酶、乳铁蛋白可有效去除入侵的病原体。

输卵管纤毛向宫腔方向的摆动以及输卵管的蠕动,有利于阻止病原体入侵;输卵管黏膜分泌的溶菌酶、乳铁蛋白可有效去除入侵的病原体。

生殖道的免疫系统发挥着很好的抗感染作用。

老年性阴道炎(senile vaginitis,SV)亦称萎缩性阴道炎,是临床常见且复发率较高的老年妇科疾病,其发病率国内报道为30%～58.6%。

老年性阴道炎的发生与雌激素水平下降有关。绝经后或卵巢功能衰退,雌激素水平降低,阴道黏膜萎缩,上皮变薄,皱褶消失,上皮细胞内糖原含量减少,乳酸杆菌逐渐消失,阴道pH上升,导致阴道自净与防御功能下降,病原菌入侵并大量繁殖引起炎症。

一、病因病理

现代研究认为,阴道微生态体系与女性生殖系统正常生理功能的维持和各种疾病的发生发展以及治疗转归均直接相关。

(一) 阴道菌群失调

女性阴道内寄生着多种微生物群,彼此相互制约,相互拮抗,相互作用,相互依赖,共同维持阴道内微生态平衡。健康女性阴道排出物中活菌数为$10^2 \sim 10^9$/ml,厌氧菌与需氧菌的比例约为5∶1。阴道菌群之间,不但存在着共生的关系,如乳酸杆菌、表皮葡萄球菌、粪肠球菌等都参与糖原分解产酸,也存在着拮抗关系,如乳酸杆菌抑制大肠杆菌、B族链球菌、类杆菌、金黄色葡萄球菌的生长。高度有序地定植在阴道黏膜上皮和分布于阴道分泌液之中的微生物群落,作为生物屏障,不仅直接通过产生H_2O_2、细菌素、防御素和营养竞争使外袭菌无法立足,且在维持阴道的酸性环境、激活宿主免疫功能等方面发挥重要作用。一旦阴道的微生态平衡被破坏,失调的阴道菌群可引起多种疾病,如老年性阴道炎。

乳酸杆菌是目前公认的阴道正常菌群中最重要的益生菌成员;尤其是能够产生H_2O_2的乳酸杆菌,通过合成H_2O_2,直接作用或与其他过氧化物、卤化物联合作用,以抑制其他细菌的生长,达到维持正常阴道微生态环境,防止感染的目的。有些乳酸杆菌还能够产生生物表面活性物质,这种物质不是细菌素,但对很多病原菌有抑制其黏附和定植的作用。Demirezen等研究认为,阴道炎患者阴道菌群最显著的变化是优势菌种乳酸杆菌被其他厌氧菌所取代。绝经后妇女由于雌激素降低,黏膜萎缩、变薄,阴道上皮细胞内的糖原贮存减少,乳酸杆菌减少,阴道pH升高,有利于致病菌进一步繁殖与侵袭,继之造成老年性阴道炎的发病。

在病原研究方面,Donder等发现B型链球菌、大肠杆菌、金黄色葡萄球菌等需氧菌是各种阴道炎的重要病原菌。张清学等研究发现绝经后妇女处于低雌激素状态,阴道pH上升,接近大肠埃希菌的最适pH(7.4～7.6),有利于大肠埃希菌大量繁殖,这可能在萎缩性阴道炎的发病机制中起一定作用。

(二) 局部免疫功能紊乱

女性生殖道的整个黏膜构成女性生殖道防御机制的第一道防线,并受雌、孕激素调节。研究发现在阴道、宫颈有合成IgA的浆细胞,IgA穿过黏膜时形成sIgA,后者分泌到阴道黏液之中发挥中和病毒、抑制微生物黏附、活化补体等作用,在溶酶体和补体的协助下对抗病原菌。IgA的合成受到激素的影响,雌激素可使合成 IgA 的免疫细胞减少,而孕激素可使其明显增加。绝经后女性雌孕激素水平均低下,IgA 合成减少,致病菌或条件致病菌易入侵繁殖,引起炎症。失调菌群中 Pre-votella bivia 等致病菌分泌的唾液酸酶,不仅增强病原菌的黏附能力,而且直接损伤 sIgA 的局部免疫功能。Paintlia 等在 BALB/c 小鼠阴道炎模型研究中发现,sIgA、T 细胞亚群和不同细胞因子(IL-2、IFN-γ、TNF-α)的含量变化,都与阴道炎发病密切相关。冯艳等研究指出,女性生殖道除机械性屏障、阴道自净及宫颈黏液栓等的作用外,黏膜上皮可分泌多种具有抗菌活性的蛋白及肽类,包括溶菌酶、乳铁蛋白、白细胞蛋白酶抑制剂以及防御素;而人 β-防御素(BHDs)在正常妇女生殖道中广泛表达,提示其在维系正常妇女生殖道内环境稳定、宿主天然抗感染机制中起着重要作用,他们有可能作为抗菌物质参与泌尿生殖道上皮非特异性防御功能。但人 β-防御素在老年性阴道炎患者生殖道中的表达如何,目前尚未见类似报道,还需我们进一步研究。

(三)阴道分泌液 pH 升高

酸性的阴道微环境是维持阴道正常菌群及其生理功能的基本环境因素。健康女性阴道菌群中的乳酸杆菌,可将脱落上皮细胞糖原分解成单糖,进而酵解成酸性代谢产物,使阴道环境 pH 维持在 4~5 之间,有利于抑制许多非嗜酸性微生物生长,维持阴道自净作用。而老年绝经妇女,由于卵巢功能衰退,雌激素分泌减少,脱落上皮细胞及糖原减少,乳糖脱氢酶含量与活性下降,造成 pH 上升,阴道环境逐渐转变成中性或碱性。这种环境极有利于阴道内胍、胺、吲哚等有毒物质的蓄积,刺激腐败菌生长繁殖,导致炎症,甚至癌变的可能。因此,调节阴道 pH 成了维持阴道微生态环境的关键。一系列的研究发现,阴道 pH 的调控因素中,最关键的是乳糖脱氢酶含量与活性。此外,还发现不同类型的乳糖脱氢酶同工酶具有差别悬殊的 pH 调节作用。

同时由于阴道黏膜萎缩变薄,皱襞消失,且阴道内的弹性组织减少,使阴道口豁开,阴道壁膨出,使得阴道黏膜对病原体的抵抗力减弱,容易造成细菌感染,引起阴道炎性反应。

二、临床表现

主要症状是阴道分泌物增多,由于阴道菌群不同,分泌物呈现不同的性状,可表现为稀薄黄色、脓性、白带带血丝、泡沫样等等;因绝经,雌激素水平下降,导致外阴干涩不适;阴道分泌物排出刺激外阴,使外阴瘙痒、有灼热感;性交困难或性交痛。下泌尿道与生殖道有共同的胚胎起源,尿道和三角区的上皮也是雌激素依赖性的,雌激素缺乏也会导致膀胱和尿道黏膜变薄、萎缩,尿道血管床和胶原含量减少,以及尿道平滑肌对 α_2-肾上腺素刺激的敏感性降低,从而引起泌尿道症状。

检查可见阴道呈老年性改变,上皮萎缩、菲薄、皱襞消失。阴道分泌物稀薄,呈淡黄色,严重者可呈脓血性白带。阴道黏膜充血并可见点状出血点,有时见浅表溃疡。严重时可发现阴道的粘连、狭窄、闭锁,阴道积脓。

三、诊断及鉴别诊断

(一)诊断

患者有卵巢功能减退的病史,如老年妇女已自然绝经、

手术双侧卵巢切除、盆腔放射治疗病史或药物引起闭经。根据临床症状及体征诊断并不困难,特别是阴道呈现的萎缩性改变及炎症表现很容易诊断。

辅助检查:阴道分泌物检查,用生理盐水做成湿片,在显微镜下可见呈阴道上皮基底层细胞和白细胞。对于久治不愈的患者需做阴道分泌物细菌培养及药物敏感试验,以便寻找病原体,有目的地用药。

(二)鉴别诊断

1. 滴虫性阴道炎 由阴道毛滴虫感染所致,可通过性生活及不洁的卫生洁具引起,表现为泡沫样稀薄黄绿色有臭味的分泌物,悬滴法找到滴虫可以明确诊断。老年人性生活较少,很少外出,故患滴虫性阴道炎的几率比较少,但该病潜伏期 4~28 天,对于一个月内有游泳、使用公共洁具的患者应考虑到该病的可能。特别是合并泌尿系统症状的老年人也应有所考虑。

2. 外阴阴道假丝酵母菌病 真菌感染引起,当应用大量抗生素破坏了阴道微生态系统的稳定性,糖尿病患者高糖环境适合真菌生长等情况发生时,常导致该病的发生。表现较明显的外阴瘙痒,豆渣样分泌物,外阴潮红充血明显。有糖尿病的老年人血糖控制不满意时容易患外阴阴道假丝酵母菌病。

3. 生殖道肿瘤 对于有阴道出血的患者应做宫颈涂片、超声检查,必要时做分段诊刮术、宫颈活检术、溃疡等病变局部活检明确病理诊断,避免漏诊恶性肿瘤。

4. 子宫内膜炎 绝经妇女如没有及时取出宫内节育器可能会导致子宫内膜炎,部分老年人宫颈口粘连,宫腔分泌物不能及时排除可能会出现宫腔积脓。表现为阴道少量分泌物,脓性有异味,伴下腹隐痛。

四、治 疗

治疗原则为补充雌性激素、增强阴道抵抗力、抑制致病菌生长。

(一)外阴清洗

最好用清水洗涤,尽量不用肥皂或其他洗涤用品。因为肥皂易洗掉皮肤的油质,降低皮肤的抵抗力,加重外阴干涩不适的症状。

(二)补充雌性激素

老年性阴道炎的根本原因是雌激素的减少,故适当补充雌激素是治疗老年性阴道炎的有效方案。通过全身或局部补充适量雌激素,可促使阴道上皮细胞增生和角化,使细胞内糖原含量增加,乳酸杆菌增多,阴道 pH 下降,提高阴道局部抵抗力。

1. 替勃龙(利维爱) 系天然雌二醇,是一种组织选择性雌激素活性调节剂(STEAR),每片含替勃龙 2.5mg。胡静等临床观察 146 例老年性阴道炎患者口服利维爱 1 次/d,1.25mg/次,1 个月后复查。痊愈 88 例,有效 38 例,无效 20 例,治愈率达 60%,总有效率达 86%。对有效的 38 例病人按上述方法继续治疗,2 周后复查均达到临床治愈。利维爱治疗老年性阴道炎和尿道炎,小剂量口服后不但可以改善阴道干燥、性交障碍、尿频、尿急等症状,而且还能改善全身症状,如潮热、多汗、易怒、心慌、记忆减退、脱发等一系列更年期综合征症状。

2. 雌激素软膏　结合雌激素软膏(倍美力软膏),每1g含结合性雌激素0.625mg,经阴道给药,避免了肝脏的首过效应,用药方便,提高了患者用药的依从性,安全可靠。用药方法为每晚睡前清洗外阴,用送药器将1.0g软膏推入阴道深部,7天后改为隔日放置1次,连用28天。倍美力软膏作为外源性雌激素,含有50%～60%的硫酸雌酮和20%～30%硫酸孕烯雌酮,可被阴道黏膜吸收,在阴道局部产生一个高浓度的雌激素环境,促进阴道上皮细胞增殖,阴道壁弹性增加,上皮细胞内糖原含量增多,pH降低,从而有效抑制阴道感染。用药后阴道黏膜菲薄潮红现象以及阴道干燥、性交困难等症状明显改善,阴道健康评分>15分,接近成熟女性评分。倍美力软膏对老年性阴道炎和细菌性阴道炎均有较好的疗效,治愈率分别为70%和80%,第二个疗程为100%,用此药后阴道分泌物稍有增加,2～3天症状好转。正常绝经子宫内膜厚度为2.0～3.0mm,患者用药后子宫内膜厚度能增加0.47mm,说明短期用药不必联合孕激素转化子宫内膜。

3. 雌三醇软膏(欧维婷软膏)　15g/支,每克软膏含雌三醇(E3)1mg,给药方法为第1～7天,每晚睡前阴道内注入0.5g(含0.5mg雌三醇),以后每周1次。局部小剂量使用欧维婷软膏补充雌激素,使萎缩的阴道黏膜上皮细胞增生、成熟、增厚,提高细胞内糖原,降低阴道pH,在一定程度上抑制细菌生长繁殖。欧维婷软膏的主要成分为E3,其他成分有丁子香酚G和乳酸等。E3使阴道上皮细胞正常化,恢复了泌尿生殖系统的正常菌群的pH,使阴道上皮细胞对感染和炎症的抵抗能力增强。乳酸在治疗老年性阴道炎方面也有独到的疗效。E3在内膜细胞核中保留时间很短,对子宫内膜不形成过度刺激,因而不会产生子宫内膜明显增厚。因此,应用欧维婷软膏治疗老年性阴道炎吸收快、起效迅速、阴道用药安全、对全身影响小,值得临床推广使用。

激素替代治疗是治疗老年性阴道炎的有效手段,同时能够很好改善绝经综合征的其他症状,但如果应用不恰当也可能造成副作用如增加子宫内膜癌、乳腺癌的风险,尽管局部应用对全身影响极少,但也应严格判断药物的禁忌证,子宫内膜癌、乳腺癌、静脉血栓、严重肝肾功能受损、有阴道出血患者禁用。

(三)增强阴道抵抗力

老年绝经妇女,由于卵巢功能衰退,雌激素分泌减少,脱落上皮细胞及糖原减少,乳糖脱氢酶含量与活性下降,造成pH上升,阴道环境逐渐转变成中性或碱性。调节阴道pH成了维持阴道微生态环境的关键。微生态活菌制剂是利用生物正常优势菌群制成的生物制剂。

健康妇女阴道内存在着许多种微生物群落,主要有乳杆菌、表皮葡萄球菌、大肠埃希菌、棒状杆菌非溶血性链球菌、加得纳菌和类杆菌等,其中最重要的是乳杆菌,占95%以上。乳杆菌可以牵制、制约、协调其他菌的生长,保持阴道酸性环境,维持阴道的微生态平衡。老年性阴道炎患者每晚清洁外阴后,阴道深部放置乳杆菌活菌胶囊400mg,1次/天,连续10天为1个疗程,使用期间禁用抗生素。阴道上皮的糖原经乳杆菌的作用,分解成乳酸,使阴道的局部形成弱酸性环境(pH≤4.5,多在3.8～4.4),可以抑制其他寄生菌的过度生长;此外,部分乳杆菌合成过氧化氢,这些过氧化氢阳性乳杆菌通过与其他过氧化物联合作用也可抑制其他细菌生长;另一方面,乳杆菌形成的酸性环境有利于减少细胞表面负电荷和去除覆盖于受体表面的糖基和暴露受体而有助于细菌黏附。因此,乳杆菌是通过正反两方面调节正常阴道的菌群。用乳杆菌活菌阴道胶囊作为微生态治疗老年性阴道炎,不仅疗效好且不易复发。李宝伟等报道乳酸杆菌活菌制剂(定菌生)含有乳酸杆菌活菌,能增加阴道菌群之中的益生菌比例,达到改善阴道内微生态环境的效果。但是该类药需低温保存,且应尽量避免与抗生素尤其是广谱抗生素同用,在治疗疾病的同时还有产生耐药菌株的可能。

(四)抗生素

目前临床较常使用的抗生素主要有甲硝唑、氧氟沙星、氯霉素等,多以阴道局部用药。但抗菌药物在杀灭致病菌的同时也破坏了阴道内的其他正常菌群,加重阴道微生物群失衡,增加复发率,也增加真菌性阴道炎发生的概率。

甲硝唑又称为灭滴灵,属于广谱抗生素喹诺酮类药物,对大多数的厌氧菌具有强大的抗菌作用,但对需氧菌和兼性厌氧菌作用小或无作用。主要用于对预防和治疗厌氧菌引起的感染,如呼吸道、消化道、腹腔及盆腔脓肿感染。甲硝唑口服吸收完全,在碱性环境下有利于药物的吸收,口服可在2小时达最高浓度,半衰期为6～10小时,有效浓度可维持在12小时。而且甲硝唑治疗阴道炎口服＋外用联合应用,可有效降低耐药性,起效快,疗效短,复发率低等优点,值得在临床中推广应用。

(五)中药治疗

中医认为本病的病因病机多为本虚标实,肾肝脾不足、任带失固为本,湿热下注为标,治疗多从整体入手,以调补肾肝脾为主,佐以清热利湿止带止痒药物。近年来,中医药治疗老年性阴道炎逐渐被越来越多的临床医家所关注,内治、外治、内外合治、中西合治、针灸等众多方法百花齐放。中医外治法采用阴道局部给药,因其疗效好、使用简便、长期使用无明显毒副作用而备受青睐。近年来由于栓剂的开发研制取得较大的进展,阴道栓剂成为目前妇科临床外治中常用的剂型之一。

保妇康栓能促进阴道上皮细胞增生,作用与雌激素相似,每晚1枚置阴道深部,7天为一疗程。保妇康栓具有广谱抗病原微生物的作用,能作用于深部组织,增加末梢血管的白细胞数量,增强其吞噬能力,还具有活血化瘀、清热止痛、去腐生肌、凉血止痒、阻止局部炎性细胞的积聚和减少局部炎性渗出的作用。保妇康栓主要成分为莪术油和冰片,药理实验表明,莪术能明显增加股动脉血流量,改善微循环,促进血块吸收。莪术和冰片对病毒、金黄色葡萄球菌、β-溶血性链球菌、大肠杆菌、伤寒杆菌、霍乱弧菌及部分真菌有抑制作用,且通过改善局部血供,加强炎症吸收。保妇康栓有类雌激素效应,使阴道黏膜从底层细胞为主转变为中层细胞为主,使阴道黏膜年轻化,对恢复阴道上皮的抵抗能力和自洁能力起到促进作用。其次,保妇康栓给药方法简便,药物通过黏膜吸收,作用直接,经济安全,无副作用,患者易于接受和掌握,故临床疗效较好。

舒康凝胶为非雌激素型天然植物提取药物,是治疗老年性阴道炎的理想药物。给药方法为,1次/天,清洗外阴后,患者自行将凝胶轻轻送到阴道后穹隆处,将臀部抬高,以免凝胶流出,8天一疗程,每疗程间隔7天,疗程结束后3天复查。临床观察50例老年性阴道炎患者,经舒康凝胶一疗程治疗,总有效率为96%,第二疗程治疗后总有效率为100%。舒康凝胶的药效成分为山楂核精,是以山楂核为原料,经提取、分离、合成有效成分的绿色杀菌剂,具有高效、广谱杀灭病原微生物活性作用,且本品pH平均4.2,使女性阴道酸性环境不受破坏,而且能加强自净作用,具有促进阴道黏膜创面愈合,修复病变组织,增强自然防御功能。

王新力观察甲硝唑、欧维婷联合乳杆菌活菌胶囊治疗老年性阴道炎的作用,治疗组采用欧维婷膏剂和甲硝唑(每片0.2g),每晚睡前1次,连用7天,后改定君生(乳杆菌活菌制剂每粒0.25g,含乳酸杆菌2.5亿/粒),每晚睡前阴道给药1枚,连用10天为1个疗程,对照组每晚睡前内置甲硝唑0.2g,连用1周为1个疗程。2组分别在停药后30天复查,判定疗效情况。2组治疗期间,禁止阴道灌洗及性生活。研究表明治疗组老年性阴道炎患者序贯使用甲硝唑、欧维婷、乳杆菌活菌胶囊可使阴道分泌物减少,抗炎后阴道内病原体减少,有效调节阴道内微生态,保护和扶植正常菌群,使阴道微生态失衡转向平衡,将被抗生素扰乱的菌群予以调整,体现了先抗后调原则。对照组尽管应用了抗生素的治疗方法,但由于未能局部补充雌激素,没有增加阴道菌群中的益生菌比例,故停药一段时间后,阴道内微生态环境容易再次失衡,在临床实践中表现为,患者阴道症状及阴道外观改善不明显.

目前临床有由抗生素及雌激素组成的复合制剂氯喹那多普罗雌烯(可宝净)治疗老年性阴道炎取得了良好的治疗效果。氯喹那多普罗雌烯是由氯喹那多和普罗雌烯组成的复方制剂,阴道用药,每片含氯喹那多200mg、普罗雌烯10mg片剂。氯喹那多是一种广谱抗菌剂,也是一种接触性抗菌剂,对多种病原菌具有抑制作用。普罗雌烯是一种合成的不对称雌二醇二醚,研究提示,与传统的局部用雌激素制剂比较,普罗雌烯穿透阴道或表皮上皮细胞的能力较差,全身吸收以及全身性激素反应很小。局部用药时,普罗雌烯具有抗阴道或宫颈黏膜萎缩的作用。且局部用药的普罗雌烯不在组织内聚集,半衰期小于24小时。皮肤给药后,只有少于1%的普罗雌烯吸收。阴道用药后,未观察到全身的激素效应,尤其是距离阴道较远的雌激素敏感器官(如乳房和子宫)。

氯喹那多普罗雌烯是集预防、治疗、营养、修复四位一体,不仅能抑制和杀灭病原体,还能修复和营养阴道黏膜重建阴道生态平衡,防止炎症复发。应用于老年性阴道炎患者,效果好,不良反应低,临床中可推广使用。

五、预防保健

老年性阴道炎因其反复发作,给老年妇女带来不便,对其预防和治疗需注意:①保持外阴部的清洁干燥,注意个人卫生。患病期间每日换洗内裤,内裤要宽松舒适,质地宜选用纯棉布料。②多进食富含维生素的食物,如新鲜蔬菜和水果。③由于老年妇女阴道黏膜菲薄,阴道内弹性组织减少,因此性生活时有可能损伤阴道黏膜及黏膜内血管,使细菌乘机侵入。因此可以在性生活前在阴道口涂少量油脂,以润滑阴道,减小摩擦。④发生老年性阴道炎时不要因外阴瘙痒用

热水烫洗外阴,虽然这样做能暂时缓解瘙痒,但会使外阴皮肤干燥粗糙,不久瘙痒会更明显,清洗外阴宜使用温开水,不要用刺激溶液如花椒水、浓盐水等。⑤治疗时加用雌激素,可逆转阴道壁的萎缩而缓解症状。如果采用乳酸杆菌活菌制剂和结合雌激素阴道软膏联合治疗,既可维持阴道的微生态环境,又可弥补绝经后妇女雌激素的不足,疗效显著。当有较多脓性分泌物时需要应用抗生素阴道栓剂,要避免长期大量应用,警惕阴道菌群紊乱,如用药期间出现外阴瘙痒、阴道分泌物性状改变应及时到医院就诊。⑥内服中药以调补肝肾滋阴养血、润燥止痒为主,辅以清肝胆或健脾助运之品使局部气血通畅,可达满意疗效。⑦对于长期不愈的溃疡必须及时就诊,及时发现恶性肿瘤。

(齐伟宏 张 毅)

参考文献

1. Lepargneur JP, Rousseau V. Protective role of the Donerlein flora. Journal de Gynecologie, Obstetrique et Biologie de la Re-production, 2002, 31(5):485-487.
2. MeCoy MC, Katz VL, Kuller JA, et al. Bacterial vaginosis in pregnancy: An approach for the 1990s. Obstet Gynecol Surv, 1995, 50(6):482.
3. Velraeds MC, van derMei HC, Reid G, et al. Pgysic-ochemicla and biochemical chatacterization of biosurfactants released fromLacrobacillus strains. Collosids Surfaces Bioin-terfaces, 1996, 62:1958.
4. Demirezen S. · bacterial vaginitis: general overview. Mikrobiyol Bul. 2003, 37(1):99-104. ·
5. Donder GG, Vereecken A, Bosmans E. · Definition of a type of abnormal vaginal flora that is distinct from bacterial vaginosis: aerobic vaginitis. BJOG, 2002, 109(1):34-43.
6. 张清学,王良岸,邝健全,等. 萎缩性阴道炎阴道菌群的研究. 中山医科大学学报,1999,20(3):231-233,239.
7. 罗丽兰. 生殖免疫学. 武汉:湖北科学技术出版社,1998:6.
8. 林其德. 生殖免疫学进展. 中华妇产科杂志,1998,33(1):4-6.
9. Cauci S, Driussi S, Monte R, et al · Immunoglobulin A response against Gardnerella vaginalis hemolysin and sialidase activity in bacterial vaginosis. Am J Obstet Gynecol, 1998, 178(3):511-515.
10. Paintlia MK, Kaur S, Gupta I, et al · Specific IgA response, T-cell subtype and cytokine profile in experimental intravaginal trichomoniaisi. Parasitol Res, 2002, 88(4):338-343.
11. 冯艳,潘小玲,黄宁,等. 人 β-防御素基因在女性生殖道及妊娠相关组织中的表达. 四川大学学报(医学版),2003,34(2):217-219.
12. Niklasson O, Skude G, Mardh PA. Lactate dehydrogenase and its isoenzymes in vaginal fluid in vaginitis/vagonosis

cases andin healthy controls. Int J STD AIDS,2003,14 (4)：270-273.

13. Mardh PA, Nocikova G, Niklasson O, et al・Leukocyte es-terase activity in vaginal fluid of pregnant and non-pregnantwomenwith vaginitis/vaginosis and in controls. Infect Dis Obstet Gynecol,2003,11(1)：19-26.

14. Oladipo OO, Ajala MO, Afonja OA. The lactate de-hydroge-nases in malignant and non-malignant diseases. Niger Post-grad Med J,2002,9(1)：1-6.

15. 杨成宇.绝经或绝经后妇女激素替代治疗的利弊.实用妇产科杂志,2003,19(6)：335-337.

16. 李宝伟,王建文,孙立梅,等.乳杆菌活菌制剂治疗细菌性阴道病的临床疗效观察.中国微生态学杂志,2001,13(4)：202.

17. 叶晓梅,李晓婷.保妇康栓治疗老年性阴道炎 1046 例临床观察.中华实用中西医杂志,2002,2(15)：314.

18. 胡静,刘晶珠,张士平,等.利维爱治疗老年性阴道炎和尿道炎的临床观察.中国妇幼保健,2008,23（6）：853-854.

19. 申雪银.倍美力软膏治疗老年性阴道炎临床观察.中国实用医药,2008,3(5)：55.

20. 涂序嫣,胡莉琴,赖海丽.欧维婷配伍保妇康治疗老年性阴道炎的临床研究.现代预防医学,2009,36(21)：4184-4185.

21. 王秋宇,李晓翔.欧维婷软膏治疗绝经后妇女老年性阴道炎的临床研究.医学信息,2008,21(1)：150-151.

22. 徐惠琼.乳杆菌活菌胶囊治疗老年性阴道炎的疗效观察.国际医药卫生导报,2009,15(15)：58-60.

23. 李瑛,蔡俊,冷丽华.保妇康栓治疗老年性阴道炎 82 例分析.当代医学,2009,15(3)：04-105.

24. 阙慧.保妇康栓治疗老年性阴道炎 120 例.中国中医药现代远程教育,2009,7(12)：250.

25. 王志维,陈丽.舒康凝胶治疗老年性阴道炎的临床观察.黑龙江医药,2008,21(4)：100.

26. 陈菊玲.舒康凝胶治疗老年性阴道炎的临床观察.黑龙江医药,2009,22(2)：184.

27. 刘永芝.老年性阴道炎治疗体会.中国医药导报,2009,6(14)：95.

28. 杨雪.老年性阴道炎的临床治疗探讨.中国现代药物应用,2009,3(24)：90.

29. 严孚莹 甲硝唑在治疗阴道炎中的临床应用.中国实用医药,2010,21(5)：49-50.

30. 王新力.甲硝唑、欧维婷联合乳杆菌活菌胶囊治疗老年性阴道炎疗效观察.中国微生态学杂志,2011,23(5)：465-466.

31. Gregor R. Probiotic agents to protect the urogenital tract against infection. Clin Nutr,2001,73(2)：437-443.

32. 于鹤.氯喹那多/普罗雌烯阴道片治疗老年性阴道炎的临床研究.中国实用医药,2011,6(8)：159-160.

第二节 子宫脱垂

子宫位于盆腔中央,前与膀胱,后与直肠相邻,下端接阴道,介于骨盆入口平面以下,坐骨棘水平稍上方。正常的子宫位置主要靠子宫韧带及盆底肌肉和筋膜的支持。当盆地支持结构损伤、缺陷及功能障碍时,女性生殖器官及相邻脏器向下移位,称为盆腔器官脱垂,包括阴道前壁脱垂、阴道后壁脱垂和子宫脱垂。

子宫从位置沿阴道下降,宫颈外口达坐骨棘水平以下,甚至子宫全部脱出于阴道口以外,称为子宫脱垂。子宫脱垂常伴有前后阴道壁的脱垂。

一、概　　述

子宫脱垂在我国是妇科常见病,尤其是随着社会人口老龄化,盆腔器官脱垂的发病率逐渐上升,据统计,60 岁以上的妇女,至少有 1/4 遭遇不同程度的盆腔器官脱垂。在美国妇女卫生协会成员有 40% 的患有不同程度的子宫脱垂。Hendrix 等对 27 342 名妇女进行调查发现,子宫脱垂的发病率为 14%。我国确切的发病率尚未知。

二、病　　因

（一）病因

子宫脱垂发病的相关因素,综述显示子宫旁和阴道上方两旁的结缔组织损伤,主韧带和宫骶韧带复合体完整性的缺失和盆膈的虚弱导致了子宫位置和阴道穹隆位置的下移。发病因素可一个或多个同时存在。目前认为,子宫脱垂发病的主要原因如下。

1. 妊娠及分娩损伤　妊娠期随着子宫重量逐渐增加,盆地支持组织所受的压力也不断增加。分娩时间延长或急产、阴道手术助产、阴道多次分娩、胎儿巨大,都会导致软产道及周围的盆底组织极度扩张,肌纤维拉长或撕裂,尿生殖裂孔受损扩大,使得盆底肌肉、深浅筋膜及肛提肌的力量不足以维持子宫及阴道在正常位置,最终出现盆腔器官下移。

2. 卵巢功能减退　绝经后常见子宫脱垂加重,而且子宫完全脱垂者多见于老年妇女。中老年女性由于卵巢功能减退,雌激素减少或缺乏,使盆地支持组织退行性变,薄弱、松弛甚至萎缩,肌张力低下。有研究报告,绝经后女性盆底肌肉筋膜和韧带中的雌激素受体严重减少。表明绝经后低雌激素水平与盆底功能有密切关系。

3. 年龄　许多流行病学研究认为年龄是子宫脱垂的高危因素,每 10 年发病危险性增加 1 倍。

4. 营养不良　由于营养不良引起的体质衰弱、肌肉松弛及盆底筋膜萎缩,导致子宫脱垂,这部分患者往往伴有其他脏器脱垂。如胃下垂、肾下垂及腹壁松弛等。

5. 先天性盆底组织发育不良　先天性盆地组织发育不良使子宫支持组织薄弱、缺乏张力,不能耐受一般体力劳动及抵抗腹压增加导致子宫脱垂。可见于未产妇甚至处女。近期对影响结缔组织发育的疾病研究初步结果表明,结缔组织的先天发育缺陷极有可能是子宫脱垂发病的高危因素之一。

6. 慢性腹腔内压力增加　慢性咳嗽、习惯性便秘、慢性腹泻;长期从事站立、蹲位、搬举重物等工作;腹水或盆腹腔巨大肿物,使得腹腔内压力增加,迫使盆地器官向下移位,发生子宫脱垂。

7. 家族遗传因素　流行病学调查发现,盆腔脏器脱垂有家族倾向,以及家族史及母亲和姐妹中有生殖道脱垂发生者,其本人患病风险明显增高。临床统计资料提示,盆腔脏器脱垂的发生存在种族差异,这可能与不同种族的盆底结构、肌肉和结缔组织质量以及创伤后修复的纤维组织的形成不同有关。也可能与不同的文化和生活习惯有关,说明盆腔器官脱垂的发生在一定程度上与遗传有关。

(二) 临床分度

目前我国多采用 1981 年全国部分省、市、自治区"两病"科研协作组制订的分度,以患者平卧用力屏气时,子宫下降最低点为分度标准,将子宫脱垂分为 3 度(图 15-2-1)。

1. Ⅰ度 轻型:宫颈外口距处女膜缘<4cm,未达处女膜缘;重型:宫颈外口已达处女膜缘,在阴道口能见到宫颈。

2. Ⅱ度 轻型:宫颈已脱出阴道口外,宫体仍在阴道内;重型:宫颈及部分宫体已脱出阴道口外。

3. Ⅲ度 宫颈及宫体全部脱出至阴道外。

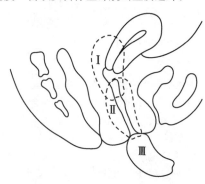

图 15-2-1 子宫脱垂分度

目前,国际上多采用 POP-Q(the pelvic organ prolapse quantitative examination)分类法。由国际控尿协会、美国妇科泌尿协会和妇科医师协会制订,1996 年正式向临床推出应用。

POP-Q 分类法对盆腔器官脱垂患者进行 6 个指示点(表 15-2-1)及 3 条衡量指标的测量,根据测量的结果,确定盆腔器官脱垂的程度(表 15-2-2,表 15-2-3)。6 个指示点共分布在 3 个部位,分别为阴道前壁、阴道后壁及宫颈、阴道后穹隆,每个部位有 2 个指示点(阴道前壁 Aa,Ba;阴道后壁 Ap,

表 15-2-1 盆腔脏器脱垂评估指示点(POP-Q)

指示点	内容描述	范围
Aa	阴道前壁中线距处女膜 3cm 处	−3~+3cm
Ba	阴道前穹隆顶端至 Aa 点之间阴道前壁上段中的最远点	−3cm,+tvl
C	宫颈或子宫切除后阴道顶端的最远端	−tvl~+tvl
D	有宫颈后穹隆顶端	−tvl~+tvl 或空缺(子宫切除)
Ap	阴道后壁中线距处女膜 3cm 处	−3~+3cm
Bp	阴道后穹隆顶端至 Ap 点之间阴道后壁上段中的最远点	−3cm,+tvl

Bp;宫颈或阴道顶端 C,D)。在盆腔脏器脱垂时,测量以上 6 个指示点与处女膜之间的距离,以厘米表示。位于处女膜以上以负数表示,位于处女膜部位以 0 表示,位于处女膜以下以正数表示。3 条经线:①阴道总长度(total vaginal length,TVL):将阴道顶端复位后的阴道长度;②生殖孔长度(genital hiatus,GH):尿道外口的中点至阴唇后联合的长度;③会阴体长度(perineal body,PB):阴唇后联合至肛门口中点的长度(图 15-2-2,图 15-2-3)。

表 15-2-2 盆腔脏器脱垂分度(POP-Q 分类法)

分度	内容
0	无脱垂
	Aa,Ap,Ba,Bp 均在−3cm 处,C,D 两点在 TVL 和 TVL−2cm 之间
Ⅰ	脱垂最远处在处女膜内,距处女膜>1cm
Ⅱ	脱垂最远处在处女膜边缘 1cm 内,在处女膜内或处女膜外
Ⅲ	脱垂最远处在处女膜外,距处女膜边缘>1cm 但<2cm,并<TVL
Ⅳ	阴道完全或几乎完全脱垂,脱垂最远处≥(TVL−2cm)

表 15-2-3 记录 POP-Q 的 3×3 格表

Aa	point A anterior	Ap	point A posterior
Ba	point B anterior	Bp	poinr B posterior
C	cervix or vaginal cuff	tvl	total vaginal length

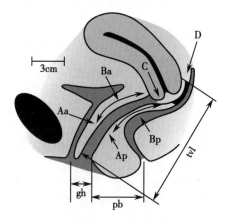

图 15-2-2 POP-Q 的 6 点解剖位置及阴裂、会阴体、阴道长度示意图

三、临床表现

(一) 症状

Ⅰ度患者可无自觉症状,Ⅱ度或Ⅲ度患者由于子宫下垂对韧带的牵拉和盆腔充血,以及子宫下垂导致毗邻脏器解剖

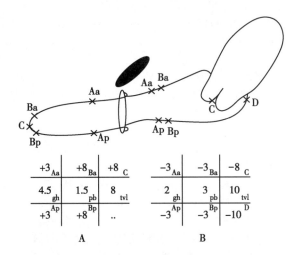

+3 Aa	+8 Ba	+8 C
4.5 gh	1.5 pb	8 tvl
+3 Ap	+8 Bp	..

A

-3 Aa	-3 Ba	-8 C
2 gh	3 pb	10 tvl
-3 Ap	-3 Bp	-10 D

B

图 15-2-3 3×3 表格在盆腔器官位于正常位置及完全脱垂时的各项数值

的改变,可出现下列症状及相应的伴随症状。

1. 腰骶部疼痛或下坠感 腰骶部疼痛在久站、行走、体力劳动或蹲位时加重,卧床休息后症状明显减轻。此外,患者感下腹、阴道、会阴部下坠也于劳累后加重。

2. 阴道脱出块状物 在久站、行走、体力劳动、下蹲或排便等腹压增加时有块状物自阴道口脱出,卧床休息后可回缩变小或消失。严重者休息后也不能自行回缩,常常需用手推送才能将其还纳至阴道内,由于阴道壁、子宫长期脱除在外,行走活动不便,久经摩擦可发生溃疡、感染、分泌物增多。甚至出血,局部组织增厚角化。

3. 尿失禁或尿潴留 子宫脱垂往往伴有不同程度的膀胱膨出,当患者咳嗽用力,腹腔压力突然增加引起尿失禁而尿液外溢。是否出现压力性尿失禁,取决于膀胱与尿道的解剖关系是否改变。少数子宫脱垂较重的患者有排尿困难,导致尿潴留,需要用手将碰触的膀胱托送回阴道内才能排尿。

4. 便秘及排便困难 子宫脱垂伴有直肠膨出,可有便秘及排便困难,严重者需要用手指推压膨出的阴道后壁方能排出粪便。

5. 其他 子宫脱垂很少引起月经失调,当盆腔脏器脱垂导致血液循环障碍局部淤血时,可使月经量过多。子宫脱垂一般也不影响受孕、妊娠和分娩。

(二) 体征

1. 常伴有膀胱和直肠膨出,尤其是前者,因膀胱与子宫密切相邻。

2. 子宫脱垂常伴有宫颈延长,膀胱、输尿管也随子宫下移。

3. 妇科检查可见宫颈距处女膜缘<4cm,或子宫体脱出于阴道外,子宫Ⅱ度或Ⅲ度脱垂患者宫颈和阴道黏膜多明显增厚角化,长期摩擦可形成宫颈或阴道溃疡,分泌物增加,甚至出血。

4. 伴有膀胱、尿道膨出和阴道前壁脱出者,支持膀胱颈和尿道的肌肉、筋膜完整性受损,当腹压增加时,尿道口有尿液溢出。脱垂进一步加重时,膀胱与尿道角度发生改变,膀胱位置极度下移,容易发生尿潴留。输尿管随着膀胱下移,严重时会造成输尿管引流不畅,输尿管上段出现扩张。

四、诊 断

诊断主要根据症状和体征。此外,还应做一定检查。嘱患者不排小便,取膀胱截石位。检查时先让患者咳嗽或屏气以增加腹压,观察有无尿液自尿道口溢出,以判定是否有张力性尿失禁,然后排空膀胱,再进行妇科检查。首先注意在患者不用力的情况下,阴道壁及子宫脱垂的情况,并注意外阴及会阴体是否有旧裂改变。置入阴道窥器观察阴道壁及宫颈有无溃烂,有无子宫直肠窝疝。内诊注意两侧肛提肌情况,确定肛提肌裂隙宽度,宫颈位置,子宫大小及附件有无炎症或肿瘤。最后嘱患者用力屏气,必要时可取站立位或蹲位,也可牵引脱垂的子宫直至不再下降,使子宫最大程度脱出再进行扪诊,以确定子宫脱垂的程度。

五、鉴 别 诊 断

子宫脱垂应与下列疾病相鉴别。

(一) 子宫黏膜下肌瘤或宫颈肌瘤

为球块状物脱出,多鲜红、质硬,在表面找不到宫颈口,在其周围或一侧可扪及被扩张变薄的宫颈。阴道前后壁不膨出。

(二) 宫颈延长

多为未产妇。阴道前后壁不脱出,前后穹隆部很高,子宫体仍在盆腔之内,仅宫颈延长如柱状,可用子宫探针探测宫颈外口至宫颈内口的距离,以确诊。

(三) 慢性子宫内翻

很少见,肿块表面为红色黏膜、易出血,在肿物上找不到宫颈口,但可找到两侧输卵管入口的凹陷,三合诊盆腔内空虚,触不到子宫体。

(四) 阴道壁囊肿或肿物

肿物界限清楚,位置固定不变,不能移动,检查时子宫仍在正常位置或被肿块挤向上方,而肿物与宫颈无关。

(五) 单纯阴道前壁脱垂

阴道前壁呈半球状隆起,触之柔软,当患者屏气用力时见膨出的阴道前壁部分面积扩大,内诊子宫位置正常。

六、治 疗

子宫脱垂的治疗应强调个性化、安全、简单、有效。应根据脱垂的程度、病人的年龄、身体状况选用不同的治疗方案。

(一) 非手术治疗

通常 POP-Q 分级Ⅰ～Ⅱ期或虽然高于Ⅱ期但并无症状的患者不需要手术。对这些患者及一些有手术禁忌证的患者应采取非手术治疗。

1. 支持疗法 加强营养,注意安排适当的工作和休息,避免重体力劳动,保持大便通畅,积极治疗慢性腹压增加的疾病。

2. 中药补中益气汤(丸) 有促进盆底肌张力增强,缓解局部症状的作用。

3. 盆底肌肉锻炼和物理疗法增加盆底肌肉群的张力 嘱咐患者行收缩肛门运动,用力使肛门收缩后放松,每次10～15分钟,每日2～3次。另外还可通过针刺、电磁神经调节治疗、生物反馈与功能性电刺激治疗,帮助进行肌肉锻炼。目前普遍认为,联合治疗的方法优于单一治疗方法,对产后发生的子宫脱垂或阴道壁膨出采取非手术疗法,效果确实且副作用小,尤其是生物反馈+盆底电刺激治疗的总有效率高达90%。

4. 子宫托　子宫托是一种支持子宫和阴道壁并使其维持在阴道内而不脱出的器具,常有喇叭形、环形和球形3种。适用于不同程度的子宫脱垂和阴道前后壁脱垂者。但重度子宫脱垂伴有盆底明显萎缩以及宫颈和阴道有炎症和溃疡者均不宜使用。经期和妊娠期停用。选择子宫托大小应因人而异,在医生指导下正确使用,每天晨起放入,每晚睡前取出。使用后每3个月复查一次。

(二) 手术治疗

手术是子宫脱垂的主要治疗方法,传统的手术方式多强调利用自身的组织来加强和矫正解剖学的缺陷,效果确切,但是经循证医学分析证明术后有相对较高的复发率,随着对盆底整体理论的认识,手术更加强调以盆底修复重建为主,尽可能在解剖和功能上都恢复正常。目前,国际上广泛认同子宫脱垂等盆腔脏器膨出的治疗最新理念为1992年De Lancey教授提出的盆底支持结构3个水平的理论:第一水平支持为上层支持结构,由主韧带、宫骶韧带联合组成;第二水平支持为宫旁和盆壁支持结构,由肛提肌群、直肠阴道筋膜和膀胱阴道腱膜组成;第三水平支持为远端支持结构,由会阴体、尿道括约肌和肛门阴道筋膜组成;De Lancey教授还提出了盆底功能重建的生物力学要求为:第一水平重在悬吊,第二水平应加强中部-阴道侧方支持,第三水平主要进行远端融合。对子宫脱垂等盆腔脏器膨出的治疗应强调整体理论,即盆底功能障碍首先是由于其解剖异常,进而发生功能障碍,最终引起各种临床症状。因此,治疗的基本点是用解剖的恢复达到功能的恢复,其精髓重在“支持”和“重建”。治疗前应对盆底功能,包括对肌肉、结缔组织和神经支配的平衡及其损伤程度做出诊断和定位,然后进行分区域(前、中、后盆腔)的缺陷修补。对于60岁以上,子宫脱垂等盆腔脏器膨出患者常用的术式及其适应证如下:

1. 经阴道子宫全切除+阴道前后壁修补术　适用于Ⅱ度或Ⅲ度子宫脱垂伴有阴道前后壁膨出的患者。

2. 阴式子宫全切除+阴道前壁旁侧修补+骶棘韧带固定+阴道后壁“桥式”缝合术　适用于Ⅲ度子宫脱垂伴有阴道前后壁重度膨出的患者。

3. 阴道闭合术　又称Le Fort手术或阴道纵隔成形术,适用于老年体弱,不需要保留性交功能者。此术式复发率极低。

4. 经腹或腹腔镜下子宫悬吊术　将子宫骶韧带、圆韧带缩短使子宫呈前倾位,宫颈朝后。或将子宫固定于腹直肌前鞘。适用于韧带松弛的单纯子宫脱垂,不伴膀胱、直肠膨出。

5. 宫颈部分切除术　适用于Ⅰ～Ⅱ度子宫脱垂,不伴膀胱和直肠膨出。

6. 盆底重建术　近10年来,国内外学者利用各种新型的修补材料和专用器械开展不同的盆底重建手术,经一些研究报道治疗效果肯定,术后复发率低于传统手术。但这些手术方式尚处“年轻”阶段,尚有复发和并发症发生等问题,尤其是吊带和补片的侵蚀、暴露、感染及对性功能的影响,有待积累资料进行临床循证医学的证据。

矫正和修复盆底缺陷的手术方式多种多样,正确评价和明确各种手术方法的适应证非常重要对不同的病人要采取个体化的治疗,选用最合适病人的手术方案,才能达到最好的疗效。

(吕秋波)

▶▶ 参考文献 ◀◀

1. 石一复,郝敏.子宫体疾病.北京:人民军医出版社,2011: 569-575.

2. 王红,张晓红,王建六.两种全盆底重建术后患者生活质量的初步研究.中华妇产科杂志,2009,44(11):825-827.

3. 胡昌东,陈义松,易晓芳,等.三种手术治疗重度盆腔器官脱垂的疗效观察及其复发因素分析.中华妇产科杂志,2011,46(2):94-100.

4. 朱兰,郎景和.女性盆底功能障碍性疾病的防治策略.中华妇产科杂志,2007,42(12):793-794.

5. Bump RC,Mattiasson A,Bø K,et al. The standardization of terminology of female pelvic organ prolapse and pelvic floor dysfunction. Am J Obstet Gynecol,1996,175(1): 10-17.

第十六章

骨骼、关节与肌肉、软组织疾病

<<<<<

第一节 老年性骨关节炎

一、概 念

骨关节炎(osteoarthritis,OA)是一种由多种因素引起的关节退化性病变。病理特征是围绕关节软骨进行性破坏,继发的骨质增生。临床表现为关节滑膜以及关节周围软组织炎症所导致的慢性非感染性炎性关节疾病。骨关节炎病理过程表现为关节软骨皲裂、破碎、纤维化、脱失。同时软骨下骨硬化囊变,局部骨髓水肿,关节面边缘骨质增生,骨关节炎还累及韧带、关节囊、滑膜和关节周围肌肉,最终导致关节肥大、畸形和运动功能损害。骨关节炎的病因尚未完全明了,以软骨退化为特征的骨关节炎一般认为与年龄增加、反复劳损、局部软骨变性和关节面应力异常有关。生物学与力学是骨关节炎发生,发展的主要因素。

二、分 类

骨关节炎通常划分为原发性和继发性两种。

(一) 原发性骨关节炎

发病经常无明确的局部、遗传和体质方面的诱因,多发生于 40 岁以后,发病部位主要在膝、髋等负重关节。部分原发性骨关节炎可以表现为全身性,有一定的遗传倾向,全身性原发性骨关节炎指五个以上不同区域的关节同时受累。

(二) 继发性骨关节炎

通常由于关节面创伤、内外翻畸形等关节负重力线异常、炎症性疾病或先天性疾病如髋关节的 Perthes 病、髋关节脱位,髋关节发育不良、股骨头缺血性坏死以及代谢性疾病引起,发展到后期关节形态学和病理过程、转归都和骨关节炎后期相同。

继发性骨关节炎的病因包括:①发育性畸形:髋关节发育不良(DDH)、膝外翻、马蹄内翻足等;②感染:结核,化脓性关节炎;③非特异性炎症:类风湿关节炎,强直性脊柱炎;④代谢性疾病:痛风,假性痛风;⑤出血性疾患:血友病;⑥外伤:关节面骨折,半月板损伤,持续或反复的小外伤引起创伤性关节炎;⑦后天性关节面适应不良,骨骺滑脱,股骨头坏死,Perthes 病;⑧关节不稳定:关节囊或韧带松弛,半脱位;⑨医源性:长期外固定,骨折整复不良,骨折畸形愈合;⑩肥胖:体重过重,使负重关节早期发生退变。

三、临 床 表 现

中老年人多见,老年女性患病率稍高。表现为受累关节疼痛、肿胀、活动受限。可以伴有"晨僵"现象,但持续时间少于 30 分钟。部分病人表现为开始活动时症状明显,活动后减轻,长时间活动后又加重,骨关节炎发病缓慢,病情会因环境和活动量变化,也具有一定的季节性。休息和保暖可以使症状缓解,劳累和受凉后症状加重,晚期病人症状发作期延长缓解期缩短,受累关节出现关节积液、畸形、骨擦音、关节交锁和关节内游离体,关节活动范围部分受限等。但关节强直少见。

(一) 骨关节炎 X 线诊断标准

骨关节炎 X 线表现按 Kellgren & Lawrence 的分级标准为 0~4 级(0=正常、1=可疑、2=轻、3=中、4=重),按美国风湿病学会诊断标准,需有临床症状并且伴有 X 线改变 2 级或以上改变者可以诊断。

1. 骨关节炎 X 线影像学 Kellgren & Lawrence 分级

(1)0 级,无骨赘。

(2)Ⅰ级,轻微骨赘。

(3)Ⅱ级,明显骨赘,但未累及关节间隙。

(4)Ⅲ级,关节间隙(椎间隙)中度狭窄。

(5)Ⅳ级,关节间隙(椎间隙)明显狭窄,伴软骨下骨硬化。

2. X 线表现 ①关节间隙狭窄或不对称;②软骨下骨致密、硬化;③边缘骨赘形成,关节面不规则;④负重区骨皮质下囊肿形成;⑤关节内游离体形成;⑥关节周围骨质疏松;⑦其他:畸形、半脱位等。

(二) 实验室检查

实验室检查对本病诊断无意义,但有助于作出鉴别诊断。

类风湿关节炎(RA)、强直性脊椎炎、特发性弥漫性骨肥厚症(DISH)、痛风等常常需要通过化验检查与本病作出鉴别诊断。

四、常见部位骨关节炎

(一) 手部骨关节炎

临床表现为经常有手疼痛或僵硬,10 个指间关节中有 2 个或以上关节有骨性膨大,不超过 3 个掌指关节肿胀,2 个或 2 个以上远端指间关节严重肿胀,10 个指间关节中有 2 个或 2 个以上关节畸形。远侧指间关节和第 1 腕掌关节较易受累。受累关节骨端膨大,伴有或不伴有疼痛。晚期出现关节畸形和屈伸活动受限。

（二）肩关节骨关节炎

肩关节骨关节炎通常发生在盂肱关节，肩锁关节和胸锁关节，盂肱关节原发性骨关节炎在国人中较少见，表现肩关节疼痛，活动受限较轻，由于是非负重关节，X线正位片早期较难发现关节间隙变窄，常合并存肩袖损伤和肩锁关节骨关节炎。

肩锁关节骨关节炎较常见，表现为肩锁关节局部压痛，肩关节上举超过 90°～120°时局部症状加重。平片显示肩峰内侧与锁骨外侧端膨大、骨赘形成、关节间隙变窄。胸锁关节骨关节炎表现为关节局部隆起，可伴有肿胀及疼痛，部分病人因没有临床症状而以关节局部肿大前来求治。肩关节上举及抗阻力内收活动可以诱发胸锁关节疼痛加重。单纯肩锁关节或胸锁关节骨关节炎对肩关节总体活动范围影响不大，因而容易被忽视。

（三）肘关节骨关节炎

肘关节 OA 发病率低，原发性 OA 仅占肘部关节炎 1%～2%，肘关节 OA 常见于重体力劳动者，如矿工、木匠、石匠等工作人员，肘关节解剖上由肱尺关节，尺桡关节和肱桡关节三部分组成，关节软骨接触面积较少，运动时关节面间应力较大，特别是肱尺关节，在创伤后容易形成继发骨关节炎。在日常活动中由于肘关节的功能可以有肩、腕等关节部分代偿，所以肘关节 OA 临床诊断一般较晚，肘关节 OA 的临床表现主要包括肘关节屈伸时疼痛和伸屈活动范围下降，发作期关节肿胀积液运动时出现摩擦声和交锁现象。

肘关节 OA 的 X 线表现为关节间隙变窄，骨赘形成或伴有游离体。

肘部 OA 的早期以保守治疗为主，症状严重或伴有明显的活动障碍时可以选用关节镜微创手术，甚至人工肘关节置换。

（四）膝关节骨关节炎

膝关节经常疼痛，年龄≥40 岁，发病期间早上关节僵硬≤30 分钟，关节活动时出现摩擦音。X 线表现为关节间隙变窄，软骨下骨质致密，并可出现囊性变、关节缘呈唇样增生，有时可见关节内游离体。有临床症状且伴有 X 线改变Ⅱ级或以上改变者可以诊断为膝关节骨关节炎。

（五）髋关节骨关节炎

髋关节骨关节炎发病在国人较膝关节骨关节炎少见，表现为患侧关节疼痛及活动受限，尤其是旋转功能受限，早期即可出现。髋部疼痛常位于腹股沟区及闭孔神经分布、股骨大转子周围、臀部甚至投射到大腿前内侧或膝部，晚期髋关节骨关节炎常伴有屈髋、外旋畸形，患侧肢体短缩，并且导致步态异常。由于髋关节骨关节炎和股骨头坏死晚期合并骨关节炎改变在 X 线平片上容易混淆，应重点观察髋臼侧骨赘形态以及股骨塌陷情况予以鉴别。原发性髋关节骨关节炎早期病理改变是关节软骨，关节间隙狭窄明显，而股骨头形态改变相对较小。前者晚期股骨头呈蘑菇头状畸形，后者主要是股骨头负重区塌陷。

五、预后及病程

本病属于慢性进行性关节病，发展较缓慢，但有间歇性症状加重的急性发作，关节的退化过程目前尚无有效方法使其得到控制或逆转。

如能及早发现原发病因及时治疗，可避免继发性骨关节炎的发生和发展。

六、治　　疗

（一）调整运动方式和物理治疗

改变负重姿势、调整运动方式、采用保护支具和物理治疗是骨关节炎治疗的基础。美国风湿病学会对骨关节炎采取逐步升级的阶梯治疗方法。对于发病早期，临床症状不重的骨关节炎患者，可以通过与患者的沟通，找出造成骨关节炎症状加重的原因或者诱因（包括避免不良姿势及有害动作等诱因），调整运动和生活方式减轻疼痛、恢复功能，增加患者活动能力。适当锻炼，减少负重，包括使用手杖和减少体重。使用保护性支具，平衡各关节面的负荷。也可以采用物理治疗：热疗，水疗，超声波等。保暖与避免过度使用是防止骨关节炎急性发作的最有效的途径。

（二）药物治疗

1. 对于骨关节炎若采用物理治疗效果不好，可以应用药物治疗　骨关节炎的药物治疗应该首选局部外用药，如各种 NSAIDs 乳剂，膏剂、贴剂及中医药膏贴剂等。

2. 口服镇痛药物用药原则

（1）用药安全评估，关注药物的副作用和老年并存疾病的风险；

（2）采取多模式、联合镇痛；

（3）用药个体化，镇痛药物如复方对乙酰氨基酚以及其他非甾体类消炎镇痛类药物；

（4）从低剂量开始，达到止痛效果后及时停药，应避免多种 NSAID 类药物联合使用。

3. 关节腔注射　对 NSAIDs 药物治疗效果不好或不能耐受 NSAIDs 药物治疗，持续疼痛、炎症明显者，可行关节腔内注射糖皮质激素，但是需要注意应避免反复多次使用，可能加剧关节软骨损害。

关节腔注射黏弹性补充剂，如透明质酸钠等，可以起到缓解症状，改善关节功能和控制滑膜炎症的效果。一周一次，一般 3～5 次一个疗程，关节内大量，反复积液的患者慎用。对晚期骨关节炎基本无效。应注意无菌操作避免关节内感染。

4. 改善病情药物及软骨保护剂　此类药物包括硫酸氨基葡萄糖、硫酸软骨素、双醋瑞因等。但应注意药物的副作用和长期用药安全（注：美国风湿学会 2008 年指南对骨关节炎不推荐使用氨基葡萄糖及硫酸软骨素，认为无效）。

（三）外科治疗

对骨关节炎症状严重者，非手术治疗无效，反复发作性疼痛，进行性活动受限的患者可采取手术治疗。

1. 关节镜下手术：如冲洗清理术。

2. 截骨术：用于改善关节力线，仅限于骨关节炎早期。

3. 关节置换术：适用于严重骨关节炎，一般年龄大于 60 岁的患者。目的是消除疼痛，恢复关节功能和纠正畸形改善老年人生活质量。对于力线不正常的单间室病变患者也可采用单髁置换术，但应注意骨质量。

（薛庆云）

▶▶ 参考文献 ◀◀

1. Howell DS. Pathogenesis of osteoarthritis. Am J Med,

1986,80(4B)：24-28.

2. Moskowitz RW. Primary osteoarthritis：epidemiology，clinical aspects，and general management. Am J Med，1987,83(5A)：5-10.

3. Altman RD. Overview of osteoarthritis. Am J Med,1987,83(4B)：65-69.

4. Altman, RD. Classification of disease：osteoarthritis. Semin Arthritis Rheum,1991,20(6 Suppl 2)：40-47.

5. Kellgren JH,Lawrence JS. Radiological assessment of osteo-arthrosis. Ann Rheum Dis,1957,16(4)：494-502.

6. Punzi L,Oliviero F,Ramonda R,et al. Laboratory findings in osteoarthritis. Semin Arthritis Rheum,2005,34(6 Suppl 2)：58-61.

7. Altman R. ,Alarcon G. ,Appelrouth D. ,et al. The American College of Rheumatology criteria for the classification and reporting of osteoarthritis of the hand. Arthritis Rheum,1990,33：1601-1610.

8. Walch G,Boulahia A,Boileau P,et al. Primary glenohumeral osteoarthritis：clinical and radiographic classification. The Aequalis Group. Acta Orthop Belg, 1998, 64(Suppl 2)：46-52.

9. Edelson JG. Patterns of degenerative change in the acromioclavicular joint. J Bone J Bone Joint Surg Br, 1996, 78：242-243.

10. Calandruccio JH,Collins ED, Hanel DP, et al. Wrist and Hand Trauma. Rosemont, IL. American Academy of Orthopaedic Surgeons,1999,392.

11. Baker CL, Brooks AA. Arthroscopy of the elbow. Clin Sports Med,1996,15：261-281.

12. Cobb TK,Morrey BF. Use of distraction Arthroplasty in unstable fracture dislocations of the elbow. Clin Orthop, 1995,312：201-210.

13. Altman,RD. Criteria for the classification of osteoarthritis of the knee and hip. Scand J Rheumatol Suppl,1987, 65：31-39.

14. [No authors listed]. Ottawa panel evidence-based clinical practice guidelines for therapeutic exercises and manual therapy in the management of osteoarthritis. Phys Ther, 2005,85：907-971.

15. Wegman A,van der Windt D,van Tulder M,et al. Nonsteroidal antiinflammatory drugs or acetaminophen for osteoarthritis of the hip or knee? A systematic review of evidence and guidelines. J Rheumatol,2004,31：344-354.

16. Hochberg MC,Altman RD,Brandt KD,et al. Guidelines for the medical management of osteoarthritis. Part II. Osteoarthritis of the knee. American College of Rheumatology. Arthritis Rheum, 1995,38：1541-1546.

17. Hochberg MC,Altman RD,Brandt KD,et al. Guidelines for the medical management of osteoarthritis. Par I. Osteoarthritis of the hip. American College of Rheumatology. Arthritis Rheum,1995, 38：1535-1540.

第二节　脊柱退化性疾病

一、颈　椎　病

人的颈椎位于活动少的胸椎与重量较大的头颅之间,其活动范围较大,随着年龄的增长及长时间的劳损,颈椎的退化性变日益加重。当退行性变压迫神经根、脊髓和椎动脉导致血供障碍等引起一系列症状时称为颈椎病。

(一)颈椎病的病理生理

颈椎退行性变首先发生于椎间盘,髓核组织的生化成分与含水量下降的改变,其耐压的能力下降,外力的作用造成纤维环破裂出现裂隙,椎间隙变窄,间盘周围韧带也相继变松弛,并向四周隆起。由此椎体节段间发生不稳现象。当颈椎向各方向较多地活动,牵拉椎体边缘的骨膜形成椎体边缘骨赘。节段的不稳定造成关节突关节、钩椎关节骨增生,也使椎间孔前后径变小。椎体间的不稳也造成黄韧带相继地变厚并发生皱褶突向椎管,椎板也逐渐增厚。上述结构的变化共同挤压脊髓、神经根及椎动脉出现颈椎病的症状。

(二)临床表现

颈椎病的临床表现根据不同的部位,受压的组织及压迫程度而有所不同。现根据临床症状与病理改变将颈椎病大致分为:颈椎病神经根型、颈椎病脊髓型、椎动脉型与交感神经型等四种类型,下面重点介绍两种类型。

1. 颈椎病神经根型　本病最多见,其症状多半有反复发作,或可自行缓解或消失。

(1)症状:主要表现颈后、肩背或枕后的疼痛,沿颈神经节段走行方向发生麻木、酸胀、烧灼或有针刺样疼痛。夜间症状较重,严重者上肢还有发沉、无力和握力减退等现象。

(2)体征:表现为颈部活动部分受限,且有明显方向性,向健侧转头时症状加重,向患侧转动不受限或疼痛减轻。在横突、耳后、肩顶、肩胛骨内上角及棘突等处可有明显压痛点。臂丛神经牵拉试验,spurling征(压顶试验)有时为阳性。肱三头肌或肱二头肌腱反射有时会有改变。病期长久、症状重者可出现肌力减退与肌萎缩。

(3)辅助检查:X线颈椎侧位生理弯曲减少、消失或呈反弯曲畸形。椎间隙变窄,后缘骨质增生,有时可见轻度滑脱。斜位片可见钩椎关节骨刺形成,突向椎间孔,使椎间孔变窄小。MRI对诊断颈椎病神经根型有很大帮助,无论在矢状位还是横断面,均能看到神经根受压的部位,同时还能判断是软性压迫还是骨性压迫。必要时可加做CT作出判断。

(4)诊断:根据临床表现,病人有慢性颈肩痛,并向上肢放射或向枕部放射痛。活动颈部症状加重。有感觉障碍,肌力减弱及反射改变等神经根受累的体征。结合X线、MRI和CT诊断可以确定。

(5)鉴别诊断:本病需要排除胸廓出口综合征、肩关节周围炎、颈肩部肌筋膜炎、心绞痛颈椎肿瘤、结核等疾病。

2. 颈椎病脊髓型　在颈椎病中发病率约占10%～15%,但这是老年人最常见的脊髓病。

(1)症状:不典型者,早期不易被发现,临床上见到不少患者由于外伤跌倒后突然下肢瘫痪或部分瘫痪才发现患有本病。随着病情发展,可逐渐出现明显脊髓受压,甚至四肢瘫痪,卧床不起。上肢症状有麻木、酸胀、烧灼、麻痛和无力感,精细动作障碍,如拿筷夹菜有困难,手中东西容易掉地。下肢症状可出现单侧或双侧下肢运动障碍,如行走无力、发抖、打软腿、不能快走或快跑、易摔倒、拖步、感觉无后跟和双下肢及双足发麻。

(2)体征:常有脊髓单侧受压或双侧受压症状。脊髓单侧受压可出现典型或不典型脊髓半切综合征,表现为病变水平以下同侧运动障碍,如肌张力高,肌力减弱,腱反射亢进,出现病理反射,重者有髌阵挛与踝阵挛。对侧浅感觉障碍如痛觉及温觉障碍,而运动功能尚好。脊髓双侧受压,早期症状有的是以感觉障碍为主,也有以运动障碍为主。晚期表现为不同程度的上运动神经元或锥体束损害,不全痉挛性瘫痪,如步态笨拙,四肢肌张力高,肌力弱,腱反射亢进,浅反射减退或消失,病理反射阳性。感觉方面包括本体感觉或浅感觉均可有不同程度改变,严重者有括约肌功能障碍。

(3)辅助检查:X线可看到典型颈椎病改变,X线侧位可以测量椎管前后径,是否有椎管狭窄,过伸过屈侧位片是否有椎体前移现象。MRI检查可以明确诊断脊髓受压的部位,并能判断脊髓内信号。

(4)诊断:老年病人有肢体或躯干麻木、无力及上运动神经元损害体征,其症状时好时坏,进行性加重,结合X线、MRI可以诊断本病。

(5)鉴别诊断:包括颈椎后纵韧带骨化、原发性肌萎缩性侧束硬化症、脊髓肿瘤和颈椎肿瘤等。

3. 颈椎病的治疗　颈椎病的治疗方法可分为非手术治疗与手术治疗。非手术治疗是中西医结合的综合疗法,其内容包括颈椎牵引、物理治疗、手法按摩、针灸、药物治疗,围领固定及颈部功能锻炼等。非手术治疗适合绝大多数神经根型颈椎病、椎动脉型及交感型,少数早期脊髓型。手术是治疗颈椎病的一个重要手段。适合有脊髓受累的患者,经颈椎MRI证实脊髓有明显受压;神经根型颈椎病经非手术治疗无效或疗效不巩固,反复发作者;颈椎病病人突然因颈部外伤或无明显外伤发生急性肢体痉挛性瘫痪者。手术方法分为前路手术与后路手术,或前后路联合手术。手术目的是脊髓减压,有必要者加作固定融合术。

二、腰椎管狭窄症

腰椎管狭窄症是指椎管及其方侧隐窝,神经孔道的任何部位狭窄。狭窄可以是局限性或广泛性,可以是骨组织或软组织造成狭窄。分为中央型狭窄、侧隐窝型狭窄和神经根出孔狭窄。

(一)病理生理

中央型表现为椎管前方椎间盘的退行性变,间隙变窄,纤维环膨隆,椎体后缘骨质增生。椎管后方小关节增生肥大,黄韧带及椎板增厚,共同占据了神经通道并压迫马尾神经。侧隐窝型表现为后关节突肥大及椎体外后方增生,侧方黄韧带肥厚造成侧隐窝及神经孔道狭窄直接压迫神经根。大多数情况中央型与侧隐窝型同时存在,少数情况是单纯侧隐窝狭窄压迫了神经根。当有发育性腰椎管狭窄存在,中年以后早期腰椎退行性变发生,就容易有较重腰椎狭窄临床症状。在腰椎管退行性狭窄的基础上,若发生腰椎间盘突出,虽然很小的突出,却可以产生较重的腰腿痛症状且不易缓

解。腰椎管狭窄症也可由于退化后椎体间不稳定,椎体滑脱引起,称为腰椎退行性滑脱。早期产生动力性狭窄症状,晚期以结构性狭窄为主。

(二)临床表现

腰椎管狭窄的主诉症状较多,症状多体征少。腰痛:腰痛是主要的症状,可为持续性或持续腰痛急性发作,病期较长。下肢症状:臀部及下肢后外侧沿坐骨神经方向出现麻痛。约半数病人为双侧,病期较久。站立过久或行走过久出现症状,卧床休息很快得到缓解或症状消失。间歇性跛行:大多数病人有明显间歇性跛行,行走数米或数十米后下肢症状加重,蹲下或坐着休息后症状很快消失,再走后症状再出现。体征:临床体征大多都不明显。有半数病人腰椎外形及活动情况均达正常方位,直腿抬高试验为阴性。当有侧隐窝狭窄表现根性痛时,直腿抬高试验常为阳性。神经系统检查下肢肌力影响一般不大,不少病人有伸趾肌力减弱,少数病人有膝腱反射低下或消失。多数病人有跟腱反射低下或消失。辅助检查:腰椎X线平片可见关节突明显肥大、骨硬化或关节突向中线靠拢出现关节突内聚现象。有时可看到椎体滑脱或椎间盘钙化突入椎管。CT扫描可见关节突病变及侧隐窝狭窄,黄韧带肥厚等。腰椎MIR能够从矢状面和横断面观察椎管的形态和压迫的性质,目前是诊断腰椎管狭窄症的常规方法。诊断:作者认为凡中老年人有明显慢性腰腿痛,有明显马尾型间歇性跛行,应考虑腰椎管狭窄症的可能性。症状体征加上影像学检查可以明确诊断。鉴别诊断:需排除血管性间歇性跛行、膝关节骨关节病和椎管内神经鞘膜瘤及其他神经系统疾病。

(三)治疗

腰椎管狭窄症的治疗可分为保守治疗与手术治疗。

1. 保守治疗　对早期病例及诊断尚难肯定的病例均先采用非手术治疗。

保守治疗的方法是指控制行走距离,护腰支具保护,可以进行物理治疗,如超短波,平流电、离子导入等等都能起到一定作用,还可以采用针灸、按摩和热疗等。药物治疗方面可采用神经营养药如维生素 B_1、B_{12} 等,血管扩张药物及肌肉松弛剂等。牵引治疗一般帮助不大,对神经根管型狭窄有时可缓解部分症状。

2. 手术治疗　对诊断明确,病期较长,超过3个月,或腰腿痛反复发作者,经保守治疗无效果,甚至逐渐加重或出现括约肌功能障碍等,此种情况应考虑手术治疗。手术方法是在硬膜外麻醉下行椎板切除减压。若有侧隐窝狭窄须将侧方增厚黄韧带切除,必要时须做关节突部分切除,逐条探查两侧神经根,使神经根充分松动。若发现有髓核突出同时做髓核摘除,总之减压要彻底。对于伴有腰椎不稳定或滑脱的腰椎管狭窄症在减压的同时作内固定脊柱融合手术以确保手术效果的持久。仅几年来,脊柱非融合技术不断发展,选择一定的适应证,因此种方法手术创伤小,适合老年人。

三、退化性脊柱畸形

退化性脊柱畸形主要包括退行性脊柱侧弯和后凸畸形。

(一)病理生理

老年脊柱在退化的过程中,可以出现侧弯和后凸畸形,原因可能包括:肌肉萎缩,拮抗肌群肌力的失平衡,老年脊柱

的骨质疏松,椎体微骨折变形造成脊椎倾向及重力线偏移;腰椎不稳、间盘突出或小关节退化增生出现的腰肌痉挛腰痛不自主的保护反射造成畸形的发生。

(二) 临床表现

临床表现主要是骨骼病变的结局表现,如合并腰椎间盘突出症,腰椎管狭窄症,骨质疏松性椎体骨折等产生的症状和体征。单纯退行性脊柱侧弯和后凸畸形不合并上述疾病的可以表现顽固性的腰痛,往往多年反复发作,劳累负重时明显,休息可以减轻或好转。查体发现腰椎活动僵硬,外形上可以看到侧弯或驼背表现。X线平片可诊断退行性侧弯和后凸畸形。CT和MRI能辅助诊断是否合并椎间盘突出症,腰椎管狭窄症,骨质疏松性椎体骨折等疾病。鉴别诊断:主要排除特发性和先天性脊柱侧弯。

(三) 治疗

退行性脊柱侧弯和后凸畸形如果症状较轻,对老年人日常生活和活动能力不影响,建议物理治疗和功能锻炼。这种侧弯或后凸的形成是长期的力学适应形成的,也是一种代偿性机制。对腰腿痛明显者如需要考虑手术干预。手术前重要的是仔细评估老年人的全身健康状况,排除禁忌证权衡利弊得失后方可进行。对于侧弯和后凸畸形平衡失代偿者,建议手术减压的同时进行相应节段的矫形并固定脊柱植骨融合。对于平衡代偿者,建议仅仅减压相应症状节段,做局限的手术即可。

(孙常太)

▶ 参考文献 ◀

1. Bridwell Dewald. 脊柱外科学. 第 2 版. 胡有谷,党耕町,唐天驷,译. 北京:人民卫生出版社,2000:1474.
2. 党耕町. 退行性腰椎间盘病外科治疗现状与研究. 中华骨科杂志,2002,22:321-322.
3. Eisenstin S,Roberts S. The physiolsgy of the disc and its clinical relevance. J Bone Joint Surg(Br),2003,85:633.
4. Iwamura Y,Onari K,Kondo S, et al. Cervical intradural disc herniation. Spine,2001,26:698-702.
5. Garfin SR,Herkowitz HN,Mirkovic S. Spinal stenosis. J Bone Joint Surg(Am),1999,81:572-586.
6. Jolles BM,Surgical treatment of spinal stenosis. J Bone Joint Surg(Br),2001,83:949-953.
7. Resnick D. Diagnosis of Bone and Jonit Disorder. 4th ed. Philadephia:Saunders,1998.
8. Blumenthal S,Gill K. Complication of the Wiltse pedicle screws fixation system. Spine,1993,18:1867-1871.
9. Solan RA. Spinal adhesive arachnoiditis. Surg Neurol,1993,39:479-484.

第三节　骨质疏松性骨折

一、总　论

(一) 概述

骨质疏松性骨折是骨质疏松症的最严重后果。常见于老年人群及骨量低下的骨质疏松症患者。骨质疏松导致了骨量(quantity)的减少,骨质量(quality)的衰退,使骨的机械强度明显降低。骨骼丧失了正常的载荷能力以至较轻微的损伤,甚至躯体自身的重力即可造成骨结构的破坏,骨连续性的中断而发生骨质疏松性骨折。骨质疏松性骨折是由于骨强度降低导致正常承载功能丧失,在低能量的轻微损伤作用下即可发生骨折,因此被认为是骨骼功能衰竭的表现。

骨质疏松性骨折属于脆性骨折,包括两种形态特点:由骨疲劳的累积与骨内微裂隙的发展而来的骨折,单纯髓内的小梁骨折又称为微骨折,长骨骨骺端或椎体内的小梁骨折即属于此种类型,一般影像学检查方法不易被发现,MRI成像从髓内信号的异常有助于作出判断和鉴别;另一类型是松质骨与皮质骨的完全性骨折。如,髋部股骨颈、转子间的骨折,桡骨远端与肱骨近端骨折,且以粉碎性骨折多见。

骨小梁骨折与缺损,往往导致力学传导结构的破坏,尤其是连接性骨小梁结构的缺失,使应力载荷的分散与传递受阻,最终因应力集中使骨结构进一步受到破坏,最终由微骨折发展为完全性的脆性骨折。

骨质疏松性骨折严重威胁老年人身心健康,降低生存期生活质量,致残率与病死率显著增高。骨量、骨质量的降低及骨修复能力减弱,骨折愈合时间延缓,骨愈合质量与力学强度减低,再骨折的风险显著增加,并使骨折内固定或植入物的固定困难,牢固度差,失败的风险增大。这些临床治疗中的难点也是骨质疏松性骨折治疗的探索方向和临床治疗中有待进一步解决的问题。

(二) 骨质疏松性骨折临床流行病学

随着经济的发展,社会医疗保障体系逐步改善,人类平均寿命明显延长,2010年人口普查结果看到我国60岁及以上人口为1.78亿人,占13.26%,其中65岁及以上人口为1.2亿人,占8.87%。社会老龄化使与增龄相关的老年退化性疾病越来越普遍,常见病的疾病谱必然发生相应的变化。骨与关节退化引起的大量骨关节炎与骨质疏松症相关的临床问题是当前医务工作者所必须面对的重大公共卫生问题。

全球50岁以上人群约有1/8一生中预期会发生椎体骨折。平均每30秒即有一例骨质疏松性骨折发生。WHO估计至2050年,全球妇女中髋部骨折者将有一半发生在亚洲地区。

骨质疏松性骨折的女性发生率高于男性。1998年欧洲骨质疏松学会报道,欧洲女性一生中发生骨质疏松性骨折风险为30%~40%,男性为10%~15%。欧洲妇女的髋部骨折患病率相当于乳腺癌、子宫内膜癌与卵巢癌的总和,男性髋部骨折的发生率与前列腺癌相当。在70岁以上老年高龄患者髋部骨折发生率随年龄增高而明显上升。欧洲地区妇女椎体变形率在50岁以下妇女中为3.5%,而85岁以上老龄妇女中则高达27.9%。我国徐苓报告了中国北京地区50岁以上妇女椎体骨折患病率是15%。目前我国尚缺乏全国性大样本量的流行病学调查资料,尚无国人确切的骨质疏松性骨折患病率的数据。

骨质疏松性骨折常见部位是脊椎,尤其是胸腰段椎体。髋部,桡骨远端,肱骨近端也是常见的骨折部位。美国统计学资料显示,轻微损伤所致骨折在老年人群的骨折中占有很大比率:肱骨近端占75%,桡骨远端50%,髋部(包括股骨颈与转子间)80%,胫骨与踝部占60%。骨质疏松性骨折的发生是骨骼本身退化与骨骼外因素综合作用的结果。

骨质疏松性骨折的患病率除了与年龄、性别、种族、遗传等因素相关外，还与外伤概率、骨折发生部位等因素密切相关。

（三）骨质疏松症的"骨量"与"骨质"

骨的"质"与"量"决定了骨的刚度，弹性模量等物理性能。骨量减少和骨质的衰退均影响骨的强度。美国国立卫生研究院（NIH）2001 年的报告强调指出骨强度取决于骨质量与骨密度（BMD）。骨量与骨强度之间存在密切的相关性，骨密度值（BMD）与弹性模量相关系数（r）为 0.82，与骨强度的相关系数（r）为 0.79。骨密度（骨量）减低意味着骨强度的减弱，骨折风险的增高。围绝经期妇女脊椎 BMD 降低 1SD，髋部骨折风险可能增加 2～3 倍。

骨的质量是由骨的微结构，骨胶原成分，基质的矿化，骨内微损伤（骨疲劳与微骨折）积累和修复能力，以及骨的转换率（更新率）等因素所构成。围绝经期妇女参与更新的骨单位多，陈旧骨一个骨单位的吸收时间（3 周）远快于新骨的形成（3 个月），因此在空间与时间两个方面导致了骨的快速丢失。骨小梁纤细，变薄，由板状结构变为棒状结构，力学强度减弱，导致骨小梁断裂，穿孔，甚至缺失，进一步明显降低骨的物理性能。

1. 骨质疏松症骨小梁的特点　参与骨转换的骨的重塑单位，有较多量陈旧骨被清除，较少量新骨形成，骨膜下骨吸收形成了 40～60μm 的陷窝（约为小梁平均厚度的 1/3）。骨小梁变薄、穿孔、缺损、连接性骨小梁的缺失，使骨的微结构受到破坏，应力载荷的传递与分散功能丧失，应力的集中导致残存骨小梁遭受进一步损坏。

2. 骨质疏松症皮质骨的特点　老年期管状骨骨外膜下成骨功能减退，成骨过程迟缓，而骨内膜骨吸收趋于活跃，骨的吸收加速，使骨皮质变薄外径变薄，髓腔扩大，这种构建是适应力载荷的需要。骨皮质表面的孔隙率明显增加，骨皮质单位容积骨密度降低。骨量与骨结构的改变，使管状骨对抗剪切应力与扭转应力的功能明显减弱，当外加的承载高于骨骼强度时，骨折随之发生。

（四）骨质疏松性骨折发生原因

一方面由于骨量减少，骨质量衰退，微结构破坏造成了骨本身机械强度的降低，对抗外加应力的功能明显减弱，另一方面是存在超过骨骼机械强度的外在应力。对于非椎体骨折尤其是四肢长骨骨折，骨折的发生必定存在暴力的诱因，尽管这种暴力是属于低能量的或轻微的损伤。对脊椎骨折，仅仅由于骨折平面以上躯体自身重力的作用，或者由于腹肌或腰部肌肉强力收缩即可造成骨折发生，一般多见于下胸椎或上腰段脊椎。表现为椎体楔形变或压缩性骨折。

一般认为在人体重心高度跌倒时所产生的损伤暴力称为低能量损伤暴力。低能量暴力造成的骨质疏松性骨折又称脆性骨折，是骨质疏松症特有的骨折。因此，一旦发生脆性骨折，对骨质疏松症的存在可确定无疑。骨质疏松性骨折的发生，除了暴力大小、作用方向等因素以外，损伤概率也是重要的因素，老年人由于视力减退，神经系统与肌肉、骨骼等运动系统功能减退，协调能力降低，加之全身健康状况衰退，安眠、镇静及降压药物的应用等骨骼外的因素都增加了损伤概率与骨折发生的风险。对预防骨质疏松性骨折无疑也是十分重要的方面。

（五）骨质疏松性骨折临床诊断的进展

1. 症状与体征　骨折发生率在骨质疏松患者中约占 20%，往往是骨质疏松症患者作为首发症状而就诊的原因。骨折一旦发生，疼痛、畸形与功能障碍等症状和体征随之出现。但高龄老人往往对疼痛的敏感性差，如椎体轻度压缩骨折，股骨颈的嵌插型骨折等，容易造成漏诊或误诊，应引起重视。

身高变矮或驼背畸形（round back）提示存在多个椎体的楔形变或压缩骨折。在 70 岁以后比自身青年期最高身高丢失 4cm 以上，往往存在重度骨质疏松症。在 WHO 的诊断标准中，如果骨密度值低于峰值骨量 2.5SD，合并有脆性骨折或脆性骨折史者，可以确诊为重度骨质疏松症。椎体骨折常常因平地滑倒，臀部着地的传达暴力所致，一旦某一椎体发生了骨折，则暴力传递终止，极少会同时发生 2 个或 2 个以上的椎体骨折，如同时发生 2 个或 2 个以上椎体骨折，一般由于直接撞击性损伤或因腰、腹部肌肉强烈的保护性收缩所致。在重度骨质疏松患者中，仅由自身躯体重力作用即可造成椎体的变形与压缩。椎体压缩变形存在三种形态，楔形、扁平形、双凹形。后二种变形可能与继发性甲状旁腺功能亢进和并骨软化症有关。

骨质疏松症是一种隐匿性进行性病变，具有慢性骨痛症状者占 42%，若有急性疼痛症状出现或者疼痛突然加重，常常是骨折发生的征象。

女性围绝经期骨量快速丢失，松质骨丰富部位如桡骨下端、椎体等，骨折的风险明显增加，70 岁以上的脆性骨折史不但反映骨量、骨质量的低下，而且存在导致损伤概率增加的骨骼以外危险因素。脆性骨折史对于预测再骨折风险的意义远远大于骨密度值的预测作用。

2. 影像学检查　影像学检查对于骨质疏松症和骨质疏松性骨折都是十分重要诊断手段。

（1）常规 X 线检查（图 16-3-1）：对骨质疏松的诊断缺乏敏感性，但有很高特异性，X 线显示骨质疏松、皮质菲薄的典型骨质疏松表现，则说明骨量的丢失已达 30% 以上。对骨折的诊断的重要性在于明确骨折的诊断，显示骨折的部位、程度、移位方向和畸形的类型，也是治疗方法选择的依据。

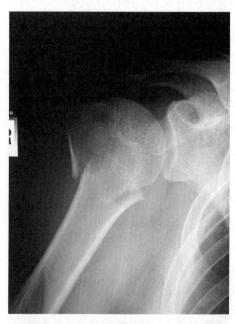

图 16-3-1　肱骨近端骨折二维 X 线片图像

（2）CT断层扫描（图16-3-2）：对于X线二维图像骨折诊断不能肯定，骨折移位方向不能确定时有助于做出正确诊断。CT三维重组成像技术尤其对于粉碎性骨折、关节内或关节周围骨折以及骨折合并脱位时均能清晰显示，对治疗决策有较大帮助。

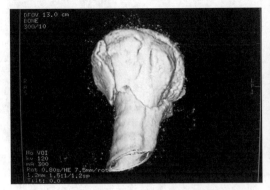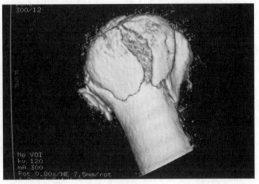

图16-3-2　肱骨近端骨折CT三维成像显示三块以上粉碎骨折

（3）MRI成像技术：近年来也被较广泛地应用于骨质疏松性骨折的诊断，并已被证实具有重要价值。①在髓内骨折（微骨折）诊断方面X线及CT都不能明确诊断，通常依据外伤史，局部疼痛与压痛被诊断为挫伤。MRI依据微骨折造成的髓内出血、水肿导致含水量的变化通过磁场下信号异常敏感地反映出来，对于干骺端及椎体内的微骨折诊断MRI具有特殊价值。②用于鉴别新鲜骨折与陈旧骨折，尤其是多个椎体呈楔形变时，MRI能够鉴别出其中新鲜骨折的椎体，对正确作出定位诊断以及避免盲目治疗非常有益（图16-3-3）。

③在鉴别骨质疏松性骨折及骨肿瘤引起的病理性骨折时，增强扫描与脂肪抑制技术等方法也有助于作出鉴别诊断。④MRI可同时显示周围的软组织病变，诸如合并的脊髓、神经、血管的损伤及周围肿物血肿等病理变化。一旦椎体压缩骨折发生，MRI出现异常信号，该信号异常将会持续至骨愈合后，六个月至一年以上方能转为正常。故对有异常信号椎体是否为新鲜骨折，尚应结合外伤史与疼痛、压痛等加以确定。

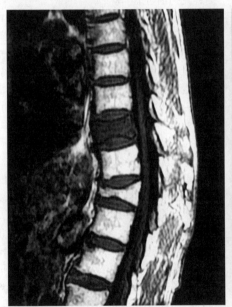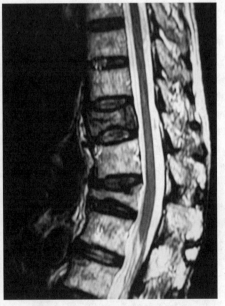

图16-3-3　磁共振显像 T_1 加权（左），T_2 加权（右）均显示：
T_{12} 椎体为新鲜椎体压缩骨折，L_2 是陈旧的压缩性骨折

（4）骨密度值的测定：目前双能X线骨密度吸收仪（DEXA）已成为国际通用的骨质疏松诊断的黄金指标。以测量值与同性别年轻人骨量峰值或与同年龄、同性别人群骨量平均值作比较，以标准差（SD）表示，前者称为T值（T参数），后者称为Z值（Z参数）。凡老年脆性骨折患者均应常规作骨密度检查，以便了解骨量状态；骨质疏松程度；对进一步骨质疏松症干预治疗通过重复测定，评价疗效。虽然

DEXA检查方法精度高，正确率好，且有可重复性。但该方法也存在不足，对老年患者，脊柱有广泛增生，骨赘形成，以及韧带钙化或骨化者，甚至存在腹主动脉钙化时，DEXA在脊椎2～4前后位测得的BMD值将显著高于实际骨密度值，造成假象。因此对65岁以上老年男性以髋部测得的骨密度值进行诊断比较可靠。而髋部骨密度值可以测取髋部总体的BMD更为有意义。其他骨密度值测定法如Q-CT（定量

CT 骨密度测定法）。Q-ultrasound（定量超声）皆各有优缺点，前者精度高，由于定位要求极高，故重复性差。后者的参数虽能反映出骨的强度，设备与操作相对简便，但至今尚缺乏该仪器本身的数据库与诊断参数。这两种仪器由于与 DEXA 测定原理完全不同，因此用作诊断时不能移用 DEXA 的－2.5SD 诊断公式。

3. 鉴别诊断　骨质疏松性骨折主要发生于老年患者，而且骨折多发生于富含松质骨的长骨干骺端、椎体等部位。这些部位也是骨转移瘤常见部位，老年人群也是多发性骨髓瘤的易感人群，因此老年人的骨质疏松性骨折往往要与多发性骨髓瘤或转移瘤作出鉴别。

除了详细询问病史，仔细查体，必要的血液化学检查外，影像学检查具有重要价值，常规 X 线摄片，CT 扫描，E-CT 全身骨扫描，MRI 显像，以及 PET-CT 等的合理应用都有助于鉴别诊断。必要时可以进行活检以便作出病理学的确定性诊断。

（六）骨质疏松性骨折的治疗

骨质疏松性骨折外科治疗原则：骨质疏松骨折的外科治疗目的不仅仅治疗骨折，而且是为了预防骨折并发症，降低病死率，提高康复水平，改善生活质量。老年人骨质疏松性骨折的治疗难点应着重关注于"老年、高龄"与"骨质量差"两个方面。

（1）随年龄增大，系统性并存症增多，因脏器功能衰退，代偿功能差，麻醉与手术风险明显增高。

（2）老年患者免疫功能低下，创伤或术后 3 周内、卧床、制动，易并发呼吸道感染，长期卧床更易导致肺炎、压疮，下肢深静脉血栓形成，严重的并发症能导致死亡。肢体肌肉萎缩，关节僵硬等功能障碍也常有发生。

（3）骨质疏松、骨质量低下，骨折常常呈粉碎性，使骨折的整复与固定十分困难。内固定物与植入物难以牢固固着，容易造成手术失败。

（4）骨折的愈合延迟，骨痂成熟延迟，骨愈合质量与力学强度较差，影响早期负重以及体能和肢体功能的康复。

（5）骨量和骨质量在短时间内难以达到改善，发生再骨折的风险明显增加。这种再骨折可以发生在其他部位或植入物周围（图 16-3-4，图 16-3-5）。

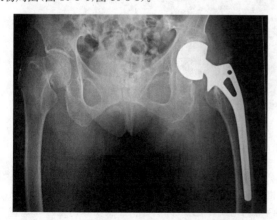

图 16-3-4　骨质疏松性骨折术后对侧髋部再骨折

对患者进行外科治疗前应对患者全身健康状况作出评估，确定外科治疗指征，选择最合理的治疗方案，手术治疗方法应以

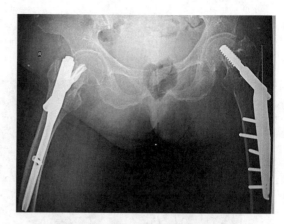

图 16-3-5　两侧转子间二次骨折内固定术后

简便、安全、有效为原则，优先选择创伤小，正常生理功能干扰少，术后康复快而且医生本人最熟悉的方法。术前应请相关科室医师协同处理并存症，使麻醉与手术风险尽可能减低。

（七）围术期抗骨质疏松治疗的意义

骨折后急性期，由于卧床、制动使骨量丢失加速，有研究表明，骨折后骨密度（BMD）在 3～6 月内持续下降，股骨颈部 3 个月时下降 9.6%，6 个月时下降 13.7%，胫骨近端 3 个月减少 22.1%，6 个月减少 18.6%。围术期制动 2 周内每 24 小时尿钙排出量增加 40%，羟脯氨酸排除增加 50%。围术期适当应用骨吸收抑制剂，如降钙素、雌激素受体选择性调节剂（SERM）等，会有助于抑制骨量快速丢失。同时可以适当补充钙剂与维生素 D。

在康复期及骨折愈合后应持续的抗骨质疏松治疗，以预防和降低再骨折的风险。活性维生素 D 有增进肠钙吸收、促进骨基质矿化，以及改善神经肌肉的协调功能，减少老人跌倒风险。在患者能长时间坐或站立行走后，对重度骨质疏松患者也可选择双膦酸盐类制剂，以提高骨密度，降低再骨折风险。围术期用药应考虑到抗骨吸收药的应用不至影响到骨折的愈合，可依据循证医学证据合理选择制剂。

（八）骨质疏松骨折外科治疗进展

1. 填充材料与方法的改进

（1）脊柱后凸成形术（kyphoplasty）：经椎弓根植入充气扩张球囊使椎体恢复一定程度的高度，注入液态骨水泥，固化后使骨质椎体增强物理强度和承载能力。要点是严格掌握手术指征和规范化的操作。优点是术后能解除疼痛，早期离床活动。缺点是除了本方法技术上固有的并发症外对重度骨质疏松症，骨水泥注入后可能造成相邻椎体间刚度和弹性模量级差，导致新的力学失衡，易造成相邻椎体骨折，同一椎体内的骨水泥分布不均也可造成非充填部位再骨折。被骨水泥充填部位已无新骨成长空间。大范围填充（超过椎体容积 75% 以上），相当于骨水泥的椎体内置换术，已有发生残存骨坏死的报道（图 16-3-6）。

（2）转子间骨折的内固定术：对局部骨质量极差的病例可以采用骨水泥（PAMA）或人造骨（液态单水硫酸钙）等注入加固，同时用加压滑动鹅头钉（DHS）或髓内钉（Gamma 钉或 PFNA 钉）等内固定以达到强化固定的目的。生物可降解材料的植入（包括同种异体骨）好处是伴随植入材料的降解，有新生骨的形成，缺点是，即使固定强度尚嫌不足，往往仍难以达到早期负重目的。

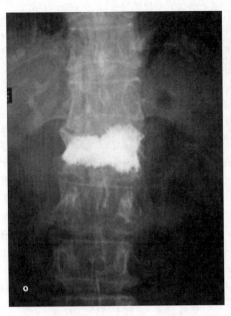 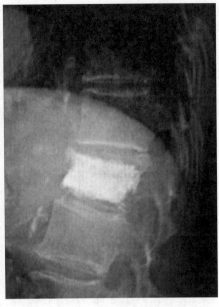

图 16-3-6 椎体成形术正位及侧位 X 线摄片所见,椎体几乎被骨水泥完全充填而替代

2. 植入物材料的改进 钛合金材料被认为是目前所有合金材料中刚度和弹性模量相对较接近于骨的材料,已被广泛用于制造各种类型的植入物,如钢板、螺钉、钛合金髓内钉、钛合金的人工假体等。

(1)金属钽制成的人工材料作为骨缺损的填充物,由于金属本身特性与表面几何形态特点,具有一定的骨传导性能。

(2)单水硫酸钙、磷酸三钙等作为植入物具有生物降解性能,在降解的同时有新生骨的逐步形成。已被临床结果所证实。

3. 植入固定物设计上的改进

(1)锁定性钢板的设计:肱骨近端的骨质疏松骨折,如符合手术指征,普通的钉板固定往往造成内固定物松脱,切割,穿透骨质而造成失败,锁定型钢板使用多个不同方向螺钉固定肱骨头部,通过螺钉与钢板间的螺丝-螺母方式连接达到钉板间一体化。能防止植入物的松脱,起到强化固定的效果。不同类型的锁定型钢板也被用于不同部位的骨干及干骺端骨折的治疗。

(2)加长型钢板或带锁髓内钉设计:骨干的骨质疏松骨折因骨皮质菲薄,固定牢固差,由于应力集中,易导致固定物周围骨折。加长型钢板或加长的带锁髓内钉使固定范围增大,扩大了应力的分布范围,提高了固定的稳定性。

(3)加长假体柄的人工关节设计与骨水泥的联合应用对伴有明显骨质疏松的患者,骨水泥型肩、髋人工关节置换术是一种相对合理的选择。

股骨颈的囊内,高位头下型骨折,伴 Garden Ⅲ-Ⅳ 移位时患者高龄,一般情况下一期骨水泥型人工假体置换术是适应证。对于虽属骨质疏松性骨折,而局部骨质量尚可的患者也可依据情况近端固定型、远端固定型或长柄的非骨水泥型假体植入,以利应力分散与传递,降低松动、骨折的失败风险。

对肱骨近端骨质疏松性骨折,凡符合人工关节置换术指征者,宜采用骨水泥型假体置换术。

(九)骨质疏松骨折的综合防治

骨科医师往往是患者见到的第一位,也许是唯一的一位

医师。骨科医师在治疗骨折的同时,应当考虑进一步确定患者是否存在骨质疏松症,并评估骨质疏松程度,以有效的措施治疗骨质疏松症,预防患者发生骨折。对于已发生脆性骨折的患者,接受长时间的抗骨质疏松药物治疗,对降低再次骨折发生的风险是很必要的。

1. 在围术期由于骨折或手术治疗制动期的快速骨量丢失应得到抑制,选用降钙素或女性患者应用雌激素受体选择性调节剂(SERM)是有益的,这种适度的骨吸收抑制剂对降低骨丢失是有用的,而且常规剂量应用不至对骨折愈合带来不利的影响。降钙素本身还具有围术期中枢性与周围性的止痛作用。维生素 D 和钙剂作为基础用药,在骨质疏松症与骨质疏松性骨折患者治疗中是不可或缺的。每日摄入总量 1000mg 钙,800~1000IU 维生素 D_3 是必要的。

2. 骨折愈合及功能康复期治疗骨质疏松的治疗应当是长时间的,就像高血压患者对于降压药的依赖性相仿。一般依据药物特性,决定疗程,也应配合体能锻炼,日光照射,增加饮食钙的摄入,改善生活方式,预防跌倒的措施等方面综合防治。对于骨量很低的重度骨质疏松患者,自康复期开始较长时间采用双膦酸盐类制剂的治疗,有助于骨量改善。此外,老年患者应用活性维生素 D 不仅有益于促进肠钙吸收,基质的矿化,抑制骨的吸收,而且改善肌力有利于预防跌倒,降低损伤概率。双膦酸盐制剂加上活性维生素 D 及适量的钙剂补充,尤其对于重度骨质疏松骨折的老年和高龄患者是一个恰当的选择。活性维生素 D 超过常规推荐剂量应用时应注意监测血钙与尿钙水平。对低转换率的高龄老年骨质疏松患者,促进骨形成制剂也许是更合理的选择。血清骨转换生化指标测定有助于作出鉴别。

骨质疏松骨折的诊疗尽管有了上述一些改进,依然存在诸多局限性,还有待进一步探索。从力学角度探索更接近骨刚度和弹性模量的材料;从生物学角度应寻求具有更好生物相容性并且有更好生物降解能力,有更强的骨诱导与骨传导性能的植入物或替代物;探索理想的促进宿主骨与植入物更快更好整合的生物工程材料与力学环境;在药物方面开发出

能更快速、更有效增加骨量和改善骨质量的制剂提高骨密度和预防骨折的疗效，以期达到更理想的防治效果。

二、老年髋部骨折

人类寿命的延长，骨结构退化性病变与骨质疏松症的患病率在增高，骨质疏松症的主要并发症是骨折，此类骨折又被称为脆性骨折、与骨质疏松导致的骨皮质变薄、骨小梁结构的脆弱，力学强度下降密切有关。髋关节部位的骨折是老年骨质疏松性骨折中最重要的骨折。髋部骨折包括了股骨颈囊内骨折及股骨转子间骨折。髋部骨折多见于 60 岁以上的老人，90％发生于 65 岁以上老人。美国每年发生转子间骨折病例数达 25 万例，随着年龄增高，骨质疏松程度加重，骨的强度明显减弱，骨折发生率上升。老年人常不同程度地并存内科疾病，脏器功能障碍，增加了治疗的复杂性。

（一）病因

老年髋部骨折缘于该部位的松质骨疏松，皮质骨变薄为主，骨质疏松使骨小梁微结构破坏，皮质骨变脆，轻微暴力即可造成骨折，除了骨质疏松使骨质量降低的原因外，老年人因视觉、听觉功能下降，神经系统及运动系统综合反应能力的降低，使外伤概率明显增高，也是造成骨折的重要原因。

（二）临床表现

一般都有不同程度的外伤史，暴力轻微。外伤后髋部疼痛明显，下肢不能站立、行走，下肢出现短缩、外旋、内收等畸形。转子间骨折时髋部皮下可出现瘀斑。诊断时患者伤前健康状况和内科合并症均应了解清楚并作相应处理以保证手术治疗的安全。作影像学检查以明确患者的骨折类型和移位程度，必要时作 CT 检查对决定治疗方法有重要价值。

（三）股骨转子间骨折

1. 诊断

（1）病史：除病理性骨折外，一般都有不同程度的外伤史，老年人行走时平地滑倒，在室内跌倒等较轻微暴力都可能造成转子间骨折。有些老年人骨折前已存在重度骨质疏松病史或既往骨折史。或存在诸多并存症、如高血压、心脑血管病及糖尿病等疾病。但青壮年人的转子间骨折一般都是较强的暴力作用的结果，如高处坠落、交通事故等。在询问病史中应重视各系统内科的并存症，如高血压、心脑血管病、糖尿病、肝、肾疾病及认知障碍等病史，以及肿瘤等病史。

（2）症状与体征：髋部明显疼痛，下肢不能站立、负重，髋部皮下可显现瘀斑，局部软组织肿胀。大转子处压痛与叩痛明显。下肢出现短缩、外旋、内收等畸形、股骨纵向叩击时髋部出现疼痛。

（3）影像学检查

1）X 线摄片：常规髋部正侧位 X 片可以清楚显示骨折部位，移位情况及骨折类型。是确定骨折诊断的主要依据。

2）CT 检查：有助于在横断面上了解骨折程度和移位状况、对骨折分型、治疗方法选择有一定帮助。螺旋 CT 的三维成像技术更能显示骨折部位三维立体形态。

3）MRI：对于疑有病理性骨折病例，MRI 有助于作出诊断、确定病变侵及范围与周围软组织累及情况乃至相邻组织的病理情况。

4）ECT：不作为常规检查，对骨转移性病变，多发骨髓瘤等能作出鉴别诊断。

（4）其他常规检查：如胸部摄片、心电图、常规血液生化检查，血尿常规检查等都是必需的检查项目，不仅对病人全身状况有一个全面的了解，有助于对患者健康状态作出综合性评价，而且有利于进行鉴别诊断。

2. 转子间骨折分型　转子间骨折常由间接暴力引起，病人在摔倒过程中转子间正承受了较大的扭转暴力，成为应力集中区而导致了骨折。转子间骨折的分类方法很多，有按照暴力类型分类和按骨折线方向分类等方法。使用较多、较为实用的是 Evans 分类等方法。本院骨科结合 Evans 分类法把转子间骨折可分为四型。①Ⅰ型：骨折线经大转子至小转子，小转子未完全分离者；②Ⅱ型：骨折线由大转子通向小转子，伴有小转子撕脱分离并有内翻移位者；③Ⅲ型：转子间粉碎骨折，骨块在四块以上，后壁或内侧壁有骨缺损，并有移位者；④Ⅳ型：转子间粉碎骨折、伴转子下横形或斜形骨斩、有不同程度的移位。

按我们的改良 Evans 分类法，Ⅰ、Ⅱ型属于稳定型骨折，Ⅲ、Ⅳ型属于非稳定型骨折。

3. 治疗方法　转子间骨折由于局部肌肉丰富，血液供应充分、非手术疗法也能达到骨折愈合。过去传统的治疗方法是卧床牵引，但长期卧床牵引引起的各种全身性并发症往往难以避免，在创伤后的 2 周之内、因免疫功能下降，肺炎及感染性疾病的发生率较高，在长期牵引中患肢制动，压疮、泌尿系病变、下肢深静脉血栓形成较易发生，护理工作量很大。病人需耐受长期卧床的痛苦。

由于长期卧床，即使骨折愈合后，因全身性体能明显下降，肢体肌肉萎缩、关节僵硬或认知障碍等影响，康复水平和生活质量将大幅度降低，此外骨折部位的髓内翻畸形以及肢体短缩与外旋畸形在非手术治疗记录中也屡见不鲜。近代医学技术的发展使手术技术、内固定器械、影像监测方法以及麻醉技术、术后监测手段均有了长足进步，使手术安全性提高，手术治疗适应证相对扩大，早期康复水平、生存质量明显提高；而手术的并发症和死亡率均有下降。在无明确手术禁忌证的情况下，复位与内固定治疗已成为目前国、内外转子间骨折治疗方法的主流。

（1）非手术治疗

1）指征：①存在各种并存症、伴有重要器官功能不全或衰竭，短期内难以纠正；②伤前活动能力很差、或长期卧床不起，已失去了负重和行走功能，或存在严重认知障碍；③预期生存期不超过 6 个月；④无移位的转子间骨折。

2）方法：①下肢骨牵引术：于胫骨结节或股骨髁上穿针、行骨牵引术。维持外展、中立位，并保持肢体长度；②骨牵引 8 周以上可改用下肢皮肤牵引或长袜套式牵引；③也可用"丁"字鞋于外展、中立位维持位置。

骨折愈合时间需 10～12 周。

（2）手术治疗

1）目的：准确复位，坚强固定，早期离床活动、防止长期卧床引起的致命性并发症。

2）手术指征：凡病人健康状况允许，能耐受麻醉和手术治疗者，对各种类型的转子间骨折均可考虑采用手术治疗。

3）手术禁忌证：①急性心肌梗死或脑溢血病史 3 个月以内者；②伤侧肢体已形成深静脉血栓者；③衰老、长期卧床不起或已失去负重、行走功能者；④难以纠正的心、肺、肝、肾等器官衰竭。

老年人转子间骨折是否适合手术治疗年龄不是决定性因素,患者的全身健康状况与内脏功能状态是直接影响预后的重要因素。后者与并发症及死亡率有密切的相关性。

对老年人转子间骨折治疗应采取既慎重又积极的态度。详细询问病史、全面、仔细的体格检查,对健康状况作出客观的评价、周密的术前准备和处理,与各种科室的合作,必要时行术中及术后的监测,及时发现及时处理各种并发症,早期康复训练等制订综合的治疗计划和措施,能使治疗取得理想的效果。

4)术前准备:术前应进行常规血尿检查,血糖、肝、肾功能的生化检查及血型、凝血象的检查。摄取胸片及心电图检查、有呼吸系统疾病患者应行血气分析或肺功能检查,存在并存症的患者宜请内科、神经科、麻醉科有关专科医师会诊,协助处理,尽早使病人达到能够耐受麻醉与手术要求,提高手术的安全性。

5)手术方法选择:转子间骨折的内固定方法自 20 世纪 50 年代以来有了很多改进和发展,由 Jewtt 钉、Mclaughlin 鹅头钉,到 Rechard 加压滑动鹅头钉,Ender 髓内钉及股骨近端带锁髓内钉(Gamma 钉),从骨折治疗理论上和技术上均有所发展。目前较为常用的内固定方法是滑动加压鹅头钉与股骨近侧重建钉、Gamma 钉。

①加压滑动鹅头钉(Richard 钉又称 DHS 方法)内固定术:Richard 钉是用一枚螺钉经过骨折线进入股骨头达到皮质下 1cm 范围,在大转子下方骨皮质外侧用一套筒式钢板连接螺钉与钢板,在复位固定中可通过头端螺钉的螺冠使骨折线的近、远端达到加压固定的作用。而且在骨折愈合过程中因断端间的骨质吸收和髋臼压力使骨折二端之间产生自动滑动加压作用,有利于骨折的愈合,符合 AO 的力学原理。与 Mclaughlin 钉和 Ender 钉及 Gamma 钉相比较,其固定的力量强度和临床效果最好。适于各型转子间骨折使用,有防旋转移位的作用。对转子下骨折也能使用,可采用加长的侧钢板。本手术方法的缺点是要求切口暴露范围较大,创伤相对较大。若固定螺钉的力臂相对过长,易造成钉折断或螺钉松脱。由于内固定物较坚强、骨质疏松患者如过早负重会引起头内切割或穿透股骨头的并发症。还有并发股动脉假性动脉肿瘤的报道,原因可能与钉尖损伤动肿壁以及老年人本身动脉硬化、管壁退化、动脉内膜牵拉性损伤有关。手术时可采取全麻或硬膜外阻滞麻醉。本院自 80 年代以来采用加压滑动鹅头钉 317 例,除 2 例因近侧固定螺钉质量较差发生折断和尾螺钉松脱外;另一例因严重骨质疏松发生侧钢板多根螺钉脱出而致失败外,其余病例均得到骨性愈合,恢复了行走功能。手术失血量为 200～400ml。

②股骨近段髓内钉(重建钉和 Gamma 钉)内固定术:加压滑动鹅头钉虽然固定牢固、治疗效果故好、但手术创伤大。固定力臂长、如内固定器械质量欠佳,容易断钉、断板。同时老年人由于骨质疏松、髋部骨强度差,早期负重易引起头部骨质切割、螺钉穿透。为了克服上述缺点。从 90 年代初、股骨髓内钉开始广泛应用于临床、手术创伤小、时间短,通过髓内固定、对骨折愈合干扰小、且缩短了固定钉的力臂,克服了断钉的危险;同时髓内钉近端对大转子也有固定作用,符合生物学的要求。临床使用后取得较好的效果,但术中不能加

压是其缺点。骨质疏松明显,髓腔较宽大病例易引起 Gamma 钉远端的股骨干骨折。此外,对大转粉碎骨折插入髓内钉后易使骨折块分离,不利于愈合。本手术适应于转子间各型骨折。特别适合于Ⅲ、Ⅳ型转子间粉碎及合并粗隆下骨折手术病人。对年龄大、手术耐受力差的病人也可以选用此法以减少手术创伤,缩短手术时间。近年来随着外科微创技术的发展,转子间骨折的治疗也越来越微创化,目前常用的 PFNA 系统更具备微创的技术优势(图 16-3-7)。麻醉也可以采取全麻或硬膜外阻滞麻醉。

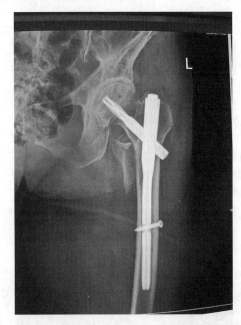

图 16-3-7　股骨转子间骨折后 PFNA 内固定手术后

6)术后康复:术后康复对于治疗结果有重要影响,一个完善的康复治疗计划不仅能使伤肢功能得到早期恢复,而且对患者体能的恢复与各脏器功能的恢复至关重要。尤其对于老年患者,在肢体功能康复与体能康复方面应当并重。有些老年患者在骨折已达到基本愈合、但仍不能进行负重和行走,原因是一般健康状况衰弱,体力尚未恢复以致影响康复进程及最终治疗结果。

术后应及时发现并纠正重要脏器的功能障碍,尽早使之恢复到正常生理功能水平。补充必要的营养素与能量,全身性支持疗法对老年体弱患者尤为重要。此外进行必要心理治疗与心理护理、解除患者精神压力、焦虑、情绪低落、忧郁及对内向性的患者也是不可缺少的。解除了心理压力才能使患者重新建立信心,积极参与和配合康复训练的进程,并在出院后坚持康复训练计划。体能的恢复是全身健康水平改善及心理康复的一个综合性标志。认知功能障碍不仅影响到骨折的康复而且直接影响老年人的生存质量。

转子间骨折患者术后负重时间应依据骨折类型、移位程度、骨的质量及内固定质量来决定。对严重骨质疏松患者的Ⅲ、Ⅳ型不稳定性骨折不宜早期负重,否则任何坚强的内固定都不可避免的将导致内固定物松脱或股骨头被切割、穿透等并发症。

术后骨科医师、康复医师及护士应针对病人具体情况制订出切合实际、有效的康复训练计划。最终目标是骨折的早

期愈合,全身健康状况和生活活动能力恢复到伤前水平,使患者生活质量得到改善。

(四)股骨颈骨折

1. 股骨颈骨折的分类 包括骨折类型和骨折移位。骨折类型包括头下性,经颈型和基底型。骨折移位临床通用 Garden 分型,简单实用,具体如下:①Garden Ⅰ型:股骨颈不完全骨折;②Garden Ⅱ型:股骨颈完全骨折,无移位;③Garden Ⅲ型:骨折部分移位;④Garden Ⅳ型:骨折完全移位。在老年股骨颈骨折中几乎所有的脆性骨折都是完全性骨折,不存在 Garden Ⅰ型骨折。

2. 股骨颈骨折的治疗选择 股骨颈骨折后直接影响到股骨头的血运,移位越大、股骨头的血运破坏越严重。所以在选择治疗方法时,一定要考虑到股骨头的血运特点,否则就会出现骨折愈合困难和股骨头坏死的并发症。原则上 65 岁以下年龄段,不管骨折移位程度,首选骨折复位内固定治疗,对 70 岁以上患者,原则上首选关节置换手术(图 16-3-8),75 岁以下,身体状况良好,活动能力较强的患者,需要选择全关节置换术,身体状况欠佳,或 75 岁以上的高龄患者,宜选单纯股骨头置换术。目的是在有生之年生存质量得到满足,同时又使手术安全性得到提高。

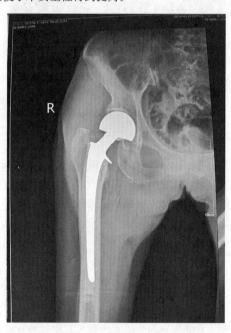

图 16-3-8 股骨颈骨折后股骨头置换术

三、老年人肱骨近端骨折的治疗

肱骨近端骨折可发生在任何年龄,但以 60 岁以上老年人群多见。国外文献报道肱骨近端骨折约占全身骨折的 4%～5%,占肩部骨折的 26%。老年人肱骨近端骨折的最根本原因是骨质疏松导致局部骨强度降低。是老年人骨折好发部位之一。女性骨折发生率是男性的 2 倍。肱骨近端骨折中 80%～85%的患者骨折无移位或轻微移位,可采取保守治疗。而 15%～20%的骨折为移位骨折,需要手术治疗。对肱骨近端骨折进行准确的分类,合理的治疗,配合好的术后康复,均能取得较好的治疗效果。但对于复杂、严重的粉碎骨折,或合并严重骨质疏松,治疗上仍然存在许多问题。

肱骨近端骨折可由间接暴力或直接暴力引起。间接暴力是因跌倒时手或肘部触地,暴力通过肱骨干传导到肱骨近端、由于颈干角的存在,暴力易于在外科颈部位集中而引起骨折。老年人由于骨质疏松的存在,骨强度减弱,即使轻度暴力也容易造成骨折。较大的直接暴力同样可造成肱骨近端骨折,多见于交通事故和高速运动时的撞伤,也可以见于直接打击。此种骨折因暴力大,骨折常呈粉碎性,骨折移位也大,可伴有神经血管损伤。

此外还可由于肿瘤等因素造成肱骨近端的病理骨折。

(一)老年人肱骨近端骨折分类

肱骨近端骨折较为复杂,对骨折进行准确的分类,既是骨折治疗的需要,也能帮助判断治疗效果和预后。以往肱骨近端骨折多按骨折线的部位来分类,如解剖颈、外科颈、结节部骨折,或按受伤机制及成角方向来分类,如内收、外展型骨折等,这些分类方法不能概括所有肱骨近端骨折的特点,对复杂的骨折更不能描述,也常常发生紊乱。现在临床上常用的分类是 Neer 分类。

按照 Neer 的标准,四个解剖部分,如相邻两骨折块之间分离超过 1cm 或相邻两骨折块之间成角大于 45°,均为移位骨折。如果二部分之间发生移位即称为二部分骨折,三个部分之间或四个部分之间发生移位分别称为三部分或四部分骨折。Neer 分类强调骨折的移位,而不是强调骨折线的多少,虽然肱骨近端有多条骨折线,但其四个解剖部位之间相互移位小于 1cm 或成角小于 45°,均称为无移位或轻度移位骨折,或称一部分骨折。Neer 分类法简单,对临床治疗有指导意义,被临床工作者广泛应用。

1. 一部分骨折(无移位和轻度移位骨折) 轻度移位骨折是指未达到骨折分类标准的骨折,无移位和轻度移位骨折占肱骨近端骨折的 85%左右,常见于 60 岁以上老年人,骨折表面软组织完整,骨折后一般不容易再移位,常采用非手术治疗,前臂三角巾悬吊或石膏托悬吊治疗即可。

2. 二部分骨折(移位骨折) 指肱骨近端骨折四部分中,某一部分移位,临床常见为外科颈骨折和大结节撕脱骨折。为二部分骨折,小结节撕脱或单纯解剖颈骨折少见。

(1)大结节骨折:多种暴力可引起大结节骨折,如肩猛烈外展,直接暴力和肩关节脱位等,骨折后主要由于冈上肌的牵拉可出现大结节向上移位,同时在冈下肌和小圆肌的作用下向后移位,严重移位时可以骨折块的翻转。骨折常合并肩袖肌肉或肌腱的纵行撕裂。但愈合后对肩袖功能影响不大,大结节撕脱骨折可以认为是一种特殊类型的肩袖撕裂。

(2)外科颈骨折:发生于大、小结节基底部与干骺端相连处,临床最常见,占肩部骨折的 11%,外科颈骨折由于远端受胸大肌的牵拉向内移位,近端受肩袖牵拉可使骨折向前成角。三角肌的作用使骨折短缩。临床根据移位情况而分为内收型和外展型骨折。

(3)解剖颈骨折:单纯解剖颈骨折临床少见,移位少的解剖颈骨折,普通平片上很难发现,需要借助 CT 扫描,以免漏诊。解剖颈骨折时由于肱骨头内血供中断会造成骨折愈合困难,也导致肱骨头坏死可能。

3. 三部分骨折 四部分结构中,有二个部分的骨折块移位,即为三部分骨折。最常见为外科颈骨折合并大结节骨折、移位,肱骨头可因肩胛下肌的牵引而有内旋移位。CT 扫描及三维成像时可清楚显示。另一类型为小结节合并外科颈骨折,此种类型临床少见。三部分骨折保守治疗效果差。三部分骨折时肱骨头从附着的肩袖肌群仍可保留较好的血液供给,切开复位内固定效果较好。

4. 四部分骨折 四个解剖结构中,三个骨折部位均有移位,即为四部分骨折。是肱骨近端骨折中最严重的一种。约占肱骨近端骨折的 3%,骨折暴力大,软组织损伤严重,肱骨头血运依赖于远端髓腔血管的长入,四部分骨折中解剖颈骨折使肱骨头血供破坏,骨折愈合率低,肱骨头坏死率较高。若行内固定手术,应尽可能保留周围的软组织结构。对 60 岁以上老年人的四部分骨折以人工肱骨头替换。

(二)临床表现

肱骨近端骨折后最主要的临床表现是疼痛、局部肿胀及肩部主、被动活动均受限,因肩部软组织厚,骨折后畸形表现不明显。被动活动上肢时会有骨擦感。患肢紧贴胸壁,并用健侧手部托住患侧肘部并怕别人接触患肩。老年人因骨质疏松的存在,造成肱骨近端骨折的暴力一般轻微,往往平地滑倒即可引起。肱骨近端骨折后合并肩关节脱位,此时局部症状很明显。

(三)治疗

肱骨近端骨折的治疗原则是争取骨折早期解剖复位,可靠的骨折固定,早期功能锻炼,减少关节功能障碍和肱骨头坏死的发生。肱骨近端骨折绝大部分可以采取保守治疗,但对于移位及复杂的骨折,治疗上仍有相当的难度,而治疗的效果直接影响肩关节的功能,所以应严格按照治疗原则选择最佳的治疗方法。因肩关节是全身活动最大的关节,又有肩胛胸壁间的活动机制,即使盂肱关节一定程度的僵硬或畸形愈合,也不会造成严重的肩关节功能障碍。

1. 无移位或轻度移位骨折 肱骨近端骨折中有 80%~85% 为轻度移位或无移位骨折,Neer 分型中(Ⅰ部分骨折)即肱骨近端虽有一条或多条骨折线,但相邻骨块的移位小于 1cm 或成角小于 45°。此种骨折除骨折本身移位较轻外,局部的软组织损伤也轻,肱骨头的血运保持良好。一般保守治疗可以取得满意结果。常用颈腕吊带或三角巾悬吊或 Velpeau 绷带即患肢固定于胸前,腋窝垫一棉垫保护皮肤,肘关节屈曲 90°位固定,早期功能锻炼。但在骨折治疗中要明确骨折的稳定性,以免造成骨折的进一步移位。稳定骨折是指骨折断端在上臂旋转过程中无异常活动,旋转时骨折远、近端为一整体。对此类骨折,可以采取简单的颈腕吊带,一周后即可开始轻微的功能锻炼。固定 4~6 周后,骨折达到临床愈合,即可开始较大范围的功能锻炼和肌肉力量训练。不稳定骨折是指骨折断端在上臂旋转过程中有异常活动,常见为外科颈粉碎骨折,此类骨折在保守治疗时,固定时间相对要较长,3 周后骨折有了一定的稳定性才考虑开始功能锻炼,4~6 周后可以练习爬墙,3 个月后可以部分持重。肱骨近端骨折保守治疗需要定期照 X 线片观察是否有继发性的移位。

肩关节的功能锻炼是活动范围和强度应由小到大,循序渐进,锻炼最好在康复医生的帮助和指导下进行。初期主要为小范围的被动活动,以后逐渐增加活动范围。3~4 周后变为主动锻炼,6 周左右开始行抗阻力锻炼相关肌肉。

2. 二部分骨折(移位骨折) 肱骨近端二部分骨折是指四个解剖部分中,二部分间骨折发生了移位,达到诊断标准。它包括四种类型,即外科颈骨折、解剖颈骨折、大结节骨折或小结节骨折。

(1)外科颈骨折:是两部分骨折中最常见的类型,外科颈是肱骨上端骨质相对薄弱处,遭受暴力时容易导致此处骨折。在老年人此种骨折尤为常见。外科颈骨折原则上首选麻醉下闭合复位,用克氏针固定或用石膏悬吊固定治疗。

复位后适当活动肩关节,可以感觉到骨折的稳定性,如果稳定可用三角巾悬吊或石膏固定。如果骨折复位后不稳定,可行经皮克针固定,三角巾悬吊,早期锻炼,6 周左右拔除克氏针。

如骨折端有软组织嵌入,闭合复位不满意,复位后骨折不稳定,经皮穿针不牢固需切开复位内固定。对骨质疏松的患者可以选择 LCP 锁定钢板。也可以选择更简单的克氏针加钢丝"8"字张力带也能取得一定的疗效。

总之,外科颈骨折时,不管移位及粉碎程度如何,断端间血运比较丰富,只要复位比较满意,内、外固定适当,骨折均能按时愈合。临床治疗效果较好。

(2)大结节骨折:大结节骨折后移位大于 1cm 即可诊断,往往需切开复位内固定。也有人主张大结节骨折向上移位大于 0.5cm 即应切开复位。

(3)解剖颈骨折:60 岁以上的老年患者,解剖颈骨折时,宜考虑一期肱骨头置换术。

3. 三部分骨折 三部分骨折中有两种类型,最常见类型是外科颈骨折合并大结节骨折,对于三部分骨折,肱骨头血运易常受到破坏,肱骨头坏死有一定的发生率,手术治疗的目的是将移位的骨折块复位,牢固固定,尽量减少软组织剥离,尽可能保留肱骨头血供。对有骨质疏松的老年人,临床使用 AO 的 LCP 锁定型钢板固定效果更好(图 16-3-9),老年人三部分骨折时往往存在骨缺损,术中应考虑充填植骨或结构性植骨以利骨折愈合,但对骨质疏松非常严重或骨折严重粉碎,手术难于达到满意复位和内固定,术后容易发生骨不愈合,畸形愈合和肱骨头坏死等并发症,也可一期人工肱骨头置换术。

4. 四部分骨折 经典四部分骨折应包括解剖颈骨折、大、小结节骨折并且均有移位。此时肱骨头可能游离于关节腔内或脱位于关节腔外,四部分骨折常发生于老年骨质疏松患者。比三部分骨折有更高的肱骨头坏死发生率。对老年患者,一般首选人工肱骨头置换术。但临床有些患者,由于各种原因,不能行人工肱骨头置换术,也可采用切开复位,克氏针张力带内固定术,此种内固定犹如游离肱骨头大块植骨术,术后较长时间制动,也有机会使骨折愈合,但关节功能差,肩关节评分不高。少数患者,也能达到对无痛的肩关节满足。

(四)肱骨近端骨折并发症

肱骨近端骨折并发症较多,有些并发症临床治疗困难。常见并发症有神经血管损伤、关节僵硬、骨折不愈合、畸形愈合、肩峰下撞击、肱骨头坏死等。所以在骨折治疗时要准确诊断和分型,选择不同骨折的最佳方法,尽可能减少并发症的发生。

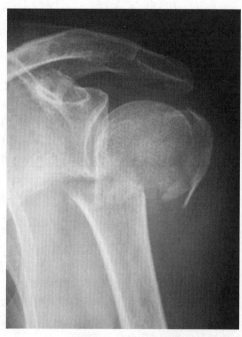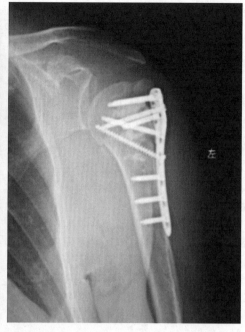

图 16-3-9　肱骨近端骨折用锁定性钢板固定,并注入骨水泥加固

1. 肩关节僵硬　老年人肱骨近端骨折治疗后很容易出现肩关节僵硬。由于骨折时损伤严重,手术时软组织剥离和功能锻炼的延迟,均可造成关节囊、韧带、滑囊的广泛粘连和肩周肌肉的挛缩。治疗应积极采取理疗及功能锻炼。骨折愈合后如肩关节功能影响明显,上举范围小于 90°,则可在麻醉下松解,也可作关节镜下关节腔内清理及松懈术,如果内固定物影响关节活动度,骨折愈合后应尽早去除内固定。

2. 骨折畸形愈合　肱骨近端骨折畸形愈合常继发于保守治疗方法不当或手术治疗时,手术复位不满意,内固定选择不当,固定不牢固,老年人骨愈合能力较差等因素。较轻度的畸形愈合常不影响肩关节功能。如畸形严重,会引起患肩疼痛和功能障碍,如影响上举。三、四部分骨折后畸形愈合,畸形较为复杂,治疗难度较大。截骨矫形容易引起肱骨头坏死,对于畸形明显,功能影响大的患者以人工肱骨头置换为佳。

3. 骨折不愈合　肱骨近端骨折不愈合临床少见,常与骨折粉碎、移位较大及内固定选择不当、老年人骨愈合能力差、锻炼不当有关。骨折不愈合常需再次手术治疗,再次手术时需考虑患者局部骨质条件,除了坚强内固定外,通常还需要植骨和辅以外固定,骨质缺损太多时,可以考虑适当短缩肱骨近端,以确保骨折愈合。

4. 肱骨头缺血性坏死　肱骨头坏死临床并不少见,多见于肱骨近端三、四部分骨折。如术后出现肱骨头坏死,并引起病人局部疼痛和功能障碍,需行人工肱骨头置换术。

总之,肱骨近端骨折是老年人常见骨折之一,其根本原因是骨质疏松。骨折后需要及时就诊,准确诊断和分类。然后根据骨折的情况选择不同的治疗方法。不论保守治疗或手术治疗,都应争取尽早康复锻炼,减少并发症。同时,骨质疏松的治疗也应及早开始。

四、老年人尺桡骨远端骨折

老年人桡骨远端骨折是临床常见骨折之一,常由于摔倒后手部着地所引起。如果手掌着地,造成的桡骨远端骨折向桡背侧移位则称为 Colles 骨折,反之则称为 Smith 骨折或反 Colles 骨折。另外,掌或背侧的部分骨折移位称为 Barton 骨折。Colles 骨折由 Abraham Colles 于 1814 年首先命名。它是指发生在距离桡骨远端 2~3cm 内的干骺端骨折。Colles 骨折是临床上发病率较高的骨折,约占全部骨折的 6.7%~11%,占急诊骨折的六分之一,常常发生在 50 岁以上中老龄人群,女性比男性比例高。其发生与绝经后妇女骨质疏松有关,该骨折的治疗及康复在临床上一直受到相当广泛的关注。

对于桡骨远端骨折,应进行仔细分析,详细了解患者受伤过程,局部的症状和肿胀、淤血及手腕畸形,结合 X 线检查或 CT 扫描影像表现。对骨折类型作出准确的判断,以利对下一步的治疗作出决定。骨折分类通常采用 AO 分类法,即:A 型为关节外骨折;B 型为累及关节的骨折;C 型为完全关节内骨折。然后再根据骨折移位情况细分为 1、2、3 亚型。

桡骨远端骨折多为间接暴力引起,常见于跌倒,肘部伸展前臂旋前,腕关节背伸,手掌着地所致。应力作用于桡骨远端干骺端,干骺端主要由松质骨构成,其强度较差,导致干骺端骨折,桡骨远端骨折常常累及下尺桡关节面,桡腕关节面及尺骨茎突,老年患者常常伴有全身性的骨量减少或骨质疏松,致使轻微外力即可发生骨折,骨折后使桡骨远端骨块向背侧移位,骨折处向背侧成角,桡骨短缩,骨折处背侧骨质嵌入或粉碎骨折,而发生骨折处常伴有骨折压缩,骨质缺失,使复位固定困难,导致病人腕部畸形,手握力下降,腕关节疼痛,功能下降。在这里,我们称之为老年严重桡骨远端骨折,老年严重桡骨远端骨折复位相对比较容易,但复位后位置维持很难,继发性的短缩和再移位常见,再移位的发生率与粉碎程度有关,严重桡骨远端骨折,桡骨远端背侧骨皮质粉碎,松质骨压缩,手法复位后将腕关节置于掌屈位,仅依赖背侧软组织合页的张力难以维持骨折端的对位和稳定。因此,单纯以石膏固定不可靠,桡骨远端骨折闭合复位后,背侧皮质缺损,缺乏支撑加上腕部肌腱的牵拉,有再移位的倾向,据 Brand 等估算,前臂肌群可能产生的力量接近4933N。Kazuki 等在实验研究中发现,随桡骨远端骨折畸形加重,其桡腕关节负荷传导的接触面逐渐由掌侧移向背侧,桡腕关节的轴向应力方向也向背侧偏移,屈肌腱牵拉力的力臂相应变长,从而更加重了畸形。因此,诱导畸形产生的力量是很大的,是否再移位,则取决于骨折复位的稳定性和存在对抗畸形产生的力量。对于严重桡骨远端骨折,复位后由于缺乏骨皮质支撑,若无可靠的固定,再移位机会则较大。骨折的功能解剖与存在明确的联系,桡骨短缩程度与功能预后关系密切,其差异具有非常显著的意义。桡骨短缩会影响下尺桡关节,改变腕关节负荷传导方式,并造成尺腕关节短缩并向桡侧倾斜,从而影响尺腕关节的功能。此种后果得到一些作者的共识。综上所述,老年桡骨远端骨折伴有严重移位、短缩、成角等畸形,是临床上治疗的难点。

目前研究认为,桡骨远端骨折的预后与掌倾角、尺偏角及桡骨短缩长度相关。因此,恢复腕关节的正常解剖结构是治疗的基本原则,解剖结构的恢复是预后好的基础。畸形与功能障碍直接相关,关节骨折和近关节骨折的治疗原则上应当争取做到解剖复位,并维持此位置直至骨折愈合。对存在桡骨远端短缩的骨折,恢复桡骨远端长度是治疗的要点。对于高龄患者不强求骨折解剖复位,以功能保存与恢复为主要目标。

治疗上,桡骨远端骨折的常用的方法包括闭合复位石膏固定,适用于骨折移位较轻,无明显骨缺损的骨折。对于移位较轻的骨折效果尚满意,但对累及桡腕或下尺桡关节,干骺端背侧存在严重骨缺损的桡骨远端骨折则效果较差,这种方法固定时间长,病人痛苦大,长时间固定导致腕关节僵硬,并可进一步加重桡骨及腕骨的骨质疏松,有的会继发桡骨长度短缩,使骨折愈合后出现腕关节疼痛,腕部僵硬,握力减退。如对于不稳定的严重的桡骨远端骨折采用闭合位石膏固定,约60%患者会发生在再次移位,形成畸形。

切开复位钢板内固定(图 16-3-10),此种方法可使掌倾角及尺偏角得到恢复,但由于创伤大,并发症多,钢板内固定术后,由于应力遮挡加重骨折处骨的丢失,装置的粘连、肌腱的滑动障碍使康复的时间延长,进而影响手的握力,腕关节功能活动范围。有时骨折愈合后还需二次手术,病人往往不易接受,从远期效果看,与其他固定方式相比,钢板内固定并没有明显优势。

采用外固定支架治疗(图 16-3-11),操作容易,手术创伤小,可进行调控,骨折复位固定满意,能有效恢复桡骨远端长度、掌倾角、尺偏角及腕关节囊韧带结构。可以防止碎骨块相互挤压引起的关节面不平或移位,术后关节功能恢复快。Kapoor 等比较了上述三种治疗方法,认为外固定架治疗是最好的,而石膏固定是最差的。但外固定架治疗也存在固定时间长,腕关节僵硬等问题。目前,我们采取新的可调节式外固定架,可使腕关节早期活动,进而改善预后。

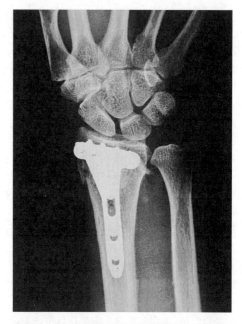

图16-3-10 桡骨远端骨折钢板螺钉内固定术

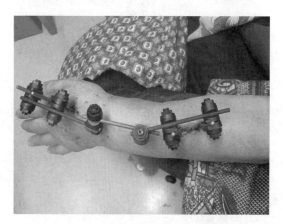

图 16-3-11 桡骨远端骨折外固定架固定术

对于存在桡骨远端短缩的骨折,目前有采用自体骨移植的办法,即将皮质骨植入缺损处,恢复骨皮质支撑,并采用钢板内固定或石膏外固定。此种方法创伤较大,手术时间长,移植骨可发生缺血性坏死,固定时间长,无法早期功能锻炼,病人痛苦大等缺点,而其远期治疗效果与其他治疗方法相比无明显优势。上述的治疗方式各有利弊,理想的治疗方式应该具有能尽量恢复桡骨远端长度、掌倾角及尺偏角解剖位置而且创伤小,复位固定时间短,病人能早期进行功能锻炼,痛苦小,依从性好,花费少,近期及远期效果好。

桡骨远端骨折合并尺骨远端骨折。较常见的情况为尺骨茎突骨折,如果骨折线位于基底部以远,对腕关节的稳定性影响不大,一般不需要作切开复位及固定,如果骨折位于茎突基底部,则会影响腕关节的稳定性,闭合复位常难达到理想的复位,往往需要切开复位,用张力带固定或直接用5号爱惜邦缝线固定,以保证骨折的良好愈合。

移位的桡骨远端骨折也常可以行保守治疗。但随着现代骨科手术的微创化和固定材料的不断更新,手术治疗的可行性选择空间增强。

五、脊 椎 骨 折

脊椎是老年骨质疏松性骨折最常见的部位,其中约85%有疼痛症状,其余15%可无症状。脊椎骨质疏松性骨折主要包括椎体压缩骨折和椎体爆裂骨折。往往外伤轻微,从站立位摔倒即可发生甚至无明显外伤史,故容易导致漏诊和误诊。脊椎骨质疏松性骨折好发于胸腰段约占整个脊椎骨折的90%,以T12发病率为最高,其次为L1、L2、L3、T11的顺序。一旦脊柱压缩骨折发生后髋部骨折的危险性将增加2.6倍,一年内再次发生脊柱压缩骨折的危险性增加5倍,致残率和死亡率均较高,给社会和家庭带来沉重的经济负担。

(一) 分类

骨质疏松性椎体压缩骨折的分类方法很多,常用的有Genant半定量法。在标准侧位X线片上,如果$T_4 \sim L_4$椎体的形态及大小正常,则为0级(正常);椎体高度降低20%～25%和椎体投影面积降低10%～20%为Ⅰ级(轻度变形或Ⅰ度骨折);椎体高度降低25%～40%和椎体投影面积降低20%～40%为2级(中度变形或Ⅱ度骨折);椎体高度和椎体投影面积降低大于40%为3级(严重变形或Ⅲ度骨折)。

Genant半定量法虽然比较简便、实用,但其单纯地依靠标准侧位X线片进行分级,而同等程度的压缩骨折合并的临床症状可能各不相同。因而Heini结合患者的临床特征及影像学表现,将骨质疏松性椎体压缩骨折分为四型。Ⅰ型:急性或亚急性单纯椎体压缩骨折;Ⅱ型:骨折后持续性椎体不稳,骨折不愈合;Ⅲ型:多节段椎体压缩骨折合并进行性姿势的改变;Ⅳ型:伴有继发性椎管狭窄,合并神经症状。

目前,临床对脊柱压缩骨折的治疗过程中,尚无为广大临床骨科医师所接受的分类方法,但在作者的临床实践中,感受到Heini的分类方法更加符合临床、便于指导临床治疗措施的制订和实施。

(二) 临床表现

1. 急性期突然出现的胸腰部疼痛,有轻微的外伤史或没有外伤史。尤其翻身痛是其特点,部分患者疼痛可向胸廓侧方沿肋骨走向或骨折部位远端放射。对于严重压缩或爆裂骨折患者,导致椎管变窄神经受压也可出现下肢神经压迫症状。但高龄老人往往对疼痛的敏感性差,如椎体轻度压缩骨折,容易造成漏诊或误诊,应引起重视。

2. 慢性表现身高降低、脊柱畸形("Dowager驼背")、腹部隆起等。身高变矮或驼背畸形提示存在多个椎体的楔形变或压缩骨折。在70岁以后出现比自身年轻时最高身高丢失4cm以上情况,往往意味着存在重度骨质疏松症。在WHO的诊断标准中,如果骨密度值低于峰值骨量2.5SD,合并有脆性骨折或有脆性骨折史者,可以确诊为重度骨质疏松症。椎体压缩骨折常常因平地滑倒,臀部着地的传达暴力所致,一旦某一椎体发生了骨折,则暴力传递终止,极少会同时发生2个或2个以上的新鲜椎体骨折,如同时发生2个或2个以上椎体新鲜骨折,一般是由于直接撞击性损伤或因腰、腹部肌肉强烈的保护性收缩所致。在重度骨质疏松患者中,仅由自身躯体重力作用即可造成椎体的变形与压缩。

(三) 诊断

主要依据患者的年龄、病史和影像学检查。其中胸腰部疼痛、身高降低、X线片显示骨小梁稀疏、骨皮质变薄、椎体楔形变或双凹变形等是诊断的主要依据。椎体压缩变形存在三种形态:①楔状(wedge)变形:即椎体前高或前高与后高比值发生异常改变,以前楔形即前高减小为多见;②双凹(bi-concavity)变形:即椎体中央高度减小或中高与后高比值减小;③压缩(compression)变形:椎体高度绝对值减小与邻近椎体后缘高度比值减小,但同一椎体高度比值仍保持正常。骨密度测定通常采用DXA法,可以确定骨质疏松的严重程度。CT扫描三维重建可以确定骨折类型、椎体破坏程度以及椎管内压迫情况。MRI可以显示脊髓、神经受压状况,并有助于判断是新鲜还是陈旧性骨折,特别对防止普通X线片不易判断的脊椎骨折的漏诊具有重要意义(图16-3-12)。

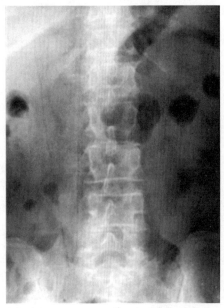
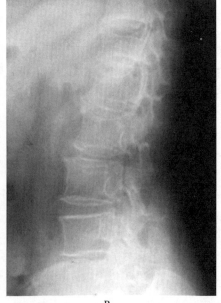

A   B

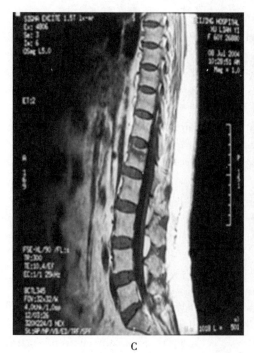 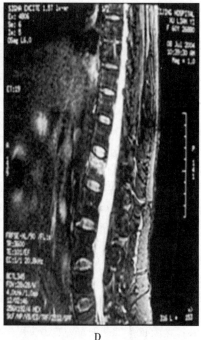

C   D

图 16-3-12　患者第 1 腰椎新鲜压缩骨折

普通 X 线片示未见明显骨折征象,但 MRI 检查示腰 1 在 T_1 像呈低信号、T_2 像呈高信号为典型新鲜骨折征象。A 为正位、B 为侧位像、C 为 T_1 像、D 为 T_2 像

(四) 鉴别诊断

椎体等部位也是骨转移瘤常见部位,老年人群也是多发性骨髓瘤的易感人群,因此老年人的骨质疏松性压缩型骨折往往要与多发性骨髓瘤或转移瘤作出鉴别。除了详细询问病史,仔细查体,必要的血液生化检查外,影像学检查具有重要价值,常规 X 线摄片,CT 扫描,E-CT 全身骨扫描,MRI 显像,以及 PET-CT 等的合理应用都有助于鉴别诊断。必要时可以进行骨活检以便作出病理学的定性诊断。

(五) 治疗

对椎体压缩骨折较轻(高度丢失小于 1/3)、疼痛较轻者可以采取非手术治疗。卧床休息再辅助于积极的抗骨质疏松药物治疗即可。对椎体压缩程度明显(高度丢失大于 1/3)、椎体后壁尚完整、疼痛明显者可考虑行微创手术治疗。对椎体后壁破裂、骨折片后移到椎管内、伴有神经压迫症状者可考虑行椎管减压、椎弓根螺钉内固定术。但重度骨质疏松症是椎弓根钉固定的相对禁忌证。

(黄公怡　文良元　张华俦)

▶▶ 参考文献 ◀◀

1. Cooper C, Campion G, Melton LJ III. Hip fracture in the elderly: a world-wide projection. Osteoporos Int, 1992, 2: 285-289.

2. 徐苓, Cummings SR, 秦明伟, 等. 北京老年脊椎骨折的流行病学研究. 中国骨质疏松杂志, 1995, 1: 81-84.

3. NIH Concensus Development Panel on Osteoporosis Prevention, Diagnosis, and Therapy. JAMA, 2001, 285: 785-795.

4. Bouxsein ML, Coan BS, Lee SC. Prediction of the strength of the elderly proximal femur by bone mineral density and quantitative ultrasound measurements of the heel and tibia. Bone, 1999, 25: 49-54

5. Melton LJ, Thamer M, Ray NF, et al. Fractures attributable to osteoporosis: report from the National Osteoporosis Foundation. J Bone Miner Res, 1997, 12: 16-23

6. Thomsen JS, Ebbesen EN, Mosekilde LI. Age-related differences between thinning of horizontal and vertical trabeculae in human lumbar bone as assessed by a new computerized method. Bone, 2002, 31: 136-142

7. Bell KL, Loveridge N, Jordan GR, et al. A novel mechanism for induction of increased cortical porosity in cases of intracapsular hip fracture. Bone, 2000, 27: 297-304

8. Turner CH. Biomechanics of bone: determinants of skeletal fragility and bone quality. Osteoporos Int, 2002, 13: 97-104.

9. 郝永强, 戴尅戎. 骨质疏松性骨折愈合的细胞超微结构观察. 中华骨科杂志, 2004, 11: 670-673.

10. Schroder HM, Petersen KK, Erlandsen M. Occurrence and incidence of the second hip fracture. Clin Orthop Relat Res. 1993, 289: 166-169.

11. Petersen MM, Gehrchen PM, Nielsen PK, et al. Loss of bone mineral of the hip assessed by DEXA following tibial shaft fractures. Bone, 1997, 20: 491-495.

12. Tsahalakos N, Magiasis B, Tsekoura M, et al. The effect of short-term calcitonin administration on biochemical bone markers in patients with acute immobilization following hip fracture. Osteoporos Int, 1993, 3: 337-340.

13. Lavelle W, Carl A, Lavelle EC, et al. Vertebroplasty and

kyphoplasty. Med Clin North Am,2007,91：299-314.

14. Togawa D,Kovacic JJ,Bauer TW,et al. Radiographic and histologic findings of vertebral augmentation using poly-methylmethacrylate in the primate spine：precutaneous vertebroplasty versus kyphoplasty. Spine, 2006, 31：E4-10.

15. Karachalios T,Lyritis GP,Kaloudis J,et al. The effect of calcitonin on acute bone loss after pertrochanteric frac-tures：A prospective,randomised trail. J Bone Joint Surg Br,2004,86B：350-358.

16. Fox KM,Magaziner J,Hebel JR.Intertrochanteric versus femoral neck hip fractures：differential characteristics, treatment,and sequelae. J gerontol A Biol Sci Med Sci, 1999,54(12)：M635-640.

17. Fernandez Gonzalez J,Terriza MD,Cabada T：False aneu-rysm of the femoral artery as a late complication of an intertrochanteric fracture. A case report. Int Orthop, 1995,19(3)：187-9

18. 王福权,张华俦,骆燕喜.80 岁以上老年人髋部骨折的手术治疗（附 81 例报告）.中华外科杂志,1994,32（4）：204-206.

19. Pagnani MJ,Lyden JP. Postoperative femoral fracture af-ter intramedullary fixation with a Gamma nail：case re-port and review of the literature. J Trauma, 1994, 37：133-137

20. Leung KS,So WS,Shen WY,et al. Gamma nail and dy-namic hip screws for peritrochanteric fractures：A ran-domised prospective study in elderly patients. J Bone Joint Surg,1992,74B：345-351.

21. Aune AK,Ekeland A,Odegaard B. Gamma nail VS com-pression screw for trochanteric femoral fracture. 15 reop-erations in a prospective, randomized study of 378 pa-tients. Acta Orthop Scand,1994,65：127-130.

22. Doppelt SH：The sliding compression screw-Today's best answer for stablization of intertrochanteric hip frac-tures. Orthop Clin North Am,1980,11(3)：507-523.

23. Radford PJ,Needoff M,Webb JK：A prospective random-ized comparision of the dynamic hip screw and the Gam-ma locking nail. J Bone Joint Surg,1993,75B：789-793.

24. Parker MJ：Cutting-out of the dynamic hip screw related to its position. J Bone Joint Surg ,1992,74B：625.

25. Marco Di Monaco,Fulvia Vallero,Roberto Di Monaco,et al. Serum levels of 25-hydroxyvitmin D and functional recovery after hip fracture. Arch Phy Med Rehabil, 2005,86：64-67.

26. Andrea Giusti,Antonella Barone,Mauro Oliveri,et al. An analysis of the feasibility of home rehabilitation among elderly people with proximal femoral fractures. Arch Phys Med Rehabil,2006,87：826-831.

27. 危杰.股骨转子间骨折.中华创伤骨科杂志,2004(5)：554-557.

28. Umarji SIM,Lankester BJA,Prothero D. Recovery after hip fracture. Injury,2006,37：712-717.

29. 胡美华,朱红.老年髋部骨折非手术患者骶尾部褥疮护理。现代中西医结合杂志,2007,16：827-828.

30. 公茂琪,毛玉江,危杰,等.老年髋部骨折的牵引治疗.中华医学杂志,2005, 85：3263-3265.

31. 陈小花,陈小群,陈雪娥,等.髋部骨折患者翻身的研究进展.现代护理, 2007,13：1239-1240.

32. Baron JA,Barrett JA,Karagas MR. The epidemiology of peripheral fractures. Bone, 1996, 18（3 Suppl）：209S-213S.

33. Park MC,Murthi AM,Roth NS,Blaine TA,Levine WN, Bigliani LU. Two-part and three-part fractures of the proximal humerus treated with suture fixation. J Orthop Trauma,2003,17：319-325.

34. Neer CSI. Displaced proximal humeral fractures. Part I：classification and evaluation. J Bone Joint Surg Am, 1970,52：1077-1089.

35. Flatow EL,Cuomo F,Maday MG,Miller SR,McIlveen SJ,Bigliani LU. Open reduction and internal fixation of two-part displaced fractures of the greater tuberosity of the proximal part of the humerus. J Bone Joint Surg Am, 1991,73：1213-1218.

36. 黄强,蒋协远,耿向苏,等.肱骨近端移位骨折的手术治疗：例随访分析：中华外科杂志,2000,38：728-731

37. 张伟滨,王蕾,张海生.切开复位内固定治疗肱骨近端三、四部分骨折.中国创伤骨科杂志,1999,1：37-39.

38. 文良元,薛庆云,黄公怡,等.老年肱骨近端骨折的内固定治疗,中华骨科杂志,2004,24：641-643.

39. Yin-Chih Fu, MD, Song-Hsiung Chien, MD, Peng-Ju Huang,MD,et al. Use of an External Fixation Combined with the Buttress-Maintain Pinning Method in Treating Comminuted Distal Radius Fractures in Osteoporotic Pa-tients. The Journal of TRAUMA,2006,60：330-333.

40. R. Arora M. Lutz D. Fritz R. Palmar locking plate for treatment of unstable dorsal dislocated distal radius frac-tures. Arch Orthop Trauma Surg,2005,125：399-404.

41. Lill CA,Goldhahn J,Albrecht A. Impact of Bone Density on Distal Radius Fracture Patterns and Comparison be-tween Five Different Fracture Classifications. Journal of Orthopaedic Trauma,2003,17：271-278.

42 . Andrew W. Beharrie, MD, Pedro K. Beredjiklian MD, and David J. Bozentka, MD. Functional Outcomes After Open Reduction and Internal Fixation for Treatment of Displaced Distal Radius Fractures in Patients Over 60 Years of Age J Orthop Trauma,2004,18：680-686.

43. Paul Dicpinigaitis, MD, Philip Wolinsky, MD, Rudi Hiebert,BS. Can External Fixation Maintain Reduction after Distal Radius Fractures? The Journal of TRAU-MA,2004,57：845-850.

44. Maciel JS,Taylor NF,McIlveen C. A randomised clinical trial of activity-focussed physiotherapy on patients with distal radius fractures. Arch Orthop Trauma Surg,2005, 125：515-520.

45. Strauss EJ, Banerjee D, Kummer FJ. Evaluation of a Novel, Nonspanning External Fixator for Treatment of Unstable Extra-articular Fractures of the Distal Radius: Biomechanical Comparison With a Volar Locking Plate. Journal of Trauma, 2008, 64: 975-981.

46. Cooper C, Campion G, Melton LJ III. Hip fracture in the elderly: a world-wide projection. Osteoporos Int, 1992, 2: 285-289.

47. 徐苓, Cummings SR, 秦明伟, 等. 北京老年脊椎骨折的流行病学研究. 中国骨质疏松杂志, 1995, 1: 81-84.

48. NIH Concensus Development Panel on Osteoporosis Prevention, Diagnosis , and Therapy. JAMA, 2001, 285: 785-795.

49. Bouxsein ML, Coan BS, Lee SC. Prediction of the strength of the elderly proximal femur by bone mineral density and quantitative ultrasound measurements of the heel and tibia. Bone, 1999, 25: 49-54

50. Melton LJ, Thamer M, Ray NF, et al. Fractures attributable to osteoporosis: report from the National Osteoporosis Foundation. J Bone Miner Res, 1997, 12: 16-23

51. Thomsen JS, Ebbesen EN, Mosekilde LI. Age-related differences between thinning of horizontal and vertical trabeculae in human lumbar bone as assessed by a new computerized method. Bone, 2002, 31: 136-142

52. Bell KL, Loveridge N, Jordan GR, et al. A novel mechanism for induction of increased cortical porosity in cases of intracapsular hip fracture. Bone, 2000, 27: 297-304

53. Turner CH. Biomechanics of bone: determinants of skeletal fragility and bone quality. Osteoporos Int, 2002, 13: 97-104.

54. 郝永强, 戴尅戎. 骨质疏松性骨折愈合的细胞超微结构观察. 中华骨科杂志, 2004, 11: 670-673.

55. Schroder HM, Petersen KK, Erlandsen M. Occurrence and incidence of the second hip fracture. Clin Orthop Relat Res. 1993, 289: 166-169.

56. Petersen MM, Gehrchen PM, Nielsen PK, et al. Loss of bone mineral of the hip assessed by DEXA following tibial shaft fractures. Bone, 1997, 20: 491-495.

57. Tsahalakos N, Magiasis B, Tsekoura M, et al. The effect of short-term calcitonin administration on biochemical bone markers in patients with acute immobilization following hip fracture. Osteoporos Int, 1993, 3: 337-340.

58. Lavelle W, Carl A, Lavelle EC, et al. Vertebroplasty and kyphoplasty. Med Clin North Am, 2007, 91: 299-314.

59. Cook DJ, Guyatt GH, Adachi JD, et al. Quality of life issues in women with vertebral fractures due to osteoporosis. Arthtitis Rheum, 1993, 36(4): 750-756.

60. Ross PD, David JW, Epstein RS, et al. Pain and disability associated with new vertebral fractures and other spinal conditions. J Clin Epidemiol, 1994, 47(2): 234-239.

61. Deramand H, Deprieser C, Galibert P, et al. Percutaneous vertebroplasty with polymethylmethacrylate: Technique, indictions and results. Radiol Clin North (Am), 1998, 36(3): 533-546.

62. Wink M, Stahl JP, Oertel M, et al. Treatment of pain from osteoporotic verbral collapse by percutaneous PMMA vertebroplasty. Acta Neurochir (Wien), 2004, 146 (5): 469-476.

63. Lieberman IH, Dudeney S, Reinhardt MK, et al. Initial outcome and efficacy of kyphoplasty in the treatment of painful osteoporotic vertebral compression fractures. Spine, 2001, 26(15): 1631-1638.

64. Heini PF. The current treatment-a survey of osteoporotic fracture treatment. Osteoporotic spine fractures: the spine surgeon's perspective. Osteoporos Int, 2005, 16 (Suppl 2): 85-92.

65. Lewiecki EM. Vertebroplasty and kyphoplasty in 2001. J Clinical Densitometry, 2001, 4(3): 185-187.

66. Diamond TH, Bryant C, Browne L, et al. Clinical outcomes after acute osteoporotic vertebral fractures: A 2-year non-randomised trial comparing percutaneous vertebroplasty with conservative therapy. Med J Aust, 2006, 184(3): 113-117.

67. Kasperk C, Hillmeier J, Noldge G, et al. Treatment of painful vertebral fractures by kyphoplasty in patients with primary osteoporosis: A prospective nonrandomized controlled study. J Bone Miner Res, 2005, 20 (5): 604.

68. Nakano M, Hirano N, Ishihara H, et al. Calcium phosphate cement-based vertebroplasty compared with conservative treatment for osteoporotic compression fractures: A matched case-control study. J Neurosurg Spine, 2006, 4(2): 110-117.

69. Eck JC, Nachtigall D, Humphreys SC, et al. Comparison of vertebroplasty and balloon kyphoplasty for treatment of vertebral compression fractures: A meta-analysis of the literature. Spine, 2008, 8(3): 488-497.

70. Phillips FM, Ho E, Campbell-Hupp M, et al. Early radiographic and clinical results of balloon kyphoplasty for the treatment of osteoporotic vertebral compression fractures. Spine, 2003, 28(19): 2260-2265.

71. Garfin SR, Yuan HA, Relley MA. New technologis in spine. kyphoplasty and vertebroplasty for the treatment of painful osteoporotie compression fractures. Spine, 2001, 26(14): 1511-1515.

72. Akkaya T, Erszlü S, Ozgür AF, et al. Early results of kyphoplasty in osteoporotic vertebral compression fractures. Acta Orthop Traumatol Turc, 2007, 41(2): 127-131.

73. Voggenreiter G. Balloon kyphoplasty is effective in deformity correction of osteoporotic vertebral compression fractures. Spine, 2005, 30(24): 2806-2812.

74. Pitton MB, Morgen N, Herber S, et al. Height gain of vertebral bodies and stabilization of vertebral geometry over one year after vertebroplasty of osteoporotic verte-

bral fractures. Eur Radiol,2008,18(3)：608-615.

75. Heini PF，Orler R. Vertebroplasty in severe osteo-poro-sis. Technique and experience with multi-segment injec-tion. Orthopade,2004,33(1)：22-30.

76. Frankel B，Jones T，Wang C. Segmental polymethyl-methacrylate-augmented pedicle screw fixation in pa-tients with bone softening caused by osteoporosis and metastatic tumor involvement：A clinical evaluation. Neurosurgery,2007,61(3)：531-537.

77. Chang MC，Liu CL，Chen TH. Polymethylmethacrylate augmentation of pedicle screw for osteoporotic spinal surgery：A novel technique. Spine，2008，33（10）：317-324.

78. Singh K，Heller JG. Open vertebral cement augmentation combined with lumbar decompression for the operative management of thoracolumbar stenosis secondary to os-teoporotic burst fractures. J Spinal Disord Tech,2005,18(5)：413-419.

79. 于凌佳，张华俦. 椎体后凸成形术对相邻椎体影响的初步观察. 中国骨质疏松杂志,2010,16(9):659-662.

80. 徐苓，黄公怡，等. 骨质疏松症. 上海：上海科技出版社,2011.

第四节　跌倒与骨质疏松骨折

老年人跌倒的发生率高，后果严重，威胁老年人健康和生命，已成为备受关注的公共卫生问题。

老年人跌倒是由内在因素和外在因素共同作用的结果，包含了生物学、心理学、社会学及环境条件等诸方面的因素。

对于存在的骨质疏松症的老年人，跌倒往往意味着骨质疏松性骨折的发生。除了少数情况下脊椎可能由于自身躯体重力的作用而发生椎体压缩性骨折，四肢的骨折几乎均由外伤暴力造成，对于明显骨质疏松的患者，轻微的损伤乃至平地行进中的跌倒均可诱发骨折。此种由站立位的身体重心高度跌倒时产生的低能量导致的骨折又称为"脆性骨折"，是骨质疏松症患者特有的骨折。

一、跌倒的流行病学

据国外资料报道：约有30% 65 岁以上老人平均每年会跌倒一次。有40%～50%的 80 岁以上老人平均每年至少跌倒一次。而多次跌倒者占老年人群的 4%左右。

国内于普林等报告，对北京市社区 1512 位 60 岁以上老人的整群、分层流行病学调查结果显示，跌倒的年发生率18.0%其中男性 14.9%女性 20.1%。

8.7%的老人因跌倒而致伤，包括软组织损伤及骨折。

我国骨质疏松症患者约 6900 万人，占总人口数 6%，50岁及 50 岁以上人群中髋部骨折的发生率为 1.9%脊椎骨折 13.3%。

2000 年全球统计学资料显示该年度髋部骨折达 160万例，脊椎骨折 140 万例，前臂骨折 170 万例。84%发生于女性，16%为男性。一年内髋部骨折患者的死亡率达37.5%预测 2050 年全球女性髋部骨折将有 1/2 发生在亚洲地区。

二、跌倒的后果

老年人跌倒常常导致损伤，轻者软组织损伤，重者发生骨折，严重的内脏损伤罕见。

跌倒造成骨折的结局取决于三个方面。一方面是外力作用的方向、速度与作用力的大小；另一方面与患者本人中枢神经系统综合反应能力，平衡能力及肌肉、骨骼运动系统的协调反应能力相关；骨骼本身质量和力学强度也与是否发生骨折密切相关，如因骨质疏松，骨结构退化，机械强度明显减弱，即使在轻微外力作用下骨折发生往往也难以避免。

脆性骨折最常见的发生部位，如肱骨近端、桡骨远端、股骨近端、脊椎、踝部、第五跖骨基底部、肋骨以及髌骨。其中以髋部骨折的后果最严重，伤残率最高，甚至因系统性并发症而危及生命。

老年人一旦发生骨折常常造成情绪低落、急躁、执拗、冷漠、忧虑、失去信心等消极情绪。使原有认知障碍者症状加重。骨折本身虽然并不致命，但老年人所具有的基础疾病与多系统并存症往往是造成高病死率的主要原因。据美国与新加坡分别进行大宗病例统计分析结果，髋部骨折老年患者一年内死于并发症者分别为 20%和 25%。骨折一年后能恢复到伤前生活活动能力者仅占 25%和 28%。脆性骨折被认为是骨骼功能衰竭的表现。老年人的跌倒和脆性骨折的结果又被认为是衰老的标志和后果。

三、跌倒的危险因素

跌倒发生的内在因素，与老年人的健康状况密切相关。老年期尤其是高龄老人，各系统生理功能自然衰退，如步态紊乱，行走不稳，平衡功能下降，均源于中枢神经系统及周围神经结构与功能的衰退。视力、听力的减退，肌肉力量减弱，反应速度的迟缓使老年患者从感受刺激而做出反应的能力大大减弱，失去了自我保护能力，增加了损伤、跌倒的风险。下肢无力是跌倒的一个重要危险因素，下肢无力往往与神经系统疾病、椎管狭窄、骨关节炎等病变密切相关。

老年人存在多系统并存症，心血管疾病、脑血管疾病、糖尿病、精神方面的异常、白内障、老年性耳聋以及长期服用多种药物等。上述这些生理功能衰退与多系统并存症都可能是导致老年人跌倒的危险因素。

从统计学分析，女性、高龄、步态异常、静态平衡异常、独居、恐惧跌倒的心理、服用多种药物及患慢性疾病等都属于跌倒的危险因素。

从并存的慢性疾病分析，又以认知障碍和痴呆，抑郁症，帕金森病，高血压及位置性低血压，脑卒中后遗症，长期失眠，白内障，糖尿病，骨关节炎，脊椎病变，跌倒恐惧症等属较常见的跌倒危险因素。

维生素 D 的缺乏（<30ng/ml 或<75nmol/L），男性的低睾酮水平以及长期的低盐状态都会增加跌倒的风险。老年人营养状况，体能与总体健康状况都与跌倒的发生与否有密切的相关性。一些药物的长期应用如镇静、安眠药，抗惊厥药，降压药，利尿剂，降糖药等也会增加跌倒风险。而且跌倒的风险与这些药物应用的剂量成正相关性。有些对骨代谢或骨质量带来的不良影响的药物会降低骨强度，跌倒时发生

骨折风险会明显增加。

例如胰岛素增敏剂罗格列酮,抗乙肝病毒药物等应用;皮质激素应用 3 个月以上,质子泵(PPI)制剂应用达五年以上将增加髋部骨折风险。

四、跌倒风险的预测

预测跌倒与脆性骨折风险有助于识别并保护骨折的危险人群。对高危个体危险因素的分析及监护可以达到降低发生骨质疏松骨折的目的。

对老年人跌倒及骨折风险的研究很多,预测方法包括量化指标和非量化指标,在应用时应结合老年人具体情况及各种风险因素进行具体分析与评估。

老年人在跌倒发生前往往表现出五方面迹象:①肌肉无力;②行走功能障碍;③每秒行走距离少于 0.6m;④体能与生活活动能明显降低;⑤非刻意的体重丢失。这些征象对跌倒的可能发生有强烈的提示作用。独居老人,健康状况差,生活不能自理或已发生过跌倒更是再次或多次跌倒的重要危险因素。

世界卫生组织(WHO)推荐的骨折风险预测工具(FRAX):可用于测算未来 10 年发生髋部骨折及任何重要的骨质疏松骨折发生率。

FRAX 确定的骨折危险因素几乎涵盖了跌倒与骨折两方面的风险:①个体与遗传特点方面:年龄、性别、低骨密度、低体质指数、(BMI≤19)、既往脆性骨折史、父母髋部骨折史、抽烟、过量饮酒等;②造成易跌倒的环境因素:环境、光线黯淡、路障、地毯的松动、卫生间无扶手、路面滑等;③健康状况:导致继发性骨质疏松症的疾病,类风湿关节炎,营养不良,心律失常,严重驼背,视力差,应激性尿失禁,直立性低血压,使用糖皮质激素 3 个月以上,久坐缺乏运动,行动障碍,健康状况差,以往跌倒史,维生素 D 不足(<30ng/ml 或 75nmol/L)等;④精神、神经方面障碍:焦虑或易冲动,抑郁症,精神与认知障碍,药物长期应用,神经,肌肉因素,肌无力,平衡功能失调,感觉迟钝及恐惧跌倒的心理等。应用分值测算评估骨折风险的 FRAX 方法是量化测评方法,这种来自多种族群体的数据在个体应用时还应结合患者具体情况进行评估,以利做出正确决策。

五、跌倒与脆性骨折的预防

预测高危人群,加以监护与干预是预防跌倒及骨折的最重要方法。许多研究资料已经证明预防干预是降低跌倒和骨折风险的最有效措施。2009 年美国矫形外科医师学会(AAOS)实施的"骨质疏松风险患者的筛选与治疗"项目,5 年间使髋部骨折风险降低达 82%。对干预后随访人群标化,跌倒率由干预前的 36.0% 下降到干预后 17.8%,而且人群对于跌倒的知、行状况得到改善。

由此可见预防干预对于老年人跌倒、骨折的重要意义。

跌倒的预防:

(1)及时治疗可能引起跌倒的各种急慢性疾病:如影响视力的白内障,骨关节炎,位置性低血压,反复发作的眩晕,帕金森综合征等。

(2)避免不适当使用药物:凡能引起跌倒的药物应不用或慎用,必须尽可能减少使用剂量。多种药物联合应用应请药师做出利弊权衡与正确取舍,或用其他治疗方法替代药物治疗,如心理治疗,身体锻炼等。

(3)生活方式中的防护:上下楼梯要扶扶手;转身与头部转动动作宜慢不宜快;使用坐式便器而不用蹲式便器;睡前少饮水,夜间利用床旁便器;清醒后不宜马上起床,站起前先坐位半分钟;避免过度饮酒;行走不稳的老人应当使用行走辅助器,如手杖、助行器、轮椅等。其他生活辅助器如加长的鞋拔,淋浴室的扶手,淋浴用椅,防滑垫,防滑鞋,无绳电话,取物器,滑行车等。

(4)营养:老年人应保持均衡饮食,摄取足够的钙及维生素 D。绝经后妇女和老年人每日钙摄入的推荐量为 1000mg,平均每日从食物中摄入钙约 400mg,故平均每日尚宜额外补充 600mg 钙剂。但应避免超剂量补充钙,造成增加泌尿结石与心血管疾病的风险。老年人因缺乏户外日照及维生素 D 的摄入和吸收障碍,常致维生素 D 缺乏建议每日摄取 800~1200IU 维生素 D,如使血清 25(OH)D 水平达到 30ng/ml(75nmol/L),有助于降低跌倒和骨折风险。维生素 D 不仅关系到钙的吸收,骨基质矿化,而且与肌肉力量及神经肌肉间信号传递相关。血清 25(OH)D 水平与站立及行走速度相关。维生素 D 能使肌肉 II 型纤维增粗,体积扩大,肌力增强,据报道可降低约 22% 的跌倒风险。

(5)老年人的运动:老年人参加运动前应进行健康和体质评估,应以体能和健康状况为基础,有规律的持之以恒的体育锻炼对老年人跌倒预防起重要作用。运动的五大要素:力量、耐力、灵活性、平衡性、协调性,老年人不可能达到兼顾,应依据安全性和可行性确立自己的运动内容与目标。每周 5~7 天,抗阻运动和耗氧运动,每天达到消耗 418~873kJ 的运动量是有效的锻炼方法。心率一般应达到安静状态心率再增加 20~30 次/分。运动开始前充分的准备运动是防止运动损伤的重要步骤。

(6)建立更安全的适合老人的生活环境:包括家居的设置、光线、照明、家具高矮、防滑地表、防冲撞装置等;公共设施如扶手、栏杆、灯光照明亮度、斜坡、台阶、阶梯处的标志、路面的防滑、防积水等基本要求。

(7)开展对老年人预防跌倒的健康教育:对跌倒危险人群的健康教育尤为重要,使他们了解跌倒的后果,导致跌倒的各种危险因素及预防跌倒的方法。乃至进行一对一的危险分析并设计个体化跌倒预防措施。

上述诸方面如均能切实做到,老年人跌倒的风险将明显降低,骨折发生率也必定随之下降。

六、小 结

1. 老年人跌倒是衰老的一个标志,跌倒是脆性骨折发生的主要原因。低能量导致的脆性骨折意味着骨结构的严重退化和骨功能的衰竭。

2. 老年人的健康状况、多种慢性疾病,精神与心理性因素、药物的应用、生活环境条件等都是老年人跌倒的危险因素。

3. 通过危险因素的分析可以发现跌倒与骨折的高危人群。对高危人群的监护与预防干预对降低跌倒及骨折发生风险将是有效的途径。

4. 高危老年人的危险因素进行具体分析并制订个体化的干预措施将能达到保护高危老人预防跌倒降低骨折发生的目的。

(黄公怡)

▶ 参考文献 ◀

1. 中华医学会骨质疏松和骨矿盐疾病分会.临床诊疗指南：骨质疏松和骨矿盐疾病分册[S].北京：人民卫生出版社,2006.
2. Kanis JA,Melton LJ,et al. The diagnosis of osteoprosis. J Bone Miner Res,1994,8：1137-1141.
3. NIH Consensus Development Panel on Osteoporosis Prevention,Diagnosis,and Therapy. Osteoporosis Prevention,diagnosis,and therapy. JAMA,2001,285：785-795.
4. Nation Osteoporosis Foundation. The clinician's guide to prevention and treatment of osteoporosis（2008）. NOF-Clinians-Guide 2008.
5. The World Health Organization Fracture Risk Assessment Tool. 6 Kanis JA,Johansson H,Oden A,et al. Assessment of fracture risk. Osteoporos Int,2011.
6. Black DM,Delmas PD,Eastell R,et al. HORIZON Pivotal Fracture Trial. Once-yearly zoledronic acid for treatment of postmenopausal osteoporosis. N Engl J Med,2007,356：1809-1822.
7. Neer RM,Arnaud CD,Zanchetta JR,et al. Effect of parathyroid hormone(1-34) on fractures and bone mineral density In postmenopausal women with osteoporosis. N Engl J Med,2001,344：1434-1441.
8. Delmas PD,Ensrud KE,Adachi JD,et al. Efficacy of raloxifene on vertebral fracture risk reduction in postmenopausal women with osteoporosis：four-year result from a randomized clinical trial. J Clin Endocr Metab,2002,87：3609-3617.
9. Seeman E,Boonen S Borgstrom F ,et al. Long-term treatment with strontium ranelate reduces vertebral and nonvertebral fractures and increases the number and quality of remaining life-years in women over 80 years of age. Bone,2010,46：1038-1042.
10. G. Peeters,Natasja M van schoor,Paul Lips,et al. Fall risk：the clinical relevance of falls and how to integrate fall risk with fracture risk. Best practice ＆ Research clinical Rheumatology,2009,23：797-804.
11. Gillespie LD,Robertson MC,Gillespie WJ,et al. interventions for preventing falls in older people living in the community(Review). Cochrane Database of Systematic Reviews,2009,Issue 2Art. NO:CD007146.
12. Cameron ID,Murray GR,Gillespie LD,et al. interventions for preventing falls in older people in nursing care facilities and hospitals. Cochrane Database of Systematic Reviews,2010,Issue1. Art. NO. ;CD005465.
13. Suzanne G Leveille,Richard N Jones,Dan K Kiely,et al. Chronic Musculoskeletal Pain and the Occurrence of Falls in an Older Population. JAMA, 2009, 302：2214-2221.
14. Barrett-Connor E,Weiss TW,McHorrney,CA,et al. Predictors of falls among postmenopausal women：results from the National Osteoporosis Risk Assessment（NORA）. Osteoporosis international,2009,20：715-722.
15. van der Velde N,van den Meiracker AH,Pols HA,et al. Withdrawal of Fall-Risk-Increasing Drugs in Older Persons：Effect on Tilt-Table Test Outcomes. Journal of American Geriatrics Society,2007,55：734-739.
16. Duque G. Demontiero O,Troen BR. Prevention and treatment of senile osteoporosis and hip fractures. Minerava medication,2009,100：79-94.
17. Lyles KW,Schenck AP,Colón-Emeric CS. Colon-Emeric ,Hip and Other Osteoporotic Fractures increase the Rise of subsequent Fractures in Nursing Home Resident. Osteoporosis international,2008,19：1225-1233.
18. 于普林,覃朝晖,吴迪,等,北京城市社区老年人跌倒发生率的调查.中年老年医学杂志,2006,25:305-308.
19. 于普林,覃朝晖,石倩,等,北京市某城市社区老年人跌倒与慢性病关系的研究.中华流行病学杂志,2009,30：1156-1159.
20. Hausdorff JM,Rios DA,Edelberg HK. Gait variability and fall risk in community living older adults：a 1-year prospective study. Archives of Physical Medicine and Rehabilitation,2001,82：1050-1056.
21. Stevens JA,Sogolow ED. Preventing Falls：What Works. A CDC Compendium of Effective Community-Based interventions from Around the world. Atlanta,GA；Centers for Disease Control and Prevention,National Center for injury Prevention and Control,2008.
22. Helene Wagner,Håkan Melhus,Rolf Gedeborg,et al. Simply Ask Them About Their Balance Future Fracture Risk in a Nationwide Cohort Study of twins. American Journal of Epidemiology,2009,169：143-149.
23. CDC. Self-Reported Falls and Fall-Related injuries Among Persons Aged＞65 Years United States,2006. MMWR,2008,57：225-229.

第五节　肌肉、肌腱与滑囊退行性疾病

一、滑　囊　炎

(一) 定义

滑囊炎(bursitis)的滑囊是一种运动结构,位于关节或有大量摩擦的部位。顾名思义,有一囊的形态,外周为致密的纤维结缔组织,内部衬有膜状层结构,类似于滑膜,能分泌滑液,利于运动及散热,保持局部组织营养代谢。当运动过大或者结构受损时,滑囊发生变性,滑液渗出增加,组织有坏死和增殖,临床表现出红肿热痛症状,此为滑囊炎。

(二) 分类

根据病因可分为创伤性、退行性滑囊炎,结核性滑囊炎,化脓性滑囊炎,类风湿滑囊炎和痛风性滑囊炎等。

(三) 好发部位

好发于关节周围与骨突部位,如跟骨,肘关节鹰嘴部,足踇趾内侧,腘部等。由于运动慢性损伤引起的还可以发生在肌腱走行处,例如膝关节内侧的鹅足,手部伸肌腱处,踝关节附近等。少见的发生在脊柱或肌肉之间。

(四) 临床表现

在上述部位突发或偶然发现一包块,或者发生疼痛。身体表面部位容易看到肿物形成。组织深层,不能触及滑囊,仅仅表现为局部疼痛和压痛。包块边界沿肌腱方向不清晰,但在两边则清晰可辨。轴向不能移动,可向两边推移。发生在指甲边的小滑囊炎是老年人特有病变,为半透明状,类似水疱。反复破溃。

(五) 鉴别诊断

超声检查能确定为囊状肿物,诊断应该是明确的。如果不能确定为囊状肿物,需要与实质性肿物鉴别。长在身体表面的肿物,要排除神经鞘瘤,滑膜瘤,纤维瘤,血管瘤等。如生长过快多不能排除为实质性肿瘤时,手术切除是最好的诊断和治疗方法。

(六) 治疗原则

如果确实为囊性肿物,或者关节局部摩擦部位产生疼痛,可以先观察,辅以局部暂时性封闭治疗。注意,封闭时尽量避开肌腱组织。使局部组织得到休息,可以用物理治疗。如果囊肿过大,影响关节活动应考虑手术切除,切除若不完整也有复发的可能。生长在指甲旁的滑囊不能简单的局部切除,需彻底切除囊变组织及皮肤,取前臂的皮肤游离植皮,以得到痊愈。

二、狭窄性腱鞘炎

(一) 定义

狭窄性腱鞘炎(stenosing tenosynovitis)是发生在肌腱腱鞘处一种复合炎症病变,受累包括肌腱,腱鞘及周围组织。

(二) 好发部位

狭窄性腱鞘炎多发生在肌腱拉力比较大的部位,且局部有骨性或纤维结缔组织的管道结构。常见的是手的1、2、3指的屈肌腱近端滑车部位,拇指伸肌肌腱的桡骨茎突部位。其他部位可能发生,但少数病例形成嵌顿而需手术松解。

(三) 病理

受累肌腱由于退化,组织变性和增殖,肌腱变粗,而局部鞘管变厚,变硬,管道容量变小。肌腱在滑动时明显受阻。

(四) 临床表现

手指突然不能自由屈伸活动,勉强屈伸活动会发生弹响,伴有疼痛,典型表现是手指伸屈如扳机状态,故又称"扳机指"。桡骨茎突处的狭窄性腱鞘炎有明显的压痛,芬格斯坦征阳性。检查时,嘱病人四指握住拇指,同时向尺侧弯曲。茎突部发生明显疼痛。

(五) 治疗

大部分病人如果是急性发作,经适当制动,物理治疗,都可以得到缓解。也可以作局部的封闭治疗,用少量的糖皮质激素与局部麻醉药物混合后,注入鞘管内。已呈扳机指状况经保守治疗无效者,明显影响生活及工作,作腱鞘切开是唯一的有效方法。手术需注意定位明确,不可切错手指,还应避免指神经的损伤,并保护好肌腱。

三、肌腱钙化

(一) 定义

钙盐沉积于肌腱或附丽点处。

(二) 病因

多数由于肌腱组织退行性病变造成,少数是由外伤引起。

(三) 好发部位

冈上肌腱,肱二头肌腱及肌腹,小腿三头肌腱,伸屈腕肌腱等部位。

(四) 临床表现

发病见于成年人,尤其以40岁以上病人多见。急性发作期局部剧烈疼痛,相应关节活动明显受限制。以肩关节为例,肩活动受限,甚至累及肘关节活动。由肩关节向上肢远端放射。服用非甾体类药物很难当时缓解症状。夜间难以入睡。一般局部没有显著变化。压痛很明显。X线平片很容易显示肌腱钙化部位,一般为一豆状阴影,边缘光滑,也可呈云雾状或棉絮状。

(五) 鉴别诊断

位于手或足部的肌腱钙化应与痛风结石鉴别,一般情况下,痛风结石小,有明显的痛风病史,血尿酸增高。很少发生在大的肌腱部位。尿酸结晶多生于滑膜组织,而肌腱钙化发生在肌腱组织中间。其次需要鉴别的是化脓性感染,局部软组织感染有相同的疼痛症状,伴有发热,局部肿胀明显,白细胞增高,X线平片软组织内没有钙化阴影。

(六) 治疗原则

1. 保守治疗 服用非甾体类药物,局部冷敷,或者精确定位,试用注射器抽吸,如果不能完成抽吸,顺便注入少许类固醇药物,可以缓解疼痛,直至痊愈。

2. 手术治疗 关节镜下清理,或者钙化灶刮除冲洗,疗效明显。预后很好。

四、肌肉脂肪变性

(一) 概况

严格来说,肌肉脂肪变性不是一个单独存在的疾病,是运动系统病变的一种病理形式。是指肌肉组织发生退行性变化,肌肉细胞群萎缩,肌肉与结缔组织,脂肪组织增生,替代肌肉组织的一个过程。而发生在肌肉细胞内的脂肪变性原因不明。认为与中毒及细胞坏死有关。典型的细胞内脂肪变性是发生在肝细胞。

(二) 治疗

目前没有单独的方式治疗。如果是由于肌肉萎缩造成,适当的功能锻炼是唯一有效的方法。

五、纤维织炎

(一) 定义

运动系统的肌肉及其周围的筋膜、韧带或者骨膜的慢性炎症过程。

(二) 病理

表现为细胞的变性,增殖,伴有局部组织的渗出。

(三) 病因

脊柱或关节附近的肌肉韧带受力过度,纤维结缔组织受到牵拉,挤压等因素,逐渐发生细胞及纤维的损伤,代谢发生异常,长期缺血也会造成肌肉组织的变性加快。随着年龄的增长,肌肉韧带组织也会发生退化,具体表现为弹性消失,脆性增加。一旦纤维组织发生小的损伤,组织修复是伴着纤维组织的增生而完成,但修复的组织其弹性,质地,强度均发生变化。在以后的生物过程中,更容易发生损伤和进一步造成炎症反应。

(四)临床表现

关节附近的肌肉韧带疼痛,例如肘关节的内外髁,腰部,肩关节等部位。压痛局限性很强。沿肌肉走向,疼痛有一定的放射性。急性发作时,肌肉发生痉挛,疼痛剧烈。慢性期,病变病程较长,反复发作,干扰工作和日常活动。

(五)治疗

急性发作期,最好的治疗是严格的制动,充分休息配合物理治疗,口服非甾体类药物。必要时做局部封闭治疗。

慢性期,除采用非甾体药物治疗外,镇静类药物,或者肌肉松弛剂有益于缓解症状。

治疗前,一定要明确诊断,排除其他类疾病,以免误诊。

六、踇外翻

(一)定义

踇外翻(Hallux valgus)是足部踇趾向外移位,第一跖骨头伴有局部疼痛,行走困难的综合征。

(二)病理

第一跖趾关节半脱位,踇趾外翻,趾尖指向外侧。第一跖骨向内移位,第一与第二跖骨间距及跖间角加大,籽骨发生移位。内侧的关节囊肥厚,增生,形成踇囊炎。部分病人并存足弓轻度塌陷。足底形成胼胝体。

(三)病因

有典型的家族遗传史,尤其女性病人。先天足部畸形,例如扁平足。后天,长期穿窄小的鞋,或者高跟鞋,容易造成踇趾关节变形。如舞蹈工作者易罹患本病。由其他疾病造成继发,例如类风湿关节炎,结核,严重的痛风性关节炎,黄色素瘤的浸润造成关节变形,创伤性关节炎等。

(四)临床表现

老年女性多发,双侧对称性发生。足部明显畸形,主要是踇趾向外移位,第二趾受压或者发生叠趾畸形,由于跖趾关节关系的变化,第一跖趾关节发生半脱位,跖趾关节外翻角度大于 $5°$,跖骨头增生,骨赘形成。不能穿正常型号的鞋。由于滑囊炎症形成,行走困难,造成持续性疼痛。第二跖趾关节半脱位,失去抓地力,没有功能。由于疼痛的原因,脚的负重移向外侧,足底第二跖骨头发生胼胝体,全足发生疼痛。第一和第二跖骨间角度大于 $11°$,籽骨移位。静止性疼痛多由于踇囊炎所致。

需要注意的是要区别小儿麻痹后遗症引起的足部变形。此病有一系列的骨质变化。不仅仅是踇趾的外翻畸形。另一需要鉴别的是大骨节病,此病有流行区的成长史。需要时对全足做 X 线检查。

(五)治疗

1. 保守治疗　发作期要适当休息,服非甾体类抗炎症药物,可根据具体情况做物理治疗。穿宽松一些的鞋。也可试用一些硅胶垫,做局部矫正治疗。

2. 手术治疗　当保守治疗无效,且疼痛影响生活和工作时,手术治疗是最终的解决方法。

(1)手术原则:矫正踇趾的外翻畸形,切除肥厚且有炎症的滑囊部分;切除无受力作用的籽骨;恢复半脱位的第一与第二跖趾关节关系;解决第二趾的畸形;恢复踇趾周围肌腱的部分作用。

(2)手术方法:踇外翻矫形手术方式很多,原则是纠正踇趾的外翻角度,切除跖骨头部的骨赘,切除部分滑囊,减少跖骨间角度,调整肌腱的张力,平衡踇趾屈伸的程度。

基本手术如下:

1)主要是软组织纠正畸形。采用肌腱移位的方法,紧缩内侧关节囊,使踇趾维持在正常的位置,切除骨赘。手术创伤小,踇趾长度没有变化,外形符合正常的审美观。

2)以截骨为主纠正踇趾畸形的手术。将踇趾趾骨近端部分切除,形成一假性关节,去除原来有严重病变的关节。由于将踇趾趾骨短缩,踇趾的外形受到一定影响,抓地力会减弱。本手术适合老年患者。

3)严重踇外翻畸形者,除上述方法外,也可以采用跖骨基底部或头下截骨矫形,疗效肯定,缺点是恢复稍慢。

4)有严重合并症的踇外翻畸形,还需要作伸拇长肌腱的重建手术,手术方法稍复杂。

七、肩袖损伤

肩关节是人体活动范围最大但也最不稳定的关节,来自冈上肌、冈下肌、肩胛下肌、小圆肌的肌腱纤维在肱骨头前、上、后方形成一袖套样结构即肩袖,肩袖在维持盂肱关节稳定性、参与其旋转运动方面起重要作用。

肩袖既具有一般肌腱的特点,又具有独特的性质。肩袖的腱性部分由水(约占湿重的 50%)、Ⅰ型胶原(约占干重的 85%)、少量的其他胶原(Ⅲ型、Ⅳ型和Ⅴ型)、蛋白多糖和细胞组成。Ⅲ型胶原主要位于腱内膜,当其在基质中出现时即可认为是病理现象。在退变或撕裂的肩袖中,Ⅲ型胶原含量增加,从而大大降低了肌腱的抗张力能力,使肌腱在正常生理负荷下就易断裂。但胶原的组成不受年龄、性别、部位差异的影响。组织学上,肩袖及其表面结构分五层:喙肱韧带、平行排列的大束腱纤维、排列不整齐的小束腱纤维、疏松结缔组织(其中有厚束的胶原纤维)、薄的相互交织的胶原纤维(其中止于肱骨头上的称 sharpy 纤维)。成纤维细胞是肩袖的主要构成细胞,负责产生和维持胶原和非胶原成分。随着年龄增长,它们与肌腱内硫酸软骨素、硫酸皮肤素含量同时下降,同时Ⅲ型胶原含量增加,从而使肌腱承受负荷和损伤后修复的能力下降。

肩袖疾病是肩周疼痛的最常见病因。肩袖损伤随年龄增长而逐渐增多,核磁研究发现,40 岁以下人群只有 4% 的发生率,而 60 岁以上发生率高达 54%。

缺血、退变、撞击和创伤是造成肩袖损伤的主要原因。Codman 最早描述了"危险区"(critical area),即冈上肌腱远端 1cm 内的缺血区,它是肩袖撕裂的最常发生部位。肩袖止点(enthesis)退变的表现为:潮线的复制和不规则,正常的四层结构(固有肌腱、潮线、矿化的纤维软骨和骨)不规则、消失、肉芽变。这些变化在 40 岁以下成人中少见,而随年龄增长呈增加加重的趋势,因此降低了肌腱的张力,成为肩袖断裂的重要原因。撞击可分为原发性撞击和继发性撞击(继发于不稳定和神经损伤)。Neer 认为,肩峰前 1/3 的底面、喙肩韧带、肩锁关节的撞击引起肩袖病变。以此为理论基础设计的肩峰成形术以及改良的肩峰成形术(先平行于锁骨在冠状面切除肩峰的骨刺,再向后下切除肩峰的前下部分)收到了较好的效果。明确的外伤可直接引起肩袖病变,任何移位的大结节骨折都意味着肩袖的撕裂。反复的微小创伤在肩袖病变中比大创伤的作用更明显。肩峰下磨损造成肩袖依次出现水肿、炎症和纤维化直至撕裂;日常工作或锻炼中的离心负荷造成肌腱内微撕裂(microtear),若肌腱自身未能及时修复,就会发展成部分或全层撕裂。

肩袖撕裂指组成肩袖的一个或几个肌腱出现中断不连续,如果累及肌腱全层,断端回缩,即为完全撕裂,否则为部分撕裂。根据撕裂大小可分为小型<1厘米,中型1～3cm,大型3～5cm,巨型>5cm。通常累及两个及以上肌腱的撕裂也被认为是巨型撕裂或广泛性撕裂。

有明确外伤诱因时,肩袖撕裂表现为外伤后(如跌倒时患肢着地或举重物)突发疼痛,患肢无力、主动上举受限,而在那些磨损是主要病因的患者,最初是肩前外侧轻微疼痛,可向上臂放射,仅在越头动作(如举臂、够头以上高度的东西)时出现,口服止痛药可缓解。以后逐渐转为静息痛,患侧卧时疼痛和夜间痛。查体可有局部压痛点,患肢无力,主动抬举患臂时疼痛加重,活动时摩擦感或出现砾轧音。

诊断肩袖撕裂需要结合病史,临床检查和影像学检查。B超、MRI是最常用的方法,直接征象是肩袖连续性中断,间接征象是肩峰下滑囊内出现液体。

传统观点认为,如果没有明确的外伤诱因,或者明显的功能障碍,大多数肩袖撕裂的患者通常都可以接受为期3～6周的保守治疗,包括休息制动,止痛(口服非甾体类消炎药,局部封闭),理疗(主被动功能锻炼)。保守治疗失败后就要采取手术治疗。

肩袖撕裂患者的首要要求是缓解疼痛,其次是改善功能。因此,对肩袖撕裂采取保守还是手术治疗取决于以下因素:患者的症状,包括疼痛(夜间痛,过头活动痛)和日常功能丧失程度,患者的年龄,功能期望值,以及肌腱质量,包括断端回缩、肌肉萎缩和脂肪浸润程度,对老年患者术前还应作出对健康状况的评估。虽然保守治疗有50%的满意率,但观察过程中无症状的患者可能逐渐出现症状,肩袖撕裂范围可能逐步增大,肩袖功能会随时间延长而下降,最后可能导致肩袖关节病。再加上患者对疗效的期望值日渐提高,因此越来越多的学者倾向于手术治疗,而非手术治疗只限于对肩关节功能要求低的不常使用上肢的坐位工作者或不能耐受麻醉手术的体弱患者。

手术包括病变部位清理,肩峰成形术和修补三部分。清理指清除肩袖活动空间内的游离的肌腱和滑囊碎片;肩峰成形指切除肩峰底面外下方的骨赘以增大肩峰下间隙,减少术后肩袖的撞击因素从而减少术后疼痛,也有利于肩袖的愈合。修补指缝合肌腱的断端或使其止点重新固定到肱骨头上,如果裂口太大不能完全修补,可以作部分修补,以恢复肩关节的功能减缓其退化。手术方法可以分为切开修补,关节镜加用下小切口修补和完全镜下修补,在临床疗效上三者相似,后者具有住院时间短,不损伤三角肌,恢复快,美观等优点,但技术要求高。

关于肩袖修补的辅助操作,一般不将锁骨外侧端切除作为常规操作,因为文献报道它的作用有限,而且进行了锁骨外侧端切除的患者需要更长的时间来恢复。只有当患者有

肩锁关节症状体征,并经放射学证实肩锁关节底面骨赘影响了冈上肌出口,可行骨赘清理术。当肱二头肌腱损伤超过50%或有肌腱脱位时,可考虑行肱二头肌腱固定术。术后零位牵引肢体或外展支具固定用于减轻疼痛,避免早期活动关节,有助于肩袖肌腱在低张力下得到修复和愈合,在去除牵引之后也有利于利用肢体重力促进盂肱关节功能的康复。

患者的年龄、性别、撕裂大小、局部封闭的次数、术前病程、手术时肌力的情况、肩袖组织的完整性和修补的质量等可能影响肩袖修补术疗效。有研究报道年龄是影响患者疗效的负面因素,因为老年患者往往撕裂范围大、肩袖质量差,肌肉的脂肪变性多见,修补后的可靠性随着年老而恶化。但老年人日常活动范围小,肩关节应力负荷低,对肩关节功能需求不高,主观满意程度高,这又使得年龄并非决定预后的主要因素。

手术疗效往往与术中所见患者肩袖的撕裂大小呈负相关。在一项B超的随访研究中,肩袖再断裂的复发率与术前肩袖的撕裂大小呈正相关,而且患肩功能恶化的程度与再次撕裂的大小成正比例。因为撕裂越大,术中修补条件就越差,而术后那些相对正常的肩袖受牵拉的应力就越大,退化就发生得越明显。

手术时机的选择存在争议。Bassett等认为在肌腱损伤急性期修补能获得更好的功能恢复和更佳的活动范围。然而,由于肩袖撕裂是肌腱慢性退变的结果而不是一次外伤导致,其确切期限很难确定。而且,就目前的医疗条件而言,出现肩痛和力弱的患者在门诊确诊前往往已接受了长时间的保守治疗。病程超过12个月患者的疗效往往较差,这可能与肩袖肌肉萎缩、脂肪浸润和断端回缩有关。为保证肩袖的活动力和修补部位的低张力,应早期干预。

肩袖损伤后修复由滑囊面起始而后进展至关节面。而受伤的肌腱不能像骨那样恢复其原有的结构和力量。目前认为阻止肩袖撕裂自行愈合的因素有:残端缺损分离、残端缺血、肩峰下撞击。肌腱的生物修复是很缓慢的。在猴子身上进行的实验证实:修补术后2月肌腱强度恢复55%,1年时恢复80%。因此,从长远角度来说,用生物学方式调节肌腱的自身修复能力比单纯手术缝合肌腱可能意义更大。

八、冻 结 肩

肩周炎是肩关节周围肌肉,肌腱、滑囊和关节囊等软组织的慢性无菌性炎症,炎症导致关节内外滑液囊的粘连,肩关节的运动,仿佛被冻结或凝固,故称"冻结肩",本病好发于50岁左右的人,故又称"五十肩"。

引起冻结肩的原因仍难确定。本病大多发生在40岁以上中老年人,软组织退化变性,对各种外力的承受能力减弱可能是基本因素。长期过度活动,姿势不良等所产生的慢性致伤力是主要诱发因素。肩部退化性疾病如肩峰下撞击症,肩袖炎症,肩锁关节骨关节炎,肱二头肌腱炎等使得上肢靠在体侧而活动量减少。肩部外伤后治疗不当,固定过久未早期功能锻炼对中老年人特别不利。肩外因素包括:颈椎病,心、肺、胆道疾病发生的肩部牵涉痛,因原发病长期不愈使肩部肌肉持续性痉挛、缺血而形成炎性病灶,转变为真正的肩周炎。也有人认为与自主神经失调或自身免疫反应有关。

不同阶段的肩周炎有不同的病理表现。早期以肱二头肌腱明显充血,纤维素渗出,粘连等急性炎症表现,关节腔容

量减低。此后渐累及大部分关节内软组织,组织纤维化,挛缩,弹性丧失。到病变晚期,肩峰下滑囊增厚闭塞,喙肱韧带呈索条状,肩袖紧缩,肱骨头上移,关节内外滑囊广泛粘连。

冻结肩的主要症状是肩部疼痛,夜间加重,气候变化、劳累后以后疼痛逐渐加剧呈钝痛或刀割样痛。昼轻夜重,影响睡眠为本病一大特点。疼痛多局限于肩关节的前外侧,可延伸到三角肌的抵止点,常涉及肩胛区、上臂或前臂。也可扩大至枕部、腕部和手指。由于肌肉痉挛和疼痛,关节腔广泛粘连与闭锁,逐渐出现肩关节活动范围减少,特别是外旋和外展受限最为显著。

因为疼痛病人被迫将患侧上肢垂于体侧,只能缓慢的肩部活动。也可出现斜方肌痉挛,而肌肉萎缩常出现在三角肌、冈上肌、冈下肌和肩胛带肌部位。局部压痛点多位于结节间沟、喙突。肩峰下滑囊或三角肌附着处、冈上肌附着处、肩胛内上角等处。检查关节活动度时须注意固定肩胛骨。肩关节的各方向活动均比正常侧减少 20%～50%严重时肩肱关节活动完全消失,只有肩胛胸壁关节的部分活动。梳头、穿衣、举臂、向后系带均感困难。

少数患者会出现交感神经性营养不良,由于血管运动障碍,患侧手苍白,水肿,手腕关节僵硬,皮肤与毛发退化等表现。

肩周炎常分为三期。早期为急性炎症期,以持续性肩前外侧疼痛为主,逐渐发生粘连。中期为冻结期,盂肱关节活动受限达到高峰,一般发生在起病后 3～6 个月内。第三阶段为解冻期,疼痛好转,肩关节粘连慢慢吸收,关节开始松解,关节的活动也逐渐增加,外旋活动首先恢复,继则为外展和内旋活动。恢复期的长短与急性期、慢性期的时间有关。冻结期越长,恢复期也越慢;病程短,恢复也快。整个病程短者 9 个月,长者发病可达数年。但一般很少有同侧肩关节复发的病例。

冻结肩的治疗原则是以保守治疗为主,针对其不同时期,或是其不同症状的严重程度采取相应的治疗措施,使病程缩短,运动功能及早恢复。

在早期即疼痛期,病人的疼痛症状较重。而功能障碍则往往是由于疼痛导致肌肉痉挛所致,所以治疗主要是以解除疼痛,预防关节功能障碍为目的。可以进行一些抗炎止痛的药物对症治疗,必要时可以对盂肱关节腔做皮质激素注射治疗或玻璃酸钠每周一次,3～5 次,可有效缓解大多数患者的症状,帮助其入睡,其原理在于它有屏蔽痛觉感受器的作用。急性期不主张关节主动或过度的被动锻炼,因为往往会引起炎症加剧。

在冻结期关节功能障碍是其主要问题,疼痛往往由关节运动障碍所引起。治疗重点以达到解除粘连,扩大肩关节运动范围,恢复正常关节活动功能的目的。物理治疗和功能康复是主要治疗手段。手指爬墙是一种简单易行的锻炼方式,嘱患者面对墙壁站立,用患侧手指沿墙缓缓向上爬动,使上肢尽量高举,到最大限度,在墙上作一记号,然后再徐徐向下回原处,反复进行,逐渐增加高度。钟摆运动每天数次,每次作 15～30 分钟,也会有助于患者康复。锻炼计划因人而异,循序渐进,一个重要的指导原则是,日间锻炼后晚上的疼痛不能明显加重,否则就应该减小活动量。

恢复期继续消除残余症状,主要以继续加强功能锻炼,以

增加关节活动范围及肌力的增强与恢复为原则,增强肌肉力量,恢复在先期已发生失用性萎缩的肩胛带肌肉,恢复三角肌等肌肉的正常弹性和收缩功能,以达到全面康复和预防复发的目的。

近年来,对病程不长的冻结肩行关节镜下关节囊松解术比保守疗法获得了更好的缩短病程效果。两者对活动范围改善相似,手法松解简便易行,但必须掌握指征,操作规范。与手法松解术相比,镜下松解辅以手法松解能获得更好的功能改善和止血效果。

手术指征主要是夜间痛醒,外展和前举＜70°。手术取沙滩椅位,包含四步:冲洗,关节囊松解,注射类固醇激素,经典的手法松解关节。松解从盂肱中韧带的盂唇止点开始,接下来清理靠近肱二头肌长头腱基底的滑膜绒毛,切开整个肩袖间隙。然后切开盂肱上韧带和喙肱韧带。处理下关节囊瘢痕。接下来,松解靠近关节盂的上关节囊,沿后上方的盂唇直至后侧工作通道,完成后关节囊的松解。通过关节镜的通道注入皮质醇激素。

手术的并发症主要是关节内组织损伤,在病变严重的患者穿刺后关节囊可能很困难,手术开始时由于空间狭窄,可能会损伤关节软骨,肩盂和下关节囊。注意避免损伤腋神经。

(路奎元 王晓滨)

▶▶ 参考文献 ◀◀

1. Biley GP, Harrall RL, Comstart CR, et al. Glycosaminoglycans of human rotator cuff tendons: Charges with age and in chronic rotator cuff tendinitis. Ann Rheum Re Dis, 1994, 53: 367-376.

2. Coghlan JA, Buchbinder R, Green S, et al. Surgery for rotator cuff disease. Cochrane Database Syst Rev, 2008, 23 (1): CD005619.

3. Burns JP, Snyder SJ. Arthroscopic rotator cuff repair in patients younger than fifty years of age. J Shoulder Elbow Surg, 2008, 17(1): 90-96.

4. Duralde XA, Greene RT. Mini-open rotator cuff repair via an anterosuperior approach. J Shoulder Elbow Surg, 2008, 17(5): 715-721.

5. Duralde XA, Bair B. Massive rotator cuff tears: the result of partial rotator cuff repair. J Shoulder Elbow Surg, 2005, 14(2): 121-127.

6. Watson EM, Sonnabend DH. Outcome of rotator cuff repair. J Shoulder Elbow Surg, 2002, 11(3): 201-211.

7. Caastellarin G, Ricci M, Vedovi E, et al. Manipulation and arthroscopy under general anesthesia and early rehabilitative treatment for frozen shoulders. Arch Phys Med Rehabil, 2004, 85: 1236-1240.

8. Diwan DB, Murrell GA. An evaluation of the effects of the extent of capsular release. Arthroscopy, 2005, 21: 1105-1113.

9. Bunker TD. Arthroscopy and manipulation in frozen shoulder. J Bone Joint Surg(Br), 1994, 76(s): 53-59.

第十七章

外科疾病

<<<<<

第一节　围术期处理

围术期处理(management of perioperative period)是指以手术为中心而进行的各项处理措施,包括术前评估、术前准备、术前麻醉选择、手术方案选择、术中处理和术后并发症预防与处理。随着人口的老年化,麻醉技术的发展,外科手术技术的发展与提高,外科手术器械不断开发和改进,微创外科技术的不断完善,各种先进的影像学检查的广泛应用,手术治疗的老年病人不断增多,合理又合适的围术期处理对老年病人手术治疗后良好的治疗结果更显其重要性。本章就老年病人围术期处理分别进行介绍,其中术中处理在麻醉管理章节中讲述。

一、术前评估

术前评估主要包括对老年病人术前全身情况、心功能、肺功能、肝功能、肾功能异常风险进行评估,对老年病人并存疾病对手术及重要器官功能的不良影响风险评估,对老年病人的精神及心智进行评估,减少或预防围术期风险,使老年病人手术治疗获得好的结果。

(一)全身情况评估

老年病人手术前全身评估与普通病人相同,主要通过详细询问病史、体格检查和各项检查来完成。详细病史结合常规检查与特殊检查,为全身情况评估提供有力的依据。主诉及重要检查异常结果,不仅要认真解析异常结果对手术可能的不良影响,而且时常还需要进一步检查才能完成评估。老年病人术前全身情况评估,术前心功能、肺功能、肝功能、电解质、凝血功能、血型检查、X线胸片、血尿常规检查应常规进行。

体格检查必须全面,并要特别注意神经系统及心血管系统检查。老年病人随着年龄的增加,并存神经系统和心血管系统疾病的几率更高,围术期风险影响更大。综合性评估措施是评估老年病人全身情况的主要方法,为明确手术风险、降低围术期风险和预防围术期风险措施提供根据。

(二)心功能异常风险评估

老年病人心功能异常给围术期带来的风险,不仅会影响老年外科病人的恢复,还有可能直接影响手术的时机或病人的生命,因此应对心功能异常给老年病人手术带来的风险必须进行全面的评估。在评估心功能异常对手术造成的风险时,必须明确了解以下风险因素:①外科病人可能约 1/3 合并有心血管疾病;②合并有周围血管疾病的老年病人围术期发生心功能异常的风险明显增多;③手术时发生细胞外液大量变化和手术时间过长会增加心功能异常风险;④大血管手术、胸部手术、上腹部手术及大型开放骨科手术也会增加心功能异常风险。1995 年美国退伍军人外科病人资料库统计 8 万病例,结果表明:围术期心功能异常主要发生于老年外科病人,老年人 30 天手术死亡率为 3.1%,心功能异常发生率为 4.5%,心肌梗死发生率为 0.7%。心肺功能异常需抢救发生率为 1.5%,肺水肿发生率为 2.3%。术前心功能异常风险评估的目的是,努力降低心功能异常风险以消除术后心功能异常并发症。

术前心功能评估不仅有利于降低老年外科病人围术期并发率和死亡率,还有利于告知病人心功能异常对围术期带来的风险,使病人直接参与帮助心功能异常改善,也有利于降低围术期并发症发生率及死亡率,有利于外科医生选择合适的病人。术前心功能评估也可避免某些损害心功能的检查,这些检查可能对病人造成心理或机体伤害,甚至导致手术延期或是丧失手术机会。心功能异常风险评估可分为二种:一般性的非精确性的低风险与高风险评估和精确性的中风险与高风险评估。一般性的非精确性低风险与高风险评估主要通过详细的日常锻炼活动耐受能力和日常活动能力的询问估计高风险与低风险。而精确性的中风险与高风险评估则需要进行一些无创或(和)有创的检查来完成。

心功能异常风险评估的首要措施是详细病史询问和全面体格检查。病史询问需包括:①病人年龄;②有无心肌梗死病史;③有无冠状动脉手术史(支架植入或搭桥);④有无心力衰竭病史;⑤有无脑血管病史;⑥有无高血压病史;⑦有无心脏杂音;⑧是否合并糖尿病;⑨有无肺部疾病;⑩是急诊手术还是择期手术;⑪麻醉方式;⑫既往手术史和麻醉史。体格检查应注意以下体征:①有无心率和心律异常;②血压是否异常;③颈静脉是否扩张;④是否存第 3 心音;⑤有无心脏杂音;⑥有无阻塞性肺病征象;⑦是否并存周围血管疾病。

有研究根据一些基本检查结果如:心电图异常、胸片示肺水肿、生化结果异常可将心功能异常风险分为低风险、中风险和高风险。其风险分值评估与分级计算如表 17-1-1。

表 17-1-1　心功能异常风险指数

评估类别评估指标		分值
病史	急诊手术	10
年龄>70 岁		5
心肌梗死史<6 个月		20
心肌梗死史>6 个月		10
心绞痛 Ⅲ级		10
心绞痛 Ⅳ级		20
体格检查主动脉狭窄		20
病史结合实验室检查有以下情况之一者为全身情况差		
$PO_2<60mmHg,PCO_2>50mmHg,K^+<3mmol/L$		5
$BUN>50mmol/L,creatinine>2mmg/dl$,卧床		5
心电图	心律失常	
	非窦性心律+房性早搏	5
	室性早搏>5 次/分	5
胸片	肺泡性肺水肿	
	一周内	10
	一周以上	5
总分值		

根据上述评估分值进行风险分级。0~15 分为Ⅰ级,为低风险至中风险。16~30 分为Ⅱ级,>30 分为Ⅲ级,Ⅱ级和Ⅲ级为高风险。其中心绞痛分级采用加拿大心血管协会分级法。无症状为心绞痛 0 级,剧烈活动后心绞痛为Ⅰ级,中度活动后心绞痛为Ⅱ级,少量行走后心绞痛为Ⅲ级,静息性心绞痛为Ⅳ级。

美国心血管疾病协会和心脏疾病协会联合发表了其新版非心脏手术围术期心脏风险评估指南。这一新版指南合编于表 17-1-2。采用新版指南进行术前心脏风险评估,临床可以采用合适的检查方法和应用 β-阻断剂来降低心脏并发症。

表 17-1-2　美国心血疾病与心脏疾病协会新版非心脏手术风险评估法

心脏异常风险导致心肌梗死、心力衰竭、死亡的临床预测因素
重大风险因素
1. 不稳定冠状动脉综合征
• 有急性心肌梗死或近期心肌梗死病史、有心肌缺血临床症状和无创检查示严重心肌缺血
• 不稳定型心绞痛或严重心绞痛
2. 心力衰竭

（续表）

心脏异常风险导致心肌梗死、心力衰竭、死亡的临床预测因素
3. 严重心律失常
• 高度房室传导阻滞
• 并存心脏疾病出现严重室性心律
• 室上性心律失常出现不可控室性心律
4. 严重心脏瓣膜疾病
中度风险因素
1. 轻微性心绞痛(加拿大分级的Ⅰ级和Ⅱ级)
2. 陈旧性心肌梗死或心肌梗死病理依据
3. 异常 Q 波
4. 心力衰竭病史
低风险因素
1. 高龄
2. 心电图异常(左室肥厚,左束支传导阻滞,ST-T 段异常)
3. 心律失常(房颤,房性早搏)
4. 轻度运动功能障碍
5. 卒中病史
6. 有未控高血压病

采用上述方法进行心脏异常风险评估后,不仅可确定合适的进一步心脏检查方法的采用合适的处理措施来降低或消除围术期心脏并发症发生。在确定并处理心脏功能异的风险后,可确定手术的大小,不同手术本身也可导致一定程度有心或能异常风险,如手术选择不合适,也可导致心脏并发症的发生。美国心血管疾病协会和心脏疾病协会联合其新版非心脏手术围术期心脏风险评估指南中对手术大小给心脏本身可能带来的风险也进行了分类和评估,编写于表 17-1-3。

表 17-1-3　非心脏手术对心功能异常风险评估分级法

非心脏手术对心功能异常风险评估分级法
高风险(心功能异常风险>5%)
• 大型急诊手术特别是老年人
• 主动脉或其他大血管手术
• 周围血管手术
• 时间较长且有大量细胞外液变化和大量失血的手术
中度风险(心功能异常风险<5%)
• 颈动脉内膜剥脱术
• 头颈部手术
• 腹部和胸腔手术
• 骨科手术

续表

非心脏手术对心功能异常风险评估分级法
• 前列腺手术
低度风险(心功能异常风险<1%)
• 内镜手术
• 体表手术
• 白内障手术
• 乳腺手术

在行心功能异常评估风险后,选择合适的检查及合适的术式以降低或消除围术期心脏并发症发生,其主要方法是介入治疗处理,如放置心脏起搏器、冠状动脉造影等。心脏的介入治疗处理,有时不仅是为消除围术期心脏并发症的发生,也可能发现心脏本身的疾病比所需手术治疗的疾病更紧急、更危及病人生命,还可能决定先行冠状动脉搭桥术。在行介入治疗处理心脏疾病本身增加心脏并发症可能性很大时,可考虑应用beta受体阻滞剂降低心功能异常风险,特别是对65岁以上的老年人更有意义。围术期行肺动脉插管监测血流动力学变化对了解心脏功能、减少充血性心力衰竭和纠正因大手术失血造成循环不稳定都很有帮助。老年病人骨折手术硬膜外麻醉镇痛可明显减少心脏并发症风险。围术期保持好体温,特别是对大手术老年病人,可减少术后心脏并发症发生。

(三)肺功能异常风险评估

有研究表明围术期肺部并发症与心脏并发症一样导致围术期的并发症和死亡、手术推迟或延期。影响老年病人术后预后因素的研究也表明:上腹部择期主动脉手术围术期的肺部并发症是心脏并发症的2.6倍,术后肺部并发症的死亡率与心脏并发症的死亡率相同。老年病人术后预后因素研究术后2年随访结果表明:围术期仅肺部并发症和肾功能异常并发症就能决定老年病人术后2年内的死亡率,特别是70岁以上的老年病人。因此,外科医生必须在术前常规行肺功能异常评估,通过术前评估后采取合适处理以降低或消除术后肺部并发症发生,如术后肺炎、肺不张、支气管痉挛、呼吸机依赖和术前肺部疾病加重等。

通常外科医生通过仔细病史采集、全面体格检查和某些检查基本确定围术期肺部并发症的风险。采用美国麻醉医师协会的病人身体状况评估法可以比较准确的预估围术期病人肺部并发症的风险,这一评估方法是临床比较好的评估方法。这一方法编写于表17-1-4。根据这一方法,Ⅱ级及Ⅱ级以上风险的病人肺部并发症发生的几率要高出1.5倍到3.2倍。

表 17-1-4 美国麻醉医生协会病人身体状况评估法

ASA 级别	病人临床特征
Ⅰ	健康人
Ⅱ	轻度系统性疾病
Ⅲ	严重系统性疾病且系统部分功能障碍或丧失
Ⅳ	严生系统性疾病且持续危及生命
Ⅴ	病情危及生存不超过24小时或不手术治疗生存不超过24小时
Ⅵ	有紧急手术指征任何一级的病人

除上述方法评估围术期病人肺并发症的风险外,还需考虑其他一些很具体的特别因素也可能影响围术期肺并发症的风险。如性别、是否并存阻塞性肺疾病、是否吸烟等。老年男性也是术后肺并发症发生的一个低危因素。并存慢性阻塞性肺部疾病即COPD是术后肺部并发症发生有重要危险因素,术后肺部并发症发生率约6%~28%。根据病人肺阻气道阻塞程度的不同其术后肺部并发症发生率而不同。肺部气道阻塞程度可分为:气道高度阻塞、中度阻塞和轻度阻塞。吸烟也是术后肺部并发症发生的一个重要危险因素,吸烟者与不吸烟者比较,吸烟者术后发生肺部并发症的风险要高出1.4~4.3倍。有支气管哮喘和其可逆性支气管气道阻塞<80%仅疾病发作时才会增加肺部并发症有风险。术前对病人活动能力进行详细询问,对评估术后肺并发症发生的风险很有帮助。有一项对600名病人术前活动能力问卷调查表明:不能正常行走2km的病人与能正常行走2km的病人比较,术后肺部并发症发生的风险高出9.0%,不能爬上2层楼的病人比能爬上2层楼病人术后肺部并发症发生的风险高出6.3%,虽说肺部并发症发生增加了,但统计学上说并没有显著性。直接观察和测试病人活动能力所得到的结果则不同,统计学上有显著性意义。测试病人活动力表明,能爬上4层楼的病人术后肺部并发症发生的风险是11%,而不能爬上4层楼的病人术后肺部并发症发生的风险高达52%。

一般来说,肥胖不是上腹部手术、腹腔镜胆囊切除术和心脏手术后肺部并发症发生的重要危险因素。但病人有呼吸睡眠暂停综合征时,肥胖则成为术后发生肺部并发症的一个高危险因素,可能导致术后延迟拔管或长时间依赖ICU治疗。某些非心脏和非肺部手术生身就可能增加术后肺部并发症发生的风险。这一风险的发生在胸部与腹部手术后并不少见,特别是邻近膈肌的手术,术后肺部并发症发生的风险明显增加。上腹部手术后肺部并发症比下腹部和腹腔镜手术后肺部并发症风险高。手术时间的长短也是影响术后肺部并发症发生的因素,手术时间超过3小时的术后肺部并发症明显增加。对于有吸烟史、合并肺部疾病的病人术前应行肺功能检查。有研究证明:有吸烟史、一分通气量<40%的病人行上腹部手术后发生支气管痉挛风险明显增高。

术前动脉血气是分析诊断和评估病人是否并存低氧血症和高碳酸血症有效方法。如术前病人有明显高碳酸血症,围术期则应避免给病人使用高浓度O_2。但应注意术前血气分析指标不正常不能作为推迟手术的原因。有研究证明有高碳酸血症高危病人行肺切除术后血气分析不能用于术后肺部并发症风险评估。其他代谢因素也是影响术后肺部并发症风险的原因,如肾功能不全、营养不良。BUN>30mg/dl的病人术后呼吸道并发症发生率高出2.29倍,血浆白蛋白<3.0mg/dL的病人其术后呼吸道并发症发生率高出2.53倍,BUN和术前白蛋白异常是术后并发症发生的中度危险因素。有些非药物的方法也能降低术后肺部并发症发生的风险。择期手术前禁烟8周以上,与不禁烟或禁烟少于8周的手术病人相比可显著降低术后肺部并发症的风险。有一前瞻性研究表明,吸烟使择期手术后肺部并发症增加5倍。除禁烟外还有其他方法也可减少术后肺部并发症的风险,如损伤控制手术的应用、改变手术方式使手术时间限制在3小时内、尽可能采用创伤小的腹腔镜手术、在高危病人

不用或少用创伤大的手术等。各种肺膨胀功能锻炼方法也是降低术后肺部并发症风险有效方法,特别注意指导病人在术前进行肺膨胀功能锻炼。合并支气管哮喘和COPD病人,术前应行降低气道阻力和改善气道通气功能的治疗。病人呼吸功能低于正常或通气值低于正常通气峰值的80%的病人应用支气管扩张剂治疗或短期激素治疗。有以下症状的病人术前应行肺功能训练和胸部功能训练治疗:①咳嗽治疗无效且上呼吸道分泌物多;②多种治疗后持续多痰;③肺功能差有活动后呼吸困难。

对于患支气管哮喘和COPD合并支气管炎和肺炎需用抗生素治疗的病人应暂不手术。临床上多数医生认为通过对住院病人常规术前对术后疼痛宣教和常规处理就可降低病人术后肺部并发症的风险,但其实不然,很多医生发现术后病人十分担心发生严重伤口疼痛,担心被固定胸部、腹部和膈肌活动牵拉损伤胸部和腹部伤口,因而避免胸部、膈肌和腹部肌肉活动,这种胸部、膈肌和腹部限制性活动直接影响深呼吸功能和肺功能锻炼,因此术后有效的止痛对减少肺功并发症风险很有帮助。全身性应用止痛药物或非甾体类药物、硬膜外麻醉及伤口周围神经阻滞都是有效术后止痛方法。特别是对胸部、腹部和主动脉高危肺部并发症风险手术,良好的术后镇痛对降低术后肺部并发症风险更有帮助。在大手术前,与病人进行详细术后疼痛发生机制、镇痛方法充分沟通,减轻病人对疼痛的恐惧心理,加强术前肺功能锻炼宣教与训练,对降低术后肺部并发症的风险有重要意义。术后在ICU或术后恢复室积极对病人心肺功能严密监护和积极帮助病人进行肺部功能锻炼有利于降低肺部并发症风险、提高治疗效果和改善病人预后。

(四)肝肾功能异常和其他合并疾病的评估

临床医生必须对病人各系统进行评估,评估不仅要全面了解外科疾病所在系统的情况,还要能发现其他系统未诊断的并存疾病,才有助于准确评估围术期风险。肾功能异常经常是一个无任何临床表现的术后心脏和肺部并发症风险预测重要指标,因此老年人术前必须行肾功能检查。病毒性和酒精性肝硬化导致肝功能不良及肝功能不良引发的营养障碍都是预测老年术后预后不良重要指标。有大量研究报道严重肝硬化不仅可作为腹部手术预后不良预测,还可作为其他部位手术不良预后的预测指标。肝功能的评估方法有:肝脏生化指标检测、肝体积测量、肝吲哚青绿排泄试验等方法。营养不良是围术期并发症的重要原因,其显著特征是低蛋白血症。尽管有许多指标可用于判断术前存在营养不良,但白蛋白水平测定仍是临床监测方便、相对较准确可靠的方法。有研究表明术前低蛋白血症较其他不良预后预测指标是一更可靠的预测指标。

二、术 前 准 备

术前准备指针对病人术前全面检查结果及预期进行的手术方式,采取相应的措施,使病人具有良好的心理和机体条件,以便更安全地耐受手术。根据手术时间的缓急和疾病特点可分为三级:①急诊手术:如外伤性肠破裂、外伤性脾破裂,急性化脓性胆管炎、急性阑尾炎,需在最短时间内完成术前准备,迅速进行手术。手术紧急抢救生命。②限期手术:肝门部胆管癌,用碘剂准备的甲状腺功能亢进,手术时间虽

然可以选择,但时间不能延迟太久,必须在一定时间内完成术前准备。③择期手术:食管裂孔疝、慢性胆囊炎合并胆囊结石,有充分时间行手术准备。术前准备不仅要注意外科疾病本身及该系统功能情况,还必须对病人全身情况及心脏、肺、肝肾等重器官功能全面了解及其可能的并存疾病风险。并针对相应风险采取合理的术前准备。

(一)一般准备 主要包括心理准备和生理准备。

1. **心理准备** 外科手术会引起病人及家属恐惧心理。医务工作者应从关心和鼓励方面出发,就病情、手术的必要性、可能的手术效果、手术风险、可能的并发症、术后恢复过程及预后、术中及术后输血并发症和不良反应,进行充分交流和沟通,尽可能让病人及家属了解手术经过、风险,让病人及家属能积极参与治疗决策及并发症防治。有严重心理障碍时,可能需要精神科医生参与术前准备或和应用适当镇静药物或抗精神病药物。

2. **生理准备** 主要针对病人生理状态及计划实施的手术对病人生理可能造成的影响进行准备。使病人在较好的生理状态下接受手术。

(1)适应性锻炼:通常病人都不习惯在床上大小便,术前应进行指导和训练。术后因伤口疼痛、手术创伤,咳嗽和咳痰都会受到明显影响,术前应行有关训练和肺膨胀功能的训练。

(2)输血和补液:大手术都需行血型鉴定和交叉配血。术前贫血可能增加术后并发症和死亡风险。结直肠癌病人术前约46.1%病人有不同程度贫血。术前Hb低于8g/dl与无贫血手术病人相比,术后死亡率高出16.2倍。术前有严重贫血者需术前输血,使血红蛋白达到手术的基本需求。另术前应根据大手术失血风险的大小,准备不同量血。另还需根据手术本身及疾病本身对血液成分的不同影响,准备不同量的成分血,如红细胞压积、血浆或血小板。凡有水电解质异常,术前应尽可能予以纠正。

(3)感染预防准备:术前应采取各种措施以提高病人抵抗能力,降低术后感染并发症的发生。对择期病人有感染性疾病时,应对感染性疾病进行合理治疗。对病人所处理的周围环境应进行合理处理。如即时更换干净衣服、被服,洗澡洗头等。手术区域皮肤进行保护防止损伤。在下列情况下应预防应用抗生素:①接近感染灶或涉及感染灶的手术;②肠道手术;③手术操作时间长、创面大手术;④开放性创伤、创面污染或软组织广泛损伤及清创时间较长的手术;⑤癌肿手术;⑥涉及大血管手术;⑦需植入人工制品的手术;⑧器官移植手术。

(4)胃肠道准备:术前进行一定时间禁食和禁水,防止因麻醉或手术引起的呕吐物导致窒息或吸入性肺炎。部分胃肠道手术前需放置胃管。如幽门梗阻和肠梗阻病人。

(5)其他准备:口腔清洁、手术区域皮肤清洁。术前排尿。

(二)特殊准备

对于手术耐受力不良病人,还需根据不同病情做相应的准备。

1. **营养不良** 营养不良病人常伴有低蛋白血症。低蛋白血症病人组织水肿,影响愈合。营养不良病人抵抗力低下,容易并发感染,术前应予纠正。术前血清白蛋白低于

30g/L、血清转铁蛋白低于 1.5mg/L、体重下降大于 10％时，表明有营养不良，应采用肠内或肠外营养治疗 1 周，以改善营养状态。

2. 高血压病 病人血压不超过 160/100mmHg 时可不用特殊准备。血压过高者，在麻醉诱导和术中应激时可能有并发脑血管意外和充血性心力衰竭等风险。术前选用合适降压药物控制血压。对于术前血压控制不满意或术前出现血压急骤升高，在用适当药物处理后血压可稳定控制，可按期手术，如血压控制不稳，应延期手术。

3. 心脏病准备 有心脏疾病的病人，其手术死亡率和并发症发生率都高出无心脏疾病人。虽然有心脏疾病，但大部分病人都有一定程度的手术耐受力。心脏有疾病后手术风险的评估，临床上可用 Goldman 指数进行量化分析。该指数提供了阳性发现与额外风险有关的评分。见表 17-1-5。根据 Goldman 指数的高低，心源性死亡、致命性心脏并发症的发生随着评分指数升高而增加。0～5分，上述危险性＜1％，6～12 分，危险性为 7％，13～25分，危险性为 13％（死亡率 2％），＞26 分，危险性为 78％（死亡率 56％）。

表 17-1-5 心脏疾病病人手术风险 Goldman 指数评分法

阳性发现	得分
收缩期第二心音奔马律或高静脉压	11
近 6 个月内有心肌梗死史	10
ECG 示室性早搏＞5 次/分	7
非窦性心律或房性早搏	7
年龄＞70 岁	5
急诊手术	4
胸腔、腹腔或主动脉手术	3
严重主动脉狭窄	3
全身情况差	3

合并有心脏疾病手术的病人在术前准备时还应注意以下事项：①高血压长期低盐饮食和应用利尿药物，可能导致水电解质失调，术前应予纠正。②Hb 低的病人携氧能力差，对心肌供氧直接造成不良影响，术前应逐步输血纠正。③不同心律失常处理要用不同的合适的方法。心房颤动伴室性心律＞100 次/分，应用普萘洛尔或毛花苷丙，使心率控制在正常范围。心率＜50 次/分，术前可用阿托品，必要时放置临时或永久性起搏器。④6 个月内有心肌梗死史病人不作择期手术。6 个月以上无心绞痛发作的病人，在良好监护下可行手术。心力衰竭控制 3～4 后再行手术。

4. 呼吸功能障碍 呼吸功能障碍主要指轻微活动后出现呼吸困难。哮喘和 COPD 是最常见的慢性阻塞性肺功能不全疾病。术前肺功能不全病人术后并发低氧血症、肺炎和肺不张风险明显增加。若用力呼气量和第一

秒呼气量低于正常 50％说明病人存在严重肺部疾病，术后肺部并发症发生率会明显升高。若合并有感染，必须在控制后各方面行手术。动脉血气、肺最大通气量与肺功能关系见表 17-1-6。

表 17-1-6 动脉血气、肺最大通气量与肝功能关系分析

项目	肺功能		
	正常	轻度不全	重度不全
动脉血氧分压(kPa)	＞9.3	8.0	＜6.6
动脉血氧饱和度(％)	＞90	90	＜84
动脉 CO_2 分压(kPa)	5.2	6.4	＞7.1
最大通气量(％)	＞70	60-70	＜60-40

呼吸系统术前准备具体措施包括有：①停止吸烟，病人练习深呼吸和咳嗽，以增加肺通气量和排出呼吸道分泌物；②应用麻黄碱、氨茶碱等支气管扩张剂，改善阻塞性肺功能状况；③有哮喘发作史病人，口服地塞米松等药物，减轻支气管黏膜水肿；④痰多且黏稠病人，应采用蒸气吸入，服用排痰药物，使痰易咳出；⑤麻醉前用药要合适，不要引起术前呼吸功能抑制。减少呼吸道分泌物药物也要适量，以防排痰困难；⑥重度肺功能不全病人，术前心须积极进行改善肺功能的治疗和锻炼，待肺功能有改善后再行手术；⑦存在急性呼吸道感染病人，择期手术推迟至急性肺部感染治愈后 1～2 周再进行。如系急诊手术，需应用抗生素并要注意避免吸入麻醉。

5. 肝脏疾病术前准备 肝炎和肝硬化是最常见的肝脏疾病。临床上很多肝功能不良病人并无任何表现，因此病人术前都应行肝功能检查。一般轻度肝功能损害不影响病人手术耐受力。肝功能损害严重或肝功能失代偿时，病人手术耐受力会明显受影响，术后并发症会明显增加，必须严格术前准备改善肝功能后才能手术。如肝功能不良出现腹水、黄疸、明显营养不良时除急诊抢求手术外，不能施行其他类手术。对于低蛋白血症、凝血功能异常，术前可输白蛋白和血浆或外源性凝血因子以纠正。在肝功能不良和行肝切除术病人，术前应行增加肝糖原储备的治疗。并发腹水病人应限盐和水摄入，使用合适利尿剂减少腹水。合并黄疸病人，为改善肝脏凝血因子合成功能，术前应用维生素 K。通过上述多种方法改善肝功能，提高病人手术耐受力。

6. 肾脏疾病的术前准备 肾脏是人体重要代谢器官，对保持病人内环境的稳定，提高手术耐受力决定手术预后有重要影响。麻醉、手术创伤及一些药物都可能造成肾功能损害，因此术前必须全面肾功能检查，了解肾功能的状况。临床上根据 24 小内肌酐廓清率和血尿素氮测定值判别肾功能状况。根据这种方法可将肾功能损害分为轻、中、重三类。判别方法见表 17-1-7。轻、中度肾功能损害，经过适当治疗，病人手术耐受力良好。重度肾功能损害病人，不仅需内科药物治疗，还需行有效透析治疗保护，病人也可较安全地耐受手术。

表 17-1-7　肾功能损害程度判别方法

检测指标	肾功能损害程度		
	轻度	中度	重度
24 小时肌酐廓清率 (ml/min)	51～80	21～50	＜20
血尿素氮(mmol/L)	7.5～14.3	14.6～25.0	25.3～35.7

7. 糖尿病病人的准备　糖尿病病人手术耐受力差。术前应控制好血糖。特别是污染手术和创伤较大的手术容易发生伤感染。大手术病人，术前血糖应控制在 5.6～11.2mmol/L 为宜，且要注意防止低血糖的发生。如病人术前长期口服降糖药物或用长效胰岛素，均应改为胰岛素皮下注射，每 4～6 小时一次，使血糖控制到上述水平。应在当日尽早进行手术，尽可能缩短禁食时间，避免发生酮症酸中毒。

8. 肾上腺功能不全病人准备　除慢性肾上腺功能不全的病人外，凡是正在用激素治疗或近期曾用激素治疗 1～2 周者，肾上腺都有可能不同程度的抑制，术前 2 日开始用氢化可的松，每日 100mg，第 3 日即手术当天给予 300mg。术中、术后根据应激反应情况决定激素用量及停药时间。

三、术前麻醉选择

手术种类和部位是决定选择麻醉方法的重要因素。根据麻醉的方式和麻醉的范围分为局部麻醉和全身麻醉。局部麻醉根据麻醉技术及部位分为：硬膜外麻醉、腰麻、骶麻、周围神经阻滞麻醉。硬膜外麻醉也可与全身麻醉联合应用。在术前评估时，对麻醉选择影响因素，除考虑手术种类和部位外，还要评估气道情况，只有对气道充分评估，才有利于选择合适的麻醉方法。

（一）局部麻醉

局部麻醉中硬膜麻醉和腰麻是腹部、盆腔、会阴部和下肢手术最有效的方法。硬膜外麻醉和腰麻可以连续给药也可单次给药。对于术前应用抗凝药物、抗血小板聚集等药物的病人，硬膜外麻醉和腰麻是禁忌证，如行硬膜外麻醉，可能并发硬膜外血肿和蛛网膜下出血。神经阻滞麻醉主要用于体表手术、上肢手术和术后镇痛用。为提高神经阻滞麻醉的效果，尽可能减少对其他部位的影响，精确阻滞所需阻滞的神经局部麻醉方法已出现。目前采用神经刺激器、超声波定位导引神经阻断方法已开始用于临床。

（二）全身麻醉

微创外科已广泛用于临床。微创手术的目的是让病人恢复快，因此麻醉必须适应这一需求。要求麻醉诱导时要短，麻醉苏醒时间短，术后器官功能恢复快。全身麻醉采用不同麻醉药物组合应用，能满足这些要求。全身麻醉根据麻醉药物应用方式分为：吸入麻醉、静脉麻醉、吸入和静脉复合麻醉，与硬膜外麻醉联合应用称联合麻醉。具体麻醉药物应用方法及如何联合，在麻醉章节中详述。全身麻醉根据气道通气方式不同分为：普通气管插管全身麻醉、双腔通气全身麻醉和喉罩通气全身麻醉。选择方式决定于手术大小、手术时间长短、手术部位。如肺部手术，通常采用双腔通气麻醉。手术时间较短，创伤小，较小的腹腔镜胆囊切除术可选喉罩通气全身麻醉，除肺部手术和心脏手术外，大部分普通气管插管通气全身麻醉都可由喉罩通气麻醉代替。喉罩通气麻醉，因不向气管插管，在喉上用罩通气，减少对气管刺激，降低了肺部并发症风险，术后恢复快。目前应用越来越普遍。

四、术后处理及并发症防治

由于老年患者的特殊的病理生理学改变、术前的多系统并存疾病、手术和麻醉的应激反应，使得术后并发症发生率和死亡率升高。有报道显示，老年心脏病患者的术后死亡中，85％发生在 24 天以内，而老年患者症状体征不典型、术后非心源性因素影响过多，均可掩盖心肌梗死等严重心脏事件的发生。因此，术后严密的监测与及时的发现、处理有利于促进患者恢复，从而降低并发症及死亡的发生率、减少住院时间及费用。

（一）术后全身状态的监测及处理

1. 意识状态　老年患者术后麻醉恢复慢，失血导致循环不稳定，并发疾病导致低氧血症、二氧化碳潴留等情况均可能导致术后出现嗜睡、谵妄、甚至昏迷等不同意识状态的改变。在下文的特殊问题中，会详细地介绍。

2. 体温变化　术后早期常可发生应激性体温升高，多为 38.5℃ 以下，持续三天以内。这种升高往往并不伴有白细胞的明显变化及主观症状的改变。但由于老年患者机体感觉及反应能力下降，特别是机体处于应激状态，即使合并感染也有可能体温变化不明显，如果表现为高热，则间接的说明感染较为严重。因此应当密切观察体温变化趋势，及时分析手术和非手术相关因素，以发现感染性并发症，并及时处理。

3. 心血管系统的监测与处理　老年患者术后心血管事件发生的高峰期是术后 48 小时以内。相关监测指标包括了有创动脉血压或外周动脉血压监测、中心静脉压等血流动力学监测，心电监护及血氧饱和度监测等。对于大多数患者，应用无创监测就能满足基本的临床需求。由于血管硬化，血管顺应性差，多表现为收缩期高血压。术后血压控制要以适当、平稳为目的，避免明显的波动。同时应当参考术前基础的血压水平，对于术前血压偏高，特别是既往有脑血管栓塞性疾病的患者，术后的血压不宜控制过低，如果没有合并明显的心功能、肾功能改变，血压可控制在 160/90mmHg 以下，以避免血压过低导致一过性脑缺血、心肌缺血等严重并发症。对于术后血流动力学不稳定的患者，收缩压至少保持在 80mmHg 以上，以维持肾脏灌注压。有创血压监测主要应用于各类危重症手术，大血管、心脏、肝脏等出血量可能较大的手术，血流动力学不稳定的手术等，术后可以保留监测以取得连续的血压监测。最多可保留一周。同时注意感染、出血及血栓并发症的发生。

中心静脉压（CVP）监测有利于判断术后循环状态。特别是对于合并心血管疾病的患者，综合分析中心静脉压及血压、心率等血流动力学，可合理的调整每日的输液量，减少术后急性心功能不全、肾功能不全等的发生。

心电监护可以对于术后心律失常做出直接的反应。这多发生于术后合并心脏器质性病变或已经存在心律失常的患者。其主要原因多为术后血流动力学不稳定导致心脏灌注异常，水电解质代谢紊乱如术后常见的低血钾导致心脏传导异常以及血容量不足或过载导致节律异常等。对于术前已经合并的或术后新出现的偶发房性早搏、室性早搏、无症状的束支传导阻滞、一度及二度Ⅰ型房室传导阻滞一般不需要特殊处理。而对于其他较为严重的心律失常、特别是产生血流动力学不稳定的情况如室上性心动过速、房颤、室性心律失常等,应积极处理。处理的首要步骤是对症处理以稳定血流动力学,然后是积极寻找病因,对因治疗。

4. 呼吸系统的监测与处理 老年患者对于麻醉药物反应敏感,是由于麻醉药物代谢减慢、术后镇静止痛药物的综合应用,可能导致呼吸中枢的抑制;另外,合并有慢性阻塞性肺疾病的患者,容易出现二氧化碳的潴留,术后并发肺不张、肺炎等临床状况,都可直接表现为呼吸节律的改变,这也是临床呼吸监测的最直观的表现。经皮氧饱和度监测(SpO_2)通过分光光度法感知外周氧合血红蛋白体现氧饱和度同时可根据动脉血流的冲击来测定脉搏,是简便的常规监测手段。但根据氧解离曲线可知,在正常状态下,氧饱和度在90%时,动脉血氧分压(PaO_2)是60mmHg,即为正常下限,因此,保持氧饱和度90%以上,基本可以保持氧分压大于底限,而不出现低氧血症;而氧饱和度低于90%后,随着氧饱和度的变化,氧分压变化加剧,因此氧饱和度无法正确体现氧分压的变化,需要进行动脉血气分析,以更加准确的判断血液氧合情况及机体酸碱平衡。以上情况如有异常,应考虑到术后肺不张、气胸、坠积性肺炎、急性呼吸窘迫综合征、甚至肺栓塞等可能发生的术后并发症,行胸部影像学检查可以对肺部情况进行评估,并进行相应的治疗。

5. 肾脏功能的监测及处理 术后肾脏功能改变主要是容量不足导致的肾前性肾功能不全。尿量改变是最早期的变化,尿量监测也就成为最方便的手段。对于老年患者,应保持每小时40ml的基本排泄量甚至更多,同时结合中心静脉压、血压等指标调整输液量改善肾脏灌注。对于老年患者,术后应用抗生素、非甾体类抗炎药等肾毒性药物、严重感染、失血导致急性肾小球坏死可以引起的急性肾性肾功能不全,这时应首先祛除诱因、根据肾功能不全的程度给予综合治疗,必要时行血液滤过或透析治疗。

6. 血糖的监测及处理 手术特别是大手术产生的应激会直接导致机体能量及物质代谢异常,表现为应激性高血糖。这不仅增加机体分解代谢、加重负氮平衡、增加伤口感染发生,也提高了手术相关的死亡率。有学者认为进行强化胰岛素治疗,将血糖控制在4.4~6.1mmol/L之间可以有效地降低病死率。但后来的研究指出,如此严格的控制血糖,导致低血糖的发生率升高,特别是对于老年患者,术后隐匿性的低血糖可能导致更加严重的并发症。因此,推荐将血糖控制在7.8~10.0mmol/L即可。对于创伤早期,如果连续两次随机检测血糖高于11.1mmol/L或血糖波动大,可考虑胰岛素静脉泵入,但这时需要每小时监测血糖变化,以调整胰岛素用量。

7. 手术相关问题的观察与处理

(1)术后出血:术后早期(24~48小时内)出血多由于小动脉断端痉挛使得未发现的出血点术后开放、术后血痂脱落、术后炎症消退而结扎线松动等有关;术后迟发性出血多与术后并发症有关,如消化道瘘导致的血管壁侵蚀,术后吻合口黏膜坏死等。另外肝脏手术的肝断面渗血等手术因素,患者凝血功能障碍等全身因素也是术后出血的常见病因。术后活动性出血多表现为:心率增快,多表现为窦性或室上

性心动过速;血压进行性下降,患者出现口渴、淡漠、贫血貌、少尿等失血性休克的表现;血常规提示红细胞、血红蛋白进行性下降;引流管、胃管或伤口有大量血性引流,每小时>100ml,并进行性增加等。如果发现活动性出血,在止血、输血、快速扩容等保守治疗基础上,迅速行必要的辅助检查,如胃肠镜、血管造影以判断出血部位并作出相应的处理,如果无法精确诊断或无法止血,就需要急诊手术治疗。

(2)术后切口愈合情况:老年患者术后切口并发症的发生率较年轻人是升高的。多与术后营养不良、低蛋白血症、贫血、肥胖、糖尿病等直接相关,此时成纤维细胞活性下降、组织愈合能力减弱,及时临床愈合,其抗张力的能力也明显下降。再加上术后咳嗽、感染等导致切口张力过高,缝合过紧或过松,切口层次对合不良等原因,就要求老年患者的拆线时间需适当延长,同时伤口感染、裂开、脂肪液化等并发症增加。伤口裂开可表现为伤口的血性渗出,透过伤口可以看到伤口下的组织,同时要判断伤口裂开的层次,对于局限性的浅层裂开,可选择非手术治疗,以蝶形胶布局部拉合伤口,并腹带加压以促进愈合;对于全层裂开,应及时手术重新缝合,可以分层缝合也可以全层缝合,但都需应用减张缝线。必要时皮下可放置皮片引流,48小时内拔除。减张线要14天后拆除。脂肪液化表现为伤口皮肤及皮下组织裂开,并有但黄色清亮油性液体流出,不合并局部化脓性改变。处理此类伤口是注意清理伤口下积液,防止继发感染,必要时蝶形胶布拉合,多能很快愈合。除了局部治疗外,全身治疗尤为重要。包括了营养支持保持氮平衡及供给必要的营养素、积极控制血糖等措施。

(3)手术部位感染:择期手术的手术部位感染(surgical site infection,SSI)的发生率大约是1%~3%。在美国是仅次于泌尿系感染的医院感染,在我国也排在医院感染的第四位。其可以造成术后病死率、住院时间及费用的增加。老年患者是明确的高危人群,其他的高危因素包括糖尿病及应激性高血糖、肥胖、抗生素的不合理应用等。手术感染可以分为三大类,即表浅手术切口感染(发生于术后30天内的限于切口涉及的皮肤和皮下组织)、深部手术切口感染(无植入物3天内,有植入物术后1年以内发生的深及深筋膜和肌肉层)和器官或腔隙感染。在预防方面,严格的手消毒是最重要的预防措施,有研究证实反复更换手套甚至戴双层手套是无法取代外科手消毒的。合理的预防性应用抗生素,多在术前1个小时内使用。手术超过4小时的需要追加一组。而术后24小时继续使用是没有意义的。推迟已知合并其他部位感染的择期手术。术前即刻备皮,选择剪刀备皮而不是刮刀。另外还需严格控制血糖、避免术中及术后的低体温、增加术后吸氧时间等。目前有许多研究倾向于多模式干预,虽然每个研究方案中包含的干预措施不尽相同,也并没有包含所有的危险因素,但获得了较为满意研究结果。治疗方面,首先是根据致病菌的种类及敏感试验合理地选择抗菌药物,以杀菌剂为主,静脉应用,剂量和疗程足够。其次对于手术部位进行恰当的处理,如开放伤口引流,对于深部脓肿行穿刺或手术引流等。此外,还要注意对全身状态的评估及对症支持治疗。

8. 术后特殊问题诊断与处理

(1)术后精神障碍:老年患者术后出现的精神障碍是伴

有注意力、感受、思维、记忆、精神运动和睡眠周期障碍的一种精神紊乱综合征,分为狂躁型、抑郁型和混合型。发生时间多为术后1周内。术前合并糖尿病、高血压病的老年患者术后精神障碍发病率增高。其发生有多种原因,包括脑组织退行性改变,脑血流量减少,造成大脑功能下降;术中低血压状态使脑组织供血不足;原发病和手术创伤使机体处于应激状态而影响神经系统的调节功能;合并的慢性疾病使脑血管的自动调节功能受损。此外手术类型也影响到精神障碍的发生,如骨科大手术较上腹手术后发生率高。还有研究表明术后精神障碍与麻醉方式无关,但与麻醉用药有一定关系。在众多精神障碍中,谵妄是老年病人较常出现的典型表现,其为一种急性器质性脑综合征。在意识障碍的基础上,呈现出注意力、认知、精神运动、睡眠-觉醒周期及情感障碍。临床过程呈波动性。手术后谵妄通常在术后5天内发生,急性发作、病情波动、注意力损害、思维混乱和意识障碍是其核心特征。术后精神障碍将导致摔倒、骨折、静脉导管或引流管的误拔,长时间的卧床继而引发压疮、肺炎及静脉血栓形成等严重并发症。也会使住院时间延长、影响患者的社会活动能力的恢复并增加经济负担。因此一旦确诊,即应引起高度重视并积极应对。首先,谵妄可能是一些疾病的唯一的临床首发症状,如肺炎、脓毒血症以及心肌梗死等。因此通过病史、查体、辅助检查等相关措施及时发现和处理这些潜在的器质性疾病。其次,选择合适的药物。首选氟哌啶醇,这种药物不会引起严重低血压和自主神经反应,不会加重高血糖,对肝肾功能影响小。更重要的是其不引起过度镇静,与抗胆碱能药物相比有优势。可以睡前1~2小时一次顿服也可以分多次服用。当患者急性发作时,可以肌内注射,每小时0.5mg,直到症状缓解。静脉应用比肌内注射具有更稳定的效果,特别是对于循环不稳定的患者,这一点更加显著。氟哌利多也应用于快速镇静。有研究指出,该药物与其他抗精神病药物相比,抗胆碱能作用、降低血压的作用较轻。氯丙嗪也是临床常用的选择。虽然效果明确,但其潜在的α受体阻滞剂的作用使得发生严重低血压的比例较高。因此尤其不适用于需要提高外周血管阻力维持血压稳定的危重患者。苯二氮䓬类药物可单独使用也可搭配其他抗精神病药物使用。特别适用于震颤性谵妄患者。肌松剂和限制运动并不是处理术后精神障碍的好办法。前者的实用性差,要求气管插管和机械通气。后者会使患者出现强烈的束缚感,因此即使应用,也应将限制程度缩到最小,并经常向患者解释限制的原因,进行合理的心理疏导。如果精神障碍进展为昏迷,应采取相应的治疗方案,如心肺功能的支持。在度过急性发作期后,神经心理学的会诊将有利于术后早期的功能恢复。

(2)术后镇痛:由于衰老以及手术打击,老年患者药物代谢及动力学都会发生相应的改变。体成分的改变,如总体水和总体脂肪的比例变化,直接影响到药物的分布与转运;肝血流量下降都会导致药物代谢减慢,特别是依赖肝脏血流量代谢的止痛药物,如吗啡;相对于肝功能受损,肾功能损害对于止痛药物代谢影响更大。其体现在排泄减少及继发的药物及药物代谢产物的蓄积,如吗啡和哌替啶。另外,老年患者多系统合并症多,日常用药增加了药物相互作用的风险。这一些都是直接影响到老年患者术后止痛药物选择的因素,

因此有国外学者指出老年患者的用药的原则是"start low and go slow"(低剂量开始,缓慢调整)。在选择止痛药物的时候,第一步是疼痛的评估。首先是要结合病史及临床表现明确疼痛的原因。此后,应用多种评估量表及评分系统进行疼痛程度的评价,如词语描述量表(verbal descriptor scale,VDS),Wong-Baker脸谱量表(faces pain scale,FPS),视觉模拟评分法(visual analogue scale,VAS)以及数字疼痛分级法(numerical rating scale,NRS)等。而这些评估方法对于有视力听力下降、合并有神经精神系统疾病以及急性谵妄发作的老年患者使用起来就有许多困难。因此可以结合患者对于可疑疼痛的直接反应、行为改变以及家属、看护人员的观察进行综合评估。在药物种类方面,有多种选择。首先是吗啡类药物,这是针对术后中重度疼痛的标准治疗选择。可以安全的应用于认知障碍的老年患者。有研究指出,全量的吗啡制剂应用于术后的急性疼痛,老年患者组和年轻患者组,在止痛效果和不良反应风险方面无显著性差异。患者转出麻醉恢复室后,应根据年龄减少药物的剂量。而应用PCA泵可以或等平稳安全的止痛效果。但应注意到吗啡类药物导致的术后尿潴留、肠功能障碍、呼吸抑制等并发症。非甾体类抗炎药(NSAIDs)是最常用的止痛药物。但在老年患者中,肾损害、消化道出血、血小板抑制、高血压及充血性心力衰竭的发生率明显升高。即使是目前应用的选择性COX-2抑制剂如塞来昔布,也只是在减少消化道出血方面体现出优势,而术后的长期应用增加了肾损害及血栓栓塞性疾病的风险。

(3)术后下肢深静脉血栓形成的预防:老年患者是术后下肢深静脉血栓形成(DVT)的独立的高度危险因素,随着危险因素的增加,DVT的发生率升高。这些危险因素包括创伤(特别是脊柱损伤)、肿瘤、大手术(全麻下胸部、腹部手术,时间超过30分钟,膝关节手术)、吸烟史、肥胖、高凝状态等,可见对于老年患者,常规进行围术期的预防是有必要的。对于高危人群的预防措施一样适用于老年人,即联合应用低分子量肝素、抗血栓弹力袜或间断加压气泵。对于肿瘤患者、骨科手术后以及脊柱损伤的老年患者,其DVT后综合征、再发DVT以及肺栓塞的发生率明显高于其他因素,因此在以上预防措施基础上,需要加强预防,包括长期应用低分子量肝素或华法林,这两种药物均被多个临床研究证实有效并且安全。由于目前的研究并没有证实阿司匹林相对于低分子量肝素的优势,而且其出血并发症发生率高,因此不作为预防DVT的常规选择。对于术后出现不对称性下肢水肿等血栓形成的临床表现的老年患者,应及时进行超声多普勒诊断。确诊的同时即应对血栓的状态进行进一步评估,判断血栓位置、栓塞程度,是否为急性、亚急性或者慢性血栓。并给予患肢绝对制动、治疗性的应用低分子肝素等处理,对于有适应证的患者,可以进行导管溶栓、手术取栓或静脉滤器植入等操作,降低继发肺栓塞的可能。

(4)术后营养支持:老年外科患者基础代谢下降,主要营养素代谢能力的降低,如葡萄糖的代谢率和耐受性随着年龄的增长而下降,脂肪分解代谢和脂肪廓清能力降低,蛋白质的吸收率和利用率不足等。手术后蛋白质分解代谢增强,而合成代谢减弱,易导致低蛋白血症。术后在接受营养支持前,应纠正低血容量以及酸中毒、水、电解质及酸碱平衡紊乱

的情况。根据年龄、营养风险、手术情况、是否禁食、引流量和合并疾病,选择合适的营养支持途径、适量的热量和营养物质,制订个体化的营养支持方案。肠内营养是有胃肠道功能老年患者首选的营养支持手段,只有肠道不能耐受或无法进行肠内营养时,才考虑选用肠外营养。建议标准配方为:热量 $84\sim126$kJ/(kg·d),其中 $30\%\sim50\%$ 由脂肪供能。$0.15\sim0.2$g/(kg·d)氮摄入已能够满足机体需要(热氮比约为 120∶1),并添加常规剂量的矿物质与微量营养素。有研究显示对于术后早期,低氮[$\leqslant0.15$ g/(kg·d)]低热量[$\leqslant84$kJ/(kg·d)]的肠外营养支持可以减轻术后代谢负担,更好的控制血糖,减少感染相关并发症的发生。当患者血流动力学稳定,如果仍无法应用肠内营养,则需要对肠外营养从低氮低热卡配方进行调整。结合术后代谢特点如发热、引流丢失等,对正常生理需求量进行增加以尽可能维持氮平衡,促进合成代谢。由于术后老年患者的糖代谢异常、术后胰岛素抵抗,过高的糖供给会导致高血糖及加重代谢负担,所以建议使用"双能源"供能,即增加脂肪供能比例,可以达到糖/脂比 1∶1。脂肪乳剂多选择中/长链脂肪乳或结构脂肪乳,以减少单纯长链脂肪乳导致的肝脏脂肪代谢异常、高脂血症等并发症。某些特殊的营养素有不同程度的调节炎症、代谢和免疫的作用,有助于改善患者营养支持的效果。其中包括谷氨酰胺、ω-3 脂肪酸等。

(贺修文 许静涌)

▶ 参考文献 ◀

1. Khuri SF, Daley J, Henderson W, et al. The National Veterans Administration surgical risk study: risk adjument for the comparative assessment of the quality of surgical care. J Am coll Surg, 1995, 180: 519-531.
2. Detsky AS, Abrams HB, McLaunghlin JR, et al. Predicting cardiac complications in patients undergoning non-cardiac surgery. J Gen Intern Med, 1986, 1: 211-219.
3. Lawrence VA, Hilsenbeck SG, Mulrow CD, et al. incidence and hospital stay for cardiac and pulmonary complications after abdominal surgery. J Gen Intern Med, 1995, 10: 671-678.
4. Manku K, Bacchetti P, Leung JM. Prognostic significance of postoperative in-hospitalcomplications in the elderly patients. I. Long-term survival. Anesth Analg, 2003, 96: 583-589.
5. Owens WD, Felts JA, Spitznagel EL Jr. ASA physical status classifications: a study of consistency rating. Anesthesiology, 1978, 49: 239-243.
6. Smetana GW. Preoperative pulmonary evaluation. N Engl J Med, 1999, 340: 937-944.
7. Guideline for the diagnosis and management of asthma. National Heart, Lung and blood Institute. National Asthma Education Program. Expert Panel Report. J Allergy Clin Immunol, 1991, 88: 425-534.
8. Girish M, Trayner Jr, Dammann O, et al. Symptom-limited stair climbing as a predictor of postoperative cardiopulmonary complications after high-risk surgery. Chest, 2001, 120: 1147-1151.
9. Kearney DJ, Lee TH, Reilly JJ, et al. Assessment of operative risk in patients undergoing lung resection. Importance of predicted pulmonary function. Chest, 1994, 105: 753-759.
10. Bluman. LG, Mosca L, Newman N, et al. Preoperative smoking habits and postoperative pulmonary complication. Chest, 1998, 113: 883-889.
11. Brooks-Brunn JA. Predictors of postoperative pulmonary complications following abdominal surgery. Chest, 1997, 111: 564-571.
12. Arozulla AM, Daley J, Henderson WG, et al. Multifactorial risk index for predicting postoperative respiratory failure in men after major noncardiac surgery. The National VA Surgical Quality Improvement Program. Ann Surg, 2000, 232: 242-253.
13. Rizvon MK, Chou CL. Surgery in the patient with liver disease. Med Clin North Amer, 2003, 87: 211-217.
14. Gibbs J, Cull W, Henderson W, et al. Preoperative serum albumin level as a predictor of postoperative mortality and morbidity: results of the National VA Surgical risk Study. Arch Surg, 1999, 134: 36-42.
15. Lemanu DP, Singh PP, MacCormick AD, et al. Effect of preoperative excercise on cardiorespiratory infection and recovery after surgery: a systemic review. World J surg, 2013, 13: 711-720.
16. MGoldrick KE. Ultrasound guide in regional anesthesia. Survey of Anesthesiology, 2005, 49: 108-109.
17. Lan YT, Lee JC, Wetzel G. Postoperativearrhythmia. Curr Opin Cardiol, 2003, 18(2): 73-78.
18. Garber AJ, Moghissi ES, Bransome ED, et al. ACE position statement. Endocrine Pract, 2004, 10: 5-9.
19. NICE-SUGAR Study Investigators. Intensive versus conventional glucose control in critically ill patients. N Engl J Med, 2009, 360: 1283-1297.
20. T. Forcht Dagi. The management of postoperative bleeding. Surg Clin N Am, 2005, 85: 1191-1213.
21. Rioux C, Grandbastien B, Astagneau P. The standardized incidence ratio as a reliable toolfor surgical site infection surveillance. Infect. Control Hosp. Epidemiol, 2006, 27: 817-824.
22. Lübbeke A, Moons KG, Garavaglia G, et al. Outcomes of obese and obese patients undergoing revision total hip arthroplasty. Arthritis. Rheum, 2008, 59: 738-745.
23. Widmer AF, Rotter M, Voss A, et al. Surgical hand preparation: state-of-the-art. J Hosp Infect, 2009, 74(2): 112-122.
24. Tanner J, Parkinson H. Double gloving to reduce surgical cross-infection. Cochrane Database Syst Rev, 2006, 3: CD003087.

25. Classen DC,Evans RS,Pestotnik SL,et al. The timing of prophylactic administration of antibiotics and the risk of surgical-wound infection. N Engl J Med, 1992, 326： 281-286.

26. Meehan J,Jamali AA,Nguyen H. Prophylactic antibiotics in hip and knee arthroplasty. J Bone Joint Surg Am, 2009,91：2480-2490.

27. Mangram AJ,Horan TC,Pearson ML,et al. Guideline for prevention of surgical site infection,1999. Hospital Infection Control Practices Advisory Committee. Infect Control Hosp Epidemiol,1999,20：250-278.

28. Humphreys H. Preventing surgical site infection. Where now?. J Hosp Infect,2009,73：316-322.

29. 王新德. 老年精神病学. 北京：人民卫生出版社,1990： 204-210.

30. 郭玲. 老人全麻术后精神障碍临床治疗. 北京医学, 2006,28(10)：46.

31. Inouye SK. Delirium in older persons. NEJM,2006,354： 1157-1165.

32. Rolfson DB. The causes of delirium. In：Lindesay J, Rockwood K,Rolfson DB,eds. Delirium in Old Age. 1st ed. Oxford：Oxford University Press,2002：pp 101-122.

33. Schwartz TL,Masand PS. The role of atypical antipsychotics in the treatment of delirium. Psychosomatics, 2002,43(3)：171-174.

34. El Desoky ES. Pharmacokinetic-pharmacodynamic crisis in the elderly. Am J Ther,2007,14(5)：488-498.

35. Strassels SA,McNicol E,Suleman R. Pharmacotherapy of pain in older adults. Clin Geriatr Med,2008,24(2)： 275-298,vi-vii.

36. Charette SL,Ferrell BA. Rheumatic diseases in the elderly：assessing chronic pain. Clin. Geriatr Med, 2005, 21 (3)：563-576,vii.

37. Herr KA,Spratt K,Mobily PR,et al. Pain intensity assessment in older adults：use of experimental pain to compare psychometric properties and usability of selected pain scales with younger adults. Clin J Pain,2004,20(4)： 207-219.

38. Morrison RS,Siu AL. A comparison of pain and its treatment in advanced dementia and cognitively intact patients with hip fracture. J Pain Symptom Manage,2000,19(4)： 240-248.

39. Aubrun F, Bunge D, Langeron O, et al. Postoperative morphine consumption in the elderly patient. Anesthesiology,2003,99(1)：160-165.

40. Lanza F,Simon T,Quan H,et al. Selective inhibition of cyclooxygenase-2 (COX-2) with MK-0966 is associated with less gastroduodenal damage than aspirin or ibuprofen . Ali Pharmaco Ther,1999,13：761-767.

41. Agnelli G. Prevention of venous thromboembolism in surgical patients. Circulation,2004,110(24,Suppl 1)：IV 4-12.

42. O'Donnell M,Weitz JI. Thromboprophylaxis in surgical patients. Can J Surg,2003,46(2)：129-135.

43. 蔡斌,江华,王秀荣,等. 低热卡及低氮肠外营养对术后患者影响的随机对照研究的系统评价. 中国临床营养杂志,2003,11(1)：19-23.

44. Sobotka L,Schneider SM,Berner YN,et al. ESPEN Guidelines on Parenteral Nutrition：Geriatrics. Clinical Nutrition,2009,28：461-466.

第二节　甲状腺肿瘤

一、解剖生理概要

甲状腺分左、右两叶,位于甲状软骨下方、气管两旁,中间以峡部相连,峡部有时向上伸出一个锥状叶,可与舌骨相连。甲状腺由两层被膜包裹:内层被膜称为甲状腺固有被膜,很薄,紧贴腺体;外层被膜是甲状腺假被膜,又称甲状腺外科被膜,包绕并固定甲状腺于气管和环状软骨上。两层被膜间有疏松结缔组织,手术时分离甲状腺应在此两层被膜之间进行。甲状腺两叶的背面,在两层被膜的间隙内,一般附有4个甲状旁腺。成人甲状腺约重30g,正常情况下,颈部检查时既不能清楚地看到,又不易摸到。由于甲状腺借外层被膜固定于气管和环状软骨上,还借左、右两叶上极内侧的悬韧带悬吊于环状软骨上,因此,在吞咽动作时,甲状腺亦随之而上、下移动。

甲状腺的血液供应十分丰富,主要由两侧的甲状腺上动脉(颈外动脉的分支)和甲状腺下动脉(锁骨下动脉的分支)供应。甲状腺上、下动脉的分支之间,甲状腺上、下动脉分支与咽喉部、气管、食管的动脉分支之间,都有广泛的吻合支相互沟通,故在手术时,虽将甲状腺上、下动脉分别结扎,也多不会发生甲状腺残留部分的缺血。甲状腺有3根主要静脉,即甲状腺上、中、下静脉;甲状腺上、中静脉流入颈内静脉,甲状腺下静脉血液直接流入无名静脉。甲状腺的淋巴液汇合流入沿颈内静脉排列的颈深淋巴结。

喉返神经来自迷走神经,支配声带运动。其下降后形成一个回返的线路,在右侧环绕右锁骨下动脉,左侧环绕主动脉弓,上行于甲状腺背面、气管食管沟之间。在甲状腺下极,喉返神经与甲状腺下动脉的分支交叉。在甲状腺上极,喉返神经在甲状软骨下角的前下方入喉,二者之间这一段即所谓喉返神经的"危险区",手术时最易损伤该段神经。

喉上神经来自靠近颅底的迷走神经段,向下降至颈动脉内侧,在甲状腺上极上方2~3cm处(约舌骨水平),喉上神经分为内支和外支。内支是感觉支,支配声门上方咽部的感觉;外支在咽下缩肌侧面与甲状腺上血管伴行至甲状腺上极,支配环甲肌,使声带紧张。

颈部淋巴结可分为七群:Ⅰ颏下、下颌下淋巴结,下以二腹肌前腹为界,上以下颌骨为界;Ⅱ颈内静脉上群淋巴结,上以二腹肌后腹为界,下以舌骨为界;Ⅲ颈内静脉中群淋巴结,上以舌骨为界,下以环甲膜为界;Ⅳ颈内静脉下群淋巴结,上以环甲膜为界,下以锁骨为界;Ⅴ颈后三角淋巴结,后侧以斜方肌前缘为界,前侧以胸锁乳突肌后缘为界;Ⅵ上自舌骨、下至胸骨上间隙,颈动脉鞘内缘至气管旁、气管前淋巴结;Ⅶ胸骨上凹以下至上纵隔淋巴结。

甲状腺有合成、贮存和分泌甲状腺素的功能，其结构单位为滤泡。甲状腺素是一类含碘酪氨酸的有机结合碘，有四碘酪氨酸（T_4）和三碘酪氨酸（T_3）两种。合成完毕后便与甲状腺球蛋白结合，贮存在甲状腺滤泡中。释放入血的甲状腺素与血清蛋白结合，其中 90% 为 T_4，10% 为 T_3。甲状腺素的主要作用是：①加快全身细胞利用氧的效能，加速蛋白质、碳水化合物和脂肪的分解，全面增高人体的代谢，增加热量的产生；②促进人体的生长发育，主要在出生后影响脑与长骨。

甲状腺的功能活动，与人体各器官、各系统的活动及外部环境相互联系、相互影响，并受大脑皮质-下丘脑-腺垂体系统的控制和调节。腺垂体分泌的促甲状腺素（TSH），有加速甲状腺素分泌和促进甲状腺素合成的作用。当人体内在活动或外部环境发生变化，甲状腺素的需要量激增时（如寒冷、妊娠期妇女、生长发育期的青少年），或甲状腺素的合成发生障碍时（如给予抗甲状腺药物），血中甲状腺素浓度下降，即可刺激腺垂体，引起 TSH 的分泌增加（反馈作用），而使甲状腺合成和分泌甲状腺素的速度加快；当血中甲状腺素浓度增加至一定程度后，它又可反过来抑制 TSH 的分泌（负反馈作用），使合成和分泌甲状腺的速度减慢。通过这种反馈与负反馈作用，维持人体内在活动的动态平衡。

二、甲状腺良性肿瘤

（一）甲状腺腺瘤

甲状腺腺瘤是最常见的甲状腺良性肿瘤，目前认为本病多为单克隆性，是由于甲状腺癌相似的刺激所致。甲状腺腺瘤的病因未明，可能与性别、遗传因素、射线照射、TSH 过度刺激有关。

甲状腺腺瘤按形态学可分为滤泡状和乳头状囊性腺瘤二种，前者较常见。切面呈淡黄色或深红色，具有完整的包膜。乳头状囊性腺瘤少见，常不易与乳头状癌鉴别。

1. 临床表现 患者多为女性，初发症状多为肿块，位置常近甲状腺峡部，生长缓慢，无自觉症状。肿瘤多数为单发，圆形或卵圆形，亦有多发病例。肿瘤表面光滑，质地坚韧，边界清楚，随吞咽上下活动，与皮肤无粘连。乳头状囊性腺瘤有时可因囊壁血管破裂而发生囊内出血，此时肿瘤体积可在短期内迅速增大局部出现胀痛。这些症状可以 1～2 周内消失。少数肿瘤较大者可发生气管压迫，偶见食管压迫，引起呼吸或吞咽困难，罕见压迫喉返神经引起声音嘶哑。淋巴结一般无肿大。除伴发甲亢者外，甲状腺功能正常，放射性核素扫描多为凉结节或冷结节，B 超扫描为实质性肿物，囊内出血或囊性变者表现为囊性肿物。颈部 X 线摄片可偶见肿瘤内有钙化点。

2. 鉴别诊断

（1）结节性甲状腺肿单结节：甲状腺腺瘤与结节性甲状腺肿单结节临床表现相似，较难区别，以下几点可供鉴别：①甲状腺瘤较少见于单纯性甲状腺肿流行地区；②甲状腺腺瘤经数年仍保持单发，结节性甲状腺肿经过一段时间后，多演变为多发结节；③在组织学上的区别是，腺瘤有完整包膜，周围组织正常，分界明显而结节性甲状腺肿的单发结节包膜不完整。

（2）甲状腺恶性结节：区别甲状腺良、恶性结节对于及时选择适当的治疗方案是一个重要问题，主要依靠病史、体检、放射性核素扫描、多普勒超声和穿刺细胞学检查。

1）病史：儿童期出现的甲状腺结节 50% 为恶性，发生于年轻男性的单结节，也应警惕恶性的可能。如果老年病人突然发生甲状腺单发结节，且短期内发展较快，或伴有声音嘶哑及吞咽困难则恶性可能性大。

2）体检：甲状腺单发结节比多发结节恶性变机会大，触诊时甲状腺腺瘤表面平滑，质地较软，吞咽时移动较大。恶性结节表面不平整，质地较硬吞咽时移动较小，此外是否伴有颈淋巴结肿大也对鉴别良恶性结节有帮助。有时癌结节很小，而同侧颈部已有肿大淋巴结。

3）核素扫描：应用放射性 ^{131}I 或 ^{99m}Tc 扫描，将结节与周围正常甲状腺组织的放射性密度进行比较，如发现温结节多为良性甲状腺腺瘤，甲状腺癌的机会较少；热结节几乎均为良性；甲状腺癌均为冷结节，其边缘一般较为模糊，但冷结节不一定都是癌肿的表现，良性结节性甲状腺肿的结节内常由于血液循环不良发生退行性变，形成囊肿，也表现为冷结节，不过其边缘多清晰可见。而甲状腺瘤可表现温、凉结节以外，也可能是冷结节，其边缘多数较清晰，少数也可能略模糊。此外，还应警惕当甲状腺癌的冷结节表面覆盖正常甲状腺组织时，可显示温结节。进一步鉴别冷结节的良恶性，还可用"亲肿瘤"的放射性核素 ^{131}Cs、^{75}Cs、或 ^{67}Ca 作甲状腺显影，如在冷结节有放射性浓聚，则恶性可能性大，反之，如仍无浓聚，则良性可能性大。

4）彩色多普勒超声检查：如核素扫描呈冷结节表现，B 超扫描为实质性结节，且边缘模糊，而彩色多普勒超声检查发现瘤内血流丰富时，恶性的可能性大。

5）穿刺细胞学检查：可进一步明确甲状腺结节性质。用直径 0.7～0.9mm 的细针直接刺入结节内，从 2～3 个不同方向进行穿刺吸取，虽有可能出现假阳性或假阴性结果，但诊断正确率可达 80% 以上。

3. 治疗 甲状腺腺瘤有引起甲状腺功能亢进（发病率约 20%）和恶变（发病率约 10%）的可能，应早期手术切除。更要注意的是，在切除腺瘤时应将腺瘤连同其包膜和周围 1cm 宽的正常甲状腺组织整块切除，必要时连同切除同侧大部腺体。切除后即行冰冻切片检查，以判定有无恶变。如检查结果有癌变，则应按甲状腺癌处理，并注意检查气管旁、气管前胸骨迹附近以及同侧的颈淋巴结，发现淋巴结肿大时，应予切除并做病理检查。如手术冷冻切片结果为良性腺瘤，而术后石蜡切片报告为腺癌，而第一次手术仅为甲状腺结节切除或患侧叶部分切除时，则手术范围不够彻底，必须再次手术，施行甲状腺次全切除。即患侧叶腺体和峡部全切除，对侧叶腺体次全切除或全甲状腺切除术。因在患侧叶或对侧腺叶中常可能存在直径为 0.3～0.8cm 的微小癌结节，临床医师必须认真检查，均予以切除同时行快速病理检查。

甲状腺腺瘤是良性肿瘤，经手术治疗能彻底治愈。未经手术治疗时，甲状腺腺瘤的转归为：缓慢增大或囊性变，压迫气管引起呼吸困难，压迫喉返神经引起声嘶；退行性变；继发甲亢；发生恶变。

（二）其他甲状腺良性肿瘤

甲状腺内也可发生畸胎瘤，主要由软骨、上皮、神经多种组织混合组成,但神经组织为主体。甲状腺良性畸胎瘤多发生于婴儿,如发生于成人,常为恶性。除腺瘤和畸胎瘤外,其他甲状腺良性肿瘤极为少见,偶有血管瘤及平滑肌瘤的个案报告。

1. 畸胎瘤

(1)诊断:诊断可依据临床表现及颈部 X 线摄片,颈部 X 线摄片可见肿瘤内有钙化斑、牙齿或小块骨组织影。B 超可见甲状腺单个或多个结节。手术切除标本的病理学检查可明确诊断。

(2)治疗:手术治疗效果良好,大多选择患侧甲状腺叶切除。术中对切除标本作冰冻切片检查,若证实为恶性时,应按甲状腺恶性肿瘤的手术原则进行治疗。

2. 血管瘤及平滑肌瘤

(1)诊断:常表现为颈前区的单个结节,生长缓慢,表面光滑,随吞咽上下移动,B 超可发现腺体内结节,确认主要依据病理检查。

(2)治疗:手术治疗效果佳,大多选择患侧甲状腺叶切除或大部切除同时行术中快速病理检查。

三、甲状腺恶性肿瘤

(一) 甲状腺癌

1. 概述 甲状腺癌并不少见,占全身恶性肿瘤的 0.2%(男性)~1%(女性)。国内普查报道,近年来发病率有增加的趋势。虽然目前在临床上有很多方法可用于甲状腺癌的诊断,包括体格检查、B 超、X 线、CT、MRI、针刺抽吸细胞学检查,以及应用分子生物学的手段等,但在手术前仍不能获得百分之百的早期诊断率。

甲状腺癌病理诊断可分为四种:

(1)乳头状癌:恶性程度较低。主要转移至颈淋巴结;有时原发癌很小,未被觉察,但转移的淋巴结已很大。患者常是年轻人,多为女性。老年患者多为乳头状腺癌,且多与良性结节并存.

(2)滤泡状癌:恶性程度中等。手术时约有 10% 患者已有血行转移,颈淋巴结转移较少,患者多为中年人。

(3)未分化癌:按其细胞形态又可分为小细胞和巨细胞两型,恶性程度甚高。很早转移至淋巴结,也经血行转移至骨和肺。患者常为老年人。

(4)髓样癌:细胞排列呈巢状、带状或束状,无乳头或滤泡结构,其间质内有淀粉样物沉着。它发生于滤泡上皮以外的滤泡旁细胞(C 细胞),分泌大量降钙素。组织学上虽呈未分化状态,但其生物特性与未分化癌不同。恶性程度中等,较早出现颈淋巴结转移,晚期可有血行转移。

2. 甲状腺癌分期 有关甲状腺癌的分期,目前国际和国内最通用的是 TNM 分期。根据 1997 年国际抗癌联盟(Union International Control Cancer,UICC)和美国癌症协会(American Joint Committee on Cancer,AJCC)第五次修订的TNM 分期标准,影响甲状腺癌分期的有关因素首先是病理类型,肿瘤的大小和淋巴结有无转移也与分期有关,年龄则对分化性甲状腺癌的分期有重要影响。如肿瘤为多中心时,以最大的肿瘤为标准进行分期。

(1)TNM 定义

1)原发肿瘤(T):①Tx:无法对原发肿瘤做出估计;②T0:未发现原发肿瘤;③T1:肿瘤局限与甲状腺内,最大径

≤1cm;④T2:肿瘤局限于甲状腺内,1cm<最大径≤4cm;⑤T3:肿瘤局限于甲状腺内,最大径>4cm;⑥T4:肿瘤不论大小,超出甲状腺包膜外。

2)区域淋巴结(N):区域淋巴结是指颈部和上纵隔的淋巴结。①Nx:无法对区域淋巴结情况做出估计;②N0:未发现区域淋巴结转移;③N1:区域淋巴结转移,可分为 N1a 同侧颈淋巴结转移,N1b:双侧或对侧颈淋巴结、颈部中线淋巴结或纵隔淋巴结转移。

3)远处转移(M):①Mx:无法对远处转移做出估计;②M0:无远处转移,③M1:有远处转移。

(2)分期标准

1)甲状腺乳头状癌和滤泡状癌的分期标准(表 17-2-1).

2)甲状腺髓样癌分期标准(表 17-2-1)。

3)甲状腺未分化癌分期标准所有病例均属Ⅳ期。

表 17-2-1　AJCC 对甲状腺癌的分期

分期	乳头状癌或滤泡状癌		髓样癌	未分化癌
	年龄<45 岁	年龄>45 岁	(任何年龄)	(任何年龄)
Ⅰ	M0	T1	T1	—
Ⅱ	M1	T2~T3	T2~T4	—
Ⅲ	—	T4 或 N1	N1	—
Ⅳ	—	M1	M1	全部

3. 临床表现 甲状腺结节明显增大,质变硬,腺体在吞咽时的上下移动性减少。这 3 个症状如果在短时期内迅速出现,则多为未分化癌;如果是逐渐地出现,而患者的年龄在 40 岁以下,则腺癌的可能性很大。颈淋巴结的转移在未分化癌很早,在腺癌则多较晚。晚期出现波及至耳、枕部和肩的疼痛,声音嘶哑,继之发生压迫症状如呼吸困难、吞咽困难和明显的 Horner 综合征。远处转移主要至扁骨(颅骨、椎骨、胸骨、盆骨等)和肺。

在髓样癌,常有家族史。由于肿瘤本身可产生激素样活性物质(5-羟色胺和降钙素),因此在临床上可出现腹泻、心悸、颜面潮红和血钙降低等症状。此外,还可伴有其他内分泌腺的增生,如嗜铬细胞瘤、甲状旁腺增生等。

(1)甲状腺乳头状癌:甲状腺乳头状癌属低度恶性肿瘤,甲状腺乳头状癌表现为逐渐肿大的颈部肿块,肿块为无痛性,可能是被患者或医师无意中发现或在 B 超等检查时发现。由于患者无明显的不适,肿瘤生长缓慢,故就诊时间通常较晚,且易误诊为良性病变。在病变的晚期,可出现不同程度的声音嘶哑、发音困难、吞咽困难和呼吸困难等,常伴有同侧淋巴结转移。少部分患者以颈部的转移性淋巴结、肺转移灶为首发表现。颈部体检可见甲状腺内非对称性的肿物,质地较硬,边缘多较模糊,肿物表面凹凸不平。若肿块仍局限在甲状腺的腺体内,则肿块可随吞咽运动,若肿瘤侵犯了气管或周围组织,则肿块较为固定。

(2)甲状腺滤泡状癌:可发生于任何年龄,但中老年人,恶性程度较高。大体标本检查时,一般都有完整的包膜,大多数为实性、肉样、质较软。肉眼不易发现包膜浸润,可以发生退行性变,包括出血、坏死、囊性变和纤维化等,常与良性滤泡性腺瘤相似而不易区分,甚至在病理冷冻切片时,诊断

亦有一定困难。由于恶性细胞学的表现不明显,诊断甲状腺滤泡状癌的可靠指标是血管和包膜侵犯,以及发生远处转移。手术时,可完整切除病灶的病例一般为 1/2～2/3。

大部分病人的首发表现为甲状腺肿物,肿物生长缓慢。肿物的质地中等,边界不清,表面不光滑。早期随甲状腺的活动度较好,当肿瘤侵犯甲状腺邻近的组织后则固定。可出现不同程度的压迫症状,表现为声音嘶哑、发音困难、吞咽困难和呼吸困难等。由于甲状腺滤泡状癌较多侵犯血管,可以发生局部侵犯和经血流向远处转移,与甲状腺乳头状癌相比,发生颈部和纵隔区域的淋巴结转移较少,为 8%～13%。由于甲状腺滤泡状癌易发生血行转移,远处转移以肺部和骨骼转移为多,其他脏器,如脑、肝、膀胱和皮肤等也可累及,骨骼的转移灶多为溶骨性改变,少部分患者则以转移症状,如股骨、脊柱的病理性骨折为首发表现。

(3)甲状腺髓样癌:甲状腺髓样癌起源于甲状腺 C 细胞(即滤泡旁细胞,parafollicular cell),属中度恶性肿瘤,占甲状腺癌的 3%～8%。C 细胞起源于神经嵴,与肾上腺髓质细胞、肠的 APUD 细胞(amineprecursor uptake and decarboxylation cell)属同一起源。大部分甲状腺髓样癌与定位于第 10 号染色体 q11.2 的 RET 癌基因有关。

甲状腺髓样癌常有家族史,大部分病人就诊时,主要表现是甲状腺的无痛性硬实结节,局部淋巴结肿大,有时淋巴结肿大成为首发症状。甲状腺髓样癌的临床表现有多样性的特点,如伴有异源性 ACTH、前列腺素和血清素时,可产生不同的症状。如表现与癌分泌的前列腺素(prostaglandin)、长血管活性肽(vasoative interinal peptid)或血清素(Serotonin)有关的腹泻、心悸、腹痛及面部潮红。癌细胞分泌大量降钙素,血清降钙素水平明显增高,这是该病的最大特点,因而降钙素成为诊断标志物。正常人血清降钙素低于 0.1～0.2μg/L,超过 0.6μg/L,则应考虑 C 细胞增生或髓样癌。但血钙水平并不降低,因降钙素对血钙水平的调节作用远不如甲状旁腺激素强大。

甲状腺髓样癌的早期即侵犯甲状腺的淋巴管,并很快向腺体外的其他部位以及颈部淋巴结转移,也可通过血运发生远处转移,转移至肺、肝、骨和肾上腺髓质等,这可能与髓样癌缺乏包膜有关。

(4)甲状腺未分化癌:甲状腺未分化癌为高度恶性肿瘤,占甲状腺癌的 2%～3%,也有报道 5%～14%。该病多见于老年患者,发病年龄多超过 65 岁,年轻者较少见。男女患者比例为 2:1。根据病理组织学,来源于滤泡细胞的甲状腺未分化癌还可分为巨细胞、梭形细胞、多核细胞、透明细胞、多形细胞、圆形细胞等类型,其中以巨细胞及梭型细胞为多。有人认为小细胞型不属于未分化癌。部分未分化癌由 DTC 转化而来,也可在同一病例中同时存在分化型和未分化型癌。

绝大部分患者表现为进行性增大的颈部肿块,占 64%～80%。部分患者可追溯到 20 多年前的颈部射线照射史。临床表现为突然发生颈部肿物,肿块坚硬如石、表面凹凸不平、边界不清、活动度差,且迅速增大。病情发展非常迅速,侵犯周围的组织器官,如气管、食管、颈部的神经和血管等,甚至在气管与食管间隙形成肿块,导致声嘶、呼吸和吞咽障碍,和明显的 Horner 综合征。气管受侵犯的患者约为 25%。颈淋巴结转移的发生在未分化癌很早,首诊时已有颈部淋巴结转移的患者为 90%。远处转移主要至扁骨(颅骨、椎骨、胸骨、盆骨等)和肺,发生肺转移的患者约为 50%。

4. 诊断与鉴别诊断 约 80% 的甲状腺癌为分化较好的腺癌,早期予以手术治疗,5 年存活率高达 75% 以上,这说明了甲状腺癌早期确诊的重要性。临床上有甲状腺肿大时,应结合患者的年龄、性别、病史、体征进行全面分析,有以下表现者应考虑甲状腺癌。

(1)病史:老年单发结节也应警惕恶性的可能。多年存在的甲状腺结节,短期内明显增大,发生气管压迫引起呼吸困难,或压迫喉返神经引起声嘶时,则恶性的可能性大。

(2)体格检查:甲状腺结节的形态不规则,质硬或吞咽时上下移动度差而固定,伴有同侧质硬、肿大的颈淋巴结时应考虑甲状腺癌。在发现颈侧淋巴结肿大而未扪及甲状腺结节时,如淋巴结穿刺有草黄色清亮液体,多为甲状腺癌淋巴结转移。

(3)甲状腺癌的生化诊断:血清生化检查有助于甲状腺癌的诊断及术后随访。

1)甲状腺球蛋白(thyroglobulink,Tg):测定 Tg 值>10μg/L 为异常。甲状腺癌实施全切除甲状腺术后;或甲状腺癌术后虽有甲状腺残余,但经[131]I 治疗后甲状腺不再存在,应不再有 Tg,若经放射性免疫测定,发现 Tg 升高,则表明体内可能有甲状腺癌的复发或转移。此时,Tg 可作为较具特异性的肿瘤标志物,用作术后的动态监测,了解体内是否有甲状腺癌复发或转移。测定 Tg 前应停止服用甲状腺素(T_4 或 L-T_4),以免干扰检查结果。

2)降钙素测定:正常人血清和甲状腺组织中降钙素含量甚微,放射性免疫测定降钙素的水平为 0.1～0.2μg/L。甲状腺髓样癌患者血清降钙素水平明显高于正常(>0.1μg/L),大多数大于 50μg/L。必要时可行降钙素激发实验,静脉注射钙盐或高血糖素以刺激降钙素分泌,血清降钙素明显升高为阳性,正常人无此反应。手术切除甲状腺髓样癌和转移的淋巴结后,如血清降钙素回归正常,说明肿瘤切除彻底;如血清降钙素仍高,表示仍有肿瘤残留或已发生转移。手术后监测血清降钙素,有助于及早发现肿瘤复发,提高治疗效果,增加存活率。

(4)甲状腺癌的核医学诊断:甲状腺有吸碘和浓集碘的功能,放射性碘进入人体后大多数分布在甲状腺内,可以显示甲状腺形态、大小以及甲状腺结节的吸碘功能,并可测定甲状腺的吸碘率。

根据甲状腺结节的功能状况,可分为:①热结节,图像中结节显像呈密集影,明显高于正常甲状腺组织,多数为功能自主性腺瘤,但少数亦可能为癌;②温结节,图像中结节组织聚集的显像剂接近正常甲状腺组织,一般多为甲状腺瘤,但少数亦可能为癌;③冷/凉结节,结节部位无聚集显像剂的功能,图像表现为结节部位的放射性分布缺损,常见于甲状腺癌,但甲状腺囊肿,甲状腺瘤等良性病变亦可显示冷/凉结节。甲状腺成像图中热、温及冷结节分类,仅说明结节组织对[131]I 和[99m]Tc 摄取的功能状态,而与结节的良恶性无直接关系,不能作为甲状腺恶性肿瘤诊断依据。

甲状腺癌组织血管增多,血流加快,因而可用[99m]Tc 作显影剂进行甲状腺动态显像,对甲状腺结节进行鉴别诊断。动态成像时,正常甲状腺在 16s 左右开始显像,并逐渐增强,22s 左右达峰值。而甲状腺癌结节在 14～18s 显影,16s 达高峰,如为甲状腺良性肿物,甲状腺结节在 30 秒内不显影。

(5)甲状腺癌的影像学诊断

1)X 线诊断:①颈部正、侧位平片:正常情况下甲状腺不显像,巨大甲状腺可以显示软组织的轮廓和钙化阴影。良性肿瘤钙化影边界清晰,呈斑片状,密度较均匀。恶性肿瘤的 X 线片常呈云雾状或颗粒状,边界不规则。此外,可通过颈部正侧位片了解气管与甲状腺的关系,甲状腺良性肿瘤或结节性甲状腺肿可使气管受压移位,但一般不引起狭窄;而晚期甲状腺癌浸润气管可引起气管狭窄,但移位程度比较轻微。②胸部及骨骼 X 线片:常规胸片检查可以了解有无肺转移,骨骼摄片观察有无骨骼转移,骨骼转移以颅骨、胸骨柄、肋骨、脊椎、骨盆、肱骨和股骨多见,主要是为溶骨性破坏,无骨膜反应,可侵犯邻近软组织。

2)CT:在 CT 图像上,甲状腺癌表现为甲状腺内的边界较模糊、不均质的低密度区,有时可以看到钙化点。还可观察邻近器官如气管、食管和颈部血管等受侵犯的情况,以及气管旁、颈部静脉周围、上纵隔有无肿大的淋巴结。

(6)B 超和彩色多普勒超声检查:彩色多普勒超声检查时,甲状腺癌结节的包膜不完整或无包膜,可呈蟹足样改变。内部回声减低、不均质,可有砂粒样钙化,多见于乳头状癌,肿瘤周边及内部均可见较丰富的血流信号。淋巴结转移时,可发现肿大的淋巴结。肿瘤侵犯甲状腺包膜或颈内静脉时,表现为甲状腺包膜或颈内静脉回声中断,若转移至颈内静脉内出现低、中或强回声区,彩色多普勒超声可显示点状或条状的血流信号。

(7)甲状腺癌的细针穿刺细胞学诊断:针吸细胞学检查,方法简单易行。以 20ml 注射器,配以直径为 0.7～0.9mm 的细针。一般不需局部麻醉,并发症少,除组织内有微量出血外,无癌细胞播散或种植的危险,诊断正确率可高达 80% 以上。在 B 超引导下进行穿刺,可提高确认率。如细胞图片显示分支状、或乳头状特征,细胞核有包涵体时,可诊断甲状腺乳头状癌。甲状腺肿块伴有颈淋巴结肿大时,可做颈淋巴结的 FNAC,如发现乳头状癌结构可考虑甲状腺乳头状癌转移。FNAC 对诊断甲状腺滤泡状癌比较困难,可判断为滤泡性肿瘤,但不能鉴别良性或恶性。

(8)鉴别诊断:鉴别诊断方面要与下列三种甲状腺疾病鉴别。

1)亚急性甲状腺炎:病史中多有上呼吸道感染,在数日内发生甲状腺肿胀且伴有疼痛。血清中 T_4、T_3 浓度增高,但放射性碘的摄取量却显著降低,这种分离现象很有诊断价值。试用小剂量泼尼松后,颈部疼痛很快缓解,甲状腺肿胀逐渐消失。

2)慢性淋巴细胞性甲状腺炎:由于甲状腺肿大,质地较硬,可以误诊为甲状腺癌。此病多发生在女性,病程较长,甲状腺肿大呈弥漫性、对称,表面光滑。试用甲状腺制剂后腺体常可缩小,常伴有 Tg、TM,尤其是 TPO 明显升高。

3)乳头状囊腺瘤:由于囊内出血,短期内甲状腺腺体迅速增大,伴有呼吸困难,特别是平时忽略了有甲状腺结节,更易引起误诊。追问病史常有重体力劳动或剧烈咳嗽史。B 超可见囊性结节有助于鉴别。

5. 治疗 手术是除未分化癌以外各型甲状腺癌的基本治疗方法,并辅助应用放射性核素、甲状腺内分泌及外照射等治疗。

(1)手术治疗:包括甲状腺本身的手术,以及颈淋巴结清扫。

甲状腺的切除范围目前仍有分歧,尚缺乏前瞻性随机对照试验结果的依据。但完全切除肿瘤十分重要,荟萃分析资料提示肿瘤是否完全切除是一项独立预后因素。因此,即使是分化型甲状腺癌,小于腺叶切除也是不适当的。范围最小的为腺叶加峡部切除,最大至甲状腺全切除。甲状腺切除范围的趋势是比较广泛的切除。有证据显示甲状腺近全切除或全切除术后复发率较低。低危组病例腺叶切除后 30 年复发率为 14%,而全切除术为 4%。一般对高危组的病人,首次手术的范围并无太多争论,有报道称 TNMIII 期病例腺叶切除后局部复发率为 26%,全切除后局部复发率为 10%,而甲状腺全切除和近全切除之间并无区别。广泛范围手术的优点是显著降低局部复发率,主要的缺点是手术后近期或长期并发症增加,而腺叶切除很少致喉返神经损伤,且几乎不发生严重甲状旁腺功能减退。

有学者主张对分化型甲状腺癌行甲状腺腺叶加峡部切除,认为 10 年生存率与甲状腺全切除术相似,而长期生存质量较优。近来不少学者认为年龄是划分低危、高危的重要因素,并根据低危、高危组病人采取患侧腺叶、对侧近全切除术或次全切除术为宜。也可根据肿瘤的临床特点来设计手术:①腺叶次全切除术仅适用于诊断为良性疾病,手术后病理诊断为孤立性乳头状微小癌;②腺叶加峡部切除术适用于肿瘤直径≤1.5cm,明确局限于一叶者;③近全切除术适用于肿瘤直径>1.5cm,较广泛的一侧乳头状癌伴有颈淋巴结转移者;④甲状腺全切除术适用于高度侵袭性乳头状癌、滤泡淋巴结转移率较高,可达 90%,对该组病例应考虑全甲状腺切除。

颈淋巴结清扫的范围同样有争论,是常规行中央区淋巴结清扫或改良颈淋巴结清扫,或只切除能触及的肿大淋巴结,尚无定论。荟萃分析资料提示仅两个因素可帮助预测是否有颈淋巴结转移,即肿瘤缺乏包膜和甲状腺周围有肿瘤侵犯。这两个因素均不存在者,颈淋巴结转移率是 38%,两个因素均存在者的淋巴结转移率是 87%。

目前,多数不主张做预防性颈淋巴结清扫,尤其对低危组病人,若手术时未触及肿大淋巴结,可不做颈淋巴结清扫。如发现肿大淋巴结,应切除后做快速病理检查,证实为淋巴结转移者,可做中央区颈淋巴结清扫或改良颈淋巴结清扫。前者指清除颈总动脉内侧、甲状腺周围、气管食管沟之间及上纵隔的淋巴结组织;后者指保留胸锁乳突肌、颈内静脉及副神经的颈淋巴结清扫。由于再次手术行中央区颈淋巴结清扫易损伤喉返神经及甲状旁腺,因而有人主张首次手术时即使未见肿大淋巴结,也施行中央区清扫。高危组病人、肉眼可见颈淋巴结转移、肿瘤侵犯至包膜外以及年龄超过 60 岁者,应做改良颈淋巴结清扫;若病期较晚,颈淋巴结受侵范围广泛者,则应做传统颈淋巴结清扫。

(2)内分泌治疗:甲状腺癌做次全切除或全切除者应终身服用甲状腺素片,以预防甲状腺功能减退及抑制 TSH。乳头状腺癌和滤泡状腺癌均有 TSH 受体,TSH 通过其受体能影响甲状腺癌的生长。甲状腺素片的剂量和疗程,尚无随机临床试验结果作为依据。一般剂量掌握在保持 TSH 低水平,但不引起甲亢为原则。可用甲状腺素片,80~120mg/d,也可用左甲状腺素片,100μg/d,并定期测定血浆 T_4 和 TSH,依此调整用药剂量。应注意有无甲状腺素片中毒症、焦虑、睡眠障碍、心悸、心房颤动及骨质疏松等副作用。

(3)放射性核素治疗:对乳头状腺癌、滤泡状腺癌,术后应用^{131}碘适合于 45 岁以上病人、多发性癌灶、局部侵袭性肿瘤及存在远处转移者。主要是破坏甲状腺切除术后残留的甲状腺组织,对高危病例有利于减少复发和死亡率。应用放射性碘治疗的目的是:①破坏残留甲状腺内隐匿微小癌;②易于使用核素检测复发或转移病灶;③术后随访过程中,增加甲状腺球蛋白作为肿瘤标记物的价值。

(4)外照射治疗:主要用于未分化型甲状腺癌。

(二)其他甲状腺恶性肿瘤

1. 原发性甲状腺恶性淋巴瘤(primary thyroid malingnant lymphoma,PTML) 是指原发于甲状腺的淋巴瘤,为少见的甲状腺恶性肿瘤。绝大多数为非霍奇金病,占所有非霍奇金恶性淋巴瘤的 2%~3%,占甲状腺恶性肿瘤 3.0%~5.0%。

(1)病因:PTML 的病因至今尚未完全明确,可能与病毒感染、免疫缺陷等因素有关。文献报道,PTML 40%~85% 可同时合并慢性淋巴细胞性甲状腺炎(Hashimoto thyroiditis,HT)。

(2)病理分类及分期:PTML 绝大多数是 B 细胞来源的非霍奇金淋巴瘤,偶可见 T 细胞来源。

1)病理分类:沿用 NHL 组织病理学分类(表 17-2-2)。

2)临床分期:沿用 Ann Arbor 分期(表 17-2-3)。

表 17-2-2 Working Formulation 分类

Working Formulation 分类
高度恶性(低分化)
大细胞免疫母细胞性
淋巴母细胞性
无分叶小细胞性
中度恶性(中度分化)
弥漫性、分叶细胞
弥漫性、混合大、小细胞
弥漫性大细胞
低度恶性(高分化)

表 17-2-3 Ann Arbor 分期

Ann Arbor 分期	
Ⅰ期	单个淋巴区域(Ⅰ)/单个淋巴系统外器官、部位(I_E)
Ⅱ期	≥2 个淋巴区域,局限于胸腔或腹腔(Ⅱ)
	单个淋巴系统外器官伴有≥1 个淋巴区域,仍局限于胸腔和腹腔一侧($Ⅱ_E$)
Ⅲ期	胸腔、腹腔均有淋巴区病变,而无淋巴系统外器官或部位病变(Ⅲ)
	存在淋巴系统外器官或部位病变($Ⅱ_E$)

续表

Ann Arbor 分期	
	存在脾病变(Ⅲs)或二者同时伴有($Ⅲ_{ES}$)
Ⅳ期	≥1 个淋巴系统外器官有弥漫性扩散病变,+/－淋巴结受累

(3)临床表现:常发生于中老年人,男女比例为 1:27。病人常表现为甲状腺短期迅速增大,并可出现气管、喉部受压症状,文献报道甚少有发热、盗汗、体重明显减轻等所谓"B"症状。病人可伴有言语不清、声嘶、呼吸困难,且可伴有甲状腺功能低下表现。多数病人就诊时可触及甲状腺肿块,肿块大小不等、质地硬实、常固定,活动度差。可累及局部淋巴结及邻近软组织,出现颈部淋巴结肿大。部分病人可合并 HT,伴有结节性甲状腺肿约 30%。远处转移多见于纵隔,可见骨、脾脏侵犯。起病至出现症状的时间约为 4 个月,最长可达 3 年。

(4)诊断:甲状腺恶性淋巴瘤无明显特异性症状,临床诊断 PTML 有一定困难。术前诊断率低于 50%。近年随着影像技术及诊断技术的进步,术前诊断率有较大的提高。

临床上如出现下列情况应该高度怀疑本病。

1)甲状腺肿块短期迅速增大,出现声嘶、呼吸困难。同时伴颈部淋巴结肿大。

2)病人既往有 HT 病史。

3)体检胸部 X 线摄片提示纵隔增宽,气管受压。B 超检查可发现甲状腺非对称性肿大,在甲状腺内显示低回声结节聚集像,且低回声结节被回声较强的线网状相分割,其后回声明显增强;CT 扫描显示甲状腺单侧或双侧增大,平扫肿块密度近似肌肉,增强扫描肿块无明显强化,能明确显示肿块侵犯气管、食管和颈前肌等。

4)SPECT 可发现甲状腺包块对放射性核素的吸收情况,PLMT 均为冷结节。

5)甲状腺功能检查提示 TG、TM 明显升高。

6)淋巴管造影若出现淋巴水肿,则需行核素淋巴管造影以了解梗阻位置。

7)细针穿刺抽吸细胞学检查(FNAC):可同时进行免疫学指标检测和 DNA 流式细胞学检查,进一步明确诊断。

(5)治疗及预后:关于 PTML 的治疗原则至今仍有争议。早期许多外科学者主张手术切除,近年来随着对恶性淋巴瘤研究的深入,已证实淋巴瘤具有高度放射敏感性和化疗敏感性,手术切除在 PTML 治疗中的应用逐渐下降。甚至已降为仅作为活检的手段。

目前关于 PTML 的治疗比较统一的认识有如下方面。

1)若 I_E、$Ⅱ_E$ 期,原则上采用外科手术切除,方案为甲状腺切除或加颈淋巴清扫,不主张扩大根治术。术后辅以放疗或化疗。

2)若 $Ⅲ_E$、$Ⅳ_E$ 期,原则上采取放疗联合化疗方案。当甲状腺肿块明显增大,有压迫症状时,可采用手术姑息切除,以解除压迫。必要时气管切开。

3)当 FNAC 无法证实诊断而必须开放活检时,可进行手术切除。若手术中病理提示为恶性淋巴瘤,应避免行甲状腺癌联合根治术,因此种术式易导致手术并发症,而且增加术后放疗的晚期反应,降低患者生存的质量。行肿瘤切除术或姑息性切除术配合放疗、化疗,能获得较好的疗效。

4)放疗剂量一般为30～50Gy。放射部位主要采取区域淋巴结区和纵隔区。

5)化疗方案一般选用CHOP(CTX,ADR,VCR和Pred)加上平阳霉素(博来霉素)或甲氨蝶呤或多柔比星方案,平均周期为6个疗程。Matsuzuka等在术后应用放射治疗及6个疗程的CHOP方案化学治疗,8年存活率达100%。

2. 甲状腺转移癌 甲状腺转移癌少见,发病率约为1.5%,占所有甲状腺恶性肿瘤的1.4%～10%。

原发于全身其他部位的恶性肿瘤可转移至甲状腺,如乳腺癌、食管癌、肺癌等。中山大学第一附属医院收治了甲状腺的转移癌7例,包括肺癌3例、食管癌2例、鼻咽癌1例和下肢软骨肉瘤1例。多数患者出现甲状腺转移癌时,已有较明显的原发肿瘤症状。侵及喉返神经时可出现声音嘶哑。诊断依靠B超、针吸活检、ECT、^{99m}Tc-MIBI亲肿瘤显像、免疫组化染色。

甲状腺转移癌预后不良,但肾透明细胞癌甲状腺转移积极治疗仍有望长期存活。

(吕 骅)

▶ 参考文献 ◀

1. Stoeckli S J, Pfaltz M, Steinert H, er al . Sentinel lymph node biopsy in thyroid tumors : a plot study . Eur Arch Otorhinolaryngol,2003,8(7): 364-368.

2. Schweizer I, Seifert B, Gemsenjager E. Which lymphadenectomy in papillary thyroid gland carcinoma ? . Swiss Surg,2003,9(2): 63-68.

3. Chow TL,Lim BH,Kwok SP. Sentinel lymph node dissection in papillary thyroid carcinoma. ANZ Surg,2004,11(1-2): 10-12.

4. Guelfucci B,Lussato D,Cammilleri S,et al. Papillary thyroid and squamous cell carcinoma in the same radioguided sentinel lymph node. Clin Nucl Med, 2004, 29 (4): 268-269.

5. 石岚,黄韬.甲状腺乳头状癌淋巴结转移规律的研究.中国普通外科杂志,2007,22(7):524-526.

6. Caron NR, Tan YY, Ogilvie JB, et al. Selective modifide radical neck dissection for papillary thyroid cancer-is level Ⅰ,Ⅱ and V dissection always necessary?. World J Surg, 2006,30 (5): 833-840.

7. Nakano S,Uenosono Y,Ehi K,et al . Lymph nodes mapping for detection of sentinel nodes in patients with papillary thyroid cancer. Gan To Kagaku Ryoho,2004,31(5): 801-804.

8. Shindo M,Wu JC,Park EE,et al. The importance of central compartment elective lymph node excision in the staging and treatment of papillary thyroid cancer . Arch Otolaryngol Head Neck Surg,2006,132(4): 650-654.

9. Kowalski LP, Goncalves Filho J, Pinto CA, et al. Long-term survival rates in young prtients with thyroid carcinoma . Arch Otolaryngol Head Neck Surg, 2003, 129 (7): 746-749.

10. Vardiman JW, Harris NL, Brunning RD. The World Health Organization (WHO) classification of the myeloid neoplasms . Blood,2002,100(7): 2292-2302.

11. Pasieka JL. Hashimoto's disease and thyroid lymphoma: role of the surgeon. World J Surg, 2000, 24 (8): 966-970.

12. Lam KY, Lo CY,Kwong DL,et al. Malignant lymphoma of the thyroid. A 30-year clinicopathologic experience and an evaluation of the presence of Epsteirr-Barr virus. Am J Clin Pathol,1999,112(2): 263-270.

13. Lu JY, Lin CW, Chang TC, et al. Diagnostic pitfalls of fine needle aspiration cytology and prognostic impact of chemotherapy in thyroid lymphoma. J Formos Med Assoc,2001,100(8): 519-525.

14. Takashima S, Takayama F, Saito A, et al. Primary thyroid lymphoma : diagnosis of immunoglobulin heavy chain gene rearrangement withpolymerase chain reaction if ultrasound-guided fine-needle aspiration. Thyroid, 2000,10(6): 507-510.

15. Jam Ski, Barczynaski M, Rys J, et al. Primary malignant lymphomaof the thyroid gland diagnosis and treatment tactics. Przegl lek,1997,54(2): 83.

16. Derrignant GA,Thompson LD,Frommelt RA,et al. Malignant Lymphoma of the thyroid gland: aclinicopathologic study of 108cases. AM J Surg Pathod, 2000, 4: 623-639.

17. Thieblemont C, Mayer A, Dumontet C, et al. Primary thyroid lymphoma is a heterogeneous disease . Clin Endocrinol Metab,2002,87: 105-111.

18. Ha Cs, Shadle KM, Medeiros LJ, et al. Localized non Hodgkinps lymphoma involing the thyroid gland . Cancer,2001,94: 629-635.

19. Alessandri AJ, Goddard KJ, Blair GK, et al. Age is the major determinant of recurrence in pediatric differentiated thyroid carcinoma. Med Pediatr Oncol, 2000, 35: 41-46.

20. Demidchik YE,Demidchik EP,Reiners C,et al. Comprehensive clinical assessment of 740 cases of surgically treated thyroid caner in childeren of Belarus. Ann Surg, 2006,243: 525-532.

21. 孙传政,陈福进,曾宗渊,等.少年和青年分化型甲状腺癌的生存分析.中华耳鼻咽喉头颈外科杂志,2005,40: 595-600.

22. Alessandri AJ, Goddard KJ, Blair GK, et al. Age is the major determinant of recurrence in pediatric differentiated thyroid carcinoma. Med Pediatr Oncol, 2000, 35: 41-46.

23. Cotterill SJ,Pearce MS,Parker L. Thyroid cancer in children and young adults in the North of Englandl Is in-

creasing incidence related to the Chernobyl accident? Eur J Cancer,2001,37：1020-1026.

24. Giuffrida D, Scollo C, Pellegriti G, et al. Differentiated thyroid cancer in children and adolescents. J Endocrinol Invest,2002,25：18-24.

25. Steinmuller T, Klupp J, Rayes N, et al. Prognostic factors in patients with differentiated thyroid carcinoma. Eur J Surg,2000,166：29-33.

26. Gyory F, Lukacs G, Nagy EV, et al. Differentiated thyroid carcinoma: prognostic factors. Magy Seb,2001,54：69-74.

27. Jarzab B, Handkiewica Junak D, Wloch J, et al. Multivariate analysis of prognostic factors for differentiated thyroid carcinoma in childrn. Eur J NuclMED, 2000, 27：833-841.

28. Robie DK, Dinauer CW, Tuttle RM, et al. The impact of initial surgicalmanagement on outcome in young patientswith differentiated thyroid cancer. J Pediatr Surg, 1998,33：11342-11381.

29. Ringel MD, Levine MA. Current therapy for childhood thyroid cancer: optimal surgery and the legacy of king pyrrhus. Ann Surg Oncol,2003,10：4-6.

第三节 胆囊炎与胆石症

一、急性胆囊炎

(一)概述

急性胆囊炎(acute cholecystitis)是各种原因所致的胆囊壁急性炎症,表现为胆囊壁充血、水肿、增厚甚至化脓、坏死和穿孔,胆囊腔增大、张力增高和胆囊周围渗出。是临床最为常见的急腹症之一,发生率仅次于急性阑尾炎。由于饮食结构和习惯等变化,急性胆囊炎以城市居民为多,其中又以老年人和肥胖女性为高发人群,女：男患病比率为2：1。老年人群发病率高达10%以上,且90%~95%为结石性胆囊炎,绝大多数为肠道细菌感染,而且常为混合型细菌感染,混合厌氧菌感染率约为10%。老年人急性胆囊炎也可分为急性单纯型、化脓型、坏疽型和穿孔型,但老年人由于常患有糖尿病和动脉硬化等,累及胆囊动脉血液供应,容易诱发胆囊炎和胆囊壁缺血坏死,所以,老年人的急性胆囊炎中,无结石性急性胆囊炎比率较高,疾病进展速度快,坏死穿孔比率高于25%。

(二)诊断依据

1. 临床表现

(1)病史:胆囊结石病史,过去曾有类似发作,多发生于脂餐后。

(2)症状:几乎所有病人有程度不等的上腹痛,约80%表现为突发、右上腹、持续性疼痛,阵发性加剧,可向右肩胛区放射。多伴有恶心、呕吐、发热,20%并有轻度黄疸。

(3)体征:右上腹压痛、反跳痛和肌紧张,Murphy征阳性,50%病人可触及肿大胆囊。

(4)并发症:胆囊积水和积脓、胆囊周围脓肿、胆囊穿孔、胆囊内瘘、肝脏脓肿、急性胰腺炎等。

2. 辅助检查

(1)实验室检查:多数可见白细胞升高、血清转氨酶升高、20%病人可有血清胆红素和淀粉酶轻度升高,并有胰腺炎者淀粉酶明显升高。

(2)影像学检查:

1)B超检查:可显示胆囊增大,囊壁增厚>3mm,"双边"征,囊内结石光团,囊周液性渗出,敏感性和准确率均在95%以上。

2)CT检查:多应用于B超难以确定诊断和需要判别是否合并肝外胆管结石的患者,诊断敏感性和准确率稍优于B超检查。可见胆囊增大,胆囊壁均匀增厚达3mm以上,胆汁稠厚,CT值>20H,胆囊内结石影;增强扫描可见动脉期胆囊壁明显强化。

3)其他检查:MRI和MRCP检查:可显示胆囊内结石,囊壁增厚和全程胆管树,多用于鉴别诊断。

由于老年病人反应差,尤其高龄老年人,往往无明确自诉症状或不能自诉,有时仅表现出腹部拒按、消化不良、腹胀等不典型表现,临床诊断多依赖于影像学诊断。

(三)治疗原则

1. 手术治疗

(1)急诊手术:适用于发病在72小时以内,经非手术治疗无效;有胆囊穿孔、弥漫性腹膜炎、急性化脓性胆管炎、胆囊周围脓肿、肝脏脓肿等并发症者。手术方式包括胆囊切除、胆囊造瘘、脓肿引流、经皮经肝胆囊穿刺引流等方法。老年人尤其高龄老年病人,多合并有多种慢性疾病,多器官功能衰退,而因急性胆囊炎所致的全身性炎性反应会加重各器官负担,因此老年人急性胆囊炎更主张积极手术处理,尤其是无结石性胆囊炎,而且强调急诊手术方式的简单、实用,以引流减压为主,条件允许时方可考虑胆囊切除术。合并胆管结石及急性胆管炎的老年病人,建议仅行胆囊造瘘和胆管T管引流,或行创伤更小的内镜下十二指肠乳头括约肌切开术(EST)、鼻胆汁引流术(ENBD),而慎行胆囊切除＋胆管取石尤其应用胆道镜彻底胆道取石术。对于高龄老人,难以耐受手术者,B超实时引导下的经皮经肝胆囊穿刺引流由于创伤小、并发症少,而且实用、有效。

(2)延期手术:一般而言,有过急性胆囊炎病史的胆囊结石病人,80%以上会反复发作,因此,建议保守治疗缓解6周后,择期行胆囊切除术,且95%以上可行腹腔镜胆囊切除术。

2. 非手术治疗

(1)禁食、胃肠减压:要求持续至症状和体征完全缓解,一般在3~5天。

(2)抗感染:常用广谱强效抗生素,如氨苄西林＋甲硝唑,先锋霉素＋甲硝唑等,应用至症体完全消失后3天,一般在一周左右。

(3)对症治疗:包括解痉止痛、降温等的处理。

(4)中药治疗:消炎利胆、舒肝理气类中药有一定辅助治疗作用,如消炎利胆片、胆宁片等。

(5)支持治疗:纠正水电解质和酸碱平衡失调、营养支持等。由于老年病人水电解质平衡较脆弱,极易出现失衡状态,因此水电解质监测尤为重要。

(6)影像学监测和随诊:老年病人尤其高龄老人,自诉能力差,主诉甚至体征难以真实反映胆囊炎症发展状态,因此要求有客观的影像学监测和对比。

（四）转归与预后

由于存在多种慢性并存病,可达 80.5%,如心脑血管病及后遗症、代谢疾病、营养不良等,老年人急性胆囊炎手术风险大,死亡率可达 13.3%～16.7%,而无并存病成人急性胆囊炎急诊手术死亡率仅约 0.5%～1.3%。同时,老年人急性胆囊炎又极易发展至胆囊壁坏死穿孔,保守治疗效果也不理想,所以对于老年急性胆囊炎,应采取积极态度,只要条件允许和有手术适应证,应积极手术处理。

二、慢性胆囊炎

（一）概述

慢性胆囊炎(chronic cholecystitis)是各种致炎因子所导致的胆囊壁全层炎性细胞浸润、溃疡、纤维化等慢性炎性增厚、甚至钙化性改变,胆囊腔缩小,胆囊功能障碍尤运动功能减退明显。多为急性胆囊炎后遗改变,急性胆囊炎经积极保守治疗后,虽然胆囊壁炎性水肿可以消退,但炎性细胞浸润后会出现结缔组织增厚和纤维化,甚至肌层为纤维组织所代替,胆囊壁出现瘢痕化。胆囊内结石长期、慢性刺激胆囊壁,可导致胆囊黏膜慢性增厚和纤维化,最终导致胆囊功能丧失。此外,胆固醇代谢异常,肠道、胆道感染和慢性病毒性肝炎,胆道系统运动功能失调(如迷走神经切断术后、EST 术后、胆道支架放置术后),胆囊血管病变均可导致慢性胆囊炎的发生。

（二）诊断依据

1. 临床表现

(1)病史:常有急性胆囊炎发作史,胆囊结石病史等。

(2)症状:多不典型,可有厌食油腻,反复上腹饱胀、隐痛不适、右肩背放射痛和沉重感尤其饱食后明显,脂肪泻等,偶有胆绞痛发作。

(3)体征:多无明确腹部体征,Murphy 征阴性,部分可有右上腹深压痛,肝区叩击痛。

(4)并发症:胆囊内瘘、梗阻性黄疸、胆囊癌变、胆囊结石形成,胆石性肠梗阻等。老年病人由于对疼痛敏感差,常出现严重并发症方来就医,因此,出现并发症几率显著高于青壮年人群。

2. 辅助检查

(1)实验室检查:多无特殊表现,部分可有转氨酶轻度升高。

(2)影像学检查

1)B超检查:可显示胆囊萎缩、变形(葫芦状等),囊壁增厚、毛糙,囊内结石光团,脂餐后胆囊不收缩或收缩量<1/3。诊断的敏感性和准确率均在 90% 以上,为首选方法。

2)CT检查:多应用于鉴别诊断和进一步证实 B 超诊断,临床应用广泛。可见胆囊萎缩,胆囊壁增厚达 3mm 以上、不光滑,胆囊内结石影;增强扫描可见动脉期胆囊壁强化;特殊类型的慢性胆囊炎可见囊壁不均匀、极度增厚、囊腔消失,甚至出现肝脏浸润(黄色肉芽肿性胆囊炎)等。

3)其他检查:口服胆道造影和静脉胆道造影:胆囊不显影,或脂餐后未见收缩,收缩量小,是传统的诊断方法,目前已很少应用;MRI 和 MRCP 检查:较少应用于慢性胆囊炎的

诊断,可用于鉴别诊断。

3. 治疗原则

(1)手术治疗:适用于胆绞痛反复发作、症状明显,非手术治疗无效,结石性慢性胆囊炎,以及影像学提示胆囊壁增厚不均或有浸润表现者。基本手术方式为胆囊切除术,多选用腹腔镜手术切除,对有可疑浸润者,术中应送冰冻病理检查。此外,尚包括胆囊部分切除术,适用于胆囊与肝脏粘连严重,难以分离者;胆囊扩大切除术,适宜于黄色肉芽肿性胆囊炎或疑有恶变者。

(2)非手术治疗:适用于症状轻微、无明确胆绞痛发作和急性胆囊炎发作史;或年老体弱,不能耐受手术者。方法包括短时间抗生素应用、低脂饮食、消炎利胆中药应用、解痉止痛药和制酸药物应用等。

4. 转归与预后 大部分慢性胆囊炎腹痛症状会反复发作,且频度渐增,最终多需要手术处理,手术效果良好,择期手术并发症发生率低,预后良好。结石性胆囊炎恶变率约为 0.5%～1%,且随着年龄增长而逐渐增高。

三、胆 石 症

胆道系统结石性疾病统称为胆石症(cholelithiasis),是肝胆外科最为常见的良性疾病,约占胆道外科疾病的 90%,临床上常根据结石所在部位分为肝内胆管结石和胆囊结石、肝外胆管结石;根据结石成分分类为胆固醇结石(胆固醇含量>70%)、胆红素结石(胆固醇含量<30%)和混合结石(胆固醇含量 30%～70%)。北欧、北美国家胆石病发病率最高,南非地区黑人发病率最低,北美印第安人女性胆石症发病率可高达 25%。中国人群整体发病率约为 10%,且随着年龄的增长而上升,60 岁以上老年人整体发病率在 20% 以上,顾倬云报道 80 岁以上老人可达 50%。尸检资料显示胆石检出率为 7%,而 80 岁以上老人胆石检出率可达 23%。整体而言,胆固醇结石最多见,占 75%～90%,但亚洲地区国家胆石症病人中胆色素结石比率较高,如我国的西南地区高达 30% 以上,尤其是肝内胆管结石胆色素结石比率更高。一般认为与饮食习惯如长期、大量高糖、高脂肪饮食、地理环境、营养条件、代谢异常和胆道病理改变相关。但胆石形成的确切原因迄今仍未完全明确,多认为是综合因素引起。正常胆汁中胆盐、卵磷脂、胆固醇按比例共存于稳定的胶态离子团中(一般胆固醇:胆盐为 1:20～1:30 之间),如其比例高于 1:13 时,胆固醇便沉淀析出,聚合形成结石。细菌感染除引起胆囊炎外,其菌落、脱落上皮细胞等可成为结石形成的核心,胆囊内炎性渗出的蛋白成分,可成为结石支架。此外,胆囊收缩功能障碍,胆汁淤滞等胆汁排出障碍也是结石形成病因。

四、肝内胆管结石

（一）概述

肝内胆管结石(intrahepatic bile duct stone)又称肝胆管结石,是指肝总管分叉部以上肝内胆管内发生的结石,约占胆石症的 5%～10%。可能与胆道慢性炎症、感染、胆道蛔虫和胆汁淤滞、低蛋白和低脂饮食有关,以胆色素结石、左侧肝内胆管结石为多见,呈区域性分布,农村高于城市。老年病人常合并肝脏区域性萎缩、纤维化和反复慢性肝脓肿,临床处理难度大、治疗后复发率和残石率均较高。

(二) 诊断依据

1. 临床表现

(1)病史:长期处于营养不良状态、胆道蛔虫症病史等。

(2)症状:静止型可无明显症状或上腹隐痛不适,梗阻型可表现为间歇性黄疸、肝区和胸腹部持续性疼痛不适、消化功能减退等胆道梗阻的症状。

(3)体征:黄疸和肝区叩击痛是其典型表现,部分可有右上腹压痛、肝肿大。

(4)并发症:并发急性胆管炎时表现为突发上腹绞痛或持续胀痛、畏寒、发热、黄疸;并发肝脓肿时可见持续高热、肝大、持续上腹或右胸疼痛。

2. 辅助检查

(1)实验室检查:静止型可无异常,梗阻并感染时可见白细胞升高,血清直接胆红素明显增高,肝功能异常尤 ALP 升高明显。

(2)影像学检查:

1)B超检查:是首选检查方法,广泛应用于术前初步诊断和术中定位,诊断正确率高,可达80%以上。典型表现为胆管内高回声并有声影,局部胆管壁可增厚,上游胆管扩张,肝脏局部可表现为萎缩、纤维化,回声不均或高回声。

2)CT 检查:可清晰显示结石分布、胆管壁改变、肝脏实质病变、萎缩范围,对治疗方案的设定有重要的指导意义。表现为胆管内高密度影,增强扫描各时相密度不变,上游胆管扩张,局部肝脏萎缩和健侧代偿性增大。

3)磁共振和磁共振胰胆管成像(MRI+MRCP)检查:可全面的显示胆管系统病变,清晰描绘胆管内结石分布、胆管狭窄或扩张、肝脏改变等,是无创的胰胆管成像方法,应用越来越广泛,部分替代了有创的 ERCP 检查。

4)胆道造影检查:包括术前静脉胆道造影和术中胆道造影,前者因受影响因素多和诊断正确性和敏感性不高而渐被淘汰;后者对减低残石率有一定帮助。

5)胆道镜检查:广泛应用于胆管结石的治疗和诊断的方法,可直视胆管病变,拓宽了胆管结石的治疗手段,使残石率进一步下降。可与十二指肠镜配合(胆道子母镜)进行胆管结石的检查和取出,也可单独应用于经皮肝胆道镜检查和取石。而且,应用于术中和术后,具有指导手术方案的制订和缩小手术范围、术后取石的作用。

6)逆行胰胆管造影(ERCP):可全面显示胆管内改变,诊断正确率高、敏感性强,但由于有创和技术要求高,且有一定的失败率和并发症发生率,因此,其诊断功能逐渐被无创的检查所替代,目前多与乳头括约肌切开术(EST)结合应用于胆管结石的治疗。

3. 临床分型(中国胆道外科学组分型法,2007) Ⅰ型(局限型):结石局限于某一肝段或亚肝段,受累肝脏及胆管病变轻微,临床表现多属于静止型。Ⅱ型(区域型):结石沿肝内胆管树呈区域性分布,充满一个或几个肝段,常合并病变区段肝管的狭窄及受累肝段的萎缩。临床表现可为梗阻型或胆管炎型。Ⅲ型(弥漫型):结石遍布双侧肝叶胆管内,根据肝实质病变情况,又分为三个亚型:Ⅲa型:不伴有明显的肝实质纤维化和萎缩;Ⅲb型:伴区域性肝实质纤维化和萎缩,通常合并萎缩肝脏区段主肝管的狭窄;Ⅲc型:伴肝实质广泛纤维化并形成继发性胆汁性肝硬化和门脉高压症,通常伴有左、右肝管或汇合部以下胆管的严重狭窄。建议对并有肝外胆管结石者称为 E 型即附加型,并根据胆管下端 Oddi 括约肌功能状态,再分为 Ea 型:胆管下端正常;Eb 型:胆管下端松弛;Ec 型:胆管下端狭窄。

4. 治疗原则

(1)手术治疗:外科手术仍是肝胆管结石的主要治疗方法,手术治疗原则是取尽结石、解除梗阻、祛除病灶、通畅胆流。手术方法包括以下几种。

1)胆管切开取石术:必须有术中胆道镜或术中造影的协助,包括:经肝实质劈开肝胆管切开取石术,仅适用于结石局限且距肝脏表面近、肝脏无明确改变,下游胆管无狭窄的患者;经肝外胆管切开取石术,适于近肝门的一级或二级胆管、胆道镜可及范围的肝内胆管结石而无下游胆管狭窄,并有急性梗阻性胆管炎的患者。手术创伤小,只要严格适应证选择,疗效肯定。

2)胆管切开取石+狭窄段成形和重建:是较为理想的手术方式,能有效地清除肝管内结石,显著降低残石率和复发率,适宜于狭窄段近肝门、无明显肝脏病变者。

3)肝部分切除术:切除范围包括了萎缩的肝叶或肝段,以及难以取净的多发性结石和难以纠治的肝管狭窄或囊性扩张、慢性肝脓肿、肝内胆管癌变等,是治疗肝内胆管结石的最有效手段。手术方式以规则型肝段、肝叶切除为主,争取完整切除病变区。

4)肝移植术:适用于结石弥漫性存在、反复发作难以控制的胆管炎和合并有弥漫性、不可逆转肝脏病变的肝胆管结石。

5)皮下空肠盲袢埋置术:残留结石或结石复发时,可经此入路胆道镜取石,避免再次手术,与上述手术方式结合,适宜于结石残留或易于复发的患者。

6)胆管切开引流术:为暂时性措施,适于急性梗阻性化脓性胆管炎的危重症患者。

(2)非手术治疗:是目前临床研究的热点,随着内镜技术和设备的改进,部分肝内胆管结石病人可经非外科手术而治愈。

1)内镜下乳头括约肌切开成形术(EST):仅适用于合并肝外胆管结石的近肝门、小的(<1.5cm)、无下段胆管狭窄的肝内胆管结石,但结石取净率低,技术难度大。

2)经皮肝胆管胆道镜取石术:结合 PTCD 技术和胆道镜检查技术以及体内碎石术,可部分避免手术创伤,据报道肝胆管结石取净率可达70%~90%。

3)胆道子母镜肝胆管取石术:临床应用较少,技术难度大,多用于检查,取石较困难。

4)体外碎石和体内碎石术:体外震波碎石结合溶石和排石方法,可应用于不愿手术或不宜于手术的病人,但排石成功率不高,疗程长;体内碎石方法包括激光碎石、液电碎石等,结合内镜尤其是胆道镜技术,可有效降低镜下取石难度、提高取石效率。

5)溶石疗法:熊去氧胆酸(UDCA)和鹅去氧胆酸(CDCA)片口服半年以上,有效率约40%,目前常用药物为优思弗(250~500mg,bid)等。

6)排石疗法:中药排石汤曾流行一时,但疗效不确定,多与其他方法综合应用。

7)消炎利胆药:消炎利胆片、胆舒胶囊、胆宁片等对于缓解症状有一定帮助。

5. 转归与预后:目前肝胆管结石的治疗效果仍不够满意,手术治疗后残石率仍在 30% 以上,复发率多在 10% 以上,而且 2.0%~10.0% 的患者并发胆管癌,同样有随着年龄增长发生率增高的问题。弥漫性肝胆管结石的随着年龄增长,病程后期不可避免的出现肝脏萎缩、纤维化,胆汁淤积性肝硬化、门脉高压等,预后不良。

五、胆囊结石

(一) 概述

胆囊结石(cholecystolithiasis)是指结石位于胆囊内,约占胆石症的 80%,临床最为多见,是临床常见疾病之一,整体人群发病率约 6%~8%,女性约为男性的 2~3 倍,且随年龄增长发病率逐渐升高。有报道老年人胆囊结石的标化患病率为 15.82%,其中男性患病率为 9.20%,女性患病率为 19.32%,农村老年人患病率为 12.60%,城市老年人患病率为 18.28%。一般认为与生活行为、种族、家族、饮食、性别、年龄等因素有关。

(二) 诊断依据

1. 临床表现

(1)病史:存在胆石发生的高危因素,如年龄在 40 岁以上、女性、多产、肥胖、高脂高蛋白饮食、胆石症家族史、高脂血症等。本病进展缓慢,多为体检发现。

(2)症状:不典型,20%~40% 病人可终生无任何症状,或表现为消化不良,如腹胀、上腹隐痛等,进食油腻后上腹饱胀、疼痛有一定的临床意义。

(3)体征:多为并发症体征,单纯胆囊内结石可无特殊体征。

(4)并发症:①胆绞痛:表现为突发右上腹、阵发性绞痛,同时向右肩或胸背部放射,伴有恶心、呕吐,而发热不显。查体无明确腹部固定压痛,血常规检查白细胞可轻度升高或正常,解痉药物如 654-2 应用后多很快缓解;②胆囊积水:多为胆囊管梗阻所致,表现为右上腹无痛性、囊性肿物。③急性胆囊炎、慢性胆囊炎、胆囊穿孔;④急性胆源性胰腺炎;⑤Mirizzi 综合征;⑥胆囊癌变:结石大于 2cm、充满型胆囊结石、并有胆囊息肉恶变率大幅上升;⑦其他:胆石性肠梗阻、胆囊消化道瘘,临床少见,多见于高龄老年、胆囊结石病史多年、结石较大的患者。随着人口老龄化进程的加快,胆囊十二指肠瘘、胆囊结石内瘘后造成急性肠梗阻的发生率越来越高,而且多为 80 岁以上的高龄患者。

2. 辅助检查

(1)实验室检查:无并发症时,可无异常表现。合并感染时,可有白细胞计数升高,中性分叶细胞比例增高;肝功能酶学检查可多项轻度升高、总胆红素和直接胆红素可轻度增高。

(2)影像学检查

1)B超检查:为临床最为常用的胆囊结石的诊断方法,诊断正确率和敏感性均优于其他检查方法,兼有价廉、简便、无创的特点,是胆囊结石检查的首选。特征表现为后方带声影或彗星征、可移动的强回声团。

2)CT 检查:常应用于排除是否合并胆管结石,可表现为胆囊内高密度、等密度或低密度均质或不均质、可移位团块,结合胆囊造影技术,诊断符合率可达 97% 以上。

3)MRI 和 MRCP 检查:仅应用于胆囊结石的鉴别诊断和高度怀疑并有胆管结石而薄层 CT 扫描阴性者,T1WI 上呈高信号或低信号,T2WI 上则均呈低信号。MRCP 能全程、清晰显示胆管树状况,结石呈低信号缺损。

4)腹平片和胆道造影检查:普通腹平片约 10% 胆囊结石呈阳性表现,敏感性低,目前,已很少应用于胆石症的诊断。口服胆道造影和静脉胆道造影可显示胆囊内造影剂充盈缺损,但因胆系显影状况受影响因素较多,显影效果常不理想,所以敏感性亦较低,在 B 超广泛应用于临床之后,也逐渐被淘汰。

(三) 治疗原则

1. 手术治疗 适应于并有急性胆囊炎,急性发作在 72 小时内,或急性发作非手术治疗缓解后平稳 6 周以上;化脓、坏疽、穿孔性急性胆囊炎;并有慢性胆囊炎影像学证据,临床有不典型症状,胆囊排空障碍(<50%);并有急性胆源性胰腺炎病史或黄疸病史;并有肝外胆管结石;胆囊壁增厚,不能排除恶变;并有胆囊息肉样病变;无症状,但合并糖尿病或长期静脉营养支持治疗或无随访治疗条件的航海、航天等人员。

(1)腹腔镜胆囊切除术(LC):是目前应用最为广泛的手术方法,具有微创、美观的优点,目前已经成为胆囊切除的标准性手术。结合胆道镜技术和胆道造影检查,完全可以达到开腹胆囊切除一样的治疗效果和同样的适应证范围。

(2)开腹胆囊切除术:是传统的手术方法,因手术创伤大、腹壁切口明显、病人恢复慢,逐渐被 LC 手术所代替。目前,仅应用于少数腹腔镜操作尚有困难的萎缩性胆囊炎、怀疑胆囊恶变,以及部分急性胆囊炎、Mirizzi 综合征患者。

(3)胆囊部分切除术:适用于萎缩性胆囊炎、肝硬化并有胆囊结石和慢性胆囊炎、慢性胆囊炎急性发作、部分 Mirizzi 综合征,胆囊难以从胆囊床剥离的胆囊结石患者。与胆囊切除术相比,手术创伤缩小,避免了胆囊床剥离所致大出血和胆管损伤、肝脏损伤的风险,但手术残留了部分胆囊壁,增加了术后并发症的风险。因此,应严格掌握适应证范围,并于术中彻底破坏残留胆囊壁黏膜,并放置腹腔引流管。

(4)胆囊造瘘术:仅适于急性胆囊炎尤其是化脓性、坏疽性、穿孔性胆囊炎而病人情况不能耐受胆囊切除术的患者,是一种暂时性的、抢救性的措施。

(5)胆囊切开取石术:小切口开腹后或腹腔镜下,切开胆囊取尽结石后,缝合囊壁而不行胆囊切除。适用于单纯胆囊结石而胆囊功能良好的患者,但因复发率高,临床应用较少,老年人群应用更少。

2. 非手术治疗 适用于无症状、胆囊功能正常或仅有不典型临床症状而无明确手术指征,不愿手术或急性发作期综合治疗或发作间期的治疗,以减轻症状为主。

(1)急性发作期治疗包括抗生素的应用、禁食、胃肠减压、解痉等。

(2)发作间期或有不典型症状者治疗包括消炎利胆药物应用如消炎利胆片、胆舒胶囊、胆通、胆宁片等,有利于缓解症状。

(3)口服药物溶石治疗:适用于 CT 值<40Hu、X 线平片

不显影、结石<1cm、胆囊收缩和浓缩功能良好的患者。常用药物有熊去氧胆酸和鹅去氧胆酸,用药疗程长,有效率低,停药后结石复发率高。

（4）排石治疗：中药的排石汤等,可增加胆汁分泌和胆囊收缩,可应用于结石<0.5cm,胆囊收缩功能正常的患者,有一定疗效,但存在诱发急性胆囊炎和胆管结石存留、急性胰腺炎的风险。

（5）其他方法：体外震波碎石,用于胆囊功能良好,直径小于2cm的单发、腹平片阴性结石,同样存在诱发急性胆囊炎和胆管结石存留、急性胰腺炎的风险,而且发生率较高;胆囊置管甲基叔丁醚溶石,用于胆囊功能良好,且胆囊与肝脏接触面较大易于置管的病人,可溶解胆固醇结石,因有创、疗效不肯定,临床很少应用。

（四）转归与预后

胆囊结石是临床最为常见良性疾病,增长速度慢,20%～40%可终生无任何症状,仅需定期随访观察即可。但约有60%～80%的病人需要治疗,其中少部分经非手术治疗后,病情稳定,但大部分需要手术治疗,胆囊切除术治疗效果和预后良好,多于术后2周恢复正常生活。胆囊结石并发胆囊癌变约0.54%～1.7%,且随着年龄增长而发生率增高,老年病人可高达5%以上,恶变后预后不良。

六、肝外胆管结石

（一）概述

肝外胆管结石(extrahepatic bile duct stone)是指结石位于左、右肝管汇合部以下胆管,约占胆石症的15%～20%,常并有肝内胆管结石或胆囊结石,单纯性肝外胆管结石约占胆石症的6%,原发者以混合型结石多见。

（二）诊断依据

1. 临床表现

（1）病史：常有多年胆囊结石或肝内胆管结石病史、胆道蛔虫史。

（2）症状：静止型肝外胆管结石,可表现为消化不良症状;梗阻型可表现为间歇性黄疸,伴有上腹疼痛或无痛;急性胆管炎型则表现为高热、黄疸、腹痛等。

（3）体征：静止型可无特异性体征,有并发症者可出现胆囊增大、黄疸、上腹深压痛等,但腹膜炎体征多不明显。

（4）并发症：肝外胆管梗阻和急性胆管炎、急性胰腺炎是肝外胆管结石最常见的并发症。

2. 辅助检查

（1）实验室检查：静止型可无特殊异常,出现并发症时,可有TBIL、DBIL、AMY升高,转氨酶增高、白细胞计数升高等。

（2）像学检查：

1）B超检查：因胃肠道内积气、蠕动等的影响该检查对肝外胆管结石诊断的敏感性低,约30%～50%。因此,不作为首选检查方法。

2）CT检查：是肝外胆管结石的首选检查方法,尤其是螺旋CT薄层扫描,敏感性和准确率均可达95%以上,可发现小至0.5cm的结石。

3）MRCP检查：MRCP较CT更能清晰地全程显示肝外胆管状况,可发现CT影像上等密度或低密度的胆固醇结石。

4）术中胆道镜检查和胆道造影检查：应作为肝外胆管结石的常规手段,可显著降低残石率。

3. 治疗原则

（1）手术治疗：是肝外胆管结石治疗的主要方法,适用于所有类型的肝外胆管结石病人。手术原则是取净结石、解除梗阻、祛除病因。

1）腹腔镜、胆道镜联合胆囊切除术＋胆总管切开取石或经胆囊管切开取石术：是目前临床推崇的手术方法,但应用并未普及。我院自行设计和实施的双镜联合胆囊管汇合部微切开胆道探查取石＋胆囊切除术,已在临床推广应用,具有创伤小、恢复快,术后无须留置T管之优点。

2）开腹胆囊切除术＋胆总管切开取石或经胆囊管切开取石或经胆囊管汇入部微切开取石术：是目前临床最为常用的方法。术中取石困难者,可结合应用胆道镜下液电碎石和激光碎石等技术。

3）胆囊造瘘＋胆总管T管外引流术：仅适于合并有急性梗阻性化脓性胆管炎病情危重不能耐受其他根治性、复杂手术者,是暂时性的、抢救性手术方式。

4）胆囊切除术＋胆总管切开取石＋经十二指肠前壁乳头括约肌切开成形术：适于并有乳头开口良性狭窄者,手术创伤较大、术后并发症多,现已很少应用。

5）胆囊切除＋胆总管切开取石＋胆总管广口空肠侧侧吻合术：适于合并有肝内胆管广泛弥散型结石,不能一次取净或极易再发者。可加行空肠襻皮下埋置术,以便肝外胆管结石再发时处理。

（2）非手术治疗：虽然仍是手术治疗的辅助方法,但其作用越来越重要。

1）ERCP和EST技术：是目前临床研究和争论的热点,技术已日臻成熟,应用也越来越广泛。可在B超或X线引导下进行,适用于不伴有胆管狭窄等畸形者,结石最大外径不大于1.5cm的患者。主要并发症为急性胰腺炎和EST后出血。

2）其他方法：如溶石和排石治疗、体外震波碎石等对肝外胆管结石治疗效果不良,临床采用较少。

4. 转归与预后 本病如能早期诊断、早期治疗,预后良好。残石率约2%～30%,胆道镜时代,已经可以将单纯肝外胆管结石残石率降到0,但手术后的复发率约20%。再手术难度大、并发症发生率高,老年肝外胆管结石并发梗阻性黄疸、急性胆管炎以及并发胆汁淤积性肝硬化者预后不良。

（陈 剑）

▶ 参考文献 ◀

1. 顾倬云. 老年外科学. 北京:人民卫生出版社,1998:258.
2. 梁力建,张继红. 老年人胆石症的处理. 临床外科杂志, 2004,12(12):726-727.
3. 陈健,李立波,胡红杰,等. 经皮经肝胆囊穿刺引流术在高危急性胆囊炎患者中的应用. 中华普通外科杂志,2012, 27(3):239-240.
4. 吕成余,王兴宇. 老年胆石症手术治疗1450例临床报道.

实用老年医学,2002,16(4):217.

5. 杨波,周文平,吕东文,等.经皮经肝胆囊穿刺引流术联合 LC治疗伴发MODS的急性胆囊炎.肝胆胰外科杂志, 2011,23(5):411-412.

6. 张彦宏,朴熙绪.早期内镜治疗急性胆源性胰腺炎的疗 效.中国老年学杂志,2012,32(6):1264-1265.

7. 薛宁张,曼丽,郭燕明.1582名老年人胆石症患病率及相 关因素的分析.中华老年医学杂志,2002,21(3):220-221.

8. 陶书超,阎瑛,吴崇学.枣阳市老年人胆囊结石患病现状 调查.公共卫生与预防医学,2006,17(1):23-24.

9. 梁酉,石梅初,谢晓玲,等.不同年龄人群胆石症患病率的 对比调查分析.西南国防医药,2003,13(2):227-228.

10. 肖冰,青青,智发朝.胆石症的药物治疗.现代消化及介 入诊疗,2010,15(6):358-362.

11. 李亚君,梁峨,曲颖.经皮经肝胆道镜治疗肝内外胆管结 石的探讨.中国医学装备,2008,5(11):45-47.

12. 张学文,杨永生,张丹.肝内胆管结石分型及治疗方法选 择.中国实用外科杂志,2009,29(9):790-792.

13. 陈剑,韦军民.术中微切开胆道镜检查的可行性研究.中 华肝胆外科杂志,2005,11(6):372-374.

第四节 肝、胆、胰肿瘤

一、肝脏肿瘤

肝脏肿瘤(hepatic tumor,tumor of liver)是指发生在肝脏部位的肿瘤病变。肝脏是肿瘤好发部位之一,良性肿瘤较少见,恶性肿瘤中转移性肿瘤较多。原发性肿瘤可发生于肝细胞索、胆管上皮、血管或其他中胚层组织,转移性肿瘤中多数为转移性癌,少数为转移性肉瘤。根据瘤组织来源不同,将肝肿瘤分类如下:良性肿瘤:肝细胞腺瘤、肝管细胞腺瘤、肾上腺残余瘤、血管瘤、错构瘤、其他,如中胚层组织的良性肿瘤:脂肪瘤、纤维瘤、混合瘤等;恶性肿瘤:原发性肿瘤:肝细胞癌、胆管细胞癌、肾上腺残余癌、血管肉瘤、其他肉瘤;转移性肿瘤:转移癌、转移肉瘤。肝脏占位性病变是老年人常见病之一,由于老年人多合并循环,呼吸,肾脏,神经系统等疾病,使外科手术处理危险性更大,术后并发症和死亡率较高。

(一) 原发性肝癌

原发性肝癌一般指肝细胞肝癌和胆管细胞肝癌。

1. 流行病学 原发性肝癌(primary liver cancer,PHC)简称肝癌,是最常见的恶性肿瘤之一,据统计全球每年约有30万人以上发病,且呈上升趋势。我国每年发生的肝癌占全世界40%,肝癌死亡率占全国肿瘤死亡率的第2位,在农村次于胃癌,在城市次于肺癌。原发性肝癌起病隐匿,病情发展迅速。一般来说,肝癌的患者从出现临床症状,未经过治疗至死亡只有3个月至半年左右的时间,因有"癌中之王"之称。

2. 病因学 经研究表明,我国肝癌的发生主要与乙型和丙型肝炎病毒感染、黄曲霉素、饮水污染等有关,一些农药、肝吸虫、遗传等因素也可能与肝癌的发病有关。

3. 临床表现 原发性肝癌起病隐匿,早期缺乏典型症状。甚至有的患者肝癌已属晚期,但症状仍不明显。经AFP普查检出的早期病例可无任何症状和体征,称为亚临床肝癌。老年肝癌多在出现症状3个月左右就诊。有症状而自行就诊患者多属于中晚期,常有肝区疼痛、食欲减退、乏力、消瘦和肝大等症状,其主要特征如下:

(1)肝区疼痛:半数以上患者有肝区疼痛,痛处相当于肿瘤的位置,多呈持续性胀痛或钝痛。肝痛是由于肿瘤增长快速,肝包膜被牵拉所引起。如病变侵犯膈,痛可牵涉右肩。癌结节破裂时,可突然引起剧痛,并有腹膜炎症状和体征。如出血量大,则引起晕厥和休克。

(2)肝大:约90%以上的患者肝脏肿大,且呈进行性肿大,质地坚硬,表现凹凸不平,有大小不等的结节或巨块,边缘钝而不整齐,常有不同程度的压痛。肝癌突出于右肋弓下或剑突下时,上腹可呈现局部隆起或饱满。如癌肿位于膈面,则主要表现为膈抬高而肝下缘可不肿大。由于肝癌的动脉血管丰富而迂曲,或因巨大的癌肿压迫肝动脉或腹主动脉,动脉内径骤然变窄,有时可在贴近肿瘤的腹壁上听到吹风样血管杂音。

(3)黄疸:一般在晚期出现,可因肝细胞损害而引起,或由于癌块压迫或侵犯肝门附近的胆管,或癌组织和血块脱落引起胆道梗阻所致。

(4)肝硬化征象:伴有肝硬化门静脉高压的肝癌患者可有脾肿大、腹水、静脉侧支循环形成等表现。腹水很快增多,一般为漏出液。血性腹水多因癌肿侵犯肝包膜或向腹腔内破溃而引起,偶因腹膜转移癌所致。

(5)恶性肿瘤的全身性表现:有进行性消瘦、发热、食欲不振、乏力、营养不良和恶病质等,少数肝病患者,可有特殊的全身表现,称为伴癌综合征,以低血糖症、红细胞增多症较常见,其他罕见的有高血钙、高血脂、类癌等。

(6)转移灶症状:如发生肺、骨、胸腔等处转移,可产生相应症状。胸腔转移以右侧多见,可有胸腔积液征。骨骼或脊柱转移,可有局部压痛或神经受压症状,颅内转移癌可有神经定位体征。

老年肝癌患者多伴有长期肝病史、肝功能受损严重、肝脏代谢功能紊乱,另外由于老年人器官功能衰退、机体免疫功能严重下降、常会在短期内出现感染、出血、全身衰竭等并发症状。

4. 诊断

(1)病理诊断:肝内或肝外病理学检查证实为原发性肝癌者。

(2)临床诊断:①AFP≥400μg/L,能排除妊娠、活动性肝病、生殖腺胚胎源性肿瘤及转移性肝癌等,并能触及肝大、坚硬及有结节状的肝脏或影像学检查有肝癌特征的占位性病变者。②AFP<400μg/L,能排除妊娠、活动性肝病、生殖腺胚胎源性肿瘤及转移性肝癌等,并有两种影像学检查有肝癌特征性占位病变;或有两种肝癌标志物(AFP异质体、异常凝血酶原、g-GT同工酶Ⅱ、α-L-岩藻糖苷酶及CA19-9等)阳性及一种影像学检查具有肝癌特征性占位性病变者。③有肝癌的临床表现,并有肯定的肝外远处转移病灶(包括肉眼可见的血性腹水或在其中发现癌细胞),并能排除转移性肝癌者。

5. 原发性肝癌的2002年AJCC国际分期

(1)原发肿瘤(T)

- Tx:原发肿瘤无法评估。
- T0:无原发肿瘤证据。
- T1:孤立的肿瘤,没有血管浸润。
- T2:孤立的肿瘤,有血管浸润,或多个肿瘤但≤5cm。
- T3:多个肿瘤>5cm,或肿瘤侵及门静脉或肝静脉的主要分支。
- T4:肿瘤直接侵犯除胆囊外的邻近器官或有脏腹膜穿孔。

(2)区域淋巴结(N)

- Nx:区域淋巴结无法评估。
- N0:无区域淋巴结转移。
- N1:有区域淋巴结转移。

区域淋巴结指肝门淋巴结,如位于肝十二指肠韧带、肝静脉和门静脉周的淋巴结,也包括沿下腔静脉、肝静脉和门静脉的淋巴结。除此之外,任何淋巴结转移均应视为远处转移,分期为M1。膈下淋巴结转移分期也应为M1。

(3)远处转移(M)

- Mx:远处转移无法评估
- M0:无远处转移
- M1:有远处转移

远处转移多见于骨和肺。肿瘤可以穿透肝包膜侵犯邻近器官,如肾上腺、横膈和直肠,或破裂导致急性出血和腹膜癌种植。

(4)AJCC分期

Ⅰ期 T1 N0 M0
Ⅱ期 T2 N0 M0
ⅢA期 T3 N0 M0
ⅢB期 T4 N0 M0
ⅢC期 Tx N1 M0
Ⅳ期 Tx Nx M1

6. 鉴别诊断

(1)继发性肝癌(肝恶性瘤):继发性肝癌与原发性肝癌比较,继发性肝癌病情发展缓慢,症状较轻,其中以继发于胃癌的最多,其次为肺、结肠、胰腺、乳腺等的癌灶常转移至肝。常表现为多个结节型病灶,甲胎蛋白(AFP)检测除少数原发癌在消化的病例可阳性外,一般多为阴性。

(2)肝硬化:肝癌多发生在肝硬化的基础上,两者鉴别常有困难。鉴别在于详细病史、体格检查联系实验室检查。肝硬化病情发展较慢有反复,肝功能损害较显著,血清甲胎蛋白(AFP)阳性多提示癌变。

(3)活动性肝病:以下几点有助于肝癌与活动性肝病(急慢性肝炎)的鉴别。AFP甲胎球蛋白检查和SGPT谷丙转氨酶必须同时检测。

(4)肝脓肿:表现发热、肝区疼痛、有炎症感染症状表现,白细胞数常升高,肝区叩击痛和触痛明显,左上腹肌紧张,周围胸腔壁常有水肿。

(5)肝海绵状血管瘤:该病为肝内良性占位性病变,常因查体B型超声或核素扫描等偶然发现。该病我国多见。鉴别诊断主要依靠甲胎蛋白测定,B型超声及肝血管造影。

(6)肝包虫病:患者有肝脏进行性肿大,质地坚硬和结节感、晚期肝脏大部分被破坏,临床表现极似原发性肝癌。

(7)邻近肝区的肝外肿瘤:如胃癌、上腹部高位腹膜后瘤,来自肾、肾上腺、结肠、胰腺癌及腹膜后肿瘤等易与原发性肝癌相混淆。除甲胎蛋白多为阴性可助区别外,病史、临床表现不同,特别超声、CT、MRI等影像学检查、胃肠道X线检查等均可作出鉴别诊断。

7. 治疗　老年肝癌患者治疗过程中普遍存在着消化不良、营养不良、食管胃底静脉曲张、肿瘤易受腹压作用破裂等病情特点,因此老年肝癌护理应注意饮食护理、及时补充老年患者身体所需、补充营养物质、增强患者体力、促进患者顺利治疗。

(1)手术治疗

1)根治性肝切除术

①局部要求:单发的微小肝癌;单发的小肝癌;单发的向外生长的大肝癌或巨大肝癌,表面较光滑,周围界限较清楚或有假包膜形成,受肿瘤破坏的肝组织<30%(可通过CT或MRI测量)或虽然受肿瘤破坏的肝:组织>30%,但无瘤侧肝脏明显代偿性增大,达全肝组织的50%以上;多发性肿瘤,肿瘤结节<3个,且局限在肝脏的一段或一叶内。

②根治性切除标准:肉眼所见(包括术前检查发现)肿瘤完全切除;肝切缘与肿瘤最小距离大于2cm;肝切面无肉眼和镜下血管癌栓;肿瘤包膜完整者不受第二条标准限制;对于肝内两个瘤灶者,如可明确为多克隆起源,且符合前述标准者;对有肺转移且局限于单侧,可完全切除者;术前AFP阳性者,术后AFP短期内转阴者。

③手术具体要求:重视无瘤技术,除一般无瘤技术原则外,操作中禁止触摸,挤压肿瘤;非解剖性局部根治性切除,适用于肝硬化或非肝硬化患者,主要依肿瘤位置决定,其次是切肝技术;重视规则性肝叶(段)切除术,作者强调的是无瘤技术的具体体现及区域肝血流阻断技术,要求确定预切线后不作所累肝叶(段)的过多解剖分离、解剖,控制所累叶(段)门静脉支(肝动脉支)及肝静脉支,必要时自肝下下腔静脉前方至肝右静脉、肝中静脉之间间隙置阻断带控制半肝;最大限度减少术中出血量,保护患者的免疫功能;E引用现代操作技术处理好肝创面,在前述控制好区域血供(或全肝血供,非解剖性切除之入肝血流阻断)的前提下应用双极电凝或超声刀、超声吸引刀(CUSA)切肝,一次性妥善处理好肝创面管泵,遇创面出血可用5-0血管线缝合止血或直接修补,破损主要血管辅以褥垫式缝合,另外创面止血辅助材料一般均可满意处理,对肝硬化较重者可酌情创面覆以大网膜。大的切肝创面现一般不用对拔缝合;重视术前、术后保肝治疗。

2)姑息性肝切除术

①适应证:3~5个多发性肿瘤,超越半肝范围者,行多处局限性切除;肿瘤局限于相邻2~3个肝段或半肝内,影像学显示,无瘤肝脏组织明显代偿性增大,达全肝的50%以上;位于肝中央区癌,无瘤肝脏组织明显代偿性增大,达全肝的50%以上;肝门部有淋巴结转移者,如原发肝脏肿瘤可切除,应做肿瘤切除术,同时进行肝门部淋巴结清扫。淋巴结难以清扫者,可术中行射频消融、微波、冷冻或注射无水乙醇等,也可术后进行放射性治疗;周围脏器(结肠、胃、膈肌或右肾上腺等)受侵犯,如原发肝脏肿瘤可切除,应连同受侵犯脏器一并切除。远处脏器单发转移性肿瘤(如单发肺转移),可同

②治疗价值：对姑息性手术的重新认识。既往摒弃姑息性肝癌手术切除的状况有所改观。多个中心临床研究表明，减体积性的手术不仅不会加剧肝癌的扩散生长。而且有利于改善全身状况，便于下一步序贯性综合治疗，可延长患者较高质量的生存时间。

③胆管或血管癌栓的治疗：原发性肝癌合并门静脉癌栓时，应根据具体情况选择相应的术式。若癌栓位于门静脉主支或主干时，适合行门静脉主干切开除癌栓，同时行姑息性肝切除术。如行半肝切除，可开放门静脉残端取癌栓，不需经切开门静脉主干取栓。如癌栓位于二级以上门静脉分支内，可在切除肝肿瘤的同时连同该门静脉分支一并切除。如术中发现肿瘤不可切除，可在门静脉主干切开取癌栓后，术中行选择性肝动脉插管栓塞化疗或门静脉插管化疗、冷冻或射频治疗等。合并腔静脉癌栓时，可在全肝血流阻断下，切开腔静脉取癌栓，并同时切除肝肿瘤。原发性肝癌合并胆管癌栓的外科处理原则基本同合并门静脉癌栓，即癌栓位于左肝管或右肝管、肝总管、胆总管时，可行总胆管切开取癌栓术，同时做姑息性肝切除术。如癌栓位于二级以上小的肝管分支内，可在切除肝肿瘤的同时连同该肝管分支一并切除，不需经切开胆总管取癌栓。如术中发现肿瘤不可切除，可在切开胆总部取癌栓并置 T 型管引流术后，术中行选择性肝动脉插管栓塞化疗、冷冻或射频治疗等。

3）肝癌的肝移植术

适应证：严格按照标准选择病人，目前主要应用米兰标准，加利福尼亚标准，匹兹堡标准。国内标准尚未被公认。简言之，肝癌的肝移植术最适合小肝癌且肝硬化较重者；血管侵犯或淋巴结转移应列为绝对禁忌证；局部条件较好的较大肝癌可试行。

4）经腹腔镜肝癌切除术

经腹腔镜行肝切除治疗肝癌在我国尚未广泛开展。这主要因为肝脏血供丰富，腹腔镜下肝门血流阻断困难，出血难以控制；癌与正常肝组织的界线不易判断，使切缘癌组织残留机会增大，肝癌转移和复发的发生率增大等。目前，已开展腹腔镜肝切除术的肿瘤部位大多位于肝脏第 Ⅱ、Ⅲ、Ⅳ、Ⅴ 和 Ⅵ 段的肝表面。对位于 Ⅰ、Ⅱ、Ⅷ 肝段肝脏膈面和深面，又与腔静脉窝及主要肝静脉分支相邻的肝脏肿瘤一般不采用腹腔镜肝切除术。手辅助腹腔镜行肝癌切除术，能够解决肝门阻断困难等问题。具有止血效果好、肿瘤边缘切除彻底等优点，从而使腹腔镜在肝癌切除术中的应用得到进一步发展。

5）原发性肝癌合并门脉高压症的手术治疗：①有明显脾大、脾功能亢进（WBC 低于 $3×10^9$/L，血小板低于 $50×10^9$/L）表现者，可同时作脾切除术；②有明显食管胃底静脉曲张，特别是发生过食管胃底曲张静脉破裂大出血者，可考虑同时作贲门周围血管离断术，有严重胃黏膜病变者，如病人术中情况允许，应作脾肾分流术或其他类型的选择性门腔分流术。

6）原发性肝癌的补救性手术

①肝动脉结扎、置化疗窗、门静脉置化疗窗：理论上讲目前影像技术已相当发达，不存在术前评估不够的问题，目前综合治疗手段繁多，不应出现这种遭遇性手术。但临床情况并非完全如此，加上各地医疗发展不平衡，临床上该术式仍有一定价值，如遇肿瘤较大，局限在某叶（段），可加行该叶（段）门静脉结扎，以利健侧肝代偿性肥大，可能会创造 Ⅱ 期手术的机会。

②肝癌结节破裂的手术治疗：破裂癌结节切除是最有效的止血方法，其次是肝动脉结扎加填塞止血。应注意的是综合评估，保证病人从手术中能有所获益。

③Ⅱ 期再手术：极少部分介入治疗，射频治疗后的患者或患侧血管处理后健侧明显代偿性肥大，肿瘤明显缩小的患者，可能获得 Ⅱ 期手术的机会，应不失时机地进行手术治疗，其效果优于其他治疗方法。

（2）原发性肝癌的非手术治疗

1）介入治疗：①肿瘤为多发，而且分散在左右两半肝；②肿瘤较大，而无瘤侧肝脏未发生代偿性增大，体积小于全肝 50%；③健侧肝脏门静脉内无癌栓或有癌栓，但门静脉支仍有血流通过；④肝内胆管及肝外胆管内无癌栓；⑤肝癌切除后肿瘤复发，不适宜或病人不愿意再次手术者；⑥原则上，可切降的肝癌术前不作介入治疗；⑦根治性切除病例可酌情介入治疗。

2）射频治疗（RFA）：现在国际上公认肝癌适合 RFA 的指征是：①肝癌复发单个病灶小于 5.0cm，最好小于 3.0cm；②肝内病灶少于 3 个，每个不超过 3.0cm；③胃肠癌、乳腺癌及肺癌等肝外原发灶已切除，转移灶直径小于 5.0cm，数目少于 3 个；④无外科手术指征，如年老体弱或伴有其他脏器功能不全，拒绝手术或延迟手术的患者；⑤合并肝硬化，肝功能为 Child A 级或 B 级，有或无大量腹水。目前肝癌手术切除已经成熟，但是肝癌复发转移率高的生物学特性仍然是阻碍小肝癌切除预后进一步提高的瓶颈，肝癌总的 5 年生存率依然很低。对于小肝癌，尤其是伴有重度肝硬化或位于肝门区靠近大血管的小肝癌，RFA 无论是生存率、复发率还是操作简便程度、并发症等都是最值得推广的非手术治疗方法。目前，手术切除小肝癌治疗正面临适应证广、禁忌证少的肿瘤微创治疗特别是 RFA 技术的挑战。可以预见微创治疗将在肝癌治疗中发挥愈来愈重要的作用。

3）其他治疗：①无水乙醇瘤内注射，适应于单个肿瘤或多个结节性肿瘤，但癌灶不超过 5 个；肝除术后近期复发的肝癌，不适宜或病人不愿意接受再次肝切除者；②冷冻、微波、激光等治疗：适应证同上。

4）放射治疗：目前，肝癌放疗的主流是三维适形放疗（three-dimensional eonformal radiotherapy），常规放疗不能兼顾肿瘤控制概率（tumor control probability，TCP）和正常组织并发症概率（normaltissue complication probability，NTCP），而三维适形放疗则可以较好的兼顾 TCP 和 NTCP，安全地提高靶区放射剂量，最高可增至 90Gy，资料显示三维适形放疗可提高不宜手术和介入治疗肝癌患者的中位生存期。

5）原发性肝癌的化疗：临床上肝癌常用的化疗药物有：氟尿嘧啶及其衍生物，蒽环类药物多柔比星、表柔比星和吡柔比星，铂类药物顺铂、卡铂，丝裂霉素，羟喜树碱。近年来应用于临床的新药如紫杉醇、拓扑替康、草酸铂和吉西他滨等。目前化疗总体上处于探索阶段需要寻找更加有效的药物，更加合理的联合治疗方案和用药途径，更好地保护肝功能和抑制肿瘤的多药耐药。

6)中西、中药治疗:原发性肝癌的中医中药治疗在肝癌的治疗中占有一定的位置,广大群众历来亦崇尚中医、中药治疗,几乎其整个治疗过程中均有中医中药参与。笔者认为,中医、中药治疗肝癌的目的首先是保肝治疗,改善全身情况矫正免疫功能;其次才是抗肿瘤治疗,但近年临床实践中,的确也观察到其抗肿瘤作用。

7)原发性肝癌的生物治疗:生物治疗是建立于现代免疫学和分子生物学基础上,使用生物大分子、基因以及其他天然或化学合成药物,通过调节机体自身内在免疫防御机制达到治疗和预防肿瘤目的的一种全新治疗方式。主要方法有基因治疗、免疫治疗、靶向治疗等。当前肝癌基因治疗研究的热点有:抑癌基因中有内抑素基因,凋亡基因中有 *caspase*-3、*TRAIL*、*survivin*,免疫增强基因中有干扰素、白细胞介素、TNF 等。免疫治疗的热点是肝癌疫苗的研究,现主要有导入细胞因子、导入肝癌相关基因、树突状细胞疫苗等方法,目前Ⅰ～Ⅲ期肝癌疫苗临床试验正在全球进行中。靶向治疗中新近报道以口服长双歧杆菌为靶向载体,利用内抑素有效治疗肝癌。肝癌的生物治疗近期取得一些进展,但还需进一步探讨和优化。

(二) 肝血管瘤

肝血管瘤,是肝脏的良性肿瘤。以肝海绵状血管瘤最常见,也是老年病人常见病之一。病人一般无自觉症状。

肝血管瘤多数发现于成年人,女性多于男性。个体大小不一,大者可占满腹腔。多数小于 4cm。以前认为单个居多,自从超声显像问世以来,所观察到的常为多个。肝左、右叶均可发生,以右叶较多见。

肿瘤可出现在肝脏任何部位,常位于包膜下,多为单发(约 10% 为多发),肿瘤直径多小于 4cm,但亦可小至几个毫米,个别大至 30cm。肿瘤表面呈暗红或紫色,外有包膜,切面呈海绵状。有时血管瘤内可见血栓形成和瘢痕,偶有钙化。显微镜下血管瘤是一内壁为不同大小的扁平内皮细胞的血管管道构成交通的空隙网,其中含红细胞,有时可见新鲜的机化血栓。肿瘤与周围组织分界清楚。

1. 临床表现 <4cm 者多无症状,常于体格检查作腹部超声时偶然发现;4cm 以上者约 40% 伴腹部不适,肝大,食欲不振、消化不良等症状。肝血管瘤常含机化血栓可能反复血栓形成造成肿瘤肿胀,引起 Glisson 包膜牵拉胀痛。肿块软硬不一,有不同程度的可压缩感,少数呈坚硬结节感。肿块很少自发破裂。肝功能一般正常,大血管瘤罕见的综合征为消耗性凝血障碍、血小板减少及低纤维蛋白血症。

2. 诊断 多种影像学检查可助诊断,超声波显像呈典型的边缘清晰的回声增强区,可见管道通入。大血管瘤可见网状回声不均,有时可见钙化。CT 造影剂增强或延迟扫描呈先有肿瘤周边过度增强,逐渐向中心填充呈等密度。MRI 在 SET 加权像上,瘤灶示边界清楚的类圆形低信号区,T$_2$ 加权像上瘤灶信号显著增强且均匀升高,表现呈特征性,而正常肝实质信号强度明显衰减,瘤/肝信号强度比明显增加。核素血池扫描呈明显填充现象。在诊断和鉴别诊断有困难者,可考虑剖腹探查,针刺活检常可导致严重出血故属禁忌。

3. 治疗 关于肝血管瘤治疗指征争议较大,目前认为治疗指征应依患者年龄、增长速度、瘤体大小和症状程度,全盘考虑其利弊,综合分析决定,避免过度干预,扩大手术指征;同时,又要避免瘤体增长过大,增加手术切除难度和风险,或者丧失手术治疗机会。

目前认为肝血管瘤外科手术指征应从严掌握。具体包括:①有十分明确症状(排除其他可能引起类似症状的疾病);②瘤体破裂或伴有大流量动静脉瘘及凝血功能障碍(Kasabach-Merrit 综合征);③不能排除其他肝肿瘤;④血管瘤体直径>10cm。

但当瘤体直径在 5～10cm 且合并以下情况时视为相对手术指征,当患者的学习、工作和生活因疾病产生的心理压力而受到严重影响时应考虑治疗。①邻近第一、二肝门;②瘤体生长速度每年直径>2cm;③瘤体突出于肝脏边缘,尤其位于肋弓以下;④合并胆囊结石等其他外科疾患。对位于肝中央部或尾叶的血管瘤,因其手术治疗可能需切除大块肝组织,手术的并发症和病死率还难以被患者所接受。故不主张积极手术,而宜密切地随访观察,更趋从严掌握手术指征。

(三) 肝囊肿

肝囊肿可分为先天性囊肿和老年性囊肿,(先天性极为少见),如病人在中年以前从未发作肝囊肿,而从老年前开始出现者为后天性肝囊肿,是由于肝内胆管逐渐退化形成,为老年性退行性变表现。

1. 病因 尚不十分明确,有两种观点:一为胚胎期肝内胆管或淋巴管发育障碍,或肝内迷走胆管形成;一为胚胎期肝内感染引起胆管炎,致肝内小胆管闭锁,近端小胆管逐渐呈囊性扩大,形成囊肿。先天发育障碍可因遗传所致,如成人型多囊性肝病(adult polycystic liver disease, APLD),为常染色体显性遗传性疾病。

2. 临床表现 老年人肝囊肿的临床特点:①发病率高;②男性高于女性;③临床症状少见;④伴有较高比例的胆道、胆囊疾患以及脂肪肝、肾囊肿。

3. 并发症 并发症比较少见,最多见的症状是囊内出血,临床表现为突然剧烈的腹痛及囊肿增大。这种并发症几乎均见于 50 岁以上的妇女,但极少数病人腹痛则较为轻微,甚至没有,出血时超声下观察到囊内容物呈流动性。另外囊肿破裂,囊内并发感染时,尚可出现寒战、高热;压迫十二指肠尚可形成内瘘;门脉高压等,1977 年 Kasai 等报道了 3 例肝囊肿壁上发生癌变,指出如果发现肝囊肿内容混浊,囊壁有不规则结节时应警惕恶性变的问题,另外多发性囊肿尚可合并胆管狭窄、胆管炎。

4. 诊断 肝囊肿主要依赖影像检查进行诊断。在影像诊断中超声波检查最为重要。60 岁以上老年人出现肝囊肿时除了具有典型的超声图像(肝实质出现一个或多个圆形或椭圆形的液性暗区,周边包膜完整,壁较薄,后方伴增强效应声影)外,同时伴有因老年退行性变所致的肝内光点,增粗、回声增强,肝内胆管壁增厚等特点。在肝囊肿的定性方面,一般认为超声波检查比 CT 更准确。但在全面了解囊肿的大小、数目、位置以及肝脏和肝脏周围的有关脏器时,特别是对于需行手术治疗的巨大肝囊肿患者,CT 检查对于手术的指导作用显然优于 B 超。一般情况下,肝囊肿患者并不需要作彩色超声及磁共振(MRI)检查。化验检查对肝囊肿的诊断价值不大。通常,肝囊肿并不导致肝功能的异常。但有时为了鉴别诊断,作某些血液检查仍然是必要的,特别是血液甲胎蛋白(AFP)检查,以排除原发性肝癌。

5. 鉴别诊断

(1)肝包虫囊肿:常有疫区居住史,包虫皮试(casoni 试验)阳性。B超或CT可见到内囊壁上的子囊影。

(2)肝脓肿:有炎症表现,常有化脓性疾病或痢疾史,超声显像所见无清晰薄壁,液性占位周边有炎症表现。

(3)巨大肿瘤中央液化:超声可见病灶内同时有液性与实质性占位。

6. 治疗

先天性肝囊肿的手术方法

(1)肝囊肿切除术

1)手术适应证:有明显临床症状的肝囊肿;位于肝脏下段较表浅的肝囊肿;因囊肿压迫已引起肝叶的萎缩及纤维化(多见于肝左叶),可将已萎缩的肝叶连同囊肿切除,多发性肝囊肿不宜行肝叶切除术;有合并症的局限性肝囊肿,如有囊内出血、胆瘘、慢性感染、疑有恶性变者,宜行囊肿切除术;病人情况能承受较大手术者。

2)手术禁忌证:老年病人有重要器官功能不全者;多发性肝囊肿或多囊肝;囊肿位置深,贴近肝门处的重要结构,剥离面积广泛,囊壁分离出血多,技术上有困难。

(2)肝囊肿开窗术(opening of liver cyst):此手术方法由林天佑(Lin TY)提出,手术简单,创伤性小,适用于对多发性肝囊肿(多囊肝)和无并发症的孤立性的单纯性肝囊肿的减压引流,一般效果较好,但有时因开窗处"窗口"为腹腔内脏器粘连阻塞致囊肿复发。

1)手术方法:切除突出至肝表面处的一块囊壁和肝包膜。有开腹和腹腔镜两种方法。有明显临床症状的突向肝表面的巨大囊肿;诊断明确,囊肿无并发症;其他上腹部手术(最常见是胆囊切除术)时一并处理囊肿;病人的条件适合手术者。

2)手术禁忌证:其他原因的肝脏囊性病变;交通性肝内多发囊肿;肝囊性腺瘤;有合并症的肝囊肿;小的无症状的囊肿;位置深未突于肝表面的囊肿。

(3)肝囊肿硬化治疗(sclerosing therapy of the liver cyst):单纯性肝囊肿通过向囊腔内注入血管硬化剂(常用的为无水乙醇95%~99.8%)破坏囊肿的内皮,经1至数次抽液注药后,囊腔可逐渐缩小,能收到较好的近期效果。对于较小的肝囊肿(直径<5cm),一般经过B超引导下穿刺抽吸囊液后注入无水酒精,1次便可达到使囊肿闭合的效果;巨大的囊肿及多发性的则需多次穿刺注药。

本病发展缓慢,预后良好。孤立性肝囊肿经非手术或手术治疗可痊愈,多囊肝经治疗后可缓解症状,对肝功能的恢复及全身状况的改善皆有帮助。本病一般不引起肝功能损害,但部分晚期患者,由于肝组织的严重破坏,出现黄疸、腹水等并发症,难以用各种方法治疗;此类患者预后较差,如合并多囊肾,可因肝、肾衰竭而死亡。

二、胆道肿瘤

胆道肿瘤是老年人的常见疾病之一。胆道肿瘤分为胆囊肿瘤和肝外胆道肿瘤两种,其中胆囊肿瘤为多见。胆道肿瘤有良性与恶性之分良性肿瘤如腺瘤、乳头状瘤和纤维瘤等,后两者比较鲜见。恶性肿瘤主要是腺癌有胆囊癌和胆道癌,前者多于后者。

(一)胆囊良性肿瘤

胆囊良性肿瘤的命名比较混乱在既往的文献中,将胆囊良性肿瘤笼统地称为乳头状瘤(papilloma)或息肉(polyp)日本学者则称为胆囊隆起样病变近年来,在国内习惯称为胆囊息肉样病变(polypoid lesion of gallbladder,PLG)上述命名均不甚完美。

胆囊良性肿瘤的分类也很混乱迄今尚无公认的统一的分类方法 Christensen(1970)报道了180例胆囊良性肿瘤,并做了较合理的分类他将胆囊隆起样病变简单地分为良性肿瘤和假瘤两大类。假瘤系指外观像肿瘤的非肿瘤性病变。这种分类方法既系统全面又简单明了,多次被后来的文献引用。目前,一般公认为胆囊良性肿瘤包括胆囊腺瘤、血管瘤、脂肪神经纤维瘤。

1. 胆囊腺瘤 胆囊腺瘤是胆囊的常见良性肿瘤,发病率文献报道不一,占胆囊息肉样病变的3.6%~30%。多见于中老年女性,腺瘤可生长在胆囊的任何部位,以体底部较多见,向腔内生长。可为单发或多发,以单发多见直径为0.3~2.0cm不等。质软,色泽不一,瘤体呈绒毛状或桑葚状,有蒂或呈广基性与胆囊相连。其中以乳头状腺瘤多见,管状腺瘤或混合状腺瘤少见。有认为腺瘤属癌前病变据文献报道癌变率为6%~36%不等。

(1)临床表现与诊断:胆囊良性肿瘤病人多无特殊的临床表现,最常见的症状为右上腹疼痛或不适一般症状不重可耐受。如果病变位于胆囊颈部可影响胆囊的排空,常于餐后发生右上腹的疼痛或绞痛尤其在脂餐后。其他症状包括消化不良偶有恶心呕吐等均缺乏特异性,部分病人可无症状在健康检查或人群普查时才被发现。

由于胆囊良性肿瘤缺乏特异的临床症状和体征根据临床表现很难作出正确的诊断,影像学是主要的诊断方法。术前的影像学表现缺少特异性,病变的大小仅仅是鉴别诊断的初步标准。对于B超诊断有困难的病例可进一步进行 EUS 或选择性胆囊动脉造影,有益于鉴别诊断。最终诊断仍然要依靠病理组织学检查。

(2)治疗:一般认为胆囊腺瘤属于癌前病变。约18%的胆囊癌来自腺瘤癌变。对于直径小于10mm的病变,又无明显的临床症状无论单发或者多发可暂不手术,定期做B超观察随访当发现病变有明显增大时,应考虑手术治疗。胆囊良性肿瘤尚无有效的药物治疗方法外科手术切除胆囊是主要的治疗手段。

手术指征:①病变大于10mm;②怀疑为恶性肿瘤,病变侵及肌层;③良性与恶性难以确定;④经短期观察病变增大较快;⑤病变位于胆囊颈管部影响胆囊排空;⑥有明显的临床症状及合并胆囊结石或急慢性胆囊炎等。凡具有上述指征之一者,均应手术治疗。

单纯胆囊切除术适用于各种胆囊良性肿瘤。如果胆囊良性病变发生癌变且已侵及肌层甚至浆膜层应按胆囊癌处理。在胆囊切除术中应解剖检查胆囊标本,对可疑病变常规做冷冻切片病理检查,以发现早期病变。

2. 其他少见的胆囊良性肿瘤 胆囊良性肿瘤除腺瘤外,还有一些比较少见的肿瘤如血管瘤、神经纤维瘤、脂肪瘤等,这些良性肿瘤症状与慢性胆囊炎相同,也可毫无症状。由于术前这些良性肿瘤缺乏特异性的临床表现和检查方法,所以往往在术后通过病理切片检查才能确诊。

（二）胆囊癌

在胆囊恶性肿瘤中胆囊癌(carcinoma of the gall-blader)占首位,其他尚有肉瘤、类癌、原发性恶性黑色素瘤、巨细胞腺癌等。原发性胆囊癌临床上较为少见,较长时间内并未引起人们的重视,根据国内教科书报道仅占所有癌总数的1%左右。

1. 病因 胆囊癌的病因尚不清楚,临床观察胆囊癌常与胆囊良性疾患同时存在,最常见是与胆囊结石共存。多数人认为胆囊结石的慢性刺激是重要的致病因素。还有人提出胆囊癌的发生可能与病人的胆总管下端和主胰管的汇合连接处存在畸形有关,因有此畸形以致胰液进入胆管内,使胆汁内的胰液浓度提高,引起胆囊的慢性炎症,黏膜变化生,最后发生癌变。

2. 病理改变 胆囊癌发生在底部多见,颈部次之,体部较少。组织学上腺癌占80%,未分化癌占6%,鳞癌占3%,混合癌占1%。胆囊癌可直接浸润周围脏器,亦可经淋巴道、血液循环、神经、胆管等途径转移及腹腔内种植。晚期病人可发生远处转移,但一般发生的较晚和较少。

3. 临床表现及诊断 多数病人临床表现与慢性胆囊炎、胆石症相似。以右上腹痛为主要症状,向右肩胛部放射,伴有食欲不振、乏力、腹胀、低热、恶心及黄疸等。对40岁以上女性病人,有长期慢性胆囊炎、胆石症病史,若疼痛性质从阵发性发作转变为右上腹持续钝痛,且进行性加重,局部触及胆囊肿块,进行性黄疸,消瘦明显等情况出现,应考虑胆囊癌。胆囊癌晚期则可有肝脏肿大、腹水、恶病质等表现。

胆囊癌的早期诊断困难,治疗后5年生存率仅3.7%~4%。因胆囊癌早期缺乏特异性临床表现,诊断常被延误,其影响原因有:绝大多数病人就诊已晚,一经确诊已属晚期,而这一部分病人中反复多年腹痛未引起重视;胆石症病人缺乏应有的警惕性,特别是病史长,年龄大,应定期检查,或可较早发现胆囊癌;胆囊癌除影像学检查外,缺少有价值的血清检测方法,近年有人提出CEA、CA19-9联合检测对诊断有帮助,但无特异性;重视超声检查,不断提高对胆囊癌的认识水平,佐以CT检查,提高胆囊癌早期诊断十分重要。BUS及CT不受胆囊功能的影响,可鉴别胆囊的正常组织和肿瘤,并能显示肿瘤对肝组织的转移和侵犯,特别是内镜超声可将胆囊壁三层结构显示清楚,极大地提高了胆囊癌的早期诊治水平。

4. 分期

(1)胆囊癌 Nevin 分期:

NevinⅠ期:癌组织仅位于黏膜内即黏膜内癌或原位癌;

NevinⅡ期:癌组织仅位于黏膜及肌层内;

NevinⅢ期:癌组织累及胆囊壁全层——黏膜层、肌层及浆膜层;

NevinⅣ期:癌组织累及胆囊壁全层并有胆囊淋巴结转移;

NevinⅤ期:癌组织累及肝脏或有胆囊邻近的脏器转移或远处转移。

这一分期可反映手术方式和病期、生存率间的密切相关性,曾被许多国家沿用至今。此分期的Ⅰ、Ⅱ期采用单纯胆囊切除,一般效果良好,多数病人可存活五年以上,甚至治愈。Ⅲ、Ⅳ期病例若行根治性切除,五年生存率可达50%以上。Ⅴ期不论采用何种术式,无一生存率大于五年。

(2)胆囊癌 TNM 分期

1)T 分级

Tx 肿瘤不能评估。

T0 无胆囊癌证据。

Tis 原位癌。

T1 肿瘤侵及固有层或肌层。

T1a 肿瘤侵及固有层。

T1b 肿瘤侵及肌层。

T2 肿瘤侵及肌层外织密组织;没有超出浆膜或至肝。

T3 肿瘤穿透浆膜(壁腹膜)和(或)直径侵至肝和(或)周边一个器官或组织,如胃,十二指肠,结肠,或胰腺,大胃膜或肝外胆管。

T4 肿瘤侵及门静脉或肝动脉或侵及多个肝外器官或组织。

2)区域淋巴结

Nx 区域淋巴结不能评估。

N0 没有区域淋巴结转移。

N1 区域淋巴结转移。

3)远处转移

Mx 不能评估。

M0 没有转移。

M1 远处转移。

4)临床分期

0 期 Tis N0 M0

ⅠA期 T1 N0 M0

ⅠB期 T2 N0 M0

ⅡA期 T3 N0 M0

ⅡB期 T1 N1 M0,T2 N1 M0,T3 N1 M0

ⅢA期 T2 N2 M0,T3 N1 M0,T4 N0 M0

ⅢB期 T4 Nx M0

Ⅳ期 Tx Nx M1

5. 治疗 胆囊癌的治疗主要包括外科手术、放疗和化疗和免疫治疗。早期多主张采取以手术为主的治疗,但临床所见的胆囊癌大多数为晚期患者,故目前手术切除率很低,切除后的疗效也很差。虽然胆道外科目前已有不小进展,但胆囊癌的诊断及治疗水平却提高不多,因此,治愈胆囊癌的关键在于早期及时作出确切定性的诊断。而实行正确的包括外科手术治疗在内的治疗。

(1)手术治疗:胆囊癌病人主要治疗方法为手术治疗,然而大多数病人在手术时发现其癌肿已不可能被切除或仅能做姑息切除。一般手术方式分为3种类型。

1)在因为胆囊结石或急性胆囊炎作切除手术后,意外地从病理切片中发现有胆囊癌,病变局限于胆囊壁的浆膜层以下。绝大多数学者认为这类病人做胆囊切除已够,不必再进行扩大根治术,并认为即使再作手术扩大根治范围,也不一定能改变生存率和预后。

2)术中已明确为胆囊癌者,病变已侵犯浆膜层,有或无局部转移,尚有可能作手术切除者,可考虑进行扩大根治性胆囊切除术。可在胆囊切除同时在胆囊床周围作肝组织局部切除,范围至少2cm,清扫胆囊周围淋巴引流区如门静脉、肝动脉和肝外胆管周围等淋巴结。如癌肿侵犯胰腺后面时，还须加作胰十二指肠切除术。有人更有扩大的作肝右前叶和肝左内叶切除和门静脉切除，并作重建术等，以求根治。但手术范围的扩大，可明显增加手术的死亡率，且能否提高治疗效果还存在争议。

3)胆囊癌已扩散至胆管，并有肝脏多处转移灶，此时已不可能作根治术。这类病人可作一些姑息性手术，以减轻症状，提高生活质量。如有梗阻性黄疸须作胆管引流术，以减轻黄疸和皮肤瘙痒；如产生幽门梗阻，则作胃空肠吻合术等。由于晚期胆囊癌多见于老年病人，常伴有多系统慢性疾病，如心血管疾病、肺部疾病、糖尿病等，是否采用姑息性手术应严格掌握适应证。

(2)非手术治疗：胆囊癌的非手术治疗效果均不满意。可根据条件选用放射治疗（术中、术后）、化学治疗及免疫治疗等。

(三)胆管良性肿瘤

肝外胆管的良性肿瘤罕见，多见于中老年，男女的发病率几乎相等。部位依次为胆总管、Vater 壶腹、胆囊管、肝总管。胆管以源于上皮的乳头状瘤最多见，其次为腺瘤、常为单发，亦可多发，质软，广基或带蒂。此外也有间质来源的肿瘤，如血管瘤、脂肪瘤、平滑肌瘤、肌母细胞瘤、纤维瘤、神经鞘瘤、神经纤维瘤、错钩瘤、黏液瘤及黄色瘤等，很少见。

1. 临床表现与诊断 胆管良性肿瘤主要表现为胆道梗阻症状，约有 90% 患者出现梗阻性黄疸，有腹痛或绞痛病史者占 80%。由于梗阻而常伴有继发性感染，表现为寒战、发热、恶心、呕吐，患者常有胃纳减退，亦有发生胆道出血者。

B 超、肝功能检查为首选的初步检查，B 超和 CT 检查可显示扩张的胆管腔内占位，增强后有强化。ERCP 和 PTC 对胆道梗阻部位有定位诊断价值，但仅靠影像学检查难以与胆管癌区别，甚至手术中亦难以确诊病变性质，而只能依靠冰冻切片检查。

2. 治疗 胆管良性肿瘤的常用手术治疗方法是胆管局部切除和胆管断端对端吻合术，外加"T"管支架。如对端吻合有困难，则行胆管空肠 Roux-Y 吻合术或胆管十二指肠吻合术。位于壶腹部者，可切开 Oddi 括约肌行肿瘤局部切除术。当肿瘤位于胆管胰腺段内时，则只能行胰十二指肠切除术，如病理上能确诊为良行，亦可旷置肿瘤，行胆肠吻合以解除黄疸。

胆管良性肿瘤局部切除后的复发率较高，Burhan 收集 88 例胆管良性肿瘤，局切后局部复发率为 22%；另外胆管乳头状瘤和腺瘤有癌变倾向，因此对胆管良性肿瘤应采取积极的态度。

(四)胆管癌

1. 分类 胆管癌按其发生部位可分为：

(1)上段胆管癌：其又称高位胆管癌、肝门胆管癌、肿瘤位于胆总管、左右肝管及其汇合部，位于后者部位的肿瘤又称 Klatskin 瘤。

(2)中段胆管癌：肿瘤位于胆囊管水平以下、十二指肠上缘以上的胆总管。

(3)下段胆管癌：肿瘤位于十二指肠上缘以下、肝胰壶腹(Vater ampulla)以上的胆总管。

其中以上段胆管最为好发，占胆管癌的 43.4%~75.2%。

所有胆管癌病因的统一特征是胆管上皮慢性炎症的存在。胆管癌发生的危险因素包括年龄、吸烟、接触化学致癌物(thorotrast)及有关原发性疾病(原发性硬化性胆管炎、慢性肝胆管结石、胆管腺瘤、胆管多发性乳头瘤病、Caroli 病、胆管囊肿、HBV 及 HCV 感染、胆管寄生虫病及伤寒沙门菌慢性携带者等)。

2. 临床表现及诊断 胆管癌病人常为老人，40 岁以下较少见。其主要临床表现取决于肿瘤部位，肝胆管分叉处或胆总管远端的肿瘤，可出现典型的无痛性梗阻性黄疸、陶土色大便、尿色变深和瘙痒；而肝内胆管癌的表现常为非特异性症状，如乏力、体重下降、腹痛，胆管炎症状也不多见。如病人原有原发性硬化性胆管炎又并发胆管癌时，则有病情突然变坏和淤胆加剧的表现。

对胆管癌的诊断较为困难，虽然大多数病人有肝门狭窄和黄疸，但其变异性很大，一方面要与良性狭窄病症相鉴别，如医源性胆管损伤、原发性硬化性胆管炎、胆管结石症等；另一方面也须与恶性疾病相鉴别，如胆囊癌、转移性肝门部肿大淋巴结等。特别是与原发性硬化性胆管炎的区分尤为困难。

生物化学检查：胆管癌引起梗阻黄疸常为非特异性，生化检查有血清胆红素、碱性磷酸酶、r-GT 升高，转氨酶也常升高。但胆管癌尚无特异性的肿瘤标记物，CA19-9、CEA 和 AFP 等肿瘤标志物检查有一定的意义。特别是 CA19-9 的阳性率较高。

影像学检查：腹部超声检查是首选方法，可用于诊断和计划治疗，超声检查对胆管扩张的判断有高度敏感性，并可除外胆石症。如检查发现肝内胆管扩张而肝外胆管正常，则疑为肝门或近端胆管疾病；而远端胆管病症则肝内外胆管同时扩张。对比剂增强、三维螺旋 CT 检查对肝内胆管癌的判断非常敏感，可鉴别 1cm 的肿瘤，对胆管梗阻进行定位，测定肿大的淋巴结，但对判断肿瘤可否切除则仅有 60% 的把握。

MRCP 较 CT 检查更为精确，也优于创伤性的内镜逆行胆胰管造影(ERCP)和经皮肝穿刺胆管造影(PTC)检查，特别当使用高组织对比剂和多层面扫描后，MRCP 就更有助于判断胆管癌可否切除。MRCP 还能避免 ERCP 或 PTC 引起的胆管引流后造成的胆管炎并发症。

ERCP 对梗阻性黄疸患者，在术前了解梗阻的部位和原因可提供重要诊断依据。对胆道不完全梗阻患者，可清楚显示肝内外胆管，提示病变部位在肝门部、胆管中段或胆管下端，并清楚显示病变程度及范围，为手术治疗提供重要依据。在胆道完全梗阻患者，ERCP 仅能显示梗阻部位的截断征，不能显示梗阻部位近侧胆管及梗阻变的范围；为了解梗阻近侧胆管情况，有赖施行 PTC 检查。ERCP 检查有引发急性化脓性胆管炎的危险，在有梗阻性黄疸病人，应非常慎重。

PTC 检查为进一步诊断胆管肿瘤，明确肿瘤部位的重要检查。PTC 可产生出血、感染、漏胆等多种并发症，应严格掌握指征，多于手术前进行。

3. 分期

(1)胆管癌 TNM 分期

T：原发肿瘤。

Tx：原发肿瘤无法评估。

Tis：原位癌。

T1:肿瘤侵及黏膜下层或纤维肌层。

T1a:肿瘤侵及黏膜下层。

T1b:肿瘤侵及纤维肌层。

T2:肿瘤侵犯纤维肌层周围结缔组织达浆膜下层。

T3:肿瘤侵犯邻近脏器,如肝脏、胰腺、十二指肠、胆囊、结肠、胃。

N:区域淋巴结转移。

Nx:区域淋巴结转移情况无法评估。

N0:区域淋巴结无转移。

N1:胆囊管、胆管周围和(或)肝门淋巴结转移(如肝十二指肠韧带淋巴结转移)。

N2:胰头周围、十二指肠周围、门静脉周围、腹腔动脉、肠系膜上动脉、胰十二指肠后淋巴结转移。

M:远处转移。

Mx:远处转移无法评估。

M0:无远处转移。

M1:有远处转移。

(2)临床分期

ⅠA:T1 N0 M0

ⅠB:T2 N0 M0

ⅡA:T3 N0 M0

ⅡB:T1-3 N1 M0

Ⅲ:T4 Nx M0

Ⅳ:Tx Nx M1

4.治疗

(1)胆管癌的手术治疗:肝外胆管癌的手术包括根治性切除和姑息性切除,一部分晚期的胆管癌可通过 PTC 或 ERCP 放置内支架管而有效地减轻黄疸。

1)肝门部胆管癌的手术方法

①肝门胆管癌根治性切除术:将包括肿瘤在内的部分胆总管、胆囊、肝总管、左右肝管和肝十二指肠韧带内除血管以外的所有组织骨骼化切除,行肝管空肠 Roux-Y 吻合术。

②肝门胆管癌扩大切除术:在骨骼化切除同时,同时加行左半肝、右半肝、中肝叶或尾状叶切除。门静脉壁受累时可部分切除或整段切除后重建。

③肝门胆管癌部分切除、狭窄肝管内记忆合金内支架植入和肝管空肠 Roux-Y 吻合术。支架可扩开狭窄的胆管,并延缓肿瘤残留或复发所致的胆管阻塞。

④姑息性减黄引流术:包括肝管内置管内引流或外流术,左侧肝内胆管空肠吻合术,右侧肝内胆管空肠吻合术,"U"形管外引流术,记忆合金内支架术。

2)中段胆管癌手术方法:可行胆管部分切除,肝管空肠 Roux-Y 吻合术,门静脉壁可部分切除或一段切除。不能切除者,则在其梗阻上方行胆道旁路内引流或外引流术。

3)下段胆管癌的手术方法:标准的术式为胰十二指肠切除术。

肝门部胆管癌切除后 5 年生存率最乐观的为 40%,其他的为 10%或更低。局部复发是死亡的主要原因。下段胆管癌切除的病人存活率要高于肝门部胆管癌切除病人,有一组研究报道其 5 年生存率可达 28%。

4)肝内胆管癌:小的周围型肝内胆管癌可行肝切除后而获长期生存,其 5 年生存率有人报告可达 44%,巨大型肝内

胆管难以切除,预后很差。无淋巴结转移和肝内外大血管侵犯的病人可行肝移植,少数研究中,肝移植后的 5 年生存率超过 53%。

(2)胆管癌的非手术治疗

1)经内镜置管引流术和 PTCD 对中、晚期胆管癌,包括肝门部胆管癌、胆管下段癌无手术探查指征者,或高龄胆管癌,合并严重心、肺、脑疾病,不适于手术治疗者,可行纤维内镜置金属导管内支撑引流,以减轻黄疸,消除胆道内高压并改善肝肾功能,延长患者生命。置管引流对胆管下段癌疗效较好,而肝门部胆管癌在多已侵犯左右肝管起始部,内置管引流通困难,常只能作 PTCD。

2)姑息性放疗:对于不能切除且局部进展又无远距离转移的胆管癌可行姑息性放疗,加速器再加 192Ir 胆管内照射,可增加生存率。

3)姑息性化疗:这种方法效果不显,且未能增加存活率。

三、胰　腺　癌

胰腺癌是消化系统常见的恶性肿瘤,多发生于胰头部,有 90%来源于胰管上皮细胞,其余来自胰腺腺泡。本病多发于中老年人,男性患者远较绝经前的妇女多,绝经后妇女发病率与男性相仿。胰腺癌恶性程度高,近年来发病率呈上升趋势,已成为造成我国人口死亡的十大恶性肿瘤之一。胰腺癌按发病部位的不同分为胰头癌、胰体癌和胰尾癌,其中胰头癌最多见,至晚期时,又表现为弥漫性病变。胰腺癌的组织分类常分为导管细胞癌、腺泡细胞癌及其他较少见的类型。其中以导管细胞癌最多见,约占 90%。5%的胰腺癌来源于胰岛细胞,这类肿瘤在发病初期具有激素分泌过盛的临床症状。此外,还有一些罕见类型的胰腺癌,分别来源于腺泡细胞、巨细胞、上皮细胞和腺棘皮细胞,还有肉瘤、淋巴瘤、囊腺癌等。

(一)病因

遗传和环境因素是胰腺癌的主要病因。男性胰腺癌发病率高于女性,60~80 岁的高龄人群易发胰腺癌。

吸烟是胰腺癌的一个确切危险因素。吸烟者胰腺癌发病危险是不吸烟者的 1.5~3 倍。脂肪含量高的饮食也与胰腺癌相关。工作中经常接触甲醛、有机氯或氯化烃等物质也会导致罹患胰腺癌的危险增加。

慢性胰腺炎、糖尿病、胆石症和病理性肥胖等疾病可能增加胰腺癌危险。有酒精性和非酒精性慢性胰腺炎病史者,其胰腺癌发病危险增加 10~20 倍,有遗传性胰腺炎病史者胰腺癌累计危险较有其他任何已知危险因素者高 30%~40%,但是大约只有 3%~4%的胰腺癌可能与慢性胰腺炎有关。2 型糖尿病患者胰腺癌发病危险增加 1.3~2 倍,胆石症在胰腺癌发病中的作用还不确定。与体质指数正常者相比,肥胖患者发生胰腺癌的危险估计为 19%。

(二)临床表现

胰腺癌的早期往往无特异性症状。在早期表现为上腹不适,往往出现隐痛、胀痛、钝痛等。在餐后症状加剧,这可能因胆管有不同程度的梗阻,餐后,尤其在高脂饮食后胆、胰液分泌增加,压力增加所致。当胰腺癌位于胰腺尾部在早期症状尤为隐蔽,仅感左上腹不适、胀痛。胰腺癌发展至中晚期则症状即很明确:黄疸逐渐出现,且进行性加重及时深度

黄疸,大便亦逐渐变为陶土色,同时出现高胆红素血症所致的一些皮肤瘙痒等。当病情进一步发展则疼痛剧烈,牵扯至腰背部,昼夜难眠,系癌肿侵犯腹腔神经丛所致。胰腺癌疼痛是一种模糊的上腹疼痛,可放射至背部,仰卧位加重,蜷缩位减轻。胰尾部肿瘤由于压迫脾静脉则脾脏增大,左胁部剧痛,有时癌栓侵及脾静脉、门静脉而出现区域性门脉高压,继而出现低蛋白血症,大量腹水出现。

在少数患者中,迟发型糖尿病或原因不明的急性胰腺炎发作可能是胰腺癌的首发症状。50 岁前患胰岛素依赖性糖尿病者、非肥胖者和有糖尿病家族史者,发生胰腺癌的可能性增大。约 80%的胰腺癌发生在胰头,引起阻塞性黄疸,还可能存在 Courvoisier 症。胃排空延迟引起的消化不良和十二指肠梗阻引起的呕吐可能是晚期胰腺癌的表现。另外,胆道梗阻引起排便习惯改变和腹泻也可能是晚期胰腺癌的另一种症状。有些临床特征如体重快速下降、腹水、腹块以及锁骨上淋巴结病通常预示肿瘤已不可切除。

(三) 诊断

1. 临床表现 有研究者认为有下列任何临床表现的病人应该怀疑有胰腺癌:①梗阻性黄疸;②近期出现的无法解释的体重下降超过 10%;③近期出现的不能解释的上腹或腰背部疼痛;④近期出现的模糊不清又不能解释的消化不良而钡餐检查消化道正常;⑤突发糖尿病而又没有使之发病的因素,如家庭史,或者是肥胖;⑥突发无法解释的脂肪泻;⑦自发性的胰腺炎的发作。如果病人是嗜烟者应加倍怀疑。

2. 辅助检查 对胰腺癌可疑患者,常首先采用腹部超声和螺旋 CT 检查。

(1)腹部 B 型超声及超声内镜:大多数胰腺癌的腹部 B 型超声(US)图像为低回声、边缘不规则的不均质肿块,其伪足样伸展是胰腺癌的典型征象。如胰头部直径大于 4cm,常提示胰头部有占位性病变。早期胰腺癌用腹部 B 型超声检出率低,超声内镜(endoscopic ultrasonography,EUS)能较体表超声更清晰地显示胰腺各个部位和病变的性质、程度,可探测到 1cm 的小胰腺癌,从而大大提高早期诊断率。在超声内镜引导下作胰腺肿块穿刺活检,对胰腺癌诊断价值很大。

(2)电子计算机 X 线断层扫描(CT):最初应选择的诊断性检查是 CT 扫描。这种扫描器不依赖手术,不受病人体形和胃肠道气体的限制,可确定肝脏转移灶、淋巴病变和周围血管侵犯,但对小于 2cm 的损害或腹膜小结节的诊断不可靠。CT 可判断病人所处的病期,并对不能进行手术的病例提供信息。如发现有远处转移、邻近器官的侵犯,血管被包裹或侵犯,以及淋巴病变则不能手术切除肿瘤。然而,CT 对可以切除的肿瘤的诊断却不够精确。可在 CT 引导下进行经皮细针穿刺活检,因为需确定组织学诊断,尤其对不能手术的病人更为重要。

(3)逆行胰胆管造影(ERCP):胰腺癌时,逆行胰胆管造影可显示主胰管不规则弯曲、局限性狭窄或突然中断,有时呈结节状或憧鼠尾状,或呈胰管梗阻,主胰管与胆总管呈双管征等改变。

(4)磁共振胰胆管成像(MRCP):为非侵袭性、安全、不用造影剂的诊断方法。胰腺癌在 MRCP 上可表现为近端胰胆管扩张。由于其空间分辨率差,胰尾部胰管及分支显示差,临床应用尚不普遍。

(5)正电子发射断层扫描(positron emission tomography,PET):用[18]氟标记的荧光脱氧葡萄糖(^{18}F-fluorodeoxyglucose,18F-FDG)注入体内,进入细胞参与糖代谢,由于恶性肿瘤细胞生长过程中,葡萄糖消耗大于正常组织,故肿瘤细胞内有高于正常组织的[18]F-FDG 聚集,[18]F-FDG 发射出正电子,在其湮没过程中产生的光子可被 X 线断层摄影记录。采用定量或半定量方法计算胰腺癌组织中的[18]F-FDG 含量,有助于胰腺癌与慢性胰腺炎的鉴别诊断。根据国外研究报告,其敏感性可达 94%,特异性为 88%。但该方法因费用昂贵而不适于常规临床应用。

(6)腹腔血管选择性造影:用于外科手术前,以进一步明确病变浸润程度、范围,对选择手术方式很有帮助。

(7)胰腺癌的肿瘤标志物:胰腺癌细胞可分泌一些糖蛋白,如 CA19-9、CEA、DU-PAN-2、Span-1 和 IAP 等,但这些标志物特异性低,其增高也见于肝、结、直肠、胃、胆囊癌肿及非消化道(肺、卵巢)癌,也偶见于慢性胰腺炎及胆管炎。对高危患者可用 CA19-9 作为筛选检查,其结果优于 CEA。以上肿瘤标志物多在完全切除胰腺后降至正常,复发时又增高。

3. 分期

T—原发肿瘤

Tx:原发肿瘤不能评估。

T0:无原发肿瘤证据。

Tis:原位癌。

T1:肿瘤局限在胰腺内,最大径≤2cm。

T2:肿瘤局限在胰腺内,最大径>2cm。

T3:肿瘤扩展至以下任一器官或组织:累及胰外,未累及腹腔干动脉(CA)和肠系膜上动脉(SMA)。

T4:肿瘤扩展至以下任一器官或组织:累及 CA 和 SMA。

N—区域淋巴结

Nx:区域淋巴结不能评估。

N0:区域淋巴结无转移。

N1:有区域淋巴结转移。

Nis:转移至单个区域淋巴结。

N1b:转移至多个区域淋巴结。

M—远处转移

M0:无远处转移。

M1:有远处转移。

TNM 分期

Ⅰ期:T1 N0 M0,T2 N0 M0

Ⅱ期:T3 N0 M0

Ⅲ期:Tx N1 M0

Ⅳ期:Tx Nx M1

4. 鉴别诊断

(1)各种慢性胃部疾病:胃部疾患可有腹部疼痛,但腹痛多与饮食有关,黄疸少见,利用 X 线钡餐检查及纤维胃镜检查不难作出鉴别。

(2)黄疸型肝炎:初起两者易混淆,但肝炎有接触史,经动态观察,黄疸初起时血清转氨酶增高,黄疸多在 2～3 周后逐渐消退,血清碱性磷酸酶多不高。

(3)胆石症、胆囊炎:腹痛呈阵发性绞痛,急性发作时常有发热和白细胞增高,黄疸多在短期内消退或有波动,无明显体重减轻。

(4)原发性肝癌:常有肝炎或肝硬化病史、血清甲胎蛋白阳性,先有肝大,黄疸在后期出现,腹痛不因体位改变而变化,超声和放射性核素扫描可发现肝占位性病变。

(5)急慢性胰腺炎:急性胰腺炎多有暴饮暴食史,病情发作急骤,血白细胞、血尿淀粉酶升高。慢性胰腺炎可以出现胰腺肿块(假囊肿)和黄疸,酷似胰腺癌,而胰腺深部癌压迫胰管也可以引起胰腺周围组织的慢性炎症。腹部X线平片发现胰腺钙化点对诊断慢性胰腺炎有帮助但有些病例经各种检查有时也难鉴别,可在剖腹探查手术中用极细穿刺针作胰腺穿刺活检,以助鉴别。

(6)壶腹周围癌:壶腹周围癌比胰头癌少见,病起多骤然,也有黄疸、消瘦、皮肤瘙痒、消化道出血等症状。而壶腹癌开始为息肉样突起,癌本身质地软而有弹性,故引起的黄疸常呈波动性;腹痛不显著,常并发胆囊炎,反复寒战、发热较多见。但两者鉴别仍较困难,要结合超声和CT来提高确诊率。壶腹癌的切除率在75%以上,术后5年存活率较胰头癌高。

(四)治疗

1. 术前胆汁引流 围术期减黄手术的效果存在争议。因此,不强调常规进行术前胆汁流。但对由于营养不良、脓毒血症、合并症以及新辅助化疗必须延期外科手术的病人可行内、外引流。

2. 术前可切除性的评估

(1)可以切除:头/体/尾部:①无远处转移;②腹腔干和肠系膜上动脉周围脂肪清晰光整;③肠系膜上静脉/门静脉通畅无浸润。

(2)可能切除

1)头/体部:①单纯的肠系膜上静脉/门静脉侵犯;②肿瘤邻近肠系膜上动脉;③肿瘤包绕胃十二指肠动脉;④肿瘤单纯地包绕下腔静脉;⑤肠系膜上静脉闭塞,但近侧和远侧的静脉通畅;⑥结肠和结肠系膜侵犯。

2)尾部:①肾上腺、结肠或结肠系膜,或肾脏侵犯;②手术前胰周淋巴结活检阳性。

(3)不可切除

1)头部:①远处转移[包括腹腔干和(或)主动脉旁];②肠系膜上动脉、腹腔干的包绕;③肠系膜上静脉/门静脉闭塞;④主动脉、下腔静脉的侵犯或包绕;⑤横结肠系膜以下的肠系膜上静脉侵犯。

2)体部:①远处转移[包括腹腔干和(或)主动脉旁];②肠系膜上动脉、腹腔干、肝动脉的包绕;③肠系膜上静脉/门静脉闭塞;④腹主动脉侵犯。

3)尾部:①远处转移[包括腹腔干和(或)主动脉旁];②肠系膜上动脉、腹腔干的包绕;③肋骨、椎骨的侵犯。

3. 血管受侵分级标准 (Loyer)分级标准:

A型:低密度肿瘤和(或)正常胰腺与邻近血管之间有脂肪分隔;

B型:低密度肿瘤与血管之间有正常胰腺组织;

C型:低密度肿瘤与血管之间有凸面点状接触;

D型:低密度肿瘤与血管有凹面接触,或者部分包绕;

E型:低密度肿瘤完全包绕邻近血管,但尚未造成管腔变化;

F型:低密度肿瘤阻塞血管或浸润血管致使管腔狭窄。

A~B型为可切除型;C~D型为有可能切除,需视术中情况而定;E~F型为不可切除型。

4. 根治性手术中合理的切除范围 完全切除肿瘤(margin-negative resection)及胰腺头部(包括胰腺钩突)、颈部,相关脏器(肝门以下胆管、十二指肠及部分空肠、部分胃)及区域内结缔组织和淋巴结。避免任何肉眼可见的肿瘤残留,包括胆管、胃肠、胰腺切缘、腹膜后结缔组织和淋巴结。在能够达到切缘阴性切除目的时,可以联合切除受侵的肠系膜上-门静脉和累及的邻近脏器。如有任何肉眼可见的肿瘤组织残留,应视为姑息性切除。伴有腹膜后淋巴结广泛转移是全身病变的标志,此时合并广泛淋巴结清扫并不能改变预后,也应该视为姑息性切除。

(1)胰头癌切除术:①清除下腔静脉和腹主动脉之间的淋巴、结缔组织;②清除肝门部软组织;③在门静脉左侧断胰颈;④切除胰钩;⑤将肠系膜上动脉右侧的软组织连同十二指肠系膜一并切除;⑥若肿瘤局部侵犯门静脉时,在保证切缘阴性的情况下,则将门静脉切除一段,进行血管重建。

(2)胰体尾癌切除术:需切除胰体尾(约占80%左右的胰腺)、脾脏、腹腔动脉周围和肠系膜根部的淋巴结及腹主动脉前的淋巴、结缔组织。

(3)广泛的腹膜后淋巴结清扫:淋巴结清扫作为胰十二指肠切除术的一部分仍然存在争议。目前尚没有循证医学证据可以显示在标准的胰十二指肠切除基础上附加广泛的腹膜后淋巴结清扫能够改善生存期。因此,区域性淋巴结清扫不作为胰十二指肠切除术的常规部分。

(4)肠系膜上-门静脉切除和重建:有文献报道,在选择病例接受联合静脉切除的胰十二指肠切除术较姑息治疗生存期延长,因此在能够获得阴性的切缘效果的病例,可有选择地施行联合静脉切除。血管重建包括使用自身和外源性血管。

5. 姑息性治疗方法的选择

(1)姑息性胰十二指肠切除术(肉眼下肿瘤切除干净,镜下切缘阳性),有资料表明术后的1年存活率高于姑息性双旁路手术,围术期并发症发生率和死亡率并未增加,仅住院时间有所增加。虽然姑息性手术切除相对安全,但目前没有足够的证据表明应常规使用。

(2)采用胆管空肠 Roux-en-Y 吻合解除胆道梗阻,可附加胃空肠吻合,以解除或预防十二指肠梗阻。过去经常忽视胰管梗阻造成的腹痛和胰腺内外分泌功能障碍,在行胆肠、胃肠吻合的同时,附加胰管空肠吻合,可解决胰管高压造成的疼痛,胰腺外分泌功能不足的状况亦有所改善。

(3)随着内镜和介入技术的发展,通过内镜放置胆道内支架,胰管内支架和肠道内支架,以及腹腔镜胆肠吻合、胃肠吻合等手段解决胰头癌病人的黄疸、十二指肠梗阻等症状,已经得到越来越多的应用。

6. 综合治疗

(1)化疗和放疗:胰腺癌术前及术后化疗或(和)放疗仍然存在争议,与5-FU相比,吉西他滨(gemcitabine)在提高生存质量方面略显优势。分子靶向药物的疗效正在评估中。

放疗包括术前放疗、术中放疗、适形调强放疗、放射性核素内照射治疗和放化疗。

（2）其他辅助治疗：包括射频组织灭活、冷冻、高能聚焦超声、γ-刀及生物治疗等，目前尚没有明确证据显示其能够延长生存期。

（李　喆　乔江春）

▶ 参考文献 ◀

1. 俞顺章.原发性肝癌流行病学研究进展.实用肿瘤杂志，1998,13(3):130.

2. 汪永录，周汉高，顾公望.肝癌研究进展.上海：上海科学技术文献出版社，1999:1-72.

3. Ku Y, Iwasaki T, Tominaga M, et al. Reductive surgery plus percutaneous isolated hepatic perfusion for multiple advanced hepatocellular carcinoma. Annals of Surgery, 2004,239(1): 53-60.

4. Makuuchi M, Sano K. The surgical approach to HCC: our progress and results in Japan. Liver transplantation, 2004, 10(2 Suppl 1): S46-S52.

5. Fisher RA, Kulik LM, Freise CE. Hepatocellular carcinoma recurrence and death following living and deceased donor liver transplantation. American Journal of Transplantation, 2007,7(6): 1601-1608.

6. Tung-Ping Poon R, Fan ST, Wong J. Riskfactors, prevention, and management of postoperative recurrence after resection of hepatocellular carcinoma. Annals of Surgery. 2000,232(1): 10-24.

7. 李强，郝希山.原发性肝癌外科治疗进展.中国中西医结合外科杂志，2010,16(2):130-133.

8. Smyrniotis VE, Kostopanagiotou GG, Contis JC. Selective hepatic vascular exclusion versus Pringle maneuver in major liver resections: prospective study. World Journal of Surgery, 2003,27(7): 765-769.

9. Troisi R, Montalti R, Smeets P. The value of laparoscopic liver surgery for solid benign hepatic tumors. Surgical Endoscopy, 2008,22(1): 38-44.

10. 周伟平，吴孟超.肝海绵状血管瘤治疗方法的选择.中华肝胆外科杂志，2005, 13(3): 232-234.

11. 江建军.多囊肝与单纯性多发肝囊肿的诊断与治疗.中国综合临床，2010,26(5): 534-536.

12. 全志伟，汤朝晖，庄鹏远.晚期胆囊癌化疗新方案有效性、安全性的随机、对照、开放、多中心临床研究.中华肝胆外科杂志，2010,16(11):809-811.

13. Ishii H, Furuse J, Yonemoto N. Chemotherapy in the treatment of advanced gallbladder cancer. Oncology, 2004,66(2): 138-142.

14. 王健东，全志伟.胆管癌基础研究现状.中国实用外科杂志，2008,28(4):297-300.

15. Khan SA. Davidson 13R, Goldin R, et al. Guidelines for the diagnosis and management of cholangiocarcinoma. Gut, 2002,51(suppl Ⅵ):61-69.

16. Liver Cancer Study Group of Japan. The general rules for the clinical and pathological study of primary liver cancer. 4th ed. Tokyo: Kanehra, 2000:32-39.

17. Corvera CU, Weber SM, Jarmajin WR. Role of laparoscopy in the evaluation of billiary tract cancer. SurgOnco l Clin N Am, 2002,11:877-891.

18. Kitagawa Y, Nagino M, Kamiya J, et al. Lymph node metastasis from hilarcholsngiocareinom a: adult of 110 patients who underwent regional and para-aortie node dissection. Ann Surg, 2001,233:385-392.

19. Hemming AW, Reed AI, Howard RJ, et al. Preoperative portal vein embolization for extended bepatectomy. Ann Surg, 2003,237:686-691.

20. 李祥苏，吴叔明.胰腺疾病的病因、流行病学和诊治进展.胃肠病学，2009,14(11):647-649.

21. 戴月娣，张德祥.胰腺癌治疗方式评价及预后分析.中国癌症杂志，2011,21(3):211-215.

22. Callery MP, Chang KJ, Fishman EK. Pretreatment assessment of resectable and borderline resectable pancreatic cancer: expert consensus statement. Annals of surgical oncology, 2009,16(7): 1727-1733.

23. Riediger H, Keck T, Wellner U. The lymph node ratio is the strongest prognostic factor after resection of pancreatic cancer. Journal of Gastrointestinal Surgery, 2009,13: 1337-1344.

24. 张太平，王天笑，赵玉沛.胰腺癌外科治疗相关问题.中华普外科手术学杂志，2011,5(1):15-19.

25. 顾卓云.老年外科学.北京：人民卫生出版社，1999.

26. 耿德章.中国老年医学.北京：人民卫生出版社，2002.

第五节　消化道肿瘤

近年来，随着人口老龄化速度的加快和人均寿命的延长，恶性肿瘤的发病率和病死率均呈明显上升趋势，成为严重威胁人类生命的疾病。在发达国家，60%以上的恶性肿瘤患者为65岁以上的老年人；老年人发生恶性肿瘤的危险是中青年人的近10倍。2008年世界卫生组织的数据显示，中国不分性别的总体统计中消化道肿瘤最为多见，其中胃癌发病率和死亡率分占第二、第三位；结直肠癌发病率和死亡率分占第六、第五位，且发病率均随年龄的增高而升高。

因此，提高老年消化道肿瘤的诊断和治疗水平，改善老年患者的生活质量、实现对肿瘤的标准化和个体化治疗将是我们共同努力的方向。在此，我们对老年常见的消化道肿瘤进行概述。

一、胃　肿　瘤

（一）胃癌

1. 流行病学　胃癌是严重威胁我国人民生命健康的恶性肿瘤之一，位居世界癌症死因的第2位。据1990—1992年我国1/10人口恶性肿瘤死因抽样调查发现，胃癌死亡率占第1位，患者多为老年人。在过去几十年中，胃癌在所有癌症中的比例呈现出一种持续下降的趋势，但是每年新发病例的绝对数量却在不断地升高,主要是因为人口的老龄化。据统计,2002—2004 年上海 65 岁以上的胃癌病例占 62.79%,且随年龄的增加而比例增大,在 80～84 岁组达到

高峰。世界卫生组织对 2008 年中国胃癌发病的统计数据也显示了这种趋势(图 17-5-1)。

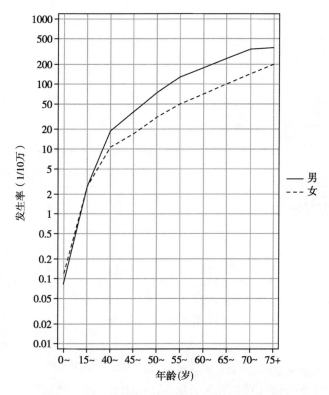

图 17-5-1　中国 2008 年胃癌发生的年龄分布曲线
(源自 International Agency for Research on Cancer)

较高的胃癌发生率(男性超过 40/10 万)出现在日本、中国、前苏联国家和一些拉丁美洲国家中。较低的胃癌发病率(低于 15/10 万)出现在北美洲(特别是白种人中)、印度、菲律宾、大多数非洲国家、一些欧洲国家,以及澳大利亚。其他地区的国家则表现出中等的发病率。

在胃癌发病率下降的同时,一些国家贲门癌的发生率却有所增加。近期的流行病学研究显示,肥胖、胃食管反流和 Barrett 食管是贲门腺癌高发的因素。这些危险因素出现比例的增高也成为了贲门腺癌发生率增高的原因。

来自世界卫生组织的数据表明,大多数国家男性胃癌的发生率约是女性的 2～3 倍。这种男性高发的趋势在高危人群中表现的更加明显。

2. 病因学　胃癌的病因至今尚未完全明确,是外界因素和机体内部内部因素之间相互作用所产生的结果。

胃癌的发生同社会经济收入高低有密切关系,通常经济收入低的阶层发病率及死亡率较高。我国 1990—1992 年恶性肿瘤的死亡率的城乡分布结果表明,胃癌农村居民的死亡率比城市居民的死亡率高 10.75%。

饮食因素同胃癌的发生密切相关。研究表明富含蔬菜和水果的饮食可以降低胃癌的危险性。同时长期使用冰箱来保存食物可以降低胃癌的危险性也得到证实。高盐的摄入也同胃癌发病的危险性增高有关。

幽门螺杆菌和胃癌发生的关联存在一些争议,主要是因为大部分证据来自血清流行病学,因而在方法学上有一定局限性。研究认为幽门螺杆菌感染不是直接致癌的因素,它可能通过产生损伤因素—节减弱胃黏膜的保护因素如维生素 C 等,间接促进胃癌发生发展。

其他如烟草、乙醇和遗传因素等均可能在胃癌的发生上起一定的作用。

3. 病理生理特性　根据浸润深度,胃癌可分为早期胃癌(EGC)和进展期胃癌。早期胃癌指局限于黏膜和黏膜下层的癌,无论是否有淋巴结的转移。日本最早认识到早期胃癌的存在,通常把癌灶最大直径在 5mm 以下的早期胃癌,即微小胃癌当做胃癌的初期征象。

对于进展期胃癌,Lairen 分型是较为常用和简便的分类,它将进展期胃癌分为两种:肠型和弥漫型。Borrmann 分型是最为广泛应用的分类方法:I型:隆起型或息肉样;Ⅱ型:溃疡限局型;Ⅲ型:溃疡浸润型;Ⅳ型:弥漫浸润型(图 17-5-2)

胃癌的扩散和转移对肿瘤的发生发展和转归起着非常重要的作用。常见的转移途径主要表现在 4 个方面:①直接蔓延:是指癌细胞在胃壁的浸润,与胃癌的形态和生长方式有密切关系。即胃癌的预后好坏取决于癌的浸润深度,而不是癌的面积。②淋巴结转移:是胃癌最主要的转移途径之一。淋巴转移一般按淋巴引流顺序,由近及远,由浅及深地发生。但临床也可见到"跳跃式"转移的病例。③血行转移:在胃癌中血行转移较淋巴转移为少。胃癌肝转移多见于 Borrmann Ⅰ、Ⅱ、Ⅲ型,尤其是隆起型为多。全国胃癌病理协作组对 360 例胃癌尸检结果显示,器官转移为 64.2%,其

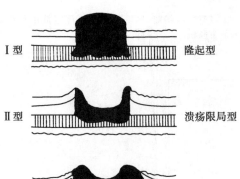

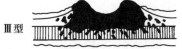

I 型　　　　　隆起型

II 型　　　　　溃疡限局型

III 型　　　　　溃疡浸润型

IV 型　　　　　弥漫浸润型

图 17-5-2　胃癌的 Borrmann 分型

中,肝转移 38.1%,肺转移 32.2%最多,其次为胰、肾上腺、骨、肾等转移。④种植转移:癌浸透浆膜后,癌细胞脱落,从而引起腹膜、盆腔、卵巢的转移。多发生在晚期胃癌,尤其年青女性病人多见,转移至卵巢者被称为 Krukenberg 瘤,占种植转移的近一半。

胃癌的病理分期多基于肿瘤的大小、区域淋巴结的情况和远处转移。目前最具指导意义的是美国癌症联合委员会(AJCC)的胃癌 TNM 分期和日本胃癌学会(JGCA)分期。在此我们将 AJCC 最新的 2010 年第 7 版 TNM 分期提供如下(表 17-5-1 和表 17-5-2)。

表 17-5-1　胃癌的 TNM 分期

胃癌的 TNM 分期

原发肿瘤(T)

Tx　原发肿瘤无法评估

T0　无原发肿瘤的证据

Tis　原位癌:上皮内肿瘤,未侵及固有层

T1　肿瘤侵犯固有层、黏膜肌层或黏膜下层

　T1a　肿瘤侵犯固有层或黏膜肌层

　T1b　肿瘤侵犯黏膜下层

T2　肿瘤侵犯固有肌层

T3　肿瘤穿透浆膜下结缔组织,而尚未侵犯脏腹膜或邻近结构

T4　肿瘤侵犯浆膜(脏腹膜)或邻近结构

　T4a　肿瘤侵犯浆膜(脏腹膜)

　T4b　肿瘤侵犯邻近结构

区域淋巴结(N)

Nx　区域淋巴结无法评估

N0　区域淋巴结无转移

N1　1~2 个区域淋巴结有转移

N2　3~6 个区域淋巴结有转移

N3　7 个或 7 个以上区域淋巴结有转移

　N3a　7~15 个区域淋巴结有转移

　N3b　16 个或以上区域淋巴结有转移

续表

远处转移(M)

M0　无远处转移

M1　有远处转移

组织学分级(G)

Gx　分级无法评估

G1　高分化

G2　中分化

G3　低分化

G4　未分化

表 17-5-2　胃癌解剖分期/预后组别

分期	T	N	M
0 期	Tis	N0	M0
I A 期	T1	N0	M0
I B 期	T2	N0	M0
	T1	N1	M0
II A 期	T3	N0	M0
	T2	N1	M0
	T1	N2	M0
II B 期	T4a	N0	M0
	T3	N1	M0
	T2	N2	M0
	T1	N3	M0
III A 期	T4a	N1	M0
	T3	N2	M0
	T2	N3	M0
III B 期	T4b	N0	M0
	T4b	N1	M0
	T4a	N2	M0
	T3	N3	M0
III C 期	T4b	N2	M0
	T4b	N3	M0
	T4a	N3	M0
IV 期	任何 T	任何 N	M1

源自美国癌症联合委员会(AJCC)胃癌 TNM 分期第 7 版

4.临床表现与特点　由于胃癌早期的非特异症状如腹痛、消化不良等常被忽视或误诊为溃疡而进行经验性治疗,从而使 2/3 胃癌患者在就诊时已发展为进展期胃癌。大部分患者,虽属于进展期,症状仍为上腹不适、食后胀痛、隐痛等非特异表现。其余症状多由于肿瘤生长在贲门可能引起进食梗阻感,或生长于幽门处引起梗阻所致呕吐胃内容物;

病人有反酸、呃逆,食后持续饱胀,或肿瘤出血引起的呕血及黑便症状。晚期胃癌大多症状体征明显,有时可于腹部扪及肿块,甚至可及左锁骨上肿大淋巴结或发现腹水。

资料显示,临床首发症状中,老年组患者以上腹部胀痛、吞咽困难为最初临床症状者分别为 62.8%、18.3%。老年组病程较长,病程 6 个月以上者多于青年组。老年组胃癌病理分型为高分化腺癌者显著高于青年组;而低分化腺癌老年组低于青年组。老年组胃底贲门癌发病率高于青年组;胃窦部癌老年组低于青年组。老年组与青年组肿瘤分期比较差异无统计学意义,但整体病期均较晚,预后差。

另有研究总结老年胃癌还具有以下临床特点:老年患者生理器官与细胞功能发生退变,代偿能力和免疫力低下,生理储备能力下降,并存多种慢性疾病,其中慢性支气管炎、肺气肿、高血压、心脏病和糖尿病最常见,这些并存病对手术的安全性构成了极大的威胁;老年胃癌好发部位依然是胃窦部,这一点也是老年胃癌多有贫血和幽门梗阻的原因;老年胃癌患者大多存在不同程度的营养不良,多合并有免疫功能的低下,直接影响患者手术后的预后。

老年胃癌患者的临床表现缺乏特异性,为了提高治疗效果,要重视腹部的各项不适症状,对可疑患者进行及时的检查和随诊,以有助于胃癌的尽早发现。

5. 诊断 目前在胃癌的诊断上,胃镜已成为最为主要的工具。经胃镜取活检时,钳取的组织数量、活检的部位和肿瘤的组织学特点都将影响活检的准确率。国外一项对胃、食管癌的研究显示,首次活检的准确率为 70%,取 4 次后为 95%,7 次可达到 98.9%。对溃疡型胃癌,从溃疡的底部和边缘分别取活检,有助于提高阳性率。Winawer 研究发现活检的准确率同组织类型有关,弥漫浸润型胃癌的活检阳性率较低,只有 50%。

钡餐造影用于诊断胃癌较前有所减少,但它依然有重要的意义。对于一些不适于钡餐检查的患者如胃穿孔病人,可考虑泛影葡胺造影检查。

普通 B 超常因胃内有气而影响对胃肿瘤本身的诊断。目前内镜超声(EUS)弥补了此缺点并弥补了传统胃镜二维显像的局限,并且能够评价包括黏膜及其以下的各层结构。EUS 判定原发肿瘤浸润深度的准确率为 60%~90%。EUS 对诊断胃周肿大淋巴结也具有较高敏感性,其对大于 5mm 淋巴结的识别率为 40%,大于 10mm 为 60%。EUS 发现的较大淋巴结相对较小淋巴结有较高的转移率。

CT 是明确胃癌分期最常用的方法,是较为理想的判断肿瘤进展和转移的检查手段。同时要注意相当一部分高龄患者肾脏代谢功能下降,因此在 80 岁以上的老人要注意慎用增强扫描。同 CT 相比,磁共振在诊断肝转移上有着更高的敏感性和准确率。

腹腔镜在协助胃癌分期方面,起着重要作用(图 17-5-3)。腹腔镜能够发现其他影像学检查无法发现的转移灶。Sloan Kettering 癌症中心的一项临床研究对 657 例可切除的胃腺癌患者进行了为期 10 年的腹腔镜探查随访,发现 31% 的患者出现远处转移。因此 NCCN 指南对进展期胃癌的腹腔镜探查分期做出了推荐。

正电子发射计算机断层扫描(PET)和腹腔细胞学也是胃癌诊断的补充方法。同时,尽管 15%~60% 的患者可能出

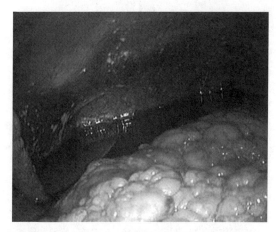

图 17-5-3 胃癌患者腹腔镜探查发现腹膜种植、腹水和网膜结节,证实为 Ⅳ 期胃癌,没有手术切除指征

现血清肿瘤标志物的增高,但缺乏特异性,对诊断胃癌意义不大。

6. 治疗 自从 Theodor Billroth 于 1881 年成功完成第 1 例胃癌远端胃大部切除术至今,手术一直是可能治愈局限性胃癌的唯一方法。常用的手术方式包括远端胃大部切除术、胃次全切除术、全胃切除术等。西方国家在是否采用近端胃大部切除术治疗贲门癌上存在一些争议。NCCN 指南推荐对 T1b~T3 的肿瘤,应切除足够的胃,以保证显微镜下切缘阴性;T4 期肿瘤需要将累及组织整块切除。胃切除术需要包括区域淋巴清扫(D1,清扫胃周淋巴结),推荐 D2 式手术(清扫伴随腹腔干具名血管周围的淋巴结),至少切除 15 个或更多淋巴结。

老年胃癌患者的临床特点为身体各器官功能相对低下,伴随基础病多,术后并发症发生率较高,很多患者放弃手术治疗,但是依然只有手术才是老年胃癌最有效的治疗手段。但在具体手术方式上还有一定争议。Maehara 等在 344 例大于 70 岁的老年患者中实施根治术,术后并发症和死亡率并不高于年轻患者,故认为年龄不是根治性手术的禁忌证。日本学者 Eguchi 等回顾性分析 182 例大于 75 岁的老年胃癌患者,按淋巴结清扫范围分成缩小手术组(淋巴结清扫 D0 或 D1)和扩大手术组(淋巴结清扫 D2 或大于 D2),结果显示,2 组间 5 年生存率没有差别,而扩大手术组的术后并发症发生率和死亡率要高于缩小手术组。因此,多数老年早、中期胃癌行 D2 或 D1+淋巴结清扫术即可达到根治目的,不必施行扩大淋巴结清扫术。

胃窦部癌多行远端胃切除术,重建方式以毕 Ⅰ 式或胃空肠 Roux-en-Y 吻合为主,尽量不采用毕 Ⅱ 式,以免术后出现严重的胆汁反流性胃炎及胃瘫。对于有全胃切除指征的胃癌患者,如皮革胃、中上部 2/3 的胃癌、多发性胃癌、残胃癌或残胃复发癌,只要患者条件允许,可施行全胃切除术。由于老年患者承受麻醉或手术打击的能力有限,不主张为求根治而任意扩大手术范围,如进行联合脏器切除手术。

对于不能根治切除的晚期胃癌患者应尽量行姑息性切除,但若癌肿侵犯周围脏器并已固定无法切除,已出现或即将出现消化道梗阻的晚期患者,术中视具体情况行营养性胃

或空肠造瘘手术,可改善患者的营养状况。

麻醉应以不增加呼吸和循环负担为原则,可首选全身麻醉,效果良好。围术期要注意心功能、肺部感染和肺功能、糖尿病的控制和营养状况的改善和支持。

对于早期胃癌 Tis 或局限于黏膜层(T1a)的肿瘤可以考虑采用内镜下黏膜切除术。而由于黏膜下层癌的淋巴结转移已达 13.7%~24%,因此依然要考虑区域淋巴清扫。在有条件的中心,腹腔镜胃癌根治可以应用于早期胃癌,但对于高龄患者,要注意腹压升高可能带来的心肺功能异常。

包括化疗、放疗和靶向治疗等在内的胃癌综合治疗我们将在相应章节进行分析,在此不再赘述。

7. 预防和保健 胃癌的一级预防是指降低对明确危险因素的暴露或者增加对其的保护,在没有广泛的筛查措施前,这可能成为控制疾病的最有效途径。目前对饮食调节和(可能的)维生素摄入还是胃癌最重要的预防措施。此外,杀灭或者免疫治疗幽门螺杆菌也可能在胃癌的预防上有很大的潜力。同时早期发现、早期诊断和早期治疗胃癌,也有助于提高治疗水平,预防癌组织对机体造成严重的后果。

(二)胃的其他肿瘤

胃的其他肿瘤包括良性胃息肉和胃间质瘤、胃淋巴瘤和胃肉瘤等。

1. 胃间质瘤(GST) 是胃肠道间质瘤(GISTs)最常见的部位,约占所有 GISTs 的 60%~70%,一般认为起源于 Cajal 细胞。40 岁以上的人多发,男女发病率相同,是一种具有潜在恶性倾向的侵袭性肿瘤。一般直径>5cm;核分裂>5/50HPF;伴大片出血、坏死,细胞密集或有异型性者可认为恶性倾向高。免疫组化显示 GISTs 为 Vimentin、CD34、CD117 阳性反应,CD117 是 GISTs 较为特异的标记物。胃间质瘤缺乏特异性临床症状,主要表现为上消化道出血和腹部饱胀和隐痛。多通过胃镜和 CT 检查发现,腔内超声对胃间质瘤有较高的诊断价值。GST 的治疗以外科手术切除为主。手术切除原则是肿瘤完整切除、瘤体无破裂、切缘阴性。由于 GST 的淋巴转移较少,常规不作淋巴结清扫。近年来,人们发现 GST 的分子靶向治疗效果较好,药物主要是甲磺酸伊马替尼(格列卫),它是一种选择性的酪氨酸激酶受体拮抗剂,对 CD117 阳性的 GST 有高度选择性,是有效的基因靶向治疗剂。

2. 原发性胃淋巴瘤 在所有为恶性肿瘤中占的比例<5%。胃淋巴瘤的发病率有增高趋势。在年龄超过 60 岁的人群中,年龄调整后的发病率增高尤其明显。起源于 B 细胞的原发性胃淋巴瘤最为常见。大多起病隐匿,资料显示主要症状依次为腹痛腹胀、黑便、恶心、呕吐。主要体征为上腹部压痛、贫血貌及上腹部包块。胃镜活检对本病的确诊率较高,镜下胃腔内巨大黏膜下隆起性肿块或多发性溃疡往往要考虑原发性胃淋巴瘤的可能。以往手术切除原发性胃淋巴瘤来防止治疗或病程中出现的出血或穿孔等并发症,但近期对手术治疗的必要性出现一些争议。目前认为化疗在原发性胃淋巴瘤作用显著,化疗较手术可能更为重要。胃淋巴瘤的预后好于胃癌。

二、小肠肿瘤

小肠占胃肠道全长的 70%~80%,其黏膜表面积占胃肠道黏膜表面积的 90% 以上,但小肠肿瘤却比较罕见。由于其发生率相对较低,小肠肿瘤的详细流行病学资料非常有限。小肠肿瘤仅仅是一小部分以人群为基础的描述性流行病学研究的对象。

(一)流行病学

小肠肿瘤较为少见,约占胃肠道肿瘤的 5%,国内小肠恶性肿瘤仅占恶性肿瘤的 1%~2%。美国 2003 年的统计资料表明:小肠恶性肿瘤的新发病例数为 5300 例,而胃肠道恶性肿瘤的新发病例数为 252 400 例,小肠恶性肿瘤只占胃肠道恶性肿瘤的 2.1%。小肠恶性肿瘤的发病率低,但其种类繁多,目前已发现 40 多种不同的病理组织学类型。Horton 等报道其发病顺序以腺癌最常见(40%)、其次为类癌(25%)、恶性淋巴瘤(10%~15%)、恶性间质瘤(9%)等。小肠恶性肿瘤主要位于十二指肠,Dabaja 等统计了 217 例小肠腺癌,最常见的原发部位是十二指肠(52%),其次分别为回肠(25%)和空肠(13%)。国内刘哲峰等统计 120 例患者中,肿瘤位于十二指肠 54.1%,位于空肠 25.8%,位于回肠 20.0%。多数以人群为基础的研究表明男性发病率较女性略高,男女比例约为 1.2∶1。几种最常见的组织亚型男性发病率均高于女性。小肠恶性肿瘤的风险随年龄增长而增高,最常发生于 60~70 岁的人群。超过 90% 的小肠恶性肿瘤发生在年龄超过 40 岁的病人中。单独对老年病人的分析很少,国内秦月花等人的一组报道显示老年小肠肿瘤发病部位以十二指肠为主,占 38.1%,肿瘤类型以腺癌为主,占 47.6%。

除年龄和性别因素外,目前克罗恩病和家族性腺瘤样息肉病也清楚的成为小肠癌的危险因素。同时放疗可导致小肠严重的长期损伤,增加了暴露肠段发生小肠恶性肿瘤的危险。同时研究表明乳糜泻同小肠癌和淋巴瘤发生的危险性增高相关。

(二)病理生理特点

和胃肠道其他节段一样,小肠的肿物或结节包括肿瘤和类瘤样(通常是炎症性)病变以及非脓肿性(错构瘤性)息肉。国外文献提示最常见的恶性肿瘤依次为腺癌(33%~50%)、类癌(17%~40%)淋巴瘤(14%~19%)及胃肠间质瘤(15%~19%)。国内的数据同上略有差异,显示腺癌占 55.8%,非霍奇金淋巴瘤 17.6%,恶性间质瘤 19.1%,类癌 4.2%,其余为平滑肌肉瘤和恶性黑色素瘤少量。

小肠腺癌(图 17-5-4)在国内外统计中均占小肠恶性肿瘤的第一位。最常见的原发部位为 Vatar 壶腹以及十二指肠的壶腹周围区域。这些肿瘤通常表现为扁平、狭窄、溃疡或息肉样变,并常与息肉相关或来源于腺瘤。显微镜下,大多数肿瘤为高到中分化,约 1/5 肿瘤为低分化,有时表现为印戒细胞样分化。

小肠的间质瘤在国内文献中发病率相对较高。占所有间质瘤发病数的 20%~25%。显微镜下,肿瘤由梭形细胞或上皮细胞组成,胞浆嗜酸性。一般认为小肠间质瘤比胃间质瘤更具侵袭性。诊断为恶性除了出现转移外,没有绝对的组织学标准。一般认为有丝分裂超过 5/50 个高倍视野提示出现恶性行为的危险显著增高,超过 10/50 个高倍视野表明和高级软组织肉瘤具有相似的生物学行为。

小肠类癌最常见于回肠和十二指肠。生长缓慢,甚至在

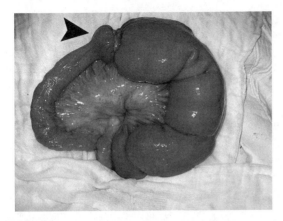

图 17-5-4 小肠腺癌环形生长，导致小肠梗阻，
近端肠管扩张

出现转移时也表现为惰性病程。肿瘤小于 1cm 时发生转移罕见，转移常见于肠系膜淋巴结和肝脏。肝转移灶分泌 5-羟色胺可造成类癌综合征（腹泻、面部潮红以及肺动脉瓣和二尖瓣狭窄）。

艾滋病人和有乳糜泻的病人容易出现小肠淋巴瘤。大多淋巴瘤切面柔软且具有鱼肉样颜色，多为非霍奇金淋巴瘤。

（三）临床表现和特点

临床上无特殊症状和体征，主要的表现是腹痛、肠梗阻、腹部包块、消化道出血、贫血、发热、黄疸及肿瘤穿孔引起的腹膜炎。汤铜报道的 103 例患者中，以腹痛（82.5%）及消化道出血（60.2%）较多见，其他常见症状有黄疸（46.6%）、腹部肿块（20.4%）、肠梗阻、贫血和消瘦等。Horton 等报道约 10% 的类癌患者可表现为类癌综合征，具体表现为：皮肤潮红、腹泻、肝大、右心瓣膜病变和支气管哮喘。对老年人小肠肿瘤的分析资料显示，老年人小肠恶性肿瘤的症状以腹痛、腹块、消化道出血、贫血和消瘦为主，同总体无明显差异。

（四）诊断

小肠肿瘤诊断困难，有文献报道误诊率高达 70%。误诊率高的主要原因是：发病率低，临床医生缺乏对本病应有的警惕；早期缺乏特异性症状及体征，易与其他消化道疾病相混淆；病理类型及肿瘤部位变化大；为急腹症所掩盖，常因肠梗阻、腹膜炎或消化道出血而就诊；由于小肠位于消化道中间部，且占消化道总长度的 70%，目前尚缺乏准确率高，简单易行，无创性的诊断方法。为此应提高对本病的警惕性，凡有腹痛、腹部肿块消瘦贫血，尤其是伴有反复性的消化道出血及不明原因的慢性不完全性肠梗阻，在排除胃肠道其他疾病后，均应想到本病。在诊断方法的应用上常需多种检查手段联合。

传统 X 线钡餐造影检查除十二指肠肿瘤外，阳性诊断率不高。近几年来小肠钡剂造影，采用 Bicohao 等设计的导管可迅速进入十二指肠，由导管直接连续注入稀薄钡剂和空气，使小肠自屈氏韧带至回肠末端充分扩张，其正常蠕动暂时减弱或消失，从而有利于发现病变，是对全部小肠进行全面观察研究的有效方法。

内镜检查：①胃镜和结肠镜检查可发现十二指肠和回肠末端病变，这两个部位分别为腺癌和恶性淋巴瘤的好发部位，检查方便、容易，而且阳性率较高；②纤维小肠镜检查对本病诊断有决定性意义，可在直视下观察到肿瘤的部位、大小及对肠壁的浸润情况。Dykman 等报道，应用 VSB22900 型电子小肠镜插至回肠中段，检查到约 90% 以上的小肠黏膜。

近年来国外文献报道，CT 有助于小肠肿瘤原发灶和转移灶的发现。CT 对小肠肿瘤的检出率是 70%～82%。CT 上小肠壁的厚度大于 1.5cm 或者考虑有大于 1.5cm 的肠系膜肿物，都应该怀疑有肿瘤的可能。

选择性肠系膜动脉造影对并发出血的小肠肿瘤具有较高的诊断价值。此外，近年来广泛使用 PET 以确定原发病灶及转移灶的位置，估计手术范围，但其价格过于昂贵。胶囊内镜诊断小肠肿瘤无痛苦，易被老年患者接受，对本病的诊断较有优势，随着检查费用的降低，预计将来有望成为老年人小肠肿瘤的重要诊断方法。

如经过以上检查仍未明确诊断，而临床高度怀疑小肠肿瘤，应及早剖腹探查以达到诊断与治疗的目的。

（五）治疗和预后

小肠肿瘤的 5 年生存率腺癌约为 37%，类癌 64%，淋巴瘤 29%，肉瘤 22%。李增军等对 72 例小肠原发性恶性肿瘤患者进行回顾性分析，根治性切除术后 1、3、5 年生存率分别为 80%、65% 和 45%，姑息性切除术后 1、3、5 年生存率分别为 50%、37.5% 和 12.5%。

手术切除是目前治疗小肠恶性肿瘤最有效的方法。小肠良性肿瘤根据其大小，可行肿瘤局部切除或受累肠管部分切除，如为带蒂的小肠肿瘤也应行小肠局部切除，不宜单纯切除带蒂的肿瘤。恶性肿瘤如无其他脏器转移，局部浸润不重，可行肿瘤及距瘤体一定范围之内的肠管、肠系膜及区域淋巴结一并切除。十二指肠肿瘤第 1、2 段应行胰十二指肠切除；第 3、4 段肿瘤多采用节段切除，包括区域淋巴结切除术。对于空肠和回肠的肿瘤，标准的治疗方法是广泛切除术（考虑到疾病诊断时病变周围区域受累的发生率很高，应包括邻近传播部位和相关的肠系膜）并保证切缘部位无瘤细胞。回肠末端肿瘤应行右半结肠根治性切除。对于晚期肿瘤，以及远处有个别转移者，如身体状况佳，局部条件许可，不应轻易放弃，仍可行姑息性切除。

小肠恶性肿瘤的综合治疗主要根据具体的病理类型进行选择，详见相应的章节内容。

三、结直肠肿瘤

（一）结直肠癌

结直肠癌是最常见的消化道恶性肿瘤之一。由于直肠癌与结肠癌在病因、癌变机制、病理学特征、临床表现、诊断方法和治疗手段等方面有相同之处，因此，两者统称为大肠癌。

1. 流行病学　大肠癌为最常见的恶性肿瘤，在过去 20 年内，世界上大多数国家或地区大肠癌发病率呈上升趋势，并以发病率低的发展中国家上升更为明显。大量流行病学调查和研究表明：大肠癌发病率急剧上升主要表现在结肠癌的发病率急剧上升。

世界范围内各国的大肠癌发病率和死亡率相差很大，在经济发达的国家如北美、西欧、北欧和澳洲等国，大肠癌在常见恶性肿瘤中占第 1 位、第 2 位，年发病率高达 35/10 万～50/10 万。2008 年世界卫生组织的数据显示我国结直肠癌发病占所有恶性肿瘤的第 6 位。2007 年上海市疾病预防控制中心的资料显示,在上海,结直肠癌已成为第 3 大常见的恶性肿瘤。我国的发病率和病死率以长江中下游地区和沿海地区较高,内陆地区的发病率和病死率较低。大肠癌发病率和病死率的地区差异,表明经济发展不同是影响其高低的一重要因素。

大多数地区,大肠癌患者男性与女性数量相近,男性略高于女性,男性直肠癌多见。

结直肠癌的患病主体人群为老年人。被诊断为结直肠癌的患者 70% 年龄大于 65 岁,40% 年龄大于 75 岁。大肠癌的发病率随着年龄增加而逐渐上升,75 岁达到最高峰,85 岁以上人群发病率同年龄呈反比(图 17-5-5)。

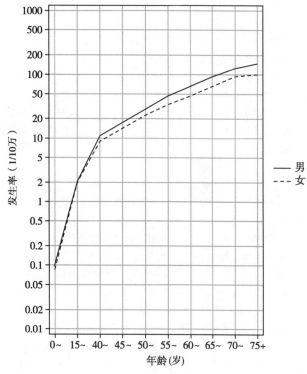

图 17-5-5 中国 2008 年结直肠癌发生的年龄分布曲线
(源自 International Agency for Research on Cancer)

相同地区内白人和黑人大肠癌的发病率相近,白人略高。日本和中国大肠癌的发病率较美国低,但二代移民发病率接近当地白人。这表明大肠癌的发病主要与环境因素有关,与生活习惯、饮食方式有明显关系。

2. 病因学 结直肠癌发病率及死亡率在广泛的国际间的变化,从低发地区向高发地区的迁徙人群中结直肠癌发病率的变化频率提示:生活习惯及环境因素都会影响这一恶性肿瘤的进展。

研究显示总能量的摄入同结肠癌危险性成正相关;同动物脂肪和肉类的消耗量有很大相关性。大量水果及蔬菜摄入同结直肠癌发病危险的降低有关;钙和维生素 D 以及叶酸同结直肠癌的发病负相关。大量文献显示体育活动同结肠癌的发病风险负相关,但同直肠癌无相关性。

激素是结肠癌发病的潜在因素之一,女性绝经后使用雌激素可以降低结直肠癌的发病率。乙醇摄入同结肠癌的发生的关系还无定论;吸烟是结直肠癌产生的一个启动子,这

一过程需要相当长的时间。非甾体类消炎药可以使结直肠癌的患病风险下降近 50%。

结直肠癌的发生有遗传学基础,结直肠癌与多种遗传综合征有关联。腺瘤和癌特征的遗传改变,导致肿瘤细胞生长加速、浸润、转移。这些改变包括癌基因(如 k-ras)、抑癌基因(如 APC、$p53$)和 DNA 错配修复基因(如 $hMSH2$、$hMLH1$)以及其他基因。

3. 病理生理特点 我国结直肠癌的发生中,直肠癌的比例高,占 60%～75%,而直肠癌中超过一半的肿瘤可经直肠指检发现。在大肠癌中乙状结肠癌最最多见,占 40%～50%。

结直肠癌的肉眼形态,按照 1994 年日本的《大肠癌处置规约》分为 6 种亚型:①表面型,用于描述肿瘤局限于肠壁黏膜层或黏膜下层的早期癌;②隆起型,肿瘤向肠腔内突出生长,边界清楚;③局限溃疡型;④浸润溃疡型,肿瘤主要想肠壁深层浸润生长,中央形成溃疡;⑤浸润型,该类型恶性度最高;⑥不规则型。

结直肠癌的播散途径和其他恶性肿瘤一样,包括:①直接浸润。肿瘤可环绕肠壁扩展,也可沿肠腔向上、下浸润,同时也可向肠壁渗透,并可向肠外浸润。②种植播散。肿瘤穿透肠壁浆膜后,癌细胞可脱落于腹膜腔发生种植。③淋巴转移。淋巴转移是结直肠癌中最常见的非直接播散方式,一旦肿瘤侵犯黏膜肌层至黏膜下层,就有淋巴转移的风险。④血行转移。主要是肿瘤侵入静脉所致。

常见的组织学类型包括:乳头状腺癌、管状腺癌、黏液腺癌、印戒细胞癌、未分化癌、腺鳞癌等。

结直肠癌的分期上,过去最为常用的是 Dukes 分期,近年来美国癌症联合委员会(AJCC)和国际抗癌联盟(UICC)制订的结直肠癌 TNM 分期在临床上更为广泛的被应用(表 17-5-3 和表 17-5-4)。

表 17-5-3 结直肠癌 TNM 分期

原发肿瘤(T)	
Tx	原发肿瘤无法评估
T0	无原发肿瘤证据
Tis	原位癌:肿瘤位于上皮内或侵袭固有层
T1	肿瘤侵袭黏膜下层
T2	肿瘤侵袭固有肌层
T3	肿瘤穿透固有肌层到达浆膜下层,或侵犯无腹膜覆盖的结直肠旁组织
T4a	肿瘤穿透脏腹膜
T4b	肿瘤直接侵犯或附着于其他组织或器官
区域淋巴结(N)	
Nx	区域淋巴结无法评估
N0	无区域淋巴结转移
N1	1～3 枚区域淋巴结转移
N1a	1 枚区域淋巴结转移
N1b	2～3 枚区域淋巴结转移
N1c	浆膜下层,肠系膜,无腹膜覆盖结肠/直肠周围组织中有肿瘤种植,无区域淋巴结转移
N2	4 枚或更多的区域淋巴结转移
N2a	4～6 枚区域淋巴结转移
N2b	7 枚或更多的区域淋巴结转移

续表

远处转移(M)

M0　无远处转移

M1　有远处转移

　　M1a　转移局限于一个组织或节点(例如,肝,肺,卵巢,非区域淋巴结)

　　M1b　转移至多于一个组织/节点或腹膜

表 17-5-4　结直肠癌解剖分期/预后组别

分期	T	N	M	Dukes
0	Tis	N0	M0	—
I	T1	N0	M0	A
	T2	N0	M0	A
ⅡA	T3	N0	M0	B
ⅡB	T4a	N0	M0	B
ⅡC	T4b	N0	M0	B
ⅢA	T1-2	N1/N1c	M0	C
ⅢB	T1	N2a	M0	C
ⅢC	T3-4a	N1/N1c	M0	C
	T2-3	N2a	M0	C
	T1-2	N2b	M0	C
	T4a	N2a	M0	C
	T3-4a	N2b	M0	C
	T4b	N1-N2	M0	C
ⅣA	任何 T	任何 M	M1a	—
ⅣB	任何 T	任何 M	M1b	—

源自美国癌症联合委员会(AJCC)胃癌 TNM 分期第 7 版

　　老年患者在组织学分化程度和病理分期上同其他年龄段有显著差异。广东省人民医院对 727 例结直肠癌的资料回顾显示,中青年患者分期以Ⅲ期、Ⅳ期为主,60 岁以上年龄组患者以Ⅱ期、Ⅲ期患者为主。从组织学分化程度来看,老年组患者高分化腺癌、中分化腺癌的发生率明显高于青中年龄组患者,低分化腺癌的发生率明显低于青、中年组患者。

　　4. 临床表现和特点　结直肠癌因部位和病期不同,临床表现也各异,早期病变可能无明显临床表现。临床上一般以横结肠中部为界。将结肠分为右半结肠和左半结肠两部分。右半结肠发生肠梗阻的比例较低,而全身中毒症状相对明显。肿块、腹痛和贫血是右半结肠癌常见的三大症状。左半结肠由于肠腔较右半结肠小、大便固化、距肛门近等特点,临床表现以便血、黏液脓血便、大便习惯改变和肠梗阻的症状多见。作为大肠的一部分,直肠癌同结肠癌有很多相同的临床表现,如:大便习惯改变、腹痛、便血、黏液便和体重减轻等;同时由于直肠位于消化道末端,其便血症状更突出,并可伴肛管和盆腔脏器受侵的症状。

　　根据回顾性的资料,老年结直肠癌患者的首发症状以便血和排便习惯改变多见。约有 20% 的老年结直肠癌患者因出现肠梗阻、肠穿孔或消化道出血等原因急症救治。老年患者伴随高血压、心脏病、肺功能障碍、糖尿病、贫血、低蛋白血症等发病率明显高于中青年患者。一项对中位年龄 76 岁共 5530 例的可手术的Ⅲ期结直肠癌的回顾性分析指出,老年结直肠癌患者最常见的合并症包括心力衰竭(16%)、慢性阻塞性肺病(18.8%)和糖尿病(17.8%)。董秋美等总结老年结直肠癌患者有如下特征:①病程长,病情发展缓慢;②首发症状典型;便血、排便习惯改变、腹痛等;③组织学分化程度以高分化癌和中分化腺癌为主,恶性度低,侵袭性弱;④合并症较多,尤其是合并高血压、心脏病、肺功能障碍、贫血、低蛋白血症等。

　　5. 诊断　结直肠癌的预防和早期发现正在和将改变结直肠癌的发生和进程。目前已有共识应通过大便潜血检测、钡灌肠或结肠镜等检查来对结直肠癌进行筛查。CEA 的检查不具有特异性的诊断价值,但其水平高低对于估计预后、观察疗效和判断复发方面具有一定价值。

　　无论在筛查还是在诊断过程中,结肠镜对于发现和诊断结肠癌都是一种精确度的方法。它不仅能直观发现病灶,还可以同时获取活检标本,明确病理诊断,对于肠内的息肉还可以同时进行治疗。

　　由于我国直肠癌的高发,尤其在直肠癌中超过一半可以经直肠指检触及,因此直肠指检在直肠癌的诊断中具有重要地位。

　　传统的钡灌肠检查依然是一种安全、准确、有效的检查手段,可以和结肠镜进行互相补充并且对结直肠肿瘤进行定位。CT 是全面评价整个腹腔和盆腔的一种有效方法,它可以确定受累肠壁的增厚程度和周围结构的相互关系。近年来 CT 基础上发展的仿真结肠镜在诊断结直肠肿瘤的价值也越来越受到关注。资料显示,在对老年结直肠癌患者的检查中,仿真结肠镜不仅有同肠镜相似的诊断准确率,更有着比普通肠镜和钡灌肠更高的耐受性,可以作为肠镜的补充(图 17-5-6)。

　　在直肠癌的诊断中,MRI 对判断肿瘤是否侵犯邻近肛缘的括约肌和肿瘤周边的淋巴转移上更有价值。经直肠超声(TRUS)可以观察到直肠壁的结构层次,确定肿瘤侵犯的深度,并在判断局部淋巴结肿大上具有价值。

　　PET 是评价肿瘤治疗反应的一种有效手段,但主要在大的学术中心应用,目前还不被推荐常规使用。

　　6. 治疗　外科治疗曾经是且目前仍然是结直肠癌有效治疗中的最好方法。除此之外,它还用于疾病的诊断、分期和减症治疗。结肠癌根治术后的五年生存率大约为 50%,直肠癌为 40%,对于可切除的肝脏转移灶患者,手术也可获得约为 20% 的五年生存率。

　　对于结肠癌,切除部分结肠和伴随血管弓直至各自来源的肠系膜上动脉或肠系膜下动脉,就可完成广泛的淋巴结清扫。临床最基本的手术包括右半结肠切除和左半结肠切除。AJCC 和美国病理医师协会建议至少要检出 12 枚淋巴结才能更好地对肿瘤分期进行判断。在手术中要提倡"不接触"技术,要在早期分离、结扎血管和阻断肿瘤附近的肠管。

　　直肠癌切除的金标准是经腹低位前切除(LAR)或腹会阴联合切除(APR)。这两种术式均切除受累肠管和相应的淋巴组织。1982年Heald等提出的直肠全系膜切除(total mesorectal excision,TME)和盆腔自主神经保留的术式得到广泛的临床应用。TME的基本理念是直视下在骶前间隙中进行锐性分离;保持盆筋膜脏层的完整无破损;肿瘤远端直肠系膜的切除不得少于5cm(图17-5-7)。同时要保证肿瘤切

缘阴性。对于没有高危因素的T1期的直肠癌,在肿瘤小于2.5cm,活动,不固定的前提下,可以考虑局部切除。经肛门内镜微创手术(Transanal endoscopic microsurgery,TEM)就是近年来发展起来的一种直肠肿瘤局部切除的微创治疗方法,在老年直肠肿瘤中的治疗中具有很好的应用前景。

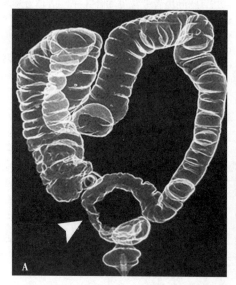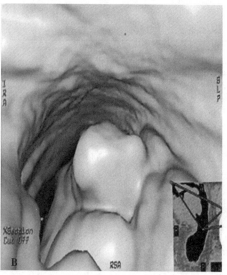

图17-5-6 仿真结肠镜显示的乙状结肠癌图像
A. 结肠重建图像;B. 三维肠腔内肿瘤成像

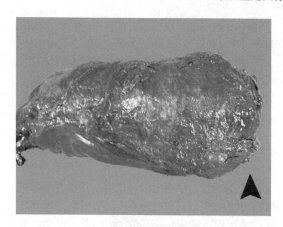

图17-5-7 直肠癌全系膜切除的手术标本
箭头侧为直肠远端,图中显示直肠系膜面完整

进入21世纪后,腹腔镜结直肠手术由于其创伤小、出血少、术后恢复快等特点受到推崇。大量的荟萃分析和前瞻性研究显示腹腔镜结肠癌和开腹手术具有相似的局部复发率和生存率。因此NCCN已推荐腹腔镜用于结肠癌治疗。但在直肠癌中,还缺乏足够的显示腹腔镜手术优势的证据。我们的资料显示腹腔镜手术在老年结直肠癌中的应用是安全有效的,但要在术中加强监测,尤其要注意气道压的变化并保证血流动力学稳定。另一项对41例行结直肠癌根治术高龄患者的小型临床观察中发现,腹腔镜手术对老年人带来的应激反应明显减轻,而心肺功能改变同开腹组比较差异不明显,也表明腹腔镜手术在老年结直肠外科的价值。

结、直肠癌手术因病人年老体弱,多合并有心、脑、肺、肾的疾患,因此术后急性精神障碍发病率高。同时由于老年患者急诊手术比例大,合并症多,术后死亡率要高于年轻患者。

Corrado等研究分析了403例结直肠癌手术治疗后情况,大于70岁患者较小于70岁患者合并症发生率明显高(69.1% vs 46.2%),术后5年生存率明显低(55% vs.75.2%),但肿瘤特异的生存率相似(76.9% vs.76.3%)。因此在对老年结肠癌手术前要注意尽量完善检查,评价并控制合并疾病;麻醉选择上要以全麻为主,术中注意血动力学的稳定,控制手术时间和减少创伤;术后密切监测,预防各种并发症的发生。

化疗在结直肠癌治疗中具有重要意义,目前认为高危Ⅱ期和Ⅲ期以上的结直肠癌均需要化疗。而放疗也已经成为直肠恶性肿瘤中不可缺少的治疗环节,术前放疗的生存获益与年龄无关联性,但患者的耐受性与年龄有关。合适的剂量和靶区范围,可以使75岁以上,甚至是80岁以上的患者有较好的耐受,获得较好的生存获益和盆腔局控率。同时新辅助治疗和靶向治疗在直肠癌的治疗中也越来越受到重视。具体内容我们将在相应章节进行探讨。

另外在对老年患者综合治疗的时候要注意到,患者的实足年龄与生理衰老程度和健康状况并不完全等同,通过采集患者的生理、心理以及行为社会功能等多方面的信息来综合评价患者的衰老状况,这种评价系统被认为能够更好地反映患者实际的生存预后,有助于对治疗耐受性进行更为科学的评估,因而这一概念已被越来越多地应用于老年癌症患者的治疗决策。

7. 预防和保健 为了更好的预防并治疗结直肠癌,应该对50岁以上的人群进行正常筛查,对于患结直肠癌危险性高于正常水平的人群,筛查应从更早的年龄段开始。影响结直肠癌发病的危险因素包括:年龄、家族或个人的病史以及饮食习惯。

对于结直肠癌术后的患者,也要注意定期复查,并保持5

年的随诊,以达到更好的治疗效果。

(二)结直肠其他肿瘤

结直肠其他肿瘤包括肠道的息肉和平滑肌瘤、脂肪瘤以及恶性的阑尾肿瘤、结肠类癌和淋巴瘤等多种。

结直肠息肉分肿瘤性和非肿瘤性两大类。肿瘤性息肉中有管状腺瘤、管状绒毛腺瘤、绒毛状腺瘤、家族型息肉病和非家族性息肉病等。管状腺瘤最为多见,约占75%。绒毛状腺瘤在老年人中多见,绝大多数为广基。蒂不明显。大肠腺瘤常见症状包括:便秘与稀便、腹痛、血便和贫血等,大多通过内镜检查发现并可进行内镜下治疗,但要严格把握指征。息肉病患者要根据具体情况行相应手术切除全部或大部分结直肠。

阑尾原发肿瘤少见,发生率胃0.03%~0.08%。绝大部分胃阑尾腺癌,包括少量的类癌和腺类癌。阑尾腺癌分为:结肠腺癌型、黏液囊腺癌、混合型和硬化性胃炎型。阑尾中瘤很少有症状。有时可表现为阑尾炎症状或其他非特异症状,术前不易确诊。治疗要根据具体情况行根治性切除术,行右半结肠切除术的患者5年生存率远高于行阑尾切除术者。

结肠类癌临床少见,可见于任何年龄,以中老年为多。肿瘤好发于右半结肠,一般呈恶性表现,就诊时肿瘤往往较大,中位直径4.7cm。肿瘤多位于黏膜下,但具有恶性肿瘤浸润生长的特性。消化道类癌中,结肠类癌的转移率最高,达52%~71%。类癌的临床表现缺乏特异性,与结肠腺癌较难鉴别。血液和尿中的5-羟色胺代谢物的测定有一定帮助。外科治疗室结肠类癌最有效的治疗方法,手术原则应按恶性肿瘤的治疗原则性根治性切除。类癌的化疗主要选用细胞毒性药物,以静脉给药为主。结肠类癌的预后较其他胃肠道类癌差,也差于结肠癌,5年生存率约33%~52%。其预后与手术时有无转移相关。

(赵 刚 肖 刚)

▶▶ 参考文献 ◀◀

1. Posner MC, Vokes EE, Weichselbaum RR. 上消化道肿瘤. 赵平,袁兴华,译. 北京:中国医药科技出版社,2010:206-390

2. 刘宝善. 消化器官肿瘤学. 北京:人民卫生出版社,2004:333-436,705-827

3. NCCN Clinical Practice Guidlines in Oncology, Gastric Cancer. http://www.nccn.org/professionals/physician_gls/f_guidelines.asp.

4. International Agency for Research on cancer. Globocan 2008. http://globocan.iarc.fr/

5. 汤钊猷. 现代肿瘤学. 第2版. 上海:复旦大学出版社,2000:696

6. Max PD, Freddie B, Ferlay J, et al. Global Cancer Statistics,2002. CA cancer J Clin,2005,55:74-108

7. 吴春晓,郑莹,鲍萍萍. 上海市胃癌发病流行现况与时间趋势分析. 外科理论与实践,2008,13:24-29

8. 方平,张建瑞,焦顺昌. 老年人胃癌的临床症状及病理特征分析. 中华保健医学杂志,2009,11(2):122-124.

9. 王正林,胡祥. 老年胃癌特点及手术治疗进展. 中国普外基础与临床杂志,2010,17(1):37-39.

10. Sarela AI, Lefkowitz R, Brennan MF, et al. Selection of patients with gastric adenocarcinoma for laproscopic staging. Am J Surg,2006,191:134-138.

11. Maehara Y, Oshiro T, Oiwa H, et al. Gastric carcinoma in patients over 70 years of age. Br J Surg,1995,82(1):102-105.

12. Eguchi T, Takahashi Y, Ikarashi M, et al. Is extended lymphnode dissection necessary for gastric cancer in elderly patients? Eur J Surg,2000,166(12):949-953.

13. 付华,何晓英. 胃间质瘤的临床诊治分析. 医学理论与实践,2007,20(9):1042-1043.

14. Miettinen M, Sobin LH, Sarlomo-Rikala M, et al. Immunohistochemical spectrum of gastrointestinal stromal tumors at different sites and their differential diagnosis with a reference to CD117 (KIT). Mod Pathol,2000,13(10):1134-1142.

15. Heinrich M, Corhas C, Demetri G, et al. Kinase mutations and imatinib response in patients with metastatic gastrointestinal stromaltumour. J Clin Oncol,2003,21(5):4342-4349

16. Aviles A, Nambo MJ, Neri N, et al. The role of surgery in primary gastric lymphoma:results of a controlled clinical trial. Ann Surg,2004,240(1):44-50

17. 段伦喜,赵华,冯大作 等. 原发性胃淋巴瘤临床病理因素与预后的关系. 中国现代医学杂志,2008,18(14):2055-2059

18. Horton KM, Fishman EK. Multidetector-row computed tomography and 32 dimensional computed tomography imaging of small bowel neoplasms:current concept in diagnosis. J Comput Assist Tomogr,2004,28:106-116

19. Jemal A, Murray T, Samuels A, et al. Cancer Ststistics,2003. CA Cancer J Cin,2003,53(1):5-26

20. Dabaja BS, Suki D, Pro B, et al. Adenocarcinoma of the small bowel:presentation prognostic factors, and outcome of 217 patients. Cancer,2004,101(3):518-526

21. 秦月花,傅文安,王松祥. 老年人原发性小肠恶性肿瘤42例分析. 中国中西医结合外科杂志,2008,14(4):370-372.

22. 布拉格. 肿瘤影像学(英文版). 北京:人民卫生出版社,2002:419

23. 柏健鹰,王沂芹,郭红,等. 双气囊电子小肠镜对不明原因消化道出血的诊断价值. 第三军医大学学报,2009,30(4):352-354

24. 刘哲峰,焦顺昌,杨俊兰,等. 原发性小肠恶性肿瘤120例临床研究. 南方医科大学学报,2010,30(3):602-604,607

25. Torres M, Matta E, Chinea B, et al. Malignant tumors of the small intestine. J Clin Gastroenterol,2003,37(5):372-380

26. 汤铜. 原发性小肠恶性肿瘤103例临床分析. 安徽医学,

2007,28:100-102

27. Horton KM, Kamel I, Hofmann L, et al. Carcinoid tumors of the small bowel: a multitechnique imaging approach. AJ R Am J Roentgenol,2004,182: 559-567.

28. 王吉甫.胃肠外科学.第18版.北京:人民卫生出版社,2000:633-634.

29. 邱云峰,瞿敏,杨维良.原发性小肠肿瘤.中华普外科手术学杂志:电子版,2010,4(3):259-263

30. Dykman DD,Killian SE. Initial experience with the Pentax VSB-P2900 enteroscopel. Am J Gastroenterol,1993,88(4): 570-573

31. Talamonti MS,Goetz LH,Rao S, et al. Primary cancers of the small bowel: analysis of p rognostic factors and results of surgical management. Arch Surg, 2002, 137(5): 564-570

32. 李增军,徐忠法,管杰,等.小肠原发性恶性肿瘤72例临床分析.肿瘤防治杂志,2005,12:464-466

33. Christopher GW. 下消化道肿瘤学.顾晋,译.北京:北京大学医学出版社,2004:6-146

34. 上海市疾病预防控制中心.2007年上海市市区恶性肿瘤发病率.肿瘤,2010,20(6):554

35. NCCN Clinical Practice Guidlines in Oncology,Colon/Rectal Cancer. http: //www. nccn. org/professionals/physician_gls/ f_guidelines. asp.

36. 王瑜,杨磊,丁彦青.大肠癌504例临床病理及遗传分析.广东医学,2008,29(5):773-775

37. 董秋美,郑伟华,何友兼.老年结直肠癌与中青年结直肠癌临床病理特征对比分析.南方医科大学学报,2010,30(9):2128-2130.

38. 赵刚,韦军民,朱明炜,等.CT结肠成像在老年人结直肠癌诊断中的价值.中华老年医学杂志,2004,23(01):30-32

39. Corrado Pedrazzani, Guido Cerullo, Giovanni De Marco, et al. Impact of age-related comorbidity on result s of colorectal cancer surgery. World Journal of Gastroenterology,2009,15(45): 5706-5711

40. Papamichael D,Audiso R,Horiot J C,et al. Treatment of the elderly colorectal cancer patient: SIOG expert recommendations. Ann Oncol,2009,20(1): 5-16.

41. Balducci L,Colloca G,Cesari M, et al. Assessment and treatment of elderly patients with cancer. Surg Oncol,2010,19(3): 117-123

42. McCardle CS, Hole DJ. Outcome following surgery for colorectal cancer. Br Med Bull,2002,64: 119-125

43. 曾长青,郑羽,黄良祥,等.老年结直肠癌患者腹腔镜手术与开放手术的临床对比研究.腹腔镜外科杂志,2010,15(6):439-441

44. Colorectal Cancer Collaborative Group. Surgery for colorectal cancer in elderly patients: a systematic review. Lancet,2000,356(9234): 968-974

45. 耿树安,张庆怀,杨景文,等.老年患者结直肠癌术后精神功能障碍原因分析.天津医科大学学报,2008,14(3):

353-355

46. 律玉臣,张建立,周召海,等.高龄患者腹腔镜结直肠癌根治术对机体应激及内脏蛋白的影响.腹腔镜外科杂志,2007,15(4):275-279

47. Folkesson J,Birgisson H,Pahlman L,et al. Swedish Rectal Cancer Trial: long lasting benefits from radiotherapy on survival and local recurrence rate. J Clin Oncol,2005,23(24): 5644-5650.

48. Bujko K,Nowacki MP, Nasierowska-Guttmejer A,et al. Longterm results of a randomized trial comparing preoperative short-course radiotherapy with preoperative conventionally fractionated chemoradiation for rectal cancer. Br J Surg,2006,93(10): 1215-1223.

第六节 肛 门 病

肛门疾病是临床的常见病、多发病,是影响人类生活质量和健康的疾病。随着年龄增长,尤其老年人脏器功能、免疫力下降,肛门疾病发生率进一步增高。痔病、肛周感染、肛裂等,和肛周恶性疾病是老年人最常见的肛门疾病,而大便失禁和便秘等常见病在第八章第四节中介绍。

一、肛门的局部解剖

(一) 肛管

肛管是消化道的末端,上自齿状线、下至肛门缘,长3~4cm,称解剖肛管;解剖肛管向上扩展约1.5cm至肛门直肠线称外科肛管。肛管的表层在上段为柱状上皮和移行上皮,下端为移行上皮和鳞状上皮。肛管前面在男性与尿道及前列腺相毗邻,在女性则为子宫及阴道;后为尾骨,周围有内、外括约肌围绕。肛管与直肠形成向后开放的夹角,称肛肠直肠角,呈80°~100°角,前壁较后壁稍短。

(二) 齿状线

为直肠和肛管的交界线,它由肛瓣的游离缘和肛柱下端组成,呈锯齿状,故名齿状线。齿状线距离肛缘约2cm,在内括约肌中部或中、下1/3交界处的平面上。齿状线以上是直肠,齿状线以下是肛管;上方为来源于内胚层的肠管,而下方为来源于外胚层的皮肤。齿状线是皮肤黏膜的分界线,又是原始肛膜的附着线,有80%的肛门直肠疾病起源于此,具有重要的临床意义。

(三) 白线

或称Hilton线,在肛门缘与齿状线之间,内外括约肌连接处,白线一般看不到,活体指检时,沿着白线可摸到一条环形浅沟,即内、外括约肌间沟。此沟对内括约肌切断术的切口定位很重要。

(四) 肛管直肠线

在齿状线上约1.5cm,是直肠柱上端的连线,对着肛管直肠环,两线之间有直肠柱和肛窦。有的学者认为肛管并不存在,指出直肠上端平肛提肌板向下向后到会阴皮肤变窄的一段称直肠颈,在此上方部分是固有直肠,固有直肠与直肠颈的连接处是直肠颈入口,直肠颈向体外的开口是直肠颈出口。

(五) 肛垫

是位于直肠末端的组织垫,是一个由肛管移行上皮(ATZ)所覆盖的高度特化的血管性衬垫,由平滑肌(Treitz肌)、弹力纤维、结缔组织及血管丛构成的复合体。内括约肌连同盆底有关肌肉纤维向下延伸成为 Treitz 肌或称肛门皱皮肌,Treitz 肌厚 $1\sim3mm$,随年龄的增长而增厚,20 岁以后即趋稳定。年轻的 Treitz 肌纤维排列紧密,相互平行,结构精细,弹性纤维较多。至 30 岁以后 Treitz 肌开始退化,出现断裂、扭曲和疏松,弹性纤维减少,至老年则发生退行变性。Treitz 肌与夹杂的结缔组织形成网络状结构缠绕痔静脉丛,构成一个支持性框架,间隙内充斥丰富的血管丛,主要来源于直肠中、下动脉,将肛垫固定于内括约肌之上,其主要功能是防止肛垫滑脱。在肛管左侧的 3 点、右侧的 7、11 点肛垫较肥大,大致和直肠上血管的终末支位置相当,且位置相对固定。肛垫就好像心脏的三尖瓣,其功能是协助肛管括约肌,完善肛门的闭锁,肛垫内血管在充盈状态下,可构成肛管静息压的 $15\%\sim20\%$。肛垫的病理性肥大即为痔。通常痔只有出现症状或发生严重并发症时才需治疗。

(六) 直肠柱(肛柱)

直肠柱是齿状线以上直肠黏膜纵行的条状皱襞,长 $1\sim2cm$,有 $6\sim14$ 个。直肠柱是肛门括约肌收缩的结果,当直肠扩张时直肠柱可以消失。直肠柱内有直肠上动脉的终末支和齿状线上静脉丛汇集成的同名静脉。

(七) 肛瓣

各直肠柱下端之间借半月形的膜皱襞相连,这些半月形的膜皱襞称肛瓣(anal valve)。肛瓣是比较厚的角化上皮,有 $6\sim12$ 个。

(八) 肛窦(直肠窦)

两直肠柱下端与肛瓣相连形成的许多袋状小隐窝,称肛窦(anal sinuses)。肛窦呈杯口向上的漏斗状,深 $3\sim5mm$,肛窦底部有肛腺开口,有储存黏液润滑大便的作用。肛腺有 $4\sim8$ 个,多集中在肛管后壁,肛腺在黏膜下有一管状部分,称肛腺管。肛腺管多数呈葡萄状,常位于黏膜下、内括约肌或联合纵肌内,单个开口于一个肛窦或多个同时开口于同一肛窦,有少数直接开口于肛管或直肠壁。肛腺管多是感染的入口。

(九) 肛乳头

为三角形的上皮突起,在直肠柱下端,沿齿状线排列,为 $2\sim6$ 个,多数人缺如。肛乳头基底呈淡红色,尖端呈灰白色,直径 $1\sim3mm$。肛乳头的位置不恒定,多数在直肠柱旁或下端,少数在肛瓣上,有时一个直肠柱上有几个肛乳头。老年人因组织退行性变,长久的排便刺激,易患肛乳头感染、外伤而形成慢性肛乳头炎,肛乳头肥大,肥大的肛乳头可达 $1\sim2cm$。

二、肛门的生理功能

肛管主要功能是排泄粪便。直肠有吸收、分泌、排泄和免疫功能。

排便是一种非常复杂而协调的动作,是由多个系统参与的生理反射运动,其中既有不随意活动,又有随意可控制的活动。当粪便进入直肠时,使直肠膨胀,刺激到耻骨直肠肌内的牵张感受器,发出的冲动由骶神经或盆腔神经、下腹神经传导至延髓中的排便中枢,排便中枢再发出冲动沿盆神经

的副交感纤维发射至效应器,引起降结肠、乙状结肠和直肠收缩,肛门内外括约肌松弛,肛直角伸直,将粪便排出体外。如有便意感而不去排便,则由下腹神经和阴部神经传出冲动,随意收缩肛管外括约肌,制止粪便排出。外括约肌的紧张力比内括约肌大 $30\%\sim60\%$,因而能制止粪便由肛门排出,这可拮抗排便反射,经过一段时间后直肠内粪便又返回乙状结肠或降结肠,这种结肠调动是一种保护性抑制。

正常情况下,当直肠内粪便达 100ml 左右或直肠内压力达 2.8kPa 时,可产生便意。便意持续时间短暂,直到直肠继续充盈到一定限度,会再次出现便意。存在阈值感知容量、持续感知容量和最大耐受量。直肠压力的高低与肛管直肠功能和排便功能有关。

正常人当直肠内粪便或压力明显增加时,直肠内压会轻微上升或下降,以维持排便节制,这种特性称为直肠顺应性。直肠顺应性的主要作用有:①使直肠在排便前储存大量粪便;②使排便延缓。老年人更易引起直肠顺应性过高而出现便秘,直肠顺应性过低引起大便失禁。

正常时排便动作受大脑皮质支配,受意识随意控制。直肠肛门还存在排便节制功能:可延缓排便、鉴别粪便排出物的物理性质,以及在睡眠状态下控制排便。但若经常抑制便意,会使直肠的阈值感知容量增高,则可使直肠对粪便的压力刺激逐渐失去其敏感性,对排粪感失灵,加之粪便在大肠内停留过久,水分被过多的吸收而变干硬,产生排便困难,严重时会引起慢性便秘。在排便过程中,有些辅助动作会帮助排便,如先深吸气、然后紧闭声门、增加腹内压力、膈肌下降、腹部肌肉收缩、肛提肌收缩及腹内压增加等。

当人们早晨起床产生的起立反射和早饭后产生的胃结肠反射,都可促进结肠集团蠕动产生排粪反射。因此,有人提出早上或早饭后定时排便是符合生理要求,这对预防肛管直肠疾患的发生与发展是有很大的意义。

正常成人的粪便为黄褐色、成形、婴儿粪便为黄色或金黄色,因含蛋白质分解而有臭味。正常粪便中的食物残渣均系已充分消化后的不定形细小颗粒,显微镜下偶可见淀粉颗粒和脂肪小滴、植物细胞等。炎症或出血时镜检可见白细胞和红细胞。正常成人大多每日排便 1 次,其量 $100\sim300g$,随食物种类、摄食多少及消化系统功能状况而异。

三、肛门疾病检查方法

(一) 体位

常用的有左侧卧位、膝胸位、截石位、蹲位、俯卧位等。

(二) 直肠指诊

是临床常用的一种既简便易行又最有效的检查方法,是肛肠科医师的"指眼",不能省略。

(三) 内镜检查

肛门镜是检查和治疗肛门直肠疾病的重要工具。还有电子直肠镜检查;乙状结肠镜检查;电子结肠镜检查。

(四) 肛肠动力学检查

1. 肛门直肠压力测定 由特制仪器测定肛门直肠压力,对于肛门失禁、便秘有临床意义。

2. 结肠传输试验 是目前诊断结肠慢传输型便秘的重要方法。

3. 排便造影 此法能显示肛管直肠的功能性和器质性

病变。

四、痔　病

痔(hemorrhoid)是肛垫病理性肥大、移位及肛周皮下血管丛血流淤滞形成的团块,老年人常伴有便秘,痔最为常见。痔分为内痔、外痔和混合痔三种。

(一)病因及发病机制

肛垫是直肠末端的正常组织结构而非病变,但如发生经常性的和过多的移位及继发性支持性框架结构断裂,静脉丛淤血扩张,则可发展为病理性改变。当肛垫受到某种不良因素刺激时,起初由于胺类物质分泌增加而引起血管痉挛和组织缺血缺氧,继而肛垫组织因缺氧刺激而释放组胺,产生局部组胺作用,使血管扩张、血液淤滞、组织水肿及血凝块形成,局部黏膜可糜烂、出血、坏死;当 Treitz 肌发育不良、退化、慢性便秘、排便习惯不良等,易致肛垫支撑组织过度伸展、断裂,导致肛垫移位和脱出。这就是目前国内外比较公认的肛垫下移学说。因此,随着年龄增加痔的发生率也增多。

(二)痔的分类

痔分为内痔、外痔和混合痔三种。

1. 内痔(internal hemorrhoid)　是齿状线上肛垫的支持结构、血管丛及动静脉吻合发生的病理改变和移位而形成的团块。

2. 外痔(external hemorrhoid)　是直肠下静脉属支在齿状线远侧皮下静脉丛病理性扩张、血流淤滞、血栓形成或组织增生。

3. 混合痔(mixed hemorrhoid)　内痔通过静脉丛和相应部位的外痔静脉丛相互融合而成。

(三)内痔分级

1 度:便时带血、滴血,便后出血可自行停止,无痔脱出。

2 度:常有便血,排便时有痔脱出,便后可自行还纳。

3 度:可有便血,排便或久站及咳嗽、劳累、负重时有痔脱出,需用手还纳。

4 度:可有便血,痔持续脱出或还纳后易脱出。

(四)临床表现

1. 出血　为内痔最常见的症状,早期常在排便时或排便后出现无痛性的鲜血便,一般量不大,便后可自行停止。偶有较大量出血,甚至呈喷射状。便秘、粪便干硬、腹泻、劳累、饮酒及食用刺激性食物是痔出血的常见诱因。

2. 痔块脱出　内痔发展至 2、3 度时即可脱出肛门外,初期便后自行复位。痔块由小变大后,则不能自行复位,必须用手推回,甚至用手也难以复位而发生嵌顿。严重者痔块呈环形外翻,甚至易误诊为直肠脱垂。

3. 疼痛　单纯性内痔并无疼痛,仅有下坠及不适感。当痔块发生感染、糜烂和血栓形成时,则出现疼痛感觉。当内痔脱出不能回复形成嵌顿时,以及血栓性外痔形成时,局部疼痛加剧。

4. 瘙痒　直肠黏膜受到痔及慢性感染的刺激,肛腺分泌增加,由于括约肌松弛,其分泌的黏液流出肛门外,刺激皮肤发生湿疹及瘙痒。

(五)诊断和鉴别诊断

内痔根据间歇性出血、肛门疼痛、瘙痒及痔块脱出即可作出诊断。肛门镜检查可发现直肠黏膜水肿、糜烂、溃疡以及紫红色痔核。外痔肛门检查时可见肛门皮下扩张的静脉团块,形成结缔组织外痔时可见肛门皮肤皱襞增大形成的皮赘。血栓性外痔则可见紫色血肿样物。

直肠腺瘤、直肠息肉以及直肠癌等许多疾病也可出现便血,应与内痔鉴别,尤其是老年人便血不可简单地认为是痔出血。应常规作肛门指诊检查,对未能明确诊断或指套有暗红色血迹的患者,必须行乙状结肠镜、电子结肠镜或钡灌肠检查。

(六)治疗

1. 一般治疗　包括改变饮食结构、多饮水、多进膳食纤维、保持大便通畅、养成良好的排便习惯、防治腹泻、温水坐浴、保持会阴清洁等,这对各类痔的治疗都是必要的;同时需避免饮酒和食用辛辣食品。对患 1 度或 2 度痔者应加强提肛和缩肛训练,加强肛管括约肌张力,尤其老年人可减轻痔脱出程度。

2. 药物治疗

(1)外用药:栓剂如复方角菜酸酯栓;各种痔疮栓,一些含中药制剂的栓剂有消肿止痛、清热解毒、活血化淤等作用。

(2)口服药:迈之灵为纯植物性制剂,每片含有马栗树籽经标准乙醇干燥处理的提取物 150mg。能够缓解组织的肿胀、疼痛、瘙痒等静脉淤血症状;草木樨流浸液(消脱止-M)可抑制 5-羟色胺、缓激肽等炎性介质的释放,改善微循环,从而起到抗水肿、镇痛、促进创面愈合的作用。

(3)软膏:复方角菜酸酯乳膏、马应龙痔疮膏、九华痔疮膏等有清热解毒、杀菌消毒、镇痛、促进组织生长的作用。

3. 注射疗法　其机制是注射硬化剂后造成局部无菌性炎症而黏膜下组织纤维化,将脱出的肛垫附于肌面而生效。常有的注射液有消痔灵注射液、5%鱼肝油酸钠、5%苯酚水溶液等。一般在注射后 6 周 64%～86%的患者出血停止,该法适用于内痔。外痔和血栓性外痔禁忌。

4. 套扎疗法　用特制套扎器械将胶圈或胶环套于痔基部,通过胶圈或胶环的紧缩绞勒阻断痔的血运,使之产生缺血坏死,痔逐渐脱落,创面组织修复而愈。这种方法简单、有效、无痛,但须注意防止厌氧菌感染。

5. 物理疗法

(1)红外线疗法:依红外光光简短作用于痔核水平以上部位,使红外光转化为热能,血管被光凝后,会产生继发性纤维化,起到固定黏膜的作用。

(2)冷冻疗法:是利用−196°液氮由液相变气相时大量吸收热的效应,使受冷组织发生凝固性坏死,继而脱落,达到"切除"目的。

6. 手术治疗　老年人痔经非手术治疗一般可获得较好结果,除非难以控制的出血、3 度、4 度内痔、混合痔及包括外痔血栓形成或血肿在内的非手术治疗无效者,才考虑手术。

(1)Milligan-Morgan 手术:麻醉后,松弛肛门括约肌,以止血钳夹于痔块根部,牵出肛门,在肛门缘作一"V"形切口,将痔块由下方内向肛门括约肌分离,露出痔核根部,在根部中央用丝线贯穿结扎,原则上结扎位置越高越好,再切除痔核,皮肤部创面开放或半闭锁。此法手术简单,适用于单发或相互之间相对孤立的内痔根治效果好。但术后常伴有肛门明显水肿,疼痛明显并且时间长,创面愈合慢,如果切除的组织过多,术后可伴有一定程度的肛门失禁或肛管狭窄。

(2)Ferguson手术:先用血管钳夹住混合痔最突出处,向外牵拉,再在肛缘外将外痔放射状切开剥离,一直至内痔顶端,再用血管钳夹住其根部,"8"字形缝合贯穿结扎,切除被扎之痔核,再用肠线纵形连续缝合全部创面。

(3)Parks手术:在痔核黏膜及皮下用含有肾上腺素的利多卡因浸润麻醉,呈网球拍形切开痔黏膜及肛管皮肤,沿切口仔细剥离痔组织,从外向内使痔组织与内括约肌分离,在痔根部用可吸收线结扎,剪除痔体后再将两侧黏膜及部分皮瓣复位遮盖创面,用可吸收线缝合。皮肤部创面开放。此法肛门功能损伤较少。

(4)PPH(procedure for prolapse and hemorrhoid)手术:其机制是PPH环形切除直肠下端2~3cm黏膜和黏膜下组织,恢复直肠下端正常解剖结构,即肛垫回位。同时,可阻断痔上动脉对痔区的血液供应,术后痔体萎缩。该手术方法符合生理、手术简单、术后并发症少;在术后疼痛、住院时间、恢复工作时间等方面PPH与传统的外切内扎术相比有明显优势。该法适用于3度、4度内痔及混合痔。

(5)PRH(automatic ligation of hemorrhoid)自动痔疮套扎术:用自动痔疮套扎器在负压抽吸下将痔组织吸入枪管内,当负压值到0.08~0.10mPa范围时,转动开关,将套扎胶圈释放套扎目标组织;套扎胶圈于5~8天内可自行脱落,创面自行愈合。该法对轻中度内痔疗效明显,手术操作简单,一般无须麻醉,单人5~10分钟门诊即可完成,患者痛苦小,几无并发症。

(6)铜离子电化学治疗:方法是用铜离子电化学治疗仪将铜针刺入齿线附近痔区组织深10~15mm,治疗280秒。本疗法是在电场作用下,利用铜离子与血液中带正电荷和带负电荷的离子发生电化学反应,使病变处产生电解质改变(酸碱中毒),血流变慢凝固,络合物作为异物与电流共同引起局部微血栓和血管壁上皮细胞水肿,促发无菌性炎症、组织机化、血管闭塞并导致周围组织纤维化从而达到消除黏膜下层血管出血性病变制止脱出的目的。该法对痔出血及脱出疗效较好。

五、肛门感染性疾病

(一)肛周脓肿

肛管、直肠周围间隙发生化脓性感染并形成脓肿称为肛门(管)直肠周围脓肿,简称肛周脓肿(anorectal abscess and anal fistula)。肛周脓肿是肛窦、肛腺细菌感染而引发的肛管直肠周围间隙化脓性疾病,是临床常见病、多发病。

1. 分类 根据直肠肛门解剖学间隙,将肛周脓肿分为4类。

Ⅰ型(皮下、黏膜下)脓肿:多为肛裂引起,很少继发于肛门腺感染。

Ⅱ型(括约肌间)脓肿:位于肛门内外括约肌脓肿继续增大,向上方扩散者称为高位肌间脓肿(Ⅱ-H型),而向下方向扩散者称为低位肌间脓肿(Ⅱ-L型)。

Ⅲ型(肛门后方)脓肿:肛门后方的Coutneys间隙形成的脓肿,并沿坐骨肛门窝扩散。

Ⅳ型(骨盆直肠窝)脓肿:骨盆直肠窝脓肿即肛提肌脓肿多为高位肌间脓肿或坐骨肛门窝脓肿穿破肛提肌而形成。

临床上可为多种类型混合存在。

2. 临床表现 临床上表现为肛门周围红、肿、热、痛和功能障碍,皮下间隙、会阴部及坐骨直肠间隙等处部位因位置表浅,且为体神经支配区,一旦发生感染和脓肿即使是早期感染阶段,局部红、肿、热、痛明显,并伴有全身症状,病变区明显变硬。但倘若脓肿自然溃破,脓腔中压力则迅速降低,局部和全身症状迅速消失。骨盆直肠窝脓肿及直肠后间隙脓肿,皮肤表面红肿不明显,仅在直肠指检时触及盆腔及直肠后压痛、隆起以及波动性包块。但深部感染或脓肿的全身性反应较重,一般有急性病容,严重时出现下腹部腹膜炎体征。诊断可采用在肛门指诊引导下穿刺抽脓,但未抽出脓液不能排除脓肿,可能与穿刺位置有关。黏膜下脓肿直肠指检可发现压痛处有波动肿块。全身主要表现有发热、全身无力及寒战等。

3. 治疗原则 应用抗生素治疗的同时,采用温盐水坐浴、物理疗法、局部用药、镇痛药等对症治疗。其手术治疗原则是:

(1)先穿刺病灶抽出脓液后,应及时切开排脓,以防脓液向其他间隙扩散。

(2)麻醉应充分,除齿状线下脓肿用局部浸润麻醉,齿状线上脓肿应选择低位腰麻或骶麻。

(3)齿状线下脓肿行肛周放射状切口,而齿状线上脓肿应距肛缘2.5cm行弧形切口或直切口,以防止损伤括约肌。

(4)脓肿切口应足够大,引流要通畅,要用食指探查脓腔、分开纤维间隔,以利于引流。

(5)对肛提肌以下的脓肿,应尽量找到感染的内口,如内口与脓肿间的管道表浅,可同时切开或切除,若管道通过括约肌深层,则采用挂线疗法,避免形成肛瘘。

(6)对肛提肌以上的脓肿,处理要谨慎,不能在脓肿切开排脓后,同时切开脓腔壁与内口间的管道,如果切断了肛门外括约肌深部、肛提肌及耻骨直肠肌,就会引起肛门失禁。

(7)脓肿应作细菌培养及药敏试验。

(二)肛瘘

肛瘘(anal fistula disease)是肛管与肛门周围皮肤相通的感染性通道,为肛管、直肠周围间隙发生急、慢性化脓性感染所形成的脓肿,经自行溃破或切开引流后形成,即在肛周皮肤形成外口,脓肿逐渐缩小成为感染性管道。肛瘘内口多位于齿状线附近,外口位于肛周皮肤处。肛瘘根据瘘管位置的高低和瘘管的多少,分为高位和低位以及单纯性(simple anal fistula)和复杂性肛瘘(complex anal fistula)。

肛瘘包括内口、瘘管、外口3个部分,瘘管碘油造影可显示瘘管方向及行走全貌,是常用方法,但对复杂肛瘘可实施腔内B超、三维CT、磁共振成像检查。肛瘘手术治疗的关键是准确诊断肛瘘内口的位置,利用Goodsall规则可根据肛瘘外口位置能预示肛瘘的走向和内口位置。

肛瘘不能自愈,必须手术治疗。非手术方法包括温水坐浴、抗生素应用等,只适用于脓肿形成的初期和作为手术前后的辅助治疗。手术治疗原则是将瘘管全部切开,必要时将瘘管周围瘢痕组织同时切除。使伤口自底部向上全部愈合,根据瘘管深浅、曲直采用不同方法,才会使肛瘘治愈。

肛瘘手术的目的:①敞开或切除括约肌内脓腔。②开放瘘管。③引流瘘管分支。④最小程度的括约肌损伤以防止术后排便失禁。⑤瘢痕小,安全愈合。肛瘘手术方式繁多,有挂线疗法、肛瘘切开术、肛瘘切除术都能达到较好的效果。⑥正确处理好内口和通畅的引流是手术成功的关键。另外,肛瘘瘘管生物制品填塞的治疗方法也在临床研究中,将可能为老年人肛瘘提供便捷,创伤小,痛苦少的治疗手段。

六、肛 裂

肛裂是齿状线以下肛管皮肤的小溃疡。其方向与肛管纵轴平行,长约 0.5～1.0cm,呈梭形或椭圆形,常引起剧痛,愈合较慢;老年人常有便秘,排便困难,致肛管皮肤浅裂伤,常较快自愈,且常无症状。肛裂是常见的肛管疾病,常因肛门痛就诊。肛裂常是一个裂口,绝大多数发生在肛管后中线上。若肛管侧方有肛裂或有多个裂口,应想到可能是克罗恩病、溃疡性结肠炎、结核病、或成年人获得性自身免疫缺陷病在肛管的表现。

1. 病因及病理 肛裂的病因与下列因素有关:

(1)病因

1)解剖因素:肛管外括约肌浅部在肛门后方形成肛尾韧带,较坚硬,伸缩性差,且肛门后方承受压力较大,因此后正中线易受损伤。

2)外力:慢性便秘者,尤其老年人大便干,排便时用力过猛,易损伤肛管皮肤,反复损伤可使全层皮肤裂开,形成慢性感染性溃疡。便秘可致肛裂,肛裂疼痛也可影响排便致便秘。

3)感染:齿状线附近的慢性炎症,如肛窦炎、肛隐窝炎可致皮下脓肿,破溃而成为慢性溃疡。

(2)病理:急性肛裂发病时间短,色红、底浅、裂口新鲜、整齐、无瘢痕形成。慢性肛裂病程较长,反复发作,底深不整齐,上端常有肥大肛乳头,下端有前哨痔,称为肛裂"三联征"。前哨痔是因淋巴瘀积于皮下所致,形似外痔,由于在检查时先见到此痔而后看到裂口,有助于诊断,故称其为前哨痔或肛裂痔。

2. 临床表现 肛裂病人的典型临床表现有疼痛、出血和便秘。

(1)疼痛:肛裂的主要症状是排粪时引起周期性疼痛。排粪时粪块刺激溃疡面的神经末梢,即刻感到肛门的灼痛,但便后数分钟疼痛缓解,此期为疼痛间歇期。以后因内括约肌痉挛,又产生剧痛,此期可持续半า数小时,直至括约肌疲劳,肌肉松弛,疼痛缓解。每次排便都可发生疼痛。以上临床表现称为肛裂疼痛周期。疼痛还可放射到会阴部、臀部、大腿内侧或骶尾部。

(2)便血:排便时常可看见粪便表面或便纸上有少量新鲜血迹,或滴鲜血。少有大出血。

(3)便秘:肛裂后病人因肛门疼痛不愿排便,粪便宿存时间长,粪便更为干结,引起便秘,便秘有可使肛裂加重,形成恶性循环,使肛裂难以愈合。

(4)其他:如肛门瘙痒,分泌物。肛裂溃疡的分泌物或肛隐窝炎、肛乳头炎等所产生分泌物的刺激,引起肛门瘙痒。

3. 诊断和鉴别诊断 患者就诊时多主诉有排便时肛门疼痛或便血,多有典型的便后疼痛间歇期和疼痛周期。体检时发现肛裂"三联征",则诊断明确。老年人常有便秘,排便困难,擦伤肛门皮肤,需与肛裂鉴别。对于肛管侧方的慢性溃疡,要警惕特殊性炎症或恶性肿瘤,必要时可做活组织病理检查。

4. 治疗 原则是软化大便,保持大便通畅,制止疼痛,解除括约肌痉挛,中段恶性循环,促进创面愈合。

(1)保持大便通畅:口服缓泻剂,使大便松软、润滑,增加纤维食物摄入和改变大便习惯,逐步纠正便秘的发生。

(2)局部坐浴:排便前后用 1:5000 温高锰酸钾溶液坐浴,保持局部清洁。

(3)药物治疗:硝酸甘油油膏局部应用。Lund 等报道硝酸甘油油膏局部应用能降低肛管最大静息压,缓解肛管括约肌痉挛,可能将是治疗慢性肛裂的较好非手术方法。

(4)肛管扩张:适用于急性或慢性肛裂不并发乳头肥大及前哨痔者。优点是操作简便,不需要特殊器械,疗效迅速,术后只需每日坐浴即可。方法:局麻后,病人取侧卧位,先以二食指用力扩张肛管,以后逐渐伸入二中指,维持扩张 5 分钟。肛管扩张后,可去除肛管括约肌痉挛,术后能即止痛。扩张后,肛裂创面扩大并开放,引流通畅,浅表创面能很快愈合。但此法可并发出血,肛周脓肿,痔脱垂及短时间大便失禁,且复发率高。

(5)手术疗法:对经久不愈,非手术方法治疗无效的慢性肛裂可采用手术治疗。手术方法较多,如肛裂切除术;内括约肌切断术:后位内括约肌切断术、侧位开放性内括约肌切断术、侧位皮下内括约肌切断术等。由于老年人肌肉退化,免疫功能减弱,易致肛门失控,切断括约肌手术应该慎用。

七、肛管及肛门周围癌

国内一般将发生在齿状线及其上方的癌瘤称为肛管癌,而发生于齿状线下方者则称为肛门周围癌。肛管癌比肛门周围癌多见,前者的发病率是后者的 7 倍。性别方面,前者以女性多见,后者以男性多见,一般都发生在 60 岁以上的老年人。

(一)病理分型

1. 鳞癌 鳞癌是最常见的肛管癌,占全部肛管癌的 70% 左右,大体病理学与直肠癌的差别不大,可以呈现不同的大体类型,在组织学上常常有角化现象,可以发生在齿状线以上,也可以出现在齿状线以下。

2. 一穴肛原癌 此癌相对常见,占全部肛管癌的 20%～25%,是一种特殊起源的肿瘤。齿状线下方狭窄的环行区是内胚层泄殖腔与外胚层肛道的痕迹,在此区域内含有柱状上皮、鳞状上皮和移行上皮,由此部位发生的癌称为一穴肛原癌,在形态学上与鳞癌是不同的。

3. 恶性黑色素瘤 在肛管区相当少见,占全部肛管癌的 1%～3%,多数起源于肛管的移形区,女性略多于男性,平均的发病年龄在 60 岁左右,以出血为主要症状,查体可以发现肛管的肿物,有时突出于肛门外。肿瘤的特点是恶性程度高,肿瘤进展快。

4. 腺癌 起源于肛腺(anal gland)的腺癌罕见,大多数的腺癌是直肠癌向下方侵犯肛管,真正发生的肛腺的癌常常与直肠癌难以鉴别。

(二)临床表现

出血是肛管癌最重要的临床症状,大约有一半的肛管癌患者有便血;其次疼痛和肿物是最常见的症状。

（三）治疗

目前,肛管癌的治疗方式是以放射治疗和化学治疗为主的综合治疗,手术治疗适用于疾病的组织病理活检确诊或者在综合治疗效果不佳的情况下补救措施;单纯放疗在有明显的化疗禁忌证的情况下采用;一般不将化疗单独作为肛管癌的治疗方法。

肛管直肠恶性黑色素瘤的经典治疗方法是腹会阴联合切除手术,同时进行广泛的盆腔和腹股沟淋巴结的清除。

（吴国举　黄美雄）

▶ 参考文献 ◀

1. 耿德章. 中国老年医学. 北京:人民卫生出版社. 2002:1071-1077.

2. 金虎. 现代肛肠病学. 北京:人民军医出版社. 2009:317-320.

3. 张有生,李春雨. 实用肛肠外病学. 北京:人民军医出版社. 2009:297-314.

4. 顾晋. 直肠肛门部恶性肿瘤. 北京:北京大学医学出版社. 2007:313-317.

5. 韩少良,倪士昌. 大肠肛门病外科治疗. 北京:人民军医出版社,2006:455-469,464-469,488-502,568-573.

6. 杨新庆,王振军. 修订痔诊治暂行标准会议纪要. 中华外科杂志,2003,41(9):698-699.

7. 杨新庆. 复方角菜酸酯栓的药理及临床应用. 大肠肛门外科杂志,2000;6(3):58-59.

8. 陈朝文,姚礼庆,杨晓东,等. 直肠黏膜保护剂用于痔手术后的临床观察. 中国实用外科杂志,2004,24(9):564.

9. 傅传刚. 重视 PPH 在痔治疗中的合理应用. 中国实用外科杂志,2007,27(6):436-437.

10. 张东冰. 铜离子电化学疗法治疗痔. 中国中西医结合外科杂志,2007,13(1):40-42.

11. 吴彬,林晖,孙炼. 自动痔疮套扎器治疗 ASA Ⅱ-Ⅲ 级老年痔 35 例. 中国中西医结合外科杂志,2009,15(3):31.

12. 田振国. 肛门良性疾病外科治疗进展. 中华胃肠外科杂志,2008,11(6):515-517.

13. Lund JN,Scholefield CHM. Glyceryl trintrate is effective treatment for anal fissure. Dis Colon Rectum, 1997, 40: 468.

14. 王吉甫. 胃肠外科学. 北京:人民卫生出版社,2000:1019-1025.

第十八章

皮肤疾病

<<<<<<

第一节 老年瘙痒症

一、瘙痒概述

瘙痒是许多皮肤病的主要症状之一。1660 年德国内科医师 Samuel Hafenreffer 给瘙痒下了一个定义：瘙痒是一种引起搔抓欲望的皮肤感觉。其实早在 2000 多年前，希腊 Hippocrates of Cos（460—377 BC）就描述过外阴瘙痒、痒疹以及老年瘙痒症。但长期以来，人们对于瘙痒的认识非常肤浅，这是由于缺乏适当的动物模型，且没有测量痒感的客观指标，使得瘙痒的研究步履艰难。许多关于瘙痒的病理生理学资料都来源于对疼痛的研究，认为瘙痒和疼痛具有许多共同的分子学和神经生物学发病机制，瘙痒和疼痛由同一感受器和同一神经传导，只是刺激的强弱不同，产生痛觉或痒觉，较轻的刺激产生痒，较重的刺激产生痛。直至 1990 年，在斯德哥尔摩世界皮肤科大会上，与会专家才达成共识，将瘙痒从疼痛中独立出来。

近十多年的研究已经证实瘙痒是一种不同于疼痛的感觉，由一种特异的 C 神经纤维传导。表皮与真皮交界处的游离神经末梢受到刺激而产生痒信号，经 C 纤维通路至脊神经根进入脊髓，在胶质细胞轴突组成的 Lissauers 束上升 1～6 个节段，并在脊髓灰质后角的第二级神经元终止，再由后角细胞发出的轴突经灰质前联合交叉至对侧的腹外侧索，通过脊髓丘脑束上升至丘脑，再由丘脑传递到大脑皮层从而产生痒觉。

瘙痒是由很多原因所引起的一个症状，而不是一个疾病。参与瘙痒的介质众多，最重要的介质是组胺，其他还有胺类（如 5-羟色胺等）、脂类（如前列腺素、血小板激活因子）、蛋白质/多肽（如血管舒缓素、细胞因子（IL-2，IL-31）、蛋白水解酶（胰蛋白酶、番木瓜酶、黏液酶）、血管舒缓素-激肽（P 物质、降钙素相关因子肽、血管活性肠多肽）、类鸦片肽（p-内啡肽、亮氨酸脑磷脂、蛋氨酸脑磷脂）等。它们分别或协同在不同的瘙痒中发挥重要的作用。

持续数秒至数周的瘙痒称为急性瘙痒，瘙痒持续六周以上的称为慢性瘙痒。

根据发生瘙痒的原因不同以及瘙痒的外周和中枢可能机制，Twycross 等提出将瘙痒分为四个临床类型：

1. 皮肤源性瘙痒 由于炎症、感染、干燥或其他皮肤损伤导致的皮肤瘙痒称为皮肤源性瘙痒，如荨麻疹及蚊虫叮咬引起的反应。

2. 神经病性瘙痒 是指在痒觉传入途径中任何疾病所引起的瘙痒。如带状疱疹后遗神经痛。

3. 神经源性瘙痒 是指神经通路未受累的中枢性瘙痒。例如胆汁淤积引起的瘙痒就是由于阿片样神经肽作用于 μ-阿片样受体所致。

4. 精神性瘙痒 例如寄生虫恐怖妄想症。

最近的国际瘙痒大会建议首先将慢性瘙痒分为三型：有原发皮疹（皮肤病）的瘙痒、无皮疹的瘙痒和伴搔抓性皮疹的瘙痒。再根据病史、体检、实验室及影像学检查分为皮肤病、系统疾病、药物、神经伤害性、精神性、混合型及原因不明瘙痒等类型。

二、老年人皮肤病理生理改变

老年瘙痒症瘙痒部位最常见为下肢和躯干，这些部位的皮肤老化主要是自然老化，在临床上表现为皮肤萎缩、干燥、脱屑。组织学的变化为皮肤厚度减少，萎缩，表皮-真皮连接变平，真皮乳头和表皮脚消失，使单位面积皮肤内真皮表皮间的接触面积从 30 多岁开始至 90 多岁时减小 50% 以上，这使得相互间的物质交换减少，并且出现老年人皮肤受轻微挫伤后容易出现表皮真皮分离导致皮肤水疱发生。电镜下角质形成细胞之间的间隙增宽，基底膜带的致密板和锚状纤维复合物增厚，伸入真皮的基底细胞微绒毛大多消失。真皮层萎缩（体积缩小）大约减少 20%，血管减少、血管壁变厚、毛细血管祥缩短，汗腺、毛囊萎缩，汗腺约减少 15%，皮下脂肪减少。另外老年人角质层含水量较低，即皮肤的水合作用低于其他各年龄。

老年人随着年龄增加皮肤的生理功能逐渐减退。真皮上层的微小血管密度减少，皮脂腺和汗腺分泌减少。研究发现，不同部位表皮神经纤维的分布密度不同。不同年龄，一些部位的表皮神经纤维的分布也不同。随着年龄增大，面部神经纤维的分布逐渐渐少，但 50 岁左右的受试者腹部和乳房表皮神经纤维分布较年轻受试者无明显减少。这些可以解释不同部位的敏感性不同，而且随着年龄的增长敏感性降低。

三、老年瘙痒症常见类型及病因

以往临床上把发生于老年人，无原发皮肤损害，又无明确瘙痒性系统性疾患的瘙痒统称为老年瘙痒症（senile pruritus）。2007 年世界瘙痒大会建议停用 senile pruritus，以 prurirus in the elderly 代之，其实这两个名词的中文都是老年瘙痒症，只是后者包括了所有发生在老年人的慢性瘙痒。

老年瘙痒症是老年人最常见的一组皮肤病。据文献报道，60 岁以上的人群老年瘙痒症患病率高达 20%，80 岁以上的老年人可高达 70%以上。老年人皮肤瘙痒原因很多，除一般致痒因素外，可能与老年皮肤退行性改变，皮脂腺及汗腺分泌减少，皮肤干燥及皮肤感觉神经末梢功能出现年龄相关性改变有关。目前老年瘙痒症的诊断没有明确的标准。临床上一般将老年瘙痒症分为全身性瘙痒和局限性瘙痒症。局限性瘙痒症又根据瘙痒部位不同分为肛门瘙痒、阴囊瘙痒、女阴瘙痒、头部瘙痒、小腿瘙痒等。按照最新的瘙痒分类，老年瘙痒症可分为以下几个主要类型。

（一）皮肤病引起的瘙痒

湿疹、皮肤干燥症、脂溢性皮炎、神经性皮炎、荨麻疹、药疹、疥疮、瘢痕疙瘩、皮肤 T 细胞淋巴瘤等。

其中，由于皮肤干燥引起的瘙痒最常见。其发病机制可能主要由于老年皮肤退行性改变，皮脂腺及汗腺分泌减少，皮肤干燥导致皮肤表皮屏障功能破坏等引起皮肤感觉神经末梢功能异常所致。瘙痒常发生在秋冬季，北方地区。最多见于小腿伸侧，大腿内侧、背部甚至全身也可发生。皮肤瘙痒多在洗浴后或夜间就寝时发生。有时极轻微的刺激就可引起皮肤瘙痒，一旦皮肤瘙痒发作，用手搔抓很难消除痒感，于是导致越抓越痒，越痒越抓的恶性循环。老年瘙痒症初期无皮疹，因不断地搔抓后，可出现灰白色条状抓痕，或点状、线状血痂，甚至出现皮肤粗糙增厚、苔藓样变。有的病人搔抓后可出现红斑、丘疹和龟裂甚至继发感染。

（二）药物引起的瘙痒

任何药物都可能引起瘙痒。由药物引起的瘙痒大多数伴有皮疹（如荨麻疹样药疹、固定型药疹），根据用药史、药物过敏史、皮疹特点等较容易诊断，即药疹（属皮肤病引起的类型）。有些药物引起的瘙痒不伴发皮疹时，不易诊断。某些药物直接诱导炎症介质的释放，如阿司匹林、鸦片类药物、多黏菌素 B 及放射造影剂等为组胺释放剂，可诱导肥大细胞及嗜碱性粒细胞脱颗粒而释放组胺，引起瘙痒。应根据用药史，排除其他引起瘙痒的原因和疾病，及时停药和治疗。常见引起瘙痒的药物有：青霉素、磺胺、红霉素、氯丙嗪、雌激素、β-受体阻滞剂、吗啡、曲马多、卡马西平、氯喹等。

（三）尿毒症性瘙痒

是指慢性肾衰竭患者出现慢性全身性或局限性瘙痒，又称肾性瘙痒。有研究表明尿毒症患者的瘙痒程度与其三年生存率显著相关，瘙痒越严重，死亡率越高。全身瘙痒约占尿毒症的 25%～30%，局部瘙痒以面部、颈部、胸背部、前臂常见。瘙痒多呈阵发性发作，可自行缓解。尿毒症瘙痒发生率在血透前约为 36%，血透后可达 60%～90%。慢性肾衰血透病人瘙痒发生率已由 20 世纪 80 年代的 60%～90%下降到现在的 25%～30%被认为与血透技术的改进，优质材料应用有关。

尿毒症瘙痒发生机制尚不完全清楚。皮肤干燥可能是尿毒症瘙痒的主要原因之一，见于 84.6%尿毒症病人，病人的瘙痒与皮肤干燥的程度相关，应用润肤剂可明显减轻瘙痒。尿毒症血中阿片样物质增加，周围神经病变、皮肤中二价离子浓度增高（Ga^{2+}，Mg^{2+}，P^{2+}）、表皮中 VitA 水平升高、

继发性甲状旁腺功能亢进、血浆组胺 5-羟色胺水平升高、以及透析过程中接触致敏物质（包括用于消毒的碘、高锰酸钾、消毒防腐药、环氧树脂、环氧乙烷及甲醛等）可能与瘙痒有关。

（四）胆汁淤积性瘙痒

严重的肝脏疾病可以引起瘙痒，最常见的有原发性胆汁肝硬化、梗阻性胆总管结石、胆管癌等。全身瘙痒可能是原发性胆汁性肝硬化的早期表现。瘙痒也可以是药物所致的肝内胆汁淤积的早期症状。胆汁淤积引起瘙痒的机制还不清楚，早期认为与胆酸盐特别是与胆盐沉积于神经末梢有关。抗组胺 H_1 受体药物治疗慢性胆汁淤积引起的严重瘙痒症无明显效果，提示组胺可能不是胆汁郁积性瘙痒的主要介质。最近研究发现慢性胆汁淤积患者血浆鸦片样肽水平常常增加，而且鸦片样肽拮抗剂可改善其瘙痒，这表明内源性鸦片肽在胆汁淤积性瘙痒中起重要作用。

（五）恶性肿瘤相关性瘙痒

有些恶性肿瘤患者出现顽固的慢性瘙痒，但肿瘤相关性瘙痒发生机制尚不完全明了。60%～90%的皮肤 T 细胞淋巴瘤、约 30%的霍奇金病（hodgkin disease）和 10%的非霍奇金病患者出现明显瘙痒，且顽固瘙痒患者提示预后不良。霍奇金病的瘙痒可能与嗜碱性粒细胞释放的组胺、外周血嗜酸性粒细胞增多、白细胞肽酶或缓激肽的释放有关。慢性淋巴细胞性白血病患者瘙痒发生率高且顽固。

其他与瘙痒有关的系统性疾病有：甲状腺功能亢进（60%）或甲状腺功能减低、缺铁性贫血、真性红细胞增多症等。虽然糖尿病人可出现瘙痒，有调查显示糖尿病人瘙痒发生率并不比非糖尿病人高。

（六）精神性瘙痒

因精神因素，如精神紧张、情绪激动、抑郁焦虑、条件反射等引起或加重瘙痒也较常见。但精神性瘙痒的诊断要在排除其他原因之后才能确立。

（七）不明原因的瘙痒

有些老年人出现慢性瘙痒，经询问病史、体检、实验室检查及影像学检查不能找到引起瘙痒的原因，称为不明原因的瘙痒（pruritus undetermined origin，PUO）。在进行一般的止痒治疗时，应该定期对患者进行复查，包括病史、实验室检查等，以明确致痒因素。

四、老年瘙痒症的诊断

关于老年瘙痒症目前没有明确的诊断标准，60 岁以上的老年人出现局部或全身瘙痒持续时间超过 6 周的，可诊断为老年瘙痒症。其中由皮肤病引起的瘙痒可直接诊断为该皮肤病。

五、老年瘙痒症的治疗

目前还没有特效止痒药物。因此老年瘙痒症的治疗，主要根据不同的原因进行治疗。

（一）老年人生活起居及皮肤护理方面

1. 冬季居室内温度以保持在 24℃左右，湿度在 50～60℃为宜。穿柔软的棉制或丝绸内衣可明显减少皮肤瘙痒。

2. 保持充足的睡眠，合理的饮食。多喝水，多食新鲜蔬菜、水果，补充适量的维生素 A、B、C、E 以及多种微量元素。

少食辛辣及刺激性食物。

3. 既要保持皮肤清洁卫生，又要做到冬季洗澡次数不宜过多，可每周 1 次。尽量不要用肥皂洗澡，可以用含油脂的中性香皂洗澡，或只用温热水洗浴，不用香皂和浴液等。洗澡后 3 分钟内全身外涂润肤霜，如维生素 E 乳和复方甘油止痒乳等。

（二）对不同类型的瘙痒，主要针对病因，辅以止痒治疗

1. 由皮肤病引起的瘙痒应积极治疗皮肤病，最好到正规医院皮肤科找专家诊治。

2. 瘙痒较轻者，每晚睡觉前外用润肤霜，中度瘙痒和皮疹严重者，可在外用润肤霜的同时，口服抗组胺药物，如氯苯那敏、西替利嗪和开瑞坦等，并且局部外用复方薄荷脑制剂、糖皮质激素软膏，继发感染者应口服或外用抗生素药物。

3. 由系统性疾病引起的瘙痒，应积极治疗相应疾病。药物引起的瘙痒应及时停用可疑致敏药，恶性肿瘤相关性瘙痒应积极治疗肿瘤。不同疾病引起的瘙痒可以选用不同的治疗药物。

（1）尿毒症性瘙痒：外用治疗可选用薄荷脑洗剂、辣椒碱（0.025%，每天 3～5 次）、γ-亚麻酸（2.2%，每天 4 次）；口服药用炭（6g，每天 1 次）、沙利度胺（100mg，每天 1 次）；UVB 光疗；必要时可进行甲状旁腺次全切除或肾脏移植。

（2）胆汁淤积性瘙痒：可口服熊去氧胆酸（13～15mg/kg，qd）、利福平（300～600mg，qd，根据血清胆红素水平）、纳曲酮（25mg，bid，第 1 天，然后 50mg，qd）、沙利度胺（100mg，每天 1 次）。或 UVB、UVA 光疗。

老年瘙痒症是老年人最常见的一组疾病，随着人们对瘙痒本质的了解，希望不久将会找到防治老年瘙痒症的有效方法。

（葛蒙良）

▶ 参考文献 ◀

1. Elke Weisshaar. Meeting Report on 3rd International Workshop for the Study of Itch, Heidelberg, Germany September 25-27, 2005. Acta Derm Venereol, 2005, 85: 465-480.

2. Schmelz M, Schmidt R, Bickel A, et al. Specific C-receptors for itch in human skin. J Neurosci, 1997, 17: 8003-8008.

3. Yosipovitch G, Greaves MW, Schmels M. Itch. Lancet, 2003, 361: 690-694.

4. 姚泰. 人体生理学. 第 3 版. 北京: 人民卫生出版社, 2001: 351.

5. Lerner EA. Chemical mediators of itching. In: Bernhard JD, ed. Itch: Mechanisms and Management of Pruritis. New York: McGraw-Hill, 1994: 23-25.

6. Repka-Ramirez MS, Baraniuk JN. Histamine in health and disease. Clin-Allergy-Immunol, 2002, 17: 1-25.

7. Honma Y, Arai I, Hashimoto Y. Prostaglandin D2 and prostaglandin E2 accelerate the recovery of cutaneous barrier disruption induced by mechanical scratching in mice. Eur-J-Pharmacol, 2005, 518(1): 56-62.

8. Martin HA. Bradykinin potentiates the chemoresponsiveness of rat cutaneous C-fibre polymodal nociceptors to interleukin-2. Arch-Physiol-Biochem, 1996, 104(2): 229-238.

9. Darsow U, Scharein E, Bromm B. Skin testing of the pruritogenic activity of histamine and cytokines (interleukin-2 and tumour necrosis factor-alpha) at the dermal-epidermal junction. Br-J-Dermatol, 1997, 137(3): 415-417.

10. Steinhoff M, Neisius U, Ikoma A. Proteinase-activated receptor-2 mediates itch: a novel pathway for pruritus in human skin. J-Neurosci, 2003, 23(15): 6176-6180.

11. Fjellner B, Hagermark O. Potentiation of histamine-induced itch and flare responses in human skin by the enkephalin analogue FK 33-824, β-endorphin and morphine. Arch Dermatol Res, 1982, 274: 29,

12. Jones EA, Bergasa-NV. The pruritus of cholestasis. Hepatology, 1999, 29(4): 1003-1006.

13. Heyer GR, Hornstein-OP. Recent studies of cutaneous nociception in atopic and non-atopic subjects. J-Dermatol, 1999, 26(2): 77-86.

14. Twycross R, Graves MW, Handwerker H, et al. Itch: scrathing more than the surface. QJM, 2003, 96: 7-26.

15. Sonja Ständer, Elke Weishaar, Thomas Metang, et al. Clinical Classification of Itch: a Position Paper of the International Forum for the Study of Itch. Acta Derm Venereol, 2007, 87: 291-294.

16. Cunliffe WJ, Savin JA. The skin and the nervous system//Rook A, Wilkinson DS, Ebling FJG, et al. Textbook of dermatology. Oxford: Blackwell Scientific, 1986: 2247-2255.

17. Drzezga A, Darsow U, Treede RD, et al. Central activation by histamine-induced itch: analogiesto pain processing: a correlational analysis of O-15 H_2O position emission tomography studies. Pain, 2001, 92: 295-305.

18. Bernhard JD. Itch: Mechanisms and Management of Pruritus. New York: McGraw-Hill, 1994.

19. Szepietowski JC, Schwartz-RA. Uremic pruritus. Int-J-Dermatol, 1998, 37(4): 247-253.

20. Mettang T, Pauli-Magnus C, Alscher DM. Uraemic pruritus--new perspectives and insights from recent trials. Nephrol Dial Transplant, 2002, 17(9): 1558-1563.

21. Urbonas A, Schwartz RA, Szepietowski JC. Uremic pruritus--an update. Am J Nephrol, 2001, 21(5): 343-350.

22. Kirby J, Heaton KW, Burton JL, et al. Pruritic effect of bile salts. Br Med J, 1974, 4(5946): 693-695.

23. Fleischer AB. The Clinical Management of Itching. New York: Parthenon, 2000.

24. Zylicz Z, Twycross R, Jones EA. Pruritus in Advanced Diseases. Oxford: Oxford University Press, 2004.

25. Krishnan-A, Koo-J. Psyche, opioids, and itch: therapeutic consequences. Dermatol-Ther, 2005, 18(4): 314-322.

26. Krajnik M, Zylicz Z. Understanding pruritus in systemic disease. J-Pain-Symptom-Manage, 2001, 21(2): 151-168.

第二节 老年性角化病

老年性角化病又称光线性角化病(actinic keratosis)、日光性角化病(solar keratosis),是一种皮肤长期受日光照射后而引起的癌前期病变。本病多见于中老年人,好发于曝光部位,部分损害如果不治疗可发展成鳞状细胞癌。因此临床上应该引起老年人重视。

一、病因及发病机制

老年性角化病的发生是由于皮肤过度暴露于紫外线尤其是中波紫外线(UVB)的结果。老年性角化病发生与紫外线照射的关系已经在动物模型中证实。日光照射、紫外线照射、电离辐射以及接触沥青、煤焦油等物质均可诱发老年角化病。该病在白种人发病率高而在深色皮肤的人种发病率较低,这是由于深色人种的表皮中有较多的黑色素从而起到保护作用。因此皮肤白皙的人更容易患老年角化病。老年性角化病也常发生在对紫外线敏感的特殊人群,如白化病患者及色素性干皮症的患者。

本病容易发生在老年人,是因为老年人的皮肤DNA修复能力低,故当紫外线损伤皮肤表皮细胞DNA时,老年皮肤缺乏年轻人那样的修复功能,所以容易发生该病。另外老年人皮肤中有较多的DNA损伤积累,也是发生该病的原因之一。有研究显示早期过度紫外线照射容易在老年患老年角化病。

二、临床表现

本病白种人或皮肤白皙的人好发,主要见于中老年人;多发生于长期户外工作者,如农民、渔民及野外工作者。本病主要发生于曝光部位,皮疹多见于面部、手背、前臂伸侧、下唇、耳轮;一般无自觉症状,偶有轻度瘙痒;慢性病程。早期损害为鳞屑性红斑或淡红色扁平丘疹,可覆有褐色黏着性鳞屑,表面可有毛细血管扩张;随着病程进展损害颜色较深,呈黄褐色或黑褐色,表面可出现明显角化,可出现厚痂,不易剥除,用力剥除会有轻微出血;少数病例可见疣状增生、皮角、糜烂。本病常与皮肤萎缩、脂溢性角化、皮肤色素沉着伴发。部分患者如不治疗可发展为鳞状细胞癌。本病发展为皮肤鳞状细胞癌的几率为0.01%～0.3%,从老年角化病发展为皮肤鳞状细胞癌的时间尚不明了。

三、病理学特征

临床上怀疑老年角化病时应行皮肤活检进行病理学检查。该病在组织病理学上有较为特征性的表现,也是诊断此病的主要依据。

本病在病理上有以下类型:①肥厚型:表现为表皮轻至中度乳头瘤样增生,棘层肥厚,细胞排列紊乱,可见不典型细胞及角化不良细胞,可有多少不等核分裂象;②萎缩型:表现为表皮萎缩,角化过度,表皮突消失,不典型细胞主要见于基底层,核大而深染,可向真皮内呈芽状或短管状增生;③苔藓样型:表皮改变类似肥厚型或萎缩型,真皮上部可见比较致密的炎症细胞呈带状浸润,主要为淋巴细胞;④棘层松解型:

表皮内除了不典型细胞外,在基底层上方可见裂隙及棘层松解;⑤色素型:除了具备典型的老年角化病的病理特征外,表皮内及真皮浅层可见黑素颗粒,真皮浅层可见噬色素细胞;⑥原位癌型:表皮各层失去正常形态,类似表皮内鳞状细胞癌,但是不累及毛囊及汗腺导管。

四、诊断与鉴别诊断

本病的诊断主要根据中老年人在曝光部位出现的鳞屑性的红斑、斑丘疹或斑块,无自觉症状,病理检查有典型的老年角化病病理学特征。怀疑老年性角化病时最好行皮肤活检进行病理学检查以明确诊断。临床上需与盘状红斑狼疮、脂溢性角化及皮肤原位鳞癌鉴别。老年角化病与以上疾病的鉴别主要依靠病理学检查。

五、治　疗

1. 早期损害可局部外用抗肿瘤药物,如2.5% 5-氟尿嘧啶软膏外用,每日1～2次。
2. 可应用液氮冷冻治疗。
3. 顽固性损害可进行外科手术切除。
4. 可进行光动力学(PDT)治疗。

六、预防及保健

本病的预防主要是避免紫外线过度照射。尤其是肤色较浅的人群在日常生活中应该注意防晒。如果发现皮肤暴露部位出现红斑并有鳞屑应该到医院就诊,必要时行病理检查,以便尽早治疗。

(常建民)

▶ 参考文献 ◀

1. 赵辨. 中国临床皮肤病学. 南京:江苏科学技术出版社,2010:694.
2. Mckee PH, Granter SR, Calonje E. 皮肤病理学. 朱学骏,孙建方,译. 北京:北京大学医学出版社,2007:1187.

第三节 带状疱疹

带状疱疹(herpes zoster)是由水痘带状疱疹病毒引起的急性炎症性皮肤病,中医称为"缠腰火龙"、"缠腰火丹",民间俗称"蛇丹"、"蜘蛛疮"。本病临床上较为常见,成人多见,老年人好发,是老年人好发的疾病之一。

一、病因及发病机制

带状疱疹是为水痘-带状疱疹病毒引起,与水痘为同一病毒。此病毒呈砖形,有立体对称的衣壳,内含双链DNA分子。VZV对体外环境的抵抗力较弱,在干燥的痂内很快失去活性。人是水痘-带状疱疹病毒的唯一宿主,在无免疫力或免疫力低下的人群尤其是儿童初次感染此病毒后,病毒经呼吸道黏膜进入血液形成病毒血症,临床上表现为水痘或隐性感染。以后病毒进入皮肤感觉神经末梢,并可长期潜伏在脊髓后根神经节或者脑神经感觉神经节内。大多数人携带病毒终生不发病。在各种诱因如劳累、紧张等因素导致机体免疫力下降时,潜伏病毒被激活,沿感觉神经轴索下行到达该神经所支配区域的皮肤内复制并产生水疱,使受累的皮肤及神经发生炎症、坏死,并产生神经痛。本病愈后机体可获得较低的特异性抗体,因此有一定的免疫力,但是仍可再发。

一般来说引起机体免疫力降低的因素均可诱发带状疱疹的发生,如创伤、劳累、紧张、恶性肿瘤、肿瘤患者化疗或病后虚弱等。老年人发生的严重的带状疱疹尤其频发带状疱疹应该警惕潜在的免疫缺陷性疾病或内脏恶性肿瘤的可能性。

二、临床表现

本病好发于春秋季节。发疹前可有一定的前驱症状如轻度乏力、低热、食欲不振、全身不适等全身症状。患处皮肤可有自觉灼热感或神经痛,触之有明显的痛觉敏感,也可无前驱症状即发疹。

带状疱疹典型的皮损为在红斑的基础上出现粟粒至黄豆大小水疱,成簇分布,一般不融合,疱壁紧张发亮,疱液澄清,周围常有红晕;早期也可为丘疹或丘疱疹;皮损沿某一周围神经区域呈带状排列,多发生在身体的一侧,一般不超过人体正中线。有时也可超过中线少许,可能与对侧神经小的分支受累有关。带状疱疹的好发部位为肋间神经(占53%)、颈神经(20%)、三叉神经(15%)及腰骶部神经(11%)。一般只累及单侧神经,双侧受累相对少见。

临床上一些带状疱疹患者可出现特殊的表现:①眼带状疱疹:系病毒侵犯三叉神经眼支所致,多见于老年人,表现单侧眼睑肿胀,结膜充血,疼痛常较为剧烈,常伴同侧头部疼痛,可累及角膜形成溃疡性角膜炎;②耳带状疱疹:系病毒侵犯面神经及听神经所致,表现为外耳道疱疹及外耳道疼痛。膝状神经节受累同时侵犯面神经时,可出现面瘫、耳痛及外耳道疱疹三联征,称为 Ramsay-Hunt 综合征;③顿挫型带状疱疹:仅有皮肤神经痛而不出现水疱等皮损;④不全型带状疱疹:仅出现红斑、丘疹而不发生水疱;⑤疱疹病毒由脊髓处的神经根向上侵犯中枢神经系统,即人体的大脑实质和脑膜时,就会发生病毒性脑炎和脑膜炎;⑥疱疹病毒由脊髓处的神经根侵犯内脏神经纤维时,可引起急性胃肠炎、膀胱炎,表现为腹部绞痛、排尿困难、尿潴留等;⑦播散型带状疱疹:病毒偶可经血液播散产生广泛性水痘样疹。另外还有大疱型、出血性、坏疽型等表现的带状疱疹。

神经痛为带状疱疹的主要症状,可在发病前出现,也可在出疹后发生,也可与皮疹同时出现。在发疹前出现疼痛临床上容易误诊为其他疾病。如发生在胸部的带状疱疹疼痛容易误诊为心绞痛、肋间神经痛等疾病;发生在腹部的带状疱疹疼痛容易误诊为胆石症、胆囊炎、阑尾炎等疾病。带状疱疹的疼痛可为钝痛,也可为抽搐痛、跳痛,常伴有烧灼感。疼痛多为阵发性,也可为持续性疼痛。一般来说年轻患者疼痛较轻,老年以及体弱等患者疼痛常较为剧烈。某些患者皮疹消退后神经痛仍可持续数月或数年,称为带状疱疹后遗神经痛。

带状疱疹的病程一般2~3周,老年人为3~4周,水疱干涸、结痂脱落后留有淡红斑或色素沉着。水疱结痂脱落后皮肤不适感可持续数周或数月。

三、诊断与鉴别诊断

根据成簇水疱,沿一侧周围神经呈带状分布,常伴有明显神经痛,临床上不难诊断。在带状疱疹前驱期及无皮疹性带状疱疹,有时易误诊为肋间神经痛、心绞痛、胸膜炎或急腹症等,应该注意鉴别。一般来说带状疱疹疼痛主要为皮肤疼痛,多为针刺样或抽搐样疼痛,常伴有皮肤麻木,容易与内脏疾病鉴别。本病有时需与单纯疱疹进行鉴别,后者好发于皮肤与黏膜交接处如口唇及面部,分布无一定规律,水疱较小易破,发病面积较小,疼痛也不显著,常易复发。

四、治 疗

本病的治疗原则包括抗疱疹病毒、止痛、营养神经及防止继发细菌感染。

1. 抗病毒 选择下列抗病毒药物之一即可:①阿昔洛韦,200mg,口服,5次/日或者5~10mg/(kg·d)静脉滴注,疗程7~10天;②泛昔洛韦片,250mg,口服,3次/日,疗程7天;③溴夫定,125mg,口服,1次/日,疗程7天。应用阿昔洛韦、泛昔洛韦等鸟苷类抗病毒药物时应该注意患者的肾功能。患者肾功能异常时应该慎用此类药物,可选用溴夫定口服。

2. 局部治疗 可外用1%~5%阿昔洛韦或1%喷昔洛韦软膏。如果有细菌感染可外用抗生素软膏。

3. 营养神经 口服或肌注 B 族维生素,如维生素 B_1 及 B_{12}。

4. 止痛 首先选择口服索米痛片等 NSAIDs 类镇痛药物。如疗效欠佳,可选择其他类药物如抗抑郁药如阿米替林,抗惊厥药如卡马西平;麻醉性镇痛药即以吗啡为代表的镇痛药物。

5. 中医治疗

(1)热盛证:证见皮肤潮红,疱壁紧张,疼痛剧烈,伴有口苦咽干,烦躁易怒,小便黄,大便干,舌质红,苔黄,脉弦滑。治宜清泻肝胆实火法,方选龙胆泻肝汤加减。亦可服用成药龙胆泻肝丸。

(2)湿盛证:证见皮肤淡红,疱壁松弛,疼痛较轻,纳差或腹胀,大便溏,舌质淡,苔白厚或白腻,脉沉缓。治宜健脾除湿法。方选除湿胃苓汤加减。

(3)若皮疹消退后局部疼痛不止者,属气滞血瘀,治宜疏肝理气,活血止痛法,方选柴胡疏肝饮加减。

(4)中医针灸疗法有消炎止痛作用,对后遗神经痛亦有一定疗效。

(5)也可应用中成药如龙胆泻肝丸、清开灵注射液等。

6. 某些患者在皮损完全消失后,仍遗留有神经痛,这时可采取针灸、物理治疗等方法等缓解疼痛。

五、预防与保健

预防带状疱疹的发生关键是增强体质,提高自身抵抗力。老年人应坚持适当的户外活动或参加体育运动,以增强体质。发生带状疱疹后不要过分紧张,因为本病是自限性疾病。如果治疗得当大概2周左右即可痊愈,另外应该多休息,给以易消化的饮食。老年重症患者,尤其发生在头面部的带状疱疹,最好住院治疗,以防并发症的发生。

(常建民)

▶ **参考文献** ◀

1. 王侠生,廖康煌,杨国亮.皮肤病学.上海:上海科学文献技术出版社,2005:299.
2. 赵辨.中国临床皮肤病学.南京:江苏科学技术出版社,2010:394.

第四节 天疱疮与大疱性类天疱疮

一、天 疱 疮

天疱疮(pemphigus)是一组以皮肤黏膜慢性、复发性表皮内大疱为特点的自身免疫性皮肤病。pemphigus 一词来源于希腊语 pemphix,意为水疱。天疱疮是少见皮肤病,发病率与地区和人种有关,约为百万分之 1.3~2.5。虽然从儿童到老年人均可发病,天疱疮好发于中老年人。男女发病率无明显差异。

(一)病因及发病机制

天疱疮是一种自身免疫性疾病。患者体内存在针对角质形成细胞间粘连分子的抗体(即天疱疮抗体),抗体结合到角质形成细胞抗原上引起免疫炎症反应,导致棘层松解,产生表皮内大疱。天疱疮的抗原主要在桥粒的细胞间跨膜蛋白,即桥粒核心糖蛋白(desmoglein,Dsg)。天疱疮抗体主要为 IgG,少数为 IgA。

(二)临床表现

临床上一般将天疱疮分为寻常型天疱疮、落叶型天疱疮、副肿瘤性天疱疮三个主要类型。增殖型天疱疮是寻常型天疱疮的顿挫型或异型,红斑型天疱疮是落叶型天疱疮的异型。

1. 寻常型天疱疮 寻常型天疱疮为天疱疮最常见的类型,约占天疱疮的 70%。患者多为中年人。除皮肤水疱外,半数以上患者有口腔黏膜损害。口腔损害为大小不等的水疱或境界清楚的不规则糜烂,累及部位多为颊黏膜和上颚。口腔损害往往发生在皮肤损害出现前 3~6 个月。最初表现为口干、口腔感觉敏感、灼痛,继之在进食粗硬食品后在易擦伤部位出现水疱或糜烂。水疱壁薄,易破溃,糜烂面灼痛明显,且不易愈合。除口腔外,其他处黏膜也可受累。

皮肤水疱可发生于任何部位,但以头面、颈、胸背、腋下、腹股沟等处多见。起初在正常的皮肤上,出现豌豆至鸡蛋大的水疱。疱液清亮,继而混浊。水疱初起紧张丰满,很快松弛、破裂,形成红色湿润的糜烂面,易渗液出血,结黄褐色痂。用手指轻压水疱顶部,其疱向四周扩展,或用手指轻擦水疱周围正常皮肤时,表皮发生剥离,即尼氏征(Nikolsky sign)阳性。

寻常型天疱疮病程缓慢,如不治疗很难自行缓解。新的损害不断出现,而旧的损害又不易愈合,互相融合扩大,严重者表皮呈大面积剥离。治愈后可遗留色素沉着和粟丘疹,不形成瘢痕。

自觉瘙痒和疼痛,有时伴有不同程度的畏寒发热、食欲减退等全身症状。老年患者常因慢性消耗,易继发感染,并发肺炎、败血症等。

组织病理:棘层松解,可见表皮内裂隙或大疱,有棘层松解细胞;病人血清中可检测到抗表皮角质形成细胞间物质特异抗体。

增殖型天疱疮是寻常型天疱疮的顿挫型或异型,皮损好发于脂溢部位,如头面、腋窝、腹股沟、肛门、外阴、乳房下、脐窝等处。早期损害与寻常型相同,为松弛水疱,有时为脓疱。但与寻常型天疱疮不同的是,其糜烂面上出现蕈状及乳头状增殖,周围绕有炎性红晕,表面结污秽厚痂,散发腥臭气味。周围常出现新水疱或脓疱。尼氏征阳性。黏膜损害与寻常型相同。病程缓慢,自觉症状轻微,部分病人可自行缓解。

组织病理:与寻常型基本相同,但有表皮乳头瘤样增生,真皮内大量淋巴细胞和嗜酸性粒细胞浸润。

2. 落叶型天疱疮 皮损好发于头面及胸背部,在外观正常的皮肤或红斑上发生松弛性水疱和大疱,疱壁薄,易破裂,形成红色、湿润糜烂面。糜烂面因浆液渗出形成黄褐色、油腻性叶状痂,中央粘着,边缘游离,基底潮红湿润,易出血,有腥臭。黏膜损害较少见,多呈浅在性糜烂面,症状轻微。自觉灼热疼痛,可有严重瘙痒。损害可长期存在而不影响健康,也有缓解期,但可复发。尼氏征阳性。

组织病理:颗粒层及棘层松解,形成大疱,皮损可有角化过度、不全,角栓形成,棘层肥厚,轻度乳头瘤样增生。并可见角化不良的谷粒细胞,真皮内有炎症细胞浸润。

免疫学检查示有角质形成细胞间抗体,外周血中可测出抗角质形成细胞间物质特异性抗体。

红斑型天疱疮是落叶型天疱疮的异型,皮损主要发生在头、面、躯干及上肢等处,黏膜很少受累。鼻及颊部出现蝶形红斑,表面被有角化及脂溢性鳞屑,类似红斑狼疮,且许多患者抗核抗体阳性,因此认为该病是局限性落叶型天疱疮和红斑狼疮两种疾病的混合,故称为红斑型天疱疮。胸、背、四肢等处可见在红斑基础上,出现松弛性薄壁小疱,破裂后形成鳞屑或痂,除去痂皮可见浅在性糜烂面。病程缓慢,可自然缓解,但常复发。全身症状轻。尼氏征阳性。

组织病理检查与落叶型天疱疮类似。

3. 副肿瘤性天疱疮 副肿瘤性天疱疮(paraneoplastic pemphigus,PNP)是一种肿瘤相关的特殊类型的天疱疮。其最具特征性的损害是黏膜糜烂,表现为严重的口腔炎、眼结膜炎、外阴(阴唇、阴道、龟头包皮)炎。口腔糜烂、溃疡,常累及唇红。鼻咽及食管也可受累。黏膜损害常常最早出现,且抵抗治疗。皮肤损害呈多形性,有红斑、水疱和大疱、糜烂、多形性红斑样及扁平苔藓样损害。水疱壁可以是松弛的也可以是紧张的。手掌扁平苔藓样损害也是该病的另一个具有特征性的表现。部分副肿瘤性天疱疮患者可发生闭塞性支气管炎,导致呼吸衰竭而死亡。

良恶性肿瘤均可发生副肿瘤性天疱疮,最常见的是非霍奇金淋巴瘤(40%)、慢性淋巴细胞性白血病(30%)和 Castleman 病,其他有胸腺瘤、肉瘤等。虽然 Castleman 病是一种罕见的淋巴增生性疾病,但在成年人副肿瘤性天疱疮的相关肿瘤中很常见。

(三) 诊断

天疱疮诊断根据典型的临床表现、组织病理和免疫病理,其中直接免疫荧光检查在角质形成细胞表面发现 IgG 沉淀,是诊断各型天疱疮的金标准。间接免疫荧光检查血清中存在可与角质形成细胞表面相结合的天疱疮特异性 IgG 抗体。

(四) 鉴别诊断

天疱疮主要与大疱性类天疱疮(BP)鉴别。天疱疮为松弛性水疱,尼氏征阳性,组织病理为表皮内水疱,血清中有抗角质形成细胞表面成分的特异抗体,DIF 检查表皮细胞间 IgG 和 C3 沉积。而 BP 为张力性水疱,组织病理为表皮下疱,直接免疫荧光检查基底膜 IgG 和/或 C3 带状沉积,血清抗基底膜带抗体 180 抗体阳性(大于 1:20)。

(五) 治疗

糖皮质激素是治疗天疱疮的主要药物,一般根据皮损累及面积和严重程度决定初始治疗剂量。对皮损面积占体表不到 10% 的轻症病例,泼尼松 30mg/d;皮损面积 30% 左右,泼尼松 40～50mg/d;皮损面积大于 50%,泼尼松 60～80mg/d。治疗 2～3 日无新生水疱出现或新水疱明显减少,可继续治疗 1～2 周,逐步减量,开始每次减量 20%,以后每次减量 10%。减至每日泼尼松 30mg/d 后,要延长糖皮质激素减量间隔和减少每次减少的剂量。糖皮质激素一般要维持 5～10 年甚至终生,维持量因人而异,一般为 10～15mg/d,这时可采取隔日服药。如果患者初始剂量 2～3 天不能控制病情,则要在初始剂量上增加激素用量 20%～50%,控制病情后逐渐减量。在减药过程中应密切观察病情变化,一旦有新出疹,则应暂停减药。要密切注意糖皮质激素的副作用,如消化道出血、诱发感染、骨质疏松、高血压、高血糖等。

免疫抑制剂是治疗天疱疮的常用药物,在常规剂量不能控制病情或患者有系统疾病不宜应用大剂量糖皮质激素时,可联合应用免疫抑制剂治疗。常用的有环磷酰胺、硫唑嘌呤和甲氨蝶呤。硫唑嘌呤 100～300mg/d,主要副作用是恶心和骨髓抑制;或环磷酰胺 50～200mg/d,主要副作用是出血性膀胱炎、白细胞减少、不孕不育;或甲氨蝶呤每周 7.5～20mg,主要副作用为骨髓抑制和肝脏受损。其他免疫抑制剂环孢素 A、吗替麦考酚酯也可应用。用免疫抑制剂要定期查血常规、肝肾功能。

对老年人伴有糖皮质激素禁忌证(如消化性溃疡、严重的感染、活动性肺结核等)患者,可以静脉输注免疫球蛋白(Ⅳ Ig),20g/d,连续 3～5 日。Ⅳ Ig 治疗天疱疮效果好,没有激素的副作用,但也要注意其副作用,严格掌握适应证。

副肿瘤性天疱疮首先要对原发肿瘤进行治疗,当肿瘤切除后,皮损可逐渐好转和消退。

二、大疱性类天疱疮

大疱性类天疱疮(bullous pemphigoid, BP)是一个好发于老年人的自身免疫性大疱性皮肤病。临床上以躯干、四肢出现瘙痒性张力性大疱为特点。

BP 最早属于天疱疮范畴,1953 年 Lever 依据不同于天疱疮的临床和病理特点,提出 BP 是一个不同于天疱疮的疾病。并在十多年后被证实 BP 患者体内有针对皮肤基底膜带的自身抗体,而不是天疱疮患者体内的针对角质形成细胞间

连接成分的自身抗体。

(一) 流行病学

BP 是一个好发于老年人的疾病,常在 60 岁以后发病,随着年龄增加发病率明显增高。虽然可以发生儿童,但极为罕见。BP 发病率约为百万分之七,男性明显多于女性。

(二) 病因及发病机制

BP 是一种自身免疫疾病,自身抗原是构成半桥粒的主要成分,主要有 BPAG1(BP230)和 BPAG2(BP180)。BPAG1 是细胞内胞浆蛋白,分子量为 230kDa;BPAG2 是一个跨膜蛋白,分子量 180kDa,BPAG2 跨越基底细胞浆膜,细胞外部分为胶原结构。BP 抗原与血清特异抗体结合导致基底膜在透明板部位的分离,临床上出现表皮下疱。由于 BP230 位于细胞内,而 BP180 主要抗原决定簇位于细胞外的胶原区段,因此 BP180 在 BP 发病中起更重要作用。当这些特异性抗体与起相应靶抗原结合后,发生一系列免疫反应,包括补体活化、炎症细胞聚集、各种趋化因子和蛋白水解酶释放,从而降解 BP180 及其他细胞间基质蛋白,产生表皮下水疱。

(三) 临床表现

BP 临床表现呈多形性,有红斑、斑丘疹、风团样皮疹、水疱和大疱。有些病人在出现典型张力性大疱确诊类天疱疮前,已有"湿疹"数月。

BP 典型损害为在正常皮肤或红斑基础上发生紧张性的厚壁大疱,圆形或椭圆形,直径 1～4cm,也可大至 10cm。疱液清亮,用手指轻轻挤压水疱,疱壁并不向周围扩展(尼氏征阴性)。水疱破溃后形成糜烂和结痂。皮损好发于躯干及四肢屈侧,早期皮损可仅表现为水肿性的红斑而没有水疱,易误诊为多形红斑或药疹。口腔黏膜损害比天疱疮的要少见且轻得多,约三分之一患者有口腔黏膜的损害,表现为口腔上颚黏膜、颊黏膜等处的水疱或糜烂面。患者自觉明显瘙痒。

有些患者仅在手足或胫前出现张力性小疱,其他部位不出现水疱和大疱。局部外用糖皮质激素制剂就可控制病情。

有些患者的 BP 可以由药物引起,涉及的药物主要有利尿药(如呋塞米、布美他尼)、镇痛药(如非那西丁)、D-青霉胺、抗生素(如阿莫西林、环丙沙星)和碘化钾等。药物引起 BP 的机制尚不明了,可能在遗传易感人群中某些药物通过改变免疫反应或改变皮肤基底膜抗原性而诱发 BP。老年人常常因各种系统疾病服药种类较多,因此,对 BP 患者必须详细询问用药史,以排除药物引起的可能,或及时停用可疑药物,对这类 BP 的治疗至关重要。

关于 BP 伴发内脏恶性肿瘤,可能与高龄有关。但有报道 BP 患者中消化道、膀胱和肺的癌症以及淋巴细胞增生性疾病发生率较正常老年人稍高。

(四) 组织病理

取新出的水疱作组织病理检查,水疱位于表皮下,在疱内及疱下方的真皮内有淋巴细胞及数量不等的嗜酸性粒细胞浸润。

取皮损作直接免疫荧光检查示基底膜有带状荧光。在大疱及大疱周围皮肤的基底膜有 IgG 及 C3 的沉积。

(五) 诊断

根据以下几点可诊断 BP:老年人皮肤上出现张力性的大疱;病理检查示表皮下疱,并有嗜酸性粒细胞浸润;直接免

疫荧光检查示基底膜带有 IgG 和(或)C3 沉积所致的线状荧光;血清抗 BP180 抗体滴度大于 1∶20。

(六)鉴别诊断

BP 应与获得性大疱性表皮松解症(EBA)相鉴别,虽然后者也好发于老年,为张力性表皮下疱,直接免疫荧光检查基底膜 IgG 和(或)C3 带状沉积,但 BP 好发于四肢屈侧,而EBA 好发于易受摩擦、外伤的肢端及肘、膝等关节伸侧;BP的浸润以嗜酸性粒细胞为主,而 EBA 以中性粒细胞为主;以"盐裂皮肤"做直接免疫荧光检查,BP 荧光染色在盐裂皮肤的表皮侧,而 EBA 的荧光在盐裂皮肤的真皮侧。

与天疱疮的鉴别主要依据天疱疮尼氏征阳性、组织病理为表皮内水疱、血清中有抗角质形成细胞表面成分的特异抗体、DIF 检查表皮细胞间 IgG 和 C3 沉积。

(七)治疗

BP 患者一旦确诊,应及早治疗,控制病情发展。和天疱疮的治疗一样,首选药物是糖皮质激素,但用量常常要小于天疱疮。常采用泼尼松、甲泼尼龙,用量视皮损范围及病变严重程度而定。对皮损面积占体表不到 10% 的轻症病例,初始剂量一般为 30mg/d;对皮损占体表 30% 左右的病例,为40~50mg/d,对皮损超过体表 50% 的重症病例,则需 60~80mg/d,如果在 3~5 天内不能控制病情,仍不断有较多新水疱出现,则应及时增加药量。在控制了皮损并维持 1~2 周后逐渐减药。当减药至 15~20mg/d 时,可渐改为隔日服药。在减药过程中应密切观察病情变化,一旦有新出皮疹,则应暂停减药。在治疗期间应注意皮质类固醇的副作用及所产生的合并症,请参见天疱疮。

在常规剂量不能控制病情或患者有系统疾病不宜应用大剂量糖皮质激素时,可联合应用免疫抑制剂治疗。用法和注意事项请参阅天疱疮。

对皮损面积小、病情较轻、高龄、又伴发其他不宜用糖皮质激素治疗的 BP 患者,可采用口服四环素联合烟酰胺治疗,可取得满意疗效,但有时治疗效果不理想。四环素 500mg,qid 或米诺环素 100mg,bid,同时服用烟酰胺 200mg,tid。

局部皮损可外用糖皮质激素软膏或免疫调节剂他克莫司乳膏,糜烂面可以外用抗生素溶液或乳膏。

尽管大多数 BP 患者经治疗后可控制病情,长期缓解,但约有 10%~40% 的患者因为大剂量糖皮质激素的副作用或其他系统疾病加重而死亡。因此对于 BP 患者应强调个体化治疗,控制皮肤水疱发生固然重要,但评估激素和免疫抑制剂治疗利弊,降低严重并发症出现的风险,是每一个皮肤科医师应该牢记的。

(葛蒙良)

▶ **参考文献** ◀

1. Bolognia JL. 皮肤病学. 2 版. 朱学骏,王宝玺,孙建方,等译. 北京:北京大学医学出版社,2011.
2. Bastuji-Garin S,Souissi R,Blum L,et al. Comparative epidemiology of pemphigus in Tunisia and France:Unusual incidence of pemphigus foliaceus in young Tunisian women. J Invest Dermatol,1995,104:302-305.
3. Thomas P Habif. Clinical Dermatology:a Color Guide to Diagnosis and Therapy. 4th ed. Maryland Heights, Missouri:Elsevier Pte Ltd,2004.

第十九章

感觉器官疾病

<<<<<

第一节 老年性白内障

一、概　述

老年性白内障（senile cataract）是占全球第一位的致盲性眼病，其发病率及致盲率与年龄的增长密切相关，又称为年龄相关性白内障（age-related cataract）。病因仍未完全明了。我国 60 岁以上人群白内障的患病率为 46.8%，并随着年龄的增长，发病率呈增加的趋势。不是所有的晶状体混浊都会引起视力下降，世界卫生组织（WHO）从群体防盲治盲的角度出发，将晶状体混浊且矫正视力不足 0.5 以下称为临床有意义的白内障。

（一）对晶状体疾病的认识

人类对自身的认识是一个漫长的探索过程，并且还在不断地进行着探索研究。16 世纪的解剖学家 Felix Platter 指出晶状体是屈光介质的一部分（De corporis humani structura，Basle，1583 年）。1709 年，法国外科医生 Michel Brisseau 出版了 *Traite de la cataracte et du glaucoma* 一书，进一步指出晶状体病变会引起白内障。随着显微镜的普及，以及裂隙灯显微镜的临床应用，眼科学者可以在活体上直接观察到晶状体的囊膜和内部的多层纤维状结构。瑞士苏黎世的眼科学家 Alfred Wogt（1879—1943 年）通过坚持不懈地细致观察，极大地推动了晶状体形态学和病理学研究的发展。

（二）白内障手术的发展

手术治疗白内障的发展也经历了漫长和曲折的过程。受到过熟期白内障核下沉后重获光明的启发。古印度医生创造了针拨方法（couching procedure）来治疗白内障。这一方法后来传入到中国和世界，而且这一方法在白内障的手术治疗史上占据了相当长时间，我国在 20 世纪 70 年代前一直应用针拨技术，由于针拨后的晶状体悬吊在瞳孔区下方，低头时混浊的晶状体活动到瞳孔区又遮挡住屈光间质导致视力暂时的丧失，因此，我国眼科中医治疗白内障发展为针拨加晶状体套出解决了视力暂时性丧失的症状。1747 年法国的 Jacques Daviel 医生实施了首例白内障囊外摘除手术，并于 1752 年在巴黎皇家外科学院报告了 206 例囊外摘除手术治疗的结果，成功率高达 88%，从此拉开了白内障囊外摘除的手术时代，并且在世界各国传播的过程中也得到不断地发展和技术的改良。期间还采用干冰粘合的方法进行白内障的囊内摘除术，以后由于手术显微镜的应用，由囊内手术又进入到现代白内障的囊外手术。

（三）人工晶状体的发展

由于晶状体所承担的是使外界物体清晰成像于视网膜上的聚焦功能，白内障手术中将晶状体摘除后，外界的物体不能清晰的聚焦于视网膜上而在视网膜上形成模糊的物像。1795 年德国的眼科医生将一枚人工玻璃材料的晶状体植入眼内后即刻落入眼底而以失败告终。因此，白内障术后一直需要佩戴高屈光度的球面镜将物像聚焦于视网膜。一直到第二次世界大战中英国医生 Harold Ridley 受到飞机的挡风玻璃碎片在飞行员的眼中长期存留而不发生异物反应的启发，发明了人工晶状体，并于 1949 年将首枚 PMMA 的人工晶状体植入到患者眼中，开创了白内障摘除后植入人工晶状体的新纪元。自首枚人工晶状体植入以来，人工晶状体的材料、形状、人工晶状体植入部位及功能性的人工晶状体的研究就没有中止过，同时，由于眼科手术设备、显微手术器械的不断改进，也促进了人工晶状体的研发。已经有很多不同材质、不同类型和功能的新型人工晶状体的出现，使白内障手术从单纯的复明手术逐渐过渡到提高和改善视觉质量的屈光性白内障手术。

二、白内障的基础与临床

眼球是由角膜、巩膜、晶状体、玻璃体、视网膜等组成的屈光组织，是重要的感觉器官，其中晶状体在眼的屈光系统中占据着核心地位，最主要的功能向视网膜提供精确和清晰的影像。

（一）晶状体的组织解剖和生理功能

1. 晶状体的解剖　晶状体为富有弹性的双凸性透明体，没有神经和血管，表面有晶状体囊膜，其前表面和后表面的曲率不同，在前后表面的结合部形成晶状体的赤道部。

晶状体位于虹膜及瞳孔后面，玻璃体凹内。前表面接触房水，后表面接触玻璃体。在晶状体赤道部的两侧有小带附着又称为悬韧带，起自睫状体无色素上皮细胞，达赤道部时呈人字形分开，分别在前表面附着于赤道部前 1.5mm，后表面附着在赤道部后 1.25mm，并嵌入囊膜带状层 $1\sim2\mu m$，借助于悬韧带使晶状体与睫状体连接而悬挂于眼内。晶状体的体积自出生后逐渐增大，到成年以后增大的趋势变得越来越小，但是晶状体的纤维越来越密集。成年人的晶状体直径为 $9\sim10mm$，平均厚度为 $4\sim5mm$，但在病理的情况下，晶状体的体积可以有很大变化。如在老年性白内障的膨胀期晶状体的厚度可达到 7mm，但是在过熟期时由于核下沉厚度可以仅有 2.5mm。

2. 晶状体的组织学 晶状体在组织学上由晶状体囊、上皮细胞和晶状体物质 3 部分组成。

(1)晶状体囊:晶状体囊膜属于上皮基底膜,具有弹性,可以阻止细菌及炎性细胞的入侵。晶状体囊膜的厚度在不同的部位而不同,在赤道部两侧的前囊膜最厚,为 $17\sim23\mu m$ 其次为晶状体的前极部为 $14\mu m$ 厚,最薄的部位在后极部,仅有 $4\mu m$ 厚。

(2)上皮细胞:前囊膜下为单层立方上皮细胞,一直延伸至赤道部。晶状体赤道部的上皮细胞在人的一生中保持分裂生长功能,产生的新细胞被挤入赤道部位的移行部,新的细胞延长并分化为晶状体的新纤维,新的晶状体纤维不断向晶状体核心部挤压,因此晶状体的大小、体积和重量一生中也有变化。

(3)晶状体物质:成年人的晶状体由晶状体核和晶状体皮质组成。晶状体核由最原始的胚胎核为核心,由于新生的晶状体纤维不断生长,老纤维向中心部位挤压并脱水形成核,在不同时期形成的核分别称为胚胎核、胎儿核、婴儿核及成人核。晶状体皮质介于囊膜和成人核之间。晶状体纤维由赤道部的上皮细胞产生并挤压到移行区,延长分化成晶状体纤维结构,并且在人的一生中不断产生,新的纤维从外向内不断挤压,年长的纤维在挤压的过程中失去细胞器,蛋白质合成和代谢逐渐停止,皮质纤维硬化收缩。

3. 晶状体的生理功能 借助于睫状肌的收缩和松弛,连接于晶状体赤道部的悬韧带也呈现紧张和放松,使得晶状体的曲率和厚度发生改变,当视远时,睫状肌放松,悬韧带紧张,使得晶状体凸度减低,使外界来的平行光线的物体影像聚焦在视网膜上;当视近时,睫状肌收缩,悬韧带放松,晶状体的凸度增加,使近距离的物体成像聚焦在视网膜上,这一过程称为调节。当年龄增加,调节能力减退,当视近距离物体时,物像的焦点不能落到视网膜平面而是其以后的焦点上,在视网膜平面只能有模糊的图像,因此,需要借助于佩戴球面镜将物像的焦点落到视网膜上,此时称之为老视。

(二)晶状体的代谢

晶状体是单纯的上皮结构,无血管和神经组织,其营养来自于房水和玻璃体,主要通过无糖酵解途径获取能量。晶状体细胞的代谢是自我调节的,正常的代谢活动是保持晶状体的透明性、完整性和光学性的前提。晶状体的囊膜和上皮通过"泵"的主动转运和扩散作用与房水和玻璃体的物质进行交换。晶状体内部的细胞则通过细胞间紧密的缝隙连接进行能量交换。

1. 糖代谢 晶状体所需能量主要来自于糖代谢。晶状体没有糖原储备,来自房水的葡萄糖是晶状体的主要能量来源。通过位于细胞膜的胰岛素依赖性葡萄糖转运子的作用,葡萄糖进入细胞。90%～95%的葡萄糖进入晶状体后经己糖激酶催化变成 6-磷酸葡萄糖,其中 80%的 6-磷酸葡萄糖通过无氧酵解、10%的 6-磷酸葡萄糖进入磷酸己糖途径生成磷酸戊糖;其他进入晶状体的葡萄糖通过山梨醇途径生成果糖。晶状体内的低氧环境限制了葡萄糖的有氧酵解,仅有 3%的葡萄糖经过三羧酸循环产生 25%的 ATP,70%的 ATP 来自于无氧酵解途径获得。在糖代谢的过程中有各种酶和辅酶参与维持正常糖代谢通路,以维持晶状体的透明性。

2. 晶状体蛋白 晶状体内含有蛋白和非蛋白部分。晶

状体内水分占 66%,蛋白质占 33%。其他成分如电解质、葡萄糖、维生素 C、谷胱甘肽和类脂质占 1%,是机体中蛋白质含量最高的器官。晶状体内的蛋白分为可溶性和非可溶性蛋白,晶状体蛋白是存在于晶状体上皮和纤维的一组蛋白质,为可溶性蛋白,被命名为 α、β 和 γ 晶状体蛋白,晶状体蛋白占可溶性蛋白的 90%或以上。其他还有细胞骨架蛋白和膜蛋白。可溶性蛋白主要分布在皮质内,非可溶性蛋白主要位于晶状体核,随年龄增长两种蛋白质的含量发生变化,可溶性蛋白的含量逐渐减少,非可溶性蛋白含量增加。

3. 抗氧化防护系统 晶状体持续暴露于氧化环境。正常房水中即有较高浓度的过氧化氢,晶状体代谢过程和外界因素如辐射等均可导致氧化性毒性物质产生。晶状体内的几个酶能对抗氧化剂的作用,过氧化氢酶、低浓度的超氧化物歧化酶参与将氧自由基和过氧化氢还原成水。谷胱甘肽还原酶使氧化型谷胱甘肽还原成还原型谷胱甘肽。另外还有维生素 C、维生素 E 等。

(三)年龄相关性白内障的流行病学

引起晶状体透明度降低或者颜色改变所导致的光学质量下降的退行性改变称为白内障。其中颜色改变也称为白内障是美国眼科临床指南新增加的定义。并不是所有晶状体混浊都会引起严重的视力下降,世界卫生组织(WHO)从群体防盲治盲的角度出发,将晶状体混浊且矫正视力低于 0.5 者称为临床意义的白内障。我国目前白内障的流行病学调查文献均主要参照 1982 年 WHO 与美国国家眼科研究所制定的标准:视力<0.7,晶状体混浊并且无其他导致视力下降的眼病作为白内障的诊断标准。国内部分省市的白内障的流行病调查显示,50～59 岁白内障患病率为 5.23%～18.79%,60 岁以上老年性白内障的患病率为 43.2%～51.6%,随着年龄的增加,白内障患病率明显增高,在≥70 岁的人群中,白内障患病率可达 63.20%～86.91%。女性白内障患病率明显高于男性。

(四)年龄相关性白内障的危险因素

晶状体在老化过程中除解剖形态的改变外,重要的是水分的减少,钙及钠增加,钾和磷减少。不同类型的白内障致病的危险因素及发病机制也不同,但是白内障的发生是多因素综合作用的结果。年龄相关性白内障的发病与以下因素有关。

1. 年龄和性别 年龄相关性白内障的发病与年龄的增长密切相关。晶状体的透光性和屈光度与晶状体的水溶性结构蛋白含量有关。随年龄增加,晶状体的可溶性蛋白含量降低,非可溶性蛋白含量增高,当晶状体蛋白的有序性排列受到破坏时,晶状体的透光率下降,达到一定程度时 晶状体混浊形成白内障。老年女性人群中患白内障的比率高于年龄相当的男性,雌激素可能有防止白内障发生的作用。

2. 高度近视 高度近视是核性白内障的风险因素。Younan 等通过对蓝山眼病研究所流行病学的数据显示白内障的发生与近视之间有统计学关系,高度近视显著地增加核性白内障的发生率。高度近视伴随玻璃体的液化,玻璃体的液化与氧化损伤或蛋白水解酶的活性增加有关,氧化反应损伤是晶状体蛋白结构变化,可使蛋白质和脂质结合形成聚合物,非可溶性蛋白含量增加,使得晶状体混浊。

3. 生化因素 流行病学显示血脂异常与动脉粥样硬化

和冠心病密切相关血脂异常病人中白内障的发病率也较高。Hiller R 等研究发现高血脂与白内障发病密切相关,甘油三酯升高或高密度脂蛋白降低时白内障的发生危险明显增加。

4. 环境因素 光照射特别是紫外线照射是白内障形成的危险因素,纬度和太阳辐射与白内障的发生密切相关。紫外线使晶状体内引起光化学反应,不断产生自由基,包括过氧化物、单分子氧等,与膜成分反应而破坏了膜的稳定性、产生 DNA 单链或双链破坏,使晶状体蛋白发生交联而形成聚合物等,使得晶状体的透明性发生改变。减少阳光暴露能有效地防止与白内障有关的视力障碍。

5. 日常生活 食物中富含抗氧化物质,例如维生素 A、C 和 E,能起防止晶状体蛋白和膜损伤的作用,饮酒也增加白内障发生的风险;吸烟也能显著增加各种形式的白内障的发生率,吸烟导致氧化应激反应,产生氧化反应物质(ROS)、自由基等使晶状体受到氧化损伤,导致白内障的形成。

总之,年龄相关性白内障是一种多因素的疾病,与营养、代谢、环境和遗传等多种因素有关。是机体内外各种因素对晶状体长期综合作用的结果。流行病学研究表明,紫外线、糖尿病、高血压、高血脂、饮酒和吸烟等对年龄相关性白内障的形成有关。

(五)临床表现

1. 症状 患者自觉视物模糊,尤其视远物时明显。部分患者可有单眼复视或多视现象。还有的患者自觉看远模糊,但原有老视眼镜不需要戴了。夜间驾驶有眩光现象。早期经过验光可以发现不同程度的散光或近视,并且能矫正,随病程进展,患者主诉视物模糊加重,验光不能改善。对于后囊下和皮质性白内障患者可能有眩光症状,与晶状体皮质混浊产生的光线散射有关,后囊下混浊的患者在阳光充足的室外视力差,在房间里暗的地方视力好转等症状。

2. 体征 晶状体混浊可在肉眼下、聚光灯或裂隙灯下观察,皮质性白内障的初期仅仅在晶状体周边部混浊时需要散瞳下才能看到。

晶状体混浊分类系统 Ⅱ(lens classification system, LOCS Ⅱ)为了对晶状体混浊进行分类和流行病学调查及药物疗效的评价需要,美国国立眼科研究所资助的一项分类方法,用于活体白内障分类以判断晶状体混浊的范围和程度,广泛应用于白内障研究。其方法为将瞳孔充分散大,在裂隙灯照明和后照法区别晶状体混浊的类型和核的颜色,通过标准的晶状体混浊的颜色比较,区别其不同的类型即核性(N),皮质性(C)和后囊下(P)。

晶状体核的硬度分级标准:晶状体核的硬度的评价对于白内障超声乳化吸出术的适应证选择和手术方式的选择有重要意义,在临床研究中核的硬度也作为超声乳化中对角膜内皮细胞的影响的指标而提及。核分级的标准是以核的颜色进区分,最常用的标准为 Emery[1] 核硬度分级标准,将核的硬度分为 5 级,具体分级标准如下:

Ⅰ度 透明,无核,软核;

Ⅱ度 核呈黄白或黄色,核软;

Ⅲ度 核呈深黄色,中等硬度核;

Ⅳ度 核呈棕色或琥珀色,硬核;

Ⅴ度 核呈棕褐色或黑色,极硬核。

3. 年龄相关性白内障的分类

(1)皮质性白内障:皮质性白内障在临床上分为四期分别叙述如下:

第一期:初发期 绝大部分的皮质性白内障起自赤道部位。小部分起自后极部质和核心混浊。起自赤道部的混浊在相当长时间内没有发展到瞳孔区,因此,可能患者没有或仅有视力轻微下降。散瞳后检查,在赤道部有楔状混浊或称辐射状混浊,由于晶状体的纤维水肿,出现水裂隙和板层分离现象。

第二期:未成熟期或称膨胀期 随着晶状体混浊更广泛,瞳孔区的晶状体也有皮质混浊呈辐射状或不规则状的弥漫性混浊,由于前皮质下仍然有透明皮质,所以当裂隙光斜照到晶状体时,可以看到虹膜的新月形投影现象,该时期由于晶状体大部分纤维水肿,晶状体的体积增大,如果患者的前房浅,可能引起瞳孔阻滞,引起继发性青光眼。患者的视力有明显的下降,或者在查视力时显示尚好,但是患者仍然感到视物模糊,检查对比敏感度显示明显下降。

第三期:成熟期 成熟期时晶状体几乎全部混浊,晶状体纤维的水肿消退,晶状体的体积恢复到正常大小,前房深度恢复正常。虹膜投影消失,视力明显减退至眼前指数或光感。

第四期:过熟期 成熟期白内障未进行手术则在经历数年后,晶状体皮质变性并逐渐分解液化,晶状体核随之下垂,晶状体囊膜皱缩、体积缩小。有不规则的白色斑点或胆固醇结晶出现在晶状体囊膜及液化的皮质内。患者的前房加深,虹膜震颤,患者的视力在经历了多年看不到之后视力又有了改善。由于过熟期白内障的囊膜发生变性和通透性的增高。变性的晶状体蛋白可以进入到前房引起轻微的虹膜睫状体炎。又称为晶状体过敏性葡萄膜炎。这种析出的晶状体蛋白在前房中的长期存留,引起巨噬细胞的吞噬并堵塞小梁网引起眼压升高造成晶状体溶解性青光眼。在白内障的过熟期,不仅晶状体的蛋白和囊膜发生变性,悬韧带也发生变性,变得脆弱,自发性断带,使得晶状体震颤和部分甚至晶状体全脱位到玻璃体腔。

(2)核性白内障:核性白内障自晶状体的核发生混浊,逐渐向成年核进展。成年人正常的晶状体核为淡灰色透明状,发生核性白内障后首先核呈灰白色混浊,周边部透明,因此患者的视力不受影响。但是由于屈光指数的增加,视力向近视漂移。随核的混浊加重,混浊的核向成人核发展,并且颜色逐渐呈灰黄色、棕黄色甚至呈棕褐色和黑色。患者的视力出现严重下降。

(3)后囊下白内障:最早出现混浊的部位在晶状体后极部囊膜前的皮质浅层,出现金黄色细小颗粒状的混浊,随混浊的加重,混浊的面积扩大密度增加,向前使后皮质受累的厚度也增加。散瞳下呈盘状混浊。后囊下的混浊可以较早影响视力,在室外由于见光后瞳孔缩小,患者的视力更差,暗处由于瞳孔的扩大,利用周围透明皮质视力明显好转,随后囊下混浊的范围和密度加大视力明显下降。

(六)诊断及鉴别诊断

年龄相关性白内障根据发病年龄、晶状体混浊的体征,除外并发于眼部前节或后节的多种疾病引起的晶状体混浊,或除外如糖尿病性白内障或手足搐搦性等代谢性白内障;另外,长期服用如类固醇类的或抗精神病药物也可引起白内障,根据病史和晶状体混浊的部位和特点可以鉴别。

（七）治疗

1. 药物治疗 多年来,针对不同的病因学说有相关的药物应用。但是年龄相关性白内障是多种因素并存影响的结果,尽管世界上有40余种白内障药物在进行临床应用,目前并没有大的临床循证医学的证据表明药物治疗的有效性。

目前常用的药物有以下几种:

(1)醌型学说的相关药物:卡他林(catalin)(白内停)是一种含有吡啶酚黄素核的羧酸制剂,尽管其抑制醌体的作用尚缺乏进一步的证据,但是实验结果表面,它可有效的推迟实验性白内障的产生,作为还原剂,可以保护疏基免受氧化作用。该种药物对羟基的作用比对醌型物质更强,可以阻止醌型物质对晶状体可溶性蛋白的氧化变性作用达到防治白内障的作用。点眼每日4～5次。

法可来辛(phacolysin)是20世纪60年代初根据醌体理论合成的抗白内障药物。大白鼠实验表明,该药物容易透过晶状体囊膜进入晶状体,阻止醌型物质对晶状体可溶性蛋白的氧化、变性和混浊化作用;能抑制醛糖还原酶的活性,阻止糖尿病性白内障的发生。临床观察接受该药物治疗后患者的视力有不同程度的提高,但是已经混浊的晶状体未见消退,可以用于糖尿病性白内障和年龄相关性白内障的防治。0.75～1mg/15ml,滴眼每日3～5次。

(2)抗氧化损伤药物:谷胱甘肽(glutathione,GSH)有还原型和氧化型之分。两者的互变过程可以拮抗氧化物对疏基(—SH)的破坏作用,保护含羟基的蛋白质和酶不被氧化、变性。另外,谷胱甘肽含谷氨酸、胱氨酸和色氨酸的三肽。由于含游离疏基对调节和维持机体及眼组织特别是晶状体稳定的内环境起重要作用。它发挥还原剂作用,保护晶状体内不同疏基成分,可以使氧化型维生素C转为还原型维生素C。正常晶状体内含有较高水平的谷胱甘肽,绝大部分以还原型存在。白内障形成时,谷胱甘肽浓度明显下降。通过临床研究,谷胱甘肽眼药水联合维生素E对晶状体混浊有轻微改善。治疗年龄相关性白内障,点眼每日4～5次。

牛磺酸(taurine)是抗氧化剂。能清除体内的羟基自由基和超氧阴离子。动物实验中证实能明显抑制或延缓不同类型的白内障的发生和发展。治疗初期和中期白内障,点眼每日3～6次

(3)营养类:维生素E具有抗氧化作用,是自由基清除剂,抑制晶状体内的过氧化脂质的反应,促进氧化型谷胱甘肽还原为还原型谷胱甘肽。

维生素C具有较强的还原性和抗氧化功能,对于维持晶状体内的还原型谷胱甘肽、保持晶状体透明起着重要作用。正常晶状体内维生素C含量高,各种白内障中抗坏血酸的含量降低。

维生素B_2缺乏导致谷胱甘肽还原酶活性下降,还原型谷胱甘肽浓度降低,有临床观察,年龄相关性白内障的部分患者伴有核黄素缺乏,而晶状体透明的老年人没有核黄素的缺乏。口服或局部点核黄素滴眼液。

利明滴眼液可以补充晶状体的代谢的物质。为碘化钾、氯化钠、氯化钾、维生素C、维生素B_1、硼酸、硼砂、羧甲基纤维素钠、硫代硫酸钠和尼泊金等的复合制剂,用于年龄相关性白内障的早期,点眼每日3～4次。

(4)中医药物:麝珠明目滴眼液、珍珠明目滴眼液,石斛夜光丸、明目地黄丸、复明片等。

2. 白内障手术 由于药物治疗白内障的长期性和不确定性,对于影响生活和工作的白内障采用白内障的超声乳化或囊外摘除联合人工晶状体的植入已经是年龄相关性白内障的主要治疗方法。

(1)手术时机:传统上对白内障的手术需要等到患者视力严重下降到0.1以下才考虑进行。由于白内障患者的视力下降是一个缓慢的过程,从有视物模糊的症状或者检查发现晶状体有混浊到视力严重下降可能要经过数年的过程。在此期间患者一直要生活在进行性模糊的视力下,严重影响了其生活质量。某些特殊职业如司机、作家、画家和要求精细视力的很多职业,在白内障的进展过程中工作将遇到很大困难。随着生活水平的提高,即使不做特殊行业的工作,人们对视觉的要求也越来越高,对自身的生活质量有了更高的要求。现代白内障手术设备的研发、手术的技术已经相当成熟,因此只要患者的白内障足以影响到他们的生活和工作即可进行手术。WHO对白内障的定义是矫正视力低于0.5以下,就是临床有意义的白内障。但是在一些特殊的情况下,白内障手术可以早期进行:

1)后囊下白内障:由于晶状体混浊位于后囊视轴部位,接近眼球的光学结点,早期白内障即对视力有较大影响,特别在室外的强光下瞳孔缩小对视力的影响更大。此种情况下宜较早进行白内障手术。

2)有内眼手术史:如玻璃体或青光眼手术。一般情况下,再次手术的风险加大,如青光眼患者,特别是闭角型青光眼前房浅、抗青光眼手术后由于房水环境的改变,白内障的发生较正常没有接受过任何眼内手术的眼发生得早,而且晶状体核的硬度高,由于青光眼长期用缩瞳、或急性发作、手术等原因瞳孔粘连不能散大等,角膜内皮细胞在经历青光眼发作和手术后也有部分的损失等原因使手术的难度加大,对角膜内皮的损伤也加大。同样,玻璃体切割手术后,由于眼内环境的改变,白内障的发生也较早出现。由于晶状体后面没有正常胶状玻璃体的支撑,晶状体的悬韧带也可能有部分损伤,手术的风险和难度明显加大。所以,有内眼手术史的白内障宜较早期进行手术,以减少手术并发症的风险。

3)眼底疾病诊断和治疗的需要:如患者有眼底血管疾病如糖尿病视网膜病变或视网膜静脉阻塞、黄斑部疾病等需要清晰的屈光间质才能进行诊断和治疗时,而晶状体的混浊影响到该需求时就早期进行白内障手术。

4)白内障伴有高度近视的患者:高度近视患者的晶状体混浊多为核性白内障,随晶状体核的混浊加重,近视度数进一步增加。伴有高度近视的患者白内障手术后植入合适的人工晶状体度数,即可在摘除白内障达到复明的同时又可矫正屈光不正的双重功效。

5)白内障伴有浅前房或已有过急性房角关闭发作:浅前房和急性闭角性青光眼的患者屈光状态多为远视性或正视,大多具有房角窄、晶状体相对大的前房拥挤现象,当晶状体混浊过程中晶状体纤维的肿胀会加剧前房变浅而导致瞳孔

的相对阻滞和房角的关闭。而成熟的白内障超声乳化吸出联合后房人工晶状体植入术在恢复视力的同时能明显加深中央和周边前房深度,解除瞳孔的相对阻滞状态,房角开放,消除或部分改善了急性闭角型青光眼发作的解剖因素。同时,白内障摘除术后植入合适的人工晶状体也能使远视力和老视度数得到减轻。

(2)术前评估:尽管白内障手术对视力改善是非常有效的,但是对于老年人可能存在的不同的眼底疾病或全身情况,术前必须有相应的了解,以便评估手术的风险和术后视功能的恢复预期。

1)眼部情况

病史:视力减退是缓慢进展还是突然下降;是否有充血、眼痛或头痛等伴随症状;了解既往手术史,外伤史或有无青光眼、高血压、糖尿病等病史。

视力及色觉检查:分别进行双眼的远近视力,了解屈光状态,对于白内障重眼底看不清的患者,视功能的检查尤其重要。对了解视网膜的功能、视神经和黄斑部功能。

眼位:如眼位不正特别是外斜视,根据病史等,可能预示患者白内障术后的视功能恢复不良。

裂隙灯检查:注意结膜有无炎症、角膜的透明性、前房深度、虹膜有无萎缩、粘连、瞳孔大小、晶状体混浊的性质、部位、程度及有无晶状体位置的异常。

眼底检查:术前散瞳了解玻璃体、视神经和视网膜血管的情况,特别是了解黄斑部有否病变。影响术后视功能的眼底病变有:糖尿病性视网膜病变、视网膜静脉阻塞、高度近视性黄斑病变、黄斑部病变如黄斑变性、黄斑裂孔、黄斑前膜、黄斑水肿,视神经萎缩等眼底病变。

泪器:白内障手术前必须进行泪道的检查,除外慢性泪囊炎,如冲洗泪道有脓性分泌物,必须先进行泪囊炎的治疗,除去感染灶。如果泪道冲洗只是不通但是没有分泌物,则不影响白内障手术。

眼科特殊检查:眼科超声波检查,包括生物测量,B超了解玻璃体情况、视网膜是否有占位性病变和视网膜脱离等。角膜内皮检查,如果角膜内皮细胞减少,或者晶状体核硬,需要考虑白内障的手术方式。

2)全身情况:由于现代白内障手术技术、手术设备的不断完善,白内障手术的时间较短、对全身的影响减少,因此降低了手术对全身的影响。但是,年龄相关性白内障大多数为60岁以上的老年人,术前注意进行全身情况的评估,对提高手术的安全性和降低手术的风险很重要。

糖尿病患者注意术前血糖控制最好在正常水平,有些病史很长的患者血糖很难控制在正常水平,必要时术前进行短效的胰岛素应用控制血糖,最好能够控制在 8.3mmol/L(150mg/dl),糖尿病术前血糖控制

高血压患者注意控制血压水平,术前对于精神紧张的患者必要时需要进行术中监测,术前用镇静药物减少患者的紧张情绪。对于舒张压高的患者,注意不要短时间服用大剂量的降压药物,以免发生严重的心脑血病的严重后果。

对于有心肌梗死、不稳定心绞痛、慢性阻塞性肺气肿、脑血栓等患者,需要由专科医师进行风险评估,如果认为可以耐受手术,尽可能进行术中的心电监测,随时处理可能出现的意外风险。

(3)白内障手术方法:现代白内障的手术方法主要有以下两种:现代囊外白内障摘除术和超声乳化白内障吸除术。

囊外白内障摘除术:手术之前充分散瞳,采用球后麻醉或表面麻醉下,做以穹隆为底的结膜瓣,巩膜表面电凝止血,做长 8～10mm 的板层巩膜切口,上方穿刺进入前房后,前房注入粘弹剂维持前房,行开罐式截囊或环形撕囊,水分离,根据核的大小扩大角巩膜切口,圈套器放入核下方,轻压切口后唇,娩出晶状体核。注吸针吸出核周皮质后,囊袋内和前房注入粘弹剂后,将人工晶状体植入囊袋,10-0 尼龙线缝合角巩膜切口,注吸针头冲洗前房和囊袋内粘弹剂,最后缝合或烧灼关闭结膜切口。根据需要结膜下可以注射抗生素和地塞米松。

超声乳化白内障吸除术:术前散瞳和麻醉同囊外摘除术。手术切口可以采用巩膜隧道切口或透明角膜切口。在10点或2点处周边部角膜做辅助切口,前房注射粘弹剂维持前房,做 5.5～6mm 居中的环形撕囊,水分离和水分层。使晶状体核在囊袋内能自由转动后开始超声乳化。基本的超声乳化技术包括雕刻、劈核,将核分而治之后分别乳化吸出。核乳化吸出后,用注吸手柄将皮质吸出。囊袋和前房注射粘弹剂,根据植入人工晶状体为折叠或非折叠晶状体决定是否扩大切口。植入人工晶状体后将粘弹剂冲洗干净,角膜切口一般进行水密闭合即可。根据需要结膜下注射抗生素和地塞米松。

(4)人工晶状体和人工晶状体度计算:现代白内障摘除术后植入人工晶状体是矫正无晶状体眼的绝大多数的选择。理想的人工晶状体应该是无生物活性、价格适当。最重要的是人工晶状体的功能能与人眼的晶状体的功能相似,提供远视力和近视力,减少后发障的发生等,但是目前还没有一款人工晶状体能达到上述标准。随着白内障手术技术进入到成熟的平台期,人工晶状体的材料、光学部和袢的结构、光学部的边缘设计、表面修饰、非球面人工晶状体、可调节型人工晶状体、多焦人工晶状体也得到不断研发。此外,还有悬吊性人工晶状体、有晶状体眼的人工晶状体植入、前房型人工晶状体等。

人工晶状体度数计算:恰当的人工晶状体度数的获得基于数据的测量和计算公式的准确性。基本数据包括:眼轴测量、角膜曲率。有些人工晶状体的计算公式还需要前房深度的数据。根据不同的眼轴长度,伴有高度近视的长眼轴、高度远视的短眼轴等不同情况,选择不同的计算公式。

人工晶状体度数的选择应该是个体化的,应在术前根据患者的年龄、工作、生活和用眼习惯等和患者进行沟通,使得患者对术后的视力有正确的认识。如高度近视眼的患者,一般给患者保留 1.5～3.0D 的近视,使患者保留平时的用眼习惯,视远时继续佩戴低度的近视镜。对于正视眼或远视眼患者,术后屈光度可以按照正视预留,近用时佩戴老视镜。另外,对于有特殊要求的患者跟患者进行良好沟通后决定。

(5)白内障手术并发症

1)术中并发症

①切口并发症:角膜灼伤、角膜伤口闭合不良、浅前房。

②角膜内皮损伤:可以因为术中浅前房、白内障核硬度

高,使用高能量和超声乳化的时间过长以及非囊袋内超声乳化引起。

③后囊膜破裂:后囊膜菲薄,术中容易发生破裂,破裂大时可能有玻璃体脱出,如果晶状体核尚未乳化吸出或囊外摘除时尚未套出,晶状体核块可以落入玻璃体腔。

④出血:包括虹膜组织损伤引起的前房积血和发生率很低的脉络膜暴发性出血。

2)术后并发症

①出血:出血来自于手术切口,虹膜根部离断等损伤,迟发性脉络膜出血少见。

②眼压高:术后眼压高可能由于术中使用的粘弹剂或晶状体皮质未冲洗完全、前房积血、炎症反应或术前存在青光眼史。少见的情况由于房水向后倒流至玻璃体内,使得虹膜晶状体隔向前移位导致前房角关闭,形成睫状环阻滞性青光眼。

③眼内炎:是白内障术后最严重的并发症。感染源来自于手术野和手术器械或污染的灌注液。手术切口闭合不良也是眼内炎的重要因素。根据感染的细菌毒力强弱或进入的多少,手术时间的长短、术中有无后囊膜破裂等,眼内炎可呈急性或慢性发作。表现为眼痛、视力下降、球结膜水肿、睫状充血、前房积脓、玻璃体混浊。

④后囊膜混浊:即后发性白内障。

3)人工晶状体并发症

①人工晶状体位置异常:包括偏位、人工晶状体夹持。

②纤维蛋白渗出:术后炎症反应导致纤维蛋白渗出,严重时可以造成瞳孔阻滞引起眼压增高。

③人工晶状体屈光度误差:测量和计算的误差或人为错误。

(八) 白内障的预防

随着人的寿命增长和医疗技术、药物的发展,白内障的发生是不可避免的。从目前的研究显示白内障是多种因素作用的结果,与糖尿病、高血压、高血脂、青光眼。有研究显示核性白内障与吸烟相关,戒烟能减低患白内障的风险,暴露于紫外线下的累积时间和晶状体混浊有关,所以。健康的生活习惯和积极治疗糖尿病、高血压、高血脂等全身性疾病、室外戴太阳镜可以减少白内障的发展。多吃富含营养和维生素饮食,对预防白内障的进展有益。尽管治疗白内障的药物疗效不肯定,但对于早期年龄相关性白内障的治疗可使部分减慢进展,但没有临场对照研究。当白内障影响到生活和工作时可考虑手术治疗。

(师自安)

▶ **参考文献** ◀

1. 张振平.晶状体病学.广州:广东科技出版社,2005:6,40
2. 李凤鸣.中华眼科学(上、中、下册).第2版.北京:人民卫生出版社,2004:1464-1469
3. Brian G,Taylor H. Cataract blindness challenges for the 21st century. Bull World Health Organ,2001,79(3):249-256
4. 张士元.我国白内障的流行病学调查资料分析.中华眼科杂志,1999,35(5):336-340
5. 许京京,何明光,吴开力,等.广东省斗门县农村白内障的调查.中华眼科杂志,1999,35(6):65-67
6. 赵家良,瞿瑞芳,贾丽君,等.北京市顺义区白内障患病和手术状况的调查.中华眼科杂志,2001,37(1):6-11
7. 鲍永珍.曹晓光.黎晓新,等.西部四地50岁及以上农村人口年龄相关性白内障患病率调查.中华医学杂志,2008,88(24):1679-1702
8. 赵晓静,郑晖,李斌辉,等.广东省珠海市南水镇老年性白内障的患病率及社会负担率.中国老年学杂志,2010,30(7):973-974
9. Younan C,Mitchell P,Cumming RG,et al. Myopia and incident cataract and cataract surgery:the blue mountains eye study. Investigative Ophthalmology & Visual Science,2002,43(12):3625-3632
10. Hiller R,Sperduto RD,Reed GF,et al. Serum lipids and age-related lens opacities:a longitudinal investigation:the Framingham Studies. Ophthalmology 2003,110(3):578-583
11. 宋旭东,王宁利,唐广贤,等.超声乳化手术治疗原发性闭角型青光眼合并白内障的多中心试验.医学研究杂志,2010,39(3):17-22
12. Kurimoto Y,Park M,Sakaue H,et al. Changes in the anterior chamber configuration after small-incision cataract surgery with posterior chamber intraocular lens implantation. Am J Ophthalmol,1997,124:775-780
13. 张帅,汤欣,王铁成.全景超声活体显微镜对超声乳化白内障吸出术后前房结构的改变的临床观察.中华眼科杂志,2008,44(4):301-305
14. 美国眼科学会.眼科临床指南.中华医学会眼科学分会,编译.北京:人民卫生出版社,2006:258-307
15. Christen WC,Glynn RJ,Ajani UA,et al. Smoking cessation and risk of age-related cataract in men. JAMA,2000,284:713-716
16. West SK,Duncan DD,Munoz B,et al. Sunlight exposure and risk of lens opacities in a population-based study:the Salisbury Eye Evaluation project. JAMA,1998,280:714-718.

第二节 年龄相关性黄斑变性

年龄相关性黄斑变性(age-related macular degeneration,AMD)又称老年性黄斑变性(senile macular degeneration,SMD),是一与年龄密切相关的黄斑部退行性疾病,年龄越大发生率越高,是发达国家和我国城市人口中50岁以上人群失明的首要病因。AMD有以下特征表现:黄斑部玻璃膜疣形成、视网膜色素上皮层(RPE)异常(如脱色素或色素增生)、RPE和脉络膜毛细血管的地图样萎缩和新生血管性(渗出性)黄斑病变。导致视力损害的主要原因为:视网膜光感受器细胞和RPE细胞的广泛萎缩和新生血管所致的出血、渗出、纤维瘢痕样病变等。

一、AMD 的流行病学

在发达国家中,AMD 是引起严重的、不可逆视力损伤的注药原因。最新的荟萃分析使用美国、欧洲和澳大利亚的研究数据以评估美国目前和未来 AMD 的患病率。根据这一荟萃分析计算出在发达国家 50 岁以上人群中 AMD 的患病率约为 11%,其中湿性 AMD 患病率为 2%。

随着年龄的增长,AMD 的患病率、发病率、病情进展程度增加,AMD 的绝大多数相关体征也会更加明显。Beaver Dam Eye Study 研究中发现年龄在 43～54 岁患者中 AMD 的患病率低于 10%,年龄为 75～85 岁的患者中患病率则增加 3 倍以上,该研究在随访 10 年后,发现在 43～54 岁人群中 AMD 的发病率为 4.2%,在 75 岁及以上人群中则增加到 46.2%。

中国流行病学调查结果显示 50 岁以上人群中 AMD 患病率为 1.89%～15.5%,且随着年龄增加,患病的危险显著增高。随着社会老龄化,AMD 的患病率也逐年提高,由 90 年的 5.37% 至 98 年增长至 8.4%,增加近一倍。

一项针对上海地区 AMD 患者的研究显示,确诊的 AMD 患者占受检人群的 15.5%,其中干性(萎缩性)AMD 占 88.1%,湿性(渗出性)AMD 占 11.9%。AMD 患病率与性别无关,但随着年龄增加而明显增加。AMD,尤其是湿性 AMD,是一种严重危害≥50 岁人群视力的眼病。

AMD 的危险因素

明确的危险因素:年龄、家族史、吸烟、高血压、白色人种;

可能危险因素:女性、光照、饮食不佳。

1. 年龄　AMD 的发病率和患病率均随着年龄增加而增加。随访 10 年的结果显示,43 岁至 54 岁人群 AMD 的发病率为 4.2%,而 75～85 岁人群 AMD 的发病率为 46.2%。

2. 家族史　研究显示补体因子 H 基因(CFH)多态性和其他补体因子可明显增加 AMD 的发病风险。CFH 基因位于 1 号染色体,该区与 AMD 的遗传研究有关。CFH 基因多态性和 AMD 发病风险增加在吸烟患者中尤为显著。

3. 吸烟　临床资料显示严重吸烟人群发生 AMD 的风险是不吸烟人群的 2 倍。吸烟和 AMD 发生之间好像存在剂量相关性,这种相关性存在于 AMD 的两种晚期类型——脉络膜新生血管(湿性 AMD)和地图样萎缩(干性 AMD)。戒烟可使 AMD 发生几率降低。

4. 高血压　高血压与湿性 AMD 相关。

5. 人种　白色人种比黑色人种和西班牙人种更容易出现晚期 AMD。亚洲人群中 AMD 的患病率相对较高。

6. 其他危险因素

(1)女性:总体来说,AMD 在男性和女性中的发病率相当,然而 75 岁以上老年妇女危险轻微增加。单就湿性 AMD 而言,所有年龄的女性危险度均增加。

(2)光照:已知过度光照可损伤视网膜,然而很难将长时间光照作为危险因素来进行定量研究。

(3)饮食中抗氧化剂缺乏:许多研究表明 AMD 和饮食相关。高脂饮食多可增加晚期 AMD 风险。另一方面富含鱼类和抗氧化剂的饮食则可使 AMD 风险降低。在比弗丹眼科研究中,摄入较高含量类胡萝卜素、维生素 E 和锌与 AMD 风险降低相关。类胡萝卜素是植物中所发现的红色和黄色色素,包括玉米黄素、叶黄素、β-胡萝卜素即维生素 A 前体。此外,血清中类胡萝卜素高水平与降低 AMD 风险相关。

二、AMD 的病理生理学

(一)概述

AMD 的病理生理学极其复杂,尽管当前的认识日渐更新,但仍不完全。关于 AMD 的病因,有许多可信的学说,各学说中均包括多种致病因素,包括老龄化、缺血、氧化应激、炎症和血管再生。氧化应激和炎症导致 AMD 发生,并由此引发一系列导致视网膜功能障碍,最终导致湿性和干性 AMD 的病理生理过程。

(二)血管再生

血管再生是指通过已存血管的分支和延伸长出新的血管。它是 AMD 中介导脉络膜血管再生(CNV)的过程,是晚期湿性 AMD 的特征,引起视觉丧失的最主要原因。

新生血管形成在许多正常的生理过程中都起着重要的作用,其中包括伤口修复、低氧性损伤以及生殖等等,在正常情况下,这是一个受到高度调控的过程,新生血管是通过原有的血管分支、延伸而形成的。然而,许多疾病也可以引起持续性的不可调控的新生血管形成,比如癌症、关节炎、糖尿病以及新生血管性 AMD 等眼科疾病。

研究表明,促血管生成分子——血管内皮生长因子(VEGF)-A 表达增加是血管生成级联反应的必需要素,而此级联反应是血管再生形成的基础。

三、AMD 分类

传统和习惯上将 AMD 分为两种类型:干性和湿性。

(一)干性 AMD

又称非新生血管性、非渗出性、萎缩性 AMD。干性 AMD 主要特征为:黄斑部出现称为玻璃膜疣(drusen)的黄白色斑点,RPE 改变所致不规则色素沉着或色素脱失区域,RPE 以上其表层的光感受器细胞发生萎缩,称为地图样萎缩(geographic atrophy,GA)。玻璃膜疣是指脂肪物质累积成为 RPE 下以及 Bruch 膜内的沉积物局限性隆起,大或多个玻璃膜疣融合提示 AMD 病程的进展。当 RPE 和光感受器发生萎缩累及中心凹区域时中心视力受到损害,大片区域发生萎缩样改变,导致视力丧失,进展为晚期病变阶段。

(二)湿性 AMD

又称新生血管性、渗出性 AMD,其主要特征为脉络膜新生血管的形成(choroidal neovascularization,CNV)。异常的 CNV 自脉络膜向视网膜生长,异常血管所发生的渗出、出血等一系列病理改变以及纤维血管膜生长至盘状瘢痕形成,最终导致中心视力丧失。尽管湿性 AMD 仅占 AMD 中的 10%～15%,但在 AMD 致盲的患者中 80% 是由于湿性 AMD 所致。

为了更好反映 AMD 病程的进展,临床上有许多具体病程分类方法。在美国、英国等多个国家 AMD 治疗指南中推荐使用"年龄相关眼病研究(AREDS)"所制定的分类方法,此分类临床易掌握判断,特别指出基于三个方面因素:是否存在大的玻璃膜疣(直径＞125μm,接近视盘边缘正常视网膜静脉大小)、视网膜色素上皮细胞异常以及单眼晚期AMD,来预测AMD进展的五步评分法。该方法用来预测5年内进展为晚期AMD的大致风险在临床颇有价值,在AMD相关治疗和随诊策略中,越来越多的眼科医生选择此类分类法。

1. AREDS五步评分法(0～4分) 5年内进展为晚期AMD的大致风险(表19-2-1)。

表19-2-1 AREDS五步评分法

分数	风险
0分	0.5%
1分	3%
2分	12%
3分	25%
4分	50%

单眼或双眼均有早期AMD特征,即大玻璃膜疣或色素异常,则每只眼每一种特征记为1分。对于单眼存在晚期AMD者,在预测对侧眼进展为晚期AMD的5年风险时将第一只眼存在GA或CNV记为2分,然后再加上对侧眼大玻璃膜疣或色素异常的得分。

2. AREDS分类(视盘边缘处视网膜静脉的直径约为125μm)

(1)无AMD(AREDS分类Ⅰ):无或者仅有微小玻璃膜疣(直径＜63μm)。

(2)早期AMD(AREDS分类Ⅱ):同时存在多个小的玻璃膜疣和少量中等大小玻璃膜疣(直径为63～125μm)或有色素上皮异常(图19-2-1)。

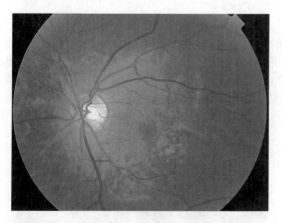

图19-2-1 早期AMD

(3)中期AMD(AREDS分类Ⅲ):广泛存在的中等大小玻璃膜疣,至少一个大的玻璃膜疣(直径≥125μm)或有未波及黄斑中心凹的地图样萎缩(图19-2-2)。

(4)晚期AMD(AREDS分类Ⅳ):同一眼具有以下或几个特点:

1)累及黄斑中心凹的色素上皮和脉络膜毛细血管层的地图样萎缩(图19-2-3)。

2)有下列表现的新生血管性黄斑病变(图19-2-4):①脉络膜新生血管;②视网膜神经上皮或RPE浆液性和/或出血

性脱离;③视网膜硬性渗出(由何来源的慢性渗漏所导致的继发现象);④视网膜下和RPE纤维血管性增殖;⑤盘状瘢痕。

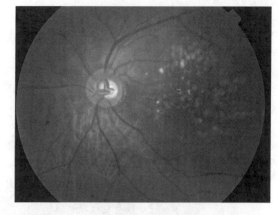

图19-2-2 中期AMD

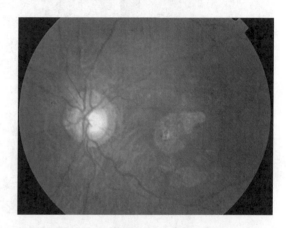

图19-2-3 晚期AMD(地图样萎缩)

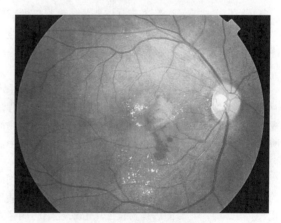

图19-2-4 晚期AMD(湿性)

四、主要临床表现

(一)干性AMD

1. 症状 患者早期可无任何症状,即使眼底可见明显的玻璃膜疣存在时视力仍可在正常范围内,随着病程进展视力可逐渐下降,视物变形、阅读困难,如病变进展为脉络膜视网膜大片萎缩(如地图样萎缩)累及到黄斑中心凹区域时视功能严重受累,进而致盲。

Amsler方格表是简单方便检查中心凹视功能的方法,

方格变形暗点大小既可作为定性也可作为定量的检查方法，且患者可自查随诊及时发现视觉功能变化，是黄斑疾病患者就诊首要的检测方法。

眼底情况：主要见大小不等边缘清晰的硬性玻璃膜疣和界限不清的软性玻璃膜疣以及黄斑区 RPE 不规则改变致局部色素增生或脱色。玻璃膜疣可融合致 RPE 隆起、脱离，软性玻璃膜疣和其融合时提示病程进展。地图样萎缩是干性病变的最终结果，表现为边缘清楚、低色素或 RPE 明显缺失区域，此区域内脉络膜大血管较周边更为明显。

2. 血管造影

（1）荧光血管造影（FFA）：玻璃膜疣和色素上皮脱离区早期表现为窗样缺损的淡荧光，随着背景荧光而增强。地图样萎缩区域由于 RPE 萎缩可见脉络膜毛细血管闭塞，呈现弱荧光，其中可见粗大脉络膜血管。

（2）吲哚菁绿造影（ICG）：硬性玻璃膜疣可见染色，而较软性疣为弱遮挡。地图样萎缩为弱荧光，并可见深层的大的脉络膜血管显露。

（3）自发荧光：自发荧光来源于 RPE 细胞中的脂褐素，自发荧光增强说明脂褐素累积，提示 RPE 细胞开始衰退，自发荧光消失则提示 RPE 细胞丢失，所以自发荧光是反映 RPE 细胞功能的变化。在 AMD 中地图样萎缩区域的判断和监测中自发荧光的检查可清晰显示病灶边缘，萎缩区域变化，较其他检查方法更有优势（图 19-2-5）。

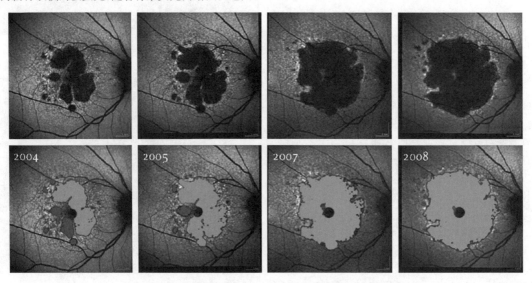

图 19-2-5 自发荧光显示 RPE 细胞萎缩范围逐年扩大

（4）OCT：干性 AMD OCT 表现主要为玻璃膜疣形成的 RPE 不规则隆起以及 RPE 层和视网膜神经上皮的萎缩变薄。

（二）湿性 AMD

1. 症状 在湿性 AMD 早期阶段或病灶小未累及中心凹时，视觉症状是非特异性的轻度视物模糊，但随着病程进展视物模糊变性，特别是在视近物时变形更为显著，视物时有明显的中心暗点，当视网膜和（或）色素上皮出血时，中心视力可突然急剧下降。

2. 眼底情况 主要为 CNV 位于 RPE 下或侵入视网膜内的病灶所引起的渗出、出血、纤维血管膜形成、瘢痕等病理变化（图 19-2-6）。典型的表现为位于中心凹或中心凹旁可见不规则轻度隆起，类圆形灰白或黄色病灶，在其病灶周围或表面可伴有出血，出血可位于色素上皮下，表现为出血性 PED 或出血位于视网膜内表面伴视网膜水肿，并有黄色硬性渗出。典型的湿性 AMD 病灶易确诊，但位于色素上皮下的 CNV 病灶仅表现为抬高的 RPE，伴有或不伴有视网膜积液，此时细小的变化如果不通过双眼立体镜下观察易被忽略。当病灶出血纤维瘢痕形成白色机化膜伴出血水肿称盘状病变（图 19-2-7）。

3. 血管造影

（1）荧光血管造影（FFA）：FFA 是诊断 AMD 中 CNV 的"金标准"，以中心凹无血管区为参照，根据病灶所处位置将其分为：中心凹下（位于无血管区内）、中心凹旁（距无血管区 200μm 以内）和中心凹外（距离无血管区至少 200μm），病变位置对视力预后判断十分重要，是选择不同治疗方案的依据（图 19-2-8，图 19-2-9 和图 19-2-10）。

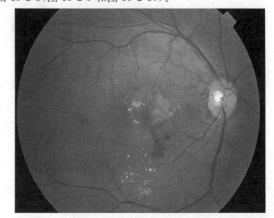

图 19-2-6 湿性 AMD：见黄色渗出、出血灶伴玻璃膜疣

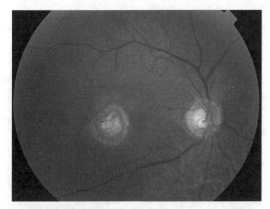

图 19-2-7 湿性 AMD:呈盘状纤维化病灶

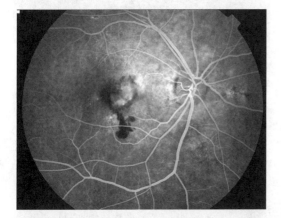

图 19-2-8 FFA 呈示 CNV 病灶位于中心凹下

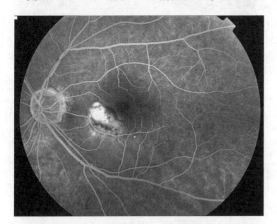

图 19-2-9 FFA 呈示 CNV 病灶位于中心凹旁

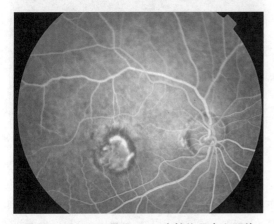

图 19-2-10 FFA 呈示 CNV 病灶位于中心凹外

根据黄斑光凝小组提出的 AMD 分类方法,将 CNV 病灶分为典型性和隐匿型。FFA 造影早期,通常在 30 秒内显示明确边缘的强荧光区域,称为典型性 CNV(图 19-2-11)。典型性 CNV 意味着 CNV 已穿破 RPE 进入视网膜下腔。有些病例在造影数十秒时可以观察到荧光素渗出血管之前的表现,花边状强荧光区的典型性 CNV 血管特征表现。在造影早期看不到 CNV 血管特征的明显证据,但又存在渗漏,称为隐匿性 CNV。目前将隐匿性 CNV 分为两类,第一类在造影早期出现位于 RPE 水平的特征性斑点状强荧光,RPE 隆起,造影后期强荧光扩大增强,RPE 下腔有染色蓄积。这种渗漏提示 CNV 位于 Bruch 膜和 RPE 之间,称为纤维血管性色素上皮脱离(FPED)。第二类是在造影 2 分钟后才开始出现的斑点或不易分辨的高荧光渗漏点,而在造影早期没有相应的强荧光区称为无源性渗漏(图 19-2-12)。许多病灶兼有典型性和隐匿性特征,属于混合性病灶。

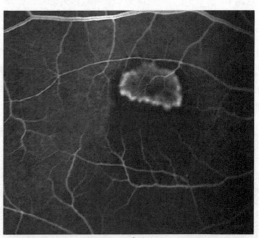

A

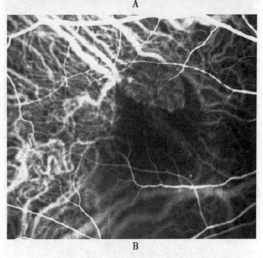

B

图 19-2-11 典型性 FFA 和 ICG 早期呈示
清晰边缘的 CNV 病灶

(2)吲哚菁绿造影(ICG):由于吲哚菁绿与血浆白蛋白结合,不会从脉络膜血管外渗,其受体在在血管腔内,可更好反映脉络膜血管的形态等特征,用可穿过 RPE 层的红外波长进行 ICG 成像,可更好反映位于 RPE 层下的新生血管,与 FFA 结合可以获得互补信息。在动态造影 ICG 早期,可清晰地看到 CNV 病灶充盈过程,可清晰显示 CNV 血管团中的滋养动脉、毛细血管丛或网和回流的静脉。根据高速 ICG 造

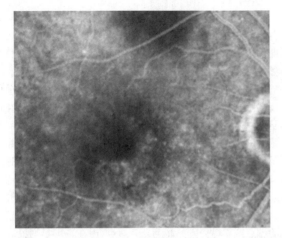

图 19-2-12 隐匿性 FFA 中期呈示点状渗漏,边缘不清

影可判断 CNV 病灶中组成成分(以小动脉为主型、毛细血管为主型和混合型)(图 19-2-13,图 19-2-14 和图 19-2-15)。不同成分的 CNV 病灶,对治疗方法选择有参考价值。毛细血管为主型 CNV 对抗 VEGF 药敏感,而小动脉为主型 CNV 需要联合 PDT 才能达到治疗目的。这种可清楚显示 CNV 病灶结构成分的病灶常位于 RPE 之上,而位于 RPE 之下的 CNV 病灶,常表现为局限性高荧光区,为"盘状"或"点状"表现。

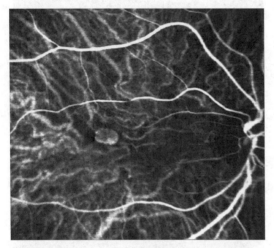

图 19-2-13 ICG 造影早期(高速)示小动脉型
CNV 病灶:呈枝状血管

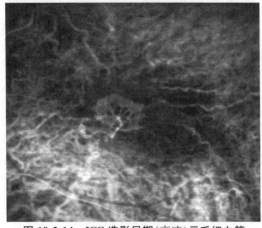

图 19-2-14 ICG 造影早期(高速)示毛细血管
型 CNV 病灶:呈无血管结构充盈

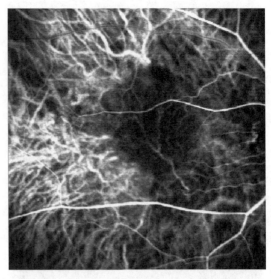

图 19-2-15 ICG 造影早期(高速)示混合型 CNV
病灶:可见树枝状血管网,边缘有融合成片充盈

(3)相干光断层扫描(OCT):OCT 显示 AMD 中的 CNV 主要在两个方面,一是直接显示高反射团的 CNV 病灶大小、范围和位置,位于 RPE 之上的 CNV 分为 Gass 分型的 Ⅱ 型,FFA 造影常为典型性表现,亦是手术取除 CNV 的适应证,而位于 RPE 层之下的 CNV 病灶,称为 Gass 分型的 Ⅰ 型,FFA 造影常为隐匿性表现,并可通过 CNV 反射荧光团的边缘清晰度、反光强度判断 CNV 病灶活动性和是否纤维化形成(图 19-2-16,图 19-2-17)。二是 OCT 可直观显示 CNV 病灶渗漏引起的视网膜内、下水肿以及 RPE 隆起,并可定量测量对比,三维 OCT 可通过视网膜水肿和 CNV 病灶容积测量,更准确地反映 CNV 渗出灶组织及视网膜水肿的情况。

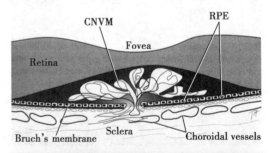

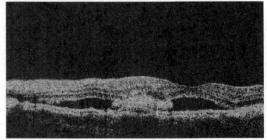

图 19-2-16 GASS 分型:Ⅱ型 CNV
病灶位于 RPE 之上

OCT 由于分辨率、重复扫描部位精确性不断提高并可与 FFA、ICG、自身荧光、彩色眼底像的配合,使 OCT 不仅在 CNV 诊断中发挥重要作用,特别是在 CNV 疾病的病情监

测、疗效判断、重复治疗等方面作用不可替代，已是 AMD 治疗管理中最重要的检测方法。

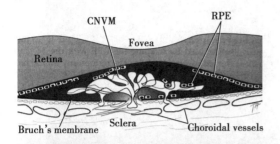

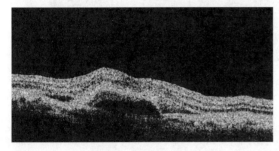

图 19-2-17　GASS 分型：Ⅰ 型 CNV 病灶位于 RPE 之下

五、诊断要点

（一）干性 AMD

1. 视力变化　无特异性，在地图样萎缩的患者中视力障碍明显。

2. 眼底表现　是诊断的主要依据，根据玻璃膜疣的大小分类，地图样萎缩是特征性表现。

3. 血管造影、OCT　不显示 CNV 病灶样表现，主要为玻璃膜疣样改变。

4. 自发荧光　对显示地图样萎缩病灶范围、以及随诊有特殊意义和价值。

（二）湿性 AMD

1. 视力下降、扭曲、中心暗点等黄斑部病变特征性症状。

2. 眼底表现　①视网膜下或 RPE 下新生血管形成，显示黄色或褐色隆起病灶、视网膜水肿或黄斑纤维化病变；②RPE 脱离；③出血——视网膜下、内、前，RPE 下出血，如大量出血可进入玻璃体腔。黄斑区硬性渗出与上述特征相关，除外视网膜血管性病变；④视网膜前、内、下或 RPE 下瘢痕/纤维组织病灶伴有出血和（或）水肿的渗出性黄斑部病灶现有 CNV 存在。

3. 血管造影　"金标准"。FFA、ICG 显示黄斑区视网膜内、下、RPE 下新生血管病灶；在隐匿性 CNV 中，或疑为视网膜血管瘤样增大（RAP）或特发性脉络膜息肉样病变（PCV），ICG 鉴别是必需的。

4. OCT　显示 CNV 病灶以及视网膜水肿、PED 等改变。

六、鉴别诊断要点

（一）类似于 AMD 的非渗出性黄斑病变

主要是与遗传性黄斑部营养不良类疾病鉴别：此类疾病范围特征为发病早，常在青少年、青壮年时视力受到影响；眼底有自身较有特征表现，常双眼发病，追问病史了解视功能

损害的起始时间是鉴别 AMD 非常重要的方面。

1. Stargards 病　青少年发病，双侧性病变，常染色体遗传。眼底：双侧黄斑色素紊乱呈颗粒状，随病程进展病灶呈现 RPE 变性并呈金箔样反光，RPE 萎缩可见脉络膜血管，常在后极或周边部伴有黄色点状渗出物。

2. 卵黄样营养不良（Best 病）　青少年或青壮年发病，双侧性病变，常染色体显性遗传。眼底：表现可多样化，在病程Ⅱ-Ⅲ期呈现典型卵黄样病灶特征时很易诊断，在本病后期易继发 CNV 病灶。ERG：a、b 波正常，c 波下降减弱，EOG：异常。

3. 视锥细胞营养不良　青少年发病，常染色体显性遗传，X 连锁遗传，以进行性中心视力下降为表现。诊断依据：明适应 EGG 和 30Hz 闪烁光 ERG 异常，暗适应 ERG 正常。

（二）类似于 AMD 的渗出性黄斑病变

1. 中心性渗出性视网膜病变（中渗特发 CNV）　患者多为青壮年、单眼，病变范围小局限于黄斑区，病灶周围多有环形或弧形出血，病变性质为炎性渗出性，不伴有玻璃膜疣和色素变化。FFA、OCT 与典型性 AMD 的 CNV 表现无区别。鉴别要点主要为患者年龄、病灶小而局限的特点。

2. 病理性近视 CNV　常常屈光度≥-6.00D,眼底可见病理性近视特征样改变：豹纹状眼底、近视萎缩弧、漆裂纹、后巩膜葡萄肿、Fuch 斑，CNV 病灶常位于漆裂纹端，病灶小局限，视网膜水肿不明显，常伴有视网膜内、下出血。FFA 显示典型性 CNV 表现，OCT 显示视网膜水肿不明显，可伴有视网膜劈裂、前膜等。鉴别点主要见眼底病理性近视特征样表现并存。

3. 特发性脉络膜息肉样病变（idiopathic polypoidal choroidal vasculopathy，PCV）　是亚洲人群好发的黄斑部疾病，随着 ICG 检查的普及和认识的提高，发现 PCV 是一较为常见的疾病，在既往诊断为湿性 AMD 的患者中亦有相当比例的患者定为 PCV，其主要特征为：眼底可见橘红色隆起病灶，常伴有大片视网膜下和/或前出血，一处或多出 PED 隆起。FFA 无特异表现，ICG 示其诊断金标准，造影 6 分钟内可见单个或多个血管瘤样扩张的结节称为息肉样结节和脉络膜异常分支血管网。

日本 PCV 研究组制定的 PCV 诊断标准，确诊至少符合下列两个条件之一：①眼底橘红色隆起病变（图 19-2-18）；②ICG 可见特征性息肉样改变（图 19-2-19）。

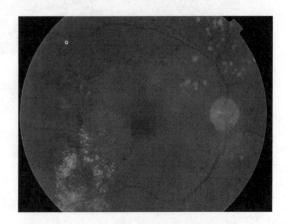

图 19-2-18　眼底可见橘红色隆起病灶

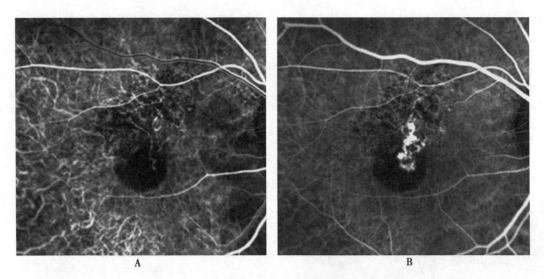

图 19-2-19 早期 ICG:异常脉络膜血管和息肉状结构相连中期 ICG,可见扩张的息肉

当 ICG 仅见异常脉络膜血管网和(或)复发性出血性、浆液性 PED 时为可疑病例。

眼底特征性病灶和 ICG 特征表现是 PCV 的特点,但在临床上在进行 ICG 造影后有些病例与隐匿性 AMD 不易区分,有些信息可为我们诊断提供帮助信息,PCV 患者相对较年轻,眼底无玻璃膜疣异常色素改变,更易发生 PED 和网膜出血,对侧眼检查可提供帮助,在可疑未能确诊 PCV 的患者中,随诊期重复 ICG 检查可能提供有用信息。增强深部成像 OCT(EDI-OCT)脉络膜厚度的检查,PCV 患者明显厚于 AMD 患者,提示 PCV 位于脉络膜血管层的病理性改变,脉络膜厚度的检查也是有用的信息之一(图 19-2-20)。

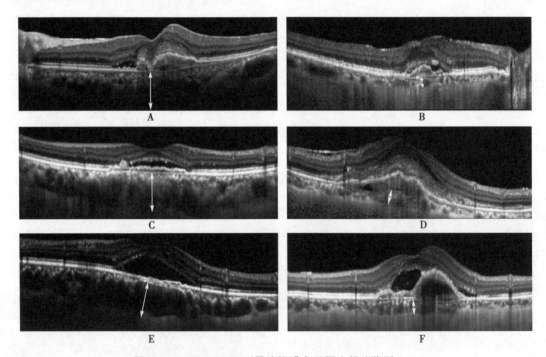

图 19-2-20 OCT-EDI 测量脉络膜全层厚度帮助鉴别 PCV
PCV 患者脉络膜厚度显著高于 wAMD 患者,提示两病不同的病理机制

4. 视网膜血管瘤样增生(retinal angiomatous proliferation,RAP) 尽管目前对 RAP 是 AMD 中一种亚型还是一独立的病变存有争议,但 RAP 的病理生理改变与 AMD 不相同,即新生血管源自于视网膜内。

RAP 临床表现上与 AMD 相类似,但以下特点可帮助诊断:黄斑区病灶邻近处的小片状出血。这与出血量多、位置更远的 AMD、PCV 病灶不同;FFA 表现与隐匿性 CNV 相似,ICG 可显示小的边缘清晰的"热点"表现。某些病例在 ICG 早期阶段可见 CNV 病灶与视网膜血管吻合,这是特征性的表现(图 19-2-21)。OCT 在诊断作用中十分重要,如见Ⅰ、Ⅱ期可见视网膜内高反射病灶组织,或视网膜内的高反射病灶向 RPE 下的空间延伸(图 19-2-22)。RAP 的诊断依据,小出血病灶、ICG 表现和特征性 OCT 征象。

5. 特发性黄斑毛细血管扩张症 Ⅰ型多为中年人单眼

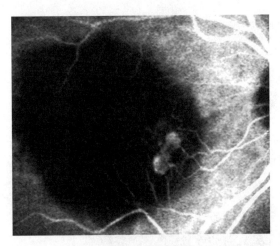

图 19-2-21 ICG 早期呈示 CNV 病灶与视网膜血管相吻合

发病，Ⅱ型多见于老年人，双眼累及旁中心凹或旁中心凹毛细血管扩张性改变所致渗出水肿，可致视网膜囊样水肿形成。FFA 可见多个异常毛细血管扩张网，其邻近的小动脉、小静脉呈囊样扩张，伴有大小不等的血管瘤和无灌注区。OCT 显示视网膜囊样水肿表现。FFA 的仔细观察和毛细血管扩张为特征的眼底表现是其主要鉴别点。

6. 糖尿病性黄斑水肿 是老年人最常见的渗出性黄斑病变，伴有视网膜毛细血管瘤、出血、渗出，黄斑拱环外存在广泛的血管征象伴有静脉怒张或串珠样改变。糖尿病眼底特征样改变和 FFA 是其主要鉴别点。

7. 视网膜黄斑分支静脉阻塞 当单独发生黄斑分支阻塞，其出血、渗出、局限于黄斑部时应注意与 AMD 的渗出改变相鉴别；FFA 造影显示静脉黄斑部分支阻塞、管壁着染，邻近毛细血管无灌注，其外周毛细血管扩张，扇形或构成尖端脑梗阻塞的呈三角形分布的病灶，其 FFA 血管阻塞的征象是其鉴别点。

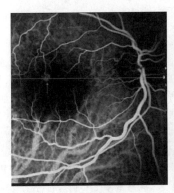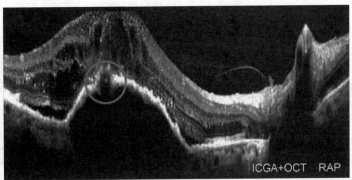

图 19-2-22 高分辨率 OCT 呈示视网膜内 CNV 病灶向下突破 RPE 层

七、治疗原则与进展

(一) 干性 AMD 治疗

美国眼科临床指南(preferred practice pattern,PPD)建议：

1. 早期 AMD(AREDS 分类Ⅰ)和晚期 AMD(AREDS 分类Ⅳ,双眼中心凹下地图样萎缩) 无治疗，观察。

2. 双眼中期 AMD(AREDS 分类Ⅲ)和一眼为晚期 AMD(AREDS 分类Ⅳ) 按 AREDS 研究表明，服用抗氧化剂补充剂(β-胡萝卜素、维生素 C、维生素 E 和大剂量锌)，可减少中期 AMD 进展到晚期 AMD 的风险。

但研究表明，吸烟者摄入 β-胡萝卜素可能导致肺癌风险增加，更多相关研究，如不饱和脂肪酸，叶黄素和玉米黄补充剂对 AMD 长期的影响研究正在进行中。

(二) 湿性 AMD 治疗

AMD 中的新生血管治疗是近年来眼科领域中最为关注的热点和突破，特别是 2006 年抗 VEGF 药——ranibizumab(lucentis)被美国 FDA 批准治疗湿性 AMD 以来，使湿性 AMD 患者可能视力得到提高，结果令人鼓舞。众多的循证医学研究结果和大量临床实践表明，抗 VEGF 药物的应用使湿性 AMD 的治疗策略和方法完全改变，包括美国、英国、欧盟、日本等国家和地区所制定的 AMD 治疗指南中对 AMD 治疗方法有了明确的推荐和建议，国内眼科医生应对国际上共识的治疗策略和方法有所了解，便于尽快与国际同行接轨，下面以 2009 年英国皇家眼科学会发表的 AMD 指南为例

(图 19-2-23)。

中心凹外 CNV 病灶:可选择局部热激光光凝,如果激光治疗诱导产生的暗点可能会干扰正常的视觉功能,也可选择抗 VEGF 药治疗,但对于正在进展的大面积的 CNV 病灶(包括典型性、隐匿性)则应采取中心凹下或中心凹旁的 CNV 治疗方案。

中心凹下/中心凹旁 CNV 病灶:由于中心凹光感受器、RPE 损伤和治疗后瘢痕形成会导致视力永久性损害,中心凹下/中心凹旁 CNV 病灶不宜采用激光光凝治疗。对于所有类型的中心凹下/中心凹旁 CNV 病灶,抗 VEGF 药被推荐为一线首选的治疗方法。如果典型为主的 CNV 患者难以定期复诊,则可考虑选择抗 VEGF 联合 PDT 治疗。

从上述指南和现国际上具有共识的 AMD 治疗指南中,我们可得到两个明确的信息:①抗 VEGF 药是所有类型和不同部位 CNV 病灶的首选治疗方法,中心凹外病灶亦可选择传统的激光光凝;②既往期待的抗 VEGF 药联合光动力疗法(PDT),由于循证医学研究结果显示与单一抗 VEGF 相比在视力提高上并无优势,并未推荐作为一线治疗方案,只是在某些特定情况下选择应用。

1. 抗 VEGF 药

(1)哌加他尼钠(Macugen):是抗 VEGFA-165 的抗体,可阻断 VEGF-165 的活性,2004 年美国 FDA 批准用于治疗湿性 AMD,但其对 AMD 而言仅能阻止患者视力进一步下降,与 PDT 疗效相当,在临床上并无广泛的应用。

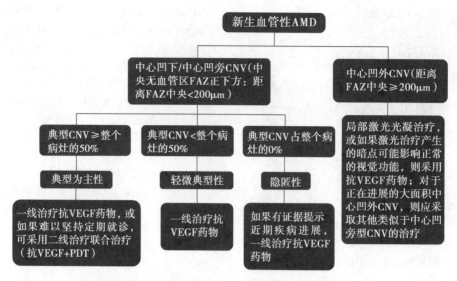

图 19-2-23　wAMD 治疗推荐——英国皇家眼科医学院指南

（2）雷珠单抗（ranibizumab）：雷珠单抗是人源化的单克隆抗体 Fab 片段，可与 VEGF-A 的所有异构体相结合并抑制其活性。在两项随机对照、双盲试验中，MARINA（针对隐匿性或轻微典型性 CNV）和 ANCHOR（针对典型性 CNV）两年的结果，视力平均增加 6.6 和 10.7 个字母，而对照组视力平均下降 14.9 和 9.8 个字母。如此显著的疗效使湿性 AMD 治疗从此进入视力增加的时代。自 2006 年美国 FDA 批准后在全球范围内广泛应用，大量的临床实践证实了雷珠单抗的安全性和疗效，多个国家和地区的 AMD 治疗指南的修正和重新制定在全球范围内逐渐得到共识——雷珠单抗是包括湿性 AMD 在内的黄斑部 AMD 病变的首选治疗方法。

经循证医学研究和临床经验积累，临床上已对雷珠单抗治疗方案重新治疗标准、时机等有一共识：

1）治疗方式：玻璃体腔注射。

2）治疗剂量：0.5mg/0.05ml。

3）治疗方案：每月一次，连续注射；首次注射后，每月随诊按需治疗；每月一次连续三个月后，每月随诊按需治疗；是目前公认的标准用药方法。

4）重复注射指征：①CNV 病灶持续活动的证据；②CNV 病灶对重复治疗仍有应答；③没有抗 VEGF 药注射的禁忌证。

5）有下列情况时提示 CNV 病灶活动：①OCT 示视网膜异常增厚伴视网膜内、下积液；②视网膜内、下出血；③造影显示 CNV 病灶扩大或有新生/持续渗漏。

6）有下列情况时暂停治疗：①CNV 病灶稳定，无活动性；②出现与药物或注射操作相关的不良事件，包括眼内炎、视网膜脱离、重度难治性葡萄膜炎等，以及与雷珠单抗治疗相关的血栓栓塞现象，如心肌梗死、心血管意外、反复发作的血栓栓塞等。

7）不建议治疗情况：①中心凹结构破坏，晚期纤维化病灶；②有干扰治疗的重度眼病，如玻璃体或视网膜前出血、孔源性视网膜脱离等。

8）由于抗 VEGF 药治疗是多次重复的过程，随诊期中的监测十分重要，循证医学研究证实，每月的随诊可尽早发现复发的 CNV 病灶，随诊检查内容包括：①视力（ETDRS 视力表）——每次随诊。②OCT——每次随诊。③FFA 或 ICG 造影——取决于医生的判断和需要。④抗 VEGF 药潜在的风险：玻璃体腔注射操作所致：眼内炎、眼内出血、晶状体损伤、视网膜脱离等。抗 VEGF 药本身的作用：①局部：RPE 撕裂、地图样萎缩加重、炎性反应；②全身：卒中（既往有卒中病史者发生率增加）、冠心病、血压升高。

尽管循证医学研究和大量临床实践证实了其药物的安全性但抗 VEGF 有其本身的潜在风险，特别要警惕的是 AMD 患者为老年人，本身多伴有心脑血管等全身疾病，特别是近期有脑中风、心脏病发病史的患者，更应小心，尽量避免或在严密监测下进行使用。

（3）贝伐单抗（bevacizumab）：贝伐单抗是一人源化鼠源性全长 VEGF-A 单抗，与雷珠单抗一样，能与 VEGF-A 所有异构体结合，只是结合的亲和力低，为肿瘤治疗而设计，2004 年美国 FDA 批准用于大肠癌的治疗。2005 年 Rosenfeld 首次报告了贝伐单抗治疗湿性 AMD 的病例后，贝伐单抗开始在全球范围内应用于眼科领域。

对于湿性 AMD 来说，贝伐单抗与雷珠单抗的疗效相似，据今年发表的 Catt 试验（雷珠单抗与贝伐单抗治疗湿性 AMD 对照研究）结果显示：在每月注射组和按需注射组的病人中，采用贝伐单抗治疗的患者虽然一年随诊期的视力增进略低于雷珠单抗治疗组，但在统计学上并无统计学差异，两年期随诊结果还在等待中。

需注意的是贝伐单抗是为肿瘤患者静脉注射所设计，全长的 Fc 段可能会引起眼内反应，眼内注射后血浆内的半衰期明显长于雷珠单抗，达 22 天左右，可能对增加全身潜在的风险，在大标本国际性总结发现，贝伐单抗治疗组在总体死亡率、心脏病、卒中和眼内炎发生几率等方面风险较雷珠单抗组高。大剂量瓶装在眼部注射时的分装有污染的风险。特别是贝伐单抗在眼科应用属超说明书应用（off label），按我国相关法规定超说明书用药视为"假药"，一旦医疗纠纷发生将面临法律风险。

2. 光动力疗法（photodynamic therapy，PDT） 维替泊芬（Verteporfin）是第二代光敏剂，通过静脉注射后与血液中的低密度脂蛋白（LDL）受体结合，选择性聚集于新生血管内皮细胞。当选择689nm波长的激光使其激活时，通过形成氧自由基直接和间接启动光化学反应产生细胞毒性，引起新生血管闭塞，损伤纤维血管组织，而正常视网膜血管、脉络膜血管、视网膜光感受器、RPE组织等较少受到影响。选择性破坏新生血管组织，达到治疗作用和效果。自2000年被FDA批准用于治疗湿性AMD，循证医学和临床实践证明，可明确延缓和阻止湿性AMD的视力下降，在抗VEGF药应用之前，PDT是治疗湿性AMD的首选方法。在典型性或典型为主型的患者中PDT疗效更为确切。虽然目前抗VEGF被推荐为湿性AMD一线治疗方法，但PDT在湿性AMD治疗中仍有一定作用和地位。某些对抗VEGF药疗效不好或可疑PCV的患者中，PDT仍是可选择的治疗方法。PDT应在血管造影后的2周内进行，之后视情况每3个月治疗一次，治疗后48小时内避免直接暴露于日光下。

3. 抗VEGF联合PDT疗法　抗VEGF药作用于CNV形成阶段，PDT直接作用于已发生的CNV，两者针对CNV不同靶点的结合，理论上两种治疗方法的互补作用在治疗湿性AMD中更为有效，所以被临床医生寄予很高的期望，然而在两者联合治疗湿性AMD的循证医学研究中发现，两者联合的患者在视力预后上低于单一应用抗VEGF药的患者，但可减少治疗所需的次数，因此联合治疗方法只是选择性应用于湿性AMD患者中，包括：对抗VEGF药治疗疗效不好，或很快复发者；对于不能排除PCV的患者；典型性为主较大CNV病灶患者，或不能坚持随诊的典型性CNV患者；CNV合并PCV；较大的PED患者，CNV病灶高速ICG检查显示高血流量（以小动脉为主的病灶）等治疗方案目前尚无定论，一般是按照抗VEGF药方案进行：首次抗VEGF联合PDT后，连续2次每月注射抗VEGF药后随诊按需治疗；或联合治疗后每月随诊按需注射抗VEGF药的方案。随诊期中是否再次PDT则参照上述标准。

（戴　虹）

▶ 参考文献 ◀

1. 张承芬. 眼底病学. 北京：人民卫生出版社，1998.
2. Ryan SJ, Hinton DR, Schachat AP, et al. Retina. 4th ed. St Louis：Mosby，2006：Vol I.
3. Kanski JJ. Clinical Ophthalmology：A Systemic Approach. 4th ed. Boston：Butterworth Heinemann，1999.
4. Guyer DR, Yannuzzi LA, Chang S, et al. Retina-Vitreous-Macula. Philadelphia：Saunders，1999.
5. 刘家琦，李凤鸣. 实用眼科学. 3版. 北京：人民卫生出版社，2010.
6. 张惠蓉. 视网膜病临床和基础研究. 太原：山西科学技术出版社，1995.
7. Schuman JS. Optical Coherence Tomography of Ocular Disease. 2nd ed. Thorofare New Jersey：SLACK，2004.
8. 戴虹，杨絮，喻晓兵，等. 抗血管内皮生长因子单克隆抗体Ranibizumab治疗渗出型老年性黄斑变性临床观察. 中华眼底病杂志，2008，24(3)：160-163.
9. 戴虹，喻晓兵，龙力，等. 抗血管内皮生长因子单克隆抗体
10. Verteporfin Photodynamic Therapy (VIP) Study Group. Verteporfin therapy of subfoveal choroidal neovascularization in age-related macular degeneration：two-year results of a randomized clinical trial including lesions with occult with no classic choroidal neovascularization-Verteporfin in Photodynaminc Therapy Report 2. Am J Ophthalmol，2001，131：541-560.
11. Brown DM, Kaiser PK, Michels M, et al. Ranibizumab versus verteporfin for neovascular age-related macular degeneration. N Engl J Med，2006，355，1432-1444.
12. Brown DM, Michels M, Kaiser PK, et al. Ranibizumab versus verteporfin photodynamic therapy for neovascular age-related macular degeneration：Two-year results of the ANCHOR study. Ophthalmology，2009，116(1)：57-65.
13. Rosenfeld PJ, Brown DM, Heier JS, et al. Ranibizumab for neovascular age-related macular degeneration. N Engl J Med，2006，355(14)：1419-1431.

ranibizumab治疗渗出型老年性黄斑变性方案的探讨. 中华眼底病杂志，2010，26(1)：9-12.

第三节　青　光　眼

一、前　　言

正常老年人随年龄增长眼组织会逐渐发生一系列改变：①睫状上皮逐渐萎缩，房水生成逐渐减少；②睫状体容积增大，后部弹力纤维增多，房水流出阻力增加；③血管弹性下降，上巩膜静脉压增高。上述3种因素相互作用使老年人眼压随年龄增长略有上升趋势，但不会超出正常范围。如因各种原因使3种因素发生变化导致病理性高眼压的发生进而出现视功能损害则称为青光眼。

青光眼是一组威胁和损害视神经从而导致视功能受损，主要与病理性眼压升高有关的临床综合征或眼病。最典型的表现为视神经的凹陷性萎缩和视野特征性缺损、缩小。如不及时采取有效的治疗，最终导致无法逆转的失明。

流行病学研究显示，青光眼已提升至全球致盲眼病的第二位，仅次于白内障。世界卫生组织依据资料推测全球原发性青光眼患者约6680万人（2000年），其中10%患者最终失明。我国统计的非选择人群原发性青光眼患病率为0.52%，并且随年龄增长青光眼的患病率会出现明显升高。50岁以上的人群中，青光眼患病率高达2.07%，其中40～70岁患者占76.2%。除原发性青光眼外，多种老年相关疾病可导致继发性青光眼的发生。因此青光眼是与老年人密切相关的不可逆致盲性眼病，即使在发达国家也仅有50%的病人能够得到及时的诊断和治疗。所以，青光眼的诊治强调早期诊断、及时治疗，长期随诊、防止青光眼盲目的发生。

二、原发性闭角型青光眼

（一）原发性急性闭角型青光眼（acute primary angel-closure glaucoma，APACG）

1. 概述　90%以上的患者在40岁以后发病，女性常常多于男性（4∶1），此类中老年患者通常具有明显拥挤的

眼前节组织结构、浅前房和窄房角等生理特征,由于某些身心和环境因素如:季节性气候变化、长时间暗环境工作或强烈的情绪波动等诱因,导致眼压急性显著增高的一类青光眼。

2. 发病机制　单纯性瞳孔阻滞是该病的主要机制。正常人眼内房水从后房经瞳孔流至前房存在一定阻力,称为生理性瞳孔阻滞。随年龄增长,老年人晶状体逐渐增厚、变硬、前移,悬韧带更加松弛,生理性瞳孔阻滞力增加,若同时伴有小眼球、远视眼、浅前房等危险因素,并处于某些诱发条件下如:瞳孔散大(夜晚、药物、情绪激动)、俯卧位时,发生患眼急性瞳孔阻滞,房水不能通过瞳孔区进入前房而蓄积于后房,并推压周边部虹膜向前膨隆,导致周边前房消失、房角入口处迅速关闭、进而完全闭合,房水前路引流大部或全部受阻,眼压骤然升高。

3. 临床表现　常将临床过程分为六期。

(1)临床前期:未发病阶段,无任何青光眼症状和体征。

(2)前驱(先兆)期:约1/3的患者在急性发作之前出现间隙性小发作阶段,表现为反复出现发作性眼压升高,轻度患侧眼痛头疼、虹视雾视、轻度患眼充血和瞳孔扩大以及角膜上皮水肿,初始多在1至数小时自然缓解,多次发作后,每次发作持续时间延长,而间隙期缩短。

(3)急性发作期:大多数患者为骤然起病,直接进入此期,表现为:

1)剧烈的眼痛、患侧偏头痛,明确的虹视和显著视力下降,严重的恶心呕吐,甚至发热、出汗、心动过缓、血压升高、便秘或腹泻。

2)患眼充血、角膜水肿、瞳孔竖椭圆形扩大、房闪阳性、周边前房消失、房角大部或全部关闭,以及视盘充血、视网膜中央动脉搏动和静脉扩张。

3)眼压升高多在 50mmHg 以上,甚至达 80mmHg以上。

(4)缓解期:急性发作及时得到有效的治疗或个别病例自然缓解后的暂时平静阶段。其间眼压正常,房角大部或全部开放,但常留下急性发作形成的"三联征":角膜后色素性KP,虹膜脱色素及节段性萎缩,晶状体前囊下皮质混浊(青光眼斑)。

(5)慢性期:急性发作未能及时有效控制或自然缓解,而形成大范围房角粘连关闭,中度眼压升高伴眼球充血、胀痛,眼底出现病理性视盘凹陷,以及特征性视野缺损的慢性发展阶段。

(6)绝对期:患眼仅存光感。持续高眼压者,可发生大泡性角膜病变及虹膜新生血管,视神经萎缩、视力可完全丧失。

4. 诊断与鉴别诊断

(1)诊断要点:明显的周边虹膜膨隆、浅前房、窄房角、充血性急性发作和发作后"三联征"标志本病特点。

(2)鉴别诊断

1)老年患者青光眼急性发作时所引起的剧烈眼痛、头痛和严重的恶心呕吐、血压升高、大汗、心率减慢等症状常常被误诊为脑血管意外,偏头痛,急性高血压,急性胃肠炎等内科疾病,给予补液治疗,甚至给予山莨菪碱、阿托品等解痉药物治疗反而加重了病情。患者因为耽误了治疗而导致视力丧失的事例并不罕见,应提高临诊医师的医技水平加以克服。

2)老年患者切勿将反复出现在阅读或暗室环境工作后的视物模糊、眼球疼痛及头痛轻易地归结为视力老化,视疲劳症状。应当先确定是否为同条件下诱发的青光眼间隙性小发作。

3)有反复牙痛的患者,因三叉神经痛觉定位差,青光眼发作出现的偏头痛也被误认为牙痛病复发而耽误了治疗,甚至有患者曾因此接受拔牙治疗。可见,凡有经常性头痛、尤其偏头痛的中老年患者,均应注意有无青光眼病。

4)青光眼急性发作期出现患眼混合充血,前房房闪等体征,易被误诊为虹膜睫状体炎。但是虹膜睫状体炎通常不会出现角膜水肿,前房深度可以正常,瞳孔通常因为炎症刺激而缩小,眼压也因为睫状体炎症、房水生成受到抑制而常常低于正常水平。

5. 治疗　治疗措施须根据各期病情选择应用。

(1)预防性治疗:可以选择 YAG 激光进行周边虹膜打孔,如没有激光设备,也可以手术行周边虹膜切除。对于临床前期及前驱期患者,如早期实施,不仅能防止大多数急性发作,甚至可使部分患者获得永久性治愈效果。而已发生急性发作经及时、有效治疗,眼压趋于稳定,房角重新开放超过180°的缓解期患者也可以采取此治疗方法再联合一定的药物治疗,控制眼压,病情可以得到控制。许多老年患者同时伴有一定程度的白内障,因晶体老化、膨胀,体积增大,青光眼急性发作的危险性大大增高,如及时行白内障摘除+人工晶体植入术可达到完全治愈的效果。

(2)急性发作期的治疗

1)迅速解除瞳孔阻滞:缩瞳剂滴眼,4~5分钟一次,共4次,前房深度允许者、应尽快消除角膜水肿行激光虹膜切除。

2)紧急降低眼压:①全身应用高渗剂(20%甘露醇、50%甘油盐水)和碳酸酐酶抑制剂。但糖尿病患者、肾功能不全的老年患者高渗剂应慎用,磺胺类药物过敏者碳酸酐酶抑制剂禁忌;②房水生成抑制剂眼药水(β-受体阻滞剂、α-受体激动剂、碳酸酐酶抑制剂)滴眼。通过前述综合治疗可使大多数患者眼压在1~2小时内恢复正常,不能完全控制者,间隔4~6小时可重复全身用药;③抑制虹膜炎症:常用糖皮质激素或非甾体抗炎眼药水滴眼。

(3)药物治疗:①缩瞳剂可以使虹膜拉平、变薄,增加房角宽度,促进房水外流,是最常用而有特殊疗效的药物,各期均可应用。但是长期使用缩瞳剂会导致患者瞳孔缩小、视物模糊、瞳孔后粘连等并发症,使得一些老年同时患有糖尿病的患者无法检查眼底;行白内障手术也很困难,临床已不再推荐长期大量使用。②抑制房水生成药(包括 β-受体阻滞剂、α-受体激动剂、碳酸酐酶抑制剂)减少眼内房水生成而降低眼压,通常作为辅助使用。但应该注意 β-受体阻滞剂有减慢心率、诱发哮喘等副作用,对于患有心动过缓、房室传导阻滞、慢性喘息性支气管炎的老年患者要慎用,以防出现严重并发症。③前列腺素类药物通过增加房水葡萄膜巩膜通道引流降低眼压,但依赖于房角的开放,通常应用于开角型青光眼。对于房角仍有开放或施行虹膜激光或手术切除后部分房角得到开放的慢性期患眼也有一定效果。

(4)慢性期患者因房角粘连范围超过了180°,常需实行外引流手术来控制眼压,如:小梁切除术治疗。老年患者常常同时伴有一定程度的白内障,如同时行白内障摘除＋人工晶体植入术,不仅可以有效增加前房深度及房角宽度还可以大大降低小梁切除术后浅前房、白内障加重等并发症的发生。

(5)绝对期眼压仍高、症状难耐者可行睫状体光凝、冷冻术破坏部分睫状体功能降低眼压,如不能控制可行眼球摘除术。

6. 预防

(1)未经外引流手术的 PACG 禁忌用散瞳剂,临床上常有误用而导致不良后果者。误用常发生在给患者滴药疏于核对或医生决定作散瞳检查时只关注眼压而忽视周边浅前房和窄房角才是危险的因素。

(2)门诊或查体时发现浅前房、窄房角患者及时行房角镜或 UBM 检查,如证实房角狭窄,虹膜膨隆者予以行虹膜激光打孔术可以有效预防青光眼急性发作。

(3)寒冷刺激、情绪激动、昏暗光线环境都是青光眼发作的诱发因素,需要予以注意,尤其是伴有远视眼、一定程度白内障的老年患者。

(4)老年患者常常因为一些慢性疾病需要口服药物治疗。使用前应仔细阅读说明书,如注明青光眼禁忌或慎用时,应及时换药。

(二) 原发性慢性闭角型青光眼(CPACG)

1. 概述 这是一类前房深浅不等,周边虹膜和房角构型多样,房角宽窄不一,发病机制复杂,不出现急性发作过程的 PACG。此类青光眼约占我国 PACG 的 60%,40 岁以后的中老年患者占 90%,双眼发病者占 85%,无性别差异。

2. 发病机制

(1)单纯性瞳孔阻滞导致房角关闭。

(2)单纯性非瞳孔阻滞:根周虹膜肥厚或赘长形成高褶并前位附止,睫状体肥厚或前位导致房角狭窄和关闭。

(3)复合机制:上述任两种机制或三种机制并存导致青光眼发病。

3. 临床表现

(1)约 2/3 患者早期出现间隙性反复发作,除无眼充血外,发病诱因和临床表现与急性闭角型青光眼间隙性小发作大致相同。随着病程发展,每次发作持续时间渐长、间隙期缩短,终因房角粘连关闭范围扩大和小梁排水功能损害、进入眼压持续性升高,视神经损害的进展期。

(2)不到 1/3 的患者无任何症状,多在眼科检查时偶然发现眼压升高、部分房角关闭或粘连或已出现青光眼性视盘改变及视野缺损。

(3)眼压升高可达 40~50mmHg。

(4)中等窄房角、虹膜构型及前房深浅不一。

(5)眼底视盘萎缩、视杯进行性扩大,盘沿变窄,视神经纤维层丢失等特征性改变。

(6)特征性视野缺损与原发性开角型青光眼者相似。

4. 诊断与鉴别诊断

(1)诊断要点

1)多由间隙发作逐渐发展至持续性高眼压及青光眼性视神经损害,无急性发作表现。

2)中等度窄角和浅前房及部分房角关闭粘连,原发性开角型青光眼样视神经改变和视野缺损。

(2)鉴别诊断

1)急性闭角型青光眼慢性期:慢性闭角型青光眼发病机制多为瞳孔阻滞和虹膜根部肥厚及睫状体位置异常等混合因素。房角关闭为逐渐发展,随之出现眼压逐渐升高,眼底出现原发性开角型青光眼样视神经损害。通常不会出现青光眼急性发作三联征表现。

2)青光眼小发作的症状,如眼痛、头痛、视物模糊等容易误诊为视力疲劳而耽误治疗。

5. 治疗

(1)还未出现青光眼视神经损害的早期阶段,可以局部药物治疗,常用缩瞳剂和各种房水生成抑制剂。但最好同时对存在瞳孔阻滞者行激光虹膜切除术,对多机制和单纯非瞳孔阻滞者行激光周边虹膜成形术以增加房角宽度,避免房角进行性关闭。

(2)进展期应以手术治疗为主,根据患眼具体情况选择虹膜手术或外引流手术,术后残余性青光眼继续药物治疗。

(3)单纯性非瞳孔阻滞者虹膜周切无效,多机制共存者虹膜周切或有部分效果,散瞳时仍可发生房角关闭,眼压升高。

6. 预防 老年患者如经常出现阵发性视物模糊、伴有眼部酸胀、头痛等症状需及时就医排除青光眼。临床发现浅前房、眼压高患者应行房角镜及超声生物显微镜检查,发现房角狭窄、部分关闭者及时行激光或药物治疗,如同时出现眼底视盘改变及视野缺损者需根据视功能损伤程度制订治疗方案,采取手术或药物治疗控制眼压,防止视功能损害进展。对已经伴有一定程度老年性白内障的患者及时行白内障摘除＋人工晶体植入术可以预防闭角型青光眼的发生与发展。

三、高眼压性原发开角型青光眼(HTG)

(一) 概述

原发开角型青光眼(POAG)可能存在两个各具特征的亚型,即 HTG 和正常眼压性原发开角型青光眼(NTG),属多基因或多因素遗传病,双眼疾患。国外调查 40 岁以上 POAG 的患病率为 0.5%~1.0%,随年龄增长发病率不断增加,70~74 岁发病率可达到 2%。NTG 多在中年以后发病,患者对糖皮质激素(GL)呈高敏感反应之发生率达 90%~100%。老年常见病糖尿病也是 POAG 的危险因素,糖尿病患者青光眼发病率是非糖尿病患者的 3 倍。

(二) 发病机制

目前认为眼压升高主要由于小梁细胞异常丢失和功能下降、小梁融合及内皮小梁网细胞外基质异常堆积导致房水外流受阻所致。除病理因素外,年龄增长即会有小梁细胞数目减少,细胞外基质增加现象,与 POAG 随年龄增长发病率升高相符。此外,亦可能存在神经系统对眼压调节失常的机制。长期高眼压是导致青光眼性视神经损害的决定因素,也可有血管、血液及筛板异常的参与。

(三) 临床表现

1. 发病隐蔽,进展缓慢,多数患者无症状,直至病程晚期视野显著缩小,出现夜盲甚至失明才有所觉察。部分患者在慢性病程中可有视物模糊、虹视、眼胀头疼等现象。

2. 眼压 早期不稳定、眼压水平>21mmHg,日曲线波动度常＞8mmHg,随着病程发展,眼压升高,大多持续在低中度高水平。

3. 进行性盘沿丢失、视杯扩大变深 多表现为上或下部、颞上或颞下部不对称改变,也可呈同心状对称改变。C/D值增大,杯壁变陡峭,环形血管显露,筛孔显见,杯底由"V"变成"W"形。

4. 视神经纤维层(RNLF) 早期多为颞上或颞下方弓形视神经纤维局限性萎缩,逐渐发展为楔形缺损。部分患者表现为视神经纤维层弥漫性变薄、颜色变暗。

5. 视野 早期多表现为中心视野5°~30°内的比较性或绝对性旁中心暗点以及以水平线为界的上方或下方的鼻侧阶梯。随病情发展,旁中心暗点与生理盲点相连成上方或下方的弓形暗点。病变晚期上、下弓形暗点在鼻侧水平线相连形成管状视野,或仅存颞侧小视岛。

6. 前房正常或偏深 房角多为宽角、少数轻度窄角、但始终开放。

7. FFA 相对性或绝对性视盘荧光充盈缺损、脉络膜充盈延迟或缺损,或视网膜脉络膜充盈倒置。

8. 血黏稠度高,后睫状动脉和中央视网膜动脉血流减少。

(四)诊断与鉴别诊断

1. 诊断要点 ①眼压反复多次＞21mmHg,日曲线波动差值＞8mmHg、两眼压差＞5mmHg;②进行性视盘改变:C/D≥0.6,或两眼相差C/D≥0.2,或明显不对称的切迹;③局限型RNFL缺损和与之相应的青光眼性视野改变;④房角开放,无其他眼压升高诱因。

2. 鉴别诊断

(1)慢性闭角型青光眼:随眼压升高眼底也会逐渐出现视盘改变及特征性视野缺损。但前房浅,房角狭窄且伴不同程度的房角关闭。

(2)缺血性视神经病变:系指视神经的营养血管发生循环障碍的急性营养不良性疾病。老年患者高发,常常伴有高血压、高血脂、糖尿病、动脉硬化、颈动脉狭窄、血液黏稠度增高等全身病。但此病发病多突然,单眼或双眼先后发病。视力不同程度下降,并出现典型的视野缺损,眼压多正常。前部缺血性病变者可见明显的视盘水肿、视盘旁片状出血、渗出等表现,眼底荧光血管造影可见视盘上梗阻区荧光充盈延缓、缺损与未梗阻区荧光强弱不对称,且此种不对称与视野缺损部位大体相当。与HTG容易鉴别,但发生于后部的缺血性病变或前部病变未及时治疗发展到晚期则发生视神经萎缩,亦可呈杯状与POAG青光眼视神经萎缩不易鉴别。

(五)治疗

原发性开角型青光眼的治疗目的是控制疾病的发展或尽可能延缓其进展,使病人在存活期间保持有用的视功能。

1. 降低眼压 循证医学研究显示眼压是青光眼进展的独立危险因素。降低并维持稳定的靶眼压可以延缓或停止视野缺损的进展。靶眼压的制定具有个体化特点,需要考虑患者的基线眼压水平,视野缺损程度,预期寿命,其他危险因素(年龄、种族、家族史、高度近视、糖尿病等)。全身用降眼压药仅在眼压较高时暂时应用,各种作用机制的局部降眼压药均可选择,或单一或配合应用。前列腺素类药物具有降眼压幅度大、作用时间长、昼夜均有作用、全身副作用小等优点

已由国外的一线用药逐渐成为我国POAG的首选用药。

2. 改善供血 对于眼压控制较好而视野损害仍发展、并有眼后节血流不畅者,适当地给予改善血液循环药物是有益的。

3. 激光治疗 目前临床通常使用SLT(选择性激光小梁成形术),70%~80%的患者可使眼压下降6~8mmHg。通常作为滤过手术前的补充治疗方法,缺点是降压效果不持久,一段时间后眼压又会升高。

4. 滤过性手术 药物或激光治疗都不能有效降低眼压及视野进展的患者应及时采取手术治疗。传统小梁切除术和非穿透性手术均适合本病,可联合使用抗瘢痕药物提高手术成功率。

(六)预防

1. 高眼压症患者眼压水平＞21mmHg,个别甚至达30mmHg,长期无视神经损害,但这毕竟是少数,既不能因几次眼压＞21mmHg便诊断HTG。但必须对高眼压者进行系统的青光眼检查,可疑者定期观察,被暂时排除者,仍需做远期追踪,因为其中部分个体随着年龄增长还可发生HTG。

2. 垂直C/D＞0.6或有不对称之轻度切迹者,不能因几次同时间的眼压水平不高而轻易排除青光眼。因部分HTG眼压仅在轻度高水平,而检查时正好处于低谷。

3. 高度近视 HTG患者、因视杯常较浅,与盘沿境界不清,不易识别。同时因为眼球壁较正常眼轴长薄,Schiotz眼压值常低于实际眼压水平,应计算矫正值,以免漏诊。

对HTG传统的治疗观念是首先尽可能用药物治疗,然后配合激光治疗,不能控制者才考虑手术。也有些医生主张早激光或手术治疗。甚至一经诊断,如治疗前眼压＞30mmHg,视野有绝对暗点者,就应立即手术,或者给予早期病例短期药物或激光治疗,经数周观察,效果不佳者即行手术,但近年来随着前列腺素类药物在临床上的广泛应用,使青光眼手术率大大降低了。

四、正常眼压性原发性开角型青光眼(NTG)

(一)概述

自然眼压始终不高于正常范围,有的患者眼压还处于正常下限、甚至更低水平,但表现出典型的青光眼性视神经损害过程和结局,系POAG的一个亚型,好发于40岁以上中、老年女性,Sjogren的研究显示60岁以上患者达69%。

(二)发病机制

尚不清楚,一致公认视盘缺血在NTG性视神经损害的作用,此外认为相对性高眼压也是重要的致损机制。

1. 缺血 ①低血压(夜间睡眠时最低)致视盘灌注压低下。舒张期灌注压＜50mmHg与POAG有关。②外周血管病变(如血管痉挛、动脉硬化等)和高黏血症致血流阻力增加,睫状后短动脉和中央视网膜动脉血流减少。③视盘局部血管自律性调节异常和视盘局部微血管梗死。

2. 筛板组织结构异常,容易出现损害。

3. 眼压 虽然有些人认为眼压不是导致NTG视神经损害的主要因素,却也不能排除其致病作用,可能与NTG患者的耐受眼压水平(即靶眼压)较低相关。此类患者中眼压水平较高者,视神经视野损害发生损害较早,发展较快的现象说明眼压的危险性。

（三）临床表现

1. 起病隐匿，几乎无自觉症状。

2. 峰值眼压不超过 21mmHg，眼压峰期常出现在夜间睡眠时，日曲线波动度大（多＞8mmHg）。卧位与坐位眼压相差较正常人大，可达 8～10mmHg（正常人一般不＞6mmHg）。

3. 视盘改变　比 HTG 视盘要大、盘沿较薄，筛孔较大，多见颞下部视盘出血和切迹，常见"青光眼晕"。

4. RNFL　早期更多表现为局限性缺损。

5. 视野　有认为上半受累最常见，早期即可出现侵犯注视区 5°范围内的致密旁中心暗点。较 HTG 更早累及中心视力，早期视力突发丧失者可达 22%。半数以上患者大约在 5～7 年内出现视野缺损，多数患者视野损害进展缓慢。

6. FFA　与 HTG 相比，绝对性充盈缺损发生更多，面积更大，多出现于视盘颞下方，均伤及盘沿，盘周脉络膜低荧光与 RNFL 缺损的部位和范围相一致。

7. 血压、血管和血液方面存在异常及眼后节血流异常。

8. 房角开放，前房同 HTG。

（四）诊断与鉴别诊断

1. 诊断要点：①24 小时眼压曲线峰值≤21mmHg、波动度大；②典型的进行性青光眼性视神经改变和视野损害。

2. 鉴别诊断

（1）某些老年患者因颅内病变或颈动脉硬化或急性大失血等引起的"假性青光眼"与 NTG 有许多相似之处，如视盘苍白、凹陷扩大、神经纤维束性视野缺损、眼压正常，应注意区别，以免延误原发病的治疗，一般说来后者双眼发病，视盘凹陷多为局限性扩大、比较深、眼压波动度常大于正常。前者有相关病变或病史。当原发病控制后，视神经损害停止发展。

（2）生理性大视盘、大视杯者其生理盲点扩大、眼压正常。但两眼对称，无神经纤维束型缺损，杯盘形态保持不变，显然不同于 NTG。

（3）先天性视盘小凹位于颞下盘沿，可能表现出切迹样外观，并有相应神经束型视野缺损，眼压正常，易被误诊为NTG，前者常存在黄斑区视网膜浆液性脱离。

（五）治疗

1. 降低眼压仍是目前主要的治疗方向。应将原眼压水平降低 25%～30%，或早期患者降至 12mmHg 以下，当视野损害到注视区内者，眼压最好降至 8～10mmHg。①药物：前列腺素类和局部碳酸酐酶抑制剂被认为是理想的，在夜间睡眠时仍起作用；②选择性激光小梁成形术（SLT）治疗有效；③非穿透性或传统小梁切除术可能获得更低更稳定的眼压水平。

2. 改善视盘供血和保护视神经：目前尚无明显有效的药物，但有一些局部用药（贝特舒、阿法根），口服 CCBS 类制剂（如尼莫地平、硝苯地平）能改善视盘供血，保护视野的报道。对同时患有高血压动脉粥样硬化，外周血管疾病，糖尿病，高黏血症等加以积极的治疗肯定是有益的。

（六）预防

1. 应注意患者的舒张压，较低者不宜用降血压作用明显的血管扩张剂，高血压患者不宜将夜间血压过于降低。局部用非选择性 β 受体阻滞剂如噻吗洛尔，在降低眼压的同

时，可使脉络膜血管收缩、搏动性血流减少、心率减慢，且该药在夜间睡眠时几乎不起抑制房水生成的降眼压作用，老年患者要慎重选择并注意并发症的发生。

2. 不宜长期应用具有缩血管作用的降眼压药。球后注射时更不宜加肾上腺素。

3. 视神经严重损害者，抗青光眼手术时最好不用球后麻醉，术后更不宜用反复长时间压迫眼球法促进滤过通畅，以免反复人为地造成视神经缺血性损害。

五、继发性青光眼

（一）晶体膨胀继发性青光眼

1. 概述　这是一种老年性白内障没有及时治疗而发展到膨胀期，因晶状体体积增大导致的继发性闭角型青光眼。多见眼轴较短、眼前节结构较拥挤的老年白内障患者。

2. 发病机制　膨大的晶状体只能向前扩张，隆起度增高的前表面与虹膜后表面贴近，后房变窄、前房变浅、房角变窄，晶状体瞳孔接触平面前移，接触面积增大，导致瞳孔阻滞。

3. 临床表现　起病急，眼疼头痛等症状明显，眼球混合充血，角膜水肿，前房浅，瞳孔扩大，房角关闭，眼压高。与 PACG 亚急性或急性发作很相似。

4. 诊断与鉴别诊断

（1）诊断要点

1）患眼有膨胀期白内障。

2）类似原发急性闭角型青光眼表现。

3）无间隙小发作史，对侧眼无 PACG 的特征和病史。

（2）鉴别诊断

该病之临床表现极似原发性急性闭角型青光眼，可能引起误诊。主要区别在于患眼有膨胀期白内障，对侧眼无闭角型青光眼发病条件。

5. 治疗

（1）药物控制眼压：应在发病及数小时内迅速降低眼压，并尽可能恢复和维持在正常水平。常联合应用高渗剂、口服及局部抑制房水生成药物。

（2）局部用激素或非甾体抗炎药物抑制炎症反应。

（3）摘除患眼白内障是治疗本病之关键，应尽早实施，但术前应尽可能控制好眼压，却也不能因眼压控制不佳而延误手术。

（4）不必急于施行三联手术，除非发病持续时间过长，已造成不可逆转的房角粘连和小梁损害，手术中应做虹膜周边切除。

（5）术后应继续关注眼压，尤其对发病持续时间较长者，需随诊治疗 2～3 月，直至眼压恢复并稳定在正常水平为止。

6. 预防

（1）对于远视眼、浅前房、窄房角、短眼轴的老年白内障患者应定期复查，最好在近成熟期就接受白内障摘除、人工晶体植入术以避免此病的发生。

（2）注意误用散瞳剂，白内障手术扩瞳最好在术中进行，以速效短效散瞳为宜。

（二）剥脱综合征青光眼

1. 概述　这是一种眼内、特别是前节出现假性剥脱物质为特点常伴有白内障和青光眼的综合征。发病率随年龄增长而升高，60 岁以后显著增高，无性别差异。开始发病多

为单眼。此病患者中青光眼发生率约 30%～93%，主要为开角性青光眼，眼压多高于 POAG，但是闭角性青光眼的发生率也远高于普通人群(约 20%)。

2. 发病机制 目前认为剥脱物质和色素颗粒沉淀于小梁网阻塞房水排出通道。并引起小梁上皮细胞功能损害和数量减少，导致眼压升高。该病患者对糖皮质激素多呈高敏感反应。

3. 临床表现

(1)剥脱物质沉淀：灰白色无定形剥脱物质在晶体前囊表面沉淀，常形成一中央盘和一周边带，二者之间为一无沉淀的透明区。近瞳孔虹膜表面、尤其瞳孔缘常见发亮的蓝白色或灰白色头皮屑样剥脱物沉着。房角隐窝和小梁表面大量无定形剥脱物沉淀。晶体悬韧带受累严重，可被剥脱物完全覆盖或替代，因脆性增加可断裂导致晶体不全脱位或半脱位。

(2)色素溶解和沉淀：虹膜色素溶解以瞳孔缘明显，色素穗消失、蛀蚀样色素缺失，显露出一灰白边缘，少量色素不规则的沉着于中央部角膜内皮表面，很少为 Krukenberg 梭状、大量沉淀于房角，不规则状，下部多。有时见 Sampaolesi 线或房水中色素云流。

(3)眼压升高和青光眼性视神经改变及视野缺损与 POAG 相似。

(4)白内障发生率为 33%～100%，多为核性。

4. 诊断及鉴别诊断

(1)诊断要点

1) 原发性开角型青光眼样临床表现。

2) 内眼前节特征性剥脱物质沉淀。

(2)鉴别诊断

1) 色素溶解和沉淀明显，角膜色素沉着有 Krukenberg 梭形态、虹膜透照缺损者，可能被误诊色素性青光眼，但后者无剥脱物质沉淀，且透照缺损位于周边部。

2) 可能将色素 KP 和房水中的剥脱物质和色素当作炎症现象，将瞳孔缘的剥脱碎屑视为 Koeppes 结节，又因瞳孔较小，不易开大并有灰白边缘，以为是机化膜粘连，而误认为葡萄膜炎继发青光眼。

5. 治疗措施

(1)药物治疗与原发性开角型青光眼相同，但疗效差。缩瞳剂可以增加房水流出也可以抑制瞳孔运动，减少剥脱物的数量和色素播散是初始治疗的最好选择。可以联合应用 β-受体阻滞剂、α-受体激动剂及碳酸酐酶抑制剂。

(2)选择性激光小梁成形术(SLT)疗效尚佳，激光后继续缩瞳剂治疗可防止进一步的色素游离及阻塞小梁网。但有些患者治疗后会出现突发性眼压升高，可再次施行 SLT 治疗。

(3)滤过性手术有效，白内障摘除能否减少剥脱物质和改善眼压尚无一致结论。

(4)药物治疗效果不如原发性开角型青光眼，建议及早 SLT 或滤过性手术。

(三) 新生血管性青光眼(NVG)

1. 概述 NVG 是眼内组织处在慢性缺血缺氧代谢过程中、虹膜和房角表面大量新生血管(NVI)和纤维血管膜形成、导致房角损害引起的继发性青光眼。老年患者因为糖尿病、高血压、高血脂等慢性病导致眼底发生中央静脉/动脉阻塞、糖尿病视网膜病变等严重的缺血性病变如治疗不及时或病情无法控制常常会导致本病的发生。

2. 病因和致病机制

(1)导致新生血管形成的病因：常见原发病：视网膜中央静脉阻塞和视网膜分支静脉阻塞、糖尿病、颈动脉/视网膜动脉阻塞性疾病。

(2)新生血管形成的机制：虹膜和前房角的新生血管是由于眼内组织慢性缺氧，尤其是后段广泛缺氧和前段局限性缺氧而产生的新生血管因子刺激形成的。新生血管和其周围的纤维组织一起构成纤维血管膜。

(3)新生血管性青光眼发生的机制：纤维血管膜对小梁网的结构和功能损害；新生血管膜收缩造成前房角粘连和关闭

3. 临床特征

(1)原发病的临床表现。

(2)新生血管性青光眼的临床表现可分为三期：

1)青光眼前期：瞳孔及附近虹膜少数小的新生血管、房角或有轻微新生血管达小梁网、呈分支状。IOP 多正常。

2)开角青光眼期：①虹膜和房角新生血管增多、粗大，虹膜红变明显；②IOP 可突然升高，有明显高 IOP 症状、房角开放；③房水闪光阳性，可伴前房积血。

3)闭角青光眼期：①IOP 持续增高可达 60mmHg 或更高，常有明显眼痛头痛；②结膜中度充血，角膜水肿混浊；③房水闪光、虹膜表面 NVI 多而粗大、瞳孔扩大、色素层外翻、房角粘连、虹膜变平；④视力极差、常只有指数或手动。

4. 诊断与鉴别诊断

(1)诊断要点：虹膜和房角新生血管和新生血管膜；眼压常突然升高、有明显症状；导致新生血管形成的基础病变，无其他青光眼病史。

(2)鉴别诊断：

1)急性闭角型青光眼绝对期患者，可能出现明显的虹膜新生血管，有时很难与晚期新生血管性青光眼相区别，所以对初诊的新生血管青光眼病人，应注意其对侧眼是否正常。

2)有的 Fuchs I 型综合征或慢性葡萄膜炎青光眼患者，虹膜和房角也有新生血管形成，并存在轻度炎症征，应注意区别，不应一见到虹膜有 NVI、眼压高就诊断为 NVG，但对虹膜红变者应监测其眼压。

5. 治疗措施

(1)药物控制眼压：高渗剂和各种房水生成抑制剂均可选用，缩瞳剂不宜用于新生血管性青光眼。

(2)改善炎症和症状：常局部用非甾体抗炎药物和睫状肌麻痹剂(阿托品)。

(3)手术控制眼压：有一定视功能者可施行小梁切除术或房水引流物植入术，无有用视功能者可行睫状体光凝或冷冻术。该病属于难治性青光眼，药物疗效差，手术成功率低。

(4)治疗新生血管：可直接激光光凝新生血管，如前房或玻璃体积血眼底不清无法施行视网膜光凝者可行经巩膜外的全视网膜冷凝及睫状体冷凝，促使已有的虹膜和房角新生血管消退。有作者介绍先行全视网膜冷凝，待虹膜 NV 萎缩时再行常规小梁切除术，可获得较好的疗效。

(5)抗 VEGF 药物行玻璃体腔注射治疗：可以抑制网膜

及虹膜新生血管的生成,并使虹膜表面、房角及视网膜前新生血管膜短时间内萎缩为进一步行青光眼滤过手术,及玻璃体视网膜手术提供了手术时机。

6. 预防

患有高血压、高血脂、糖尿病、动脉硬化的老年患者,除积极药物控制基础病外,一定要定期做眼科随诊检查,及时发现眼部并发症的发生、发展并给予相应的治疗,以控制病情的进展。对于已发生眼底缺血性病变的患者及时行广泛的视网膜光凝治疗,可以有效地预防视网膜新生血管生成,以及新生血管性青光眼的发生与发展。

(王　铮　陈　彤)

▶ 参考文献 ◀

1. 张卯年. 老年眼病的防治. 北京:金盾出版社,1997:116-128.
2. 刘家琪,李凤鸣. 实用眼科学. 北京:人民卫生出版社,1999:414-450.
3. 周文炳.临床青光眼.北京:人民卫生出版社,2000.
4. 张舒心.青光眼治疗学.北京:人民卫生出版社,2011.
5. 闫鸿禄.老年眼病学.北京:人民卫生出版社,1996:248-289.
6. 周文炳,王宁利,赖铭莹,等.我国原发性闭角型青光眼的研究进展.中华眼科杂志,2000,36(6):475-478.
7. 孟丽红.老年人青光眼51例临床分析.国际眼科杂志,2012,12(2):373-375.
8. 路琦,胡兵,毕宏生.急性闭角型青光眼急性发作期首诊内科误诊28例分析.国际眼科杂志,2010,10(1):133-134.
9. 贺翔鸽.应用闭角型青光眼新的分类和定义指导临床治疗.眼科,2007,16(1):12-13.
10. 宋旭东,王宁利,唐广贤,等.超声乳化手术治疗原发性闭角型青光眼合并白内障的多中心试验.医学研究杂志,2010,39(3):17-21.
11. 周历,盛豫,关娟,等.选择不同术式治疗老年人急性闭角型青光眼89眼疗效分析.医学临床研究,2012,29(1):39-41.
12. 彭波.浅析治疗青光眼的主要药物及用药误区.亚太传统医药,2011,11(7):186-187.
13. 吴晓红,陈艳艳.曲伏前列腺素治疗残余性青光眼的疗效.国际眼科杂志,2011,11(9):1642-1643.
14. 熊飞,叶秀玲,罗浩,等.曲伏前列腺素治疗原发性青光眼的临床观察.实用医学杂志,2010,26(15):2825-2826.
15. 孙霞,梁远波,李思珍,等.慢性闭角型青光眼治疗方法的循证评价.眼科,2007,16(4):267-272.
16. 任泽钦,李美玉.正常眼压性青光眼的临床及其相关研究.中华眼科杂志,2002,38(12):766-768.
17. 张健,郭丽,王丽华,等.膨胀期白内障继发性青光眼的治疗.中华眼科杂志,2001,37(5):359-361.
18. 王铮,杨建,刘小伟,等.老年性白内障晶体膨胀继发青光眼的临床分析.中华老年医学杂志,2001,20(3):222-223.
19. 王兆艳,李星星,张卯年,等.高龄老年人眼剥脱综合征发病情况及其与青光眼的关系分析.国际眼科杂志,2009,9(7):1288-1289.
20. 李弘,苏静,邹欣,等.剥脱综合征临床分析.中国实用眼科杂志.2007,25(12):1340-1342.
21. 区惠佳,罗宏斌,廖训建,等.2型糖尿病患者眼部表现的临床分析.中国老年学杂志,2005,25(6):662-663.
22. 于建国,齐世欣.新生血管性青光眼的研究进展.华北煤炭医学院学报.2010,12(2):174-176.
23. 田旭,李明,姚建新.新生血管性青光眼的综合治疗观察.临床眼科杂志,2010,18(2):151-152.
24. 李爱朋,郝继龙.新生血管性青光眼治疗进展.中国实用眼科杂志,2008,26(8):752-755.
25. 敖芸琪琪格,具尔提.哈地尔.新生血管性青光眼治疗方法的探讨.国际眼科杂志,2009,9(4):757-760.
26. 张发梁.Bevacizumab在青光眼治疗中的研究进展.临床眼科杂志,2010,18(5):472-474.

第四节　老年性聋

老年性聋(presbycusis)是指随着年龄增加,双耳听力对称性进行性下降,以高频听力下降为主的感音神经性聋。早在1899年,Zwardemaker首次描述了一例与年龄增加相符的高频听力下降病人,称之为老年性聋。目前认为老年性聋是因年龄增加,听觉器官及身体其他不同组织与器官共同发生的缓慢进行性老化过程,并出现听力减退的生理现象。年龄没有确定的界限,机体老化的症状和体征个体差异性大,年龄并不是反映人体老化的一个良好指标。衰老耳蜗呈双侧对称性的损害,不同细胞结构退变的程度也不同,表现为毛细胞,血管纹和神经元不同程度的缺失。听功能呈宽谱纯音阈值提高,及言语识别率下降。

一、流行病学

1997年,我国卫生部老年医学研究所组织了对北京市内60岁及60岁以上的老年人的常见病流行病学调查和研究。作者发现60岁以上老年人中有47.6%自觉有听力障碍。通过检查听力下降的患病率为78.7%,老年性聋为68.3%。

Kennedy(1990)报道,在美国70岁以上老年人中老年性聋的发病率为30%~40%,听力检查约60%的语言频率下降35dB。Quaranta(1996)对意大利五个城市2170名老人听力下降情况进行了调查,以纯音测听0.5、1、2、4kHz平均听阈≥25dB(HL)为标准,在61~70岁组为55.06%,71~80岁组为78.89%。Gates(1990)根据听力伤残的AMA评分标准,将大于15分贝以上者定为听力障碍,在1622名美国60岁以上老年人中有35%患听力障碍。Parving(1993)报道在丹麦哥本哈根53~75岁(平均65岁)的老年人中听力障碍为30%~40%。Jonsson(1998)比较了瑞典哥德堡1971—1972年这相差20年的70岁和75岁老年人的听力情况,各频率听阈无明显差异。提示在工业化国家,老年人所患的听力下降是一个较稳定的与年龄相关的损伤。

同时,老年性聋的发病率与高血压病、动脉硬化、高脂血症和糖尿病的发生率呈正相关系。在伦敦和威尔士老年人听力损伤的调查表明,低层次的社会经济状态和接触噪声与听力损伤有密切联系。

二、病因及发病机制

老年性聋主要是因为听觉器官的退化所致,这种退化过程快慢不一,但终身不停,是生物的恒定规律。老化遍及全身器官,其中以各种感觉器较明显。一般而论,年龄越大老化越快,但亦有明显的个体差异。

Rosen等报道,苏丹腹地环境安静的部落马巴恩(Mabaans)族人的高频听力下降很少,明显低于生活在现代喧闹城市中心血管病等老年性疾病发病率较高的城市居民。认为单纯由年龄因素所致的高频听力下降是很少的,而生活在通常环境下的老年性聋主要由于血管病变,代谢营养等各种附加因素所致,噪声的影响则更大。近来已证实高脂血症使血液黏稠度增加,血小板聚集等功能亢进,促使内耳血流下降,可致内耳血管纹萎缩,螺旋神经节细胞减少,螺旋器表面实质性或空泡性突变,内外毛细胞损伤。患有高血压和冠心病的老年人,其纯音听力及言语辨别率均显著低于健康老年人。在高血压病可以引起内听动脉硬化狭窄,血管纹毛细血管网的密度下降,减少了血管纹毛细血管与内淋巴的接触面积,使内外淋巴分泌减少,螺旋器营养不良,退化。血管纹萎缩范围与听力损失程度有相关因果关系。

山崎勤等研究了原因不明的中重度老年性感音神经性聋患者,发现有53.6%的病人有骨代谢异常,其血清碱性磷酸酯酶值与纯音听阈水平呈正相关。从而认为维生素D及钙代谢异常为老年性聋的原因之一。另有作者提出缺锌可以引起感音神经性听力下降,味觉和嗅觉功能减退。动物实验表明在不同基因的CBA鼠和C57BC鼠的螺旋器的衰退方式不同,认为随着年龄增加而改的听力下降可能与基因控制的生物功能衰退有关。

总之,在老年性聋的病因中,年龄性老化并不是主要因素,而一些未知因素,如遗传、饮食、环境因素、精神压力、代谢异常等,以及一些老年性疾病、如高血压病、冠心病、动脉硬化、高脂血症、糖尿病等是加速老年性聋的重要因素。

目前认为在老年人听力下降的发病机制中,谷氨酸的耳蜗神经毒性是老年人缺血或缺氧状态的可能后果。根据生物化学和电生理学的研究,谷氨酸被认为是耳蜗毛细胞和听神经传入纤维间突触的重要递质。谷氨酸能神经传递仅限于内毛细胞水平。谷氨酸是中枢神经系统快兴奋传导的最佳递质,在耳蜗也有。同时,谷氨酸具有兴奋中毒性。过剩谷氨酸的清除和再循环机制,常不足以清除过量释放的递质,此现象特别见于神经元损伤后,如缺血、缺氧所引起的神经元损伤。已损伤的谷氨酸能突触的神经元中毒效应,也可能是老年人神经细胞蜕变的一个重要因素。根据是在老年人耳蜗神经节细胞的丧失伴有毛细胞的丧失,比较内毛细胞和神经节细胞蜕变所具有的相似性,其损害大多集中在蜗底区域,可能与谷氨酸的神经毒性有关。老年性聋螺旋血管萎缩在蜗底较常见,蜗底内毛细胞将首先因局部缺氧状况而受损。

三、病理及病理分型

(一)病理

随着年龄老化所致的外耳、中耳和内耳解剖学变化,在引起听力下降中起着重要的作用。老年行性聋的病理改变几乎涉及听觉系统的全部径路。

外耳改变:外耳皮肤弹性和肌张力的下降引起耳廓增大。外耳弹性下降可使听力测试和助听器放置出现一定的困难,将测听耳机放在外耳上可能使外耳道变狭窄而出现传导性聋的情况。单纯外耳的变化对听力的影响不明显。

中耳的改变:耳膜肌肉萎缩,弹性减低,中耳听骨链关节可出现解剖学的变化。但是这些变化均不能引起显著的传导性听力下降,也不出现明显的声音传导障碍。

内耳的改变:内耳组织病理学的改变是引起老年人听力下降的重要因素。在耳蜗膜迷路,传入和传出神经纤维均有退行性改变。老年人颞骨病理研究发现,内耳蜗螺旋器毛细胞萎缩。内毛细胞损失很少超过25%,外毛细胞第一排大部分损失25%以上,少数达75%,第二排损失50%以上,常达到75%,第三排损失最重,少数达到100%。损失最重的是耳蜗底转最低部3mm处,此处内外毛细胞均明显减少或完全消失。有的毛细胞中伴有巨纤毛变化。在螺旋神经节细胞数量减少、萎缩。动物实验表明,在栗鼠和鼠猴耳蜗外毛细胞的损失随年龄增加而增加,二者呈线性关系,与内毛细胞相比较,外毛细胞变性的速度快而范围广。外毛细胞的损失开始于耳蜗顶部,并渐向底部扩展,其中第一排损失最少,第三排损失最多。内毛细胞随年龄增长而发生变化,但与部位无关,细胞损失的数量较少。蜗顶毛细胞的变性可能与耳蜗血管变化有关,认为与年龄相关的蜗顶毛细胞损失并不引起可测知的听力损害,相反基底转毛细胞即使损失轻微,也会出现高频听力下降。

在半数的老年人颞骨中发现蜗管中的血管纹上皮细胞变平坦,血管纹处毛细血管壁增厚,并有玻璃样变性。血管纹的退行性变性在耳蜗底转最为明显,还可以出现斑点状萎缩。在老年性聋病人的颞骨中可见螺旋韧带的毛细血管及放射小动脉明显减少,管壁增厚。内听动脉壁也增厚,发生严重的硬化性改变,可出现狭窄和阻塞现象。在蜗管上皮可以出现纤维化或骨化,Reissner膜萎缩,并与血管纹上皮粘连。

中枢听觉系统的改变:在老年性聋病人的中枢听觉通路神经元核团有退变现象。在蜗神经核上橄榄、下丘核及膝状体均有此变化,推测这种神经细胞的衰老改变是老年性聋发生的主要因素。通过计算老年性聋患者的耳蜗背核和腹核的神经细胞数目,对照比较耳蜗核总数,损失为48%,其中腹核减少了25%,背核减少了53%,未见细胞变性的中期状态,但有细胞萎缩现象。耳蜗核神经数目的减少可致听力和言语识别力降低。

(二)病理分型

1. Schuknecht等将老年性聋分为六种病理类型

(1)感觉型老年性聋:此型主要是指耳蜗底转毛细胞的总数减少,至少相当于耳蜗10mm长度以上毛细胞的数量,以致耳蜗语频区损伤,在早期静纤维毛缺失,然后由于支持和感觉细胞缺失引起螺旋器轻度变形和倒伏,从而致使螺旋器变成未分化的上皮堆在基底膜上,在耳蜗底转可完全消失。伴随着支持细胞畏缩,发生耳蜗神经元树突或轻度神经元细胞体的缺失。随着年龄增长外毛细胞密度逐渐减少,在耳蜗基底缺失明显,顶端缺失程度轻,在70岁以上的老年人顶端的缺失明显,内毛细胞的缺失,也遵从同样的方式。在螺旋器、前庭感觉毛细胞和支持细胞的胞浆中均有脂褐质颗粒堆积,推测它是溶酶体的活性产物。溶酶体富含酸性水解酶,水解酶至少16种,这些酶可能是引起细胞死亡的重要原因。

(2)神经型老年性聋:该型特点为耳蜗神经元数目与新生儿平均35500个神经元相比损失50%或更多,即耳蜗神经元降到15 000～20 000个时,言语识别率开始下降。耳蜗神经元损失数目约每10年下降大约2100个。神经元数目减少可引起以纯音听阈稳定而言语分辨能力进行性下降为特征的听觉功能障碍。纯音听阈只有在90%的耳蜗神经元丧失时才受影响。快速进展的神经型老年性聋病人常与中枢神经系统的弥散型退化性变化有关,表现为运动衰退,共济失调,震颤,易兴奋性,记忆减退和智力下降。神经型老年性聋的特征是全耳蜗神经元渐进性缺失,蜗神经萎缩,在耳蜗底转更为严重。在15～22mm区域内(语频区)耳蜗神经元的缺失与言语识别下降有关,而在其他区域的缺失则不然,老年人神经元缺失不仅存在于外周听觉系统,在耳蜗腹核和背核神经元总数,亦约损失50%。

(3)血管纹型老年性聋:当血管纹体积减少30%或更多时,听力便会下降。血管纹萎缩的程度与纯音听阈的阈值相关。萎缩可以发生在耳蜗中周和顶周,血管纹细胞可部分或全部缺失。有时有囊性结构和嗜碱性颗粒沉积。血管纹萎缩可能影响内淋巴的质量从而影响为感觉器官供能的物理化学变化。血管纹在内耳的作用:血管纹是产生中阶的正80mV电位的部位;为形成内淋巴的部位;血管纹中包含大量氧化酶,为糖代谢所需,在产生维持耳蜗功能的能量中起重要作用。血管纹的萎缩是个普遍的病理变化,常影响一个家庭中的几个成员。听力下降从30～60岁多开始并缓慢性进展,言语识别率较好。可出现平坦型轻微下斜的纯音听阈图。SISI试验示有响度重振,助听效果好。

(4)耳蜗传导型老年性聋:听力图上至少5个倍频程范围的听力呈线性逐渐下降,听阈最大值与最小值之间差值小于23dB,耳蜗的感觉细胞,神经元或血管纹没有任何上述的改变。听力下降,通常在中年变得明显,每10年听力下降的量几乎相同,而言语识别率得分与听阈曲线斜率负相关,通常找不到病理相关因素。可能是蜗管基底膜共振特性的改变所致,而不是细胞缺失或功能丧失。组织切片发现耳蜗基底膜上有玻璃样变,钙盐沉积,脂沉积和纤维增生,这些改变均可使基底膜变硬,弹性减退,支持内耳传导性听力下降的观点。

(5)混合型老年性聋:既不能单独定义为上述某一类型但又混合了这些病理类型特点的病例称为混合型老年性聋。许多老年性听力损失表现为几种类型的混合型。

(6)未确定型老年性聋:大约有25%的老年性聋,其耳蜗结构变化未达到显著水平,并且听力改变不符合耳蜗传导型的特点,即不符合听力曲线呈逐渐下降趋势的病例被定义为未确定型。大部分具有平坦或高频陡降型听阈曲线的病例

没有固定的病理变化。测听表现符合血管纹型或感觉型老年性聋范畴。可能因耳蜗功能障碍有关。如细胞器、毛细胞上突触数目、内淋巴的化学特性及大脑内听觉通路的变化。

上述分类主要依据外周听器的病理改变,听觉中枢的退化改变及影响老年人听力的一些主要因素如环境、营养、老年性疾病等均未予考虑。因此Belal提出如下分类方法。

2.Belal分类

(1)老年性聋(presbycusis):是生物性耳老化,特征是纯音听力曲线2kHz以内低于15dB,2kHz以外低于25dB,言语识别率得分优秀(92%～100%),组织学呈现耳蜗底转的感觉神经结构退化。任何个体都有此类变化,只是因个体差异而程度有所不同。

(2)加速型老年性聋(accelerated presbycusis):听力减退主要由于年龄性老化,外加其他未知因素的影响所造成,这些未知因素可能是遗传,饮食等。纯音在一个或所有频率超过25dB;言语识别率好坏不等;组织学改变似前述老年性聋。但有两点不同:一是退化性改变较重,二是病理改变局限于耳蜗的一个形态学结构层,最多见于血管纹。Belal认为与Schkrecht的分型都符合加速型老年性聋。

(3)疾病性聋(nasoaxasis):由特殊疾病如梅尼埃病,耳硬化症,中耳炎等为主所致的听力减退。

四、临床表现

(一)症状

老年性聋的听力变异很大,无独特的鉴别特征,一般表现如下:

1.60岁以上出现原因不明的双侧对称性听力下降,以高频听力下降为主。

2.听力下降为缓慢的进行性加重,开始时常不被注意。随着高频听力的下降,对语言的分辨能力有所影响,此时患者有听得见声音,听不清内容的情况,常需别人重复。以后随着语言频率的受损,则要求说话者提高声音与之交谈。

3.常有听觉重振现象,即患者描述,"别人说话低声时听不到,但大声时又觉得太吵。"

4.语言辨率与纯音听力不成比例,即称"音素衰退"。多数情况下纯音听力减退不及语言听力严重,年龄越大此种现象越明显,即在许多老年人尽管纯音听力基本正常,但仍不能理解讲话的内容。这可能与中枢听觉受累有关,而外周听敏度的损害较轻或未受影响,这样就造成了对言语的识别功能下降。少数患者会出现与前述情况相反的现象,即纯音听力减退很严重,而语言识别力尚好。

5.在老年人中有一种与年龄相关的"附加"听力丧失,导致他们在听阈水平相同时的言语功能较年轻者差。同时还存在着低估自身听力丧失的趋势。

6.在嘈杂的环境中,老年人对语言的理解更差。在老年人即使其听敏度损失不大,但在有噪声的混响环境中,其理解言语的困难度要比听力正常的年轻人大得多。对于有听力损坏的老年人,其理解言语的难度更大。

7.部分老年性聋的患者可以伴有耳鸣,常为高频声。开始时为间歇性,在夜深人静时出现,以后渐变为持续性,白天也可听见。耳鸣常始于30～40岁,其出现率随年龄而渐增,60～70岁时达到顶点,此后即迅速下降。多数伴有耳鸣

的患者,随着年龄的增长,其对耳鸣感到"习惯",以后耳鸣可以自动消失。

8. 老年人听觉损害的社会心理表现:老年人听觉障碍即不指任何特殊的心理及社会方面受到制约,也不说明任何特殊方式影响其对自身生活的态度。老年人是将听力障碍作为一种特殊的感觉缺失,而不会影响其生活方式。

(二)听力学测试

1. 纯音听力测试 纯音听力测试均有不同程度的听阈提高,为感音神经性聋,以高频听阈提高为主。双耳听力损失的程度常相等。纯音听阈曲线常随年龄的增大而听阈提高。阈上功能测试半数以上的老年性聋患者重振阳性,82% 无重振现象。

2. 耳蜗电图(ECochG) 动作电位(AP)阈值提高,潜伏期延长,波幅有所下降,微音器电位(CM)波幅也有所下降。认为听觉系统老化的转折点在 50 岁左右。在动作电位强度减低时,潜伏期未见延长,与响度重振现象相似,老年人的潜伏期强度变化相应缩小,可能与外周性耳蜗听力减退有关。与毛细胞的严重损害相一致。

3. 脑干听觉诱发电位(ABR)测试 老年性聋各波潜伏期均随年龄增加而延长,其 V 波峰潜伏期随年龄每增加 10 岁,大约延长 0.2ms,与正常人相比,当刺激强度降低时,V 波的潜伏期变长,在各个强度级上潜伏期均较正常人为长。波间潜伏期也随年龄的增加而延长。波形分化随年龄增加而变差,波幅下降,部分人缺乏Ⅰ波和Ⅱ波。这是由于虽然老年性聋原发性障碍主要在耳蜗,而中枢听觉通路也存在着一定的退化性改变。在动物实验中潜伏期与刺激强度反应表明有重振现象存在。

4. 诱发性耳声发射(EOAEs) Bonfils 报道在 60 岁以下的正常人 EOEs 的出现率为 100%,超过 60 岁其出现率仅有 35%。诱发性耳声发射阈值在 40 岁以前无变化,40 岁后随年龄增长呈线性相应升高。EOEs 与言语接受阈(SRT)也显示一定的相关性,如 SRT>35dB 时 EOEs 消失,而<25dB 时反应出现。

5. 言语识别率 Harris 报道老年人听力损害组在各种检查条件的检查结果,均较正常听力老年组和青年组差额选举。在隔声室内其言语识别率为 84%,加噪声的降至 74%。在房间混响情况下较原先下降 20%,结果在此混响条件下再加噪声,则较原先平均下降 47.6%。在老年听力正常组,房间混响加上噪声对言语识别率的损害作用随着年龄的增加而增加,即使是听力正常的老年人亦是如此。这说明老年人虽然其听敏程度损失不大,但在噪声混响环境中,其识解言语的困难要比听力正常的年轻人大得多。在有听力损害的老年人,其理解言语的难度更大。

6. Rodrguez 报道用成句识别同侧竞争试验是测试中枢听觉障碍的最敏感的测试方法。在正常老年人中枢听觉功能下降可达 60%,即中枢听觉受累可不伴随有外周听敏度,识别功能或语言能力的下降。随着年龄的增长,听觉敏感度进行性下降,传统地将其解释为随着年龄的增长,听觉敏感度进行性下降。而现在认为这种下降至少部分是由于中枢听觉系统的改变所致,而不是周围听觉系统的改变。虽然仍有中枢听觉系统损伤的存在,但目前还没有与之相应的特殊听力测定方法。

五、诊 断

一般老年性聋的诊断并不困难,凡在 60 岁以上而无其他原因的双侧对称性进行性感音神经性聋,均可诊断为老年性聋。但应注意,单凭年龄来诊断老年性聋是不够的,因为有些老年性聋患者可以发生在年龄较早,在 40 岁时就可以发生该病。诊断老年性聋时常应该排除其他致聋的原因,并分析其他同时存在的老化体征。

六、鉴 别 诊 断

(一)卡他性中耳炎

有些老年人原来就有感音神经性聋,并在此基础上出现卡他性中耳炎,则更易忽视。因此,当老年人突然感到听力下降有明显加重,并有耳堵,有时伴有耳鸣、眩晕时,要引起特别的注意。应详细询问病史,有无上呼吸道感染、气压损伤史,纯音测听可能出现混合性聋。鼓室压测定尤为重要,可以在感音神经性聋中找出传导性聋的成分。

(二)一些特殊的耳部疾病

如耳硬化症、梅尼埃病、耳药物中毒、病毒感染及听神经瘤等所致的耳病,也应排除。

(三)老年人情绪障碍

在老年人其社会劳动、智力水平和反应能力并不完全依赖于听力情况,有时出现上述的问题,与其说是耳病,不如用兴致减少,易疲乏和精力不足等解释更为贴切,不应简单地认为是年龄增大,就存在有听力问题。

七、治 疗

老年性聋属听觉系统的老年性不可逆的退行性变化,目前尚无有效的疗法。但平时应注意节制饮食,这抑制了酶类对 DNA 的破坏,从而减少了老年人心、肾的疾患。积极治疗心血管系统的疾病,控制高脂血症和糖尿病,均可减少引起或加速老年性聋的原因。能量合剂,维生素 A 类及 E 类的药物,对延缓老年性聋可能有一定的作用。文献报道在 60 岁以上的老年人其耳蜗血运中锌含量较低,可能听觉功能衰退的原因之一。对锌缺乏者可以较大剂量地补充,给予每天正常需要的 6~10 倍,连续口服 3~6 个月。常用的制剂有硫酸锌,葡萄糖酸锌和天门冬氨酸锌。文献报道在补充锌后,至少 20% 病人纯音听力有所提高,语言识别力的改善则更为明显肯定。有 25% 的病人,耳鸣症状可以减轻,但耳鸣消除者少。维生素 D_3 的治疗。因为维生素 D 及钙代谢异常可能为老年性聋的原因之一。有作者用 D_3 活性型维生素制剂治疗,听力改善率为 52.3%,表明部分老年性聋采用活性型维生素 D_3 治疗的可能性。治疗时间为 3~6 个月,其作用机制有待于进一步的研究。正确选配适宜的助听器,辅助的特殊的听力言语训练,对多数老年性聋患者是有积极而有效的作用。另外由于计算机技术的发展,有些助听器在芯片中加装了耳鸣习服治疗的音乐和掩蔽耳鸣的白噪声等程序,使患老年性聋同时伴有耳鸣的患者,可以在改善听力状况的同时减轻耳鸣引起的烦恼。近来国内外对老年性重度感音神经性聋的患者,若有条件者,可以考虑放置电子耳蜗。文献报道在使用电子耳蜗后,可使老年人使用电话的能力增强,自信心和社交活动的能力均增加。随着社会的进步,对老年人居住的环境也应有所考虑,即听力医生及建筑学家在设计老年公共场所时应注意混响及噪声对老年人言语识别能力的影响。

八、预　防

虽然机体的衰老是人类生命过程中的必然规律,但周围环境,营养条件及老年性疾病等加速老年性聋的因素是可以预防的。因此注意如下几方面的问题也能为防止或减缓老年性聋起到一定的作用:①在老年人内耳微循环功能差,因此对噪声和耳毒性药物等有害因素损伤的敏感性增高,因此尽可能地避免噪声环境及耳毒性药物的影响;②积极治疗和预防某些老年性全身性疾病,如高血压病、动脉硬化、糖尿病等;③对慢性锌缺乏症的发现和纠正,或将能对老年性的进行性感音神经性聋起到推迟或终止其发展的作用;④老年人听力丧失还应考虑到伴有特殊的耳科疾病,如感染、耳硬化症、梅尼埃病和听神经病等,积极预防和治疗这些附加因素和特殊疾病,也可延缓老年性聋的发生和进展速度。

(孟曦曦)

▶ 参考文献 ◀

1. Gates GA, Cooper JC, Kannel WB, et al. Hearing in the elderly: the Framingham cohort , 1983-1985. Ear and Hearing,1990,11:247-256.
2. Kennedy R,Clemis JD. The geriatric audiotory and vestibular systems. Otolaryngolgogic Clinic of North America, 1990,23:. 1075-1082.
3. Jonsson R,Rosenhall U,Garse-Nilsson I,et al . Auditory function in 70-75-year-olds of four age cohorts. Scanf Auditory,1998,27:81-93.
4. Quaranta A, Assennato G, Sallustio V. Epidemiology of hearing problems among adults in Italy. Scand Audiol, 1996,25(supp142):7-11.
5. Parving A, Hein Ho, Suadicani P, et al. Epidemiology of hearing disorders. Seand Audiol. 1993,22:101-107.
6. Parving A,Biering-Sorensen M,Bech B, et al. Hearing in the olderly>80 years of age. Scangd Audiol,1997,26:9.

第五节　良性阵发性位置性眩晕

良性阵发性位置性眩晕(benign paroxysmal positional vertigo,BPPV)是最常见的外周性眩晕疾病之一,约 90% 以上的位置性眩晕/眼球震颤患者的病因是 BPPV。

一、耳石器官的病理生理学改变

首先,随着年龄的增长,耳石会出现明显退化。组织学研究证实,随着年龄的增加,两个囊斑的耳石都有明显的凹痕、裂缝甚至碎裂成碎片。在老年组碎裂的耳石间仅有微弱的连接丝相连。这种退化在球囊耳石中更加明显。耳石的退化及耳石间纤维连接变弱都大大削弱了耳石的稳定性。

其次,随着年龄的增长,耳石的吸收能力下降。首先,随着年龄的增加,球囊退化的同时造成球囊暗细胞的缺失,影响对耳石的吸收。此外,耳石的吸收与内淋巴液的钙离子浓度有关。老年人尤其是绝经后的老年妇女存在广泛的骨质疏松,钙溶解能力增加,使得内淋巴液中的游离钙水平增加,影响了耳石在内淋巴液中的吸收。

二、定　义

良性阵发性位置性眩晕是头部运动到某一特定位置时诱发的短暂的眩晕,是一种具有自限性的周围性前庭疾病。可为原发性,也可为继发性。根据变位试验所诱发眼球震颤的特点,可分为后半规管 BPPV(posterior semicircular canal BPPV,PC-BPPV)、前半规管 BPPV(anterior semicircular canal BPPV,AC-BPPV)、水平半规管 BPPV(horizontal semicircular canal BPPV,HC-BPPV)、混合管型 BPPV(mixed-canal type of BPPV)四种临床类型。这四种类型可单侧发病,也可双侧发病。

三、流　行　病　学

有关 BPPV 的流行病学研究相对较少。据报道,在美国,BPPV 的患病率为 10.7~64/10 万人,而其中终身患病率为 2.4%。在日本,BPPV 的发病率为 10.7~17.3/10 万人/年。我国由于人口基数大,医疗卫生资源分布不均衡,缺乏系统的大样本量的流行病学调查研究。

原发性 BPPV 更多见于老年人和女性患者,男女比例为 1:2~1:3,高发年龄在 60 岁左右。北京医院的眩晕诊疗中心早期通过对老年性眩晕患者的统计显示,约有 59% 的老年性眩晕患者属于耳源性,而其中 BPPV 占 32%,居首位。此外,BPPV 多好发于右侧耳,推测可能是与我们大多数人都是右侧卧位有关。BPPV 多发生于后半规管和水平半规管,据统计 PC-BPPV 约占 60%~90%,HC-BPPV 约占 5%~30%。

四、病　因

多数 BPPV 的病因尚不明确,可仅为一孤立的特发症状,亦可由因其他因素引发,故根据病因可将 BPPV 分为原发性(或称特发性)和继发性两类,而原发性多见,约占 50%~70%。

（一）任何可诱发耳石疾病的因素

迷路老化、耳石的退行性改变及囊斑变性而致耳石脱落后沉积于半规管。

（二）微循环障碍因素

动脉硬化、脑供血不足而引起内耳供血不足,导致椭圆囊衰退,囊斑胶质膜变薄,耳石脱落沉积于半规管。

（三）外伤

头部外伤包括头部加速、减速运动所致的外伤,如甩辫子伤,可导致内耳的机械性损伤而使耳石从椭圆囊斑脱落,是继发性 BPPV 最常见的病因。内耳气压性损伤(减压病),也可导致耳石脱落而进入半规管。甚至某些中耳手术刺激,如镫骨手术等也可因局部压力变化或镫骨足板嵌入前庭窗或耳石撕脱而致本病发生。

（四）内耳疾病

BPPV 可继发于任何一种内耳疾病,例如:前庭神经元炎、梅尼埃病、突发性耳聋、迷路瘘管、病毒性迷路炎等等。这些内耳疾病可导致耳石坏死脱落,却基本不影响半规管功能。分析可能与内耳疾病所导致的内耳微循环低灌注和内耳病毒感染有关。

（五）代谢因素

最近的一项研究表明,原发性 BPPV 可能与钙代谢紊乱有关,且原发性 BPPV 与骨质疏松密切相关。此外,从 BPPV 好发于中老年女性来看,雌激素也可能与 BPPV 的发生有关。耳石是由以复合方解石结晶形式存在的碳酸钙组成,雌激素水平的下降可能扰乱耳石或耳石与凝胶状基质之间连接物的内在结构。另一方面,内淋巴中游离钙浓度的增高会降低其溶解脱落耳石的能力。

（六）其他

研究还发现,BPPV 与偏头痛、耳毒性药物、糖尿病、高血压、高血脂、后循环缺血、吸烟有相关性。此外,BPPV 具有一定的家族倾向性。

综合上述病因,我们不难发现,前庭系统随年龄增长发生的形态学改变是导致 BPPV 发生的主要病理学基础。这种与年龄相关的老化或退行性变可发生在前庭器官的感觉细胞、前庭神经及前庭神经核,且可具有非对称性。并且老年人往往同时合并有高血压、冠心病、动脉硬化、高脂血症、糖尿病、后循环缺血及颈椎病等全身性疾病,而这些疾病又在一定程度上促使了前庭器官退行性变的发生。

五、发病机制

有关 BPPV 的发病机制有多种学说,但多数学者都赞同耳石脱落学说,该学说中较流行以下两种解释理论:分别是嵴顶结石症(cupulolithiasis)学说及管结石症(canalithiasis)学说。

（一）嵴顶结石症学说

1969 年,Schuknecht 首先提出了嵴顶结石症学说。他在研究几例生前患 BPPV 患者的颞骨病理时,发现有嗜碱性颗粒物质沉积于后半规管的壶腹嵴嵴顶内,认为这是变性脱落的耳石碎屑,且这些碎屑沉积到半规管壶腹嵴嵴顶,增加了终顶的比重,使嵴顶对于重力牵引及直线加速度刺激变得极为敏感,头位变化即可导致位置反应增强,同时伴有朝向壶腹嵴受刺激方向的眼球震颤(图 19-5-1)。

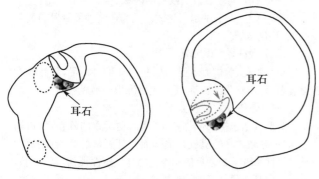

图 19-5-1 脱落的耳石碎片黏附于终顶,耳石因受重力作用发生终顶的偏斜

（二）管结石症学说

1979 年,Hall 在解释 BPPV 重复刺激产生的疲劳现象

时,最先提出管结石症的概念。他认为变性的耳石碎片并不是附着在半规管的壶腹嵴终顶内,而是漂浮于半规管的内淋巴中,碎片移动时推动内淋巴牵引壶腹嵴使其末梢受刺激而兴奋,引起眩晕发作(图 19-5-2)。1980 年,Epley 又做出了进一步解释,认为在后半规管长臂内淋巴中存在一些细微飘浮物,当头位移动至激发位(悬头位时),后半规管成为垂直方向,壶腹嵴位于上方,微粒受重力作用向离壶腹的方向牵引内淋巴引起眩晕及眼球震颤。为了克服嵴顶的弹性及半规管内淋巴的惯性需经数秒后嵴顶及内淋巴才发生移位,此时间为眼球震颤的潜伏期。眼球震颤的快相朝向位置在下方之耳。当微粒移动至半规管较水平的位置时运动停止对内淋巴的牵引力也终止,弹性使嵴顶回至中间位眼球震颤消失,这段时间为眼球震颤的持续期。反复处于激发位可引起微粒的分散,内淋巴压降到低于嵴顶的弹性回缩力,嵴顶不再产生偏移,眼球震颤消失。恢复直立位时,微粒的重力作用与悬头位相反,诱发出反向眼球震颤。半规管结石学说基本可以解释 BPPV 的临床特点。且在半规管阻塞术中观察到后半规管内淋巴液中有浮游微粒和耳石复位法的疗效,都支持半规管结石学说。

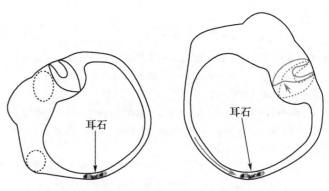

图 19-5-2 脱落的耳石碎片漂浮于半规管,碎片移动时推动内淋巴牵引壶腹发生偏移

嵴顶结石症学说和管结石症学说的主要区别在于耳石沉积的部位是黏附在嵴顶还是漂浮于半规管腔内。如果半规管腔内有大量耳石微粒,则可能同时发生嵴顶结石症与半规管结石症,这就能解释某些病人有不典型的眼球震颤及直立时也出现轻微持续的旋转性眼球震颤。

此外,还有学者提出双侧前庭功能不对称学说及前庭神经元退变学说。

六、临床症状

BPPV 的主要症状就是在重力相关的头位变动时可诱发眩晕(自身旋转感)症状。病人通常在起床、翻身、头后仰如抬头看东西、前倾如系鞋带时诱发,但一般在直立位进行日常活动时是不会出现剧烈眩晕症状的。典型的 BPPV 的眩晕为发作性的、与体位密切相关的。然而,BPPV 患者的症状表现各异,可表现为非特异性的头晕、体位性不稳感、头重脚轻和恶心。眩晕的持续时间通常是短暂的,其持续时间与位置性眼球震颤的持续时间密切相关。少数情况下,BPPV 患者会主诉持续性的头晕和不稳感,但是详细询问病史后可发现大多数情况下他们改变体位时症状会有加重。

（一）PC-BPPV

PC-BPPV 患者在突然平卧、低头、弯腰和抬头伸腰时可引起发病，Dix-Hallpike 位置性眼球震颤检查阳性，悬头仰卧位向患侧转 45°时可引发剧烈的旋转性眩晕，眼球震颤为旋转型，眼球震颤方向朝下方侧耳，症状出现之前有大约 5～15 秒潜伏期，症状持续时间多＜30 秒，一般不超过 60 秒，重复上述检查，眼球震颤可减弱并逐渐消失，呈疲劳现象。眩晕发作后仍有头重脚轻及不稳感。发病过程可持续数小时至数天，个别长达数月或数年，间歇期长短因人而异。

（二）HC-BPPV

HC-BPPV 患者在平卧位突然向左右侧翻身或突然快速向两侧转头时出现眩晕及眼球震颤，当头转向患侧时眩晕或眼球震颤变剧烈，做头部的垂直运动如抬头或弯腰则不引起眩晕。典型的 HC-BPPV 发作快，缓解也迅速，常伴有恶心，严重时有呕吐。仰卧转头试验阳性，于仰卧位，头分别向左或右侧旋转 90°，立即或是经很短的潜伏期后出现眩晕和水平性眼球震颤（向患侧更明显）。与 PC-BPPV 相比，诱发的眩晕及眼球震颤持续时间相对较长，有时超过 1 分钟，考虑是水平半规管-眼反射的速度记忆（velocity storage）能力约为后半规管-眼反射的 2 倍所致。无明显疲劳性。

（三）SC-BPPV

SC-BPPV 为临床少见类型，特点与 PC-BPPV 类似，可根据旋转型眼球震颤中垂直成分的方向来判定。

（四）混合管型 BPPV

少数患者可同时有多个半规管受累，以 PC-BPPV 合并 SC-BPPV 多见，多数为同侧发病。其临床表现不规则，头部做水平或垂直运动都出现眼球震颤，给临床诊断带来困难。

大多数学者认为 BPPV 是一种自限性疾病。BPPV 常见的三种自然病程是：①发病数周到数月后，患者的眩晕症状自行缓解；②眩晕的发作与缓解交替，间歇期由数周到数年不等；③少部分患者的眩晕症状持续存在，没有自行缓解的迹象。考虑其自愈的原因是自然的头位改变使漂浮的耳石颗粒回到椭圆囊，因为解剖结构的原因，水平半规管的耳石较后半规管的耳石更容易回到椭圆囊。

七、临床检查

除详细询问病史之外，还应进行下列检查。

（一）位置诱发试验

1. Dix-Hallpike 变位试验（Dix-Hallpike maneuver）　是 BPPV 诊断中最常用的检查方法。具体操作步骤如下：首先让患者端坐于检查床上，直视前方（图 19-5-3A），检查者双手把持其头部，向右转 45°（图 19-5-3B），保持此头位不变，同时将体位迅速改变为仰卧位，头向后悬垂于床外，与水平面呈 30°，头位始终保持右转 45°不变，观察眼球震颤和眩晕情况（图 19-5-3C）。同法检查左侧。每个体位应持续 30～40 秒。稍做休息后再重复检查，以观察有无疲劳现象。

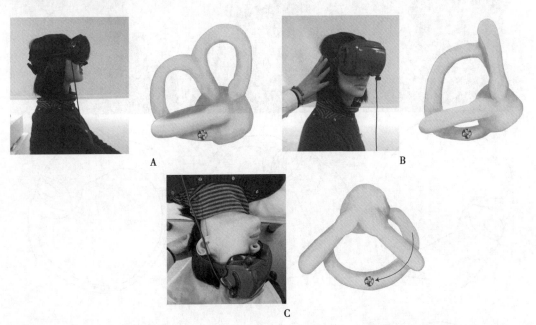

图 19-5-3　Dix-Hallpike 变位试验的头位变化及每个头位所对应后半规管耳石碎片移动的示意图

2. 侧卧位试验（side-lying maneuver）　患者端坐于检查床上（图 19-5-4A），头向左转 45°（图 19-5-4B），在检查者辅助下迅速向右侧卧倒（图 19-5-4C），恢复坐位，头向右转 45°，再迅速向左侧卧倒，每个体位持续 30～40 秒，观察眩晕及眼球震颤的情况。

3. 滚转试验（roll maneuver）　患者仰卧头向前屈曲 30°，头快速向一侧转动 90°，然后头回转正中位，再快速转向对侧转 90°，每个头位保持约 2 分钟，观察眩晕及眼球震颤的情况（图 19-5-5）。

需要注意的是，高血压病和颈椎病是老年人十分常见的疾病。尽管 Dix-Hallpike 检查等位置诱发试验很少有不良反应，但由于检查过程中会诱发患者眩晕发作，所以检查前要充分向患者解释清楚，避免紧张引起血压突然升高。另外位置诱发试验会使颈部受到扭曲和牵拉，造成肌肉软组织的劳损，所以检查时手法要轻柔，用力得当。对于患有严重心血管疾病、严重颈椎疾病及颈动脉狭窄的老年患者，要慎用或禁用该检查法。

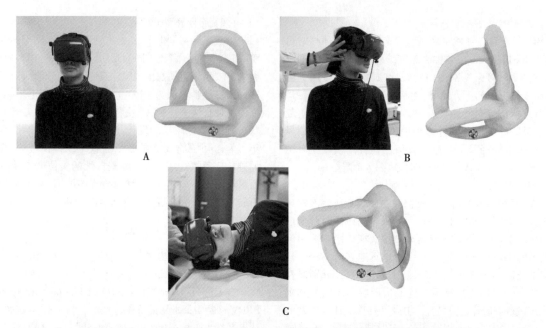

图 19-5-4　侧卧试验的头位变化及每个头位所对应后半规管耳石碎片移动的示意图（检查右侧后半规管）

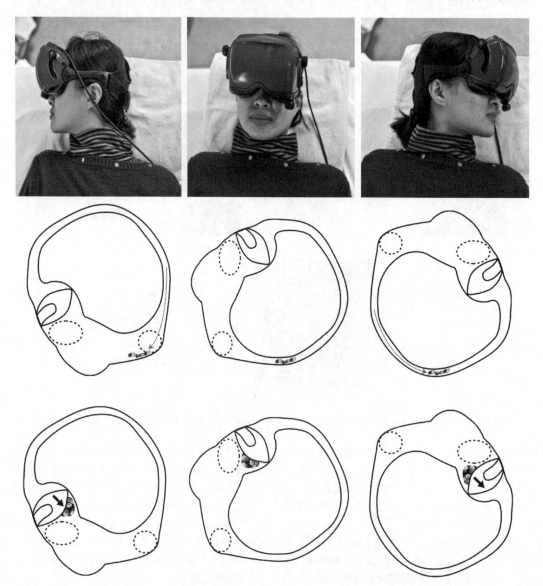

图 19-5-5　滚转试验的头位变动（第一行）及每个头位所对应的水平半规管结石（第二行）或是嵴顶结石（第三行）移动的示意图

（二）听力学测试

特发性 BPPV 一般无异常听力学表现，但若继发于某种耳部疾病，则可出现原耳病相应的听力异常改变，与 BPPV 发作无直接相关。

（三）前庭功能检查

特发 BPPV 的前庭功能检查在正常范围，但如继发于某种内耳病时可出现相应前庭功能改变。

（四）经颅超声多普勒（TCD）检查

BPPV 多发生于老年人，而老年人中后循环缺血的发生率高，其中约 1/3 的后循环缺血的患者会以阵发性位置性眩晕为主要表现，TCD 检查能客观反映血管及血流情况，可作为一项必要的辅助检查。

（五）影像学检查

BPPV 患者影像学检查没有特异性表现，且目前影像学技术的分辨力还不足以显示微小的耳石颗粒，除非同时又并发其他系统疾病，否则一般不作为 BPPV 的常规检查项目。但老年人常合并许多慢性疾病，尤其是一些较严重的颅脑系统疾病，如第四脑室肿瘤，其临床表现类似于 BPPV，故老年 BPPV 患者建议常规行头颅 MRI 检查。

八、诊断及鉴别诊断

临床主要依靠典型的病史、变位试验阳性和眼球震颤的方向来进行诊断。2006 年，中华耳鼻咽喉头颈外科杂志编辑委员会联合中华医学会耳鼻咽喉科学分会，在贵阳制定了"良性阵发性位置性眩晕的诊断依据及疗效评估"指南，具体诊断依据如下：

（一）诊断 BPPV 的变位试验

1. Dix-Hallpike 或 side-lying 试验　是确定后或前半规管 BPPV 的常用方法。

2. 滚转试验（roll maneuver）　是确定外半规管 BPPV 的最常用的方法。

（二）BPPV 变位检查的眼球震颤特点

1. 后半规管 BPPV 的眼球震颤特点　患者头向患侧转 45°后快速卧倒，使头悬至床下，与床平面成 20°～30°夹角，患耳向地时出现以眼球上极为标志的垂直扭转性眼球震颤（垂直成分向眼球上极，扭转成分向地）；回到坐位时眼球震颤方向逆转。管结石症眼球震颤持续时间<1 分钟；嵴顶结石症眼球震颤持续时间≥1 分钟。

2. 前半规管 BPPV 的眼球震颤特点　患者头向患侧转 45°后快速卧倒，使头悬至床下，与床平面成 20°～30°夹角，患耳向地时出现以眼球上极为标志的垂直扭转性眼球震颤（垂直成分向眼球下极，扭转成分向地）；回到坐位时眼球震颤方向逆转。管结石症眼球震颤持续时间<1 分钟；嵴顶结石症眼球震颤持续时间≥1 分钟。

3. 外半规管 BPPV 的眼球震颤特点　管结石症在双侧变位检查中均可诱发向地性或背地性水平眼球震颤，眼球震颤持续时间<1 分钟嵴顶结石症在双侧变位检查可诱发背地性水平眼球震颤，眼球震颤持续时间≥1 分钟。

（三）诊断依据

1. 头部运动到某一特定位置出现短暂眩晕的病史。

2. 变位性眼球震颤试验显示上述眼球震颤特点，且具有短潜伏期（<30 秒）和疲劳性。

临床上以 PC-BPPV 和 HC-BPPV 最为常见，两者之间如何鉴别是诊断的关键。HC-BPPV 有其独特的临床表现，如结合变位试验结果则基本可将其与 PC-BPPV 加以鉴别（表 19-5-1）。Dix-Hallpike 试验对 3 个半规管的 BPPV 均有良好的诊断价值，但并非是 HC-BPPV 最敏感的诊断方法，尤其对 HC-BPPV 伴发 PC-BPPV 者，或对诱发的眼球震颤特征不明显者，易造成漏诊或误诊。Roll 试验中，头位前倾 30°，平卧后再头侧位 90°，使 HC 处于最佳的悬垂位，此时管内结石易受角加速度及重力作用的影响而在半规管内移位、沉降，刺激受累的半规管而诱发特征性眼球震颤。因此，对疑为 BPPV 且在 Dix-Hallpike 试验中有水平性眼球震颤或未诱发出眼球震颤者，应常规行滚转试验检查，使更多 HC-BPPV 患者得到确诊。

混合管型 BPPV 在 Dix-Hallpike 试验和滚转试验中出现两个或两个以上不同类型的变位性眼球震颤。最常见的是 PC-BPPV 合并 AC-BPPV，可诱发出垂直向上扭转及垂直向下扭转的眼球震颤。其次是 PC-BPPV 合并 HC-BPPV，可诱发出垂直向上扭转和水平性眼球震颤。

表 19-5-1　PC-BPPV 和 HC-BPPV 鉴别要点

鉴别点	PC-BPPV	HC-BPPV
发病体位	起床、躺下，低头弯腰，抬头伸腰	平卧时突然翻身或向两侧转头，站立或步行时转头
眼球震颤方向	垂直旋转性	水平向地
潜伏期	3～5 秒	无或<3 秒
持续期	多数<30 秒	多数 30～60 秒
疲劳现象	有	无
位置诱发试验	Dix-Hallpike 变位性位置试验	滚转试验
恶心、呕吐	少见	常见

此外，各型 BPPV 均应该与梅尼埃病、前庭神经元炎、突发性聋、后循环缺血及后颅窝肿瘤等鉴别。梅尼埃病眩晕发作不是由体位改变诱发，持续时间长达 20 分钟至数小时，而且伴有耳鸣和听力下降；前庭神经元炎发病前数周内可有上呼吸道感染史，眩晕和眼球震颤一般为持续性，通常数天或数周后缓解，有前庭功能减退但无耳鸣和听力异常；突发性聋患者可出现眩晕，但极少反复发作，听力学检查为感音神经性聋，听力损伤快且严重；后循环缺血多发生在老年患者和有高血压、糖尿病、高脂血症等危险因素的患者，可伴有颅神经损害和感觉运动障碍等表现，单次发作持续时间较长，多为 2～15 分钟；某些后颅窝肿瘤也可引起类似 BPPV 的症状，对于耳石复位治疗效果差或频繁发作的顽固"BPPV"病例，尤其是老年患者，应行头颅影像学检查以排除中枢性病变。所以，对于老年患者，正确鉴别 BPPV 和中枢性阵发性位置性眩晕（central paroxysmal positional vertigo，CPPV）十分重要（表 19-5-2），以防误诊或漏诊而延误治疗时机。此外，下跳性的位置性眼球震颤是小脑病变的典型表现，AC-

BPPV 属少见类型,只有那些典型病例且排除其他神经系统

病变时,才能考虑诊断为 AC-BPPV。

表 19-5-2 BPPV 和 CPPV 的鉴别要点

	BPPV	CPPV
潜伏期	常有(HC-BPPV 更短些)	少有
持续时间	通常少于 60 秒(HC-BPPV 更长些)	长短不一,但多比 BPPV 持续时间长
眼球震颤的方向	扭转性/垂直性(PC/AC-BPPV)和水平性(HC-BPPV);与受刺激管所处的平面一致	单纯的垂直性(多为下跳性)或是扭转性眼球震颤;与受刺激管所处的平面不一致;也有类似于 BPPV 的情况*
疲劳性	常见(HC-BPPV 可少见)	少见
恶心和呕吐	单次操作时少见,多次操作时多见,常伴随剧烈的眼球震颤	单次操作时就常见,不一定伴随有剧烈的眼球震颤
机制	耳石碎片进入半规管	中枢性耳石-眼通路受损
自然病程	70%~80%患者在数周内自行缓解	有可能在数周内自行缓解
相关的神经性系统症状及体征	无	通常有小脑和其他动眼神经体征;也可能无伴随体征
脑部的影像学检查	正常	小脑病变(如蚓部的背段、小脑结节、第四脑室的背外侧段);小脑萎缩;颅颈部畸形;也可能正常(后循环缺血时)

* 背地性眼球震颤比较常见,BPPV 的其他型眼球震颤也可出现(引自 Lee SH,Kim JS. Benign Paroxysmal Positional Vertigo. J Clin Neurol,2010,6:51-63)

其他疾病如惊恐发作、焦虑和广场恐怖症也可能出现头晕,其产生与过度通气有关,在某些情况下与 BPPV 相似。一些药物,如扑痫酮、卡马西平、苯妥英钠抗高血压药和心血管药物都可能出现头晕症状,应注意鉴别。颈性眩晕源于颈椎的退行性变,由于颈部本体感受器的异常也可以出现与 BPPV 相似的症状,但 BPPV 的引出与重力垂直线有关,而颈性眩晕在头静止躯干转动时出现。体位性低血压也可以出现发作性眩晕,由卧位到站立位时出现。

老年人对症状有时叙述不清,因为 BPPV 头晕是短暂的,很少超过 1 分钟,发作后有些患者伴有持续性头昏,头部沉重感,患者有可能强调了后者,而疏于对短暂眩晕症状的描述,加之询问病史不详细,易误诊为脑供血不足、脑动脉硬化、神经衰弱等疾病。因此要仔细询问头晕的性质、程度、持续时间及诱发因素,对头晕患者要行变位性眼球震颤试验检查。

九、治 疗

BPPV 常常可自愈,无须特殊治疗。据文献报道,未经治疗 BPPV 的自然病程,其中 PC-BPPV 通常在发作后 39 ± 47 天缓解,HC-BPPV 则通常在发作后(16 ± 19)天缓解。但部分患者的症状可持续数月或数年而迁延不愈,重者可长期丧失工作及生活自理能力,早期治疗和干预有助于早期康复。

(一)保守治疗

1. 管石复位治疗(canalith repositioning maneuvers,CRMs) 此疗法的依据为管结石症学说,即通过定向的头位活动及摆动,使耳石碎片经由总脚到达椭圆囊,从而不再影响半规管的动力学作用。目前,CRMs 被推荐为 BPPV 的首

选治疗。

(1)Epley 复位法(Epley repositioning maneuver):操作如下:①患者取坐位(图 19-5-6A);②头向患侧转 45°(图 19-5-6B);③保持该头位由坐位变为仰卧悬头 30°(图 19-5-6C);④向健侧转头 90°,使健耳向下(图 19-5-6D);⑤头和躯干再继续向健侧转 90°,直至脸朝向地面(图 19-5-6E);⑥保持头向健侧转 45°坐起(图 19-5-6F);⑦最后头转向正前方并前倾 30°。每个体位至少保持 1~2 分钟,或是待诱发的眼球震颤及眩晕消失。重复此过程直至眩晕及眼球震颤完全消失,未完全改善的患者间隔 2~3 天可再次治疗。为减少耳石再次回到后半规管的可能,初期患者在进行完复位治疗后,被指示 48 小时保持直立头位或是戴颈套限制颈部活动。然而,这种治疗后的体位限制并非强制性的,现在已加以简化,可建议患者治疗当天高枕卧位。

(2)Semont 复位法(Semont repositioning maneuver):操作如下:①患者坐于床沿,双脚下垂,头向健侧转 45°,并在随后的步骤中均维持此头位;②患者由坐位快速向患侧侧卧,此时后枕部靠床而鼻尖朝上;③将患者由患侧侧卧位迅速经坐位变成健侧侧卧位,此时前额或鼻尖靠床而后枕部朝上;④缓慢坐起,头略前倾(图 19-5-7)。以上 4 个步骤记作一个循环。在治疗过程中,应注意 3 点:①在每个步骤均应停留足够长时间,一般应维持至眼球震颤消失或旋转感消失后再保持 1min;②对仍有眩晕的患者,应多次循环复位,尽量使患者在每个步骤均无眩晕出现;③在每次体位改变时,尤其从第 2 步向第 3 步移动时速度应尽量快。Semont 方法治疗后嘱患者在 2 天内尽量保持直立头位,尽量避免抬头、低头和弯腰等动作,睡眠时取健侧半卧位。

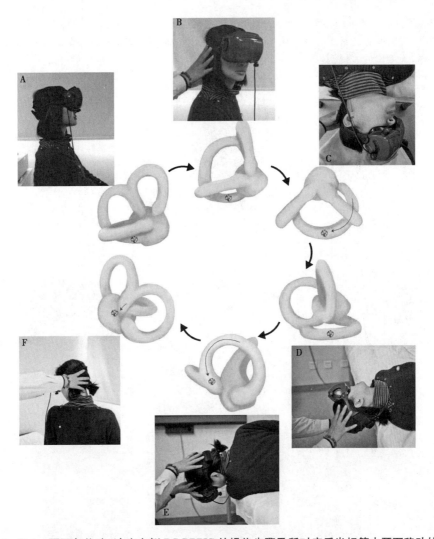

图 19-5-6　Epley 耳石复位法(治疗右侧 PC-BPPV)的操作步骤及所对应后半规管内耳石移动的示意图

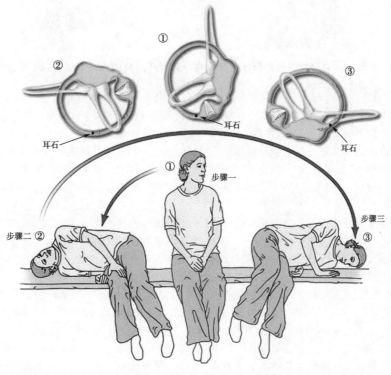

图 19-5-7　Semont 手法操作(针对右侧 PC-BPPV)及每个体位所对应的后半规管耳石移动的示意图

（3）Barbecue 翻滚复位法（Barbecue rotation repositioning maneuver）：是治疗 HC-BPPV 的常用方法。该方法是自仰卧位向健侧连续 3～4 个 90°转头和翻身（记为一个循环），每个体位至少保持 1～2 分钟（图 19-5-8）。复位治疗时上述步骤反复进行至任何一个体位均无眩晕及眼球震颤为止。治疗后交待患者配合体位限制，即在随后的 2 天内尽量避免快速转头，睡眠时采取健侧卧位。

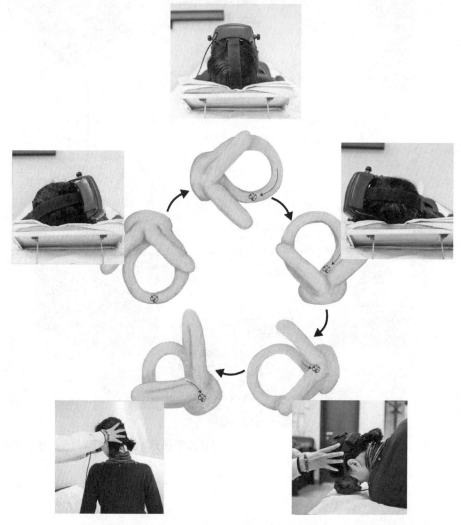

图 19-5-8　Barbecue 翻滚复位法的操作方法及每个体位所对应的水平半规管耳石移动的示意图

治疗 PC-BPPV 最常用的方法是 Epley 复位法和 Sement 复位法，而前者是首选治疗方法，获得了美国神经病学会（2008 年）关于治疗各年龄段 PC-BPPV 的 A 级推荐，后者得到了 C 级推荐。而 Barbecue 翻滚复位法配合治疗后的体位限制已证实是治疗 HC-BPPV 的主要方法。针对 AC-BPPV 患者，可采用反向的 Epley 复位法，患者在 Dix-Hallpike 试验后，按同样的顺序变动体位，只是方向是朝向健侧。对于混合管型的 BPPV，则可根据受累管的不同来选择相应的复位法协同进行治疗。

管石复位法简便、安全、无创、可重复操作、能迅速缓解症状，其疗效有充分的循证医学证据。根据文献报道对于 60 岁以上的老年患者，甚至＞86 岁的高龄患者都是安全有效的。但高血压和颈椎病是老年人的常见疾病，管石复位法操作时有颈部的扭曲和牵拉，它可以造成脊柱的劳损，引起椎-基底动脉供血不足、颈动脉粥样硬化栓子脱落等，因此，在询问病史和检查时应充分注意到这一点。尤其对高龄患者具

体实施时仍需持审慎态度，事先做好评估。操作之前做好解释工作可消除患者紧张情绪。操作最好在两餐之间，以避免呕吐误吸或影响进食。由于患者自身动作灵活性下降，应有助手或陪护人员帮助患者变换体位。操作过程中应动作轻柔，速度可稍缓，避免出现副损伤。

针对管石复位法的不足之处，2003 年，国外学者研发了三维滚轮耳石复位系统，即将受试者整体固定于设备上，使身体整体变换位置，并使用视频眼罩观察眼动情况。与管石复位法相比三维滚轮耳石复位系统最重要的是由于避免了颈部因素的参与，增加了患有颈椎疾病及其他不适合手法复位 BPPV 患者治愈的可能性及成功率，并减少了因复位手法不熟练、不准确而产生的疗效差异。但由于本系统价格昂贵，目前尚未得以推广。

2. 前庭康复治疗（vestibular rehabilitation therapy）　主要有 Brandt-Daroff 训练法（Brandt-Daroff exercise）。当管石复位法失败或是患者无法耐受管石复位法时，不管是哪个半

规管受累,都可尝试进行 Brandt-Daroff 训练法。其操作方法是:①患者坐位;②迅速向患侧侧卧位,眩晕消失后再停留30秒;③坐起再等待眩晕消失;④迅速向对侧侧卧位,停留

至少30秒;⑤坐起(图19-5-9)。整个练习每次重复10~20遍。每天3次,连续2天无眩晕,治疗停止。本训练法简单易学,示范后患者可自行在家中练习。

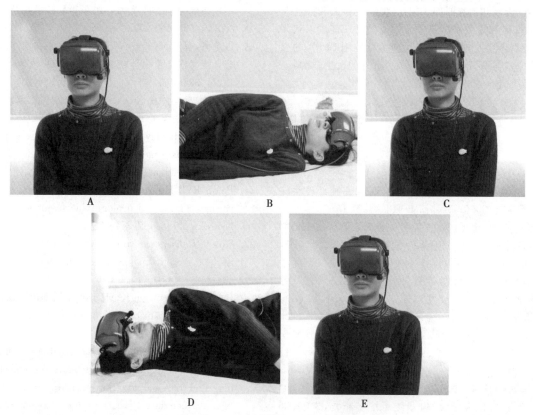

图 19-5-9 Brandt-Daroff 训练法的操作步骤示意图

3. 药物治疗 常规的抗眩晕药并不推荐作为 BPPV 的首选治疗。此类药物对预防发作和改变疾病的自然病程没有任何作用。但酌情选用抗眩晕药物可以降低前庭神经的兴奋性,减轻眩晕及恶心、呕吐等自主神经的症状。常用药物有:①血管扩张剂:5%碳酸氢钠注射液30~50ml缓慢静脉注射;②钙离子拮抗剂:如西比灵等;③抗胆碱能药物:东莨菪碱等;④组胺类药:敏使朗等;⑤多巴胺受体拮抗剂:如氯丙嗪等;⑥苯二氮䓬类药物:安定等;⑦抗晕止吐药:眩晕停等;⑧中药:眩晕宁冲剂等。

(二)手术治疗

对于反复进行 CRMs 及 Brandt-Daroff 训练法治疗却仍有反复发作的位置性眩晕的患者,或是多次复发的患者,说明对管石复位治疗效果欠佳。这些少数的顽固性 BPPV 患者,往往病程在1年以上,以上保守治疗经久不愈,生活和工作受到严重影响,我们可考虑手术治疗。前庭神经切断术和迷路切除术因影响听力和前庭功能,采用者较少。目前常用的有后壶腹神经切断术和后半规管阻塞术。

十、疗效评估及复发

根据2006年(贵阳)制订的"良性阵发性位置性眩晕的诊断依据及疗效评估指南",短期疗效评价时间为1周;长期为3个月,具体如下:

1. 痊愈 眩晕或位置性眼球震颤完全消失。

2. 有效 眩晕或位置性眼球震颤减轻,但未消失。

3. 无效 眩晕和位置性眼球震颤无变化,加剧或转为其他类型的 BPPV。

BPPV 易复发,据文献报道在 CRMs 治疗有效后,复发率达15%~37%。最近的一项研究发现,经过10年的随访后,复发率高达50%,大多数(80%)在治疗成功后的一年内复发。

与复发率增高有关的因素有:①女性患者;②老年人;③有相关疾病史如外伤史、迷路炎病史、膜迷路积水、骨质疏松病史;④HC-BPPV;⑤治疗前有三次或以上的 BPPV 发作史。

十一、预防及保健

临床研究发现,一些慢性病与 BPPV 的发生有着显著相关性,如高血压、糖尿病、高血脂、颈椎病、脑供血问题、耳部疾病等。而这些疾病正是老年人的常见病和多发病,且常是几种疾病并存。因此,临床上能尽早有效地控制相关疾病发展,就能在一定程度上减少 BPPV 在老年人中的发生。此外,对于合并有骨质疏松的老年女性,要积极纠正其钙代谢紊乱,对预防 BPPV 的发生也有一定的作用。

对于老年人而言,虽然 BPPV 本身并不危及生命,但由于老年人行动不便且男性患者起夜较多,夜间起床后出现眩晕症状,易发生跌倒而致骨折,晨起发作时会造成一过性的血压升高,有脑血管意外可能。此外,由于 BPPV 在老年性眩晕中所占的比例高,且老年 BPPV 患者的症状更易反复发

作迁延不愈,严重时可导致老年抑郁症。然而许多临床医生和大部分老年人以及家属对此病缺乏重视、忽视预防,往往在症状出现且不能自行缓解时才会去医院就医,拖延了极其珍贵的检查、诊断和治疗时间。因此,提高老年人和社会对BPPV的认知度和重视程度是非常重要的。只有认识到并重视BPPV对老年人的危害程度,才能有效控制BPPV的患病率,并采取多种平衡训练措施以减少意外的发生,提高老年人的生活质量。

(王晓云　龚　霞)

▶ 参考文献 ◀

1. 陈敏,胡兴越.良性阵发性位置性眩晕.国际神经病学神经外科学杂志.2006;33(4):315-318.

2. 高波,黄魏宁,宋海涛,等.多管受累的良性阵发性位置性眩晕的临床特点.中华耳鼻咽喉科杂志,2009,44(8):627-630.

3. 黄红莉,郑华,郭春生.老年人良性阵发性位置性眩晕特点及误诊原因.中国康复理论与实践,2010,16(3):277-278.

4. 黄澍,黄小钦.Barbecue翻滚法治疗水平半规管良性发作性位置性眩晕有效性研究.脑与神经疾病杂志,2007,15(3):213-215.

5. 黄魏宁,徐进,高波,等.118例老年人眩晕和平衡障碍的病因及其影响因素分析.中华流行病学杂志,2005,26(9):720-722.

6. 黄选兆,汪吉宝.实用耳鼻咽喉科学.北京.人民卫生出版社,2001:1167-1170.

7. 刘博,刘铤,关静子.老年眩晕的社区调查与相关因素分析.中华耳科学杂志,2006,4(4):254-257.

8. 刘铤.内耳病.第一版.北京:人民卫生出版社,2006:197,518-526.

9. 莫晓东,马鑫,余力生.良性阵发性位置性眩晕相关发病因素研究进展.听力学及言语疾病杂志,2009,17(6):536-539.

10. 宋海涛,高波,张秋颖,等.老年人良性阵发性位置性眩晕的特点及管石复位治疗.中华老年医学杂志,2007,26(3):191-193.

11. 沈双.手法复位治疗老年人良性阵发性位置性眩晕.浙江中西医结合杂志,2010,20(11):697-699.

12. 单希征,孙勃,龙顺波,等.三维滚轮耳石复位系统及其临床应用.中华耳鼻咽喉头颈外科杂志,2008,43(10):786-788.

13. 吴子明,张素珍,刘兴健,等.内耳病变并发良性阵发性位置性眩晕.中华耳鼻咽喉头颈外科杂志,2007,42(11):821-825.

14. 吴子明.美国耳鼻咽喉头颈外科学会BPPV诊疗指南介绍.听力学及言语疾病杂志,2009,17(5):502-503.

15. 吴智平,周波,陈海波,等.高龄良性阵发性位置性眩晕特点及管石复位.中华内科杂志,2010,49(7):599-601.

16. 邢光前,陈智斌,卜行宽.水平半规管良性阵发性位置性眩晕的诊治.中华耳鼻咽喉科杂志,2001,36(1):28-30.

17. 中华耳鼻咽喉头颈外科杂志编辑委员会,中华医学会耳鼻咽喉科学分会.良性阵发性位置性眩晕的诊断依据和疗效评估(2006年,贵阳).中华耳鼻咽喉头颈外科杂志,2007,42(3):163-164.

18. 庄建华,黄坚,赵忠新,等.Semont方法治疗40例后半规管良性发作性位置性眩晕.临床耳鼻咽喉科杂志,2005,19(7):300-304.

19. 张素珍.良性阵发性位置性眩晕的发病机制临床诊断与治疗.继续医学教育,2006,20(20):16-22.

20. Angeli S,Hawley R,Gomez O. Systematic approach to benign paroxysmaJ positionaJ vertigo in the elderly. Otolaryngol Head and Neck Surgery 2003,28:719-725.

21. Baloh RW,Honrubia V,Jacobson K. Benign positional vertigo:clinical and oculographic features in 240 cases. Neurology,1987,37:371-378.

22. Barany R. Diagnose von krankheitserscheinungen im. Bereiche des otolithenapparates. Acta Otolaryngol,1921,2:434-437.

23. Baloh RW,Jacobson K,Honrubia V. Horizontal semicircular canal variant of benign positional vertigo. Neurogy,1993,43:2542-2549.

24. Bertholon P,Bronstein AM,Davies RA,et al. Positional down beating nystagmus in 50 patients:cerebellar disorders and possible anterior semicircular canalithiasis. J Neurol Neurosurg Psychiatry,2002,72:366-372.

25. Bhattacharyya N,Baugh RF,Orvidas L,et al. Clinical practice guideline:Benign paroxysmal positional vertigo. Otolaryngol Head Neck Surg,2008,139:47-81.

26. Brandt T,Daroff RB. Physical therapy for benign paroxysmal positionalvertigo. Arch Otolaryngol,1980,106:484-485.

27. Brandt T,Huppert D,Hecht J,et al. Benign paroxysmal positioning vertigo:a long-term follow-up (6-17 years) of 125 patients. Acta Otolaryngol,2006,126:160-163.

28. Dix MR,Hallpike CS. The pathology symptomatology and diagnosis of certain common disorders of the vestibular system. Proc R Soc Med,1952,45:341-354.

29. Epley JM. The canalith repositioning procedure:for treatment of benign paroxysmal positional vertigo. Otolaryngol Head Neck Surg,1992,107:399-404.

30. Hall SF,Ruby RR,McClure JA. The mechanics of benign paroxysmal vertigo. J Otolaryngol,1979,8:151-158.

31. Imai T,Ito M,Takeda N,et al. Natural course of the remission of vertigo in patients with benign paroxysmal positional vertigo. Neurology,2005,64:920-921.

32. Jeong SH,Choi SH,Kim JY,et al. Osteopenia and osteoporosis in idiopathic benign positional vertigo. Neurology,2009,72:1069-1076.

33. Lee SH,Kim MK,Cho KH,et al. Reversal of initial positioning nystagmus in benign paroxysmal positional vertigo involving the horizontal canal. Ann N Y Acad Sci,

2009,1164:406-408.

34. Lee SH,Kim JS. Benign Paroxysmal Positional Vertigo. J Clin Neurol,2010,6:51-63.

35. Lempert T. Horizontal benign positional vertigo. Neurology,1994,44:2213-2214.

36. Lempert T, Tiel-Wilck K. A positional maneuver for treatment of horizontal-canal benign positional vertigo. Layrngoscope,1996,106(4):476-478.

37. Parnes LS,Aqrawal SK,Atlas J. Diagnosis and management of benign paroxysmal positional vertigo (BPPV). CMAJ,2003,169(7):681-693.

38. Parnes LS,McClure JA. Free-floating endolymph particles:a new operative finding during posterior semicircular canal occlusion. Laryngoscope,1992,102:988-992.

39. Mizukoshi K,Watanabe Y,Shojaku H, et al. Epidemiological studies on benign paroxysmal positional vertigo in Japan. Acta Otolaryngol Suppl,1988,447:67-72.

40. Moon SY,Kim JS,Kim BK,et al. Clinical characteristics of benign paroxysmal positional vertigo in Korea:a multicenter study. J Korean Med Sci,2006,21:539-543.

41. Nuti D,Mandalà M,Salerni L. Lateral canal paroxysmal positional vertigo revisited. Ann N Y Acad Sci,2009,1164:316-323.

42. Philip FA. 3 dimensional head apparatus and method for the treatment of BPPV. 2003 US Patent:6568396. 2003-05-27.

43. Schuknecht HF. Cupulolithiasis. Arch Otolaryngol,1969,90:765-778.

44. Semont A,Freyss G,Vitte E. Curing the BPPV with a liberatory maneuver. Adv Otorhinolaryngol, 1988, 42:290-293.

45. von Brevern M,Radtke A,Lezius F,et al. Epidemiology of benign paroxysmal positional vertigo:a population based study. J Neurol Neurosurg Psychiatry, 2007, 78:710-715.

46. von Brevern M,Seelig T,Neuhauser H,et al. Benign paroxysmal positional vertigo predominantly affects the right labyrinth. J Neurol Neurosurg Psychiatry, 2004, 75:1487-1488.

第二十章

口腔疾病

<<<<<

第一节 龋 病

龋病是人类的常见病,其发病率高达90%。世界卫生组织把癌症、心血管疾病和龋病列为危害人类健康的三大疾病。龋病与其他疾病相比没有明确的发病日期,其病程进展缓慢、不易危及人的生命,不被人们重视。龋病治疗不及时,向牙体深部发展引起牙髓炎、根尖炎、颌骨炎症等一系列并发症。牙体不断破坏,造成牙体缺损、牙列缺损以至于牙列缺失,影响美观,咀嚼功能下降,影响到消化功能和全身健康。龋病和其继发病作为病灶,可引起远隔器官的疾病。本书的内容是老年病学,本节龋病重点介绍根面龋。

一、病理生理特点

龋病又称龋齿,是一种以细菌为主要病原体,在多种因素作用下,发生在牙齿硬组织的慢性、进行性、破坏性疾病。龋病的病理过程起源于菌斑中的致龋菌代谢过程分解碳水化合物产生的有机酸聚集在牙齿硬组织表面上。酸可以沿牙齿硬组织中结构薄弱、孔隙较多的部位扩散,使无机物溶解。细菌产生的蛋白溶解酶导致牙体组织的有机质分解,组织崩解,形成龋洞的慢性疾病过程。牙齿脱矿的同时也发生着再矿化,只有脱矿超过再矿化,牙齿才出现不可逆的龋洞。龋可分为牙釉质龋、牙本质龋、牙骨质龋。其中釉质龋自牙表面向内可将病损分为:表层、病损体部、暗层和透明层。牙冠的釉质龋向深层发展侵入牙本质,发生牙本质龋,其病理改变由外向内分为:坏死崩解层、细菌侵入层、脱矿层和透明层。牙骨质龋常见于牙根面龋,根面龋是老年人的常见病,患病率约为50%,人均1.8颗龋。由于人口的老龄化,根面龋的发生率越来越高。老年人由于牙龈组织萎缩或退缩,牙根外露,牙根面自洁作用差,菌斑极易在牙骨质上附着而发生龋病。牙骨质薄、密度低,其对龋病的抵抗力比牙釉质低,一旦发生龋病,牙骨质很容易脱矿,龋损很快累及牙本质,引起牙本质龋。对老年人,根面龋应当得到足够的重视。

二、流 行 病 学

流行病学研究表明,自有人类以来就有龋病流行,龋病是一种古老的疾病,我国最早关于龋病的记载可以追溯到三千年前的殷墟甲骨文中。龋病的流行趋势,欠发达国家和地区,其经济和教育水平低,口腔保健知识缺乏,口腔卫生差,龋病发病率高。发展中国家和地区,糖和精制碳水化合物摄入不断增加,口腔保健得不到保障,龋病的发病率增加。龋病的防治主要起源于欧美发达国家,这些国家逐步建立了有效的口腔防治体系,采取了有效的口腔保健措施,从而使龋病的流行基本得到了控制。

龋病的发生贯穿人的一生,龋病的发病经历几个与年龄相关的高峰,主要与牙齿的萌出和牙齿周围环境的变化有关。乳牙由于矿化程度低及初萌的年轻恒牙的点隙窝沟深不易清洁的解剖特性更容易患龋,使少年儿童成为乳恒牙龋的发病高发期。而到了中老年阶段,由于生理和病理因素,使得牙根面暴露的机会大大增加,加上唾液分泌的减少,因此成为根面龋发病的高峰期。老年人由于牙周病或增龄改变常发生牙龈退缩,继发牙根暴露。根部牙骨质具有特殊的化学组成和解剖结构,一旦暴露于口腔后,机械和化学刺激使其比牙釉质更易受到损伤而发生龋坏。

根面龋是老年口腔疾患中最常见、危害较大的疾病之一。它有其特殊的流行病学特点:发病率随着年龄的增加而递增;下颌磨牙最易患根面龋,其次为上颌尖牙和下颌前磨牙,下颌切牙发病率均较低。就牙面而言,根面龋的好发牙面分别是:上颌近远中邻面、下颌前磨牙和磨牙的颊面、上颌尖牙唇面。

龋病与饮食有关,尤其与糖的摄取有密切的关系。食物中的纤维成分多,蔗糖摄入少,咀嚼功能强,自洁力强,患龋率就低。经过百年的研究,人们对龋病的发病过程已经有了较为清晰的认识,已经具备了一系列有效的防治手段,但这些知识的普及与人们受教育的程度和可以接受口腔保健措施的经济状况密切相关,因此,龋病与整个人群的教育和国家的经济状况有关。

三、病 因 学

现代的龋病病因理论是四联因素论,四联因素论是指致龋细菌、适宜的食物(糖)、易感宿主(牙齿和唾液)和时间。龋的发生必须具备致龋菌和致病的牙菌斑环境,细菌代谢的底物(糖),在局部的酸或致龋物质积聚到一定浓度并维持足够时间,并发生在易感的牙面和牙齿上。四联因素论较为全面地概括了龋病发病的本质,对于指导进一步研究和预防工作起了很大的作用。

(一)细菌是龋发病的最关键因素

实验证明没有细菌就没有龋,致龋菌主要是指具有致龋能力的细菌。它们能产生有机酸、蛋白水解酶等有害化学物质,这些物质可以使釉质的无机物溶解和有机成分的分解。与龋病发生关系密切的细菌是变形链球菌族,其次是乳杆菌、放线菌、非变形链球菌族链球菌、韦荣球菌、奈瑟球菌等。致龋菌以菌斑的形式黏附于牙面的形式存在，菌斑是由细菌、唾液糖蛋白及细菌产生的细胞外多糖等基质构成的致密的薄膜状物，附着于牙或牙龈的表面。菌斑紧紧附着在牙面上，菌斑的深层处于缺氧状态，利于厌氧菌代谢，产生大量的有机酸，如乳酸、甲酸、丁酸等，并堆积在菌斑牙齿与菌斑的界面，不易被唾液稀释，pH 值下降，使牙齿脱矿。

（二）食物

尤其糖是致龋菌的物质基础，与龋的发生密切相关。糖的种类、黏度、进食糖的时间和频率影响其致龋作用。

（三）在宿主因素中影响龋病发生、发展的因素很多，但总的来说宿主的抗龋力主要表现在口腔局部的牙齿和唾液以及全身状况等

牙的解剖形态、组织结构、排列、及其物质成分组成都与牙的抗龋力相关。唾液是影响龋病发生的次要因素，它通过机械清洗作用、缓冲作用、矿物质成分（钙、磷、氟等）及抑菌物质（溶菌酶、免疫球蛋白、过氧化物酶、乳铁质、抗体等）等能减慢龋病的发展速度；另一方面，唾液也是菌斑细菌营养的主要来源。此外，口腔卫生习惯、饮食组成、微量元素、全身疾病、内分泌、遗传等也是影响因素。

（四）任何疾病的发生发展都含有时间的因素

龋病的发生发展需要相当长的时间。从牙菌斑的形成到龋病的发生大约需要 6～12 个月，从初期龋到临床可查出龋洞一般需 1～2 年的时间。因此，对任何一种防龋方法效果的评价，应至少观察 2 年。

除了以上因素外，牙周病患者根面龋的发生与乳酸杆菌数量、菌斑指数、唾液缓冲能力、饮食习惯及暴露根面数有明确相关关系。大量文献报道，组成正常根面与根龋表面的菌斑成分是不同的。大多数根面龋的发生源于龈缘，原因是在位于龈缘 1mm 以内发生的龋损以及活动性、范围大的龋损，其变形链球菌、乳酸杆菌、酵母菌的分离频率高。这些研究表明，菌斑组成中的细菌的确在根面龋发生中起主要作用。考察菌斑、唾液与根面菌落的相关有下列特点：

1. 根面菌斑中，无根面龋者变形链球菌流行率及比例低，内氏放线菌流行率及比例高。

2. 唾液中变形链球菌及乳酸杆菌，根面龋患者高于无龋者。

3. 根面菌斑中，正常根面所含变链菌比例低于初龋和活动龋。

4. 正常根面及根龋表面乳酸杆菌流行率及比例很低。

此外，根面龋进展速度快于冠龋，是牙骨质与牙釉质中各自所含的有机基质比例差异所致，牙骨质有机基质含量远大于牙釉质。在根面龋的形成过程中，有机质降解是一个渐进和不可逆的过程，是根面龋发生的重要病理特征，主要涉及胶原蛋白和非胶原蛋白的水解、破坏。有机基质降解相关的蛋白酶主要来源于龋损区微生物，龈沟液及一些牙周致病菌。目前研究认为牙骨质和牙本质基质蛋白，尤其是非胶原蛋白，在早期根面龋的再矿化中起了重要作用。脱矿的根面龋损处，如果有机基质成分存在，仍可维持该处的组织支架结构，在进行菌斑控制及氟化物再矿化治疗时，不宜轻易破坏根面龋软化的硬组织。综合文献报道，说明局部应用氟化物、氯己定能抑制根面细菌及龋损的活动性。总之，由于根部牙

骨质、牙本质，与成熟牙釉质比较，具有较高的有机成分，从而导致根面龋的发生与冠龋有差异。牙龈退缩与牙根暴露是根面龋发生的先决条件，细菌产酸导致牙骨质脱矿是根面龋的始动因素，根部有机质的破坏、降解是根面龋发展的关键；同时，根面龋具有再矿化的潜力，其再矿化受多种因子调节，从而使得根面龋的病因学研究十分复杂，存在诸多问题值得探索和深入研究。

四、临床表现

龋病的临床表现可以概括为患者牙齿色、形、质的变化和患者感觉的变化。牙齿表面色泽的改变是临床上最早可以注意到的龋的变化，早期为白垩色，进一步发展可见墨浸样的改变，提示龋已经位于牙本质深层。龋最显著的临床特征是形成了不能自体修复的、牙体组织的实质性缺损。临床上可以看到、探到或检查到龋洞。龋的表现还有牙体组织质地的改变，龋造成的实质性的牙体硬组织缺损，称为龋洞。只波及牙釉质的早期龋损，患者可以完全没有临床症状。一般是当龋损发展到牙本质层并出现龋洞时，患者才有冷、热、甜、酸刺激时或食物嵌塞时的敏感症状，但都是一过性，刺激消失，症状随之消失。当龋发展至牙本质深层时，症状会明显一些，患者一般也是这个时候就诊。

龋的好发部位与菌斑聚集部位和发育薄弱部位有关，如牙面上的窝沟裂隙部位，两牙相邻不易清洁的部位。常见的不易清洁的部位如牙列不齐时，修复体和正畸装置边缘，都是龋的好发部位。好发部位还与患者的年龄有关。3 岁以前的幼儿多为前牙的邻面龋，与饮食有关；3～5 岁则多见乳磨牙的窝沟龋，与牙齿初萌有关；而 8 岁左右，乳磨牙的邻面龋开始增多，与颌骨生长后牙间隙增大有关。青少年多发恒牙窝沟龋和上前牙的邻面龋，而老年人则多见根面龋。龋病的好发牙齿包括上前牙邻面、磨牙窝沟、义齿基牙、排列不齐的牙齿。老年人常见的龋病为根面龋。根面龋是指发生在牙根表面的龋。一部分是由于患者患牙周病而导致牙根较早暴露，另一部分是由于牙周组织的生理性退缩。临床上常见到有一部分患者，牙冠的部位很少有龋，但到了中老年牙根暴露则多发龋。龋损部位多围绕牙颈部，可有龋洞，也常见于牙根表面广泛的浅表损害，病变区域的颜色可为黄色、棕色、或黑色。牙龈退缩后，牙根的任何部位均可发生龋损，临床和流行病学调查发现，以邻面和颊面釉牙骨质界处多见。根面龋早期表现为具有界限清楚的一个或多个退色小点，呈黄白色，多位于牙釉质和牙骨质结合处。根面龋一般沿牙根表面水平方向扩展，与邻近较小的龋坏相融合，以至于可形成环绕整个牙根的环形损害。活动龋坏呈黄色或黄褐色，色浅，较湿软，没有明显龋洞形成，用挖匙挖之成片剥脱；当局部口腔卫生状况改善，浅表的龋损或开敞的龋洞可获得清洁，细菌不能停留，龋进程减慢或停止发展而成为静止龋，静止龋呈棕色或棕黑色，表面常有光泽，探诊光滑而坚硬。无论是活动龋，还是静止龋，都可有龋洞形成。老年人由于缺牙常进行活动义齿修复，因而增加了基牙龋坏的机会，且发生的根面龋范围广泛，应该引起临床医生的重视。

五、诊断与鉴别诊断

龋病的常规检查方法包括问诊、视诊、探诊、叩诊、牙髓

活力测验以及用牙线检查牙齿邻面龋损。还有X线影像检查、显微放射显影法、光纤透照检查、龋损组织化学染色法等，发现牙齿隐蔽部位的龋。龋病的临床分类和诊断要点：

（一）按病变深度的分类与诊断

该方法是最常用的临床分类方法。临床上分为浅龋、中龋、深龋。浅龋可发生在牙釉质或牙根面牙骨质。可发生在牙齿各个牙面。发生在牙根面的浅龋，多见于老年人牙根暴露的情况，表面可呈棕色，质软探查时可以感觉表面粗糙。浅龋时，一般患者自觉症状，多数是在口腔检查中发现的。中龋病变在牙本质的浅层，遇冷、热、酸或甜刺激时出现一过性敏感症状，去除刺激，症状消失，无持续性疼痛。临床检查时可以看到或探到明显的龋洞，或在X线拍摄时发现。由于牙本质具有小管样结构，小管内有管液，受到刺激后可以向牙髓传导，或直接通过埋在牙本质中的成牙本质细胞胞浆突传至牙髓，引起相应的牙髓反应，可形成修复性牙本质。牙髓温度和牙髓活力测试时，患牙的反应与正常的对照牙类似。病变进展到牙本质深层为深龋，患者有明显的遇冷、热、酸、甜敏感症状，也可以有食物嵌塞时的短暂疼痛症状，但没有自发性疼痛。临床检查可见到明显的龋洞，探诊龋洞洞底达牙本质深层，患者有敏感症状，去净腐质后没露牙髓。温度诊检查时反应正常。

（二）按病变速度分类与诊断

此种分类方法有利于对患者的整体情况综合考虑，有利于及时采取措施。此类分为急性龋、慢性龋和静止龋，急性龋的发展速度很快，病变部位的牙本质质地湿软，范围较广，颜色较浅，容易用手用器械去除。由于病变速度快，可以早期侵犯牙髓，引起牙髓病变。急性龋多发生于儿童和易感个体，儿童由于新萌出牙齿结构疏松，矿物质少，而且食糖多频率高，口腔卫生的良好习惯未养成，使局部致龋率增强。成年人当中患有唾液分泌方面的问题如分泌量过少时，则影响唾液的清洁缓冲功能，使局部菌斑的pH值较长时间保持在一个低水平，致龋力相对加大，也可以出现急性龋的情况。急性龋的一个特殊类型是猛性龋。表现为口腔在短期内（6～12个月）有多个牙齿、多个牙面，尤其在一般不发生龋的下颌前牙甚至切端的部位发生龋。可见于儿童初萌牙列，患者涎腺功能破坏或障碍如头颈部放疗后的龋损增加或患有口干症。由于头颈部放疗后导致的猛性龋又称为放射性龋。慢性龋一般情况下均呈现慢性过程，病变组织着色深，病变部位质地稍硬，不易用手用器械去除。多数情况下成年人发生的龋都是慢性龋。由于病程缓慢，在牙髓腔一侧可有较多的修复性牙本质形成。此外，还有一种龋损，由于致龋因素消失，使得原有隐匿的病变部位变得开敞，患龋部位可以在口腔咀嚼时达到自洁，病变脱矿部位由于唾液的作用而再矿化，从而已有的病变停止进展，病变静止成为静止龋。临床检查时病变部位可以有轻度着色，但质地坚硬同正常组织或更硬，表面光亮。

（三）按病变发生的组织和部位分类与诊断

釉质龋是发生在牙釉质的龋，病变区呈白垩样色泽变化或呈位于釉质的浅洞。牙本质龋是病变发展到牙本质的龋。由于牙本质成分中含有较多的有机质，因而致龋过程不同于牙釉质，既有无机物脱矿，还应有胶原蛋白的溶解。牙骨质龋是发生在牙骨质的龋坏，多见于中老年患者根面龋的早期，牙龈退缩，牙根外露，牙根表面的牙骨质发生龋。

（四）按病的发生和牙体修复治疗的关系分类与诊断

未经治疗的龋病称为原发龋，在修复体边缘或底部发生的龋称为继发龋。临床可见修复体边缘牙组织着色变软，拍X线片显示修复体周围牙组织密度降低。已对原发龋病病灶修复后在同一牙齿其他部位发生的龋损称为再发龋，用以与继发龋区分。

六、鉴 别 诊 断

（一）浅龋与正常窝沟的鉴别

窝沟点隙处的浅龋多无自觉症状，不被患者注意，一般在常规临床检查中发现，要与正常的窝沟点隙相鉴别。窝沟在正常情况下也有黑褐色色素沉着，但着色不弥散，而已有浅龋的窝沟则呈墨浸状。探诊正常窝沟，尖头探针不易插入，而龋坏的窝沟点隙较易插入，且易勾挂卡住探针尖，还可探查到沟底的质地较软，有卡住探针的感觉。对一些较深的窝沟，一时难以鉴别，可以将其视为可疑龋，告知患者，定期复查观察其发展变化。

（二）龋与牙釉质发育异常性疾病的鉴别

牙釉质矿化不良可见于任何牙齿和任何牙面。这是因为该牙齿在牙胚发育的某一阶段，受到了局部的干扰因素或全身疾病的影响，导致相对应区域的釉质晶体矿化障碍。因此与早期釉质龋的鉴别主要在于病损区的形态和质地的不同。釉质发育不全的牙齿表面除了有白垩色或黄褐色板块的改变外，还出现点状、带状、陷窝状的釉质缺损，缺损形态不规则，可止于釉质层内，也可见于局部釉质完全缺如而致牙本质暴露，探诊质地较硬，缺损边缘的釉质有光泽。这种病损起因于牙齿发育期间，由于局部或全身的干扰因素影响了同一时期发育的数颗牙齿以及其对称部位釉质基质的形成，进而使釉质的形态出现缺损。病损常见于牙列中对称的牙位，前牙发生于唇面和切缘，后牙发生在咬合面，常累及牙尖，临床可见牙尖有片块状釉质剥脱的现象。一般情况下，这种釉质缺损容易与龋鉴别。但是，这种缺损也可能并发龋，表现为局部组织脱矿变软，这是因为缺损部位菌斑不易被清除，进而成为龋的好发部位。氟牙症又称为氟斑牙，表现为多数牙对称发生病损，牙面呈现白垩色或黄褐色横线、条纹或斑块，也可见于合并有釉质的缺损。儿童在七岁前饮用水含氟超标，机体较长时期摄入过量的氟，氟抑制成釉细胞的分泌活动，阻碍釉质基质的形成，同时干扰釉质晶体的正常矿化，进而导致在该阶段发育的牙齿不同程度的釉质发育不全和矿化不良。

（三）龋齿与楔状缺损等可以导致牙本质敏感症的非牙体硬组织疾病鉴别

楔状缺损是发生在牙颈部的具有特征性楔形形状的牙体组织缺损，病变部位质地与正常组织相同，表面光亮，但若缺损局部清洁不够，菌斑积累后也会并发龋损。酸蚀症、牙齿磨耗等非龋性牙体硬组织疾患可以导致牙本质敏感，应特别注意与发生于隐匿部位的中龋相鉴别，仔细检查患牙的邻面、根面等部位，以免漏诊或误诊。

（四）深龋与可复性牙髓炎、慢性闭锁性牙髓炎相鉴别

从疼痛症状而言，三者均对冷热敏感，但深龋和可复性牙髓炎绝无自发痛病史，慢性闭锁性牙髓炎有自发痛病史；温度测试时，深龋患牙的反应与对照牙相同，可复性牙髓炎

患牙有一过性敏感,当深龋与可复性牙髓炎难以区别时,临床上可按可复性牙髓炎处理,而慢性闭锁性牙髓炎由温度刺激引起的疼痛反应程度重,持续时间较长久。深龋和可复性牙髓炎患牙无叩痛,X线片显示根尖周影像正常,慢性闭锁性牙髓炎患牙多出现轻度叩痛,根尖片有时显示根尖周牙周膜间隙轻度增宽。临床上,有时深龋、可复性牙髓炎和慢性闭锁性牙髓炎一时难以鉴别,可以先采用诊断性治疗的方法,即用氧化锌丁香油酚糊剂进行安抚治疗或用氢氧化钙间接盖髓治疗,在观察期内视其是否出现自发痛症状再明确诊断。

(五)深龋与死髓牙相鉴别

从病史上说深龋无自发痛史,死髓牙有自发痛史。深龋探诊敏感而死髓牙探诊无反应;深龋温度测验和电活力测验正常,而死髓牙对测验无反应;深龋患牙叩诊无叩痛而死髓牙可有叩诊不适或叩痛较重;深龋患牙牙龈正常,死髓牙根尖周有病变者(慢性根尖周炎)患牙牙龈可有窦道口。X线片上深龋患牙的牙冠部龋损低密度影像与髓腔不相通,根尖周影像正常,死髓牙的牙冠部龋损低密度影像可与牙髓腔相通,根尖周膜影像可有模糊、增宽,慢性根尖周炎患牙可以出现根尖周低密度影像。

七、治疗及注意事项

龋病的临床特点决定了其治疗方案的特殊性。龋病的早期在临床上无症状,不易被发现。龋病又是慢性进行性的疾病,不能通过组织再生自行修复,龋洞必须由受过专业训练的牙科医师修复。同时,龋病患者常常存在其他的口腔卫生或口腔保健方面的问题,医生应该在修复局部龋洞的同时,指出患者口腔保健中的问题,指导患者养成好的口腔卫生习惯,认识龋病的危害性和早期治疗的重要性。

综合考虑制订龋的治疗计划,要考虑患者目前的主要问题,及时终止龋病发展、防止对牙髓的损害、恢复牙齿外观和功能。还需要考虑患者整体的口腔情况,为患者量身定制个性化的整体预防和治疗计划。同时,还应该教育指导患者,调动自身的防治疾病的主观能动性。患者自身对疾病的认知程度对于控制龋齿是十分关键的。龋病的发病因素很多,但是对于每一个患者来说,应该有其特殊的或主要的原因。应当全面询问患者的饮食习惯、口腔卫生保健方法、用氟情况和全身健康状况,同时要仔细检查患者每个牙齿的发育和矿化、牙面菌斑聚集、牙的排列、有无修复体和唾液分泌情况,要对患者当前的龋患情况有完整的了解,结合所收集的资料和已有的知识对其给出综合的龋危险性评估,以便有利于针对性地给患者具体的指导和制订治疗方案。龋危险性评估要根据患者年龄、目前患龋程度、以往龋病病史、牙齿发育、牙列状况、唾液分泌情况等进行综合考虑。

制订治疗计划时,医生对患者应有告知义务,使患者充分了解自己的口腔疾患的实际情况,了解医生计划采取的措施,知道自己应当注意的事项和应付的费用。患者就医一般都有主诉症状,首先医生应该对主诉牙进行检查和处理。通过临床检查,对于确定没有牙髓病变的患牙可以直接充填修复;如果存在牙髓充血或可疑炎症表现,最好采取二步法充填,即先将龋坏的组织清理干净,用对牙髓无刺激或有安抚作用的暂时充填材料充填,一至数周后无反应,则可以进行永久性充填治疗或嵌体修复。浅龋多数使用简单的充填治疗,中龋在保护牙髓的前提下也可以进行充填治疗,而对于深龋则需要谨慎处理。除了仔细鉴别牙髓状态外,还要特别注意在治疗过程中保护牙髓。对于龋坏范围未波及牙髓的患牙应当尽可能地保存活牙髓。在对主诉牙进行处理后,可以针对全口患龋的情况采取措施。对龋洞按以上方法尽可能去净腐质,同时尽可能保存牙髓活力,修复龋损的牙齿,终止龋病发展。同时,应对龋易感牙齿采取措施,如牙面局部涂布氟化物或窝沟封闭等防龋措施。龋损的修复除了停止龋病的进展还包括患牙外观和功能的修复,应当根据患者及患牙的特殊性进行个体设计,与患者沟通,选用合适的修复方法和材料如直接充填修复或嵌体修复。在治疗同时还应当对患者进行口腔卫生宣教,制订个体化的口腔保健措施,定期复查以了解评估患者的依从情况。定期检查是早期发现和早期治疗龋齿的重要途径。一般患者每年应当检查一次。对于高危患者要加大频率,最少每年两次,必要时每三个月一次。对于猖獗性龋的患者除了严密观察,更应该积极预防和治疗。

龋齿的治疗应做到以下几点:

1. 对于未形成窝洞的牙冠部浅龋,牙根面浅龋,无自觉症状,可以通过去除病原物质、改变局部环境和再矿化的非修复性治疗的方法处理,并应定期复查。对于已形成龋洞,只能修复性治疗。

2. 修复性治疗龋病应当遵循下述原则 保存牙髓活力,尽可能去除龋坏的组织,尽可能保留健康的牙体组织,制备一定的洞形,选用适宜的修复材料修复缺损的牙体硬组织,恢复功能,恢复美观,是治疗龋齿需要遵循的基本生物学原则。这是因为感染的牙体组织含有大量的细菌和细菌毒素,修复前如果不能将其彻底去除,会导致感染扩散,不能阻止龋病的进一步发展,是造成龋复发的主要原因。另一方面,脱矿后的牙体组织渗透性增加,如果不能去尽腐质势必导致洞缘的封闭性降低,增加微渗漏,增加外界刺激对窝洞深部组织的刺激,是治疗失败的重要原因。

3. 目前治疗龋齿时,主要使用高速旋转的器械去除病变组织和制备窝洞。机械操作时的压力、器械摩擦产生的热、冷却过程造成的组织脱水以及治疗所用药物和材料等因素都可能对牙本质牙髓复合体尤其是牙髓组织造成不可逆的损伤。因此在治疗过程中,应当特别注意对牙本质牙髓复合体的保护。临床操作中要十分轻柔和仔细,避免过度用力,避免牙齿脱水,避免长时间切削等。同时,要充分了解所用材料及药物特性,避免药物及充填材料对牙髓的刺激。备好的窝洞应当及时封闭,避免牙本质小管的二次感染。

4. 为了获得固位形有时不得不牺牲部分正常的牙体组织,但是保留健康的牙体组织始终应当是牙体治疗追求的目标。粘接修复技术比较以往的银汞合金充填术和嵌体修复术能够较多地保留健康组织,是一项十分有前途、需要改进和发展的技术。

5. 龋损修复的根本目的是恢复功能和美观 功能的恢复除了外形的考虑之外,咬合的考虑不可忽视。修复完好的牙齿应有良好的咬合关系。对美观的考虑,主要是外形和色泽。目前的直接粘接修复术和间接嵌体修复术均可达到较理想的美观修复效果。

6. 固位和抗力的考虑 龋洞修复充填治疗,需用生物相容性好的材料,保持充填材料长久不脱落,选用有效的固位方法,目前获取固位的方法主要有两种,机械固位和化学粘接固位。

八、预防与保健

龋病预防的概念不仅是防止龋病的发生,也包括对已发生的龋病通过适当的治疗,防止龋病的发展和进一步的损害。龋病的预防包括三级预防:一级预防为针对病因的预防,通过去除病原和增强健康预防疾病的发生;二级预防是在疾病早期,通过人为干预,促进自身愈合,即早发现,早治疗,防止功能障碍;三级预防则是在龋病的阶段,通过有效的治疗和修复措施,修复病损,恢复美观,恢复功能,防止龋病的发展和进一步危害。

口腔临床医生应全面了解龋病预防和控制的知识,将预防的工作贯穿于临床工作中。对患者进行口腔卫生宣传教育,让患者了解菌斑的危害性和自身的口腔卫生状况,指导患者有效控制菌斑方法。龋病只有在菌斑存在的环境中才能发生,有效地清除或控制牙菌斑是预防龋齿的主要环节,控制牙菌斑主要靠患者自己。刷牙是主要的清除菌斑的方法,指导患者如何根据自身情况选择适合的牙刷,牙刷的刷毛和刷头应该自由地达到全部牙齿的各个牙面,刷毛的硬度要适度。还要注意刷牙方法,清洁暴露在口腔中的各个牙面,推广上、下型的“剔刷法”,起到清除菌斑及按摩牙龈的作用,做到早晚各一次。晚上睡前刷牙最为重要,尤其是老年人,预防根面龋更要做到勤刷牙、漱口。目前主要的洁牙剂是牙膏,牙膏中最主要的成分是摩擦剂和表面活性剂,可选用加有适量的防龋作用的氟化物的牙膏。不提倡长期应用抗炎的药物牙膏,因其可能造成口腔菌群失调。即使十分认真的刷牙也难以完全清除位于两牙邻面的菌斑,为此,建议患者养成使用牙线的习惯。使用牙线能够有效地清除邻面牙菌斑和嵌塞的食物碎屑,用牙线清洁牙齿最好是刷牙后或在睡前。虽然有化学的方法清除菌斑,也一般不提倡长期应用化学制剂控制菌斑。建议患者定期到合格的口腔医疗机构清洁牙齿。

氟化物是临床证明最有效的预防龋齿的制剂。其抑龋作用主要是通过局部加强牙齿结构、抑制脱矿和增强再矿化来实现的。利用氟化物有三个途径,一是通过社区、学校、幼儿园、氟化饮水或结合健康教育的有组织的漱口项目;二是通过家庭或个人,自用含氟化物的口腔保健用品;三是由口腔专业人员在医疗机构使用含氟材料进行牙齿的局部涂氟处理。此外,氯己定(洗必泰)含漱液具有较强的将活动性根面龋转化为静止龋的特性,它能直接抑制变形链球菌、乳酸杆菌及非变形链球菌。氯己定防龋效果得以肯定,在牙科防龋应用超过了 30 年。

牙龈萎缩是根面龋发生的重要危险因素,保持牙齿根面釉牙骨质界的完整性对预防根面龋尤为重要。为此,老年人应该戒除吸烟的习惯,因为吸烟是公认的引起牙龈萎缩的原因之一。其次是治疗牙周疾病及影响牙周健康的全身疾病例如糖尿病。最后要预防咬合创伤,松动牙需要及时固定。

注意饮食结构,少吃酸甜饮食。糖是菌斑代谢产酸的底物,限制糖的摄入或改变糖的摄入方式,可以起到减少龋的效果。致龋食物主要是含糖的食物,尤其是那些含糖量高如蔗糖、果糖且黏性大又不易清除的食物。在减少摄取糖量的同时,强调减少进食糖的频率更为重要,要强调进食后刷牙或漱口的重要性,特别强调不在睡前进食的重要性,睡前有效清洁牙齿的重要性。应当鼓励进食含纤维的食物,如蔬菜,除了本身不具有致龋性之外,其纤维对牙面的摩擦作用利于清除牙面的菌斑和存留的糖。食用糖的代用品,例如木糖醇,由于其产酸量相对较低,可以替代蔗糖等。

(姜 毅 林南雁)

▶ 参考文献 ◀

1. 王嘉德,高学军.牙体牙髓病学.北京:北京大学医学出版社,2005:139-171
2. 高学军.临床龋病学.北京:北京大学医学出版社,2008:1-229
3. 陶国枢,何慧德.现代老年医学答疑.北京:军事医学科学出版社,1996:388-391
4. 樊明文,边专.龋病学.北京:人民卫生出版社,2003:1-268
5. 刘洪臣.老年口腔医学.北京:人民军医出版社,2002:34-42
6. 周学东,岳松玲.实用牙体牙髓病治疗学.北京:人民卫生出版社,2004:107-137

第二节 牙周组织疾病

一、牙周组织的增龄性变化

一个人牙周组织的增龄性变化是与其机体其他组织相平行的,随着年龄增长,牙周组织发生增龄性萎缩性变。组织学观察发现,牙龈结缔组织变得致密和粗大,牙周韧带纤维数量减少,并发生钙化。

牙龈结缔组织萎缩是增龄性变化的主要特征,可使全口牙龈缘和牙槽骨同时退缩,而使牙根暴露,在 60～70 岁时大约可退缩 1mm 左右。由于根部牙骨质的持续沉积,牙周韧带的宽度逐渐变窄。正常青年人牙周膜宽度为 0.21mm,到 60 岁以后可减少三分之一。

颌骨是口腔咀嚼器官的重要组成部分之一。与全身骨骼系统一样,随年龄增长也发生增龄性变化,骨皮质变薄,多孔性结构增加,40～80 岁的人增加 4%～10%,骨胶质减少,水分增多,骨内碳酸钙减少,骨密度降低,40 岁以后,骨量每 10 年丧失 5%～10%。当老年缺牙后,更多发生牙槽骨的失用性萎缩而引起骨量减少。

同组织学变化一样,牙周胶原合成的速率有年龄依赖性,即随年龄增加而降低,活性随年龄增加而逐渐下降。不同的年龄阶段,牙槽骨的修复能力是不同的,年龄越大,修复所需时间越长。

二、老年牙周病的流行病学

采用不同的牙周指数进行流行病学调查,会有不同的结果,老年人常用牙周袋深度和附着丧失程度来评价牙周状况。

（一）牙周指数

1. 牙周袋深度　牙周袋深度 4～5mm 为浅牙周袋，牙周袋深度 6mm 以上为深牙周袋。

2. 牙周附着丧失　测量牙周病流行病学最好的尺度是附着丧失（attachment loss）。临床附着水平表示釉牙骨质界到临床牙周附着的垂直距离，用毫米（mm）来表示。而附着丧失的定义为一个或多个牙位出现 2mm 以上的临床附着水平。但在研究老年人时如用此标准，牙周患病率可高达95%，因此在老年人，常采用更高的阈值，如大于 3、4mm 或 6mm。

（二）老年牙周病流行情况

有关老年人牙周病的患病情况，由于调查对象年龄不同，所用指标不同，结果也大不一致。芬兰的国家调查显示，70 岁以上的老人，有大于 6mm 牙周袋者占 31%。美国调查了 671 名 65 岁以上老人，他们用大于 4mm 和大于 6mm 分别作为阈值，则牙周病患病率分别为 86% 和 24%。2005 年我国第 3 次全国口腔健康流行病学抽样调查，在东北地区调查了 65～74 岁的老年人 2364 例，以大于 4mm 作为阈值，则附着丧失的检出率为 60.1%。

在性别方面，牙周状况女性略好于男性。2005 年 9 月，在山东省抽取 65～74 岁老年人 788 人，浅、深牙周袋检出率，分别为 56.60%、11.80%；男性分别为 53.48%、9.86%，女性分别为 42.31%、6.61%，男女之间有显著性差异。附着丧失≥4mm 的检出率，男性为 53.98%，女性为 43.20%，亦有显著性差异。这与女性口腔卫生状况较好有关，也与男性吸烟导致牙槽骨吸收、牙周状况较差有关。

问卷调查江西省 65～74 岁城乡共 792 名老年人，内容为老年人的一般情况、生活习惯、口腔卫生行为及对口腔卫生保健知识的知、信、行情况等，结果显示：口腔卫生习惯良好及愿意接受口腔卫生知识的人群，牙周健康状况相对较好。

三、老年牙周病的病因学

（一）牙周病的始动因子——牙菌斑

1. 概念　牙菌斑生物膜（dental plaque biofilm）是一种细菌性生物膜，为基质包裹的互相黏附、或黏附于牙面、牙间或修复体表面的软而未矿化的细菌性群体，不能被水冲去或漱掉。

2. 牙周细菌的致病机制　菌斑细菌可通过抗原成分、各种酶、毒素及许多代谢产物或细菌本身侵入牙周组织，直接破坏牙周组织；其引发的宿主的免疫反应和炎症反应，可以间接地损害牙周组织。

致病机制归纳起来可分为以下四大类：

（1）菌体表面物质：内毒素（endotoxin）、脂磷壁酸（1ipoteichoic acid, LTA）、外膜蛋白（outermembraneproteins, OMP）。

（2）致病有关的酶：胶原酶（collagenase）、蛋白酶（proteinase）、透明质酸酶（hyaluronidase）、链激酶（streptokinase）。

（3）毒素：白细胞毒素（leukotoxin, LTX）、抗中性粒细胞因子（antineutrophilfactor）。

（4）代谢产物：有机酸、吲哚、氨、毒胺等。

3. 老年人常见的牙周可疑致病菌　老年人机体免疫功能下降、口腔正常菌群失调、大量义齿修复增加了菌斑的聚集，为牙周病的发生发展提供了机会。老年人菌斑中以牙龈卟啉单胞菌（Porphyromonasgingivalis, Pg）、福赛拟杆菌（Bacteroides forsythus）、中间普菌（Prevotellaintermedia, Pi）、黏放线菌（Actinomycesviscosus, Av）、齿垢密螺旋体（Treponemadenticola, Td）和奋森密螺旋体（T. vincentii, Tv）多见。

（二）老年人牙周病的局部及全身促进因素

1. 牙石　牙石（dental calculus）的多少与牙周病密切相关，老年人唾液黏稠，唾液中的矿物质易吸附于牙面形成牙石。

2. 食物嵌塞（food impaction）　老年人咬合面过度磨耗、排溢沟消失、牙龈退缩、龈乳头变平、牙体缺损、修复体不完善，都易造成食物嵌塞，导致牙周组织受损。

3. 全身因素

（1）免疫功能降低：毛钊等观察了老年人牙龈 T 淋巴细胞和 B 淋巴细胞免疫组织化学变化，结果显示：CD4 与 CD8 比值降低，提示有革兰阴性菌感染可能，这可能是造成老年人局部牙周破坏程度重和患病率高的原因。

（2）内分泌因素：糖尿病是老年人常见的疾病，糖尿病和牙周病的双向关系日益得到人们认可，糖尿病是牙周病的危险因素之一，牙周病的有效治疗有利于糖尿病的控制。

（3）吸烟：吸烟是老年人中常见的牙周病全身易感因素，也是重度牙周炎的高危因素。

四、牙 龈 病

老年人的牙龈病只占老年人牙周疾病的很小一部分，这其中又以慢性龈缘炎和药物性牙龈增生为常见。

（一）慢性龈缘炎

慢性龈缘炎（chronic marginal gingivitis）是菌斑性牙龈病中最常见的疾病，在 1999 年的新分类法中，它属于"仅与牙菌斑有关的牙龈炎"。老年人的慢性龈缘炎是指牙周炎患者经过彻底的治疗后，炎症消退、牙龈退缩、牙周支持组织的高度降低，已有附着丧失的情况下，发生由菌斑引起的边缘龈的炎症，但不发生进一步的附着丧失，此种情况亦可诊断为龈缘炎。

1. 临床表现

（1）自觉症状：慢性龈缘炎的老年人常在刷牙或咬硬物时牙龈出血，或是晨起唾液中带血，这也是患者就诊的主要原因。有些老年人可感到牙龈局部不适及口臭等症状。

（2）临床检查：牙龈充血、水肿，龈缘变厚，不再紧贴牙面，龈乳头变圆钝肥大，质地脆弱，探诊易出血。

2. 诊断与鉴别诊断

（1）诊断：根据上述主要临床表现，龈缘附近牙面有明显的菌斑、牙石堆积，以及存在其他菌斑滞留因素等，即可诊断。

（2）鉴别诊断

1）与牙周炎复发鉴别：老年人的慢性龈炎都是牙周病控制后再发生的牙龈炎症，与牙周病的复发最关键的鉴别要点就是有无进一步的附着丧失。

2）血液病引起的牙龈出血：白血病、血小板减少性紫癜、血友病、再生障碍性贫血等血液系统疾病,均可引起牙龈出血。只不过此时的出血常为自发性出血,且量大不易止住。由于大量幼稚血细胞浸润,牙龈肿胀、坏死、疼痛明显。及时血常规检查可初步明确诊断。

3. 治疗原则

(1)去除病因:通过洁治术彻底清除菌斑、牙石,消除造成菌斑滞留和刺激牙龈的因素,牙龈的炎症可在一周左右消退,对于牙龈炎症较重的老年人,可配合局部药物治疗。常用的局部药物有1%过氧化氢溶液、0.12%~0.2%氯己定(洗必泰)以及碘制剂。

(2)防止复发:慢性龈缘炎治疗并不难,疗效也较理想,重要的是要防止疾病的复发。对于老年人来说,反复的龈炎发作可引起牙周病复发,所以应椅旁积极开展口腔卫生宣教工作,指导并教会患者控制菌斑的方法,持之以恒地保持良好的口腔卫生状况,并定期(每6~12个月一次)进行复查和预防性洁治,是非常重要的。

(二)药物性牙龈增生

药物性牙龈增生(drug-induced gingival hyperplasia)是指长期服用某些药物而引起牙龈的纤维性增生和体积增大。

1. 病因

(1)引起牙龈增生的三大类药物:抗高血压药物钙通道阻断剂如硝苯地平(心痛定,nifedipine)、维拉帕米、硫氮草酮等;用于器官移植或某些自身免疫性疾病患者的免疫抑制剂环孢素A(cyclosporine);抗癫痫药物苯妥英钠(大仑丁)等。临床上,老年人常见抗高血压药引起的牙龈增生。

(2)菌斑引起的牙龈炎症可能促进药物性牙龈增生的发生:有研究表明牙龈增生的程度与原有的炎症程度和口腔卫生状况有明显关系。

2. 临床表现 龈乳头可呈球状、结节状,增生的牙龈表面可呈桑葚状或呈分叶状,增生的牙龈基底与正常牙龈之间可有明显的沟状界限。牙龈增生严重者,甚至可覆盖大部或全部牙冠,严重妨碍进食,也影响美观和口腔卫生。增生的牙龈还可将牙齿挤压移位,多见于上前牙。药物性牙龈增生的牙龈组织一般呈淡粉红色,质地坚韧,略有弹性,一般不易出血。多数患者无自觉症状,无疼痛。

3. 诊断 根据牙龈实质性增生的特点以及长期服用上述药物的历史,诊断本病并不困难,但应仔细询问全身病史。

4. 治疗原则

(1)最根本的治疗:停止使用引起牙龈增生的药物,对那些病情不允许停药的老年人,必须与相关的专科医师协商,考虑更换药物或与其他药物交替使用,以减轻副作用。

(2)基础治疗:洁治、刮治以清除菌斑、牙石,并消除其他一切导致菌斑滞留的因素。一些轻症的老年人,经上述处理后,牙龈增生可明显好转甚至痊愈。

(3)手术治疗:上述治疗后增生的牙龈仍不能完全消退者,可采用牙龈切除并成形的手术治疗。手术应选择在全身病情稳定时进行。术后若不停药和忽略口腔卫生,复发难以避免。

(4)指导患者严格控制菌斑,以减轻服药期间的牙龈增生程度,减少和避免手术后的复发。

5. 预防 对于需长期服用苯妥英钠、环孢素和钙通道阻断剂等药物的老年人,应在开始用药前先进行口腔检查,

消除一切可能引起龈炎的刺激因素,并教会老年人控制菌斑保持口腔卫生的方法,积极治疗原有的龈炎,能减少本病的发生。

五、牙 周 炎

(一)慢性牙周炎

在老年人中,慢性牙周炎(chronic periodontitis,CP)为最常见的一类牙周炎。

1. 临床表现 早期主要的症状为刷牙或进食时出血或口内异味,晚期出现牙松动、咀嚼无力或疼痛,牙周反复脓肿等。

牙周炎的临床特征是牙龈的慢性炎症、有牙周袋形成、附着丧失、牙槽骨吸收,最后导致牙松动,丧失咀嚼功能。牙周袋探诊深度超过3mm,但如有牙龈退缩(附着丧失),则探诊深度可能在正常范围,因此附着丧失比单纯的探诊深度能更准确地反映牙周炎的程度。

慢性牙周炎根据附着丧失和骨吸收的范围和严重程度可进一步分型。范围(extent)是指根据患病的牙位数将其分为局限型(localized)和广泛型(generalized)。全口牙中有附着丧失和骨吸收的位点(site)数≤30%者为局限型,若>30%的位点受累,则为广泛型。也可根据牙周袋深度、结缔组织附着丧失和骨吸收的程度(severity)来分为轻、中、重度。上述指标中以附着丧失为重点,它与炎症的程度大多一致,但也可不一致。一般随病程延长、年龄增长而使病情累积、加重。

轻度:牙龈有炎症和探诊出血,牙周袋≤4mm,附着丧失1~2mm,X线片显示牙槽骨吸收不超过根长的1/3。可有口臭。

中度:牙周袋≤6mm,附着丧失3~4mm,X线片显示牙槽骨水平型或角型吸收超过根长的1/3,但不超过根长的1/2。牙齿可能有轻度松动,多根牙的根分叉区可能有轻度病变,牙龈有炎症和探诊出血,也可有脓。

重度:牙周袋≥6mm,附着丧失≥5mm,X线片显示牙槽骨吸收超过根长的1/2,多根牙有根分叉病变,牙多有松动。炎症较明显或可发生牙周脓肿。

老年慢性牙周炎患者除有上述四大特征外,晚期常可出现其他伴发病变和症状,如牙齿移位;食物嵌塞;根面龋;急性牙周脓肿;逆行性牙髓炎。

2. 诊断 中度以上的牙周炎诊断并不困难,但早期牙周炎与牙龈炎的区别不甚明显,须通过仔细检查而及时诊断,以免贻误治疗。

3. 治疗原则 详见老年牙周病的治疗。

(二)牙周炎的伴发病变

1. 根分叉病变 根分叉病变(furcation involvement)是指牙周炎的病变波及多根牙的根分叉区,以下颌第一磨牙的患病率最高,随年龄增长,患病率上升。

(1)发病因素

1)根分叉区的菌斑控制和牙石的清除十分困难。

2)咬合创伤是本病的一个加重因素,而根分叉区是对咬合力敏感的部位,尤其是病变局限于一个牙齿或单一牙根时,更应考虑咬合创伤的因素。

3)磨牙牙髓的感染和炎症可通过髓室底处的副根管扩

散蔓延到根分叉区。

(2)临床表现:可从临床上探查到根分叉区。主要根据探诊和X线片来判断病变的程度。

Ⅰ度属于病变早期。从牙周袋内已能探到根分叉的外形,但尚不能水平探入分叉内。通常在X线片上看不到改变。

Ⅱ度在多根牙的一个或一个以上的分叉区内已有骨吸收,但彼此间尚未相通,因为根分叉区内尚有部分牙槽骨和牙周膜残留。X线片一般仅显示分叉区的牙周膜增宽,或骨质密度有小范围的降低。

Ⅲ度根分叉区的牙槽骨全部吸收,形成"贯通性"病变,探针能水平通过分叉区,但它仍被牙周袋软组织覆盖而未直接暴露于口腔。X线片上可见完全的透影区。

Ⅳ度根间骨骼完全破坏,且牙龈退缩而使病变的根分叉区完全开放而能直视。X线片所见与Ⅲ度病变相似。

(3)治疗原则

Ⅰ度病变:一般仅作龈下刮治使牙周袋变浅即可。若袋较深,且牙槽骨隆突,易造成局部菌斑堆积者,应在基础治疗后,行翻瓣手术以消除牙周袋和修整骨外形,以利于老年人自我控制菌斑并长期保持疗效。

Ⅱ度病变:1 对于骨破坏较多,牙龈有退缩,术后难以完全覆盖分叉区者,可以作根向复位瓣手术和牙成形术,使根分叉区充分暴露,有利于患者控制菌斑。有人主张作隧道形成术(tunnel preparation)。但该法应慎用,因易造成老年人牙齿敏感和根面龋。2 对骨质破坏不太多,根柱较长,牙龈能充分覆盖根分叉开口处的下颌磨牙Ⅱ度病变,可以行GTR手术,此法也可适用于上颌磨牙的颊侧病变,其目的是获得根分叉处的牙周新附着。

Ⅲ度和Ⅳ度病变:治疗目的是使根分叉区充分暴露,以利菌斑控制。颊侧牙龈若有足够宽的附着龈,可行袋壁切除术;若附着龈较窄,则应行根向复位瓣术。

若多根牙仅有一个根病变较重,有深牙周袋和骨吸收,但患牙尚不太松动,则可在翻瓣术中将该患根截除,截根术(root resection)对于上颌磨牙颊根的病变效果甚佳。下颌磨牙当根分叉区病变较重而近远中根分别还有一定的支持组织时,也可用分根术(root bisection),将患牙分割为近中和远中两个"单根牙",然后分别做冠修复。若某一根病变已严重,另一根尚好,则可行半牙切除术(hemisection),将严重的一半连冠带根一起摘除,保留另一半侧。在作截根术、分根术或半牙切除术前,均应先作完善的根管治疗,还应进行调𬌗。

对于高龄老年人或身体虚弱者,可部分切除牙周袋,便于老年人菌斑控制即可。

2. 牙周-牙髓联合病变 牙髓组织和牙周组织在解剖学方面通过根尖孔和侧支根管是互相沟通的,因此,二者的感染和病变可以互相影响和扩散,导致联合病变的发生。老年人此并发症较为常见。

(1)临床类型

1)牙髓根尖周病引起牙周病变:①根尖周感染的急性发作形成牙槽脓肿,脓液可向龈沟排出。若患牙能及时得到牙髓治疗,则牙周病损能很快愈合,因为它只是一个排脓通道。但若反复急性发作,则牙周炎病变成立,表现为深牙周袋、溢脓、牙槽骨吸收、牙松动,X线片表现为根尖区阴影与牙槽嵴的吸收相连,形成典型的"烧瓶"形或"日晕圈"状病变。②牙髓治疗过程中或治疗后造成的牙周病变也不少见。如根管壁侧穿或髓室底穿通、髓腔或根管内封人烈性药(砷制剂、戊二醛、塑化液、干髓剂等),均可通过根分叉区或根管侧支伤及牙周组织。牙根纵裂,患牙有钝痛、咬合痛、局限的深牙周袋,X线片还可见到典型的根尖部根管影像变宽。患牙可反复发生牙周脓肿,出现窦道。

2)牙周病变引起牙髓病变:①逆行性牙髓炎是临床较常见的。细菌、毒素通过根尖孔或根管侧支进入牙髓,引起典型的急性牙髓炎。检查时可见患牙有深达根尖区的牙周袋或严重的牙龈退缩,牙髓有明显的激发痛等,诊断并不困难。②长期存在的牙周病变,袋内的毒素可对牙髓造成慢性、小量的刺激,轻者引起修复性牙本质形成,重者或持久后可引起牙髓的慢性炎症、变性、钙化甚至坏死。③牙周病变与牙髓病变并存:这是指二者发生于同一个牙齿,各自为独立病变。当病变发展到严重阶段时,二者可互相融合和影响,有人将这种情况称为"真正的联合病变"。

(2)治疗原则:有牙周一牙髓联合病变时,应尽量找出原发病变,积极地处理牙周、牙髓两方面的病灶。

1)由牙髓根尖病变引起牙周病变的患牙,应尽早进行根管治疗。若病程长久,则应尽快开始常规的牙周治疗。较合理的顺序是:清除作为感染源的牙髓—清除牙周袋内的感染—完善的根管充填。

2)有的患牙在就诊时已有深牙周袋,而牙髓尚有较好的活力,则也可先行牙周治疗,但对一些病程长且反复急性发作、袋很深、根分叉区受累的患牙,或虽经彻底的牙周治疗仍效果不佳者,牙髓的活力已迟钝的牙齿,不宜过于保守,宜同时作牙髓治疗,这有利于牙周病变的愈合。

3)逆行性牙髓炎的患牙能否保留,主要取决于该牙牙周病变的程度和牙周治疗的预后。

3. 牙周脓肿

(1)临床表现:牙周脓肿一般为急性过程,并且可自行破溃排脓和消退,但若不积极治疗,或反复急性发作,可成为慢性牙周脓肿。

急性牙周脓肿在患牙牙龈形成肿胀突起。脓肿的早期,可有搏动性疼痛,"浮起感",叩痛,松动明显。脓肿的后期,脓液局限,扪诊可有波动感,疼痛稍减轻,此时轻压牙龈可有脓液自袋内流出,或脓肿自行从表面破溃,肿胀消退。

慢性牙周脓肿可见牙龈表面有窦道开口,叩痛不明显,有时可有咬合不适感。

(2)诊断和鉴别诊断:牙周脓肿与牙槽脓肿的鉴别:牙周脓肿一般肿胀更接近牙龈,龈沟内可有脓液流出,检查邻近牙有牙周袋,X线片显示牙槽骨吸收;牙槽脓肿肿胀位于近牙根处,无牙周袋,X线片显示根尖可有阴影。

(3)治疗原则:急性牙周脓肿的治疗原则是止痛、防止感染扩散以及使脓液引流。给予抗生素、止疼药,必要时切开引流。

4. 牙龈退缩 牙龈退缩(gingival recession)是指牙龈缘向釉牙骨质界的根方退缩致使牙根暴露,但无明显的炎症和创伤,在严重的牙龈退缩处当然也发生牙槽骨相应的吸收。此临床现象在老年人中相当普遍。这可能是由于牙周组织长期受到各种机械性损伤、刺激的作用累积而造成的：①刷牙不当：使用过硬的牙刷、牙膏中磨擦剂的颗粒太粗、拉锯式的横刷法等；②不良修复体：如低位卡环、基托边缘压迫龈缘；③解剖因素：牙齿的唇（颊）向错位使唇侧牙槽骨很薄，甚至存在骨开窗或骨开裂，在受到咬合创伤时，骨板很容易吸收，并随即发生牙龈退缩；④牙周炎治疗后炎症消除或牙周手术切除牙周袋，使牙根暴露。

治疗原则：治疗主要是找出原因，防止其加重。

5. 牙根敏感及根面龋 老年人牙龈退缩常导致牙根敏感，另外，在牙周刮治过程中，常将根面的牙骨质刮除，使牙本质直接暴露于牙周袋内或口腔内，会使温度、机械或化学刺激等直接通过牙本质小管传入牙髓，产生敏感症状。此种症状常在洁治术或龈下刮治术后的当天即发生，这种疼痛是激发性的，且每次持续时间极短，刺激除去后疼痛即消失，大多能逐渐消失，时间约2周至1个月不等。一般情况下，牙周治疗后一过性的牙根敏感不须特殊处理，应向患者解释清楚；少数症状严重、影响进食者，可用氟化钠糊剂（或2%氟化钠溶液）局部涂布、含氟矿化液含漱，尽量避免使用烈性脱敏药物。

牙龈退缩的结果常导致水平型食物嵌塞，如果不及时取出食物或患者未进行适当的邻面菌斑控制，则暴露的牙根面容易发生根面龋，有时甚至是环状龋，多发生于口腔卫生不良的老年牙周炎患者。1995年我国第二次全国口腔健康流行病学调查的结果表明，35～44岁人群中牙龈退缩的发生率为82.12%，人均15.05颗患牙，人均有根面龋0.08颗；65～74岁的人群患牙龈退缩者占97.24%，人均患牙16.98颗，有根面龋0.45颗。根面龋的预防主要是良好的菌斑控制，可建议使用牙间隙刷、牙线、牙签、冲牙器等工具。

6. 牙根纵裂 创伤性咬合力是牙根纵裂的主要因素，好发于老年人的第一磨牙，患者常诉咬合疼痛或自发痛，检查见咬合面磨耗严重，有时见牙冠隐裂线，可探及局限而深的牙周袋，X线片见根管增宽影像。

治疗为拔除患牙或行截根术、半切术。

六、老年牙周病的治疗

（一）牙周病的治疗程序

同任何年龄段的人一样，老年人的牙周治疗程序通常也分四个阶段，但由于心理生理上的衰老，全身系统病的增加，各种药物的服用，老年人的牙周治疗更注重从功能整体性方面考虑，治疗计划灵活多变：

1. 第一阶段 基础治疗（initial therapy），本阶段的目的在于消除致病因素，控制炎症。

（1）指导老年人自我控制菌斑的方法，如正确的刷牙方法和良好的卫生习惯等。

（2）施行洁治术、根面平整术以消除龈上和龈下的菌斑、牙石。

（3）消除菌斑滞留因素：如充填龋洞、改正不良修复体等。

（4）拔除无保留价值的或预后极差的患牙。

（5）在炎症控制后进行必要的咬合调整。

（6）部分患者，可辅佐以局部和全身药物治疗。

（7）发现和尽可能纠正全身性或环境因素，如吸烟、用药

情况、全身病的控制等。

在第一阶段治疗结束后的4～6周，应复诊评估前一阶段疗效，一是观察患者对治疗反应；二是看下一步还需何种治疗；三是了解依从性，据此决定下一阶段计划。此时如果仍有5mm以上的牙周袋，且探诊仍有出血，或牙龈及骨形态不良、膜龈关系不正常时，则一般均须进行手术治疗。

2. 第二阶段 牙周手术治疗（periodontal surgical phase），目的是为了能在直视下进行彻底的根面平整和清除感染组织；纠正牙龈及骨的外形，以利菌斑控制；促使牙周组织修复和再生，建立新的牙周附着关系；恢复美观和功能需要以及利于牙齿或牙列的修复。手术主要包括翻瓣术、植骨术、引导性组织再生术（Guided tissue regeneration，GTR）等。

3. 第三阶段 修复治疗阶段（restorative phase），修复缺失牙，恢复牙周组织的功能。

4. 第四阶段 牙周支持治疗（supportive periodontal therapy），此阶段也称维护期（maintenance phase），这是正规的牙周系统性治疗计划中不可缺少的部分，它是牙周疗效得以长期保持的先决条件。在第一阶段治疗结束后，无论是否需要手术和修复治疗，维护期即应开始。其内容包括：

（1）定期复查：一般每3～6个月复查一次。

（2）复查内容：患者菌斑控制情况及牙石量，牙龈炎症（探诊后有无出血）及牙周袋深度、附着水平，牙槽骨高度、密度及形态，咬合情况及功能，牙松动度，危险因素（如吸烟、全身疾病）的控制情况等。

（3）根据情况再次治疗或口腔卫生指导。

（二）菌斑控制方法

刷牙是最有效的自我菌斑控制方法，每天早晚各一次，全口牙齿要按一定的顺序刷，要保证刷到牙齿的每一个面，重点是龈缘附近及牙齿的邻间隙。对于牙间隙较宽者，除了刷牙还要用牙线牙签、冲牙器清除牙齿邻面的菌斑。手动作不方便的高龄老人最好选择电动牙刷和冲牙器，因疾病而卧床者或某些昏迷患者或植物人，可由他人用棉签蘸化学抗菌剂擦洗牙面和口腔，每日2～3次。

菌斑控制并不单纯是某一阶段的治疗，它贯穿在牙周治疗过程的始终，而且在治疗后也要终生实施，才能保证牙周治疗的顺利进行并保持长期的疗效，它也是预防和保健的首选方法。

（三）龈上洁治术和龈下刮治术（根面平整术）

龈上洁治术（supragingival scaling）是指用洁治器械去除龈上牙石、菌斑和色渍，并磨光牙面，以延迟菌斑和牙石再沉积，是牙龈炎的主要治疗方法，也是牙周炎治疗的第一步，在维护期内定期作洁治是维持牙周健康、预防复发的重要措施。

龈下刮治术（subgingival scaling），即根面平整术（root planing），是用比较精细的龈下刮治器刮除位于牙周袋内根面上的牙石和菌斑以及病变牙骨质，使刮治后的根面光滑而平整。老年人在做龈下刮治时，刮除牙骨质不宜太多，目前有研究表明，细菌内毒素在牙骨质的附着比较浅和松散，较容易被刮除，所以应当避免过多的刮除牙骨质来达到根面的无感染状态。另一方面，若牙骨质被刮除过度，就可能使牙本质小管暴露于牙周袋中，不但造成刮治术后的根敏感，还扩大了牙髓-与牙周袋之间的通道，增加了相互感染的机会。

洁治器械分为超声波洁牙机和手用洁治器,刮治器械亦分为超声和手用两种,手用的有匙形刮治器(通用刮治器和Gracey刮治器)、锄形刮治器、根面锉等。上述超声器械禁用于置有心脏起搏器的老年患者,对于有肝炎、肺结核等传染性疾病者也不宜使用超声。

老年人在施行上述治疗时,应根据身体状况分次分区段进行,手法应轻柔。若合并全身疾病,治疗具体注意事项见老年人常见全身病和口腔治疗的关系。

(四) 牙周病的药物治疗

目前,抗菌药物大多作为洁治术和刮治术的辅助治疗手段,老年人由于药代动力学不同于年轻人,谨慎合理用药非常重要,而且以局部给药为首选。

常用的全身抗菌药物有:甲硝唑(metronidazole,又名灭滴灵)、替硝唑(tinidazole)是咪唑类衍生物;四环素族药物包括四环素、多西环素(doxycycline,又名强力霉素)、米诺环素(minocycline,又名二甲胺四环素)、阿莫西林(amoxicillin,又称羟氨苄青霉素,商品名阿莫仙)是半合成的广谱青霉;大环内酯类抗生素包括螺旋霉素、红霉素、罗红霉素(roxithromycin)。一般急性牙周脓肿时全身给药,或者是那些对常规牙周治疗反应不佳的患者,可以选择联合用药。

牙周局部用药的方法很多,包括含漱、涂布、局部冲洗以及牙周袋内缓释和控释药物的使用等。

常用的含漱药物有:0.12%氯己定液(chlorhexidine)又名洗必泰(hibitane),1%过氧化氢液。涂布药物有碘伏、碘甘油、碘酚。常用的冲洗药物有3%过氧化氢液和0.12%氯己定液。

牙周缓释抗菌药物,缓释剂(slow-release preparation)是指活性药物能缓慢、有控制地从制剂中释放出来,直接作用于病变组织,使病变局部能较长时间维持有效药物浓度的特定药物剂型。常用的缓释抗菌制剂有可吸收的2%的米诺环素软膏(商品名为"派丽奥"),25%的甲硝唑凝胶和甲硝唑药棒。

(五) 牙周病的手术治疗

年龄不是牙周手术的禁忌证,老年人的耐受力和组织愈合能力与青年人基本一致。但仍应注意尽量缩短时间、减小创伤。

牙周基础治疗后1~3个月,牙周袋仍≥5mm,探诊后有出血或溢脓;根面仍有刺激物;或是牙槽骨外形不规则;后牙的根分又病变达Ⅱ度或Ⅲ度;应根据全面的牙周检查和必要的X线复查作出判断和手术方法的选择。

常见手术方法有牙龈切除术(gingivectomy)、翻瓣术(flap surgery)、磨牙远中楔形瓣切除术(distal wedge procedure)、截根术或分根术(root amputation,或 root resection)、引导性组织再生术(guided tissue regeneration,GTR)、冠延长术(crown lengthening surgery)等。

七、老年牙周病和全身疾病的关系

(一) 老年牙周病和全身疾病的关系

牙周病作为慢性感染的一种,目前认为与冠心病密切相关,且随着牙周病严重程度的增加,冠心病的风险关联度越高。

近年来的医学研究和流行病学调查都表明糖尿病与牙周病的发病存在共同危险因素,且互为高危因素,糖尿病患者无论是牙周炎发病率和病变程度都高于非糖尿病人。有效控制牙周炎对糖尿病的治疗有重要意义,经完善的牙周治疗后糖尿病可得到适当控制与缓解。

骨质疏松症的患者颌骨骨质疏松的风险增大,发生牙周疾病的几率亦增大,而且骨质疏松症与牙周疾病和牙齿丧失常同时伴发。患有骨质疏松的绝经妇女接受激素替代疗法可以减少牙齿缺失,改善口腔健康。

(二) 老年人常见全身病和口腔治疗的关系

1. 高血压 是老年人的常见病,老年人术前应常规测量血压,轻中度的高血压不影响口腔治疗。老年人如果收缩压>160mmHg,舒张压>110mmHg 时,应使用降压药,使血压下降后再做处理,但不要求一定降至正常范围。老年人常产生体位性低血压,须特别注意,最好采取坐位治疗,如需要卧位,在病人坐起或站立时,应嘱患者不要着急,动作缓慢。

2. 心脏病 许多老人常终身使用抗凝剂,洁治术前,应请内科医师会诊,换用或暂时停用抗凝药物。

3. 糖尿病 老年糖尿病患者对刮治术耐受力减低,易并发感染,应控制血糖,使其降至正常范围,并常规给抗生素以预防感染。

(杨 泓)

▶▶ 参考文献 ◀◀

1. 张颖,程敏,李岩.东北地区 65~74 岁老年人群口腔健康状况的抽样调查.上海口腔医学,2008,17(6):582-585

2. 綦焱,杨丕山,宋晖.2005 年山东省中老年牙周病患病状况抽样调查.预防医学论坛,2010,16(3):217-219.

3. 欧晓艳,张海亮,胡逸鹏.江西省老年人牙周健康状况抽样调查分析.流行病学研究,2009,25(5):666-670.

4. 欧晓艳,熊伟,胡友德.江西省中老年人龋患和牙周健康状况抽样调查分析.上海口腔医学,2008,17(6):586-590.

5. 毛钊,杨俭,赖仁胜.老年人牙周炎龈组织内 T 和 B 淋巴细胞免疫组织化学研究.牙体牙髓牙周病学杂志,1998,8(4):240-244.

6. 李如凡,欧龙.糖尿病对牙周组织的影响.中华老年口腔医学杂志,2010,8(4):247-250.

7. 蒋沂峰,杨希,贾睿.2 型糖尿病患者牙周健康状况与血糖、肥胖、血脂的相关性研究.天津医药,2011,39(3):221-223.

8. 孟焕新,曹采方.牙周病学.第 3 版.北京:人民卫生出版社,2008.

9. 邱蔚六,刘正.老年口腔医学.上海:上海科学技术出版社,2002.

10. 刘洪臣.老年口腔医学.北京:人民军医出版社,2002.

11. 李高中,徐琳,权正良.老年牙周病和冠心病的相关性研究——附 662 例报告.南方医科大学学报,2006,26(11):1652-1654.

12. 谭葆春,杨明华.牙周病与骨质疏松症.口腔医学,2009,29(13):158-160.

13. 齐小秋.第三次全国口腔健康流行病学调查报告.北京:

人民卫生出版社,2008.

14. Corraini P,Baelum V,Pannuti CM,et al. Risk indicators for increased probing depth in an isolated population in Brazil. Journal of Periodontology,2008,79(9):1726-1734.

15. Kularatne S,Ekanayake L. Root surface caries in older individuals from Sri Lanka. Caries Research,2007,41:252-256.

16. Peterson PE. The World Oral Health Report 2003:Continuous improvement of oral health in the 21st century, the approach of the WHO Global Oral Health Programme. J Community Dent Oral Epidemiol,2003,31(Suppl 1):3-23.

17. Lipscombe LL,Jamal SA,Booth GL,et al. The risk of hip fractures in older individuals with diabetes:A population based study. Diabetes Care,2007,30(4):835-841.

18. Iwamoto Y,Nishimura F,Nakagawa M,et al. The effect of antimicrobial periodontal treatment on circulating tumor necrosis factor-alpha and glycated hemoglobin level in patients with type 2 diabtes. J Periodontol,2001,72(6):774-778.

19. Scannapieco FA,Genco RJ. Association of periodontal infection with atherosclerotic and plu-menary diseases. J Periodontal Res,1999,34(7):340-349.

20. Tezal M,Jean WW,Sara GG,et al. The relationship between bone mineral density and periodontitis in postmenopausal women. J Periodontol, 2000, 71 (9):1492-1498.

21. Inagaki K,Kurosu Y,Yoshinari N,et al. Efficacy of periodontal disease and tooth loss to screen for low bone mineral density in Japanese women. Calcif Tissue Int,2005,77(1):9-14.

22. Sideropulous CS,Kourtidou M ,Tsalikis L. The effect of osteoporosis on periodontal status ,alveolar bone and orthodontic tooth movement. Int Acad Periodontol,2007,9(3):77-84.

第三节　牙列缺损与缺失

牙列缺损是指龋齿、外伤、牙周病或颌骨肿瘤手术等引起的部分天然牙齿缺失,牙列缺失是指单颌或上下颌的天然牙全部缺失,牙列缺损及缺失是老年人最常见的口腔疾病之一,根据我国1995年全国第二次流行病学调查统计,65~74岁老年人组中,牙列缺损率为77.89%,牙列缺失率为10.51%,平均失牙9.86颗,需要义齿修复治疗的占29.08%。维持咀嚼系统的良好功能,在一个口腔中必须有14对上下相对的咬合单位,缩短的牙弓可造成咀嚼系统的功能障碍。牙列缺损或缺失可影响患者对于食物的摄取和消化,影响发音和美观,同时给患者带来心理上的影响。

修复体作为恢复口腔缺损或缺失组织的机械结构,它与机体有着密切的关系。当机械外力施于修复体上时,通过它可使机械的或物理的外力,由于机体的生物反应而转变为生理功能。组织对外力的反应,因个体不同而有所差异。老年患者的适应能力较差,因此对于老年患者,理想的口腔修复应尽量使修复体适应机体组织的要求,而不能依赖于组织的适应能力。

一、诊断与治疗计划

由于老年患者的特殊性,在确定治疗方案和估计预后时,应综合考虑其全身和局部因素,以及以往戴用义齿的经验。

(一) 诊断

1. 全身因素

(1)营养:老年人的营养状况直接影响健康,也影响老年人对口腔修复治疗的耐受能力。老年病人常常缺乏一种或几种营养物质或矿物质。血浆中维生素 B_1、B_2 或叶酸浓度的降低可使老年人对局部义齿的耐受力下降。实验表明,在饮食中补充了蛋白质与矿物质的含量后,机体对局部义齿的耐受力增加。因此,在对老年患者进行修复治疗之前,首先应对其饮食营养状况作出评价,并给予必要的指导。补充足够的营养有益于改善机体对义齿的耐受力。

(2)心理上的改变:老年病人常常感到自己被忽略或遗弃。由于日益严重的脑功能衰退,老年人心理上的改变可能对义齿修复产生复杂的负面影响。病人可能会对修复治疗的效果产生怀疑,而在修复过程中或戴牙后拒绝合作;有些老年人对佩戴义齿盲目乐观,认为一旦戴上义齿马上就能咀嚼,以至于长期不能适应新义齿。因此,对老年患者进行修复治疗前,应采取必要的心理治疗与护理。

(3)神经生理学上的改变:随着年龄的增长,中枢神经系统发生退化,限制了老年患者获得新的肌肉活动形式的能力,因而对于修复治疗的适应更加缓慢,某些老年患者则可能无法适应新的肌肉活动型式。在设计新的义齿时,口腔修复医生应参考病人原有的义齿设计,以便于病人对新义齿的适应。

(4)系统性疾病:大多数情况下,一副可摘局部义齿会对病人的口腔卫生有不良影响,从而增加了龋和牙周病的易感性。全身性疾病,如高血压、心脏病、胃肠病、糖尿病或动脉硬化,常可造成病人较重的全身衰弱症状,无法保证常规的口腔与修复体护理;老年人因脑中风、老年痴呆、巴金森病等疾患增加了口腔修复的难度。此时,修复治疗应延缓,直至病人病情缓解。严重衰竭的患者有时难以耐受复杂的治疗过程可不进行修复治疗。

2. 局部因素　影响老年病人咀嚼系统功能的局部因素很多。在老年病人的修复临床检查中,应注意下列因素:牙和牙周的健康状况、牙槽嵴的大小和形状、颌间距离和咬合情况、咀嚼肌和颞颌关节的功能、口腔黏膜的健康状况、唾液的质和量、组织的健康状况、口腔卫生、现有义齿的合适度和伸展范围等。

(1)口腔组织的生理改变:咀嚼肌、唇、颊肌肉组织的进行性萎缩是衰老的表现。在戴用义齿的患者中,这一过程常常加快。咀嚼肌的萎缩可引起咀嚼效率的明显下降,且这种下降不能通过修复治疗而获得明显改善,只能建议病人吃比较易咀嚼的、营养丰富的食物。颊肌的萎缩可造成食物的滞留,尤其在义齿的颊侧缘。

口腔黏膜与义齿修复有密切的关系。义齿直接与承托义齿的牙槽嵴上的黏膜接触，义齿承受的殆力，通过义齿基托传递到黏膜上，再通过黏膜传导至牙槽嵴或颌骨。老年病人的机体代谢功能衰退、口腔黏膜脱水及细胞萎缩，组织弹性减少，导致黏膜及黏膜下层变薄、光滑而干燥，同时，患者自身的恢复能力降低，使义齿基托下黏膜变得脆弱且易受损伤。

由于服用药物或某些全身性疾病的影响，老年病人常有唾液分泌减少或口干，这种情况可能导致猖獗龋，影响义齿的固位，并造成口腔黏膜的创伤和感染。一般可采用洗必泰漱口，保持严格的口腔卫生，及使用人工唾液，以减少口干病人戴义齿的并发症。

（2）牙槽嵴萎缩：老年人的骨质疏松、牙槽骨再生能力降低。牙槽嵴萎缩是指各类病人中，以不同速度发生的无牙槽嵴吸收的一个慢性、进行性、不可逆的过程。此过程受各种解剖、代谢或机械因素的影响。无功能的牙槽嵴可因缺乏生理性刺激而产生失用性萎缩，在无牙病人中，尚无减缓牙槽嵴吸收的有效方法。目前，防治牙槽嵴吸收的最好方法是在颌骨上保存某些牙齿和牙根，以支持可摘义齿。

（3）余留牙状况：随着年龄的增长，牙釉质渗透性减小，硬化牙本质增多，使得牙齿脆性增加；牙髓腔因钙化而体积变小，牙髓内的纤维增多，血管神经减少，对牙髓活力试验的敏感性降低；牙齿殆面过度磨耗，往往造成颌间距离变小，使面下 1/3 变短；牙周组织老化，牙龈退缩，牙周膜纤维化，宽度变窄，严重的牙根外露，牙齿松动，特别是口腔卫生较差的老年人牙周炎发病率高；口内常存有大量的残冠、残根，余留牙倾斜、移位、伸长，或余留牙伴有不同程度的牙周疾患；缺牙后长时间未修复，造成邻牙移位及对颌牙伸长，形成创伤性殆干扰，各种不良咀嚼习惯，如单侧后牙缺失，易形成偏侧咀嚼，双侧后牙缺失或全牙列缺失，易形成前牙咀嚼或前伸殆习惯，这些会给修复治疗带来一定困难。

在制订治疗计划时应考虑到：哪些牙齿或牙根可以治疗，应当保留；哪些牙齿或牙根预后不佳或是无希望治疗的，应当拔除；哪些牙齿或牙根虽可治疗，但影响修复治疗的效果，应当拔除；在进行口腔修复前，应对口腔内的余留牙进行彻底的治疗。

（4）口腔卫生：可摘局部义齿的存在通常会增加牙齿表面与义齿基托、卡环、支架交界处菌斑的积蓄，保持良好的口腔卫生，对于预防戴牙病人的余留牙发生龋和牙周病，以及义齿性口腔炎等疾病至关重要。

（5）现有的义齿：临床研究表明，成功的修复治疗很大程度地依赖于患者的生理年龄。高度敏感的患者，即使对于口腔内形态学上发生的微小改变，也难以适应。新义齿必须改正现有义齿的错误，但是为了使受神经支配的肌肉运动易于适应新的义齿，设计时应仔细参考原有的义齿。

（二）治疗计划

对于老年病人，一个完整的治疗计划，应包括以下 4 个阶段：

1. 全身治疗阶段　此阶段应进行系统的全身状况评价。必要时，可请内科医师会诊并采取必要的药物治疗。

2. 口腔卫生阶段　此阶段的目的是建立良好的口腔卫生。包括口腔卫生宣教，彻底的牙髓治疗和牙周刮治，拔除无希望治疗的牙齿或牙根。

3. 修复阶段　包括进一步的牙髓、牙周治疗，牙体缺损的修复、固定或可摘义齿修复，并保持口腔卫生。

4. 保健阶段　每隔 3～6 月定期复诊，以了解基牙的健康状况及义齿的使用情况，并给予必要的口腔卫生指导。

二、老年人的可摘义齿修复

（一）修复前准备

修复前的口腔准备是指全面的口腔检查和诊断后，依照拟定的修复设计方案，对口腔的病理状况或影响修复效果的情况进行适当的处理，以保证修复效果。

1. 修复前口腔的一般准备　拆除不良修复体，拔除残根残冠、松动牙以及影响修复效果的牙齿等，对牙体病、牙周病以及口腔黏膜病的治疗，对于过长牙、不均匀磨耗牙、有咬合创伤的牙齿进行调磨。

2. 修复前的手术准备　对于尖锐的骨尖、明显的骨突形成的过大组织倒凹、增生的软组织、松软的牙槽嵴等，均可进行外科手术修整。但外科手术应根据患者的全身情况、缺牙的时间、剩余牙槽骨的质和量、义齿的就位和固位等因素综合考虑。

在牙槽嵴上有尖锐的骨尖、骨突、骨嵴，或形成较大的倒凹，牙槽嵴吸收非常不规则的，如估计不能通过义齿组织面缓冲的方法加以解决，为了便于义齿的戴入及使牙槽骨均匀地承受咬合压力、避免压痛，常可采用牙槽嵴修整术。但手术时应尽量保存骨皮质，手术必须基于对义齿的稳定、固位和功能有所帮助，义齿戴用后舒适和保存骨组织为原则。手术时间应根据牙槽骨在牙拔除后的吸收、修复及改建过程而定，一般宜在拔牙后 2～3 个月左右进行。

骨性组织倒凹可以增加义齿的固位，并不都需要切除。只有当骨性组织倒凹妨碍义齿的就位且不能通过缓冲义齿基托组织面的方法解决者方可采用手术切除。上颌结节倒凹常为双侧，如果对义齿就位无影响，只需去除过大一侧的倒凹即可，去骨不宜过多，以利于义齿的固位。腭与舌隆突如果妨碍义齿的就位和稳定则需切除。

一般地说，牙槽嵴软组织仅在影响义齿的固位和稳定时方可手术切除。即使是可移动的健康纤维组织，也可增加对义齿的支持，但刀刃状的、狭窄的牙槽嵴上的软组织因常常引起咀嚼疼痛则需手术切除。

（二）可摘局部义齿

可摘局部义齿是一种利用天然牙和黏膜作支持，借义齿的固位体和基托固位，用以修复牙列和相邻组织缺损，且能为患者自行取戴的一种修复体。临床研究表明，在牙齿缺失的过程中，如果个体在功能上已逐渐适应，部分缺牙的老年人其咀嚼系统的功能可能是良好的。失去磨牙支持的老年病人，颞颌关节功能紊乱的发生率并不增加。然而，自然牙的进一步缺失，可增加发生颞颌关节功能紊乱的易感性。因此，对于咬合中少于 3～4 个前磨牙或磨牙的老年患者，可考虑采用局部义齿进行修复治疗。

老年病人的可摘局部义齿的设计原则：

1. 口腔　卫生不良的老年人，戴用可摘局部义齿易使自然牙产生龋坏　可摘局部义齿的设计不应妨碍口腔组织的自洁作用。对于牙槽骨已有吸收的余留牙齿，应采用分散殆力的措施。

2. 可摘局部义齿应有良好的固位和稳定作用　义齿应尽量由义齿支持,游离端可摘局部义齿,卡环的设计及𬌗支托的放置不应对基牙产生扭力,并在支点线对侧放置适当的间接固位体,以保证义齿的稳定和平衡。

3. 老年人可摘局部义齿的设计应尽可能简单而坚固耐用　义齿就位道的设计要便于摘戴,可适当减少卡环数目以及多采用钢丝弯制的卡环。另外还应避免设计过小的义齿而造成误吞。

4. 可摘局部义齿的设计应能正确地恢复病人的正中关系和垂直距离,重建正确的颌骨关系　老年患者常因牙齿重度磨耗、缺牙时间长牙槽骨重度萎缩等原因,导致咬合垂直距离明显降低。然而,对于有重度磨耗的老年病人在升高咬合时应慎重,有时老年病人难以适应垂直距离的明显改变。因此,垂直距离的恢复应在病人可适应的适应范围内,而不应过分追求正常咬合垂直距离,以免造成关节损伤。

(三) 全口义齿

牙列缺失通常采用全口义齿修复,包括恢复缺失的自然牙列和上下颌骨有关的结构。

1. 老年病人的全口义齿修复　老年患者的适应能力较差,全口义齿对老年患者已经适应的不良习惯的微小改变亦可能引起义齿修复的失败。因此,全口义齿的制作必须仔细参考旧义齿的设计。老年病人很少由于咀嚼系统或口腔黏膜的严重症状而寻求修复治疗。尽管有严重的牙槽嵴吸收、义齿的固位和稳定性差、垂直距离降低或𬌗不稳定等情况,多数老年病人对其已戴用的旧义齿时常是满意的。对于这类病人,治疗的目的应在于正确恢复原有的修复状态。能较好地适应义齿的老年病人,如具有相对合适的义齿,即有一个适当的咬合垂直距离与稳定的𬌗关系,基托和黏膜之间不贴合,可采取重衬或垫底的办法。

老年病人如有严重组织退化,或原有义齿不合适,垂直距离明显降低,咬合不稳定,义齿基托的组织面与黏膜间不贴合,则应考虑重新制作义齿,以恢复不良的美观和咬合状况。这类病人的原有义齿可用作重新修复时的参考,以确定何种改变病人可以接受。

2. 全口义齿的修复原则

(1) 正确恢复患者的垂直距离和正中关系:在全口义齿修复患者中,如果正中𬌗偏离了正中关系,则全口义齿的稳定作用就会受到影响。而垂直距离恢复不当,则对全口义齿修复的影响更大。

(2) 义齿间隙:是在口腔内容纳义齿的空间,它是天然牙列所占据的空间,全口义齿在此空间内,恢复天然牙所丧失的功能和美观,并获得最大的固位和稳定作用。

(3) 尽可能将人工牙排列在牙槽嵴顶上,特别是后牙为发挥咀嚼功能的主要部分:将后牙尽可能排列在牙槽嵴顶上是必需的,以使义齿所承受的脱位力矩的力臂减小,使义齿翘动的脱位力矩也较小,且有利于无牙颌软、硬组织的健康。

(4) 建立平衡𬌗:人工牙的排列不仅应符合正中𬌗的要求,在前伸𬌗运动中,至少要达到三点接触的前伸𬌗平衡条件,在侧方和运动中,需达到侧方平衡𬌗接触。

(5) 解决老年病人心理因素造成的不适感:全口义齿修复后,义齿占据了口腔内的大部分空间,患者必须克服困难适应义齿,才能自如地应用义齿。

(四) 覆盖义齿

覆盖义齿是一种覆盖并支持在健康或已作治疗的牙齿或牙根上的可摘局部义齿或全口义齿。临床上常见到老年人的口内大量残冠、残根,而老年人往往由于有许多全身疾病而不能耐受拔牙,另一方面许多老年人又很希望保留这些牙根,覆盖义齿成为一种较好的选择。保留牙根有利于改善义齿的支持和固位以及维持牙槽骨的高度;保留了牙周韧带的本体感受器又能更有效的维持正常的咀嚼功能;同时在制作覆盖义齿时,通过降低临床冠的高度而改善基牙的冠根比例,也有利于基牙的健康从而延长基牙的寿命。因此,覆盖义齿最大限度地延迟缺牙多的患者成为无牙颌。但与常规的全口义齿相比,覆盖义齿也存在一些问题,如需作牙髓治疗,并需采取进一步预防龋和牙周病的措施。由于邻近覆盖基牙处牙槽骨常存在着倒凹,小的倒凹可通过义齿的缓冲加以解决,而较大的倒凹则需缩短基托翼。

覆盖义齿适用于口腔卫生状况良好,口内基牙在 4 颗以下,余留牙条件差,直接戴用全口义齿效果不佳的老年患者。

(五) 可摘义齿的护理

1. 复查　戴用义齿的老年患者每隔 3~6 个月复诊一次应作为常规,以密切观察基牙的健康状况,了解义齿的使用情况,并随时进行处理,同时加强对患者的口腔卫生指导。

2. 菌斑的控制　每日用 0.2% 氯己定液漱口,或氯己定凝胶外涂,及将义齿浸泡在氯己定液中可有效地控制菌斑。但是这类药物可引起口腔环境的明显改变,并可使义齿和牙齿染色。

氟化物的局部治疗对于降低龋的发生有重要作用,覆盖义齿基牙的龋坏是一个较常见的问题,局部使用氟化物治疗覆盖义齿的基牙已证实有显著效果。如用 33% 氟化钠糊剂,每周 2~3 次,或用 1% 氟化钠中性溶液漱口,每天 1 次或每周 2~3 次。若对口腔组织有刺激或有烧灼感时,减少次数可消除这种影响。

义齿清洁的方法通常有机械法、化学法以及两种混合的方法。有研究显示,义齿清洁方法的有效性与义齿表面微生物膜的种类有关,机械法与混合法对于去除检测的多种微生物具有相似的有效性,且均好于单纯化学法。

化学义齿清洁剂的效果尚不确定且不能取代机械性清洁。过氧化物清洁剂对义齿的菌斑有效;次绿酸类虽然有效,但是可能引起漂白和变色,且味道不好;基于盐酸盐的酸类清洁剂因对机体有害而不建议使用。近年来,引入了酶基义齿清洁剂,其效果仅次于机械清洁作用,且无不良反应。

机械性清洁包括:饭后和睡前用一把小头软毛牙刷蘸清洁液清洁义齿的每一面,尤其是卡环、人工牙颈缘、基托组织面等难以清洁的部位。应使用不含摩擦剂的清洁剂,摩擦剂会造成义齿表面粗糙而易使菌斑聚集。

三、老年人的固定义齿修复

固定义齿是修复牙列中部分牙齿缺失的一种人工修复体,依靠黏结剂将义齿和缺牙两侧的基牙连接在一起,从而恢复缺失牙的解剖形态和生理功能,患者不能自行摘戴。

(一) 可摘局部义齿与固定义齿修复

与可摘局部义齿相比,固定义齿具有以下特点:

1. 义齿所受的𬌗力全部通过基牙传导至牙周支持组织,

而不是靠缺牙区的牙槽嵴来承担。其传导殆力的方式近似于天然牙，因而义齿在行使咀嚼功能时固位、稳定、支持作用良好，咀嚼效率高。但由于其无法从剩余牙嵴组织获得支持，因而对基牙的固位、稳定、支持作用要求较高。

2. 义齿体积小，接近于原缺失牙的大小，无异物感，舒适，修复后舌的活动障碍少，不会妨碍发声。

3. 因它需要在基牙上制备固位体，故切割的牙体组织较多；病人不能摘下义齿予以清洁，故在设计制作时，必须确保义齿具有良好的自洁作用和便于口内清洁，否则易发生继发龋和牙周疾病。

4. 固定义齿主要利用缺牙间隙相邻两侧或一侧的天然牙作为支持和固位，其支承力有限，一般仅适用于修复牙列中少数牙齿缺失而邻牙的支持和固位作用好、缺牙区牙槽嵴无严重吸收的情况，故其适用范围不如可摘义齿的修复广泛。

随着生活水平的提高，口腔保健措施的增强，老年患者发生牙列缺失的机会减少，加之口腔种植体的广泛应用，使老年患者的牙列缺损采用固定义齿修复成为可能。然而，由于老年病人的牙周组织常常有退缩性改变，冠根比例改变，临床牙冠增长，牙齿常有松动，牙周组织承担殆力的能力减退，当采用恢复殆力较大的固定义齿修复时，有可能造成牙周组织的创伤。年轻人代偿能力较强，而老年人代偿能力降低，同样的牙列缺损常致固定修复的失败。

(二) 老年人的牙周状况与固定义齿修复

义齿修复的基础在于咀嚼器官的重建，而不是机械地改善牙槽嵴上牙的排列，也不是单纯用义齿补充牙的数目，而是要建立具有新的特点的咀嚼器官。

牙周储备力或牙周潜力的大小取决于全身和牙周组织的健康状况。当牙齿受力超过一般水平时，牙周储备力会部分或全部地动用出来。这是义齿修复中，利用健康基牙来固定和支持人工牙的生理基础，也是选择基牙的重要条件。

老年患者常有牙周组织萎缩，牙周耐力也随之降低。随着牙槽骨吸收过程的不断发展，牙周支持组织的耐力逐渐下降，其储备力也相应减少。当牙列缺损进行义齿修复时，应根据老年患者余留牙的牙周情况，特别是余留牙的牙周储备力来设计义齿，确定基牙。

在一定的条件下，通过增加基牙的数量，从而使牙周组织萎缩的老年患者亦可获得固定义齿修复。固定义齿由于具有夹板稳定作用，可防止基牙的近远中向移动，多于三个基牙并包括前后牙时，可防止基牙的侧向移动，在牙周状况欠佳时，这种夹板稳定作用尤为有益。

(三) 固定义齿的修复原则

老年患者固定义齿的修复设计应综合考虑患者的全身情况、口腔卫生、余留牙状况等多种因素。

1. 全身状况 一般情况下，病人的全身健康状况对于固定义齿修复的影响不大。但是，当患者有消化不良，或长期慢性消化道疾病者，应尽可能考虑采用固定义齿修复。固定义齿有利于恢复咀嚼功能，直接或间接地促进消化功能的恢复。此外，如患者患有癫痫等病，为了防止患者在发病时误咽修复体，应优先考虑固定义齿修复。Parkinsonism病患者及肢体瘫痪患者难以取戴可摘局部义齿，维持口腔卫生，亦应考虑采用固定义齿修复。相反，患者如患有严重的全身

性疾病、身体虚弱、不能支持长时间手术者，则应尽可能不采用固定义齿修复。

2. 口腔卫生 老年病人常有口腔卫生不良，菌斑容易积聚，基牙容易患龋，牙周组织的支持作用被破坏，易造成固定义齿的失败。因此，修复前必须恢复病人的口腔清洁，固位体的设计应尽可能包括龋的好发部位，修复后必须仔细地教给病人保持口腔卫生的具体方法，并解释保持口腔卫生的重要性。否则，不宜采用固定义齿修复。

3. 修复设计 老年人牙齿脆性增加，需要增强剩余牙结构的强度，以防止固定修复后基牙折裂的发生；牙龈萎缩，牙根外露，修复时需要消除义齿龈缘与牙齿根部的不连续性；减小牙冠外形凸度，以利于口腔清洁及菌斑的清除；牙齿重度磨耗，邻面接触关系破坏，需要重建邻接点的形态，颌间距离变小，需要重建咬合关系；有牙周疾病的老年患者，可增加基牙的数目。

4. 基牙选择 选择固定义齿基牙时，应考虑到基牙的牙周膜能否承受额外的殆力，固定义齿传导的殆力能否沿基牙的长轴传导。随着年龄的增长和机体健康状况等因素的影响，其代偿功能还会不断发生变化。如果缺牙数目多，尚可采用种植体作为基牙进行固定义齿修复。

5. 牙体预备 老年患者的牙体组织常有大量的磨耗，牙本质暴露，同时老年患者的牙髓修复能力较差。因此，在牙体预备时，应尽可能减少牙体组织的切割，并采用适当的措施保护牙髓组织。同时，老年患者的髓腔通常有钙化、变小，活髓基牙修复后发生牙髓坏死的几率相对较小。

(四) 固定义齿的护理

老年病人固定义齿修复治疗后定期复诊的时间不应超过3～6个月，其保健护理包括：固定义齿的复查、基牙牙体及牙周状况、涂氟治疗和服用抗生素等。

四、老年人的种植义齿修复

种植义齿(implant denture)是由种植体和种植体支持的上部义齿组成的修复体。种植义齿与常规义齿的不同之处在于：将种植体经手术植入失牙区颌骨内或骨膜下，在穿过牙槽嵴黏膜的种植基台上完成义齿。戴用种植义齿的患者在行使咀嚼功能时，殆力直接通过种植体传导到颌骨内或颌骨上，因而能承受较大的殆力，具有良好的支持作用，可减轻牙槽嵴黏膜的负荷。种植义齿通过基台上的固位装置，将上部义齿固定，具有良好的固位和稳定作用。同时，种植义齿的基托面积小，或者无基托，患者感到舒适。对于戴用常规义齿有困难者，特别是牙槽嵴严重吸收或是颌骨缺损的患者，种植义齿更具有明显的优越性。

然而，由于老年人的生理功能逐渐老化，全身并发症逐渐增多，种植失败的风险随之增大，对老年患者应慎重选择种植义齿修复，修复前应对患者全身和局部情况进行详尽检查，严格掌握适应证和禁忌证。

(一) 种植义齿的设计原则

1. 在种植手术与修复治疗之前应对患者的全身和局部情况作出详细的评价老年患者的牙龈和骨组织的愈合能力降低，对其成功率有一定的影响。在选择种植系统时尤应注意其生物学特性，对于老年患者的种植治疗仅应选择能与骨结合的种植系统。

2. 种植义齿修复常分为三个阶段：①种植体的植入；②上部结构的连接；③义齿修复。第Ⅰ阶段是将种植体植入并固定于下颌骨内。在老年患者的治疗中，应尽量使手术创伤保持在最低限度。这一期应保持安静，以便于种植体与骨的结合，时间为5~6个月。由于老年患者伤口愈合能力降低，发生术后并发症的可能性增加。为了改善种植义齿的预后，手术前应采取一些措施增进患者的营养，停止抗凝药物治疗，使用抗生素控制感染等。同时，手术必须尽可能快而无创伤地进行，以减少老年患者的过度紧张和组织疲劳。为了防止术后并发感染，手术过程中应强调无菌操作。愈合期间，饮食中应含有足够的热量、蛋白质和维生素，并补充钙质。

3. 种植义齿在行使咀嚼功能时，会受到各个方向外力的作用。骨性结合的种植体能够将适度的力量传导至邻近的骨组织，对于生理功能范围内的牙合力，种植体周围的骨组织有良好的力学适应性。设计多种植基牙的义齿，适当增加种植基牙的数目，有助于牙合力的传导和分散。

4. 应根据种植体与周围组织的结合情况、种植体的数目、位置、排列及种植义齿不同的对颌牙情况设计义齿。

5. 种植义齿应有良好的咬合平衡，以减小义齿承受的侧向力 种植义齿的咬合不平衡，可造成牙合创伤，引起种植体周围骨组织的不均匀吸收，导致种植体的松动、脱落。为了使种植义齿获得良好的咬合关系，应及时适当地调整修复后的咬合关系。

（二）老年人种植义齿修复应注意的问题

1. 颌间距离不足的种植修复 老年人由于牙齿的重度磨耗或长期缺牙不修复而引起颌间距离不足，面下1/3变短，造成咀嚼功能下降，颞下颌关节不适或疼痛，这就增加了种植修复的难度。需要制订序列的治疗计划，如过渡性可摘局部义齿抬高咬合，试戴1~3个月；剩余牙齿的牙体修复治疗；不断替代过渡性义齿，直至完成种植修复，恢复正常的咬合关系。

2. 骨质疏松患者的种植手术 骨质疏松会影响种植体周围的骨愈合期，但远期并不影响种植体和骨的结合。对于骨质疏松的种植手术，通常采用骨挤压和植入骨粉的方法，来改善种植体周围的骨密度，增加种植体的初期稳定性，促进种植体的骨整合。

3. 无牙颌的种植修复 无牙颌种植义齿可根据义齿的固定方式分为种植体支持的固定义齿和种植体-黏膜支持的覆盖义齿。种植固定义齿在上下颌牙槽骨内分别植入6~8个种植体，使用黏结剂或螺钉固定在种植体基台上，患者不能自行摘戴，其咀嚼功能类似天然牙。种植覆盖义齿在上下颌牙槽骨内分别植入2~4个种植体，在种植体上安置不同的附着体（如球帽、杆卡、套筒冠等），患者可以自行摘戴，这种义齿所需的种植体数目相对较少，咀嚼功能低于种植固定义齿修复，适用于牙槽嵴吸收较多的病例。

（三）种植义齿的护理

口腔卫生对种植体植入的成功与否非常关键，修复后应注意口腔卫生，定期复诊，检查种植床的情况，并对种植体周围冲洗。

五、与口腔修复有关的口腔疾病

戴用义齿的老年患者，常由于口腔卫生不良，造成基牙龋坏、龈炎、病理龈袋、基牙松动、牙槽骨吸收的发生率增高。义齿与口腔软、硬组织间的滞留区，容易形成菌斑，戴用义齿者的牙菌斑指数显著增大。因此应尽量简化义齿的设计，保持良好的口腔卫生，以维持口腔软、硬组织的健康。

（一）老年人的义齿性黏膜病损

可摘义齿引起的口腔黏膜损害可表现为：①义齿上菌斑引起的急、慢性反应；②义齿基托材料引起的反应；③义齿造成的机械性损伤。损害的形式常常是混合型的，如义齿性口炎，口角唇炎，创伤性溃疡，义齿刺激性增生，松弛性牙槽嵴和口腔癌。多数病变是由慢性感染或机械性创伤引起，很少有自觉症状。

老年病人义齿性口炎又称慢性红斑型（萎缩型）假丝酵母菌病，为义齿下黏膜的慢性炎症改变，可以是局部性的，也可以是弥散性的。其患病率为17%~65%不等，平均为45%左右。临床表现为义齿的承托区黏膜广泛发红，形成鲜红色界限弥散的红斑。上颌义齿引起的义齿性口炎较下颌义齿多见。部分患者伴有口角炎，表现为口角潮红、湿白或皲裂，甚至出血，形成血痂，从而导致张口疼痛。此外，舌乳头萎缩，发红也较常见。一般认为，义齿性口炎是由于不良修复体或功能异常所致。义齿性口炎可分为三类：①Ⅰ型：局限性炎症或针尖样充血表现；②Ⅱ型：较弥散的红斑样改变；③Ⅲ型：不同程度的炎症乳头状增生。Ⅰ型义齿性口炎是由于不良修复体的创伤造成，而Ⅱ型与Ⅲ型义齿性口炎则与白色念珠菌感染有关。Ⅰ型义齿性口炎的治疗主要是修改义齿，建立良好的合关系。Ⅱ型义齿性口炎的治疗首先应要求患者保持良好的义齿卫生和口腔卫生，必要时可使用制霉菌药物。Ⅲ型义齿性口炎的治疗应根据增生的程度而定，中等大小病例的治疗和Ⅱ型的治疗相同，增生明显的患者，则可采用手术治疗。

口角唇炎的患病率为10%~20%，常与垂直距离降低及碳水化合物的消耗量增多有关。口角唇炎的特征是口角处浸渍、红斑、结硬痂，病变有一个感染的起点，但通常存在着几个局部或全身的易感情况。

创伤性溃疡：由于机械性刺激因素对口腔黏膜的损伤形成创伤性血疱或创伤性溃疡，按刺激时间不同又分为持久性和非持久性刺激因素。不良修复体的卡环，义齿的基托等均是长期存留在口腔内可以引起持久性机械刺激的因素。义齿佩戴不合适，义齿未就位即咀嚼造成的损伤属于非持久性机械刺激。由于机械性刺激因素的力量大小和受刺激的时间长短不同，机体对刺激的反应也不完全相同，会形成各有特点的病损。

白色角化病，又称良性角化病。是长期的机械性或化学性刺激所造成的口腔黏膜局部白色角化斑块或斑片。残根残冠锐利的边缘，长期吸烟史，不良修复体（设计不当的卡环，不光滑，过长的基托边缘），使用了多年的全口义齿或局部义齿，基托部分对局部黏膜的过度压迫和创伤等因素均可致病。义齿引起的白色角化症多见于颊部。典型症状表现为不高出黏膜或略高出黏膜的白色斑块或斑片，边界不清，灰白色、浅白或乳白色损害的色泽，可由边缘至中央渐渐加深。其色泽一般较口腔白斑浅薄，亦无口腔扁平苔藓样的白色丘疹。病损区表面光滑或略有粗涩感。触诊无基底变硬的感觉。病损区黏膜柔软或弹性一般不受影响。患者往往无特别不适的主诉。通常去除刺激 1 至 2 周后，白色损害颜色变浅，范围明显缩小，甚至消失。

在流行病学上对不良义齿是否可作为口腔癌的危险因素尚难以确定。

(二)与义齿修复有关的颞下颌关节病

如果义齿在恢复垂直距离时不正确，即过高或过低，都可使原有咀嚼肌肉的张力发生变化，从而改变颞颌关节的正常状态，感到疲乏和酸痛，及导致颞颌关节功能紊乱症状。故应先调整垂直距离，使咬合合适，进而使咀嚼肌张力恢复正常。

临床研究发现：15%～17%戴全口义齿的患者有颞下颌关节功能紊乱症状或体征。75%不合适的全口义齿的患者有颞下颌关节功能紊乱的体征，使用新义齿 6 个月以后，头痛的数量减少，严重程度也减轻。同时，在这 6 个月期间，颞下颌关节功能紊乱病人的临床体征明显减少。

(陆支越　刘　聪)

▶ 参考文献 ◀

1. 第二次全国口腔健康流行病学抽样调查报告. 北京：人民卫生出版社，1999.

2. Felton D, Cooper L, Duqum I, et al. Evidence-based guidelines for the care and maintenance of complete dentures: a publication of the American college of prosthodontists. Journal of Prosthodontics, 2011, 20(Suppl 1): S1-S12.

3. 中华口腔医学会《义齿护理指南》专家组. 义齿护理指南. 中华口腔医学杂志, 2011, 46 (1): 4-6.

4. Paranhos HF, Silva-Lovato CH, de Souza RF, et al. Effect of three methods for cleaning dentures on biofilms formed in vitro on acrylic resin. J Prosthodont, 2009, 18 (5): 427-431.

5. Zitzmann NU, Rohner U, Weiger R, et al. When to choose which retention element to use for removable dental prostheses. Int J Prosthodont. 2009, 22(2): 161-167.

6. Nevalainen MJ, Narhi TO, Ainamo A. A 5-year follow-up study on the prosthetic rehabilitation of the elderly in Helsinki, Finland. J Oral Rehabil, 2004, 31(7): 647-652.

7. Bragger U, Hirt-Steiner S, Schnell N, et al. Complication and fallure rates of fixed dental prostheses in patients treated for periodontal disease. Clin Oral Implants Res, 2011, 22(1): 70-77.

8. Cune M, Burgers M, van Kampen F, et al. Mandibular overdentures retained by two implants: 10-year results from a crossover clinical trial comparing ball-socket and bar-clip attachment. Int J Prosthodont, 2010, 23 (4): 310-317.

第二十一章

老年病患者的营养

<<<<<

第一节 老年人的膳食与营养

衰老是人类生命进程中一个不可抗拒的客观规律。随着年龄增长及环境因素对其的影响,老年人在身体形态、结构与生理功能方面发生衰老,其中膳食营养因素在此过程中也起到重要的作用。近年来,国内外营养学领域针对营养与衰老、营养与老年常见慢性非传染性疾病的关系进行了大量研究。在营养与衰老成因学研究中,有人提出衰老的自由基学说。该学说认为受环境、疾病因素的影响以及机体正常代谢过程中所产生的自由基,可引起一系列氧化还原反应,导致脂质过氧化。大量自由基造成组织损伤,加速衰老。维生素 A、维生素 C、维生素 E、胡萝卜素类维生素以及微量元素硒等营养素是人体内抗氧化系统中的重要成员,具有抵抗自由基损伤的作用。研究发现许多慢性病的发生与上述抗氧化营养素有关,如癌症与硒、类胡萝卜素、维生素 C、维生素 E 有关;黄斑变性与叶黄素缺乏有关;心脑血管疾病与叶酸、维生素 B_6、维生素 B_{12} 缺乏有关。合理营养有助于延缓衰老,营养不良或营养过剩、紊乱则有可能加速衰老的进程。了解老年时期的营养需求特点,探讨衰老的机制,合理安排老年人膳食,对于增强老年人体质,提高生活质量,延年益寿具有十分重要的意义。

一、影响老年人营养需要的主要因素

影响老年人营养需要的因素很多,与处于其他生理阶段的人群相比,老年人是一个差异性较大的群体。这种差异表现在他们的衰老程度、社会地位、教育背景、健康状况、活动能力、经济状况、享有的医疗保健条件等多方面。许多老年人患有一种或多种慢性疾病;约有 1/3 的老年人身体活动受到不同程度限制,特别是那些年龄大于 85 岁的高龄老人;部分老人独居等多种因素都会不同程度地影响老年人的膳食与营养状况。

(一)生理改变的影响

1. 人体组成成分的改变 老年人人体成分改变主要表现为细胞量、总体水分和骨矿物质减少,而脂肪组织增多。细胞量减少以肌肉组织重量减少为主,伴随出现肌肉萎缩;总体水分减少以细胞内液减少为主,细胞外液变化不大;骨矿物质丢失最明显的是钙,因而出现骨密度降低;脂肪组织增加使脂肪在体内积聚和分布上的改变。有报道 70~80 岁健康男性瘦体组织比 20 岁时减少约 25%,其中近 50% 是骨骼肌。与中青年人相比,老年人的体脂可增加 35%,其中腹

部、臀部及脏器周围脂肪增加显著,而面部、前臂及小腿的脂肪减少。

2. 代谢功能改变 肌肉减少、脂肪增加是老年人基础代谢降低的原因之一,使得老年人对能量的需求下降;而骨矿物质的丢失,增大了老年人对钙的需求。体内代谢功能改变,对营养素的消化、吸收、利用以及排泄均产生影响。由于体内分解代谢增强,合成代谢减弱,使得合成与分解代谢失去平衡,引起细胞功能下降。此外,无论男性还是女性,老年人各自所特有的性激素水平都会降低,从而引发机体代谢改变,促使某些营养素出现负平衡,如氮的负平衡、钙的负平衡等。

3. 器官功能改变

(1)消化功能:消化液、消化酶及胃酸分泌减少;胃扩张能力减弱,胃肠道蠕动功能降低,胃肠排空速度缓慢;加之牙齿脱落,咀嚼功能下降等原因,老年人容易发生消化吸收不良、胃动力不足、便秘等问题。

(2)免疫功能:免疫系统随年龄增长而老化,伴随免疫功能的降低,老年人易患感染性疾病。免疫功能与机体营养状况密不可分,营养是维护免疫功能的物质基础。

(3)感觉器官:随着味蕾的萎缩,老年人味觉敏感性下降,加之视觉、嗅觉、听觉的减弱,都在某种程度上影响老年人正常进食。

此外,老年人的心、肺、肝、肾、脑等器官功能也都逐渐减退,这些也都会不同程度地影响到营养物质的代谢过程。

(二)其他相关因素改变的影响

1. 疾病 老年人常患有一种或多种慢性疾病,如心血管疾病、肿瘤、糖尿病、痛风、慢性肾脏病等。这些疾病会限制某些食物的选择与利用,治疗疾病所用药物也会对营养物质的吸收与代谢产生干扰。

2. 饮食单调 现代家庭中成员变少、空巢老人增多,以及失去亲人等原因,使老年人对食物的选择、烹调加工等缺乏兴趣。一些老年人因离开工作岗位、失去劳动能力或机会,使得经济来源减少,间接影响食物购买力。膳食单一和孤独进餐干扰正常的摄食过程与摄食心态。食物摄入总量减少,易发生微量营养素缺乏,这种缺乏与产热营养素缺乏不同,因为没有饥饿感而被忽视,故被称之为"隐性饥饿",临床早期缺乏或亚临床缺乏不易察觉。

3. 饮酒 经常饮酒的老年人,由于过量摄入乙醇干扰水溶性维生素的吸收,且乙醇在产生能量的同时并不能提供其他营养素,"空能量"的增加容易导致膳食营养

不均衡。

二、老年人对能量和营养素的需求

(一) 能量

老年人的能量需求主要从维持基础代谢和身体活动两方面考虑。随年龄增长基础代谢率下降,体力活动减少,从而使能量需要减少。但当出现创伤、手术、感染等应激状态时,能量需求又有所增加。老年人能量过剩可导致肥胖和代谢紊乱,增加慢性代谢性疾病的风险;能量不足体重丢失,则易诱发营养不良,降低抵抗力,增加感染几率。

健康老年人的能量摄入可参考中国营养学会为老年人推荐的能量摄入标准。该推荐摄入量分为 60、70 及 80 岁以上三种标准,其中 60 及 70 岁年龄段又分为轻体力与中等体力活动两大类(表 21-1-1),但三者相差幅度不大。

表 21-1-1　全日能量及主要营养素推荐摄入量

年龄(岁)	能量(kcal)	
	男	女
60～		
轻体力活动	1900	1800
中等体力活动	2200	2000
70～		
轻体力活动	1900	1700
中等体力活动	2100	1900
80 以上	1900	1700

疾病状态下老年人的能量摄入,应在考虑基础代谢、体力活动的基础上,结合不同疾病对代谢影响的特点,酌情调节能量摄入。临床上常用的能量需要计算方法为:

能量需要=BEE×活动系数×体温系数×应激系数

BEE 可采用 Harris-Benedict 公式计算:

男性:BEE=66.473+13.7516W+5.0033H-6.755A

女性:BEE=655.0955+9.5634W+1.8496H-4.6756A

其中 W 为体重(kg),H 为身高(cm),A 为年龄。

活动系数:卧床 1.20,下床少量活动 1.25,正常活动 1.30。

体温系数:38℃为 1.10,39℃为 1.20,40℃为 1.30,41℃为 1.40。

应激系数:中等程度饥饿 0.85～1.00,术后(无并发症)1.00～1.05,腹膜炎 1.05～1.25,长骨骨折 1.15～1.30,严重感染 1.30～1.55。

对于极度危重病人短期内采取"允许的能量摄入不足"可能对病情控制有利,因为高能量摄入,常促使机体代谢处于高分解状态。

除需要减少体重的超重或肥胖患者外,应尽可能保持老年人能量摄入与能量消耗平衡,以维持体重处于合理状态。尽管适当限制能量的摄取,可以延长寿命已经被多项研究证实,也是目前比较公认的有希望延长人类寿命的措施之一。但需注意的是当老年人能量供给低于 105kJ/(kg·d)时,有可能存在蛋白质、维生素和钙、铁等矿物质的摄入不足,应注意及时补充。

(二) 蛋白质

老年人的蛋白质的代谢特点是分解大于合成;加之胃蛋白酶及胃酸分泌减少,对蛋白质的消化吸收能力减弱,降低了蛋白质的利用率;他们更容易出现负氮平衡。若能量和蛋白质摄入同时存在不足,内脏器官的蛋白质合成与更新就面临威胁,从而加速脏器衰老和功能的损害。因此,为维持氮平衡的需要,老年人蛋白质的摄入量标准不应少于成年人,以 1.0～1.2g/(kg·d)为宜。在膳食中应注意增加生物利用率高的优质蛋白质,优质蛋白质最好达到蛋白质总量的50%以上。优质蛋白质的食物来源包括鱼、虾、瘦肉、蛋、奶等动物性食物和大豆类食物。动物性蛋白质虽然质量好,利用率高,但也会含有相当量的动物脂肪和胆固醇。选择适量动物蛋白质,适当增加大豆蛋白,不仅可以在替代动物蛋白的同时减少动物脂肪和胆固醇摄入,还可增加植物甾醇、大豆低聚糖等有益于老年人血脂代谢的物质。

随年龄增加,老年人发生退行性疾病和与代谢相关性疾病的比例增加,对蛋白质的需求个体间差异增大。对于肝肾功能降低的老年人,过多给予蛋白质可加重脏器负担,加速脏器功能损害,需要根据病情适当限制蛋白质摄入,同时应提供充足的能量,以保证有限数量的蛋白质能被充分利用。

(三) 脂肪

老年人胆汁酸减少,酶活性降低,对脂肪的消化能力有所下降,故膳食中脂肪不宜过多。血脂代谢异常在老年人中常见,膳食结构与血脂异常的患病危险密切相关。2002 年中国居民营养与健康状况调查结果显示,与脂肪供能比<20%的人群组相比,随着膳食脂肪供能比的增加,人群患高胆固醇血症、高 LDL-C 血症的风险增加,当脂肪供能比>35%时,高胆固醇血症患病风险增高 82%,高 LDL-C 血症患病风险增高 89%。不同膳食脂肪对血脂的影响不同,膳食中胆固醇摄入量过多可引起血浆胆固醇升高,但并不是决定体内胆固醇合成速率和血浆总胆固醇、LDL-C 水平升高的最主要因素,而膳食中脂肪的摄入量和膳食脂肪酸的饱和度对其影响更为明显。单不饱和脂肪酸有助于降低 TC,用单不饱和脂肪酸替代膳食中的饱和脂肪酸可在降低 TC、LDL-C 的同时,不降低 HDL-C 或使其略有增加。食物中常见的多不饱和脂肪酸包括亚油酸和亚麻酸。多不饱和脂肪酸中的 ω-6 脂肪酸可降低血清 TC,但在降低 LDL-C 的同时也降低 HDL-C,亚油酸属于 ω-6 脂肪酸。膳食中的 ω-3 多不饱和脂肪酸,如 α-亚麻酸、EPA 和 DHA,不仅能降低血清 TC,还降低 TG,并可升高血清 HDL-C。膳食中的反式脂肪酸多由植物油氢化而成,与饱和脂肪酸相似,反式脂肪酸可以升高 LDL-C,同时降低 HDL-C,从而增加心血管疾病的危险。反式脂肪酸还有可能取代必需脂肪酸在细胞膜中的地位,妨碍新陈代谢的进行,对人体正常的生理功能可造成不良影响。膳食脂肪过低也不利于老年人健康,脂肪可增加食物的风味与饱腹感,也有利于脂溶性维生素的吸收。

适当限制含胆固醇较高的食物,如动物内脏、鱼卵、蛋黄、蟹黄等,特别是患高胆固醇血症的患者。不过胆固醇的食物来源,也往往是优质蛋白质的主要来源,如果对这些食物过分限制,可导致蛋白质与其他营养素缺乏。

中国营养学会 2000 年修订的"中国居民膳食营养素参

考摄入量"标准中关于 60 岁以上老年人脂肪的推荐量为：膳食脂肪占总能量的 20%～30%，其中饱和脂肪酸 6%～8%、单不饱和脂肪酸脂肪酸 10%、多不饱和脂肪酸 8%～10%，ω-6/ω-3 为 4∶1，胆固醇＜300mg。

（四）碳水化合物

碳水化合物对于老年人来说仍然是膳食能量的主体。膳食中缺乏碳水化合物，可造成膳食蛋白质的浪费和组织中蛋白质的分解加速；以及甘油三酯的分解与脂肪酸氧化作用增强，酮体积聚。考虑老年人的胰岛素受体敏感性降低，糖耐量下降，胰岛素分泌减少，对血糖调节能力减弱等因素，老年人膳食中的碳水化合物摄入不宜过高，但也不宜过分限制。营养学会推荐的我国老年人碳水化合物应占总能量的55%～60%。这些碳水化合物应来自不同来源，包括淀粉、抗性淀粉、非淀粉多糖和低聚糖类等。尽量选择以多糖为主的粮谷类、薯类、杂豆类食物作为碳水化合物的主要来源，少吃含葡萄糖、蔗糖等简单糖多的点心、饮料、糖果等食物。

（五）微量营养素

老年人对维生素、矿物质等微量营养素的需求与成年人相比并无明显差异，但由于他们摄取食物的总量较成年人明显减少，且消化吸收功能减弱，因此容易出现某些微量营养素缺乏。

1. 矿物质　矿物质是构成骨骼、牙齿的重要原料，调节酸碱平衡，维持组织细胞渗透压和神经、肌肉的兴奋性，还构成体内某些重要生物活性物质，如血红蛋白、甲状腺素等。

（1）钙：由于胃肠功能降低、胃酸分泌减少、肝肾功能减退，老年人对钙吸收能力下降；户外活动减少，缺乏日照使皮下 7-脱氢胆固醇转变为维生素 D_3 减少，也影响钙吸收。膳食钙摄入不足，易使老年人出现钙负平衡，体力活动减少降低钙在骨骼沉积，故骨质疏松症在老年人中较多见。老年女性因雌激素水平下降，骨代谢呈负平衡状态，骨质疏松问题更加突出。因此，老年人在膳食中应注意增加钙的摄入，我国营养学会推荐 50 岁以上人群钙的适宜摄入量为1000mg/d。

（2）铁：铁是构成血红蛋白重要原料，参与体内氧的运输和利用，也是肌红蛋白、细胞色素酶、过氧化氢酶的组成成分，在组织呼吸、生物氧化过程中担负极为重要的作用。老年人胃酸分泌减少，影响铁的吸收；食欲下降使铁的摄入不足；蛋白质合成减少，维生素 B_{12}、维生素 B_6 及叶酸缺乏也降低对铁的吸收和利用，所以老年人容易出现缺铁性贫血。我国 50 岁以上人群膳食铁的适宜摄入量为 15mg/d。

铁的食物来源广泛，动物性食物中的各种动物血、内脏（肝脏含铁最多）、红色瘦肉含铁丰富且利用率高，植物性食物中菠菜、芥菜等绿色蔬菜中铁含量较多，但利用率不如动物性食物。

（3）钠：老年人饮食中不宜摄入过多食盐，体内钠离子过多，可引起高血压。建议每天食盐摄入量应控制在 6g 以下，对已患冠心病或高血压者，则以不超过 5g 为宜。低钠血症在住在医院和养老院的老年人群中比较常见，此时应适当补充钠。

2. 维生素　人体对维生素需要量虽然很少，但多数维生素不能在体内合成，或不能大量贮存，必须由食物供给。

（1）维生素 A 与 β-胡萝卜素：维生素 A 能作用于生物体内的上皮细胞，促进其分化，具有维持皮肤黏膜层完整、维持正常视觉、维护免疫功能、抗癌等作用。β-胡萝卜素作为维生素 A 的前体，除同样具有维生素 A 促进细胞分化的作用外，β-胡萝卜素与其他类胡萝卜素还具有抗氧化的功效。这种抗氧化作用能清除体内过多的自由基，抑制细胞膜的脂质过氧化，起到延缓衰老的效果。对于防治老年性白内障、肿瘤与心血管疾病可能有辅助作用。

由于老年人的生理功能降低，进食量减少，对食物的消化吸收和利用能力减弱，故维生素 A 的摄入量不应低于青壮年。但考虑到老年人肝脏对维生素 A 的廓清能力降低，过量补充容易在体内蓄积中毒，故不建议过量摄入。营养学会推荐的我国老年人维生素 A 的摄入量与成年人相同，男性 800μg 视黄醇当量（RE），女性 700μg RE。

膳食中维生素 A 主要来源于动物性食物，如动物内脏（肝脏含量最多）、乳类、蛋类等。β-胡萝卜素主要来源于红、黄色果蔬和绿叶蔬菜等植物性食物。

（2）维生素 D：维生素 D 是正常钙磷代谢的重要调节因子，利于钙吸收及骨质钙化，并通过甲状旁腺激素和降血钙素的调节作用而维持血钙水平正常，是维持正常骨骼矿化、肌肉收缩、神经传导功能不可缺少的重要物质。人类获得维生素 D 有两种途径，一是由膳食中获取，二是通过人体表皮和真皮内含有的 7-脱氢胆固醇经阳光或紫外线照射形成。由于户外活动减少，体内维生素 D 的合成减少，肝、肾功能减退影响 $1,25$-$(OH)_2D_3$ 活化，再加上胃肠吸收欠佳，老年人易出现维生素 D 缺乏。中国营养学会推荐 50 岁以后维生素 D 摄入量为 10μg/d，比中青年人增加一倍。过量摄入维生素 D 有潜在毒性，每日摄入量不宜超过 20μg。

鱼肝油、含脂肪高的海鱼、鱼卵、动物肝脏、蛋黄、奶油、奶酪等食物是维生素 D 的主要食物来源。除食物来源外，应鼓励老人到户外活动，通过皮肤接触阳光而获得维生素 D。

（3）维生素 B_1：维生素 B_1 具有构成辅酶，参与能量代谢、神经冲动传导、促进胃肠蠕动，调节心脏功能等生理功能。虽然老年人的能量消耗减少，对维生素 B_1 的需求量减少。但因其生物利用率降低，故维生素 B_1 的需要量并不减少。乙醇干扰维生素 B_1 的吸收和利用，有嗜酒嗜好的老年人更应注意补充。维生素 B_1 推荐摄入量为男性 1.4mg/d，女性 1.3mg/d。

维生素 B_1 的主要食物来源为粗杂粮、瘦肉、动物内脏、豆类、坚果和经过酵母菌发酵的食物。

（4）维生素 B_2：维生素 B_2 参与体内生物氧化和能量生成；作为谷胱甘肽还原酶的辅酶，参与抗氧化。考虑膳食模式、能量代谢、年龄等因素对 B_2 的影响，老年人维生素 B_2 的需要量与成年人相仿，男性 1.4mg/d，女性 1.2mg/d。

维生素 B_2 广泛存在于动、植物食物当中，奶类、蛋类、肉类、动物内脏、未经精细加工的谷类、蔬菜与水果中。

（5）维生素 B_6：维生素 B_6 参与糖原、脂肪酸、氨基酸和一碳单位的代谢；参与免疫系统、神经系统功能调节，参与烟酸的形成；在降低慢性心血管疾病风险方面也有一定作用。老年人中常见萎缩性胃炎，影响维生素 B_6 的吸收，嗜酒和肝病也是维生素 B_6 缺乏的危险因素。营养学会针对 50 岁以上人群的维生素 B_6 适宜摄入量为 1.5mg/d，较成年人有所增加。

维生素 B_6 的主要食物来源为:白色肉类(鸡肉、鱼肉)、动物肝脏、豆类、蛋黄、未精细加工的谷物、坚果等。动物性食物中的维生素 B_6 的生物利用率要高于植物性来源的食物。

(6)维生素 C:抗氧化是维生素 C 的一个典型功能。此外还具有促进组织胶原蛋白合成,保持毛细血管弹性,促进铁吸收和增强机体免疫等功能。我国维生素 C 的推荐量老年与成年人相同为 100mg/d。

新鲜蔬菜、水果是维生素 C 的主要食物来源,绿叶菜、辣椒、西红柿、鲜枣、柑橘、猕猴桃、等都含有丰富的维生素 C。

三、老年人膳食指南

膳食指南是帮助人们合理选择和搭配食物的具有科学性的指导文件。制订膳食指南对于改善人群营养健康状况、防治慢性疾病、提高国民身体素质具有非常重要的意义。世界上很多国家都有属于自己的膳食指南,并定期对其进行必要的修订。我国卫生部委托中国营养学会组织专家制订的最近一版《中国居民膳食指南》是在 2007 年 9 月通过的,该指南既有一般人群指南,也包括针对老年人在内的特定人群指南。

一般人群膳食指南共有 10 条:

1. 食物多样,谷类为主,粗细搭配 每一种食物都具有自己独特的营养特点,只有选择多样化的食物,并将不同种类的食物进行合理搭配,才能更好地满足身体对各种营养素的需求。谷类是人体能量的主要食物来源,以谷类食物为主的膳食结构,符合平衡膳食的要求。粗杂粮与精细粮食相比,能更大限度地保存食物中原有的营养素,避免加工造成的流失。若能做到粗细搭配,就能更好地兼顾人体对食物营养与口感的需要。粗杂粮的升糖指数较低,且含有丰富的膳食纤维,适当吃一些粗杂粮有利于老年人控制体重、调节血糖、血脂。

2. 多吃蔬菜水果和薯类 蔬菜、水果和薯类富含多种维生素、矿物质和膳食纤维,还含有大量具有抗氧化功能的植物化学物质。这些营养素在冠心病、糖尿病等慢性病和癌症防治方面发挥重要作用。世界癌症研究基金会(WCRF)和美国癌症研究所(AICR)汇集了全球 7000 余篇重要文献,总结分析各国研究材料,认为有充分证据表明蔬菜、水果能降低口腔、食管、胃、肺、大肠等多种癌症风险。蔬菜、水果含水分高、体积大、膳食纤维多,故能量密度低,有助于老年人控制体重和缓解便秘。

3. 每天吃奶类、大豆或其制品 奶类和大豆除富含优质蛋白质等营养素外,最大的特点是含钙较多,且钙的吸收利用率高,是很好的膳食钙来源。每天吃奶类、大豆或其制品有利于预防老年人的骨质疏松。

4. 常吃适量的鱼、禽、蛋和瘦肉 鱼、禽、蛋和瘦肉富含蛋白质,其蛋白质的氨基酸组成与人体需要相接近,是优质蛋白质的良好来源,建议"常吃";考虑此类食物富含优质蛋白质的同时,也含有一定量的动物脂肪和胆固醇,过量摄入易造成能量及饱和脂肪、胆固醇超标,故强调"适量"。掌握好"常吃"和"适量"两个原则,既可满足老年人机体对蛋白质的需要,同时又可以避免能量及脂肪过剩对代谢造成的不良影响。

5. 减少烹调油用量,吃清淡少盐膳食 尽管烹调油是人体能量和脂肪来源的一部分,可提供必需脂肪酸,也有利于脂溶性维生素的消化吸收;但过量摄入可因能量过多导致肥胖,增加多种慢性疾病的发生风险。饮食中钠的摄入量与血压呈正相关,长期高盐饮食可增加高血压的患病风险。建议老年人每天烹调油用量 20~25g;食盐不超过 6g(包括酱油、各种调味酱、盐腌食品中的食盐)。

6. 食不过量,天天运动,保持健康体重 进食量与食物种类决定能量摄入,包括运动在内的体力活动是决定能量消耗的重要因素;能量摄入与能量消耗之间的平衡关系决定体重变化。正常情况下,能量摄入等于能量消耗时体重保持不变,能量摄入大于能量消耗体重增加,反之体重减少。体重过高增加多种慢性病风险,体重过低易发生营养不良,保持体重在合理状态有益于身体健康。建议老年人进食不宜过饱,在健康状况允许的情况下,选择适宜的运动(走路、太极、游泳、健身操等),循序渐进地增加运动量,最好每天能有 30 分钟以上的有氧运动。

7. 三餐分配要合理,零食要适当 一日三餐定时定量,将全日食物均衡合理地分配在一日三餐之中,有利于食物的消化吸收和利用。在食物总量不变的前提下,老年人可在早、午、晚三次正餐之间加餐。有研究显示将食物均匀分散食用比集中大量进食更有利于控制体重、减轻代谢负担。

8. 每天足量饮水,合理选择饮料 健康的成年人每日需要补充 2500ml 水分,主要通过饮水、食物中所含有的水和体内代谢生成的水三条途径获得。水的需要受年龄、环境温度、身体活动等因素影响。正常情况下,老年人对水的需求不少于(有时还略高于)中青年人,每日饮水最好能达到 1200ml 以上。因其对机体缺水的反应迟钝,故不应在感觉口渴时才饮水,而应定时有规律的主动饮水。此外,还要注意当老年人出现呕吐、腹泻、大量出汗时要注意及时补充所丢失的水分;而当肾脏、心脏、肝脏等脏器衰竭造成水的排出障碍时,需要视病情及尿量限制饮水。

饮用水可选择符合卫生要求的各种饮品,其中符合卫生要求的白开水、淡茶水是既经济实惠又适合老年人需求的饮用水。

9. 如饮酒应限量 酒是一种除了能量以外,几乎不含营养素的纯能量食品。长期大量饮酒可干扰多种营养素的摄取和代谢,影响肝脏功能,加重老年人骨质疏松、影响 B 族维生素的吸收利用等。尽管有研究证实,适量饮用含有白藜芦醇、原花青素、多酚等抗氧化植物化学物的葡萄酒对心血管系统有保护作用,但其机制尚待深入研究。不建议任何人出于预防心血管疾病的考虑开始或频繁饮酒。中国营养学会建议成年人一天内饮酒应不超过 25g/d,相当于 750ml 啤酒,或 250ml 葡萄酒,或 50ml 高度白酒。

10. 吃新鲜卫生食物 符合卫生要求是食物应当具备的基本条件。"卫生"的含义既包括食物本身无毒无害,也包括食物在运输、贮存、加工过程中不被有害物质污染。选择新鲜卫生的食物,不仅能最大限度地减少食品污染导致的食源性疾病,还能避免长时间贮存造成的食物中营养素损失。

考虑老年人群对营养需求的特殊性,以及他们患营养不良和慢性疾病的风险增大,营养学会针对老年人又增加了 4 条膳食指南。

1. 食物要粗细搭配,松软、易于消化吸收 老年人消化器官功能减退,咀嚼和胃肠蠕动功能减弱,松软和易于消化的食物更易于老年人接受,如馒头、面包、各种汤粥、馄饨、软烂的面条等主食;切碎、烹制软烂的蔬菜;蛋羹、牛奶、豆腐和各种剁碎的瘦肉等都非常适合老年人食用。

2. 合理安排饮食,提高生活质量 为老年人营造良好的进餐氛围,创造与家人、朋友共同进餐的环境。让他们在进食过程中心情愉悦,可起到增进食欲、促进消化的效果。

3. 重视预防营养不良和贫血 受生理、心理以及疾病的影响,老年人容易因摄入食物不足而发生营养不良和贫血。2002 年中国军民营养与健康状况调查结果显示,在 60 岁以上的老年人中低体重(BMI<18.5)发生率为 17.6%,是 45～59 岁人群的 2 倍;贫血患病率为 25.6%,明显高于中年人。营养不良和贫血可导致抵抗力降低,增加感染几率,严重影响老年人健康状况,应予以足够重视。

4. 多做户外活动,维持标准体重 老年人适当增加户外活动,接受紫外线照射,有利于体内维生素 D 的合成、延缓骨钙流失;运动增加能量消耗,利于体重控制;通过运动结交朋友,有助于心理健康调节。

(王 璐)

▶ 参考文献 ◀

1. US Census Bureau, Population Division, Population Projections Branch, Population Projections. Available at: www. census. gov/population/www/projections/popproj. html. Accessed October 12. 2000.
2. American Association of Retired Persons, Resource Services Group. A profile of older Americans:1997. Washington,DC:AARP Fulfillment,1997.
3. Russell RM, Rasmussen H. The impact of nutritional needs of older adults on recommended food intakes. Nutr Clin Care,1999,2:164-176.
4. American Dietetic Association. Position of the American Dietetic Association:nutrition,aging,and the continuum of care. J Am Diet Assoc,2000,100:580-595.
5. Sahyoun N,Basiotis PP. Food insufficiency and the nutritional status of the elderly population. Nutrition Insights,2000,18:1-2.
6. 中国营养学会. 中国居民膳食指南. 拉萨:西藏人民出版社,2008
7. 顾景范,杜寿玢,郭长江,等. 现代临床营养学. 2 版. 北京:科学出版社,2009:399-414.
8. 王陇德. 中国居民营养与健康状况调查报告之一 2002·综合报告. 北京:人民卫生出版社,2005:60-66.
9. 陈孝曙,何丽. 营养与老年人健康——现状、问题和对策. 中国基础医学,2003,3:17-19.
10. 中国营养学会. 中国居民膳食营养素参考摄入量. 北京:中国轻工业出版社,2001.
11. 李立明,饶克勤,孔灵芝,等,中国居民 2002 年营养与健康状况调查. 中华流行病学杂志,2005,26(7):478-484.
12. 中国居民营养与健康状况调查技术执行组. 中国居民营养与健康状况调查的质量控制. 中华流行病学杂志,2005,26:474-483.

第二节 老年患者的肠外肠内营养支持

亚太地区对老年人的定义为≥60 岁,按此标准,我国 2001 年已进入老龄化社会,到 2006 年底,全国≥60 岁的老年人口数为 1.49 亿,占总人口比重的 11.3%,占全球老年人口的 21.4%,居世界首位,并以每年 3.2% 的速度增长。随着社会老龄化的发展,老年住院患者将逐渐增多,2008 年卫生部北京医院住院患者中老年人占 36.8%(按照 WHO 标准≥65 岁)。老年外科患者术后并发症的发生率和围术期死亡率明显高于年轻人,尤其是老年急诊手术病人。其原因主要是老年人生理储备功能不足和应激能力下降,以及伴有的各种急、慢性疾病。而与之关系最为密切的是老年人营养不良所致的贫血、免疫功能降低,使手术、创伤或感染后引起多器官功能障碍综合征的危险性明显增加。

老年人营养不良可以是原发性或继发性的。原发性营养不良多为进食不足所致,继发性营养不良多为器质性疾病导致能量和蛋白质消耗增加并摄入不足所致。临床上,老年患者的营养不良较为常见,但文献报告发生率有差别,一项国外研究显示:老年人营养不良的发生率为 15%,老年病人的发生率为 62%,需要护理的老年住院病人的发生率为 85%;Hill 等报告老年住院患者营养不良者为 45%～50%;于康等用微型营养评估(MNA)方法筛查老年患者,结果外科老年住院患者营养不良率为 41.6%;孙建琴等报道上海老年住院患者营养不良率 20.3%,90 岁以上患者是 60 岁组的 1.75 倍。营导致老年人营养不良的原因较多,如胃肠功能下降,伴随的慢性疾病、孤独、食欲降低、牙齿功能不佳、药物性因素(药物对营养吸收和利用的影响)、认知功能减退以及医源性原因等,其中器官功能减退和代谢能力下降是主要因素,伴随疾病尤其是消化道疾病,更会加重营养不良。

一、老年人器官功能的特点

随着年龄的增长,老年人主要器官工作尤其是储备功能下降或丧失,在分子生物学上表现为基因表达和基因调节能力下降或失去平衡,从而使机体代谢能力发生改变,细胞变形和功能减退,导致机体各系统器官功能下降。

(一)心脏功能

老年人心肌细胞内脂褐质沉积,心脏萎缩、心内膜增厚硬化、瓣膜变硬增厚;冠脉血管内膜增厚、管腔狭窄,大动脉内膜变厚,脂质钙量增加,弹性减退和顺应性下降;心肌弹性和胶原组织增生,脂肪浸润硬化,传导系统呈退行变。因此老年人易患各类心脏疾病,如冠心病、心肌梗死、高血压、心律失常等。在严重感染、手术创伤等诱因下,容易导致心脏功能异常,Goldman 的研究发现,年龄大于 70 岁,围术期心脏原因死亡危险增加 10 倍,老年患者若接受急诊手术,心脏并发症增加 4 倍。

(二)肺功能

随着年龄增长,大多数老年人不同程度的伴有慢性阻塞性肺部疾患(COPD),由于胸廓活动受限,呼吸肌脂肪增加,导致气道收缩率下降,小气道管壁狭窄(周围组织衰退、弹性纤维减弱)。同时合并呼吸道黏膜萎缩、纤毛功能下降、咳嗽反射减弱,分泌物易潴留。肺容量在老年病人平均每平方米体表面积每年减少 4.5ml,70 岁老年人的肺活量与青年人相比减少 25%。营养不良会导致呼吸肌变薄,肌力下降,也是影响肺功能的重要原因。

(三) 肝脏和胃肠道功能

老年人肝细胞数相对减少,功能易发生异常,尤其是合并慢性肝病(如乙肝)的老年人,肝脏的代偿功能进一步降低,严重感染和创伤后,易导致肝脏功能异常,进而影响营养素的代谢和加重营养不良。老年人的胃肠运动功能减退,蠕动少而且力量弱,各种消化酶分泌减少,直接导致消化功能下降。创伤后的肠黏膜屏障损害,会影响营养素的消化吸收,而且容易导致细菌和毒素移位,从而引发或加重感染。

(四) 肾脏功能

肾脏重量随年龄增加而减轻,其中肾窦内脂肪增加和间质内纤维增生,替代部分肾实质。85 岁时肾单位减少原有的 30%~40%;肾血流量 40 岁以后每年减少 10%,90 岁比 20 岁大约减少 53%;肾浓缩功能降低,表现为青年人尿比重高值为 1.032,80 岁降至 1.024。总体而言,对于 60 岁以上的老年人,其肾功能已趋于减退,70 岁以上的肾功能较青年人减低 60% 左右。创伤本身和创伤后大量的药物应用,都会加重肾脏负担,严重者会导致肾衰竭。

(五) 免疫功能

随着年龄增长,淋巴细胞总数减少,但 B 淋巴细胞相对增加,T 淋巴细胞减少明显。全身淋巴结中的淋巴细胞和淋巴滤泡均减少,仅为中青年的 50% 左右。由于免疫细胞和 T、B 淋巴细胞的功能变化,使免疫监测作用降低,以致老年人的恶性疾病发病率增加;淋巴组织内部的功能紊乱,也使抗原激发的反应不能抑制,可能导致淋巴系统恶性肿瘤。感染和严重创伤带来的免疫抑制,加重了老年人的免疫损伤,导致并发症的发生率增加。

二、老年人的营养代谢特点

(一) 能量代谢

老年人肌肉组织和机体细胞总数量的减少,Na^+-K^+-ATP 酶活性的下降,线粒体膜通透性的降低,导致基础代谢下降。文献报道:46 岁以后,每十年每公斤理想体重所需的能量下降 3%~5%。Batimore 等研究显示:20~30 岁平均基础热量为 11300kJ/d,75~79 岁平均基础热量为 8790kJ/d,基础代谢率下降三分之一。但老年人由于葡萄糖代谢和脂肪代谢能力的降低,导致维持其体细胞群所需的能量增加,年轻女性每增加 1kg 体重需要 7500cal,而营养不良的老年人则需要 8856~22 626cal(kcal×4.184=kJ)。

老年人总热能摄入一般比年轻人下降 20%~30%。Brunov 等报道,老年人膳食营养能量在 104.6~125.5kJ/(kg·d)时,其发病率和病死率比小于 104.6kJ/(kg·d)或大于 125.5kJ/(kg·d)时明显要低;如能量增至 167kJ/(kg·d)[40kcal/(kg·d)]以上时,氮平衡增加亦不显著。目前尚无大样本的关于老年患者能量需求的研究报道,对于老年患者,能量的需求除生理需要量外,尚应考虑感染、创伤等应激因素,如无并发症大手术 BEE 增加 5%~10%,多发性创伤或

合并有感染性并发症增加 20%~30%,大面积烧伤增加 40%~100%。目前的共识为,老年患者每日能量摄入一般为 84~126kJ/kg(20~30kcal/kg)。笔者的研究证实,对于中等创伤后老年外科患者,低热量(<20kcal/kg·d)的营养支持更符合其代谢特点,有利于应激反应的恢复,减少感染并发症的发生,缩短住院时间。

(二) 碳水化合物的代谢

老年人葡萄糖的代谢率和耐受性随着年龄的增长而下降,其原因包括:

1. 胰岛素释放减少和释放高峰后移,胰岛素受体数目和活性降低,这与胰岛素样生长因子-1(IGF-1)水平的降低有关。

2. 肝糖原分解增强,外周组织对胰岛素的敏感性降低。

3. 机体细胞总量减少,葡萄糖的氧化能力下降,表现为:空腹血糖可在正常范围,但餐后血糖却明显增高。糖浓度过高易导致老年人发生渗透性利尿、高渗性脱水,以致高糖、高渗、非酮性昏迷。对老年患者的营养支持来说,应适当减少葡萄糖的供给,一般为 2~4g/kg,提供所需非蛋白热量的 50%~60%,宜从低浓度开始逐渐增加,并且应密切监测血糖水平。

果糖是一种左旋六碳糖,可在无胰岛素参与的情况下直接转化为糖原。适合于患有糖尿病和糖耐量异常的老年病人。笔者在 2004 年的 RCT 研究结果显示:老年外科病人术后输注果糖(50g/d)对机体血糖和胰岛功能的影响明显小于同浓度的葡萄糖,应用小剂量果糖有益于老年患者的康复。肠内营养时应考虑使用含有纤维及果胶的摄入,膳食纤维有利于促进或刺激肠道蠕动、解毒及吸附和降低胆固醇等,但过量影响钙、磷、镁等矿物质的吸收。一般膳食纤维每日供给 10~20g。

(三) 脂肪代谢

脂肪乳是重要的营养物质,除为机体提供高效的能量外,还是必需脂肪酸的来源,此外还有携带脂溶性维生素的作用。2001 年美国胃肠病学会(AGA)对肠外营养(PN)进行了系统评价,总结了 41 个随机对照研究,重点对比含脂肪乳的 PN 与不含脂肪乳的 PN,研究对象是围术期的患者,结果发现使用含脂肪乳的 PN 可显著降低术后并发症。临床上常用的脂肪乳有长链和中/长链两大类,从减少肝功能损害和快速代谢的角度考虑,后者明显优势。鱼油脂肪乳的主要成分 ω-3 脂肪酸,可减少过度炎症反应和免疫抑制;橄榄油脂肪乳富含单不饱和脂肪酸和天然维生素 E,可明显减轻创伤后的脂质过氧化反应,保护肝功能。

老年人体内脂蛋白酶和核蛋白脂肪酶的水平及活性下降,使脂肪分解代谢和脂肪廓清能力降低,过量的脂肪供给,可使体内低密度脂蛋白及胆固醇水平升高,多余的脂肪在组织及血管中沉积,导致高脂血症和血管粥样硬化。因此,老年患者的脂肪供给要适度,在营养支持期间应定期监测血脂,根据血脂水平调整用量,脂肪供热占每日总热量供给的 30%~40%。一般而言,每日 1~1.5g/kg 可以满足对热量和必需脂肪酸的需求。

(四) 蛋白质代谢

老年人胃肠道发生退行性变,功能降低,使蛋白质的消化、吸收和利用均明显低于年轻人。创伤后的老年患者蛋白

质分解代谢增强，而合成代谢减弱，易发生负氮平衡。老年人血中氨基酸的模式发生变化，必需氨基酸的含量下降，聚合胶原上升。一般老年人蛋白质摄入应为每天 0.8～1.2g/kg，如合并严重感染、创伤等应激情况，尤其是有大量的引流液丢失，而且肝肾功能基本正常，可适当增加蛋白质的摄入。肠内营养时，高生物效价蛋白质应占总供给量 50%（奶蛋白、卵蛋白、瘦肉蛋白等），可提供生命过程所需要的全部氨基酸。

（五）维生素、矿物质和微量元素的代谢

维生素为某些酶的主要成分，而大多数维生素不能在人体内合成，须依靠食物供给。老年人胃肠和肝肾功能逐渐减退、进食量减少和饮食习惯改变，均可造成维生素的摄入量及利用不足，出现维生素缺乏。表 21-2-1 显示老年人维生素、矿物质和微量元素的代谢水平。维生素缺乏的主要表现为厌食、疲劳及皮肤、口、头发变化等，与老年人中常见的一些生理或病理变化很难区别。维生素 D 缺乏在老年患者较为常见，表现为骨痛和骨质疏松等。老年患者易发生维生素缺乏，营养支持时应特别注意补充。

表 21-2-1　老年人维生素、矿物质和微量元素水平的变化

水平升高	水平正常	水平降低
铜离子（血清）	铁离子（肝脏，男性）	锌离子（血清，毛发）
铁离子（肝脏，女性）	叶酸盐（肝脏）	钙离子（血清）
铁蛋白（血清）	维生素 A（血清）	硅（皮肤，主动脉）
胡萝卜素（血清）		维生素 E（血小板）
维生素 B_2（血清）		1,25-脱羟基维生素 D（血清）
生物素（血清）		铁离子（血清）
泛酸盐（血清）		维生素 B_1（血清）
锌离子（白细胞）	铬（组织）	
铜离子（血管）	砷（血清）	
		维生素 C（血浆，白细胞，组织）
		维生素 B_6（血清）
		维生素 B_{12}（血清）

摘自 Morley JE. Am J Med,1986,81:680

老年人矿物质和微量元素的代谢也明显有别于年轻人，老年门诊和老年住院患者低钠血症的发生率分别为 7% 和 11.3%，其中医源性原因占 73%，主要是输液和药物的不当使用。引起低钠血症最常见的药物：利尿剂、氯丙嗪、氟西汀、盐酸阿密曲替林、硫酸长春碱和环磷酰胺等。Sunderam 等的研究发现，发生低钠血症的老年外科患者的死亡率比对照组高 2 倍。Snyder 等回顾分析 15148 例老年住院病人，高钠血症的发生率为 1%，血浆钠的平均浓度为 154mmol/L，发生高钠血症的老年外科患者的死亡率比对照组高 7 倍。

低钠血症和高钠血症引起细胞容量的改变，造成脑组织的肿胀和皱缩，在老年患者易出现精神症状，从轻微精神错乱到昏迷，而且恢复缓慢，并且在临床上钠离子水平已纠正在正常范围，其精神症状仍将持续一段时间。另外原发性高血压的老年患者对食盐负荷引起的升压反应随年龄增长而增强，且水钠潴留加重心肾负担。

老年患者易发生药物性高钾血症，易引起高血钾的药物包括：钾补充剂、盐的替代物、保钾利尿剂、非类固醇抗炎药物、血管紧张素转化酶抑制剂、β-受体阻断剂、肝素、过量洋地黄和硫酸钾氧苄酰胺等。手术、创伤或其他原因引起的组织破坏，也能引起血钾明显升高。老年患者也易发生低钾血症，如服用洋地黄和处于创伤诱导的儿茶酚氨应激释放状态等情况，低血钾可诱发快速型心律失常。

有研究发现，术后老年危重患者中超过 52.8% 伴有低磷、低镁、低钙，严重低磷可影响维生素和酶的活性，以及红细胞功能下降，携氧能力降低，产生低氧血症等。此外，微量元素铬和镁具有防止脂代谢失常和动脉粥样硬化作用，临场营养是应注意补充。一般说来，营养支持尤其是肠外营养支持持续 7～10 天后，应适量补充矿物质和微量元素。

（六）影响老年人营养代谢的其他因素

老年患者常合并有其他多种疾病，在 60～69 岁的老年病人中，合并有其他疾病的占 44%；75 岁以上的老年人中，合并有其他疾病占 65%。这些老年病人常服用多种药物，这些药物对营养代谢的影响是医源性营养不良的原因之一，见表 21-2-2

表 21-2-2　药物代谢的对营养吸收的影响

药物	受影响的营养物质
氢氧化镁	维生素 B_{12}，叶酸，磷
H_2 受体拮抗剂	维生素 B_{12}
苯妥英钠	维生素 D，维生素 K，维生素 B_6，叶酸
异烟肼	维生素 B_6
抗癫痫药	叶酸，维生素 D
秋水仙碱	维生素 B_{12}
乙醇	维生素 A，维生素 B_1，维生素 B_2，维生素 B_6，维生素 B_{12}，葡萄糖，氨基酸
甲氨蝶呤	叶酸，木糖
新霉素	维生素 B_{12}，脂肪酸
氨基唾液酸	维生素 B_{12}，维生素 C，叶酸
柳氮磺胺吡啶	叶酸
洋地黄	锌
利尿药	锌，维生素 B_6
DOPA	维生素 B_6
泻药	维生素 A，维生素 D，维生素 E，维生素 K，维生素 B_2，维生素 B_{12}

三、老年患者的营养支持策略

对于评估有中、重度营养不良的老年患者,先维持机体内环境的稳定,然后再选择合适的营养支持。有诸多证据表明,合理的营养支持能改善营养状况,维护脏器、组织和免疫功能,促进脏器组织的修复,提高对手术的耐受能力,减少并发症、缩短住院时间和节省医疗费用。

对于没有营养风险的患者,不加选择的给予营养支持(尤其是肠外营养),可增加其并发症(如感染性并发症)和住院时间。2002 年欧洲肠外肠内营养学会(ESPEN)发表了一种新的营养评定工具"营养风险筛查"(nutrition risk screening, NRS),用以反映营养风险的核心指标来源于 128 个 RCT,通过对这些 RCT 进行系统评价发现,采用这些指标进行营养评定且达到营养风险标准的患者,其使用营养支持后的临床结局好于未达到营养风险标准的患者。2002 年以后发表的一个多中心临床研究(有 212 个中心参加)表明,NRS 在预测营养风险和患者对营养治疗的反应方面,具有其他工具所不可比拟的优势。蒋朱明等率先在国内 13 个大城市的大医院内外科 6 个专业开展营养风险筛查,入组患者 15089 例,其中顺应性达 99.2%,总营养不足率 12.0%,营养风险率 35.5%,与国外同期研究结果相近。因此,中华医学会肠外肠内营养学分会(CSPEN)推荐"NRS"为住院病人营养不良风险评定的首选工具,将 NRS2002 评分≥3 分作为应用营养支持的标准,现有的国内外的研究显示,NRS 同样适合于老年住院患者。

微型营养评定(MNA)是一种联合的营养状况筛查方法和评定工具,在欧洲和美洲常用来监测老年患者,尤其是社区老人营养不良的状况和出现营养不良的风险。MNA 内容包括了影响老年人营养状态的生理、精神因素,还有饮食调查问卷,所以对于老年人中羸弱的群体,MNA 易于筛查出现营养不良情况的风险。MNA 的预测效度可以通过其与不良健康结局、社会功能、死亡率和就诊率的关联程度来进行评估。在一组对老年人用 MNA 的筛查营养风险的随机试验中,那些经口给予营养的患者体重增加,但是握力没有随之增加,在一所疗养院另一个相似的随机实验(样本较小)中,干预组饮食增加但是生理功能和临床结局未见报道。MNA 筛评可靠性较好,不到 10 分钟就可以完成,并且在大样本研究可行性较高。因此,欧洲肠外肠内营养学会也推荐使用 MNA 的方法作为老年患者营养状况的筛查工具。

老年患者在接受营养支持前,应纠正低血容量以及酸中毒、低钠、低钾等水、电解质及酸碱平衡紊乱等情况,将各器官功能调理到较稳定状态。根据年龄、营养风险、是否禁食、原发病及同一疾病的不同病程、引流量和是否伴随其他心、肺、肾疾病,选择合适的营养支持途径、适量的热量和营养物质,制订个体化营养支持方案。肠内营养是有胃肠道功能老年患者首选的营养支持手段,只有肠道不能耐受或无法进行肠内营养时,才考虑选用肠外营养。纠正老年患者的营养不良不能操之过急,尤其是严重营养不良时,应循序渐进,如先给所需营养量的半量,再逐渐增加至全量。在营养支持过程中,应随时监测、评价营养支持效果及重要脏器的功能状态,及时调整营养支持方案。

对于不可治愈、无存活希望、临终和不可逆转的昏迷,或是需急诊手术的术前老年患者,不宜进行任何营养支持。

老年患者肠内营养支持的适用证、禁忌证和成年人基本相同。标准的整蛋白配方适合大部分患者的需要,氨基酸和短肽类的肠内营养制剂适合胃肠功能不全(如胰腺炎等)老年患者。由于老年患者乳糖酶的分泌量减少,易出现乳糖不耐受,造成腹泻,应选择不含乳糖的制剂;脂肪种类上,应尽量减少饱和脂肪酸的摄入量,以免增加机体的过氧化或促进动脉粥样硬化的发生。对于存在营养风险的患者,大手术前应给予 10~14 天营养支持;肠内营养无法满足老年患者能量需要(小于 60%)时,应考虑联合应用 PN。

ESPEN 关于老年患者肠内营养指南中认为,营养不良或者有营养不良风险的老年患者有首选肠内营养,推荐经口营养摄入来增加患者的能量、蛋白和微量营养素,维持和改善营养状况,以增加营养不良或者有营养不良风险的患者的生存率,特别是羸弱的患者、髋部骨折和骨科术后患者。管饲对羸弱的老年患者是有益的,只要他们的基本状况稳定(不处于疾病的终末期)。严重神经性吞咽困难的老年患者推荐肠内营养来保证营养的供给,并且维持和改善其营养状况,并应尽早实施,肠内营养应配合强化吞咽治疗直至患者经口获得正常饮食成为可能。肠内营养在抑郁症的患者中推荐应用,以便于度过严重的厌食症和缺乏兴趣时期,经口营养摄入和管饲都可以改善痴呆患者的营养状态;在早期中度的痴呆患者,经口摄入配合偶尔的管饲有助于保证足够的能量和营养供应,可以预防患者发展为营养不良;在那些终末期痴呆患者,管饲不推荐。吞咽困难的患者用管饲预防误吸性肺炎未得到证实,经口摄食,尤其是经口高蛋白摄食,可以减少发展为应激性溃疡的风险。肠内营养推荐应用并可以加快应激性溃疡的恢复。研究显示在老年管饲患者中添加膳食纤维有助于肠功能的维护,经口摄入方面无相关研究证实。

各种途径的管饲方法,是老年患者有效实施肠内营养的保障。鼻胃管适用于接受肠内营养时间少于 2~3 周的患者;管饲时,头部抬高 30°~45°可以减少吸入性肺炎的发生。接受腹部手术且术后需要较长时间肠内营养的患者,建议术中放置空肠造瘘管。当施行了近端胃肠道的吻合后,通过放置在吻合口远端的空肠营养管进行肠内营养。非腹部手术患者,若需要接受大于 2~3 周的肠内营养,如严重头部外伤者,首选内镜下胃造口术(PEG)作为管饲途径,老年患者管饲可以在 PEG 放置 3 小时后开始。

目前肠外营养的主要适应证包括:①胃肠功能严重障碍,如:短肠综合征、肠瘘、各种原因的肠梗阻、重症胰腺炎早期,腹腔严重感染等;②胃肠功能正常或基本正常,但肠内营养输注困难,或营养素供给不足;③进食不足,不愿接受管饲的患者。中华医学会肠外肠内营养学分会(CSPEN)推荐使用"拇指法则"计算患者每日能量需求,即每日非蛋白热量需要量给 105~126kJ/(kg·d),其中脂肪供热 25%~50%,氮热比为 1:100~1:150;肠外营养的输注模式推荐"全合一"(all in one),即把每日患者所需要的各种营养素,包括氨基酸、葡萄糖、脂肪乳、维生素(水溶性和脂溶性)、微量元素、水和矿物质等,按照一定混合顺序,在符合要求的超净配液中心,配制成肠外营养混合液,也可使用工业化生成的"多腔袋"肠外营养混合液。老年患者的肠外营养输注途径首选经肘静脉中心静脉置管（PICC），短期（少于 5 天）的低热量肠外营养液，也可经外周静脉给予，中心静脉导管使用建议不超过 30 天。配制好的肠外营养混合液或混合后的"多腔袋"建议在 24 小时内均匀输注，静脉输液泵是推荐的控制输注速度的方法。

ESPEN 关于老年患者肠外营养指南中认为，肠外营养适用于任何年龄；能为通过肠内途径不能满足其营养需求的患者提供充足的营养；老年患者不能经口或肠内途径给予营养 3 天以上，或者是在肠内营养不能提供充足的能量超过 7~10 天时，就应该给予肠外营养；通过药物镇静或者物理制动的方法来实施肠外营养是不可取的；对营养不良的老年患者，肠外营养是有效的，但是老年患者还是提倡优先肠内营养或者是经口给予营养支持；无论住院或家庭治疗，肠外营养的指征在老年患者和在年轻患者相同。老年创伤后患者发生的胰岛素抵抗，可导致葡萄糖利用率降低和高血糖，并损害心脏、肾脏功能，此类患者可在肠外营养处方中适量增加脂肪比例；要重视肠外营养中维生素、微量元素和矿物质等的补充。老年患者营养支持对受损体细胞的恢复效果比年轻人要差，但脂肪乳剂的氧化能力与年龄无负相关。通过周围静脉输注的营养液渗透压不应高于 850mOsm/L，周围静脉途径输液可以用来缓解轻到中度脱水但不能满足其对其他营养物质的需要。肠外营养能改善老年患者的营养状况，积极的物理康复对肌力的恢复是必需的；肠外营养能降低老年患者和中年患者的死亡率和并发症发生率。没有关于肠外营养是否能降低老年患者住院时间的研究；关于肠外营养是否能改善老年患者的生活质量亦没有相关的数据，但是肠外营养对老年患者的影响并年轻患者并无大的差别。老年患者肠外营养相对于其他年龄段患者的肠外营养没有特别的并发症，但是由并存疾病引发的并发症会增多。

老年患者的营养支持过程中，应注重发挥特殊营养素的代谢调理作用。如谷氨酰胺、ω-3 脂肪酸、精氨酸和生长激素等，无论是肠外营养还是肠内营养，应根据老年患者的营养状况、病情变化、器官功能等，适时、适量添加特殊营养素，目的是进一步减少并发症，改善预后。

（韦军民）

▶ 参考文献 ◀

1. 黎介寿. 围手术期营养支持的需要性. 肠外与肠内营养杂志,2006,13(3):129-131.
2. The Veterans Affairs Total Parenteral Nutrition Cooperative Study Group. Perioperative total parenteral nutrition in surgical patients. N Engl J Med,1991,325（8）:525-532.
3. Koretz RL,Lipman TO,Klein S. AGA technical review on parenteral nutrition. Gastroenterology,2001,121（5）:970-1001.
4. Thorsdottir I,Jonsson PV,AsgerisdottirAE,et al. Fast and simple screening for nutritional status in hospitalized,elderly people. J Hum Nutr Dietet,2005,18:53-60.
5. Kjondrup J,Johansen N,Plum LM,et al. Incidence of nutritional risk and causes of inadequate nutritional care in hospitals. Clin Nutr,2002,21:461-468.
6. Bozzetti F. Surgery in the elderly:the role of nutritional support. Clin Nutr,2001,20:103-116.
7. Ponzer S,Tidermark J,Brismar K. Nutritional status,insulin-like growth factor-1 and quality of life in elderly women with hip fractures. Clin Nutrition,1999,18:241-246.
8. Vellas B,Lauque S,Andrieu S,et al. Nutrition assessment in the elderly. Current Opinion in Clinical Nutrtion and Metabolic Care,2001,4:5-8.
9. Kuzuya M,Kanda S,Koike T,et al. Evalation of mini-nutritional assessment for Japanese frail elderly. Nutr,2005,21:498-503.
10. 于康,陈伟. 外科老年住院病人的营养状况评定. 营养学报,1999,21(2):213.
11. 孙建琴,张美芳,刘景芳,等. 住院老年病人营养不良及其对并发症的影响. 肠外与肠内营养,2005,12(6):345-347.
12. 朱园,费旭峰,曹伟新. 普外科老年患者的营养状况分析. 临床外科杂志,2005,13:163-165.
13. 蔡威. 老年病人营养支持的特点. 外科理论与实践,2002,7(1):13-14.
14. 顾倬云. 老年病人的临床营养治疗. 临床外科外科,2004,13(5):262-263.
15. Kondrup J,Rasmussen H H,Hamberg O,et al. Nutritional Risk Screening（NRS 2002）:a new method based on an analysis of controlled clinical trials. Clin Nutr,2003,22:321-336.
16. Killewich LA. Strategies to minimize postoperative deconditioning in elderly surgical patients. J Am Coll Surg,2006,203:735-745.
17. Pepersack T. Ooutcomes of continuous process improvement of nutritional care program among geriatric units. J Gerontol,2005,60:787-792.
18. Kagansky N,Berner Y,Perelman L,et al. Poor nutritional habits are predictors of poor outcome in very old hospitalized patients. Am J Coll Nutr,2005,82:784-791.
19. Dey DK,Rothenberg E,Sundh V,et al. Body mass index,weigh change and motality in elderly. A 15y longitudinal population study of 70 years olds. Eur J Clin Nutr,2001,55:482-492.
20. Luckey AE,Parsa CJ. Fluid and electrolyte in the aged. Arch Surg,2003,138:1055-1060.
21. Wilmore DW. The effect of glutamine supplementation in patients following elective surgery and accidental injury. J Nutr,2001,131:2543-2549.
22. 叶国栋,朱明炜,韦军民,等. 小剂量果糖对老年腹部手术后患者血糖和胰岛功能的影响. 中国临床营养杂志,2006,14(6):356-359.
23. 朱明炜,韦军民,王秀荣,等. 低热量营养支持对老年人创伤后代谢和预后影响的随机对照研究. 中华老年医学

杂志,2004,23(3):168-170

24. 朱明炜,唐大年,韦军民,等.谷氨酰胺双肽对老年创伤后患者内毒素血症、预后和卫生经济学影响的随机对照研究.中华老年医学杂志,2005,24(8):585-588.

25. Kondrup J,Allison SP,Elia M,et al. ESPEN Guidelines for Nutrition Screening 2002. Clin Nutr, 2003, 22(4): 415-421.

26. Tseko E,Reuter C,Stehler P,et al. Perioperative administration of parenteral fish oil supplements in a routine clinical setting improve patient outcome after major abdominal surgery. Clin Nutr,2004,23(3):325-330.

27. Malik VK,Singh R,Kulkarni SS,et al Perioperative parenteral fish oil in malnourish surgical patients. Clin Nutr, 2005,24(5):595-601.

28. 中华医学会.临床诊疗指南肠外肠内营养学分册.北京:人民卫生出版社,2008.

第二十二章

老年人水肿

一、概　述

(一) 定义

水肿是指液体在组织间隙中的病理性积聚。轻度的体液积聚可以没有明显的水肿,当血管外液的容量增加 4~5L 时,方可出现肉眼水肿。轻度水肿的病人,通过利尿在水肿完全消退前,体重可以减轻数千克。腹水和胸腔积液分别指腹膜腔及胸腔中液体积聚过多,是水肿的特殊形式。

(二) 病理生理

正常情况下,流出毛细血管的液体、盐及蛋白质的量与回吸收入毛细血管的物质的量之间存在着一种平衡。小分子首先在毛细血管的小静脉端被回吸收入血,而大分子蛋白则先由淋巴管吸收。引起水肿的最重要的病理生理机制是静脉及毛细血管压力增高、毛细血管通透性增高和淋巴系统回流减少。个别情况可由多种因素所致。

(三) 分类

根据水肿性质和部位分为:

1. 凹陷性水肿与非凹陷性水肿　凹陷性水肿是由于体液渗聚于皮下疏松结缔组织间隙所致;非凹陷性水肿是由于慢性淋巴回流受阻(如丝虫病象皮肿)、黏液性水肿等所致。

2. 炎症与非炎症水肿　炎症水肿以局部潮红、灼热、疼痛与压痛为特征,是一种局部性水肿。非炎症水肿多为局部或全身性水肿,无局部明显疼痛、压痛、红热等表现。

3. 全身性水肿与局限性水肿　当身体内各部分(主要是皮下组织)的血管外组织间隙均有体液积聚时,称为全身性水肿。由于水肿液在体内各组织中呈弥漫性分布,即使有一定量的液体潴留,早期仍可无水肿出现,病人此时只有体重增加。因此,老年人体重增加过快,而无任何原因可解释时,可能是水肿的最早表现。体液积聚于局部组织间隙中时,称为局限性水肿。

二、老年人全身性水肿

(一) 心源性水肿

心源性水肿的特点是首先发生于下垂部位,为压陷性。能活动的病人呈双下肢对称性水肿,尤以踝部明显;卧床的病人水肿出现在背部和腰骶部,严重者可累及生殖器区,有时水肿也可在上肢出现,此时常存在胸腔积液和心包积液。如心力衰竭病人出现面部水肿,表明病情严重,且常提示合并营养不良及肝脏受损所致血清白蛋白过低的情况存在。临床多有心瓣膜病、心肌疾病或冠心病病史、体征及慢性心力衰竭的临床表现,一般不难确诊。

左心功能不全导致左室舒张末期压力增高,严重情况下出现肺水肿,如果右心室功能受损,则中心静脉压增高,临床可见颈静脉怒张。静脉压力升高影响到毛细血管的小静脉端时,组织液回吸收减少,导致水肿。此外,心脏每分输出量的减少,可激活体液和神经体液调节系统,使肾脏的水钠潴留增加,因此细胞外液量增加,也是水肿的原因。

慢性缩窄性心包炎引起的水肿常伴有淤血性肝大、腹水等,有时容易误诊为肝硬化。慢性缩窄性心包炎有显著的静脉压升高,虽可有肝功能损害,但其程度较轻,肝肿大而表面平滑。

原发性心肌病在慢性病程中可出现充血性心力衰竭,或表现为类似慢性缩窄性心包炎的临床征象,均常伴有水肿,水肿主要发生在下肢。

有少部分以左心病变为主的疾病,如高血压性心脏病,在出现左心功能不全或衰竭之前,可先有下肢水肿的表现,这种情况称为"右心室梗阻衰竭综合征",其原因可能与左心压力负荷过重,致心室间隔向右移位,右心室回流血液受阻有关。

(二) 肾源性水肿

肾源性水肿的特点是早期只于早晨起床时发现眼睑或颜面水肿,呈苍白、轻度可凹性,以后发展为全身性水肿。急性肾炎引起水肿的基本原因主要是肾性钠、水异常潴留,常同时合并血压升高与尿改变(血尿、蛋白尿与管型尿),一般是诊断肾炎性水肿的有力证据。

肾病综合征以重度全身性水肿、重度蛋白尿、低蛋白血症、血清胆固醇增高为主要特征,其水肿的分布与体位关系不大。肾病综合征水肿的原因主要是大量蛋白尿所致的低蛋白血症,以及肾性钠水潴留、肾小管重吸收钠过多等,后者可能由于血容量减少引起继发性醛固酮增多所致。

慢性肾脏病(chronic kidney disease,CKD)也是引起老年人水肿的常见原因之一。老年人随着年龄增长,逐渐出现生理性肾小球硬化、肾小管萎缩、肾间质扩张,肾功能也逐年减退,肾小球滤过率(GFR)大约每年下降 0.75ml/min,肾小管浓缩功能也逐渐下降;同时,老年人常患有冠心病、高血压、高血脂、糖尿病、前列腺增生症、泌尿系结石、膀胱疾病等,并服用多种药物,均可导致慢性肾脏损害甚至急性肾衰竭。当肾脏损害 GFR<60ml/(min·1.73m²)持续 3 个月以上时,诊断 CKD。当肌酐清除率 Ccr>50ml/min,血肌酐(Scr)<133umol/L(1.5mg/dl)时,一般无临床症状;当 Ccr

25～50ml/min,Scr<133μmol/L(1.5mg/dl)时,临床上可出现轻度贫血、夜尿增多等,此时可出现轻度水肿。随着病情加重,水肿逐渐发展。

(三)肝病性水肿

肝病性水肿以腹水和肝病证据(侧支静脉曲张、黄疸和血管蛛)为特征。腹水常常是难治性的,因为它是肝淋巴引流受阻、门脉高压和低白蛋白血症共同引起。

当肝硬化伴有静脉系统的扩张和多发性小动静脉瘘时,总的血容量常常是升高的。另一方面,全身的有效灌注量,有效血容量和胸内血容量似乎有所减少。这可能是血液通过这些动静脉瘘分流和门脉高压以及肝淋巴引流受阻的结果。这些变化常同时伴有血浆白蛋白减低,后者使有效血容量进一步减少,导致肾素-血管紧张素-醛固酮系统以及其他水钠潴留机制的激活。开始,过多的组织间液主要局限于淤血的门脉系统和被阻塞的肝淋巴管之后,也就是腹腔内。在疾病的后期,尤其当出现严重的低白蛋白血症时,可出现明显的周围性水肿。肝脏病时出现全身性水肿,常提示有营养不良与较重的肝功能损害存在。

(四)营养缺乏性水肿

老年人发生营养缺乏性水肿多因患有慢性消耗性疾病,如恶性肿瘤致恶病质、慢性腹泻致吸收障碍、长期偏食、慢性酒精性中毒等。这些疾病引起低蛋白血症,使血管内胶体渗透压降低,液体向组织间隙发生净移动,导致低血容量,并启动肾素-血管紧张素-醛固酮系统以及其他水钠潴留的机制,导致水肿。不少营养缺乏性水肿患者合并维生素B_1缺乏症,维生素B_1缺乏症伴有水肿者称为湿性型脚气病。主要症状为食欲不振、手足麻木感、衰弱、四肢运动障碍、膝反射消失与全身性水肿等。重病者可出现心脏症状(脚气病性心脏病),如不积极治疗,可危及生命。维生素B_1缺乏症所致的水肿往往首先出现于踝部,病情进展时向上发展。下肢、阴囊、腹壁等处的水肿以及浆膜腔积液并不罕见。病人平卧时下肢水肿减轻,但可蔓延及颜面。尿量减少,但无蛋白尿,这可与肾源性水肿鉴别。营养缺乏性水肿一般给予高热量、高蛋白、高维生素膳食,随着营养状况的改善,水肿会逐渐消退。

(五)内分泌障碍疾病所致的水肿

1. 腺垂体功能减退症 腺垂体功能减退症大多由产后大出血引起。有些病人可出现典型黏液性水肿的面容,呈皮肤水肿、增厚、干而有鳞屑,毛发脱落、稀疏,又称 Sheehan 综合征。

2. 黏液性水肿 黏液性水肿的特点是指皮肤受压时无明显的凹陷,颜面及下肢出现水肿,严重病例全身皮下组织均可累及,甚至可出现心包积液、胸腔腔积液与腹水。老年人发生黏液性水肿的原因,主要是甲状腺功能减退(甲减)没有及时诊断和治疗所致。老年人甲减的主要原因是自身免疫性甲状腺疾病,大约有4/5的患者血中存在抗甲状腺抗体(TGAb、TPOAb),常合并其他自身免疫性疾病,如恶性贫血、白斑病、风湿病等。另外,甲亢治疗不当,如甲状腺手术切除过多或放射性核素治疗后均可导致永久性甲减。另外,有些老年患者因心律失常服用胺碘酮,如长期大剂量服用导致摄入过多碘,重者可致永久性甲减。甲减患者常伴有食欲减退、怕冷、乏力、皮肤粗糙、眉毛外 1/3 脱落、行动迟缓、记忆力减退等,甲状腺功能检测对诊断有决定意义。黏液性水肿利尿药无效,甲状腺激素替代治疗后,随着病情的好转,水肿自然缓慢消退。

3. 甲状腺功能亢进症 以心衰为主要表现时可出现水肿。水肿常自下肢开始,向上蔓延,利尿药治疗疗效不佳。甲亢病情控制之后,水肿亦随之消退。

4. 皮质醇增多症(库欣综合征) 库欣综合征因肾上腺皮质分泌过多皮质激素,引起水钠潴留,少数病例出现面部及下肢轻度水肿,水肿可为早期症状,易误诊为慢性肾炎,但病人通常有向心性肥胖、肌肉消耗、骨质疏松、糖耐量低下等。

5. 原发性醛固酮增多症 原发性醛固酮增多症时,由于肾上腺皮质分泌醛固酮及去氧皮质酮过多,致出现高血压、低血钾、高血钠、血浆容量增加、多尿等症状,少数病例可出现下肢及面部轻度水肿,但非本病的主要症状。

6. 糖尿病 水肿原因是多方面的,如糖尿病性肾病、某些降糖药(如胰岛素、胰岛素增敏剂,如罗格列酮、吡格列酮)、周围神经炎、肥胖、营养不良等原因。

(六)蛋白丢失性胃肠病

是由于大量血浆蛋白质渗入胃肠道,而致出现低蛋白血症与水肿的综合征。病人并无蛋白质摄入不足,也无肝、肾疾病,虽给予高蛋白膳食仍不能纠正病人的低蛋白血症。应用放射性核素标记的蛋白质静脉注入病人体内,证明蛋白质进入胃肠道显著增加,这可能由于胃肠淋巴管阻塞,致淋巴反流入肠腔内,或由于胃肠黏膜发炎或溃疡继发渗出,或可能由于胃肠黏膜代谢失常。蛋白丢失性胃肠病包括一大组慢性胃肠病,主要见于胃肠肿瘤、胃黏膜肥厚(Ménétrier 综合征)、肠道淋巴管瘤病、慢性肠炎、吸收不良综合征、胃肠道淋巴系统异常等。

与肾病综合征不同,肠道的蛋白丢失涉及所有血清蛋白电泳所示的蛋白成分(相对重要的是 α_2 和 β-球蛋白)。诊断主要依靠测定血清和粪便中 α_1-抗胰蛋白酶,以及静脉注射放射活性标记的大分子(如 ^{51}Cr-Albumin)后,定量测定其在粪便中排出量。

(七)药物所致水肿

老年人由于患多种慢性疾病,经常要服用多种药物,因此,药物引起的水肿并不少见,其特点是水肿在用药后发生,停药后不久消失。例如应用某些抗高血压药物(常见钙离子阻滞剂硝苯地平、氨氯地平等、肼屈嗪、α-甲基多巴等)、胰岛素、某些口服降糖药(噻唑烷二酮类,如罗格列酮、吡格列酮)、肾上腺皮质激素、甘草、睾酮、雌激素、硫脲、过氯酸钾、保泰松等均可引起水钠潴留而导致水肿。

(八)结缔组织病所致的水肿

1. 系统性红斑狼疮 系统性红斑狼疮可能出现轻度水肿,以面部及踝部较多见,也可为全身性。水肿形成与全身性血管病变及血清白蛋白降低有关。少数病例表现为狼疮性肾炎。

2. 硬皮病 硬皮病是少见的疾病,起病常缓慢。个别病例的水肿发生在本病其他症状出现之前,虽然开始时水肿可能相对软,但以后逐渐硬化,触摸时感到很结实并且可压陷性差,正常的皮肤皱纹如面部皮肤皱纹消失。其发病机制包括亲水的氨基葡聚糖的沉淀、局部炎症及微血管通透性增高。皮肤活体组织检查对此病的诊断有重要帮助。

此外,最新的发现表明,本病存在着淋巴性微血管病。其他的症状如继发性 Raynaud 综合征、肺纤维化、肾脏受累和吞咽困难有助于本病的诊断。

3. 皮肌炎 皮肌炎,尤其是急性皮肌炎常出现轻度水肿。

(九)血清病所致的水肿

血清病是由于注射动物血清而引起的过敏性疾病。病人注射动物血清(最常见马血清)经一定的潜伏期后,出现发热、皮疹、关节痛、淋巴结肿痛等症状。有些病人出现眼睑、面部、手足等处的水肿,体重增加,水、钠潴留,但肾功能一般正常。尿检可见短暂的蛋白尿与少量管型。

(十)特发性水肿

如水肿发生而无任何明显的、已知的原因,称为特发性水肿。特发性水肿目前已作为一种有些特殊的、原因未明或原因尚未确定的(原因可能一种以上)综合征。此综合征几乎只发生于妇女,其主要发病机制曾被考虑为内分泌功能失调以及对直立体位的反应异常。患者在直立位时血浆中肾素活性增高,显著超过正常人,提示继发性醛固酮增多症。继发性醛固酮增多症似是肾小管重吸收增加与肾性水钠潴留的重要原因,但水肿的真正原因迄今尚未明了。

特发性水肿需除外心、肾、肝等脏器疾病以及营养缺乏而确定之。采取卧床休息,弹性长袜,限制食盐,应用拟交感神经药、盐类利尿剂、醛固酮抑制剂、孕酮等,可使水肿消退,但对此病的真正病因无作用。

立卧位水试验可有助于特发性水肿的诊断。特发性水肿时此试验失常,立位时尿量低于卧位尿量50%以上。

立卧位水试验的方法:嘱患者清晨空腹排尿后,20分钟内饮水1000ml,然后每小时排尿一次,连续4次,测量总尿量。第一天取卧位(不用枕头);第二天用同样方法重复一次,但取直立位(即活动或工作)。

(十一)其他原因引起的功能性水肿

有些人在高温环境下有发生轻度水肿的倾向,并可于夏季出现,反复多年。这可能由于温热刺激引起的体表血管扩张,动脉血流量增加和浅静脉的扩张、淤滞,致毛细血管滤过压增高,体液在皮下疏松结缔组织间隙渗聚而形成轻度水肿。水肿通常发生于足、手等处。

肥胖者的水肿倾向往往大于瘦者,其发生水肿的比率约36.9%,其原因主要由于:①脂肪是良好的隔热体,肥胖者散热比较困难,因而往往须借助于周围血管的扩张;②肥胖者不喜活动,也促使下肢静脉压升高,致毛细血管滤过压升高;③皮下脂肪组织增多,可减弱对浅静脉的支撑作用,而易于扩张、淤滞。

"旅行者水肿"见于长时间站立行走的旅行者。其原因过去认为站立时间较长,由于重力的关系,下肢(及下垂的上肢)静脉回流受影响,致增加了毛细血管的滤过压,体液在皮下组织间隙渗聚所致。近年发现直立位时醛固酮分泌增加,与水肿形成有关。

间脑综合征可出现轻度水肿,多累及下肢。水肿也可为一侧性,提示和自主神经功能紊乱有关。

老年性水肿是由于老年人脏器功能减退,机体代谢水平下降,水盐代谢紊乱,加上皮下酸性黏多糖类物质增多引起,

尤其多见于身体肥胖的老年妇女。此类水肿以下肢踝关节附近较为显著,压之下陷。每日下午较重,休息一夜起床后减轻或消失。一般自觉症状仅有倦怠、乏力、不愿活动、下肢发胀等感觉,临床辅助检查多无异常发现。

三、老年人局限性水肿

(一)炎性水肿

由于疖、痈、丹毒、蜂窝织炎等局部炎症所致的水肿,常伴有局部红、热及压痛,诊断不难。

(二)静脉水肿

1. 下肢静脉曲张所致的水肿 下肢静脉曲张多发生在小腿,静脉高度扩张、弯曲、隆起,尤以站立时更为明显,患肢踝部及足背往往出现水肿,晚期局限皮肤可有萎缩、色素沉着及慢性溃疡形成。

2. 肢体静脉血栓形成及血栓性静脉炎 两者均可出现下肢局限性水肿,区别在于血栓性静脉炎除有局限性水肿外,还有局部炎症表现。在深组织静脉血栓形成或血栓性静脉炎时,两者局部均有疼痛、压痛与水肿等症状,故较难区别,但前者多无发热而后者常伴有发热。

3. 上腔静脉阻塞综合征 该综合征的临床表现,取决于起病的急缓,梗阻部位,阻塞程度及侧支循环的形成情况。由于上半身静脉回流受阻,致静脉压升高,出现一系列特殊症状和体征。

(1)面部、颈部、躯干上部和两上肢水肿,即典型的"披肩状"水肿。

(2)颈静脉充盈,胸部和上腹部浅表侧支静脉曲张、血流方向向下,皮肤发绀。

(3)喉部、气管与支气管水肿引起咳嗽,呼吸困难、声嘶和喘鸣,平卧或弯腰时上述症状加剧。

(4)咽部水肿,致发生吞咽困难。

(5)眶周水肿,结合膜充血,可伴有眼球突出。

(6)脑水肿与颅内高压,引起头痛、眩晕、惊厥及视觉与意识障碍。

(7)周围静脉压升高,两上肢静脉压高于下肢,肘前静脉压常升至30~50cmH$_2$O。

上述症状的出现多少与轻重,视上腔静脉阻塞程度、发展速度以及侧支循环情况而定。上腔静脉造影可显示阻塞的部位。

上腔静脉周围的占位病变或血管内病变阻塞上腔静脉血流引起本综合征。多见于恶性肿瘤,如肺癌、恶性淋巴瘤;少数为"良性"阻塞,如慢性结核性纵隔炎、原发性上腔静脉血栓形成和白塞病等。鉴别病变的良、恶性,对治疗与预后有重要意义。

4. 下腔静脉阻塞综合征 引起下腔静脉阻塞的原因与上腔静脉阻塞综合征类似,如血栓形成,恶性肿瘤压迫或肿瘤组织侵入静脉等。临床表现为腹胀、腹壁静脉曲张、下肢与阴囊水肿,伴有肝或脾大,临床上易误诊为肝硬化,但有以下几点可资鉴别:①本综合征腹壁静脉曲张的血流均向上,而肝硬化时脐以上腹壁静脉血流向上,脐以下血流向下;②本综合征时常见下肢水肿,或与下肢静脉曲张同时出现,同时下肢静脉压升高,肝硬化患者下肢水肿出现较晚,不伴有下肢静脉曲张;③本综合征常有精索静脉曲张;④本综合征

肘静脉血氨与腹壁静脉血氨数值相近,而肝硬化时腹壁静脉血氨可较肘静脉高。

(三)淋巴水肿

与"粗紫腿"(静脉水肿)相比,无痛性的淋巴水肿以"粗白腿"为标志。特别是在本病的慢性阶段,这种水肿相对较硬。典型表现首先是足背坐垫样肿胀,以后腿变成圆柱状(从踝部肿起),远端足趾皮肤用两指很难捏起,在足趾可观察到疣样改变(重型)。

1. 原发性淋巴水肿 发病机制以先天性发育异常为基础,它多单独发病,极少以复合性先天性血管发育不良的形式发病。如果出生时已有腿肿胀(罕见),则称为家族性-先天性 Nonne-Milroy 病,这是一种常染色体显性遗传性疾病。比较常见的是家族型,此型仅在晚年才表现出来(Typus Meige)。原发性淋巴水肿的其他型是散发的。

水肿开始时多是单侧的,发生于青春期前后。在疾病晚期 50%的病例对侧腿也受累。约 80%的原发性淋巴水肿病人 40 岁以前发病,晚期发病的病例称为 Tardumform。本病女性好发,约占 80%。诊断淋巴水肿的存在可通过淋巴造影证实,还可以通过病理染色、应用对比的皮下间接淋巴造影或荧光-微淋巴管造影来诊断。

2. 继发性淋巴水肿

(1)若水肿发生在 40 岁以后,则应该除外继发性淋巴水肿,以下情况常导致继发性淋巴水肿:①盆腔肿瘤(子宫癌,卵巢癌,直肠癌及前列腺癌);②恶性淋巴结疾患;③前内侧淋巴管囊的直接创伤(狭窄:膝部内侧,腹股沟);④腹股沟和骨盆部位的放疗;⑤热带丝虫感染:丝虫寄生于淋巴系统引起淋巴管炎及淋巴结炎,由于影响淋巴液回流以致出现局部性水肿。如淋巴液回流长期受阻合并反复继发性感染时,便可逐渐形成象皮肿。象皮肿是晚期丝虫病特征性表现之一,患部皮糙与增厚,如皮革样,并起皱褶,皮下组织也增厚。象皮肿以下肢最常见,其次为阴囊、阴唇、上肢等部。诊断须根据病人的临床表现、血中检出微丝蚴以及患部皮肤活组织检查所见等。

乳房切除术后出现上肢淋巴水肿是很常见的。慢性、复发性、非特异性感染,如由足部真菌引发的感染可导致一种真正的固定的淋巴管病。晚发的原发性淋巴水肿只有在仔细除外了所有的可能性后,才能作出的诊断。

(2)临床:继发性淋巴水肿多由近端发展到远端(大腿最先出现,表现最重),而原发性淋巴水肿典型的发展方向正好相反。

(3)诊断:除了详尽的病史外,还需要做诊断性成像检查,如超声波,必要时做 CT 和 MRI 以除外盆腔和腹膜后占位性病变。

(4)并发症:不论是原发性淋巴水肿还是继发性淋巴水肿,最常见的并发症都是丹毒。根据局部表现(表面发红、肿胀、发热、疼痛)和全身症状(发热和寒战),很容易将丹毒与浅表的血栓性静脉炎相区别。较少见的并发症是淋巴瘘和几乎随时致命的终末期血管痉挛性肉瘤(Stewart-Treves 综合征)

(四)血管神经性水肿

血管神经性水肿亦称急性神经血管性水肿或 Quinche 水肿,以发作性局限性皮肤或黏膜水肿无疼痛亦无瘙痒及皮色改变为主要临床特征。普遍认为本病的发病基础是自主神经功能不稳定所致,常因食物或药物过敏引起急性局限性水肿本病也可有家族遗传倾向。该病水肿的特点是突然发生的、无痛的、硬而富有弹性的局限性水肿。水肿的皮肤呈苍白色的或蜡样光泽,水肿的中央都微凹陷,边缘无明显的界限。

血管神经性水肿分两型:

1. 普通型 常见颜面、口唇和舌等部位的皮肤或黏膜呈急性、暂时性、局限性水肿;如水肿侵及喉头声门时,可引起致命的喉头水肿。

2. 神经精神型 较少见。常见的症状是病人突然发生的倦怠、头痛、发作性嗜睡、头晕、暂时性眼肌麻痹与视力减退等症状。诊断主要根据:①发病突然,无任何前驱症状,部分病人过去有同样发作的病史;②水肿的性质如上述,局部淋巴结不肿大,体温无改变,白细胞总数一般不增多,嗜酸性粒细胞可稍增多;③需除外外伤、感染及昆虫咬伤等所致的局限性水肿。

遗传性血管性水肿(hereditary angioedema, HAE)是一种常染色体显性遗传病,发病率较低,约为 1/50000。发病机制为定位于第 11 号染色体的 C1 酯酶抑制物(C1 esterase inhibitor, C1 INH)发生基因突变,导致 C1 INH 含量减少或功能缺陷,毛细血管通透性异常。临床表现为相对局限性水肿,水肿主要发生在肢体、面部、喉部(约 1/4 的病例因窒息而死亡)和胃肠道。C4 抗原量测定可作为过筛试验。C4 低下提示有本病的可能性。除家族史外,对诊断有决定性意义的是 C1 INH 的测定。Cl 抑制物抗原量减少是诊断普通型 HAE 的重要依据。

(五)神经营养障碍所致的局限性水肿

某些中枢神经系统疾病(如脑卒中后),瘫痪或麻木的患肢可发生轻度乃至中度的水肿,可能与神经营养障碍引起局部毛细血管渗透性增加、患肢肌肉收缩下降导致静脉回流障碍有关。

(六)局部黏液性水肿

局部黏液性水肿是较少见的内分泌疾病,甲状腺功能亢进症中约有 4%。多见于年纪较大的男性突眼性甲状腺肿患者。以甲状腺手术或复发病例较多见,也可见于甲状腺功能正常或减退者。局部黏液性水肿多发生于胫骨前与足背的皮肤,此外,眼睑、阴囊、前额、肩部或背部也可出现。皮肤结节状增厚隆起,质硬,呈红、棕、紫或正常颜色,粗糙,毛孔粗大如猪皮样,局部温度较低,不痛,多对称发生。甲亢治愈后,皮损多不能完全消退而长期存在。病因可能与垂体分泌促甲状腺素过多,引起局部透明质酸分泌较多有关;局部注射透明质酸酶可使患处结节减退并皮肤凹陷。近年来也有人提出,可能与体内产生的自身免疫抗体-长效甲状腺刺激素(long-acting thyroid stimulator, LATS)有关。此病须与下肢象皮肿区别,一般结合病史及体征不难鉴别,皮肤活体组织检查也有助于确诊。

(七)过敏性水肿(速发)

这种水肿形式以液体突然(数分钟至数小时)出现于身体的某一部位和皮肤瘙痒感为特征。例如首先累及嘴唇,此时应想到与病因不明的 Melkersson-Rosenthal 综合征(复发性面部肿、面瘫、舌褶襞)相鉴别。血中嗜酸性粒细胞增多可同时或随后出现。许多病例致病因素明确(如肼屈嗪),而另一些病例则原因不明。

(八) 高度所致的局部水肿

当在海拔 2500m 以上长时间停留时,可发生急性高山病(头痛、恶心、头晕、睡眠障碍),腿、手背及面部出现水肿,潜伏期为 6~12 小时。如果继续停留在同样高度地区,症状一般可自动消失。如果继续向上攀登,就可发生危及生命的脑水肿和肺水肿。

四、水肿的鉴别诊断和诊断途径

(一) 鉴别诊断

水肿的分布可为病因诊断提供一个重要的线索。一条腿或一只或两只手的水肿常常是由于静脉和(或)淋巴管阻塞引起。由低白蛋白血症引起的水肿具有全身性的特点,但是在一些疏松组织,如眼睑、面部更为明显,而且在早上最为显著,推测可能与夜间平卧体位有关。心衰引起的水肿以腿部为明显,而且至傍晚时更重,具有随体位改变的特点。当心衰患者被限制卧床时,水肿在骶部最突出。在少数几种类型的心脏病患者,如三尖瓣狭窄、缩窄性心包炎,无端坐呼吸,喜欢仰卧位,使重力因素在身体上得到平均,可出现颜面水肿。以颜面水肿为主的不常见的原因包括旋毛虫病(trichinosis),过敏反应及黏液性水肿。单侧水肿偶可发生于中枢神经系统受损而影响了机体一侧的血管运动神经纤维时,同时瘫痪也减少了患侧的淋巴和静脉回流。

皮肤的颜色、厚度及敏感性是重要的因素,局部触痛及温度升高提示有炎症的存在,局部发绀提示可能有静脉阻塞。在有反复的较长时间的水肿发作的患者,发病部位的皮肤可以变厚、变硬,并且常常是红色的。

在评估水肿时静脉压的测定很重要。机体某一局部的静脉压升高常反映有局部静脉阻塞。全身静脉压升高尽管可见于急性肾功能不全时的高血容量症,但常常提示充血性心衰的存在。通常,静脉压升高的显著性可以通过使颈静脉塌陷的水平来判断。对于可疑病例或者需进行精确记录时,可应用测压计来测量中心静脉压。上腔静脉阻塞的患者,水肿局限于面部,颈部及双上肢,这些部位的静脉压高于下肢。在有严重下肢水肿的患者,测量上肢静脉压也是有益的,后者在心脏病(例如缩窄性心包炎或三尖瓣狭窄)引起的水肿时是升高的,但在肝硬化引起的水肿时是正常的。严重的心衰可以引起腹水,但可通过观测颈静脉压将其与肝硬化引起的腹水区别开来。颈静脉压在心衰时升高,在肝硬化时降低或正常。

测定血浆白蛋白的浓度对于那些由于(至少部分由于)血管内胶体渗透压降低而引起的水肿患者的诊断很有帮助。蛋白尿的存在可提供一条有用的线索。尿蛋白定性阴性可作为排除肾病性水肿的证据。轻至中等度的蛋白尿是心衰患者的特点,而持续性的大量蛋白尿则常常由肾病症候群所致。

(二) 诊断途径

首先明确水肿是局限性的还是全身性的。如果是局限性的就应把注意力集中到局部表现上,还应考虑到局限性水肿可以包括没有充血性心衰或低白蛋白血症的胸腔积液、腹水或两者并存,此二者均可以是局部静脉或淋巴阻塞的结果,例如在炎症性疾病或癌症时。

如果水肿是全身性的,首先应该明确是否存在严重的低白蛋白血症,例如血浆白蛋白浓度低于 2.5g/dl。如果是这样,则病史、体检、尿液分析和其他实验室检查资料将有助于明确肝硬化、严重营养不良、失蛋白肠病或肾病综合征等基本疾病。如果没有低蛋白血症,则应明确是否有严重的心衰促进了水肿形成的证据。最后,应明确患者是否有足够的尿量,或者有明显的少尿或甚至无尿。对血浆白蛋白正常的全身性水肿的鉴别诊断主要在原发性肾性水、钠潴留与充血性心衰两者之间考虑。

(于 雪 邹 彤 孙美珍)

▶ 参考文献 ◀

1. 苗懿德,陆再英. 内科鉴别诊断学. 北京:中国医药科技出版社,2002.
2. Del Rio-Santiago VJ, Rodriguez-Ospina L, Córdova HR, et al. Congestive heart failure and renal complications. Bol Asoc Med P R, 2008, 100(4):29-37.
3. Cheung CM, Ponnusamy A, Anderton JG. Management of acute renal failure in the elderly patient: a clinician's guide. Drugs Aging, 2008, 25(6):455-476.
4. McCann M, Ovens L, Louison P, et al. Mixed lymphovenous oedema with leg ulceration: a case study. Br J Community Nurs, 2006, 11(10):S16-S19.
5. Hall DP, Duncan K, Baillie JK. High altitude pulmonary oedema. J R Army Med Corps, 2011, 157(1):68-72.
6. Bralunwald Fauci, Kasper Hauser, Longo Jameson. 哈里森内科学. 第 15 版. 王德炳,译. 北京:人民卫生出版社,2003.
7. Sajid MS, Ahmed N, Desai M, et al. Upper limb deep vein thrombosis: a literature review to streamline the protocol for management. Acta Haematol, 2007, 118(1):10-18.
8. Colen FN. Oncologic emergencies: superior vena cava syndrome, tumor lysis syndrome, and spinal cord compression. J Emerg Nurs, 2008, 34(6):535-537.
9. Manduch M, Oliveira AM, Nascimento AG, et al. Massive localised lymphoedema: a clinicopathological study of 22 cases and review of the literature. J Clin Pathol, 2009, 62(9):808-811.

第二十三章

老年人感染

<<<<<

近一个世纪,伴随着医学科学的飞速发展,人类的预期寿命显著增长;同时,在抗感染药物广泛应用的今天,感染性疾病在全球范围内仍然是人类健康和生命的重大威胁。作为感染最为重要易感人群,老年人感染越来越成为一个备受瞩目的问题。感染性疾病在老年人群中不但常见、严重、住院率和死亡率高,而且在临床表现、实验室检查、微生物流行病学、治疗、预防和感染控制等方面较之年轻人均有截然不同的特点。目前,我国老龄化问题形势严峻,2010年我国第六次人口普查数据显示,年龄 60 岁及以上老年人口已达 1.78 亿,占人口比重的 13.3%,预计 2015 年,这两个数字将达到 2.21 亿和 16%。如此庞大的感染易患人群,必然是对医疗卫生体系的重大挑战。认识其重要性,规范其诊断和治疗非常重要。

一、流 行 病 学

老年人易罹患各种感染性疾病,发病率高。研究显示,老年人罹患社区获得性肺炎和泌尿系统感染的风险分别是年轻人的 3 倍和 20 倍。老年人罹患感染后死亡率高。以社区获得性肺炎为例,美国的资料显示,罹患社区获得性肺炎的患者中 50% 以上均为≥65 岁的老年人,而因肺炎死亡的患者中,89% 是老年人。其他研究显示,老年人罹患感染性心内膜炎和脑膜炎时,死亡率是年轻人的 3 倍,罹患胆囊炎和泌尿系统感染时的死亡率分别是青年人的 2~8 倍和 5~10 倍。预后不良与以下因素有关:症状不典型导致的诊断延误;老年人对有创性检查和治疗耐受性差导致治疗针对性差;存在各种基础疾病;医疗花费、运送问题及对疾病严重程度认识不足等原因导致的延误就医等。研究表明,基础疾病、脏器功能不全和营养状态是抗菌药物治疗失败的独立危险因素,比年龄因素本身更为重要。

按照感染的罹患地点,我们一般把感染分为社区获得性感染和医院感染。但对于老年人,还有一个特殊的感染罹患地点,养老院(nursing home)或长期护理单元(long-term care setting)等养老机构。养老机构获得的感染在病原学分布、发病率、严重程度等各个方面介于社区或医院获得性感染之间。同时,由于其人员的聚集性和构成的特殊性,可以发生某些感染的暴发流行,在感染控制方面有其特殊意义。目前,我国的养老机构还不健全,但随着社会老龄化的加剧和我国实施的独生子女政策,可以预测,未来几十年中我国养老机构将有巨大发展,而在这种特殊环境中罹患的感染情况不容忽视。

医院获得性感染在老年人群中的风险明显增加,大于 70 岁的老年人罹患医院获得性感染的可能性是其他人群的 5 倍。这与老年人住院率高和住院时间长有关,也与在老年人群中,留置导管和植入假体及装置等侵入性操作增加有关。

二、病原学特点

老年人的病原学分布因感染部位的不同而存在差异,常见的病原体是细菌,近年来,病毒和真菌感染变得更加多见并日益受到重视。同时需要指出的是,我国是结核病高负担的国家,患病人数列全球第 2 位。近十余年来,由于艾滋病的出现和各种免疫抑制宿主的增加,一度被控制的结核病卷土重来。老年人是结核病的高危人群,同时结核病不仅仅是一种感染性疾病,还是一种传染性疾病,使其成为重大的公共卫生问题。老年人常见的感染类型包括泌尿系统感染、肺炎、皮肤软组织感染(特别是糖尿病足)、菌血症、胃肠道感染等。

老年人感染病原学的流行病学分布方面有自己的特点,较之年轻人,老年人感染的病原学更加复杂和多样。同样以社区获得性肺炎为例,我国的流行病学调查资料显示,肺炎克雷伯菌的比例,在≥71 岁的人群中比例为 9.3%,而在≤30 岁的人群中为 0%;肺炎支原体在≥71 岁的人群中为 13.3%,≤30 岁的人群中为 32.8%,两者均具有统计学差异。此种现象亦可见于其他部位感染,详见各个章节。这种病原学的改变源于年龄因素本身和/或合并的基础疾病。同时,罹患地点也是老年人感染病原学判断的重要依据,当地感染的流行病学资料和抗菌药物的敏感性分析是重要的参考。因为老年人配合程度的欠缺、尿失禁、侵入性操作危险性增加等因素,使得老年人获得高质量标本的难度增加,病原学资料更加难以获得。因此准确的临床诊断和对当地流行病学资料的了解对经验性抗菌药物选择至关重要。

三、易 患 因 素

老年人容易罹患感染最主要的因素有三个方面:年龄相关的固有免疫和获得性免疫功能的下降;年龄相关的器官的结构和功能上的变化;合并的基础疾病。感染性疾病最容易侵袭两个年龄极端的人群,婴幼儿和老年人,就是因为这两组人群的免疫系统不够完善。

免疫衰老(immunosenescence)是指年龄相关的免疫系统功能下降,可导致罹患感染的风险增加。免疫衰老是免疫系统全方位、多系统并由基因严格控制的渐进的自然过程,其具有普遍性、内因性、进行性和有害性。在老年人群中,细胞免疫功能和体液免疫功能都会发生改变。T 细胞是机体免疫功能的基础,随着年龄的改变,T 细胞池发生改变,记忆 T 细胞增加,而初始 T 细胞减少,由初始 T 细胞为主体向以记忆 T 细胞为主体逐渐转变。记忆 T 细胞对既往暴露过的抗原发生反应,初始 T 细胞可以对新的病原产生反应并进行增殖,因此老年人对未接触过的新抗原的免疫应答明显减弱。随着年龄的增加,CD8$^+$T 细胞明显的下降,而其是初始 T 细胞输出的重要标志物,在应对外来抗原感染中起重要作用,其数量减少使机体对新型抗原的免疫保护作用丧失,是老年人易于感染的物质基础。

营养不良也是使免疫功能下降的重要原因,在家庭居住的老年人,10%～25%合并营养不良,一旦入院,这个数字可达到 50%。营养不良可表现为能量缺乏、蛋白质缺乏和微量元素缺乏等。营养不良易罹患感染,而感染可导致营养不良加重,从而进入恶性循环,使得感染更加严重且不易控制。

基础疾病在老年人感染的易感性方面起着至关重要的作用,其重要性甚至超过年龄因素本身,如糖尿病、慢性肾功能不全、心功能不全、慢性阻塞性肺病、恶性肿瘤、脑血管病等。年龄增长导致的生理状态的改变,如口腔卫生状况差、胃食管反流、咳嗽吞咽反射减弱可导致误吸,皮肤和黏膜屏障功能受损、血液循环不畅导致的伤口愈合能力下降等。

四、临床特点

(一) 临床表现

老年人感染的临床表现和年轻人相比显著不同。老年人感染起病往往隐袭,症状和体征少且不典型,使得老年人感染的识别非常困难,这直接导致了诊断和治疗的延误,而这种延误往往是致命的。发热是感染最直接和最突出的症状,但三分之一的老年人在罹患感染时无发热。老年人的基础体温偏低,在感染时,38.5℃以上的体温少见,同时,老年人对发热的反应往往迟钝,如不进行监测,难以发现。对于日常监测体温的老年人,体温较基线水平上升 0.8℃或者口表温度>37.8℃时,应高度怀疑罹患感染。

除了无发热外,老年人感染常常也没有感染的局部症状。如肺炎无咳嗽、咳痰症状,泌尿系统感染无尿频、尿急、尿痛症状,代之以不典型的中枢神经系统和消化系统症状,如定向力障碍、昏睡、谵妄、纳差、厌食、恶心、呕吐等。老年感染常常会表现为四个"I":Immobility(活动受限)、Instability(稳定能力下降)、Incontinence(便失禁)、Intellectual Impairment(意识状态下降)。这些症状非常不特异,在非感染性疾病中也很常见,使得疾病很难识别。

老年人感染的常见症状、体征还包括:虚弱、跌倒、体重下降、心动过速、呼吸频率增快等。基础疾病症状加重也是老年人感染常见的表现形式,如以心功能不全、急性冠脉综合征、糖尿病酮症等为首要表现的感染并不少见。同时老年人往往对疾病的感知能力下降,痴呆的患者在老年人群中占有一定比例,导致获得准确病史更加困难。

老年人感染时并发症多见,如肺炎常并发菌血症和吸收延迟;尿路感染常并发菌血症;腹腔内感染常并发穿孔、菌血症和脓肿形成等,这是病情严重的重要标志,也是老年人感染死亡率高的重要原因之一。

(二) 辅助检查

老年人感染由于症状体征不典型,所以进一步的辅助检查显得尤为重要,但这些感染相关的诊断方法在老年人群中应用敏感性降低。

感染相关的血清学标志物是区分感染和非感染、细菌感染和病毒感染的重要方法。对于年青人,外周血白细胞和中性粒细胞增多是较为敏感的细菌性感染指标,但对于老年人其敏感性下降。C 反应蛋白是一个敏感的炎症指标,但其特异性差,不能区分感染引起的炎症反应和结缔组织病引起的炎症反应。降钙素原(procalcitonin, PCT)是一种蛋白质,当细菌、真菌、寄生虫感染以及脓毒症和多脏器衰竭时它在血浆中的水平升高,而在自身免疫、过敏和病毒感染时 PCT 不会升高,局部细菌感染和慢性炎症亦不会导致其升高。PCT 现已被认为是一项诊断和监测细菌性疾病感染的重要参数,检查和监测 PCT 水平在细菌感染的诊断、严重程度判断和随诊观察治疗反应等方面有重要的应用价值。

其他辅助检查如经胸壁的超声心动检查感染性心内膜炎的赘生物,在年轻人群中,敏感性为 75%,而在老年人群中,由于瓣膜钙化的影响,敏感性降至 45%。再如胸部 X 线检查诊断肺炎,由于老年人合并心功能不全、胸腔积液、肺不张等因素的存在,使其敏感性下降。我国一项临床病理研究显示,在尸检明确肺炎诊断的患者中,胸部 X 线检查的诊断率仅为 32.1%。在这项研究中患者发热的比例为 55.7%,白细胞增多的比例为 47.2%,中性粒细胞增多的比例为 58.7%。

五、常见的感染类型

老年人最常见的感染类型肺炎和泌尿系统感染在相关章节已描述,下面对老年的皮肤软组织感染和胃肠道感染进行简单介绍。

(一) 皮肤和软组织感染

多方面的因素使得老年人的皮肤完整性和防御能力下降。如营养不良和肥胖两个似乎相悖的现象可以在老年人身上同时存在,两者均可使皮肤的防御能力下降;随着年龄的增长,皮肤变薄、汗腺分泌功能减退;糖尿病和恶性肿瘤等疾病可以进一步削弱机体免疫功能;高脂血症和高血压等可以减少皮肤的血流,使其皮肤防御能力下降及愈合能力减弱,增加病原侵入的机会等。常见的老年人皮肤软组织感染包括蜂窝织炎(特别是小腿)、丹毒、毛囊炎、压力性溃疡(压疮)、带状疱疹等。

蜂窝织炎和丹毒在老年人群中均非常多见,二者在临床表现上具有相似性,要注意鉴别。两种感染均主要由革兰阳性细菌引起,潜在的并发症包括菌血症、血栓性静脉炎、化脓性关节炎、骨髓炎和感染性心内膜炎等。腿部蜂窝织炎临床需要与接触性皮炎、深静脉血栓、淤滞性皮炎等相鉴别。治疗可以选择青霉素类、头孢菌素类、氟喹诺酮类等抗菌药物,疗程 10～14 天,如果蜂窝织炎合并压疮或腿部溃疡,疗程常需延长至 3～4 周。

因为局部缺血,在卧床不能活动的患者中压疮等皮肤感染常见,常导致局部感染、蜂窝织炎、菌血症和骨髓炎等。一项研究显示在养老院中,压疮的发生率为 6%,德国的一项研究显示在养老院和急诊病房其发生率达 21.1%。易发部位为骶骨和脚跟。压疮的管理涉及多个学科,除抗菌药物治疗以外,减轻局部压力和清创治疗也很重要。多种病原均可导致压疮感染,也可引起混合感染,包括革兰阳性菌、革兰阴性菌和厌氧菌等,表面溃疡拭子和深部组织培养的结果的一致性往往不理想,后者结果更加可靠。轻症压疮可仅给予局部用药,对于严重的压疮感染,初始经验治疗需兼顾上述细菌,再根据培养结果改为窄谱抗菌药物。

(二)艰难梭菌相关性疾病

艰难梭菌相关性疾病(*Clostridium difficile*-associated disease,CDAD)近几年来日益受到重视,发病率和死亡率逐年增高,已成为医院内腹泻的最重要原因,也是抗生素相关性腹泻最主要的表现形式,在北美和欧洲均出现过暴发流行。抗菌药物应用、老年人、长期住院和居住养老院是CDAD最重要的危险因素。主要的临床表现为腹泻、发热和腹痛,严重者可出现麻痹性肠梗阻、中毒性巨结肠和肠穿孔。确诊依靠艰难梭菌的培养及毒素测定或结肠镜发现假膜性肠炎。治疗方面包括停用或换用抗菌药物、应用甲硝唑或口服万古霉素,特别需要指出的是,治疗过程中须禁止使用抑制胃肠蠕动的药物,其会导致中毒性巨结肠的发生。

六、治疗时应注意的特殊问题

由于老年人在感染和药代动力学方面的特点,使我们在选用抗菌药物时必须有一些特殊的考虑。抗菌药物的选择,要考虑到患者、致病菌和药物三方面因素。首先,确定患者是否存在细菌感染,感染部位在何处;病原体是否可知,是否需要进行细菌培养;患者是否存在特殊病原菌感染的危险因素等。其次,患者的方面须考虑其基础免疫状态和基础疾病,并对其感染的严重程度进行评价。第三,所选抗菌药物要有良好的抗菌活性;较低的细菌耐药性;最佳的药代学和药效学特征;感染部位良好的穿透性和快速的杀菌效果;较低的不良反应发生率和合理医疗费用等。以下是老年人应用抗菌药物过程中需要注意的几个问题。

(一)种类的选择

老年人感染病原体多样,病情往往发展迅速,先期使用的抗菌药物是否适当是影响患者预后的独立危险因素,因此老年人在经验性选择抗菌药物时应针对不同感染部位及疾病的严重程度,选用较为广谱的抗菌药物,必要时联合用药。待感染初步得到控制,再根据培养结果换用窄谱药物,同时注意避免菌群失调和二重感染的发生。

(二)剂量的选择

与其他许多种类的药物不同,抗菌药物治疗的靶点为细菌,而不是人体本身,而微生物不受人体衰老的影响,甚至在衰老的人体中繁殖更为活跃。对病原菌的杀灭要依靠足够的药物浓度,所以老年人在应用抗菌药物时,原则上剂量不需调整。剂量应根据患者的体重和肌酐清除率而定,力争做到用药剂量和间隔个体化,同时尽量避免使用毒性大、治疗窗窄的抗菌药物。

(三)投药间期的选择

给药间隔要根据抗菌药物的药动学/药效学(PK/PD)特点来确定。获得最佳疗效和最小的不良反应是药物治疗追求的目标,PK/PD对细菌、宿主和药物之间复杂关系进行了系统地表述,可以指导临床医师更加合理科学的用药。对氟喹诺酮类和氨基糖苷类等浓度依赖性抗菌药物,尽可能一天一次给药,以获得最大的杀菌效果和最好的临床疗效。对于β内酰胺类等时间依赖性抗菌药物,要尽量增加细菌暴露于有效药物浓度的时间,一天的总剂量应分次给予。

(四)疗程的选择

老年人感染足够的疗程是必须的,但也不应无原则地延长治疗过程。治疗过程中不应频繁、盲目地更换抗菌药物。

(五)加强对不良反应的监测

老年人使用抗菌药物的不良反应多见并且严重。老年人往往同时患有多种疾病,需要多种药物合并治疗,药物对器官的易损性和药物间相互作用的复杂性增加,由于药物相互作用导致的药物不良反应几率明显增加。在用药的过程中如出现一些新的症状,与原发病关系不大,就应考虑到不良反应的可能,并及时诊断和处理。

(六)在老年感染的治疗中还要注意依从性的问题

对于老年人,经常忘记药物的用法和用量,对于药物的作用也缺乏足够的了解,加之对药物不良反应的害怕心理等因素均导致其依从性下降。在医院和养老院,这个问题很好解决,在家庭环境中,则需要家人的督导。

七、预 防

老年人感染的预防包括治疗和控制基础疾病、改善免疫状态、减少和避免可纠正的感染易患因素,如戒烟、改善营养状态、注意口腔卫生等。需要指出的是,对于老年人,护理至关重要,高罹患感染的风险需要高水平和高质量的护理。在老年医院和养老院中,感染控制策略的实施则尤为重要。手卫生是其中最重要的环节。通过医务人员的手,病原微生物可以实现同一患者不同身体部位、不同患者间、患者和医疗器械设备之间、定植病原菌的医务人员和患者之间的传播,造成感染的暴发和流行。

不同感染部位各有不同的预防方法。如呼吸道感染,其预防措施首先是接种肺炎链球菌和季节性流感疫苗。社区获得性肺炎和流行性感冒是老年呼吸道感染的最重要类型,而肺炎链球菌是老年人社区获得性肺炎最重要的病原菌。美国疾病预防和控制中心建议≥65岁的老年人均应接种疫苗,经过多年的应用,两种疫苗的有效性和安全性都已得到认可。其次是吸入的预防,教育老年人吃饭要慢,专心;饭后不宜立刻躺下休息,卧床的老年人吃饭要抬高床头至少30°;平时要注意口腔卫生,减少口腔内细菌的生长;夜间尽可能减少应用镇静催眠药物;使用血管紧张素转换酶抑制剂,改善咳嗽反射等。其他预防措施包括戒烟;鼓励老年人主动或被动的活动,改善肺通气,减少肺不张;足够的水分可以改善分泌物的清除等。再如泌尿系统感染的预防措施包括避免留置尿管;足够的水分摄入;个人卫生;定期观察尿液性状等。

八、结 语

老年人易罹患各种各样的感染,发病率高,死亡率高,其会贯穿于老年人的生命过程,甚至成为生命终点的原因。我国作为社会老龄化日益严重的人口大国,老年人感染性疾病必将成为重要的卫生公共问题和社会问题,需引起各个方面的重视。老年人感染在临床表现、病原学分布特点,实验室检查、严重程度、治疗和预防方面都有与其他人群所不同的特点,临床医生在医疗实践中要注意仔细甄别、慎重处理、密切随诊,同时要积极做好预防和护理工作。

(李燕明)

▶ 参考文献 ◀

1. Gavazzi G,Krause KH. Ageing and infection. Lancet Infect Dis,2002,2:659-666.
2. Stalam M,Kaye D. Antibiotic agents in the elderly. Infect Dis Clin North Am,2004,18(3):533-549.
3. Meyer KC. The role of immunity and inflammation in lung senescence and susceptibility to infection in the elderly. Sem in Respir Crit Care Med,2010,31(5):561-574.
4. Taslim H. Clostridium difficile infection in the elderly. Acta Med Indones,2009,41(3):148-151.
5. Htwe TH,Mushtaq A,Robinson SB,et al. Infection in the elderly. Infect Dis Clin North Am,2007,21(3):711-743.
6. Warny M,Pepin J,Fang A,et al. Toxin production by an emerging strain of Clostridium difficile associated with outbreaks of severe disease in North America and Europe. Lancet,2005,366:1079-1084.
7. Livesley NJ,Chow AW. Infected pressure ulcers in elderly individuals. Clin Infect Dis,2002,35(11):1390-1396.
8. 孙铁英,马正中,李燕明,等.老年人肺炎的尸检病理与临床结果对照分析.中华医学杂志,2008,88(5):302-306.

第二十四章

老年疼痛

<<<<<

一、概　　述

老年疼痛的定义,常常是复杂的,多面的,且难以明确界定。国际疼痛医学研究会(International Association for the Study of Pain,IASP)认为疼痛(pain)是与存在或潜在的组织损伤有关的一种不愉快的主观感觉或情感经历,是临床上最常见的症状之一,是由各种伤害或疾病或某些心理精神因素引起。它包括伤害性刺激作用于机体所引起的痛感觉,以及机体对伤害性刺激的痛反应(躯体运动性反应和(或)内脏植物性反应,常伴随有强烈的情绪色彩)。痛觉可作为机体受到伤害的一种警告,引起机体一系列防御性保护反应;但疼痛作为报警也有其局限性,如癌症等出现疼痛时,已为时太晚。而某些长期的剧烈疼痛,对机体已成为一种难以忍受的折磨。据文献报道,老年疼痛随年龄增长疼痛程度持续性增加发生率相应也增加,且以退休、丧偶的老人发生率较高,女性多高于男性。疼痛好发部位以背部、下肢、头面部居多。慢性疼痛对老年人特别是临终前老人的心理健康影响极大,可呈多元性相互交叉的表现,如:厌倦娱乐活动,自主活动和社会活动减少,焦虑、抑郁、睡眠混乱,体位异常,食欲与记忆力减退,分泌功能障碍,穿衣障碍和情绪不佳等。甚至出现疼痛自我负担认知障碍,感觉自己已经成为家庭、亲人的负担,可以导致不可预料的身体或精神上的不良后果,甚至出现自杀意念。如导致活动减少而引起压疮和肌肉萎缩、体位异常会增加外伤的危险性;可引起食欲减退导致营养不良,进而引发许多健康性问题,如会因骨密度降低易发生骨折等。

疼痛既是很多疾病的表现形式,其本身也是一种疾病。随着医疗水平和生活质量的提高,人们逐步认识到疼痛是继呼吸、脉搏、血压、体温后人类的第五生命体征。由于老年人的生理特点,中枢神经系统在受到刺激后更容易产生长时间的过度兴奋,其伤害性信息处理系统的可塑性减弱,在组织损伤时,功能修复所需的时间明显延长等,使老年慢性疼痛具有特殊的一面。

随着现代科学的不断进步,疼痛在基础研究、诊断技术、评估、用药等方面取得了巨大进步。但是,诸多因素也使老年疼痛治疗问题长期被人们所忽视。老年疼痛的治疗,存在多学科疾病并存和镇痛药长期使用出现的副作用和处理问题,以及易受外界因素影响疗效的问题,包括医疗环境、资源和经济状态。针对老年疼痛进行临床探讨,将有助于在医疗实践中,教育研究,以及临床提高老年慢性疼痛患者的生存质量。

二、老化与疼痛

在成年人的生命过程中,年龄是否会影响疼痛知觉能力的感觉过程还不十分清楚。成年人晚年的变化对疼痛的影响,与大多数感觉系统很明确的随着年龄而发生改变相对照,还没有明确的报道。不过许多临床医生以及老年人自己都认为随着年龄的变化,一方面准确感觉和主诉疼痛的能力降低;另一方面,不明确的疼痛和由此引发的不适感明显增加(Melding,1991)。

(一)背景

在医学发展史上年龄对疼痛影响的评价明显地不同于其他感觉体。尽管较大的和大多数较小的感觉体的物理、心理和生理学属性都已特征化,但有关疼痛的属性还没有很好的证明。

首先年龄对疼痛影响的认识还比较落后,主要表现在以下方面:

1. 激活各种感觉体的刺激都可精确地控制和量化,对产生疼痛刺激的量化和控制却远远认识不足:例如,在听觉精神物理学,对声音的量化和控制促进了听力随年龄变化的研究(Olshoet al,1985)。成年人所具有的对阈限音调的感知觉能力从40岁起开始下降,但下降的趋势并不明显,直到某一年龄后,这种下降趋势开始显著变化,究其原因,主要是耳蜗内的毛细胞和支持细胞发生衰退和凋亡。进一步研究发现男性比女性下降更快,这可能是由于听觉系统正常老化的性别差异(Kline & Scialfa,1996)。与之相反,虽然有许多对产生疼痛的刺激可以控制,可是随着年龄增加对产生疼痛刺激的敏感性研究,以及可能存在的影响疼痛产生的潜在组织损害研究,缺乏自然的物理标本。

2. 与对疼痛的态度有关。至今一些人还认为疼痛是一种私人感受并不适用于实验室检查:这种伦理学观点导致了疼痛处于不可测的位置,也使一些人对疼痛能用与其他感觉体同样的方法进行分析这一事实产生错觉,并且阻碍了许多试图这样去做研究的人。

3. 针对痛觉进行研究的方法学还有待于进一步开发。与探索其他感觉体的精神物理学研究相比,探讨年龄对疼痛感觉影响的研究者人数和方法要少许多。

4. 许多人推测老年引起疼痛知觉的丧失,与其说疼痛是衰老发展变化的直接结果,不如说可能是病理生理变化的结果。

上述观点和认识曾经限制了我们对老年疼痛认识的进展，近年随着对疼痛医学发展的重视，逐渐认识到疼痛与其他感觉相比，有其特殊的属性。

疼痛的出现总是伴随着其他一种或多种感觉，例如刺痛、灼痛、胀痛、撕裂痛、绞痛等。换句话说，痛是和其他感觉糅合在一起，组成一种复合感觉。其次，痛觉往往伴有强烈的情绪反应，如恐怖、紧张不安等。此外，痛觉还具有"经验"的属性。同样一个伤害性刺激，对不同的个体，可以产生在程度上甚至性质上差别很大的痛感觉。这是由于每个个体的生活经验不同所造成的。除此，文化、受教育的程度往往也会使个体对疼痛认知和感受不同。例如，有人观察到：前线的伤员对于伤口并不感到十分痛，而当注射针刺入他们的皮肤时却大声呼痛；而另一些久病的人，则对于针刺注射并不在意。

（二）年龄与疼痛的实验研究

对于老年人，衰老的过程势必伴随着器官功能的普遍衰退，但是很少有研究关注年龄因素对疼痛感受的影响。虽然在证明成人年龄对疼痛知觉的影响方面进行了一些努力，但实验研究的结果是矛盾的。仅有的几项研究揭示，痛感受随年龄增加而减弱。对成人疼痛的年龄区分研究上几乎无例外的局限在对感觉（区分）程度的评价上（Harkins et al, 1980; Ferrell, 1991; Harkins et al, 1988, 1990, 1992）。

在年龄对疼痛敏感性影响的研究中，实验室使用了包括电击（皮肤和牙齿电击）、温度（辐射热，接触热和冷加压）和机械的（压力）刺激，观测指标包括疼痛阈值，疼痛耐受性，反应阈（即退缩），疼痛的区分，疼痛反应标准和量的匹配。结果显示，由于采用的诱导疼痛的方法和精神物理学操作的不同，受试者选择标准的不同，以及缺乏定义年龄变量的标准，其结论还不能作为整体来解释。

在最近10年内，对老年人疼痛的精神物理学研究的兴趣在增加。例如，方法学的改变导致了实验性范例，可直接进行阈上接触热刺激与神经反应及疼痛有关行为相关连的研究（Price, 1988; Price et al, 1992）。概念上的改变与对"感受伤害作用"与"疼痛"之间区分的重要性的认识有关，"感受伤害作用"是神经系统传递组织损伤的刺激信号的一种行为，而疼痛则是建立在这些神经过程基础上的感觉和情感方面的反应（Price et al, 1992）。即年龄对识别正常情况下疼痛成分生成的影响。

由于缺少老年人疼痛的纵向研究，收集的信息仅有组的区别而没有随着时间的个体变化，与成人年龄有关的疼痛敏感性资料就会受出生伙伴的影响而混乱。因为在不同的年龄组之间文化历史和生活经历的不同可以影响报告一种感觉为疼痛的意愿，反应偏见的年龄区别可引起老年人比年轻人感觉阈的假性升高。临床、操作和疾病有关的疼痛生活史的年龄组区别，有可能造成在构成有意义的感受伤害事件和痛苦上有区别。横向研究也会在主观上受到限制。因此，年龄的增加对疼痛认知的意义是重要的。

一项与疼痛相关的分析表明，对严重疼痛的耐受力随年龄增加而降低。无论是动物实验还是人类研究都证实，内源性下行疼痛抑制系统尤其是阿片肽系统的效能随年龄增加而减弱。应用大鼠福尔马林疼痛模型发现，年长大鼠的痛敏程度增加。在外周神经损伤大鼠模型中，老年鼠的痛敏恢复期显著延长。临床实验研究显示，对于老年患者，辣椒素诱

发的痛觉过敏时程显著增加，wind-up（时间总和）现象加强，较长的刺激间隔仍能引起显著的敏化等。这些提示，老年人的中枢神经系统在受到刺激后更容易产生长时间的过度兴奋；对伤害性信息处理系统的可塑性减弱；在组织损伤、炎症或神经损伤情况下功能障碍修复所需的时间延长。

（三）小结

综上所述，当使用精神物理学方法对受实验者并不存在操作影响时，年龄并不明显地影响健康的受过很好指导的老人对人类疼痛感受的感觉区分尺度。然而，这并不意味着老年人特别是伴有慢性健康问题的衰弱老人，不把非典型疼痛作为一个症状。实验室中的实验疼痛研究包含短暂有害刺激的存在，它与由于急性、复发性或慢性疼痛引起的情绪和痛苦没有任何必然的联系。因此，有关年龄影响或不影响与临床、复发或慢性疼痛有关的不适和痛苦都是不合适的。

三、老年疼痛的流行病学调查

老年人的疼痛多数是慢性的。在对一项超过7000万人口中因为新的疼痛去看医生的调查研究中发现，第一次主诉疼痛最常发生的年龄在15～44岁之间，55～65岁年龄段疼痛人数最多。因为第一次疼痛到医院就诊的年龄分布中老年人最少。在老年人，与退行性疾病有关的疼痛发生率最高，早期人们很重视，很快这种疼痛就会失去它们的新鲜性。对于老年人来说，他们比年轻人更容易出现持续性疼痛。持续性疼痛在18～30岁的年龄阶段发生率是7.6%，而在年龄大于81岁的人群中持续性疼痛的发生率已经超过40%。每日疼痛是一个重要的危险因素，可致老年残疾。老年无自我限制和高负荷体力活动的影响最大，年龄越大维持日常生活的基本活动程度越重要。

据估计65岁以上的个体中80%～85%至少有一种明确的健康问题使之极易发生疼痛。我们注意到35%以上的男性和55%以上的女性常诉说周围关节痛，不可否认，退行性改变引起的疼痛在老年慢性疼痛中占有很大的比例。

在过去的一项为期两年的8.6万与疼痛有关的老年病人，就诊50万次的调查中，设置了偏头痛、张力性头痛、单独头痛、背痛伴有坐骨神经痛、背痛伴有其他的神经炎、单独背痛组。调查发现，在疼痛门诊就诊中，单独头痛和背痛组患者随着年龄的增加而减少，而伴随着疼痛的关节退行性疾病的慢性健康问题随着年龄的增加而增加。

毫不奇怪，骨折随着老年人的年龄增加而增加。骨折是近年老年人发病率和死亡率较高的一个主要原因。目前，还不清楚由于骨折引起疼痛和与疼痛相关的残疾之间的特异性关系以及引起疼痛的与骨折疼痛有关的病死率和发病率，有可能是相当明显的。相类似的，还有除了年龄和健康问题引发的疼痛发病率增加和程度加重之间的相互关系以外，与老年的心理健康、每日活动、依赖性、生活质量的关系还没有系统的研究和总结。

Lavsky-Shulan等曾经评估了一个社区中65岁以上人群的腰痛流行情况。腰痛是常见病，腰痛可以引起许多不适、功能障碍和医疗服务的过度使用。尽管单独背痛可能会随着年龄的增加而降低，即使是这样，他们可能是老年抑郁和痛苦的一个主要致病原因。

另一项调查是"全国健康与营养调查Ⅰ流行病学随访研

究"(NHANES,1987)。研究的人群是美国没有住院的36~86岁之间有代表性人群。它包括关于肌肉骨骼疼痛持续至少一个月的一些疾病,这些问题还涉及颈、背、髋、膝和其他的关节痛的存在与强度,以及晨醒时的痛性关节僵直。调查显示了参加 NHANES 随访调查的中青年(平均年龄 39.6岁,标准差 3.3,2796 人)和老年人(平均年龄 74.7 岁,标准差 5.5,2863 人)在上面 6 种肌肉骨骼疼痛中的每一种发生频率,疼痛持续一个月或者更久。在访谈的前一周期间疼痛存在。6 种疼痛在老年人中以膝关节疼痛较常见,而颈部疼痛在年轻人中更易发生。这可能与疼痛的类型、疾病、自我保健、临床治疗的年龄差异引起有关。这些疼痛的慢性性质意味着老年人可能掌握了处理技巧,了解了疼痛的原因,或者以前经历过,积累了疼痛经验,知道疼痛对每天生活活动的影响,以及或者保存了以前镇痛药的处方或者知道自己对那种镇痛药对控制疼痛更有效,在疼痛经历和经验的基础上,进行了疼痛处理。

NHANES 的调查也包括了有关疼痛的强度、抑郁和每天生活活动方面的信息。例如在 2796 名有颈部疼痛的年轻者中,疼痛强度是 35.2(疼痛强度 VAS 评分的 100 分中)。在与抑郁(CESD)有关的调查中,评分是 10.8($SD=10.6$),每天的生活活动评分(ADL)为 28.2($SD=8.7$)。而且,疼痛的强度、抑郁以及每天的生活活动的障碍老年者与年轻者相比,老人病人一直很严重。

这些结果表明,在普通人群中,年龄增加可直接导致下列危险增加:①骨骼肌肉疼痛;②较大的疼痛强度;③抑郁状态;④脊柱的压缩性骨折;⑤老年人的生活质量降低。

急性疼痛可能以同样的速度发生在所有年龄组。另一方面,慢性疼痛的自我报告似乎增加。疼痛与相关疾病之间的关联性研究,尤其行为,认知和情感方面的疾病和疼痛之间的这种痛苦经验,还没有被充分评估,有待于进一步开展。

四、疼痛的分类

疼痛分类有多种形式,包括依据疼痛的持续时间,疼痛的性质以及疼痛的好发部位等进行分类。

(一)根据疼痛持续时间,疼痛可分为急性疼痛和慢性疼痛

1. 急性疼痛 持续时间相对较短,通常指疼痛时间短于 3 个月,而与程度无关。急性疼痛是疾病的重要症状,常因伴有损伤而引起人们注意。老年人常见的急性疼痛有,手术后疼痛、创伤后疼痛、各种内外科急症,如:心肌梗死、急性胰腺炎、胆绞痛、肾绞痛、急性阑尾炎、癌症晚期骨转移患者出现的病理性骨折、急性肠梗阻患者出现急腹症等。

2. 慢性疼痛 被定义为超过 3 个月或 6 个月的持续疼痛。慢性疼痛可以在没有可识别的组织损伤情况下持续存在,慢性疼痛患者常伴有焦虑、失眠、抑郁等精神心理改变,患者的生理功能和生活质量严重受损。急性疼痛如果不能及早和充分控制,可能发展为慢性疼痛,这可能是外周伤害感受器发生敏化,脊髓神经元的可塑性改变,中枢神经系统致敏所致。老年人常见的慢性疼痛有:①软组织、关节和骨疼痛:各种骨关节炎、创伤后畸形性疼痛、骨骼肌疼痛、腰痛、肌筋膜疼痛综合征、头痛。②深部组织和内脏:心血管痛、眼痛、口面部疼痛、慢性妇科疼痛、泌尿生殖系统慢性疼

痛。③神经和神经根损伤性疼痛:截肢后幻肢痛、周围神经性疼痛、反射性交感神经营养不良和交感神经持续痛、三叉神经痛和非典型性面部痛、神经根损伤和蛛网膜炎、带状疱疹后神经痛。④中枢性疼痛:脑、脊髓的血管损伤,如出血、梗死、血管畸形;多发性硬化;外伤性脊髓损伤,脑损伤;脊髓空洞症和延髓空洞症;肿瘤;帕金森病。⑤癌性疼痛等。

(二)依照疼痛的性质,疼痛可分为伤害性疼痛和神经病理性疼痛

1. 伤害性疼痛 是有害刺激作用在伤害感受器而导致的疼痛,它与实际的损伤或潜在组织损伤直接相关。组织损伤后伤害性神经末梢受损,组织损伤产生的各种介质如质子、前列腺素、缓激肽、腺苷等以及组织损伤后局部炎性因子如前列腺素,肿瘤坏死因子,白介素等以及和神经末梢修复相关的 P 物质,降钙素基因相关肽的分泌刺激神经末梢,使末梢感受器敏化导致痛信号沿神经纤维传导到中枢引起痛感觉。炎性疼痛也是伤害性疼痛的一种类型。

2. 神经病理性疼痛 通常并无组织损伤,常是在中枢和外周神经系统损伤后所发生的神经系统功能紊乱所引起的疼痛。其产生机制较复杂,外周神经或中枢神经损伤后反复的刺激信号传入脊髓和脊髓以上,导致中枢神经系统出现功能和形态的异常。其主要病理生理机制包括:①Aδ/C 纤维相关的外周敏化作用;②某些沉默伤害感受器的激活;③外周神经机械感受以及伤害感受传入神经之间的假突触传递;④Aβ 纤维介导的脊髓背根神经功能抑制的缺失;⑤中枢敏化(如:脊髓有鞘传入神经和特异伤害感受神经元上本来存在但关闭的突触联结的开放);⑥背根机械感受神经的生芽;⑦脑干对脊髓下行促进系统的激活。

(三)根据发病部位的不同,可将疼痛分为躯体痛,内脏痛和非特异性疼痛

躯体痛和内脏痛产生的部位不同,发生机制也不见相同,治疗上有很大差异。躯体痛是由浅表(皮肤、皮下组织、黏膜)或深部组织(肌肉、肌腱、筋膜、关节、骨骼)的疼痛感受器受到各种伤害性刺激所引起,前者又称浅表躯体痛,后者称为深部躯体痛。内脏痛是由于内脏牵拉、压迫、扭转或肠管的扩张,组织渗漏所引起,不仅涉及一定的体表部位还存在着牵涉痛,牵涉痛常远离病变部位,如心绞痛时疼痛可牵涉到左上肢,胆囊炎时可出现右肩部疼痛。牵涉痛的产生可能与脑内传递内脏信息的感觉神经元与传递皮肤肌肉信息的感觉传导通路发生交汇有关,此现象被称为"汇聚性内脏躯体感觉输入"。除躯体痛和内脏痛外,所有原因不明的疼痛可划为非特异性疼痛。这种疼痛的产生与心理社会关系密切,患者主诉多但无阳性体征,常有抑郁症或焦虑症。

五、老年疼痛的评估

(一)老年疼痛评估的必要性

积极准确地评估疼痛,不仅可以识别疼痛的存在,还有助于疼痛治疗效果的评价。在社区居住的人群中,老年人更常发生持续性疼痛,年龄特异性疼痛的发病率在 18~30 岁、61~70 岁、81 岁以上人群中分别为 7.6%、25%、40%。文献报道有 25%~50%的社区老年人经历明显的疼痛,45%~80%的养老院老人的疼痛未得到足够的处理。据 2010 年 11月 1 日第六次人口普查显示,60 岁及以上人口占全国总人口

的 13.26%,比 2000 年上升 2.93 个百分点,其中 65 岁及以上人口占 8.87%,上升 1.91 个百分点。由于人口基数大,老年人口增长速度快,老年人的疼痛更是一个亟待解决的问题,疼痛的准确评估对于积极处理疼痛至关重要。

(二)老年疼痛评估的原则

疼痛评估原则应包括:①重视患者的主诉,获得详尽的主诉病史;②配合医生进行详尽的体格检查及神经学检查;③重视评估患者的情绪心理状况;④评估疼痛的严重程度;⑤注重患者的年龄、性别、性格和文化背景;⑥治疗过程中的动态评估及疗效观察;⑦评估全面考虑到患者的感觉水平、感觉因素、认知因素、行为因素。

(三)影响老年人疼痛评估的因素

由于多数老年患者多种疾病并存,所以评估老年患者疼痛时需多方面考虑。

1. 自身因素 老年人认知和感觉功能受损,抑郁或者认为衰老过程中必须忍受疼痛,使其不愿主诉疼痛;不了解药物和设备的作用,担心成瘾、过量及副作用而不愿接受相应的处理。老年人随着年龄增加,视力、听力、感觉及语言交流能力下降。文化程度、性别等影响老年人疼痛的沟通与评估,这些都给准确评估疼痛带来一定困难。另外,患者和照顾者缺乏疼痛知识的教育也妨碍疼痛的评估。

2. 医护人员因素 医护人员缺乏适当的疼痛评估与处理的知识和技术水平,在工作中没有使用疼痛评估工具常规地评估和记录疼痛,只在患者主诉疼痛及要求镇痛时才被动处理。

(四)评估老年人疼痛的方法

全面评估老年人疼痛包括疼痛史、部位、强度、性质、开始发作、持续时间、加重或缓解因素等。全面评估既包括疼痛强度的测量,也包括对疼痛性质的描述,以及对疼痛经历的感觉、情感及认知—评估方面的多维评估。常见的疼痛评估方法如下。

1. 视觉模拟评分 视觉模拟评分(visual analogue scale,VAS)为一条 10cm 长的水平线或垂直线,两端分别标有"无疼痛"和"最严重的疼痛"或类似的词,在线上标记出最能代表疼痛强度的点,测量 0 到标出点的距离即为疼痛强度评分值。

2. 数字评定量表 数字评定量表(numeric rating scale,NRS)要求患者从 0~10(或 0~5,0~20,0~100)中选择代表他们疼痛的数字,0 表示无痛,10(或 5,20,100)表示极痛。0~10 NRS 是临床最常用的量表。也有研究证明 21 点 NRS 对疼痛感受变化敏感,适合老年人使用。21 点方框量表(21 point box scale,BS221)是 NRS 的一种类型,是将数字写在方框中。有研究发现不论老年患者精神状态如何(包括轻至中度认知损害),从心理测量学及效度的角度来说 BS221 是最好的量表。

3. 词语描述量表 词语描述量表(verbal descriptor scale,VDS)是用一系列词语如无痛、轻度痛、中度痛等来代表不同水平的疼痛强度。许多老年人认为 VDS 是所有疼痛强度量表中最容易使用且最能描述疼痛的工具。描述语区分量表(descriptor differential scale,DDS)以 VDS 为基础,将心理生理原则应用于临床疼痛评估。DDS 有两种表格,分别测量痛觉强度和不愉快感;每种表格包括 12 个随机排列的描述语,每个描述语 21 分。最近有研究将其改成 GBS

(Gracely box scale),即为垂直型 21 个方框、标有数字和描述语的疼痛强度和不愉快感量表,用于老年人疼痛评估具有较好的信度和效度。

4. 面部表情量表 面部表情量表(facial scale)包括一系列进行性痛苦的面部表情,受试者选择代表其疼痛强度的面部表情。最常用的有面部表情疼痛量表(FPS)和 Wong-Baker 面部表情疼痛评定量表(Wong-Baker FACES pain rating scale)。Wong-Baker 方法用 6 种程度不同的面部表情表达疼痛程度,是在 FPS 基础上修订来的。大量研究证明此法适用于任何年龄,没有特定的文化背景或性别要求,易于掌握,特别适用于急性疼痛、老人、小儿、表达能力丧失者。Herr 等首先将 FPS 用于评估认知完整及轻至中度受损老年人的疼痛强度,证实其具有较好的效度和信度。

5. McGill 疼痛问卷表 疼痛问卷表(McGill pain question naire,MPQ)评估疼痛的情感及感觉方面和疼痛的部位、强度、时间特性等。除了疼痛描述语外,还包括评估疼痛空间分布的身体线图以及现存疼痛强度(present pain intensity,PPI)的测量。PPI 也是一种 VDS,从 0 到 5 依次使用无痛、轻度、不适、痛苦、恐惧和剧痛的词语来描述疼痛,可用于老年人包括轻至中度认知损害者。

6. 功能评价量表 功能评价量表(the Functional Pain Scale,FPS)可进行主观和客观的评价:①确定是否主观反映当前存在疼痛;②主观地评价患者是"可以忍受"、"不可以忍受";③比较客观的功能评价,快速地对疼痛进行评估并干预,使其快速地逆转为"可以忍受"的范围。FPS 量表描述从 0~5 的范围,0=无痛,5=痛到无法交流的地步。有研究显示此量表用于老年疼痛评估信度效度较好,并优于其他量表。

7. 简洁疼痛问卷 简洁疼痛问卷(the brief pain inventory,BPI)用 NRS 表达患者的疼痛强度,用 7 个问题描述疼痛干扰患者的情绪、工作和生活等;当前治疗的缓解程度用百分比表示;用图形表示相应的疼痛部位等。BPI 是一种综合的疼痛评价工具,被证明有效并被广泛用于癌痛的评价。

8. Memorial 疼痛评估卡(the Memorial pain assessment card,MPAC) 是一种简明的疼痛评估卡,既能评估疼痛强度,又能评估情绪对疼痛的影响及治疗效果。该评估卡上有 4 项评估疼痛的标尺,1 项为语言描述标尺,另外 3 项为评估疼痛程度、缓解程度和情绪状态的视觉标尺。

(五)特殊老年患者的疼痛评估

1. 重症老年患者疼痛的评估 ICU 重症老年患者的评估,护士可以采取以下措施:①记录患者的自诉疼痛经历,即疼痛日记;②测定疼痛的行为和生理指标;③将疼痛记录通知给他人以便做相应的干预措施。

2. 认知功能损害的老年患者疼痛的评估 认知功能损害的老年人疼痛的评估十分复杂,这类人完成评估工具的数量随着认知损害加重而减少。认知功能中度受损的老年人能够完成 1 种以上疼痛评估工具,认知功能重度损害者中只有 30% 能够完成 1 种以上疼痛评估工具。对认知或语言受损的老年人,应用非言语疼痛行为来评估,如功能和发音的改变(步态变化、退缩或激动行为,呻吟、食欲或睡眠改变、哭泣等)。

3. 痴呆老年患者疼痛的评估 痴呆是一种具有近期和远期记忆、认知、言语、行为障碍和人格改变的临床综合征。轻度认知损害与痴呆有一定关系，但不能等同于痴呆，很大部分的轻度认知损害者最终会发展为痴呆。由于痴呆患者有不同程度失语、短期和长期记忆功能受损、沟通障碍及解释词语或概念的能力减退，导致报告疼痛的能力下降或缺如。

轻-中度痴呆老年患者疼痛的评估常使用上述量表，中-重度除使用上述量表外，常用的还有以下几种：①非言语疼痛行为量表(the checklist of nonverbal pain indicator, CNPI)；②痴呆老人疼痛评估量表(pain assessment for the dementing elderly, PADE)；③老年晚期痴呆疼痛评估量表(pain assessment in advanced dementia scale, PAINAD)；④严重痴呆患者疼痛评估量表(the pain assessment scale for seniors with severe dementia)；⑤委托疼痛问卷(proxy pain questionnaire, PPQ)；⑥护士辅助精神障碍患者疼痛评估工具(nursing assistant- administered instrument to assess pain in demented individuals)。

由于老年痴呆患者的疼痛评估存在其特殊性，正确地选用评估工具，以求达到最好的评估效果很重要。虽然目前的评估工具种类繁多，并且不断有新的方法出现，但其信度和效度仍有待进一步验证。

六、老年急性疼痛

对于老年人急性疼痛作为一个症状有重要的信号价值，常警示人们有实际的或潜在的、或迫近的组织损伤。如果急性疼痛随年龄而发生明显的改变，将延误和混淆诊断和治疗。急性疼痛表现的变化是由于与年龄有关的生理和解剖学的发育变化，或者是由于现在尚未认识的疾病过程所引起，值得研究。然而回答的却是，在诊断和治疗老年人的急诊室里病人无痛性急性心肌梗死(MI)，肠系膜梗死，或者阑尾炎时很少立即将他们联系起来。

急性疼痛在老年人的几种疾病中也可以不是主要的症状表现，而在较年轻的患者中疼痛却是关键的有诊断意义的症状。例如，年龄是缺血性心脏疼痛减少的独立危险因素。无症状的急性心肌梗死和年轻人相比更常发生在老年人。推测老年人无痛性心肌梗死发生率范围更大，在 65 岁以上的老年病人中大约是从 30%～80%。

当达到充足强度的传入冲动并且适当地激活中枢上行通路时，就会发生心肌梗死引起的疼痛。在无症状的心肌梗死时显然没有达到这样的水平。因为心肌的刺激不充分，降低了向中枢传递的能力，或者是其他的未知的病理生理理由。这不应该作为一般意义上年龄使疼痛敏感性降低的证据。因为无症状缺血性和非典型性胸痛也经常发生在有急性心肌梗死的较年轻人当中。不过观察到的比老年人程度轻。

在任何年龄急性心肌梗死缺乏疼痛都与发病率增加有关。老年人较多地表现为非典型症状的危险性需要认知，警觉和小心。这在对这些个体提供医疗护理上提出来困难的挑战。需要跨学科的相当范围的知识。

在临床各类急性病中，年龄越大疼痛症状越不明显。对患腹膜炎、肠梗阻、肺炎等疾病的患者进行调查发现，在 65 岁以上的老年患者中，约 40% 仅有轻微疼痛或丝毫不痛。老年人无痛性心肌梗死的发生率更是高达 35%～42%。在接受轻度伤害性刺激时，对疼痛的敏感性也随年龄增加而减弱。最近的一项汇总分析证实，老人的平均痛阈水平与年轻人的前 15% 相当。痛阈升高可能会削弱疼痛的报警功能，使得对伤害性刺激的感知减弱，从而加速组织损伤。临床急性痛研究得到了与上述相同的结论。痛阈升高使患者对疼痛症状的描述有误，导致不适当的诊断和治疗。

来源于体表结构的疼痛和较深结构的急性疼痛可能代表不同类型的疼痛。大多数骨折及老年人常见的肌肉、关节、跟腱扭伤等有关的急性疼痛在其他方面健康的老年人群中临床表现形式不随年龄的变化而有显著的变化。

还有零星报道表明，老年人术后疼痛和癌症痛的程度都显著低于年轻人。然而，对老年患者术后疼痛的管理可能是复杂的。包括风险较高的年龄和疾病相关的生理病理变化以及疾病的药物治疗、药物间的相互作用，需仔细考虑，因为生理变化与衰老相关的老化是个性化的和渐进的。评估术后疼痛，应包括实足年龄、肾脏、肝脏和心脏功能方面的生理年龄、病理和处方药的个人情况。此外，对患者的认知障碍，必须加以考虑。认知正常的老年患者，可以使用最常用疼痛评估工具进行评测，如视觉模拟评分法(VAS)，语言评价量表(VRS)，数字评定量表(NRS)及面部疼痛量表(FPS)。轻度至中度认知功能障碍的老年患者，VRS 是一个更好的工具。对于严重的认知障碍的老年患者，行为量表验证术后疼痛，如 Doloplus-2 或 Algoplus 是适当的。术后疼痛治疗，药物(如对乙酰氨基酚、非甾体类抗炎药、曲马多、可待因、吗啡、局部麻醉剂)，技术(如静脉注射吗啡滴定法、皮下注射吗啡、静脉或硬膜外自控镇痛、吗啡，可用于老年患者外周神经阻滞)和策略(如预期的术中镇痛、多模式镇痛)用于急性疼痛管理。然而，由于老年人的药代动力学和药效学的变化，针对发病率较高的疾病和同时使用其他药物，必须仔细调整，以适应每个病人，要密切监测治疗的疗效和不良事件的发生率及严重程度。

七、老年疼痛与心理

慢性疼痛持续存在的机制中以中枢神经系统的作用较重要。其中作为神经递质的氨类、去甲肾上腺素、多巴胺、5-羟色胺神经元对疼痛感觉的中枢调节和心理情绪紊乱的病因学方面起重要作用。导水管周围灰质、中缝大核、网状结构外侧前庭中的 5-羟色胺对疼痛有副反馈作用。上述生物氨在单胺氧化酶作用下，经氧化脱氨基作用成为失活的复合物。在 45 岁以后单胺氧化酶的活性增强，影响老年人情绪和疼痛感觉的突触后副反馈作用被削弱。慢性疼痛除影响中枢神经功能外，对自主神经系统的影响比急性疼痛更明显，且常表现为精神抑郁、失眠、食欲下降、生活活动兴趣低落等。

老年人较普遍地存在抑郁和紧张感，疼痛可加重此几率，且比其他年龄组严重。老年慢性疼痛与抑郁症之间有着明显的相关性，慢性疼痛主诉抑郁症状者老年组明显增多，抑郁症患者主诉疼痛不适的发生率亦明显高于其他组群。疼痛与抑郁症的因果关系，在不同人群间有所不同。例如，生活于正常环境中的老年人，多担负着诸多家务活动，一旦慢性疼痛程度加重,限制其家务劳务,日常活动能力受限,即可产生悲观情绪,甚至怀疑自身存在的价值,最终导致抑郁症。即慢性疼痛→活动功能障碍→限制其日常活动能力→抑郁症。而对生活在疗养院、敬老院等有规律有组织的护理环境中的老人,由于生活环境的单调寂寞,远离亲人的孤独感,抑郁症成为其主要病因。主诉疼痛多为表达抑郁或消沉情绪的替代方式,以获得更多人的关注和爱护。因此,对有慢性疼痛且有抑郁症患者不仅应给予疼痛治疗,而且需给予更多的精神关注和抗抑郁药物的协同治疗。

大量临床观察及研究结果表明,传导和受体器官越复杂,与年龄老化过程相关的感觉功能的变化就越大。随着年龄的老化,主管视觉、听觉传导过程和受体反应系统的功能已发生变化。听觉、视觉能力出现偏差,表现为老年性远视(老花眼),老年性耳聋。过去对疼痛感觉是否也具有随年龄老化而减弱的变化研究,无确切的结论。

近来大多数学者认为,疼痛是一种主观体验,由感觉反应和情绪反应两部分组成,并受多种心理学因素的影响。以前,大多数有关年龄变化对疼痛感觉影响的研究重点放在感觉的辨别部分,而忽略了疼痛相关的情绪反应。例如,用压力或热辐射刺激,诱发疼痛的试验结果证明,老年人的痛阈较年轻人增加 $12\%\sim15\%$。另一项研究用表皮电击刺激的结果,却是老年人对疼痛的反应比年轻人更敏感。出现上述矛盾的主要原因之一是皮肤的改变。随着年龄的老化,皮肤结构发生了变化,使老年人的皮肤对辐射热的消散速度较年轻人加快。当用热刺激诱发疼痛时即可产生老年人痛阈增加的结果。说明传导系统的改变与疼痛感觉相关的中枢神经系统过程没有变化。为了使有关年龄对疼痛感觉影响的研究取得更准确的结论,学者们多已强调应将试验用伤害性刺激强度及其伴随出现的不愉快感觉分别进行评估,即将疼痛相关的情绪反应和对单纯疼痛感觉的强度分别进行评估比较。该项研究结果证明,老年人与青年人对疼痛感觉的反应性无明显差异。目前所用的疼痛评估方法尚无一种能被普遍接受,因每一个年龄群体都需要有某些特殊的考虑,但研究结果证实,视觉模拟评分法(VAS)对老年组是可行有效的方法。但对意识障碍者则无效。为了对有意识障碍、活动能力严重受限、识别能力减弱的老年人得到及时、准确的检查治疗,对老年人疼痛的检测评估,必须注意以下特点:

1. 对伤害刺激的感受性　老年人对伤害刺激的感受性和对疼痛感觉迟钝的看法是缺乏客观理论依据的,对疼痛性质和疼痛程度亦无充分证据说明老年与青年间有差异,老年人疼痛不应视为"正常现象"而被忽略,应得到及时有效的治疗。

2. 老年人的精神状态　老年人多伴有记忆力减退。在患有遗忘症的初期,其记忆力的减退并不影响日常生活能力、自我维护能力和社会活动能力,可同青年人一样准确地主诉疼痛症状、性质,疼痛治疗的效果较佳,但对识别能力严重减退的老人,已失去单独就诊的能力,故对其检查诊治应有特殊方法。

3. 日常生活能力　对有日常生活能力减弱的老人,多伴有明显的忧郁情绪。采用目前疼痛的评估方法难以得到准确的结论。Lawton 与 Brody 建议对老年人疼痛的评估,除通常方法外,应对其生活能力进行评分(ADL)。ADL评分适用于非卧床患者。对有明显行动功能损害者可选用 Katz 提出的观察力评分(observational scale)。

4. 老年人的复合疾患　老年人慢性退行性改变,包括痴呆和中风的发生率较高,尤其是高龄患者其慢性疼痛可为多种病因所致。因此,对其疼痛进行检查评估时,应注意多种疾病相互影响的因素。

八、老年慢性疼痛的管理策略

2010 年 ASA《慢性疼痛治疗实用指南》指出,"多模式镇痛治疗是指采用超过 1 种方法来治疗慢性疼痛","多学科镇痛治疗则表示在包括多个学科的治疗计划中体现多模式镇痛"。据文献表明,采用多学科治疗计划比传统治疗模式明显改善了患者的疼痛强度评分,维持时间达 4 个月～1 年。患者的疼痛和健康状态可随时间改变,在治疗中需要随时评估和根据评估的结果调整治疗。治疗的目标应是有效缓解疼痛,改善功能和减轻心理痛苦。对老年人的疼痛治疗可分为药物治疗和非药物治疗。老年人的生理特点及常并发多个系统的疾病决定了他们在慢性疼痛治疗中有其自身的特点。

(一)药物治疗

镇痛药主要包括对乙酰氨基酚、非甾体类抗炎药(NSAIDs)、弱的阿片类药物如可待因和曲马多及阿片类药物吗啡等。

对于老年人的慢性轻中度肌肉、骨骼疼痛,美国老年协会推荐首选对乙酰氨基酚。这是由于对乙酰氨基酚主要作用于中枢,而对外周作用较弱,相对于非选择性的 NSAIDs 来说较为安全。非选择性 NSAIDs 对肾脏和胃的毒性相对增加,大于 65 岁时发生严重并发症的危险性每年递增 4%。老年人,尤其是肾脏灌注减少或有心血管疾病时,更依赖于肾脏的前列腺素的合成以维持肾脏的血流。在有心血管疾病时使用 NSAIDs 可使得肾衰和充血性心力衰竭的发生率增加 10 倍。而选择性的 COX-2 抑制剂对胃肠道毒性相对较小,但对肾功能有同样的影响。且长期使用可明显增加心肌梗死和脑卒中的发生率。因此,老年人使用 NSAIDs 时需非常小心。

弱阿片类药物主要针对中度疼痛。使用较多的是曲马多。由于它的药理特性,对于存在胃肠道(便秘)和肾脏问题的老年人更适合使用。最近不时的有报道曲马多成瘾的问题。正常情况下曲马多没有成瘾的可能,其最大的用量是 400mg/d,若超过此剂量,疼痛仍不能有效减轻,则不能再增加剂量,需加用辅助用药或换用镇痛效果更强的三阶梯用药。若无限制的增加曲马多的使用剂量,则有成瘾的可能性大大增加。除此以外,目前多主张使用其缓释剂型,因为其维持了血药浓度的稳定,也减少了成瘾的可能性。

对于对乙酰氨基酚和曲马多无效的重度慢性疼痛,可考虑使用阿片类药物。使用阿片类药物时,多数人担心其成瘾问题,但目前大量的研究都认为阿片类药物治疗疼痛时很少引起成瘾,且耐受性并不影响长期应用阿片类药物,而它的副作用如恶心会逐渐消失,便秘通过调整饮食及使用药物也可纠正。老年人使用阿片类药物时需注意从最小剂量开始,可使用即释剂型,滴定药物剂量至控制疼痛后,再改为控释剂型或缓释剂型,以维持一个稳定的血药浓度,减少耐受。

对于老年人的神经病理性疼痛,同样可使用抗抑郁药、抗惊厥药及抗心律失常药等。三环类抗抑郁药阿米替林较其他类的抗抑郁药对治疗神经病理性疼痛效果更好。传统的抗惊厥药卡马西平、苯妥英由于副作用较大故在疼痛治疗中的使用较少,但卡马西平仍是三叉神经痛的一线用药。新型的抗惊厥药加巴喷丁和普瑞巴林(乐瑞卡)近来在国内也被用于治疗神经病理性疼痛,有资料显示,两种药物对糖尿病周围神经病变和带状疱疹后神经痛有效,而且不良反应明显少于传统的抗惊厥药。抗心律失常药物美西律、氟卡尼和利多卡因等可被用于治疗其他治疗无效的神经病理性疼痛。对于老年人骨质疏松引起的疼痛,可考虑使用降钙素及二磷酸类药物。值得注意的是,这些药对于心脏、肝肾功能都有影响,在治疗时需根据每个人的具体情况选用。

(二)非药物治疗

非药物治疗包括物理治疗、微创介入治疗及心理治疗等。

1. 物理治疗 疼痛的物理治疗种类较多,包括光疗法、电疗法、磁疗法、超声波疗法、水疗法、针灸、按摩等。理疗可与药物治疗相配合,有助于增加局部血液循环、止痛、增强肌力、改善老年人的活动范围。但应特别注意的是,按摩必须由专科医师进行操作。因为按摩并不能起到直接的治疗作用,若治疗不当,还会加重病情。老年人常有骨质疏松,若按摩用力过猛,往往会造成骨折,尤其是颈、腰椎骨质增生的老年人,更不能轻易行按摩治疗,若按摩不当造成骨折时,常可出现神经损伤,甚至瘫痪,后果不堪设想。

2. 微创介入治疗 对于药物治疗、物理治疗效果不佳的慢性顽固性疼痛患者,可考虑使用微创介入治疗,由于其对人体的损伤较小且避免了长期药物治疗的副作用,故目前在国内疼痛科广泛开展。对于老年人疼痛治疗的微创介入治疗主要包括神经阻滞、臭氧疼痛治疗、经皮椎体成形术、射频疼痛治疗及吗啡泵植入术、脊髓电刺激、硬膜外腔镜疼痛治疗技术等。

神经阻滞是指在神经干、神经根或神经节旁注入局部麻醉药物,起到一过性阻断神经传导作用的方法。神经阻滞不仅可以止痛,还可阻止疼痛的传导、阻断疼痛的恶性循环,解除肌紧张及痉挛,解除血管收缩,改善缺血缺氧,改善代谢,改善血流状态,并有抗炎作用。使用皮质醇类药物时,对于老年人,尤其对有心血管疾病、糖尿病的老年人应尤为注意皮质醇的副作用,根据个人情况使用。神经毁损是长期性或永久的神经阻滞,分为物理性和化学性毁损,目前多推荐使用射频毁损,它是一种物理毁损方法,通过电流破坏神经纤维而阻断神经冲动的传导,较化学性神经毁损具有损伤面积小、阻滞范围易于控制等优点。脉冲射频的温度控制在38～42℃,只影响感觉神经而不会破坏运动神经功能,对于老年人四肢的慢性顽固性疼痛可考虑使用。射频毁损不仅可用于毁损外周神经,还可用于毁损脊髓中的传导束如脊髓丘脑束及大脑中的一些核团来治疗某些顽固性疼痛。

脊髓电刺激(SCS)对普通疼痛治疗疗效不佳的神经病理性和伤害感受性疼痛有特殊效果。它一般是将电极经皮植入硬膜外间隙,少数需切开椎板放置电极。电极植入后需进行7～10天的测试,疼痛有效控制后可植入脉冲发生器持续刺激。大约80%患者在测试阶段效果良好,这样可进一步植入永久电极。追踪观察研究表明,约70%神经病理性疼痛患者植入永久电极后取得满意效果,有50%伤害感受性疼痛患者,观察6个月后,取得长期镇痛效果。此外,通过将电极植入脑部的深部脑刺激(DBS)和运动皮质刺激可用于治疗痛性残疾或其他各种手段治疗无效的患者。

很多老年人都有骨质疏松,严重的骨质疏松可引起压缩性骨折,导致顽固性疼痛。经皮椎体成形术是通过经皮向压缩骨折的椎体内注入填充物如骨水泥等,来增强稳定压缩骨折的椎体,减轻疼痛。主要适用于:疼痛明显,单纯依靠药物治疗效果不佳;经影像学检查除外其他原因导致的疼痛;椎体的压缩程度至少应保持原椎体高度的1/3。但当椎体高度受压超过75%及骨折累及椎体后壁、骨折片压迫椎管内结构者不宜行此治疗。其并发症主要为骨水泥外漏、椎弓根骨折、脂肪栓塞和肺栓塞等。

近几年纤维光导技术和内镜的发展使硬膜外腔镜得以应用到临床。用此技术进行治疗时,医生可在X线透视引导下,将针置入骶部硬膜外腔,直视硬膜外腔内容物,进行图像诊断或治疗。可用来治疗老年人的硬膜外纤维化、腰部术后长期疼痛、椎间孔或侧隐窝狭窄及神经根损伤等。

可编程吗啡泵植入术是将一特殊导管放置于蛛网膜下腔,然后植入可编程吗啡泵于患者皮肤下,用皮下隧道方式将导管与泵相连接。泵内有储药器可储存吗啡药液,泵的输注系统可将药液经导管持续缓慢匀速地输入蛛网膜下腔的脑脊液中,达到控制疼痛的目的。由于吗啡直接作用于脊髓和大脑的内啡肽受体,所以微量的吗啡即可达到满意的镇痛效果,减少了吗啡全身用药带来的副作用。储药器可反复注药,并可变化药液浓度。还可根据病情需要在不开刀的情况下,遥控调节吗啡泵的输注速率。目前在国内多用于治疗癌痛。国外也有将输注泵内放入局麻药、氯胺酮及可乐定等药物,以治疗神经病理性疼痛。

(三)心理治疗

对有慢性疼痛且有抑郁症患者不仅应给予疼痛治疗,而且还需要心理治疗。心理治疗方法包括认知行为治疗、松弛治疗、操作行为治疗、生物反馈治疗。

认知行为治疗的中心目标是要减轻或消除那些造成与患者疼痛有关的不良的行为倾向、不良想法和信念的影响因素。松弛治疗是对患者进行松弛训练以减轻患者的焦虑抑郁。操作行为治疗是根据条件反射原理,用奖励——强化和处罚——消除来治疗疼痛。如果患者学习到和出现一种新的、好的行为时,我们立即给予奖励,这样新行为被强化,不良行为被削弱。除此之外,还要用记录或图表显示患者身体锻炼的进步和其能力的改善,使患者感觉到能力逐渐控制并最终战胜疾病。而生物反馈治疗基于慢性疼痛患者会有一系列情绪变化,从而出现心率、心电、脉搏、血压、肌电等生物生理信息的改变,如果将这些自己意识不到的信息经过检测放大,以光亮、仪表、数字或图像显示出来,经眼耳反馈给本人,通过具体的训练,让患者学会自我控制,以达到自己控制情绪,促进功能的恢复,达到康复的目的。通过这些治疗方法,帮助老年人应对疼痛问题,自我控制情绪,提高生活质量。

总之,随着老龄社会的到来,关注老年人,关注老年人的疼痛问题已成为我国疼痛治疗的重要方面。

（赵 英）

▶ 参考文献 ◀

1. 赵英.多学科与慢性疼痛多学科干预与慢性疼痛治疗.中国康复医学杂志,2003,18(1):9.
2. 赵英.疼痛的测量和评估方法.中国临床康复杂志,2002,6(16):2347-2349
3. 赵英.慢性疼痛的心理治疗.中国临床康复杂志,2002,6(16):2360-2361
4. 赵英.关于慢性疼痛(1).中国临床康复,2005,9(2):163
5. 赵英.慢性疼痛的产生机制(2).中国临床康复,2005,9(10):26
6. 赵英.慢性疼痛的产生机制(3).中国临床康复,2005,9(14):42
7. 赵英.疼痛的现状.中国社区医师,2005,22(14):7
8. 赵英.疼痛理论的变迁.中国社区医师,2005,22(14):8
9. 赵英.急性疼痛与慢性疼痛.中国社区医师,2005,22(14):9-10
10. 牛思萌,赵英.痴呆患者的疼痛评估及进展.中国康复医学杂志,2008,6:576-578
11. 王春雪,王拥军.建立慢性疼痛的组织化医疗模式.中国康复理论与实践,2009,15(7):601-602
12. 于晓光.老年癌痛评估.中国临床康复,2003,20:20-22
13. 黄如训,卢林.慢性疼痛与抑郁症.中国临床康复,2002,6(12):17102-1711
14. 黄宇光.慢性非癌痛治疗原则.中国执业药师,2005,7:19-22
15. 严相默.神经阻滞疗法用于慢性疼痛治疗的进展.临床麻醉学杂志,2005,21(5):355-358
16. 杨旅军.老年人慢性疼痛的治疗.老年医学与保健,2005,11(3):143-145
17. 李滴,刘雪琴.老年人疼痛强度评估量表的选择.中华护理杂志,2004,39(3):165-167
18. 中华医学会.临床诊疗指南.疼痛学分册.北京:人民卫生出版社,2007:14.
19. 许贤豪.老年性痴呆的研究进展.新医学,2001,32(2):709-710,718
20. Herr K,Bjoro K,Decker S,et al. Tools for assessment of pain innonverbal older adults with dementia:A state-of-the-science review. J Pain Symptom Manage, 2006, 31(2):170-192
21. Kowal J, Wilson KG, McWilliams LA, et al. Self-perceived burden in chronic pain:relevance, prevalence, and predictors. Pain,2012,153(8):1735-1741.
22. Herr K. Chronic pain:Challenges and assessment strategies. J Gerontol Nurs 2002,28:202-227
23. Herr K,Garand L. Assessment and measurement of pain in older adults. Clin Geriat r Med,2001,17(3):457-478
24. Alexander BJ,Plank P,Carlson MB. Methods of pain assessment in residents of long-term care facilities:A pilot study. Am MedDir Assoc,2005,6(2):137-143
25. Feldt KS,Ryden MB,Miles S. Treatment of pain in cognitively impaired compared with cognitively intact older patients with hip-fracture. J Am Geriatr Soc,1998,46:1079-1085
26. Gustavsson A,Bjorkman J,Ljungcrantz C,et al. Socio-economic burden of patients with a diagnosis related to chronic pain--register data of 840,000 Swedish patients. Eur J Pain,2012,16(2):289-299.
27. Falzone E,Hoffmann C,Keita H. Postoperative analgesia in elderly patients. Drugs Aging,2013,30(2):81-90
28. Warden V,Horley AC,Voliceer L,et al. Development and psychometric evaluation of the PAINAD (Pain assessment in advanced dementia) scale. Journal of the American Medical Directors Association,2003,4(1):9-15
29. McCaffery M,Ferrell BR. Nurses'knowledge of pain assessment and management :How much progress have we made? J Pain Symptom Manage,1997,14(3):175-188
30. Maxwell T. Cancer pain management in the elderly. Geriatric Knurs,2000,21(3):158-163
31. Salinas GD,Susalka D,Burton BS,et al. Risk assessment and counseling behaviors of healthcare professionals managing patients with chronic pain:a national multifaceted assessment of physicians,pharmacists,and their patients. J Opioid Manag. ,2012,8(5):273-284
32. Salvetti Mde G,Cobelo A,Vernalha Pde M,et al. Effects of a psychoeducational program for chronic pain management. Rev Lat Am Enfermagem,2012,20(5):896-902
33. Hilderink PH,Burger H,Deeg DJ,et al. The temporal relation between pain and depression:results from the longitudinal aging study Amsterdam. Psychosom Med,2012,74(9):945-951
34. Willman A,Petzäll K,Ostberg AL,Hall-Lord ML. The psycho-social dimension of pain and health-related quality of life in the oldest old. Scand J Caring Sci. 2012 Aug 3. doi:10. 1111/j. 1471-6712
35. American Geriatrics Society. The management of chronic pain in older persons :AGS panel on chronic pain in older persons. J Am Geriatr Soc,1998,46(5):635-651
36. Feldt KS. The checklist of nonverbal pain indicators (CNPI). Pain Management Nursing,2000,1(1):13-21
37. Horgas AL. Pain management in elderly adults. J Infus Nurs,2003,26(3):161-165.
38. Paolo LM,Brenda B,Diane EM,et al. Pain assessment in elderly patients with severe dementia. J Pain Symptom Manage,2003,25(1):48-52
39. Hadjistavropoulos T,Herr K,Turk DC,et al. An interdisciplinary expert consensus statement on assessment of pain in older persons. Clin J Pain,2007,23(1):S12-S43
40. Kwekkeboom KL, Herr K. Assessment of pain in the critically ill. Crit Care Nurs Clin North Am,2001,13(2):

181-194

41. Dahl JL. Effective pain management in terminal care. Clin Geriatr Med,1996,12(2):279-300

42. Cloth FM, Shelve AA, Stoker CV, et al. The functional pain scale: reliability, validity, and responsiveness in an elderly population. J Am Med Dir Assoc, 2001, 2(3): 110-114

43. Herr KA, Mobily PR, Kohout FJ, et al. Evaluation of the faces pain scale for use with the elderly. Clin J Pain, 1998,14(1):29-38

44. Mary S. Wheeler: pain assessment and management in the patient with mild to moderate cognitive impairment. Hospice& Palliative Care,2006,24(6):355-357

45. Gagliese L, Katz J. Age differences in postoperative pain are scale dependent : A comparison of measures of pain intensity and quality in younger and older surgical patients. Pain,2003,103:112-120

46. The Dologlus group. Behavioral pain assessment scale for elderly subjects presenting with verbal communication disorder. Available from. www. doloplus. com/ versiong6/ index. htm. retrieved June 10,2003

47. Bergh I, Steen G, Waern M , et al. Pain and it s relation to cognitivefunction and depressive symptoms: A Swedish population study of 70 year old men and women. J Pain Symptom Manage,2003,26(4):903-912

48. Herr K. Chronic pain in t he older patient : Management st rategies. J Gerontol Nurs,2002,28(2):28-34

49. Husebo BS, St rand LI, Moe Nilssen R, et al. Mobilization Observation Behavior Intensity Dementia Pain Scale (MOBID): development and validation of a nurse administered pain assessment tool for use in dementia. J Pain Symptom Manage,2007,34(1):67-80

50. Shega JW, Hougham GW, Stocking CB, et al. Pain in community dwelling persons wit h dementia: Frequency, intensity and congruence between patient and caregiver report. J Pain Symptom Manage,2004,28(6):585-592

51. Marybeth MK, Barnason S. Managing pain : t he fift hvital sign. Nurs Clin North Am,2000,35(2):375-383

52. Ferrell BA, Herr K, Fine P, et al. The management of persistent pain in older persons. Journal of the American Geriatric Society,2000,50(6):1-20

53. Frampton M. Experience assessment and management of pain in people with dementia. Age Ageing,2003,32(3): 248-251

54. Parquet C, Kernot MJ, Dub L, et al. The role of everyday emotion regulation on pain in hospitalized elderly : insights f rom a prospective withinday assessment. Pain, 2005,115:355-363

55. Miller LL, Nelson LL, Mezey M. Comfort and pain relief indemention: Awakening a new beneficence. Journal of Gerontological Nursing,2000,26(9):32-40

56. Scherder EJ, Boutna A. Visual annlogue scales for pain assessment in alzheimer's disease. Gerontology, 2000, 46 (1):47-53

57. Her KA, Mobily PB, Kohoul FJ, et al. Evaluation of the faces pain scale for use with the elderly. Clin J Pain, 1998,14(1):29-38

58. Smith M. Pain assessment in nonverbal adults with advanced dementia. Perspect Psychiatr Care, 2005, 41(3): 99-113

59. Snow AL, Weber JB, O'Malley KJ, et al. NOPPAIN: a nursing assistant - administered pain assessment instrument for use in dementia. Dement Geriatr Cogn Disord, 2004,17:240-246

60. Helme RD, Gibson SJ. The epidemiology of pain in elderly people. Clin Geriatr Med,2001,17(3):417-431

61. Gibson SJ, Lussier D. Prevalence and relevance of pain in older persons. Pain Med,2012,13(Suppl 2):S23-S26

第二十五章

老年人介入诊疗技术与微创手术

<<<<<

第一节 老年神经外科介入诊疗技术和微创手术

一、概 述

脑血管病为常见的老年病,具有高发病率、高致残及致死率和高复发率的特点,是老年人群最重要的致死致残原因之一。目前,我国已进入老龄化社会。第六次全国人口普查数据显示,我国 60 岁及以上人口占 13.26%,其中 65 岁及以上人口占 8.87%;老龄化呈加速趋势,老年甚至高龄脑血管病患者逐年增多。老年人身体敏感性降低,发病的症状及体征不典型,发病快,病程短,常常并发多种疾病,易发生全身衰竭,往往无法耐受创伤大的手术。近年来,神经介入治疗以其微创、有效、安全和适应证较宽等特点逐渐受到医生与患者的肯定,在老年脑血管病领域显示出广阔的前景,成为治疗老年脑血管病的主要手段之一。

神经介入治疗学(neuro-interventional therapeutics)又称介入神经放射学(interventional neuroradiology),是指利用血管内导管操作技术,在计算机控制的数字影像系统的支持下,对累及人体神经系统血管的病变进行诊断和治疗的一种临床医学科学。其研究的对象主要是颅内外、颈部、椎管内及椎体的血管性病变,包括颅内、颈部动脉粥样硬化性或非动脉粥样硬化性血管狭窄或闭塞、急性脑梗死、短暂性脑缺血发作(transient ischemic attack,TIA)、颅内动脉瘤、脑血管畸形、各类动静脉瘘、部分头颈部肿瘤以及脊髓脊柱血管性疾病等。

20 世纪 70 年代初,法国 Djindjan 的颈外动脉和脊髓动脉的超选择性插管造影技术的应用,开始了介入神经放射学的新纪元。1974 年前苏联 Serbinenko 首先报道了用可脱性球囊治疗颈内动脉-海绵窦瘘。1976 年和 1977 年 Pervsner 和 Kerber 用 α-氰基丙烯酸异丁酯(IBCA)液体栓塞剂进行了动静脉畸形的栓塞。1978 年 Debrun 等人用可脱性乳胶球囊成功治疗了创伤性颈内动脉-海绵窦瘘和椎动脉瘘。1980 年 Sundt 等人首次报道了症状性颅内动脉狭窄的支架治疗。1981 年 Zeumer 等报道了世界上的第一例经动脉内溶栓治疗脑梗死患者的经验。1982 年 Romodanov 和 Shchegiov 首次报道了用可脱性球囊治疗颅内动脉瘤的经验。1991 年 Guglielmi 开发了电解式微弹簧圈并应用于颅内动脉瘤的治疗。1999 年,Mori 等报道了椎动脉颅内段的支架植入术,

2001 年国内北京医院首先报道成功开展了颅内动脉狭窄支架植入术。近年来,随着人们观念的转变、技术和材料的改进以及治疗经验的积累,神经介入治疗的适应证不断扩大,广泛用于脑血管病的各个领域,取得了良好效果。

(一)缺血性脑血管病

颈动脉粥样硬化性狭窄是导致脑卒中发生的主要原因之一,颈动脉内膜剥脱术(carotid endarterectomy,CEA)已成为防治颈动脉狭窄所致卒中发生的一级或二级措施。目前的循证医学证据显示颈动脉支架植入术(carotid angioplasty and stenting,CAS)疗效不低于 CEA,对于伴有易损斑块的症状性低中度狭窄,可以通过血管内支架植入的机械支撑作用闭合斑块的溃疡表面,并通过继发的内皮化达到斑块稳定的效果。症状性颅内动脉狭窄的治疗是另一个值得关注的热点。华法林-阿司匹林治疗症状性颅内动脉狭窄临床研究结果显示,药物治疗的效果是有局限性的。现在北京、上海及国内各地多家医疗中心相继开展了颅内动脉狭窄的支架植入术,支架治疗颅内动脉狭窄得到了更多应用,短期内取得了较好的初步效果。但目前的随访结果显示颅内动脉支架成形术后再狭窄率高达 30% 左右。最新报道提示颅内支架治疗颅内动脉狭窄并不优于内科药物治疗,颅内动脉狭窄支架植入术尚不是一种成熟的治疗方法,尚待进一步观察。

(二)出血性脑血管病

神经介入治疗目前已成为治疗颅内动脉瘤的主要手段之一。对于大多数颅内动脉瘤,介入治疗可以作为手术治疗的有效替代。对于复杂、宽颈动脉瘤,介入治疗相对具有优势。支架、球囊的应用提高了致密栓塞率,降低了复发率。脑动静脉畸形的自然史仍然不十分清楚,老年动静脉畸形的治疗理应慎之又慎。患者的年龄、是否合并动脉瘤和动静脉瘘、畸形团的位置和出血史是必须考虑的因素。显微手术切除、立体定向放射治疗、血管内栓塞治疗或多种方法联合等综合治疗方案仍是目前动静脉畸形治疗的主要手段。根据年龄、身体状况及动静脉畸形的分级来制订栓塞目标的治疗原则已逐步被多数人接受。随着人们对畸形团血管构筑的了解和栓塞材料的改进,栓塞治愈率已能达到 30% 以上。在 Spetzler Ⅰ、Ⅱ 分级的部分病人中短期内甚至达到了与外科手术切除的相同效果。

老年人常伴发脑动脉硬化,脑动脉壁薄,细长,弯曲大,缺乏弹性搏动,周围缺乏保护;仅在脑皮质表面有吻合,代偿差,容易发生出血或缺血事件。发生手术意外后易并发其他并发症如长期卧床可以引起坠积性肺炎、便秘、肌肉萎缩、体

位低血压、肢体挛缩,骨质疏松,压疮等。只有充分考虑到老年患者的特殊性,因人而异选择治疗方案,才能使神经介入治疗更好地为老年患者服务。

二、颈部动脉狭窄的介入治疗

脑供血动脉的狭窄与缺血性脑卒中或短暂性脑缺血发作(transient ischemic attack,TIA)密切相关,而且有研究表明,随着年龄的增长,脑供血动脉狭窄的发生率也明显增高;所以积极地诊断、治疗脑供血动脉狭窄可以有效预防老年患者缺血性脑卒中的发生。与脑供血相关的颈部动脉通常包括颈总动脉、颈内动脉颈段,椎动脉骨外段(V1 段)、椎间孔段(V2 段)和脊椎外段(V3 段),以及头臂干(无名动脉)和锁骨下动脉起始段。本节简要介绍上述动脉狭窄的介入治疗情况。

(一)颈部动脉狭窄介入治疗的现状

在颈部动脉狭窄的手术和介入治疗方面,研究最深入的应当是颈动脉狭窄。对于颈动脉狭窄,已经有很多的随机对照研究结果公布,基本肯定颈动脉内膜剥脱术(CEA)和颈动脉支架植入术(CAS)可作为两种供选择的方法重建狭窄的颈动脉管腔,并能有效预防卒中的发生。虽然椎动脉、锁骨下动脉和无名动脉狭窄也有很多手术或介入治疗的病例报告,但目前还缺少随机对照研究,不能像颈动脉狭窄那样具有较有力的循证医学证据。根据相关文献的回顾,结合北京医院的经验,对老年患者颈部动脉狭窄的介入治疗介绍如下。

(二)适应证和禁忌证

1. 适应证

(1)无症状者,动脉狭窄≥70%;有症状者(TIA 或缺血性卒中),狭窄>50%。

(2)血管管径虽≤50%,但有溃疡性斑块形成。

(3)放疗后或动脉内膜剥脱术后狭窄[狭窄程度符合(1)或(2)]。

(4)急性动脉溶栓术后残余狭窄[狭窄程度符合(1)或(2)]。

2. 禁忌证

(1)3 月内有颅内出血,2 周内有新鲜脑梗死灶者。

(2)脑梗死后遗留严重的神经功能障碍,如偏瘫、失语、昏迷。

(3)严重的出血倾向。

(4)严重的全身性疾病,如心、肝、肾功能障碍。

(5)2 周内发生心肌梗死者。

(6)介入术中或术后必用药物(如造影剂、肝素、抗血小板药物等)过敏者。

(7)解剖因素导致血管路径不允许实施介入治疗。

基于老年患者的特殊性,在一般意义适应证的基础上,应当更加慎重选择。年龄虽不是手术禁忌,但高龄是介入手术的独立危险因素;而且老龄患者常常血管病变多发,血管路径差(如动脉迂曲常见),合并症多,所以把握适应证时应充分结合患者的一般情况、预期寿命等进行个体化评估;除关注临床症状和动脉狭窄程度外,增加血流动力学的评价(如 CT 或 MRI 脑灌注显像,核素脑血流评价等)以严格适应证是必要的。

(三)术前准备

1. 详细的临床评估 完善包括一般临床实验室检查、血管影像(CTA、MRA、或 DSA,超声等)、脑血流动力学评价、脑 CT 或 MRI 等检查,遵照个体化分析的原则,由至少包括神经介入医生、神经科医生和合并症相关专业医生在内的术前会诊,严格选定适应证。

2. 术前用药 术前 3~5 天开始口服抗血小板药物阿司匹林 100mg(每日 1 次)+氯吡格雷 75mg(每日 1 次);如有药物过敏或抵抗,可选择的替代药物包括抵克力得 250mg,每日 2 次,双嘧达莫 50~200mg,每日 2 次。

3. 支架植入术准备

(1)术前 6 小时禁食禁水。

(2)碘过敏实验。

(3)双腹股沟区备皮。

(4)其他:如训练卧床排尿等,可避免导尿,减少尿路感染几率。

(5)术前 10 小时开始水化,术后继续水化 24 小时,利于降低造影剂肾病的发生。

(四)基本操作要点

1. 除患者不能配合或手术复杂手术时间长等,一般在局麻下实施。

2. 术中常规系统肝素化。

3. 多数经股动脉途径,穿刺股动脉置入导管鞘,有时需经肱动脉;颈动脉、锁骨下动脉介入治疗常选用 8F 血管鞘,而椎动脉常选 6F 鞘。

4. 导管鞘及导引导管常规接加压盐水持续滴注以避免导管内血栓形成。

5. 颈动脉狭窄介入治疗推荐使用脑保护装置。

6. 支架选择:颈动脉狭窄大部分选择自膨式支架,以球囊对狭窄进行预扩张后植入支架,必要时可采取支架内后扩张以利于狭窄打开、支架贴壁;锁骨下动脉、无名动脉和椎动脉狭窄多选用球囊扩张式支架。支架长度以跨过狭窄两端各 3~5mm 为宜,其直径选择取决于血管的理想管径,争取最佳贴壁。

7. 介入治疗时应选取最佳投照角度,使狭窄充分展现。

(五)术中注意事项

1. 对于路径血管过度迂曲或动脉管壁不规则的患者,适当采用衬管技术和导管交换技术,提高导管到位成功率,减少栓子脱落机会。

2. 术中常规监测生命体征,颈动脉支架植入术时,常规备有阿托品、异丙肾上腺素、多巴胺等血管活性药物,应对颈动脉窦反射。

3. 术后不中和肝素。

4. 对于高度狭窄、侧支循环不良的患者,适当控制性降压(一般在狭窄打开前将收缩压下降 20~30mmHg)。

(六)术后处理

1. 继续服用抗血小板药物阿司匹林 100mg(每日 1 次)+氯吡格雷 75mg(每日 1 次),维持至少 30 天,椎动脉支架建议至少 3 月;然后停氯吡格雷,继续服用阿司匹林 100mg(每日 1 次);如果植入了抑制血管内皮生长的药物洗脱支架,阿司匹林 100mg(每日 1 次)+氯吡格雷 75mg(每日 1 次)应维持 1 年。

2. 导管鞘可以在肝素自然中和(最后一次肝素注射后 6 小时)拔除,并加压包扎,穿刺处关节伸直 8 小时,24 小时后可在医生检查后下地;也可以采用血管封闭装置在术后即刻拔除导管鞘,局部适当加压,一般术后 4 小时可在医生检查后活动物。

3. 老年患者术后常规监测尿量和体重变化,术后 1 天至 1 周复查肾功能。

4. 术后监测生命体征至少 24 小时,颈动脉狭窄支架术后根据血压、心率恢复情况决定。

(七) 并发症与防治

1. 脑梗死　常见原因有:栓子脱落和急性血栓形成等。术中应注意持续加压液体滴注,操作轻柔减少斑块脱落,术中采用脑保护装置;术中发现血栓形成,可采用术中溶栓处理。

2. 过度灌注　可表现为脑出血、脑水肿、癫痫发作、头痛等。对于过度灌注高危患者(如高度狭窄,伴有对侧动脉闭塞,颅内侧支循环不开放等)应严格监测血压,控制性降压。

3. 血流动力学紊乱　常见于颈动脉支架术中和术后,由于支架或球囊对颈动脉窦迷走神经的刺激所致,一般采用相应的药物处理可以避免或减轻,对于药物反应不良的可考虑放置临时起搏器。

4. 血管痉挛　术中导管、导丝的操作可引起血管痉挛。一般刺激解除后可自行缓解,严重痉挛可在术中应用罂粟碱 30mg 加入 10ml 生理盐水中缓慢痉挛动脉内注射。

5. 动脉夹层或撕裂　为避免此并发症,操作时要轻柔,选用球囊大小合适,扩张时避免暴力,支架选择合适,多数夹层在支架覆盖后可消失。

6. 支架内再狭窄　是目前困扰脑血管介入治疗远期疗效的主要问题之一,一般血管直径越小发生的概率越高。主要措施为严格规律服药,控制动脉粥样硬化的危险因素,定期影像复查,尽早发现;对于症状复发的严重支架内再狭窄,可采用支架内扩张或再植入支架的方法处理。

三、颅内动脉狭窄的介入治疗

颅内动脉狭窄在亚洲人、非洲人和西班牙裔人群中高发。在我国约 33%～50% 的脑卒中和超过 50% 的短暂性脑缺血发作被认为是由于颅内动脉狭窄引起的。在泰国和新加坡,颅内动脉狭窄引起脑卒中的比例约为 47%,在韩国约为 28%～60%。

颅内动脉狭窄可引起短暂性脑缺血发作(TIA)、脑梗死、慢性脑供血不足和腔隙性脑梗死等。以往的主要治疗方法为内科治疗,包括控制危险因素、抗血小板聚集药物、他汀类降脂药、血管紧张素转换酶抑制剂等。早在 20 世纪 80 年代,Sundt 等就报道了基底动脉狭窄的单纯球囊扩张术。1997 年,Higashida 等首先应用血管支架辅助弹簧圈栓塞宽基底动脉瘤,取得成功。1999 年,Mori 等首先报道了颅内动脉狭窄血管成形支架植入术。国内北京医院首先(2001 年 2 月)开展支架植入术治疗颅内椎-基底动脉粥样硬化性狭窄和大脑中动脉近端狭窄,取得成功。目前,颅内动脉狭窄的血管内支架植入治疗仍处于探索阶段。

(一) 适应证和禁忌证

1. 适应证

(1)脑血管造影证实颅内动脉狭窄程度≥70%;

(2)正规内科药物治疗效果不佳。

2. 禁忌证:①血管炎、烟雾病或者 6 周内发生过颅内出血;②具有出血倾向;③抗栓治疗禁忌。

目前颅内血管支架主要应用于颈内动脉颅内段、大脑中动脉的 M1 段、大脑前动脉的 A1 段、椎动脉颅内段和基底动脉。直径小于 2mm 的动脉发生的狭窄,支架植入后再狭窄的概率很高。

(二) 术前准备

1. 术前处理　参见"颈部动脉狭窄血管成形支架植入术"。

2. 术前评价　Mori 等根据病变血管的狭窄长度和形态将血管狭窄分为 3 型。A 型:血管狭窄长度<5mm,狭窄呈同心圆形状或类同心圆形,并且未完全闭塞;B 型:病变血管长 5～10mm,或完全闭塞,但闭塞时间不超过 3 个月;C 型:病变血管长度>10mm,或成角超过 90°,或非常迂曲以及完全闭塞超过 3 个月。

3. 术前用药　参见"颈部动脉狭窄的介入治疗"。

(三) 颅内动脉狭窄血管成形支架植入术

1. 支架的选择　现有的颅内动脉支架种类较少,以往多选用冠脉球囊扩张式支架,近几年也出现了专用于颅内动脉的球扩式支架。2005 年,美国 FDA 批准 Boston 公司的自膨式支架(Gateway-Wingspan 支架系统)用于颅内动脉狭窄的治疗。自膨式支架具有较好的柔顺性,易顺利到达目标血管,支架位于涂有亲水层的输送微导管内,避免损伤血管内膜,同时具有良好的金属记忆,因此其到位释放技术成功率较高、并发症低。但多中心注册研究中显示:Wingspan 支架植入术后再狭窄程度仍高达 25%～28%,与一般球囊扩张式金属裸支架相似。颅内支架多选择不带膜支架,以免覆盖狭窄部位可能存在的细小动脉分支。多数学者倾向于在颅内使用更柔软、更灵活、变形性大的支架。

2. 支架植入操作技术　一般多在气管内插管全麻下进行。但全麻无法观察患者的反应,如果病变位置比较接近椎动脉或颈内动脉近段,血管无特别迂曲,预计手术时间较短时,可在局麻下进行。同时,全麻可能会造成脑血流灌注降低,尤其是严重狭窄的病变或血管过于扭曲,治疗装置通过或放置在病变部位时可能造成血流阻断,易引起脑缺血事件。这一点对于老年、高龄患者尤其重要,一方面其依从性差,全麻可使其安静,支架定位更加准确。另一方面,其对于血压波动、血流阻断致脑缺血的耐受性差,全麻中应尽量避免血压过低,操作中尽量缩短血流阻断时间。

(1)穿刺股动脉放置 6F 血管鞘,肝素化后,在导丝导引下将 6F 导引导管插至病变侧的颈内动脉颅外段远端或椎动脉 C_2 椎体水平,做血管造影术,进一步确定狭窄的部位和程度。

(2)经导引导管插入 0.014 英寸的微导丝,在路图的指引下,将微导丝穿过狭窄段到达远端正常血管。

(3)如果选择自膨式支架,需要通过微导丝插入球囊主狭窄处进行预扩张。如果选择球扩式支架,一般只在狭窄严重,支架不能植入狭窄处时,才需要预扩张。前者需将狭窄血管扩张至理想直径的80%以上,而后者只需将狭窄的血管扩张到支架可通过即可。扩张后在固定微导丝的同时,撤出球囊。

(4)沿微导丝插入支架,支架精确跨过整个狭窄部位,造影证实支架位置合适后,对自膨式支架需稳定释放,而球扩式支架需用造影剂充盈球囊撑开释放支架,扩张压力一般为2~10atm,时间为10~45秒,压力和时间根据支架的扩张程度而定。复查血管造影,如果支架与血管壁贴合不理想或狭窄扩张不理想,可再行扩张。一般狭窄的血管支架植入术后应恢复到其理想管腔的70%以上。

(5)再次复查血管造影,了解病灶治疗情况以及其他血管有无异常。有条件者可在术前和术后行三维血管造影检查,以便更加清晰地显影。

(6)术后用药:参见"颈部动脉狭窄血管成形支架植入术"。

(7)疗效评定:可用 TCD、颈部血管超声、CTA 及 MRA 等无创检查手段来了解手术效果,必要时复查脑血管造影。术后 6 个月至 1 年应常规进行全脑血管造影复查,了解有无再狭窄发生。

(四)手术并发症及其防治

1. 脑梗死 原因有:①斑块脱落造成的远端血管堵塞,血管内操作和球囊支架在狭窄部位扩张有可能造成斑块脱落;②支架覆盖遮挡分支动脉和远端血管,因而要选择长度合适、柔软、不带膜支架;③血管内操作,特别是支架植入,发生血栓形成。术中应注意液体滴注是否通畅,术前、术中和术后应进行抗聚和抗凝处理。

2. 血管内膜撕裂犁起 为避免此并发症,操作时用力要轻柔,尽量应用导丝导引,切忌粗暴用力。

3. 脑出血 原因:①球囊扩张动脉时,引起动脉破裂;②导丝插入过程中刺破动脉造成出血,或导丝、球囊和支架在迂曲的血管操作时动脉移位致其分支小血管受到过分牵拉而断裂出血;③应用抗血小板聚集药物、抗凝药物引起的出血。

放置支架时球囊扩张应逐步加压,要适可而止,不一定要将支架完全扩张开;导丝经过迂曲的血管时要注意释放导丝的张力,以免其穿破皮层动脉致脑出血。

4. 脑过度灌注综合征 Mcyers 等发现,在血管成形术后有5%的患者出现脑过度灌注症状,表现为脑出血、脑水肿和癫痫发作等。2002 年,Liu 等报道 1 例大脑中动脉狭窄支架植入术后发生高灌注综合征的病例。如果及早发现并及时处理,一般恢复较好。术中及术后控制性降低血压,是减少高灌注综合征发生的重要措施。

(五)循证医学证据

目前,关于颅内动脉狭窄支架植入术的长期疗效是否优于内科治疗尚缺乏充分的循证医学证据。2010 年,美国心脏协会建议:对狭窄程度大于70%的症状性颅内动脉狭窄患者,如最佳内科治疗效果不佳,可考虑球囊扩张成形术和(或)支架植入术。2011 年,由美国国家神经疾病与卒中研究所资助完成的一项旨在比较支架植入术与药物治疗颅内动脉狭窄对降低卒中复发及死亡率效果的大型随机研究的结果显示:积极的药物治疗降低卒中的效果明显好于以往研究结果(WASID试验),而支架植入术的并发症发生率则高于

预期值。

总而言之,对于内科治疗无效或效果不佳的颅内动脉狭窄患者,血管内治疗可能是一项很有潜力和发展前景的新方法。但由于颅内动脉多走形迂曲,管腔纤细,周围缺乏支撑以及供血部位重要等特点,其支架植入术对于支架材料和介入技术等的要求都很高;而且与颈动脉狭窄支架成形术相比,其并发症发生率和再狭窄率均较高,因此,尚不是一种成熟的治疗方法,应在条件允许的情况下谨慎开展。

四、颅内动脉瘤

颅内动脉瘤(intracranial aneurysm)是颅内动脉壁上的异常膨出,是一种高发、高危的疾病,一旦发生破裂则有很高的致残率、致死率。老年患者有更高的颅内动脉瘤的患病率,并且蛛网膜下腔出血(subarachnoid hemorrhage,SAH)的发生率也更高,随着人口老龄化进程的不断发展,越来越多的老年患者受到颅内动脉瘤的威胁;近年来诊治水平的不断提高,使得老年颅内动脉瘤患者的预后不断改善。

(一)病因与流行病学

有关颅内动脉瘤的发生原因尚不明确,一般认为与多种因素有关。颅内血管在结构上缺乏外弹力层、中层较为薄弱并在血管分叉部缺如;动脉硬化引起动脉壁退化或创伤、炎症导致的血管壁损伤;血流动力学对动脉分叉处的影响,以及感染性因素等,都将促进动脉瘤的形成与发展。至于动脉瘤在颅内的分布,国外大宗病例分析的结果:颈内动脉占41.3%、前交通动脉占 24.4%、大脑中动脉占 20.8%、大脑前动脉占 9.0%、椎-基底动脉占 4.5%。

动脉瘤有多种分类方法,根据动脉瘤的最大直径可将动脉瘤分为:①微型动脉瘤(直径≤3mm)、小型动脉瘤(3mm<直径≤5mm);②中型动脉瘤(5mm<直径≤10mm);③大型动脉瘤(10mm<直径≤25mm);④巨型动脉瘤(直径>25mm)四种类型。根据动脉瘤的形态可分为三种类型:①囊性动脉瘤;②梭性动脉瘤;③夹层动脉瘤。其中囊性动脉瘤最常见,各型动脉瘤各有其不同的发生原因及机制、危险性、临床表现和转归。

近年来的文献回顾表明,颅内动脉瘤在人群中的检出率为 0.4%~6%;对于 60 岁以上的老年人,血管造影或尸检的研究结果显示颅内动脉瘤的患病率更高,而 70 岁以上人群则继续增加。一项纳入 3684 例行血管造影患者的回顾性研究表明,75~84 岁患者其颅内动脉瘤患病率是 75 岁以下患者的 2 倍。

颅内动脉瘤最大的风险在于其发生破裂出血,通常表现为 SAH,有着很高的致残率、致死率。一项基于人群的系统评价研究显示,动脉瘤性 SAH 年发病率为 2/10 万~6/10 万。动脉瘤性 SAH 的发病率随年龄增长。有流行病学的研究结果显示,老年人动脉瘤 SAH 的发病率比非老年人高 3~4 倍。

70 岁以上人群 SAH 的发病率在男女两性均增高;有研究表明,女性 SAH 的发病率较男性高;70 岁以上的 SAH 患者中动脉瘤破裂所占比例为 74%,这一数据与年轻患者人群的研究结果相当。

（二）临床表现

多数颅内动脉瘤在破裂出血以前没有临床症状，仅有少数动脉瘤，如巨大动脉瘤可有头痛或占位等症状。

1. 蛛网膜下腔出血 动脉瘤引起的颅内出血多表现为蛛网膜下腔出血（SAH），少数可在局部形成颅内血肿。动脉瘤性蛛网膜下腔出血的典型临床表现是突发剧烈头痛，可伴有恶心、呕吐，烦躁不安，随后可出现意识丧失，及各种神经功能障碍和脑膜刺激症状。

（1）头痛：常被患者诉为"劈裂样头痛"，是最常见的首发症状。多数（70%）为全头痛或颈后部疼，少数为偏头痛。头痛剧烈时可伴有呕吐、畏光，少量出血及老年患者可仅表现为轻微头痛，有的甚至仅表现为颈项稍有僵硬感。头痛常常持续一周甚至更长时间。

（2）意识障碍：约有半数的病人可有一过性意识丧失，意识丧失与出血后颅内压骤然升高及脑灌注压迅速下降有关。意识丧失一般不超过 1 小时，少数可持续昏迷甚至死亡。

（3）神经功能障碍：神经功能障碍与动脉瘤的部位有关。如后交通动脉瘤可引起动眼神经麻痹或三叉神经眼支受累导致的前额部疼痛或感觉减退，压迫视交叉或视束出现偏盲；大脑前动脉和大脑中动脉动脉瘤破裂可造成偏瘫、精神症状甚至癫痫；基底动脉瘤破裂可出现交叉性瘫痪等。

（4）脑膜刺激征：脑膜刺激征是蛛网膜下腔出血最有代表性的体征。

（5）全身性症状和并发症

1）脑血管痉挛：是蛛网膜下腔出血最重要的病理变化之一，也是造成残疾、影响预后最重要的因素之一。其发生率较高，4～12 天内血管造影有 30%～70%的病人发现不同程度和不同范围的脑血管痉挛。脑血管痉挛多从出血的第 3 天开始，高峰时间为 7～10 天，多在 21 天后缓解。严重的脑血管痉挛可引起脑梗死，导致偏瘫、昏迷，甚至死亡。

2）水、电解质紊乱：前交通动脉瘤破裂出血最为常见。多由于下丘脑功能损伤所致，可表现为低钠血症、尿崩症，或高钠血症等。

3）其他表现：严重的蛛网膜下腔出血可引起出血逆行进入脑室系统，造成急性梗阻性脑积水，加重病情。发热亦是常见的全身症状之一，早期因丘脑下部损伤可致中枢性高热，出血吸收期可有持续性低热。还可引起胃肠道出血、急性肺水肿、心律失常、抽搐、血糖升高等。另外，蛛网膜下腔出血远期还会造成交通性脑积水，与出血致蛛网膜粘连、脑脊液吸收不良或脑脊液循环通路不畅有关。

2. 非出血性症状和体征 常见于较大的动脉瘤，与动脉瘤的部位、占位效应和搏动性刺激有关。如：颈内动脉海绵窦段动脉瘤常出现动眼神经、展神经、滑车神经麻痹症状，表现为眼球运动障碍；还会造成突眼，结膜充血等。

（三）影像学特征

由于颅内动脉瘤破裂出血后，死亡率和致残率较高，需尽早明确诊断以及尽早治疗。颅内动脉瘤的诊断除了依据临床症状和体征外，更需要影像学检查。

1. 脑 CT 扫描 脑 CT 扫描已成为诊断蛛网膜下腔出血最便捷、最安全可靠的检查手段。有时 CT 薄层扫描还可直接发现颅内动脉瘤。根据 CT 上出血集中的部位能大体判断动脉瘤的位置，如鞍上池和纵裂积血较多提示前交通动脉瘤破裂。

2. MRI 和 MRA MRI 能发现较大的动脉瘤或判断动脉瘤内有无血栓。MRA 亦可用于动脉瘤的诊断。

3. 脑血管造影 血管造影仍是诊断颅内动脉瘤的"金标准"。其优点是：不仅诊断阳性率高，而且能显示细微的血管结构，是行血管内介入性治疗或开颅动脉瘤夹闭术的依据；血管造影的缺点是有侵袭性。

近年统计结果表明，SAH 后 3 天内血管造影的并发症发生率最低，4 天后逐渐增加，第 2～3 周最高，3 周以后又降低；也有报道 SAH 后 6 小时以内血管造影动脉破裂率较高（4.8%）。因血管造影引起动脉瘤破裂者较为少见，有报道 144 例动脉瘤性 SAH，有 2 例（1.4%）在脑血管造影中破裂。动脉瘤在造影时破裂原因未明，除时间上的巧合外，可能与造影时脑动脉压一过性升高，压力传导到动脉瘤壁有关。因此，造影时应注意注射造影剂的压力、剂量和速度。

血管造影前应根据临床表现和头颅 CT 检查等初步判断动脉瘤的部位。造影时，一般先行最有可能载有动脉瘤的动脉造影，以便尽快查明病因。对于多发性动脉瘤，判断是哪一个动脉瘤破裂出血对治疗很重要。一般根据临床表现、出血的部位、动脉瘤的形状和载瘤动脉痉挛等因素，来分析发现破裂动脉瘤。部分动脉瘤造影可能阴性，造成假阴性的原因有：①载瘤动脉痉挛，影响造影剂进入瘤腔；②微小动脉瘤，造影时未能显示；③动脉瘤腔内血栓形成，造影剂不能进入；④血管造影不全面，漏诊；⑤造影设备或技术欠佳，显示不清晰，投照角度不当未能显示动脉瘤；⑥读片错误，未识别动脉瘤。

对于颅内动脉瘤，血管造影的意义在于判断动脉瘤的部位、大小、形状、数目、动脉瘤上有否动脉发出，以及血液循环和侧支代偿情况和动脉瘤是否伴有其他异常情况（如血管痉挛等）。

颅内动脉瘤 Hunt-Hens 分级是评价动脉瘤破裂后患者临床状态最常用的方法，对确定手术时机和预后判断有重要意义。

（四）颅内动脉瘤的血管内治疗

颅内动脉瘤的血管内治疗是近二三十年逐渐兴起，并被证实为除夹闭术外另一有效的治疗手段。根据世界多中心临床对照研究结果，动脉瘤微弹簧圈栓塞治疗与开颅夹闭术在远期效果上无明显差异，而其创伤小、并发症低等优点已被公认。

以前，老年患者往往由于高龄本身而接受了保守治疗，预后通常很差。一项来自瑞典的基于人群 SAH 的研究，对年龄在 70 以上保守治疗的患者进行 5 年的随访，死残率为 75%，而有 50%以上的患者在发病后 3 月内死亡。Inagawa 的研究也得出了类似的结果。

近 20 年来，对老年 SAH 患者的治疗态度转向积极，病人的预后也得到显著改善。Fridriksson 的研究表明，对 HH 分级 1～2 级的患者行手术治疗取得良好预后的患者比例达到了 74%，这一数据接近于年轻患者的结果。Raaymarker 的荟萃研究虽然未能显示年龄与外科手术结果之间的相关性,但目前多认为老年患者外科手术的效果相对于年轻患者差一些。现已明确,在经过细心筛选后的病例,年龄并不是外科手术的限制因素。

而介入栓塞治疗颅内动脉瘤因其微创性,更适合于老年患者的治疗。ISAT 研究对年龄大于 65 岁的 278 例行介入栓塞治疗和外科手术夹闭治疗的患者进行比较,发现栓塞治疗组患者的术后 1 年预后良好的比率更高。并且,尽管栓塞治疗的致密栓塞率相对较低,但对于预期寿命相对较短的老年患者则显得并不重要。一项血管内治疗的病例组显示,术前 HH 分级 1~2 级的年龄大于 65 岁的患者,预后良好的比例达到了 77%;Sawada 的研究取得了更好的结果,85% 的高龄(70 岁以上)患者取得了良好预后。

血管内治疗是随着介入材料和介入技术的发展而不断进步的。曾经采用和正在采用的介入方法有:载瘤动脉闭塞术、动脉瘤囊内球囊栓塞术、微弹簧圈(机械可脱式、电解可脱式和水解脱式等)栓塞术、支架治疗术(包括正处于试验阶段的密网支架)、生物胶栓塞术以及两种或几种方法联合治疗术等。另外,血管内治疗与显微外科相结合也被用于一些特殊动脉瘤的治疗。

1. 动脉瘤微弹簧圈囊内栓塞术 这是目前血管内治疗颅内动脉瘤应用最广泛的方法。它适应于绝大多数动脉瘤的治疗,特别是瘤体、颈比大于 3/2 的小型动脉瘤或瘤颈较小的中型和部分大型动脉瘤。目前临床上常用的微弹簧圈是以 GDC 为代表的电解可脱式弹簧圈,其新一代产品为带有生物涂层的、能促进栓塞后动脉瘤内血栓形成和机化使瘤颈部封闭的 Matrix 弹簧圈,又称生物圈。动脉瘤囊内微弹簧圈栓塞的基本过程是,通过导引导管及微导丝的导引将微导管头端送入动脉瘤内,然后经微导管将弹簧圈填入动脉瘤。

(1)微导管的超选到位

1)动脉瘤 GDC 栓塞术,一般选用 6F 导引导管。导引导管的位置:颈内动脉一般插至颈 1~2 椎体水平,有时可达岩段;椎动脉达颈 2~3 椎体水平为宜。导引管越接近动脉瘤,微导管可控性越好,但越容易激惹动脉造成痉挛或缺血,所以术者要根据具体情况适当调整导管高度。导引导管内要有持续的液体滴注以预防血栓形成。

2)选用导丝导向的微导管,头端根据动脉瘤与载瘤动脉成角以及动脉瘤开口与大小的情况用水蒸气塑形,匹配微导丝亦根据载瘤动脉走行和动脉瘤开口情况将头端塑弯。

微导管和微导丝的头端塑形,对于微导管成功到位和填塞过程中保持微导管稳定至关重要。微导管塑形分两种,即单弯塑形和双弯塑形。单弯塑形是根据动脉瘤长径的 1/2 与载瘤动脉直径以及动脉瘤与载瘤动脉夹角将导管头端塑成单弯;双弯塑形是在单弯塑形基础上再根据动脉瘤距二级载瘤动脉的距离和一、二级载瘤动脉的角度在单弯的后部加塑一弯。后者有利于抵消弹簧圈填入过程中微导管向二级载瘤动脉的后推力,从而保证微导管的稳定。

3)微导丝和微导管推送过程中要力求平滑、匀速,不可跳跃,以免顶破动脉瘤,必要时可将导丝、导管先送至载瘤动脉的动脉瘤以远,然后将导丝撤回微导管内,将微导管缓慢回拉,借微导管头端单弯弹入动脉瘤内。

(2)弹簧圈选择与栓塞技巧:微导管到位后要选择合适大小和形状的弹簧圈,尤其是第一个弹簧圈的选择很关键。弹簧圈二级螺旋(袢)的大小取决于动脉瘤的直径(横径),一般选用比动脉瘤直径相同或略小的弹簧圈作为第一个栓塞弹簧圈。弹簧圈长度根据动脉瘤大小选用,一般不宜选用过长的弹簧圈以免无法完全填入。弹簧圈从空间成篮结构上分为三维(3D)和二维(2D)两种,前者更利于编成稳定的"篮筐",常在第一个弹簧圈选用。第一个弹簧圈的选择应考虑以下几个方面:动脉瘤的直径、大小、形态、瘤颈宽度等;欲达到的目的是成功编成稳定的"篮筐",以利于继续填入弹簧圈,最终达到致密栓塞。

许多动脉瘤的形状是不规则的,如腊肠状、分叶状,瘤颈较宽等,这又给成篮技术提出许多具体要求。为达到致密栓塞,以下技术可供考虑。

1)篮筐技术(basket technique):指在放置第 1、2 个弹簧圈时,使其沿动脉瘤边缘盘旋形成一包含整个动脉瘤腔的篮筐,后续弹簧圈紧密地填塞于筐内,达到致密栓塞。

2)重塑技术(remodelling technique):对宽颈动脉瘤,可将一球囊导管放置于载瘤动脉内,球囊面对瘤颈,放置弹簧圈的微导管头端置于动脉瘤内,先将瘤颈处的球囊用对比剂充盈挡住瘤颈,然后在经微导管在动脉瘤内放置弹簧圈,如此反复栓塞动脉瘤。

3)双微导管或连环技术(double micro-catheter technique or hand in hand technique):也常用于宽颈动脉瘤的栓塞。用 2 根微导管,经 1 根向动脉瘤内推送 1 个弹簧圈,先不解脱;经另 1 根推送另 1 个弹簧圈,2 个弹簧圈相互缠绕使支撑更加稳定,此时解脱第 1 个弹簧圈;再放入第 3 个弹簧圈,然后解脱第 2 个弹簧圈,如此反复进行栓塞。

4)蚕食技术(piecemeal technique):对于不规则形的宽颈和长形动脉瘤,第 1 个弹簧圈应选其直径相当于动脉瘤的横径,当瘤顶填塞紧密后,利用弹簧圈的最后几个袢突向瘤颈再形成筐网,随后再紧密填塞,如此直到瘤颈。

2. 支架或支架辅助弹簧圈栓塞术 尽管瘤颈重塑技术、双导管技术成功解决了部分宽颈动脉瘤的栓塞治疗,但毕竟操作复杂,而且对于宽基底的和梭形动脉瘤也不适合。随着血管内支架植入技术的发展,近些年来已被逐步应用于颅内动脉瘤。可以单纯将带膜支架直接放置于载瘤动脉发出动脉瘤处,使动脉瘤与血液循环隔绝;也可以将裸支架放置于载瘤动脉发出动脉瘤处,然后通过支架的网眼向动脉瘤内填入弹簧圈。前者需载瘤动脉发出动脉瘤附近无其他分支血管发出或无重要分支血管发出;后者当支架覆盖动脉瘤口时,一方面可以减少动脉瘤内血流或改变瘤内血流流场,使动脉瘤减少破裂机会或逐渐减小,另一方面支架覆盖动脉瘤口后向瘤内填入弹簧圈,支架可以阻止弹簧圈突入载瘤动脉。

支架在动脉瘤的治疗中相信会有一定的前景。带膜支架的应用会使许多巨大动脉瘤的治疗成为可能或被简化。但支架有潜在的引起载瘤动脉狭窄的可能,这需要进行远期的随访和临床观察来进行评价。

3. 动脉瘤内注胶栓塞术 有两种方式:一种是类似瘤颈重塑技术,用充盈球囊暂时挡住动脉瘤颈,经另一微导管向动脉瘤内注射胶(Onyx)。另一种是动脉瘤颈很窄小,微导管头端进入动脉瘤后,动脉瘤内血液循环很慢和少,则可直接经微导管向动脉瘤内注射 NBCA(α-氰基丙烯酸正丁酯),NBCA 在动脉瘤内瞬间充盈聚合凝固,不会进入载瘤动脉。动脉瘤内注胶栓塞有严格的适应证,需要较丰富的经验和较高的操作技巧。

4. 并发症

(1)动脉瘤术中破裂:栓塞过程中导致动脉瘤破裂出血的因素较多,有些与手术操作无明显关系,如术中血压波动导致动脉瘤破裂,但有些可能为术中失误或不当所致。例如:造影时注射压力过高,压力波冲破动脉瘤,导管超选到位时未良好控制穿破动脉瘤等。在填入弹簧圈或填塞完毕后也有发生出血的,弹簧圈有可能在出微导管时刺破动脉瘤。

为避免出血,应注意以下几点:①患者必须能良好配合,最好在全麻下进行;②怀疑有动脉瘤的动脉造影时应适当减少造影剂推注速率和压力;③必须选好工作角度,在清晰的路径图下进行;④微导管准确塑形,尽量保证导管稳定;⑤微导管和微导丝超选进入动脉瘤时必须相当小心,平稳操作,不可让微导管微导丝有弹跳动作;⑥选择弹簧圈要合适,过大有可能顶破动脉瘤。一旦发生破裂,如可能,应立即暂时阻断载瘤动脉内血流,立即中和肝素,降低血压,并尽快完成栓塞,然后行脑 CT 检查;如动脉瘤无法栓塞或出血量大要立即准备开颅手术。

(2)过度栓塞:是指栓塞动脉瘤的弹簧圈团的部分凸入载瘤动脉,造成后者狭窄或闭塞,而不是指个别弹簧圈的部分或头尾端脱入载瘤动脉。有症状的过度栓塞常见于宽颈或相对宽颈的动脉瘤和载瘤动脉较细小、有痉挛且侧支代偿差的情况。

预防过度栓塞应注意:①栓塞前要注意观察动脉瘤、载瘤动脉和前、后交通动脉的代偿情况;②栓塞中要适时造影,观察动脉瘤栓塞和载瘤动脉的循环情况;③选择好最后一个弹簧圈,解脱前一定要造影,必要时应观察一定的时间再造影,决定是否解脱;④对于宽颈或相对宽颈动脉瘤,只要路径血管允许,使用瘤颈重塑技术或支架植入技术。如果发生了过度栓塞,可考虑用球囊等小心地将弹簧圈顶回动脉瘤内或放置支架,以及抗凝、扩容或扩张血管治疗。

(3)个别弹簧圈部分脱出:常见于:①弹簧圈与其输送导丝离断;②放置弹簧圈栓塞靠近瘤颈部时,其头端容易进入载瘤动脉,而回拉时弹簧圈可与动脉瘤内已有弹簧圈或其自身缠绕卡结,使回拉不能;回拉时还可造成弹簧圈近端解旋,使推入也困难或不能;③回拉弹簧圈调整位置或更换合适的弹簧圈时,将已有的弹簧圈带出。一旦弹簧圈脱出动脉瘤应设法将其取走,不能取出时应尽量保持载瘤动脉的通畅,必要时要进行抗凝、扩容或扩张血管治疗。

(4)动脉血栓形成:血栓形成的原因有:颈动脉或椎动脉迂曲而导引导管插得过高,使动脉和导引导管之间血流不畅或动脉发生痉挛;导引导管和微导管之间滴注不畅;填塞过程中动脉瘤内血栓形成或原有血栓脱落进入载瘤动脉;过度栓塞或弹簧圈部分脱入载瘤动脉诱发血栓形成;有较严重的血管痉挛,未进行全身抗凝或长时间的血管内操作。

针对以上情况,术中应注意以下几点:①除动脉瘤破裂超急性期都应常规术中抗凝,处于超急性期的,在成功填入第一个弹簧圈后立即抗凝,然后继续栓塞;②术中保持导管内滴注通畅;③选择弹簧圈合适,减少弹簧圈在动脉瘤内滚动,并尽量缩短操作时间;④避免过度栓塞、弹簧圈脱入载瘤动脉,若出现该情况,可考虑术后抗凝。如果术中发现有血栓形成,可考虑在栓塞动脉瘤后超选择性溶栓。

(5)动脉瘤复发、再生长:多见于未能致密栓塞或有瘤颈残余的动脉瘤,也有尽管栓塞很全面而复发或再生长的。复发的可能原因为:①瘤口处未能有效形成内膜覆盖;②瘤内血栓溶解,以分叉部动脉瘤多见,侧壁动脉瘤少见;③局部血流冲击力太大;④弹簧圈恢复原形或在血流影响下弹簧圈向动脉瘤远处移位或压缩。为减少复发,应力求致密栓塞,栓塞后常规 6 个月内复查造影以及早发现、治疗。

(王大明)

▶ 参考文献 ◀

1. 中国国家统计局. 2010 年第六次全国人口普查主要数据公报(第 1 号). http://www.stats.gov.cn/tjfx/jdfx/t20110428_402722253.htm.

2. Castaigne P, Blancard P, Laplane D, et al. Spontaneous arteriovenous communication between the external carotid and the cavernous sinus. Bull Soc Ophtalmol Fr, 1966, 66 (1):47-49.

3. Djindjian R, Picard L, Manelfe C, et al. Development de la neuroradiologie therapeutique. Neuroradiology, 1978, 16: 381-384.

4. Luessenhop AJ, Spence WT. Artificial embolization of cerebral arteries: report of use in a case of arteriovenous malformation. JAMA, 1960, 172:1153-1155.

5. Kerber CW. Intracranial cyanoacrylate. A new catheter therapy for arteriovenous malformation [letter]. Invest Radiol, 1975, 10:536-538.

6. Berenstein A, Kricheff Ⅱ Catheter and material selection for transarterial embolization: technical considerations. Ⅰ. Catheters. ⅡC. Materials. Radiology, 1979, 132:619-639.

7. Serbinenko FA. Balloon occlusion of cavernous portion of the carotid artery as a method of treating carotid-cavernous fistulae. Zh Vopr Neirokhir, 1971, 6:3-9.

8. Debrun G, Lacour P, Caron JP, et al. Inflatable and released balloon technique experimentation in dog—application in man. Neuroradiology, 1975, 15:267-271.

9. Goodrich JT. In Re: A tribute to Dr. Fedor A. Serbinenko, founder of endovascular neurosurgery. Neurosurgery, 2000, 46:469.

10. Zeumer H. Hacke W. Ringelstein EB. Local intraarterial thrombolysis in vertebrobasilar thromboembolic disease. Am J Neuroradiol, 1983, 4(3):401-404.

11. Guglielmi G, Vinuela F, Sepetka I, et al. Electrothrombosis of saccular aneurysms via endovascular approach. J Neurosurg, 1991, 75:1-7.

12. Fernandez Zubillaga A, Guglielmi G, Viñuela F, et al. Endovascular occlusion of intracranial aneurysms with electrically detachable coils: correlation of aneurysm neck size

and treatment results. Am J Neuroradiol, 1994, 15(5): 815-820.

13. 王大明,孙福成,杨瑞民,等.支架置入术治疗大脑中动脉近端狭窄一例.中华外科杂志,2001,11:857.

14. 王大明,孙福成,李金,等.支架置入术治疗颅内椎动脉粥样硬化性狭窄一例.中华放射学杂志.2001,12:957-958.

15. Wolf PA, D'Agostino RB, Belanger AJ, et al. Probability of stroke: A risk profile from the Framingham Study. Stroke,1991,22:312-318.

16. Nakayama H, Jorgensen HS, Raaschou HO, et al. The influence of age on stroke outcome. The Copenhagen Stroke Study. Stroke,1994,25:808-813.

17. O'Leary DH, Polak JF, Kronmal RA, et al. Distribution and correlates of sonographically detected carotid artery disease in the Cardiovascular Health Study. The CHS Collaborative Research Group. Stroke, 1992, 23 (12): 1752-1760.

18. ASA/ACCF/AHA/AANN/AANS/ACR/ASNR/CNS/SAIP/SCAI/SIR/SNIS/SVM/SVS Guideline on the Management of Patients With Extracranial Carotid and Vertebral Artery Disease: Executive Summary. JACC, 57(8), 2011: 1002-1044.

19. Yadav JS, Wholey MH, Kuntz RE, et al. Protected carotid-artery stenting versus endarterectomy in high-risk patients. N Engl J Med, 2004, 351(15):1493-1501.

20. Gounis MJ, De Leo MJ 3rd and Wakhloo AK. Advances in Interventional Neuroradiology. Stroke, 2010, 41: e81-e87.

21. 凌锋.脑血管病理论与实践.北京:人民卫生出版社,2007.

22. 刘加春,王大明,刘芳,等.75岁及以上颈部动脉狭窄患者介入治疗的临床观察.中华老年医学杂志,2010,29(10):814-817.

23. 刘加春,王大明,翟乐乐,等.滤网脑保护装置在颈动脉和椎动脉狭窄支架置入术中的应用,中国脑血管病杂志,2005,2(2):68-71.

24. 王利军,王大明,刘加春,等.老年人颈动脉狭窄支架置入术并发症的预防和处理.中华老年医学杂志,2008,27(10):743-746.

25. 王利军,王大明,刘加春,等.老年人颈动脉狭窄支架置入术的血流动力学紊乱研究.中国医学影像技术,2007,23(5):784-787.

26. 陆军,刘芳,刘加春,等.症状性椎动脉狭窄临床治疗的现状.中华外科杂志,2007,45(4):237-239.

27. 陆军,王大明,陈海波,等.老年症状性颈动脉狭窄患者的临床干预研究.中华老年心脑血管病杂志,2007,9(7):435-438.

28. Caplan LR, Gorelick PB, Hier DB. Race, sex and occlusive cerebrovascular disease: a review. Stroke, 1986, 17: 648-655.

29. Wong LKS. Global burden of intracranial atherosclerosis. International Journal of Stroke,2006,1:158-159.

30. Bang OY, Kim JW, Lee JH, et al. Association of the metabolic syndrome with intracranial atherosclerotic stroke. Neurology,2005,65:296-298.

31. Nam HS, Han SW, Lee JY, et al. Association of aortic plaque with intracranial atherosclerosis in patients with stroke. Neurology,2006,67:1184-1188.

32. Suh DC, Lee SH, Kim KR, et al. Pattern of atherosclerotic carotid stenosis in Korean patients with stroke: different involvement of intracranial versus extracranial vessels. AJNR Am J Neuroradiol,2003,24:239-244.

33. Mori T, Kazita K, Mori K. Cerebral angioplasty and strnting for intracranial vertebral atherosclerotic stenosis. A JNR Am J Neuroradiol, 1999, 20(5):787-789.

34. Mori T, Fukuoka M, Kazita K, et al. Follow-up study after intracranial percutaneous transluminal cerebral balloon angioplasty. AJNR Am J Neuroradiol, 1998, 19(8):1525-1533.

35. 姜卫剑,杜彬,王拥军,等.症状性颅内动脉狭窄的造影分型与支架成形术.中华内科杂志,2003,42(8):545-549.

36. Zaidat OO, Klucznik R, Alexander MJ, et al. The NIH registry on use of the Wingspan stent for symptomatic 70-99% intracranial arterial stenosis. Neurology, 2008, 70: 1518-1524.

37. Chow MM, Masaryk TJ, Woo HH, et al. Stent-assisted angioplasty of intracranial vertebrobasilar atherosclerosis: midterm analysis of clinical and radiologic predictors of neurological morbidity and mortality. AJNR Am J Neuroradiol,2005,26:869-874.

38. Kim DJ, Lee BH, Kim DI, et al. Stent-assisted angioplasty of symptomatic intracranial vertebrobasilar artery stenosis: feasibility and follow-up results. AJNR Am J Neuroradiol,2005,26:1381-1388.

39. Jiang WJ, Xu XT, Du B, et al. Comparison of elective stenting of severe vs moderate intracranial atherosclerotic stenosis. Neurology,2007,68:420-426.

40. Meyers PM, Schumacher HC, Higashida RT, et al. Indications for the performance of intracranial endovascular neurointerventional procedures. A scientific statement from the American Heart Association Council on Cardiovascular Radiology and Intervention, Stroke Council, Council on Cardiovascular Surgery and Anesthesia, Interdisciplinary Council on Peripheral Vascular Disease, and Interdisciplinary Council on Quality of Care and Outcomes Research. J NeuroIntervent Surg, 2010, 2: 177-188.

41. Chimowitz MI, Lynn MJ, Derdeyn CP, et al. Stenting versus aggressive medical therapy for intracranial arterial stenosis. N Engl J Med,2011,365:993-1003.

42. 王大明.症状性颅内动脉狭窄的血管内治疗.中华老年心脑血管病杂志,2007,9(7):433-434.

43. de Rooij NK, Linn FH, van der Plas JA, et al. Incidence of subarachnoid haemorrhage: a systematic review with emphasis on region, age, gender and time trends. J Neurol Neurosurg Psychiatry, 2007, 78(12): 1365-1372.

44. Vega C, Kwoon JV, Lavine SD. Intracranial aneurysms: current evidence and clinical practice. Am Fam Physician, 2002, 66(4): 601-608.

45. Sedat J, Dib M, Rasendrarijao D, et al. Ruptured intracranial aneurysms in the elderly epidemiology, diagnosis, and management. Neurocritical Care, 2006, 2(2): 119-123.

46. Bradac GB, Bergui M, Fontanella M. Endovascular treatment of cerebral aneurysms in elderly patients. Neuroradiology, 2005, 47(12): 938-941.

47. 王大明, 凌锋, 刘树山, 等. 机械可脱式弹簧圈栓塞治疗颅内动脉瘤的评价. 中国临床神经科学, 2001, 9(2): 112-113, 116.

48. Cai Y, Spelle L, Wang H, et al. Endovascular treatment of intracranial aneurysms in the elderly: single-center experience in 63 consecutive patients. Neurosurgery, 2005, 57(6): 1096-1102.

49. Barker FN, Amin-Hanjani S, Butler WE, et al. Age-dependent differences in short-term outcome after surgical or endovascular treatment of unruptured intracranial aneurysms in the United States, 1996-2000. Neurosurgery, 2004, 54(1): 18-28, discussion 28-30.

50. Johansson M, Norback O, Gal G, et al. Clinical outcome after endovascular coil embolization in elderly patients with subarachnoid hemorrhage. Neuroradiology, 2004, 46(5): 385-391.

51. 王大明, 凌锋, 李萌, 等. 颅内动脉瘤栓塞结果与动脉瘤瘤体和瘤颈的关系. 中国临床神经科学, 2002, 10(1): 22-24.

52. Molyneux A, Kerr R, Stratton I, et al. International Subarachnoid Aneurysm Trial (ISAT) of neurosurgical clipping versus endovascular coiling in 2143 patients with ruptured intracranial aneurysms: a randomized trial. J Stroke Cerebrovasc Dis, 2002, 11(6): 304-314.

53. Yamashita K, Kashiwagi S, Kato S, et al. Cerebral aneurysms in the elderly in Yamaguchi, Japan. Analysis of the Yamaguchi Data Bank of Cerebral Aneurysm from 1985 to 1995. Stroke, 1997, 28(10): 1926-1931.

54. Lanzino G, Kassell NF, Germanson TP, et al. Age and outcome after aneurysmal subarachnoid hemorrhage: why do older patients fare worse? J Neurosurg, 1996, 85(3): 410-418.

55. Rowe JG, Molyneux AJ, Byrne JV, et al. Endovascular treatment of intracranial aneurysms: a minimally invasive approach with advantages for elderly patients. Age Ageing, 1996, 25(5): 372-376.

56. Henkes H, Fischer S, Weber W, et al. Endovascular coil occlusion of 1811 intracranial aneurysms: early angiographic and clinical results. Neurosurgery, 2004, 54(2): 268-280; discussion 280-285.

第二节　老年泌尿外科微创手术

泌尿外科微创手术在国内兴起于 20 世纪 90 年代初, 经过 20 年的发展, 我们和国际水平之间的差距明显缩短了, 甚至在某些领域已经走在了世界的前列。但是我国微创泌尿外科手术开展的现状是总体水平不高, 地区差异悬殊, 还需要不断的推广和普及。

在至少达到或者超过与传统手术相同治疗目标的前提下, 尽量多的保存手术脏器以及机体整体的功能是现代外科的发展趋势, 从而发展的减少手术创伤、降低手术痛苦、更加精确的操作、更好地保存功能的理念和技术造就了微创手术。因此, 微创外科是一套技术而不是一门学科。其成长是随着各种影像技术、物理技术的不断进步, 手术器械的不断改进及手术观念和技术的不断完善而不断发展并不断成熟的。各种小创伤、微创伤手术得到了迅速的发展。可以说微创外科的应用范围正在不断地扩大, 已成为外科治疗领域的一股革命性浪潮, 正在冲击着传统手术的堡垒。泌尿外科是开展微创技术最早, 微创技术发展得最好的学科之一, 各种微创技术已经成为泌尿外科的主流手术, 在尿路结石、肾上腺疾病、肾脏疾病、膀胱疾病、先天性泌尿系统疾病以及前列腺疾病等方面已成为临床上首选的标准治疗方法。可以说在泌尿外科各亚专业的治疗中, 几乎所有的手术都可以通过内腔镜或腹腔镜等微创技术完成。

一、定　　义

虽然微创外科手术已在临床上广泛地应用, 但对微创外科的范畴和定义仍没有一个明确的共识, 我们认为微创外科学是利用腔镜技术、导管技术及射频、微波、超声、激光、X 线等物理技术, 最大限度地降低手术创伤, 达到与传统开放性手术相同或更好的治疗效果的一系列治疗技术。

泌尿外科微创手术从广义上应包括经尿道的内镜手术、电视腹腔镜手术、经皮肾镜技术、经血管导管的各种介入治疗手术、经皮或经阴道小切口微创手术、组织间(热疗、微波、射频、激光、放射性粒子)治疗技术等等。临床实际工作中经血管介入治疗多由放射介入科开展, 组织间治疗技术多由肿瘤放疗科医生从事。故而, 泌尿外科微创手术从狭义上指的是内腔镜、腹腔镜、经皮肾镜手术和小切口微创手术。

二、泌尿外科微创手术的历史与发展

(一) 内腔镜

1804 年, Phillip Bozzini 发明了世界上第一台膀胱镜, 它可以将蜡烛的光线导入膀胱和尿道, 来观察尿道和膀胱内部。但真正意义上的现代膀胱镜出现在 1964 年, Hopkins 和 Kapany 研制出光导纤维并应用光学玻璃镜柱的观察系统, 使其成为现在临床上普遍使用的精密器械。后来经过不断的改进和发展, 出现了视野范围从 0°到 110°的多种角度观察镜(图 25-2-1)和可以用来进行腔内操作手术的汽化切除镜(图 25-2-2)。最初的膀胱镜都是硬式的, 后来逐渐发展出了软性膀胱镜, 镜体较细, 头端可弯曲范围 300°, 使用冷光源, 具备冲水和操作通道,除了能够全面的对尿道和膀胱内进行观察之外,也能够通过操作通道插入激光纤维和丝状电极对膀胱内的有些病变如:肿瘤、异物和结石等进行治疗(图 25-2-3)。

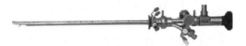

图 25-2-1 硬性冷光源尿道膀胱镜

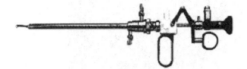

图 25-2-2 切除镜

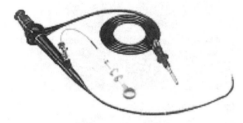

图 25-2-3 软性膀胱镜

输尿管镜是膀胱镜技术的发展,最早关于输尿管镜技术的文献可以追溯到 1977 年。和膀胱镜的发展类似,起初输尿管镜都是硬式的,随着光学玻璃镜柱制造技术和镜体材料的发展,现在已经有了小口径的输尿管镜,前端口径仅为 6.9F 或 7.2F,更能提高进镜的成功率(图 25-2-4)。相比之下,软镜更细,而且可弯曲的特性使得进入输尿管更加容易。电子技术和影像传输技术的长足进步也给软镜的不断发展提供了机遇,现在的电子输尿管软镜成像更加清晰,操作通道更粗,在电视监视器共览情况下进行操作,更加安全可靠(图 25-2-5)。

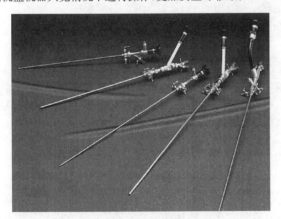

图 25-2-4 硬式输尿管镜

经皮肾镜(percutaneous nephroscopy,PCN)是通过建立从皮肤到肾集合系统的手术通道,放置内镜进入肾盏和肾盂内,对肾内疾病进行诊断和治疗的一种手术方法。1941 年,Rupol 和 Brown 曾利用内镜从手术肾造瘘口取出开放手术后残留的结石;1955 年,Goodwin 首先报道经皮肾造瘘术成功地解除梗阻性肾积液,提出了经皮肾穿刺造瘘的方法;1981 年,Wickbam 和 Kollett 将该技术命名为“经皮肾镜取石术”。20 世纪 80 年代中期以来,随着放射、超声、CT 诊断技术的广泛开展,

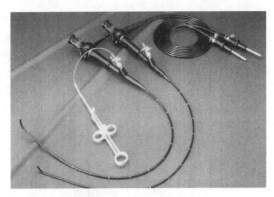

图 25-2-5 软性输尿管镜

腔内设备不断改进,超声碎石、气压弹道碎石、钬激光碎石等腔内碎石器的应用,经皮肾穿刺技术的不断改良和完善,临床经验的不断积累,使治疗成功率不断提高,合并症减少,治疗范围扩大;除肾结石、输尿管上段结石以外,开放手术难处理的全鹿角肾结石、一些手术后残留结石、肾与输尿管接部狭窄或闭锁和肾积水、上尿路手术后尿漏等复杂的情况,都可以通过经皮腔内技术处理。近年来国内外学者在标准经皮肾镜这种微创方法的基础上发展了微创经皮肾镜技术(minimally invasive percutaneous nephroscopy,MPCN),相对于标准 24F 的通道,MPCN 通道只需要扩张到 14~16F,应用 9~12.5F 的肾镜,可达到相同治疗效果,同时减少了损伤。

(二)腹腔镜

1901 年,德国外科医生 Kelling 第一次通过套管用 Nitze 膀胱镜对活狗进行了腹腔检查,并且首次介绍了灌注空气来制造气腹的方法。1910 年,斯德哥尔摩的内科医生 Jacobaeus 把 Kelling 的方法引入到临床检查诊断上,他使用的是带有活塞的套管。这样,气腹和内镜观察得以同时进行。1924 年,瑞士的 Zollikofer 首次提出了气腹时采用二氧化碳(CO_2)来代替空气,可避免腹内爆炸且容易吸收经肺排出,一旦发生栓塞也较空气和氧气栓塞容易处理。20 世纪 60 年代早期,英国物理学家 Hopkins 制造了柱状石英透镜系统,大大提高了腹腔镜下的影像质量。1985 年,腹腔镜外科引进了计算机处理电子显像系统。该系统由腹腔镜上微型摄像头摄取图像,以电能形式沿电缆传至电子控制中心,最后在电视监视器上显像。它不仅使图像放大得更清楚,而且使术者与助手能同时观看,相互配合共同完成诊断和治疗。这也正是现在的电视腹腔镜技术(图 25-2-6)。正是由于自动

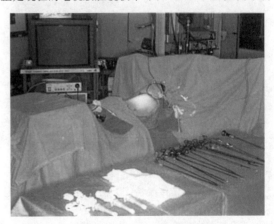

图 25-2-6 腹腔镜器械

气腹装置、高分辨率内镜电视显像系统和各种腹腔镜手术器械的开发,腹腔镜技术才得以飞速发展。

机器人辅助腹腔镜技术近年来已经取得突破性进展,1998 年,美国 intuitive surgical 公司的 Da Vinci 机器人研制成功。腔内器械的人工关节技术以及三维成像技术使得腹腔镜手术难度降低,从而可以进行更复杂的手术,但其使用和维护费用高昂(图 25-2-7)。

随着医患对于微创的更高要求,最近几年出现了单孔腹腔镜手术技术(图 25-2-8)以及经自然腔道腹腔镜手术(图 25-2-9)。手术经过体表单一切口或者经过人体固有的腔道(如阴道、肛门、口腔胃等途径)进行,术后体表只有微小瘢痕或没有瘢痕,显示了更好的美容效果。目前也已经有尝试利用特殊机械臂的机器人辅助单孔腹腔镜手术报道。

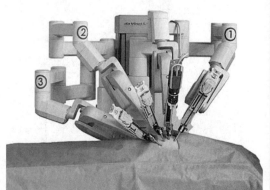
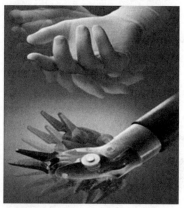

图 25-2-7　Da Vinci 机器人辅助腹腔镜手术系统

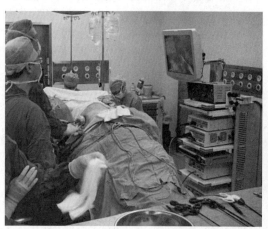
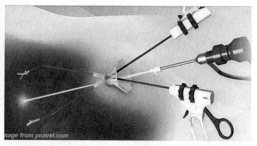

图 25-2-8　单孔腹腔镜手术及示意图

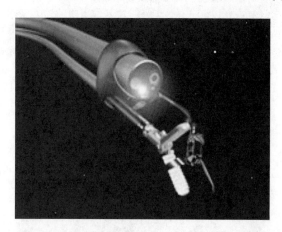

图 25-2-9　经自然腔道手术(NOTES)器械示意图

(三)其他微创手术技术

女性压力性尿失禁传统治疗方法是开放的膀胱颈悬吊手术,目前也少用。现今多通过经阴道前壁小切口的尿道中段悬吊手术来解决,手术可经闭孔途径或耻骨后途径,吊带材料为人工合成的高分子聚丙烯网带。此类微创手术能安全、有效的治疗压力性尿失禁。另有骶神经刺激电极植入术治疗膀胱功能障碍。

三、老年患者的围术期特点

(一)对呼吸系统的影响

老年人肺组织生理性弹性减退,肺泡膨胀,毛细血管受损,有效肺活量减少,肺功能储备降低。气管内分泌物不易排出,加上免疫功能下降,因而易发生坠积性肺炎。另外,老年人受胸廓骨骼关节和肌肉活动度减小的影像,胸壁的僵硬度增加,进一步加剧了肺活量的下降。呼吸肌强度和耐力下降,机体细胞对低氧和高碳酸血症的反应降低,所以术后容易发生呼吸衰竭。

泌尿外科腹腔镜手术需要持续气腹支持,这也使得膈肌上抬,呼吸动度明显减小,降低了有效肺活量;肾上腺或者肾脏手术部位紧邻膈肌和胸膜,有可能发生胸膜损伤,一旦出现,胸膜腔内负压消失,患侧肺脏萎陷不张,有效肺活量进一步下降,同时肺泡交换面积减小,可能加剧低氧血症甚至造成呼吸衰竭。

腹腔镜手术时普遍应用 CO_2 气体制备气腹,压力多调定在 12～16mmHg。CO_2 可以被人体吸收进入血液,最终绝大部分通过肺的呼吸运动排出。潮气量不足或者有慢性肺疾病的老年患者可能因为 CO_2 不能及时排出而发生呼吸性酸中毒。从而被迫中止腹腔镜手术。

(二) 对循环系统的影响

气腹超过 10mmHg 时,即会显著减少回心血量 10～30%,心搏输出量下降,且减少的程度与气腹压力正相关。同时肺循环和体循环的阻力增加,尤其是下腔静脉受压,静脉血回流受阻,血液淤滞在下肢,更容易形成深静脉血栓。

随着年龄的增长,老年病人合并冠状动脉硬化的几率越来越高,冠状动脉硬化除降低血流储备外,还会因为冠状动脉狭窄造成心脏供血减少。部分病人还会合并心房颤动、早搏等,从而进一步降低了心脏功能。气腹造成的心脏每搏输出量降低可能加重冠脉供血,导致心肌缺血症状的加重甚至急性心肌梗死。CO_2 以及高碳酸血症是否会造成心律失常目前没有定论。

(三) 对肾脏滤过功能的影响

人体内环境的稳态平衡很大程度上依靠肾脏的滤过调节,老年人肾单位数量减少,肾小球滤过率降低,贮备功能有限。已经有报道肾小球滤过率、肾血流量和尿量在腹腔镜手术时下降 50% 甚至更多,解除气腹后恢复。经尿路内腔镜手术时低渗或等渗的冲洗液必然进入机体需要肾脏调节水电解质平衡,有限的肾滤过功能不能满足机体需求时就造成内环境的紊乱。

(四) 有利的方面

同时,也应该看到微创手术尤其是内腔镜手术减少了对机体的创伤,使原本不能耐受开放手术的老年人可以接受手术,扩大了手术适应证;手术切口微创化减轻了疼痛,患者可以术后早期活动,肠道功能恢复快,减少了肺内感染和下肢深静脉血栓形成的风险。

总体上来说,老年人的脏器功能减退,风险加大,术后并发症增多。微创手术是一把双刃剑,选择合适的患者,应有适合的技术,可以使老年患者获益;否则可能会适得其反。

四、内腔镜手术适应证、禁忌证及手术并发症

泌尿外科内腔镜种类很多,各有其用武之地,而且在实际临床上有时需要联合运用多种内腔镜才能达成治疗目的,故而不应强行区分其应用领域。例如,合并后尿道狭窄的膀胱或前列腺疾病,需要联合内切开镜和电切镜,亦可使用激光汽化切除镜尝试完成;上尿路结石需要联合肾镜和输尿管镜碎石取石;至于软镜和硬镜的联合应用更是司空见惯。另一方面,内腔镜应用的适应证也不断发展增多。例如,电切镜或激光切除镜用来进行输尿管口的袖状切除和封闭。

综上所述,手术技术服务于临床,根据实际情况灵活运用内腔镜甚至腹腔镜等手段来满足临床实际需求才是一切从实际出发的求是精神的体现。

(一) 肾盂输尿管疾病

输尿管镜技术是膀胱镜技术在上尿路的延伸,医学工程

的迅猛发展使得镜体口径显著缩小,成像质量明显提高,扩张导丝、扩张器乃至扩张气囊到目前的单纯液压扩张技术的使用,使输尿管镜进入输尿管变得更为简便。镜下操作工具也不断发展,从超声、液电碎石器到气压弹道碎石器、激光,都使输尿管镜下的手术效率不断提高。

1. 手术适应证

(1)诊断

1)评估上尿路造影检查时充盈缺损或梗阻。

2)尿液细胞学阳性的评估。

3)单侧或双侧输尿管口肉眼血尿的检查。

4)上尿路移行细胞癌腔内治疗后随访。

(2)治疗

1)上尿路结石的治疗。

2)输尿管插管(逆行造影或引流梗阻、上尿路尿漏等)。

3)上尿路异物的取出。

4)上尿路肿瘤行腔内治疗。

5)上尿路狭窄扩张或内切开。

2. 手术禁忌证　除严重出血性疾病或不能耐受手术、麻醉者,无绝对禁忌证。尿道狭窄者可先作扩张或内切开,骨盆和髋关节疾病不能摆截石位者,不便行硬输尿管镜术,可行输尿管软镜术。

3. 手术并发症及处理

(1)急性并发症

1)出血:常由于术中输尿管损伤所致,一般较轻,不需特殊处理。如出血较严重,要考虑损伤周围器官的可能,必要时行介入治疗或开放手术。

2)黏膜撕裂和黏膜下假道形成:一般较轻,可置双猪尾输尿管支架管保守处理。

3)穿孔:常由于导管、导丝损伤所致。一般置管引流常可解决问题。穿孔后的处理最重要的是保持输尿管的引流通畅,避免尿性囊肿形成。

4)黏膜撕脱或套叠、断裂:黏膜撕脱和套叠是输尿管镜术最严重的并发症。小的黏膜撕脱(<0.5cm)可先留置输尿管支架管保守处理。如黏膜撕脱或套叠较长,应马上开放手术视损伤部位和长度采用输尿管膀胱吻合或肠代输尿管。

5)发热和感染:输尿管镜术后发热较常见,一般作对症处理后可缓解。术后尿路感染的发生率大宗病例报告约为 1.3%。

6)感染性休克和尿源性败血症:是输尿管镜术后最凶险的并发症。常发生于输尿管梗阻并感染或肾积脓时。这种情况术前、术后需给予足量的敏感抗生素。

7)术后肾绞痛:常由于输尿管水肿或血块暂时阻塞输尿管所致,解除梗阻并给予止痛药常能缓解。

8)其他:长时间在输尿管镜下行电切或用液电碎石时偶有发生 TUR 综合征。

(2)慢性并发症

1)输尿管坏死:主要由于黏膜下假道形成后灌注液过多冲入使输尿管壁缺血所致,较少见。

2)输尿管狭窄或闭锁:主要由于局部输尿管壁缺血或黏膜较严重损伤瘢痕修复所引起。

3)膀胱输尿管反流:输尿管镜术后反流偶有发生,具体发生率尚无一致意见。

输尿管镜作为一种诊断和治疗工具已确立其临床地位。随着输尿管镜术经验积累,其适应证也不断拓宽。输尿管镜下切割技术已广泛应用于输尿管狭窄和上尿路肿瘤上,输尿管软镜结合激光已用于处理复杂性肾结石。随着技术的发展,输尿管镜技术将在泌尿系统疾病的诊断和治疗中起到更加重要的作用。

(二)膀胱、尿道疾病

经尿道膀胱尿道镜种类较多,按照可否弯曲分为硬镜和软镜;按照用途分为观察操作镜、电切镜(单极、双极)、激光汽化切除镜、内切开镜;硬镜按视角的不同分为:0°、5°、12°、30°、70°和120°镜等型号(图 25-2-10)。一般 0°和 5°镜多用于尿道检查诊断,以及尿道狭窄的治疗等。12°、30°镜最重要的用途是做经尿道前列腺电切手术(transurethral resection of prostate,TURP),亦用于前列腺及膀胱的电凝或激光治疗。70°、120°镜则用于观察和治疗膀胱疾病。

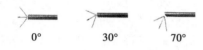

0° 30° 70°

图 25-2-10 膀胱镜视角

1. 手术适应证

(1)诊断

1)明确血尿原因和出血的部位。

2)有明显的尿道、膀胱刺激症状或上尿路症状,但是通过常规的检查如尿常规、B 超、IVU 等不能明确诊断的情况。

3)考虑膀胱内占位性病变,通过检查了解病变的大小、部位、数目及性质等,必要时可行活检或诊断性电切。

4)了解泌尿系统以外的病变如肿瘤,炎症等对泌尿系统造成的影响。

5)因诊断或治疗需行输尿管插管和(或)肾盂输尿管逆行造影。

6)尿道、膀胱内异物、结石的确诊。

7)膀胱出口梗阻原因明确诊断。

8)膀胱肿瘤术后复查。

(2)治疗

1)膀胱内凝血块清除、膀胱尿道电凝止血。

2)尿道、膀胱内异物取出。

3)尿道、膀胱结石的治疗。

4)尿道狭窄(≤3cm)。

5)女性膀胱颈硬化、膀胱出口梗阻。

6)膀胱的水扩张治疗。

7)膀胱黏膜下注射治疗。

8)腺性膀胱炎、乳头状瘤、膀胱白斑等的切除。

9)非肌层浸润性膀胱肿瘤切除。

10)肌层浸润性膀胱肿瘤姑息性切除。

2. 手术禁忌证

(1)下尿路急性炎症期间原则上不能进行膀胱镜检查,以免炎症扩散。

(2)膀胱挛缩导致膀胱容量很小,小于 50ml,因在入镜时很容易发生膀胱穿孔,即使放镜过程顺利,因膀胱容量小,充盈不佳,观察效果难以满意。

(3)尿道严重狭窄,经尿道扩张仍然不能置入膀胱镜的

患者;尿道狭窄长度>3cm,再狭窄率狭,但也有行内切开术的报道,故而此为相对禁忌证。

(4)全身出血性疾病患者。

(5)一周内一般不做重复检查,因膀胱镜检查后黏膜均有不同程度的充血、水肿、炎症反应等,重复检查不仅难以反映病变的真实情况,反会增加病人的不适和痛苦。

(6)急性全身感染性疾病,如败血症、脓毒症等。

(7)女性月经期。

(8)骨关节病变或严重畸形,不能摆截石体位。应用软镜可以使部分患者在平卧位接受手术。

(9)严重的全身性疾患,难以耐受者。

3. 手术并发症及处理

(1)疼痛:膀胱镜检查后,通常在麻醉药物的作用消失后,患者多会感到尿道疼痛,轻症者可以不予处理,重症者可以给予镇痛药物和口服止血药物。

(2)尿路感染或尿道热:多因为原有的尿路感染在检查后加重所致,或逆行感染所致,也有可能为尿道热。通常在使用抗生素 5~7 天后恢复正常。最好根据中段尿细菌培养用药,争取通过使用敏感的抗生素在 2 周内控制感染。因为这类患者通常的免疫力和身体状况都比较差,若使用抗生素时间过长,会导致菌群失调和二重感染的机会增加。

(3)尿道损伤尿道狭窄:术中仔细操作,碰到阻力时不可盲目用力,可先行尿道扩张,或在直视下入镜。发生尿道损伤后,应放置尿管引流,多可自愈。尿道损伤严重者可能发生尿道狭窄。

(4)尿失禁:尿道外括约肌损伤可能造成真性尿失禁。

(5)膀胱损伤:轻者可见膀胱黏膜的擦伤、撕裂伤,严重者可见膀胱穿孔、破裂,膀胱损伤轻者可自行愈合,必要时放置尿管引流。若膀胱破裂穿孔发生于腹膜内,则需及时的手术修补。

(6)术后出血:少量出血可以多饮水或者口服止血药物治疗。膀胱肿瘤电切术后出血大多在手术当日出现,表现为两种情况:①创面静脉出血,多数情况采用膀胱冲洗和应用止血药物后,会在 1~2 天后即可停止。②小动脉出血,出血量较大,多在膀胱内形成凝血块,保守治疗难于缓解,多需内镜下腔内止血。对于已经减轻的血尿又出现加重的情况,应该予以重视,必要时行膀胱镜检查。

(三)前列腺疾病

经尿道前列腺切除镜得到了长足的发展,主流切除镜都采用连续冲洗的方式;而且由过去单一的单极电切镜发展到目前双极汽化切除、激光汽化、激光汽化切除。方法也从单纯切除到现在的汽化、汽化切除、剜除等手段。

1. 手术适应证

(1)前列腺增生导致反复尿潴留。

(2)慢性尿潴留导致上尿路梗阻导致肾功能不全。

(3)前列腺增生合并反复尿路感染难以治愈的。

(4)前列腺增生症合并膀胱结石。

(5)前列腺增生导致反复血尿。

(6)前列腺增生合并膀胱憩室。

(7)怀疑前列腺癌灶位于移行带,穿刺阴性合并尿路梗阻症状者行诊断性电切。

(8)前列腺癌晚期血尿及尿路梗阻的姑息性治疗。

2. 手术禁忌证

(1)同膀胱尿道镜禁忌证。

(2)此外,过去大体积前列腺(>100ml)由于手术时间长容易发生 TUR 综合征被列为相对禁忌证,但随着激光以及剜除技术的应用,体积大小已对手术影响不大。

(3)服用阿司匹林等解聚抗凝药物目前由于激光的应用成为相对禁忌证。

3. 手术并发症及其处理

经尿道前列腺切除手术的并发症的发生率和前列腺的大小、手术时间的长短、患者的身体状况和医生的手术技术水平等因素有关。

(1)术后近期并发症

1)TUR 综合征:TURP 时,由于大量的低渗冲洗液进入静脉系统,可以引起血液稀释和稀释性低钠血症,临床上称 TUR 综合征。它通常在手术接近结束到术后几小时内出现。

一般早期表现为烦躁,之后出现神志恍惚、呼吸困难、头晕、恶心、呕吐、心动过缓、血压上升等症状。之后出现血压下降,血钠<125mmol/L 时就可确诊。当血钠<120mmol/L 时,症状就很严重,并有很高的死亡率。有一些方法可以减少 TUR 综合征的发生,如手术中行耻骨上膀胱穿刺引流,减小手术中膀胱内的液体压力,从而减少液体进入患者血液量;手术中冲洗液的吊瓶高于手术床在 60cm 以内;避免早期将前列腺包膜切穿导致静脉窦开放。术中患者生命体征的一些变化常是 TUR 综合征的早期征象。所以在手术中就应该注意患者的血压、脉搏和心电图的变化,特别对于手术时间比较长,手术中出血比较多,输液量多和患者身体状况比较差的,要更加谨慎地观察。对于轻症患者可以暂不处理并进一步观察。对于有较明显症状者,可以给予高渗盐液(常用 3%～5%的氯化钠溶液) 100～300ml,在 2～6h 内输入,同时要尽快检查血液生化,特别是钾、钠离子的浓度。另外可以使用利尿药物,加速体内过多水分的排泄,争取早期恢复正常的血容量。

2)出血:术后早期出血多在手术后 4～8 小时内出现。多是手术损伤了血管丰富的三角区,或者小动脉或静脉出血没有很好的凝固,或者术后气囊压迫不到位所致。对于出血较轻的,可先膀胱冲洗、控制血压、应用止血药物及适当牵引气囊导尿管等保守处理,多能逐渐控制出血。对于膀胱内形成较多血凝块或者有较严重的持续性出血者,经保守治疗无效的情况下,应及时进行膀胱镜检查,直视下进行血块清除和出血点凝固处理。

由于术后出现的无纤维蛋白原血症导致的持续出血,可以通过凝血功能的检测,血纤维蛋白原<1.0g/L 时证实,术后常规给予抗纤维蛋白溶解药可以减少出血。

(2)术后远期并发症

1)泌尿系感染:有报道经尿道手术后出现泌尿系感染的发生率还是相当高的,在病人出院后可以达到 5%。多数是逆行性感染导致,常和手术中无菌操作不严格、术后停留尿管时间比较长和护理不到位有关。当拔除尿管和应用敏感抗生素后多可治愈。

2)尿道狭窄:多为手术创伤所致,我们遇到较多的远期尿道外口狭窄的病例,主要为使用直径较大的电切镜引起。

治疗上通常采用每周一次尿道扩张,多在 3～6 次就能明显改善。对于较严重的尿道狭窄,在定期扩张效果不好或已经形成明显瘢痕时,可以考虑腔内切开。

3)膀胱颈挛缩:轻度的膀胱颈挛缩可以试用口服 α 受体阻滞进行治疗。若症状无缓解,严重者可以考虑腔内将膀胱颈挛缩环切开。

4)性功能障碍:有报道术后可有 14%的患者发生阳痿。还有不少患者诉性交不满意,不射精。由于电切术后可能引起尿道内括约肌关闭不全,导致逆行射精。

五、经皮肾镜手术适应证、禁忌证以及并发症

经皮肾镜实际上包括经皮肾造瘘和经此通道手术去除结石、肿瘤以及治疗狭窄等的过程。经过皮肾通道还可以利用软性膀胱镜或软性肾镜处理硬镜所不能到达部位的病变。

(一)手术适应证

1. 各种梗阻性或不明原因的肾积水。

2. 上尿路梗阻或闭锁引起的感染、积脓或肾憩室积脓。

3. 上尿路疾病的诊断,如顺行造影,Whitaker 试验。

4. 泌尿系疾病需上尿路尿流改道,如输尿管损伤。某些情况如肿瘤压迫、腹膜后纤维化致输尿管梗阻的永久肾造瘘引流。

5. 严重的上尿路真菌感染作引流、腔内注药。

6. 体积较大的结石,大于 2cm 或结石总表面积大于 300mm²。

7. 鹿角状肾结石。

8. 肾结石合并输尿管上段结石。

9. 肾下盏结石。

10. 上尿路结石合并远端尿路梗阻。

11. 肾盂输尿管交界处狭窄合并肾结石。

12. 上尿路结石其他治疗方法失败,如 ESWL。

(二)手术禁忌证

1. 未纠正的全身出血性疾病。

2. 严重心肺功能不全不能耐受手术。

3. 严重脊柱侧弯畸形。

4. 术区严重皮肤病变。

(三)手术并发症及处理

1. 出血　活动性出血多为小动脉损伤,叶间动脉出血较明显。如术中止血困难可用气囊造瘘管压迫止血,1 周后二期手术。压迫止血不能控制者需要行选择性栓塞甚至肾脏切除。

2. 感染　上尿路结石合并感染甚至积脓,术中冲洗液压力较高,细菌和毒素容易通过通道创面进入机体,造成败血症甚至感染性休克。选择手术时机和围术期规范应用足量抗生素有助于减少感染的发生。

3. 器官损伤　胸膜、肠管、肝脏和脾脏等的损伤,其中胸膜损伤最为常见。术前做好 CT 检查设计穿刺点和线路尤为重要。在呼气末穿刺进针也有助于减少胸膜损伤。

4. 尿外渗　冲洗液或尿液通过镜鞘和肾实质间隙进入肾周,少量可以自行吸收,量大时需要留置肾造瘘管 1～2 周并通畅引流肾周积液,应用广谱抗生素防止肾周感染。

5. 动静脉瘘　其形成罕见,有时伴有出血,应用超选择性肾动脉栓塞治疗。

6. 肾盂输尿管连接部狭窄 多与先天性发育不良、结石嵌顿时间长、感染等因素有关,可术后留置 10～12 周 F6 输尿管支架管,拔除后仍有狭窄者可行扩张或腔内切开治疗。

7. 结石残留 结石多发或位于多个肾盏内,不易清除干净。有时需要多通道肾镜或结合软性输尿管镜下激光手段经过肾造瘘通道进入集合系统碎石取石,清石率有所提高。

六、腹腔镜手术适应证与禁忌证

腹腔镜技术已经应用到泌尿外科手术的各个亚专业,其手术适应证和禁忌证与开放手术十分接近。但在老年人尤其是存在心肺基础疾病、功能不全的患者中,要慎重选择腹腔镜手术,如前所述,腹腔镜影响心肺肾等器官功能和水电解质平衡,围术期重要脏器功能不全发病风险增高。

通常来说,既往腹部手术史可能加重腹腔内粘连、过度肥胖、凝血功能异常、严重躯体骨骼畸形影响体位和入路、术区局部严重皮肤病变、肺功能异常、其他的严重脏器功能不全或全身状态差不能耐受手术列为手术禁忌。巨大占位性病变(直径超过 10cm)切除尽管有个案报道,但标本取出仍需要扩大切口至与开放手术切口大小相仿,为相对禁忌证。

(一) 肾上腺疾病

1. 手术适应证

(1)功能性肾上腺肿瘤产生皮质醇、醛固酮和性激素的皮质腺瘤。

(2)无功能性肾上腺肿瘤肿瘤＞4cm,或肿瘤虽＜4cm,但有继续长大的趋势。

(3)肾上腺皮质增生。

(4)肾上腺髓质增生。

2. 手术禁忌证

(1)浸润性肾上腺皮质癌,合并周围组织浸润及广泛粘连、合并淋巴结转移,需要切除同侧肾等周围组织及淋巴结清扫的,应开放手术。腺癌多＞6cm,是否为禁忌证主要取决于肿瘤的浸润情况。

(2)妊娠期妇女,可能因气腹而导致流产,一般不宜腹腔镜手术。

(二) 肾疾病

1. 手术适应证

(1)肾囊肿去顶减压。

(2)肾脏良性肿瘤行肾部分切除。

(3)肾下垂固定治疗。

(4)肾移植活体供肾切取。

(5)良性肾脏病变:包括慢性梗阻、感染、肾结核、各种原因造成的无功能肾脏引起的腰腹部疼痛、肾血管性高血压、发育不良的肾脏及多囊肾等。确定肾切除的标准与开放手术相同。

(6)恶性肾肿瘤

1)直径小于 5cm,没有肾静脉瘤栓和淋巴结转移的 T1-T2N0M0 期肿瘤是腹腔镜根治性肾切除术的最佳手术适应证。

2)没有肾静脉瘤栓和淋巴结转移的 T1-T2N0M0 期肿瘤,如果肿瘤体积较大,可作为腹腔镜根治性肾切除术的扩

大适应证。有报道甚至认为,直径 9cm 和 12cm 肿瘤亦可行腹腔镜切除。

2. 手术相对禁忌证

(1)T₃ 期以上的肿瘤,有肾静脉瘤栓形成或有局部淋巴结转移者,为腹腔镜根治性肾切除术的绝对禁忌证。

(2)肾盂肿瘤肾切除以及淋巴结清扫,肿瘤明显外侵犯或转移淋巴结与后腹壁固定为手术禁忌。

(三) 输尿管疾病

手术适应证:

1. 肾盂输尿管交界处狭窄行肾盂成形。

2. 腹膜后纤维化等病变压迫输尿管造成梗阻行输尿管松解。

3. 输尿管结石其他治疗方法失败。

4. 巨输尿管成形术。

5. 输尿管良性狭窄的局部切除吻合。

6. 输尿管缺损回肠代输尿管治疗。

7. 输尿管肿瘤的局部切除或全长切除。

(四) 膀胱疾病

手术适应证:

1. 膀胱憩室切除。

2. 膀胱结石不能行内腔镜治疗者。

3. 膀胱良恶性肿瘤行膀胱部分切除。

4. 肌层浸润性膀胱肿瘤以及非尿路上皮癌行全膀胱根治性切除。

(五) 前列腺疾病

前列腺根治性切除手术适应证:

1. PSA＜20ng/ml,Gleason 评分＜7,预期寿命超过 10 年。

2. 前列腺体积 20～130ml 者。

3. 局限在前列腺包膜内的癌症病人,即 T1b-T2 期,目前也有 T3 手术的报道。

4. 没有远处转移和盆腔以外淋巴结转移。

5. 前列腺摘除,经尿道前列腺汽化切除,病理证实为前列腺癌,或接受去势或雄激素阻断治疗者甚至放疗者,均会增加手术中分离难度。

(六) 其他腹腔镜手术

手术适应证:

1. 乳糜尿。

2. 精索静脉曲张。

3. 隐睾下降固定或切除。

4. 腹膜后淋巴结清扫。

5. 盆腔淋巴结活检或清扫。

七、腹腔镜手术并发症

腹腔镜所特有的手术并发症分为入路相关、气腹相关和操作相关并发症,其他术后并发症与开放手术相同。

(一) 入路相关并发症

腹腔镜手术是通过穿入腹壁的套管来完成的,置入第一根套管时最容易引起并发症。总并发症发生率 4/1000～6/1000,死亡率 3/10 万。

1. 血管损伤发生率为 0.1/1000～0.2/1000,常见腹主动脉、下腔静脉、腹壁下血管、腹壁浅血管及旋髂浅血管。

2. 肠道损伤发生率为 0.4/1000～0.6/1000。

3. 其他还有实质性脏器损伤。

4. 腹膜后入路时腹膜损伤、胸膜损伤。另外，经腹入路手术时，穿刺太浅可能形成腹膜前气肿，穿刺太深则可能形成腹膜后气肿。

(二) 气腹相关并发症

1. 皮下气肿 皮下气肿多发于手术时间长、气腹压过高以及经腹膜后腔的手术，发生率 0.3%～2.5%。

(1)临床表现：在病人的胸、腹、面、颈部以及上肢等处出现肿胀，有捻发感，严重时出现心跳加快、血压升高及呼吸困难。

(2)处理：心肺功能正常，轻度的皮下气肿，多不需处理。严重的皮下气肿，患者表现为心动过速、高血压及高碳酸血症，应停止气腹，取出工作套管，用手挤压腹壁使气体由穿刺孔排出。同时，使用呼吸机加压给氧、过度换气、监测氧分压及二氧化碳分压，必要时中转手术。

2. CO_2 积蓄（高碳酸血症和酸中毒） 因气腹压力过高、时间过久使横膈抬高，肺底部受压，活动受限，肺顺应性降低，造成换气不良而发生高碳酸血症并代谢性酸中毒。

(1)临床表现：此时患者出现周围血管麻痹，心排血量锐减，脑血管和冠状动脉收缩，临床表现为血压下降、脉搏细弱、呼吸抑制、缺氧、发绀、心律不齐等症状，血气分析可明确诊断。

(2)处理：应立即停止手术，放气降压，并立即过度换气和静脉滴注碳酸氢钠，全麻下气腹压力过大可使中心静脉压轻度升高，急性心肺功能障碍。

3. 气胸 气腹后气胸是少见而严重的并发症，有因此而致死的报道。

(1)发生原因：①气体沿主动脉或食管裂孔进入纵隔，破入胸膜腔；②先天或后天的膈肌缺损、手术中损伤膈肌，使腹腔内的气体直接进入胸腔；③肺大疱破裂；④全麻插管时损伤气管，正压呼吸时压力过高。

(2)诊断：①腹腔镜手术中出现气道压力增高、肺顺应性降低、通气困难；②无明显诱因的氧饱和度下降；③无法解释的血流动力学改变；④体检发现患侧呼吸减弱，有气管移位，结合 X 线胸片检查即可作出诊断。

(3)处理：①如果手术中发现气胸，若肺压缩较少，病人的血流动力学无明显改变，而手术时间又较短的情况下可继续手术；②如果气胸发生于手术开始或在手术的中途，症状、体征明显，应解除气腹，行患侧胸腔穿刺抽气或行胸腔闭式引流；③如果术中发现气胸，解除气腹后，胸腔内的二氧化碳很快吸收，可严密观察，不做胸腔闭式引流；④如果肺压缩明显，或为张力性气胸，应马上解除气腹，行胸腔闭式引流。

4. 气体栓塞 气体栓塞是腹腔镜手术中少见而严重的并发症。气体可栓塞脑动脉、肺动脉及冠状动脉。

1)临床表现：气体栓塞可发生于不同的手术体位和不同的手术时间，但最常见于建立气腹时。气体栓塞的临床表现各异：①在全麻过程中，首先观察到的是病人心率加快、心律不齐、室性异位心律或室性心动过速；②也有表现为室性早搏或心动过缓及血压下降，双侧瞳孔散大，无对光反应，周围性发绀等；③心前区可听到磨轮音样杂音，第二心音增强；④术毕时病人陷入昏迷，不能苏醒；⑤有时上述症状、体征并不

明显，循环系统的表现也不突出，发生气栓后，严重者可发生休克、死亡；⑥门静脉气体栓塞可缓慢进入体静脉，全身症状出现也较慢。

2)处理：手术中一旦发现病人有以上表现，即应怀疑有气体栓塞的可能。应马上采取以下措施：解除气腹，吸氧，左侧卧位，通过插管抽出中央静脉及右心房内的气体，心脏停搏的病人应即刻行复苏治疗。

5. 心律失常 心律失常多发生于充气开始时，与充气过快有关。预防的方法是先以低流量充气，待机体适应后再逐渐加大充气量，尤其对于老龄、心肺功能差者。心律失常发生后只要解除气腹即可使症状得到改善。

6. 肩部酸痛 双肩部酸痛是腹腔镜手术后常见的轻微并发症之一。发生率大约为 35%～63%。其原因可能是由于残留于腹腔内的 CO_2 刺激双侧膈神经反射所引起，上述症状一般在术后 3～5 天内消失。

7. 胃内容物反流 腹腔镜手术时，常采用头低脚高位而且腹压增高，可引起胃内压上升。术前应留置胃管，如果术中发生反流，应立即将患者改置平卧位，头偏向一侧，吸出反流物。

8. 下肢深静脉血栓形成

(1)原因：腹腔镜手术时建立的气腹使腹内压超过下肢静脉血回流的压力，从而导致静脉淤滞，血流缓慢，血液黏度增高，凝固性增加，成为静脉血栓形成的危险因素。静脉内压力增高使血管内皮发生微撕裂，胶原纤维暴露，从而诱发凝血过程。

(2)预防：①物理方法：腹部手术中应用下肢加压装置预防术后血栓形成是一个有效的措施。这种装置可周期性压迫病人的小腿和股部，促进下肢静脉的排空，防止静脉扩张；同时还能激活纤溶酶原系统。②药物方法：常规使用低分子肝素可以减少静脉血栓的发生。

(三) 操作相关并发症

1. 腹腔脏器损伤 腹腔镜手术在影像放大下进行，而且操作精细，相对损伤较少，多为拉钩、电凝等"误伤"所致。大宗病例报告为 0.1%～0.5%。在泌尿系统腹腔镜手术中已报道的曾受到损伤的实质脏器有：肝脏、脾、胰腺、肾等；空腔脏器有：大肠、小肠、胃、膀胱、输尿管等。处理如下：

(1)实质脏器损伤，如果损伤范围小、出血少，应尽可能在腹腔镜下电凝止血；对非视野内的不明出血，应及时找到出血点并作相应处理，必要时开腹探查。

(2)手术后出现不明原因的呼吸困难、气急、胸痛，应考虑可能有膈肌损伤。血气胸量较少时，可行胸穿抽吸治疗，量多时需行胸腔闭式引流。术中发现膈肌损伤应严格修复。

(3)空腔脏器损伤除较小的膀胱损伤外，均主张开放手术处理。较小的膀胱损伤，仅需留置导尿管。

2. 血管损伤 腹腔镜手术中血管损伤是由于使用器械不当或对组织辨认不清等技术性因素引起腹腔内较大血管被刺破、撕裂、灼伤或误切等损伤。其发生率并无准确统计，差别很大，平均在 0.1% 左右。常见的损伤血管有腹主动脉、下腔静脉、髂动静脉、门静脉、脾动静脉、肾动静脉、肠系膜和网膜血管及手术区血管。处理如下：

(1)损伤较轻或手术临结束时可经腹腔镜进行修补。处理时可先吸净手术野的出血，然后反复冲洗吸引直至手术野

清晰，便于操作为止。

（2）腹膜后大血管损伤，出血量大、速度快，由于手术野不清，盲目的镜下止血不仅效果差，而且往往还会导致更严重的损伤。应当机立断，及时转为开放手术。

八、手术准备及基本操作原则

（一）膀胱尿道镜

1. 麻醉　一般采用利多卡因局麻或椎管内麻醉，也可采用全身麻醉。摆截石体位，体位活动受限者应用软镜男性也可采用平卧位。

2. 手术操作步骤和原则

（1）插入膀胱镜：男性提起阴茎消除尿道的耻骨前弯曲，镜体进入尿道外口，随后借镜身重力缓慢下降至尿道球部，这时加力下压并稍向前轻轻推镜体，多可顺利进入膀胱。也可直视下进入膀胱。女性尿道短且直，容易进入。软镜不需要下压镜体，直视下操作头端弯曲进入即可。

（2）观察并行操作：冲洗液充盈膀胱，观察膀胱内情况以及各壁黏膜、输尿管开口位置。经过通道置入输尿管插管留取标本、行逆行肾盂造影，亦可留置输尿管支架管；或者利用操作工具如活检钳、异物钳、气压弹道碎石手柄、电切环、激光、内切开刀等完成黏膜活检、碎石取石、异物取出、肿瘤切除、增生前列腺的切除或汽化、狭窄尿道切开等工作。必要时进行出血点止血。值得注意的是在切除膀胱肿瘤时，瘤体和肿瘤基底应分别切除送检，以确定病理分期。

（3）冲洗出结石碎块以及血块、碎组织块并视情况留置导尿管。

（二）输尿管镜

1. 麻醉　一般采用椎管内麻醉或全身麻醉，尤其当预计手术时间较长时建议采用全麻，因长时间肾盂内较高的冲洗液压力造成明显腰痛和恶心呕吐，加剧患者的恐惧感。摆截石体位时可采用患侧下肢高架，对侧下肢低平的姿势。

2. 手术操作步骤和原则

（1）输尿管内导丝置入：可利用膀胱镜置入导丝，也有人直接利用输尿管镜将导丝置入输尿管，方法同膀胱镜操作。

（2）进入输尿管开口：采用扩张或液压等方法沿导丝进入输尿管开口。

（3）输尿管内操作：保持一直在导丝可视情况下操作，边观察边进镜，到达目标部位后可撤除导丝换用操作工具进行活检、碎石取石、肿瘤切除、狭窄段扩张以及支架置入。

（4）撤除输尿管镜并留置输尿管支架管，减少管腔黏膜水肿造成的梗阻积水。

（5）留置导尿管。

（三）经皮肾镜

1. 麻醉　一般采用全身麻醉。先摆截石位行输尿管插管并外接灌注液扩张肾盂肾盏，已经明显扩张的肾盂肾盏可以省略此步骤，再完全俯卧位进行经皮肾镜操作。

2. 手术操作步骤和原则

（1）输尿管插管置入：膀胱镜下置入输尿管插管，外接生理盐水灌注扩张肾盏。

（2）穿刺点定位和入路选择：可选用 C 臂 X 光或超声定位目标肾盏，应用 X 光时需顺行或经输尿管插管逆行注入造影剂使集合系统显影。一般穿刺点在腋后线 12 肋下，减少损伤胸膜。22 号穿刺针在实时定位下进入肾盏，留置导丝。

（3）扩张穿刺通道：尖刀切开皮肤，筋膜扩张器逐级扩张达到所需大小，PCNL 需要扩张到 28F，而 MPCNL 则只需到 14～16F。目前也有球囊扩张器一次扩张到位，然后置入镜鞘。

（4）置入肾镜观察并操作：应用操作工具进行碎石取石、肿瘤切除、狭窄段扩张或者内切开等。术毕检查集合系统是否穿孔或出血。

（5）顺行留置输尿管支架管和肾造瘘管，同时撤除输尿管插管保留尿管。

（四）腹腔镜

1. 麻醉和体位　腹腔镜都需要采用全身麻醉。经腹腔上尿路手术时为避免胃肠胀气的干扰，可术前或术中留置胃管。肾上腺、肾脏以及输尿管手术多采用侧卧位，腰部垫高。前列腺、膀胱手术时采用仰卧位。

2. 手术步骤和原则

（1）建立手术空间：泌尿外科腹腔镜手术入路有两种途径，分别是经腹腔途径和经后腹膜腔（腹膜外）途径。前者手术空间是客观存在的，切开法（Hasson 法）置入腹腔镜并建立气腹，然后直视下穿刺进入其他套管；或者气腹针盲穿法建立气腹，非直视下穿刺置入第一个套管，通过此套管置入腹腔镜后再顺次穿刺置入其他套管。相对来说 Hasson 法发生穿刺误损伤的几率更低。后者的腹膜外空间是一个潜在腔隙，需要气囊扩张后置入各个套管。

（2）组织分离到达手术部位：利用超声刀、电钩、结扎速（Ligasure）等能量器械沿正确的解剖层次游离，直达手术部位。

（3）控制血管，处理或切除病灶：处理血管，切除病灶。必要时进行重建。

（4）取出标本：经过穿刺通道或扩大的切口取出标本。

（5）根据情况留置术区引流管和尿管。

3. 机器人、单孔、NOTES 技术

机器人辅助腹腔镜技术是腹腔镜技术的发展，实时三维成像、机器臂模拟技术、腔内腕技术使得术者大大降低了手术操作难度和强度。除了手术开始阶段穿刺套管将机器人手臂引入手术空间之外，其余操作与腹腔镜手术相似。目前 Da Vinci 第四代机器人有四个机器臂，因此至少需要 6 个套管完成手术。

单孔腹腔镜技术和 NOTES 主要特点是将腹腔镜的多个器械经过集中在一个切口利用特殊的套管进入，其中 NOTES 的入路是通过口腔、阴道等自然腔道，突破胃、阴道后穹隆等进入腹腔完成手术。由于手术器械几乎靠在一起，腔内腔外的器械干扰较大，手术难度很高。随着特殊专用通道和器械如头端可弯内镜、预弯、可弯、加长器械等的应用，在一定程度上便利了手术操作。

（张亚群　王建业）

▶ 参考文献 ◀

1. Bares RW. Control of bladder tumors by endoscopic surgery. J. Urol,1967,97：864-866.

2. 黄健. 微创泌尿外科学. 武汉：湖北科学技术出版社,2005.

3. 夏术阶. 微创泌尿外科手术学. 济南：山东科学技术出版社,2007.

4. 王行环,王怀鹏,陈浩阳,等. 经尿道等离子体双极电切术治疗良性前列腺增生及膀胱肿瘤. 中华泌尿外科杂志,2003,24：813.

5. Kabalin JN, Bite G, Doll S Nd. YAG lase r coagulation prostatectomy：3 years with 227 patients. J Urol,1996,155(1)：181-186.

6. Fahy BG, Barnas GM, Flowers JL, et al. The effects of increased abdominal pressure on lungand chest wall mechanics during laparoscopic sugery. Analg,1995,81：744-750.

7. 郑少波,刘春晓,徐亚文,等. 腔内剜除法在经尿道前列腺汽化电切术中的应用. 中华泌尿外科杂志,2005,26(8)：558-561.

8. Guarnizo E, Pavlovich C, Seiba M, et al. Ureteroscopic biopsy of upper tract urothelialcarcinoma：Improved diagnostic accuracy and histopathologic consider-ations using a multi-biopsyapproach . J Uro,2000,163：52-55.

9. Lee CK, Smith AD. Percutaneous transperitoneal approach to the pelvic kidney for endourologicremoval of calculus；three cases with two success. J Endourol,1992,6：133-135.

10. 李逊,吴开俊,单炽昌. 经皮输尿管镜治疗上尿路结石. 中华泌尿外科杂志,1995,19：426-427,448.

11. Schneider AW, Conrad S, Busch R, et al. The cold - knife technique for endourologicalmanagement of stenosis in the upper urinary tract. J Urol,1991,146：961-965.

12. Jackman SV, Docimo SG, Cadeddu JA, et al. The "miniperc"technique A les s invasivealternative to percutaneous nephrolithotomy . World J Urol,1998,16：371-374.

13. Gagner M, Lacroix A, Bolte E. Laparoscopic adrenalectomy in Cushings syndrome andpheochromocytoma. New Engl J Med,1992,327：1003-1006.

14. 张旭,叶章群,宋晓东. 腹腔镜和后腹腔镜肾上腺手术与开放肾上腺手术的疗效比较(附 93 例报告). 中华泌尿外科杂志,2002,6：332-334.

15. Smith CD, Weber CJ, Amerson JR. Laparoscopic adrenalectomy：new gold standard. World JSurg, 1999, 23：389-396.

16. Clayman R, Kavoussi LR, Soper NJ, et al. Laparoscopic nephrectomy：initial case report. JUrol, 1991, 146：278-282.

17. Gill IS, Sung GT, Hobart MG, et al. Laparoscopic radical nephroureterectomy for upper tracttransitional cell carcinoma：the Cleveland clinic experience. J Urol,2000,164：1513-1522.

18. Gill IS, Desai MM, Kaouk JH, et al. Laparoscopic partial nephrectomy for renal tumor：duplicating open surgical techniques. J Uro,2002,167：469-476.

19. 张旭,叶章群,陈志强,等. 后腹腔镜肾蒂淋巴管结扎术治疗乳糜尿. 中华泌尿外科杂志,2003,23：97-99.

20. 高新,邱剑光,蔡育彬,等. 腹腔镜肾盂成形术. 中华泌尿外科杂志,2002 ,23：620-621.

21. Gill IS, Kaouk JH, Meraney AM, et al. Laparoscopic radical cystectomy and continentorthotopicilealneobladder performed completely intracorporeally：the initial experience. J Urol,2002,168：13-18.

22. 黄健,许可慰,林天歆,等. 可控性膀胱术与回肠新膀胱术(附 68 例报告). 中华泌尿外科杂志,2002,23：461-463.

23. Fugita OE, Jarrett TW, Kavoussi P, et al. Laparoscopic treatment of retroperitoneal fibrosis. JEndourol,2002,16：571-574.

24. Harewood LM, Webb DR, Pope AJ, et al. Laparoscopic ureterolithotomy：the results of aninitial series,and an evaluation of its role in the management of ureteric calculi. Br J Urol,1994,74：170-176.

25. Chen RN, Moore RG, Kavoussi LR, et al. Laparoscopic pyeloplasty. Indication, techniqueand longterm outcome. UrolClin North Am,1998,25：323-330.

26. Schuesser W, Kavoussi LR, Clayman R, et al. Laparoscopic radical prostatectomy：Initial casereport. J Urol,1992,4：246-249.

27. 高新,邱剑光,汪壮流,等. 腹腔镜前列腺癌根治术(首例报告). 中华泌尿外科杂志,2002,23：59.

28. Pasticier G, Rietbergen J B, Guillonneau B, et al. Robotically assisted laparoscopic radicalprostatectomy：feasibility study in men. EurUrol,2001,40：70-74.

29. 朱刚,万奔,张亚群,等. 经腹膜途径腔单孔腹腔镜下肾切除术的临床研究. 中华泌尿外科杂志,2012,33(10)：735-738.

30. Gang Zhu, Yaqun Zhang, Ben Wan, et al. Retroperitoneal laparoendoscopic single-site andrenalectomy. J Endourol,2011,25(Supl. 1)：19.

31. 张亚群,朱刚,张耀光. 单孔腹腔镜技术在泌尿外科老年肿瘤切除中的应用. 中华老年医学杂志,2011,30(6)：500-502.

32. 陈燕,芦山,王焱,等. 经闭孔阴道无张力吊带术治疗老年女性压力性尿失禁的近期疗效观. 中华老年医学杂志,2011,30(12)：1021-1023.

第三节　老年介入治疗之骨科

一、脊柱疾病的微创治疗

脊柱微创技术(minimal invasive technique)是一种借助医学影像导向技术、显微内镜等特殊仪器和手术器械对脊柱疾患进行诊治的方法和技术。经过几十年的发展,目前应用于脊柱外科领域的微创技术主要分为两类：一是借助内镜系统进行操作的脊柱微创手术,二是经皮脊柱微创穿刺技术,这两种技术各有其不同的适应证。

(一)脊柱内固定的微创技术

最近 30 年来脊柱外科的发展可谓突飞猛进,手术器械、影像技术(包括术前影像和术中影像技术)导航定位技术等都促进了脊柱外科的发展,不仅在解剖方面,临床医生对脊柱生物力学的理解也越来越深入。脊椎的手术治疗涉及退行性病变、创伤、畸形、感染和肿瘤,传统手术主要包括神经的减压、骨折的复位、力学矫形、病灶清除、肿瘤切除以及最终的融合术,经前路、后路、后外侧入路融合已为临床广泛应用,但这些传统入路普遍存在创伤较大的问题,所以临床上逐渐兴起微创手术治疗脊柱疾病,尤其是在治疗退行性腰椎病变方面报告较多。任何一种技术都是在以往技术的基础上不断改进延续而成的,骨科的脊柱外科微创诊疗技术的起步稍晚于关节镜技术,但近年来取得了飞速发展。

自 Mixter 确立的腰椎间盘突出症的手术方案得到了广泛的认可和应用后,该入路和技术的局限性也逐渐暴露出来。为减少手术并发症,Yasargil 根据头颅外科手术设计了显微镜下微创治疗脊柱疾病的方法,成为脊柱外科微创治疗的里程碑,其优点包括小切口、出血少、手术视野清楚、住院日减少、术后康复快、早日返回工作岗位等。

目前经后路腰椎椎体间融合术(posterior lumbar interbody fusion,PLIF)仍是治疗退行性腰椎疾病的常用方法,此入路需要较广泛切开并剥离对脊柱有重要保护作用的竖脊肌,还会部分损伤脊椎的后柱结构包括棘突、棘上韧带、棘间韧带、椎板。脊柱后外侧张力带结构被破坏后虽能部分重建但部分患者在融合后仍然出现腰背部疼痛(融合病);随着 PLIF 的长期应用,临床发现腰椎融合术后邻近节段也较快退变,影像学上邻近节段有症状的退变发生率达约为 5.2%~18.5%,经椎弓根固定融合的患者发生邻近节段退变(12.2%~18.5%)者较其他融合方式或无内固定物融合患者的发生率(5.2%~5.6%)更高,融合手术操作对脊柱结构的应力重分布并集中可能是导致邻近节段退变的重要原因,所以内镜系统辅助下的脊柱微创技术逐渐得到重视,这种技术主要是应用胸腔镜、腹腔镜、椎间盘镜及关节镜对颈、胸、腰、骶椎疾患进行治疗,包括椎间盘和髓核切除、病椎内固定融合等操作。微创腰椎融合术根据入路不同,可以分为腹腔镜辅助或小切口前路腹膜外椎间融合(anterior lumbar interbody fusion,ALIF)、小切口后路椎间融合(mini-open posterior lumbar interbody fusion,Mini-open PLIF)、小切口经椎间孔入路椎间融合(mini-open transforaminal lumbar interbody fusion,Mini-open TLIF)、经皮骶前入路轴向椎间融合(axial lumbar interbody fusion,AxiaLIF)和极外侧入路椎间融合(extreme lateral interbody fusion,XLIF)等。Zdeblick 等从手术时间、失血量、住院时间、术野暴露程度、并发症方面比较了腹腔镜下 ALIF 和小切口 ALIF 手术,$L_{4/5}$ 单节段融合手术两组无显著差异,两节段融合前者手术时间较长。腹腔镜下 ALIF 的总并发症为 20%,而小切口 ALIF 组为 4%。腹腔镜下 ALIF 组有 16% 的患者未充分显露,只能置入一枚骨笼(cage),而小切口 ALIF 组全部可以置入两枚骨笼。

腰椎 X-Tube 系统从竖脊肌间隙入路,减少剥离椎旁软组织,通过工作通道由小到大逐渐撑开肌间隙建立手术入路。工作通道是通过一个扩张器逐渐撑开肌肉间隙,肌纤维被最大程度地保护,有利于术后的脊柱功能的康复并降低术后腰背部疼痛的发生率,保留棘突、棘上韧带和棘间韧带等可以明显降低退变的发生率。但微创脊柱手术的学习曲线

较长,在微创入路手术视野的操作空间也大大减少,技术上要求较高,所以首先需要娴熟的掌握传统手术技巧并熟悉脊柱的生理解剖结构。虽然很多公司和术者设计出了多种微创技术和工具,在临床也有一定的应用,但是这些研究结果普遍存在患者术后随访时间较短的问题,存在争议较多,真正评价脊柱融合患者术后的功能的随访至少应以 5 年以上计算。

AxiaLIF 技术(Trans1 技术)是专为融合 L_5/S_1 设计的手术方法,文献报告中虽然创伤小、融合率高、术后康复快,但因其适应证较窄临床上广泛应用受到一定限制。XLIF 融合术在美国应用相对较多,适用于 L_1~L_5 多节段的腰椎退行性病变,对伴有退行性侧弯的老年患者行短节段融合固定时 XLIF 可间接减压并部分矫正侧弯,所以优势较大,但需要三个以上的多节段固定融合时不如传统的一次性完成的后路减压与融合术方便。TLIF 是在 PLIF 的基础上发展而来,可减少神经根和硬膜囊的牵拉,更多保留脊柱后柱稳定结构,有利于术后康复。小切口旁正中入路的 Mini-TLIF 通过扩张器建立工作通道,经椎间孔入路减压和融合操作,对侧经皮或小切口置入椎弓根钉,很大程度上减少了肌肉韧带等软组织和骨组织的损伤。Dhall 等的研究发现小切口 TLIF 和开放 TLIF 手术在疗效评分上无显著差异,在失血量(分别为 194ml 和 505ml)、住院时间(分别为 3 天和 5.5 天)方面前者明显优于后者,但任何技术都有其片面性和局限性。小切口 TLIF 的手术器械相关并发症较高。

除了腰椎疾病,颈椎病的治疗经过多年的临床实践,已经有较多的新方法融入到了传统技术之中,如改良入路、新器械工具的设计改进、影像学新技术的应用、新型生物材料、基因治疗以及组织工程学的发展都已融入到颈椎病的预防、诊断和治疗中。治疗方法的进步主要是为了提高疗效,使之能更快地恢复正常生活,减少医学干预所带来的疼痛或并发症并减少医疗花费。随着骨科器械和影像技术的发展,目前已有一些能够减少切开手术时软组织创伤的工具和仪器,在手术时可提供足够的术野显露,使住院患者和门诊手术患者都可早日恢复活动能力,微创手术已成了脊柱外科的发展趋势并且越来越受到骨科医师的重视。颈椎微创技术已广泛应用于经颈前方、侧前方、后方椎板间隙及椎间孔入路的颈椎间盘切除、神经根管减压、颈髓内肿瘤切除、椎管内骨赘切除等。

胸椎疾病患者在骨科总体患者中比例并不高,目前已开展的胸椎微创技术主要是在胸腔镜辅助下经胸腔及胸膜腔外行胸椎间盘切除、胸椎穿刺活检、胸椎及椎旁肿瘤切除、结核病灶清除、以及僵硬型脊柱侧弯前路松解、融合、胸廓内成形术。

我国目前文献报告中内镜辅助下开展的腰椎微创技术主要有在腹腔镜辅助下开展的经腹腔及腹膜后入路腰椎间盘切除术、腰椎间盘置换术、腰椎骨折前路减压融合术、显微内镜辅助下的腰椎板切除减压术、经椎间盘镜腰椎间盘切除术、腰椎骨折前路减压融合术、经关节镜腰椎间盘切除术、以及计算机辅助下腰椎前路融合经椎板螺钉内固定术等。与开放性手术相比,脊柱微创技术的优点主要是术中出血少、麻醉耐受性好、术后镇痛药用量少、微创手术入口周缘瘢痕形成小、康复快住院时间短、脊柱稳定性好等,但均为零星报

告,并无大样本病例随访结果。

(二) 经皮脊柱穿刺微创技术

经皮脊柱穿刺微创技术始于 1934 年 Ball 经脊柱后外侧入路行椎体穿刺活检术。1964 年 Smith 报道在透视下经皮穿刺进入病变的椎间盘并注入木瓜凝乳蛋白酶(chemonucleolysis),使髓核溶解而间接减压治疗椎间盘突出症,这是经皮穿刺微创技术用于脊柱外科疾患治疗的开端。1987 年,法国 Galibert 等首先报道经皮椎体成形术治疗椎体血管瘤,1990 年,Deramond 等报告将此技术用于椎体肿瘤及椎体骨质疏松性压缩骨折的治疗,从此扩大了经皮椎体成形术的适应证。

随着全球进入老年社会,骨质疏松症和骨质疏松性骨折给人类带来越来越多的经济负担和社会负担,严重影响着老年人的生活质量,也越来越受到骨科医生的重视。在 75 岁以前约 25% 女性人群可能发生脊柱椎体压缩性骨折,而 80 岁以上女性人群中约 50% 可能发生椎体脆性骨折。经皮椎体成形术(percutaneous vertebroplasty,PVP)治疗椎体骨质疏松性压缩骨折在我国开展已有数年并有较多病例报告(图 25-3-1),在此基础上发展的经皮穿刺球囊扩张椎体后凸成形术(percutaneous kyphoplasty,PKP)在矫正疼痛性椎体压缩骨折防止脊柱后凸畸形方面有一定作用,于 1998 年得到美国食品药品监督局(FDA)的认证。国外还进行了脊柱侧弯成形术(percutaneous lordoplasty,PLP)的应用在国内尚未见报道。PVP 可在局麻下操作,费用较便宜,PKP 和 PLP 多在全麻或椎管内麻醉下进行,所需器械费用较贵。这三种技术日益成熟,主要治疗效果还是集中于快速止痛和轻度矫形,术中操作还需注意防止骨水泥渗漏至椎管和血管、过敏等并发症。根据骨水泥的黏稠度、注射压力和责任椎体(corresponding vertebrae)的数目,无症状肺栓塞的发生率约 4.6% ~ 6.8%。单因素分析表明术前椎体高度、注入的骨水泥量以及椎体后壁完整性与骨水泥渗漏相关,而术前椎体的 Cobb 角、新鲜性或陈旧性椎体骨折、椎体的部位都与骨水泥渗漏不相关,多因素分析显示注入的骨水泥量和椎体后壁完整性与骨水泥渗漏显著相关。

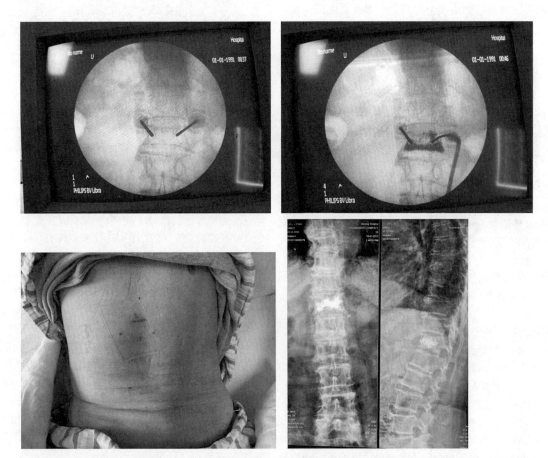

图 25-3-1　经皮椎体成形术(PVP)术中经椎弓根穿刺进入责任椎体内,并注入骨水泥以及术后皮肤的伤口

这些微创技术治疗脊柱骨质疏松性骨折的近期止痛及稳定效果较好。一项非随机前瞻性对照研究显示,患者椎体成形术(PVP)后 3~6 个月内腰背部疼痛较保守治疗患者缓解明显,SF36 评分显著高于保守治疗组,患者使用吗啡的比例由术前的 71% 降为术后的 26%;但在术后 1 年与非手术干预组比较两组间无显著性差异。Hulme 等荟萃分析了 69 篇报告后发现 PVP 和 PKP 的止痛效果相似(分别为 87% 和 92%),PVP 组的疼痛视觉模拟评分(Visual analogue scale,

VAS)由 8.2 降为 3.0,PKP 组由 7.2 降至 3.4,术后两组患者活动能力和脊柱功能恢复相似;两组在椎体高度恢复方面也相似(PVP 组 5.08~8.48,PKP 组 3.48~9.98),PVP 组有 34%,PKP 组有 39% 患者椎体高度未发生变化。此结果与 Ploeg 等的研究一致。

严格来讲,目前的脊柱微创技术与传统手术相比还只是属于低创手术(less invasive surgery),并不是真正意义上的微创手术(minimal invasive surgery)。与创伤骨科、关节外科的手术一样,脊柱微创技术主要目的是使医源性侵袭最小化而获得疗效最大化,但这只是一种理想化的目标。任何一种新技术的发展早期都可能出现一些问题,任何手术都存在着相应的并发症,脊柱微创手术适应证比开放手术相对较窄,因此在发展微创技术时决不能忽视严格把握适应证,否则只会给患者和术者带来巨大的风险,手术医生最熟悉的手术方法就是最安全的术式,切忌为微创手术而勉强行微创操作。脊柱微创手术亦应遵循所有的外科手术原则:严格把握手术适应证和仔细熟练的操作是取得成功并避免并发症的关键。随着生物工程学、材料学、电子技术、医学影像、内镜器械的不断发展和外科技术的进步以及人们对高质量生活的追求,未来脊柱手术将会逐渐朝着微创化、显微化和人工智能化发展,但作为发展中国家的中国,目前脊柱微创手术宜稳步前进,不宜盲目跟风,流行的手术不一定是正确的成功的手术,设备昂贵、操作难度高、学习曲线长、并发症高的宜谨慎开展,只有经过了长期临床验证的手术才能成为传统手术、经典手术。这也是现在循证医学越来越受到重视的原因,在发展我国脊柱微创手术中尤其应予重视适应证选择问题。

二、骨折治疗的微创技术

随着现代科技的进步,使医疗领域的诊疗技术小型化、微创化成为可能,以微小的损伤达到经典的切开手术同样疗效,不仅使该诊疗技术对正常生理功能影响大大减少,对一些高龄,体弱老年患者的侵入性干预治疗有了可能性。外科手术技术越来越微创化,微创技术的发展是近代医疗技术发展的大趋势,表现在有效性、安全性及可靠性等方面。如手术伤口小、软组织剥离少、手术时间短、手术简单、有效等,"微创"目前并没有明确的技术标准,也没有明确的量化定义,但手术医师都在追求并努力使自己专业的手术微创化、以减少患者的损伤,并且能使更多的老年患者能够耐受手术治疗。目前微创手术已应用于骨科的各个领域,包括关节外科、脊椎外科和骨折的治疗。微创技术的掌握需要一定的培训,掌握其技术要点,避免在临床盲目使用,以免造成手术失败。

骨折的内固定手术以往常常需要较大的切开暴露和较多的软组织剥离,软组织广泛剥离直接影响骨折处的血供,不但增加患者的痛苦,同时也会影响骨折的愈合。骨折钢板内固定手术后骨不愈合发生率较高,虽然有较多的干扰因素,但与手术切口大、软组织剥离太多不无关系。如小腿骨折钢板内固定手术,常规切开手术后骨不愈合率和延迟愈合率均较高,现在改成微创骨折复位和钢板内固定手术(MIPO)后,骨折延迟愈合和不愈合率大大降低。目前骨折治疗的微创技术项目很多,如钢板固定的 MIPO 技术、经皮穿针骨折固定、体外固定器和导航技术等。

1. 骨折钢板固定的 MIPO 技术 MIPO 技术广泛应用于胫骨干骨折和肱骨干骨折,MIPO 是 minimal invasive plate osteosythesis 的缩写。尤其是胫骨下段骨折,由于有下段内侧解剖钢板的帮助,使得手术变得相对简单,于内踝稍上方切一小口,依骨折复杂和患者胖瘦选择 3~5cm 切开直至骨膜表面,保护大隐静脉和隐神经,沿切开向上插入所选择钢板,利用钢板帮助骨折复位,如骨折复位困难,可于骨折处胫

骨外侧切一小口,沿此处插入复位工具辅助复位,在 X 线的引导下以导向器械引导打入各部位螺钉,打螺钉时可以在各螺孔处切一小口,伤口小、软组织剥离很少,尽可能保留了胫骨远端的血运,对骨折愈合无不利影响(图 25-3-2)。但这种微创技术的应用需要操作者有一定的微创技术技能才能完成。一是空间定位能力,另一方面有较精准而熟练的操作能力,因此在从事微创技术前具备较丰富的经典的切开手术经验是十分必要的。

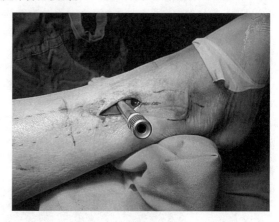

图 25-3-2　胫骨干骨折的 MIPO 手术

肱骨干骨折的 MIPO 技术适用于骨干中段骨折的治疗。于上臂前外侧切一小口,切开位于三角肌前外侧,纵行切开 3~5cm,于桡神经绕向前方处切一小口,显露桡神经并加以保护,以免损伤,于切开上端处插入固定钢板,骨折牵引复位后锁定钢板,使之形成一内固定架。

2. 经皮穿针骨折固定 常用于关节周围骨折的闭合复位和固定。通过麻醉下对骨折处牵引、旋转、捻挤或者撬拨等方法达到骨折复位、X 线透视下骨折复位位置满意后,根据骨折复位的需要,经皮打入一枚或多枚直径 2mm 左右固定针,以达到骨折的稳定(图 25-3-3),但要注意在不同部位的骨折,固定针的方向和进针位置有具体的要求,而不是随意选择。如肱骨近端骨折经皮固定时,进针点、进针方向、克氏针数量及深度均有其要求,否则就达不到骨折的稳定,甚至会损伤血管、神经,造成并发症。其他部位打入克氏针时也必须注意避免伤及重要的神经、血管。骨折达到临床愈合后固定针予以拔除。临床上桡骨远端骨折、肱骨近端骨折和肱骨髁上骨折等使用此方法较多。尤其是老年人、身体状况欠佳,不能耐受常规手术,就更适合使用这种方法固定。此方法简单、有效、固定针容易调整等,但针尾常留在皮肤外面,有感染可能;固定针容易滑移,甚至针折断等造成骨折固定失败。

3. 体外固定器 常用于长骨骨折的治疗;对于关节内粉碎骨折、常规钢板螺钉无法固定时也会被选用。在复杂的开放性损伤早期,软组织损伤严重,也可用体外固定架临时固定,等软组织条件具备后更换为永久固定。长骨骨折外架固定治疗时,于骨折处的近、远端的前外侧或前内侧(下肢为内侧,上肢为外侧),各打入两枚或三枚(股骨干)固定钉,要求固定针与骨干垂直,不能偏心,单边固定架要求固定钉形成一条直线。关节周围骨折应用外架治疗时,可以跨关节固定、如果关节处骨块足够大,则尽可能不跨关节固定,以免引

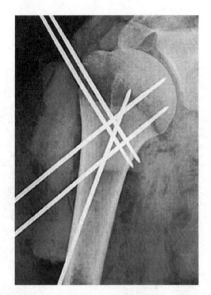

図 25-3-3　肱骨近端骨折的经皮内固定术

起关节僵硬。老年人桡骨远端粉碎骨折，可采用跨腕关节的外架固定（图 25-3-4）。目前 AO 的外架应用较多，因为它轻便、操作简单、固定棒能透 X 线而不影响放射线检查。体外固定架植入时，可以先复位骨折，也可以利用外架来调整骨折位置以达到理想的复位，外架固定时可以结合克氏针作局部的骨折块固定。可以用简单的局麻进行手术。复杂骨折复位时需要腰麻或臂丛麻醉。目前常用的外架类型有单边固定，特殊情况需要时可以采用双边或多边固定，甚至有复杂的 ILZANOV 外架。外架的优点显而易见，它操作简单、固定相对可靠、适应于各种类型骨折，尤其是粉碎骨折或开放骨折。骨折位置容易调整，骨折愈合后固定钉去除容易，一般在门诊就能完成并且不需要麻醉。但所有的外架应用缺点也很明显，即钉道的感染危险，固定钉直接与外界相通，骨折达到临床愈合时才能去除固定钉，固定时间一般需维持6-8 周，甚至更长时间。患者带着外架时生活时很不方便，日常生活中洗澡、穿衣服等均不方便，固定钉松动、固定不牢固或至骨折固定失败时有发生。

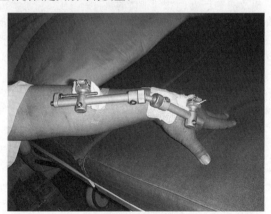

図 25-3-4　桡骨远端骨折的外固定架治疗

4. 导航技术　是把 GPS 定位技术应用于临床，用以指导临床操作使之更为精确定位的技术，使外科手术更为精确和低创。导航技术在骨科手术中的应用已有多年，目前已广泛应用于脊柱内固定手术，通过导航的指引，能在计算机屏

幕上准确显示出椎弓根钉的进针点、深度和进针方向，大大减少了伤口暴露并缩短了手术时间。目前导航已成为脊椎外科医师的得力助手。关节置换手术应用导航后，做到了创伤小、时间短、假体位置安放准确等。导航技术在创伤领域也已广泛应用。在导航的帮助下，使得钢板置入、确定内固定钉方向和决定髓内钉锁定的位置等复杂操作变得简单而有效。北京医院从 2006 年把导航技术应用于股骨颈骨折的内固定和老年转子间骨折的内固定手术中，取得了非常满意的效果。经过与常规手术比较，做到节省手术时间、减少伤口暴露时间与范围，准确选择进针点及各固定锁钉均能一次性完成。

转子间骨折，先麻醉后牵引复位及固定双下肢，检查正、侧位是否满意，同时观察前倾角是否已消除及消除程度。固定导航参考架，连接导航线，把之前采集的正、侧位片，输入导航计算机处理后作为手术模板。先于大转子上用导航确定大转子导针进针点，并作一长约 5cm 切口，分离各层后直接用导针对准进针点，并调整虚拟线方向，沿此打入导针（图 25-3-5），扩髓，打入主钉。调整主钉深度，并在侧方寻找主锁钉进针位置，同时于屏幕上观察正、侧位虚拟线方向，位置确定后，切一 2～3cm 切口，分离各层，并让导航导针贴近骨皮质，按照虚拟线方向打入，并测量其长度。为了避免误差，此时需行正、侧位透视，确认导针是否满意。再沿导针打入主锁钉，远端锁钉可以按导向器锁定，也可以按导航锁定。取出导向器后再次透视确认。缝合伤口，手术完成。

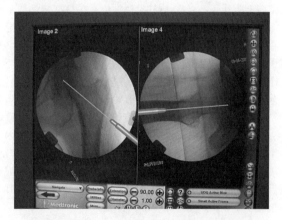

図 25-3-5　转子间骨折的导航辅助内固定术

导航能有效帮助骨科医生进行复杂的关节内骨折复位。手术中能利用导航提供的虚拟影像，提供几乎精确的内固定的方向和深度。导航在股骨颈骨折和老年转子间骨折的内固定及在骨盆骨折内固定的临床应用中取得了满意的效果。

三、脊椎压缩骨折的外科微创治疗进展

经皮椎体成形术（percutaneous vertebroplasty，PVP）和后凸成形术（percutaneous kyphoplasty，PKP）是目前临床上较多采用的微创手术治疗措施（图 25-3-6）。可以达到迅速减轻疼痛、稳定脊柱、恢复脊柱生理曲度和早期下地活动的目的。并能防止由于行保守治疗患者需长期卧床所导致的肺炎、压疮、下肢静脉血栓形成以及泌尿系感染的并发症发

生。手术应在影像学(X线、CT和导航)辅助下进行。手术医生必须经过正规培训,手术技术应规范、避免发生骨水泥渗漏导致神经受压等严重并发症。

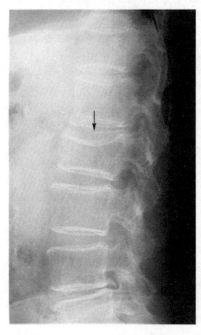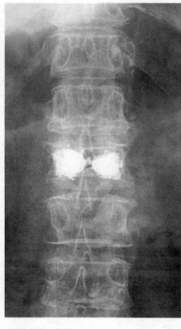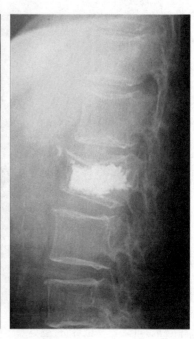

图25-3-6　腰2椎体压缩骨折术前和术后的X线片(PKP法)

PKP手术具体方式:根据患者的全身情况以及骨折的部位和节段数可分别采用全麻、腰麻或局麻,俯卧位,垫高胸部及髂前上棘使腹部悬空,脊柱呈过伸位。在C型臂X线机引导下经皮穿刺经椎弓根或椎弓根外进入伤椎,在导针引导下空心钻钻入伤椎,建立直径4.5mm中空工作通道,并经C型臂X线机观察确认位置及深度正确。将特制高压球囊经工作通道送入伤椎松质骨内,使用装有压力表的高压注射器,将造影剂缓慢匀速注入球囊,球囊扩张并向四周挤压被压缩的松质骨,使伤椎膨胀并恢复高度,经C型臂X线机观察纠正后凸畸形情况,将球囊回缩至真空后抽出。此时伤椎内已产生四周均为骨壁的空腔,选择含钡低黏度骨水泥,调匀后经工作通道注入,经C型臂X线机观察确认空腔被骨水泥充满后抽出工作通道。PVP手术方式大致和PKP术式相同,只是减少了一步球囊扩张的步骤。

(一)椎体后凸成形术后对相邻椎体的影响

虽然PKP较PVP发生骨水泥渗漏的风险降低,近年临床应用此方法治疗骨质疏松性椎体压缩骨折取得了比较满意的临床疗效,但骨水泥(丙烯酸树脂)注入后可能造成相邻椎体间刚度和弹性模量级差,导致新的力学失衡,易造成相邻椎体骨折,同一椎体内的骨水泥分布不均也可造成非充填部位再骨折的缺点已引起临床医生的广泛关注。目前研究表明椎体成形术后相邻椎体再骨折的主要原因是力学传导。椎体主要由多孔的松质骨构成,表面为薄层皮质骨形成的骨壳。松质骨是一种由骨小梁不规则的三维排列而成的蜂窝状结构。典型的骨小梁厚度约100μm。松质骨周围的皮质

骨呈薄壳样结构,具有承重及分散应力的作用,并且通过形成封闭腔室加强松质骨的硬化效应,取出松质骨后单纯的中空皮质骨外壳导致应力传导的中断,失去正常的椎体承载功能,椎体强度的维持是松质骨和皮质骨外壳微结构力学功能特性的反应。在椎体的受力中,应力的承受应该主要是经终板向下传导,稀疏的骨小梁在应力的分散中有重要作用。椎体的"双凹征"是适应应力的结果,在椎体间形成"蛋壳样"效应,从而使终板及椎间盘起着分散应力的作用。但是椎体成形术后骨水泥的注入抑制骨折椎体终板中心凹陷,从而破坏了"蛋壳样"效应,同时也破坏了松质骨中骨小梁的蜂窝状结构,使应力相对集中,压迫椎间盘并将应力传导到下一位椎体终板及椎体上,导致相邻椎体的再骨折发生。另外大范围填充(超过椎体容积75%以上),相当于骨水泥的椎体内置换术,被骨水泥充填部位已无新骨的成长空间,进而发生残存骨坏死的报导(图25-3-7)。单水硫酸钙、磷酸三钙等作为植入物具有生物降解性能,在降解的同时有新生骨的逐步形成,已被临床结果所证实,是未来在临床椎体成形术中替代丙烯酸树脂骨水泥应用的方向。

(二)椎体爆裂骨折的治疗进展

椎体爆裂骨折多为垂直压缩或垂直屈曲压缩暴力所致,椎体前、中柱崩裂,以椎体后壁骨折为特征、常破坏脊柱稳定性并造成脊髓或马尾神经受压。目前积极的手术治疗可行椎管减压、椎弓根螺钉内固定术,手术治疗的目的是获得和维持脊柱力学的稳定性以及最大限度地恢复和维持神经功能(图25-3-8)。

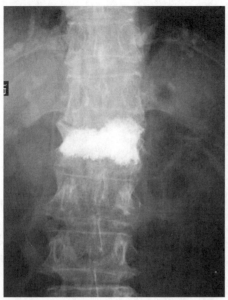
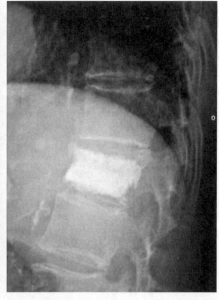

图 25-3-7　椎体成形术正位及侧位 X 线摄片所见，椎体几乎被骨水泥完全充填而替代

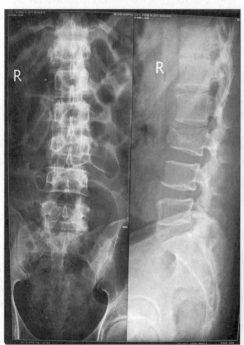
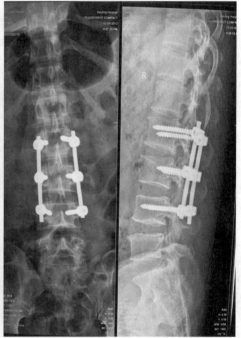

图 25-3-8　第 3 腰椎的爆裂骨折行椎弓根螺钉内固定术恢复椎体的高度和稳定性

（纪　泉　文良元　张华俦）

▶ 参考文献 ◀

1. Schwender JD, Holly LT, Rouben DP, et al. MinimalJy invasive transforaminal lumbar interbody fusion（TLIF）: technical feasibility and initial results. J Spinal Disord Tech, 2005, 18Suppl: 1-6.

2. Park P, Garton HJ, Gala VC, et al. Adjacent segment disease after lumbar or lumbosacral fusion: review of the literature. Spine（Phila Pa 1976）, 2004, 29(17): 1938-1944.

3. Shen FH, Samartzis D, Khanna AJ, et al. Minimally invasive techniques for lumbar interbody fusions. Orthop Clin North Am, 2007, 38(3): 373-386.

4. Zdeblick TA, David SM. A prospective comparison of surgical approach for anterior L4-L5 fusion: laparoscopic versus mini anterior lumbar interbody fusion. Spine, 2000, 25(20): 2682-2687.

5. 范顺武, 方向前, 赵兴, 等. X-Tube 辅助下微创后路腰椎体间融合术的价值研究. 中华外科杂志, 2008, 46(7): 488-492.

6. Ozgur BM, Aryan HE, Pimenta L, et al. Extreme Lateral Interbody Fusion（XLIF）: a novel surgical technique for anterior lumbar interbody fusion. Spine J, 2006, 6(4):

435-443.

7. Dhall SS, Wang MY, Mummaneni PV. Clinical and radiographic comparison of mini-open transforaminal lumbar interbody fusion with open transforaminal lumbar interbody fusion in 42 patients with long-term follow-up. J Neurosurg Spine, 2008, 9(6):560-565.

8. 周跃, 王健, 初同伟, 等. 极外侧型腰椎间盘突出症的微创外科治疗. 中华骨科杂志, 2007, 27(4):241-247.

9. Melton LJ Ⅲ, Kan SH, Frye MA, et al. Epidemiology of vertebral fractures in women. Am J Epidemiol, 1989, 129:1000-1011.

10. Orler R, Frauchiger LH, Lange U, et al. Lordoplasty: report on early results with a new technique for the treatment of vertebral compression fractures to restore the lordosis. Eur Spine J, 2006, 15:1769-1775.

11. Eck JC, Nachtigall D, Humphreys SC, et al. Comparison of vertebroplasty and balloon kyphoplasty for treatment of vertebral compression fractures: a meta-analysis of the literature. Spine J, 2008, 8:488-497.

12. RenH, ShenY, ZhangYZ, et al. Correlative factor analysis on the complications resulting from cement leakage after percutaneous kyphoplasty in the treatment of osteoporotic vertebral compression fracture. J Spinal Disord Tech, 2010, 23(7):e9-e15.

13. Alvarez L, Alcaraz M, Perez-Higueras A, et al. Percutaneous vertebroplasty L: functional improvement in patients with osteoporotic compression fractures. Spine, 2006, 31:1113-1118.

14. Boszczyk BM, Bierschneider M, Panzer S, et al. Fluoroscopic radiation exposure of the kyphoplasty patient. Eur Spine J, 2006, 15:347-355.

15. Ploeg WT, Veldhuizen AG, The B, et al. Percutaneous vertebroplasty as a treatment for osteoporotic vertebral compression fractures: a systematic review. Eur Spine J, 2006, 15:1749-1758.

16. Perlick L, Bathis H, Tingart M, et al. Minimally invasive unicompartmental knee replacement with a nonimage-based navigation system. International Orthopaedics, 2004, 28(4):193-197.

17. Lutzner J, Krummenauer F, Wolf C, et al. Computer-assisted and conventional total knee replacement: a comparative, prospective, randomised study with radiological and CT evaluation. The Journal of Bone and Joint Surgery (British Volume), 2008, 90(8):1039-1044.

18. Zwingmann J, Konrad G, Kotter E, et al. Computer-navigated iliosacral screw insertion reduces malposition rate and radiation exposure. Clin Orthop Relat Res, 2009, 467(7):1833-1838.

19. Paul Dicpinigaitis, Philip Wolinsky, Rudi Hiebert. Can External Fixation Maintain Reduction after Distal Radius Fractures? The Journal of TRAUMA, 2004, 57:845-850.

20. Cooper C, Campion G, Melton LJ Ⅲ. Hip fracture in the elderly: a world-wide projection. Osteoporos Int, 1992, 2:285-289.

21. 徐苓, Cummings SR, 秦明伟, 等. 北京老年脊椎骨折的流行病学研究. 中国骨质疏松杂志, 1995, 1:81-84.

22. NIH Concensus Development Panel on Osteoporosis Prevention, Diagnosis, and Therapy. JAMA, 2001, 285:785-795.

23. Bouxsein ML, Coan BS, Lee SC. Prediction of the strength of the elderly proximal femur by bone mineral density and quantitative ultrasound measurements of the heel and tibia. Bone, 1999, 25:49-54.

24. Melton LJ, Thamer M, Ray NF, et al. Fractures attributable to osteoporosis: report from the National Osteoporosis Foundation. J Bone Miner Res, 1997, 12:16-23.

25. Thomsen JS, Ebbesen EN, Mosekilde LI. Age-related differences between thinning of horizontal and vertical trabeculae in human lumbar bone as assessedby a new computerized method. Bone, 2002, 31:136-142.

26. Bell KL, Loveridge N, Jordan GR, et al. A novel mechanism for induction of increased cortical porosity in cases of intracapsular hip fracture. Bone, 2000, 27:297-304.

27. Turner CH. Biomechanics of bone: determinants of skeletal fragility and bone quality. Osteoporos Int, 2002, 13:97-104.

28. 郝永强, 戴尅戎. 骨质疏松性骨折愈合的细胞超微结构观察. 中华骨科杂志, 2004, 11:670-673.

29. Schroder HM, Petersen KK, Erlandsen M. Occurrence and incidence of the second hip fracture. Clin Orthop Relat Res, 1993, 289:166-169.

30. Petersen MM, Gehrchen PM, Nielsen PK, et al. Loss of bone mineral of the hip assessed by DEXA following tibial shaft fractures. Bone, 1997, 20:491-495.

31. Tsahalakos N, Magiasis B, Tsekoura M, et al. The effect of short-term calcitonin administration on biochemical bone markers in patients with acute immobilization following hip fracture. Osteoporos Int, 1993, 3:337-340.

32. Lavelle W, Carl A, Lavelle EC, et al. Vertebroplasty and kyphoplasty. Med Clin North Am, 2007, 91:299-314.

33. Cook DJ, Guyatt GH, Adachi JD, et al. Quality of life issues in women with vertebral fractures due to osteoporosis. Arthtitis Rheum, 1993, 36(4):750-756.

34. Ross PD, David JW, Epstein RS, et al. Pain and disability associated with new vertebral fractures and other spinal conditions. J Clin Epidemiol, 1994, 47(2):234-239.

35. Deramand H, Deprieser C, Galibert P, et al. Percutaneous vertebroplasty with polymethylmethacrylate: Technique, indictions and results. Radiol Clin North (Am), 1998, 36(3):533-546.

36. Wink M, Stahl JP, Oertel M, et al. Treatment of pain from osteoporotic verbral collapse by percutaneous PMMA vertebroplasty. Acta Neurochir (Wien), 2004, 146(5):469-476.

37. Lieberman IH, Dudeney S, Reinhardt MK, et al. Initial outcome and efficacy of kyphoplasty in the treatment of painful osteoporotic vertebral compression fractures. Spine, 2001, 26(15): 1631-1638.

38. Heini PF. The current treatment-a survey of osteoporotic fracture treatment. Osteoporotic spine fractures: the spine surgeon's perspective. Osteoporos Int, 2005, 16 (Suppl 2): 85-92.

39. Lewiecki EM. Vertebroplasty and kyphoplasty in 2001. J Clinical Densitometry, 2001, 4(3): 185-187.

40. Diamond TH, Bryant C, Browne L, et al. Clinical outcomes after acute osteoporotic vertebral fractures: A 2-year non-randomised trial comparing percutaneous vertebroplasty with conservative therapy. Med J Aust, 2006, 184(3): 113-117.

41. Kasperk C, Hillmeier J, Noldge G, et al. Treatment of painful vertebral fractures by kyphoplasty in patients with primary osteoporosis: A prospective nonrandomized controlled study. J Bone Miner Res, 2005, 20(5): 604.

42. Nakano M, Hirano N, Ishihara H, et al. Calcium phosphate cement-based vertebroplasty compared with conservative treatment for osteoporotic compression fractures: A matched case-control study. J Neurosurg Spine, 2006, 4(2): 110-117.

43. Eck JC, Nachtigall D, Humphreys SC, et al. Comparison of vertebroplasty and balloon kyphoplasty for treatment of vertebral compression fractures: A meta-analysis of the literature. Spine, 2008, 8(3): 488-497.

44. Phillips FM, Ho E, Campbell-Hupp M, et al. Early radiographic and clinical results of balloon kyphoplasty for the treatment of osteoporotic vertebral compression fractures. Spine, 2003, 28(19): 2260-2265.

45. Garfin SR, Yuan HA, Relley MA. New technologis in spine. kyphoplasty and vertebroplasty for the treatment of painful osteoporotie compression fractures. Spine, 2001, 26(14): 1511-1515.

46. Akkaya T, Erszlü S, Ozgür AF, et al. Early results of kyphoplasty in osteoporotic vertebral compression fractures. Acta Orthop Traumatol Turc, 2007, 41 (2): 127-131.

47. Voggenreiter G. Balloon kyphoplasty is effective in deformity correction of osteoporotic vertebral compression fractures. Spine, 2005, 30(24): 2806-2812.

48. Pitton MB, Morgen N, Herber S, et al. Height gain of vertebral bodies and stabilization of vertebral geometry over one year after vertebroplasty of osteoporotic vertebral fractures. Eur Radiol, 2008, 18(3): 608-615.

49. Heini PF, Orler R. Vertebroplasty in severe osteo-porosis. Technique and experience with multi-segment injection. Orthopade, 2004, 33(1): 22-30.

50. Frankel B, Jones T, Wang C. Segmental polymethyl-methacrylate-augmented pedicle screw fixation in patients with bone softening caused by osteoporosis and metastatic tumor involvement: A clinical evaluation. Neurosurgery, 2007, 61(3): 531-537.

51. Chang MC, Liu CL, Chen TH. Polymethylmethacrylate augmentation of pedicle screw for osteoporotic spinal surgery: A novel technique. Spine, 2008, 33 (10): 317-324.

52. Singh K, Heller JG. Open vertebral cement augmentation combined with lumbar decompression for the operative management of thoracolumbar stenosis secondary to osteoporotic burst fractures. J Spinal Disord Tech, 2005, 18 (5): 413-419.

53. 于凌佳, 张华俦. 椎体后凸成形术对相邻椎体影响的初步观察. 中国骨质疏松杂志, 2010, 16(9): 659-662.

54. 徐苓. 骨质疏松症. 上海: 上海科技出版社. 2011.

第四节　老年冠心病的介入治疗

冠心病是目前常见的心血管疾病,是发达国家的首要心血管死因。随着我国经济的发展及生活水平的提高,高血压、糖尿病、高脂血症发病率及患病率逐年增加,冠心病的发病率及患病率均呈逐渐升高趋势。冠心病作为常见的心血管疾病,严重威胁到人们的健康。近年来,随着人们对冠心病认识的不断提高,新技术在冠心病的诊断及治疗中逐渐推广,特别是冠脉介入性诊断及治疗技术的不断开展,使得冠心病的治疗出现取得了很大进步。冠脉介入治疗可以缓解心肌缺血症状,增加运动耐力,改善生活质量。随着经验的积累及临床实践,也有不少问题待解决。

一、老年冠心病的临床流行病学

社会经济的发展及医疗条件的不断改善,社会人群中老年人所占人口比例在我国逐年增高,我国已经进入老龄社会。临床流行病学资料显示 1995 年人群心脏病的标准化死亡率为 56.8/10 万,到 2009 年在城市升为 120.5/10 万,中小城市 174.8/10 万。2009 年统计的居民急性心肌梗死(acute myocardial infarction, AMI)总体死亡率为 43.1/10 万, 60 岁年龄组 56.4/10 万, 70 岁年龄组 189.5/10 万, 80 岁组高达 585.2/10 万,年龄每增加 10 岁,死亡率增加 3 倍。经皮冠脉介入治疗(percutaneous coronary intervention, PCI)作为冠心病的治疗手段之一,已经广泛用于冠心病的治疗,并且在全国广泛开展,药物洗脱支架(drug-eluting stent, DES)的使用可以明显减少支架内再狭窄(in-stent restenosis, ISR)的发生及再发缺血事件。更多的老年人及高龄老人接受冠脉介入治疗。

二、选择性冠状动脉造影术

选择性冠状动脉造影术(selective coronary angiography)通过股动脉途径及桡动脉穿刺置管技术进行。老年人常有下肢动脉硬化、迂曲,甚至闭塞,导致操作困难,可选择经桡动脉途径,锁骨下动脉及主动脉弓迂曲也会增加操作难度。造影过程中使用的对比剂包括离子型及非离子型对比剂。离子型:泛影葡胺。副反应高,对肾脏功能影响大,较少使用;非离子型:如碘海醇(iohexol)、碘普罗胺(iopromide)及碘必乐(iopamidol)等,毒副作用小,耐受性好。老年人肾功能常有降低,应当注意术前肌酐水平,术中减少对比剂用量,安全造影用量为体重(kg)×5/血肌酐(mg/dl),最多不超过300ml,手术前后静脉给予生理盐水输注水化。术后监测肾功能3天,积极防治对比剂肾病。

老年人冠状动脉造影冠脉病变的判断:冠脉病变狭窄程度的判断临床采用目测或定量冠脉分析(QCA)进行。冠脉病变直径狭窄≥50%为冠心病诊断标准。直径狭窄≥75%为有意义的病变,需要冠脉血运重建。除动脉硬化性病变引起狭窄外,应注意冠脉痉挛和冠脉肌桥。冠脉内注射硝酸甘油100~200μg后狭窄消失,为冠脉痉挛,可发生在冠脉的任何部位,局限性或多处同时发生。冠脉肌桥表现为收缩期局部管腔变小,舒张期管腔恢复正常,多见于左前降支中远段,硝酸甘油注射后无变化。

根据冠脉病变血管数量分为单支病变,双支病变及三支病变;局限性或弥漫性。根据病变的形态、钙化程度、迂曲情况等将病变分为A、B、C型不同类型病变,特定病变所属类型不同冠脉介入治疗的难易程度及预后不同。在冠脉介入治疗的早期资料中A型病变的手术成功率>85%,B型病变的成功率60%~85%,C型病变<60%。近年来冠脉介入技术、器材的不断发展及经验积累,手术的成功率也较前明显提高。老年患者冠心病病程相对长,病变表现为钙化明显,血管迂曲,长病变等复杂性病变较非老年人多见,增加了手术难度及手术风险。

三、冠心病介入治疗及老年人介入治疗的特点

(一) 冠脉介入治疗的历史

Gruntzig开展了首例经皮穿刺冠脉血管成形术(PT-CA),并在《柳叶刀》杂志发表了首篇PTCA治疗冠心病的临床研究结果。1986年,Sigwart植入首例自膨胀金属支架(Wall支架)。裸金属支架(bare mental stent,BMS)的植入开始用于球囊扩张后夹层形成。此后,裸金属支架植入逐渐在临床应用,与单纯球囊扩张术比较,明显减少了术后因冠脉急性闭塞行急诊冠脉搭桥手术的风险,术后再狭窄的发生率也明显降低。裸金属支架植入术后主要问题是支架内再狭窄,发生率约20%~30%。由于血管局部中层平滑肌迁移及内膜的增殖,大部分发生在术后1年内,导致管腔局限性或弥漫性的狭窄,常因心肌缺血事件而需要再次血运重建。通过改进支架的结构及材质的BMS并未明显减少再狭窄发生,多种口服药物也未证明有效。药物洗脱支架(drug-eluting stent,DES)的研发及临床广泛应用经验证实支架内再狭窄发生率降低到10%以下,是冠脉介入治疗重要进展之一。

经皮冠脉介入治疗(percutaneous coronary intervention,PCI)包括球囊冠脉血管成形术、冠脉支架植入术(coronary stenting)、冠脉旋磨术(coronary rotablation)、冠脉激光成形术(coronary laser angioplasty)、冠脉定向旋切术(directional coronary atherectomy,DCA)等多种技术。其中后三种方法临床使用逐渐减少,临床仅限于某些特殊病例,单纯使用远期效果并不优于支架植入。

(二) 经皮冠脉血管成形术(percutaneous transluminal coronary angioplasty,PTCA)

球囊PTCA是冠脉介入治疗最早开展的技术,也是所有

介入治疗的基础。冠脉内球囊扩张时,血管内膜均有不同程度的撕裂,球囊回缩后,被扩大的血管因弹性回缩,局部内膜撕裂导致内膜夹层,严重时会堵塞管腔引起急性心肌梗死,需要紧急外科手术治疗。长期随访6个月再狭窄率高达40%~50%,但是不需要长期双抗血小板治疗。目前较少单独应用。支架植入时的球囊扩张分为术前的预扩张和术后的后扩张,前者采用较小的球囊扩张病变使支架容易通过达到病变部位,同时也测试病变的软硬度,以免支架植入时不能完全打开,导致支架扩张不全。老年人冠脉病变钙化性、纤维性斑块更多见,扩张时常需要更大压力才能达到预扩目的。后扩张时采用耐高压的非顺应性球囊进行,必要时选择比支架大0.5mm的球囊进行扩张,以使支架充分扩张,但要防止血管破裂。

(三) 常用的药物洗脱支架及临床评价

1. 西罗莫司洗脱支架(sirolimus-eluting stent,SES) 西罗莫司也称雷帕霉素(rapamycin)是一种免疫抑制药物,是吸水性链球菌所产生之疏水性巨环三烯内酯。西罗莫司在细胞内与FKBP-129(FK结合蛋白,immunophilin)结合形成免疫抑制复合物,此复合物调节激活霉素mTOR(mamma-lian target of rapamycin)结合,并抑制其活性,借此阻断由cytokine主导的T细胞分化周期由G1进入S阶段,进而抑制其活化与增生,以达到免疫抑制效果。

此类支架以Cypher支架为代表,以316L不锈钢支架为平台,多聚物结合西罗莫司。支架在血管局部,西罗莫司在局部释放,28天时药物释放约80%,而多聚物则在局部存在较长时间。西罗莫司通过抑制血管平滑肌的迁移及内膜的增殖,减少晚期血管管腔丢失及支架内再狭窄发生。与BMS比较,9个月、12个月及5年观察,SES显著减少了目标病变再次血管重建及重要不良心血管事件(MACE)。此后Cypher支架在冠心病不同的群体,例如糖尿病、老年人;不同临床情况,如ST段抬高性心肌梗死及非ST段提高心肌梗死中;不同病变情况,例如慢性闭塞性病变,长病变、小血管病变,静脉桥血管病变中进行了大量的临床研究。与裸金属支架比较,短期及长期随访结果均显示:SES明显减少支架内再狭窄、再次血运重建。荟萃分析的结果相似。基于sirolimus及其衍生物的药物涂层支架已经广泛临床使用,目前国产支架多以此为基础开发。并积累的大量的临床经验。

2. 紫杉醇洗脱支架(paclitaxel-eluting stent,PES) PES是与SES相继研发的药物洗脱支架。在复杂病变、左主干病变、ST抬高性心肌梗死中,PES与BMS比较均能够降低支架内再狭窄、晚期管腔丢失及再次血运重建。PES在糖尿病、无保护左主干、长病变及小血管病变中均显示出其优越性。PES与SES的比较发现冠脉造影的再狭窄及晚期管腔丢失在SES组优于PES,但随访到5年时,两者并无差异。许多DES的临床试验都是与PES进行的比较。16项临床试验的荟萃分析发现,随访2年时SES较PES的目标病变再次血运重建(target lesion revascularization,TLR)低。总体上SES与PES对于近远期死亡率及心肌梗死的影响并无明显差别。

3. Zotarolimus-eluting stent(ZES) 第二代药物洗脱支架,支架平台采用钴铬合金(CoCr)支架结构更薄,通过性更好,具有很好的支撑力及放射可视性。多聚物为体内细胞成分之一的磷脂胆碱,所用药物为zotarolimus是sirolimus的

衍生物,抑制 mTOR,从而抑制内膜增殖及平滑肌迁移作用。支架植入后 14 天内多聚物释放 97% 的 zotarolimus 于局部,与 SES 比较,血管局部炎性反应更小。动物实验及临床研究发现其血管内膜的再内皮化好于第一代支架 SES 与 PES,与 BMS 所见相似。临床研究发现,植入 ZES、SES、BMS 后三个月后血管内皮化率分别为 99.9%,85% 与 99.9%。支架部位内皮化是否完全与支架内晚发血栓相关。老年人由于常伴有多种疾病,长期双抗血小板药物治疗增加出血发生,在支架的选择时内皮化率也是重要考虑因素。临床研究比较 ZES 与 BMS,随访 5 年时,死亡、心肌梗死及支架内血栓两者无显著差别。与 SES 比较晚期管腔丢失在 ZES 明显,随访到 1 年时的目标病变血运重建 ZES 组高于 SES,但到 3 年时两组差别变小,提示没有追赶现象。

在 ZES 基础上新的多聚物 BioLinx 的新一代支架 Endeavor Resolute 支架已经被 FDA 批准上市临床使用,它具有生物相容性好,延长药物释放时间,极低的炎症反应,低血栓风险。与以依维莫司涂层的 XIENCE-V 支架比较试验中,随访 12 个月 TLF(包括死亡、目标血管心肌梗死、临床驱动的目标病变血运重建),结果提示两种支架组死亡、MI、TLR 等相似,支架内血栓为 1.6%。与第一代 DES 比较中,Resolute 临床效果更优。在复杂病变中,Resolute 也有很好的表现。尚无老年人亚组的临床资料。

4. 依维莫司洗脱支架(everolimus-eluting stent,EES) 以 XIENCE-V 支架为代表。CoCr 合金制成的支架为平台,顺应性及输送性佳,透析下可视性良好,采用含氟的多聚物,everolimus 是一种基于 sirolimus 的衍生物,为人工合成,作用于 mTOR 而抑制细胞增殖。30 天内 80% 的药物被释放,几乎所有的药物在 4 个月内释放完毕。临床研究对 EES 与 BMS 及第一代 DES 进行比较,随访 1 年,证明其安全有效;1 年的晚发血栓发生率约 0.3%,而 PES 为 1.1%。2 年时有延迟再狭窄问题,但与临床预后间并无联系,3 年时的结果与 1~2 年时比较,无论是死亡、心肌梗死、TLR 及 MACE 均有利于 EES。最新临床资料显示,EES 与 SES 比较,临床效果类似,晚发血栓发生率较低。临床决策时应当考虑。

5. 不同支架的比较　大量的临床资料证实:DES 较 BMS 可以显著减少支架内再狭窄的发生,减低再次血运重建,但需要至少 1 年的双抗血小板药物治疗。选择 DES 或 BMS 主要看病变情况及疾病,评估益处/风险比。例如 DES 在糖尿病患者,小血管病变(直径<3mm)时具有优势,而对于非糖尿病,血管直径>3mm,病变长度短于 20mm,不能耐受双抗血小板药物治疗者,BMS 可能是个更好的选择。

多中心登记资料比较了 BMS 与 DES,随访时间为 30 个月,校正后的死亡率在 DES 组及 BMS 组分别为 13.5% 比 16.5%,心肌梗死发生为 7.5% 与 8.9%,再次血运重建、出血及卒中无显著差别;DES 的优势持续到 30 个月,包括老年人在内的各亚组分析结果也相似。曾经有回顾性资料提示 DES 较 BMS,MACE 增加,此后相同患者群体中在病人水平进行在分析并未发现两种支架有显著差别。通过对以前临床试验的再分析、荟萃分析,以及对真实世界资料的分析,病例数量达到数万人至 40 万人的分析发现,DES 并不增加死亡及心肌梗死,但要关注晚发血栓问题,特别强调双抗血小板药物治疗的重要性。不同的 DES 对术后死亡、心肌梗死影响均无显著差异。目前尚无足够的试验证据提示基于各种 limus 类药物洗脱支架要优于紫杉醇支架。

(四)冠脉介入治疗的新技术

1. 药物洗脱球囊(drug-eluting balloons,DEBs)　药物洗脱球囊是将药物涂于球囊表面,当球囊在局部扩张时释放于血管局部。常用的药物是紫杉醇。药物的剂量多为 $3\mu g/mm^2$ 球囊面积,通过与其他载体结合成复合物涂于球囊表面或直接涂在球囊表面,球囊上的药物在血管局部很快释放并被吸收,第一分钟释放药物的 80%,释放到局部的药物中的 10%~15% 被局部组织吸收,并在局部持续约 7 天时间,延长其抗增殖作用。药物洗脱球囊与 DES 比较具有多个优势,局部没有金属支架及多聚物,也就没有由此引起的血栓形成等不良作用,对于不能长期服用双抗血小板药物的患者,特别是老年人可能具有其优势。

2006 年发表的紫杉醇涂层球囊与普通球囊治疗支架内再狭窄的临床评价,结果发现 DEBs 明显降低 6 个月时的管腔丢失,随访到 2 年时再狭窄、晚期管腔丢失及目标病变再次重建(TLR)均明显优于普通球囊。紫杉醇涂层球囊与紫杉醇药物洗脱支架对支架内再狭窄比较发现,6 个月时的晚期管腔丢失在紫杉醇涂层球囊组要优于 PES 支架组,12 个月的再次再狭窄分别为 7% 与 20%,MACE 及 TLR 相似,该研究的结果至少说明紫杉醇涂层球囊安全,耐受性良好。

DEBs 在 *de novo* 病变中的临床研究结果具有不一致性。DEBs 加裸金属支架(BMS)与 Cypher SES 支架的非劣势研究中,9 月时的再狭窄及晚期管腔丢失在药物涂层球囊组均明显高于 Cypher SES 组,12 个月时 MI、TLR、血栓等也明显高。在小血管病变中,DEBs 组的晚期管腔丢失也较 Taxus PES 支架组明显。使用 GENIE 药物球囊加 BMS 与 BMS 及 PES 支架比较,6 个月的晚期管腔丢失与 PES 支架组相似,优于单纯 BMS 组。分叉病变中 DEBs 与普通球囊扩张加 BMS 及 PES 的比较中,9 个月随访临床预后相似,但是药物洗脱球囊组无血栓形成,而 PES 组为 2.3%。

药物洗脱球囊的初步临床试验取得了可喜临床结果。与普通球囊一样,药物球囊扩张后的血管弹性回缩和夹层等问题依然存在,必要时需植入 BMS,长病变要多个球囊多次扩张,再狭窄率虽然比普通球囊成形术低,但依然存在。远期的负性血管重塑结果如何尚不清楚。现在 DEBs 已被 SFDA 批准临床使用。不同厂家设计的药物球囊正在进行临床验证中,多定位在支架内再狭窄、分叉病变及 *de novo* 病变。需要大规模的临床对照试验资料验证不同药物球囊的疗效。

2. 生物可降解支架(biodegradable stents,BDS)　BDS 多数是由可降解多聚物组成,不同的多聚物的组成不同,被吸收的时间也有差异,多聚物多数由 PLLA 组成,后者经体内代谢 12~18 个月被吸收,分解成小分子二氧化氮及水。多聚物作为骨架的支架,其支撑力不够,为了提高支撑力需要增加支架的厚度,这样又降低了支架的可塑性。生物可降解支架与 BMS 及 DES 比较具有多种优势,包括没有金属的长期存在,不影响内膜再内皮化,不需要长时间双抗血小板药物治疗及由此引发的出血并发症。早在 1980 年第一个 BED 被植入,初步效果显示较少的炎症反应及血栓形成,中等的内膜增殖,但是一直未能找到合适的多聚物,尽可能降低炎症反应及血栓。多家公司研发的 DBS 正在临床验证阶段。

Igaki-Tamai PLLA 冠脉支架是第一个完全生物可降解支架,它绑定在普通的球囊上,通过温度自膨胀及球囊扩张释放,12~18 个月内完全降解。小样本临床试验提示 3 年再狭窄率 25%,10 年随访无事件存活近 90%。目前该支架还未涂载任何药物。缺点主要是在心脏血管使用时,自膨胀可能引起局部的血管损伤,引起内膜过度增殖及诱导血小板聚集引发血栓。在欧洲已批准在外周血管中使用,冠状动脉的使用仍在研究中。

ABBOTT 公司生产的生物可降解支架(BVS)是由 PDLLA 作为骨架,携带依维莫斯药物。30 天药物释放药物的 80%。支架必须在 −20℃ 保存以防止多聚物的物理老化,存放时间仅为 8 周。初步临床试验提示其安全有效,随访到 2 年时支架消失。第二代产品增加了支架的支持力,使用了相同的药物及药物释放时间。临床研究提示,近期及远期(4年)安全性与目前常用的 xience 支架相似,已经在欧洲等多个国家及地区批准临床应用。另外,其他不同设计及材质的生物可降解支架正在研发中。

生物可降解金属支架是由 93% 的镁和 3% 的稀有金属组成,需要球囊扩张打开支架,支撑力好,弹性回缩小。60 天降解吸收。初步临床研究发现,6 月 TLR 高达 40%,换代产品支架增加了抗增殖的药物,其临床疗效如何不久即可公布。

3. 无多聚物药物洗脱支架 无多聚物药物洗脱支架避免了多聚物引起的血管内化延长、愈合更好,缩短双抗血小板药物的使用。YUKON DES 是第一个在欧洲上市的无多聚物的药物洗脱支架,初步试验晚期管腔丢失优于 PES,但远期效果尚待验证。其他多种无多聚物不同药物涂层的支架目前正在临床试验中,具体的临床效果尚不清楚。

(五)老年人冠脉介入治疗

老年冠心病患者治疗策略内容包括:药物治疗还是血运重建,介入治疗与冠脉搭桥手术,裸金属支架与药物洗脱支架,一次完成与分次进行等问题。常规冠脉造影后,同时进行 PCI 治疗的优点是:一次完成,患者容易接受,经济方便,缩短住院时间。主要适用于 STEMI 及 ACS 时,病变不是很复杂,例如非左回旋支开口病变、右冠脉病变或非左前降支近段病变时。下列情况需要冠脉造影后择期再行 PCI 术:病变形态复杂:包括左前降支近段的多支血管病变者;肌酐清除率 < 60ml/(min·1.73m^2),预计造影剂用量在 4ml/kg 以上时;任何其他情况预计增加围术期风险者。分次手术的好处在于:针对病人的病变及全身情况进行充分讨论,进行充分获益/风险评估,必要时与心脏外科医生一起讨论进一步治疗的策略及围术期风险评估,最后做出审慎的决定。特别是老年人冠心病患者常合并多种疾病,特别是肾功能减退,对手术的耐受性差,围术期并发症较多。冠脉造影后根据需要进行心脏功能及心肌缺血情况进行评估,明确血管病变与心肌缺血的联系,对决定介入治疗的方案具有重要指导意义。

1. 左主干病变(left main artery disease) 冠脉左主干病变狭窄 ≥50% 者,约占冠心病患者的 6%,药物治疗 3 年存活率仅有 37%。临床预后与狭窄程度、左室功能及其他血管病变相关。支架植入后住院死亡率在 BMS 时代为 0~13%;DES 支架植入住院死亡率降低到 0~1%,仍然是目前冠脉

介入治疗领域的热点。临床研究提示应用药物洗脱支架的冠脉介入治疗,与冠脉搭桥手术治疗比较,死亡率,心肌梗死及卒中的发生率,两组间差异无显著性,但是介入治疗组更多患者需要再次介入治疗,外科手术患者脑卒中发生增加。经验丰富的介入中心经验显示:左主干 DES 支架植入后与冠脉搭桥术(CABG)比较,5 年死亡、心肌梗死及卒中发生率并无显著差别。亚组分析,糖尿病、左室功能异常、年龄 >65岁及三支血管病变亚组中与对照组也无显著差异。

药物洗脱支架与裸金属支架比较:左主干病变使用药物洗脱支架后死亡率、心肌梗死、目标血管/病变重建方面均优于裸金属支架,随访到 3 年时仍然获益。

高龄老人(>80岁)的冠心病患者支架植入还是冠脉搭桥术,哪个效果更好? 美国保险统计资料中,年龄 85 岁患者的急性冠脉综合征伴有多支病变者,介入治疗与冠脉搭桥术比较,介入治疗在早期并发症少,死亡率低,随访到 3 年时,存活率均在 60% 左右。高龄老年人进行冠脉搭桥手术时需要没有明显的心力衰竭、肺部疾病、外周血管病。而老年患者常患多种疾病,死亡及卒中等风险也明显增加。北京医院 100 例无保护左主干病变患者进行药物洗脱支架植入后随访分析显示:年龄 ≥70 岁手术成功率及住院死亡率与年龄 <70 岁相似,平均近 2 年临床随访,死亡、心肌梗死及再次血管重建等预后指标与对照组差异无显著性。提示 70 岁及以上患者冠脉无保护左主干病变药物洗脱支架植入手术成功率高,长期随访安全有效。

年龄在 80~89 岁,非左主干病变及急诊手术患者,多数为 2 支及 3 支病变,分别进行了介入治疗或冠脉搭桥手术治疗,随访 6 个月至 8 年,住院死亡率在介入治疗组显著低于冠脉搭桥手术组(3.0% 与 5.9%),随访半年时介入治疗组的存活率要高于 CABG 组,但是随访时间从 6 个月到 8 年间,手术组优于介入治疗组。CABG 组近 3% 患者出现卒中,而介入组仅为 0.6%。75 岁以上患者的登记资料及直接比较两种策略对死亡率影响的研究结果类似。非老年人人群中,两种方法的短期效果类似,但 5 年或更长时间的效果 CABG 可能更好。对于 70 岁以下,70~79 岁及 80 岁及以上的患者分析多支血管病变不同治疗方法与存活的关系发现:多支血管病变行 CABG 治疗优于介入治疗或药物治疗,而 CABG 及介入治疗都优于药物治疗。根据冠脉病变进行的 SYN-TAX 评分与不同治疗的预后相关:SYNTAX 积分 >33 分者,CABG 术后 5 年随访死亡、Q 波心肌梗死及卒中优于 PCI,但在 SYNTAX 积分在 ≤22 及 22~32 分组中,两者治疗并无显著差异。临床上在选择治疗外科手术或 PCI 时参考。不适合介入治疗的左主干病变:

(1)远端分叉病变。

(2)一条主要冠状动脉闭塞。

(3)左冠优势型。

(4)右冠脉慢性闭塞。

(5)左室射血分数 <30%。

(6)左主干伴三支血管病变。

2. 多支血管病变(multi-vessel disease) CABG 是传统上治疗多支血管病变的首选手段,随着介入治疗器械的发展与技术的进步及经验的积累,冠脉介入治疗也是选择之一。在考虑多支病变的治疗策略时,除了病变的特点外,患者的

全身情况,伴发疾病,心功能情况,重要脏器功能,双抗血小板药物的依从性等因素都需要考虑在内。

早期的普通球囊血管成形术(POBA)与CABG在多支血管病变的比较中,单个及多项试验的荟萃分析提示,随访5年,两者间死亡率相近,PCI组再次血运重建明显多见,而CABG组围术期脑卒中明显高(1.2%与0.6%)。三支血管病变加前降支病变者,CABG者存活要好于PCI组。DES与CABG比较,随访3年两者的死亡率及心肌梗死差异无显著性。

对于多支血管病变除了冠脉介入治疗及CABG外,近年来采取CABG与PCI联合治疗多支血管病变,左乳内动脉至左前降支行搭桥手术,其他血管进行PCI处理,即杂交手术(hybrid procedure)。CABG与PCI在一次住院内完成,可以同时进行或分次实施。下后壁STEMI直接PCI后,患者存在左冠脉严重血管病变且不适合PCI治疗时。高龄老年或伴有严重重要脏器疾患难以耐受传统的CABG术,而患者有左主干或左前降支病变时,可以外科行1~2支血管桥手术,内科行右冠脉及左回旋支介入治疗,即降低手术风险又使患者的长期预后改善。目前在国内大的医院已经开展,近远期效果满意。

3. 稳定型心绞痛(stable angina pectoris) 冠心病患者伴有严重心绞痛及心肌梗死后心绞痛患者进行冠脉造影检查及冠脉介入治疗已被大家接受,但是对于临床上轻中度冠脉病变稳定型心绞痛的患者是否采用积极的介入治疗手段,包括外科手术治疗,目前仍有争议,特别是COURAGE试验及BARI-2D试验的结果表明,积极的血运重建并不能减低死亡率。心脏影像学检查技术的进步,特别是CT冠脉造影技术的普遍应用,临床无明显症状患者通过CT冠脉造影检查发现冠心病,这类患者是否需要进行PCI治疗? 稳定性心绞痛患者治疗的目标有三个:缓解病人的症状,预防发生心源性猝死及预防发展为心肌梗死、心功能不全及慢性心力衰竭。一旦诊断为稳定性心绞痛,首先是控制危险因素,药物改善症状,强化阿司匹林及他汀类药物治疗。比较药物治疗及介入治疗对于症状缓解情况的试验发现,介入治疗早期症状较药物治疗有明显改善,但是随着时间的延长至2年时两者差距逐渐减小。一组年龄在75岁以上,心绞痛为加拿大心脏病协会Ⅱ级及以上,至少服用两种抗心肌缺血药物,分为血运重建组(PCI或CABG)及积极药物治疗组,两种治疗均能明显改善症状,半年时主要心血管事件在积极药物治疗患者更多,46%患者因为心绞痛症状加重而行介入治疗,随访到4年时,血运重建者及药物治疗过程中又接受了介入治疗的患者与继续药物治疗者比较,介入治疗不但生活质量明显改善,存活率也明显高。稳定性心绞痛患者药物治疗效果不好时,积极的冠脉造影及介入治疗能够改善生活质量及临床预后。一组比较CABG、PCI及药物治疗的研究中,随访5年时心源性死亡、心肌梗死及顽固性心绞痛的发生率分别为21%,33%及26%。COURAGE试验的4.6年随访结果表明,稳定性心绞痛患者积极的药物治疗与介入治疗全因对死亡及非致死性心肌梗死的影响无显著差别,但药物治疗者中42%在随访期进行了介入治疗,试验人群排除了心绞痛CCSⅢ级以上、运动试验阳性、广泛冠脉病变、严重心功能不全及需要紧急介入治疗者。回顾性研究及COURAGE试验亚组分析发现,心肌灌注显像左室心肌缺血范围在10%及以上

时,冠脉血运重建改善预后。另外,无症状心肌缺血患者,如果缺血范围在左室的7.5%以上为高危人群,其年死亡率3%,冠脉介入治疗可以获益。临床实践中老年患者常是多支血管病变,临床情况较试验中的复杂,临床预后差,所以在选择治疗策略时要充分考虑到患者的年龄、心肌缺血范围、全身健康状况等因素决定是否采取手术治疗或药物治疗。除了患者的症状外,心肌缺血的范围是影响介入治疗效果的重要因素。

4. 非ST段抬高性急性冠脉综合征 非ST段抬高性急性冠脉综合征(NSTE-ACS)指ST抬高以外的急性冠脉综合征患者,包括不稳定型心绞痛及非ST抬高性心肌梗死,大多数ACS属于此类表现,早期表现虽然较ST段抬高性心肌梗死预后好,远期预后相似。治疗的目的是缓解症状及改善中远期预后。ACS患者除积极的药物治疗外,还包含两个方面:一是早期介入策略,没有进行其他非创伤性负荷试验或药物治疗失败时就进行冠脉造影及介入治疗,这些病人通常在入院后4~24小时进行冠脉造影术,常规抗血小板药物、抗凝剂及硝酸酯类药物也应给予,部分患者由于持续症状不缓解或血流动力学不稳定时需要紧急冠脉造影术。二是保守性策略或选择性介入治疗:开始采取积极药物治疗方法,只有当药物治疗时存在静息性心绞痛或轻微活动后心绞痛,或者有心肌缺血客观证据时再采取介入治疗策略。如果患者在开始的24小时内没有心肌缺血,冠脉造影可以为危险分层提供依据,其中约10%~20%无明显冠脉病变,20%为两支血管病变伴有左室功能低下或左主干病变,后者可能需要CABG治疗。

早期的荟萃分析提示,介入性策略较保守性策略能够降低死亡及心肌梗死18%,显著减少心肌梗死,心绞痛及在住院也有减少,提高生活质量。ACS患者住院后6小时内进行冠脉造影及介入治疗或包括阿司匹林、氯吡格雷、低分子肝素及替罗非班等药物治疗3~5天再进行PCI。主要终点是30天死亡及大的心肌梗死。大的心肌梗死定义为新出现的Q波,新发左束支阻滞,CK-MB升高正常5倍以上。保守性策略组主要终点明显高于介入性策略组。大规模多中心、随机对照研究中,不稳定心绞痛发病在24小时内,包括年龄≥60岁,心肌酶学升高或缺血性心电图改变者;冠脉造影及介入治疗在24小时内或3天后进行,积极的治疗使死亡、心肌梗死或顽固性心绞痛明显降低,特别是顽固性心绞痛减少4倍。住院后平均70分钟进行冠脉造影及介入治疗或延迟到21小时进行,更加积极的方法对1月时的死亡、心肌梗死及紧急血运重建并无明显影响。目前指南中建议对于ACS患者药物治疗稳定者,保守性策略也是一个选择。

NSTE-ACS患者人群中包含的范畴很大,预后也有较大差异,对患者进行危险分层非常重要。欧洲采用GRACE危险评分,其中包括年龄,心率,收缩压,肌酐水平,KILLIP分级,心电图ST段变化,心肌酶学参数,心力衰竭及心肌梗死史,住院PCI等指标。GRACE危险评分开始用于评估住院死亡率,现在也用于长期预后的预测。心肌酶学指标与心电图变化最为重要。早期进行积极的介入治疗较保守治疗住院时间短,缺血事件少。对于GRACE积分在140分以上或多项其他高危指标者,应该尽可能在24小时内进行冠脉造影检查。对于特别高危的患者也不建议行冠脉造影术。低

危患者先行药物治疗,如果反复出现症状或有诱发的心肌缺血,争取在 72 小时内进行冠脉造影。TIMI 危险评分也是常用的评分标准,下列七项参数每项 1 分。年龄≥65 岁;至少 3 个冠心病危险因素;冠状动脉狭窄≥50%;心电图 ST 改变;过去 24 小时内至少 2 次心绞痛发作;7 天内服用过阿司匹林;血心肌酶学指标升高。TIMI 评分 0～1 分,14 天内全因死亡、新发或再发心肌梗死或严重再发心肌缺血需要紧急血运重建的风险为 4.7%,评分 5 分为 26.2%,6～7 分为 40.9%。两种评分都能很好地预测 1 年死亡及心肌梗死风险。NSTE-ACS 患者住院后应该进行危险分层,对于血流动力学不稳定者应当紧急性冠脉造影检查,根据冠脉病变情况进行介入治疗,中高危患者应当尽早进行导管检查及治疗,低危患者在充分的药物治疗基础上进行心肌缺血的客观评估,决定是否进行介入治疗。

5. ST 段抬高性心肌梗死　ST 段抬高性心肌梗死(STEMI)的再灌注治疗方法已经从静脉溶栓治疗向直接介入治疗转换。发病 6～12 小时者,有丰富 PCI 手术经验的医院,由经验丰富的操作者进行直接介入治疗较静脉溶栓能更有效的开通闭塞血管,再闭塞率低,左室功能及临床预后均改善。AHA/ACC 的指南中要求直接介入治疗的医院导管室需要有每年 400 例选择性 PCI 经验,36 例急诊 PCI 经验。操作者至少每年做 75 例选择性 PCI 及 11 例 STEMI 直接 PCI 的临床经验,否则不建议开展急诊直接 PCI。国内很多医院并不具备以上条件,尚未制订符合国情针对医院与术者的标准。STEMI 患者从症状开始 12～24 小时,甚至可能到 60 小时时进行介入治疗可能还能获益,心肌梗死后 3～28 天时,如果没有持续胸痛或诱发出心肌缺血,则介入治疗不能获益。

大量临床研究已经证实了 STEMI 急诊手术植入裸金属支架优于单纯的球囊扩张冠脉血管成形术,但是 DES 的植入曾有不同的观点。STEMI 植入 DES 的顾虑是多方面的,包括支架植入到有血栓的血管部位,支架的后面是血栓,随时间迁移,血栓溶解后在支架结构与血管间存在间隙,形成不完全支架移位;支架植入后其结构部分突出到斑块核心部位使斑块破裂;动脉愈合减缓,内皮化不全;依从性不好的患者停用双抗血小板药物易发支架内血栓形成,引发心脏不良事件。比较 BMS 及 DES(PES 及 SES)的临床随机对照试验及大型的荟萃分析资料均显示,STEMI 时 DES 的支架植入可以降低 TLR、TVR,但是对死亡、心肌梗死、血栓等相似。随访 2～4 年结果一致。最新介入治疗指南更新为 DES 作为 BMS 以外的选项。年龄 70 岁以上时,静脉溶栓治疗出血风险明显增加,直接 PCI 同样获益,出血风险相对小。

6. 慢性肾病(chronic kidney disease,CKD)　伴有慢性肾病的冠心病患者死亡率明显升高,冠心病是 CKD 患者的首要死因。冠脉介入治疗可以改善 CKD 患者的预后,但冠脉造影及介入治疗过程中的造影剂又能加重 CKD 病情。轻中度肾功能不全 $30 \leqslant GFR \leqslant 90 ml/(min \cdot 1.73m^2)$,糖尿病肾病患者进行 CABG 优于 PCI。DES 对减少再发心肌缺血略优于 BMS,也要考虑到 DES 后双抗血小板治疗的风险,支架内晚发血栓等。新一代 DES 支架与第一代 DES 的差别尚无足够试验结果。$GFR < 30 ml/(min \cdot 1.73m^2)$ 的严重 CKD 或已经接受透析的冠心病患者,CABG 者改善患者的无症状

存活率,但增加住院死亡率及并发症。对于老年人,特别是伴有肾功能减退的患者,冠脉造影及介入治疗前要评估造影剂引起的肾病加重风险,术前 12 小时及术后 24 小时给予水化,生理盐水 1ml/(kg·h),如果 EF<35%,则补液的速度控制在 0.5ml/(kg·h)。术中减少造影剂用量,使用低渗或等渗非离子造影剂,造影剂用量控制在<350ml 或<4ml/kg。术后监测肾功能 3 天,及早发现肾功能变化,必要时进行血液透析或血液滤过治疗。

7. 慢性心功能不全(Chronic heart failure,CHF)　冠心病患者很多伴有左心功能不全,常见于心肌梗死后、多支血管病变等,甚至以心功能不全为首要表现,特别是老年人更常见。关于 CHF 的药物及非药物治疗均有了较大进展,但临床预后仍差。CHF 使冠心病死亡危险增加 5%～30%。冠脉血运重建的适应证是有心绞痛及明显冠状动脉病变存在。缺血性心力衰竭患者伴有心绞痛的治疗目前缺少大规模随机对照临床试验结果提供参考。已有的资料显示:缺血性心力衰竭伴有心肌缺血及存活心肌时,血运重建可以改善预后。如果伴有左室明显扩大,可以行 CABG 加手术左室重建,但与单纯 CABG 比较并不降低死亡率。采取 CABG 或是 PCI 治疗取决于冠脉病变、重要脏器功能,评估手术风险与获益。如果冠脉病变合适 PCI,并证实所支配的区域有存活心肌时,可选择 PCI 治疗进行血运重建。

8. CABG 术后　既往有 CABG 病史患者出现再发心绞痛或心绞痛症状恶化时其预后较无 CABG 者差。如果 CABG 术后 1 月内出现的心绞痛症状提示急性桥血管失败,冠脉造影发现 8% 的静脉桥血管闭塞,内乳动脉血管狭窄 7%。CABG 术后出现症状加重,病情不稳定或心肌梗死表现时应首先进行冠脉造影检查。静脉桥血管内富含血栓及破裂危险,手术风险大,应当治疗自身冠脉血管病变。二次手术的围手术死亡率增加 2～4 倍。CABG 术后 1 个月以上的晚期桥血管失败可能是桥血管病变或自身冠状动脉病变进展导致。对于新闭塞的静脉桥血管,不适合进行 PCI,远端血栓栓塞的风险非常高,此时选择自身血管进行介入治疗。静脉桥血管在 CABG 术后 5 年,通畅率 80%,10 年为 25%～50%。自身血管未完全闭塞但桥血管狭窄或闭塞时,应该介入治疗自身血管;自身血管慢性闭塞同时桥血管闭塞时,首先介入治疗自身血管,进行支架植入,如果自身血管 PCI 失败,再尝试静脉桥血管。静脉桥血管慢性闭塞者,PCI 成功率低,远端栓塞并发症高,不作为治疗选择。静脉桥血管进行 PCI 时,可以术中使用远端保护装置,静脉应用血小板受体拮抗剂,减少术中的缓慢血流或无复流。在 CABG 术后的 PCI 中,要注意对存活心肌的判断,对手术策略及治疗效果预测均有帮助。老年人 CABG 术后再次血运重建采取再次开胸手术的风险太高,一般采取姑息性 PCI 加药物治疗策略。

(六) 冠脉介入治疗路径的选择

PCI 的经典途径为经股动脉穿刺途径,其优点是股动脉血管相对大,穿刺容易,操作简便,可以使用 7F 以上的导引导管;缺点是局部并发症,例如血肿、假性动脉瘤、动静脉瘘、穿刺部位出血等,术后卧床时间常达 24 小时,活动受限。一旦出现假性动脉瘤则需要反复压迫止血,甚至需要局部注射止血药药辅助止血,延长了住院时间,目前各种动脉止血装

置可以帮助快速止血,缩短卧床时间缩短到 6 小时,但增加费用,止血失败时仍需手工压迫及卧床。

经桡动脉穿刺途径行冠脉诊断及治疗,患者术后不需长时间卧床,甚至当日可以出院,局部压迫止血容易,手术成功率与经股动脉途径相似。缺点是学习的时间长,部分患者血管变异及锁骨下动脉及主动脉迂曲,特别是老年人及主动脉硬化者,操作难度大,导引导管的大小受限,增加术者的曝光时间。术前需要做 Allen's 试验,确定手部血供,减少手部缺血几率。并发症包括桡动脉闭塞,前壁血肿,血管穿破,慢性疼痛等。其中闭塞并发症约 3%~5%。避免桡动脉闭塞的措施包括:使用小鞘管,不要长时间高压压迫局部,使用抗凝剂等。

两种途径行 PCI 的手术成功率及并发症相似,如果股动脉途径加止血装置(Starclose 及 Angio-Seal 等),住院时间也无明显差异。经桡动脉途径时出血并发症少于股动脉途径,随访到 1 年时死亡及心肌梗死明显减少。我科开展经桡动脉途径进行冠脉介入诊疗 10 余年,手术成功率高,并发症少,是首选路径。

(七) 支架植入后的一些临床问题

1. 支架内再狭窄　支架内再狭窄(in-stent restenosis,ISR)是指冠脉造影时支架内直径狭窄≥50%,支架两端5mm 内的狭窄也计算在内。单纯球囊扩张时代,PTCA 术后的再狭窄率高达 40%~50%,而到 BMS 时代 ISR 降低到20%~30%。支架内再狭窄的机制主要是血管内膜增殖,中层平滑肌向内膜迁移。多发生在术后 1 年内,临床表现为进行性加重的心绞痛,很少发生心肌梗死。如果没有明显症状,再狭窄程度不重可以药物治疗,严重再狭窄可以采取球囊扩张、内膜旋切、植入支架,这些方法的即可效果都很好,但是此后随访期有出现再次狭窄。一度采用血管内放射治疗(brachytherapy),在成功的球囊扩张后采用血管内放射治疗近期效果满意,但随访期血栓形成、晚期再狭窄、操作复杂及放射性防护要求等确定限制了临床使用。DES 与血管内放射治疗的比较中,近中期观察,DES 的 TVR 要低于血管内放射治疗。对支架内的局限性再狭窄,球囊扩张后效果满意可不再植入支架,支架内弥漫性再狭窄或累及到支架两端时,需要再次植入支架,一般植入 DES 支架。SES 与 PES 的比较,TVR 明显低。

DES 支架内再狭窄:DES 虽然明显降低了再狭窄的发生,但并未完全消除,第一代的 DES 支架后再狭窄率约为 8%。美国每年近 20 万例 DES 再狭窄患者。如何处理 DES 再狭窄尚无完全统一的建议,再次球囊扩张的效果不满意者,再次植入支架,是植入相同药物洗脱支架还是不同药物涂层的支架,目前无统一建议。药物洗脱球囊扩张术也是一种选择。对于弥漫性再狭窄伴多支血管病变者应外科手术治疗。

2. 支架内血栓形成(stent thrombosis,ST)　支架内血栓形成是支架植入后的严重并发症。其发生率虽然很低,但是预后差,死亡率达 10%~30%,并且是院外猝死。支架内血栓形成定义如下:支架植入后发生在 24 小时内的血栓为急性血栓,24 小时以上到 30 天的为亚急性血栓,30 天以上到 1 年为晚发血栓。1 年以上也称为非常晚发血栓。一旦血栓形成,预后的好坏与影响到的血管所支配的心肌面积大小、侧支循环存在与否、血栓形成的速度、再灌注的时间等多

因素有关。不同研究报道的支架内血栓的发生率不同,上市后研究为年 0.2%,多支血管支架植入后为 0.5%。虽然支架内血栓的发生率并不高,但是预后差,促使人们进行了一系列临床研究的再分析与荟萃分析,发现早期血栓(<30天)及晚期血栓(30 天到 1 年)在 DES 与 BMS 间并无差别,但是非常晚期血栓(1 年以上)在 DES 组则明显的高。一组DES 植入后随访到 5 年时,ST 为病人年 0.4%~0.6%。引起支架内血栓的危险因素包括:提前终止双抗血小板药物,糖尿病及 ACS 患者,氯吡格雷抵抗,既往血管内照射治疗史,长病变及小血管病变,分叉及慢性闭塞性病变,钙化性病变,多个支架植入,支架相对小,膨胀不全,夹层形成等,其中血管内照射治疗及肾功能不全与非常晚期血栓相关。最小支架面积、支架膨胀不满意是术后出现支架血栓的主要预测因素。对支架内血栓形成的患者研究发现,最小支架面积更小,支架膨胀不全及支架边缘残余病变。

支架上的多聚物是持续存在的,它起到释放药物作用,药物释放完毕后依然存在。多聚物可以引起内膜延迟愈合,影响支架局部内皮化,引起过敏反应引发血栓形成。由于第一代支架的多聚物的不良作用,开发了目前新的一代多聚物支架,较第一代支架的内皮化更完全,无多聚物支架及生物可降解支架已在临床使用。

3. 支架膨胀不全(incomplete stent expansion)　是指支架植入时未完全扩张开,未能达到满意最佳扩张。由于病变部位钙化,特别是老年人、长病变或直接支架植入时更容易出现。有研究提示冠脉造影提示支架扩张满意的患者血管内超声检查存在支架膨胀不全。支架膨胀不全明显增加TLR,并可能增加支架内血栓风险。支架植入后使用非顺应性球囊做高压后扩张达到直径最大化,以减少支架膨胀不全,进而可能改善临床预后。血管内超声技术可以帮助观察支架贴壁情况,发现支架膨胀不全。

4. 支架不完全移位(incomplete stent apposition,ISA)　支架不完全移位可以发生在术后即刻,冠脉造影可以发现,主要是支架为完全膨胀或支架直径较血管小导致,也可以发生在支架随访期,随访冠脉造影可以做出诊断。DES 支架较BMS 支架出现 ISA 的发生率高,可能为 DES 抑制了内膜增殖及炎性反应增加,局部血管正性重塑,导致支架后面的斑块减小,形成空隙。由此引起局部组织突向支架周围,局部纤维蛋白聚集,诱发血栓形成,引起心肌梗死等不良事件。

5. 支架断裂(stent fracture)　支架断裂是支架植入后的少见并发症。在 BMS 中支架断裂的发生率不清楚。发生率在 1.5%~2%,但尸解中高达 29%。主要见于 Cypher SES 支架后,Taxus PES 及 BMS 的发生很罕见,可能与 Cypher SES 支架的支撑力更大,结构更紧凑有关,而 PES 及BMS 的内膜覆盖更好,缓冲力量及稳定支架结构。支架断裂的分类:Ⅰ级:单环断裂;Ⅱ级:两个环断裂;Ⅲ级:两个环断裂伴支架变形;Ⅳ级:支架整个环横断裂,没有间隙;Ⅴ级:环断裂伴有支架体部存在间隙。支架断裂在钙化性、长病变、静脉桥病变更多见。植入多个支架及支架重叠时,Cypher SES 支架及支架植入时间长等均是支架断裂的预测因素。支架断裂临床上可以没有症状或表现为 ACS、支架内血栓或再狭窄。70%~80%的支架断裂患者表现为支架再狭窄或血栓形成。临床表现与断裂的程度有关。处理方法缺

乏一致建议。目前建议再次介入治疗,植入短支架,并延长双抗血小板药物治疗 12 个月。

6. 血管瘤(aneurysm) 也是少见并发症。有报道显示发生率为 0.3%。冠脉血管瘤在 DES 及 BMS 中均可见到。原因与使用大球囊,支架直径过大,高压球囊扩张等因素导致局部血管损伤明显。有些是发生在 DES 中,DES 的药物抑制了内膜增殖,多聚物等引起局部炎性反应,导致血管内皮化延迟及高敏反应,支架不完全移位等均是引起冠状动脉血管瘤形成的重要危险因素。血管瘤可以引起再狭窄、晚发血栓、远端栓塞等后果,处理方法无统一建议。可以延长双抗血小板治疗预防血栓形成,局部使用弹簧圈填充,严重时可以考虑外科手术治疗。

四、冠脉介入治疗中相关技术的应用

冠脉血流生理测定

冠状动脉狭窄后影响血流速度及流量,在运动或静态时出现心肌缺血表现。对于如何判断一个狭窄性病变对血流的影响,是否具有临床意义的血流降低,为冠脉介入治疗策略制订提供客观依据。

1. 血流储备分数(fractional flow reserve,FFR) 是指冠脉有狭窄病变的情况下,该冠脉对供血心肌区域提供的最大血流量与正常情况下对同一区域所能提供的最大血流量之比。计算公式为 FFR=Pd/Pa(Pd:冠脉最大充血状态下狭窄远端冠脉平均压;Pa:冠脉最大充血状态下主动脉平均压)。压力导丝是用于测量冠状动脉(冠脉)内压力变化的导丝,其直径为 0.014 英寸,距导丝顶端 3cm 处有一压力感受器,导丝进入冠脉时可实时记录所在冠脉部位的压力,并与主动脉根部的压力进行比较,计算出 FFR 值。测量时要冠脉内或静脉注射冠脉扩张药物,使冠脉达到最大扩张,以腺苷最为常用,临床上可用 ATP 代替。FFR 首先是由荷兰的 Pijil 等于 1993 年提出的概念,它能够从生理的角度测定冠脉的血流速度,判断是否满足心肌的血流供应,为临床决策提供依据。在理论上,冠脉无狭窄的情况下,FFR 的正常值为 1.0,当 FFR<0.75 时,冠脉狭窄病变与缺血密切相关,是 PCI 的指征;FFR>0.8 时,可考虑延期 PCI,应积极地进行药物治疗。PCI 术后 FFR>0.9,是 PCI 成功的标准。FFR 不受心率、血压和心肌收缩力等血流动力学因素变化的影响。冠脉造影狭窄 50%~70%者中 35%患者的 FFR<0.8,而狭窄 71%~90%者中 80%患者的 FFR<0.8,说明仅凭冠脉造影难以准确判断冠脉病变的严重程度。在 FRAME 研究中,FFR 指导下的支架植入显著改善预后。冠脉造影中等程度狭窄病变计划 PCI 前常规行 FFR 测定,FFR>0.75 者分为延迟 PCI 及 PCI 治疗两组,FFR<0.75 者即刻行 PCI;随访 5 年发现,FFR>0.75 者药物治疗临床预后良好,中等程度狭窄病变每年发生死亡及心肌梗死可能性<1%,并且支架植入并未降低死亡及心肌梗死。

2. 血管内超声(intravascular ultrasound,IVUS) 血管内超声成像技术可以直观的观察血管的解剖结构,实时观察血管的横断面,测量血管的直径、面积、斑块的厚度及斑块的形状与斑块性质,测量狭窄程度,最小管腔直径,斑块的长度与体积。观察支架植入后贴壁情况,支架两端夹层的发现,血肿及穿孔等并发症的判断等。对于复杂病变支架植入时

IVUS 具有重要指导意义,特别是像左主干病变的介入治疗,IVUS 指导下的支架植入可以更为准确的判断支架贴壁及扩张情况,减少贴壁不良,减少远期再狭窄率及晚发血栓的发生,比造影指导下支架植入临床效果更好。直径>3mm 的心外膜冠状动脉,IVUS 测定的血管最小管腔横截面积(cross sectional area,CSA)<4mm² 时引发心肌缺血,当 CSA>4mm² 时,心肌缺血不明显。支架膨胀不良是 DES 植入术后再狭窄的主要机制,除此之外还有支架断裂与支架骨架间的缝隙。IVUS 指导下的支架释放,术后管腔面积更大,进而降低再狭窄率。支架植入后冠脉造影显示支架扩张良好的支架行 IVUS 检查,仍有 80%的扩张并不理想,有人建议支架植入后应该常规行高压球囊扩张,但是 IVUS 指导下的支架植入与冠脉造影指导下支架植入对临床预后的影响,临床试验结果不一致,尚待研究。

3. 光学相干断层成像技术(optimal coherence tomography,OCT) OCT 是由 Fujimoto 于 1991 年首先报道,并在眼科领域应用。近年来,技术不断改进,在心血管领域的使用经验不断积累与更新,逐渐被认可。优点是图像分辨率高,即时成像,不需复杂计算机计算和图像的重建。缺点是穿透深度只有 1.5mm,由于 OCT 难以穿透红细胞,所以在检查时要阻断血流或冲洗血管以排除血管内的血液,以上技术上的缺点使得操作较为复杂。新一代的机器已不需阻断血流,操作更为简单,方便使用。OCT 对于判断冠脉血管病变成份,纤维性或纤维钙化性斑块,特别是易损斑块的判断均有其特性。支架植入后 OCT 可以帮助判断贴壁,扩张完全与否,支架后随访期内膜覆盖完全与否,支架内再狭窄于晚发血栓等的判断均具有重要的意义。禁忌证包括:感染,凝血机制异常,不适合冠脉介入治者,血流动力学不稳定者以及冠状动脉痉挛者。影响 OCT 图像质量的因素包括:血管迂曲时导管难以到达预定部位,冠脉管腔直径大于 4mm。

五、冠心病介入治疗抗血小板药物应用

随着年龄的增加,体内纤凝与纤溶机制发生一系列的变化。主要是纤凝增加,纤溶功能降低。血小板激活增加,内源性。血小板的激活增加与血小板磷脂增加相关,提示血小板跨膜信号增强及第二信使蓄积。血管内皮功能降低也有助于血小板的激活。支架植入后抗血小板治疗是治疗的重要内容。

(一)阿司匹林(aspirin)

阿司匹林片是使用最早及最广泛的抗血小板药物。通过不可逆抑制乙酰化环氧合酶(COX)从而减弱前列腺素代谢,减少血小板内血栓素 A_2(TXA$_2$)的生产,达到抗血小板作用。吸收后 2 小时血浆浓度达峰,对血小板的抑制作用持续在血小板生存期(7 天)。支架植入前给予阿司匹林 100~300mg,术后 100mg 长期口服维持。对于更小剂量的临床疗效缺少大规模临床试验的验证。有关老年人阿司匹林的使用主要是基于大规模临床试验根据年龄分组分析的资料,75~150mg 与更大剂量的临床疗效相似,但是副作用相对较少。有胃溃疡、胃炎、消化道出血史、幽门螺杆菌感染等高危患者可以同时给予抗酸剂或/及 H_2 受体抑制剂。

（二）氯吡格雷（clopidogrel）

氯吡格雷是噻吩吡啶类抗血小板药物。目前除阿司匹林外最常用于临床的抗血小板药物，目前主要应用于急性ST段抬高性心肌梗死、冠脉介入治疗及ACS的抗血小板治疗，临床也用于卒中及外周血管疾病的抗血小板治疗。

ST段抬高性心肌梗死患者计划进行介入治疗时应当给予300～600mg的氯吡格雷负荷量，然后75mg/d维持。如果患者已经接受溶栓治疗，并且已经开始服用氯吡格雷，则继续服用氯吡格雷治疗；如果患者接受溶栓治疗，但是没有接受噻吩吡啶类药物，则给予氯吡格雷300mg或600mg负荷，然后75mg/d维持；如果没有接受溶栓治疗，应该给予氯吡格雷300～600mg；或者如果计划进行PCI治疗，应该及时服用普拉格雷（prasugrel）60mg，最迟不晚于介入治疗后1小时。研究显示PCI术前给予氯吡格雷600mg，然后150mg/d持续7天，然后75mg/d维持，与常规剂量比较，死亡、心肌梗死及支架内血栓降低42%。氯吡格雷600mg的负荷量在PCI术前4～6小时或导管室内造影后给予，30天临床事件相似。已服用氯吡格雷者，再次给予负荷量并不能改善预后。

噻吩吡啶类药物的使用时间如下：ACS患者接受支架植入，包括裸金属支架或药物洗脱支架（BMS或DES）时氯吡格雷75mg/d，或普拉格雷10mg/d，至少12个月；如果噻吩吡啶类药物引起出血风险明显高于其治疗的益处时，可以考虑提前停药；如果患者计划进行CABG术，并且手术可以等待，应该首先停药等待血小板的功能恢复。氯吡格雷至少停药5天；普拉格雷至少停药7天再行手术；除非血运重建或噻吩吡啶服药的益处大于出血风险，手术可以提前进行。老年人在使用氯吡格雷时不需调整剂量。

氯吡格雷通过肝脏代谢后再作用于血小板，对血小板的抑制是不可逆的。主要参与的同工酶为CYP3A4/5及CYP2C19；一些物理及遗传因素可以降低、竞争或抑制CYP的活性，继而影响其抗血小板作用。遗传因素中包括CYP3A4代谢活性，CYP2C19酶基因多态性。药物因素包括临床上广泛使用的他汀类药物，以及质子泵抑制剂（PPI）等药物因通过竞争CYP酶，影响氯吡格雷的作用。多项临床试验中没有发现他汀类药物影响氯吡格雷的临床疗效。对于服用氯吡格雷患者使用PPI的问题，2008年ACCF/AHA/ACG（心脏/胃肠协会）建议：PPI作为防治抗血小板药物不良反应的首选药物，尤其高危消化道出血风险及需清除幽门螺杆菌的溃疡病。其他协会也相继发布建议：联合PPI可能降低氯吡格雷的抗血小板作用，目前缺乏前瞻性临床资料证。选择PPI治疗时，要评估对氯吡格雷的抗血小板作用影响与出血风险。FDA建议：对于服用氯吡格雷治疗者，避免服用质子泵抑制剂。不引起氯吡格雷抗血小板活性下降的药物有：雷尼替丁、法莫替丁、尼扎替丁，但不推荐使用西咪替丁。

（三）新的抗血小板药物

包括普拉格雷（prasugrel）、替格瑞洛（ticagrelor）、坎格雷洛（cangrelor）及依利格雷（elinogrel）等新一代的抗血小板药物已经批准临床应用或研究阶段。

普拉格雷时第三代噻吩吡啶类抗血小板药，直接阻断P2Y12受体。作用是氯吡格雷的10～100倍；受代谢影响小，临床疗效肯定。与氯吡格雷比较MI、全因死亡等终点减少，出血风险增加，严重出血增加（2.4%和1.8%）。2010年FDA批准用于急性心肌梗死和不稳定性心绞痛进行介入治疗患者。使用方法：负荷剂量60mg，维持剂量10mg/d。

替格瑞洛环戊三唑吡嘧类药物。直接作用于ADP受体，抑制为可逆性，不经肝脏代谢，不受体内代谢影响。ACS患者中与氯吡格雷比较，降低者死亡率和心血管死亡，不增加出血风险；不良反应包括尿酸增加，呼吸困难和心动过缓增加。目前已经上市用于ACS或STEMI冠脉介入治疗时的抗血小板治疗。使用方法：180mg负荷，90mg，每日2次维持。

坎格雷洛和依利格雷目前仍然在临床研究阶段，其临床效果尚需更多资料，更缺乏老年人群的使用建议。

六、老年冠心病介入治疗中的问题及展望

PCI技术作为老年冠心病治疗不可缺少的一部分，能够缓解患者临床症状，改善生活质量。在临床决策时要考虑到老年人的生理及身体健康状况的特殊性，综合考虑，权衡利弊，决定治疗措施。支架植入后再狭窄和由于血管内皮化不良等原因导致的支架内晚发血栓等问题依然没有完全解决。由于DES后延长双抗血小板药物治疗，增加了包括老年人在内的高危人群出血风险。包括可吸收支架、无多聚物支架及药物球囊等器械的进展将部分甚至完全解决目前的问题。PCI仅解决了冠脉局部病变，根本治疗还要依靠包括强化他汀类药物治疗，严格控制各种危险因素，做好二级预防，减少临床事件，改善预后。

（孙福成）

▶ 参考文献 ◀

1. 2011 ACCF/AHA focused update incorporated into the ACC/AHA 2007 guidelines for the management of patients with unstable angina/Non-ST-elevation myocardial infarction. J Am Coll Cardiol, 2011, 57(19): 1920-1959.

2. Douglas RS, Brennan JM, Anstrom KJ, el al. Clinical effectiveness of coronary stents in elderly persons. Results from 262700 medicare patients in the American college of cardiology-national cardiovascular data registry. J Am Coll Cardiol, 2009, 53(18): 1629-1641.

3. Pfisterer ME, Zellweger MJ, Gersh BJ. Management of stable coronary artery disease. Lancet, 2010, 375: 763-772.

4. Mintz GS, Weissman NJ. Intravascular ultrasound in the drug-eluting stent era. J Am Coll Cardiol, 2006, 48(3): 421-429.

5. 孙福成, 陈刚, 季福绥, 等. 老年冠心病患者介入治疗术后随访期症状限制性运动试验评估研究. 中华老年医学杂志, 2004, 23(11): 769-772.

6. Tonino PAL, Fearon WF, De Bruyne B, et al. Angiographic versus functional severity of coronary artery stenoses in the FAME study fractional flow reserve versus angiography in multivessel evaluation. J Am Coll Cardiol, 2010, 55(25): 2816-2821.

7. Pijls NHJ, Schaardenburgh P, Manoharan G, et al. Percutaneous coronary intervention of functionally nonsignificant stenosis. 5-year follow-up of the DEFER study. J Am Coll Cardiol, 2007, 49(21):2105-2111.

8. Lim MJ, Kern MJ. Coronary pathophysiology in the cardiac catheterization laboratory. Curr Probl Cardiol, 2006, 31:493-550.

9. Pandya SB, Kim YH, Meyers SN, et al. Drug-eluting versus bare-metal stents in unprotected left main coronary artery stenosis. A meta-analysis. J Am Coll Cardiol Intv, 2010, 3(6):602-611.

10. Capodanno D, Angiolillo DJ. Antithrombotic therapy in the elderly. J Am Coll Cardiol, 2010, 56(21):1683-1692.

11. Sheridan BC, Stearns SC, Rossi JS, et al. Three-year outcomes of multivessel revascularization in very elderly acute coronary syndrome patients. Ann Thorac Surg, 2010, 89:1889-1895.

12. Dacey LJ, Likosky DS, Ryan TJ, et al. Long-term survival after surgery versus percutaneous intervention in octogenarians with multivessel coronary disease for the Northern New England cardiovascular disease study group. Ann Thorac Surg, 2007, 84:1904-1911.

13. Garg S, Serruys PW. Coronary Stents: Current Status. J Am Coll Cardiol, 2010, 56(10):S1-S42.

14. Schomig A, Dibra A, Windecker S, et al. A meta-analysis of 16 randomized trials of sirolimus-eluting stents versus paclitaxel-eluting stents in patients with coronary artery disease. J Am Coll Cardiol, 2007, 50:1373-1380.

15. Unverdorben M, Vallbracht C, Cremers B, et al. Paclitaxel-coated balloon catheter versus paclitaxel-coated stent for the treatment of coronary in-stent restenosis. Circulation, 2009, 119:2986-2994.

16. Bates ER, Lau WC, Angiolillo DJ. Clopidogrel-Drug Interactions. J Am Coll Cardiol, 2011, 57(11):1251-1263.

17. Rao SV, Cohen MG, Kandzari DE, et al. The transradial approach to percutaneous coronary intervention. Historical perspective, current concepts, and future directions. J Am Coll Cardiol, 2010, 55(20):2187-2195.

18. Boden WE, O'Rourke RA, Teo KK, et al. Optimal medical therapy with or without PCI for stable coronary disease, for the COURAGE trial research group. N Engl J Med, 2007, 356(15):1503-1516.

19. Serruys PW, Morice MC, Kappetein AP, et al. Percutaneous coronary intervention versus coronary-artery bypass grafting for severe coronary artery disease. N Engl J Med, 2009, 360:961-972.

20. 赵迎, 张慧平, 艾虎, 等. 70岁及以上患者冠脉无保护左主干病变支架植入术后近期及长期临床随访. 中华老年医学杂志, 2011, 30(9):710-713.

21. 赵迎, 孙福成, 林颖等. 老年人冠状动脉裸金属支架植入术后冠脉造影及临床随访观察. 中国临床保健杂志, 2008, 11(1):2-5.

第五节　老年胸部外科微创手术

一、定　　义

微创外科(minimally invasive surgery, MIS)是指以最小的创伤或侵袭达到最佳的外科疗效的一种新的外科技术。它是新理论指导下的新技术,而不是一门独立的新学科或分支学科。外科微创化是一种观念,贯穿于外科各个领域,也是外科手术应当遵循的原则之一。

胸腔镜外科手术全称电视辅助胸腔手术(video assisted thoracic surgery, VATS),它是一种微创手术,借助胸腔镜及电视影像的辅助,只须切开数个微小的创口即可完成过去需切开大伤口才能完成的手术。与传统开胸手术相比创口减小,仅切断少部分胸部肌肉,不损伤肋骨,胸部开孔时间短,多采用一次性切割闭合器,操作时间短,术中出血少,术后疼痛轻,止痛药用量少,对心肺功能影响小,恢复快。随着影像技术和生物医学工程技术的发展,以及手术技术的成熟,胸腔镜微创伤胸外科手术不断完善。有愈来愈多复杂的手术可以经由胸腔镜手术来完成,与传统的开胸手术比较,胸腔镜手术显示出巨大的优越性。

二、胸腔镜手术的历史发展

最早的胸腔镜治疗是由瑞典医生 Jacobaeus 于1910年将内镜插入结核病患者胸腔内,在电灯照明下,用加热烧红的烙器烙断肺与胸壁之间的粘连带,以增强人工气胸的肺萎陷效果,从而达到治疗空洞型肺结核的目的,此后胸腔镜的应用得到推广。后来随着抗结核药链霉素的发明,结核病发病和治疗得到根本的改善,导致胸腔镜应用减少,只是少数医生用于治疗恶性胸腔积液和气胸。1960年以后到90年代,胸腔镜在欧洲少数国家应用逐渐增多,柏林的 Brandt 医生在局麻下完成3000余例胸腔镜检查,其中包括1130例肺活检,阳性率达到87%。此时胸腔镜主要是个人操作,镜身有用硬镜的,也有用纤维软镜,甚至纵隔镜。近30年来随着科技的不断进步,腔镜手术器械得到很大改进,由普通灯光到冷光源的应用,摄像系统的应用将图像实时传递到电视屏幕上。胸腔镜手术在进入90年代后获得迅速发展,从简单地以诊断为主的检查工具演变为能进行精细操作的手术技术。随着胸腔镜各系统的不断更新、高清数字腔镜和3D胸腔镜的应用以及腔镜手术器械的发展,胸腔镜手术的临床应用越来越广泛,手术操作越来越精准,安全性越来越高,从而将取代更多的传统开胸手术。

三、老年病人心肺功能的特点

老年病人呼吸肌进行性衰退,肺组织生理性弹性减退,肺泡膨胀,毛细血管受损,肺活量减少,残气量增加,气管黏膜纤毛上皮细胞脱落,咳嗽反射功能迟缓,气管内分泌物不易排出,加上免疫功能降低,免疫监视功能减弱,因而易发生继发感染,累及肺组织,甚至造成严重的呼吸衰竭。老年人肋骨钙盐比例增加、肋软骨钙化、胸壁的僵硬度增加,呼吸做功增加,呼吸肌强度和耐力下降,功能肺泡表面积减少,对低氧和高碳酸血症的反应降低,气体交换能力下降,所以术后容易发生呼吸衰竭。

随着年龄的增长,老年病人合并冠状动脉硬化的几率越来越高,冠状动脉硬化除降低血流储备外,还会因为冠状动脉狭窄造成心脏供血减少。部分病人还会合并心房颤动、早搏等,从而进一步降低了心脏功能。

老年病人心肺功能的衰退,使其胸腔手术风险加大,术后并发症增多,这势必给胸外科医生带来了巨大挑战。电视胸腔镜手术以其创伤小、对心肺功能影响小等优势,能在最小创伤下完成老年病人的胸腔手术,从而在很大程度上解决了上述问题。

四、胸腔镜手术的适应证以及病患选择

目前胸腔镜最常用做胸腔内疾病诊断和治疗,一些较复杂的胸腔手术也可选择性使用胸腔镜手术或使用胸腔镜辅助小切口开胸来完成。虽然胸腔镜手术有诸多优点,但是毕竟是通过小的创孔,以侵袭性小的方式来进行手术,并非所有患者都可以应用。目前胸腔镜手术可用于诊断性和治疗性两大方面。

(一)胸膜疾病的诊断和治疗

1. 胸腔积液 不明原因的胸腔积液的诊断一直是困扰内科医生的一个临床问题。因为大量胸腔积液,胸部 X 线检查无法确定胸膜疾病的部位,通过胸膜穿刺活检进行诊断具有一定的盲目性,导致阳性检出率不高。胸腔积液标本的细菌学或细胞学检查也常因缺乏特异性而使诊断失败。胸腔镜手术可以在获得大量胸腔积液标本的同时,直接观察胸膜病变的性质和范围,并且可以切除部分或全部胸膜病变送病理检查,显著地提高了胸腔积液的诊断率。在反复发作的胸腔积液患者,易形成单个或多个局限性包裹性积液,诊断性胸腔镜手术不仅可以收集大量的胸腔积液标本送检,增加确诊率,而且可以松解胸膜粘连,改善胸腔引流达到治疗的目的。治疗性胸腔镜手术可以将胸腔积液抽吸干净,并充分分离粘连,使肺复张。然后喷入粘连剂,进行胸膜固定,控制胸腔积液的产生,缓解晚期肿瘤患者的临床症状。另外,在肺癌患者,如果合并胸腔积液,术前不能确诊有无胸膜转移,开胸手术前,可以先通过胸腔镜进行探查,避免了盲目开胸所造成的不必要的手术创伤。

2. 胸膜占位性病变 胸膜占位性病变不伴有胸腔积液的患者,虽然胸部 x 线检查可以明确病变部位,但无法确定病变性质,甚至胸膜穿刺活检因切取组织太少而诊断失败。胸腔镜手术在直接观察病变的同时切取足够的组织标本,可获得准确的病理学诊断,这在怀疑胸膜间皮瘤患者确诊中显得尤为有价值。转移性胸膜肿瘤、胸膜间皮瘤等,如病变较为局限,可以经胸腔镜完整切除而达到治疗目的。

3. 急、慢性脓胸 胸膜腔感染诊断较容易,单纯应用抗菌药物和胸膜腔穿刺引流效果往往较差。使用胸腔镜进行清创和灌洗来治疗急、慢性脓胸,同时,也可以通过胸腔镜进行肺表面纤维膜剥脱或纤维板剥脱,使肺完全膨胀,消除残腔,加速脓胸的痊愈,效果良好。

(二)肺内疾病的诊断和治疗

1. 弥漫性肺病变 弥漫性肺病变的患者,病变严重损害了其肺功能,开胸肺活检具有一定的危险性,围术期合并症发生率很高,甚至造成患者死亡。胸腔镜手术创伤轻,若

使用胸腔镜下组织自动切割缝合器,可以在非常短的时间内完成手术操作,增加了手术安全性,使术后合并症明显下降。胸腔镜手术已经成为弥漫性实质性肺疾病的最为安全可靠的诊断方法。

2. 自发性气胸 自发性气胸多由肺大疱或肺气肿破裂引起。内科保守治疗后复发率为 29%,经胸腔闭式引流后复发率为 21%,其中 70% 在 2 年内复发。开胸手术复发率少于 5%。但是因为开胸手术创伤大,尤其是老年病人心肺功能差,常合并肺气肿,肺修补困难,手术并发症多,风险大,患者常不愿接受或不能承受开胸手术。胸腔镜手术可以获得同开胸手术同样的治疗效果。所以,其为胸腔镜手术开展最普遍的病种之一。如下情况应考虑胸腔镜手术治疗:①反复发作的单侧自发性气胸;②经胸腔闭式引流后持续漏气者(7天以上);③双侧自发性气胸,不论是否同时发生;④巨大的肺大疱,压迫肺组织,影响患者呼吸功能者。

3. 肺气肿 肺气肿是老年多发疾病,目前肺气肿的治疗以内科治疗为主,但是对于终末期肺气肿患者,内科治疗方法往往不够理想,肺减容术可以短期内有效缓解终末期肺气肿的临床症状,改善相关指标,因此可作为治疗终末期肺气肿的重要手段。终末期肺气肿患者多为老年吸烟患者,呼吸功能差,可能合并症多,开胸手术风险大,术后并发症多。胸腔镜肺减容手术最大的优点就是创口小和并发症少,能够充分利用胸腔镜深部照明、影像放大、内镜切割缝合器较常规缝合严密等特点,明显缩短手术时间和术后恢复时间。

4. 肺良、恶性病灶 肺良性病变指肺部常见的良性肿瘤或病灶,如腺瘤、错构瘤、炎性假瘤、结核瘤、支气管扩张等。胸腔镜手术是较好的选择。肺转移瘤,根据病史诊断并不困难,单发转移瘤可以经胸腔镜行肺楔形切除或肺叶切除术,多发转移瘤不适于手术治疗。

胸腔镜手术非常适合位于肺表面病灶,特别是叶裂边缘病灶的诊断性切除。如为孤立性病灶,适当范围的局部切除也可以获得较好的治疗效果而避免开胸手术。当病灶位于肺组织深部或病灶表现为浸润性病变而没有形成明确的肿块时,术中不易探及。在这种情况下需要应用以下一些技术:①细针标记的活性染料或者蓝染料;②荧光透视辅助技术;③手指触摸;④穿刺定位针技术;⑤X 线引导技术;⑥胸腔内超声;⑦术中 CT 等,从而增加肺组织活检的准确性,提高肺内病变的诊断率。

胸腔镜手术治疗原发性肺癌是自 20 世纪 90 年代胸腔镜辅助下手术逐步过渡到全胸腔镜肺叶切除手术,自 2006年开始美国 NCCN 肺癌治疗中明确 VATS 肺叶切除是肺癌治疗一种可行的选择,明确了全胸腔镜在肺癌外科治疗中的地位,逐步被各国学者认可。胸腔镜下肺叶切除＋区域淋巴结清扫与传统的开胸肺癌根治手术切除范围一致,手术的效果无明显差异。目前公认的适应证是病变在 5cm 以内的周围型肺癌及少部分未累及叶支气管起始部的中心型肺癌。相对而言,中心型肺癌需行支气管及血管成形手术,或 T3-T4 期病变(如侵犯胸壁、纵隔)以及经过放化疗病人,胸腔镜手术难度大、风险大、难达根治效果,目前多数医疗单位仍行常规开胸手术,随着腔镜技术的不断完善,部分学者已开始尝试支气管袖状切除和肺动脉袖状切除,并取得了良好的效果。对于老年病人,尤其是合并心肺功能不佳者,不能耐受

常规开胸手术,经胸腔镜行根治手术或行姑息性肿瘤切除,术后再辅以放疗和(或)化疗,不失为此类患者较好的治疗选择。对于中心型肺癌患者,胸腔镜下手术难度相对较高,处理大血管风险大,应慎重选择。对于病变与大血管关系密切或肺血管周围粘连紧密者,腔镜下分离风险高,仍应选择开胸手术。

(三)纵隔淋巴结活检及肺癌分期

在不同的诊断方法中,有报道称VATS具有通过纵隔淋巴结检查为肺癌患者提供准确的组织学分期的能力。对于CT或者代谢性PET扫描提示具有纵隔增大淋巴结的非小细胞肺癌,确诊或者可疑患者经颈纵隔镜检查仍然被认为是评估气管旁以及隆突下纵隔淋巴结首选的诊断工具。对于标准的经颈纵隔镜的一个局限性在于:左侧无法活检第五组和第六组淋巴结以及食管旁第八组淋巴结和下肺韧带第九组淋巴结。而VATS可行同侧纵隔各组组淋巴结活检(左侧:5~10组;右侧:2~4和7~10组);VATS提供了一个胸腔中更加广阔的视野,可以取代部分需要常规经颈纵隔镜的功能。除了左侧气管旁的2组、4组淋巴结,VATS可以清晰地显示乃至检查同侧每组纵隔淋巴结。可以认为VATS可以作为纵隔镜检查的一个补充。VATS检查第5组和第6组的有效性达92%~100%。但与纵隔镜相比,它需要双腔气管插管,不能同时行对侧淋巴结活检,并发症相对较高,因此只选择性地用于肺癌的分期。

(四)纵隔疾病的诊断和治疗

1. 心包积液 胸腔镜手术可以极好地显示纵隔的病变,从而进行活检并且避免周围结构的损伤。通过胸腔镜可以观察大部分心包,提供了在心包任何区域活检的可能性。对于各种原因引起的心包积液可考虑经胸腔镜行心包开窗引流术,创伤小,症状缓解明显。尤其在局限性心包积液,以往多次穿刺失败的患者,胸腔镜是获得积液标本的可靠方法。小块心包组织的切除不仅可以达到心包组织病理学检查以及心包积液的细胞学检查目的,而且可以起到心包开窗引流的治疗作用。对于一些因手术或外伤引起的心包内出血,应该慎用胸腔镜下心包开窗引流。胸腔镜手术准备时间较长,而心包穿刺或剑突下心包切开术能较快地缓解急性心脏压塞症状。另外,胸腔镜手术发现和终止心包内出血有时比较困难,所以应根据患者情况,慎重选择治疗方法。

2. 纵隔肿瘤 虽然许多纵隔肿瘤在开胸手术同时获得诊断和切除,但在某些情况下术前胸腔镜探查是必要的,例如判断肿瘤与周围组织器官的关系,能否手术切除等。胸腔镜的探查可以减少开胸探查率。对于高危患者,考虑不能耐受开胸手术,需明确组织病理学诊断来选择非手术治疗的方法,胸腔镜手术可以较容易地切取肿瘤组织,获得诊断,尤其是靠近心脏、大血管的纵隔肿瘤,穿刺活检风险大,胸腔镜手术是解决此问题的可靠方法。在怀疑纵隔淋巴瘤的患者,治疗前获得详细的组织病理学诊断和分型对于决定进行放疗和(或)化疗是至关重要的,而肿瘤穿刺活检则很难达到这一目的。神经源性肿瘤多发生于后纵隔,此部位经胸腔镜显露及剥离均无困难,是胸腔镜较好的手术适应证。但术前应常规行胸部CT或脊髓造影检查,若为哑铃型肿瘤则应在神经外科医生协助下开胸手术,以避免切除不彻底或椎管内出血等并发症。

3. 胸腺非浸润性生长的胸腺瘤 可以经胸腔镜手术切除。单纯切除肿瘤有一定的复发率,应行全胸腺+肿瘤切除以减少复发可能。重症肌无力患者需行包括前纵隔脂肪组织在内的胸腺扩大切除术,通常是通过右侧胸腔进行手术,在处理左侧胸腺上极和切除左侧心膈角脂肪垫较为困难。部分学者行双侧胸腔镜手术,较容易操作,但较单侧手术创伤大。然而通过改革手术方法,使用有效地胸内牵开器,经右侧胸腔镜手术能够完全彻底切除前纵隔脂肪组织、胸腺及双侧心膈角脂肪垫。

(五)食管疾病的诊断及治疗

1. 食管癌 食管癌手术不仅需要开胸,而且需要切开膈肌,创伤大,对病人的呼吸、循环影响大。近年来胸腔镜应用于食管癌手术,在很大程度上减轻了手术创伤。胸腔镜食管癌手术主要应用于食管的游离及纵隔淋巴结的清扫。常见的手术方式有单纯VATS食管癌切除术,VATS辅助小切口食管癌切除术,手辅助VATS食管癌切除术等。通常经右胸途径,通过3~5个腔镜孔和操作孔进行游离食管,清扫纵隔淋巴结;经腹部切口或通过腹腔镜游离胃,同时清扫腹腔淋巴结;可以做右胸腔内各部位食管、胃吻合,也可以做颈部食管、胃吻合。

VATS食管癌切除术开展时间较短,尚无统一的适应证标准。应根据肿瘤及区域淋巴结切除的根治性,并要结合患者全身状态选择VATS手术。一般认为:①未侵犯食管壁全层的食管癌;②估计不能耐受开胸手术的食管癌患者;③肿瘤已侵犯食管全层,但影像学检查提示肿瘤无明显周围重要脏器被侵犯者;④无严重胸膜或肺脏疾病者。一般认为食管钡餐造影肿瘤长度<5.0cm,无软组织阴影者;或肿瘤长度>5.0cm,但以腔内生长为主,如蕈伞型、腔内型等;纤维食管镜检查以右侧壁、右前壁、右后壁生长为主者更适合。肿瘤巨大或肿瘤侵犯周围组织的患者需慎重考虑,VATS术中探查正确判断肿瘤的外侵程度十分重要,是保证VATS食管癌切除顺利的关键,如腔镜下探查确有外侵,应及时中转开胸手术。

2. 食管平滑肌瘤 多沿食管一侧壁生长,可以经胸腔镜手术切除。少数环绕食管壁生长的平滑肌瘤应选择开胸手术。手术中应定位准确、尽量避免损伤食管黏膜。术中过度分离将影响局部血供,也可造成食管瘘。

3. 贲门失弛缓症 可经胸腔镜行食管下段肌层切开术,手术操作简单、可行性和安全性佳、效果良好。但在黏膜粘连严重者,黏膜撕裂和穿孔发生率较高,术中可以通过向食管内打气确认食管黏膜是否有损伤。一旦损伤要仔细修补,以免术后形成食管瘘。术后应延长禁食时间。

(六)心脏疾病

目前可以在完全胸腔镜下完成的心脏手术主要有:房间隔缺损修补术、膜部室间隔缺损修补术、部分心内膜垫缺损矫正术、二尖瓣修复成形、二尖瓣机械瓣膜置换等,即只需要经过右房或左房径路便可以完成的手术,均可以在完全胸腔镜下完成。目前胸腔镜心脏手术领域的两个热点是:完全胸腔镜下经心外膜心房颤动射频消融术,以及完全胸腔镜下冠脉搭桥手术。

(七)胸部外伤

大多数胸部外伤可以通过胸部X线检查或胸腔穿刺获

得诊断。但是如进行性血胸、气管支气管断裂及食管裂伤等需要立即开胸手术的严重胸外伤，经上述检查常难以确定，保守治疗又有可能失去最佳手术时机。胸腔镜手术探查可以明确诊断外伤的部位及程度，决定是否需开胸手术，不失为胸外伤诊断行之有效的方法。胸腔镜手术创伤小、诊断率高，对一般性问题可以直接处理，随着胸腔镜技术不断发展，一些复杂的胸部外伤也可以在胸腔镜下完成。

（八）胸部其他疾病

如乳糜胸行胸导管结扎术、手汗症行胸交感神经链切断术、膈疝修补术、椎旁脓肿切开引流术等，胸腔镜可以提供良好的显露，完成基本的手术操作，均可以考虑用胸腔镜手术治疗。

五、胸腔镜手术的准备与基本操作原则

（一）麻醉

1. 气管内双腔插管全麻：适用于大部分胸腔镜手术。

2. 气管内单侧插管全麻：适用于一些紧急情况下，可迅速将气管插管直接插入非手术侧的主支气管内，以使手术侧的肺塌陷。

3. 对于双腔气管插管困难者，可采用特制带有堵塞器的单腔插管，术中堵塞患侧主支气管，实现单肺通气。

（二）体位及胸壁切口设计

根据病变的部位、性质和手术方式进行体位选择及切口设计。

1. 侧卧位　最常用体位。术中可根据需要进行适当调整。一般做 3 个 1cm 长的小切口，将放置胸腔镜的切口选在腋中线至腋后线的第 7 和第 8 肋间，待明确病变部位后再确定另外两个切口的位置，切口间距 10～15cm，应呈三角形分布。

2. 仰卧位　同胸骨正中切口体位。适用于前纵隔病变手术和双侧胸内病变手术的病例，如胸腺切除手术。将放置胸腔镜的切口选在腋中线第 5 或第 6 肋间，其余切口按上述原则安排。

3. 半侧卧位　仰卧后将一侧之背部垫高 30°～45° 或旋转手术台达到需求之体位。适用于前纵隔、心包、心脏手术。

切口设计原则：①第一切口不可过低，以免伤及腹腔内器官；②切口间不可相距太近以免器械互相碰撞；③三个切口间呈三角形排列，与病灶呈倒三棱锥形。通常胸腔镜切口位置最低，操作孔位置较高。三个切口间呈倒三角形，与病变成三棱锥形。腔镜孔一般取腋中线第 7～9 肋间，通过此孔放入胸腔镜探查，确定两个操作孔位置，一般取腋前线第 4～5 肋间和肩胛线或腋后线 6～8 肋间。

（三）VATS 手术相关问题处理

1. 肺血管的处理　肺血管的处理是一项风险较高的操作，一旦处理不当，可能导致大出血，是导致中转开胸的最主要原因。支气管动脉的先行处理可以减少术中处理的渗血，特别是可以减少处理汇总区淋巴结时出血。关于肺动脉的处理应该遵循几个原则：①充分打开血管鞘膜，在鞘内分离血管分支是安全的保证，尽量做到血管的"骨骼化"。②如果有肿大淋巴结应先将淋巴结摘除，再处理血管，致密的淋巴结应采用锐性分离的方法更加安全。③血管的游离长度应尽量长，以免缝合切开器置入困难，甚至撕裂血管。④小的

血管用可吸收夹夹闭或用 Hemolock 夹闭，结合丝线结扎较为安全。采用缝合器无法牢固钉合。⑤放置缝合器时动作应轻柔，垂直的角度更易植入。有时牵引线的帮助是必须的。⑥血管处理前解剖位置应明确，特别是下叶背段支和上叶返支的处理，解剖变异较大，盲目处理可能造成不必要的出血。同理适用于肺静脉的处理，处理上叶肺静脉应清楚暴露中叶及下叶肺静脉，上下叶静脉共干的情况时有发生，一旦出血，首先通过压迫、钳夹暂时止血。吸净术野内出血，多数血管分支出血可通过镜下缝合、钛夹夹闭等止血。中转开胸有时是更好的选择，开胸时应该注意对出血血管的压迫，腔镜手术备常规开胸器械是非常必要的。

2. 支气管的处理　尽可能单独处理支气管，夹闭支气管后双侧通气，明确剩余肺通气情况，避免损伤邻近支气管，带着淋巴结或过多的肺组织闭合支气管时可能会导致钉合不完全。钉合方向应为膜部和软骨环部相对应。钉合后有漏气可采用可吸收缝线缝合数针或用滑线连续缝合支气管残端较为可靠。可在钉合前夹闭气管一段时间，压榨组织间液，减少切割时支气管的组织张力。断端不应过长或过短影响邻近支气管的通气。

3. 胸膜粘连的处理　大部分患者的胸膜腔粘连为膜状或条索状粘连，胸腔镜下分离为其独特的优势。因为视角多变，在开胸手术视野外的肋膈角、侧胸壁顶部等处胸膜粘连更易安全快速的处理。有些患者粘连严重，可采用每个切口用手指或器械分离部分胸膜腔，再置入胸腔镜逐步完成胸膜腔分离。当然致密粘连，分离困难，应为胸腔镜相对禁忌，临床实际中应根据出血量及手术进度评估是否需要中转开胸手术。

4. 肺裂不全的处理　叶间裂发育不全者最好的选择是采用"单项式"方法：即操作在肺根部，上叶肺由前向后，下叶肺由下向上，逐步处理肺根部血管和支气管，最后采用切割缝合器处理未发育的叶间裂。操作中避开了解剖叶间裂，不需要在肺实质及发育不全的肺裂中游离肺血管，能很好地解决肺裂发育不全的问题。部分肺裂不全可采用从肺表面剪开肺裂，从肺动脉表面紧贴肺动脉分离隧道，用直线切割缝合器切开肺裂，再分离肺动脉，此方法与传统开放手术相似。但分离隧道时，解剖层次的把握尤为重要。灵活应用以上 2 种手术方法，可更加安全、迅速的完成肺叶切除。

5. 淋巴结清扫　主要是清扫术中肉眼可见淋巴结和相应粗大的淋巴管，以及解剖学上定义的淋巴结区域组织。根据纵隔淋巴结分区，整块切除区域内淋巴结及其周围脂肪组织。通常使用电刀或超声刀进行分离、解剖，方便、快捷、出血少，对于淋巴结周围存在较大血管时，可用钛夹或可吸收夹夹闭血管。利用胸腔镜的镜面角度可以清晰显露右侧第 2R、3R、4R、7、8、9、10 组淋巴结和左侧 3、4L、5、6、7、8、9、10 组淋巴结，可视下操作，根据淋巴结转移与引流方向进行纵隔淋巴结系统性清扫，安全、可靠。

六、胸腔镜手术的禁忌证

胸腔镜手术有其局限的方面，尚不能完全替代开胸手术。一些胸内特殊的手术操作还不能经胸腔镜完成。胸腔镜手术的禁忌证主要是无法承受单肺通气的病人，对于肺癌患者胸腔镜手术禁忌证包括肺门冻结或肺动、静脉周围粘连紧密者不适于胸腔镜手术。以往认为胸膜腔粘连（封闭胸）

是胸腔镜手术的禁忌证,不过根据笔者实际操作的经验,对于胸膜腔粘连的封闭胸恰恰是胸腔镜手术的优势,胸腔镜下能够显露更清楚,分离粘连更容易,出血少,最大程度减少副损伤。手术的禁忌证并非绝对,仍须视实际情况而定。如同任何新技术一样,胸腔镜手术在临床应用过程中,需逐步积累经验,去粗取精,从而使其得到健康、快速的发展。

(佟宏峰)

▶ 参考文献 ◀

1. 王俊.电视胸腔镜在胸部疾病治疗中的应用现状.临床外科杂志,2005,13(6):384-385.
2. Neragi-Miandoab S. Malignant pleural effusion, current and evolving approaches for its diagnosis and management. Lung Cancer,2006,54:1-9.
3. Hatz RA, Kaps MF, Neimarakis G, et al. Long-term results aftervideo-assited thoracoscopicsurgery for first-time and recurrentspontaneous pneumothorax. Ann Thorac Surg,2000,70(1):253-257.
4. Fishman A, Martinez F, Naunheim K, et al. A randomized trial comparing lung-volume-reduction surgery with medical therapy for severe emphysema. N Engl JMed,2003,348(21):2059-2073.
5. Yamamoto K, Ohsumi A, Kojima F, et al. Long-term survival after video-assisted thoracic surgery lobectomy for primary lung cancer. Ann Thorac Surg,2010,89:353-359.
6. Yan TD, Black D, Bannon PG, et al. Systematic review and meta-analysis of randomized and nonrandomired trials on safety and efficacy of video-assisted thoracic surgery lobectomy for early-stage non-small-cell lung cancer. J Clin Oncol,2009,27:2553-2562.
7. Leschber G, Holinka G, Linder A. Video-assisted mediastinoscopic lymphadenectomy(VAMLA)-a method for systematic mediastinal lymphnode dissection. Eur J Cardiothorac Surg,2003,24(2):192-195.
8. Zahid I, Sharif S, Routledge T, Scarci M. Video-assisted thoracoscopic surgery or transsternal thymectomy in the treatment of myasthenia gravis? Interact Cardiovasc Thorac Surg,2011,12(1):40-46.
9. 毛友生,赫捷,程贵余.我国食管癌外科治疗的现状与未来对策.中华肿瘤杂志,2010,32(6):401-404.
10. Ben-Nun, 0rlovsky M, Best LA. Video-assisted thoracoscopic surgery in the treatment of chest trauma:long-term benefit. Ann Thorac Surg,2007,83(2):383-387.

第六节 呼吸内科介入诊疗技术与微创手术

一、发展简史、现状及重要性

介入肺脏病学作为一门亚学科的概念,仅数十年的历史。

然而真正将呼吸系统的介入诊断和治疗技术作为一门科学来加以定义和研究,也不过10年时间。欧洲呼吸病学会(European Respiratory Society, ERS)和美国胸科学会(American Thoracic Society, ATS)共同组织了欧洲和北美等国的专家,起草了一份关于介入肺脏病学方面的纲领性文件 ERS/ATS Statement on InterventationalPulmonology,并发表在2002年 European Respiratory Journal 的第19卷上。文中将"介入肺脏病学"定义为:"是一门涉及呼吸病侵入性诊断和治疗操作的医学科学和艺术,掌握它除了需要接受标准的呼吸病学的专业训练之外,还必须接受更加专业的相关训练,并能作出更加专业的判断"。其诊治范围侧重于:复杂气道病变的处理,良、恶性病变所致的中央气道的阻塞;胸膜疾病;和肺血管性病变等的诊断和治疗。

在我国,尽管支气管镜检查应用于临床已有近30年的历史,但涉及的各种介入肺脏病学的治疗技术则起步较晚,与国外同行之间还存在着不小的差距。目前,介入肺脏病学的范畴主要涉及3个领域:恶性和良性气道疾病的诊断治疗,胸膜疾病的诊断治疗,人工气道的建立和管理。特别是近年来,诸多创新的诊疗方法不断涌现,从超声气管镜(endobronchial ultrasound, EBUS)、自荧光气管镜(autofluorescence bronchoscopy, AFB)、支气管内近距离放疗、电磁导航系统等的出现,到肺气肿的气管镜下肺减容术、哮喘热成形术(bronchial thermoplasty, BT)等的应用,介入肺脏病学在呼吸系统疾病的诊断和治疗两方面均取得了飞速发展。

呼吸系统疾病的影像学表现变幻莫测,很多时候犹如雾里看花,而人们往往把X线、CT或MRI的诊断误认为疾病的最终诊断,忽视了病理诊断,这就增加了诊断的概然性和易谬性,使误诊和误治增多。介入肺病学的迅速发展为临床提供了微创、简便可行,同时也是更有效的诊断方法。使得我们可以对疑难患患、危重患者,甚至是常见病患者进行准确的组织病理学、病原学诊断或随访。随着介入医学的发展,对病灶和(或)病变的定位越来越准确,获得标本的质量越来越高。

从治疗角度考虑,治疗可以更及时,治疗方法的选择上也可以更从容。无论腔内或是腔外病变,现在都有治疗方法可供选择;使得一些失去手术机会的支气管内肿瘤,特别是有大气道阻塞者,能够得到进一步的治疗;对于局限于支气管壁的早期肺癌,如因高龄、心肺功能差或其他不适于手术治疗者亦是一种适宜的方法;特别对于产生狭窄和阻塞的支气管腔内良性病变的治疗效果非常好,可免除患者手术的痛苦及开胸手术带来的肺功能的损失及一些并发症。

二、实施方法和手段

介入性肺脏病学技术可以主要概括为两个部分:一部分为经气道内镜技术,称之为介入性气道内镜技术,主要包括硬质支气管镜技术、经支气管针吸活检术(transbronchial needle aspiration, TBNA)、自荧光支气管镜技术、支气管内超声、支气管镜介导下的激光、高频电灼、氩等离子凝固(argon plasma coagulation, APC)、冷冻、气道内支架植入、支气管内近距离后装放疗、光动力刀、气道内高压球囊扩张、支气管镜引导气管插管和氧气导管置入术等;另一部分为通过内科胸腔镜进行的胸腔疾病的诊断和治疗技术。

（一）支气管镜技术

支气管镜技术特别是电子支气管镜出现后，可以获得更清晰的影像。电子影像技术被应用到硬质气管镜中，有效改善了硬质气管镜操作时的观察画面和操作难度。

主要技术包括：黏膜活检、透壁肺活检（transbronchial lung biopsy，TBLB）、肺泡灌洗、毛刷、透壁针吸；自发荧光气管镜、气管内超声、电磁导航系统、激光、射频电流、氩离子电凝、冷冻、光动力治疗、后装放疗、球囊气管成形术、气管内支架植入以及人工气道管理等技术。

（二）内科电子胸腔镜技术

内科胸腔镜又称胸膜腔镜（pleuroscopy），它有别于外科电视辅助胸腔镜（VATS）。其操作通常是在清醒镇静加局麻下进行，一般在胸壁上仅行单点穿刺，整个操作可以在支气管镜室或诊所内进行。传统的内科胸腔镜多为硬质镜，而新近问世的"软硬镜"为一种改良型的胸腔镜，其镜身的质硬，远端则可弯曲，这样以来就大大地扩展了视野。

内科胸腔镜主要用于诊断，同时也可以进行部分胸腔内治疗。其主要适应证为：①经多种无创方法仍不能明确病因的胸腔积液；②肺癌或胸膜间皮瘤的分期；③对恶性积液或复发性良性积液患者进行滑石粉胸膜固定治疗；④对于自发性气胸中的Ⅰ期和Ⅱ期，局部治疗也是内科胸腔镜的适应证；⑤其他适应证包括需要在膈肌、纵隔和心包进行活检的病例。

并发症包括：活检部位的出血，多数为自限性；持续性气胸、肋间神经和血管的损伤。其操作的相关病死率低，仅为0.01%～0.24%。

三、实施过程中的注意事项

（一）支气管镜诊疗中注意事项

1. 术前准备

（1）病情调查：询问患者的病史、过敏史、支气管哮喘史及基础病史，备好近期X线胸片、肺部CT、心电图、肺功能、动脉血气分析、出凝血时间，严格掌握适应证和禁忌证，对有严重心脏病、休克、精神病患者、脑卒中、出血倾向、严重缺氧、近期心肌梗死、严重心律失常应禁忌检查。

（2）有呼吸功能不全者，应做血气分析或肺功能检查，拍必要的X线胸片，有关痰的细菌学和细胞学检查等。

（3）年龄较大且有心脏病病人，做纤维支气管镜检查时，应在心电监护下进行，并做好必要的急救准备。

（4）知情同意：作为医疗常规，征得患者及其家人同意前应让其充分地知情，了解手术的目的、风险和局限性、必要性、重要性和可能出现的并发症，以及其预防措施，并签知情同意书。

（5）心理护理：由于多数患者缺乏对纤维支气管镜的了解，易产生紧张情绪，心理负担重，因此要详细讲解有关知识及注意事项，解除疑虑，说明配合的方法，以取得良好的配合。

（6）患者准备：术前禁食、禁水4小时，术前30分钟肌注阿托品0.5mg，以减少支气管分泌物，防止迷走神经反射和减弱咳嗽反射，精神紧张者肌内注射地西泮10mg，但要避免使用呼吸抑制剂，如吗啡、哌替啶等。术前用1%～2%丁卡因或2%～4%利多卡因或10%普鲁卡因做黏膜表面麻醉用

药，病人取仰卧位，肩部略垫高，头部摆正，略向后仰，鼻孔朝上。麻醉后用0.5%麻黄碱液滴鼻腔。以收缩血管，减少黏膜充血和水肿。

（7）物品、器械的准备：术前仔细检查各种器械是否处于良好的应急状态，同时备好抢救药品、氧气、开口器、舌钳、心电监护等。

2. 术中配合及护理

（1）纤维支气管镜术中观察护理：建立静脉通道，以便术中随时静脉用药，患者取仰卧位，选择经鼻进镜，进入声门前注入2%利多卡因2ml停留1～2min，让患者有一适应过程。同时告诉患者有恶心、咳嗽、气憋感觉，属正常反应，应放松，张口呼吸，不能抬头或摇头，有痰可咯出，勿咽下，及时清除口腔分泌物，保持呼吸道通畅，进入总支气管腔后，立即注入2%利多卡因2ml，停留1分钟，安慰患者，利用谈话转移患者注意力，必要时紧握患者双手给予心理安慰，同时要防止忍耐性差的患者强行翻身及拔管，注意患者的神志，呼吸困难等情况，观察心电监护仪显示的心率、血氧饱和度、血压的变化，一旦出现异常，立即配合抢救。

（2）活检配合及护理：活检前备好1：1000肾上腺素等止血药，对于估计活检部位出血者，可先注入2ml，活检后轻度出血者可经纤维支气管镜吸出，出血多者立即再注入2ml，当活检钳进入支气管腔内所达到活检部位，根据医生的指令张开或关闭活检钳取组织，同时叮嘱患者屏住呼吸，控制咳嗽，一旦患者出现剧烈咳嗽，应立即关闭活检钳，并迅速退回管道，以防损伤肺组织。

3. 术后护理

（1）一般护理：拔镜后嘱患者卧床或静坐30分钟，禁食2小时，以免误吸，叮嘱患者尽管不要讲话，多休息，不可用力咳嗽、咳痰，并有可能出现鼻腔咽喉不适，疼痛、鼻出血、声嘶、头晕、胸闷等不适，休息后可逐渐缓解，2小时后方可进食。

（2）呼吸的观察：术后注意观察呼吸的频率、深浅度、节律的变化和口唇颜色，窒息多发生于年老体弱，肺功能差、咳嗽无力的患者，一旦出现呼吸困难，立即给予吸氧2～3L/min，静脉给予解痉、平喘等治疗。

（3）如果检查时间较长，咳嗽较频或咯血者，可用镇静剂、止血剂并可给抗生素，以预防呼吸道和肺部感染。

（4）咯血的观察和护理：纤维支气管镜活检术后出现少量咯血属正常现象，表现为痰中带血或少量血痰，原因是支气管黏膜擦伤，活检或细胞刷检时黏膜损伤，一般不必特殊处理，1～3天可自愈，大咯血可能与凝血功能、病变组织血管丰富、钳夹撕拉等有关，因此，防止纤维支气管镜活检术后咯血应注意预防和观察，一旦出现大咯血，立即抢救，并采取有效的护理措施：①去枕平卧，头偏向患侧，清除鼻腔、口咽内的积血，保持呼吸道通畅；②消除患者的恐惧，紧张情绪，避免用力咳嗽；③建立静脉通道，给予止血药，必要时输血；④严密观察生命体征的变化，避免休克、窒息的发生，备好抢救药品、器械。严格把握纤维支气管镜操作过程中的每一环节，可使并发症降低到最低程度。

4. 老年患者在支气管镜诊疗中注意事项

因老年人呼吸系统疾病的发病率高，常需通过纤维支气管镜检查明确诊断或治疗，但老年人对检查的耐受性差，抵抗力低，易发生并

发症,针对老年人这一特殊人群改进麻醉方式,提高诊疗技术,加强术中、术后的护理,确保老年人在纤维支气管镜检查的安全,可有效地预防并发症的发生。

(二)胸腔镜诊疗中注意事项

1. 术前准备 术前向患者说明胸腔镜检查的目的、必要性以及可能出现的不适反应。消除患者的思想顾虑和紧张情绪,增强治疗信心。由于老年患者多伴有脏器功能改变,因此术前应协助医生对患者进行心肺功能检查,包括心电图检查、呼吸功能检查、出凝血常规检查,并了解有无出血性障碍等。告知患者及其家属手术的必要性和可能出现的并发症,以及需要采取的预防措施,并要求其签署知情同意书。备皮以及准备好手术器械、敷料包以及无菌滑石粉等。

术前给药:术前 30 分钟肌注阿托品 0.5mg、地西泮(安定)10mg 或哌替啶 50mg。

禁忌证:凝血时间、血常规不正常;血氧饱和度小于95%;蜂窝肺;肺动静脉瘘;高度血管增生性病灶;陷闭肺;积液严重包裹分隔;病人一般情况差等。

2. 术中配合 患者接受胸腔镜检查术中易出现意外情况,为了确保手术安全,术中应做好必要的生命体征监测。术中配合应注意以下几个问题:①如有胸腔积液患者,应先抽胸腔积液 300～500ml,再注入等量空气或 CO_2 气体。形成气胸。对非胸腔积液患者,则需先建立人工气胸,注气量300～500ml;②无胸腔积液患者术前借助 x 线检查了解有无胸膜粘连,如已广泛粘连则不能进行胸腔镜检查;③由于老年患者心肺功能降低,因此术中应给予鼻导管或面罩持续低流量吸氧 2～3L/min,并进行心电图、血氧饱和度和血压脉搏的动态监测。④局部浸润麻醉是最常用的麻醉方式,但由于患者处于清醒状态,对任何刺激都比较敏感,所以操作者动作应轻柔、熟练,避免引起不必要的疼痛和刺激。⑤术中做胸膜活检时患者可出现疼痛,术前或术中注射哌替啶或地西泮可减轻疼痛和不适。⑥活检标本应及时送检。

3. 术中并发症的预防

(1)预防感染:老年患者免疫功能低下,术中应严格无菌操作,保持切口敷料清洁干燥。必要时术后可给抗生素药物预防和控制感染。

(2)呼吸道的护理:术后在充分止疼的基础上,协助病人排痰,并鼓励患者早日下床活动,可降低肺不张和肺部感染的并发症。

(3)胸腔引流管的观察:观察术后引流液的性质、颜色及容量,观察引流液是否混浊。尤其要注意是否有血性胸腔积液的流出。拔除胸腔引流管时,局部切口需用油纱条和无菌敷料覆盖,并以沙袋压迫,防止局部切口渗漏和皮下气肿等并发症。

4. 胸腔镜对于老年患者的诊疗中注意事项 老年患者胸腔镜检查的护理配合中,术前对患者心肺功能进行正确评估,术中充分的吸氧和血氧饱和度及血压脉搏的动态监测,以及术后保持胸腔引流管的通畅和对出血、感染等并发症的预防,都是保证手术顺利完成的重要环节。此外,做好患者的心理护理和器械物品的准备和消毒也是保证手术成功的重要条件。

四、支气管镜在诊断中的应用

(一)支气管镜的诊断技术

1. 支气管肺泡灌洗术(bronchoalveolar lavage,BAL) BAL 是利用支气管镜向相应支气管肺泡内注入 0.9％氯化钠注射液并随即吸出,收集肺泡表面衬液,检查其细胞成分和可溶性物质的一种方法。用于:

(1)弥漫性肺部疾病的病因诊断。

(2)周围型肺部及转移性肿瘤的诊断。

(3)肺部感染性病原菌检查。对于下呼吸道细菌感染患者,可使用 BAL,当支气管肺泡灌洗液(BALF)中细菌量$>10^3$CFU/ml,有 75％患者为肺炎,当 BALF 中细菌量$>10^4$CFU/ml,则可诊断为下呼吸道细菌感染阳性。

2. 经支气管镜肺活检(TBLB)

(1)TBLB 可以确诊的疾病:这类疾病并不常见,包括结节病、肺泡癌、嗜酸性肉芽肿、淋巴管性肌瘤病、肺泡蛋白沉积症、矽肺和某些特殊的感染性疾病等。

(2)TBLB 尚难以确诊的疾病:肺间质病(interstitial lung disease,ILD)是一组异质性肺部弥漫性炎症性疾病,种类繁多。直接取得肺组织进行病理形态学检查是诊断该病及判断其预后的主要手段。TBLB 的优点是创伤小,较为安全,尤其是在 X 线透视下进行,取得肺组织成功机会较大。但本方法取材小,多为周边部位肺组织,常不能包括小动静脉血管,给病理学诊断带来困难,虽然其对肉芽肿性病变如结节病的诊断阳性率可达 60％～70％,但对 ILD 的诊断阳性率仅约为 25％,故有些作者认为其并不适用于 ILD 的诊断。

(3)TBLB 对感染性疾病的诊断价值:TBLB 对一般肺部感染性疾病诊断价值不大,但对免疫功能抑制患者肺浸润的病因学诊断具有较高的价值。

3. 自荧光支气管镜(AFB) AFB 是利用机体的自荧光现象来发现支气管黏膜病变。当黏膜上皮增厚、肿瘤细胞内含丰富血管、肿瘤组织中氧化还原反应作用改变,以及荧光载体减少后,反射光中绿光变弱。病变局部表现为红色光。近 20 年来已研制出主要用于肺癌早期定位诊断的 AFB,可查出微小的隐性肺癌。

4. 经支气管镜超声结合经支气管针吸活检(EBUS-TBNA) EBUS 是用超声支气管镜或将微型超声探头经支气管镜进入气管、支气管管腔,通过实时超声扫描,获得气管、支气管管壁各层次以及周围相邻脏器的超声图像,从而进一步提高诊断水平。目前经支气管镜腔内超声检查成为支气管、纵隔病变诊断的手段之一。EBUS-TBNA 对于纵隔内病变的诊断敏感性、特异性分别为 96％和 100％。对于周围支气管小结节病灶,经支气管镜将微型超声探头进入病灶,获得 EBUS 图像,其诊断率高达 87％。

(二)支气管镜检查在肺部疾病诊断中的应用

1. 对肺癌的诊断 目前纤支镜检查最大的临床应用价值莫过于对肺癌的诊断,对有临床症状和 X 线胸片及肺 CT 等影像学上疑有中心型肺癌的病人,应用纤支镜检查可直接观察到病变的形态特征和位置,还能直视下采集活组织标本获得病理学诊断。对纤支镜能直接见到的肿瘤钳检和刷检病理结果阳性率可高达 94％～100％,对周边型或弥漫型(转移癌或支气管肺泡癌)肺癌,因镜下不能直接窥见肿瘤,活检诊断阳性率一般为 50%～80%，明显低于中心型肺癌。

2. 对支气管内膜结核的诊断　肺结核侵犯气管和支气管黏膜，造成支气管黏膜结核并非少见。由于支气管内膜结核致黏膜充血、水肿、溃疡、糜烂、干酪样坏死物堵塞、管腔狭窄，痰涂片和培养难以检查到结核菌。纤支镜用于支气管内膜结核检查，充分显示它在诊断上的重要价值。纤支镜钳检，刷检和结核菌培养阳性率可达 93%。

3. 对弥漫性间质性肺疾病的诊断　目前已知属于弥漫性间质性肺疾病多达百余种，其中原因不明的占 65%左右。现有的 X 线胸片、肺 CT、肺功能等检测方法缺乏特异性，弥漫性间质性肺疾病在诊断、鉴别诊断成为难题。通过纤支镜做经支气管肺活检（TBLB）和做支气管肺泡灌洗（BAL），为该病诊断和鉴别诊断提供一良好的检测手段。但由于 TBLB 取材小，病理特异性远不如开胸活检高。

4. 纤支镜检查在咯血病人的诊断价值　咯血是呼吸系统疾病最常见的临床症状，由于纤支镜的可曲性，视野范围大，对咯血的病人确定出血部位，明确出血原因是极为有用的检查方法，特别是 X 线胸片检查阴性患者更有意义。至于咯血病人的检查时机，多数学者认为在患者仍有少量咯血时进行镜检的阳性率和定位率较高，也无增加咯血的危险性。过去主张在血止一周后检查，则绝大多数难以查明出血部位。咯血的紧急检查指征必须是内科治疗无效，急于明确部位拟行外科手术治疗者。

5. 纤支镜检查对肺不张诊断　引起肺不张的原因很多，纤支镜检查是明确肺不张病因的主要手段之一，所以一旦 X 线胸片确诊为肺不张存在时，应及时行纤支镜检查。肺不张病因最常见的为肺癌占 55.63%，其次为炎症占 37.00%，结核为 3.89%。较为少见的肺不张还有异物、肉芽肿、结石症、血块及痰栓阻塞等。

6. 纤支镜检查对下呼吸道的病原学诊断　肺部感染是临床最常见的感染性疾病之一，对肺部感染做出诊断并不难，但确切的病原微生物学诊断往往并不容易。纤支镜检查为直接采取下呼吸道分泌物提供了一个新的途径。近年来，许多学者推崇利用纤支镜带有双塞（或单塞）的保护性毛刷采样，进行下呼吸道细菌定量培养的方法。该方法较好地解决了上呼吸道细菌污染的问题。1979 年，Wimberleg 在体外比较了单套管或双套管毛刷，套管末端加保护塞或不加保护塞以及不同材料保护塞所组成的 7 种采样方法，证明加聚乙二醇（polyethlene glycol）保护塞封闭远端管口的双套管采样毛刷防污染效果最佳。在模拟上呼吸道污染的体外实验中，双套管加聚乙二醇保护塞方法 13 次均未检出污染菌，而其他的方法的污染率在 38%～100%。目前许多学者采用了该方法，称之为保护标本刷（protected specimen brush，PSB）。由于 PSB 系双套管加保护塞，造价较高，且管径大，仅适用于吸引孔直径为 2.6mm 的纤支镜，国内学者设计了在单套管毛刷（Olympus BC-5C 型）末端加塞，同时在纤支镜远端吸引孔再加一保护塞的双塞保护措施，经体外实验及临床应用亦达到了同样的效果，适用于所有型号的纤支镜。有关用 PSB 采样定量培养的判定标准尚未统一，目前多数学者以每刷分泌物分离菌数大于 10^3 CFU（菌落形成单位）为高浓度，以小于 10^3 CFU 为低密度，以此来区别致病菌和非致病菌。

随着支气管肺泡灌洗技术开发与应用，BAL 很早就被用于肺部感染的病原学诊断上。因灌洗液可直接达到远端的肺实质，所以可以得到 PSB 所不能达到的肺实质病灶的标本，并可大量收集下呼吸道分泌物。对于肺炎 PBAL 优于 PSB，Meduri 的研究结果 PBAL 的特异性为 97%，敏感度为 92%，诊断的有效率为 96%。特别是机械通气患者往往很难根据临床和 X 线确定呼吸机相关肺炎（VAP），应用 PBAL 技术可迅速、准确地判定引起 VAP 病原菌。对决定和选择抗生素治疗有着重要指导意义。

五、支气管镜在治疗中的应用

（一）经支气管镜介入治疗气道肿瘤

1. 经支气管镜 Nd:YAG 激光治疗　激光是一种单色集中放大能量相干光，它是在 1960 年由 Maiman 发现。激光的热及光化学作用可用来诊治疾病，最初主要用于皮肤疾病、手术过程中治疗，以后根据某些激光可以通过可曲性光导纤维传递，便开始了激光经内镜行腔内疾病的治疗。Nd:YAG 激光对组织的穿透能力很强，其能量高度集中，能准确地定位于病变部位。适应证：

（1）气管、支气管原发与转移性恶性肿瘤。

（2）气管、支气管良性肿瘤。

（3）气管、支气管肉芽肿及瘢痕狭窄。

（4）近端气道的局灶性出血。

（5）气管支气管瘘的封闭。

（6）嵌顿型支气管结石、各种嵌顿于气道壁的异物（包括气道内支架）的切割。

2. 经支气管镜氩等离子体凝固（APC）治疗　APC 是一种应用高频电流将电离的氩气流（等离子体）无接触地热凝固组织的方法。其适应证主要包括：

（1）可视范围内气管、支气管的局部出血，特别是弥漫性出血。

（2）可视范围内气管、支气管内较小病灶，如肺癌、肉芽肿。

（3）气管支气管金属支架植入术后，肿瘤或肉芽肿经网眼向内生长。APC 治疗的特点是：以 20～40W 的功率治疗时，因其具有向偶性（自限性）而组织坏死层浅，不易引起气道穿孔，不会损伤气道支架；可以治疗"环绕角"即某些角落部位而探头不能直接接触的病灶；对于较大的病变则需反复多次治疗。

3. 经支气管镜冷冻治疗　经支气管镜冷冻治疗于 1995 年开始应用于气道内疾病的治疗。冷冻治疗是将一氧化氮、二氧化碳、液氮通过导管引导至局部组织，使组织细胞在 −20℃ 以下发生变性、坏死和微血栓形成的一种方法。其冻融循环的作用机制异于热凝疗法，临床应用时两次治疗间隔时间为 5～10 天，因为此时第 1 次治疗产生的坏死组织已被清除。为达到最佳的治疗效果，常需 2～4 周的疗程。

4. 经支气管镜微波治疗　经支气管镜微波热凝治疗主要是通过微波热凝使肿瘤组织缩小，减轻支气管腔阻塞，短期内缓解症。微波波束可被适当形态的天线聚焦，使能量集中，这一特性便于局部加温治疗。癌细胞受热后肿胀，出现空泡和脂肪滴，细胞质溶解而分裂停止。适应证包括：

（1）中央型肺癌伴有支气管阻塞表现而又不适于手术治疗者。

(2)肺癌术后复发伴有大气道阻塞者。

(3)气道内良性肿瘤或肉芽肿。

(4)各种原因所致的气道内狭窄。

(5)纤支镜可视范围内的出血。

微波治疗的特点是设备便宜、治疗较安全,但需反复多次治疗。

5. 经支气管镜高频电刀治疗 经支气管镜高频电刀治疗是应用探头或圈套器通过支气管镜进入肿瘤组织内以电流来治疗支气管腔内疾病的方法。利用高频电流的瞬间作用来切割、凝固局限组织块。高频电刀主要应用于由周围向气道中央生长而造成气道阻塞或狭窄的肿瘤。高频电烧灼治疗时功率应根据所治疗肿瘤与周围组织间距离调整。适应证主要包括:

(1)肉芽肿:包括手术后肉芽肿、炎性及异物肉芽肿。

(2)气管或支气管内的恶性肿瘤(已失去手术机会或术后复发)。

(3)气管或支气管内的良性肿瘤。

(4)外伤瘢痕引起的支气管狭窄。

高频电治疗的速度快、效率高,但组织损伤大。

6. 经支气管镜气道腔内后装放疗 现代近距离放射治疗又称"内照射",因其置源方法采用后装技术,故又称"后装放疗"。

(1)后装放疗的优点:①通过微机控制,可根据肿瘤的解剖位置,将治疗剂量集中在病变部位并得到高剂量照射,同时保护周围正常组织;②照射时间短,患者易于耐受;③放射性低,易于防护。

(2)适应证:①中央型肺癌,气管、主支气管不完全阻塞;②肺癌手术后残端遗留的病变;③肺癌致气道狭窄,经微波热凝、高频电烧灼或置入气道支架后的配合治疗。Mendiondo 首次报道,后装放疗肺部肿瘤,取得了满意疗效。

(二) 经支气管镜肺减容术

经支气管镜的支气管封堵疗法已开始用于重度肺气肿、支气管瘘、难治性气胸、顽固性大咯血等呼吸系统疾病的治疗。目前,经支气管镜肺减容术(bronchoscopic lung volume reduction,BLVR)已逐步开展并初见曙光。BLVR 根据肺减容原理,通过支气管镜下的介入方法阻塞相应的段或亚段支气管,使过度膨胀的肺萎陷,即所谓"内科切除"无效腔肺组织,达到外科手术相同的治疗效果。目前临床上开始采用另一种更好的封堵物,支气管单向活瓣支架,这种支架具有良好的组织相容性、简便易操作、手术时间短,可以避免外科手术可能引起的一些致命并发症。BLVR 临床已取得良好的近期疗效,但与外科手术一样,由于疾病本身进展和肺功能的逐渐下降,BLVR 的远期疗效尚需进一步研究。支气管瘘包括支气管胸膜瘘、胆道支气管瘘等,其临床处理较为困难。由于此类患者大多缺乏手术条件,使外科手术治疗受到限制。对于瘘口直径较大的支气管瘘,特别是医用黏合剂封堵失败和手术修补失败的患者,国内外已开始采用支气管封堵器,或自膨胀式覆膜金属支架置入治疗,并且取得成功支气管封堵安全、有效、简便,也为临床各种类型的支气管瘘、难治性气胸及致命性大咯血的治疗提供了一种新选择。

(三) 经支气管镜放置支架治疗器质性气道狭窄的应用

气管支架术是在支气管镜等器械的操作下及 X 线监视下,将管状的气管内支撑物送入病变段(狭窄处),支架自展扩张,重建呼吸通道,缓解患者呼吸困难的症状。其适应证包括:其他治疗无效的恶性气管狭窄;不能手术的良性气管狭窄;炎症后形成瘢痕的气管狭窄;局限或弥漫性气管软化症;心肺移植后气管吻合口狭窄;气管-食管瘘。

从疗效上来看,支架治疗气道狭窄的近期临床效果是显而易见的,绝大多数患者在支架置入后其主观症状如呼吸困难、喘鸣可立即得到改善,90%卧床不起患者可手术后下地活动,需机械辅助通气者可立即脱离呼吸机,在置入后 2 周内,主观症状可得到持续改善。

(四) 气管镜对气道内异物摘取的应用

应用纤支镜摘取气管、支气管内异物在国内外已广泛开展,并取得了显著地成果,经纤支镜摘取异物的成功率,很大程度上取于所应用的器械、异物部位、种类以及操作者技术的熟练程度。一般选用口径较大的纤支镜,如 OlympusBF-ITR 或 BF-5B2 型可用于成年人,因操作管道 2.6mm,纤支镜能提供更强大的吸引,允许使用较大的抓钳和活检钳,OlympusBF-4B2、P10、P20、P30,因外径较细(4.2~4.8mm)。

(五) 气管镜在危重病人气道管理中的应用

1. 纤支镜引导经鼻气管插管建立人工气道 建立人工气道是抢救呼吸衰竭及心肺复苏的主要手段。以往多采用经口气管插管或气管切开方法,此法创伤大,增加感染机会。经口气管插管清醒病人难以耐受,应用纤支镜引导经鼻气管插管,创伤小,纤支镜能直视声门,插管准确快速(一般 1~3 分钟)又能经纤支镜吸痰及注入表面麻醉剂,气管黏膜刺激小,清醒病人亦能接受插管。

2. 经纤支镜吸引清除气道分泌物阻塞 在 COPD 呼吸衰竭、胸部外科手术后气道有较多分泌物潴留患者,在机械通气的支持下,应用纤支镜吸引排除气道分泌物,有助于改善通气和换气功能,防止发生阻塞性肺不张。

六、内科胸腔镜在诊疗中的价值

内科胸腔镜作为一项呼吸科医生可操作的安全、有效的微创诊疗技术,对胸腔积液和气胸等胸膜疾病的诊断和治疗具有重要的临床应用价值。通过内科胸腔镜可以明确或排除恶性或结核性积液,准确率几乎达到100%;有助于明确胸膜疾病的病因和恶性积液的预后判断以及制订相应的治疗方案;此外,对脓胸和自发性气胸的治疗亦有很大的意义;通过内科胸腔镜向胸腔内吹入滑石粉治疗恶性胸腔积液和复发性良性积液(如:乳糜胸)。

(一) 胸腔镜的诊断价值

1. 不明原因的胸腔积液 临床上常见胸腔积液患者经过充分大量的诊断性检查,包括胸腔穿刺和胸膜活检仍不能明确病因,对这类患者行内科胸腔镜检查有助于诊断,由于胸腔镜对于肿瘤和结核性胸膜炎有很高的敏感性,它除了可以进行快速准确的直视下活检外,还可以进行结核培养和一些恶性肿瘤的激素受体检测。少部分患者仍无法明确诊断,可能因其本身病变无特异性,如部分风湿性疾病所致的胸腔积液或病变部位位于胸腔镜的盲区。

2. 癌性胸腔积液 癌性胸腔积液是内科胸腔镜的主要诊断和治疗适应证。内科胸腔镜有助于肺癌、弥漫性恶性胸膜间皮瘤以及转移癌的分期。通过内科胸腔镜能够发现是否肿瘤已经侵犯到胸膜、是否继发于静脉或者淋巴管的阻塞、是否为肺炎旁积液等，因此通过检查可能能够避免开胸手术或者正确评价手术指征；此外，对于胸腔积液细胞学或胸膜活检确诊恶性积液的患者，胸腔镜可获得更大的组织进行组织学分型。

3. 结核性胸腔积液　内科胸腔镜对结核性胸腔积液的诊断率高达98%，远高于胸膜活检（80%），且内科胸腔镜活检组织的结核培养阳性率高，为我们提供了进行抗结核药物敏感试验的可能，可能对治疗和预后产生一定的影响。

4. 急性脓胸　可直接看到脓性分泌物，并通过胸腔积液涂片革兰染色检菌及细胞培养，胸膜组织病理检查（注意真菌检查）明确病原诊断。应重视图片检菌及组织病理特殊染色检菌，以防止漏检厌氧菌等不易培养生长的细菌。组织病理检查发现真菌是确定真菌胸腔感染的金标准。

5. 自发性气胸　对于自发性气胸，在插入胸腔闭式引流管前，用内科胸腔镜很容易观察到肺和胸膜的病变。虽然通过VATS或开胸手术可以发现明显病变，但通过内科胸腔镜也可以发现一些肺大疱或胸膜瘘。

（二）胸腔镜的治疗价值

1. 癌性胸腔积液　对于恶性胸腔积液，治疗性胸腔镜检查可在直视下将滑石粉均匀地喷洒胸膜的各部分而进行胸膜固定术，这是传统的胸膜固定术的选择。这种方法也可有效的治疗淋巴瘤所致乳糜胸。对一些非肿瘤性复发性胸腔积液患者，如乳糜胸，也可通过内科胸腔镜进行滑石粉胸膜固定术治疗。

经胸腔镜作滑石粉胸膜固定术的指征应为：全身一般状况良好，能耐受胸腔镜检术者；病变限于肺和胸膜，无远处转移者；预计术后能配合综合性治疗以延长生存期者；胸膜间皮瘤和乳房癌胸膜转移者。

2. 结核性胸腔积液　内科胸腔镜可一次性抽净胸腔积液，剪断粘连带，局部用碘伏稀释液可杀灭胸腔内结核杆菌，可快速控制结核性胸腔积液。一项关于激素治疗结核性胸膜炎的研究发现胸腔镜术中胸腔积液完全引流对症状的改善优于任何随后的治疗，可能由于胸腔镜检查改善了胸膜内的粘连和充分引流胸膜腔液体，从而改善了症状。

3. 脓胸　对早期脓胸（发病2周内，无严重胸腔粘连），内科胸腔镜可以进行有效的治疗，用活检钳夹取纤维样改变，使胸膜腔由多房变为一个腔隙，有利于成功的引流和冲洗，因此如果适合留置胸腔闭式引流的患者应当同时进行胸腔镜检查。对于严重胸腔粘连和机化的病变，必须进行外科治疗。

4. 自发性气胸　通过内科胸腔镜可以进行肺大疱凝固或滑石粉胸膜固定。滑石粉胸膜固定术是传统的处理方法，复发率低于10%，只有4%～10%的病例需要外科手术。Ⅳ期患者存在大量的肺大疱，需要行VATS或外科手术。

（柯会星）

▶ 参考文献 ◀

1. Ernst A, Silvestri GA, Johnstone D. Interventional Pulmonary Procedure: Guidelines from the American College of Chest Physicians. Chest, 2003, 123: 1693-1717
2. Bearnis JF, Becker HD, Cavaliere S, et al. ERS/ATS statement on interventional pulmonology. Eur Respir J, 2002, 19: 356-373
3. Li K, Wang L, Cheng J, et al. Interaction between hepatitis C virus core protein and translin protein-a possible molecular mechanism for hepatocellular carcinoma and lymphoma caused by hepatitis C virus. World J Gastroenterol, 2003, 9(2): 300
4. 关燕玲. 92例老年患者胸腔镜检查术护理配合. 内蒙古医学杂志, 2002, 34(3): 266-267
5. 白冲. 经支气管镜介入诊疗技术进展. 现代实用医学, 2010, 22(12): 1321-1324
6. Lam S, Kennedy T, Unger M, et al. Localization of bronchial intraepithelial neo-plastic lesions by fluorescence bronchoscopy. Chest, 1998, 113: 696-702
7. Lam S, Shibuya H. Early diagnosis of lung cancer. Clin Chest Med, 1999, 20: 53-61
8. 王波, 费军, 陈达伟, 等. 肺组织不同活检术在肺部块影诊断中的比较研究. 中国实用内科杂志, 1999, 19(5): 283-285
9. Curley FJ, Johal JS, Burke ME, et al. Transbronchial lung biopsy: can specimen quality be predicted at the time of biopsy? Chest, 1998, 113(4): 1037-1041
10. 王广发, 陈茂森, 李桂莲, 等. 纤维支气管镜在结节病的所见及其诊断价值. 中国内镜杂志, 1999, 5(4): 14-15
11. O'brien JD, Ettinger NA, Shevlin D, et al. Safety and yield of transbronchial biopsy in mechanically ventilated patients. Critical Care Medicine, 1997, 25(3): 440-446
12. Bjortuft O, Brosstad F, Boe J. Bronchoscopy with transbronchial biopsies: measurement of bleeding volume and evaluation of the predictive value of coagulation tests. European Respiratory Journal, 1998, 12(5): 1025-1027
13. 吴雄, 王洪武. 电子支气管镜的临床应用. 北京: 中国医药科技出版社, 2009: 223-241
14. Wan IY, Tona TP, Geddes DM, et al. Bronchoscopic lungvolume reduction for end-stage emphysema: report on the first 98 patients. Chest, 2006, 129: 518-526
15. 李强, 姚小鹏, 顾红军, 等. 镍钛合金支气管封堵器在支气管瘘封堵中的应用. 第二军医大学学报, 2004, 25: 743-745
16. Takahashi M, Takahashi H, Itoh T, et al. Ultraflex expandablestents for the management of air leaks. Ann ThoracCardiovasc Surg, 2006, 12: 50-55
17. 季洪健, 程永德. 呼吸系统疾病的介入治疗尚需深入研究. 介入放射学杂志, 2009, 18(1): 1-3.
18. Papzian L, Colt HG, Scemama F, et al. Effects of consecutive protected specimen brushing and bronchoalveolar lavage on gas exchange and hemo-dynamics in ventilated patients. Chest, 1993, 104(5): 1548
19. Tsao TC, Tsai YH, Lan RS, et al. Treatment for collapsed lung in critically ill patients. Chest, 1990, 97: 435

20. Turner JS, Willcox PA, Hayhurst MD, et al. Fiberoptic bronchoscopy in the intensive care unit a prospective study of 147 procedures in 107 patients. Crit Care Med, 1994, 22(2):259

21. Boutin C, Viallat JR, Cargnino P, et al. Thoracoscopy in malignant pleural effusions. Am Rev Respir Dis, 1981, 124(5):588-592

22. Loddenkemper R. Thoracoscopy:results in non-cancerous and idiopathic effusions. Poumon-Coeur, 1981, 37:261

23. 高兴林. 介入性肺病学. 北京:人民卫生出版社,2004:265

24. 黄国华. 内科胸腔镜. 北京:人民卫生出版社,2008:100

25. Weissberg D. Talc pleurodesis:a controversial issue. Poumon-Coeur, 1981, 37:291

26. Armengol AS, Panadero FR. Survival and talc pleurodesis in metastatic pleural carcinoma. Chest, 1993, 104:1482

27. Boutin C, Viallat JR, Cargnino P, et al. Thoracoscopy in malignant pleural effusions. Am Rev Respir Dis, 1981, 124:588

28. Leahy BC, Honeybourne D, Brear SG, et al. Treatment of malignant pleural effusions with intrapleural corynebacterium parvum or retracycline. Eur J Respir, 1985, 66:50

29. 张敦华,陈英男,屠春林. 胸腔镜检查在恶性胸腔积液诊断和治疗上的应用价值. 中华肿瘤杂志,1996,18(2):123-126

第七节　老年人消化内镜治疗

随着老龄化时代的到来,消化医师面临着新的问题:首先,消化道肿瘤、胆系结石等在老年人中的发病率远高于青年人群,这样必然增加了以内镜诊治为主的介入诊疗技术的几率;而老年人常合并心肺脑等重要脏器的慢性病,也给内镜检查与治疗带来了风险;但对老年人来说,内镜下的介入治疗因其微创的特点又是较为安全的。如何化风险为安全、有效,是内镜操作者必须处理好的"矛盾"。近些年来,随着内镜新技术和器械及材料科学的发展,如胶囊内镜、超声内镜、治疗性内镜下逆行胰胆管造影术(endoscopic retrograde cholangiopancreatography,ERCP)、内镜下黏膜下层剥离术(endoscopic submucosal dissection,ESD)等在临床工作中广泛开展,我们相信,综合评估这些诊疗技术给老年患者带来的益处与风险,通过严格掌握适应证,良好而充分的术前准备,加强术中监护等措施,这些介入诊疗技术与微创手术一定会给老年患者带来巨大的益处。

一、老年人无痛胃镜和无痛肠镜检查

胃镜和肠镜检查是消化科最基本的操作,其在消化道疾病中的诊疗地位是其他方法无法替代的,但普通胃镜及肠镜检查常可引起患者的情绪、心理及生理变化,这些变化可直接或间接导致并发症的发生,如插镜过程中的机械刺激可引起患者体内儿茶酚胺水平显著升高,出现明显的心血管反应,如心率加快、血压升高等,尤其对于并存高血压、心肺疾病的老年患者,更不易耐受普通内镜检查,增加检查的风险性,少数还诱发心脑血管意外而被视为胃镜、肠镜检查的

禁忌。

近年来,无痛胃镜及肠镜检查的开展,很好地解决了这一难题。无痛胃肠镜检查术是在老年人常规胃肠镜检查中应用一定剂量的镇静剂,使老年患者有一短暂的睡眠过程,胃肠镜检查操作完毕,病人立即清醒如常,对整个检查过程无记忆、无痛苦感觉的临床操作技术。镇静与麻醉情况下内镜检查有助于减轻机体应激反应,不仅使原来视为内镜检查禁忌的一些心血管疾病患者也可接受检查,而且可减少或避免心脑血管意外事件的发生。

无痛性内镜检查具有明显的优势:①病人在操作过程中无意识和痛苦感,或有舒适感,排除了内镜操作带来的各种不适及痛苦体验;②使操作医生能相对不考虑操作时间,从容、仔细、彻底完成相应检查和治疗,可减少遗漏、误诊和因仓促而引起的治疗效果不理想等;③有助于减少因紧张、恐惧和不合作而产生的有关并发症如心血管系统意外、肠痉挛、出血、穿孔等;④扩大了内镜检查的适应证,使得一些常规内镜检查的禁忌证或相对禁忌证如高血压、精神分裂症以及不合作的老年患者均能接受检查。

尽管无痛内镜具有明显的优势,人们对静脉麻醉下行无痛内镜检查仍有很多顾虑,例如血压下降、心率减慢、低氧血症、呼吸抑制、麻醉意外等,特别是对老年人、体弱患者或有心肺疾病的患者尤为担心,实践表明重视术前检查,严格掌握适应证,排除禁忌证如:高血压危象、冠心病不稳定型心绞痛、急性心肌梗死等,在内镜操作过程中和操作结束后持续监护,备好心肺复苏设备及抢救药物,由经验丰富的内镜医师和麻醉医师配合,老年人消化道无痛内镜检查是十分安全、可靠的。

二、老年人胃、肠息肉的内镜下治疗

胃息肉是临床上的一种常见病,其症状不明显,病因不明确,早期诊断不易。老年人有较高的胃息肉检出率,且胃息肉有恶变的倾向,因此老年胃息肉处理起来应更加积极。

胃息肉常见病理类型依次为炎性增生性息肉、胃底腺息肉、腺瘤性息肉、炎性纤维性息肉、错构瘤性息肉等,以炎性增生性息肉、腺瘤性息肉、胃底腺息肉多见。炎性增生性息肉好发于胃体及胃窦部,外观呈半球形、球形或椭圆形,有蒂或无蒂,表面光滑或略分叶,顶端黏膜有时糜烂或成浅溃疡。腺瘤性息肉表面常呈多叶状,也可以是光滑或有浅表糜烂。腺瘤性息肉好发于胃窦,其癌变率较高。癌变与息肉大小、息肉数目、病理类型、息肉外形等有关,息肉广基、多发、时间长、形态异常、黏膜色泽改变、直径>2cm,特别是进行性增大,病理见腺瘤性异型上皮、附近黏膜与息肉黏膜界线不清等,恶变的可能性大。有研究发现所有的胃上皮息肉均有恶变潜能,因此对胃息肉的患者,无论息肉大小及性质如何,均应及时处理,并尽可能随访观察,这样有利于防止胃癌的形成,内镜下治疗胃息肉安全有效,是治疗胃息肉的首选方法。

具体方法:根据胃息肉的大小及其蒂的形态,采取不同的治疗方法:<0.5cm者行内镜下钳除,>0.5cm扁平无蒂者以高频电灼除,>0.5cm有蒂者以高频电圈套摘除,术后给予禁食1天,流质饮食3天,抑酸补液等治疗,嘱所有胃息肉患者6个月后复查胃镜。

大肠息肉是老年常见病,因其与大肠癌关系密切而备受

关注。临床症状无特异性,常因便血、腹泻、腹痛、便秘与腹泻交替出现及血肿瘤标志物升高等进行肠镜检查时被发现,其中便血与较大的腺瘤及癌变关系密切。因此,对老年行肠镜检查的指征应放宽,尽早进行肠镜检查,以免漏诊或贻误早期发现的时机。大肠息肉均好发于左半结肠,尤以乙状结肠及直肠多见,但老年人升结肠和横结肠也有较高的发病率,息肉的病理类型以腺瘤性息肉最常见,其次为炎性息肉和增生性息肉,随着年龄的增加,腺瘤性息肉的比例逐渐升高。

随着内镜设备及内镜技术的进步,大肠息肉尤其是大肠平坦型病变的检出率逐年升高,这一类病变较有蒂的隆起型病变更易于癌变。大肠息肉的恶变与其大小、形态及病理类型有关。息肉体积大、基底部宽的平坦型息肉、绒毛成分多、表面糜烂出血、结节状或分叶状容易发生癌变。大肠腺瘤性息肉与大肠癌的发生有密切关系,文献报道直径 $1\sim2cm$ 的腺瘤性息肉恶变率为 10% 左右,而直径 $\geqslant2cm$ 的腺瘤恶变率接近 50% 。一般认为随着腺瘤的增大,腺瘤中的绒毛状成分比例逐渐增多,不典型增生加重,因而绒毛状腺瘤性息肉较管状腺瘤性息肉更易癌变。因此,尽早发现和切除大肠息肉对预防癌变有重要的意义,可切断腺瘤—大肠癌序贯。

内镜下息肉摘除方法很多,包括息肉电切除术、微波、冷冻、药物注射、射频及激光等治疗方法,各有优缺点。内镜下黏膜切除术(endoscopic mucosal resection,EMR)是在息肉电切术和黏膜注射术的基础上发展起来的一种安全、微创的内镜治疗手段,对老年大肠息肉治疗的效果优于传统的内镜下治疗方法。是目前对胃肠道表浅型病变的一种安全有效的微创治疗,尤适用于常规内镜难以处理的大肠平坦型病变。目前国内应用这一技术切除消化系广基或平坦型病变均取得了很好的效果。通过黏膜下注射肾上腺素或生理盐水使浅表型黏膜病变抬高,再行圈套高频电流切除,具有即刻疗效明确、简洁快速及息肉可回收行病理检查等优点。EMR 的主要并发症为术后出血和穿孔,尤其是老年患者,由于血管弹性差,曾经使用抗凝药或多发性息肉以及合并严重慢性疾病,风险相对更大。息肉切除后应卧床休息,减少活动,以防迟发性出血发生。对于术中出血的患者,可以采用内镜下局部肾上腺素注射、喷洒凝血酶等或局部电灼、APC 等措施,直至出血完全停止。

三、老年消化道肿瘤的内镜诊治进展

(一)经内镜金属支架治疗老年食管贲门癌性狭窄

食管癌、贲门癌的老年患者如诊断已晚,不能手术切除、放疗或者化疗,将会出现不同程度的吞咽困难并进行性加重,长时间依靠不充分的肠外营养势必出现电解质紊乱、脱水、营养不良等,因此老年食管、贲门癌性狭窄应当得到及时的治疗。内镜下狭窄扩张术和金属内支架置入术治疗食管贲门癌癌性狭窄近几年国内外已经广泛开展,临床效果较好。

根据临床表现,常规进镜至狭窄部上端,经胃镜放置导丝,沿导丝放置气囊至狭窄部位,然后注气,根据支架张开后直径确定扩张程度,退出气囊扩张器,然后胃镜通过狭窄部位,在内镜直视下观察狭窄段的起止端,并分别测量其至门齿的距离,从而确定狭窄段的位置及长度。支架长度的选择

以病灶狭窄段长度上下各加 2cm 为宜。经活检孔插入导丝,退出内镜,将支架置入器连同金属支架沿导丝送至病灶部位,再次进镜,在内镜直视下缓慢释放支架,支架置入器随着支架的释放连同导丝一并退出,再次进镜观察支架的位置及膨胀情况。支架置入前行球囊扩张狭窄段,有利于支架输送系统的顺利通过。行球囊扩张时,球囊最大直径不大于 2cm 为宜,若球囊过大,过度扩张狭窄区,易造成病变区出血、破裂,患者疼痛明显,还易出现术后支架滑脱移位。

内镜介入治疗后,可使晚期食管、贲门癌患者吞咽困难较前改善,食管-气管瘘患者置入食管支架后,咳嗽、咳喘症状消失,生存期内的生活质量明显提高,生存期延长。

合并症以穿孔、疼痛、出血为主。大部分患者手术扩张时感胸骨后疼痛不适,但可以忍受,部分患者术后有胸部膨胀感、胸痛,但多较轻微,常在 1 周内缓解,对疼痛较剧烈者,应早期镇痛处理。此外,避免进食大块、带长粗纤维食物和冷食物以防止支架堵塞和移位,若被食物堵塞,可在食管镜下吸引或用异物钳取出。支架上缘食管黏膜容易出现糜烂,甚至上消化道出血,为了防止此类合并症发生,患者术后可服用胃肠黏膜保护剂,并在餐后调整体位防止反流的发生。

(二)内镜下介入治疗老年胃癌

胃癌是老年人常见的恶性肿瘤之一,目前的治疗方法有手术、全身化疗、内镜下治疗等,手术治疗是目前唯一有可能根治胃癌的手段。但老年患者常因患者年龄大、合并重要脏器疾患、体质衰弱以及远处转移等失去手术机会。对于不能手术的患者传统的治疗方法常采用全身化疗,但胃肠道肿瘤对化疗的效应差而且副作用大。随着内镜技术的发展,内镜治疗的前景越来越广阔。目前开展的内镜下治疗工作有激光、微波、电凝、局部注射化疗药物等。内镜下局部注射化疗药物取得了较好的近期临床疗效,方法简单、操作方便、副作用少,可延长患者生命,减轻患者痛苦,改善患者生存质量,是治疗胃癌的有效方法之一。具体操作是从胃镜活检孔插入套管注射针,注射针方向与肿瘤实体角度为 45°,深度为 $0.3\sim0.5cm$,在肿瘤部位以每间隔 1cm 间距注射,每点为 $1\sim2ml$,化疗药物为 5FU 500mg,MMC 2mg,BLM 10mg;每周 1 次,3 周为 1 个疗程。对于溃疡性肿瘤,应注射于溃疡边缘的隆起处,切忌注入溃疡底部,以免引起穿孔。目前内镜下局部注射化疗药物的作用机制研究较少,可能原理为局部的高浓度抗癌药物对肿瘤增殖有较高的杀伤作用。阻碍癌细胞 DNA 的复制,抑制癌细胞分裂生长。内镜下局部注射化疗药物的并发症主要为溃疡、出血、穿孔,在抗癌药物中加入肾上腺素可达到减少出血的目的,又可提高化疗药物局部浓度,最大限度地抑制肿瘤细胞的异常增殖。内镜下局部化疗联合微波、免疫增强剂等可获得更好的疗效。

(三)老年大肠癌内镜诊治进展

大肠癌是人类常见恶性肿瘤之一,近些年,我国大肠癌发病率上升趋势十分显著。根据西方国家近几十年消化道肿瘤的演变规律,可以预见大肠癌将成为 21 世纪我国最高发的恶性肿瘤之一。多数研究表明大多数大肠癌发生在 ≥60 岁老年人,老年人大肠癌发生率明显高于中、青年。因此大肠癌已成为老年人死亡的主要原因之一。内镜是当今诊断大肠癌的最佳手段。但是,常规内镜对于微小病变或平坦型病变的检测能力有限。近年来涌现的一些内镜诊断技术

和方法,如色素内镜、放大内镜、窄波成像技术(narrow band imaging,NBI)、共聚焦激光显微内镜等对发现早期癌灶具有重大意义,可明显提高大肠癌的早期诊断率。而内镜治疗技术的发展更使老年大肠癌的治疗进入了一个微创时代。

1. 内镜诊断进展

(1)放大色素内镜(magnifying chromoendoscopy)　普通肠镜检查容易遗漏平坦型和凹陷型病变。现有的资料提示大肠肿瘤性病变中平坦型和凹陷型病变>30%,而且此类病变被认为较隆起型的恶性程度高,放大色素内镜可显著提高平坦型和凹陷型病变的检出率。用放大电子肠镜评价腺管开口形态可以对肿瘤性病变和是否为黏膜癌或黏膜下癌作出大致的判断。

(2)NBI技术　是利用NBI进行影像处理的电子内镜系统,利用该技术能有效观察消化道黏膜毛细血管形态改变,NBI内镜对结直肠肿瘤腺管开口形态的诊断率和放大色素内镜相近,此外,和色素内镜相比,NBI能很好地显示黏膜血管网,病变与周围组织间的对比度更佳,有利于平坦型病变的发现及诊断,而且操作简便,适合全结肠检查。但其缺点是判断肿瘤浸润深度的特异性较差。

(3)共聚焦激光显微内镜　是在传统内镜的基础上集成了共聚焦激光显微系统,可得到放大1000倍的图像,并可对黏膜进行一定深度的断层扫描成像,有助于内镜下做出组织学诊断并指导靶向活检。共聚焦激光显微内镜的探头接收被组织反射回的激光信号,通过该系统可清晰地看到细胞核,荧光剂的使用更提高了成像的纵深和解析度。共聚焦激光显微内镜在结肠镜检查过程中可被用来观察活组织影像以评价上皮层内的新生物和大肠癌。共聚焦激光显微内镜要求内镜医师掌握胃肠黏膜的病理知识,才能很好地应用该项技术,提高结肠癌的早期诊断率。

2. 内镜治疗进展

(1)早期大肠癌:早期大肠癌是指浸润深度局限于黏膜(m癌)及黏膜下层(sm癌)的任一大小结、直肠癌。m癌是内镜下治疗的适应证,而sm癌由于癌浸润至黏膜下层,其淋巴结转移概率增加,被认为是内镜下治疗的相对适应证。

1)内镜下黏膜切除术(endoscopic mucosal resection, EMR):1984年Tada利用高频电和圈套器并采用大块活检的方法(strip biopsy)施行了第1例EMR治疗。近年来,随着操作器械和技术的不断改进和完善,EMR具有成功率高、并发症少、安全有效的特点,特别适合于早期老年大肠癌患者,可避免外科手术导致的术后生活质量下降。

2)内镜下黏膜下层剥离术(endoscopic submucosal dissection,ESD):为了解决大的平坦型病灶不能一次完整切除的问题,1999年,Gotoda等发明了一种新型的高频电刀-尖端绝缘刀(insulation-tipped knife,IT knife),将直径>2cm的大块病变黏膜一整片地从黏膜下层剥离,切除深度包含黏膜全层、黏膜肌层及大部分黏膜下层,有效降低了术后肿瘤的残留及复发率,这种技术后来被命名为内镜下黏膜下层剥离术(ESD)。近年来,ESD技术和相关器械有了长足发展,相继出现了透明帽辅助ESD术、钩状刀(hook knife)、螺旋伸缩刀(flex knife)、三角刀(triangle tipped knife,TI"knife)、B型刀和海博刀等。但是,ESD的操作技术难度大,出血、穿孔等并发症的发生率也较EMR高,实施时要承担的风险更大。

不管采用何种高频电刀,ESD成功的关键都在于保持剥离面始终处于黏膜下层。

(2)进展期大肠癌:对于进展期大肠癌,老年人容易出现完全或不完全性肠梗阻。左侧大肠是最常发生癌性梗阻的部位。结、直肠梗阻是需要急诊处理的外科急腹症,但由于发生梗阻的老年病人一般全身情况差,外科手术并发症的发生率及死亡率均较高。经内镜放置金属支架能够有效缓解患者的梗阻症状,避免进行急诊外科手术。金属支架在老年大肠癌性梗阻患者中可以是暂时过渡性放置,解除肠道梗阻,在此基础上全面检查和积极支持治疗,择期行肿瘤根治性切除加肠吻合术。对于广泛转移无法手术、不能耐受手术或拒绝手术治疗者也可作为一种姑息性治疗方法,和姑息性结肠造瘘术相比,支架放置可明显缩短肠道功能恢复时间和住院天数,提高患者生活质量。

四、老年消化道出血的内镜治疗

(一)老年急性上消化道出血内镜下止血

老年人由于其年龄特点,大多有动脉硬化,其上消化道出血往往病情重,预后较差,急诊处理是否恰当,对患者的预后影响较大。尤其合并心血管病者,均有长期使用抗凝药史,出血更不易停止,因此如何迅速止血,已成为此类患者抢救治疗的关键。内镜下微创止血因快捷、创伤小及止血成功率高更适合于临床。

1. 食管胃底静脉曲张出血的镜下治疗　食管、胃静脉曲张出血是指各种原因引起的门静脉高压,导致食管和或胃壁静脉曲张。在压力升高或静脉壁发生损伤时,曲张静脉发生破裂出血,因病情凶险,出血量大,病死率高,常常危及患者生命,再出血率高达50%～80%。因此,食管胃静脉曲张出血的防治一直是临床关注的问题。

内镜下治疗方法包括静脉曲张套扎(endoscopic variceal ligation,EVL)、硬化治疗、组织黏合剂注射治疗、介入治疗、联合治疗等。临床根据内镜下的不同情况以及肝功能的分级等采取不同的治疗方法。

EVL的治疗原理是使用橡皮圈将曲张静脉表面黏膜及部分静脉壁结扎致使局部缺血性炎症,结扎部坏死脱落,曲张静脉血栓形成、闭塞消退而止血,主要适合于重度和中度以上食管静脉曲张患者。胃静脉曲张的套扎治疗目前病例数尚少,经验不足,而且结论并不一致,其安全性和有效性有待进一步研究,尚不主张推广。

硬化治疗应用的硬化剂包括鱼肝油酸钠、乙醇、乙氧硬化醇等,而最近研制的硬化剂聚桂醇注射液,化学名为聚氧乙烯聚桂醇,能有效地控制食管静脉曲张出血,消退曲张静脉。治疗方法:采用环绕出血点+出血点处直接注射进行硬化止血。内镜下硬化剂注射治疗主要用于食管静脉曲张出血的治疗,胃静脉曲张硬化剂治疗用量比食管静脉曲张用量大,急症止血率低、再出血率高,疗效远不如食管静脉曲张。目前,随着组织黏合剂注射的开展胃静脉曲张的硬化剂治疗已基本被取代。

内镜下组织黏合剂注射治疗是胃静脉曲张出血的一线治疗方案。医用组织黏合剂包括氰基丙烯酸盐、氰基丙烯酸酯、纤维蛋白胶等。治疗方法:目前推荐使用"三明治"夹心注射法,即将注射针内预留无阴离子的油性物质(常用碘油),中间推注组织胶,随后推注稍多于针腔容量的物质,其中组织胶可用原液或不同浓度的稀释液。

介入治疗:食管胃静脉曲张出血患者出现内镜下治疗后复发出血、危急情况下无法实施内镜治疗、不能耐受内镜治疗和部分合并顽固性腹水的情况时采用经颈静脉肝内门、体静脉支架分流术、经皮经肝曲张静脉栓塞术可能获得较满意的效果

2. 非静脉曲张出血的镜下治疗　非静脉曲张出血的镜下治疗以往使用喷洒正肾水、副肾水和凝血酶止血,以及微波、高频电止血,但疗效均欠佳,而且老年心血管病患者不能长时间耐受内镜治疗,故如何正确选择内镜下快速止血方法是当务之急。

黏膜下注射肾上腺素盐水是较常用的内镜下止血方法,它比喷洒止血效果好,尤其适合出血较多情况,缺点是注射深度要求高,掌握精确较难。在胃镜直视下,用注射针在出血部位四周注射 1:10000 的肾上腺素,每处 1～2ml,直至出血控制为止(总量不超过 10ml);有血管显露者则在血管残端处注射 5%鱼肝油酸钠 1～2ml 以封闭显露血管。

氩气刀于 20 多年前开始用于开放式外科手术时的创面止血,1991 年,ERBE 公司开发用于消化内镜的氩离子凝固器,近年来公认为一种新的内镜治疗技术而被消化界认可和接受,其内镜下应用主要为凝血及使组织失活,故可用于除静脉曲张外的各种消化道出血的内镜下止血和小隆起病变、癌前病变的治疗,以及晚期肿瘤的姑息性治疗。氩气刀的优点是凝固深度的自限性,一般不超过 3mm,治疗时所产生的黏膜下气肿起到保护深部组织不受损伤的作用,只要控制好时间,不会引起穿孔,而且可以进行轴向和侧向凝固止血治疗,缺点是凝固深度不够,肌层血管出血不易控制。氩气刀对黏膜渗血治疗较溃疡出血好,对于较大溃疡出血可以反复凝固止血,但对于溃疡动脉喷射出血,镜下凝固治疗效果欠佳,而金属钛夹对于此类出血疗效较好。

金属钛夹止血主要适合直径小于 3mm 的病灶出血,如 Dieulafoy 病,尤其适合消化性溃疡出血。金属钛夹,对准出血部位两端. 钳夹出血管附近组织,并用生理盐水局部喷洒冲洗,确认完全止血,结束治疗。但安置多少钛夹应该依据病灶大小、出血多少判定,应以充分夹闭病灶为好,同时在操作中注意夹紧,避免钛夹过早脱落导致再出血,也应防止较深组织夹闭后出现穿孔。

内镜下止血手段各有优势,应根据具体情况选择不同方式。黏膜下肾上腺素注射、氩气刀和金属钛夹联合急诊止血操作简单,安全可靠,止血成功率高,可减少外科手术的几率,是目前微创技术治疗老年上消化道出血伴心血管病患者的较好方法。

(二) 老年患者结肠血管畸形急性出血的内镜治疗

结肠血管畸形是 60 岁以上老年人不明原因反复消化道出血的常见病因,有学者报道 6%的下消化道出血由结肠血管畸形引起。临床上表现为慢性反复发作的黑便或暗红色便,或者急性大出血的鲜红色血便。其可能机制是黏膜下静脉血流间断性受阻,引起黏膜毛细血管扩张以及小动静脉直接沟通,侵及黏膜而破溃出血,属于自然的退行性变,主要分布于右半结肠,其次是左半结肠、直肠和全结肠。结肠血管畸形肠镜诊断标准:结肠黏膜血管表现斑片状或蜘蛛样粗大

畸形扩张,可见活动性出血或血痂附着,直径常在 2～15mm,可以单个或多发,与周围黏膜界限清楚,多不超出黏膜平面。

结肠血管畸形出血的传统疗法为手术治疗,但老年患者的病情较凶险,出血量大,同时合并症较多,围术期死亡率高。现在较流行的内镜下治疗包括热极、电凝、微波、注射硬化剂及激光等已被证明安全有效,但再出血率仍很高。近年内镜下金属钛夹止血治疗已得到充分肯定,对于局限性血管畸形、有活动性出血及病灶表面可见血痂或血凝块附着的血管畸形、直径<2mm 的动脉性出血、血管畸形出血经内镜局部止血或电凝等治疗后仍有出血、出血并有直径<0.5cm 穿孔的患者均可考虑使用金属钛夹治疗。因而临床上对结肠血管畸形急性出血的老年患者可在对症支持及内镜下药物止血治疗效果不佳时优先考虑金属钛夹治疗。

操作步骤:结肠镜常规插入回肠末端,边退镜边用含去甲肾上腺素的 0.9%氯化钠溶液充分冲洗肠腔,清洁视野,发现典型的血管畸形病变后,观察有无活动性出血灶,如存在活动性出血(表现为涌血或渗血),先用内镜下局部喷洒含去甲肾上腺素的 0.9%氯化钠溶液或电凝止血,如无效立即经活检道插入钛夹推送器并伸出钛夹,垂直接触病灶,对准出血部位两侧,收紧继而离断钛夹。钳夹病灶连同附近组织,可以使用多枚钛夹直至彻底止血。

五、胶囊内镜在老年患者消化道疾病诊断中的应用

胶囊内镜是一项无创伤、无痛苦、操作简便,耐受性好的检查消化道疾病的诊断方法,自问世以来广泛应用于不明原因的消化道出血、腹痛、腹泻,以及小肠克罗恩病等疾病的诊断,尤其是小肠疾病的及时诊断和治疗一直是消化道疾病中的难点。胶囊内镜的出现改变了小肠疾病的诊断与治疗策略。由于老年患者一般情况差,且往往合并心、脑、肺、肾等多种器官的慢性疾病,尤其是高龄老年患者,常难以耐受胃肠钡餐和常规的胃镜、肠镜、小肠镜检查,因此胶囊内镜在老年患者中的应用具有非常重要的临床价值。

胶囊内镜对不明原因的消化道出血和小肠疾病的诊断有较高的敏感性和特异性,诊断率高于其他小肠检查手段,如小肠造影、血管造影、肠道 CT、肠道 MRI 及推进式和双气囊小肠镜。不明原因的消化道出血的常见病因有血管畸形、肿瘤和炎症。而老年人群血管畸形和肿瘤的发病率较高,因此相对于其他检查,胶囊内镜对老年患者有明显的优越性。尽管由于胶囊内镜的不可操纵性及对食管、胃、结肠病变的诊断存在缺陷,不能完全替代胃镜、结肠镜的诊断地位,但对上述部位的疾病还是有一定诊断价值的,特别是不能耐受胃、肠镜的老年患者,胶囊内镜仍是一个不错的选择。

一套完整的胶囊内镜系统,包括胶囊内镜,数据记录仪套件及影像工作站。胶囊内镜是一次性使用,其内含电池、光源、影像捕捉系统及发送器。患者吞服后,借助消化道肌肉蠕动使胶囊内镜平滑地穿过消化道,待自然排出后,取下患者身上的传感器和记录仪下载捕捉到图像的数字数据送至影像工作站进行处理,再由经验丰富的内镜医师进行独立阅读分析。

方法:患者在检查前禁食 12 小时,禁饮 8 小时,检查当

日空腹服用 50％硫酸镁 100ml 并按规定饮水 3000ml 做肠道清洁。吞服胶囊内镜后 2 小时,肌注甲氧氯普胺 10mg,在检查过程中不能接受其他电子仪器检查。

六、超声内镜在老年患者消化道疾病诊治中的应用

超声内镜的出现使内镜技术实现了飞跃性的发展。随着其技术越来越成熟,应用范围也不断扩大。目前,超声内镜下介入性诊断和治疗是国内外超声内镜技术的热点之一。

(一)内镜超声对消化道肿瘤的分期诊断

超声内镜对消化道肿瘤如食管癌、胃癌、十二指肠乳头癌、胆管癌、胰腺癌以及结直肠癌等具有重要的诊断意义,它能准确判断肿瘤的浸润深度(T)、周围淋巴结转移情况(N)、邻近脏器组织是否受侵犯(M),进行 TNM 分期。但是,超声内镜的频率和穿透性有限,故仅对肿瘤侵犯邻近脏器组织的判断有较高的准确性,对远处转移判断的准确性不如 CT 和 MRI。此外,超声内镜对判断食管癌、胃癌、结直肠癌术后的早期复发,准确性也较其他检查方法高,因为消化道肿瘤术后早期复发常常是吻合口黏膜处的复发,偶为吻合口邻近组织或淋巴结复发,而超声内镜对上述两种情况均能进行精确地扫描。由于超声内镜对消化道肿瘤 TMN 分期的优越性,应用超声内镜对判断消化道肿瘤的手术可切除性也具有很高的参考价值。

(二)超声内镜下的介入性诊断和治疗

超声内镜介导的介入性诊疗方法层出不穷。目前较为成熟的技术是超声内镜介导下细针穿刺抽吸活检(endoscopic ultrasonography guided fine needle aspiration,EUS-FNA)和超声内镜介导下细针注射(endoscopic ultrasonography guided fine needle injection,EUS-FNI)超声内镜介导的引流术、腹腔神经丛阻滞术(endoscopic ultrasonography guided celiac plexus neurolysis,EUS-CPN)。

EUS-FNA 主要用于消化道肿瘤(以胰腺肿瘤为主)、肿瘤邻近淋巴结、纵隔肿瘤及淋巴结等的穿刺活组织检查,由于可在超声内镜引导下进行穿刺获得病变组织,针对性更强,诊断的可靠性和准确性更高。新近有学者尝试用切割针(Trucut needle)进行切割活检,以获取较大的组织标本,诊断的准确性比 FNA 有所提高,而并发症没有明显增加。超声内镜介导的胰腺假性囊肿穿刺引流术和胆管穿刺引流,也是目前较成熟的技术。

EUS-CPN 是在超声内镜引导下把注射针插入腹腔神经节周围,注射化学药物(如无水乙醇)毁坏神经丛,从而起到阻滞神经传导、缓解疼痛的作用,此法是缓解胰性疼痛的安全、有效方法,只要操作医师技术熟练、操作仔细,成功率可达 90％以上,而且可大大降低术后发生严重并发症的概率。

EUS-FNI 是另一种应用较多的治疗方法。国内金震东等率先报道了在超声内镜引导下植入放射性粒子治疗晚期胰腺癌,对无法进行手术切除的晚期胰腺癌患者,在超声内镜引导下于癌组织中植入不同数量的同位素碘[125 I]粒子,对缓解癌性腹痛、延长患者存活时间均有不错的效果,进而将此法应用到腹腔其他实体瘤的联合化学治疗中,初步取得了良好的疗效。

七、ERCP 在老年患者胆、胰疾病诊治中的作用

随着人口老年化,胰胆疾病作为老年患者的常见病,发病率有逐年升高的趋势,常导致患者有不同程度的腹痛、发热、黄疸等临床表现,由于老年患者往往合并有其他全身性疾病,多不能耐受或不愿行开腹手术,严重影响患者的生活质量。随着内镜下逆行胰胆管造影(endoscopic retrograde cholangiopancreato graphy,ERCP)逐渐开展,治疗性 ERCP 已成为重要的胆胰疾病微创治疗技术。

治疗性 ERCP 对老年胆道结石、急性胆源性胰腺炎、急性化脓性胆管炎具有微创、不需麻醉、并发症少、效果确切等优点。胆总管结石约 80％以上可经内镜十二指肠乳头括约肌切开后通过取石网篮或气囊取出,部分患者因结石过大过多而行胆道塑料支架置入术(endoscopic retrograde biliary drainage,ERBD)治疗,亦可解除胆管梗阻,恢复胆流,迅速改善临床症状。

胆道恶性梗阻性黄疸是指由原发性胆管癌、壶腹癌、胰腺癌、肝癌或其他部位癌肿淋巴结转移压迫胆管而引起的梗阻性黄疸。胆管梗阻造成胆汁逆流而引起胆红素血症,导致肝功能损害。近年来随着治疗性 ERCP 技术的提高和内镜医师经验的积累,内镜下治疗胆管疾病的成功率大大提高。对于这类患者,内镜治疗的方法与患者是否有手术机会密切相关,如果患者可以接受手术治疗,内镜治疗的目的主要是术前减黄,可以放置鼻胆引流管、塑料支架及可回收支架等。如果患者已不能接受手术治疗,特别是老年人由于合并多器官功能不全,多数有手术禁忌或不耐受手术,只能姑息减黄引流,延缓生命。此时内镜治疗将成为姑息治疗的方法之一,可以在胆管放置支架,首选通畅时间较长的支架,如金属支架。经十二指肠镜植入胆管内支架解除恶性肿瘤引起的胆道梗阻是目前最主要、最有效的方法之一。近年来,这一技术逐步完善日益成为治疗性 ERCP 的重要组成部分。内镜下胆管内支架引流术是一种微创手术,避免了开腹手术及麻醉造成的巨大创伤。具有创伤小、痛苦小、恢复快、住院时间短等优点,充分体现了"微创"治疗优越性;通过支架内引流恢复了胆汁在肠管的作用,有利于患者消化食物,吸收营养,恢复肝肠循环,改善患者的免疫功能和胆汁淤滞所引起的肝功能损害,解除了胆管压力,使肝脏血流增加,肝代谢增强,血胆红素水平逐渐减少,使肝脏功能逐步改善,且 ERCP 安全可靠,无胆汁丢失,更符合生理状态,术后不用特殊护理,提高了患者的生活质量,延长生存时间。

ERCP 是一种微创手术,有一定的并发症,术后见并发症有高淀粉酶症、化学性胰腺炎、胆道感染、出血、穿孔等。老年人生理功能减退,抵抗力差,并发症发生率相对增加,且出现并发症后的临床表现相对不典型,因此必须认真观察,注意患者有无腹痛、腹胀、发热、黑便、黄疸等情况,一旦出现,及时处理。

总之,治疗性 ERCP 相对开腹手术而言,具有简捷、有效、可重复性和并发症少的特点,可替代部分传统胆道手术和急诊手术,更适合老年胆胰疾病患者,值得在临床中应用。

八、老年患者的经皮内镜胃造瘘术

老年患者因为种种原因,往往不能自主进食,经皮内镜

胃造瘘术（percutaneous endoscoplegastrostomy, PEG）作为一项微创造瘘新技术，开创了一种新的肠内营养输入方法。长期的肠外营养费用高，并发症多，容易出现感染、水电解质紊乱、肝功能异常等并发症而导致病情恶化甚至死亡。而患者大多肠道功能基本完好，胃肠内营养也更符合生理要求。以往我们常以胃管为主要的肠内营养输注途径，但长期置胃管所致的鼻咽、食管黏膜糜烂出血，反流性食管炎等并发症较高。给予 PEG 治疗后，患者的营养状态和全身状态明显改善，低蛋白血症得到纠正。大大减少并发症，而且易于护理，延长生存期。为患者的支持治疗提供了良好的途径。

1980 年，Gandered 和 Ponsky 首次开展 PEG 以来，目前美国每年有 20 万~30 万例次的临床操作。近年来在国内应用也日趋广泛。通过 PEG 为丧失吞咽功能或吞咽梗阻等患者进行肠内营养，既符合生理状态，与传统的胃造瘘术相比，PEG 又更具有安全、简便、快捷、费用低的优点，而且置管时间长，最长＞4 年。肠内营养不仅为患者提供能量来源，而且给胃肠道以机械刺激诱导肠黏膜代谢增强，保持和增加肠道和肝脏的血流量，避免肠道黏膜萎缩，保持黏膜屏障和单核-吞噬细胞正常功能，防止肠道内细菌和内毒素移位。

PEG 主要适用于：①各种原因导致的不能经口进食，需要长期营养支持及留置鼻胃管＞1 个月，或不耐受鼻胃管而胃肠功能未丧失者；②长期昏迷或痴呆不能自行进食的患者，尤其适于多种常见的神经系统疾病患者，包括颅脑外伤、脑血管病、老年性痴呆、多发性硬化、脊髓侧索硬化症；③需行胃肠内营养支持的患者。

PEG 的禁忌证有：①咽喉食管有梗阻，不能通过胃镜；②胃部疾病，胃癌及胃大部切除术后；③腹水、肝脾大、食管静脉曲张、腹膜炎、胰腺炎；④有凝血机制障碍的患者。随着 PEG 在临床的逐渐开展，适应证也在不断扩展。

九、内镜紧急处理老年消化道异物

上消化道异物是常见的消化道急症，老年人由于咀嚼功能退化或因合并老年痴呆症、脑动脉硬化、脑梗死、老年反应性精神病等所致精神与行为失常，自我护理能力下降等，是发生上消化道异物的高危人群。对于较大、质硬或锐利异物，如：金属类、鸡鱼骨、义齿、肉食团、果核等易滞留或嵌顿食管某一部位，亦可并发严重出血、穿孔、梗阻甚至危及生命。因此不宜等待异物自行排出。随着内镜技术和器械的不断发展，内镜下异物取出术由于创伤小，并发症少，已成为治疗上消化道异物的首选方法。

术前应详细询问病史并常规行胸、腹 X 线检查，以判断异物的位置、大小、形状及其与周围器官的关系，排除消化道穿孔。操作过程中，根据异物的形状、种类、大小酌情选择器械，如三爪钳、鼠齿钳、活检钳、圈套器等，必要时可在麻醉下进行，因不仅可以松弛平滑肌，便于异物取出，而且可以避免患者恶心引起的损伤及其躁动对操作者的影响。但对较大、质硬、边缘锐利异物，嵌顿比邻重要脏器及嵌顿时间超过 24 小时，尤其是 72 小时者，因发生并发症的机会大大增加，更应谨慎。对于确实无法经内镜取出的异物，勿盲目强行处理。并发症主要是疼痛、黏膜擦伤、出血、感染等，大多无须特殊处理，必要时可予禁食水、抑酸、保护黏膜和抗感染治疗。总之，老年人消化道异物应争取内镜下尽早取出，只要合理选择适应证和适当的辅助器械，加上娴熟的操作技巧，内镜下异物取出术是安全有效的。

（王燕斌　徐有青）

▶ 参考文献 ◀

1. Rosati G. Elderly patients with advanced colorectal cancer：which therapy is the safest？. Expert Opin Drug Saf, 2005, 4 (6)：1041-1049
2. Hurlstone DP, George R, Brown S. Novel clinical in vivo roles for indigo carmine：high-magnification chromo-scopic colonoscopy. Biotech Histochem, 2007, 82 (2)：57-71
3. Soetikno RM, Kahenbach T, Rouse RV, et al. Prevalence of nonpolypoid (flat and depressed) colorectal neoplasms in asymptomatic and symptomatic adults. JAMA, 2008, 299 (9)：1027-1035
4. Foutch PG. Colonic angiodysplasia. Gastroenterologist, 1997, 5：148-156
5. Triester SL, Leighton JA, Leontiadis GI, el al. A meta-analysis of the yield of capsule endoscopy compared to other diagnostic modalities in patients with obsculm gastrointestinal bleeding. Am J Gastroenteml, 2005, 100 (11)：2407-2418
6. 金震东, 李兆申, 刘岩, 等. 超声胃镜引导下定向植入^{125}I 粒子治疗胰腺癌的临床研究. 中华消化内镜杂志, 2006, 23 (1)：15-18
7. Saitua F, Acuna R, Herrcar P, et al. Percutaneous endoscopic gastrostomy：the technique of choice. J Pediatr Surg, 2003, 38 (10)：1512-1515
8. Katsinelos P, Kountouras J, Paroutoglou G, et al. Endoscopic techniques and management of foreign body ingestion and food bolus impaction in the upper gastrointestinal tract：a retrospective analysis of 139 case. J Clin Gastroenterol, 2006, 40：784-789

第二十六章

老年病人麻醉

<<<<<

人口老龄化是21世纪全球性趋势,2010年我国超过60岁的老年人为1.74亿,约占总人口的12.8%,预计到2015年,我国60岁以上老年人口将达到2.16亿,约占总人口的16.7%。随着平均寿命的延长,老年人比例的增多,外科技术的提高,麻醉的进步,越来越多的老年人由于各种疾病需要手术治疗,这就要求麻醉医师能够了解老年人生理病理特点以及各种手术麻醉的不同特点,适应老龄化社会的到来。

一、老年人的生理变化

因为年龄的增长,机体发生衰老,使全身器官系统功能储备渐进性地丧失。但由于机体受内外环境各种因素的影响,疾病、生活方式等很多因素都会影响衰老的进程,因此衰老与年龄并不完全同步,衰老的程度个体差异很大,而同一个机体不同组织器官的衰老程度也有不同。其机制尚未完全清楚。

(一) 神经系统

1. 中枢神经系统 老年人中枢神经系统呈退行性改变,储备功能降低。脑组织的萎缩主要是神经元的进行性减少(包括脑灰质和脑白质),从而脑重量逐渐减轻,体积缩小,神经递质如多巴胺、乙酰胆碱、去甲肾上腺素和五羟色胺在特定区域会减少。

2. 外周神经 许多研究显示随着年龄的增长,神经传导速率呈线性下降,神经反应性逐渐降低。各种感觉的阈值均增高,混合肌肉电位反应幅度降低,并且与年龄呈明显负相关。

3. 自主神经系统 随着年龄增加,自主神经神经元丧失、神经纤维数量减少,传导减慢,受体和神经递质在数量和功能方面发生改变。心血管对应激反应的调控能力降低,应激状态下血压、心率易于波动。

(二) 心血管系统

心脏的退行性改变解剖学上表现为心肌细胞数量减少、左心室肥厚、传导纤维的密度和窦房结数量都减少,瓣膜发生纤维钙化。功能上的改变为心脏收缩力下降,心肌僵硬度增加、心室充盈压增加以及对 β-肾上腺素能递质的敏感性降低。

主动脉血管壁中膜和内膜增厚,收缩压、平均动脉压和脉压增加,当心室顺应性降低时,老年人成为容量依赖性,也难于耐受容量负荷。

(三) 呼吸系统

年龄增长对肺脏的影响包括结构和功能的进行性改变

(表 26-1)。这些改变引起呼吸系统的储备减少,从而容易发生低氧血症、高二氧化碳血症和酸中毒。

表 26-1　随年龄增长呼吸系统的主要改变

气道和肺实质
　气管和中心气道内径增粗,解剖无效腔增大
　上呼吸道反射减弱
　有效的咳嗽减弱
　有效的纤毛清除能力减弱
　肺泡总表面积减少
　弹性回缩力减少
　肺防御机制受损

呼吸力学
　胸廓顺应性下降
　呼吸肌力减弱
　肺顺应性增加,但总肺顺应性变化很小
　最大呼吸做功增加
　最大吸气和呼气流量减少
　最大通气量减少
　肺动脉压和肺血管阻力增加

肺容积
　残气量增加
　肺活量减少
　FEV_1减少
　功能残气量变化很小
　闭合的小气道增多,闭合容积增加
　肺总容量相对不受影响

气体交换
　通气血流比失调
　肺泡气动脉血氧分压差增大
　无效腔比例增大
　一氧化碳和氧气的最大弥散能力下降

呼吸的调节
　对高碳酸血症的通气反应减弱
　对缺氧的通气反应减弱
　睡眠相关的通气障碍增加
　对麻醉性镇痛药引起的呼吸抑制的敏感性增加

(四) 消化系统、肝脏、肾脏

老年人唾液及胃液分泌减少,胃肠道血流量降低,胃黏膜有某种程度的萎缩,胃酸低,胃排空时间延长,肠蠕动减弱。

老年人肝脏重量减轻,肝细胞数量减少,肝血流降低。肝合成蛋白质的能力降低,血浆蛋白减少,白蛋白与球蛋白的比值降低。阿片类、巴比妥类、苯二氮䓬类、异丙酚、依托咪酯、大多数非去极化肌松药等需经肝脏进行生物转化的药物血浆清除率降低。

衰老对肾的主要影响是肾组织萎缩,肾单位数量下降。浓缩功能、滤过功能降低,肾血流进行性下降,肾脏对缺血更加敏感。肾功能的改变使经肾排除的麻醉药及其代谢产物消除半衰期延长。

(五)内分泌系统及代谢

基础代谢率降低,30岁以后约每年降低1%。老龄化使下丘脑体温调控区神经元减少,体温调节能力降低,血管收缩反应和寒战反应减弱,周围环境温度下降时易出现体温下降,手术期间应注意保温。糖耐量降低,围术期不宜输注大量含糖液体。

(六)特殊问题

与年轻人相比,老年人在情感障碍和心理异常方面发病率较高,如抑郁症。因可能引起谵妄,延长住院时间,在整个围术期应持续应用抗抑郁药。

痴呆在老年人中很常见,老年性痴呆在65岁及以上老年人中占6%~8%。全身麻醉是否会加速老年性痴呆的发展尚有争议,但痴呆是术后谵妄的一个预测指标。认知缺损患者康复较差,且手术死亡率高。通过与患者家属交谈及简易心理状态测试表,可获知基本认知功能。

二、老年人的药理学特点

老年人的机体构成成分的变化是:脂肪组织增加、肌肉组织减少,体液总量减少。

体液总量的减少,使水溶性药物的血浆浓度增加。麻醉药和辅助药大多是脂溶性的,脂肪组织增加,可使其分布容积增大,可能延长药物的作用时间。白蛋白减少,游离型的有药理活性的药物浓度增高。肝肾功能降低可延长药物的作用时间。吸入麻醉药的MAC随年龄增加而减少,40岁以上,每10年MAC约降低0.6%,意识消失所需的麻醉药物浓度降低。

三、老年人手术麻醉特点

老年人由于全身生理功能降低,对麻醉和手术的耐受能力较差,并存其他疾病的发生率高,麻醉和手术的风险普遍比青壮年高。

老年人麻醉和手术的风险主要取决于:①年龄。年龄是预测围术期严重不良事件的一项独立危险预测因素。②患者的生理状况和合并症。老年人常并存多种疾病,70岁以上的老年人最常见的疾病有高血压(45%~50%)、冠心病(35%)、糖尿病(12%~15%)、慢性阻塞性肺疾病(COPD,9%)等。③是急诊手术还是择期手术。在非心脏手术的老年病人中,急诊手术是预测术后预后不良的独立因素。④外科手术的类型。根据ACC/AHA工作组的建议,手术风险可以分为高危手术、中危手术和低危手术。高危手术包括急诊手术、主动脉及大血管手术、外周血管手术及因大量液体转移和(或)血液丢失造成的手术过程延长,其围期死亡和(或)心肌梗死发生率大于5%。中危手术的围术期死亡和(或)心肌梗死发生率小于5%,包括胸腹部手术、整形手术、前列腺手术、头颈部手术及颈动脉手术。低危手术包括内镜、白内障及乳腺手术,以及表皮处理,其围术期死亡和(或)心肌梗死发生率小于1%。

(一)术前评估及麻醉前准备

术前评估应对病人的全身状况及心、肺、肝、肾等重要器官系统进行评估,以制订减少麻醉手术风险的计划,降低并发症和死亡率。由于有些老年人认知功能的降低,详细的病史采集可能需要通过亲属或照顾者。

1.病史

(1)个人史:有无饮酒、吸烟嗜好,每日量多少,是否服用麻醉毒品或长期服用安眠药,能否胜任体力活动,有无心慌气短等。

(2)既往史:过去有过何种疾病,特别是与麻醉有关的疾病。如心脏病、肺部疾病及肝肾功能不全等。

(3)麻醉手术史:过去做过何种手术,用过何种麻醉方法和药物,麻醉手术中发生过什么情况,有无药物过敏及其他严重问题,术后有何变化。如进行动静脉瘘血液透析的病人,应避免在患肢上施行静脉穿刺置管或行缚扎无创血压袖带。

(4)治疗用药史:应用过何种药物、用药时间、用量及反应情况,如降压药物、β-受体阻滞剂、激素、利尿药、抗生素、单胺氧化酶抑制药等。有无过敏史。降压药等应用至术日晨。有研究表明65岁以上的老人超过90%每周至少应用一种药物,40%用5种或5种以上,12%~19%用10种或10种以上的药物,增加了麻醉管理的困难。但有研究表明,他汀类和β-受体阻滞剂可减少风险因素,围术期应用他汀类药物可以提高术后心血管系统的转归,降低炎症标记物水平。虽然β-受体阻滞剂的作用在肯定的同时尚有一些争议,目前主张如无禁忌,应用至术日晨,可减少心血管系统并发症。

2.体格检查 麻醉医师在术前要对病人重要脏器做详细检查,要特别注意气道、心肺和神经系统检查。实施区域麻醉时,应仔细检查四肢和背部情况。

(1)精神状态:了解病人的思想状况,观察病人的精神状态、意识及情绪变化。详细询问老年人常有的脑血管及精神疾病情况。要对其说明麻醉手术情况,消除其思想顾虑和紧张情绪,取得病人的合作。

(2)一般状况:观察病人的一般情况,神志、瞳孔大小、病容、体位及皮肤黏膜是否黄染。营养状况如何。老年人易患颈椎关节和下颌关节病,造成颈和下颌骨活动受限,故术前应确定其活动范围,注意其张口程度,有无气管偏移,颈部包块等。牙齿是否松动,是否有义齿。

(3)神经系统:了解病人的意识精神状态,脑神经功能、认知能力及周围感觉运动功能。

(4)肺脏:检查是否有桶状胸,有无喘鸣音、干啰音或湿啰音、呼吸音减低。有无咳嗽,劳力性呼吸困难,杵状指和发绀症状。

(5)心血管:详细测量血压,必要时测双上肢血压,注意脉率、节律。听诊是否有杂音。注意有无慢性心衰的症状,如颈静脉怒张、心率增快等。

3. 实验室检查
(1)常规检查:包括血、尿常规、生化及肝功能等。
(2)心脏:对老年人来说,危险评估的关键是对当前功能状态的评价。表 26-2 为围术期心血管风险因素(心肌梗死、心力衰竭、死亡)增加的临床预测指标。

表 26-2　围术期心血管风险因素(心肌梗死、心力衰竭、死亡)增加的临床预测指标

高危因素	中危因素	低危因素
不稳定性冠状动脉综合征	轻度心绞痛(加拿大分级:Ⅰ级或Ⅱ级)	高龄
伴有临床缺血症状或无创性检查发现有明显缺血证据的急性或近期 MI[a]	MI 病史或病理性 Q 波	ECG 异常(左室肥大、左束支传导阻滞、ST-T 异常)
不稳定型或严重心绞痛[b](加拿大分级:Ⅲ级或Ⅳ级)[c]	代偿性心力衰竭或有心衰病史	非窦性心律(如房颤)
失代偿性心力衰竭	糖尿病(尤其是胰岛素依赖者)	运动耐量减低(如不能提物上一层楼)
严重心律失常	肾功能不全	卒中史
高度房室传导阻滞		未经控制的高血压
存在基础心脏病并伴有症状性室性心律失常		
室上性心律失常且心室率尚未得到控制		
严重的瓣膜疾病		

注:[a]美国心脏病学会定义"近期 MI"是指大于 7 天小于或等于 1 个月(30 天)的心肌梗死;急性心肌梗死是指 7 天以内的心肌梗死
[b]包括患者久坐也发生的"稳定型"心绞痛

1)心电图检查:必要时做 Holter 监测,可提供 ECG 连续 24 小时监测,可了解有无心律异常和缺血性改变。

2)超声心动图:用于评估整体和局部的心脏结构及心功能的检查,心房、心室扩大,瓣膜狭窄或关闭不全和心力衰竭。对心脏射血分数显著性降低至 $25\%\sim35\%$ 的病人,可确定为"高危"。但心脏超声检查不能明确是否有心肌缺血病。

3)冠状动脉血管造影术:可了解冠状动脉的狭窄程度、病变累及范围及侧支循环是否建立等。

4)放射性核素检查:可了解是否有心肌缺血。

(3)肺脏检查

1)胸片检查:对于年龄大于 60 岁的病人,建议术前常规进行胸片检查。

2)肺功能检查:有助于确定患者肺疾患程度。表 26-3 列出了术后肺部并发症危险性和术前肺功能的关系。当手术操作不涉及肺脏时,术前肺功能常规检查的价值仍有争议。如果病人有非特征性的呼吸困难或不能耐受活动,建议术前做肺容量的检查。此外,对于阻塞性肺疾病或哮喘病人,肺容量测定对于判断是否处于最佳的基础状态有帮助。

表 26-3　术后肺部并发症危险性和术前肺功能的关系

肺功能	中度危险	高度危险
FVC	<预计值的 50%	<15ml/kg
FEV$_1$	<2L	<1L
FEV$_1$/FVC	<预计值的 70%	<预计值的 35%
FEF$_{25\%\sim75\%}$	—	<预 14L/s
RV/TLC	>预计值的 50%	—
D$_L$CO	<预计值的 50%	—
MMV	<预计值的 50%	—

3)动脉血气分析:术前评估胸科病人的常规检查。$PaCO_2$ 测量值显示病人肺泡通气情况,只要大于 46mmHg 就是通气不足的征兆。引起通气不足的原因有很多,针对每个病人应找出各自特定的原因。但当 PaO_2 低于 70mmHg 时,则应尝试明确原因并在术前改善病人的气体交换。最常见的原因是 V/Q 比值失调,但也有其他的原因,包括由潜在的肺部疾病(例如经过肺癌或无功能肺叶的短路血流)引起的右向左分流。

(4)其他

1)存在甲状腺功能异常病史者,需根据情况检查甲状腺功能。有深静脉血栓危险因素的应行下肢深静脉超声检查等。

2)起搏器:已安装心脏起搏器的病人,术前应了解起搏电极的位置、起搏方式、设定条件等。术前应请专科医生检查起搏系统是否正常工作、有无并发症、电池是否将要耗竭和对起搏方式进行调整等。为防止术中起搏器失灵,应准备阿托品、异丙肾上腺素等药物。

(二)常用的麻醉方法

1. 局麻　老年人对局麻药的耐量降低,应减少剂量,采用最低有效浓度。

2. 神经阻滞　包括颈丛、臂丛神经阻滞,以及腰丛、坐骨神经阻滞等。可在神经刺激器和超声引导下进行。

3. 椎管内麻醉　包括硬膜外麻醉、腰麻、腰麻-硬膜外联合麻醉。椎管内麻醉对呼吸和循环易产生抑制,特别是老年人。因此阻滞的平面以不超过 T$_6$ 为宜。

老年人的棘间韧带、黄韧带的纤维化或钙化,可造成穿刺困难,或刺破硬脊膜的可能性增加。如直入法穿刺失败,可改用旁入法。老年人椎间孔狭窄,硬膜外间隙随增龄而变窄,容积减少,椎间孔闭缩,局麻药向椎旁间隙扩散减少,都可使阻滞范围意外扩展,因此老年人用药量需适当减少。老年人动脉硬化,硬膜外间隙的血管亦不例外,穿刺及放置导管时易致出血。腰麻时老年人亦对局麻药敏感性高,阻滞平面扩散广,作用时间延长。因此用量剂量应酌减。

4. 全身麻醉 麻醉诱导力求平稳,减轻气管插管时的心血管应激反应,同时需防止麻醉药引起的严重的循环和呼吸抑制。静脉用药一般从小剂量开始,逐渐加大用量。必要时可给予降压药、β-受体阻断药。老年病人由于牙齿脱落,致口腔内失去牙齿的支架,诱导时面罩易发生漏气,应准备好口咽通气道。

一般老年病人麻醉维持不宜太深,但亦需防止过浅的麻醉会出现镇痛不全和术中知晓。老年人对缺氧耐受差,避免缺氧和二氧化碳蓄积。过度通气对老年人也是不利的,可以招致冠脉痉挛、心肌缺血。维护水、电解质平衡与内环境的稳定也很重要。手术时间较长的病人,手术结束前的减少和停用麻醉药物的时间,可较年轻人适当提前。术中注意老年人的药物代谢特点。注意保温。

拔管苏醒期,掌握好拔管指征。否则不宜仓促拔管。注意减轻拔管时的心血管反应,准备好短效的β受体阻断剂艾司洛尔,慎重应用肌松拮抗药和麻醉性镇痛药的拮抗药。应用肌松拮抗剂时根据当时心率快慢决定先用或后用抗胆碱能药物,或先小量注入拮抗剂,根据反应应用抗胆碱能药物。防止恶心呕吐、谵妄躁动等。对于在拔管后出现严重呼吸抑制者,除给予相应抢救药物外,应注意及早重新做气管内插管(或置入喉罩、气管-食管联合导管)扶助呼吸。对于一般老年手术病人,术后吸氧的时间不应<24小时。

与气管插管相比,喉罩置入所需的麻醉药较少,置入和拔除时对血流动力学影响小。如无喉罩使用的禁忌证,应尽可能使用喉罩麻醉。

5. 复合麻醉 全麻复合椎管内麻醉或全麻复合阻滞麻醉

6. 麻醉的选择 麻醉的选择,取决于患者、手术种类及麻醉。麻醉方法的选择首先选用对全身生理功能干扰小,同时可以满足手术需要,麻醉医师的客观条件、技术条件具备的麻醉方式。

一些研究表明,全身麻醉与区域麻醉对老年人结局的影响几乎没有区别。这种结论在很多类型的手术包括大的血管手术和骨科手术均有报道。区域麻醉有一些优势:①区域麻醉可通过抑制术后纤维蛋白溶解而影响凝血系统。区域麻醉可减少全髋关节成形术后深静脉血栓的形成。但全膝关节置换术后未发现相似的结果。在下肢的血管重建术中,与全麻相比,区域麻醉可减少术后移植血管的血栓形成。②由于区域麻醉对血流动力学有影响,可使骨盆手术和下肢手术的失血量减少。③区域麻醉不需气管插管,区域麻醉患者发生低氧血症的危险性较低。

7. 麻醉管理 麻醉期间的监测除常用的基本监测项目外,应根据老年人的特点有所侧重,同时加强有创动脉压和中心静脉压的监测,有助于及早发现问题及时处理。例如,老年病人有冠心病和高血压,心电图电极的安放应能适时显示ST段的变化,以便能及时处理可能出现的心肌缺血;呼气末二氧化碳监测,有助于及时发现、避免低二氧化碳血症以

防冠状动脉的收缩和痉挛。对于有阻塞性和(或)限制性通气功能障碍的老年病人,需要定时进行血气分析、连续监测呼吸系统顺应性的动态变化,以指导呼吸管理。全身麻醉时,必要时可进行神经肌肉传导功能监测。老年人调节和维持恒定体温的能力很差,术中进行体温监测和给予保温措施十分必要。老年人应监测麻醉深度(如BIS),避免因麻醉过深引起的苏醒延迟和因麻醉过浅引起的术中知晓的发生。

液体过多或不足都会产生不良结果。液体治疗应根据特定的手术和心功能状态,而不是仅根据年龄本身。

还应注意防范一些在老年人比较容易出现的并发症,如皮肤、软组织易出现受压所致的缺血性损伤;由于骨质疏松,搬动体位不当可致医源性损伤;泪腺分泌减少,应注意保护眼睛等。

术后应注意维持循环功能的稳定。包括维持合适的血容量、维护和支持心功能、保持内环境的稳定等。老年人常有冠心病、高血压,要注意维持心肌氧供与氧需之间的平衡,避免一些引起心肌缺血的因素,如高血压、心动过速、疼痛、贫血、寒战等。

术后镇痛对老年人尤其重要,可以减轻痛苦,帮助恢复正常躯体活动及保持正常的呼吸功能,从而防止一些并发症,如肺不张、肺炎、静脉栓塞、压疮等。考虑到老年人的特点,用药量宜适当减量,防止发生呼吸抑制等并发症。但同时由于担心发生术后镇痛的并发症,易发生老年人镇痛治疗不足。此外,老年患者情感或认知障碍(如抑郁、痴呆)的发生率较高,会影响疼痛治疗的效果。不能有效控制术后疼痛也可能是促进术后谵妄发展的重要因素。多模式镇痛的方法可有效应用于老年患者,但应注意老年人随着药物种类的增加副作用会增多(高于年轻患者)。硬膜外术后镇痛者需注意,在术后需用低分子肝素预防血栓形成的患者,应于椎管内穿刺置管24小时以后,且硬膜外导管拔除2小时以上,方可开始应用低分子肝素。随着对老年患者研究的深入,研究发现外周神经阻滞镇痛适用于老年患者。特别是下肢手术时,外周神经阻滞与硬膜外阻滞镇痛效果相似。使用神经阻滞可以改善如下结果:早期术后镇痛、需要第一次镇痛药物的时间、术后阿片类药物的总用量、离开PACU时间和出院时间、术后恶心呕吐、术后情绪、睡眠和计划外住院。与静脉给予阿片类药物相比,硬膜外的镇痛效果更好,硬膜外技术还可以降低静脉血栓栓塞、心肌梗死、出血并发症、肺炎、呼吸抑制和肾衰竭的风险。

(三)常见并发症

应强调术前对并存症的积极治疗是预防并发症的最好措施。

1. 呼吸系统 低氧血症和呼吸抑制:椎管内麻醉和颈神经丛阻滞等,其原因与阻滞范围过高、过宽及麻醉辅助药物使用过多有关。全麻苏醒期多为镇痛药与肌松药残留体内所致,一般可通过面罩给氧或做加压辅助呼吸得以改善。

呼吸道梗阻舌后坠或口腔分泌物过多用手法托起下颌、放置口咽通气道并清除口腔分泌物,梗阻即可解除。下呼吸道梗阻可因误吸或气管、支气管分泌物过多、过稠造成。气道反应性增高的病人容易诱发支气管痉挛致呼吸道梗阻。上述并发症的处理,在加压给氧解痉的同时,应尽快清除呼吸道的分泌物或异物。

非麻醉因素包括电解质紊乱(如缺钙等)、胸腹伤口的疼痛或包扎过紧、腹部膨隆、膈肌上抬等影响病人的正常呼吸动作,造成通气不足。

呼吸抑制和呼吸道梗阻均可导致通气量不足和缺氧。老年人呼吸储备功能不全,易致急件呼吸衰竭、肺部感染,常是术后导致死亡的重要并发症。

2. 循环系统 老年人心功能储备降低、血管硬化。如术前已并存高血压、冠心病、心律失常,则术中和(或)术后很难使循环维持稳定。

在麻醉手术期间出现的高血压,通常均与麻醉过浅、麻醉阻滞平面不够、手术刺激过强、自主神经阻滞不完善密切相关,可适当加深麻醉,或给予血管扩张药,必要时静滴硝酸甘油或中、短效的降压药,伴有心率增快者,可选用β受体阻断药艾司洛尔等。术毕苏醒期及术后早期出现的高血压,可因伤口疼痛、气管内吸引等因素引起。可用小剂量降压药控制,术后有效的镇痛技术也十分有效。

长时间的低血压,除与血容量不足密切相关外,心脏本身的疾病、电解质紊乱、酸碱失衡对心功能的抑制、肾上腺皮质功能低下应激能力削弱等亦有关系,均应给予考虑并作相应的处理。

3. 苏醒延迟 往往是药物的残余作用或麻醉过程有某种程度的低氧。术后的谵妄、定向力障碍等中枢神经系统症状则可能与代谢因素有关。如水中毒、低钠血症、低血糖症、高血糖症、低氧血症、低温、高二氧化碳血症等。

4. 谵妄 老年患者的术后谵妄是围术期非常重要的问题之一。谵妄使术后活动延迟、住院时间延长。有研究表明,在某些外科患者中,无论术前有无认知功能障碍,谵妄是预测术后死亡率及长期预后不良的重要因素之一。谵妄的发生机制目前还不清楚。下面列出谵妄诊断标准和术前危险因素(表26-4,表26-5)。预防性措施包括纠正代谢和电解质紊乱以及治疗神经精神疾病等,消除所有诱发因素。

表26-4 《精神障碍诊断和统计手册》第四版 (DSM-Ⅳ)谵妄诊断标准

A. 意识混乱(即对环境的知晓和注意力下降)

B. 认知改变(如记忆缺失、定向力错乱和语言混乱)或知觉障碍(如视觉假象、幻觉)

C. 快速发作(数小时到数天)和每日病程波动

D. 证据表明是一般躯体情况的直接的生理性后果

表26-5 术后谵妄的术前危险因素

年龄>65岁,男性
认知损害或抑郁
功能损害
感觉损害,特别是视力和听力
口服摄入减少
失眠
药物-复合用药、酗酒、精神药品、镇静剂、麻醉药、抗胆碱药
合并症:严重疾病和神经系统疾病
某些手术类型:高风险手术(美国心脏联合会指南)和骨科手术

续表

入重症监护室
疼痛
睡眠不足
不能活动或身体条件差

5. 脑血管意外 脑血管意外,病人先前多存在有脑血管病,而在麻醉手术过程中意外地发生了脑卒中,其中有80%是因脑血管供血不足(或血流太少),可称为缺血性卒中,其余20%则属于出血性卒中(如脑实质性出血和蛛网膜下隙出血)。

围术期脑血管意外老年人发生率比青壮年高,与老年人高血压及动脉粥样硬化的发生率较多,脑血流的自动调节范围变窄,以及血压黏稠度高等因素有关。因此,围术期要维护脑的合适的灌注压,加强输液管理等都是有效的预防措施。

四、常见手术的麻醉

(一) 高血压性脑出血开颅血肿清除手术

颅内手术的关键是理解脑血流和颅内压的生理及药理基础,并维护其正常。

术前及术中积极控制血压,可防止脑内再出血,避免脑水肿及颅内压的加重,并可降低心脏的负荷。但血压不能过降,以免发生脑供血不足。

高血压脑出血患者多数是体胖、颈短;若病人已经昏迷,可有打鼾、气道不畅及分泌物增多现象,或已有误吸,可能存在气管插管困难。插管时应尽量减轻插管的心血管反应。

输液应根据中心静脉压、血压和尿量适当调整。术中出血应及时补充,防止血容量不足造成低血压,影响脑灌注。也要防止输液过多造成脑肿胀。心功能本身有损害的病人,输液更应慎重,必要时可用强心剂等。在掀开颅骨瓣以前快速输入甘露醇可使颅内压降低,如术中脑肿胀明显可再次给予脱水。

开颅后打开硬脑膜后,麻醉即可减浅。为确保浅麻醉下术中患者静止不动,防止自主呼吸与机械通气对抗或病人突然呛咳、躁动而造成颅内压增高、脑组织膨出而影响手术的进程,应给予足够的肌松药。同时应避免麻醉过浅引起的术中知晓,可适量吸入麻醉剂。术中应维持动脉二氧化碳分压($PaCO_2$)25～30mmHg,30mmHg最为适宜。预防术后寒战。术后呼吸恢复不满意可继续带管机械通气。

(二) 胸科手术

评估老年外科病人时主要需考虑的是,病人的肺功能是否足以耐受手术、术后的应激以及长期的功能需求。当手术使有功能的肺组织减少时(肺叶切除术,全肺切除术),如果病人术前的肺功能已经受损,则术后有发生呼吸功能不全的危险。据大多数的报道,年龄大于70岁是肺脏切除术的独立危险因素,但这个增加的危险因素主要归因于此年龄群的伴随疾病。

需进行肺功能检查。一般肺功能检查结果及肺损害程度与肺手术的危险性有相关性。

在肺切除术中,术前肺容量测定有不容争议的作用。FEV_1对预测胸科手术病人术后发病率具有良好的相关性。

FEV$_1$>1.5L,预示年龄大于 70 岁的病人预后良好。Haraguchi 和他的同事指出,术后 FEV$_1$ 预测值小于 55%,是肺切除术后肺部并发症最强的独立的预测因子。

麻醉前除一般准备外,需积极治疗肺部感染,停止吸烟,进行呼吸训练,有助于减少术后并发症。同时积极纠正营养不良及电解质失衡,贫血者应给予输血,使血红蛋白达 100g/L 以上,低蛋白血症者应补充白蛋白。

胸内手术的麻醉方法以气管内插管的全身麻醉为主。使用双腔管,麻醉维持以静脉吸入复合或全凭静脉方法,使用肌肉松弛药保证充分的肌肉松弛。下胸段硬膜外阻滞复合全身麻醉有利于减少手术中麻醉药用量,还可用于术后镇痛,利于患者恢复。

术中应注意体位改变时检查气管导管的位置。术中应维持足够的麻醉深度。肺门周围神经分布比较丰富,探查肺门或处理支气管时可引起心律失常,需以注意。术中应常进行呼吸道吸引,特别是开胸后肺萎缩、挤压病灶、双肺通气前等步骤时。吸痰时也应注意避免浅麻醉下吸痰和避免在处理血管时吸痰。肺切除术粘连较重时可发生失血较多,故麻醉前应当适当补液扩容,但应注意输液速度。全肺切除术由于肺血管床骤然减少,更应适当控制输血补液量。特别是对于高龄、心肺功能差的病人,拔管前要充分膨肺,并注意膨肺的力量,过度膨肺会引起循环紊乱。良好的术后镇痛可改善病人通气功能。心肺功能较差的老年人手术结束后循环与呼吸恢复较迟,待确具备拔管条件时,方可拔除气管导管,尚不具备拔管条件或重危病人可送 ICU 继续观察和治疗。

单肺通气时保证良好氧合的措施:氧合不良严重或快速时,可恢复双肺通气。如氧合不良的速度较慢,则需:

1. 以 100%氧行单肺通气。
2. 用纤支镜确认双腔导管或阻塞器的位置。
3. 确认心输出量正常,将吸入麻醉药减至<1MAC。
4. 通气侧肺应用肺复张法。
5. 给通气侧肺加 5cmH$_2$O 的 PEEP。
6. 非通气侧行持续气道正压(CPAP)1~2cmH$_2$O 给氧。
7. 间歇对非通气侧膨肺。
8. 非通气侧肺部分通气技术:氧气吹入法、高频喷射、肺叶萎陷(用支气管阻塞器)。
9. 对非通气侧肺血流进行机械性限制。

(三)心脏手术

术前评估(表 26-6)应明确患者的手术指征和潜在疾病的病理生理影响。

麻醉前检查要询问有无心衰病史、脑血管病史,夜间是否能平卧,当前静脉或口服药物的种类,特别应注意是否应用洋地黄及 β-受体阻滞剂,并应了解电解质、肝肾功能以及有无其他伴发病症(如高血压、糖尿病及肺部疾患等)。

表 26-6 心脏手术术前评估

手术方法——手术适应证
心血管疾病的危险因素及其相关影响(例如:吸烟,高血压,糖尿病)
功能状态
　症状和体征

续表

纽约心脏协会分级:
　有心脏病症状但体力活动不受限
　有心脏病症状且体力活动轻度受限
　有心脏病症状且体力活动显著受限
　心脏病症状严重不能胜任任何活动
基本检查资料
　心电图:缺血、梗死、传导异常、心肌肥大、药物作用
　血液学/凝血和电解质资料,特别包括凝血酶原时间(PT)和部分凝血活酶时间(PTT),血小板计数,血糖和肌酐
特殊检查资料
　缺血-运动试验,心肌灌注造影(休息、运动和药物),血管造影
　心肌功能/瓣膜功能——血流动力学(心输出量、压力梯度、瓣膜面积),心室造影,超声心动图
术前用药
气道
全身疾病
脑血管疾病
主动脉粥样硬化性疾病
肾功能损害
慢性阻塞性肺疾病

瓣膜置换术的结果受年龄和心脏手术种类的影响。Craver 调查了老年人行冠状动脉旁路移植术、单纯瓣膜术、冠状动脉旁路移植术(CABG)复合瓣膜术的结果。显示出根据心脏手术的严重程度,死亡率的增加与年龄有关,尤其是涉及二尖瓣或者双瓣膜的手术。死亡的原因包括心衰、多器官系统衰竭、卒中、心肌梗死和肺炎。房颤和谵妄是术后最常见的并发症,这两种并发症的发生都表现出年龄依赖性。

老年患者,特别是原有神经系疾病(如卒中、一过性缺血发作)患者常伴随脑动脉硬化和(或)脑侧支循环灌注不足,围术期容易再发缺血意外。术前宜常规检查颈动脉,若存在杂音或狭窄,应考虑先施行颈动脉内膜剥脱术(CEA)。若病情允许,可同期施行 CEA 和心脏手术。但对同时并存颈动脉狭窄和升主动脉粥样硬化的病人,CEA 仍不能有效降低围术期急性卒中的发生率,因栓子可从主动脉壁粥样组织脱落而引起。年龄是引起心脏手术有神经系统并发症的又一危险因素。CABG 后卒中预测风险因素见表 26-7。

表 26-7 CABG 后卒中预测风险因素

风险因素	评分
年龄	(年龄-25)×1.43
不稳定型心绞痛	14
糖尿病	17
神经系统疾病	18
CABG 史	15
血管疾病	18
肺部疾病	15

良好的术前用药可使心率不至增快,血压不至增高,从而减少心肌缺血的发生,但应避免老年人对药物耐受性差而引起的呼吸抑制。用东莨菪碱后老年病人易引发精神症状,需注意。

诱导宜联合不同药物少量多次给药,或静脉靶控给药,根据血压、心率及心电图的监测达到充分镇痛及睡眠的程度,把插管反应降低到最低程度。保持适宜的肺通气。老年患者肺的顺应性降低或并有 COPD 等肺疾病,通气不足时可导致缺氧和二氧化碳蓄积,使心肌供氧减少,需氧增加,而通气过度,又使 $PaCO_2$ 降低,可诱发加重冠状动脉痉挛,冠状动脉血流减少及氧离曲线右移等,从而减少心肌供氧。

术中静吸复合或全凭静脉维持麻醉。术中监测,除常规监测外,可应用经食管超声(TEE),评估瓣膜疾病的状况,评估心内血栓、心内分流和主动脉内斑块,评估心内有无气栓等。在老年患者使用时应注意有无食管病变(手术史、肿瘤出血等),操作时宜轻柔,以免造成声带损伤或麻痹、食管穿孔、心律失常。TEE 无论对施行心瓣膜手术和冠状动脉手术可能比肺动脉导管提供更多的信息,减少冠状动脉手术并发卒中的发生率。

CABG 原则是保持心肌氧平衡,避免心肌缺血。对合并糖尿病者术中血糖的监测调节至一定范围有助于患者的转归。

瓣膜心脏疾病的特殊处理需要关注:

主动脉瓣狭窄血流动力学目标包括足够的血容量、较慢的窦性心律,维持心肌收缩力和体循环血管阻力。

主动脉瓣关闭不全血流动力学目标包括足够的血容量、维持较快的心率和心肌收缩力以及通过降低体循环血管张力来增加前向血流。

二尖瓣狭窄血流动力学目标要求维持较慢的心率(最好是窦性节律)、足够的血容量、心肌收缩力和体循环血管阻力。

二尖瓣关闭不全血流动力学目标包括足够的血容量、心肌收缩力、正常或稍快的心率和降低体循环血管阻力。

混合型瓣膜损害的患者其麻醉处理的主要目标要根据血流动力学影响最显著的瓣膜损害而定。

(四) 腹部外科手术

一般可选择全身麻醉、硬膜外阻滞或全麻复合硬膜外阻滞。

腹部外科手术病人,特别是消化道恶性肿瘤,术前常有水、电解质酸碱平衡紊乱,营养不良,贫血,低蛋白血症,术前应尽量予以调整,以提高病人对手术、麻醉的耐受性。

腹内手术中牵拉内脏容易发生腹肌紧张、鼓肠、恶心、呕吐和腹肌抽动,不仅影响手术操作,且易导致血流动力学剧变和病人痛苦。因此,硬膜外麻醉时需辅助药物。目前多选择全身麻醉,根据手术需要追加肌松药,需保证进腹探查、深部操作、冲洗腹腔及缝合腹膜等时有足够的肌肉松弛。

1. 胃肠道手术

(1)消化道梗阻病人,胃肠内容物无法排出,术前应积极进行减压引流,全麻诱导时应注意预防反流误吸,以免致吸入性肺炎或肺不张。

(2)大量腹水,巨大腹内肿瘤病人,术中排出大量腹水,

搬动和摘除巨大肿瘤时,腹内压容易骤然下降而发生血流动力学及呼吸的明显变化。

(3)结肠手术前常需多次清洁洗肠,应注意血容量和血钾的变化。严重低钾血症可导致心律失常,麻醉中需注意监测心电图。

(4)游离乙状结肠时多需采用头低位,以利于显露盆腔,麻醉中应注意体位改变对呼吸、循环的影响。直肠手术术中出血可能较多,要及时补偿。

2. 胆囊、胆道手术

(1)胆囊、胆道疾病可伴有感染、阻塞性黄疸及肝功能损害、维生素 K 吸收障碍,麻醉前应给予消炎、利胆、保肝治疗,并尽量使凝血酶原时间恢复正常。

(2)术中术后应加强肝肾功能维护,预防肝肾综合征的发生。

(3)阻塞性黄疸的病人,自主神经功能失调,迷走神经张力增高,麻醉手术时易发生心律失常和低血压。在游离胆囊床、胆囊颈和探查胆总管时,可发生胆-心反射和迷走-迷走反射。

3. 脾脏手术

(1)原发性或继发性脾功能亢进需行手术者,多有脾大、红细胞、白细胞、血小板减少和骨髓造血细胞增生。严重贫血,应输新鲜血。有肝损害、低蛋白血症者,应给予保肝及多种氨基酸治疗。有血小板减少、出凝血时间及凝血酶原时间延长者,应小量多次输新鲜血或浓缩血小板,并辅以维生素 K 治疗。

(2)原发性脾功能亢进者大都已长期服用肾上腺皮质激素和 ACTH。围术期应继续给予维持量,以防肾上腺皮质功能急性代偿不全。

(3)无明显出血倾向及出凝血时间、凝血酶原时间已恢复正常者,可选用连续硬膜外阻滞。麻醉操作应轻柔,避免硬膜外间隙出血。选择全麻时气管插管操作要轻巧,防止因咽喉及气管黏膜损伤而导致血肿或出血。凝血功能异常者行中心静脉穿刺置管时需谨慎操作。

(4)游离脾脏、搬动脾脏、结扎脾蒂等操作,手术刺激较大,有发生意外大出血的可能,需做好大量输血准备。

4. 胰腺癌

(1)患者多为老年男性。术前病人多存有阻塞性黄疸,体质衰弱,显著消瘦,营养不良,少数病人还可能有肝功能障碍、上呼吸道出血,血栓性静脉炎。有时有各种精神症状,如焦虑、抑郁、失眠等。

(2)手术时间较长,术中失血较多,故宜选择全身麻醉。麻醉前应作好各种监测准备,包括中心静脉压、动脉压监测。

(五) 泌尿外科手术

泌尿系统,特别是肾脏疾病,常导致水、电解质和酸碱失衡及心血管代谢和造血系统出现病理改变,并可伴肾功能损害。泌尿外科手术常采用特殊体位,如膀胱截石位、腰桥摇高,对呼吸循环有明显的影响,应重视其麻醉中的管理。

1. 膀胱镜检　对于清醒合作的患者,给予表面麻醉并辅以少量的镇静药即可完成手术。对于手术过程较长或不合作的病人,为防止膀胱穿孔,可行静脉麻醉。

2. 经尿道膀胱肿瘤切除术(TURBT)　经尿道膀胱肿瘤电切术,一般蛛网膜下隙阻滞即可完成手术。对于手术时间

预计较长的可用连续硬膜外麻醉或腰-硬联合麻醉。膀胱穿孔是多因高频电刀在膀胱内触及侧壁，致灼伤或刺激闭孔神经，激起大腿内收肌收缩，引起电刀穿透膀胱壁。发生率约为1‰左右。如术前估计膀胱穿孔风险较高，可行闭孔神经阻滞或全麻下应用肌松剂等措施预防穿孔。

3. 经尿道前列腺切除术（TURP）　首选腰-硬联合麻醉或连续硬膜外麻醉。常见并发症为TURP综合征：多表现为急性水中毒。病人可出现血压增高、脉搏减慢、精神恍惚、躁动、恶心呕吐、呼吸急促、发绀、抽搐、昏迷、肺水肿、脑水肿等一系列症状和体征，甚至死亡。原因为大量灌洗液（不含钠的等渗液）经手术创面及切断的前列腺静脉或静脉窦进入血液循环，而致血容量增加，又称低钠或低盐综合征。手术期间进入血管内灌洗液的量与手术时间长短及灌注压成正比。出现水中毒时应立即静脉注入呋塞米，5%氯化钠100～150ml。其预防措施有：①术中应使患者保持清醒状态，严密观察病人神志、生命体征；②保持较低的灌注压力、使膀胱内压维持在40～60cmH$_2$O之间；③尽量缩短手术时间；④术中必要时可定时抽血检查血清钾、钠、氯、血浆渗透压、血细胞比积、游离血红蛋白。一旦发生应早结束手术。另外可发生体温过低及寒战，大量低温度的灌洗液灌入，可使体温下降。可预热灌洗液至37℃左右及其他体温保护措施。

4. 前列腺癌　麻醉重点注意摘除前列腺后，短时间内的大量快速失血。少数病人可出现血纤维蛋白溶解致伤口异常渗血，这可能为挤压前列腺促使其中纤维蛋白溶酶原进入血液，转化为纤维蛋白溶酶所致。一旦发生，除彻底电凝或压迫止血外，应及时输新鲜血、纤维蛋白原及激素，以及抗血纤溶芳酸治疗。

5. 肾肿瘤　肾癌，特别是右侧肾癌手术易发生癌栓脱落造成肺梗死。肾肿瘤探查中常可出现原因不明的持续低血压。巨大肾肿瘤手术由于肾周围粘连较重，术中剥离时渗血较多，如损伤肾动脉或腔静脉可造成大出血。因此输液通路应在上肢，不能在下肢。如损伤胸膜，全麻者可在张肺期缝合胸膜，而硬膜外麻醉者，病人可出现呼吸困难、发绀，应及时用面罩给氧，辅助呼吸，在张肺时尽快缝合胸膜。

6. 膀胱全切、回肠代膀胱术　是泌尿科手术时间较长、创伤大、出血多的手术，应有大量输血准备。

（六）妇科手术

为便于盆腔深部和阴道操作，要求麻醉有充分的镇痛和肌肉松弛。还需注意特殊体位如头低位、截石位对呼吸、循环及血流动力学影响，预防周围神经和肌肉长时间压迫损伤。

头低脚高位时膈肌被推向胸部不仅影响膈肌运动，而且使胸腔容量减少，老年及有肺部疾患者较易引起肺活量下降，特别是在硬膜外麻醉后，可引起缺氧。全麻下由于头低位时气管隆嵴向头端移位，气管导管易入右侧支气管内，故改变体位后一定要听诊检查导管位置是否正确。头低位还可导致下肢静脉回心血量增加，刺激压力感受器，反射性地使血管扩张，心排血量下降，可致血压下降，对于心功能较差的病人，可造成一定的危险，特别是在深麻醉和腰麻下更甚。头低位使颅内压升高，脑血流减少，如过度通气可引起二氧化碳分压下降，脑血流更加减少。麻醉中改变体位应逐步进行。

截石位并用头低位时，潮气量和肺活量将进一步下降，下肢静脉回流减少，血流发生重新分布。当术毕双侧下肢同时快速放低时，由于回心血量减少，老年心功能较差的病人可发生血压下降，严重者可发生循环衰竭，如同时已存在低血容量则更易发生，因此下肢放低时速度要慢。麻醉下肌肉松弛，抬高或放低下肢时要同时轻柔进行，否则易发生腰扭伤。

1. 宫颈癌及宫体癌　宫颈癌及宫体癌根治术探查遍及全腹、盆腔，故对于老年体弱并发病较多的病人宜采用全身麻醉。因手术范围较大，手术时间较长，手术区域如盆腔有丰富的静脉丛，术中应估计出血量并及时输血补液，维持有效的循环血量。

2. 卵巢癌　卵巢癌手术，一般情况尚好，肿瘤亦不太大，手术单纯行子宫及附件全切或包括部分大网膜切除者，可行硬膜外麻醉。巨大的卵巢肿瘤或者是腹水量较多的病人宜选用全麻。必要时术中应行CVP、动脉压监测，以指导术中用药和补液。由于下腔静脉受压加重，可发生似产妇样的"仰卧位低血压综合征"。麻醉中正压呼吸不可过度，过度通气可影响回心血量。术中探查、放囊内液及搬动肿瘤等操作过程中，要严密监测，放液速度宜慢，搬出肿瘤后应立即作腹部加压，以防止因腹内压骤然消失，右心回血量突然增加，导致前负荷增高而诱发急性肺水肿；另一方面又可能因为腹主动脉的压迫突然解除，后负荷突然降低而导致血压骤降、心率增快。因此，手术中要准确判断心脏前后负荷的增减，及时调节血容量平衡。

（七）骨科手术

老年人常因骨关节疾病及跌倒骨折等原因而做骨科手术。

有些病人长期卧床，身体虚弱，对麻醉耐受差，心肺功能难以估计。术前行气道评估，类风湿关节炎病人颈椎的强直和活动受限有可能发生气管插管困难，必要时采用表面麻醉清醒经鼻盲探插管，或实施纤维光导支气管镜引导插管。

深部静脉血栓形成和肺栓塞，为骨科手术围术期的严重并发症，多见于老年人。肺栓塞其栓子主要来源于深静脉血栓。高龄、长期卧床、制动、静脉曲张、心脑血管意外等均是静脉血栓栓塞的危险因素。全髋置换后因肺栓塞而死亡者约有1.04%。术前可做下肢深静脉超声检查，采取置入下腔静脉滤器等措施预防肺栓塞。

骨科手术术中应用骨黏合剂（骨水泥），可引起血压急剧下降，导致心脏骤停甚至死亡，目前对此有两种解释：①甲基丙烯酸酯（骨黏合剂）引起的直接血管扩张和（或）心肌抑制；②空气、脂肪、骨髓进入静脉系统导致肺栓塞。因此，当填充骨黏合剂时须密切注意血压和心电图的变化，并注意以下几点：①填充骨黏合剂前需维持收缩压在90mmHg以上，必要时用升压药；②避免低血容量；③严密观察病人；④吸入纯氧；⑤为预防血压突然下降，可静脉缓慢滴注多巴胺，维持血压平稳，出现心动过缓时静注阿托品。一旦发现低血压，静脉注射肾上腺素是一个非常有效的方法，用药剂量应根据低血压的程度而定。一旦出现心脏停搏，则需要更大剂量的肾上腺素进行复苏。

1. 全膝关节置换术　全膝置换术的病人通常患有类风湿关节炎和骨关节的退行性变，膝关节炎通常为双侧，目前对一次性施行双侧全膝关节置换术尚有争议,因术后并发症的发生率相应增加,如术后意识混乱、心肺并发症以及输入库血量增加等。使用止血带可减少术中失血,但术后每侧平均引流仍可达 500～1000ml,需加强血流动力学监测;术后提供满意的镇痛可促进下肢功能早期恢复。区域麻醉技术如硬膜外或持续股神经阻滞均能提供有效镇痛,从而促进下肢功能早期恢复。因目前预防肺栓塞多预防性应用抗凝药物,一般应用静脉术后镇痛或持续神经阻滞术后镇痛。

2. 脊柱手术 老年人脊柱手术多用于治疗椎间盘退行性变性手术。现代腰椎手术包括小切口椎间盘摘除术、椎弓根螺钉固定术等。通常采用全麻气管插管下俯卧位手术,椎管内麻醉目前更多用于单纯椎间盘摘除术。

俯卧位手术应防止气管导管发生扭折,可用钢丝螺纹管,也要防止从口腔脱出、滑入或与麻醉机脱开,应予以妥善固定导管并经常检查气管导管的位置。改变体位前后要听诊以确保导管位置正确。头部位置不宜过低或过高,以免影响脑循环。注意保护颈部、手臂和眼睛等压力敏感部位免受挤压。摆放体位时各种管路导线注意不要脱落。俯卧位胸腹部受压可限制胸廓的扩张,引起限制性通气障碍,气道压升高。腰椎手术时间长,失血量较多,有条件的可进行自体血液回收。俯卧位脊柱手术由于手术区在心脏平面以上,有发生空气栓塞的风险。麻醉手术后失明虽然并不只限于脊柱后路手术,但是脊柱手术中一种少而严重的并发症。

3. 四肢手术 大多数上肢手术根据是否上止血带和手术部位可在不同径路的臂丛神经阻滞、外周神经阻滞麻醉下完成。绝大多数下肢手术可在蛛网膜下隙阻滞、硬膜外阻滞或蛛网膜下隙-硬膜外联合阻滞下完成,也可采用神经阻滞或神经阻滞与全身麻醉联合应用的方法。

(左明章 周淑珍)

▶ 参考文献 ◀

1. Sieber FE. 老年麻醉学. 左明章,田鸣,译. 北京:人民卫生出版社,2010:52.
2. Eger EA, minimum alveolar anesthetic concentration, and minimum alveolar anesthetic concentration-awake. Anesth Analg,2001,93:947-953.
3. Barnett SR. Polypharmacy and perioperative medications in the elderly. Anesthesiol Clin,2009,27:377-389.
4. Winkel TA, Schouten O, Voute MT, et al. The effect of statins on perioperative events in patients undergoing vascular surgery. Acta Chir Belg,2010,110:28-31.
5. Poldermans D, Schouten O, van Lier F, et al. Perioperative strokes and beta-blockade. Anethesiology, 2009, 111:940-945.
6. White CM, Talati R, Phung OJ, et al. Benefits and risks associated with beta-blocker prophylaxis in noncardiac surgery. Am J Health Syst Pharm,2010,67:523-530.
7. Fleisher LA, Beckman JA, Brown KA, et al. ACC/AHA 2006 Guideline Update on Perioperative Cardiovascular Evaluation for Noncardiac Surgery: Focused Update on Perioperative Beta-Blocker Therapy— A Report of the American College of Cardiology/American Heart Association Task Force on Practice Guidelines(Writing Committee to Update the 2002 Guidelines on Perioperative Cardiovascular Evaluation for Noncardiac Surgery). Anesth Analg,2007,104(1):15-26.
8. 庄心良,曾因明,陈伯銮. 现代麻醉学. 第 3 版. 北京:人民卫生出版社,2003:1516
9. Roy R. Choosing general versus regional anesthesia for the elderly. Anesthesiol Clin North Am,2000,18:91-104.
10. Steinmetz J, Rasmussen LS. The elderly and general anesthesia. Minerva Anesthesiol,2010,76:745-752.
11. 吴新民,王俊科,庄心良,等. 椎管内阻滞并发症防治专家共识. 2008.
12. Inouye SK. Delirium in older persons. N Engl J Med,2006,354:1157-1165.
13. Miller RD, Eriksson LI, Fleisher LA. Miller's Anesthesia. 7th ed. London,Churchilll living stone:Elsevier Science Health Science division,2009.

第二十七章

老年康复

一、老年常见功能障碍与康复

（一）心肺功能

心肺功能是人体整体活动能力的决定因素。随着年龄增长,在安静状态下,老年人的心率、心输出量与年轻人差别不大,但是与年轻人比较,老年人在运动中心率上升幅度下降、平均最大心率下降、左室射血分数升值减小,运动中最大心输出量下降。随着年龄的增长,即使在安静状态下,老年人各项肺功能指标就有所下降。老年人心功能与肺功能的减退共同导致最大摄氧量降低,这说明老年人的心肺储备容量减少,对于不同的应激状况的承受能力降低。

无论从解剖结构还是从生理功能,老年人的心肺功能的减退是不可避免的。但是坚持适度的运动训练,可以延缓衰退。规律的有氧运动可以增加每搏输出量,增加运动时的最大心率,减缓安静心率,增加最大心输出量,改善通气功能,提高肺活量。

（二）运动功能

人的运动功能在 20 岁时达最佳水平,之后逐渐减退。随年龄增长,骨质吸收超过骨质形成,逐渐出现骨皮质变薄,骨髓质增宽,骨胶质减少或消失,骨内碳酸钙减少,骨密度降低;关节软骨含水量、亲水性黏多糖和软骨素减少,连接和支持骨与关节的韧带、腱膜、关节囊也因纤维化和钙化而僵硬;肌细胞水分逐渐减少,肌纤维逐渐萎缩变细。

骨、关节和肌肉的衰老,再加上神经系统,包括脊髓和大脑的衰退、视觉、听觉等各种感觉的减退、周围神经传导速度减慢、神经肌肉接头功能减退等综合因素,使得老年人的运动功能有明显减退。

改善运动功能的有效方法是康复运动训练。在运动时肌肉血管阻力减小,毛细血管床开放,血流量增加,肌肉中产生的 ATP 增加,运动使肌肉的线粒体密度增加,线粒体酶的含量增加。适度运动维持应激能力,改善内环境,减少脂肪酸和胆固醇合成,促进脂肪氧化。综合有氧运动、肌肉抗阻训练和负重运动可以改善老年人的肌力、肌耐力和提高骨密度减少骨质流失。

（三）认知功能

认知功能包括感知力、思考力、知识、推理、记忆、分析、计划、注意力、判断力等等。认知功能涵盖了一切使人意识到自己的存在和环境、需求和目标、动机和问题解决最佳方案产生的整个过程。随着年龄增长,老年人表现为记忆力减退,计算力下降、注意力不集中、智力衰退、感知力与判断力降低、对外界环境适应能力降低、学习能力降低等。

认知功能的康复训练主要包括有氧运动和针对性的认知训练。有氧运动可以改善心血管功能,从而改善脑血流量。规律的运动训练可以延缓神经系统老化,提高机体对外界刺激的反应性,增强记忆力,改善注意力和分析综合能力。针对性的认知训练可以是材料归类训练、记忆训练、推理训练、创造性活动、自我管理技巧训练、定向任务训练等,一般是针对具体老年人的最主要问题选择训练方案,有大量报道证实认知训练的有效性。

（四）平衡功能

平衡是人体所处的一种稳定状态,平衡功能是人体保持姿势稳定的能力,是所有活动的前提与基础,决定了日常生活活动能力和生存质量。平衡反应是平衡功能的生理基础,是受大脑皮质控制的,属于高级水平的发育性自主反应。平衡功能的维持需要正确的视觉、前庭觉、本体感觉和触压觉的输入。平衡功能的维持还需要良好的运动控制与相应的平衡策略,如踝策略、髋策略或跨步策略。

伴随着年龄增长,老年人视觉的准确性迅速减退,视野缩小,暗环境适应性减退,视力减退。老年人前庭功能下降的特点是渐进性和双侧性,使得前庭觉失去代偿。老年人的本体感觉、触压觉的准确性和敏感度下降,同时伴有本文前面所讨论的中枢和外周神经系统的退变、骨关节肌肉系统的退变,使得老年人的维持平衡功能所需的所有基本条件都在减弱,结果是老年人平衡功能下降。在此基础上,影响感觉输入、中枢整合和运动控制平衡三大环节的疾病在老年人中常见,如糖尿病、周围神经病变、白内障、脑卒中、帕金森病、骨质疏松症、退行性骨关节病等。

老年人平衡功能减退的最大危险是跌倒次数增加。为了改善老年人平衡功能进行的康复训练,通常是综合训练,包括有氧运动、肌力训练、平衡训练、柔韧性训练、姿势矫正和心理干预。

（五）日常生活活动能力

日常生活活动(activities of daily living,ADL)是个人为了满足日常生活的需要每天所进行的必要活动。ADL 分为基础性日常生活活动和工具性日常生活活动。基础性日常生活活动是人维持最基本的生存、生活需要所必须每日反复进行的活动,包括自理活动和功能性移动两类活动,如进食、洗浴、更衣、如厕等活动和床椅之间的移动、室内步行、室外步行、上楼梯、使用轮椅等转移性活动。工具性日常生活活动是人在家庭和社区的独立生活中需要借助于工具完成的复杂活动,包括做饭、摆桌子、洗碗、铺床、扫地、掸灰、洗衣、购物、驾车、乘坐公交车、打电话、阅读、写作、管理金钱、服药等。

日常生活活动能力是否有障碍是通过日常生活活动能力的评定及结果分析判定的。常用的基础性日常生活活动能力评测方法之一是 Barthel 指数，它包括进食、洗澡、梳洗、穿衣、大小便控制、如厕、床椅转移、行走、上下楼梯等 10 项检查内容，根据是否需要帮助及帮助的程度进行评分。总分最低为 0 分，最高为 100 分。得分越高，独立性越强、依赖程度越低。得分在 60 分以上者生活基本自理，得分在 40～60 分者生活需要帮助，得分在 20～40 分者生活需要很大帮助，得分在 20 分以下者生活完全依赖他人照顾。

多因素的康复训练，包括肌力训练、耐力训练、平衡能力训练、柔韧性训练等内容，训练需达到一定的强度并且历经较长时间，对老年人的日常生活活动能力有益。

二、常见老年病康复

（一）骨关节退行性疾病

1. 临床表现与主要临床治疗

（1）颈椎病：由于颈椎间盘或椎间关节退行性变累及其邻近的脊髓、神经根、交感神经、椎动脉等组织，引起相应一系列的临床症状的疾病。神经根型颈椎病是最常见的类型，主要症状是颈后疼痛伴肩及肩胛内缘疼痛、一侧上肢疼痛、麻木、无力。主要体征是颈椎活动受限，颈神经根牵拉试验（＋），颈椎、斜方肌等处压痛（＋），可有手的感觉减退或过敏，可有肌力与腱反射减退。其他类型颈椎病的临床表现本节不赘述。

（2）腰椎间盘病变：由于腰椎间盘的退行性变而引起了腰椎一系列的病理变化，导致各种临床表现。随着年龄的增长，椎间盘髓核含水量减少，纤维环抗压强度变弱，椎间盘的弹性和抗负荷力减退，在反复外力作用下纤维环产生裂隙，反复累积损伤导致椎间盘突出，压迫神经，产生相应症状。主要症状是腰痛，伴有一侧下肢疼痛、麻木、无力。主要体征是腰椎压痛，坐骨神经径路压痛，直腿抬高试验（＋），下肢感觉、肌力、腱反射减退。

（3）骨性关节炎：又称骨关节病、退行性关节炎，是由于关节退变，关节软骨破坏所致的慢性关节炎。骨关节病好发于负重关节，如髋关节和膝关节。主要症状是关节疼痛，负重位活动疼痛加重，休息后减轻。关节僵硬，晨起及长时间静态姿势后开始活动时明显。主要体征是关节肿胀、畸形、压痛、弹响、僵硬、肌肉萎缩。

（4）骨关节退行性疾病的常规临床治疗是止痛药物的应用，包括对乙酰氨基酚、非甾体类消炎止痛药、肌松药、激素类药物，病情严重时可考虑可待因或鸦片类药物，近年对抗抑郁、抗惊厥类药物的止痛研究越来越多，中医中药的应用历史悠久而广泛。给药途径包括口服、外用和局部或神经注射等。病情严重者采取手术治疗。

2. 康复治疗

（1）康复目标：缓解疼痛，增加脊柱或关节的活动度，提高肌力，改善运动功能。

（2）功能评定

1）疼痛评定：疼痛是骨关节退行性疾病的主要临床表现，疼痛的程度的评定多用视觉模拟尺法。将无刻度的 100mm 直线的 0 端定义为无痛，将另一端定义为可想象的最严重的疼痛，让患者在该直线上标记一点表示疼痛程度，测量该点与 0 端的距离并记录结果。这种评定方法将主观的疼痛感觉转化为客观的数字，评测的信度和效度经过广泛验证，可用于临床治疗疗效判定的客观指标。疼痛的评定还有等级法、痛阈测定法、行为量表法等等。

2）关节活动范围（range of motion，ROM）评定：一般采用量角器进行 ROM 评定，以解剖零位为起始体位，测量评定部位的最大主动和被动活动范围，记录结果并与健侧或人体正常值进行对比。脊柱的活动范围还可应用直尺测量，如评定腰椎屈曲的范围，可以用中指指尖与地面的最短距离表示。

3）肌力评定：徒手肌力检查（manual muscle test，MMT）是肌力评定中最简单易行，应用最广泛的方法。MMT 将肌力分为 0～5 六个等级，定义可完成全关节活动范围抗重力的肌肉力量为 3 级，每个级别有严格定义，每一组肌群有标准的测试动作，以保证评定的准确性。等速肌力评定为最准确的方法，但因需大型专用设备，操作复杂，临床应用不及 MMT 普遍。

4）日常生活活动能力（activities of daily living，ADL）评定：颈椎、腰椎、髋关节、膝关节各部位的病变都有相关的 ADL 评定量表，本节不一一介绍。

3. 康复治疗

（1）健康教育及辅助具治疗：指导患者正确认识疾病原因，认识病理改变的不可逆性，指导患者健康的生活方式，减缓疾病的进展，帮助患者树立虽长期与病共存，但可保持良好的生存质量的信心。在疾病急性发作期，适度休息，病患部位适度制动并减少负荷，必要时用腰围、手杖、夹板等辅助具帮助制动与支撑。在疾病症状缓解期控制体重、避免受凉、防止对骨关节的损伤。

（2）运动疗法：在急性期可采用手法等被动活动的方法帮助缓解疼痛，可在无痛体位进行肌肉的静力性收缩帮助减缓肌肉萎缩。在症状缓解期进行促进关节活动范围的训练、肌力训练、本体感觉训练、平衡训练、良好姿势力线训练和有氧运动训练可帮助维持功能，预防复发。治疗举例：颈椎病患者进行肌力训练，练习头手相对的颈后肌肉的静力性收缩，每次持续 6 秒，每天 1～2 次，可有效提高肌力，减少复发。膝骨关节病患者进行关节活动度训练，练习患膝的被动屈曲牵拉，每组 5 次，每天 3～5 组，可有效维持膝关节的屈曲角度，保持正常的坐位功能。

（3）物理因子治疗：用于急性期的治疗，可以帮助促进患部的血液循环、消炎止痛、消除肿胀、缓解痉挛、改善局部组织营养，既无毒副作用，又可帮助患者尽快恢复。常采用的物理因子包括短波、中低频电疗、磁疗、冷热疗、光疗、水疗、超声治疗、牵引治疗。治疗举例：腰椎间盘突出症的患者可进行腰椎的短波对置疗法，微热量，每次 15 分钟，每天 1 次，15 次 1 个疗程，可有效缓解腰神经根及周围软组织的炎症水肿。

（二）冠心病

1. 概述　心脏康复的目的，是提高心脏对运动的耐受能力，改善生活质量，并且降低心脏病的发病率和死亡率。

中国的老龄人口绝对量最多，老龄化速度居世界之首。随着年龄增加和生活方式改变，冠心病发病率明显增加，根据统计学资料显示,中国将有近半数老年人患有心脏病,其中最主要是冠心病。

心脏病康复医学自 20 世纪 80 年代进入我国,近 30 年来发展迅速,不仅引进和采用国际规范的指南和评价方式,而且充分发挥我国传统康复医学技术,如气功、太极拳等康复治疗手段,从而形成了具有中国特色的心脏康复治疗学。

2. 康复评定

(1)病史、查体和实验室检查:临床常规病史采集、体格检查和实验室结果(心电图、超声心动、核医学检查等)都是全面评价患者病情的重要结果。另外,还需要关注发病前药物使用、症状特点、发病前后运动情况差异、个人职业家庭特质以及心理状态等变化,是全面评价和制订康复治疗方案前的重要内容。心脏康复治疗目的之一是减轻患者运动中症状,所以患者的主观感受就是重要的评定内容,心功能分级是一种简单的症状量化评定法。自觉劳累程度分级(rating of perceived exertion,RPE)也是根据患者的症状进行评定,是心脏康复评定和治疗中常用的指标之一。

(2)运动负荷试验:运动负荷试验是在某种运动形式下(运动平板、功率自行车或上肢运动仪),让患者进行一定的强度递增性的运动,通过气体分析和心电分析的信息采集,对运动过程中的心功能、呼吸功能等进行动态分析。

运动负荷实验的终点:当运动试验用来测定最大耗氧量时,终止试验的指征是耗氧量不再增加,并保持 30 秒以上,此时的耗氧量为最大耗氧量,这种试验过程称为极量运动试验。另外,极量运动试验的另一个指标是心率达到预计的最大心率,即年龄标准化心率(220-年龄)。而在临床实际应用中,实验对象是患者,一般是在达到最大耗氧量之前就出现异常症状和体征而必须终止试验,这种情况称为症状限制性试验。

在老年人运动试验过程中,要注意以下几点:①强调主观感觉的重要性。实践中发现,如果在试验过程中老年患者出现明显不适或极度疲惫,随时可能发生严重心律失常等意外情况;②避免极限量运动试验,老年患者由于心血管系统的运动耐受能力随年龄明显降低,在达到极限量运动试验中发生意外的比例明显升高。而且现已证明,次极限量甚至低水平运动试验和低强度运动处方在心脏康复的效果显现丝毫不低于大强度运动的效果,而安全性明显提高;③建议采用非标准型和间断性运动试验,防止因为目前的标准化试验(如 Bruce 方案等)对老年患者而言,功率太强和时间太长而导致危险性增加,因此在老年患者中采用非标准或间断性运动试验,起始功率较小(<3METs),允许中间短暂反复休息;④注意心率、血压、心电图等客观指标变化,由于老年人心血管反应与中青年人有可能存在的明显差异,可能出现随功率增加心率上升缓慢甚至下降,或者突然出现的收缩压升高以及房颤等变化,因此需要特别注意心率、血压和功率增加的平行关系,密切观察心电图的非典型变化,随时准备心肺复苏;⑤注意运动方式的选择,老年患者经常伴有骨关节退行性改变,可能由于不能跟上运动平板的节奏发生跌倒,伴有严重骨质疏松的患者甚至发生骨折,所以对于高龄和严重并发症的老年患者可以采用卧位功率自行车或上肢运动仪等多种安全方式来避免意外发生;⑥注意药物对实验结果的影响,注意多种药物对血压、心率等客观指标的影响,如血管扩张剂容易造成直立性低血压,洋地黄类可能增加心律失常等。

3. 康复治疗 老年人心脏康复的目的与中青年人明显不同,主要目的在于延长体力活动时间和改善生活自理的能力,提高生活质量。所以运动处方的制订要注意以下几点:①安全的运动强度,一般从低强度(2~3 个 METs)开始,达到运动试验中安全的最大心率的 60%~70%为宜;②安全的运动方式,多建议慢步行走,运动强度(3.5km/h 为 2~3 个 METs)容易控制;③较长的运动时间可以补偿运动强度的不足,这种低强度、长时间,中间可以短暂休息,并且随着心功能的好转逐步增加强度的训练方式已经被证明是有效的;④加强监护和自我监护,对于严重冠心病患者需要在康复机构的严密监测下进行运动训练,而大部分中轻度患者,则需要加强指导,进行家庭和自我监护。

(1)热身准备期:老年患者对运动反应的生理应答明显减慢,应在运动之前进行 10~15 分钟热身准备,方式包括关节活动和低强度有氧运动,使骨骼肌和心血管系统做好准备。

(2)运动类型与强度:老年冠心病患者运动时应避免剧烈的运动方式,一般来讲,可以采用中等强度的有氧运动,即 40%~60%最大摄氧量。老年冠心病患者开始运动时最好从低强度开始(2~3METs),包括步行及太极拳;其中步行是心脏康复运动中最简单、应用最广泛的运动类型,如运动中没有心绞痛或心律失常等不适,再逐渐加量;重症或高龄老年可采用卧位踏车功率计,卧位踏车还可减少直立性低血压及其他意外。近几年在各地逐渐兴起的"广场健身运动"在欢快的音乐节奏声中,身体有节奏的舞动,是适合老年冠心病患者的一种安全可行的有氧运动方式。有学者对中老年冠心病患者从事太极拳活动的患者进行观察,4 周后心理调节能力和情绪反应均有改善,患者的反应灵敏度和平衡能力均有明显增强。

(3)恢复期:运动之后进行整理放松运动,目的是防止突然地停止运动,血液滞留于下肢而引发直立性低血压,发生意外跌倒。可以采取牵伸运动,时间 3~10 分钟。

(三)脑卒中

1. 概述 脑卒中,又称为中风或脑血管意外,是指一类以局灶性神经功能缺失为共同特征的急性脑血管病。

据我国的流行病学资料,平均年发病率为 130/10 万,城市人口患病率约为 719/10 万,农村城镇人口为 394/10 万。随着一级预防的开展,近年来发病率有所减低。但由于我国已经加速进入老龄化社会,脑卒中发病的人群特点表现复杂化、高龄化,预后并不乐观。脑卒中后 70%~80%的患者可以致残,不同程度的丧失独立的生活能力及工作能力,其中 10%患者为重残,生活完全依赖他人。

2. 康复评定

(1)运动功能评定:脑卒中后最常见的运动功能障碍为病变半球对侧引起的中枢性偏瘫,在自然恢复过程中,逐渐出现肌张力由消失到强直,腱反射由减弱到亢进,肢体运动从弛缓性瘫痪到出现粗大的病理模式和协同运动,表现为上肢以屈肌张力增高为主,和下肢以伸肌张力增高为主的病理特征。所以偏瘫侧肢体的评定包括局部大肌肉、肌群的肌张力变化和肢体的运动模式变化两个方面。

1)肌张力评定:肌张力是指受检者在肌肉放松状态下,检查者被动活动肢体所感受到的阻力。在中枢神经系统损伤的情况下,因牵张反射兴奋性增高,出现病灶对侧肢体速度依赖性的肌张力增高,并常伴有腱反射亢进,称为痉挛,是上运动神经元综合征的主要表现。临床上常采用改良 Ashworth 量表来评定肌张力。

0级:无肌张力增加;Ⅰ级:肌张力轻度增加,受累部分被动屈伸时,在活动范围终末时出现最小阻力或出现突然的卡住和放松;Ⅰ+级:肌张力轻度增加,在关节活动范围50%之内出现突然卡住,然后在后50%的关节活动范围内出现最小阻力;Ⅱ级:肌张力增加较明显,关节活动范围的大部分肌张力均明显增加,但受累部位仍能够较容易的被动活动;Ⅲ级:肌张力严重增高,被动活动困难;Ⅳ级:挛缩:受累部位被动屈伸时呈挛缩状态而不能活动。

2)运动模式评定:Brunnstrom 总结的中枢性运动功能障碍恢复过程6阶段,即著名的 Brunnstrom 分期,最常为临床所采用。

Ⅰ期:弛缓性瘫痪;Ⅱ期:联合反应明显,协同运动出现,肌张力增加,腱反射出现;Ⅲ期:以协同运动为主,联合反应减弱,肌张力达高峰,腱反射增高;Ⅳ期:随意协同运动减弱,出现部分分离运动,肌张力开始降低;Ⅴ期:随意分离运动明显,可做一般技巧性运动,随意协同运动成分部分消失,肌张力继续减低,近正常;Ⅵ期:正常随意运动,可做精细运动,肌张力正常或近似正常。

但是由于该评定法只能定级,没有量化,治疗评价的敏感性差,所以为了进一步满足临床和研究要求,在此基础上,Fugl-Meyer 等又专门制订了 Fugl-Meyer 评定法,包括运动、平衡、感觉、关节活动度及疼痛5个方面。在此不做赘述。

3)其他:对于不同损伤程度的患者,涉及到平衡功能时,需要进行平衡功能评定,可以使用 Fugl-Meyer 运动功能评定的平衡部分,也可以使用 Berg 平衡量表;对于可以步行的患者,需要进行步态的观察,或者步行能力的评定,包括 Hoffer 步行能力分级,起立行走试验和6分钟步行试验,有条件的可以采用步态分析系统评定。

(2)感知功能评定:感知功能障碍包括偏身感觉障碍、偏盲,实体觉缺失,失认证,失用证等,可在神经系统检查中发现。

(3)认知功能评定:脑卒中患者的认知障碍主要表现在记忆、注意、定向、学习等方面。最常用的是简易精神状态检查量表(MMSE),但是不同的教育背景会影响评定结果,所以要根据患者的不同文化程度进行分值界定。另外还可以选用韦氏智力量表(WAIS)以及多种单项检查量表。

(4)言语功能评定:包括失语症、构音障碍和吞咽障碍的检查。失语症常见的有运动性失语、感觉性失语、传导性失语和皮质性失语等等。常用汉语失语症检查法、波士顿失语症检查法等。构音障碍常用 Frenchay 构音障碍检查法。吞咽障碍比较客观的检查方法,需要通过透视录像吞咽检查和内镜下吞咽检查等形式。

(5)心理精神评定:脑卒中患者的精神心理障碍主要表现为抑郁或焦虑,临床上常用汉密尔顿抑郁量表(HAMD)和汉密尔顿焦虑量表(HAMA)以及 Zung 自评量表等。

(6)日常生活能力评定:日常生活能力提高是老年脑卒中患者最主要的康复目的,包括穿衣、梳洗、进食、洗澡、转移及大小便处理等方面的能力。临床常常采用 Barthel 指数评定,或者也可用功能独立性评测(FIM)。

(7)生存质量评定:在患者病情稳定或出院回归家庭和社会后使用,来对其生存质量进行评价。标准化的评定量表为世界卫生组织生存质量评定量表(WHOQOL-100 scale),内容涉及生存质量6个大方面(身体功能、心理状态、独立能力、社会关系、生活环境、宗教信仰与精神寄托)的24个小方面,每个方面由4个条目构成,分别从强度、频度、能力和评价4个方面来反映同一特征,共计100个问题。得分越高,显示生存质量越好。另外常用的还有,健康状况 SF-36,是一种普适性量表。包括躯体功能、躯体角色、躯体疼痛、总体健康状况,活力、社会功能、情绪方面和心理健康8个领域,得分越高,生存质量越好。

3. 康复治疗

(1)康复目标:老年卒中患者的康复目标是以重新获得独立生活能力、预防复发以及延长寿命提高生活质量为主要目标,这一点与中青年人重返社会和工作岗位为第一位的目标有很大的不同。

(2)康复治疗原则:老年脑卒中患者康复治疗要遵循"早期介入、综合治疗、循序渐进、持之以恒"的原则。

对于生命体征平稳、症状无进展、神志清楚的患者,即可尽早康复介入;对于具体的康复介入时间,目前各家观点尚未统一,国内一般认为,发病一个月内开始康复训练,即为早期康复治疗;对于老年患者,康复治疗介入越及时,运动功能的提高和日常生活能力的改善越有帮助。

除药物治疗外,主要采取运动疗法、作业治疗、言语训练、物理因子治疗、心理支持、康复护理、康复工程以及中医治疗(包括针灸、中药等)。目前已发现,相比单一治疗手段,老年卒中患者采取综合治疗方法,可以取得更好的效果。

在不同时期的治疗过程中,治疗项目逐渐增多,治疗时间逐渐延长,治疗强度逐渐加大;治疗中给予患者的支持越来越少,需要患者主动参与成分越来越多。

从康复介入开始,一直到患者出院,直至回归家庭,要求坚持教育患者,必须坚持正确的训练方法,持之以恒,防止运动功能的减退。

(3)康复治疗技术:老年脑卒中的康复技术与一般技术无异,基本上运动疗法都以神经发育学方法(如 Bobath 技术、Brunnstrom 技术等)和运动再学习方法为主。近年来又出现强制性运动、减重、悬吊、生物反馈技术、功能性电刺激等等,在康复训练中取得一定的效果。但需要注意的是,目前任何的技术和疗法都有一定的局限,不能普遍地解决康复进程中的所有问题,关键是如何在不同情况下选取最合适的技术。大部分研究认为,不同的康复方法和技术在康复结局方面没有明显差异。

(四) 老年期痴呆

1. 概述 痴呆,是指在意识层面清楚的情况下,因脑部功能病变、退化而广泛影响大脑各项高级皮质功能,最终导致患者工作生活及社会能力的全面退化。

目前痴呆主要分为三大类,阿尔茨海默病(Alzheimer disease,AD,又称为老年性痴呆)、血管性痴呆(vascular dementia,VaD)和混合型痴呆,以及少数其他病因引起的痴呆。

在全世界范围内,阿尔茨海默病约占老年期痴呆的50%,血管性痴呆约占20%,并有20%左右的老年期痴呆患者合并AD和VaD的病理变化,称为混合性痴呆,余下的大约10%的老年期痴呆患者由其他病因(外伤、中毒等)或脑部疾病(帕金森病、路易体痴呆等)引起。在我国,几次大规模流行病学调查显示,在≥65岁老年人中,AD的患病率在3.4%至9.9%左右,其中女性患病率是男性的2倍以上;而VaD患病率在1.3%左右,远小于AD,且发病无明显性别差异。

老年期痴呆涉及的影响因素众多,在不同的研究中,结果相差较大。总体可分为三类:人口学因素、生物学因素及社会心理学因素。人口学因素包括高龄、女性、低教育程度、离婚丧偶等;生物学因素包括基因、血管性因素、雌激素等;社会心理学因素包括抑郁、孤独感、重大负性事件、不参加社会活动等。部分因素(如吸烟饮酒等)与疾病关系仍存在争议,目前比较明确的危险因素是高龄,其余因素还有待进一步研究。

2. 康复评定

(1)认知功能评测:简易智能精神状态检查量表(mini mental state examination,MMSE)是由美国Folstein于1975年设计用于筛查老年期痴呆的临床量表,包括时间与地点定向、语言、心算、即刻与短时听觉词语记忆、结构模仿等项目,满分30分,耗时约5~10分钟。该量表操作简单,现已被全世界广泛应用于老年人认知功能评估。但由于文化、语言、地区等差异,MMSE采用筛查分界值不能统一。

蒙特利尔认知量表(Montreal cognitive assessment,MoCA)覆盖注意力、执行功能、记忆、语言、视空间结构技能、抽象思维、计算力和定向力等方面,旨在筛查轻度认知障碍(MCI)患者。国外研究发现以26分为分界值,MoCA区别正常老人和MCI患者及正常老人和轻度AD的敏感度分别为90%和100%,明显优于MMSE(分别为18%和78%),而且有较好的特异度(87%)。

临床痴呆评定量表(clinical dementia rating,CDR)是医生通过与患者和其家属交谈中获得信息,加以提炼,完成对患者认知受损程度的评估,继而快速评定患者病情的严重程度。评定的领域包括记忆、定向力、判断与解决问题的能力、工作与社会交往能力、家庭生活与个人业余爱好、独立生活自理能力。以上六项功能的每一个方面从无损害到重度损害分5级,但每项功能的得分不叠加,而是根据总的评分标准将6项能力的评定综合成一个总分,其结果以0、0.5、1、2、3分表示,分别判定为正常、可疑、轻、中、重度损害等5级。

(2)精神状态评测:痴呆的精神行为症状几乎在所有痴呆患者的不同阶段都会有所表现,但在不同类型痴呆中表现不同。例如额颞叶痴呆的人格改变、行为异常是最常见、最突出症状,并贯穿于疾病全程;而AD患者早期出现淡漠、抑郁和焦虑,在晚期容易出现幻觉和激越等。

神经精神科问卷(neuropsychiatric inventory,NPI)该量表是一个较新的用于脑功能异常患者精神心理学评定的工具,可用于评定痴呆患者出现的广泛行为问题。NPI由以下12个行为领域构成:妄想、幻觉、激越/攻击、抑郁/心境恶劣、焦虑、情感高涨/欣快、情感淡漠/漠不关心、脱抑制、易激惹、异常的运动行为、睡眠/夜间行为、食欲和进食障碍。NPI评分的依据主要是与患者在一起生活的知情照料者的回答。

如果没有知情观察者,则这个工具不能用,或者必须修改。与照料者访谈时患者最好不在场,以便可以公开讨论患者在场时难以描述的行为。

应该注意的是,评定抑郁情绪不要依赖于体重减轻、食欲改变、睡眠障碍和反应迟缓,因为这类症状也可以由痴呆导致,应该重点询问抑郁核心症状:悲观、无用感、绝望感和自杀倾向等。

(3)日常生活能力评测:痴呆的日常生活能力(activities of daily living,ADL)评定具有重要的实际意义。首先,日常生活能力下降是痴呆诊断的核心症状之一;其次,痴呆的进展多以生活能力的逐步下降为特征,而生活能力的恢复与改善可以作为治疗与干预手段的效果观察指标;最后,日常生活能力评定受被试者文化程度影响较小,适于文化程度低的农村地区或者严重痴呆患者不能完成认知评测者。ADL的评定简单易行,无须受测者的配合,可由亲属、照料者等知情人提供信息,特别适用于被检者因躯体健康的原因难于配合测验的情况。ADL评定的具体量表很多,具体评分标准也不同,可根据需要选用。

ADL包括两个方面:基本日常能力(basic activities of daily living,BADL)和工具性日常生活能力(instrumental activities of daily living,IADL)。前者指独立生活所必需的基本功能,如穿衣、吃饭、如厕等,后者包括复杂的日常或社会活动能力,如出访、工作、家务能力等,需要更多认知功能的参与。

ADL衰退的范围和程度直接决定患者需要的照料措施和数量,ADL评测能够帮助护理人员对周围环境进行适当调整(如环境的安全性),能够帮助制订合适的护理目标和策略,而且能帮助医生判断患者是否需要专人照料或者入住专业护理机构。

3. 康复治疗 康复治疗目的在于维持和改善患者认知能力,延长生活自理的时间。

(1)认知功能训练

1)记忆力训练:尽管痴呆的类型不同,但多数患者仍然会保留提取远记忆的能力,记忆训练有助于发展其他认知能力。如从日常活动中的记忆开始训练,从视觉、听觉、味觉、嗅觉及动作等方面进行刺激;反复讲述一些日常生活的基本知识,让病人认读识字卡片、各种动物和水果卡片,辨认各种几何图形等并利用数字卡片训练病人的计算能力;简化记忆的程序,把复杂的程序简化为几个单一环节,以达到保存部分记忆能力的目的。

2)定向力训练:包括时间、人物及地点三方面定向的训练。采取简单、可操作性的训练手段,如将室内的钟表换成数字较大且清晰的,训练患者识别、朗读钟表上的数字,培养时间的概念;工作人员及照顾者态度和善地与患者保持交流,加强患者对人物的熟悉;患者的活动场所,如房间、厕所、训练室内设置醒目的标志以加强患者地点定向能力。

3)注意力训练:对于中、轻度痴呆患者可以分成小组训练。指导患者进行简易的棋牌游戏,阅读各种有趣的画报、图书、报纸,根据病人的爱好选择相应的手工操作,如搭积木、拼图、填色、写字等操作,提高病人的兴趣及达到训练注意力的目的。

(2)日常生活能力训练:痴呆患者仍然存在部分动机和

能力完成简单的日常生活自理。首先建立训练时间表；简化活动细节；给予口头、视觉及触觉提示或示范，包括刷牙、洗脸、进食、穿脱衣服、扣衣服扣子、大小便等，制订训练步骤，将整个练习分成若干小部分，分项、由易到难逐步训练。训练过程要有足够的耐心，多予以鼓励，达到维持病人日常生活的部分自理，尽可能保持患者尊严。

（高 磊 顾 新）

▶ 参考文献 ◀

1. Fillit HM, Rockwood K, Woodhouse. Brocklehurst's Textbook of Geriatric Medicine and Gerontology. 7th ed. Philadelphia：Saunders Elsevier. 2010：859-864,870-879.
2. 耿德章. 中国老年医学. 北京：人民卫生出版社，2002：1923-1944.
3. Pathy J. Principles and Practice of Geriatric Medicine. 3rd ed. West Sussex：WILEY,1998：49-54,533-538,663-685,897-906,999-1006,1403-1416.
4. 童坦君,张宗玉. 医学老年学. 第2版. 北京：人民卫生出版社,2006：15-34,303-323,421-439.
5. Reichel W. Care of the Elderly-Clinical aspects of Aging. 4th ed. Baltimore：Williams & Wilins, 1995：15-30, 69-86,101-105.
6. 刘汴生,张思维. 实用临床老年病学. 北京：中国医药科技出版社,2001：25-35,63-283.
7. Taylor BJ, Johnson BD. The pulmonary circulation and exercise responses in the elderly. Semin Respir Crit Care Med,2010,31(5)：528-538.
8. Rydwik E, Gustafsson T, Frändin K, et al. Effects of physical training on aerobic capacity in frail elderly people (75＋years). Influence of lung capacity, cardiovascular disease and medical drug treatment：a randomized controlled pilot trial. Aging Clin Exp Res, 2010, 22 (1)：85-94.
9. Chang JY,Tsai PF,Beck C,et al. The effect of tai chi on cognition in elders with cognitive impairment. Medsurg Nurs,2011,20(2)：63-69.
10. Chang YK, Nien YH, Tsai CL, et al. Physical activity and cognition in older adults：the potential of Tai Chi Chuan. J Aging Phys Act,2010,18(4)：451-472.
11. Desai AK. Revitalizing the aged brain. Med Clin North Am,2011,95(3)：463-475.
12. Borson S Cognition. Aging and Disabilities：Conceptual Issues. Phys Med Rehabil Clin N Am, 2010, 21(2)：375-382.
13. Colcombe SJ,Erickson KI,Scalf PE,et al. Aerobic exercise training increases brain volume in aging humans. J Gerontol A Biol Sci Med Sci,2006,61(11)：1166-1170.
14. Willis SL, Tennstedt SL, Marsiske M, et al. Long-term effects of cognitive training on everyday functional outcomes in older adults. J Am Med Assoc,2006,296(23)：

2805-2814.
15. Lustig C, Shah P, Seidler R, et al. Aging, training, and the brain：A review and future directions. Neuropsychol Rev,2009,19：504-522.
16. Smith PJ, Blumenthal JA, Hoffman BM, et al. Aerobic Exercise and Neurocognitive Performance：a Meta-Analytic Review of Randomized Controlled Trials. Psychosom Med,2010,72(3)：239-252.
17. Vermeulen J, Neyens JC, van Rossum E, et al. Predicting ADL disability in community-dwelling elderly people using physical frailty indicators：a systematic review. BMC Geriatr,2011,11(1)：33.
18. Rydwik E, Frändin K, Akner G. Effects of a physical training and nutritional intervention program in frail elderly people regarding habitual physical activity level and activities of daily living--a randomized controlled pilot study. Arch Gerontol Geriatr,2010,51(3)：283-289.
19. Rydwik E, Lammes E, Frändin K, et al. Effects of a physical and nutritional intervention program for frail elderly people over age 75. A randomized controlled pilot treatment trial. Aging Clin Exp Res, 2008, 20(2)：159-170.
20. Daniels R,Rossum EV,Witte LD,et al. Interventions to prevent disability in frail community-dwelling elderly：a systematic review. BMC Health Serv Res,2008,8：278.
21. Watanabe H,Urabe K,Takahira N,et al. Quality of life, knee function, and physical activity in Japanese elderly women with early-stage knee osteoarthritis. J Orthop Surg(Hong Kong),2010,18(1)：31-34.
22. Vignon E, Valat JP, Rossignol M, et al. Osteoarthritis of the knee and hip and activity：a systematic international review and synthesis(OASIS). Joint Bone Spine,2006, 73(4)：442-455.
23. Miller J,Gross A,D'Sylva J,et al. Manual therapy and exercise for neck pain：A systematic review. Man Ther,2010.
24. Salo PK, Häkkinen AH, Kautiainen H, et al. Effect of neck strength training on health-related quality of life in females with chronic neck pain：a randomized controlled 1-year follow-up study. Health Qual Life Outcomes, 2010,8：48.
25. Eubanks JD. Cervical radiculopathy：nonoperative management of neck pain and radicular symptoms. Am Fam Physician,2010,81(1)：33-40.
26. Rhee JM, Yoon T, Riew KD. Cervical radiculopathy. J Am Acad Orthop Surg,2007,15(8)：486-494.
27. Ylinen J. Physical exercises and functional rehabilitation for the management of chronic neck pain. Eura Medicophys,2007,43(1)：119-132.
28. Mailloux J,Finno M,Rainville J. Long-term exercise adherence in the elderly with chronic low back pain. Am J Phys Med Rehabil,2006,85(2)：120-126.

29. Haas M, Groupp E, Muench J, et al. Chronic disease self-management program for low back pain in the elderly. J Manipulative Physiol Ther, 2005, 28(4): 228-237.

30. Rahme E, Choquette D, Beaulieu M, et al. Impact of a general practitioner educational intervention on osteoarthritis treatment in an elderly population. Am J Med, 2005, 118(11): 1262-1267.

31. Pergolizzi J, Böger RH, Budd K, et al. Opioids and the management of chronic severe pain in the elderly: consensus statement of an International Expert Panel with focus on the six clinically most often used World Health Organization Step Ⅲ opioids (buprenorphine, fentanyl, hydromorphone, methadone, morphine, oxycodone). Pain Pract, 2008, 8(4): 287-313.

32. Scanzello CR, Moskowitz NK, Gibofsky A. The post-NSAID era: what to use now for the pharmacologic treatment of pain and inflammation in osteoarthritis. Curr Rheumatol Rep, 2008, 10(1): 49-56.

33. Grotle M, Garratt AM, Klokkerud M, et al. What's in team rehabilitation care after arthroplasty for osteoarthritis? Results from a multicenter, longitudinal study assessing structure, process, and outcome. Phys Ther, 2010, 90(1): 121-131.

34. Coleman S, Briffa NK, Carroll G, et al. Effects of self-management, education and specific exercises, delivered by health professionals, in patients with osteoarthritis of the knee. BMC Musculoskelet Disord, 2008, 9: 133.

35. 曲镭, 康宇华. 老年心脏病的康复. 实用老年医学, 2001, 15(2): 66-68.

36. 曹晶晶, 尹秋生. 老年冠心病的康复运动治疗. 中国康复理论与实践, 2010, 16(5): 421-422.

37. 杨长生, 李立保, 段志宏, 等. 康复治疗对老年冠心病患者生存质量的影响. 中国康复医学杂志, 2003, 18(12): 756-757.

38. 孙贵诚, 程伟. 老年冠心病患者的运动康复. 中国疗养医学, 2007, 16(5): 285.

39. 俞晨亚, 汤鸿鹰. 综合康复治疗对老年冠心病患者心理状况及生活质量的影响. 中国康复, 2010, 25(5): 358-359.

40. 刘梦婕, 赵继军. 冠心病介入治疗康复进展. 护理研究, 2010, 24(9): 2358-2360.

41. 王茂斌. 老年脑卒中的康复. 实用老年医学, 2001, 15(2): 71-72

42. 桑德春, 田沈, 苑之明. 综合康复对老年脑卒中患者日常生活能力的影响. 中国康复理论与实践, 2003, 9(5): 288-289.

43. 陈利平, 焦伟国, 刘立民, 等. 综合康复疗法与简单康复疗法治疗老年急性脑卒中疗效比较. 中国康复理论与实践, 2005, 11(6): 461-462.

44. 张雯, 吴卫青, 杨蓉. 早期康复介入改善老年脑卒中患者日常生活能力的 1 年随访. 中国临床康复, 2003, 7(16): 2357

45. 刘立明, 朱才兴, 成忠实, 等. 老年脑卒中早期与晚期康复训练对偏瘫预后的影响. 中国康复, 2005, 20(1): 27-28.

46. 燕铁斌, 曾海辉, 黄利荣. 老年与非老年初发脑卒中患者早期康复疗效对照研究. 中华物理医学与康复杂志, 2000, 22(4): 207-210.

47. 张振馨, Zahner GE, Roman GC, 等. 中国北京、西安、上海和成都地区痴呆亚型患病率的研究. 中国现代神经病学杂志, 2005, 5(3): 156-157.

48. 吕军, 张云, 虞慧炯, 等. 我国老年期痴呆研究现状分析. 中国康复理论与实践, 2010, 16(6): 501-504.

49. 张耀东, 徐勇. 中国人群老年性痴呆发病危险因素的荟萃分析. 中国老年学杂志, 2010, 30: 1173-1175.

50. 季敏, 姚新伟, 吕军, 等. 上海市老年期痴呆患病现况研究. 中国康复理论与实践, 2010, 16(6): 513-515.

51. 张云, 薛海波, 吕军, 等. 上海老年期痴呆患者行为和精神症状评估分析. 中国康复理论与实践, 2010, 16(6): 516-518.

52. 张云, 吕军, 季敏, 等. 老年期痴呆相关影响因素分析. 中国康复理论与实践, 2010, 16(6): 509-512.

53. 傅传威, 吕军, 张云. 老年期痴呆筛查评估量表分析. 中国康复理论与实践, 2010, 16(6): 505-508.

54. 贾建平, 王荫华, 张振馨, 等. 中国痴呆与认知障碍诊治指南(三)神经心理评估的量表选择. 中华医学杂志, 2011, 91(11): 735-741.

55. 王炜, 王鲁宁. 血管性痴呆的常用认知功能评价量表. 中国卒中杂志, 2007, 2(6): 501-505.

56. 康海华, 马莉. 认知功能训练对老年性痴呆病人康复的影响. 中国护理管理, 2008, 8(9): 33-35.

57. 姜敏, 刘斌. 脑卒中患者认知障碍研究进展. 中国康复医学, 2010, 25(3): 289-292.

第二十八章

老年人护理

<<<<<

2010 年第六次人口普查国家统计局的数据显示,我国 60 岁及以上人口占 13.26%,比 2000 年人口普查上升 2.93 个百分点,其中 65 岁及以上人口占 8.87%,比 2000 年人口普查上升 1.91 个百分点。我国人口年龄结构的变化,说明随着我国经济社会快速发展,人民生活水平和医疗卫生保健事业的巨大改善,生育率持续保持较低水平,老龄化进程逐步加快。面对老龄化社会的迅速到来,如何延缓衰老,提高生命质量,实现健康老龄化,对医疗护理提出了严峻的挑战,也已成为全球关注的社会问题。

美国护士协会(American Nurses Association, ANA)于 1987 年提出用"老年护理"概念代替"老年病护理"概念,这是因为老年护理涉及的护理范畴更广泛,其中既包括评估老年人的健康和功能状态,制订护理计划,也包括提供有效护理和其他卫生保健服务,并评价照顾效果。老年护理学强调保持、恢复和促进健康,预防和控制由急、慢性疾病引起的残疾,维持老年人的日常生活能力,实现老年机体的最佳功能,保持老年人的尊严和舒适生活直至死亡。1987 年,美国护士协会重新修订了老年护理执业标准。从事老年护理的护士,必须通过学校教育、在职教育、继续教育和岗前训练等方式接受老年护理相关知识和技能的培训。各护理学校也必须设置老年护理课程。在我国,老年护理的发展比较缓慢。我国老年护理体系的雏形是医院的老年患者的护理,直到 1985 年,天津成立了第一所临终关怀医院,1988 年,上海建立了第一所老年护理医院。随后,逐步发展起来的老年医疗保健与社会福利体系相结合,形成了多种形式的老年医疗、护理、养老机构,如:老年病医院、老年护理院、养老院、家庭病床和居家养老等。但我国老年护理专业发展不能满足我国快速发展的老龄化趋势,故应加快培养具有老年护理相关知识及经验的护士,逐步形成老年护理专科队伍。

老年护理学是研究、诊断和处理老年人对自身存在的和潜在的健康问题的反应的学科,研究内容主要包括:对老年人的生理、心理和社会适应能力方面的问题所进行的护理过程的研究;研究如何延缓老年人的功能衰退,发挥残存功能,提高老年人的生活自理能力,有关建立生命质量保障环境的研究,老年保健的健康教育的研究等。老年护理学起源于现有的护理理论和社会学、生物学、心理学、健康政策等学科理论。1955—1965 年,随着护理专业的理论和科学研究的发展,老年护理的理论也开始发展和研究,出版了第一本老年护理教材。1971 年,Orem 提出了自理模式理论,为老年护理奠定了理论基础。他将自理模式分为三个结构,即自理结构,自理缺陷结构和护理系统结构。自理是个人为维持生命、健康而需要自己进行的活动,可分为三种情况:①一般的自理需要,包括摄取空气、水和食物等;②发展的自理需要,包括各发展时期的不同需要;③健康出现问题时的自理需要,包括受伤、患病等自理需要。而自理缺陷结构是 Orem 理论的核心,当自理能力缺失或受限时,需要进行护理活动。在护理系统结构中就自理和自理缺陷提出了 3 个补偿系统来满足患者的需要:①完全补偿系统,患者没有自理能力,需护士进行全面的整体照护,以满足所有的需要;②部分补偿系统,护士、患者共同参与护理活动,既保持患者自理的部分功能,又给患者提供了部分功能缺陷的帮助;③支持教育系统,为患者提供支持和指导,提供促进发展的教育和环境。Orem 的自理模式理论在老年护理实践中,得到了广泛的应用。

老年护理学的发展,已经建立了一些专业理论依据和指导方法,今后还将有更广阔的发展空间,主要表现在以下几方面:一是未来的老年护理学发展会逐步引导人们积极转变观念,重新认识老年护理的特殊性及专业性。并且要培养大量涉及教学、临床、社区和家庭的不同层次的专科护士,帮助老年人进行综合管理和护理干预,达到促进其健康的目的。二是要尽量增强老年人的自我照顾和护理的能力。三是护理人员的角色功能也将发生转变,对老年人的照护逐步从医院扩展到社区和家庭,同时赋予护士多重角色,即照护者、健康教育者、健康咨询者、健康管理者、康复训练者、研究者。四是老年护理学综合了老年医学、康复学、预防医学、保健医学等学科内容,老年护理学将加强与其他学科间的交流,实现学科间的合作与成果分享。

第一节 住院老年人护理

一、老年人常见的护理问题及护理措施

(一) 护理安全问题及防护

1. 跌倒 跌倒(falls)是指患者突发的、不自主的、非故意的体位改变,倒在地上或更低的平面上。世界卫生组织(WHO)认为跌倒是老年人慢性致残的第三大原因,每年大约 30% 的 65 岁以上的老年人发生过跌倒。据对北京市 10 个城区的医院、养老机构、社区中 2895 名老年人的调查结果显示,跌倒的发生率为 31.26%。在跌倒的老年人中,约 40%～70% 会引起伤害,10%～11% 有严重伤害。因跌倒致死已成为美国老年人死亡的第 6 位原因。许多国家的医疗机构已把住院患者跌倒率作为临床护理质量控制的一个重

要指标。

(1)跌倒的危险因素

1)生理因素:老年人随着增龄,机体各系统发生老化,运动系统的生理变化表现在平衡功能下降,起立、转身困难,失去平衡后恢复平衡能力下降,协调能力下降,肌力下降,骨质疏松,骨关节退行性改变。感觉系统的生理变化表现在,视力下降,视敏度下降,视野缩小,听力下降,前庭功能下降,本体感觉功能下降。循环系统的生理变化表现在心肺功能不全,导致运动耐力不足。由于以上原因,使老年人行动上出现步态紊乱,缓慢蹒跚步,起步犹豫,步幅变短,行走不连贯、拖拉,抬脚不高,易发生跌倒。

2)心理因素:由于老年人大多患有慢性疾病或独居生活,易产生抑郁、焦虑、恐惧等心理障碍,表现为注意力不集中,再加之不服老、不愿麻烦他人等,导致跌倒的危险性明显增加。

3)环境因素:老年人跌倒有50%与外周环境密切相关,包括:地面潮湿有水、不平,地毯松脱,室内物品摆放不当,光线过暗或过强,坐椅、床过高、过低或过轻,浴室、坐便器无安全扶手,无防滑垫等因素都易引起跌倒。

4)行为因素:老年人日常生活活动能力(ADL)下降,活动过少或过度劳累,行走过快,衣着不合适,裤腿过长或过肥,鞋的尺寸不合适,鞋底滑,穿拖鞋走路等,都可诱发跌倒。照顾者与老年人的关系不够和谐,不够了解老年人的生活习惯,照顾者的责任心不强,对安全的重视程度不够,陪伴的时间无法保障等也可导致跌倒。

5)药物因素:老年人常服用多种药物,特别是抗精神抑郁药、安眠药、降压药、降糖药、扩张血管药、利尿剂和肌松药等,易导致神志、精神、血压的改变,从而发生跌倒。

6)疾病因素:①神经系统疾病:卒中、帕金森病、小脑疾病、前庭器官疾病、老年痴呆、周围神经病变。②心脑血管系统疾病:直立性低血压、阿-斯综合征、脑供血不足、心律失常。③骨骼肌肉系统疾病:骨性关节炎、颈椎病、腰椎病变、足病。均可导致老年人头晕、步态不稳、平衡功能失调、虚弱、视觉或意识障碍而诱发跌倒。

(2)跌倒的防护

1)评估老年人现有的和潜在的跌倒危险因素,设置防跌倒警示牌,制订相应的预防措施,并组织实施。

2)增强老年人的防跌倒意识,做好预防跌倒宣教。告知老年人锻炼身体时,运动要适度,既不能过劳,又不能过少;衣服要舒适,鞋袜要合适,穿具有防滑功能的鞋;调整生活方式,如上下楼梯、如厕时尽可能使用扶手,起居、活动要慢;特别是有直立性低血压及眩晕的老年人。做到"起床三部曲",即醒后卧床1分钟再坐起,坐起1分钟再站立,站立1分钟再行走。教会老年人使用辅助设施和工具。有精神症状、定向力障碍、视力障碍的老年人,行走时应有人陪伴。

3)告知老年人遵医嘱服药,服用镇静催眠药一定要睡前服用,服药后尽量减少活动,夜间如厕要有照明或床边解小便。麻醉镇痛药未完全清醒时不要下地,且须有人陪伴。服降压药的老年人要注意监测血压变化,头晕、头痛加重时,要及时与医生沟通。服用降糖药或注射胰岛素的老年人,应注意血糖监测,观察有无低血糖反应。

4)移动患者前,需耐心对患者解释目的和移动方法以取得合作。协助患者移动时,护士采用正确的搬运方法和技巧,双脚站立平稳,用双膝和臀部来施力,避免受伤。移动过程中,要采取保护措施,拉起床挡,需注意患者的突然或不正常的动作,注意观察病情及监测指标,以防意外发生。移动后,保证患者在床上或坐椅上位置舒适正确.尽量靠后坐,勿向前倾身或自行下车,使用轮椅要用安全带,以免跌倒。

5)选择适当的助行工具,将拐杖、助行器及经常使用的物件等放在触手可及的位置。行动不便的老年人,夜间便器最好置于床旁。床的高度,以适合患者起坐为准。启动制动装置将病床固定,必要时升起床挡。

6)病房、走廊无障碍物,照明适度。床边或卫生间夜间开启夜灯,确保照明良好。排除潜在的不安全因素,如地面是否有水等。

7)加强膳食营养,如高钙和富含维生素D的食品。多晒太阳。促进钙吸收。

8)规律的运动锻炼(特别是平衡训练)可减少10%的跌倒发生率。在病情允许的情况下,指导老年人进行平衡和步态训练、肌力训练、关节灵活性训练。根据自身年龄、活动能力和个人兴趣选择适宜的运动,如散步、太极拳、平衡操等。

9)多与老年人沟通,鼓励老人树立信心,克服其焦虑、恐惧心理,改变不服老、不愿麻烦他人的心理,同时与家属沟通,共同创建温馨的家庭、社会环境。

10)加强预防跌倒的管理,建立评估制度,制订措施,督导措施的落实,对有跌倒史患者应作标记,加强动态监测。对发生的跌倒事件,执行上报制度。

2. 误吸 误吸(aspiration)是指进食或非进食时在吞咽过程中有数量不一的液体或固体食物(甚至还可包括分泌物或血液等)进入到声门以下的气道,而不是像通常一样的全部食团随着吞咽动作顺利地进入到食管。误吸分显性误吸与隐性误吸两类。刘玉春等对156例住院老年人进食状况分析及误吸认知的调查结果显示,156例患者中,86例曾发生过误吸,发生率为55.13%。据北京市10个城区的医院、养老机构、社区中2895名老年人的调查结果显示,误吸的发生率为3.21%。因此,保证老年人的进食安全,预防误吸的发生非常重要。

(1)误吸的危险因素

1)生理因素:老年人的口腔、咽、喉与食管等部位的组织结构发生退行性改变,黏膜萎缩变薄,神经末梢感受器的反射功能渐趋迟钝,肌肉变性,咽及食管的蠕动能力减弱。这些衰老性退行性变化,容易导致老年人的吞咽功能障碍,易发生误吸。老年人消化吸收功能减退,使得其胃排空延迟,加之长期卧床,腹胀、咳嗽时引起呕吐而发生食物反流误吸。

2)疾病因素:脑血管疾病、老年痴呆症、帕金森病、颅内肿瘤、颅脑外伤、脑干损害等,控制吞咽反射的神经障碍而出现吞咽困难。另外上述疾病还可造成颅内压增高,喷射性呕吐而反流误吸。慢性阻塞性肺疾病患者由于喘息、咳嗽、多痰而增加误吸的可能,引起吸入性肺炎。

3)意识状态:意识不清或格拉斯哥昏迷评分较低(<9分)的患者。因张口反射下降、咳嗽反射减弱、胃排空延迟、贲门括约肌阀门作用下降、体位调节能力丧失,以及抵御咽喉分泌物及胃内容物反流入呼吸道的能力下降等,都易导致误吸发生。

4)医源性因素:持续的后仰位可增加食管反流和误吸的可能性。机械通气患者水平仰卧位,反流的胃内容物较易积聚在咽喉部,尽管保持适当的气囊内压,因为长时间保持水平仰卧位,误吸同样容易发生。气管切开与气管插管是误吸的危险因素。气管插管时,由于咳嗽、上呼吸道抵御能力下降、咽肌萎缩、吞咽功能障碍等易诱发误吸。机械通气中一些药物的使用抑制了食管的功能,如支气管扩张剂、肾上腺素能制剂、镇静剂和肌松药等,增强了反流的机会,机械通气可增加腹压,也是造成误吸的原因。置胃管会使食管下括约肌关闭受阻,引起胃食管反流造成误吸。鼻饲饮食输注的速度过快和容量过多明显影响胃内压力,导致胃食管反流,也极易产生误吸。

(2)误吸的防护

1)正确、及时、动态地评价老年人进食情况。

2)保持正确的体位,意识清楚患者进餐时,尽量取坐位或半卧位,如果病情不允许抬高床头时,可采取侧卧位,意识障碍的老年人在餐中和餐后1小时保持半卧位,或者取侧卧位,保持气道通畅或头偏向一侧,以免误吸。进食后,不要立即躺下,尽量避免刺激咽喉部,如口腔护理、口腔检查、吸痰等操作,以免引起恶心而致误吸。

3)对照顾者进行预防误吸的知识教育,并指导其识别误吸的症状和体征,进食时伴有呛咳,吞咽困难情况,叮嘱家属警惕有误吸的可能。咳嗽、多痰、喘息的老年人,进食前要避免咳痰,最好吸氧15~30分钟,以减轻喘息,防止进食中咳嗽导致误吸。心功能不全等限制水分摄入的老年人,因唾液分泌减少,食物咽下困难,易造成误吸,应选择易于吞咽的饮食。因隐性误吸易发生于夜间睡眠中,故脑卒中的老年人晚餐后不可再进食,即保持就寝时空腹。

4)经口进食的喂养护理:老年人进食应在安定的状态下缓慢进行,精力集中,不要与人谈话及思索与进食无关的问题,以免精力分散引起呛咳。对于刚睡醒或意识障碍转清醒的老人,应给予适当的刺激,使其在良好的觉醒状态下进餐,防止因味觉、运动能力迟钝、咽下反射减弱引起误吸。喂饭时,态度要和蔼亲切、不急不躁;给视觉障碍的老年人喂食时,每喂一口都要先用餐具或食物碰老人的嘴唇,以刺激知觉,促进舌的运动,然后将食物送进口腔;给一侧面舌肌瘫痪的老人喂食时,食物放在口腔健侧;对口唇不能紧闭、颊肌收缩无力的老人,应将调拌后的食物直接放入舌根附近等待咽下反射。速度不要太快,要给老人充足的时间进行咀嚼和吞咽,不要催促老人,鼓励老人进食时要细嚼慢咽,出现恶心、呕吐反应时,要暂停进食。脑血管病、老年痴呆等轻度吞咽困难,能经口进食的老年人,应选择合适的食物,避免进食流质及干硬有渣食物,因汤和水类食物易引起呛咳、误吸,而干饭类则难以吞咽。故食物应以半流质为宜,如蛋羹、粥类、菜泥、酸牛奶等,并尽量将水混入半流质食物中给予。注意食物应温度适宜、色香味美,以增进食欲,促进吞咽反射。

5)鼻饲喂养的护理:对于严重吞咽困难、不能经口进食及昏迷的危重老年人,应及早给予鼻饲饮食,避免误吸发生。鼻饲喂养方式有重力滴注、营养泵输入两种,临床常采用营养泵连续输注的方式,可减少误吸的发生。鼻饲前,应先吸痰,鼻饲中及鼻饲后30分钟内尽量不吸痰,以避免吸痰的刺激而引起呕吐。床头抬高30°~45°角,或取侧卧位。进食前

要检查鼻饲管的位置是否正确,确定胃管在胃内才可滴注,以防误灌。鼻饲食物的总量由少到多,逐渐加量。速度不宜过快,如果是持续泵入,最初输注速度为30~50ml/h,匀速输注,待无不良反应发生后再调至80~100ml/h左右匀速输注。连续输注者应4h/次抽吸胃内残留量,胃内残留量在50~100ml时继续喂养,但须减慢速度(30~50ml/h),胃内残留量≥100ml,停止营养液输注;营养液温度在40℃左右较合适,以免冷热刺激而致胃痉挛造成呕吐。如在滴注营养液的过程中必须要吸痰或翻身时,应暂停营养液的滴注。

6)康复训练:对于存在误吸的老年人,鼓励早期进行吞咽功能训练。对长期卧床鼻饲的老年人,要鼓励并协助其做一些主动或被动的活动,如床上肢体活动、下床坐在沙发上、坐轮椅室外活动等,以加速胃肠蠕动,促进食物消化吸收。

7)加强鼻饲患者的管理和培训:对鼻饲患者应加强对其喂养的管理,进行鼻饲操作的规范化培训。严格执行鼻饲操作流程,做好鼻饲患者及照顾者的宣教,减少因误吸引起的并发症。同时准备好氧气、吸引器等用物,以便抢救。

3. 用药安全 在老年人用药护理中,用药安全问题始终是护理工作的关注焦点,误服和药物中毒在老年人群发生率较高。误服是指各种原因导致吃错药、过量服药,或由于药品的储存、使用不当,服用变质、过期的药品。据调查显示,73.3%的老年人经常根据自己或他人经验而自行用药,6.2%的老年人曾经服错过药。据北京市10个城区的医院、养老机构、社区中2895名老年人的调查结果显示,误服的发生率为1.21%。药物中毒(intoxication)是指药物进入人体,在效应部位积累到一定量而产生损害的全身性疾病。有调查表明,老年人药物使用频率高达77.6%。人均服药3~16种。周静等报道急性药物中毒占急性中毒病例的23.4%,仅次于急性化学物中毒,居第二位。老年人由于衰老和疾病的影响,导致药物的吸收、分布、代谢与排泄发生改变,使药物吸收时间延长,半衰期延长,消除缓慢,易在体内蓄积,产生毒副作用。

(1)用药中的危险因素

1)老年人的药代动力学改变:老年人随着年龄的增长,胃酸缺乏,胃排空速度减慢,胃肠及肝脏血流量减少,这些因素均可影响口服药物的吸收。老年人体内水分逐渐减少和肌肉萎缩,脂肪相对增加,也会引起药物分布的变化。如亲脂性药物巴比妥、地西泮等,可能在脂肪组织内蓄积,产生持久作用。老年人血浆蛋白浓度随年龄而降低,因而蛋白结合药物减少,会造成具有药理活性的游离药物浓度相对增加,如水杨酸、保泰松等。同时老年人肝实质量减少、肝血流量降低、白蛋白合成减少、微粒体酶系统的活力降低等,许多药物代谢减弱,半衰期延长。因此在应用利多卡因、洋地黄毒苷等药物时易出现不良反应。大多数药物经肾脏排泄。老年人肾血流量及肾小球滤过率降低,对药物的排泄能力下降,易出现蓄积中毒,如地高辛、氨基糖苷类抗生素、苯巴比妥等。

2)随着年龄的增长,老年人的免疫功能逐渐衰减,易引起过敏反应,包括曾经用过的药物再次应用时,也会出现过敏反应,常表现为皮疹、皮炎、发热、哮喘等症状。

3)老年人由于视力下降,易造成错服药以及服用过期药物,其主要原因是药品形状相似、颜色相似和药瓶标签标识

不清等。由于听力障碍,易将医嘱听错,造成多服药或少服药,或者将服药时间混淆。由于老年人近期记忆减退,也会造成漏服药。

4)年龄因素:有资料表明,成年人药物反应发生率为3%～12%,而60～69岁的老年人为19.4%,70～79岁为21.3%,≥80岁为25.0%。老年人往往患有多种疾病,服用药物种类也很多,因此产生药物不良反应较青壮年多2～3倍。

(2)用药安全问题的防护

1)正确、及时、动态地评估老年人服药情况。用药前,要充分了解患者过去用药史,肝、肾、心、脑功能情况,明确诊断及治疗方案。

2)加强老年人用药指导,维护老年人的用药安全。告知老年人及照顾者用药的方法,如口服、舌下含、咀嚼、肌内注射、皮下注射、喷雾剂喷雾等。老年人用药应采用适宜的制剂,如易于吞咽的液体制剂,特别是首次或更改药物时,指导是关键,提高老年人用药依从性。告知老年人及照顾者服药的注意事项,如服药的特殊时间,服药后产生的特殊反应及须定期监测血药浓度等。告知老年人及照顾者药物的作用和毒副作用,细致观察用药反应,出现异常及时告知医生。

3)教会老年人使用服药日记、日历、特殊的药盒等方式,遵医嘱服药。防止老年人误服药。告知老年人及照顾者药物的保管方法,内服药与外服药要分开放置,避免混放。药物标签字体要大而清晰,注意药物的有效期。

4)注意药物的配伍禁忌、协同作用或拮抗作用的药物避免合用。减少每日服药的种类和数量。开始用药宜从小剂量开始,特别是解热镇痛药,防止用量过多,出现虚脱,引起血压下降。选择剂型要因人而异,老年人不宜选择颗粒状、面状直接服用的药物。

5)正确遵医嘱给药,严格执行查对制度。特别要注意经常发生错误的药品如:胰岛素、氯化钾、肝素、华法林、呋塞米等。

6)患者因检查、手术等原因暂不能服药时,应将药物取回保管并进行交接班。

7)给药时,患者如提出疑问,应重新核对后再给患者应用。

8)用药后,加强巡视,观察药物作用和副作用的反应,及时与医生沟通。如洋地黄类药物,用前要测心率,小于60次/分通知医生,推注应在医生的监护下进行。应用退热药,要密切观察老年患者的出汗情况及血压变化。注射胰岛素的患者,观察进食情况,注意有无低血糖反应。长期用利尿剂的患者,应定期监测血钾、血尿酸、血糖及血压,预防低血钾和低血容量。应用血管活性药物多巴胺等,尽量避免外周静脉给药,周围血管会出现手足疼痛,发凉,甚至可导致局部组织坏死或坏疽。止痛的水杨酸剂,易产生肠道出血,应注意选择肠衣锭剂或缓释剂,避免空腹使用,教会患者正确用药物的剂量和间隔时间。

9)夜间睡眠时给药,一定要唤醒患者后服用,防止误吸发生。

4.压疮(pressure sores) 是指由于某种原因,身体局部组织长期受压,血液循环障碍,局部组织持续缺血、缺氧,营养缺乏,致使皮肤失去正常功能,而引起的破损或坏死。一般表现为局部症状,但严重压疮可伴继发感染致严重败血症,也可产生全身症状,甚至危及生命。据北京市10个城区的医院、养老机构、社区中2895名老年人的调查结果显示,压疮的发生率为3.25%。在美国,有近100万的压疮患者,其中71%是70岁以上的老年人,Barbenal等人发现压疮患者的平均年龄为76.4岁,压疮不仅使住院时间延长,医疗费用增加。还是老年人残疾和死亡的一个重要原因。

(1)压疮的危险因素

1)压力、摩擦力、剪切力因素:持续性垂直压力是引起压疮的最主要原因。如手术中、医源性限制、卧床及坐轮椅的老年人。使用石膏绷带、夹板或牵引时,松紧不适宜,衬垫不当,致使局部组织承受超过毛细血管压的压力过久,组织缺血坏死也会形成压疮。单位面积内所受的压力越大,组织发生坏死所需的时间越短。而压力虽小,但长时间的压迫,同样可以形成压疮。随着临床无创呼吸机的广泛应用,对面部也会造成压疮。床单皱褶不平,存有渣屑或搬动时拖、拽、扯、拉病人,均可产生较大摩擦力,增加对压疮的易感性。剪切力是由两层组织相邻表面间的滑行而产生的进行性的相对移动所引起的,是由摩擦力与压力综合而成。与体位有密切的关系,最常发生于半坐卧位患者的骶尾部,也是我们在压疮护理工作中容易忽视的一个危险因素。

2)环境理化因素:潮湿的皮肤有利于微生物的滋生,同时皮肤浸润、变软,容易因摩擦而破损。造成潮湿的情况有出汗、伤口引流液外渗、大小便失禁等。

3)生理及病理因素:老年人皮肤老化、变薄,弹性变差,干燥粗糙,血流减少。排泄功能、调节体温功能降低,对冷、热、痛感觉迟钝,这些都容易使老年人发生压疮。肥胖老年人,脂肪组织的血液供应相对较少,影响其局部血液循环,加之活动困难,床上转身等容易受拖拉,更易导致压疮的发生。患有心血管系统疾病、糖尿病、神经系统疾病、骨折和风湿性疾病的老年人,均可增加发生压疮的危险。全身营养不良的老年人,受压处缺乏肌肉和脂肪组织的保护,会引起血液循环障碍,易发生压疮。水肿的老年人,皮肤较薄,抵抗力弱,受压后皮肤易破损而发生压疮。

4)麻醉药物使受阻滞部位以下的血管扩张,血流变慢,受压部位失去正常的血液循环。由于麻醉药物影响,患者反应迟钝或暂时丧失了对身体某些部位不适的反应,这些因素都使皮肤组织缺氧加重,无氧代谢产物不能及时排出,极易形成压疮。

(2)压疮的防护

1)减少或消除对局部组织的压力,避免摩擦力和剪切力。经常更换体位可以减少组织的压力,鼓励和协助病人定时更换体位,每2～3小时翻身一次,必要时每1小时翻身一次。应用提单式翻身法,即将透气好、棉制的翻身单铺于卧床老年人身下,为其翻身时将翻身单四角提起移动,避免推、拖、拉动作。注意翻身体位,无论是侧卧还是半卧位,受压部位与床面均应保持30°角以下,而不是直角受压。半卧位时,注意老年人的膝下或足下垫楔形垫,防治老年人身体下滑产生的剪切力而造成的压疮。保护骨隆突处和支持身体空隙处,对易发生压疮的老年人,体位安置妥当后,可在身体空隙处垫软垫等。长期卧床老年人可使用充气式床垫,但仍需经常为患者更换体位。要经常检查气垫床的功能状态,充气程度。

2）正确使用石膏、绷带、夹板、牵引或其他矫正器械及氧气面罩等所有引起对皮肤压迫的医疗用品，衬垫应松紧适度，平整柔软，尤其要注意骨骼突起部位的衬垫。应仔细观察局部及肢端皮肤的颜色、温度的变化情况，重视患者的主诉，如发现石膏绷带过紧或凹凸不平，应及时调整。

3）避免物理因素的刺激，保持床铺清洁、平整、无皱褶、干燥、无碎屑。不可让患者直接卧于橡胶单上。有大小便失禁、呕吐、出汗者，应及时擦洗干净；被服及时更换；伤口若有分泌物，要及时更换敷料。

4）使用便器时，应选择无破损便器，抬起患者腰骶部，不要强塞硬拉。必要时在便器边缘垫上纸或布垫，以防擦伤皮肤。

5）鼓励老年人活动，促进血液循环。对长期卧床的老年人，定期检查受压部位。可每日进行全身关节运动，维持关节的活动性和肌肉的张力。经常进行温水擦浴，以促进血液循环。

6）改善机体营养状况，给予高热量、高蛋白、富含维生素的饮食。不能进食者给予鼻饲，必要时给予支持疗法，如补液、静脉高营养等，以增强抵抗力及组织修复能力。对于多脏器衰竭、低蛋白血症的老年人，应遵医嘱给予白蛋白静脉补充。

7）加强对老年人及照顾者的预防宣教，包括：预防压疮的重要性，压疮形成的因素，预防压疮的措施，以及正确实施相关措施的方法。

8）压疮分类各国有多种分类方法，一般通用美国的六期分类方法，根据分期选择治疗辅料。预防压疮可选用透明敷料或水胶体敷料敷于受压部位予以保护。对于干净的伤口应给予湿性辅料治疗。有感染的伤口，应给予清疮换药，促进伤口愈合。

9）加强压疮的管理。应建立对老年人皮肤评估的制度，对易发生压疮的老年人制订预防措施，并督导措施的落实，加强交接班管理。对已发生压疮的老年人，执行上报制度，建立压疮观察表，根据压疮的分期，实施有效的治疗措施，进行动态的跟踪评价。

（二）老年失眠综合征护理

老年失眠综合征（the elderly insomnia）（以下简称老年失眠）是指老年人因各种原因导致睡眠时间和（或）睡眠质量不满足并影响白天社会功能的一种主观体验。60岁以上老年人每天睡眠时间5～7小时。据世界卫生组织调查，全球有27％的人有睡眠障碍，在中国睡眠障碍的比例高达43.4％，老年人常表现为入睡困难，睡眠不深，睡后易醒，睡眠质量下降，总睡眠时间缩短。导致老年人日间残留效应：次日感到头昏，精神不振，嗜睡，乏力，大脑及机体处于疲劳状态，注意力难以集中，记忆力下降。对失眠存在恐惧或忧虑可形成恶性循环，导致症状持续存在。

1. 老年人失眠常见原因

（1）年龄因素：老年人因主控睡眠的松果体素分泌减少，对睡眠调节能力减弱，入睡时间延长，深睡时间减少；

（2）心理因素：老年人心理因素对睡眠影响很大，如思考问题过多，心里有事，放不下，喜欢琢磨事，白天说的事，晚上还在思考，特别是性格内向的老年人更为突出。有心理压力时，如丧偶、退休、患病、要行手术等，会影响老年人睡眠。

（3）疾病因素：如神经变性病（帕金森病，痴呆）、心血管疾病、呼吸系统疾病和各种疼痛等，都可以导致失眠。睡眠紊乱可加重疾病的症状，症状的加重又影响睡眠，这样的恶性循环，会导致疾病的恶化。

（4）药物因素：许多药物对老年人的睡眠有影响。比如利尿剂会让老年人夜间频繁起夜，然后难再入睡。一些导致兴奋的药物可引起精神兴奋，难以入睡。

（5）睡眠卫生不良：如睡前看电视、喝浓茶、喝咖啡、饮酒等生活不规律，也影响入睡。

（6）环境因素：对睡眠的影响极大，如环境吵闹、谈话声、推车声、走路声、床铺不适、房间太热或太冷、睡眠场所的变更、室内光度等因素，往往扰乱病人的睡眠。

（7）医源性因素：气管插管、气管切开患者需要定时吸痰，给予特殊药时，需要夜里叫醒病人服药等，直接影响睡眠。

2. 失眠的预防护理措施

（1）评估老年人睡眠习惯，影响睡眠的因素及使用安眠药的情况。

（2）睡眠环境安静、整洁，开启夜间照明灯，房间温度以24°～25°为宜。这些都有利于稳定情绪，满足睡眠需要，解除不适。

（3）限制患者卧床睡眠消耗的时间，适当活动至有足够睡意才上床入睡，直到睡眠改善。提倡早睡早起和午睡的习惯。

（4）维持一致的觉醒时间；如不能入睡则起床，特别是感到紧张或发怒时；不要在床上看书、看报纸或看电视。对于特殊睡眠习惯，不能强迫立即纠正，需要时间逐步诱导使其睡眠时间尽量正常化。

（5）帮助患者正确评价自己的睡眠，减轻心理负担。

（6）改变传统的休息观念，合理的休息应贯穿在整天的活动中，劳逸结合。如看书、看电视、写字等不宜过长，要经常调整体位，或卧床休息或站立活动，进行眼睛保护。

（7）睡眠卫生教育：增加外出活动时间，规律性地锻炼；晚餐后避免饮浓茶、咖啡、吸烟和饮酒。睡前禁止紧张、兴奋的活动。睡前洗热水浴，热水泡脚，可促进睡眠。

（8）老年人由于机械性呼吸道阻塞，如舌后缀、痰液阻塞等，导致睡眠时发生呼吸暂停，即睡眠呼吸暂停综合征，严重者可加重心肺功能障碍，甚至猝死。因此要指导患者减轻体重，避免仰睡。

（9）积极治疗原发病，控制症状如疼痛、呼吸困难等。

1）老年人夜间如厕次数增加，造成继续睡眠困难，同时也增加摔倒、坠床的危险，因此要教会老年人在床边解小便。

2）情绪对老年人睡眠影响很大，往往会发生暂时性的失眠，晚间尽量不要告诉患者一些事情，如手术、住院、丧偶、退休等生活改变又避免不了的事件，应遵医嘱给予药物助眠。慢性失眠通常超过1个月以上，常和患慢性疾病及应用一些药物有关，要辨别原因，对症处理。

3）药物治疗：老年人处于急性应激状态下，常常影响睡眠，应合理应用安眠药，可预防慢性失眠。长期应用安眠药的老年人，让患者明确用药的目的，减少对用药的恐惧。另外安眠药都有耐药性，一定要在医生的指导下用药，以免造成药物的依赖。

(三）老年性尿失禁护理

尿失禁(incontinence of urine)是由于膀胱括约肌损伤或神经功能障碍而丧失排尿自控能力,使尿液不自主地流出。尿失禁可发生于各年龄组的患者,但以老年患者更为常见。在美国老年性尿失禁的发生率大约15%～30%,女性高于男性。日本调查护理之家的老年人,患病率为87.3%,我国2000年北京地区调查显示,患病率为29.4%。尽管老年性尿失禁对生命无直接影响,但老年性尿失禁可造成皮肤糜烂,泌尿系感染,身体异味而远离人群,尴尬、沮丧、焦虑、孤独等,甚至出现抑郁症。由此带来一系列的并发症和社会问题。

1. 老年性尿失禁的常见原因

(1)神经性尿失禁:当患有严重脑动脉硬化、脑卒中、脑肿瘤及颅内感染等疾病时,易发生尿失禁。

(2)损伤性尿失禁:如膀胱颈括约肌受损。

(3)充盈性尿失禁:因前列腺增生肥大、尿道狭窄、膀胱结石、膀胱颈肿瘤等引起下尿道梗阻而发生。

(4)压力性尿失禁:因膀胱颈括约肌老化松弛,若有腹部压力增高便使尿液外溢。

(5)急迫性尿失禁:因老年人泌尿系炎症造成逼尿肌反射,使膀胱收缩而产生。

(6)精神性尿失禁:老年人精神受到强烈刺激、周围环境突然改变,也会发生尿失禁。

2. 尿失禁的预防护理措施

(1)高度重视:尿失禁能够严重干扰和影响老年人生活质量,应积极治疗和改善尿失禁。

(2)观察:①尿频是指排尿次数增加。正常情况成人白天4～5次,夜间0～1次,每次尿量约300ml。②尿急是指患者突然有强烈尿意,不能控制而立即排尿,常见于泌尿系统感染。③尿痛是指排尿时小腹部(膀胱区)及尿道疼痛。常见于泌尿生殖系统感染或结石性疾病。④排尿困难是指患者排尿不畅,有阻力感。轻者排尿延迟、尿线无力、尿液射程短;重者尿线变细或呈滴沥状。每次排尿费时费力。护理中尽可能减少不必要的卧床以纠正诱因,防止尿道感染。提醒患者勿憋尿;白天定时排尿,注意会阴部卫生及皮肤护理,避免压疮及局部皮肤感染。

(3)睡前限制水分摄取,避免使用酒精、咖啡因等利尿性饮料。

(4)尿失禁护理用具的选择:女患者无皮肤损伤的或男患者阴茎萎缩的,选择纸尿裤,及时更换纸尿裤,保持会阴皮肤清洁干燥,防止尿布疹发生。男患者还可使用接尿器、保鲜袋接尿等方式,注意松紧适度,避免过紧引起阴茎缺血水肿,及时更换防止侧漏。每次更换时,用温水清洗会阴皮肤,避免尿液刺激造成湿疹。应用便壶时,注意尿液及时倾倒,防止皮肤长时间处于潮湿状态。保持皮肤干燥、清洁,随时用温湿毛巾或湿纸巾将会阴部清洁,卧床或肥胖患者待皮肤干燥后涂抹化石粉或松花粉或腹股沟夹电子膜。防止尿道周围皮肤潮湿不适或尿液刺激引起的瘙痒、皮肤红肿、发炎、糜烂。一旦发生皮肤问题,应积极治疗,周围皮肤要通风、干燥,必要时给予理疗。顽固性尿失禁患者应留置尿管。保持床单位整洁,干燥,如有尿湿及时更换。

(5)有关尿失禁的运动处方:盆底肌肉运动又称凯格尔(Kegel)运动,这项运动的做法是紧闭尿道、阴道及肛门口,收缩会阴部的肌肉并向上提肛,就好像我们在忍尿或控制排气的动作,这个动作可以强化骨盆底肌肉,因此它可以改善尿道的阻力,增加对盆腔内脏的支持,改善膀胱颈的功能角度,并减轻膀胱的敏感度。适应于女性压力性尿失禁。

(6)严重尿失禁患者应给予留置尿管

1)观察记录尿液的量、颜色、性质,定时留取尿标本,以及早发现感染并及时处理。

2)保持会阴部及尿道口清洁,防止感染。遵医嘱每日10%络合碘清洁尿道口,如分泌物过多可用10%络合碘棉球擦拭。

3)遵医嘱给予膀胱冲洗. 严格执行无菌操作。

4)定期更换尿袋,更换尿管1次/月,更换时应严格无菌操作。

5)妥善固定尿管,防止尿管被压迫及扭曲。患者下床活动时,应将尿袋固定于腰部以下(低于耻骨联合的位置),防止尿液反流。

6)为患者翻身时,应先将尿袋的卡子夹闭,防止尿液反流。防止牵拉,损伤尿道。

7)第一次置尿管放尿小于600～1000ml,膀胱功能训练,可间歇性夹闭尿管,每3～4小时或有尿感时开放一次。

8)留置股静脉管的患者尿袋应别在对侧,避免污染。

(四）制动老年人的护理

因各种原因导致长期卧床的老年人,易发生并发症,如压疮、肌肉萎缩、骨质疏松、关节活动功能丧失、消化功能减退、泌尿系感染、循环和呼吸功能受到影响而导致坠积性肺炎等。为了避免这些并发症的出现,对于卧床的老年人应尽早进行被动康复和实施预防措施。

1. 并发症的预防

(1)压疮(详见压疮一节)。

(2)肌肉萎缩:肌肉萎缩是指肌肉的大小、张力和力量减小,通常卧床之后会有肌肉力量减退的迹象。若卧床过久,活动降低或没有活动时,肌肉耐力减退,肌肉就会出现萎缩。逐渐无法独立处理日常生活自我照顾的活动事项,需要他人照顾。同时老年人会产生悲观情绪。所以,长期卧床的老年人肌力训练和防范肌肉萎缩的措施宜及早开始。可在康复师的指导下进行治疗性运动。做一些自我照顾活动训练,如刷牙、洗脸、进餐、轮椅上运动或下床行走等活动。

(3)骨质疏松:人体骨骼通过钙的再吸收,不断地沉积,加之外在的压力及身体的负重,都对骨骼的新陈代谢产生影响。长期卧床,减少许多受力机会,使得钙从骨骼中游离出来,钙的排泄率超过沉积率,尿液中会出现钙质增加,骨骼因而变得疏松和脆弱,在普通受力的情况下就会出现骨折。因此,早期下床活动或协助患者站立,将有助于减少骨质疏松的发生。有能力行走的患者应每日下床行走活动。能坐轮椅活动的患者,每日应下床坐轮椅或椅子进行锻炼。

(4)关节挛缩:挛缩发生在肌肉、肌腱、关节等处,如胫骨骨折在接受石膏固定治疗所出现的膝关节挛缩,卧床过久不动后,会出现髋关节挛缩,或足下垂。临床上由于一些有创治疗,如吸痰、置胃管、气管插管等操作,导致患者焦虑恐惧,因而出现肌紧张、肌强直,导致关节挛缩。因此,患者及照顾者应主动或被动活动关节,经常翻身,取正确卧姿,保持肢体功能位,以有利于避免髋关节屈肌的挛缩发生。防止足下垂,应将脚与腿的角度小于90°,足底用枕头顶住,可减少足下垂发生。对于有挛缩患者,应每日被动作伸展活动,但不宜用力过猛或力量对抗,易导致拉伤、骨折或加重挛缩。

(5)坠积性肺炎:长期卧床的老年人,咳嗽反射动作减少,小支气管扩张变小,呼吸无力导致肺部分泌物不易排出积存体内,易引起肺不张和肺炎。因此,教会患者做深呼吸和有效咳嗽运动,要经常变换体位,叩背或用拍背机排痰,鼓励患者咳嗽。当痰液不易排出时,给予雾化吸入及化痰药。必要时给予吸痰。还应摄取充足的水分,以免脱水,并保持环境空气新鲜,温度25℃、湿度50%~60%为宜。

2. 日常生活活动康复训练

(1)评估老年人的健康情况:了解老年人生理、心理和社会的需求,评估认知功能、学习的意愿和能力、表达沟通能力及疾病情况。可使用日常生活活动能力(ADL)量表评估,肌力的测定,心功能的测定,肺功能测定。根据老年人的健康情况,制订康复计划。日常生活活动康复训练,主要帮助患者重新学习日常生活所需要的各项技巧,鼓励患者独立自我照顾。

(2)日常生活活动康复训练

1)步态训练:对于身体失去平衡、体态控制不好、步态不稳的老年人,如偏瘫、帕金森病等患者,要在康复师的指导下,进行步态训练。老年人步态变化是双脚的移动不灵活,步伐变短变宽。因此老年人常使用手杖协助行走。在步态训练前要先进行肌力训练、站立训练及平衡训练等。训练过程中要观察老年人的承受能力和病情的变化,如有不适应暂停训练。对于有异常步态的老年人,在训练中,适当选择辅助行走器,帮助改善病态行走步态。

2)体位改变训练:卧床患者病情稳定就要开始上、下肢被动活动和各关节活动,减少肌肉萎缩并增强肌力,但应避免过分劳累引起疼痛,逐渐从被动到主动活动。体位改变训练应注意逐步增加,由平卧位逐步抬高床头半卧位到坐位,从坐位到站起,从站起到行走,时间也从几分钟逐步增加,注意因体位变化引起直立性低血压。在坐位训练时,患者的双足要着地,以防止足内翻或足畸形。指导患者在坐位或站位时保持身体的平衡,学习恢复平衡。

3)行走训练:指导患者借助矫正器和助步器练习站立和行走,动作要缓慢,特别是转身时,避免眩晕发生摔倒。行走时,患肢跨步要小,上下楼梯遵循健肢上,患肢下的原则。

(五)老年肠内营养及肠外营养的护理

1. 影响老年人营养代谢的因素

(1)代谢功能降低:基础代谢下降,50岁以上者,降低10%~15%甚至更高。常患有不同程度与营养有关的慢性病,心血管疾病、肿瘤、代谢性疾病(糖尿病、痛风及营养性贫血等)。体内代谢功能改变,营养素消化吸收、利用和排泄均受到影响。由于体内分解代谢增高,合成代谢降低,合成与分解代谢失去平衡,引起细胞功能下降。激素水平下降。也引发机体代谢的改变不同程度的营养素负平衡,例如氮的负平衡,蛋白质合成减少,加重了器官的衰老。女性更易出现的钙负平衡等。食物摄入总量减少,微量元素缺乏,但这种缺乏与产热营养素缺乏不同,因为没有饥饿感而被忽视,故称这种现象为隐蔽的饥饿。

(2)身体成分改变:体内脂肪组织随年龄增长而增加,瘦体组织减少(肌肉萎缩、松弛),70~80岁健康男性瘦体组织比20岁时减少约25%,其中近50%是骨骼肌;与中青年人比,体脂增加35%主要增加部位在腹部和臀部。身体组成中有约80%是水,而老年人这一比例降至60%~70%。根据世界卫生组织定义,骨骼中矿物质密度低于健康年轻成人平均值1~5个标准差。此时,老年人骨骼因含钙量不足而变得细薄脆弱时,即为骨质疏松症。骨质疏松会使骨骼在轻微的创伤中骨折,特别是脊椎骨、髋骨及腕关节。

(3)器官功能减退:消化液、消化酶及胃酸分泌量减少,消化功能降低,胃扩张能力减弱,肠蠕动及排空速度减慢,并伴有牙齿脱落等。此外,肾功能及肝代谢能力均随年龄增高有不同程度下降,肾单位再生能力下降,肾小球滤过率降低,糖耐量下降。

(4)体力活动减少、心态的改变:现代生活中家庭人员变少,失去亲人而独居或独立生活,使食欲下降或食物简单化、不稳定,难以达到均衡。

2. 肠内营养的护理 肠内营养是经胃肠道用口服或管饲的方法,为机体提供代谢需要的营养基质及其他各种营养素,以满足人体代谢所需的营养支持方式。

(1)喂养时间:短期者可用鼻饲,长期者则需考虑放置内置管道(即经皮内镜胃造口术)。

(2)患者的精神状态:因意识障碍和躁动的患者会抗拒胃管放置,易将胃管拔出,应家属同意给予适当约束。

(3)肠内营养配方食物的选择:取决于容量的耐受,营养物质的消化吸收能力,病情、营养需求和患者的预后。

(4)肠内营养并发症的预防:喂养前,要回抽胃内容物,观察胃液性质和量,出现胃潴留应遵医嘱暂停饮食。在喂养过程中,观察患者有无恶心、呃逆、呕吐和呛咳等现象,出现此现象,暂停喂养,防止反流。观察有无出血现象,发现异常,及时留取胃内容物送检。

(5)肠内营养管的护理:预防喂养管堵塞,喂养前后及给予药物后应冲洗喂养导管,持续喂养常规每4小时冲洗一次。胃管更换应遵循患者带管情况及不同厂家的建议。

3. 肠外营养的护理 胃肠外营养(PN)是指通过中心静脉或周围静脉插管的途径,输入包括葡萄糖、氨基酸、脂肪乳等静脉营养液的一种方法。其目的是为不能由胃肠道摄取营养的患者给予营养素的补充,提供热量,以满足人体代谢所需的营养支持。

(1)肠外静脉营养应选择中心静脉给药,合理安排液体,先胶后晶,先盐后糖,注意配伍禁忌。

(2)药物现用现配,并注明床号、姓名、药名、剂量,经核对后应用。

(3)胃肠外营养预防导管相关性感染非常重要。穿刺处换药,严格遵循无菌要求,更换时间因敷料的选择和局部皮肤情况而定,老年人对黏性敷料耐受性差,易出现过敏,出水疱,因此要随时观察皮肤情况。老年人出汗较多,皮肤的消毒最好选择碘酒和酒精,面积直径要大于8cm,更换时间至少一周2次。另外股静脉置管易被污染,注意会阴部的清洁,防止尿液和粪便污染敷料。输液装置应选择螺口接头,连接紧密,防止滑脱或漏液。

(4)胃肠外营养静脉输注时间较长,对于神志清楚的患者应合理安排液体,尽量减少夜间输注,影响睡眠。

(5)输注脂肪乳剂的营养液时,应注意第二天如取静脉血,应在夜间 12 点之前结束,否则会出现乳糜血,影响血液指标的结果。

(6)长期应用胃肠外营养支持的患者,应加强血糖、电解质等指标的监测,预防低血糖或高血糖反应、电解质紊乱等代谢性并发症。

(六)老年人疼痛的护理

国际疼痛学会(IASP,1979)认定,疼痛(pain)是一种不愉快的感觉和情绪上的感受,伴随着现有的或潜在的组织损伤。老年人疼痛分为急性痛和慢性痛。急性疼痛是疾病的一个症状,而慢性疼痛是指疼痛持续一个月及以上或超过一般急性病的进展,或者超过受伤愈合的合理时间,或与引起持续疼痛的慢性病理过程有关,或者经过数月或数年的间隔时间疼痛复发。据资料显示,65 岁以上老年人 80%～85% 存在一种或多种疾病,并伴发疼痛症状。风湿性关节炎、骨折、胃炎、心绞痛、卒中和癌症等疾病都伴有疼痛的发生。许多老年人常年生活在各种疾病的疼痛之中。慢性疼痛常使患者失眠、食欲下降、抑郁;这不仅严重影响老年人的生活质量,而且剧烈的疼痛可引发休克等一系列机体功能变化。因此,老年人疼痛已成为普遍性的社会问题。

1. 老年人疼痛的常见原因

(1)直接刺激:如机械性刺激(外伤、医源性刺激、压力变化、肌张力异常)、物理性刺激(冷、热、光、电)、化学性刺激(酸碱、有毒气体、药物)和生物性刺激(毒蛇、蜂、蚊蝇、昆虫)等引起。

(2)炎症:由感染性炎症或无菌性炎症所导致。

(3)缺血或出血:缺血与慢性疼痛相关,如心绞痛、心肌梗死、动静脉栓塞、脉管炎、雷诺综合征等。一些组织器官腔隙内的出血也可导致疼痛。

(4)代谢性疾病:临床常见痛风等。

(5)生理功能障碍:如自主神经功能紊乱、神经血管性头痛、非典型性颜面痛等。

(6)免疫功能障碍:如强直性脊柱炎、风湿及类风湿、皮肌炎。

(7)慢性运动系统退行性变:如骨性关节变,这在所有慢性疼痛发病因素中最为常见。

(8)心理问题:如恐惧、焦虑、悲痛、失望等,可使痛阈下降,疼痛增加。

(9)老年人常患的疼痛疾病:颈、腰椎及膝关节骨骼疾病,骨质疏松症,软组织病(包括肌筋膜疼痛综合征、肩周炎、纤维肌痛症等),癌症性疼痛,神经病理性疼痛(带状疱疹后神经痛,糖尿病末梢神经痛)、溃疡、血管病变与闭塞等。

2. 疼痛的预防

(1)利用评估工具,评估疼痛的程度、部位、规律及诱发因素、伴随症状。

(2)首先要缓解疼痛。当疼痛持续存在时,可考虑运用多种缓解疼痛的综合方法,以达到缓解疼痛的目的。

(3)药物治疗是缓解疼痛的重要手段,恰当使用会使多数患者获得良好止痛效果。由于个体差异很大,应注意患者的有效镇痛量,并遵从用药个体化的原则。固定时间间隔给药,可取得最好的镇痛效果及避免药间隙疼痛。加强用药后的观察,如起效时间、维持时间、镇痛程度、副作用等。出现耐药或时效缩短,应及时与医生沟通。

(4)积极治疗失眠,是疼痛康复的重要内容。疼痛夜间加重是疼痛的一个特点,造成失眠,互相影响。

(5)注意辅助药物的应用,如焦虑、忧郁等状态的治疗。遵医服药,提高用药依从性。

(6)老年人术后疼痛可能比年轻人更严重,更持久。许多老年人有慢性疼痛疾患,因此,在围术期间必须同时处理病人的慢性与急性疼痛。老年人使用平衡镇痛法可最大限度地减少应用药物大剂量时的潜在副作用。

(7)老年癌症患者的生活质量有赖于疼痛症状的控制、镇痛药的适当使用以及阿片类镇痛药相关副作用的处理。对癌痛应用世界卫生组织推荐的三阶梯止痛原则。

(8)由于老年人对疼痛的耐受性增加,心绞痛常表现为一种模糊地疼痛,甚至发生心肌梗死时,有的老年人也无心前区明显疼痛,而反映出的表现是恶心、呕吐、上腹部疼痛、牙痛等症状,自感疲劳、衰弱、头晕、意识模糊,甚至突然发生呼吸困难等左心衰的表现,面色苍白、烦躁不安、出冷汗、尿少、晕厥等心源性休克表现。因此,临床观察要注意出现以上表现,要及时与医生沟通,做进一步的检查,防止漏诊或误诊。

(9)痛风多发于 40 岁以上的中老年人,由于尿酸盐对白细胞的趋化作用产生一系列炎性反应,使患者关节受累,产生剧烈疼痛。急性发作时,应卧床休息,患肢抬高,避免受累关节负重。遵医嘱应用药物治疗,禁止使用水杨酸类止痛剂。慢性期穿柔软、宽松鞋袜。做好饮食指导,食用不含或少含嘌呤的食物。

(10)老年人神经反应迟钝,痛阈高,急腹症往往表现为疼痛不明显,加之腹膜刺激征不典型,容易误诊。临床加强观察,详细收集资料,了解腹痛的发生经过、部位、性质及程度、持续时间、放射部位等,病情加重及时报告医生。

(11)患有颈腰椎、背部疾患的老年人,长距离行走或负重时,应适当使用支架、颈托、腰围及其他支具,使关节制动休息及止痛。急性或慢性腰背痛,应注意缓解疼痛和尽快恢复正常活动。发作时,患者应缓慢俯卧到床上,以减轻腰背部压力,维持脊椎呈直线位置,翻身也应采取直线翻身法。

(12)对患者进行健康教育、康复训练、药物治疗联合运用缓解疼痛的方法。使患者尽可能多地学习疼痛的自我护理。

(13)老年人往往伴有其他慢性疾病,需要同时服用多种不同的药物,止痛药物与这些药物合用时,应注意药物的相互作用可能带来的影响。阿司匹林类止痛药与降血糖药物合用,可导致低血糖反应;与抗凝药物合用易产生出血倾向;与强心药物、抗癌药物以及肾上腺激素合用时,可增加此类药物的毒副作用。

(14)保持老年人体位舒适,经常变换体位,以减轻疼痛。

(15)根据疾病,指导合理饮食,如反流性食管炎、消化性溃疡、胆石症、胰腺炎等疾病应选择的饮食。

(16)应用宣泄、分散注意力、躯体放松等疗法,减轻不良的情绪,减轻疼痛。

二、有创治疗技术的护理

(一)机械通气老年患者的护理

老年人由于衰老和疾病,导致呼吸生理功能下降,呼吸肌肌力下降,肺顺应性降低,呼吸道滤过功能下降,气体交换功能降低,对缺氧和二氧化碳刺激反应下降,心肺储备功能差,小气道阻力增加。因此,老年人易出现呼吸生理指标的改变,自主呼吸频率大于正常的3倍或小于1/3。自主潮气量小于正常1/3。生理无效腔/潮气量≥60%。肺活量<10～15ml/kg。$PaCO_2$>50mmHg(COPD除外)且有继续升高趋势,或出现精神症状。PaO_2<正常值1/3。以上标准达到任何一项,临床上需给予机械通气治疗,其目的是纠正患者的缺氧状态,改善通气功能,有效清除气管内分泌物。目前,有无创呼吸机、有创呼吸机治疗。使用呼吸机治疗常见疾病有COPD呼吸衰竭急性恶化、ARDS、重症哮喘、神经肌肉疾病、缺血性心脏病及充血性心力衰竭、药物中毒、外伤及手术等。

1. 使用无创呼吸机老年患者的护理 无创呼吸机近年得到重视并开始广泛应用。无创通气模式同时设定IPAP(吸气正压水平)和EPAP(呼气正压水平)。与常规通气相比,IPAP相当于PSV,提供吸气压力支持,增强患者吸气深度和吸入气量,起吸气辅助作用,是影响潮气量大小的主要因素。EPAP相当于PEEP,可增加肺容积,增加功能残量,复原萎陷肺泡,是影响氧合的重要因素。研究证明,某些类型的慢性呼吸衰竭患者,夜间应用无创呼吸机辅助通气,可逆转白天的气体交换异常及其症状。无创呼吸机适用于意识清醒、主动配合、血流稳定、气道分泌物少、无面部创伤的患者。无创呼吸机属非侵入性通气方式,易被患者特别是清醒者接受;连接方式简便快捷,易掌握;在进行机械通气时,患者仍能说话和进食,有利于病情的观察和治疗,减轻患者的心理负担,有利于疾病的恢复;对循环系统产生的影响小,这是其他呼吸机不能比拟的;而且同步性能较好,能达到良好的人机配合。

无创呼吸机在使用过程中,应采取相应的心理疏导,进行融洽的护患沟通,使其明白无创呼吸机治疗的重要性,提高患者治疗的依从性,并需要医生和患者不断交流,反复调整设定参数。由于老年人心理状态很不稳定,病情复杂且变化快,要求护理人员必须严密观察患者的病情发展,关注各项参数指标的变化,并且进行认真详细地记录。根据患者的具体情况为其选择大小合适、佩戴舒适的鼻/面罩;对于脸形特殊的患者,用一块面积略大于鼻/面罩的薄垫,使鼻/面罩与皮肤接触更紧密,以防漏气;鼻/面罩的角度应调至从侧面看鼻/面罩正好平行罩在患者面部。佩戴头带时,左右两侧头带要等长向后牵拉,以免用力不均匀造成松紧不一而出现漏气。先固定上方头带,然后固定下方头带。上方头带平整地系于头顶,下方头带平整地系于面部两侧,切勿全部都堆积在颈后。如鼻/面罩的下方漏气,须稍加放松上方头带拉紧下方头带,鼻/面罩的上方漏气则与之相反。在应用无创呼吸机时,应密切观察通气活瓣的工作状况,注意活瓣出口避免被掩盖或阻塞,预防窒息。保持其气道通畅,及时清除呼吸道分泌物,加强气道湿化,正确使用湿化器,选用恒温湿化器以减轻冷空气对患者的刺激。为避免管道及鼻/面罩出现积水而引起呛咳,湿化器内注水不应超过水位线,摆放位置不应高于头部,并且定时清洗更换隔尘网。加强皮肤保护措施,可在患者的额部、鼻翼两侧垫上较薄的衬垫,也可改用气泡型鼻/面罩来缓冲压力;经常观察患者受压部位的皮肤变化,保持面部清洁,及时清除面部的油脂。固定时应避免压住患者的眼睛和耳廓,固定带的松紧以不漏气为宜,过松会造成漏气,过紧则影响面部血液循环。充分利用患者饮水、进食、排痰时断开呼吸机,用温水洗脸,改善脸部血液循环,恢复皮肤弹性。在应用无创呼吸机时,给予心理支持,消除患者的恐惧感,向患者进行宣教,告诉患者呼吸机治疗的目的和可能出现的问题,了解自身病情,认识使用该治疗的最佳时机,积极配合治疗解除精神因素的影响。初戴鼻/面罩时,避免在呼吸机送气过程中给患者戴面/鼻罩,可先给患者最小的压力,嘱其按自己正常的节律进行呼吸,以消除人机对抗带来的憋气感,待患者适应后再将压力调至所需的治疗数值,保证患者舒适。

2. 使用有创呼吸机老年患者的护理

(1)经口气管插管老年患者的护理:经口插管易于插入,插入深度22～24cm。适于急救,管腔大,易于吸痰,但不便于口腔护理,易移位、脱出,清醒患者不易长时间耐受。在护理中,防止管道的移位脱出非常重要。首先学会判断导管脱出的指标变化,如患者突发呼吸困难、呼吸急促、发绀、烦躁、患者可发出声音、气体可自口鼻漏出、心率加快,SPO_2下降、呼吸机低潮气量报警、低气道压报警、高呼吸频率报警、窒息报警等。出现上述情况,应提示有导管脱出的可能,要给予应急处理。意识清醒的患者,因不耐受气管插管,而出现躁动、反抗、拔管、不配合治疗,在日常护理中,要安慰、鼓励患者,树立战胜疾病的信心。尽量满足患者的合理需要,可通过写字来倾诉表达,协助患者采取舒适体位。各管道紧密连接,摆放整齐有序,尽量置于远离患者或不易触及的地方。呼吸机支架与管道的固定衔接处应尽量靠往呼吸机方向,并留有一定的活动空间,以保证患者头颈部活动时导管不发生滑脱。必要时经家属同意给予保护性约束或遵医嘱给予镇静剂。在解开约束带后必须重新约束好方可离开。每班记录插管距门齿距离,如有异常及时通知医生给予处理。每日更换气管插管固定胶布,必须两人配合,一人固定,一人更换胶布。翻身及移动患者时妥善固定管道,防止过度牵拉使管道脱出移位。掌握呼吸机报警原因及故障排除,保证呼吸机运转正常。

管道意外脱出的应急处理:立即使用简易呼吸器辅助通气,通知医生、麻醉科医生到现场,急救物品至床旁,准备好气管插管用物,保留静脉通路以备应急用药,记录患者病情变化,监测生命体征。

使用呼吸机时,观察患者有无机械通气的并发症发生,如肺泡上皮损伤、肺泡破裂、气胸、纵隔气肿、皮下气肿等,发生率约5%～15%。获得性肺炎,亦称呼吸机相关性肺炎,发生率49%。还有上消化道出血等。预防呼吸机相关肺炎(VAP)的有效措施,首先患者卧位床头抬高30°～45°。国外多个随机对照实验证明这种卧位有助于降低VAP发生率。囊上滞留物的清除对减少VAP的发生率有一定作用,推荐使用特定带持续吸引装置的气管插管。气囊压力应保持在20～30cmH_2O。每日口腔护理1～2次。

（2）经鼻气管插管老年患者的护理：经鼻插管，难插入，不适于急救，管腔小，容易堵管，便于口腔护理，易于固定，插入深度24～28cm。在护理中，预防管道堵塞非常重要。加强痰液引流及湿化，正确判断吸痰时机，患者喉头有痰鸣音听诊肺部有痰鸣音，出现呛咳，有痰液的回动，上机患者在排除管路扭曲等各种因素外出现气道压力增高、峰压报警、SPO₂下降、雾化后都提示需要吸痰，除了随时吸痰外，还应在鼻饲前吸痰，加强翻身，拍背，有利于痰液引流。

（3）气管切开老年患者的护理：气管切开48小时内，床旁备气管切开包、套袖及气管套管一旦脱出应立即通知医生在无菌条件下正确还纳。注意观察气管切开伤口有无出血、有无皮下气肿。保持呼吸道通畅，及时有效吸痰，保持呼吸机运转正常，管道无断开，无打折，及时清除管道积水。密切观察生命体征变化，观察呼吸机模式参数变化并记录，识别呼吸机报警原因并给予正确处理。各班应随时检查套管固定带的松紧度，以容纳一指为宜，且系扣应打死结，更换气管套管寸带时，要两人配合。移动患者时应将呼吸机管道随套管移动，不可过度牵拉管道，避免套管脱出。撤机患者要加强吸痰，加强气道湿化，防止痰痂形成。应用人工鼻吸氧，可起到保湿作用，并做好交接班工作。

（4）口咽导管应用技术的护理：口咽导管的应用目的是保持呼吸道通畅，防止舌后坠和痰液及呕吐物等引起的窒息，适用于各种原因引起的呼吸道阻塞。放置导管后，需判断位置是否正确，通过测试口咽管外口有持续气流通过及气流通过时的声音来判断。寸带系在口咽管翼缘，将寸带两端绕至患者头顶或颈后打结，固定牢固，寸带以容纳一指为宜，确保口咽管不易脱出移位。加强护理观察，时刻保持口咽管通畅，特别是移动患者时，注意口咽管移位，及时吸痰并保持导管内壁干净无痰痂。加强气道湿化，口咽管外口覆盖无菌生理盐水纱布。每日至少清洗口咽管2～3次，寸带污染随时更换，注意观察寸带压迫处皮肤，必要时给予保护（耳后、颊部、头顶系扣处）。每日注意观察口咽部黏膜情况，防止口腔黏膜损伤及出血的发生。

3. 有效排痰技术的护理　痰液引流是应用负压吸引技术将肺内分泌物自支气管、气管、咽、喉、口腔或鼻腔吸引出来，以改善呼吸道炎症。

（1）临床观察：观察患者的咳嗽、咳痰情况，判断吸痰时机，有无痰鸣音，有无气道压增高，血氧饱和度是否下降，并定时吸痰。观察痰液的性质和量，判断疾病的进展。吸痰前检查负压引力，不得超过40kPa，避免气道黏膜损伤。上呼吸机的患者在吸痰过程中，应密切观察血氧饱和度的变化，如有异常立即停止，连接呼吸机，必要时纯氧吸入。观察人工气道通畅情况，一要观察患者有无烦躁不安、呼吸急促、大汗、发绀、心率加快（心动过速）、SPO₂下降，三凹征等。二要观察吸痰时，痰管向下插入有无阻力，痰管是否不易上提，并吸出大量脓痰。三是观察呼吸机参数，有无低潮气量报警、峰压高限报警、呼吸频率过高报警。出现这些现象考虑为堵管或脱管的可能。

（2）护理措施：吸痰应遵循无菌、无创、快速、有效原则，减少继发感染。吸痰顺序先吸气管套管、鼻腔、口腔。吸痰管插入的长度为气管插管的长度再延长1～4cm。清醒及有咳嗽反射的患者，插入深度应达到患者有效咳嗽为宜。吸痰

动作要轻柔迅速，每次吸痰时间不超过15s。要避免气道黏膜损伤，不能咳痰患者应定时翻身叩背，使痰液向主气道移动，必要时吸痰。加强气道湿化。正常人的鼻、咽、呼吸道对吸入气体有加温和湿化作用，当人工气道建立后，吸入气体导致呼吸道黏膜干燥，而经鼻气管插管的管腔较细长，分泌物吸引较困难，易堵管。此时湿化尤为重要。湿化方法较多，如电热恒温蒸汽发生器加湿32～35℃；使用雾化吸入加湿；保持室内温度22～25℃，湿度50％～60％等；存在堵管的危险时加大湿化。判断湿化效果的标准是：湿化满意：分泌物较稀薄，可顺利通过吸引管，没有结痂，患者安静，呼吸道通畅；湿化不足：分泌物黏稠，吸引困难，患者可有突然的呼吸困难，发绀加重；湿化过度：分泌物稀薄，患者咳嗽频繁，烦躁不安，发绀加重，需要不断吸引。如果导管发生堵塞，经纤维支气管镜吸痰，清除管腔内痰痂，必要时更换气管导管。

（二）血液净化治疗老年患者的护理

随着血液净化技术的进步，患者生存时间的明显延长，透析患者总体呈上升趋势。血液净化的目的是清除体内代谢的废物或毒物，纠正水、电解质与酸碱的失衡，临床常用血液透析与血液滤过。

1. 血液净化的相关并发症

（1）短期并发症

1）血液学和化学成分的紊乱：酸碱平衡紊乱、血小板减少，常发生在透析的第一个小时，透析后渐恢复；电解质紊乱、低血糖反应常发生在透析的第一个小时；溶血：泵的挤压，泵前压力过高等。

2）血流动力学的改变：空气栓子、心律失常、出血、高血压、低血压。

3）患者会出现头疼、听力下降、肌痉挛、瘙痒等症状，贫血、餐后低血压、心绞疼等。

（2）长期并发症：心血管疾病、营养不良、透析性骨病、淀粉样变等。

（3）按血管通路分类：①临时性：股静脉、颈内静脉、锁骨下静脉置管、动-静脉直接穿刺的血管通路；②永久性：动-静脉内瘘（AV fistula）、移植血管（grafts）、半永久性带涤纶套中心静脉插管 permcath/subcutaneous devices。

1）临时性并发症：导管相关感染；G⁺菌，特别是金葡菌最常见，菌血症的危险因素与导管留置时间有关。导管血栓形成；中心静脉狭窄。

2）永久性血管通路的并发症：血栓形成和狭窄、感染、窃血综合征、手肿胀综合征、动脉瘤、假性动脉瘤、充血性心力衰竭。

2. 护理措施　老年患者本身存在某些脏器功能减退或多种合并症，因此在治疗过程中，血液流量、透析时间及透析频率、抗凝剂用量的选择等都必须因人而异，并在透析前、后了解病人血压、脉搏、有无发热、腹泻、出血、是否服用过降压药物以保证血液净化安全有效。

（1）治疗前，带好所需物品，向血透护士交班（病人病情的变化，特别是血压变化，尿便情况，医生有无特殊要求）。协助血透护士给病人称体重，测量心率、呼吸、血压，有条件给予心电监护及血压监测。

（2）在治疗过程中，应密切观察病情变化。患者神志、面色、血压、脉搏等情况，每1小时测量一次或更密切监测。如

合并心脏疾病的患者,可用心电监护监测,对表情淡漠及开始诱导透析者,经常询问病人的自我感觉和密切观察临床表现,以便及时发现情况及时处理。

(3)老年患者对容量改变的调节能力差,开始治疗时,血液引出体外进行循环,血容量突然减少,会引起患者血压下降,因此,血流量大小要根据患者的情况而定。开始一般50ml/min,再逐渐加到150ml/min。有心血管并发症、一般情况差或伴有血压轻度降低者。可以预充血液或生理盐水150～200ml,可防止血压突然下降或休克。治疗开始小心缓慢脱水,中期平衡脱水,后期缓慢减少脱水,可防止血液透析中恶心、呕吐、肌痉挛、血压下降等现象。

(4)严密观察患者生命体征变化,治疗中使用抗凝剂,需观察全身有无出血情况(皮肤、伤口、大便、引流液等),注意观察患者深静脉管与管路衔接是否严密,严防脱开(尤其是三通连接处)。观察固定缝线如有脱落及时通知医生给予缝合。关注各项化验结果。由于在治疗中血液被引出体外再输回体内,同时有大量置换液进入体内,易发生体温降低现象,注意为患者保暖。

患者在治疗中如出现心慌、脉搏增快、出冷汗、血压下降等情况,可根据病情遵医嘱输入 5% NaHCO₃ 或生理盐水,避免血容量减少和低钠现象,预防低血压和失衡综合征。另一方面给氧吸入,血压下降至 90/60mmHg 以下遵医嘱立即推注 50%葡萄糖 60～100ml,(糖尿病、肾衰竭者禁用),以提高血容量及渗透压,同时减慢血流速,密切观察病情变化。如上述处理仍无改善,应立即终止治疗。

(5)血液通路在老年患者透析中是一个很重要的问题,要严格无菌操作防止感染。老年人血管硬化、弹性差、脆性大,穿刺一定要有娴熟的技术,因恢复力差,一般不在原针眼处进行穿刺,避免穿刺点渗血。检查血管通路用 10ml 或 20ml 盐水空针连接双腔管动静脉端回抽血液;检查动静脉管路是否通畅、有无血栓。

(6)有出血倾向的患者,抗凝剂的应用视情况而定,有时需要采用无肝素透析,避免继发性出血倾向,在治疗中,加强观察过滤器、管路有无血栓,血流量有无变化,确保透析安全进行。

(7)参数记录:记录开始的时间及设定的相关参数。每小时填写记录表,如遇参数更改随时填写。观察实际参数变化,如滤器压、跨膜压直线上升考虑有堵管可能,及时予以处理。

(8)治疗结束后,先用 10ml 生理盐水,将管腔内血液成分冲洗干净,遵医嘱用高浓度肝素盐水或法安明封管,然后拧上管帽。用无菌敷料包裹插管接口处并固定。

(9)治疗后,将患者病情、脱水量、血压情况进行交接班。回病房后对患者进行治疗(如输液、皮下注射等)。透析前最好不要输液打针,以免透出影响治疗。注意观察内瘘的情况,透析后 20 分钟如不渗血,可将加压的纱布卷取下,注意内瘘的保护。透析后第二日局部涂喜疗妥轻轻按摩促进吸收。

(10)准确记录出入量:入量包括所进食物、饮水量、液体量、鼻饲量。出量包括尿量、出血量、引流量、呕吐量、大便、出汗。计算总平衡、正平衡(入量＞出量)、负平衡(出量＞入量)、零平衡(入量＝出量)

(11)血管内瘘护理

1)内瘘术后早期应尽量抬高术侧肢体,促进静脉回流,减轻水肿,造瘘肢体适当做握拳动作及腕部关节运动,促进血液流动,防止血栓形成;高凝状态者,常规服用抗凝药;包扎伤口的材料不可过紧,避免内瘘受压,造瘘侧肢体禁测血压、禁穿刺输液。内瘘需术后 4～6 周才能成熟。早期穿刺容易引起损伤或局部血肿,并影响以后的发育和成熟。内瘘至少在动静脉吻合手术两周以后才可使用,动脉穿刺点距吻合口至少 3cm,尽量逆血流方向穿刺;穿刺点不固定。

2)内瘘术后应经常观察内瘘是否通畅,用手可触摸到皮肤震颤,听诊可听到血管杂音,是否有水肿、疼痛、瘙痒感,及时发现问题给予处理。

3)治疗后内瘘穿刺点避免包扎过紧或压迫时间过长,以免引起血管通路闭塞。压迫止血要达到止血目的,但不能完全阻断血流;压迫位置在血管进针处,而不是在皮肤进针部位。压迫时间因人而异,一般不要超过 20 分钟。内瘘穿刺引起血肿后,可先用冷敷,使血管收缩,血肿不再增大,治疗次日可用湿热敷以促进血肿扩散、吸收。

4)穿刺处皮肤严格消毒,注意无菌操作。

5)禁止在有内瘘的肢体量血压、输液,避免提重物,避免压迫此侧肢体。指导患者有内瘘手臂不要屈曲肘关节于 90°以上,不要戴手表等饰品,不要提重物,以防内瘘堵塞。

6)注意保持皮肤清洁,可用中性油脂软膏保护瘘侧皮肤,以免发生皲裂;穿刺点完全愈合后才可淋浴,最好在下次治疗前一日进行,否则应在穿刺部位贴防水膜。

7)一旦发生内瘘局部感染(红、肿、热、痛)应暂停使用,遵医嘱应用抗生素,改用临时性血管通路。

(12)导管相关性感染的预防措施,每次治疗连接导管时护士要严格无菌操作,每次更换敷料时在导管出口处涂抗生素软膏,导管只做透析专用,不做输液、肠外营养等其他用途。如怀疑感染,尽早拔出导管。

(13)床旁血滤的注意事项

1)血滤机器有三个秤,在运行状态中不应随便碰(除更换溶液袋)。平时勿挂杂物,避免碰触。定期校对称的准确性。

2)更换液体时均应先将管路开关夹紧,再拔出针头,挂好液体袋,将针尖尽量深的插入袋中。将液体袋挂在秤挂钩中间,以保证秤平衡。

3)不能随意碰触语言(language)键、卸管路(unload)键、漏血报警(normalize blood)键等按钮。

4)如动脉端管路中进入少量空气,可用两把止血钳分别夹住容器压探头上下两端,取 5ml 空针,抽 2ml 盐水注入 1ml,抽出 1ml,空气可随之而出。

5)抽血在动脉压探头上端取样口处取,加药在静脉压探头上端取样口处加,如需检测滤出液可在废液压探头上端取样口处取样。用 21 号或更小直径针头。在机器上取血气不能用血气针。

6)机器顶部有三个灯,需明确灯亮的提示,绿灯亮是正常运行状态,黄灯亮是自检状态,预冲状态,红灯亮是紧急报警。

7)患者翻身、咳嗽、吸痰时,由于抽搐,血管痉挛,血流量不足,机器自动停止运行,按恢复键后,机器可恢复运行。翻身时调整好管路位置，防止管路打折、受压、脱开。

8)治疗中突然断电，查找原因，及时恢复，如电源不能恢复要手动回血(逆时针转血泵)

(三) 动态血糖监测及胰岛素泵应用技术的护理

1. 动态血糖监测的护理 动态血糖监测系统(CGMS)用来连续监测糖尿病患者细胞间液内葡萄糖浓度，是近年来发展较快且能全面、直观地反映血糖动态变化的监测仪器。通过测量和记录血糖数据，对个体血糖波动的认识，为制订治疗方案提供科学的依据。由于老年人的生理特点，治疗过程中更易发生低血糖等不良反应，应用 CGMS 可弥补传统末梢血糖监测不能反映全天血糖波动情况的缺陷，24 小时连续监测血糖，反映餐前、餐后及夜间等血糖水平的动态变化，使胰岛素应用更加安全、有效地控制血糖。

(1)穿刺部位的选择：应选择皮下脂肪丰富的地方，一般在上、下腹部或臀部的外围部位。皮肤清洁干燥，穿刺部位用酒精消毒皮肤。

(2)穿刺探头要求：探头用酒精消毒，使用注射器或手动法将探头插入皮下组织，固定探头基座，以 45°角轻轻拔出引导针，用无菌透明膜覆盖探头。

(3)按照动态血糖监测系统操作常规进行操作。

(4)电缆线可弯曲，减少受到的拉力，记录器妥善放于患者的衣袋内，注意防水。记录器如果发生报警应及时告知医生，参照使用说明书查找问题并解决。

(5)局部皮肤的观察：每天检查注射部位有无皮肤发红、肿胀、疼痛、发痒及烧灼感，如果出现上述现象，应及时更换穿刺部位。

(6)加强对 CGMS 的观察，特别是老年人夜间易发生低血糖，不易察觉，危险性较大，应随时了解数据信息，发现异常指标，及时通知医生。

2. 胰岛素泵应用技术的护理：胰岛素泵(CSII)是一种 24 小时持续皮下输注胰岛素的装置。是糖尿病患者胰岛素强化治疗的一种先进手段。应用胰岛素泵可显著改善患者血糖控制水平，使血糖控制更稳定。减少低血糖的发生率，降低或延缓远期慢性并发症的发生，从而提高患者的生活质量，降低医疗费用。

(1)穿刺部位的选择：患者取坐位或卧位，选择肩部、上臂、腹部(距脐至少 5cm)、大腿外侧皮肤。最好选择腹壁前或侧，避开腰部位置和皮肤破损硬结部位。

(2)根据说明书安装胰岛素，调整为标准时间，并遵医嘱设置基础率，确认储药器和输注导管内充满胰岛素待用。

(3)穿刺方法：将输注针头以 90°直刺皮下，将针翼固定牢固，用无菌透明膜覆盖穿刺部位，导管可弯曲，固定在皮肤上。防止患者因手臂与衣袖的摩擦而折断导管。记录器妥善放于患者的衣袋内，注意防水。

(4)2006 年 Guilhem 等进行了一项审查 CSII 安全性的研究，结果显示，胰岛素泵使用最常见的问题是输液管故障，特别是由于输液管堵塞或渗漏、埋置部位感染/发炎而导致的输液问题。因此护士每天应检查注射部位有无皮肤发红、肿胀、疼痛、发痒及烧灼感，管路是否通畅，传感器和针头是否脱落。加强巡视，查对显示器的数据信息，包括胰岛素用量、电池用量，确保胰岛素泵按程序运行。发现有报警信号，应及时查找原因进行处理。做好交接班。

(5)了解患者的血糖情况，观察有无低血糖反应，早期可刺激副交感神经产生强烈的饥饿感或恶心症状，还可引起中枢神经功能低下或头疼等，继而刺激交感神经出现脉搏快、心慌、出汗等。进一步加重可导致嗜睡或意识障碍。低血糖极易发生于胰岛素的作用时间与进食关系不合理，因此要密切观察患者的反应及血糖的监测，来指导胰岛素的应用。

(6)为患者拔除传感器或针头时，必须仔细检查针头或传感器是否完好，避免针头折断遗留皮下。

(7)注意事项

1)应用胰岛素泵须两人操作并核对，包括胰岛素基础率和餐前胰岛素追加量等参数正确输入。

2)胰岛素泵只能使用短效或超短效胰岛素。

3)换电池需在 5 分钟内完成，须重新查对基础率。

4)用胰岛素泵避免强大的电磁场，如 CT、磁共振等，检查时应断开胰岛素泵。

5)胰岛素泵避免阳光直射，注意防水。

(8)护理：根据患者综合评估，制订饮食方案，每餐定时定量，观察患者食欲情况，饮食有问题时，及时与医生沟通。

(9)教育和出院指导：指导患者具备以下知识：

1)检测毛细血管血糖水平；

2)餐前、餐后和睡前的血糖目标值；

3)血糖仪维护和故障排除；

4)如何察觉、预防和治疗低血糖；

5)生病时的管理策略；

6)坚持记录摄食和身体活动情况；

7)碳水化合物计算技能。

CSII 和 CGMS 联合应用治疗糖尿病，为患者提供更加科学、安全、有效的控制血糖的方法。提高患者饮食、运动等因素对血糖影响的认识和理解及低血糖的防治，提高患者的生活质量和治疗的依从性。同时减少低血糖的发生率，不增加高血糖的发生率，显著减少血糖波动，从而减少与延缓糖尿病慢性并发症的发生与发展。

(四) 深静脉置管技术的维护

深静脉置管技术具有保留时间长、快速、有效给予静脉药物治疗等特点，且用药种类广泛，短时间内建立安全、迅速可靠的血管通路，中心静脉血流速快，为危重症患者抢救赢得宝贵时间，导管弹性良好，采用多腔静脉插管，一次性建立多腔静脉通路，管腔分割，有利于不同成分液体同时输入，避免了药物对外周血管的刺激，减轻患者因反复穿刺带来的痛苦。但深静脉置管也会导致一些并发症，如静脉炎、导管堵塞、导管相关感染，因此深静脉置管的维护是保证治疗顺利进行的重要环节。

1. 静脉炎的预防 静脉炎是由于物理、化学、细菌及血栓等因素对血管内壁的刺激而导致血管壁的炎症表现。静脉炎的形成是血浆渗透压升高，释放前列腺素 E_1、E_2，使静脉通透性增加，白细胞浸润，并产生炎症改变，使静脉变硬。引起静脉炎的药物有抗肿瘤类药物、抗微生物类药物、高渗类药物、作用于中枢神经系统的药物、升压药物、极化液等。其中高渗溶液是指比血浆渗透压高的溶液，渗透压>280～320mmol/L，高于等渗溶液(5%GS、0.9%NS 等)。渗透压越高，静脉刺激越大。研究证明渗透压>600mmol/L 的药物可在 24 小时内造成化学性静脉炎症。血液的 pH 超过正常范围的药物均会损伤内膜。

输液治疗要合理配伍，用药时，注意"6"度，即溶质的稀释浓度、液体的滴注速度、输液的液体温度、液体的酸碱度（pH）、液体的浓度梯度（渗透压）、输液时的光度（是否避光）。这"6"度在治疗中没有合理运用，就容易导致静脉炎发生。因此在输液治疗时，要避免或减少物理和化学刺激，如药物溶媒的合理应用，高渗药物的稀释，药物配伍，避光输注等。血管要选择弹性好，回流通畅，外横径较粗，便于穿刺和观察的部位，从远端向近端，避开靠近关节、瘢痕、受伤、感染的静脉，尽量减少下肢静脉给药，交替更换使用血管。穿刺操作要严格执行无菌技术，提高穿刺成功率。药物的配制原则应现用现配，并选择正确的输液器。输注脂类或全营养液时，应使用带过滤器的输液装置。观察穿刺部位有无红、肿、热、痛、渗血渗液、血象变化。加强巡视，观察输液手臂的活动度，避免肢体受压，观察给药的速度及通畅情况，防漏液。输液治疗结束后，正确使用正压封管。观察导管插入深度，如有导管脱出，禁忌将导管再次送进血管内。PICC 导管每班要测量臂围，观察臂围的变化，如大于 2cm 应及时告知医生。妥善固定导管，避免牵拉、扭曲、打折，并做好患者及家属的健康宣教。正确指导患者输液时更换体位。如发现漏液及外渗及时停药，局部患肢制动并抬高 15°～30°，应用封闭治疗，物理疗法，微波照射，药物治疗等。禁用热敷。

2. 导管堵塞的预防　管堵塞也是深静脉置管的并发症之一。导管阻塞原因：血凝堵塞包括血栓、纤维蛋白、高凝血状态；非血凝堵塞包括导管异位、药物沉淀、脂栓。主要表现为输液速度减慢，冲管时阻力加大。预防措施主要遵循正确冲管和封管技术。正确冲管，用 10ml 以上的注射器来冲洗导管，输液过程中采血应先停止输液保证血样纯洁。如输入脂肪乳剂等静脉高营养，应在夜间 12 点之前输完或停止输入，避免清晨取血出现乳糜血。每次抽血后、输液前后、输血的前后、应用化疗药、脂肪乳等液体前后都应冲洗导管。采用脉冲式冲洗。采用正压封管。防止血液回流，堵塞导管。PICC 导管不能输血或血液制品，不取静脉血。了解药物的配伍禁忌，避免产生大分子颗粒或者刺激血管壁。输入高渗溶液后，要用等渗溶液冲洗管路。掌握药物性能，在合适的温度、湿度、光强等条件下输入避免药物中形成微粒。如出现导管堵塞，应早期给予肝素冲管，或给予尿激酶 5000IU/ml，封管≥30 分钟后，试抽回血，若不成功，可行第二次。Hoffer 等报道应用尿激酶处理导管阻塞，成功率可达 68%。如果失败，应拔管。

3. 深静脉导管相关感染的预防　文献报道导管感染发生率在 0～7.1%，一般认为 PICC 导管相关感染的发生率要明显低于锁骨下静脉和颈内静脉置管。

（1）静脉导管相关感染类型

1）局部感染：指导管入口处红肿硬结、流脓、范围在 2cm 以内。

2）隧道感染：指感染症状沿导管插入方向延伸超过 2cm。

3）导管相关的血流感染：有全身感染症状，无其他明显感染来源，患者外周血培养及对导管半定量和定量培养分离出相同的病原体。

（2）护理措施

1）从导管和血液中分离出同种细菌，应立即拔除导管。

2）输液、给药、抽血、更换输液管、分隔膜、接头、延长管、穿刺处换药等严格无菌操作，特别是操作人员手要充分洗干净。

3）输液过程中，加强巡视，防止输液管道意外脱开。；

4）应因人而异正确选择敷料，观察敷料有无潮湿、污染、脱落，穿刺周围皮肤是否完好。伤口换药时，严格执行无菌操作技术，保持敷料清洁干燥，有问题随时更换。贴膜和去除贴膜手法要正确。

5）观察患者的体温和血象变化，置管局部皮肤有无红、肿、热、痛等现象，如有异常考虑与导管的相关性。

（五）胃造瘘老年患者的护理

经皮内镜下胃造瘘术（PEG）是一种胃肠内营养的新方法，在内镜下，用针头经腹壁穿刺入胃腔，置入导丝，引导胃造瘘管经口腔、食管进入胃腔，从而形成胃造瘘。适应证为各中枢神经系统疾病造成吞咽障碍，头颈部肿瘤，放疗期间或手术前后食管穿孔，食管气管瘘不能经口进食，各种肌病致吞咽困难完全不能进食，神经性厌食，外伤或肿瘤造成进食困难。禁忌证为消化性溃疡（十二指肠球部或幽门部）合并幽门梗阻腹壁广泛损伤，创面感染者，有凝血障碍者，大量腹水患者。胃造瘘的并发症为腹膜炎、胃出血、胃穿孔、切口感染或血肿、造口旁渗漏、导管移位、导管堵塞。

1. 管饲饮食护理　瘘后当日用 NS 冲洗造瘘管，禁食 24 小时，之后根据患者需要可持续性注入或分次集中喂饲。饮食配方的选择应根据患者能量需求、耐受程度、经济条件及全身疾病状况的具体情况而定。管饲注意输注量及速度，严格按照胃排空情况确定，管饲前回抽胃残留量，若超过 100ml，应暂停管饲。管饲前后均用温开水冲洗导管，保证畅通。管饲时，抬高床头使患者处于半卧位或坐位，防止反流误吸。药碾碎并充分溶解。喂药前 50ml 水冲管，防凝结块堵管。若持续滴注，温水 50ml 冲管 Q4h。营养液输注前要充分摇匀，如导管堵塞，切勿用高压冲洗或导丝再通，会损伤管道及患者，必要时更换。

2. 造瘘口皮肤的护理　观察造瘘口情况，保持造瘘口周围皮肤清洁干燥。定时换药，换药时松开暴露皮肤外部固定导管的圆盘，需转动导管一周，重新固定。

3. 造瘘管的护理　观察瘘管固定处的刻度，防止移位和扭折。瘘管固定不宜过紧及过松，保持造瘘管清洁，半年以上需从原位更换造瘘管，妥善固定导管，避免打折或脱出，对躁动患者经家属同意进行适当约束。

4. 专用泵管匀速泵入　浓度从低到高，液量从少到多，速度由慢到快，<120ml/h，温度 39～41℃。每日更换泵管，输注过程中保持清洁，防止污染。

5. 做好患者及家属的健康教育　使其明了保持管腔通畅的重要性及预防感染的措施。

（六）全麻术后老年患者的护理

1. 术后观察

（1）术后评估：手术名称及术中情况，手术时间，生命体征，术中补液量、输血量、出血量、尿量，麻醉是否清醒。伤口及引流情况。

（2）观察患者神志情况及苏醒程度：对刺激有无反应，未完全苏醒的老年患者由于麻醉药物的作用，术后常有意识模糊、谵妄、躁动不安等现象。易发生坠床、拔管等问题，因此要注意上床挡，必要时经家属同意给予保护性约束，固定好各种引流管，必要时遵医嘱给予镇静剂。

（3）严密观察生命体征变化：术后 72 小时内，应测体温每日 4 次，术后 48 小时体温过高，应查明原因，及时处理。对于既往有心脏问题的患者，术后要密切观察心率、心律的变化。呼吸功能监测，老年患者由于存在肺功能减退或存在肺部疾病而导致术后不能拔管、脱机，按有创呼吸机的护理。血压也是术后观察的重要项目，每 10～15 分钟测量一次，以后根据病情监测血压次数。

（4）观察伤口有无渗血：一般伤口渗出的颜色和性质是浆血性的，如是鲜血并出血量过多，及时告知医生给予换药。

2. 保持呼吸道通畅 全麻未完全清醒患者，头偏向一侧，要及时清除呕吐物及分泌物，防止误吸。术后鼓励并指导患者有效咳嗽咳痰，练习深呼吸，协助拍背排痰或及时吸痰，防止肺部并发症的发生。

3. 引流管的护理

（1）胃肠减压管：保持胃管通畅，观察胃液颜色、性质、量，定时用生理盐水冲洗胃管。防止管道打折脱出。注意负压的压力，避免压力过大损伤黏膜。

（2）腹腔引流管：观察引流液颜色、量，定时挤压管路，保持通畅，术后 1 小时内引流量超过 200ml，颜色为鲜红色，应及时告知医生给予处理。

（3）"T"管：主要为胆汁引流，引流液为棕黄色，偶带微小的碎石颗粒。保持引流管通畅，观察引流液颜色、性质、量，每日更换引流袋。一般 2 周后做"T"管造影，拔管前夹闭引流管观察 2～3 天，如无恶心、右上腹疼痛、发热，可考虑拔出"T"管。

（4）胰管：引流液为白色透明液体，防止脱出。

（5）胸腔闭式引流管：其目的是将气体、液体从胸膜腔内排出，减轻胸腔内压力，预防纵隔移位及肺受压缩。患者清醒后取半卧位，使胸腔管保持低位引流。水封瓶一般放在患者胸部水平下 60～100cm 处，不能高于患者的胸部，并保持其通畅和密封状态，水封瓶中长管置在液面下 2～3cm 并保持直立。定时挤压胸腔管，切勿打折防止滑脱。观察水封瓶内水柱波动情况，引流液颜色、性质、量。更换水封瓶时，应用两把止血钳将胸腔引流管夹闭。防止漏气。

4. 控制疼痛，增进舒适 遵医嘱给予止痛剂或 PCA 止痛泵。胸腹部手术患者采取半卧位，床头抬高 30°～60°，有利于肺部气体交换，增加呼吸深度，有利于胸腔、腹腔内引流，减少切口张力，减轻疼痛。患者咳嗽时，协助按压保护伤口，减轻对伤口的震动，从而减轻疼痛。

5. 术后饮食护理 术后一般禁食，给予静脉补液，老年患者术后要特别注意观察血压、尿量、引流量，以及额外丢失的液体，如高热、呕吐等，应调节好输液速度和补液量，关注血电解质变化，及早纠正水电解质失衡现象。术后重建正常饮食形态，至患者有肠鸣音和排气，开始进食，首先进食清流，然后半流质，逐步过渡到普通饮食，原则少油腻、产气饮食。老年人恢复胃肠功能较慢，进食过程要因人而异，不能操之过急。

6. 术后下肢静脉血栓预防 术后卧床期间，易发生下肢静脉血栓，因手术创伤性应激可引起血小板反应性改变，使血液呈高凝状态，卧床导致下肢静脉回流缓慢，血液淤积，使大量白细胞聚集，造成血管内膜损害，激活凝血过程，并发血栓形成。因此应及早采取预防下肢静脉血栓的措施。如床上进行主动或被动的下肢屈伸及抬腿锻炼，每日 3～4 次，每次 10～20 分钟。可使用下肢驱动泵进行运动，在病情允许情况下，尽早下床活动。

（张建华）

▶ 参考文献 ◀

1. 鲁亚平. 老年护理学. 上海：上海科学技术出版社，2010
2. 黄金. 老年护理学. 第 2 版. 北京：高等教育出版社，2009
3. 邱淑珍. 老年护理. 北京：人民军医出版社，2010
4. 夏晓萍. 老年护理学. 北京：人民卫生出版社，2006
5. 孙建平. 老年护理. 北京：人民卫生出版社，2005
6. 王志红，詹林. 老年护理学. 上海：上海科学技术出版社，2004
7. 毛丽娟，戴宝珍. 实用老年护理学. 上海：上海医科大学出版社，1999
8. 高崎娟子，松下和子 松野かほる，等. 最新老年护理学. 东京：日本护理协会出版社，2005
9. 胡秀英，陈茜，侯惠如. 老年护理手册. 北京：科学出版社，2011
10. 华前珍. 老年护理学. 北京：人民卫生出版社，2006
11. 王世俊，林丽婵，吴方瑜，等. 老年护理学. 第 4 版. 北京：人民军医出版社，2007
12. European Pressure Ulcer Advisory Panel and National Pressure Ulcer Advisory Panel. Prevention of pressure ulcers: Quick Reference Guide. Washington DC: National Pressure Ulcer Advisory Panel, 2009.
13. 张建华. 老年人护理安全风险管理及急救指南. 第 2 版. 北京：人民军医出版社，2009
14. 王建荣. 输液治疗护理实践指南与实施细则. 北京：人民军医出版社，2009
15. 朱丽辉，程显山. 预防和评价老年人跌倒的 NICE 指南. 国际护理学杂志，2006，25(1)：69-70
16. 中华医学会. 临床诊疗指南-肠外肠内营养分册. 北京：人民卫生出版社，2008
17. 龚冠山. 外科护理学. 西安：第四军医大学出版社，2005
18. 胡顺江. 复健医学与护理. 北京：科学技术文献出版社，1999
19. 吴翊，赵荣芳，郑海燕. "双 C"方案在难治性糖尿病病人血糖控制中的应用及护理. 护理研究，2010，6(24)：1439-1440
20. 美国内科医师学会/美国内分泌医师学会. 美国最新胰岛素泵专家共识. 糖尿病天地·临床刊，2011，1(5)：10-14

第二节 家庭老年人护理

一、居室环境

(一)温度

室内温度的高低不仅影响老人的舒适感,而且与老人的身体健康有着密切的关系。老年人自我调节能力差,对冷、热温度变化的适应能力低,室温过低易着凉感冒,室温过高易产生精神不振、疲惫感。老年人居住的房间室温为25℃左右为宜。冬季注意保暖,可采用取暖设备调节室温。夏季采用电风扇或空调降低室内温度,但应避免直接吹。春秋季节室外温度变化大,可以通过加减衣服来达到舒适的状态。沐浴时温度不宜过低,应保持在24~27℃,以免引起感冒。

(二)湿度

影响老年舒适的另一重要因素是相对湿度,空气湿度与人体水分的蒸发有关。空气湿度大,人体的皮肤和呼吸系统蒸发作用弱,排汗减少,排尿增加,使人感到憋气、呼吸不畅,加重心功能不全老人的心肾负担。空气过于干燥,人体会大量蒸发水分,引起皮肤干燥、口干、咽痛等不适,患有呼吸系统疾病的老人,空气使呼吸道黏膜干燥、痰不易咳出,易导致呼吸道感染。适合老年人的室内湿度为50%±10%,在湿闷的季节,早晚开窗通风或使用除湿机,来降低室内湿度;较为干燥的季节,可以使用室内加湿器来调节室内湿度。

(三)采光

室内阳光充足,光亮度适宜,可以使人心情舒畅、精神振奋,心胸开阔。室内光线过暗,对老年人的视力、精神都有很大的影响。老人居室每日阳光照射应不少于2小时,采光达不到要求时,建议老人每日上下午各室外晒太阳1小时。晒太阳时戴墨镜、帽子。老年人室内照明最好采用分散柔和的光线,避免强而集中的光线。家里常备手电放在固定处,以备急需。老年人暗适应力低下,应保持适当的夜间照明。必要时,安装壁灯,以防夜间老年人跌倒等安全问题。

(四)通风

居室要经常通风以保持空气新鲜,有效的空气流动,降低室内空气污染和空气中微生物的密度,排出废气,保证室内有充足的氧气,还可调整室内的温度和湿度,刺激皮肤血液循环,刺激汗液蒸发和散热,增加老年人的舒适感。对于卧床老年人,床上排便使室内有异味,及时开窗通风,促进室内空气流动。开窗通风时要根据室外的温度、风速的大小来调节老年人的衣物,避免感冒。夏季适合在清晨及雨后等空气新鲜的时间开窗通风,而冬季适合在午后相对温暖的时间开窗通风。

(五)家居布局

老年人的活动空间,应以实用、舒适、简单为主。适当摆放有纪念意义的物品,减轻老年人的孤独感。居室内外尽量减少门槛的设计,家具摆放要固定,保持居室清洁,不使用小块地毯,不堆放杂物,以减少绊倒、碰撞的机会。坐椅的高低应以适合老年人身高为宜,要保证有靠背和扶手,兼顾坐椅的结实性和牢固性;床不宜过高,一般从床褥到地面,与小腿等长为宜,必要时使用带有床挡的床铺,以免老人发生坠床。房间保持清洁、平坦、防滑。卫生间的门应具备双向开关,厕所、浴室要加以扶手以保证安全,如果采用淋浴,可加放凳子,以免老年人长时间站立体力不支。使用轮椅的老人家庭,要保证门宽在90cm以上,过道有足够的轮椅通过的空间。有条件的家庭,应安装报警装置,以便老年人发生危险时可以及时通知。

(六)清洁消毒

家庭消毒方法有煮沸、浸泡、日光暴晒、微波消毒等。碗筷、杯碟等餐具采用煮沸消毒是经济简便实用的消毒方法,水沸腾后开始计时,一般15~20分钟,传染病患者30分钟,消毒后采用自然晾干。抹布等毛巾类物品上面沾附着油污,吸附着大量微生物,加上潮湿的环境,污染较严重,注意消毒或更换,使用含氯消毒剂,按比例配制消毒液。浸泡30分钟后,用清水冲洗干净,衣物、被服适合日光暴晒,直接照射4~6小时即可达到消毒效果。微波是频率很高的电磁波,可以用于小件物品如:毛巾、容器的消毒,所以物品应放在水中,用湿布包裹,一般3~6分钟即可。

二、个人卫生

(一)口腔

刷牙与漱口是保持口腔清洁最有效的方法,要养成进食后漱口,三餐后刷牙的好习惯。老年人的牙间隙较大,容易藏入食物残渣,正确的刷牙方法是竖刷法,就是顺着牙齿的生长方向刷牙,这种方法即可有效清除牙缝内的污垢又可按摩牙龈,每次刷牙3分钟,上下左右都要刷,注意动作轻柔,避免引起牙龈出血。有许多老人配有义牙,初戴义牙时,容易出现疼痛,固定不良,发音障碍、恶心等各种症状,出现这些问题时,应及时就诊。进食时不能用义牙咬过于坚硬的食物。活动的义牙取戴时不能用力过猛,一般在饭后将义牙取下刷洗干净,其顺序是先取上面义牙,后取下面义牙,用清水清洗,重点在义牙的内面,与此同时,认真刷洗口腔内的残牙,睡眠时应将义牙取下放在冷水中浸泡,使口腔黏膜得到充分的休息。注意观察与义牙接触的邻牙有无松动等情况。

(二)眼睛

做好眼睛日常保健,保持心情舒畅,避免长时间看书、看报、看电脑、看电视,保证眼睛的休息和放松。应避免在强光下工作,外出时戴帽子和防紫外线的偏光镜,经常眺望远方、闭目休息,可以减缓视疲劳。老年人应每年接受一次眼科常规检查,患糖尿病、心血管疾病老人应每半年进行眼底检查一次,近期自觉视力减退或眼球胀痛伴头痛的老人,应马上做相关视力检查。

佩戴老花镜,度数会随着年龄的增长而增加,一般3~5年眼睛的度数就会增加50度,这时就应该更换老花镜,但度数增加到400度就不宜再增加。

(三)皮肤

皮肤瘙痒是老年人的常见症状,严重时可影响正常的睡眠并造成焦虑以及其他严重的心理问题。为了避免和减轻皮肤瘙痒,应每周洗澡1~2次,洗澡时不要用力摩擦皮肤,沐浴后涂擦护肤油,保持皮肤滋润。另外每天用手指或梳子梳头10~15分钟。每日泡脚,水温适宜,以自我手部感觉温热为佳,糖尿病患者末梢神经感觉迟钝,注意避免烫伤。保持外阴清洁,便后或出汗过多要及时清洗,用专用毛巾擦干。

（四）衣着卫生

老年人的穿着应以暖、轻、软、宽松、简单为原则。老年人应选择透气性和吸湿性较高的纯棉织品类衣服，以免对老年人的皮肤造成刺激。衣服的大小应尽量合体，裤子不要过长，选择柔软舒适的鞋袜，避免跌倒。

三、药品管理

（一）保存

药品应放在阴凉通风处，避免长时间暴晒或受热，药品的保存一定要用原包装瓶或盒，并保存好说明书，切勿乱装，以免服错药物。药片最好不要长期放在纸袋中，如复方氢氧化铝、干酵母、复方甘草片、维生素B、维生素E等都容易吸潮，从而发生霉变；氨茶碱、硝酸甘油、维生素C吸潮后变成棕黄色，使药效大大降低，故应密闭保存在药箱中。一些有特殊说明的药品如胰岛素在未开封之前应放入冰箱内保存。避免药物变质。定期清理药品，如有过期的药品或发现药品颜色变化或损坏应及时更换。

（二）识别

药品名称及服用时间应进行标注，字体要大，以利于老年人分辨，也可用不同颜色的标签来对药品进行标识，以免老年人服错药物；独居的老人可应用小药盒，提前将药品按每天的次数进行分装，并按顿服用；内服药与外服药分开放置，避免老年人错误的服用。

（三）用药原则

1. 小剂量原则 用药要从小剂量开始，逐渐达到适宜于个体的最佳剂量，根据老年人的年龄、健康状况、体重、肝肾功能、临床情况、治疗反应等进行综合评估。老年人用药的最佳剂量应以获得最大疗效和最小药物不良反应为准则。老年人用药量在《中国药典》规定为成人量的3/4，有肝肾功能障碍的老年人用量应更小。

2. 择时原则 根据时间生物学和时间药理学的原理，选择合适的用药时间进行治疗。

3. 暂停用药原则 密切观察老年人的用药反应，根据不良反应或病情进展，及时到医院进行药物调整。

4. 选择合适给药方法原则 根据个体的需求，合理选择用药途径及药物剂型。

5. 忌滥用药原则 老年人易根据自己主观感受而滥用药物，喜欢自行用药解决，容易导致延误病情或造成耐药，所以当老年人身体不适时，应及时到医院就诊。

四、护理用品的使用

（一）轮椅

选择适合老年人体型的轮椅，根据老年人的需要，选择合适的坐垫。老人坐在轮椅上，应尽量将背部向后靠，使用轮椅安全带，在搬运患者时，应将轮椅制动，避免发生跌倒，适当指导老年人进行上肢的活动，以增强上肢力量。

（二）助步器

为了防止老年人发生跌倒，对于活动不便的老年人，可以使用助步器。使用助行器行走时患肢应保持外展30°，老年人保持中立位，步幅不宜过大，速度不宜过快，每分钟不超过25步。行走时先前移助行器一足距离，身体向前移动，再将一腿慢慢前移，等全足着地后，再将另一腿慢慢向前移动，如此交替，注意尽量保持身体平衡。

（三）枴杖

行动不便的老年人可以选择使用拐杖。首先要选择拐杖的合适高度，使用时要掌握身体对拐杖的着力点，着力时要以手握住拐杖横柄，不要把身体重量压在腋窝的拐柄区，以免造成拐杖性腋神经麻痹。在使用枴杖行走时，先把左拐、右腿同时前移，再前移右拐左腿，即四点步态法。在使用枴杖的过程中，尽量穿防滑鞋。确保手杖的触地脚完好，没有破损。

（四）气垫床

为了防止卧床老年人压疮的发生，可在家中使用气垫床。使用气垫床的过程中是以老年人的体重作为压力调整的依据，应经常检查充气状态。使用气垫床避免尖锐物品，以免充气条管破损而造成气垫床损坏，注意保持气垫床的清洁，即使使用气垫床，仍需每2小时为老年人进行翻身。

（五）雾化吸入器

先将药物根据医嘱配好放在超声雾化器的储药罐内，接上电源，打开开关，调整雾化器出雾量大小，让老人在胸前肩膀上围上毛巾，将口含嘴放入嘴中，用口吸气，用鼻呼气，结束后应协助老年人排痰，必要时吸痰。

（六）冷热敷

冷敷可以使血管收缩，对局部有止痛、止血等作用。一般用于降温或镇痛。可分冰袋冷敷、酒精擦浴、冷湿敷等。冰袋冷敷时，外用布套或毛巾包裹好，一般放在头部、腋下、腹股沟处，观察局部皮肤颜色，避免引起冻伤。酒精擦浴25%～35%酒精200ml，酒精温度为30℃。将小毛巾浸上酒精，依次按照颈部两侧、两上臂、背、两下肢进行擦拭，每次擦拭3分钟，擦到腋下、肘部、腹股沟等大血管处，要擦至皮肤发红，才能达到散热的目的。禁止擦患者胸前区、腹部、后颈、脚心等部位，以免引起不良反应。擦拭后30分钟进行体温测量。冷湿敷：将小毛巾放入冰水或冷水中浸湿，拧成半干以不滴水为度，敷于头部、腋窝、肘窝、腹股沟等局部。最好有两块毛巾交替使用，每隔1～3分钟更换一次，连续15～20分钟。

热敷可使老年人温暖舒适、肌肉松弛、血管扩张而减轻疼痛，促进血液循环及加速渗出物的吸收。有消肿、消炎的作用。可分为热水袋热敷、药物热敷和热水坐浴。热水袋外面用毛巾包裹，放入老年人所需处，使用过程中，要注意观察局部皮肤有无发红等情况，避免烫伤。药物热敷注意观察局部皮肤、热度及应用时间。热水坐浴主要用于减轻或消除会阴部及肛门部的充血、水肿、疼痛，用38～40℃的水进行坐浴，坐浴时间为10～20分钟，坐浴过程中，如果水温下降，应及时添加热水以维持水温。

五、护理照顾

（一）注射胰岛素

遵医嘱严格执行注射胰岛素的时间，注射前确保剂量的准确性。注射部位可选择腹部脐周5cm以上、上臂外侧、大腿外侧、臀部。每次注射部位都应轮换，防止发生皮下硬结及局部皮肤、肌肉萎缩或感染。不同部位胰岛素吸收由快及慢，依次为：腹部、上臂、大腿、臀部。胰岛素应用酒精消毒，必须待干，方能注射。应见开饭车或做好饭后，开始注射胰岛素。注射胰岛素后按规定的时间进餐,以免发生低血糖反应。中效、长效胰岛素或超长效胰岛素均为外观均匀的混悬液,应充分摇晃后再进行注射。

(二) 体位转换

眩晕、直立性低血压的老年人在体位转换时易发生低血压,部分老年人在晨起时,由于过快的进行体位转换而发生坠床的现象。长时间卧于床上或坐在椅子上后起立时,动作要慢,做好体位转换的过渡动作,即醒后卧床 1 分钟再坐起,坐起 1 分钟再站立,站立 1 分钟再行走。从而避免跌倒发生。

(三) 翻身

翻身是长期卧床的老年人预防压疮的一种方法,一般每 2~3 小时翻身一次,必要时 1 小时翻身一次,翻身时避免拖、拉、推的动作,防止擦破皮肤。在翻身的过程中,注意观察受压部分和骨隆突处皮肤。翻身前照顾者要先取下手表、手上饰物等,指甲要剪短,避免划伤老年人的皮肤。翻转后要观察老年人皮肤受压情况,有无皮肤颜色改变、压痕以及有无皮肤损伤,翻身后将床单、褥子、衣服整理好,做到平整、干燥和清洁。

(四) 喂饭

就餐时,营造愉快的环境,以增强食欲。采取坐位或半卧位进餐,防止呛咳引起吸入性肺炎,喂饭前先给老人洗手,尽量将流食与固体食物分开喂,快慢、温度要适宜,照顾者可先将饭放在自己口边感受一下温度,避免烫伤老人口腔烫伤,进餐过程中避免讲话,以免食物呛入气管发生意外。应等老人完全咀嚼完一口饭菜后再进行下一次的喂饭。饭后可协助老人进行漱口及清洗义牙。

(五) 鼻饲

吞咽障碍、严重口腔或咽部损伤不能经口进食以及昏迷患者进行鼻饲管的留置,指导照顾者掌握鼻饲管的使用方法。确保鼻饲管在胃内。食物温度要适宜,38~40℃为宜,或以手腕适之不烫手即可,每次灌注食物的量 200~300ml,一天内可进食 4~5 次。鼻饲后用温开水冲洗胃管,以免食物堵塞鼻饲管,鼻饲管要妥善固定,避免脱出。鼻饲后,不宜翻身、吸痰,避免引起误吸。

(六) 尿管

对于留置尿管的老年人,尿管的维护是避免发生泌尿系感染的重要措施。每天应用 1:10 的络合碘清洁尿道口。将尿管及会阴部的分泌物擦拭干净。老年人活动时,注意避免尿管受压,尿管及尿袋置于膀胱以下,注意观察尿液的颜色、性质、量,定时更换尿管及尿袋。如果有尿管脱出、尿道损伤、尿液有絮状物、血尿等,应及时到医院就诊。

(七) 肢体活动

老年人要根据自己的年龄、身体状况、兴趣爱好来选择适宜的活动项目。适合老年人的运动项目有散步、慢跑、游泳、太极拳、气功、跳舞、乒乓球等运动,选择空气新鲜的户外活动。运动应循序渐进,时间以每日 1~2 次,每次 30 分钟左右,一天总运动时间不超过 2 小时为宜,锻炼要坚持,做到持之以恒。老年人不宜空腹运动,饭后休息 30 分钟左右再活动,每次运动前要做 5 分钟热身运动。老年人的家务劳动不能完全代替运动,所以即使每天进行家务劳动,也应抽出固定的时间进行肢体运动。在活动的过程中,要注意自我监

测,如有心慌、头晕等任何不适情况应暂停活动,避免发生跌倒。

(八) 口腔护理

卧床老年人由于机体抵抗力低下,易引起口腔内细菌或真菌感染,应定期给卧床老年人进行口腔护理。擦洗时,要将牙齿内外、舌表面、上腭都擦到,擦舌根部和上腭时,应避免过深,以免引起恶心。擦洗前后清点棉球,防止遗留口腔内,阻塞呼吸道。口唇干裂的老人可使用唇膏涂抹。

(张　玲)

▶ 参考文献 ◀

1. 曾熙媛. 实用护理技术. 北京:化学工业出版社. 1999.
2. Bulechek GM, Howard K Butcher, Joanne McCloskey Dochterman, et al. 护理错事分类. 5 版. 吴袁剑云,译. 北京:北京大学医学出版社,2009.
3. 王筱敏. 护理学原理与实践. 北京:人民卫生出版社,2004.
4. 何国平. 实用护理学. 北京:人民卫生出版社. 2002.
5. 黄金. 老年护理学. 第 2 版. 北京:高等教育出版社. 2009.
6. 化前珍. 老年护理学. 第 2 版. 北京:人民卫生出版社. 2006.
7. 林志彬. 医用药理学基础. 第 5 版. 北京:世界图书出版公司. 2003.
8. 井口昭久. 现代老年学—老年病得治疗与陪护. 余泽云,译. 昆明:云南人民出版社. 2008.
9. 王世俊. 老年护理学. 第 4 版. 北京:人民军医出版社. 2007.
10. 苏兰若. 新编护士必读. 沈阳:辽宁科学技术出版社,2009.
11. 尤黎明. 内科护理学. 第 4 版. 北京:人民卫生出版社,2006.
12. 余小萍. 老年护理保健. 北京:世界图书出版公司,2005.
13. 田洪江. 老年病治疗预防与防护. 北京:中医古籍出版社,2006.
14. 章冬瑛、陈雪萍. 老年慢性病康复护理. 杭州:浙江大学出版社,2009.
15. 刁利华. 老年社区护理与自我管理. 北京:人民军医出版社,2008.

第三节　老年人心理护理

老年心理护理是研究老年人心理活动规律并进行适宜心理护理的一门应用科学。其目的是解除患者的心理致病因素,调整患者的心理适应能力,帮助患者获得最佳身心状态的一项常用的科学性和技术性措施。在临床护理中,心理护理始终贯穿于护理全过程。通过创造良好的休息环境,建立良好的护患关系,用语言、态度、表情、行为来影响和改变患者的心理状态和行为。使之恢复心理健康。心理护理需要自我调节和他人的干预。它具有广泛性、情境性、个体性、深刻性和主动性之特点。因此,做好心理护理应遵循以人为本原则、个体化原则、治疗性原则、突出重点原则,使心理护理达到实效。

一、老年期不健康的心理特征

（一）郁闷心理

老年人因感觉器官逐渐衰退，表现感觉迟钝，适应能力降低，控制能力变弱。由于角膜、结膜、晶状体及睫状肌的老化，老年人普遍存在"老花眼"的老视现象，再加上青光眼、白内障、黄斑病变等疾病，极易出现视物疲劳，视物不清的现象。衰老的耳蜗是促成老人耳聋的基础，由于视力和听力的下降，会出现"视而不见，听而不闻"的现象，老人在心理上易产生急躁、猜疑等不良情绪。随着运动器官的衰退，老年人变得行动迟缓，运动时动作不协调，不灵活，精细动作无法完成，加之骨关节的退行性改变，骨关节病、骨质疏松、骨折常常困扰着老年人。衰老引起的体态变化使老年人对自己的形象感到不满，加之健康状况下降，有些老人生活上需要他人照顾，有些老人生活不能自理，由于子女工作紧张繁忙，无暇关心照顾老人，越发让老人感到自己成了家庭的负担，出现焦虑，忧郁，甚至因过渡消极而产生自杀的现象。

（二）自卑心理

由于老年人神经系统的形态、代谢和供血的改变，神经元数量减少，功能减退，大脑的兴奋和抑制过程转换变慢，老年人会出现思维活动减慢，对外界反应迟缓，记忆力下降，不是今天找眼镜，就是明天找钥匙，老年人记忆力减退的特点是近期记忆力下降，而远期记忆力良好。机械记忆能力下降，而意义记忆力良好。由于出现部分记忆困难，老年人易产生悲观失望的情绪，失去信心。由于离开工作岗位，接触和学习新事物的机会减少，加之老年人认知能力和学习能力降低，容易因循守旧、刻板。从而影响与人的交往，自我评价降低，产生自卑心理。

（三）失落心理

由于退休，社会作用和社会角色改变，几十年形成的生活规律和习惯发生重大变化，会引起丧失感，失去原有的社会地位，若自我心理调整不好会出现无用感和被遗弃感，社会责任感和自信心下降。从工作岗位退下后，不仅是不再工作，而且意味着在心理、社会各方面都做一次重新调整，需要重新适应。因生活内容和节奏发生改变，也就是社会角色发生了根本变化。他们从社会大舞台转移到家庭小舞台，特别是那些从一个指挥者和领导者变为一个被动服从者，从紧张的工作环境转向安静的小家庭。旧的生活模式被打破，新的生活模式在短期又不能适应，因而产生自卑、空虚和困惑感。从而发生焦虑、抑郁、自卑、激惹等不良的心理改变。

（四）孤独心理

老年人生活中，家庭是他们心灵的支柱，也成为其生活中最重要的甚至是唯一的场所。由于其子女另居或工作繁忙，与老人共同生活的时间减少，老年夫妻只能相互依恋和相互体贴照顾。当配偶、老朋友故去时，对另一方是重大精神刺激，孤独、绝望、厌世心理将伴随着老年人今后生活。有的老人忧伤至极，悲痛欲绝。有的沉默寡言、不出家门，有的虽然强忍悲伤渡过了这一时期，但是孤独无助的丧偶阶段又使他们再陷困境。

（五）惧怕心理

生老病死是人类不可抗拒的自然规律，任何人也改变不了。但是面临死亡，每个人都很惧怕，有些老年人不能正确对待，特别是患病后怕得癌症或慢性病病情加重时，怕生命结束。一旦强烈地意识到"老之已至"便会对日常生活失去积极性，对生活再也不感到满足，丧失了对未来生活的希望和憧憬。有的整天情绪消沉、不言不语，有的心情浮躁、爱发脾气。

二、老年期常见的心理问题

（一）离退休综合征

离退休综合征是指老年人由于离退休后不能适应新的社会角色、新的生活环境和生活方式的变化而出现的精神消沉、郁闷、悲哀、恐惧、急躁不安等消极情绪，或因此产生偏离常态的行为的一种适应性的心理障碍，这种心理障碍往往还会引发头痛、眩晕、失眠、胸闷、高血压等症状。老年人的离退休综合征是一种复杂的心理异常反应，据统计，1/4 的离退休人员会出现不同程度的离退休综合征。离退休综合征有以下主要表现：

1. 失落感 许多老人认为自己身体健康，并且有工作经验和能力，还可以继续为社会做贡献。对离退休感到不满。还有些老年人面对"岁月不饶人"的现实，常感到无奈和无力。在离退休后，受人尊敬，掌声、喝彩声、赞扬声消失，由工作带来的成就感、自豪感化为乌有，由有用转为无用，如此反差，老年人心理上便会产生巨大的失落感。有的老年人对一些社会现象看不惯，牢骚满腹，产生抵触情绪，心态不平衡。

2. 无助感 离退休后，老年人离开了原有的社会圈子，社交范围变窄了，朋友变少了，孤独情绪油然而生，有的老人变得郁郁寡欢、不言不语，有的老人急躁易怒、坐立不安、唠唠叨叨，由于行为反复无常，注意力不集中，做事经常出错等不良情绪和行为的困扰；老人适应离退休后的生活模式的能力下降，常常感到不安、无助和无所适从。

（二）空巢综合征

老年期空巢综合征是老年人在子女成家立业独立生活之后，由于适应不良出现的一种综合征，在中国精神疾病分类中属于"适应障碍"的一种，是老年人常见的一种心理危机。空巢老人普遍都有一种孤独感，但这种孤独感里又增添了思念、自怜和无助等复杂的情感体验。有空巢感的老人，大都心情抑郁，惆怅孤寂，行为退缩。他们中许多人深居简出，很少与社会交往。空巢综合征有以下主要表现：

1. 精神空虚，无所事事 子女离家之后，父母从原来多年形成的紧张而有规律的生活，突然转入松散的、无规律的生活状态，他们无法很快适应，进而出现情绪不稳、烦躁不安、消沉抑郁等。

2. 孤独、悲观、社会交往少 对自己存在的价值表示怀疑，陷入无趣、无欲、无望、无助状态，甚至出现自杀的想法和行为。

3. 躯体化症状 受"空巢"应激影响产生的不良情绪，可导致一系列的躯体症状和疾病，如失眠、早醒、睡眠质量差、头痛、乏力、食欲不振、心慌气短、消化不良、心律失常、高血压、冠心病、消化性溃疡等。

（三）丧偶综合征

丧偶综合征是指人突然失去休戚与共、风雨同舟的终身伴侣所产生的适应性障碍。由于丧失了自己最知心、最体己的亲人,独自一人去继续生活,其心理反应往往出乎意料的强烈。轻的可表现心境抑郁,表情悲伤,持续时间短暂;重的可表现悲恸欲绝,呼天抢地,痛不欲生或呆若木鸡,神情恍惚。丧偶后如果情绪得不到良好调适,经常受恶劣情绪的困扰,会出现躯体疾病,严重者会出现自杀倾向。丧偶综合征有以下主要表现:

1. 过度自责 总觉得对不起逝者:为什么过去常常发脾气?为什么没有坚持去医院检查?甚至认为对方的死自己负有主要责任,于是精神恍惚,心理负担沉重,吃不下饭,睡不好觉,在言行上还会出现一系列反常现象。

2. 丧失生活信心 老年丧偶者在心理上的突出表现是悲观、焦虑、忧郁、孤独,感觉心中的痛苦无处诉说,情感变得非常脆弱,稍不顺心就会生气、伤心。加之身患疾病,轻者闷闷不乐、少言寡语、唉声叹气、对外界任何事物都不感兴趣,重者饮泣不语、自暴自弃、放弃治疗,甚至出现轻生的念头。由于过分沉溺于悲伤、自责中而不能自拔,看到配偶使用的物品往往触景生情,加剧情绪恶化,加之缺少往日的体贴、温情和照顾,越发感到生不如死,丧失了生活信心。

三、老年期常见心理健康问题的应对措施

(一) 调整心态

衰老是不以人的意志为转移的客观规律,离退休是每个人都要经历的一个人生阶段。作为老年人要在心理上认识和接受这个事实,离退休后,并不是"树老根枯"、"人老珠黄",而是要将主要精力放在安排晚年生活上,保持身心健康,把不健康的生存期减少到最小,提高生活质量,愉快地安度晚年,这也是对国家、社会、家庭的重要贡献。具体说,就是要在离退休之前逐渐淡化职业意识,减少职业活动,转移个人的生活重心,增添新的生活内容。初步确定与自己的文化经济背景、生活阅历、性格特点和身体条件等相适应的离退休生活模式,以便更好地顺应离退休生活。

(二) 自我保健

离退休后,老年人的生活起居要有规律,可以给自己制订切实可行的作息时间表,早睡早起,按时休息,适时活动,建立、适应一种新的生活节奏。同时要养成良好的饮食及生活习惯,戒除有害于健康的不良嗜好,采取适合自己的休息、运动和娱乐的形式,建立起以保健为目的的生活方式。老年人出现身体不适、心情不佳、情绪低落时,应该主动寻求帮助,切忌讳疾忌医。对于患有严重的焦躁不安和失眠的离退休综合征的老人,必要时可在医生的指导下适当服用药物,以及接受心理治疗。

(三) 培养爱好

许多老年人在离退休前已有业余爱好,只是工作繁忙无暇顾及,离退休后正可利用闲暇时间充分享受这一乐趣。即便先前没有特殊爱好的老年人,离退休后也应该有意识地培养,以丰富和充实自己的生活。写字作画,既陶冶情操,也可锻炼身体;种花养鸟也是一种有益活动,鸟语花香别有一番情趣;另外,唱歌、跳舞、做操、打球、下棋、垂钓等活动都能使参加者益智怡情,增进身心健康。

(四) 广交朋友

离退休后,老年人的生活圈子缩小,为了避免孤独等不良情绪的产生,老年人不应自我封闭,应该努力保持与旧友

的联系,积极主动地去建立新的人际网络。拥有一个能给自己带来归属感和安全感的群体关系,对于老年人是十分必要而有益的。和谐的夫妻关系是长寿的第一秘诀。在家庭中,与家庭成员间也要建立和谐的人际关系,营造和睦的家庭气氛。老人在培养爱好的同时,可以建立新的人际关系,开拓生活领域,排解孤独寂寞。

(五) 发挥余热

离退休老人如果体格壮健、精力旺盛又有一技之长,可以在健康状况允许的前提下,做一些力所能及的工作。一方面发挥余热,为社会继续做贡献,实现自我价值;另一方面使自己精神上有所寄托,使生活充实起来,增进身体健康。但工作必须量力而为,不可勉强,不要不服老,这样会适得其反、事倍功半。如果没有适宜的工作,也可以从事一部分力所能及的家务劳动,这样既能增进家庭和睦,减轻子女负担,也能使自己享受天伦之乐,可谓一举数得。

(六) 适应养老形式的变化

家庭小型化和人口老龄化的加速,人们生活方式、居住环境发生改变,导致家庭赡养老人职能逐渐削弱,空巢家庭逐渐增多。空巢期老年人面临着从核心家庭到空巢家庭的功能转变,如果适应不好,不仅影响到老人的生活质量,还会给家庭和社会带来很多问题。

1. 转变观念 老人对子女离家独立生活要有思想准备,要有正确的认识,空巢期是家庭生命周期发展的一个阶段,子女离开家后老人应尽快调整自己的生活节奏,由围着孩子转,调整到以自己和老伴为中心的生活方式。老年夫妇之间避免埋怨、责怪,要给予更多的关心、体贴和安慰,建立新的生活规律和情感支持系统。

2. 丰富生活 孩子离家后老年夫妇之间尽可能地相互关心体贴,切不可因为一方情绪沮丧而影响另一方,应给予对方更多的心理慰藉。建议逐渐培养业余爱好,如种花、养鸟、练习书法、欣赏音乐、适度的体育锻炼等,与过得快乐而充实的老年人多坐坐,多聊聊,逛逛公园,参加一些老年人的活动,比如晨练、跳舞、打门球、郊游等,充分利用社区的各项资源,积极参加各项活动,有助于排解心中的孤独和思念情绪。

3. 善于表达 老人要将自己的想法和心情直接向子女表述,避免含蓄的表达方式。希望子女常来看望的话,直接跟子女讲,担心影响子女的工作和生活,又想了解他们的情况,可直接打电话,也可以将自己身边子女孝敬父母的事例讲给他们听,感化他们。子女身在异地而与父母天各一方的家庭,可以通过电话、网络、书信等方式表达自己的情感。日本人提倡"一碗汤"距离,即子女与老人居住距离不要太远,以送过去一碗汤而不会凉为标准,子女如果提出搬出去的话,不妨建议他们与父母房子的距离最好不要太远。对于处在孤独和空虚中无法走出来的老年人,应及时寻求心理医生的帮助,切不可误以为"空巢综合征"是一过性的,只有积极正视,才能有效防止空巢带来的心理疾患,以健康愉快的心态安度晚年。

(七) 正确对待丧偶后的生活

1. 首先应认识到人的生、老、病、死是不可抗拒的自然规律 失去了几十年朝夕相处,休戚与共的老伴的确是一件令人痛心的事情。但这又是无法避免的现实,要冷静地劝慰

老年人,对老伴最好的怀念就是自己多保重身体,更好地生活下去。不良情绪和消极行为只会带来更多的疾病,不但自己痛苦,还会给子女增加麻烦。应把悲伤、痛苦的情绪,转换成积极健康的生活,这样在九泉之下的老伴才会感到无限欣慰。

2. 改变环境 老人丧偶以后,经常看到老伴的遗物会强化思念之情,加重精神上的折磨。因此,不妨把有些遗物暂时收藏起来,有条件的话,可以暂时脱离原来环境,或听从子女的建议,与子女、亲戚同住一段时间,或入住老人公寓,避免睹物思人,把注意力转移到现在和未来生活中去。

3. 寻求新的生活方式 老伴过世后,原有的某些生活方式被迫改变,此刻孤独与不适加重。应当重新调整生活方式,多与家人交往,从儿童身上得到安慰和信心,与社区或邻居、亲戚中有相同体验的丧偶者进行交流,重新与子女、亲友建立一种新的和谐的依恋关系。

4. 老年再婚 有研究表明,处于丧偶期的老年人的死亡率是一般老年人死亡率的七倍,而再婚则是丧偶老年人实现心理适应的重要手段。无论从生理还是从心理的角度来讲,再婚对老年人健康是有益的,可是现实生活中,老年人再婚后,会出现财产纠纷、子女矛盾、社会压力等问题,会影响到再婚老年人的生活,甚至出现再婚离异的痛苦。老年人再婚同样要加强婚前了解,对对方脾气、性格、爱好、文化素养、经济状况以及家庭成员组成。再婚后的老人们要互敬互爱,求大同存小异,避免把现配偶与原配偶做过多的比较,婚后尽快了解对方的心理特点,正确对待不同个性、性格和习惯,注意互相尊重、互相谅解,身体较好的一方要耐心安慰、体谅、理解和容忍对方,不要由着自己的性子做事,避免感情上的冲突。婚前要做好与双方子女的沟通,了解对老年再婚的态度,都要做到心中有数。毕竟是重新组合的家庭,老人应努力扭转旧观念,做好婚前财产公证,避免婚后多方的财产纠纷。

四、老年期精神障碍患者的护理

(一) 老年抑郁症的护理

老年抑郁综合征(depression syndrome in the elderly)(以下简称老年抑郁)是泛指发生于老年期(≥60岁)以持久情绪低落、沮丧为主要临床表现的心理疾病,包括抑郁症、抑郁障碍、抑郁发作等多种类型,属于情感(心境)性精神障碍。是当前世界性主要精神卫生问题。据研究报道65岁以上老年抑郁发病率为10%,卒中后约30%~62%出现抑郁,痴呆尤其是血管性痴呆40%~50%出现抑郁,癌症患者约24%伴有抑郁。老年抑郁综合征极大地影响疾病的康复过程。

1. 临床表现

(1)心境不佳、情绪低落:记忆力减退,精力不足,常常无法集中注意力,无精打采,郁郁寡欢,一筹莫展,患者感到悲观、沮丧和空虚,感觉生活无价值或有罪恶感,甚至有死亡或自杀的念头。

(2)思维联想缓慢,行动缓慢,但可出现激越症状:多数患者语速慢,语音低,少言,应答迟钝;动作减少,行动缓慢;少数严重者缄默不语,卧床不动,称抑郁性木僵状态;激越型抑郁症患者,言语、动作都明显增加,终日惶恐不安,坐卧不宁,搓手顿足,拒饮拒食。焦虑、恐惧、激动、自伤,危险性很

大;部分患者伴有妄想,常见疑病、罪恶妄想和被害妄想。

(3)伴发多种躯体症状,疑病症状也较突出:表现为自主神经症状(汗液和唾液分泌减少,便秘,性欲减退,睡眠障碍或嗜睡)、消化道症状(纳差,体质下降,体重减轻)、心脑血管疾病症状、无名疼痛和疑虑重重等。

(4)"隐匿性抑郁症"的表现:一些老年抑郁症患者,躯体症状明显,常表现为反复或持续出现的头痛、头晕、胸闷、气短、全身无力、心悸、便秘、纳差、体重减轻等,而抑郁性症状常被掩盖。对自己健康状况过分关心,对各种轻度躯体疾病过分反应的患者,应考虑老年抑郁症的可能。

2. 常见原因

(1)老年人生理性变化:老年人中枢神经系统的改变,正常睡眠和生物周期紊乱,大脑组织老化等。

(2)疾病:有抑郁的个人史或家族史;多种疾病均可伴发老年抑郁:如神经系统疾病(脑动脉硬化、脑变性、脑肿瘤、脑卒中、癫痫和帕金森病)、心脑血管疾病、内分泌系统疾病(甲状腺功能减退)、精神科疾病(精神分裂症)、癌症、传染病(艾滋病、肝炎)和老年人的各种疼痛。

(3)药物及其副作用:临床上,多种药物如类固醇类药、抗高血压类药、抗精神病药(如利血平、氯丙嗪、氟哌啶醇、长效氟奋乃静、甲氨蝶呤、长春新碱等)、口服避孕药和激素等均可引起药源性抑郁。

(4)社会心理因素:老年人在遇到离退休、疾病、经济拮据、丧偶或其他亲友的离世、缺乏家庭和社会支持、人际交往的缺乏等社会心理应激刺激时,常会导致老年抑郁。

(5)人格因素:老年人患重病或慢性病久治不愈时,会担心成为家人的累赘或恐惧死亡,从而形成一种强大而持久的精神压力,极易引发抑郁。

3. 预防措施

(1)积极参与健康老龄化行动,尽量预防和延缓生理性老化。

(2)积极治疗已患疾病,对不可治愈疾病应减轻其痛苦。

(3)维持正常生理功能、营养、睡眠、日常生活活动能力。

(4)对缺乏自信心,强烈自卑的患者,应经常给予鼓励,使患者保持积极向上的生活态度:积极参加健身、文娱活动,积极参与社会交往,多交朋友,减少孤独,尽量使老年生活丰富多彩;鼓励家属和朋友给予患者关心和支持。

(5)老年人的慢性疼痛常常伴随消极的情绪。易产生抑郁,要与患者建立良好的关系,使他们感到温暖、可靠、值得信赖。采用药物、物理或心理支持疗法来缓解患者的疼痛:鼓励家属常来看望,这样可以分散患者对疼痛的注意力,从而有效地减轻患者对疼痛的反应。

(6)临床观察要注意细节,发现不良情绪反应,如焦虑、敏感、兴趣减少等,分析负性心理的诱发因素,给予心理支持。观察用药后的效果和副作用。

(7)已有老年抑郁者,积极配合医生进行治疗;坚持规范性治疗,按时、按量、正确服药,并应定期复诊。预防老年抑郁复发。

(8)有自杀观念和行为的患者,是抑郁症患者的主要死亡原因。自杀行为往往是有计划的,行动隐蔽,逃避医护人员的注意。所以,要注意观察患者情绪上的改变,异常举动和语言,诱导患者把内心的痛苦说出来,减轻患者的苦恼。

患者身边不能存放锐利物品,窗户要关闭,门不能上锁,严重者需专人看护。

(二) 痴呆老年人的护理

痴呆(dementia)是一种获得性进行性认知功能障碍综合征,表现为记忆、语言、视空间功能不同程度出现障碍,人格异常和认知能力下降(概括、计算、判断、综合和解决问题),常伴有行为和情感异常。痴呆症分为阿尔茨海默病(AD)、血管性痴呆(VD)、混合型等。我国 60 岁以上的老年人痴呆患病率为 0.75%～4.69%。AD 约占老年期痴呆患者的 50%,VD 约占老年期痴呆患者的 20%。AD 发生发展过程可以延续 20 年,给个人、家庭及社会带来沉重的负担和痛苦。

1. 临床表现

(1)记忆力障碍:先期为近期记忆障碍,表现为易忘事,刚用过的东西随手即忘,刚经历的事即刻不知。随着病程进展,远期记忆也受损,不能回忆自己的工作经历和生活经历。

(2)视空间功能障碍:表现为在熟悉的环境中迷路,找不到自己的家门等,甚至在自己的家中走错房间或找不到厕所。

(3)抽象思维障碍:病人的理解、推理、判断、概括和计算等认知功能受损。首先计算困难,不能进行复杂的运算。

(4)语言障碍:自发言语空洞,找词困难,用词不当,前一句正常,后一句就开始语无伦次,赘述等。

(5)失认症:不能认识自己的儿女、亲属和朋友,甚至不知自己。

(6)失用症:不能正确连续地做复杂动作,如刷牙、穿衣、进餐等。

(7)人格改变:对人冷淡,自私,对周围的环境兴趣减少,不知羞耻,当众裸体或性活动行为异常。

(8)日常生活能力下降:日常生活能力明显下降,对他人的依赖性不断增强,严重时生活完全不能自理。

(9)精神行为异常:幻觉、妄想、错认、抑郁、类躁狂、激越、无目的漫游、徘徊、躯体和言语性攻击、喊叫、随地大小便等。

(10)晚期可出现并发症:如长期卧床、尿便失禁、反复肺部感染及压疮等。

2. 预防护理措施

(1)普及预防痴呆的相关知识,增强主动预防的能力。

(2)协助照顾痴呆患者的日常生活:安排患者合理而有规律地生活,按时起床、睡觉与进餐。

(3)加强患者的功能训练:进行督促、检查和指导患者日常生活行为,训练生活自理能力,延缓智能衰退。最大限度地恢复日常生活活动能力。

(4)注意安全护理:防止患者跌倒、误吸、走失、自伤、自杀等意外。

(5)调整环境压力,使之与老年人的生活能力相符。减少环境改变。维持老年人的适应水平。

(6)根据患者的情绪和能力灵活地满足其要求,与患者交流要有耐心,学会等待和重试,以简单为原则,便于患者理解和配合。

(7)预防肺部感染及泌尿系感染。

(8)加强饮食护理,预防便秘。

(9)老年痴呆常见症状的护理

1)记忆障碍的护理:记忆力下降是痴呆症最早期出现的症状,随着病情的发展症状会越来越明显。注重两个方面的护理,一是早期进行用脑强化训练,完成记忆的三个阶段的全过程,即识记阶段、保持阶段和回忆阶段。如:从 3 个数开始记忆,每次增加 1 个数,直到不能复述为止。训练瞬时记忆,通过识别物品训练患者短时记忆,让患者回忆家里的亲朋好友或过去的事,训练长时记忆。反复强化,提高记忆。二是预防走失,应随身携带身份卡,制作一张身份卡,内容包括姓名、家庭住址、联系电话、既往疾病。在痴呆老年人所住的房间,应有容易记忆的标识;外出要有人陪同,如发现走失,要在第一时间报警,并详细描述走失的过程,以便准确判断及时寻找。

2)认知障碍的护理:认知障碍会导致自理能力减退和行为改变。需依赖他人照顾。预防意外事件的发生,如跌倒、坠床、烫伤等。

3)语言障碍的护理:主要掌握与老年痴呆患者的沟通技巧,如谈话时目光要注视患者,要耐心倾听,语言要简单明了,注意语调和语速不宜过高过快,多使用肢体语言,谈话时要使患者有安全感和信任感。对构音障碍患者,其发音不明晰,往往发出单调、缓慢的语言,要耐心琢磨其表达的意思,复述听懂的语言,使患者点头来确认。必要时建立其他的交流方法,如手势、写字板、简单词语的卡片等。

(三) 谵妄老年人的护理

老年性谵妄(senile delirium)又称急性意识模糊状态。表现为注意力、感受、思维、记忆、精神运动和睡眠周期障碍的短暂性的器质性脑综合征。常伴发于躯体疾病、严重的传染病、中毒性疾病、大脑的器质性病变、手术时或手术后。老年谵妄在综合性医院中最为常见,约占内、外科患者的 5%～15%,多数可以恢复。以下几类患者比较容易产生谵妄综合征:①高龄老年人;②术后的老年患者;③烧伤患者;④脑部有损害者;⑤药物依赖者。研究发现 70 岁及以上的老年人中出现谵妄迹象者,为 30%～50%。谵妄综合征是一种短暂的精神障碍,在老年患者中,由于脑部原有变性或血管性病变或营养不良,谵妄的出现可能是一个预后不良的标志。有研究发现在住院的老年期谵妄重症病例中,有半数于数周或数月后恢复,1/4 于一年内死亡,1/4 可发展为类似 Alzheimer 型老年期痴呆的临床征象。

1. 常见原因

(1)高龄与伴发的脑器质性病变,视觉与听觉障碍;下丘脑-垂体-肾上腺轴所形成的内稳态调节机制的减弱。

(2)神经递质合成减少,尤以乙酰胆碱为主,所以凡具有抗胆碱能作用的药物,都易导致谵妄的发生。

(3)因老年人对药物的消化吸收排泄降低,药物中毒是老年谵妄的常见原因,如利尿药、地高辛、抗帕金森病的药、抗精神病药、抗抑郁药和镇静催眠药等;

(4)躯体疾病:如脑部疾病、充血性心力衰竭、肺炎、泌尿道感染、癌症、低血钾、脱水、钠低、脑梗死等;某些并不直接影响脑部的躯体疾病,如髋关节骨折、局部麻醉下进行小手术及严重便秘亦可导致老年谵妄的发生。

(5)心理社会应激:如亲人故去、迁移新的环境等。

2. 预防护理措施

(1)日间照明应适当,环境安静特别是夜间,能见到时钟和日历,尽量避免房间的变换,所有护理活动应成为一定常规,因为患者对改变是很敏感的;鼓励亲属和朋友参与对老人的照护,多与老人交流;携带老人熟悉的物品。

(2)鼓励和协助患者进食和饮水,保证足够的食物摄入;协助患者使用助听器和眼镜;保持大便通畅,避免便秘;鼓励和协助规律运动,进行基础日常生活能力的训练;保证睡眠充足,处理不适或疼痛。

(3)积极进行病因治疗;观察患者生命体征、意识、瞳孔的变化,如有异常及时通知医生。

(4)对有谵妄症状的患者首先进行非药物干预,重点排除所导致谵妄发作的原因。严重者需药物治疗。

(5)严重的谵妄患者,应设专人护理,加强基础护理,给予生活照护,预防跌倒、坠床与压疮的发生。

(6)对家属进行健康教育,包括用药的方法和观察,预防自伤和伤害别人的护理措施。

(张建华)

▶ 参考文献 ◀

1. 鲁亚平.老年护理学.上海:上海科学技术出版社,2010.
2. 黄金.老年护理学.第2版.北京:高等教育出版社,2009.
3. 邱淑珍.老年护理.北京:人民军医出版社,2010.
4. 高崎娟子,松下和子,松野かほる,等.最新老年护理学.东京:日本护理协会出版社,2005.
5. 加里·肯尼迪.老年心理与精神保健指南.李君,汪冰,杨莉,译.北京:中国轻工业出版社,2003.
6. 盛树力.老年性痴呆的治疗和护理.北京:科学技术文献出版社,2000.
7. 王世俊.老年护理学.4版.北京:人民军医出版社,2007.
8. 夏晓萍.老年护理学.北京:人民卫生出版社,2006.
9. 孙建平.老年护理.北京:人民卫生出版社,2005.
10. 王志红,詹林.老年护理学.上海:上海科学技术出版社,2004.
11. 毛丽娟,戴宝珍.实用老年护理学.上海:上海医科大学出版社,1999.
12. 胡秀英,陈茜,侯惠如,等.老年护理手册.北京:科学出版社,2011.
13. 华前珍.老年护理学.北京:人民卫生出版社,2006.

第四节　临终老年人护理

1967年英国人桑德斯博士在伦敦创立了世界上第一个临终关怀组织——"圣里斯多弗"关怀中心。自20世纪80年代以来,我国相继创办了临终关怀服务机构,开展了临终关怀的临床研究。在香港它被称为"善终服务",在台湾则称之为"安宁照顾"。1985年,天津医学院临终关怀研究中心成立了"临终关怀"医院。老年患者临终关怀组织机构包括独立关怀病院、综合医院的专科病房服务、家庭临终关怀以及日间日托临终关怀等。

临终关怀是一种特殊的卫生保健服务,由多学科、多方面的专业人员组成的临终关怀团队,为临终患者及其家属提供全面的舒缓照护,包括医疗、护理、心理、精神等方面的照顾,以使临终患者症状得到控制,缓解极端的痛苦,心理得到安慰,维护临终患者的尊严,提高生命质量,得以舒适安宁地度过人生最后旅程,同时也使患者家属的身心健康得到维护。临终护理是对已失去治愈希望的患者在生命即将结束时所实施的一种积极的综合护理,是临终关怀的重要组成部分。对住院老年临终患者实施临终关怀护理干预,可以提高老年人的生存质量,维护生命尊严;安抚家属子女,解决老年人家庭照顾困难;节省费用,减少医疗资源的浪费。

一、临终时限

关于临终的时限范围目前世界上尚无统一的界定标准。在美国,已无治疗方法,评估能存活半年以内的患者;在日本,只有3～6个月存活时间的患者;在英国,预后1年或小于1年的患者;在中国,处于疾病末期、死亡在2～6个月内发生的患者;还有不少国家倾向于以垂危患者住院治疗至死亡,大约平均17.5天为时限。归纳各国对临终的认识,可有以下条件作为对"临终"的判定标准:①自然衰老,各主要脏器衰竭,生活不能自理者;②各种意外伤害,生命垂危无抢救意义者;③无治疗方法的晚期癌症患者;④慢性疾病终末期,存活2～6个月者。

二、临终护理

(一)生活质量评估

临终患者的生活质量评估多采用患者生活质量量表(QOL)来进行评定,QOL量表包含食欲、精神、睡眠、疲乏、疼痛、家庭理解与配合、同事理解与配合、对预后的态度、对治疗的态度、治疗的毒副反应、日常生活情况及面部表情共12个因素,QOL包含2项内容的健康状态,一是反映生理、心理、社会健康的从事日常活动的能力;二是患者功能水平以及疾病和(或)治疗相关症状控制的满意程度。张孟喜等研究结果提示QOL与疼痛、焦虑、抑郁存在负相关关系,与日常生活活动指数、社会支持总分、主观支持、对支持的利用度、生活满意度指数存在正相关关系。也有部分研究人员采用世界卫生组织生存质量测定量表(WHOQOL-100)进行生活质量评估,WHOQOL-100包含103条与生存质量有关的问题,涵盖了6个方面24项的评分。即生理、心理、独立性、社会关系、环境和精神支柱/宗教/个人信仰。得分越高,生存质量越好。

(二)抑郁评估

临终患者的抑郁评估多采用抑郁评估量表对患者进行,抑郁量表(HAD)主要用于综合医院患者中焦虑和抑郁的筛查,抑郁症的发生率在综合医院为100%。该量表由14个条目组成,其中7个条目评定抑郁(A),7个条目评定焦虑(D),均采用8分为临界值。临终患者在临终阶段的心理活动存在抑郁期,此期患者对生活绝望,抱怨命运的不公,常常消极应对生活的事物,加上活动能力严重受限,以及长期存在的疲乏、疼痛、食欲和睡眠差等症状,均可造成患者焦虑和抑郁情绪的发生。所以适当地对临终患者进行抑郁评估,可以及时了解患者的心理状态,给予适当的心理护理,使患者尽快度过这个时期。

(三)病情观察

老年临终患者除具有临终患者的生理改变外,还有以下特点:①疾病和衰老同时存在;②症状不典型,并发症较多;③反应迟钝,主诉不确切,增加了观察护理的难度。根据老年人临终的各种特点,在对临终患者进行评估后,应密切观察患者的病情,包括神志、意识、血压、体温、脉搏、呼吸、瞳孔等变化,以及患者的主诉。通过对面部表情、神态动作等变化进行细致观察,做出正确判断。临终患者的病情复杂多变,应分其主次及时处理,如在休克治疗过程中,密切观察生命体征、尿量、四肢皮肤色泽、温度变化,配合医生及时调整药物的用量,保证药物能够迅速及时准确地供给,同时密切观察用药后的反应,及早采取措施,减少并发症,提高生存质量。

(四)症状护理

临终患者易出现各种症状或不适,如疼痛、食欲不振、恶心、呕吐、睡眠障碍、呼吸困难、腹泻或便秘、尿潴留或尿失禁、压疮、水肿、电解质紊乱等。遵医嘱积极对症采取措施。做好基础护理,为患者创造安静舒适的环境,室内温度湿度适宜,温度在22～25℃,湿度50%～60%,定时进行开窗通风,保持室内空气清新。注意患者的个人卫生,每天进行清洁护理。做好排泄护理。临终患者大多数需要长期卧床,做好预防压疮的护理[详见第一节临床护理(一)护理安全问题的防护4.压疮]。对长期卧床患者应注意翻身拍背,促进痰液排出,防止肺部感染。此外,对于留有胃管和尿管的临终患者,按胃管及尿管护理常规护理,避免由于护理不当或不及时而发生并发症。

(五)疼痛护理

临终患者中,特别是癌症晚期的临终患者,约有70%伴有疼痛。临终关怀创始人桑得斯博士在20世纪60年代早期第1次使用了全方位疼痛(total pain)的概念,解释说明了临终患者的疼痛,特别是癌症晚期患者所造成的疼痛是多方面因素的结果,包括躯体、心理、社会和精神的因素。同样,Dame Cicely Saunders通过仔细倾听患者疾病史和感受,提出了"综合痛"的概念,不但包括躯体的疼痛,还包括社会、情感甚至精神方面的痛苦。因此,在临终关怀中更要考虑心理、社会、精神等因素对疼痛的影响,全面缓解患者的痛苦。

要控制和缓解临终患者的疼痛,首先要评估疼痛。目前广泛应用的评估量表有Wisconsin简单疼痛问卷表、Mcgill疼痛问卷等。对待临终患者的疼痛处理,要正确地评估,正确地分级,正确应用止痛药。对于疼痛,Dame Cicely Saunders提出的缓解办法是:持续的疼痛需要不断地控制,要常规给予镇痛药。除了药物外,物理疗法、针灸、按摩、热敷、冷敷亦是一种减轻疼痛的处理办法;另外,听音乐、放松法都可以转移注意力,缓解疼痛的刺激。良好的护患交流及舒适的环境对提高疗效也有重要作用。

(六)生存期评估

临终患者在临终阶段的症状表现与生存期有密切关系,生存期不仅是患者和家属关注的问题,也是制订治疗方案的重要依据。有调查表明,临床医生对生存期的评估往往过于乐观,明显长于实际的生存期。大量的国外研究表明,患者的功能状况是最明确的预测生存期的指标,症状中食欲减退、体重下降、吞咽困难、呼吸困难、意识障碍等也确定为生存期的预测指标,被称为"临终综合征"(terminal syndrome)。对于老年临终患者的症状表现,有学者表示,86%患者存在能量缺乏,71%的患者口干,68%的患者会疼痛,61%的患者没有食欲,58%的患者呼吸困难,而57%的患者表现昏睡。目前国内对临终患者生存期预测指标的研究较少,周玲军等研究结果显示,性别、恶心、呼吸困难、水肿、脱水、吞咽困难、体重下降、肿瘤晚期对其生存期有影响,这些数据结果大部分和国外研究结果保持一致性。此结果可作为预测生存期的参考,有助于指导临床全面评价患者情况,提高预测准确性。

(七)心理支持

美国学者库布勒·罗斯博士在《死亡与濒死》(On Death and Dying)一书最早涉及了临终患者的心理研究,将患者从获知病情到临终时期的心理反应和行为改变归纳为5个典型阶段:①震惊与否认期,患者通常不能接受自己即将死亡的现实,不愿承认自己的病情,处于心理上的否认期,由于我国的文化背景、传统习俗,临终患者多以回避代替否认期;②愤怒期,患者意识到自己病情的严重性,得知自己不久即将死亡,就进入恐惧期,表现为恐惧、烦躁、暴怒;③协议期与祈求期,此期患者通常已经承认自己的死亡不可避免,表现为接受维持性治疗和幻想奇迹的出现;④抑郁期,此期患者往往会抱怨命运的不公,通常消极应对周围的事物;⑤接受期或者回避期,当患者已经确信死亡不可避免,反而沉着平静的等待死亡的来临。因此,对患者的心理支持往往比生理上的治疗更为重要。临终患者的心理表现有孤独、抑郁、委屈、愤怒、悲痛欲绝、忧虑等心理反应。有研究表明,如果临终患者的症状表现变严重而遭受更大的疼痛,其生活质量将有明显下降,而如果临终患者精神上得到满足,包括思想和宗教上的满足,那么患者的生活质量将会上升。因此,不仅要进行对症护理,还要对感情、精神情绪以及心理进行护理。

具体做法为:

(1)触摸式护理是部分临终患者十分愿意接受的一种方法。可坐在患者床旁,握住他的手,耐心倾听他诉说,通过皮肤的接触满足其心理需求。

(2)通过语言、神态、手势向因虚弱而无力进行语言交流的患者表现出理解和爱。美国学者卡顿渡顿对临终老人精神生活的研究表明,49%的患者直到死前其心智仍是清醒的,20%波动于清醒与紊乱之间,因此不断对临终患者讲话是有重要意义的。对患者表达明确、积极、温馨的关怀,直到他们离去。

(3)通过观察患者的表情、神态、体态等非语言行为,了解其心理变化,以及临终前的心愿,倾听患者的心事,尊重患者的意愿,尽量满足患者的要求。做好生活护理,使其以最佳心态对待死亡。

(4)尊重患者的民族习惯和宗教信仰,满足其精神和自尊需求。一些少数民族的习惯与汉族有着极大区别,在对待死亡的方式上也与汉族有明显不同,应尽量为他们提供方便,使他们没有遗憾地完成心愿。

(八)家庭支持

临终患者不仅自己痛苦,同时还给家属带来很大的痛苦。有研究显示,老年临终患者的家属比普通老年患者家属存在更严重的心理应激反应和焦虑抑郁情绪。因此,临终关怀工作也包括安抚、照顾患者的家属,家属是临终患者的重要支持来源,要尽量满足患者的情感需求。家属的理解和支持不仅增强患者的自尊和被爱的感觉,还成为患者心理上的坚强后盾。

应让家属多陪伴患者,参与护理计划的实施,陪患者一起度过人生的最后时光。

死亡是患者痛苦的结束,对家属则是悲痛的开始,家属在照顾临终患者过程中消耗了大量体力和精力,心理压力大,对即将失去亲人表现悲痛和衰伤情绪,要与患者家属多沟通,掌握其心理状态变化,对其表现给予理解和安慰,帮助家属正确认识和面对死亡的现实,减轻家属的愧疚感,给予家属同情,关怀与帮助。

(九) 遗体清洁

患者安静地、有尊严的死去,是临终关怀的结果,但不是终点。尸体料理是整体护理的继续,是临终关怀的重要内容,做好尸体料理,不仅是对死者人格的尊重,也是对家属心理的安慰。表现出严肃、诚挚与同情,并尊重家属的习俗,尽可能满足其合理要求。除了尸体料理所要求的内容外,还应该注意死者的清洁和仪容的端庄,用清水擦拭面部及全身,梳头、剃须、闭合患者的双眼;抬起下颌,闭合口腔。有造口应给予缝合,有伤口应给予敷料覆盖。及时移开抢救仪器,保持病室及床单位清洁整齐,可在房间摆放绿叶植物或鲜花表示哀思。

（张 玲）

▶▶ 参考文献 ◀◀

1. 陈爱萍.老年患者临终关怀进展.中华护理杂志,2003,38(7):557.
2. 林菊英.社区护理.北京:科学出版社,2001:324.
3. 张惠兰,陈荣秀.肿瘤护理学.天津:天津科学技术出版社,1999:39-42.
4. 张孟喜,李艳群,付桂香.102例老年临终住院患者生活质量及其影响因素分析.护理学杂志,2005,20(5):5-6.
5. 张明园.精神科评定量表手册.长沙:湖南科学技术出版社,1993:16-25.
6. 汪向东,王希林,马弘.心理卫生评定量表手册(增订版).北京:中国心理卫生杂志社,1999:223.
7. Glare P, Virik K, Jones M, et al. A systematic review of physician survival predictions in terminally ill cancer patients. BMJ,2003,327(7408):195-198.
8. Chow E, Harth T, Hruby G, et al. How accurate are physicians' clinical predictions of survival and the available prognostic tools in estimating survival time in terminally ill cancer patients? A systematic review. Clin Oncol (R Coll Radiol),2001,13(3):209-218.
9. Buck HG, Overcash J, McMillan SC. The Geriatric Cancer Experience at the End of Life: Testing and Adapted Model. Oncology Nursing Forum,2009,36(6):664-673.
10. 罗淑霞.实施临终关怀的护理体会.当代护士,2010,2:80-81.
11. 解秀鸿.浅谈临终关怀.中国民康医学,2010,22(9):1189.
12. 王斌全,赵晓云.临终关怀的发展史.护理研究,2007,21(9):2443.
13. 华前珍.老年护理学.第2版.北京:人民卫生出版社,2006.
14. 张燕筠.老年患者临终关怀的服务模式和影响因素.职业与健康,2010,26(9):1052.
15. 李敏惠,孟海波,李卓义.临终关怀在老年临终患者护理中的重要意义.2010,4(17):248-249.
16. 解秀鸿.浅谈临终关怀.中国民康医学,2010,22(9):1189.
17. 林少莉.老年临终关怀护理探讨.健康教育与健康促进,2009,4(2):60.
    Leleszi JP, Lewandowski JG. Pain management in end of life care. JAOA,2005,105(3):61.
18. 李艳群,张孟喜,付桂香.临终患者亲属心理障碍89例多因素分析.解放军护理杂志,2005,22(5):35.
19. 董丽,李凯燕.浅谈对临终关怀患者的护理体会.实用心脑肺血管病杂志,2010,18(9):1343.
20. 李凤霞.老年患者的临终关怀及护理.中国实用医药,2010,5(2):197-199.

第二十九章

重症病人的识别和器官功能支持

<<<<<

随着医学的发展、临床治疗水平的提高,人的寿命逐渐延长,重症病人的存活率也明显提高。对重症病人的治疗已经成为医学的重要组成部分。重症医学(critical care medicine)是研究任何疾病或损伤导致机体向死亡方向发展过程的特点和规律性,并根据这些特点和规律性对病人进行治疗的临床学科。重症医学的发展使人们对重症的理解从理论上实现了系统化,临床治疗的方法学上不断更新。在重症病人的这个特殊的群体中,老年病人由于其器官功能的代偿能力的下降,或基础疾病的存在,使在遭遇同样的损伤因素情况下,更容易向重症发展,而且,治疗的困难程度也明显增加。由此可见,对老年重症病人的早期识别和器官功能支持非常特殊的重要性。

一、重症病人的识别

确认重症病人首先应该考虑两个方面的因素,即机体的器官功能状态和遭遇疾病或其他损伤的性质。病人的年龄通常与器官储备功能密切相关,是识别重症病人的常用基础指标。如果再合并有影响器官功能的疾病,或已经有一定程度的器官功能损害则一定是高危状态;病人的健康状况决定了机体对干预性治疗措施的承受能力。同时,干预性治疗的损伤直接或间接地导致器官功能改变,甚至导致器官衰竭。机体器官的功能状态与损伤对机体的影响相互关联。所以,对重症病人的识别,一方面要注意器官功能的状态和机体内环境的稳定程度;另一方面要了解遭遇损伤或疾病的性质。这两个方面的因素对老年病人的器官衰竭的发生率及死亡率有着密切的相关性。

高危病人的判断指标可以帮助临床医生早期识别重症病人。虽然一些学者提出了不同的应用标准,但是这些判断标准都是基于病人的器官功能状态和遭遇疾病或损失性质两个方面的内容。常用的判断高危病人的指标包括:

1. 原有严重的心血管或呼吸系统的基础疾病,如急性心肌梗死、慢性阻塞性肺疾患、脑血管意外等。

2. 较大范围或较长时间的手术。

3. 严重的多发性创伤,如累及三个器官或系统,两个体腔开放。

4. 大量急性失血,血细胞比容小于20%。

5. 年龄超过70岁,同时伴有一个重要器官的代偿能力受限。

6. 休克、呼吸衰竭、急性肾衰竭。

7. 全身性感染(sepsis),血流动力学不稳定。

8. 急腹症伴有血流动力学不稳定,如急性胰腺炎、肠坏死穿孔、消化道出血、腹膜炎等

9. 累及主动脉的晚期血管疾病。

应用这些指标时应注意在不同情况下的相对性。如,高龄病人或多器官功能障碍的病人可能难以承受在通常情况下被认为是轻度的损伤;不同的疾病或损伤对不同基础疾病状态的影响也会有明显的不同。对于那些"非常危重"或危险程度很低的病人,判断是否为高危病人比较容易。但是,大多数病人却常常处于危险程度的中间位置。对于这部分病人,判断起来就比较困难。这是临床医生经常遇到的问题。目前临床上应用的疾病评分系统可以被用于解决这个问题。如急性生理和慢性健康评分系统(APACHE)、多器官功能不全(MODS)评分、全身感染相关性器官衰竭评分(SOFA)、治疗干预性评分(TISS)、创伤评分(TSS)等,更为全面地对疾病的严重程度及其预后进行评估。这些评分系统不仅可以量化发生危险的可能性,而且还可以区分出那些有必要接受器官功能支持性治疗的病人。

组织灌注或组织缺氧是判断病人高危状态的病理生理学基础。临床上一些常用的监测生命体征的指标,如心率、体温、血压、中心静脉压、血红蛋白浓度等,为医生提供了一定的参考依据。但这些指标容易受到多方面因素的影响,尤其是在仅参照其中单一指标时,往往不具备识别高危病人和预测器官功能改变的能力。近年来临床上对心输出量、循环阻力、氧输送及其相关指标、乳酸等的认识逐渐增多,临床医生根据多项监测指标进行综合分析和动态评价在早期的识别过程中起重要的作用。评价主要集中在对组织灌注的判定和对器官功能的储备能力了解。必要时可根据不同单位的实际情况对病人进行一些特定的检查,针对器官功能进行定量评价。

二、氧输送的基本概念及其参数的获得

人体所需的氧从周围环境到组织细胞被传递的过程是一个由多种因素影响的复杂过程,主要包括了,肺脏的吸入、血液的携带、循环的输送、组织细胞的摄取和利用几个方面。在正常情况下,这些因素不同程度上影响并调节着机体在不同状态或不同组织器官对氧的需求。如在剧烈运动时出现呼吸加快、心输出量增高,以满足肌肉组织对氧的需求。在病理状态下,可出现心输出量改变、循环容量不足、甚至呼吸衰竭,这些因素的改变将最终导致组织缺氧。由于氧在组织中不能被储存的特点,组织

细胞每时每刻都需要不断的氧的供给。这就使得纠正组织缺氧不仅成为支持性治疗的主要目标，也成为评价器官功能及指导临床治疗的主要手段。从而，对氧输送（oxygen delivery，DO₂）及其相关指标的监测在危重病人的治疗中具有及其特殊的意义。

外界环境中的氧经过肺脏的通气和弥散功能进入血液。在血液中，氧主要是与血红蛋白结合的形式存在于红细胞内。每克血红蛋白可结合 1.34ml 的氧。如果血红蛋白浓度为 15g/dl，那么，100ml 动脉血中可结合 20ml 的氧。氧在血液中的另一种存在方式是以物理溶解的状态。在标准状态下，氧在全血中的溶解系数为 0.022ml/ml。那么，在动脉氧分压为 100mmHg 时每 100ml 的血液中溶解的氧仅为 0.3ml。血液中物理溶解的氧数量甚微，几乎可以忽略不计。但在氧的交换过程中却起着十分重要的作用。在肺部，氧进入血液首先以物理溶解的状态提高氧分压，之后才进一步与血红蛋白结合。相反，在组织中首先是溶解状态的氧从血液中逸出，血液的氧分压下降。然后，结合状态的氧从血红蛋白中分离出来补充溶解状态的氧。由此可见，溶解状态的氧决定着结合状态氧的量，而结合状态的氧是氧在血液中的主要运输方式。

经过氧合的动脉血在左心泵的作用下，通过动脉系统及微循环到达组织。正是在这个过程中，DO₂ 所表达的是在单位时间内由左心室送往全身组织氧的总量；或者说是单位时间动脉系统所送出氧的总量。DO₂ 的表达式为：

$$DO_2 = CI \times CaO_2$$

式中的 CI 为心脏指数，CaO₂ 为动脉血氧含量。CaO₂ 主要取决于动脉血氧饱和度（SaO₂）和血红蛋白含量（Hb）。所以，大致上可以认为，DO₂ 主要受循环系统（CI）、呼吸系统（SaO₂）和血液系统（Hb）的直接影响。Bihari 等人报道，正常人在静息状态下的 DO₂ 约为 500～700ml/(min·m²)。

在微循环水平，血液中所携带的一部分氧被组织细胞摄取，动脉血中的氧含量逐渐减少，动脉血也逐渐演变成为静脉血。在这个过程中，组织细胞实际消耗氧的量称为氧耗量（VO₂），可以用 DO₂ 与静脉系统带回右心的氧量的差值来表示。

$$VO_2 = CI \times (CaO_2 - CvO_2)$$

其中 CvO₂ 为混合静脉血的氧含量。在正常情况下 VO₂ 应该与组织的氧需量相等。一旦出现 VO₂ 小于氧需量，则表示发生了组织缺氧。应注意 VO₂ 与组织氧需量是两个不同的概念。组织细胞摄取氧的能力的大小对 VO₂ 有较大的影响。反映组织氧摄取能力的主要指标为氧摄取率（O₂ ext）。

$$O_2\,ext = [(CaO_2 - CvO_2) \div CaO_2] \times 100\%$$

在正常静息状态下，VO₂ 约为 120～160ml/(min·m²)，相应的 O₂ ext 为 22%～30%。

混合静脉血实际上经过全身各部分组织代谢后的血液。在氧代谢方面混合静脉血的氧含量代表着经过组织代谢后循环血液中所剩余的氧。最佳的混合静脉血标本应当来自肺动脉血。对于缺氧，临床上往往会首先想到进行动脉血气分析检查，了解动脉血的氧分压和氧含量。在有足够的心输

出量的情况下，这部分氧含量代表了身体可以输送到各部分组织中氧的量。但是，在危重病人，尤其是处于休克状态的危重病人，缺氧实际上是指组织缺氧。只了解动脉血液的氧分压和氧含量，实际上并不能反映组织水平的缺氧。动脉的氧含量正常或升高并不能除外组织缺氧的存在。因为，组织缺氧同时还受到循环系统对组织的灌注情况、血红蛋白含量、组织的氧摄取率、组织的氧耗量、组织的需氧量、氧解离状态、细胞的氧利用情况等多种因素的影响。所以，混合静脉血的氧含量可以被认为在极大的程度上反映了这些因素的共同后果。如果将动脉血气和混合静脉血气结合起来进行分析，则对组织缺氧可以有更全面的了解。另外，还可以通过混合静脉血的分析对组织代谢产物进行分析，进一步了解组织的代谢情况。一些特殊性检查，也需要混合静脉血标本。

DO₂ 及其相关指标的测量可以通过不同的方法，但是，真正受到充分重视是在 20 世纪 70 年代 Swan-Ganz 导管广泛应用于临床之后。Swan-Ganz 导管不仅进一步完善了血流动力学的临床应用，而且，由于可以容易地获取混合静脉血标本，为进一步认识氧在体内的转运和代谢过程并真正使 DO₂ 及其相关指标用于临床奠定了基础。虽然，在采用 Swan-Ganz 导管测量值计算 DO₂ 与 VO₂ 相关性方面尚有争议，但是将 DO₂ 赋予可监测性的本身即是基础医学理论向临床实践的一大迈进。另外，VO₂ 也可通过代谢车（metabolic cart）直接测得。近年来，一些呼吸机也可以显示单位时间内机体消耗氧的量。

三、氧输送和氧耗量的相关性

组织器官功能的维持需要不断地氧的供给，这些氧来自于 DO₂。由此，从理论上讲，DO₂ 与 VO₂ 一定是相互关联和相互影响的。已经有大量的报道表明，在正常生理情况下，当 DO₂ 大于一定范围时，VO₂ 与 DO₂ 及血流量之间无任何相关性，称之为 VO₂ 呈 DO₂ 非依赖性。而当 DO₂ 小于这个值时，VO₂ 随 DO₂ 的变化而变化，VO₂ 与 DO₂ 之间有明确的相关性，称之为 VO₂ 呈 DO₂ 依赖性。DO₂ 的这个范围称为临界值。在组织氧需量恒定的情况时，DO₂ 的临界值等于组织的氧需量。由此可见 DO₂ 与 VO₂ 的相互关系表现为双向性。也就是说，当 DO₂ 高于临界值时，VO₂ 呈 DO₂ 非依赖性；而当 DO₂ 低于临界值时 VO₂ 呈 DO₂ 依赖性。有研究发现，人体在麻醉状态下的 DO₂ 临界值为 330ml/(min·m²)。继续增加 DO₂ 并不引起 VO₂ 的改变。可以认为，这时组织已经得到足够的氧，增加 DO₂ 并不引起组织氧需量的增加，不影响 VO₂。但是，当 DO₂ 小于临界值时，组织所消耗氧的量受到了循环送来氧量的限制，VO₂ 的升高依赖于 DO₂ 的增加。这种 DO₂ 的依赖性提示组织中存有可偿还性的氧债。

不同病人的 VO₂ 或者同一病人在不同状态下的 VO₂ 可以是不同的，这种现象给临床病人的判断带来一定的困难。有人提出可采用氧负荷试验的方法（oxygen flux test）。氧负荷试验的理论基础是在正常状况下 VO₂ 呈 DO₂ 非依赖性。具体的方法是在测量 VO₂ 与 DO₂ 后，在短时间内增加 DO₂（如 30 分钟），假定组织的氧需量在较短的时间内是恒定的，再测量与 DO₂ 相应的 VO₂。如果在 DO₂ 明显升高时 VO₂ 仍

然保持不变,提示组织中不存在氧债;如果 VO_2 随 DO_2 的升高而增加,提示组织缺氧的存在,并且有可能被提高 DO_2 所部分偿还,甚至完全偿还。根据相同道理,在条件允许的情况下迅速降低 DO_2,同时监测 VO_2 的变化也可以得到相应的结果。

氧输送与氧耗量的相关性从理论上解释了机体的氧供与全身的组织的氧耗之间的关系,并可以间接的反映组织的氧需量。应当认为,对氧输送及其相关指标的理解从理论上将对组织缺氧的监测具体量化,并直接应用于对临床治疗指导,同时强调了器官之间的相互影响,解决了临床上多年来的难题。对危重病人 DO_2 与 VO_2 相关性的研究始于 1973 年。Powers 等人首先提出在危重病情况时 DO_2 与 VO_2 相关性的异常改变。之后又有大量不同作者的陆续工作证明了这种相关性的存在及 DO_2 临界值的临床意义。但是,在实际应用中氧输送与氧耗量的双项相关性目前尚有一定的局限性。

首先,对氧输送与氧耗量的这种相关性的解释是建立在组织氧需量恒定的基础上的。如果组织的氧需量发生变化,不仅会影响氧输送的临界值,而且会影响这种双项相关性与组织缺氧的关系。机体的组织具有对氧的适应性(oxygen conformity)。如,当骨骼肌缺氧时,出现疲劳,活动减少,氧需量也随之减少;肾小球滤过率下降时,肾小管重吸收所做的功也减少,氧需量也随之下降。而肾血流量增加时,氧需量也随之增加。从而,减少的氧耗量可能仍然等于氧需量,并不出现组织缺氧。那么,氧耗量与氧输送的依赖性实际上是氧需量和氧输送的依赖性。其次,氧输送与氧耗量的相关性主要反映的是整个机体的状态,而不一定代表局部组织或器官的氧合状态。第三,氧输送及其相关指标不反映组织细胞水平的氧利用情况,不是纠正组织缺氧的最终指标。另外,在数据计算中的一些问题,如"数学偶联(mathematic coupling)"和"数据整合(pooling data)"可能会影响氧输送与氧耗量之间相关性的实际意义。

在对重症病人的临床监测中,我们所提及的缺氧应该是指的组织缺氧。由上述有关氧输送的理论可知,对于缺氧的诊断与监测仅靠动脉血气是远远不够的。DO_2 及其相关指标的临床应用使对危重病人缺氧的监测和认识向组织水平又迈进了一大步。把提高 DO_2 作为支持性治疗的目标,可以有效地协调在多个器官支持性治疗中所出现的矛盾,将多种不同的治疗方法和思路系统化。但同时应当看到,DO_2 实际上反映了整个机体的氧供给状况,而整体的 DO_2 不一定反映在组织水平上氧的改变。维持循环功能的主要目标是保证组织的灌注,满足组织细胞对氧的需求。一些研究表明,动脉血 pH(pHa)虽然也在一定程度上反映了组织氧利用,但 pHa 的改变反映了包括胃肠道在内的全身组织氧利用的状态,并严重地受到局部组织灌注程度的影响。pHa 的改变可能出现较晚且不敏感,又易受到治疗的直接影响。组织灌注不良不仅导致局部组织缺氧,而且又使全身性治疗无法在局部充分发挥作用。而 pHi 则更进一步地反映了组织水平上氧利用的真实改变,是判断组织灌注更为敏感的指标。但是,单纯监测 pHi 的变化对如何实施具体的临床治疗,

目前尚缺乏反馈性直接指导意义。与此同时,对 DO_2 及相应指标的监测可具体地指导临床治疗,但不一定达到组织水平。由此,结合应用这两组指标可以起到功能互补的作用,使临床监测对治疗的指导作用上升到一个新的水平。

导致病人发生器官功能改变的危险因素包括直接因素和间接因素。直接因素,如创伤和局部的感染对机体的直接损伤作用所导致的临床表现比较明确,也容易引起临床医师的注意。而那些通过间接途径所致的机体损伤往往表现为比较隐匿的远隔器官损伤,继而出现不可逆的器官功能损害,如出现多器官功能障碍综合征(MODS)。间接因素所致的危险性正在占有越来越突出的地位。

四、多器官功能障碍综合征

多器官功能障碍综合征(multiple organ dysfunction syndrome,MODS)是重症病人死亡的主要原因之一。1973 年,Tilney 等人通过对腹主动脉瘤手术后临床过程的观察首次提出了"序贯性系统功能衰竭"。Baue(1975 年)和 Eiseman(1977 年)又对这种临床表现进行了更进一步的描述,正式提出了多器官衰竭(multiple organ failure,MOF)的概念。MOF 的提出试图描述这样的一个临床过程,即在急性损伤因素的作用下,临床上出现似乎与损伤原因并不直接相关的远隔器官的功能损害,这种器官或系统的功能的受损像多米诺骨牌一样呈序贯性发展,而病人的死亡原因往往不能用单一器官功能的改变来解释。MOF 病人的死亡率随着受累器官或系统数目的增多而升高。有人统计,单一器官或系统衰竭时,病人的死亡率约为 30%;2 个器官衰竭,死亡率为 60%;如果发生 3 个器官衰竭,死亡率可达 85%;若是 4 个器官衰竭,其死亡率为 100%。MOF 明确地指出了器官衰竭的结果。但是,这种对衰竭的描述实际上是过多地强调了临床上的终末阶段。器官衰竭标准中的一部分指标既难以被其他以研究单一器官或系统为出发点的学科所接受,又不符合危重医学强调动态注意疾病全过程,及早发现和及早干预的特点。这种对"衰竭"诊断标准的争论似乎背离了提出 MOF 概念的初衷。同时,也不难看出其中的一些标准缺乏量化指标,临床上难以实行。所以,1991 年 8 月,美国胸病医生学会(ACCP)和危重病医学会(SCCM)举行联席会议,正式提出了 MODS 的概念。

MODS 是指急性疾病时出现器官功能的改变,机体的内环境必须靠临床干预才能够维持。从这个定义中可以看出 MODS 强调了危重病人的主要致死原因不再是原发疾病或某个单一的并发症,而是因为发生了多个远隔器官进行性的从功能损害到衰竭的过程。器官功能不全一词是指器官功能发生改变不能维持机体内环境的稳定,从而更加突出了这个损伤过程的连续性。器官功能的改变实际上是一个生理功能紊乱进行性发展演变的过程。在这个过程中,器官功能的障碍可以是绝对的,也可以是相对的。

MODS 可以被相对的分为原发性和继发性。原发性 MODS 是由明确的损伤因素引起,器官功能的损伤出现早,而且与作为病因的损伤因素直接相关。或者说是由

损伤因素本身直接导致的器官功能损伤。如在多发性创伤时出现肺挫伤,同时由于横纹肌溶解而导致肾脏功能损伤,大量出血补液导致凝血功能的异常。继发性MODS的器官功能损伤并不是由作为病因的损伤因素直接引起,而是机体炎性反应的结果。临床上常是在损伤因素作用于机体并经过一段时间的潜伏期之后才出现继发性MODS。从而导致了似乎与原发损伤无关的远隔器官的功能损伤。

全身炎性反应综合征(systemic inflammatory response syndrome,SIRS)概念的提出,在极大程度上促进了对MODS的理解和认识。越来越多的证据表明在SIRS过程中大量细胞因子的释放,同时机体又失去了对这些细胞因子的正常控制,从而形成一个自身放大的连锁反应,使更多的内源性有害物质产生,引起组织细胞功能的广泛破坏,导致MODS。但是,当人们对SIRS的反应过程了解的越深入就越难找出一个或几个特异的细胞因子或特异的反应过程是导致SIRS,乃至MODS的原因所在。实际上,机体在受到损伤后不同的组织细胞释放出众多的细胞因子是机体对损伤的正常反应,是正常生理功能的一部分。细胞因子的功能具有高度的多向性,可以产生多种不同性质、不同程度的生理效应。而其作用结果高度地依赖于细胞因子周围的局部环境。机体对细胞因子的作用通过诸如受体、拮抗及其他方式进行非常复杂的调节,连续地控制着细胞因子的释放和作用。一些抗炎性因子可以减少促炎性因子的释放,调节促炎性因子的作用,以保持内环境的稳定。实际上,细胞因子导致器官功能的损伤是在一定条件下才发生的,MODS的出现更倾向于发生在机体对细胞因子失去正常控制的状态时。临床上也可以发现似乎在MODS发生之前机体已经出现不同程度的病变,甚至已经发生某个器官衰竭。

应该认为,MODS从临床问题提出,目前已经引起了非常广泛地基础医学研究。随着分子生物学的进步,从基因的水平探讨MODS的的发生机制正在走向更深层次。在基础研究中的一些新发现及由此引出的一些新概念、新理论,正在不同程度上使临床治疗方法逐步发生着改变。

五、器官功能支持

对高危病人进行识别后,应马上针对病人的具体情况进行器官功能支持。围术期的器官功能支持对于预防和治疗致死性并发症有着非常重要的意义。有报道认为,导致重症病人死亡的主要原因是心血管意外和MODS。维持组织器官灌注、疾病损伤程度、防治感染和适当的营养支持是重症病人器官功能支持的四个基本方面。

维持组织灌注应从提高氧输送做起并注意整体与单一器官的灌注情况。应用氧输送的理论指导器官功能支持是较为全面的方法。氧输送所表达的是在单位时间内由左心室送往全身组织氧的总量;或者说是单位时间动脉系统所送出氧的总量。氧输送主要受循环系统、呼吸系统和血红蛋白含量的直接影响。氧输送概念的提出使临床治疗注重了器官之间的相互关系及治疗的相互影响,并将氧作为敏感的监测指标对病情的演变和治疗的效果进行定量的监测。大大地提高了对病情的理解程度和治疗的准确性。

在正常情况下,细胞可从循环中得到足够的氧。细胞所需要氧的量等于实际的氧耗量。当细胞所能获得的氧量逐渐减少,细胞首先通过提高自身的氧摄取能力,以维持氧耗量的恒定。当氧进行性下降,低于一定范围,超过了细胞的代偿能力,氧耗量则开始下降,细胞处于缺氧状态。如果我们把氧输送(心输出量与动脉氧含量的乘积)认为是左心向全身所输送氧的总量,氧耗量(动脉-混合静脉血氧含量之差与心输出量的乘积)为全身实际消耗氧的总量,那么当氧输送低于一定值,不能满足组织细胞的需求,氧耗量也随之下降,呈氧输送依赖性。当氧输送逐渐增加,氧耗量也相应增加,直至氧耗量与组织的需氧量相等。之后氧耗量不会随氧输送的继续升高而增加,呈氧输送非依赖性。这个可以满足氧耗量与组织需氧量相等的氧输送的最小值为氧输送的临界值。有人报道,正常人在麻醉状态下的氧输送的临界值为 $330ml/(min \cdot m^2)$。重症病人中,如失血、心力衰竭的病人常是以氧输送降低为主要特点。而感染或严重创伤的病人的氧输送往往是正常或增高的,但常伴有氧输送临界值的升高和氧摄取率的下降。这就更容易使氧耗量的变化呈氧输送依赖性,提示组织缺氧的存在。根据这个原理,在对休克的治疗时就可以将纠正组织缺氧、消除组织中的氧债为实际目标,并根据对具体参数的监测反馈性指导临床治疗,真正做到以氧输送可以满足组织的需氧量为治疗原则。

那么,临床上应如何掌握氧输送的最佳水平?从理论上讲,应将氧输送提高到可以满足组织细胞氧代谢的需要,但在临床实际应用中尚缺乏定量性的指标。根据氧输送与氧耗量的双项性关系,可以监测组织缺氧并指导临床治疗。当氧耗量呈氧输送依赖性时,组织缺氧存在。如若纠正缺氧,就要提高氧输送,保持氧输送在临界值以上水平。但正常状态下氧输送的临界值并不等于危重病条件下的临界值,并且在临界值的实际测量中尚有一些局限性。使氧输送的临界值难以作为一个量化的数值应用于所有危重病人的治疗。所以,Shoemaker等人提出,应将氧输送提高到高于正常水平(supernormal level),即心脏指数 $>4.5L/(min \cdot m^2)$,氧输送指数 $>600ml/(min \cdot m^2)$,氧耗量指数 $>170ml/(min \cdot m^2)$。但是,高于正常水平后仍然要回答什么是在特殊疾病情况下的"正常水平"。同时,也不应该是氧输送越高越好,因为通过临床干预手段提高氧输送有明确的副作用,往往是干预手段的强度越大导致机体损伤的程度也越强。所以,虽然氧输送临界值的提出从理论上解决了氧供与氧需的概念问题,但是在实际应用中根据病人的具体情况,参照其他反映组织缺氧的指标,进行综合判断。

应用上述提高氧输送的原则,调整器官功能支持的具体实施,如循环容量的调节、血管活性药物的应用、机械通气等,不但为预防MODS提供了可行的标准,而且对MODS的支持行性治疗有着指导意义。预防和治疗感染是防治MODS的重要环节,对重症病人尤其重要。防治感染包括了器官功能的早期恢复、合理应用抗生素、感染灶的及时发现及引流等。病人一般状况的恶化和感染反复加重常常成为 MODS 持续发展的基础，并可导致已经处于恢复期的病人重新陷入 MODS。营养支持作为器官支持的基础从治疗的一开始就应予以足够的注意。虽然一些学者已经将针对机体炎症反应的治疗试用于临床，但对这些方法的机制和临床可行性尚需进一步的观察研究。

（刘大为）

▶ 参考文献 ◀

1. American College of Chest Physicians/Society of Critical Care Medicine Consensus Conference. Definitions for sepsis and organ failure and guidelines for the use of innovative therapies in sepsis. Crit Care Med，1992，20（6）：864-874.

2. Dellinger RP，Levy MM，Rhodes A，et al. Surviving sepsis campaign：international guidelines for management of severe sepsis and septic shock：2012. Crit Care Med，2013，41（2）：580-637.

3. Levy MM，Fink MP，Marshall JC，et al. 2001 SCCM/ES-ICM/ACCP/ATS/SIS international sepsis definitions conference. Intensive Care Med，2003，29（4）：530-538.

4. Annane D，Sébille V，Troché G，et al. A 3-level prognostic classification in septic shock based on cortisol levels and cortisol response to corticotropin. JAMA，2000，283（8）：1038-1045.

5. Bernard GR，Vincent JL，Laterre PF，et al. Efficacy and safety of recombinant human activated protein C for severe sepsis. N Engl J Med，2001，344（10）：699-709.

6. van den Berghe G，Wouters P，Weekers F，et al. Intensive insulin therapy in critically ill patients. N Engl J Med，2001，345（19）：1359-1367.

7. Pulido JN，Afessa B，Masaki M，et al. Clinical spectrum, frequency, and significance of myocardial dysfunction in severe sepsis and septic shock. Mayo Clin Proc，2012，87（7）：620-628.

第三十章

老年人的水、电解质与酸碱失衡

‹‹‹‹‹

水和电解质是维持生命基本物质的组成部分。体内水的容量和分布以及溶解于水中的电解质浓度都由人体的调节功能加以控制,使细胞内和细胞外体液的容量、电解质浓度、渗透压等能够经常维持在一定的范围内,这就是水与电解质的平衡。各种疾病尤其是危重症,以及手术等有创治疗,都可导致破坏这种平衡;如果机体无能力进行调节或超过了机体可能代偿的程度,便会发生水与电解质紊乱。

水、电解质和酸碱平衡失调是老年尤其是危重症患者常见的临床现象。临床诊疗过程中,如果不能及时发现和处理各种失衡,将导致疾病恶化,甚至危及老年患者的生命。

一、老年人的水、电解质失衡

(一)概述

体液是人体的重要组成部分,总体液约占体重的 $55\%\sim66\%$,在肥胖的人中所占比重较小,因为脂肪组织含水分较少。体液分布在细胞内外,其总量的 1/3 为细胞外液(约占体重的 20%),2/3 为细胞内液(约占体重的 $30\%\sim40\%$)。细胞外液又分两部分,流动于血管与淋巴管中的血浆和淋巴液,占体重的 $4.5\%\sim5\%$,组织间液约占体重的 15%。细胞外液还包含着一部分通透细胞的液体,即胃肠道分泌液、脑脊液,以及胸膜、腹膜、滑液囊等处的液体。这一部分的容量变化很大,主要取决于胃肠道液的变化,正常情况下,约占体重的 $1\%\sim3\%$。

正常体液的主要成分为水,并含两大类溶质,一类是无机物:钠、钾、钙、镁、氯、HCO_3^-、HPO_4^{2-}、SO_4^{2-} 等电解质,以及 CO_2、O_2 等;另一类是有机物:蛋白质、脂肪、碳水化合物、激素、酶等以及多种代谢产物和废物。正常情况下,细胞内、外的各种成分都是稳定的,经常保持着平衡状态,从口服摄取的和从碳水化合物、脂肪、蛋白质等氧化而得到水分总量必须与从肾、肺、皮肤和胃肠道丢失的水分总量相等,各组织脏器的代谢过程才得以正常进行,机体的生命得以延续。

细胞内和细胞外的电解质成分和含量均有差别,但内、外的渗透压是经常保持相等的,处于平衡状态,主要靠电解质的活动和交换来维持。细胞外主要的阳离子钠(Na^+)含量为 142mmol/L,主要阴离子为 Cl^- 和 HCO_3^-;细胞内主要的阳离子为钾(K^+)含量为 140mmol/L。细胞外液的 Na^+ 浓度比细胞内 Na^+ 浓度大 10 倍多,而细胞内液钾浓度比细胞外液钾浓度大 $20\sim30$ 倍。这种内、外悬殊的差别是由细胞膜、酶、能量代谢等一系列过程来维持的,在严重创伤时,这些功能会发生重度紊乱。

老年人随着年龄的增长,机体的组成成分发生相应的改变,主要表现为:肌肉减少、脂肪增多和体液容量减少。老年人的细胞减少逐渐加剧,到 75 岁,组织细胞减少可达 30% 左右。血清肌酐和尿肌酐可反映肌肉组织的量,其数值随年龄的增加而下降。作为营养评价指标之一的肌酐身高指数[CHI=(实测尿肌酐值/由身高预测的尿肌酐值)×100]也随年龄的增长而下降(表 30-1)。

表 30-1 不同年龄的肌酐身高指数

年龄组(岁)	患者例数	肌酐值 (mg/d)	肌酐身高指数(CHI)
25~34	73	~1862	10.6
45~54	152	~1689	9.6
65~74	68	~1409	8.0
75~84	29	~1259	7.2

随着年龄的增长,从 35 岁起体内脂肪特别是向心性分布的脂肪逐步增多,但 75 岁以后则由于进食量的减退而逐步减少,但此时由于结缔组织、胶原组织、免疫细胞特别是骨骼肌等蛋白质成分的减少,脂肪的含量表现为相对增加。人体脂肪含量与血清总胆固醇含量呈平行关系,老年人的血清总胆固醇含量的增高也证实了这种变化。

成年人总体水量约占体重的比例在男性约为 60%,成年女性约为 50%;老年人均有所下降,老年男性总体水量约占体重的 52%,老年女性约占 42%。体液容量减少主要是细胞内液减少和血容量减少,老年人细胞内液的绝对值由占体重的 40% 降至 30%,组织间隙液容量变化不大。老年人细胞外液的比值较年龄轻者为大,这种情况被认为是由于身体细胞数量减少,细胞代谢降低及细胞内液的低张性使水分向细胞外转移等所致。

老年人的血容量可减少 $20\%\sim30\%$。细胞内液减少直接与肌肉组织减少、细胞体积缩小有关。正常情况下,肌肉含水 75%,脂肪含水仅 $5\%\sim10\%$,故此瘦肉体(lean body mass,LBM)的减少是导致细胞内液减少、从而表现出总体水量下降的主要因素之一。老年人脂肪组织相对增加,非脂肪组织与水分相对减少,间接影响了体液总量;所以体瘦的老年人体内含水量较多,脂肪较少,能较好地耐受急性水、电解质丢失,但对慢性消耗性疾病的耐受则较差;而体胖的老年人则相反。

(二)老年人的代谢和器官功能的变化

老年人代谢的总趋势表现为退行性、异化性、分解性增

575

强。①蛋白质代谢:蛋白质消化、吸收功能减退,各种蛋白质的量和质均趋于降低,体内蛋白质轻度缺乏,各种蛋白质的比例发生变化。老年人的血浆蛋白,特别是白蛋白的减少,致使血浆胶体渗透压降低,使水分易于自毛细血管漏至间质,成为老年人易发生水肿的重要原因。②糖代谢:糖代谢功能下降,摄取糖后血糖浓度明显升高,回降到摄取糖前血糖水平的时间显著延长。③脂肪代谢:体内从不饱和脂肪酸形成的脂质过氧化物易积聚,而脂质过氧化物极易产生自由基;血中脂质明显增加,卵磷脂、游离脂肪酸和甘油三酯增加,血清脂蛋白脂酶的活性及含量降低。

老年人脏器功能普遍下降 $1/3 \sim 2/3$,肺活量平均由 4.76L 下降到 3.48L,通过呼吸排出的水分减少。从 40 岁左右开始,肾脏的结构和功能逐渐发生退行性变,肾脏由年轻成人的 $250 \sim 270g$ 降至 80 岁时的 $180 \sim 200g$,而丧失的肾实质主要是皮质,这就造成肾单位的减少,可辨认的肾小球数量的减少;不仅如此,在光学显微镜下可以看到发生透明质化及硬化的肾小球从 30 岁到 50 岁间只增加 $1\% \sim 2\%$,但在 70 岁以后却增加到 12%;而且肾小球丛的分叶化丧失,从而减少有效的滤过面积;肾小管基底膜在老化中也出现增厚现象,上述原因导致功能性肾单位减少 $1/3$,有效肾血流量下降 $47\% \sim 73\%$。随年龄增加,老年人的肾小管浓缩功能减低,肌酐清除率下降 35%,肾小球滤过率下降 $35\% \sim 53\%$,尿素清除率下降 $25\% \sim 70\%$。成人肾小球滤过率(GFR)正常值为 100ml/min,老年人肾小球滤过率 $=[100-(年龄-40)]/$ 100ml/min,如 80 岁老年人的 GFR $=[100-(80-40)]/100$ $=60\%$,即 80 岁老年人的 GFR 为正常人的 60%。老年人肌酐清除率(Ccr)(男性) $=(140-年龄) \times 体重(kg)/(72 \times 血清肌酐)$;如为女性,应再乘 0.85。老年人心脏的输出量下降 30%,心排指数下降 $33\% \sim 43\%$。肝脏重量下降约 40%(由 1629g 下降到 1000g),白蛋白/球蛋白比例由 4.04/3.06 变为 3.26/3.76。胃的消化酶活性降低 $25\% \sim 80\%$,胃酸分泌、脂肪及糖类分解活性、胃的张力和蠕动均明显下降,肠吸收功能差,易受外因引起应激性充血、糜烂、溃疡易引起出血。

老年人由于机体成分的改变,心、肺、肾及神经内分泌系统储备和代偿能力的减低,老年人水分迅速排出的能力明显较年轻人为差,导致易发生水电解质失衡。

(三)老年人体液的电解质变化及其调节因素

人体内约 50% 钾分布于骨骼肌中。老年人由于肌肉萎缩、细胞减少、保钾能力降低,使体内钾含量减少,总钾量较青壮年为低,60 岁以上老年人身体总钾量较 $20 \sim 30$ 岁年轻人减少约 $9\% \sim 12\%$。随着老年人细胞内液减少,主要分布在细胞内的钾、镁、磷含量较年轻人低,而细胞外液量相对增加,使钠、氯、钙的含量较年轻人高,可交换钠与钾之比(Na/K)有所增加。尽管老年人钠含量高,但血钠浓度却偏低,细胞内钠浓度偏高(与细胞内钾离子水平降低有关),所以容易出现无症状性低钠血症。老年人肾脏功能减退,导致肾小管浓缩、稀释功能减退,肾小管保钠能力降低;肾小管老化使其对滤液中溶质物质再吸收障碍,分泌 K^+ 和 H^+ 的能力也降低;由于肾小管对抗利尿激素(ADH)的敏感性降低,尿浓缩功能减退,禁饮 12 小时后,尿最大渗透浓度在 $20 \sim 39$ 岁时为 1109mOsm/L,$60 \sim 79$ 岁则为 882mOsm/L,为排泄同样量

的溶质,老年人要比年轻人需排泄更多水分,说明老年人容易产生脱水和高钠血症。由于 ADH 释放受抑制或髓袢溶质转运受损,使稀释功能减退,这意味着老年人对水负荷耐受性差,当大量给水时易出现水潴留和低钠血症,对并存心血管疾病或中枢神经系统疾患病人易导致肺水肿、充血性心力衰竭或脑水肿。老年人肾素基础水平降低。对肾素的反应能力也下降,致使血浆醛固酮水平降低,导致远曲小管对钠重吸收和钾分泌功能障碍。随着年龄增长,肾小管上皮细胞 $Na^+ - K^+ - ATP$ 酶数量减少,酶活性也降低,使肾脏的适应性调节能力降低。因此,老年人易发生低钠血症和高钾血症。

老年人口渴中枢反应迟钝,尽管血浆渗透浓度升高至 323mOsm/kg 以上,很多老年人仍无渴感,致使饮水量减少,容易引起脱水。老年人视上核及室旁核常发生肥大,对渗透浓度的反应较年轻人敏感,在急性感染、创伤、手术后及精神打击下容易出现 ADH 过量分泌而引起水潴留。由于肾远曲小管对 ADH 反应减低,老年人要获得与正常年轻人同样的抗利尿效应,需要更大量的 ADH。老年人血浆肾素活性、血管紧张素和醛固酮浓度均随年龄而下降,使远曲小管对钠的重吸收及其与钾和氢离子的交换减少,易发生低钠血症和高钾血症,在合并酸中毒或使用保钾利尿剂的情况下更易发生。老年人心房肌产生的心房利钠因子(ANF)分泌较年轻人高,在给予生理盐水负荷后,老年人 ANF 增高较年轻人明显,ANF 所具有的利钠排尿作用致使老年人尿量及钠、钙、镁的排出较年轻人多。

老年人排尿量较成人为多,约 $25 \sim 30ml/(kg \cdot d)$,但不显性失水量则较少,约为 $15ml/(kg \cdot d)$,内生水量每天约为 $350 \sim 450ml$,一般情况下老年人不存在水平衡失调问题,如有缺水,会有所反应,但处于昏迷状态及其他病理情况下,不能自理的病人则要求给予监测和及时调整。

(四)老年人常见的水及电解质失衡

老年人对药物耐受力差及抗病力,患病时,往往起病隐袭,有时因各种疾病如高血压、冠心病、糖尿病、肾病等疾病同时存在致使临床表现较为复杂,更易发生体液代谢紊乱。老年人一旦发生腹泻、呕吐及其他形式的体液丢失或各种原因导致的摄入不足就易出现较严重的体液容量及电解质失衡,且纠正起来较困难。

老年人液体丢失增加原因包括:①急性或慢性感染,如呼吸道感染、尿路感染、胆道感染等;②尿液丢失过多,如利尿剂使用不当,糖尿、高钙尿、甘露醇、造影剂、血尿素氮增高、醛固酮减少症(艾迪生病、低肾素和低醛固酮血症)、抗利尿素分泌受抑制(苯妥英钠、乙醇和室上性心律失常)、尿路梗阻后利尿;③消化道丢失,如上消化道丢失(呕吐或胃肠减压等)、下消化道丢失(腹泻、缓泻剂或清肠剂、感染、肠切除吻合术或造口、肠道缺血);④失血过多;⑤大量出汗(中暑);⑥体腔内液体积聚(低蛋白血症、胰腺炎、腹水、过敏反应、烧伤等)。

老年人液体摄入减少原因包括:①液体摄入不足;活动障碍,如手的灵活性或躯体自控有问题,活动受限,视力下降;无法进食或服药,吞咽障碍;鼻饲患者未补充鼻饲以外的水分;术前或某些检查前禁食和禁水,预防尿失禁、夜尿、吸痰;有意限制水摄入治疗,如水过多或低钠血症。②胃肠道

功能障碍,吞咽障碍、肠道梗阻(机械性、代谢性、缺血性等)、抗乙酰胆碱药。③口渴机制改变:原发性渴感缺乏,药物如强心苷促发渴感下降。④感觉改变,意识水平下降,服镇静药、抗焦虑药及麻醉药,中枢神经系疾病,高热。⑤认知功能减退,理解、交流有困难;痴呆、谵妄、躁狂、精神分裂症、抑郁症等。由于衰老所产生的生理变化,使老年人发生体液失衡后的症状和体征可能不典型、容易误诊。因此必须掌握老年人水和电解质平衡的特点,才能对老年人的水、电解质紊乱做出正确的诊断和治疗。

1. 体液容量失衡(水失衡) 老年人常见的体液容量失衡是容量欠缺,即脱水。各种疾病状态下都可发生,它可引起血压下降、脏器灌注不足、血栓形成等严重心脑血管并发症,病死率较高。在高渗、等渗、低渗三种脱水中,由于老年人肾浓缩功能与渴感差,最易发生高渗性脱水。

老年人发生高渗性脱水时,一般当血钠超过 160mmol/L 时才出现症状,其意识状态与高钠血症的程度相关联,并伴肌肉无力。高钠血症的治疗应与纠正原发病同步进行,常用溶液为复方电解质葡萄糖 R4A 及 R4B 注射液,治疗过程中应行血钠监测,并防止因纠正过度造成细胞水肿,导致严重神经功能损害。老年高渗性缺水液体的计算与成人略有不同,缺失量(L)=体重(kg)×0.52(女性 0.42)×(血清钠-140)/140。

老年人由于肾脏功能减退,钠的排泄及保存能力下降,还易发生低钠血症。除低渗性脱水的低钠血症外,还可由于无盐水溶液大量进入体内致体液容量过多形成低钠血症,即稀释性低钠血症(也即低渗性体液过多,又称水中毒)。在老年病人水中毒除常见于充血性心衰、肝硬化、肾病综合征等引起水肿的疾病外,经尿道前列腺电切术因冲洗膀胱用的大量无电解质液经前列腺静脉窦吸收入血中也可发生水中毒(TURP综合征)。对于上述各种原因所致的水中毒,一般采用利尿药治疗。

2. 电解质失衡

(1)钾失衡:老年人体内钾总量及血钾浓度均轻度下降,肾脏对钾的调节能力也降低,使老年人很易出现高钾血症或低钾血症。老年人肾素血管紧张素醛固酮系统活性减低,使高钾血的危险性增加;而且老年人肾小球滤过率下降,更容易发展为严重的高钾血症。老年人高钾血症常见于以下几种情况:①消化道出血时,红细胞破坏后释放的大量钾被吸收;②补钾过多;③酸中毒时,衰老的肾脏对酸中毒的反应缓慢,使血钾进一步增多;④保钾利尿药可影响肾脏对钾的排泄。临床表现主要是高血钾对心肌、骨骼肌的毒性作用所引起的一系列症状,但其症状常被原发病或合并的其他电解质紊乱症状所掩盖,心电图改变和血钾浓度具有密切相关性。

老年人体内钾含量随年龄增长而减少,加之机体调节能力降低,肾脏保钾能力亦降低,因此很容易发生低钾血症。当伴有严重细胞外液减少时,低钾血症的临床症状有时可以很不明显,如伴有脱水,当纠正缺水后,由于钾的进一步被稀释,则可出现低血钾的一些症状。在体弱的老年患者,低血钾症状不易识别,可依血钾浓度和心电图特征进行识别。对老年钾失衡治疗应与病因治疗同步进行,否则难以收到好的治疗效果。

(2)钠失衡:老年病人可出现低钠血症和高钠血症。国外老年科住院病人低钠血症发生率为 10%~20%。低钠血症又可分为缺钠性低钠血症、稀释性低钠血症和消耗性低钠血症。各种原因所致的利尿剂应用可导致尿钠的排出增加,老年住院患者中,低钠血症 64% 是由于使用利尿剂引起,其他原因有老年慢性肾上腺皮质功能减退、尿钠排出过多等。为减轻过多的钠盐的摄入所引起的老年人特发性高血压患者的升压反应,应限制钠盐的摄入,但长期地过度钠摄入不足也会导致缺钠性低钠血症的出现。老年患者由于肺燕麦细胞癌、严重的肺部感染、脑血管疾病、充血性心衰、肝硬化腹水、手术麻醉等因素均可导致抗利尿激素的异常分泌,从而引起水分潴留,造成稀释性低钠。而慢性消耗性疾病如晚期肿瘤、结核等可导致消耗性低钠血症。缺钠性低血钠主要临床表现为细胞外液减少症状,如:皮肤干燥皱缩、直立性低血压、尿少、血容量降低、中心静脉压下降、血钠及尿钠降低等;稀释性低钠血症主要是细胞外液容量扩张,临床表现为水肿、颈静脉扩张、高血压等,血钠降低但尿钠可能增高或降低;消耗性低钠无明显特发表现仅是血钠水平轻度下降。低钠血症的症状并不与血钠水平相关,而与低钠血症发生的缓急程度有关,如急性发生的血钠浓度<125mmol/L,即可发生脑水肿,而慢性发生的血钠降低则症状表现并不明显。老年有症状患者中,血钠<120mmol/L,总病死率为 40%;如同时伴有酒精中毒或恶病质,总病死率为 70%;血钠<105mmol/L,会发生突然死亡。

在国外住院病人中老年病人高钠血症的发生率为 1.5%,病死率为 42%,主要原因为肾脏疾病、多发性骨髓瘤等导致的肾脏浓缩能力下降和老年人口渴中枢敏感性降低、药物所致的意识、或定向障碍以及因担心尿失禁而自主限制饮水等原因所导致的水摄入不足。高钠及低钠血症的诊断主要依靠临床症状、体征及血清钠测定和血浆渗透压测定。

(3)钙失衡:老年低钙血症多为慢性,原因为维生素 D 和钙缺乏,如食物摄入不足、阳光照晒减少,胃肠功能减弱致维生素 D 吸收不良,肝细胞损害时维生素 D 不能转化为 1,25-$(OH)_2D_3$,慢性肾功能不全影响 1,25-$(OH)_2D_3$ 在肾脏的合成,以及生长激素减少等因素,使体内总钙减少,骨骼系统趋于脱钙,导致骨质较年轻人疏松,但是肾小管吸收钙的功能似乎不受年龄老化的影响,从而能维持血清钙的相对稳定性。低钙血症常见于急性坏死性胰腺炎、肾衰竭、胰及小肠瘘、甲状旁腺功能低下等。低钙血症主要表现为神经肌肉兴奋和精神症状。高钙血症主要发生于甲状旁腺功能亢进症、维生素 D 中毒、维生素 A 过多等。当血清钙高达 4~5mmol/L 时,可发生高钙危象,表现为严重呕吐、脱水、酸中毒、高氯血症、神志不清,甚至发展为肾衰竭危及生命。

(4)镁失衡:老年病人长期使用利尿剂、高血糖引起的高渗性利尿同时对镁在肾小管重吸收具有抑制作用均可引起尿中镁排出增多,频繁呕吐、腹泻及长期胃肠减压导致的胃液丢失、各种原因所致的低蛋白血症、长期摄入不足或营养支持时未予补充镁制剂均可导致低镁血症。临床症状可表现为肌肉神经的应激性增加(肌肉震颤、心动过速)和肌无力,但应注意和低钾或低钙血症的临床表现常不易区分,主要诊断依据是血清镁<8mmol/L。

(五)老年患者水电解质失衡的治疗

正常成人每日需水约 35ml/kg,但老年人多存在特殊疾病,如心功能不全,肾功能不良等,应依据情况适当限制和减少水摄入量。老年人每日需要的总供水量约为30ml/(kg·d),有人主张老年人每日供水量800ml即可,过多会加重心肾负担。老年患者术后所引起的应激反应,以及由此而致的ADH和醛固酮的分泌,体内出现水钠潴留比青壮年成年人明显而且时间较长。一般术后2~3日无异常丢失时,水的补给量不应超35ml(kg·d)。老年人的水分缺失在腹泻、发热、出汗时更明显,疾病、感染或应用药物如利尿剂、缓泻药等会也增加液体需要量,相反,液体过载常见于重症老年患者、肾衰竭,此时,应限制液体入量。注意避免输液过量、过快导致心衰、肺水肿。临床医师应根据患者的具体情况、液体排出量及心肾功能等注意对老年患者的液体输注予以调整。老年人钾、钠、镁、钙和磷等元素的需要量与成年人的标准量相同,成人主要电解质的每日需要量如下:钠100~126mmol,钾60~80mmol,镁7.5~12.5mmol,钙5~10mmol,磷酸盐10mmol。应特别注意的是,老年人的肾功能减退,且经常合并有充血性心衰、高血压、肝硬化、肾脏疾病和代谢性骨病等;因此,在补充电解质时要考虑到这些因素。要重视对电解质平衡的监测,以调整入量。

老年患者水电解质失衡治疗应遵循的原则包括:①根据血压、每小时尿量和体重等变化来判断体液容量欠缺量;直立性低血压是老年人体液容量欠缺后的一个重要临床表现,但应与中枢性直立性低血压、神经系统疾病、降压药的副作用和长期卧床引起的直立性低血压相鉴别;应当注意的是,老年人皮肤皱缩干燥,如果单凭皮肤状态改变来估计失水程度常不可靠。另外,老年人用嘴呼吸或使用抗胆碱样作用药物,也可造成口腔黏膜干燥,因此,也不能作为补液的指征。一般老年如果直立时心率每分钟增加10~20次,提示容量不足,但应用β受体阻滞剂、安装心脏起搏器或有心脏传导阻滞者,不应根据心率估计体液容量丢失。另外,老年人肌肉萎缩,肌酐产生减少,由于肌酐清除率随年龄增加而降低,所以血清肌酐浓度常在正常范围,因此应警惕以此评价肾功能所致的误导。对危重症患者应行CVP及心输出量监测,以确定输液速度与输液量是否恰当,避免在单位时间内大量快速输液,防止发生心衰与肺水肿。②积极治疗,控制输液量和速度,合理设计治疗方案。对原有心、肺、肾脏疾病或正在使用利尿、降压等药物治疗的患者,应依据情况合理调整液体治疗方案。严格掌握静脉输液适应证,控制补液量和补液速度,补液过程中应密切观察病情变化,注意心、肺及重要脏器功能状态的评估,观察血压、脉搏、心率、呼吸、意识状态、尿量变化、颈静脉充盈情况、中心静脉压等指标,记录24小时出入量。根据血清电解质、血细胞比容、血气分析、血尿素氮、血肌酐、血尿渗透浓度、心电图、胸部X线片等检查结果,及时调整输液方案。

1. 脱水症的治疗 脱水症最有效的治疗是预防和早期补液。预防措施包括教育患者、家属、护理人员如何去判断易失水的老年患者需要进行早期补液。液体疗法对失水患者不可缺少,最基本的是根据病史、体格检查和实验室检查判定液体丢失的原因,并根据病因治疗。

失水的液体补充路径有3种:口服、静脉注射、皮下注射,可单独应用或联合应用。应用方法取决于脱水性质和严重程度:口服补液是口服水或电解质溶液,在家庭、老人院、护理中心应用特别配制的口服补液盐是非常有益的;静脉补液是患者在医院最好的补液方法;皮下补液因副作用多,目前已少应用。

失水伴休克时,首先是纠正循环衰竭,应先用晶体液(如等渗盐水)和胶体液(如血浆、右旋糖酐等),但晶体液用量一般要比胶体液用量大2~3倍,直至血容量恢复,组织灌注情况改善,再确定进一步治疗。高渗性失水患者主要是补充足够的水分或用低张溶液,补充液体可应用5%葡萄糖溶液、5%葡萄糖盐水及0.45%氯化钠溶液;等渗性失水患者应用等渗盐水来补充,同时注意补充电解质(包括钾)。低渗性失水老年患者一般用等渗盐水口服或静注,必要时,可用3%~5%高渗盐水及利尿剂。

对于高渗性失水,如果高渗透状态被纠正过快,可使血浆渗透压迅速下降,而脑细胞内的渗透压未来得及相应下降,水分从血浆进入细胞,导致脑水肿,因此,补液不宜过多、过快。一般来说,血流动力学稳定的患者失水的液体缺失在72小时内纠正是安全的,在第一个24小时内先补充总体液缺失的一半,另一半在48~72小时纠正。过快、过量补液,例如在24小时内补充全部液体丢失量,可导致脑水肿,甚至死亡。

2. 高钾血症的治疗 高钾血症的治疗包括积极治疗原疾病,避免摄入富含钾的食物;尽可能恢复肾脏功能以利于排钾,停用可能引起高钾血症的药物(如保钾利尿剂等)。对于严重的高钾血症(血钾>6.5mmol/L),透析为降低血钾最快、最有效的方法,可静脉注射利尿剂如呋塞米(速尿)以利于通过肾脏排钾,还可口服或直肠灌注降钾树脂,具有利于总体钾的降低。为促进钾进入细胞内可立即采用10%葡萄糖酸钙溶液10~20ml直接或与等量的50%葡萄糖溶液稀释后静脉推注,但对于接受洋地黄治疗的患者应谨慎应用。也可应用5%碳酸氢钠溶液100~200ml静脉快速滴注,或10~20ml静脉推注,用后数分钟即可见效,但老年人心功能下降,有心脏疾病或已合并心力衰竭患者应慎用。静脉给予葡萄糖加胰岛素也可促进血钾向细胞内转移,可按每3~4g葡萄糖1U普通胰岛素的比例加入25%或50%葡萄糖溶液100ml内或10%葡萄糖溶液500ml内静脉滴注;上述促进钾转移的措施作用短暂,对总体钾的降低没有作用,不能反复多次应用。

3. 低钾血症的治疗 对于低钾血症的治疗首先也是积极治疗原发疾病,减少钾丢失,同时补充钾。但应特别注意的是老年患者常伴有肾功能不全或由于心功能不全而应用洋地黄类药物,对此类患者应注意监测尿量及血钾变化。

轻度低钾者,可通过口服钾盐补充,成人每日2~4次,每次0.5~1g(6.7~13.4mmol),饭后服用,每日最大剂量为6g(80mmol)。氯化钾缓释片应吞服。对口服片剂出现胃肠道反应者或小儿口服宜用溶液,每日1~3g/m²(15~40mmol/m²)或0.075~0.22g/kg(1~3mmol/kg),稀释于冷开水或饮料中,分次服用。也可应用枸橼酸钾,口服溶液或冲服颗粒剂补充。

静脉补钾可将10%氯化钾注射液10~15ml加入5%葡萄糖注射液500ml中滴注(忌直接静脉滴注与推注)。一般补钾浓度不超过3.4g/L(45mmol/L),速度不超过0.75g/h(10mmol/h),每日补钾量为3~4.5g(40~60mmol)。在体内缺钾引起严重快速室性异位心律失常时，钾盐浓度可升高至 0.5%～1%，滴速可达 1.5g/h(20mmol/h)，补钾总量可达每日 10g 或以上。如病情危急，补钾浓度和速度可超过上述规定，可采用心电监护下微泵 24 小时持续补钾，最多一日可达 15g，但需严密动态观察血钾及心电图等，防止高钾血症发生。严重低钾时，不宜先补钙，以防钙离子对钾离子的拮抗。

低钾及洋地黄中毒引起心律失常时，可考虑应用门冬氨酸钾镁治疗，口服：一日 3 次，一次 1～2 片或一次 1 支口服液；静脉滴注：一日 1 次，一次 10～20ml，加入 5% 葡萄糖注射液 250ml 或 500ml 中缓慢滴注。但严重肾功能障碍、三度房室传导阻滞患者及心源性休克(血压低于 90mmHg)者禁用。

4. 高钠血症的治疗　老年患者出现高钠血症应根据病因给予积极处理。对于水分摄入不足或丢失过多者，可通过补充水分纠正，如能饮水是最简单有效地补水方法；对于无法通过饮水满足治疗需要者，可同时或单独通过静脉给予液体补充。如有循环障碍，应先给予等渗溶液及胶体溶液补足血容量，再进行水分的补充同时控制血钠逐步降低，可采用 5% 葡萄糖溶液、5% 葡萄糖氯化钠溶液或 0.45% 氯化钠溶液静脉滴注，每两小时监测血钠及血浆渗透压的变化，同时应注意血钾水平的变化。一般应每 2 小时测定一次，控制血浆渗透压下降速度不超过 1mOsm/L，48 小时完成液体的补充。

5. 低钠血症的治疗　主要是在治疗原发病的同时提高血钠浓度，同时注意对合并明显酸中毒者(pH<7.2)应用碳酸氢钠纠正，当治疗中发现尿量达到 30ml/h 以上时，还应注意补钾以防止低钾血症的发生。

对于稀释性低钠，采用限制水分合并应用利尿剂等以促进水的排泄。轻度的稀释性低钠血症可通过限制水的入量不超过 1L/d 的方法纠正；严重的低钠血症可应用呋塞米 10～20mg 静注以促进水分的排出，必要时采用 3% 氯化钠溶液缓慢静脉给予，同时监测血钠浓度，控制其上升速度 2～3mmol/L。

对于缺钠性低钠血症，则应以补充钠盐为主。轻度的缺钠性低钠血症可经口服补充钠盐纠正；中度缺钠可经静脉滴注 0.9% 氯化钠溶液 50～100ml/h；重度缺钠伴有休克者，应先给予等渗溶液及胶体溶液补足血容量，同时尽可能纠正引起休克的病因，当血钠<120mmol/L 时，可在严密观察下小心应用 3%～5% 氯化钠溶液补钠。

由于老年人体液比例(男 0.52，女 0.42)与年轻成年人(男 0.6，女 0.5)有所不同，老年患者补钠量的计算应据此予以调整，计算公式为：钠缺乏(mmol)＝[(140－实测血钠)mmol/L]×体重(kg)×0.52(女 0.42)，折合氯化钠按每克氯化钠含钠 17mmol/L 计算。

6. 低钙血症的治疗　有症状和体征的低钙血症患者应予治疗，血钙下降的程度和速度决定纠正低钙血症的快慢。若总钙浓度小于 1.875mmol/L，无论有无症状均应进行治疗。由于甲状旁腺功能减低或维生素 D 缺乏引起的低钙血症应给予对因治疗。轻度低钙血症可进食富含钙的食物(如奶制品、鱼、橘汁等)、口服钙剂(1～2g/d)、补充适量维生素 D 制剂；当血钙低于 1.62mmol/L 时，即可发生低钙搐搦，应紧急静脉注射钙剂，常用 10% 葡萄糖酸钙(每毫升含元素钙

10mg)每次 10～20ml，在 10～20 分钟内缓慢静脉注射，数分钟后血清钙上升，症状可缓解；如病情需要，可于 6～8 小时后重复上述剂量，但对心功能不全应用洋地黄治疗的患者应慎用。当低镁血症与钙、钾、磷缺乏同时存在时，应纠正低镁血症，才能更容易纠正低钙血症。

7. 高钙血症的治疗　可采用补液、利尿治疗，严重者可静脉滴注磷酸盐溶液，慢性肾衰等原因引起的高钙血症可进行腹膜透析或血液透析治疗。轻度高钙血症(≤3.0mmol/L)一般是静脉输注氯化钠(输液量≥2L，尿钠量≥300mmol/d)，必要时可用小剂量的呋塞米(速尿)(40～160mg/d)或依他尼酸(利尿酸)(50～200mg/d)，使尿钙排泄量增加至少 2.5～7.5mmol/d，24 小时内血钙水平下降 0.25～0.75mmol/L。重度高钙血症(≥3.7mmol/L)则需强力利尿以迅速纠正，静脉输注盐水(4～6L)和使用大剂量的呋塞米(100mg，2 小时 1 次)或依他尼酸(利尿酸)(40mg，2 小时 1 次)以加强钠-钙利尿作用，使尿钙排出达 25mmol/d(1000mg/d)，24 小时血钙水平下降 1mmol/L(4mg/dl)以上。在采用补-利疗法时，一定要严密监测血钾、血镁和心功能(静脉压)，以防低钾、低镁血症和肺水肿，特别是强力利尿时至少补钾 60mmol/d，补镁 60mmol/d。

对于骨质再吸收引起的高钙低磷血症，可采用阿仑膦酸钠(alendronate，福善美，fosamax)，10mg/d，口服，以抑制骨质吸收；也可帕米膦酸二钠(帕米磷酸盐)，60mg 溶于 1000ml 生理盐水中缓慢静脉滴注。

若血磷<1mmol/L(3mg/dl)者，可选用磷酸盐：250mg 磷，每 6 小时 1 次，口服；若高钙危象，则予 1500mg 磷，每 12 小时 1 次，静滴，直至血磷达 2mmol/L。应监测血磷，注意异位钙化和肝、肾、骨髓毒性。

8. 低镁血症的治疗　轻中度低镁血症可通过富含镁的饮食，或应用钾镁合剂如门冬氨酸钾镁(每片含门冬氨酸镁 79mg 及门冬氨酸钾 70mg)，口服，1～2 片/次，3 次/日；静脉注射门冬氨酸钾镁注射剂(每 10ml 含门冬氨酸 720mg、含钾 106～122mg、含镁 39～45mg)10～20ml 加入 5% 葡萄糖溶液 100～250ml 中稀释后缓慢滴注。严重低镁血症(镁<0.4mmol/L)应予硫酸镁静脉补镁，以 1mmol/kg 硫酸镁加入葡萄糖溶液中，缓慢静脉滴注，补镁量计算：当血清镁浓度<0.5mmol/L 时，缺镁量为 0.5～1mmol/kg，一般需静脉输注硫酸镁的量为估测量的 2 倍，在开始 24h 补一半量，余量在以后数天补足。注意血压变化，监测血镁，防止发生高镁血症。对急、慢性肾衰竭患者禁用镁剂。

二、老年患者的酸碱平衡失调

(一)概述

人体血液的 pH 所以能经常保持在 7.35～7.45，是因为体内有完整的调节功能，主要通过四个方面来调节：

(1)缓冲系统：体内有 3 种缓冲系统，均为弱酸和其盐的组合：碳酸氢盐、磷酸盐和血红蛋白、血浆蛋白系统。

(2)肺的调节作用：体液缓冲系统最终须依赖肺呼出 CO_2 或肾排出某些酸性物质以维持酸碱平衡，所以肺功能在调节酸碱平衡上是很重要的。

(3)肾脏的调节作用：肾脏通过 4 种方法进行酸碱平衡的调节：① $NaHCO_3$ 的再吸收：正常情况下，血液中的 NaH-

CO_2经肾小球滤出,在肾小管再吸收,$NaHCO_3$的再吸收是通过Na^+与H^+的交换进行的。②排泄可滴定酸:尿内的可滴定酸主要为NaH_2PO_4-Na_2HPO_4缓冲组合。正常肾脏的远曲小管有酸化尿的功能,是通过排泌H^+与Na_2HPO_4的Na^+交换产生NaH_2PO_4排出体外来完成。③生成和排泄氨:肾远曲小管细胞能产生氨(NH_3),生成的氨弥散到肾小管滤液中与H^+结合成NH_4^+,再与滤液中的酸基结合成酸性铵盐[NH_4Cl、$NH_4H_2PO_4$、$(NH_4)_2SO_4$等]排出体外。肾脏通过这个机制来排出强酸基,起了调节血液酸碱度的作用。氨的排泄率与尿中H^+浓度成正比。NH_4^+与酸基结合成酸性的铵盐时,滤液中的Na^+、K^+等离子则被代替,与肾小管中的HCO_3^-结合成$NaHCO_3$、$KHCO_3$等被回收至血液中。每排泌一个NH_3,就带走滤液中的一个H^+,这样就可以促使小管细胞排泌H^+,也就增加了Na^+、K^+等的回吸收。④离子交换和排泄:肾脏远曲小管同时排泄H^+和K^+,如K^+排泄增加,H^+的排泄就减少,反之如K^+排泄减少,H^+排泄就增加,肾脏通过这一交换机制来参与保持体液酸碱平衡的稳定。

(4)离子交换:除了上述三种调节酸碱平衡的机制以外,还有通过离子交换这一机制来调节的。HCO_3^-和Cl^-均透过细胞膜自由交换,当HCO_3^-进入红细胞增多时(体内的酸性物质增加时),Cl^-即被置换而排出。当HCO_3^-从红细胞排出增多时,Cl^-就多进入红细胞与之交换。这样红细胞血红蛋白就可以多携带CO_2至肺泡排出,多余的Cl^-可通过肾脏排出。其他如Na^+、K^+、H^+等正离子除在肾小管进行交换外,在肌肉、骨骼细胞中亦能根据体内酸、碱反应的变化而进行交换调节。

体内酸碱平衡的调节,以体液缓冲系统的反应最迅速,几乎立即起反应。将强酸、强碱迅速转变为弱酸、弱碱,但只能起短暂的调节作用。肺的调节略缓慢,其反应约较体液缓冲系统慢10~30分钟。离子交换再慢些,约于2~4小时始起作用。肾脏的调节开始最迟,往往需5~6小时以后,可是最持久(可达数天),作用亦最强。肺的调节作用亦能维持较长时间。对于老年患者,由于其器官功能代偿下降,以及可能伴随疾病导致的功能减退,使其调节酸碱平衡的能力相对不足,更易出现酸碱平衡紊乱。

(二)老年患者酸碱平衡紊乱的治疗

1. 代谢性酸中毒 老年患者代谢性酸中毒的常见发生原因有:

(1)酮症:酮体是正常代谢的产物,产生后就会被氧化,血浓度在5~20mg/L以下。如果糖代谢发生障碍,无论是由于肝糖原合成不足或分解增加,导致糖原异生作用加强,首先出现脂肪分解加速,产生大量酮体,超过体内氧化或排出的能力。血酮体储积的增加,超过5mg/dl就出现尿酮体,糖尿病的酮症和饥饿性酮症是常见的病因。

(2)乳酸酸中毒:正常情况下,糖代谢的中间产物乳酸在肝内部分再转化为糖原,部分经三羧循环生成终产物CO_2和H_2O。正常血液乳酸浓度为2mmol/L,当组织严重缺氧,如休克、心脏停搏时,在无氧代谢的情况下,不能进行三羧酸循环,同时肝肾功能受损,导致乳酸大量堆积,可达10~35mmol/L以上,继而发生乳酸酸中毒。

(3)慢性肾衰竭:多种酸性代谢产物不能排出,滞积于体内;同时回吸收$NaHCO_3$、产生NH_3等能力亦发生障碍,Na^+、K^+等阳离子大量排出体外,体内大量碱丢失,发生酸中毒。

(4)丢失大量碱性物质:重度腹泻、长期肠液引流、肠瘘等丢失大量消化液,损失过多的Na^+、K^+,常伴以H_2CO_3丢失,发生代谢性酸中毒。

老年患者代谢性酸中毒的诊断与成年人基本相同,主要通过分析病史及临床表现,如呼吸变化,起初常深而快,以后渐不规则,以致发生潮式呼吸,严重者神志发生变化,出现迟钝、木僵、昏迷等。在排除呼吸性碱中毒的情况下,CO_2结合力为诊断的较为可靠指标,低于50vol%,应考虑有代谢性酸中毒;此外,血气分析结果中pH<7.35、BE为负值、BB降低、AB与SB均减少等均为代谢性酸中毒的表现。

老年患者如CO_2结合力在30vol%以上,呼吸情况无明显变化,可采取一般处理,治疗原发病,并补以适当液体,不一定需要补碱性液,就可以纠正。对较严重的病例,除积极治疗原发病外,可补以碱性液。

目前临床应用碱性液有三种:①碳酸氢钠:作用迅速,疗效可靠;常用5%的溶液,偶尔用8.4%溶液。如病情危重,可不必等待化验结果,例如在抢救心脏停搏或严重糖尿病酸中毒昏迷老年患者时,可先给5% $NaHCO_3$(2~4ml/kg体重)。然后重复血气分析结果,再进一步调整用量。②乳酸钠:须在有氧条件下,经肝脏乳酸脱氢酶作用转化为丙酮酸,再经三羧酸循环生成CO_2并转为HCO_3^-,才能发挥它的纠正酸中毒作用;如缺氧、肝功能严重损害等情况下就无效,反而可能起反作用。临床上用其当量溶液(11.2%溶液),一般可先以5倍的葡萄糖液稀释成1/6M的等渗液静滴。③三羟甲基氨甲烷(THAM):为不含钠的缓冲剂,强于$NaHCO_3$ 2~3倍,但临床应用不多。急用时可先输入3.6% THAM 2~3ml/kg体重。输入THAM时,要避免剂量过大,滴度过快,因为易引起呼吸抑制,降低血压,甚至诱发心室纤颤。THAM液不能溢出血管外,易致组织坏死,长时间用或选用静脉过细,易引起静脉炎或血栓形成。

2. 代谢性碱中毒 老年患者代谢性碱中毒常发生在丢失消化液过多,如幽门梗阻、高位肠梗阻等。由于Cl^-丢失过多,[Cl^-]降低,Na^+和K^+与HCO_3^-结合增多,导致血中碱性增高。服用碱性药物过多亦可发生代谢性碱中毒,如纠正酸中毒时使用碱性药物过量等。缺钾时常伴有代谢性碱中毒,这是由于:①细胞内缺K^+,细胞外Na^+、H^+进入细胞内,形成细胞内酸中毒,细胞外碱中毒;②血钾降低时,肾小管细胞内缺K^+,与H^+交换的能力减弱,于是H^+与Na^+交换,使尿酸化,机体大量回收$NaHCO_3$,发生碱中毒,但尿呈酸性,为反常性酸性尿;③Barttle综合征也常发生代谢性碱中毒。

老年患者代谢性碱中毒的诊断与成人相同,主要通过病史及临床表现(注意呼吸浅而慢,机体肌肉有小抽动,有时出现手足抽搐),特别是动脉血气分析测定pH、CO_2结合力等。一般而言,在除外呼吸性酸中毒的情况下,CO_2结合力升高是诊断指标,动脉血气分析中,可见BB增加,BE负值,AB和SB均增加。

临床上,出现代谢性碱中毒,通常首选5%葡萄糖盐液进行治疗,严重病例(血清pH>7.6,血清HCO_3^->40~

45mmol/L)需用 0.1N HCl 溶液(150ml NaCl 加于 1000ml 水中),静脉滴注,持续 6～24h,每 4h 重复监测血气分析、血电解质和尿素氮。

3. 呼吸性酸中毒　老年患者呼吸性酸中毒最常见的病因为肺呼出 CO_2 发生障碍,如肺心病,由于呼吸道梗阻,体内 CO_2 潴留,此类老年患者常同时伴有缺氧。CO_2 潴留后,PCO_2 升高,H_2CO_3 浓度加大,血 pH 降低。

呼吸性酸中毒的诊断病史是很重要的。除了原发病的诊断,呼吸性酸中毒的确诊要依靠血液化学分析,特别是动脉血气分析,PCO_2 常升高,CO_2 结合力也增高。但若 pH 仍正常或接近正常,即为代偿性呼吸性酸中毒,BE 为正值,BB 不变或升高,AB 和 SB 增多。如 PCO_2 明显升高,达 9.3～11.3kPa(70～85mmHg)以上,机体的代偿能力失效,高浓度的 CO_2 又抑制了呼吸中枢,血 pH 下降,进入失代偿的阶段。

老年患者的呼吸性酸中毒,除积极治疗原发病外,应纠正酸中毒。初期可使用呼吸兴奋剂,目前用尼可刹米(可拉明)疗效尚好。一般把尼可刹米(每安瓿 0.375g)加于 5% 葡萄糖溶液中静脉滴注,最大量可以在 500ml 溶液中加 7～10 支,如反应不佳,及早使用自动同步呼吸器作人工通氧,加大交换量后,呼吸性酸中毒可较快控制。

4. 呼吸性碱中毒　老年患者呼吸性碱中毒常见于癔症时的大而深呼吸导致的通气过度。其他各种原因引起的通气过度,均可导致呼吸性碱中毒。根据病史和临床表现(呼吸常深长快速,有时短促不规则,手足搐搦、严重时可昏迷),除外代谢性酸中毒,血中 CO_2 结合力降低,即可初步诊断为呼吸性碱中毒。动脉血气分析可有 PCO_2 下降,pH 升高,BB 一般不变,AB 和 SB 均减少。

临床上常见的酸碱失衡多不是单一项酸碱平衡失调,往往为混合性的,如呼吸性酸中毒合并代谢性酸中毒或碱中毒,一般通过动脉血气分析,均可较为准确的进行判断。

对癔症患者合并的呼吸性碱中毒,可静脉注射 10% 葡萄糖酸钙,同时给予暗示疗法。其他换气过度所致的病例,应积极处理原发病。是否应用呼吸抑制药及机械通气措施要慎重考虑。

(朱明炜　陈鄂津)

▶ 参考文献 ◀

1. Luboš Sobotka. 临床营养基础. 第 3 版. 蔡威,译. 上海:复旦大学出版社,2007.
2. 李文硕,王国林,于泳浩. 临床液体治疗. 北京:化学工业出版社生物医药出版分社,2007.
3. 郑扶民. 老年人水与电解质的处理. 腹部外科,1990,3:140-142.
4. 王士雯. MOFE 临床特征. 实用老年医学,1999,8:3-5.
5. 蒋朱明,于康,蔡威. 临床肠外与肠内营养. 第 2 版. 北京:科学技术文献出版社,2010.
6. Cresci. 危重症患者的营养支持. 蒋朱明,译. 北京:人民卫生出版社,2008.
7. 周俊,陆松春,钟征翔. 老年外科病人术后电解质紊乱的防治. 浙江医学,2003,25:626.
8. 医学会. 临床诊疗指南肠外肠内营养学分册. 北京:人民卫生出版社,2008.

第三十一章

老年人肿瘤的综合治疗

<<<<<

第一节 总 论

一、老年肿瘤的流行病学

恶性肿瘤是一种严重影响人类健康的疾病,近年来其发病率和死亡率有逐年增加的趋势。根据 2006 年中国恶性肿瘤登记覆盖地区的数据显示:恶性肿瘤发病率已达 273.66/10 万,其中男性高于女性,城市高于农村,男性为 303.84/10 万,女性为 243.01/10 万;全国城市地区发病率为 280.17/10 万,农村地区发病率为 250.35/10 万;恶性肿瘤的死亡率达 175.70/10 万(男性 217.48/10 万,女性 133.27/10 万)。无论城市或农村发病前几位的都是肺癌、胃癌、结直肠癌、肝癌,但以肺癌、结直肠癌、乳腺癌发病率上升最明显。上海 2007 年的报道显示其恶性肿瘤发病率更是达到了 355/10 万,肿瘤的死亡率为 221.18/10 万,都高于全国平均水平。北京的情况与上海类似,说明大城市的恶性肿瘤发病率更高。20 世纪 90 年代,全国死因调查显示恶性肿瘤居死亡原因第二位,而 2006 年我国城乡居民第三次死因调查显示恶性肿瘤已上升至死亡原因的第一位,超越了脑血管病、心脏病及呼吸系统疾病。资料也显示,老年人不管是恶性肿瘤的发病率或是死亡率都远高于非老年人,其高峰在 80 岁左右。这也是随着经济的发展,社会的进步,人们生活水平的提高,预期寿命延长,社会的老龄化所面临的现实问题。据统计发达国家超过 65 岁以上的人口已达 13%,60% 的肿瘤病人超过 65 岁,30% 的患者超过 75 岁。而 65 岁以上老年人中的发病率是非老年人的 9.8 倍,死亡率是后者的 16.5 倍。我国第三次死因回顾抽样调查同样也显示,肿瘤死亡率随年龄上升而上升,其高峰在 80~85 岁。另外,根据美国人口统计局及 SEER 的资料预测在未来的二十年肿瘤的发病率将增加 45%,其中大于 65 岁的老年人将增加 67%,远高于非老年人群,而所有恶性肿瘤中预期老年人将占 70%。由此可见,老年作为一个特殊群体是较一般人群更易累及恶性肿瘤的人群。从患病风险来看,年龄本身是最重要的风险因素。因为致癌物致癌是一个长期而缓慢的过程,老年人更容易受致癌物的影响,出现一些分子水平的变化,如 DNA 加合物的形成、DNA 甲基化、染色体的错位等,也可出现增生性衰老而抵抗凋亡;随着年龄增加的衰老导致 DNA 端粒体长度缩短,而某些致癌物或肿瘤本身则可保持 DNA 端粒体长度不变,使之保持不断增殖的能力;同样随年龄增加,对 DNA 非致死性的损伤的累积及 DNA 修复能力的下降和细胞免疫功能逐渐下降,也可更易发生肿瘤。随着我国人口年龄结构的变化,老龄社会的逐渐到来,老年肿瘤的发病率不可避免的还会继续上升,严重威胁着占人口比例越来越多的老年人的生命,而老年个体的特殊性使这一人群的治疗更复杂,这就要求我们更了解这一群体的特点采取更具针对性的治疗。

二、老年人的特点

随着年龄的增加各器官系统会产生生理上的变化,这种生理功能上的下降大概从 30 岁即开始,并存在着个体间差异。在正常状况下,这种变化是渐进的且不易察觉的,但在 65~70 岁时这种变化开始明显,在疾病的状况下储备功能的下降就表现的更明显。老年人的消化道黏膜上皮萎缩,胃肠动力下降,肠道血流下降都会影响口服药物的吸收;老年人的脂肪含量由年轻时体重的 15% 增至 30%,细胞内液体由 42% 降至 33%,将导致水溶性药物分布容量下降,而脂溶性药物分布容量增加,从而改变药物半衰期;老年人的肝肾储备功能呈下降趋势,尸检研究发现老年人的肝容量下降 25%~50%,即使不考虑下降的容量,肝血流灌注仍降低 10%~15%,而血流下降使依赖肝脏清除的药物半衰期的延长;肾容量可下降 25%~30%,肾血流下降,50 岁以后每年下降约 1%。在老年人肾小球滤过率的下降并不一定反映血清肌酐水平的升高,因为老年人随着年龄的增加肌肉组织同样可以减少。由于肾功能的下降,主要由肾排出的化疗药物在老年人使用时应做适当的剂量调整。正是上述的老年人肝肾体积、血流、代谢率等的改变,可以导致药物在体内的吸收、分布和排泄等方面发生变化。同样随着年龄的增加骨髓造血功能的变化也是明显的。老年人骨髓中造血细胞比例下降,脂肪细胞增加。虽然此时外周血细胞水平仍维持正常,类似年轻人,但储备能力的下降导致老年人对外界因素影响所反应的耐受力较年轻人明显下降。贫血在老年肿瘤患者较为常见。在肿瘤治疗中,纠正贫血一方面能减少化疗中的输血,另一方面能提高对化疗药物的耐受力,降低毒副反应及提高生活质量,使血红蛋白维持在 120g/L 是比较合理的水平。回顾性研究虽未显示粒细胞减少在老年患者的化疗中常见,但由于造血细胞比例的下降,需要恢复的时间明显延长,一般认为化疗时应对 70 岁以上患者预防使用粒细胞集落刺激因子,能在一定程度上降低粒细胞减少所致的相关死亡,有的报道其降低死亡风险可达到 5%~30%。同样老年心血管系统也会发生相应的变化,增龄导致动脉硬化和收缩压增加,对安静时的心率影响不大,但活动后心率增加的能力下降;肺活量,FEV_1 及肺弥散功能也随年龄上升而下降。老年人是异质性非常大的群体,因为老化本身就是高度个体化的过程,年龄在一定程度上影响着肿瘤治疗的决策,但单凭年龄因素考虑的治疗也存在着一定的问题,有时实际年龄和生理年龄差异很大;有些研究已经显示不能单凭年龄来进行选择治疗,因为能够耐受治疗的老年人能获得和普通人同样的效果。关键是在治疗前如何正确综合评估老年人的状况:包括预期寿命与肿瘤生存时间的关系,耐受治疗的程度,可能的获益与风险,老年人的治疗意愿等。

美国的统计数据显示,70岁老年人的平均预期寿命为15年左右,75岁为10年左右,80岁为8年,85岁为5年。年龄越大预期寿命越短,一般而言,对于预期寿命短于肿瘤预期生存时间的患者,在治疗上应采取相对保守的方案,反之在可耐受的情况下治疗可相对积极。也就是说,对于老年肿瘤患者,首先应考虑患者相对预期寿命,死于肿瘤的风险是属于低危还是高危。对于预期寿命短直接死于肿瘤可能性非常低的老年患者,对症和支持治疗应该是主要的。而只有对死于肿瘤可能性高的高危患者才会更多的考虑针对肿瘤的治疗。除此之外,治疗前的评估对于老年肿瘤的治疗很重要。对治疗的耐受及获益与风险的评估目前评价的方法很多,但最多使用的还是综合性老年评估体系(CGA),其主要包括了对老年人功能状况,重要的合并症(心血管问题、充血性心力衰竭、肾功能不全、痴呆、贫血等),营养状况,认知能力及社会经济状况的评估。一些研究已显示了这些因素对治疗结果的影响,Freyer的研究显示CGA能预测何种老年人能耐受化疗并从肿瘤治疗中得到生存获益。这一评估体系的优点是全面反映了老年个体的情况,缺点是比较复杂,临床实际应用存在着一定的难度,但仍具有很大的参考意义。另外老年人的意愿也是非常重要的,尤其是在循证医学的证据指导我们治疗的今天,目前对于老年肿瘤治疗的证据太少,因为大多数临床试验将老年人排除在外,即使有少许试验纳入了一定的老年人群,也是极少的一部分,而这些经选择入组的老年人的结果也难以代表大多数老年人的治疗结果。也正是因为这样的原因我们应更关注老年人自己的意愿。

综合评估中最重要的是功能状况和合并症的评估,不同的情况出现治疗相关并发症的风险是不一样的。功能状况的评估是了解患者对日常活动是否需要依赖帮助,包括一般活动能力和使用工具的能力(做家务,洗衣,做饭,买东西等);而合并症常指患肿瘤的同时身体合并的其他的疾病。国外7600例大于55岁人的研究发现,随着年龄的上升合并症增加:55～64岁平均合并症有2.9个,65～74岁平均合并症有3.6个,75岁以上则上升至4.2个。有报道显示80岁的老年人只有10%的女性和15%的男性没有慢性合并疾病,另外对肿瘤患者的研究也显示这些合并症和肿瘤本身并无相关性。而有些合并症的存在使得老年肿瘤患者更难耐受肿瘤相关的治疗。一般而言,CGA可将老年人分成三类分别对待:功能状况良好无须依赖帮助,且无严重合并症的老年人,即使年龄大一些也能接受大多数针对肿瘤的治疗;对于功能状况轻度受损,有些家务需依赖帮助并有一些轻度的合并症(抑郁症,轻度痴呆等)的老年人,合适的治疗有时也是可以的,但需注意治疗的个体化,包括适当的药物剂量及治疗方法的调整;对于功能状况严重受损,日常活动完全依赖帮助,即使没有合并症的老年患者也不适合直接针对肿瘤的治疗,对这部分患者对症和支持治疗是最好的治疗。一般认为不管是功能状况还是合并症的评估两者在一定程度上都能独立的预测老年人对治疗的耐受力和生存预后情况。同时对于合理用药降低化疗的毒性是重要的。

三、老年肿瘤的治疗

老年恶性肿瘤的治疗方法与普通人群一样,外科手术治疗,局部放射治疗,全身化疗,靶向治疗,中医中药,生物治疗,全身支持等多学科治疗方法。但具体方案的实施如手术范围,药物的种类、剂量,疗程选择的考虑则会更细致,更个体化,难度也会更大,最重要的是无论哪种治疗均要考虑到老年人本身的生理特点,器官储备功能,合并疾病及现实年龄。个体化的治疗是老年肿瘤治疗中最重要的原则。大多数局部肿瘤只要提供足够的治疗是可达到治愈的目的,国际老年肿瘤协会对老年肿瘤手术发表了明确的推荐。但老年人是异质性非常大的人群,对于状况好,无严重心肺慢性疾病的患者,即使80岁仍能耐受肺的手术。而胸腔镜技术的引入,作为一种创伤小的替代治疗也能达到标准肺叶切除的目的。对70岁以上乳腺癌患者,随机研究显示手术加三本氧胺较单纯的三本氧胺能降低乳腺癌死亡率,但近期的Cochrane meta分析显示对于可手术的老年乳腺癌单用三本氧胺在局部复发和无进展生存上不如手术效果,但手术并没有进一步改善生存率。不同的结果也反映了老年肿瘤患者的差异。对老年肿瘤患者,延长生存常意味着改善肿瘤的生存和降低治疗相关的死亡。放疗也可用于因其他原因不能手术或不可切除的的早期非小细胞肺癌,有研究显示即使给于60Gy的剂量对于健康状况较好的老年人也是可耐受的,并可延长无复发进展和生存时间。同样很多化疗药物可延长肿瘤患者的生存和提高生活质量,并已在老年结肠癌、肺癌、淋巴瘤等多种肿瘤中证实了其疗效。但老年人确实存在着组织DNA损伤后修复能力的下降,增殖快的组织如骨髓和黏膜干细胞储备的下降,包括化疗引起的损伤可延长和加重粒细胞减少,血小板减少及黏膜炎的情况。而老年功能性组织的损伤更易导致器官功能的衰竭,增加心脏和神经的毒性。关于年龄的影响,大多数研究显示老年人化疗会出现更多或更严重的副作用。但也有些试验的结果显示70岁以上和70岁以下的副作用没差异,这些试验所包括的老年人群相对较少,仅为10%～15%,欧洲的回顾性研究显示为8%,而从肿瘤发病来看70岁以上的达到40%,所以一般认为这些试验包括的老年人只是高度选择且相对状况较好的人群,并不能代表这一年龄组的所有人群,这一点非常重要。所以在今后的研究中也应该更多的开展针对不同状况的老年人群的研究,得出更多的老年人群的数据。不可否认的是确实有部分老年患者获益于积极的全身治疗,这也说明了老年肿瘤的治疗更需个体化。化疗对老年人的获益/毒性比的了解是非常重要的,同样了解患肿瘤的老年人的治疗意愿也是重要的。总之对老年肿瘤的治疗除了解肿瘤本身的影响,还应全面评估治疗可能带来的获益的同时也可能带来的风险。这些情况都应在治疗前做出评估以供我们对个体患者治疗决策时的参考。

(程 刚)

▶ 参考文献 ◀

1. 张思维,雷正龙,李光琳. 中国肿瘤登记地区 2005 年发病死亡资料分析. 中国肿瘤,2009,18(12):973-979.

2. 陈竺. 全国第三次死因回顾抽样调查报告. 北京:中国协和医科大学出版社,2008.

3. Ersbler WB, Artz AS, Keller ET. Issues of aging and geriatric medicine: Relevance to cancer treatment and hematopoietic reconstitution. Biology of blood and marrow transplantation, 2006, 12:100-106.

4. Talarico L, Chen G, Pazdur R. Enrollment of elderly patients in clinical trials for cancer drug registration: a 7-year experience by the US food and drug administration. J Clin Oncol, 2004, 22:4626-4631.

5. Smith BD, Smith JL, Hurria A, et al. Future of cancer incidence in the united states: Burdens upon an aging, changing nation. J Clin Oncol, 2009, 27:2758-2765.

6. Anisimov I. Age as a risk factor in multistage carcinogenesis // Balducci L, Lyman GH, Ershler WB, et al. Comprehensive geriatric Oncology. London: Harwood Academic Publishers, 1998: 157-178.

7. Barbone F, Bovenzi M, cavallieri F, et al. Air pollution and lung cancer in Trieste, Italy. Am J Epidemiol, 1995, 141: 1161-1169.

8. Laszlo Keller K, Fenske NA, Glass LF. Cancer of the skin in the older patient. Clin Ger med, 1997, 13:339-362.

9. Burns EA, Goodwin JS. Immunological changes of aging // Balducci L, Lyman GH, Ershler WB, et al. Comprehensive Geriatrc Oncology. London: harwood Academic publishers, 1998, 213-222.

10. Baker SD, grochow LB. pharmacology of cancer chemotherapy in the older person. Clin Geriatr med, 1997, 13: 169-183.

11. Egorin MJ. Cancer pharmacology in the elderly. Semin Oncol, 1993, 20:43-49.

12. Hurria A, Cohen HJ. Practical Geriatric Oncology. Cambridge: Cambridge University Press 2010.

13. Lichtman SM, Villani G. Chemotherapy in the elderly: pharmacologic considerations. Cancer Control, 2000, 7 (6):548-556.

14. Swedko PJ, Clark HD, paramsothy K, et al. Serum creatinine is an inadequate screening test for renal failure in elderly patients. Arch Intern Med, 2003, 163:356-360.

15. Balducci L, Extermann M. cancer chemotherapy in the older patients: what the medical oncologist needs to know. Cancer, 1997, 80:1317-1322.

16. Skirvin JA, Lichtman SM. Pharmacokinetic considerations of oral chemotherapy in elderly patients with cancer. Drugs aging, 2002, 19:25-42.

17. Littlewood TJ, Bajetta E, nortier JW, et al. Effects of epoetin alfa on hematologic parameters and quality of life in cancer patients receiving nonplatnum chemotherapy: results of a randomized, double-blind, placebo-controlled trial. J Clin Oncol, 2001, 19:2865-2874.

18. Balducci L, Yates J. General guidelines for the management of older patients with cancer. Oncology, 2000, 14: 221-227.

19. Balducci L, Lyman GH. Patients aged ≥70 are at high risk for neutropenic infection and should receive hemopoietic growth factors when treated with moderately toxic chemotherapy. J Clin Oncol, 2001, 19:1583-1585.

20. Walter LC, Covinsky KE. Cancer screening in elderly patients. JAMA, 2001, 285:2750-2756.

21. NCCN Clinical Practice Guidelines in Oncology. Senior Adult Oncology. 2011, Version 2.

22. Yancik R. Cancer burden in the aged: an epidemiologic and demographic overview. Cancer, 1997, 80 (7): 1273-1283.

23. Brody JA, Freels S, Miles TP. Epidemiological issues in the developed world. In: Evans JG, Williams TF (eds). Oxford textbook of geriatric medicine. Oxford: Oxford University Press, 1992:14-20.

24. Extermann M, Overcash J, Lyman GH, et al. Comorbidity and functional status are independent in older cancer patients. J Clin Oncol, 1998, 16(4):1582-1587.

25. Balducci L, Corcoran MB. Antineoplastic chemotherapy of the older cancer patient. Hematol Oncol Clin North Am, 2000, 14:193212, x-xi.

26. Firat S. Comorbidity and KPS are independent prognostic factors in stage I non-small-cell lung cancer. Int J Radiat Oncol Biol Phys, 2002, 52:1047-1057.

27. Repetto L, Balducci L. A case for geriatric oncology. Lancet Oncol, 2002, 3:289-297.

28. Audisio RA, Bozzetti F, Gennari R, et al. The surgical management of elderly cancer patients: recommendations of theSIOG surgical task force. Eur J Cancer, 2004, 40: 926-938.

29. Jaklitsch MT, Pappas-Estocin A, Bueno R. Thoracoscopic surgery in elderly lung cancer patients. Crit Rev oncol Hematol, 2004, 49:165-171.

30. Koizumi K, Haraguchi S, Hirata T, et al. Video-assisted lobectomy in elderly lung cancer patients. Jpn J Thorac Cardiovasc Surg, 2002, 50:15-22.

31. Fennessy M, Bates T, MacRae K, et al. Late follow-up of a randomized trial of surgery plus tamoxifen versus tamoxifen alone in women aged over 70 years with operable breast cancer. Br J Surg, 2004, 91:699-704.

32. Hind D, Wyld L, Reed MW. Surgery, with or without tamoxifen VS tamoxifen alone for older women with operable breast cancer: Cochrane review. Br J Cancer, 2007, 96(7):1025-1029.

33. San Jose S, Arnaiz MD, Lucas A, et al. Radiation therapy alone in elderly with early stage non-small cell lung cancer. Lung Cancer, 2006, 52:149-154.

34. Hayakawa K, Mitsuhashi N, Katano S, et al. High-dose radiation therapy for elderly patients with inoperable or unresectable non-small cell lung cancer. Lung Cancer, 2001,32:81-88.

35. Allen A. The cardiotoxicity of chemotherapeutic drugs. Semin Oncol,1992,19:529-542.

36. Schagen SB, Van Dam FSAM, Muller MJ, et al. Cognitive deficit after postoperative adjuvant chemotherapy for breast carcinoma. Cancer,1999,85,640-650.

37. Rubin EH, Andersen JW, Berg DT, et al. Risk factors for high dose cytarabine neurotoxicity:an analysis of a cancer and acute leukemia group B trials in patients with a-cute myeloid leukemia. J Clin Oncol,1992,10:948-953.

38. Zinzani PG, Storti S, Zaccaria A, et al. Elderly aggressive histology non-Hodgkin's lymphoma:first line VNCOP-B regimen:experience on 350 patients. Blood, 1999, 94: 33-38.

39. Sonneveld P,de ridder m,van der Lelie H,et al. Comparison of doxorubicin and mitoxantrone in the treatment of elderly patients with advanced diffuse non-hodgkin's lymphoma using CHOP vs CNOP chemotherapy. J Clin Oncol, 1995, 13: 2530-2539.

40. Gomez H,mas L,Casanova L, et al. Elderly patients with aggressive non-hodgkin's lymphoma treated with CHOP vs chemotherapy plus granulocyte-macrophage colony-stimulating factor: identification of two age subgroups with differing hematologic toxicity. J Clin Oncol, 1998, 16:2352-2358.

41. Tirelli U, Errante D, Van Glabbeke M, et al. CHOP is the standard regimen in patients >70 years of age with intermediate and high grade non-hodgkin's lymphoma: results of a randomized study of the European Organization for the Research and treatment of Cancer lymphoma co-operative study. J Clin Oncol,1998,16:27-34.

42. Bastion Y,Blay J-Y,Divine M,et al. Elderly patients with aggressive non-hodgkin's lymphoma: disease presentation, response to treatment and survival. A Groupe d'Etude des Lymphomes de I'Adult study on 453 patients older than 69 years. J Clin Oncol,1997,15:2945-2953.

43. monfardini S,Sorio R,Boes GH,et al. Entry and evaluation of elderly patients in European Organization for Research and Treatment of Cancer(EORTC)new-drug-development studies. Cancer,1995,76:333-338.

第二节 老年肺癌

一、病理生理特性

老年呼吸系统的结构与功能随着年龄的增长也在不断发生变化,因为这些改变,决定了老年肺癌的临床诊断和治疗具有其特殊性。

(一)结构性改变

1. 老年人因其椎骨、胸骨的退行性改变,胸廓由正常的扁圆形变为桶形,胸腔前后径与左右径接近,称为"桶状胸"。

2. 老年人的膈肌因出现退行性变导致其运动功能减退。

3. 气管、支气管出现老年组织学改变:黏膜上皮萎缩、鳞状上皮化生,纤毛功能下降等。

4. 肺泡结构老化:肺泡弹性回缩力减弱,肺泡壁断裂,肺泡融合,肺组织萎缩变小,肺间隔血供减少。

(二)功能改变

老年人呼吸系统的功能随着年龄也会发生相应改变。人的肺功能从青少年时期开始不断增强,大约到25岁左右达到高峰,从30岁开始出现减退,在60岁以后,呼吸系统结构与功能的老化与衰退就更加明显。老年呼吸系统功能减退可以表现在:肺容量的下降,残气量的增加;通气功能、换气功能降低;气道反应性增高,动脉血氧分压、氧饱和度降低等方面。

(三)并发症增多

老年人随年龄增加各器官的功能均出现下降,因而可能同时合并较多全身并发症,如:冠心病、糖尿病、慢性喘息性支气管炎、慢性肾功能不全等等。

二、流 行 病 学

根据2010年报道的最新全球癌症数据统计,全球排在前三位的癌症是:肺癌(12.7%),乳腺癌(10.9%),结直肠癌(9.7%);而肺癌的死亡率居于全球恶性肿瘤的首位,占全部恶性肿瘤的18.2%。因此,肺癌是人类癌症死亡的主要原因,其发病率和死亡率近年来始终处在不断上升的水平,是增长速度最快的恶性肿瘤。根据我国的调查统计结果,2000—2005年,我国的肺癌发病率男性增加了26.9%,女性增加了38.4%。肺癌的发病率和死亡率男性要高于女性,并且随着年龄的增长明显升高。肺癌已经成为威胁我国居民的头号杀手,随着人均寿命的提高,人口老龄化的加剧,经济快速增长带来的工业化、城市化进程的高速发展而导致的环境恶化,以及吸烟率居高不下,使得我国老年肺癌的问题严重性正逐渐显现,老年肺癌的治疗已经成为临床肿瘤工作者必须要面临的问题。老年肺癌的治疗成为肿瘤学界越来越受重视的研究课题。

三、病 因

原发支气管肺癌的发病原因目前已经明确包括以下几个方面:

(一)吸烟

是明确的肺癌致病原因之一,大量流行病学研究证实,吸烟是导致肺癌发病的首要危险因素,男性80%的肺癌是由吸烟引起,女性肺癌中约45%由吸烟引起。吸烟对肺癌发生发展的决定作用与吸烟的持续时间、每天吸烟数量、开始吸烟的年龄、吸入的深度等相关。吸烟不仅是肺癌的主要发病因素,也会影响肺癌的发病进程。目前已明确知道吸烟者的表皮生长因子受体(EGFR)突变率要明显低于不吸烟者,而EGFR是否突变是肺癌的一个重要预测和预后因子。

同样,被动吸烟也可导致肺癌的发病,被动吸烟对女性的危害更大,与女性肺癌的发病具有相关性。

（二）环境污染

大气污染、室内微小环境污染（包括煤烟、烹饪油烟等）也与肺癌的发病有着重要关系。大气污染物质可导致人体原癌基因的激活、抑癌基因突变等致癌性改变。调查发现，在我国云南地处山区、农村人口为主的宣威县，男性、女性肺癌的发病率和死亡率均高于我国大中城市，其原因与该地区使用烟煤作为主要燃料，导致室内燃煤空气污染，而致居民肺癌高发相关。

（三）职业

世界卫生组织国际癌症中心公布的工业致癌物中，有9种被列为肺癌的致癌物，包括：砷和某些砷的化合物、石棉、二氯甲醚、氯甲基甲醚、铬及铬酸盐、芥子气、焦油、煤的燃烧物、矿物油和氯乙烯。调查发现，我国云南锡矿工人肺癌高发病率与职业暴露因素有关。

（四）慢性呼吸系统疾病

现有资料已证明慢性支气管炎、肺结核、结核瘢痕、支气管扩张等慢性疾病，因其长期慢性刺激作用，可导致局部细胞的损伤与增殖，在与其他致癌因素协同作用下，可再在原发病变基础上发生癌变。

（五）遗传因素

肺癌的发生是多个遗传学事件参与、逐步累积发展的病变过程。导致肺癌发生的特定分子事件和顺序尚不十分清楚。肺癌中最常见的染色体异常是肿瘤抑癌基因位点的等位基因缺失（allelic deletion）或杂合性丢失（loss of heterozygosity）。对于年轻的肺癌患者或有癌症家族史的患者则考虑有遗传缺陷存在的可能。对于老年肺癌患者，其发病年龄越高其发病可能与外界致癌因素相关性越高。

四、临床表现

老年肺癌出现临床症状时可表现为：咳嗽、气喘、痰中带血、胸闷或胸痛等，这些症状不具有临床特异性，因为老年病人常合并有慢性呼吸系统疾病，出现上述症状时，仅仅根据症状往往不易与肺癌相鉴别，容易造成误诊，因此需要临床医生予以重视，必要时做进一步检查，明确诊断。孙志学等总结了349例≥60岁老年肺癌与<60岁的老年前组患者的肺癌首发症状进行了比较，发现咳嗽是最常见的肺癌首发症状，在老年与老年前组两组间没有明显差异，对于老年患者，需注意：①长期慢性刺激性干咳或慢性支气管炎患者咳嗽性质发生改变或痰中带血丝，要警惕肺癌；②反复同一部位出现的肺部炎症，要注意肺癌的可能。咯血的发生尤其是大咯血，老年组的病人发生率低。而胸痛的发生在老年组明显低于老年前组，考虑与年龄增长、身体的感觉敏感度降低有关。胸闷症状在老年组要高于老年前组。

特别需要注意的是，老年肺癌在有些时候可以没有明显临床症状，可能会在查体或因其他疾病检查时因胸片或CT发现阴影而偶然发现肺内占位，最后确诊为肺癌。

五、诊断及鉴别诊断

（一）诊断

老年肺癌的诊断与非老年肺癌患者同样主要可以通过以下检查帮助明确诊断：

1. 询问病史　应注意患者呼吸系统相关症状，尤其注意慢性呼吸系统疾病患者有无症状上的改变，如咳嗽性质的变化，痰中带血丝，或反复出现的同一部位肺炎，等。询问有无定期的体检，胸部X线检查。注意询问吸烟史，吸烟量和持续时间等。

2. 临床体检　注意肺部有无啰音，啰音的性质、部位等。注意浅表淋巴结的检查，尤其锁骨上淋巴结，对于质硬、相对固定的淋巴结可考虑进一步淋巴结活检，帮助明确诊断。

3. 肿瘤标记物　是肿瘤分泌的肽类物质，可用来作为肿瘤的诊断、预后及治疗中疗效评估的辅助检查手段，如：CEA、Cyfra21-1、SCC、NSE等是临床常用的肺癌肿瘤标记物，CA125、CA199、CA153虽然不是肺癌特异的肿瘤标记物，但是在肺癌中，尤其是在肺腺癌中可以有较高的表达。这些肿瘤标记物的检测，尤其动态检测其数值变化更具有临床指导意义。

4. 影像学检查　包括：X线胸片、CT等检查，对于病变性质不清，无法取得病理结果的病变可考虑定期复查，动态监测病灶变化。

5. 病理学检查　痰病理、胸腔积液找癌细胞、支气管镜检查、淋巴结穿刺或活检、肿物穿刺活检、手术等等。肺癌的病理学诊断至关重要，是肺癌诊断的必不可少的依据，同时明确病理类型对于进一步治疗方案的制订及预后的判断都具有非常重要的意义。另外，建议有组织学诊断的老年肺癌患者应进一步进行EGFR基因突变的检测，对于老年肺癌患者的酪氨酸激酶抑制剂（TKI）靶向治疗是有意义的。

（二）鉴别诊断

老年肺癌需要注意与肺结核、肺部炎症、结节病、良性肿瘤、转移性肺癌等疾病相鉴别。

六、临床分期

（一）肺癌TNM分期

肺癌临床分期见肺癌TNM分期第七版（UICC 2009版）。

1. 原发肿瘤（T）分期

Tx 原发肿瘤大小无法评估；或痰脱落细胞、或支气管冲洗液中找到癌细胞，但影像学检查和支气管镜检查未发现原发肿瘤。

T0 没有原发肿瘤的证据。

Tis 原位癌。

T1 原发肿瘤最大径≤3cm，周围被肺或脏层胸膜所包绕，支气管镜下肿瘤侵犯没有超出叶支气管近端（即未累及主支气管）。

T1a 肿瘤最大径≤2cm。

T1b 原发肿瘤最大径>2cm，≤3cm。

T2 肿瘤直径>3cm，但≤7cm；或肿瘤有以下任一特征：

累及主支气管，但肿瘤距离隆突≥2cm；

累及脏层胸膜；

伴有扩展到肺门的肺不张或阻塞性肺炎，但未累及全肺。

T2a 肿瘤最大径>3cm但≤5cm。

T2b 肿瘤最大直径>5cm，但≤7cm。

T3 任何大小肿瘤有以下情况之一者：原发肿瘤最大径

＞7cm,累及胸壁(包括肺上沟瘤)、膈肌、膈神经、或横膈或纵隔胸膜,或支气管(距隆突＜2cm,但未及隆突),或心包;产生全肺不张或阻塞性肺炎;原发肿瘤同一肺叶出现单个或多个瘤结节。

T4 任何大小的肿瘤,侵及以下之一者:心脏,大气管,食管,气管,纵隔,隆突,或椎体;原发肿瘤同侧不同肺叶出现单个或多个瘤结节。

2. 淋巴结转移(N)分期

Nx 淋巴结转移情况无法判断。

N0 无区域淋巴结转移。

N1 转移至同侧支气管旁淋巴结和(或)同侧肺门淋巴结和肺内淋巴结,包括直接侵犯。

N2 转移至同侧纵隔和(或)隆突下淋巴结。

N3 转移至对侧纵隔和(或)对侧肺门,和(或)同侧或对侧前斜角肌或锁骨上区淋巴结。

3. 远处转移(M)分期

Mx 无法评价有无远处转移。

M0 无远处转移。

M1 有远处转移

M1a 对侧肺叶出现分散的单个或多个瘤结节;胸膜结界或恶性胸腔积液或心包积液

M1b 远处转移

4. 肺癌 TNM 分期(UICC 2009 版)见表31-2-1。

表 31-2-1　肺癌 TNM 分期(UICC 2009 版)

隐匿期	TxN0M0	ⅡB 期	T2bN1M0	T3N0M0
0 期	TisN0M0	ⅢA 期	T1-3N2M0	T3N1-2M0
			T4N0-1M0	
ⅠA 期	T1N0M0	ⅢB 期	T1-4N3M0	T4N2-3M0
ⅠB 期	T2aN0M0	Ⅳ 期	T1-4N0-3M1	
ⅡA 期	T1N1M0,T2bN0M0			
	T2aN1M0			

(二) 小细胞肺癌分期

对于小细胞肺癌的分期,目前多主张分为局限期和广泛期。局限期指病变局限于一侧胸腔、纵隔、前斜角肌与锁骨上淋巴结,但不能有明显上腔静脉压迫、声带麻痹和胸腔积液。广泛期是指超过上述范围的病人。

七、治　疗

(一) 非小细胞肺癌

非小细胞肺癌确诊之后,需要根据疾病明确分期制订下一步治疗方案。老年肺癌患者因为与年龄相关的器官生理功能衰退,治疗时更需要根据患者身体的具体情况,采取适合的治疗方法。

1. 手术及术后辅助治疗　对于Ⅰ、Ⅱ期的早期非小细胞肺癌患者,如果患者身体状况允许,老年患者也应该首选手术治疗。

近年来微创外科手术技术的进步,明显减少了手术并发症,为老年患者提供了更多手术机会。另一方面,应重视老年患者的生理年龄,不过分强调实际年龄,需充分评估老年患者的心肺功能,评估手术的获益与风险,在充分准备下采取适当的手术方式。

术后的辅助放化疗要根据老年患者的身体恢复情况和具体疾病来决定。目前现有临床资料支持对于Ⅱ期至ⅢA期非小细胞肺癌患者术后给予辅助化疗(ANITA 研究),可以获得生存获益;CALGB9633 研究提示对于ⅠB 期患者中肿块＞4cm 的患者能够降低复发风险,提高生存率。术后辅助化疗方案目前多采用含铂的三代新药的二联方案。

对于老年患者是否能够从辅助化疗中同样获益,迄今还没有专为老年患者设计的前瞻性临床试验,仅有部分回顾性的资料。加拿大国家癌症研究所 BR10 试验对入组的 482 例ⅠB 期(T2N0)或Ⅱ期(T1N1 或 T2N1)非小细胞肺癌患者,随机分为 4 周期的诺维本＋顺铂的辅助化疗组和对照组。在回顾分析时分析了≤65 岁和＞65 岁两个年龄组的患者的治疗情况,发现在 65 岁以上年龄组的患者,接受术后辅助化疗的总生存优于观察组,毒副反应也可接受,因此可以从辅助化疗中获益。但分析也发现辅助化疗的获益不适用于 75 岁以上的老人,该年龄的患者入组很少,所得到的生存也不利于这部分人群。

对于老年非小细胞肺癌术后的患者,应该根据其年龄、疾病分期、复发风险、病人身体状况等多方面因素,平衡利弊,给予治疗。

2. 放疗　因全身状况不佳不适合手术的Ⅰ、Ⅱ期老年非小细胞肺癌患者,可以考虑行根治性放疗。

对于不能手术的局部晚期非小细胞肺癌,含铂两药化疗联合同步放疗是标准治疗模式。但对于＞70 岁老年患者,一些研究发现,单纯放疗与放化疗联合相比,两组之间中位生存、2 年、5 年无病生存率无明显差异,而放化疗组的Ⅲ～Ⅳ度毒副作用发生率在老年组明显升高。因此,对于老年局部晚期非小细胞肺癌患者,单独放疗是一个可以考虑的治疗选择。

对于晚期老年肺癌患者有时根据病情需要也可采取以缓解局部症状为主要目的的姑息性放疗。在进行放疗时,也同样要注意针对老年人的机体状况,制订合适的放疗计划。

3. 晚期非小细胞肺癌的一线全身化疗　对于晚期的非小细胞肺癌的治疗应该考虑给予以化疗为主的全身治疗,目前标准一线治疗方案是三代新药联合铂类的二联化疗方案。对于老年患者因为年老出现的器官功能衰退,如肝肾功能及骨髓储备功能和增殖功能减退,会直接导致化疗的毒副作用增加;对化疗的全身耐受性也明显降低;在化疗的同时,化疗的毒副反应还会进一步加重老年人本身的慢性合并疾病,如冠心病、高血压、糖尿病,等,因此,目前对于老年人的化疗往往持谨慎态度,既往的临床研究把年龄上限通常定在70岁,而将老龄人群排除在外,迄今为止,尚没有针对老年肺癌患者的临床治疗指南,往往将老年人和PS评分为2的患者放在一起讨论这部分人群的治疗。

(1)单药方案:长春瑞滨作为半合成的长春碱类化疗药物,可有效阻止微管蛋白聚合形成及诱导微管的解聚,是最早被用在老年晚期非小细胞肺癌的研究中的药物。在早期的一些Ⅱ期老年非小细胞肺癌临床研究中发现,单药长春瑞滨客观有效率为4%~39%,中位生存时间5~10个月,毒副作用主要表现为恶心、呕吐、便秘、周围神经病变及血液学毒性,毒副作用较轻,老年患者可以耐受。在意大利进行的Ⅲ期临床试验 ELVIS(the elderly lung cancer vinorlbine Italian study),分析了161例≥70岁的老年晚期非小细胞肺癌患者给予长春新碱单药(30mg/m^2,第1、第8天,21天一个周期)最多6周期,或最佳支持治疗,试验结果提示化疗组客观有效率19.7%,中位生存率化疗组27周比对照组21周,$p=0.04$,一年生存率分别为32%和14%,$p=0.03$。长春瑞滨化疗组的副作用可以耐受,主要血液学毒性是便秘和乏力,3/4度白细胞减少发生率是10%。研究发现化疗组患者的生活质量和肿瘤相关症状的控制要好于对症支持组。

WJTOG9904 Ⅲ期临床试验比较了多西他赛与长春瑞滨单药治疗老年晚期非小细胞肺癌的疗效,结果显示多西他赛组(60mg/m^2,21天一个周期)与长春瑞滨比较,有效率22.7% vs.9.9%,$P=0.019$;无病生存5.5个月 vs.3.1个月,$P<0.001$,两组中位生存期分别为14.3个月和9.9个月,$P=0.13$。

吉西他滨是抗嘧啶类抗代谢类肿瘤药物,在晚期非小细胞肺癌治疗中占据非常重要的地位。吉西他滨在几项Ⅱ期老年非小细胞肺癌的治疗中,提示>70岁患者有效率18%~38%,中位生存期6.8~9个月,化疗的毒副反应可以耐受,患者的肿瘤相关症状得到改善,生活质量提高。

同样,培美曲塞在晚期非小细胞肺癌一线的治疗地位已经确定,对于老年患者还没有前瞻性大规模临床试验,有少数Ⅱ期临床研究,证明了其疗效。

总之,对于一般状况可以耐受化疗的老年晚期非小细胞肺癌患者,三代化疗药物的单药治疗化疗副作用可以耐受,可以取得良好的疗效,与单纯的对症支持治疗相比,可以改善症状,提高生活质量,延长生存,三代各药物之间疗效无明显差异。因此,三代化疗药物的单药治疗是目前老年晚期非小细胞肺癌患者的合适选择。

(2)两药联合方案:以铂类为基础的三代细胞毒药物的联合化疗方案是目前晚期非小细胞肺癌患者的一线标准治疗方案,目前尚无针对老年非小细胞肺癌患者的前瞻性Ⅲ期临床研究,对于一些较大规模的Ⅲ期临床研究数据中的老年患者回顾性分析有一些报道。对 ECOG1594 研究进行进一步分析其不同年龄组一线治疗接受含铂二联方案化疗的情况,发现其中227例70岁以上的患者与低于70岁的患者相比较,含铂方案化疗在两个年龄组患者的有效率分别为24.5%和22.1%,中位生存8.3个月和8.2个月,没有明显差异,且老年组的毒副反应没有明显的增加,但是其中的9例80岁以上的高龄老年患者,仅有一例完成了4个周期的化疗,他们的中位生存期只有4.2个月。因此,对于80岁以上的老年患者在给予含铂方案化疗时更应该慎重考虑。

另一项最新的回顾性报道分析了 SWOG9509 和 SWOG9308 中的616例可评价病例<70岁和≥70岁不同年龄组的生存时间:PFS两组均为4个月,$P=0.71$,有效率两组相近,中位生存9个月比7个月,$P=0.04$,毒副反应无明显差异。

迄今为止,多项回顾性研究没有发现年龄成为晚期非小细胞肺癌的一线含铂二联方案治疗的影响因素,2009年的 ASCO 指南中也明确指出,单纯的年龄因素不能作为化疗方案选择时的依据,老年晚期非小细胞肺癌患者在化疗时可能会产生更多的毒副反应,但从治疗中同样可以获益,对于老年人更强调他们的生理年龄和一般状况。

因此,对于全身状况比较好的老年患者含铂两药方案仍是可以考虑选择的方案。但基于目前尚无前瞻性随机临床研究的数据,对于合并有多种疾病的老年肺癌患者,或是>80岁的高龄老年患者,要谨慎考虑,一定要进行全身状况与疾病状况的整体评估,根据病人情况制订合理的治疗方案。

对于不含铂的双药联合在老年肺癌患者也有一些研究,较大的研究有意大利多中心Ⅲ期随机研究的 MILES 研究,通过698名70岁以上老年患者单药长春瑞滨或单药吉西他滨或是长春瑞滨联合吉西他滨的治疗比较,二药联合疗效并不优于单药治疗,且毒副反应要明显高于单药治疗。

2010年 ASCO 上报道的 IFCT-0501 试验,比较了每周紫杉醇联合每月卡铂对比单药吉西他滨或单药长春瑞滨,用于70~89岁的老年晚期非小细胞肺癌患者,联合用药组的中位疾病无进展时间达到6.1个月,中位生存10.3个月,单药组疾病无进展时间3.0个月($P<0.0001$),中位生存6.2个月($P=0.00004$)。得出结论:卡铂双药治疗疗效优于单药,延长了 PFS 和 OS。

总之,基于目前的各方面研究,对于老年非小细胞肺癌患者,在充分评估其全身状况的前提下,在选择化疗方案时单药化疗方案是较适合的治疗手段,对于状况好的患者,也可考虑双药或含铂的治疗方案,但要充分考虑其化疗副作用。

4. 晚期非小细胞肺癌的靶向治疗 近些年来,表皮生长因子-酪氨酸激酶抑制剂(EGFR-TKIs)在非小细胞肺癌应用广泛,并取得了肯定的疗效。对于 EGFR 突变的患者可以考虑一线应用 TKI 治疗。TKI 没有细胞毒化疗药的明显的胃肠道、骨髓抑制等毒副反应,患者耐受良好,服用方便,因而也更适合用于老年晚期非小细胞肺癌的治疗。目前一些Ⅱ期临床研究证明,TKI 在老年肺癌治疗中取得了肯定的疗效,可以缓解肿瘤相关症状,延长疾病无进展时间。在厄洛替尼的一个Ⅱ期临床研究中,80例70岁以上老年患者,一线予厄洛替尼治疗,疾病控制率达到51%,中位生存时间为10.9个月,副作用主要表现为皮疹和腹泻。另一个关于吉非替尼的研究,选择治疗了有 EGFR 突变但因一般状况差或年龄原因而无法接受一线化疗的晚期非小细胞肺癌的患者,结果中位疾病无进展时间达到6.5个月,中位生存时间17.8

个月,1 年生存率 63％,入组患者吉非替尼治疗后总体 PS 改善率为 79％($p<0.00005$),68％的病人经过吉非替尼治疗,PS 评分由基线的≥3 降至≤1。因此,对于老年患者,尤其是 EGFR 突变的患者,TKI 是适合的治疗选择。从既往的 IPASS 研究中发现,在老年(＞65 岁)、腺癌、不吸烟或少吸烟的人群中,EGFR 突变率可能会更高,可达到 68.5％,因而对于这部分人群也更有可能从 TKI 治疗中获益。

可以看到,TKI 靶向治疗是老年晚期非小细胞肺癌的一个适合的治疗手段,尤其是对于不具备化疗条件的老年患者,当然,同其他的晚期非小细胞患者一样,EGFR 基因的突变状态对患者的预后及治疗具有决定性意义,如有可能应推荐进行 EGFR 突变检测。

5. 晚期非小细胞肺癌的二线治疗　对于老年晚期非小细胞肺癌的二线治疗的研究目前有限,在对一项大规模二线治疗 NSCLC 的Ⅲ期临床试验进行回顾分析时,二线给予培美曲塞或多西他赛在老年组和年轻患者间生存和毒副反应均无无明显差异,与多西他赛相比,培美曲塞的毒副反应更轻一些。同样,对于晚期非小细胞肺癌二线治疗的药物之一——TKI 靶向药物也同样可以考虑用于老年患者,对于老年患者的二线治疗经验也期待更多的临床研究,为广大临床工作者提供更多治疗依据。

(二) 小细胞肺癌

小细胞肺癌占肺癌 15％～20％,近些年来,在整体人群的发病率有所下降,根据最新统计数据,有 32％新诊断的小细胞肺癌患者年龄在 70 岁以上,10％在 80 岁以上。但是,目前缺乏针对老年小细胞肺癌的标准治疗方案。

局限期小细胞肺癌:标准治疗是含铂类的联合方案化疗 4～6 个周期化疗并联合胸部放疗。对于达到完全缓解的患者可以行预防性全脑放疗(PCI)。对于老年患者同步放化疗的安全性和 PCI 的耐受和意义,目前都尚有争议。一些回顾性研究,比较了不同年龄组的治疗情况,有些得出结论在老年组,随年龄增长,病人的死亡率升高;老年患者接受化疗的周期数、化疗剂量和同步放疗的耐受与坚持情况要差于年轻的病人,其原因主要与老年患者的一般状况更差、合并更多其他疾病有关。有些研究发现老年组化疗的毒副反应要高于年轻组,而有些发现两组间差别不明显;总体生存情况,一些研究提示老年人与年轻人生存无明显差异,有的则提示老年组生存更差。

广泛期小细胞肺癌:标准治疗是含铂方案的联合化疗。加入放疗,对于广泛期的患者不能延长生存。

鉴于目前尚没有针对老年小细胞肺癌患者的大规模前瞻性研究,对于老年小细胞肺癌的患者,要充分认识到化疗与放疗所带来的血液学与非血液学毒副反应,对于机体功能状态良好的老年患者可以考虑给予标准方案治疗,或是对药物剂量、治疗周期以及放疗模式做适当调整。

八、预防与保健

1. 禁止和控制吸烟　加强戒烟宣传,要着眼于减少吸烟者在人群中的比例,特别是青少年吸烟。

2. 控制大气污染　做好环境保护工作,加强环境保护意识,有效地控制大气污染从而达到预防肺癌的目的。

3. 职业防护　对开采放射性矿石的矿区应采取有效的防护措施,尽量减少工作人员受辐射的量。对暴露于致癌化合物的工人必须采取各种切实有效的劳动防护措施,避免或减少与致癌因子的接触。

4. 防治慢性支气管炎、肺结核等疾病　由于慢性支气管炎、肺结核患者的肺癌发病率相对较高,所以积极防治慢性支气管炎对预防肺癌有一定的意义。

5. 早期发现、早期诊断与早期治疗　定期体检,尤其是对于长期吸烟、有癌症家族史、接触致癌物质的人员,以便早发现、早治疗。

(李　琳)

▶ 参考文献 ◀

1. Ferlay J, Shin HR, Bray F, et al. Estimates of worldwide burden of cancer in 2008：GLOBOCAN 2008. Int J Cancer,2010,127(12):2893-2917.

2. 王瑾,许峰,周清华. 肺癌流行病学研究进展. 中国肺癌杂志,2005,8(5):395.

3. 邹小农. 中国肺癌流行病学. 中华肿瘤防治杂志,2007,14(2):881-883.

4. 陈万青,张思维,邹小农. 中国肺癌发病死亡的估计和流行趋势研究. 中国肺癌杂志,2010,13(5):488-492.

5. Frusch N, Bosquee L, Louis R. Lung cancer. Epidemiology and etiologic factors. Rev Med Liege,2007,62:548-553.

6. Baliunas D, Patra J, Rehm J, et al. Smoking-attributable mortality and expected years of life lost in Canada 2002：conclusions for prevention and policy. Chronic Dis Can,2007,27:154-162.

7. Yoshino I, Maehara Y. Impact of smoking status on the biological behavior of lung cancer. Surg Today, 2007, 37:725-734.

8. Toyooka S, Matsuo K, Shigematsu H, et al. The impact of sex and smoking status on the mutational spectrum of epidermal growth factor receptor gene in non small cell lung cancer. Clin Cancer Res,2007,13:5763-5768.

9. Henschke CI, Yip R, Miettinen OS. Women's susceptibility to tobacco carcinogens and survival after diagnosis of lung cancer. JAMA,2006,296:180-184.

10. Lopez MJ, Perez-Rios M, Schiaffino A, et al. Mortality attributable to passive smoking in Spain, 2002. Tob Control,2007,16:373-377.

11. 项永兵,高玉堂. 非吸烟女性肺癌危险因素的分类 logistic 模型分析. 中国卫生统计,2005,22(2):66-70.

12. 何兴舟,杨儒道. 室内燃煤空气污染肺癌. 昆明:云南科技出版社,1994:5-61.

13. 高国福,姚树祥,孙秀娣,等. 云南锡矿工肺癌的队列研究. 中国肺癌杂志,2002,5(2):81-91.

14. 孙志学,郑月玲. 老年人肺癌 349 例首发症状分析. 河北医学院学报,1994,15(2):100-101.

15. Douillard JY, Rosell R, De Lena M, et al. Adjuvant vinorelbine plus cisplatin versus observation in patients

with completely resected stage IB-IIIA non-small-cell lung cancer (Adjuvant Navelbine International Trialist Association [ANITA]): a randomised controlled trial. Lancet Oncol,2006,7:719-727.

16. Strauss GM,Herndon JE,2nd,Maddaus MA,et al. Adjuvant paclitaxel plus carboplatin compared with observation in stage IB non-small-cell lung cancer:CALGB 9633 with the Cancer and Leukemia Group B,Radiation Therapy Oncology Group,and North Central Cancer Treatment Group Study Groups. J Clin Oncol,2008,26:5043-5051.

17. Pepe C HB,Winton T,et al. Adjuvant chemotherapy in elderly patients:Analysis of National Cancer Institute of Canada Clinical Trials Group and Intergroup BR 10. J Clin Oncol,2006,24:s366.

18. Schild SE,Stella PJ,Geyer SM,et al. The outcome of combined-modality therapy for stage Ⅲ non-small-cell lung cancer in the elderly. J Clin Oncol, 2003, 21: 3201-3206.

19. Atagi S,Kawahara M,Tamura T,et al. Standard thoracic radiotherapy with or without concurrent daily low-dose carboplatin in elderly patients with locally advanced non-small cell lung cancer:a phase Ⅲ trial of the Japan Clinical Oncology Group (JCOG9812). Jpn J Clin Oncol, 2005,35:195-201.

20. Movsas B,Scott C,Sause W,et al. The benefit of treatment intensification is age and histology-dependent in patients with locally advanced non-small cell lung cancer (NSCLC):a quality-adjusted survival analysis of radiation therapy oncology group (RTOG) chemoradiation studies. Int J Radiat Oncol Biol Phys, 1999, 45: 1143-1149.

21. Veronesi A, Crivellari D, Magri MD, et al. Vinorelbine treatment of advanced non-small cell lung cancer with special emphasis on elderly patients. Eur J Cancer,1996, 32A:1809-1811.

22. Tononi A,Panzini I,Oliverio G,et al. Vinorelbine chemotherapy in non small cell lung cancer:experience in elderly patients. J Chemother,1997,9:304-308.

23. Gridelli C,Perrone F,Gallo C,et al. Vinorelbine is well tolerated and active in the treatment of elderly patients with advanced non-small cell lung cancer. A two-stage phase II study. Eur J Cancer,1997,33:392-397.

24. Colleoni M,Gaion F,Nelli P,et al. Weekly vinorelbine in elderly patients with non-small-cell lung cancer. Tumori, 1994,80:448-452.

25. Gridelli C. The ELVIS trial:a phase Ⅲ study of single-agent vinorelbine as first-line treatment in elderly patients with advanced non-small cell lung cancer. Elderly Lung Cancer Vinorelbine Italian Study. Oncologist, 2001, 6 (Suppl 1):4-7.

26. Kudoh S,Takeda K,Nakagawa K,et al. Phase Ⅲ study of docetaxel compared with vinorelbine in elderly pa-

tients with advanced non-small-cell lung cancer:results of the West Japan Thoracic Oncology Group Trial(WJ-TOG 9904). J Clin Oncol,2006,24:3657-3663.

27. Bianco V,Rozzi A,Tonini G,et al. Gemcitabine as single agent chemotherapy in elderly patients with stages Ⅲ-Ⅳ non-smaⅡ cell lung cancer(NSCLC):a phase Ⅱ study. Anticancer Res,2002,22:3053-3056.

28. Martoni A, Di Fabio F, Guaraldi M, et al. Prospective phase Ⅱ study of single-agent gemcitabine in untreated elderly patients with stage Ⅲ B/Ⅳ non-small-cell lung cancer. Am J Clin Oncol,2001,24:614-617.

29. Altavilla G,Adamo V,Buemi B,et al. Gemcitabine as single agent in the treatment of elderly patients with advanced non small cell lung cancer. Anticancer Res,2000, 20:3675-3678.

30. Blakely LJ,Schwartzberg L,Keaton M,et al. A phase Ⅱ trial of pemetrexed and gemcitabine as first line therapy for poor performance status and/or elderly patients with stage Ⅲ B/Ⅳ non-small cell lung cancer. Lung Cancer, 2009,66:97-102.

31. Sequist LV,Fidias P,Heist RS,et al. Brief report of biweekly pemetrexed and gemcitabine in elderly patients with non-small cell lung cancer. J Thorac Oncol,2009,4: 1170-1173.

32. Leong SS,Toh CK,Lim WT,et al. A randomized phase Ⅱ trial of single-agent gemcitabine, vinorelbine, or docetaxel in patients with advanced non-small cell lung cancer who have poor performance status and/or are elderly. J Thorac Oncol,2007,2:230-236.

33. Rinaldi M DMF,Ardizzoni A,et al. correlation between age and prognosis in patients with advanced non-small cell lung cancer(NSCLC) treated with cisplatin(DDP) containing chemotherapy:a retrospective multicenter study. Ann Oncol,1994,5(suppl):58.

34. Blanchard EM,Moon J,Hesketh PJ,et al. Comparison of platinum-based chemotherapy in patients older and younger than 70 years:an analysis of Southwest Oncology Group Trials 9308 and 9509. J Thorac Oncol, 2011, 6: 115-120.

35. Azzoli CG,Baker S,Jr. Temin S,et al. American Society of Clinical Oncology Clinical Practice Guideline update on chemotherapy for stage Ⅳ non-small-cell lung cancer. J Clin Oncol,2009,27:6251-6266.

36. Gridelli C,Perrone F,Gallo C,et al. Chemotherapy for elderly patients with advanced non-small-cell lung cancer:the Multicenter Italian Lung Cancer in the Elderly Study(MILES) phase Ⅲ randomized trial. J Natl Cancer Inst,2003,95:362-372.

37. Jackman D,Yeap B,Lucca PA,ea al. Phase Ⅱ study of erlotinib in elderly patients(age ＞70) with previously untreated advanced non-small cell lung cancer(NSCLC): analysis of quality of life and symptom response. J Clin

Oncol,2006,24:S406(Abstr 7168).

38. Inoue A,Kobayashi K,Usui K,et al. First-line gefitinib for patients with advanced non-small-cell lung cancer harboring epidermal growth factor receptor mutations without indication for chemotherapy. J Clin Oncol,2009,27:1394-1400.

39. Mok TS,Wu YL,Thongprasert S,et al. Gefitinib or carboplatin-paclitaxel in pulmonary adenocarcinoma. N Engl J Med,2009,361:947-957.

40. Weiss GJ,Langer C,Rosell R,et al. Elderly patients benefit from second-line cytotoxic chemotherapy:a subset analysis of a randomized phase III trial of pemetrexed compared with docetaxel in patients with previously treated advanced non-small-cell lung cancer. J Clin Oncol,2006,24:4405-4411.

41. Govindan R,Page N,Morgensztern D,et al. Changing epidemiology of small-cell lung cancer in the United States over the last 30 years:analysis of the surveillance,epidemiologic,and end results database. J Clin Oncol,2006,24:4539-4544.

42. Owonikoko TK,Ragin CC,Belani CP,et al. Lung cancer in elderly patients:an analysis of the surveillance,epidemiology,and end results database. J Clin Oncol,2007,25:5570-5577.

43. Pallis AG,Shepherd FA,Lacombe D,et al. Treatment of small-cell lung cancer in elderly patients. Cancer,2010,116:1192-1200.

44. Simon GR,Turrisi A. Management of small cell lung cancer:ACCP evidence-based clinical practice guidelines (2nd edition). Chest,2007,132:324S-339S.

45. Samson DJ,Seidenfeld J,Simon GR,et al. Evidence for management of small cell lung cancer:ACCP evidence-based clinical practice guidelines(2nd edition). Chest,2007,132:314S-323S.

46. Lally BE,Geiger AM,Urbanic JJ,et al. Trends in the outcomes for patients with limited stage small cell lung cancer:An analysis of the Surveillance,Epidemiology,and End Results database. Lung Cancer,2009,64:226-231.

47. Ludbrook JJ,Truong PT,MacNeil MV,et al. Do age and comorbidity impact treatment allocation and outcomes in limited stage small-cell lung cancer? a community-based population analysis. Int J Radiat Oncol Biol Phys,2003,55:1321-1330.

48. Nou E. Full chemotherapy in elderly patients with small cell bronchial carcinoma. Acta Oncol,1996,35:399-406.

49. Jara C,Gomez-Aldaravi JL,Tirado R,et al. Small-cell lung cancer in the elderly--is age of patient a relevant factor? Acta Oncol,1999,38:781-786.

50. Siu LL,Shepherd FA,Murray N,et al. Influence of age on the treatment of limited-stage small-cell lung cancer. J Clin Oncol,1996,14:821-828.

51. Dajczman E,Fu LY,Small D,et al. Treatment of small cell lung carcinoma in the elderly. Cancer,1996,77:2032-2038.

52. Jackman DM,Johnson BE. Small-cell lung cancer. Lancet,2005,366:1385-1396.

第三节 老年乳腺癌

一、流 行 病 学

乳腺癌是世界范围里女性最常见的恶性肿瘤。根据 2011 年全球肿瘤统计 GLOBOCAN 报告,乳腺癌在女性中发病率最高,且为女性癌症死亡的主因。我国 2000—2005 年统计分析显示,女性乳腺癌发病率和死亡率均呈升高趋势。在上海、北京等大城市,乳腺癌的发病率和死亡率已分居女性恶性肿瘤的第一和第六位。

随着全球总人口的持续增长,人口老龄化进程的加快,女性平均寿命的延长,逐年增多的致癌性因素,乳腺癌诊断水平和治疗效果的提高,使得更多的乳腺癌患者获得长期生存的机会,老年乳腺癌患者的比例将逐年上升,其数量也将逐年增加。所以,了解老年乳腺癌的生物学特点、掌握其治疗原则,更好地为老年乳腺癌患者提供恰当的个体化治疗方案是当前和今后所面临的重要课题。

二、老年乳腺癌的临床特点

(一)病因和危险因素

大多数乳腺癌的病因尚不明确,在已知危险因素中,年龄是乳腺癌发病的重要患病因素。国际抗癌联盟的资料显示,在<39 岁的妇女中,每 230 位有 1 位有发生乳腺癌的风险;而在 60~79 岁的妇女,这种风险增加到 13 倍,提示在老年女性人群中乳腺癌患病率明显增高。

(二)临床表现

老年乳腺癌的主要临床表现与年轻患者没有明显差别。但由于老年人对乳腺的关注度不够等原因,老年乳腺癌患者在诊断时往往比年轻患者原发病灶偏晚。

(三)诊断

在乳腺癌常用的检查诊断方法中,由于老年女性乳腺腺体致密性下降,X 线透射性提高,更适合钼靶 X 线筛查;活检可以确定肿块的性质,指导治疗策略的制订,创伤小,同样适合于老年患者。

(四)分期

现在广泛采用的是国际 TNM 分期,可以反映乳腺癌的预后和指导治疗,同样适合老年患者。2009 年美国癌症联合会(AJCC)发表的乳腺癌分期第七版是目前临床上常用且最新的分期系统。

三、老年乳腺癌的生物学及生理特点

与年轻患者相比,老年乳腺癌有其生物学特征差异:老年乳腺癌有着趋于较少的不良预后特征。但同时老年乳腺癌患者除生理年龄增长外,还受诸多其他重要因素的影响,包括生理储备功能、合并症、认知功能、社会及家庭的支持度、心理状态、预期寿命等。

（一）老年乳腺癌激素受体(HR)阳性率较高

通过测定乳腺癌肿瘤组织雌激素(ER)浓度/密度发现，中位受体浓度随着年龄增加而增高；回顾性分析北京医院和中国医学科学院肿瘤医院乳腺癌患者临床资料发现，HR 表达与年龄成正相关，70 岁及以上老年乳腺癌 ER 和(或)孕激素受体(PR)阳性率分别为 83.1％和 72.9％。可见，老年乳腺癌患者 HR 阳性率高，更多比例的患者可接受内分泌治疗。

（二）老年乳腺癌 HER-2 阳性率较低

研究显示，年龄在 85 岁及以上老年乳腺癌患者 HER-2 阳性率显著低于 55～64 岁年轻患者(10％ vs 21％)。北京医院和中国科学院肿瘤医院报道的老年乳腺癌患者免疫组化检测 HER-2 过表达者分别为 11.3％和 17.6％。老年乳腺癌 HER-2 阳性率低，提示其预后可能较年轻患者为好。

（三）老年乳腺癌具有较低的侵袭性

与年轻患者相比，老年乳腺癌与肿瘤侵袭有关的标记物如 S 期的比例较低；低侵袭性的组织学特征如黏液腺癌更为常见；局部复发率更低。

（四）老年乳腺癌患者生理储备功能下降

随着年龄的增大，一些与年龄相关的生理变化包括肝脏和肾脏的容积和血流量减少，肾小球滤过率和骨髓储备功能下降，以及胃肠黏膜保护机制的受损等将会影响患者对乳腺癌治疗的耐受性。

（五）老年乳腺癌患者合并症增多

与年轻患者相比，老年乳腺癌患者并存疾病明显增多，合并症的数量也随年龄增大而增加。70 岁以上老年乳腺癌中，高达 58.9％的患者合并有一种或多种疾病，其中相当一部分患者因此改变了治疗策略，影响了治疗效果。

值得注意的是，合并症能够加速生理储备的下降速度，影响老年患者使用具有特殊细胞毒药物和内分泌治疗药物，包括存在心血管疾病(如充血性心力衰竭)与蒽环类和曲妥珠单抗的使用，肾功能不全与卡培他滨的使用，神经病变和紫杉类药物的使用，血栓性疾病与他莫昔芬(深静脉血栓形成)或者贝伐单抗(动脉血栓形成)的使用，以及骨质疏松与芳香化酶抑制剂的使用等。

四、治　疗

老年乳腺癌的治疗目的与年轻患者一样，是为了减少复发和转移的机会，改善患者的生活质量并延长生存期。治疗手段包括手术、放疗等局部治疗，化疗、内分泌治疗、生物靶向治疗等全身治疗。

对各种全身治疗和局部治疗手段的需求和选择是依据多种预后和预测因素，包括原发肿瘤的临床特征、组织学特征、腋窝淋巴结状况、肿瘤 HR 水平和 HER-2 状态、有无可检测到的转移病灶等，结合大型临床研究中获得的循证医学数据的结论作为指导综合判断。但目前临床研究中很少纳入 65 岁以上患者，超过 70 岁的人群更少。所以，现有乳腺癌的治疗指南并不能完全适用于老年患者的治疗，需要参考年轻乳腺癌人群中所获得循证医学证据，结合老年乳腺癌的特点、老年患者身体状态、合并症，以及药物作用和药代动力学特点，权衡治疗的得失等综合考虑，遵循个体化治疗原则。最佳方案的制订一方面需要肿瘤外科、内科和放疗科医师，必要时根据患者的合并症邀请相关专科比如心脏科、呼吸科

等医师的共同参与；同时，由于老年人往往在经济、日常生活和心理上非常依赖于家庭成员的支持与帮助，必要时邀请患者家属参与治疗计划的制订，这些对老年患者来说都显得非常重要。

（一）老年乳腺癌的手术治疗原则

手术治疗是早期乳腺癌首选的治疗方式。对于老年乳腺癌患者，年龄不是接受手术治疗的障碍。影响手术的主要因素是患者存在的合并症。对没有合并症的老年乳腺癌患者，保乳手术或者乳腺癌改良根治术的相关死亡率仅为 0～3％；对于健康状况较好的老年乳腺癌，手术的死亡率几乎为 0。

目前常用的手术治疗方式主要包括乳腺癌改良根治术和保乳手术。作为大多数Ⅰ期和Ⅱ期乳腺癌患者的初始治疗，采用全乳切除术加腋窝淋巴结清扫与采用肿块切除、腋窝淋巴结清扫加全乳放疗的保乳治疗有着相似的效果。

乳腺癌改良根治术适用于 TNM 分期中 0、Ⅰ、Ⅱ期及部分Ⅲ期且无手术禁忌的患者。保乳手术适用于患者有保乳意愿，并且能坚持后续治疗和长期随访；肿瘤较小且距乳晕边缘有一定距离可以完整切除，达到阴性切缘，并可获得良好的美容效果。具体术式的选择，应该根据患者的意愿和肿块情况。对于临床怀疑腋窝淋巴结转移的高危患者，应同时进行腋窝淋巴结清扫；对于临床腋窝淋巴结阴性患者，前哨淋巴结活检是安全的选择，可以明显降低腋窝淋巴结清扫带来的不良反应，提高生活质量。

（二）老年乳腺癌的放射治疗原则

放射治疗是乳腺癌重要的局部治疗手段之一，是乳腺癌综合治疗的重要组成部分。可用于早期乳腺癌术后辅助治疗，复发转移乳腺癌的姑息治疗，也可用于局部晚期不能手术乳腺癌的术前放疗。

早期乳腺癌术后辅助放疗适用于：保乳手术后(高龄无高危因素如年龄≥70 岁、淋巴结阴性、HR 阳性、病理切缘阴性的患者例外)；腋窝淋巴结≥4 个阳性；腋窝淋巴结 1～3 个阳性或阴性但同时具有下述不良因素之一者：肿瘤>5cm，切缘阳性，切缘距肿瘤<1mm，伴有脉管癌栓；腋窝淋巴结 1～3 个阳性但没有前述原发肿瘤不良因素者是否放疗还有争议，但建议积极考虑术后放疗；腋窝淋巴结阴性也无前述原发肿瘤不良因素者，无术后放疗指征。对于早期乳腺癌术后如果有化疗指征，放疗应该在化疗结束后进行。

（三）早期老年乳腺癌的术后辅助治疗

早期老年乳腺癌手术后的治疗目的是减少局部复发和远处转移的机会，提高治愈率。尽管老年乳腺癌具有相对较好的生物学特征，但老年乳腺癌患者中仍有相当一部分患者具有较高的复发风险，需要进行辅助治疗以减少复发、转移的机会。术后辅助治疗的手段除放疗外，还包括化疗、靶向治疗和内分泌治疗。

一般认为，对于老年乳腺癌患者，应采用与年轻患者相同的预后因子，包括腋窝淋巴结转移情况、肿瘤大小、组织学分级、有无脉管受侵、和 HER-2 表达状态，结合 HR 的状态等来评价患者复发风险，考虑和平衡辅助治疗获益的程度、预期寿命、治疗的毒副反应和合并症，进而采取相应的治疗措施。2005 年 ST Gallen 会议对早期乳腺癌术后的复发风险分为低危、中位和高危三类。低危：淋巴结阴性并且具备

下面所有条件:肿瘤大小≤2cm,Ⅰ级,肿瘤周围没有血管受侵,HER-2 阴性,年龄≥35 岁;中危:淋巴结阴性并且具有超出上述五个条件中的至少一项,或 1～3 个腋窝淋巴结阳性并且 HER-2 阴性;高危:1～3 个腋窝淋巴结阳性并且 HER-2 阳性,或≥4 个腋窝淋巴结阳性。一般来说,对老年低危者可以不做术后辅助放化疗,中危和高危者应该考虑行术后相应的辅助治疗。

1. 术后辅助化疗及 HER-2 过表达乳腺癌的辅助治疗

(1)术后辅助化疗:多数老年乳腺癌患者可以从术后辅助化疗中获益。早期乳腺癌临床试验协作组(EBCTCG)的一项 meta 分析显示,与不化疗相比,无论 HR 状态、淋巴状态及其他肿瘤特征,以蒽环类为主的联合化疗显著降低了绝经后各年龄组乳腺癌患者的年死亡率。对于腋窝淋巴结阳性乳腺癌,不论 HR 的状态,接受蒽环类＋紫杉类联合化疗者,在减少死亡和复发方面老年和年轻患者的获益相当。对于 HR 阴性老年乳腺癌,辅助化疗提高了患者的 DFS;对于 HR 阳性者,辅助化疗获益明显降低;对于 HR 阴性同时腋窝淋巴结阳性患者,大于 70 岁和小于 70 岁两年龄组获益的程度相似。对于 HR 阳性并且淋巴结阳性的老年乳腺癌,化疗联合内分泌治疗较单用内分泌治疗显著延长 DFS,并有延长 OS 的趋势;序贯联合与同时联合相比,后者并未进一步提高疗效。另有两项研究显示,HR 阳性腋窝淋巴结阴性乳腺癌患者,辅助化疗的获益程度随着年龄增加而减少。

老年乳腺癌化疗的安全性应该受到关注。与年轻患者相比,某些化疗不良反应如骨髓抑制等的发生概率和严重程度在老年患者可能更高,应该引起重视;同时老年乳腺癌患者接受化疗的远期并发症包括心脏毒性、急性髓性白血病/骨髓增生异常综合征等也不容忽视。另外,虽然老年乳腺癌患者化疗相关毒性风险主要源于化疗方案的类型而超越了其年龄本身,但接受辅助化疗的老年乳腺癌人群的确有着较高的治疗相关死亡。但只要注意合理选择用药,兼顾老年患者的合并症和一般状况,积极预防和处理可能的不良反应,老年人仍然可以很好地耐受化疗。

因此,老年乳腺癌患者是否接受术后辅助化疗,不是由年龄决定的,老年患者可以从术后辅助化疗中获益。腋窝淋巴结阳性并且心脏等脏器功能较好者,蒽环类或(和)紫杉类可以作为一线化疗方案;HR 阴性者不但可以从辅助化疗中获益,并且其获益程度不受年龄的影响;HR 阳性患者从辅助化疗中获益小于 HR 阴性者,且其获益程度随着年龄增加而减少;淋巴结阳性同时 HR 阳性者,即使内分泌治疗可能有效,也应该接受辅助化疗;HR 阳性、腋窝淋巴结阴性的低危老年乳腺癌者要仔细权衡辅助化疗的获益。当化疗和内分泌治疗均有指征使用时,推荐先用辅助化疗,结束后再开始内分泌治疗。

(2)HER-2 过表达老年乳腺癌的辅助治疗:HER-2 是乳腺癌明确的预后指标和靶向 HER-2 药物治疗效果的预测指标。曲妥珠单抗是第一个靶向 HER-2 的人源化单克隆抗体,能与肿瘤细胞表面相应的受体特异性结合,抑制肿瘤的生长,是目前唯一被批准用于乳腺癌术后辅助治疗的靶向药物。曲妥珠单抗适用于 HER-2 过表达,即免疫组化(＋＋＋)或者荧光原位杂交检测(FISH)阳性的中高危乳腺癌患者。HER-2 过表达者约占老年乳腺癌患者的

10%～20%。

多项大型临床研究显示,化疗药物加上曲妥珠单抗后减少了 36%～52%患者的复发,明显提高了 HER-2 过表达乳腺癌患者的 DFS 和 OS。无论是联合化疗同时使用,还是在常规辅助化疗结束后序贯使用,都显示可以降低复发率和死亡率。对于适合蒽环类药物治疗的患者可以采用 AC 或者 EC 方案(多柔比星＋环磷酰胺或者表柔比星＋环磷酰胺)连续 4 个周期,序贯 TH 方案(紫杉醇或者多西他赛 4 个周期同时联合曲妥珠单抗);对于不适合蒽环类药物的患者,可以直接采用 TCH 方案(多西他赛＋卡铂 6 个周期同时联合曲妥珠单抗);还可以在标准辅助化疗后序贯使用曲妥珠单抗,或者对于辅助化疗已经结束而未接受曲妥珠单抗治疗、并且仍然处于无病状态的患者,也可以延迟使用曲妥珠单抗。上述方案中曲妥珠单抗的理想治疗时间为 1 年。

老年乳腺癌患者应用曲妥珠单抗治疗时应该特别关注其心脏毒性,特别是与化疗联合使用时。曲妥珠单抗联合蒽环类药物时心力衰竭的发生率可由单独应用时的 7%左右提高到 28%。而且心脏毒性的发生率随着年龄的增长而增加。年龄超过 50 岁是曲妥珠单抗相关充血性心力衰竭的独立预后因子,且心脏毒性增加了患者高血压及现有心脏病复发的风险,因此,使用曲妥珠单抗前应该仔细评估患者的心脏储备功能,并且在使用过程中动态监测 LVEF,特别对老年患者。若 LVEF 较基线绝对数值下降 16%,或者低于正常范围,应该暂停或停止使用曲妥珠单抗治疗。

小结:由于老年患者个体差异较大,相关临床研究较少。到目前为止,针对老年乳腺癌的辅助化疗其理想的化疗方案和剂量仍然未能明确。国际老年肿瘤学会发布的老年乳腺癌诊治的推荐指出,老年患者是否接受术后辅助化疗,不是由年龄决定的,而是应该综合考虑患者病情、身体状况、治疗的耐受性、预期寿命、治疗的可能受益。对于老年乳腺癌患者,如果无心脏禁忌,4 个周期含有蒽环类的方案疗效优于 CMF 方案;高危患者应在蒽环类药物基础上加用紫杉类药物;有心脏病风险或心脏基础疾病的患者,可以考虑 TC 或 CMF 方案替代含蒽环类方案;无心脏禁忌的 HER-2 过表达患者,如果有化疗指征应该考虑加用曲妥珠单抗治疗,但应密切监测心脏功能变化。

2. 辅助内分泌治疗　老年乳腺癌患者基本上处于绝经状态,约有 70%～80%的患者 HR 阳性,适合内分泌治疗。老年乳腺癌患者术后辅助内分泌治疗常用的药物有抗雌激素类药物(代表药物他莫昔芬、托瑞米芬)和芳香化酶抑制剂(代表药物为来曲唑、阿那曲唑和依西美坦)两大类。

(1)抗雌激素药:他莫昔芬一直是 HR 阳性乳腺癌包括老年乳腺癌患者最常用的抗雌激素类药物。Meta 分析显示,ER 阳性的患者 5 年他莫昔芬辅助治疗,可使乳腺癌患者年复发率和年死亡率分别降低 39%和 31%,在随访的第 15 年时仍能观察到这种辅助治疗的获益。而且他莫昔芬的治疗获益不依赖于患者的年龄、绝经状况、腋窝淋巴结状态、化疗以及既往是否接受化疗的影响。

托瑞米芬的作用机制与他莫昔芬相似,但类雌激素作用比他莫昔芬弱。二者作为辅助治疗的 5 年无病生存率和总生存率以及生活质量相似,但刺激子宫内膜增生等副作用小,安全性方面优于他莫昔芬。

（2）芳香化酶抑制剂（AIs）：AIs 适用于 HR 阳性的绝经后乳腺癌患者。因此，HR 阳性的老年乳腺癌患者几乎均为其适合人群。

第三代 AIs 由于对芳香化酶的高选择性而普遍用于临床，包括非甾体类药物来曲唑和阿那曲唑、以及甾体类药物依西美坦。研究显示，对于 HR 阳性的绝经后早期乳腺癌患者，术后 5 年阿那曲唑（HR=0.85,95% CI 0.76~0.94,P=0.003）或来曲唑（HR=0.81,95% CI 0.70~0.93,P=0.003）较术后 5 年他莫昔芬相比复发率明显降低，但没有发现生存率的差别；已经用他莫昔芬 2~3 年的患者，换用依西美坦（HR=0.83,95% CI 0.69~1.00,P=0.05）或阿那曲唑（HR=0.53,95% CI 0.28~0.99,P=0.045）用满 5 年疗效与单纯他莫昔芬 5 年治疗相比有 DFS 优势；已经用他莫昔芬 5 年后续强化使用来曲唑 5 年治疗患者的复发率及对侧乳腺癌的发病率更低（HR=0.58,95% CI 0.45~0.76,P<0.001），而且在腋窝淋巴结阳性的患者后续来曲唑强化治疗有生存获益（HR=0.61,95% CI 0.38~0.98,P=0.04）。因此，对于绝经后 HR 阳性的乳腺癌患者应用第三代 AIs，无论作为初始辅助治疗、序贯治疗、或后续强化治疗，与单独应用他莫昔芬相比能进一步降低复发风险，包括同侧复发、对侧乳腺癌和远处转移的风险。到目前为止，没有发现阿那曲唑、来曲唑和依西美坦三种 AIs 在疗效和不良反应方面有统计学意义的差异。

（3）内分泌治疗的不良反应：内分泌治疗持续时间长，应注意关注这些药物长期使用的安全性，特别对老年患者。他莫昔芬和 AIs 长期应用后的不良反应不同。他莫昔芬具有血栓栓塞、子宫内膜问题、阴道出血/排液的副作用；而 AIs 更多见的副作用是肌肉关节症状，骨密度降低，骨质疏松及对心血管系统和血脂代谢的影响。因此 AIs 与他莫昔芬的选择主要取决于这些潜在的副作用对老年人的影响，特别是伴有合并症的老年患者。对于易合并心血管疾病和骨质疏松的患者应选用他莫昔芬，但同时应定期做妇科检查；对血栓性疾病的患者宜选用 AIs，但同时应监测骨密度的变化，并适时进行干预治疗以降低骨质疏松和骨折的发生率。

（4）小结：对于 HR 阳性的老年乳腺癌患者，术后辅助内分泌治疗有着重要的地位。大样本长期随访的他莫昔芬研究荟萃分析证实了他莫昔芬辅助治疗对改善 DFS 和 OS 的作用，而几个大型的 AIs 的临床研究也显示出其同他莫昔芬相比有更多的获益。所以，对于 HR 阳性的老年乳腺癌患者，可以将 AIs 作为初始治疗 5 年、他莫昔芬治疗 2~3 年后序贯治疗满 5 年、他莫昔芬治疗 5 年后续 AIs 再强化治疗 5 年。单用他莫昔芬治疗 5 年仅限于拒绝 AIs 或对其有禁忌及不能耐受的患者。如果患者有接受化疗的指征，应该先行化疗，化疗结束后再开始内分泌治疗。选择 AIs 还是他莫昔芬，需要综合考虑患者的获益和潜在的毒性反应。辅助内分泌治疗的用药时间目前推荐为 5~10 年。

（四）复发转移或者晚期老年乳腺癌的治疗

复发转移或者晚期乳腺癌很难治愈，治疗主要以延长生存期和改善生活质量为目的。对复发转移或者晚期老年乳腺癌治疗前应进行全面的病情评估，包括病变范围，特别是重要脏器是否受累以及受累的程度；合并症及其控制的理想程度；主要脏器如心脏、肝脏、肺脏、肾脏等的功能；一般状况

等。对于初次复发的病灶，尤其是既往原发病灶 ER、PR 和 HER-2 状态不明或检测阴性的患者以及单发病灶，应该尽可能活检。一方面进行复发确认，另一方面对复发病灶 HR 和 HER-2 状态重新进行检测以指导下一步治疗。

复发转移或者晚期乳腺癌患者的治疗以全身治疗为主，包括化疗、内分泌治疗、分子靶向治疗。原则上对于 HR 阳性、疾病进展缓慢的患者，应首选内分泌治疗；对于 HR 阴性，内分泌治疗耐药，或不论 HR 状态如何但存在疾病进展迅速、危及生命的肿瘤转移，或是具有严重威胁生命的并发症的患者首选化疗；HER-2 过表达患者可考虑联合使用针对 HER-2 的靶向药物治疗；HER-2 阴性的患者可以考虑联合贝伐珠单抗作为治疗的选择。

1. 内分泌治疗　HR 阳性的复发转移或者晚期乳腺癌是内分泌治疗的适合人群，对进展缓慢的激素反应性乳腺癌患者应该首选内分泌治疗。

进展缓慢的激素反应性复发转移老年乳腺癌的特点如下：原发和（或）复发转移灶 ER 和（或）PR 阳性；术后 DFS 较长（≥2 年）；仅有软组织和（或）骨转移，或无明显症状且不危及生命的内脏转移（如非弥散性的肺转移和肝转移）；既往内分泌治疗曾经获益的患者。

晚期老年乳腺癌患者的内分泌治疗药物包括：抗雌激素药物他莫昔芬，第三代 AIs 阿那曲唑、来曲唑和依西美坦，单纯的抗雌激素药物氟维司群，孕酮类药物甲羟孕酮和甲地孕酮等。

（1）一线内分泌治疗：在 AIs 用于临床之前，他莫昔芬既是绝经前、也是绝经后复发转移乳腺癌内分泌治疗的一线用药。随着第三代 AIs 应用于临床，其在绝经后 HR 阳性晚期乳腺癌一线治疗的优势也逐渐显现。来曲唑在至肿瘤进展时间（TTP）（9.4 个月 vs. 6.0 个月,P=0.0001）、客观有效率（ORR）（30% vs. 20%,P=0.0006）和临床受益率（CBR）（49% vs. 38%,P=0.001）等主要指标方面均明显优于他莫昔芬；阿那曲唑优于或者等于他莫昔芬；依西美坦与他莫昔芬疗效相近。因此，对于既往未行抗雌激素治疗或停用抗雌激素治疗超过 1 年的 HR 阳性晚期或者复发转移性老年乳腺癌患者的一线内分泌治疗，第三代 AIs 优于或等于他莫昔芬。治疗上可以选择阿那曲唑、来曲唑、依西美坦，或他莫昔芬。

（2）二线内分泌治疗：研究表明，对复发转移或者晚期老年乳腺癌的二线内分泌治疗，第三代 AIs 优于孕酮类药物，且其副作用明显减低。近期一项纳入 31 个临床研究包括 11403 例女性乳腺癌患者的 Cochrane 综述显示，AIs 同其他内分泌治疗相比存在生存优势，亚组分析发现三种 AIs 阿那曲唑、来曲唑和依西美坦均显示了相似的生存获益。因此，对于既往接受过抗雌激素治疗在疾病进展并且适合继续接受二线内分泌治疗的老年乳腺癌患者，第三代 AIs 比孕酮类药物更有效。

新近在国内上市的新药氟维司群是一种纯的抗雌激素药物，即具有雌激素受体拮抗作用而无他莫昔芬的类雌激素作用，能有效下调乳腺癌细胞的 ER 及 PR 水平，并且与他莫昔芬和 AIs 无交叉耐药。对于他莫昔芬治疗进展的患者，氟维司群的疗效好于或等于阿那曲唑；非甾体 AIs 治疗进展的患者，依西美坦与氟维司群在疗效和不良反应方面相当。

表明氟维司群可作为他莫昔芬或者非甾体类 AIs 治疗失败的绝经后进展期乳腺癌患者的二线内分泌治疗选择。氟维司群常规用量用法为:250mg 缓慢肌注,每月一次。

总之,对于复发转移或晚期 HR 阳性老年乳腺癌患者,一线内分泌治疗首选 AIs;抗雌激素药物经治的二线内分泌治疗可以选择 AIs,也可选用氟维司群;AIs 治疗失败者可以选择氟维司群,也可选择孕激素类,或者其他 AIs;对于 HR 不明或既往检测阴性但疾病进展缓慢的患者,应争取内分泌治疗的机会或可试用内分泌治疗;复发转移或晚期老年乳腺癌内分泌治疗应该持续用药至疾病进展,并且应尽可能延长内分泌治疗的时间以推迟化疗的使用。

2. 化疗 化疗仍然是复发转移和晚期老年乳腺癌患者重要的治疗手段。对于病变进展迅速、有内脏(如肝、肺等)转移、初治后 DFS 短(<2 年)、HR 阴性、既往内分泌治疗无效或者耐药的患者,应该接受化疗。

然而,选择单药还是联合、持续还是短程化疗一直是复发转移或晚期乳腺癌,特别是老年患者尚未解决但亟待解决的问题。初步研究显示,联合化疗与单药化疗相比有更好的 ORR 和 TTP,但联合化疗的毒性更大,生存获益较小。然而单药序贯化疗与联合化疗相比,对疾病的总体控制时间相似,而毒性较小,耐受性更好。紫杉类、吉西他滨、长春瑞滨、卡培他滨等药物在老年晚期乳腺癌患者有着良好疗效和耐受性。持续化疗与短程化疗相比更能延长 PFS,但 OS 没有差异。

老年患者较年轻患者合并症多、重要脏器储备功能下降、更容易发生骨髓抑制等不良反应。应根据复发转移老年乳腺癌患者的不同情况,权衡单药与联合、持续与短程化疗的获益和对生活质量的影响以及毒副反应等采用不同的治疗方案。用药前仔细评估心、肝和肾等脏器功能,并根据细胞毒药物在老年患者体内的药效学和药代动力学特点,细胞毒药物与患者其他用药的相互作用等做必要的剂量调整。用药后密切观察骨髓抑制等相关不良反应,必要时早期给予集落刺激因子等预防性治疗措施均为非常重要的考虑。

3. 靶向治疗 针对 HER-2 的曲妥珠单抗和针对血管内皮生长因子(VEGF)的人源化单克隆抗体贝伐珠单抗已经在复发转移或晚期乳腺癌中显示了良好的疗效,特别是与细胞毒性药物联用疗效得到明显提高,并且已经被我国批准用于临床治疗。但只有很少的老年患者接受了治疗,因此能够参考用于老年乳腺癌治疗的直接经验很少。

对于 HER-2 过表达复发转移或者晚期乳腺癌,虽然曲妥珠单抗单药也有一定的疗效,但与化疗联合疗效明显提高。对于未用过紫杉类治疗的患者,首选与紫杉类联合;对于紫杉类治疗失败的患者,可以联合长春瑞宾、铂类、卡培他滨、吉西他滨等;对于适合内分泌治疗的绝经后患者,也可以联合 AIs 治疗。

贝伐珠单抗是针对 VEGF 的单克隆抗体,在乳腺癌中主要与化疗药物联合治疗 HER-2 阴性晚期乳腺癌。几项Ⅲ期临床研究显示,贝伐珠单抗联合化疗比单用化疗明显延长 PFS,而且发现与紫杉醇周疗或者卡培他滨联合效果更好。贝伐珠单抗的主要毒性反应为高血压、充血性心力衰竭、蛋白尿、出血、胃肠穿孔及影响伤口愈合等问题。贝伐珠单抗在老年患者较年轻患者严重的相关不良反应为高血压,因此

用药前一定要对药物的潜在毒性、老年患者的基础疾病以及肿瘤侵犯血管和空腔脏器的严重性有充分的评估。

五、早期乳腺癌患者的随访与监测

监测早期乳腺癌的目的是为了发现早期复发,并通过早期治疗以改善生存。然而,到目前为止的数据分析显示,严密的监测对那些肯定会复发的患者的生存期没有影响。目前各国指南普遍推荐每个月自我检查乳腺一次;每 4～6 个月进行一次全面的体检和乳腺检查,持续 5 年,以后每年检查一次,同时行对侧乳腺钼靶 X 线摄片;保乳手术患者放疗后 6～12 个月行同侧乳腺钼靶 X 线摄片,然后每 6～12 个月行双侧乳腺 X 线摄片。接受他莫昔芬治疗者,每年接受一次妇科检查;接受 AIs 治疗或其他治疗所致的卵巢功能衰竭者,应定期监测骨密度变化。

(张永强)

▶ 参考文献 ◀

1. Zhang P, NIE Xin, LI Lin, et al. Expressions of estrogen receptor, progesterone receptor, human epidermal growth factor receptor 2 and relationships of these expressions with clinical pathology in breast cancer patients aged 70 years old and over. Chinese Journal of Geriatrics, 2010, 29:644-647.

2. Samain E, Schauvliege F, Deval B, et al. Anesthesia for breast cancer surgery in the elderly. Crit Rev Oncol Hematol, 2003, 46:115-120.

3. Clarke M, Collins R, Darby S, et al. Effects of radiotherapy and of differences in the extent of surgery for early breast cancer on local recurrence and 15-year survival: an overview of the randomised trials. Lancet, 2005, 366: 2087-2106.

4. Romond EH, Perez EA, Bryant J, et al. Trastuzumab plus adjuvant chemotherapy for operable HER2-positive breast cancer. N Engl J Med, 2005, 353:1673-1684.

5. Early Breast Cancer Trialists' Collaborative Group (EBCTCG). Effects of chemotherapy and hormonal therapy for early breast cancer on recurrence and 15-year survival: an overview of the randomised trials. Lancet, 2005, 365: 1687-1717.

6. Forbes JF, Cuzick J, Buzdar A, et al. Effect of anastrozole and tamoxifen as adjuvant treatment for early-stage breast cancer:100-month analysis of the ATAC trial. Lancet Oncol, 2008. 9:45-53.

7. Coates AS, Keshaviah A, Thurlimann B, et al. Five years of letrozole compared with tamoxifen as initial adjuvant therapy for postmenopausal women with endocrine-responsive early breast cancer: update of study BIG 1-98. J Clin Oncol, 2007, 25:486-492.

8. Coombes RC, Kilburn LS, Snowdon CF, et al. Survival and safety of exemestane versus tamoxifen after 2-3 years'

tamoxifen treatment (Intergroup Exemestane Study): a randomised controlled trial. Lancet,2007,369:559-570.

9. Kaufmann M,Jonat W,Hilfrich J,et al. Improved overall survival in postmenopausal women with early breast cancer after anastrozole initiated after treatment with tamoxifen compared with continued tamoxifen: the ARNO 95 Study. J Clin Oncol,2007,25:2664-2670.

10. Goss PE,Ingle JN,Martino S,et al. Randomized trial of letrozole following tamoxifen as extended adjuvant therapy in receptor-positive breast cancer: updated findings from NCIC CTG MA. 17. J Natl Cancer Inst,2005,97: 1262-1271.

11. Samphao S,Eremin JM,El-Sheemy M,et al. Treatment of established breast cancer in post-menopausal women: role of aromatase inhibitors. Surgeon,2009,7:42-55.

12. Ragaz J,Coldman A. Survival impact of adjuvant tamoxifen on competing causes of mortality in breast cancer survivors,with analysis of mortality from contralateral breast cancer,cardiovascular events,endometrial cancer, and thromboembolic episodes. J Clin Oncol, 1998, 16: 2018-2024.

13. Marty M,Cognetti F,Maraninchi D,et al. Randomized phase II trial of the efficacy and safety of trastuzumab combined with docetaxel in patients with human epidermal growth factor receptor 2-positive metastatic breast cancer administered as first-line treatment: the M77001 study group. J Clin Oncol,2005,23:4265-4274.

14. Papaldo P,Fabi A,Ferretti G,et al. A phase II study on metastatic breast cancer patients treated with weekly vinorelbine with or without trastuzumab according to HER2 expression:changing the natural history of HER2-positive disease. Ann Oncol,2006,17:630-636.

15. Kaufman B,Mackey JR,Clemens MR,et al. Trastuzumab plus anastrozole versus anastrozole alone for the treatment of postmenopausal women with human epidermal growth factor receptor 2-positive,hormone receptor-positive metastatic breast cancer:results from the randomized phase Ⅲ TAnDEM study. J Clin Oncol, 2009, 27: 5529-5537.

16. Miller K,Wang M,Gralow J,et al. Paclitaxel plus bevacizumab versus paclitaxel alone for metastatic breast cancer. N Engl J Med,2007,357:2666-2676.

17. O'Shaughnessy JA,Brufsky AM. RiBBON 1 and RiBBON 2:phase Ⅲ trials of bevacizumab with standard chemotherapy for metastatic breast cancer. Clin Breast Cancer,2008,8:370-373.

第四节　老年胃癌

一、流行病学资料

胃癌是世界上最常见的恶性肿瘤之一,其发病率居恶性肿瘤第四位、死亡率居恶性肿瘤第二位;中国是胃癌高发区,每年发病约 42 万人。胃癌在中国农村恶性肿瘤中发病率(51.52/10 万)及死亡率(38.98/10 万)均居第一位,胃癌在中国大中城市中发病率(25.47/10 万)及死亡率(18.64/10万)均居第三位;65 岁开始发病率及死亡率呈明显升高趋势。

二、病　因　学

胃癌的病因目前尚无共识性结论,但不良饮食习惯、地理环境因素、地质水系、幽门螺杆菌感染、遗传等多因素与胃癌的发生相关。老年人暴露在致癌因素的时间长,具有累加效应;老年患者的免疫监视功能减弱,使得恶性突变的细胞易逃脱免疫杀伤作用;胃黏膜萎缩及肠化生会随年龄的增加而加重;抑癌基因与原癌基因的相互制衡减弱,这些都是老年人胃癌高发的因素。胃良性疾病:胃溃疡、慢性胃炎、胃息肉、残胃等,有演变或发生癌变的可能,均应积极治疗并定期胃镜随访。

三、临床表现

老年胃癌患者的临床表现与非老年胃癌患者相比无特殊,胃癌本身与胃良性疾病比也无特异性临床症状,早期胃癌可无任何临床症状和体征。为提高早期胃癌的诊断率应保持高度的警惕,对有新出现上腹部症状的老年患者,原有胃良性疾病症状加重者,如半年内未做过胃镜检查,均应积极行胃镜检查,内镜检查时应尽可能取到足够的组织,用做分子病理学诊断、指导治疗。胃癌最常见的症状为上腹胀、腹痛和体重减轻,其他常见的症状还有上消化道出血、食欲减退、恶心、呕吐等。部分患者可有贫血、上腹部压痛、包块,晚期常出现锁骨上淋巴结肿大、腹水、肝大,卵巢转移也很常见。较严重和常见的并发症有胃癌大出血、穿孔和上消化道梗阻。

四、诊断及鉴别诊断

对于疑有胃癌的患者,运用上消化道造影、胃镜、超声、腹部 CT 等手段,诊断多可以确立,但最终确诊仍需病理学支持,以期与胃部其他肿瘤及良性病鉴别。

胃癌分期建议使用 AJCC/UICC 分类(2010 年版),病理报告中淋巴结分期可加注 JRSGC(日本胃癌研究协会 1998年第 13 版)要求淋巴结部位,以确定手术所清扫淋巴结范围(D0-2)。术前分期(cTNM 分期):超声内镜(EUS)、CT、PET-CT、MRI 及腹腔镜等诊断性检查手段使临床分期有了很大的改进,可酌情选做。术后分期(pTNM 分期):对判断预后及决定进一步治疗非常重要,要认真对待;建议病理科按 NCCN 胃癌病理诊断原则规范病理报告的书写。

五、治　疗

一般胃癌患者常应用 KPS 或 ECOG-PS 系统评价活动状态,来决定患者对治疗的耐受性,这对老年患者是不够的,使老年肿瘤患者处于治疗不足或出现毒副反应加重状态。多数非针对老年人的临床研究(包括药物注册临床研究)多把年龄设在 75 岁以下无重要脏器严重疾患、活动状态好的患者,排除或不愿入组高龄活动状态差的患者,以避免研究过程中多发严重不良事件。因此,把一般的研究证据用在高龄老年胃癌患者要慎重。对于老年胃癌患者,尤其是 70 岁以上和(或)并发重要器官疾病的患者,最好就诊于有治疗老年病经验的大型综合医院并发挥多学科协作的优势。建议参考应用"综合老年状态评估体系(comprehensive geriatric assessment,CGA)"。标准的 CGA 将老年肿瘤患者分为 3 种类型:①功能自主的患者,可以耐受同年轻患者一样的治疗;②功能部分受损的患者,需要给予个体化调整的治疗并提供适当的支持治疗;③虚弱的患者,只能接受支持治疗。

胃是重要的消化器官,不论是胃癌本身,还是治疗都会明显的影响患者的营养状态,对老年胃癌患者影响会更大,要加强围治疗期的营养支持力度。建议参考应用 NRS-2002 体系进行营养风险评估。肿瘤的治疗强调多学科协作,老年胃癌患者的治疗更应该强调多学科协作的个体化治疗。

(一)手术

手术治疗目前仍是胃癌治愈的唯一方法,根治性切除是彻底切除原发灶、转移淋巴结及侵犯的组织,根据分期及全身状况决定术式。分期:增强 CT±EUS 确定病灶范围,腹腔镜可能适用于影像学检查未能发现转移灶的选择性病例。

1. 无法手术切除的标准

(1)局部晚期:①影像学检查高度怀疑或经活检证实的 3 或 4 级淋巴结转移;②肿瘤侵犯或包绕主要大血管。

(2)远处转移或腹膜种植(包括腹水细胞学检查阳性)。

2. 可切除的肿瘤

(1)T_{is} 或局限于黏膜层(T_{1a})的肿瘤可以考虑内镜下黏膜切除术。

(2)T_{1b}～T_3 期应切除足够的胃,以保证镜下切缘阴性(一般距肿瘤边缘≥5cm)。

(3)T_4 期肿瘤需要将累及组织整块切除。

(4)胃切除术需包括区域淋巴结清扫(D1,清扫胃周淋巴结),推荐 D2 式手术(清扫伴随腹腔干具名血管的淋巴结),至少切除/检查 15 个或更多淋巴结。

(5)当脾或脾门受累时可以考虑脾切除术。

(6)部分患者可以考虑放置空肠营养管(尤其是进行术后化放疗时)。

3. 无法切除的肿瘤(姑息治疗)

(1)除非存在症状,否则不应当进行姑息性胃切除术,不需进行淋巴结清扫。

(2)对于有梗阻症状的患者,可考虑胃空肠吻合术,也可考虑胃造口术和(或)放置空肠营养管。

(二)放疗

放疗(术前、术后或姑息放疗)是胃癌治疗中的一部分。应在仰卧位下定位和治疗,最好采用 CT 模拟定位、固定装置及三维适形放疗。推荐剂量为 45～50.4Gy。老年人伴发疾病多,器官储备功能差,制订计划时要充分考虑放射野内脏器的承受强度。

(三)化疗

老年人各个器官储备功能存在差异,常有相对薄弱的脏器;各种化疗药物均有各自主要的毒副作用(剂量限制性毒性)。充分衡量疗效、毒性、器官功能等诸多因素制订个体化的化疗方案是老年胃癌患者化疗的灵魂。目前胃癌常用的主要化疗药物有氟尿嘧啶、替吉奥、卡培他滨、阿霉素、表阿霉素、顺铂、卡铂、奥沙利铂、羟基喜树碱、伊立替康、紫杉醇

及多西紫杉醇等。氟尿嘧啶类及喜树碱类个别人会有严重腹泻,老年患者耐受差,尤应慎重。蒽环类的心肌毒性也应与年轻患者区别对待。

1. 围术期的治疗 ①几项初步研究结果表明,胃癌(尤其是胃食管结合部)术前放化疗可提高手术切除率和 3 年生存率;②以 ECF 方案(MAGIC 研究,入组 503 例患者)进行围术期化疗可以显著改善可切除的胃癌和低位食管腺癌患者的无进展生存和总生存(5 年生存率 36% vs 23%);③SWOG 9008/INT-0116 研究(入组 603 例患者)证实胃癌 D0/D1 术后,行放化疗联合治疗的生存优势;④2008 年两项/2009 年一项荟萃分析显示 Ⅱ/Ⅲ 期胃癌行 D1 以上手术,术后辅助化疗具有生存优势,目前没有标准辅助化疗方案,ECF 方案数据较多;日本一项随机 Ⅲ 期临床试验(ACTS-GC),入组 1059 例 Ⅱ/Ⅲ 期胃癌行 D2,R0 切除患者,术后替吉奥治疗组的 3 年生存率为 80.1%,单纯手术组 70.1%,死亡风险比为 0.68,病人耐受性较好,对老年患者有一定优势。

2. 晚期胃癌的化疗 晚期胃癌目前尚无共识的标准化疗方案,近期有效率(RR%)为单药＞20%、两药 30%～50%、三药 40%～70%,mTTP 6 个月(3～8 个月),mOS 9 个月(5～16 个月),一年生存率 30%～40%。口服单药替吉奥、卡培他滨对老年胃癌病人耐受性较好。老年胃癌姑息性化疗建议选用单药或两药化疗,一般情况好的(标准的 CGA 评价功能自主的)患者,可考虑两药或三药化疗。腹水明显的病人,可考虑腹腔内化疗,常用药物为氟尿嘧啶和顺铂。Trumper 等汇总分析了 3 项随机研究,治疗方案为含铂方案(ECF,MCF)/PVI 5-FU±MMC/FAMTX,共 1080 例患者中≥70 岁 257 例占 23.8%;结论为 PS 评分和局部晚期是预后不良因素与年龄无关。Tsushima 等单药替吉奥治疗无法手术或复发的胃癌患者(n=165)分为 3 组:＜66 岁(76 例),66～75 岁(62 例),≥75 岁(15 例);结果＜75 岁的两组生存期 17 个月左右,而≥75 岁组生存期只有 7.7 个月,且≥3 度毒副反应明显增加。Koizumi W 等单药替吉奥治疗≥75 岁晚期无法手术或复发胃癌 33 例。结果有效率 21.2%,生存期 15.7 个月;≥3 度毒副作用,厌食 12%、贫血 9%、恶心 6%、呕吐 3%、中性粒细胞减少 3%。≥75 岁患者个体差异较大,应掌握个体化治疗的原则。

(四)靶向治疗

ToGA 研究是首个在 HER-2 阳性胃癌患者中证实曲妥珠单抗联合顺铂＋氟尿嘧啶类药物具有生存优势(13.5 个月 vs11.1 个月)的一项随机 Ⅲ 期临床试验,开创了胃癌靶向治疗时代的新纪元。曲妥珠单抗对于老年乳腺癌患者耐受良好。其他,如贝伐珠单抗、西妥昔单抗、尼妥珠单抗等,正在临床试验中。

六、预防与保健

胃癌经常到晚期才得到诊断,这是因为世界上大多数国家并没有展开胃癌筛查,而进行胃癌筛查的日本早期胃癌的诊断率明显提高,早期胃癌的术后 5 年生存率在 90% 左右。建议中国在有条件的地区和人群进行胃癌筛查,尤其是老年人群和患有胃溃疡、慢性胃炎、胃息肉、残胃等良性疾病的人群。胃癌的危险因素包括幽门螺杆菌感染、吸烟、高盐饮食及其他饮食因素等,建议根除幽门螺杆菌感染,养成良好的

生活和饮食习惯,多进食新鲜无污染的食物,饮用洁净水,可能对减少胃癌的发生有益。

(李文举 程 刚)

▶ 参考文献 ◀

1. 赵平. 中国肿瘤防控战略. 第四届中国内科肿瘤大会,2010.
2. NCCN Clinical Practice Guidelines in Oncology. 胃癌临床实践指南(中国版). 2010.
3. 金懋林. 消化道恶性肿瘤化学治疗. 北京:北京大学医学出版社,2007:229-238.
4. 储大同. 老年肿瘤学. 北京:人民卫生出版社,2009:81-91.
5. Trumper M, Ross PJ, Cunningham D, et al. Efficacy and tolerability of chemotherapy in elderly patients with advanced oesophago-gastric cancer: A pooled analysis of three clinical trials. Euro J Cancer,2006,42:827-834.
6. Tsushima T, Hironaka S, Boku N, et al. Safety and efficacy of S-1 monotherapy in elderly patients with advanced gastric cancer. Gastric Cancer,2010,13:245-250.
7. Koizumi W, Akiya T, Sato A, , et al. Phase II study of S-1 as first-line treatment for elderly patients over 75 years of age with advanced gastric cancer: the Tokyo Cooperative Oncology Group study. Cancer Chemother Pharmacol, 2010,65:1093-1099.
8. 王薇,李萍萍. "老年肿瘤综合评估"多中心调查结果分析. 第五届中国老年肿瘤学大会,2011.
9. NCCN Clinical Practice Guidelines in Oncology. Senior Adult Oncology. 2010.

第五节 结 直 肠 癌

一、流 行 病 学

结直肠癌是世界上最常见的恶性肿瘤之一,在欧美发达国家发病率居恶性肿瘤的第三位,居恶性肿瘤死亡的第二位。结直肠癌在中国,大中城市发病率(31.55/10 万)居恶性肿瘤第二位,农村发病率(13.60/10 万)居第五位;大中城市死亡率(14.50/10 万)居恶性肿瘤第四位,农村死亡率(4.34/10 万)居第五位。结直肠癌发病年龄趋向老年化,天津市1981—2000 年结肠癌发病年龄研究发现,结肠癌发病主要集中在高年龄组,54～81 岁年龄组发病数占总发病数的 70%,54 岁以下组仅占发病总数的 25%。

二、病 因 学

结直肠癌的病因尚不明确,结直肠癌的发生是一个多因素、多步骤的过程,是机体的内因与环境的外因长期相互作用的结果。环境因素约占结直肠癌归因危险度的 80%,主要与高脂肪、高热量、低纤维素饮食及少体力活动有关;约 20% 的结肠癌归因危险度则与遗传背景有关,其中有家族性腺瘤性息肉病家系(FAP)和遗传性非息肉性结直肠癌家系(HNPCC),另还有部分结肠癌具有家族背景。患结直肠癌

的高危人群:30～40 岁以上有下消化道症状者;有腺瘤性息肉、慢性结肠溃疡、日本血吸虫肉芽肿者;有癌家族史及家族性息肉病、溃疡性结肠炎者;有盆腔放疗史者;有胆囊切除史者。便秘也是结肠癌的病因之一。老年人因暴露致癌物质时间长,多患有便秘,因此患病率高。

三、临 床 表 现

早期结直肠癌可无明显症状,老年人多长期患有便秘更易忽视早期可能出现的轻微症状,病情发展到一定程度才出现排便习惯改变、大便性状改变(变细、血便、黏液便等)、腹痛或腹部不适、腹部肿块、肠梗阻、贫血及全身症状(消瘦、乏力、低热)。凡疑似结直肠癌者必须常规做肛门直肠指诊,了解肿瘤大小、质地、占肠壁周径的范围、基底部活动度、距肛缘的距离、肿瘤向肠外浸润状况、与周围脏器的关系等。注意检查有无肠型、肠蠕动波、腹部肿块等体征。

四、诊断及鉴别诊断

有下消化道症状的老年人及其他患大肠癌高危因素的人群,均应积极做内镜检查;对可疑病变部位必须做活检,以期获得病理学确诊同时明确与其他疾病的鉴别。对临床诊断较明确的结直肠癌(尤其近期无手术指征)的患者,内镜检查时应尽可能取到足够的组织,用做分子病理学诊断、指导治疗。实验室检查测 CEA、CA19-9、CA242 等。影像可选做结肠钡剂灌肠、腹部 B 超、CT、MRI 等检查帮助诊断及术前分期。CT 检查的作用在于明确病变侵犯肠壁的深度,向壁外蔓延的范围和远处转移的部位。MRI 检查的适应证同 CT 检查。以下情况首选 MRI 检查:直肠癌的术前分期;结直肠癌肝转移病灶的评价;怀疑腹膜以及肝被膜下病灶。直肠腔内超声或内镜超声检查为中低位直肠癌诊断及分期的常规检查。不常规使用 PET-CT,但对于常规检查无法明确的转移、复发病灶可作为有效的辅助检查。

五、病理诊断及分期

(一)早期结直肠癌

癌细胞限于结直肠黏膜下层者称早期结直肠癌($pT_1N_0M_0$)。WHO 消化道肿瘤分类将黏膜层内有浸润的病变亦称之为"高级别上皮内瘤变"。

(二)进展期结直肠癌的大体类型

分为隆起型、溃疡型、浸润型。

(三)组织学类型

腺癌(包括乳头状腺癌、管状腺癌、黏液腺癌、印戒细胞癌)、未分化癌、腺鳞癌、鳞状细胞癌、小细胞癌、类癌。

(四)结直肠癌细胞分级

I 级,高分化管状腺癌,乳头状腺癌;II 级,中分化管状腺癌;III 级,低分化管状腺癌,黏液腺癌,印戒细胞癌;IV 级,未分化癌,髓样癌。

目前采用美国癌症联合委员会(AJCC)/国际抗癌联盟(UICC)结直肠癌 TNM 分期系统(2010 年第七版)略

六、治　疗

老年结直肠癌的治疗重点是强调多学科协作,可参考应用 KPS 或 ECOG-PS 系统评价老年结直肠癌患者的活动状

态,来决定患者对治疗的耐受性,但对高龄老年患者要慎重。对于老年结直肠癌患者,尤其是70岁以上和(或)并发重要器官疾病的患者,推荐应用"综合老年状态评估体系(comprehensive geriatric assessment,CGA)"。标准的CGA将老年肿瘤患者分为3种类型:①功能自主的患者,可以耐受同年轻患者一样的治疗;②功能部分受损的患者,需要给予个体化调整的治疗并提供适当的支持治疗;③虚弱的患者,只能接受支持治疗。化疗是老年结直肠癌患者的有效治疗手段,然而毒副反应可能增加。

（一）结肠癌的手术治疗

1. 早期结肠癌的手术治疗

(1)T1N0M0结肠癌:建议局部切除。术前肠腔超声检查属T1或局部切除术后病理提示T1,如果切除完整而且具有预后良好的组织学特征(如分化程度良好、无脉管浸润),则无论是广基还是带蒂,不推荐再行手术切除。如果是带蒂但具有预后不良的组织学特征,或者非完整切除,标本破碎切缘无法评价,推荐行结肠切除术加区域淋巴结清扫。

(2)直径超过2.5cm的绒毛状腺瘤癌变率高,推荐行结肠切除加区域淋巴结清扫。

2. T2-4N0-2M0结肠癌

(1)首选的手术方式是相应结肠切除加区域淋巴结清扫。区域淋巴结清扫必须包括肠旁、中间和系膜根部淋巴结三站。

(2)对具有遗传性非息肉病性结直肠癌(HNPCC)家族史,或有明显的结肠癌家族史,或同时多原发结肠癌的患者建议行更广泛的结肠切除术。

(3)肿瘤侵犯周围组织器官建议联合脏器整块切除。

(4)行腹腔镜辅助的结肠切除术推荐满足如下条件:①由有经验的外科医师实施手术;②原发灶不在横结肠;③无严重影响手术的腹腔粘连;④无局部进展期或晚期病变的表现;⑤无急性肠梗阻或穿孔的表现;⑥保证能进行全腹腔的探查。

(5)对于已经引起梗阻的可切除结肠癌,推荐行Ⅰ期切除吻合,或Ⅰ期肿瘤切除近端造口远程闭合,或造瘘术后Ⅱ期切除,或支架植入术后Ⅱ期切除。如果肿瘤局部晚期不能切除或者临床上不能耐受手术,建议给予姑息性治疗。

3. 如果患者无出血、梗阻、穿孔症状,且已失去根治性手术机会,则无首先姑息性切除原发灶的必要。

（二）直肠癌的外科治疗

1. 早期直肠癌(T1N0M0)　如经肛门切除必须满足如下所有要求:

(1)肿瘤侵犯肠周径<30%。

(2)肿瘤大小<3cm。

(3)切缘阴性(距离肿瘤>3mm)。

(4)活动,不固定。

(5)距肛缘8cm以内。

(6)仅适用于T1肿瘤。

(7)内镜下切除的息肉,伴癌浸润,或病理学不确定。

(8)无血管淋巴管浸润或神经浸润。

(9)高-中分化。

(10)治疗前影像学检查无淋巴结肿大的证据。

2. 直肠癌(T2-1N0-2M0)　中上段直肠癌推荐行低位前切除术;低位直肠癌推荐行腹会阴联合切除术或慎重选择保肛手术。中下段直肠癌必须遵循直肠癌全系膜切除术原则,尽可能锐性游离直肠系膜,连同肿瘤远侧系膜整块切除。肠壁远切缘距离肿瘤≥2cm,直肠系膜远切缘距离肿瘤≥5cm或切除全直肠系膜。在根治肿瘤的前提下,尽可能保持肛门括约肌功能、排尿和性功能。治疗原则如下:

(1)切除原发肿瘤,保证足够切缘,远切缘至少距肿瘤远程2cm。下段直肠癌(距离肛门小于5cm)远切缘距肿瘤1～2cm者,建议术中冰冻病理检查证实切缘阴性。

(2)切除引流区域淋巴脂肪组织。

(3)尽可能保留盆腔自主神经。

(4)新辅助(术前)放化疗后推荐间隔4～8周进行手术。

(5)肿瘤侵犯周围组织器官者争取联合脏器切除。

(6)合并肠梗阻的直肠新生物,临床高度怀疑恶性,而无病理诊断,不涉及保肛问题,并可耐受手术的患者,建议剖腹探查。

(7)对于已经引起肠梗阻的可切除直肠癌,推荐行Ⅰ期切除吻合,或Hartmann手术,或造瘘术后Ⅱ期切除,或支架植入解除梗阻后Ⅱ期切除。Ⅰ期切除吻合前推荐行术中肠道灌洗。如估计吻合口瘘的风险较高,建议行Hartmann手术或Ⅰ期切除吻合及预防性肠造口。

(8)如果肿瘤局部晚期不能切除或临床上不能耐受手术,推荐给予姑息性治疗,包括选用放射治疗来处理不可控制的出血、支架植入来处理肠梗阻以及支持治疗。

（三）结直肠癌的肝、肺转移的外科治疗

手术完全切除肝、肺转移灶仍是目前能治愈结直肠癌肝、肺转移的最佳方法,故符合条件的患者均应当在适当的时候接受手术治疗。对部分最初肝、肺转移灶无法切除的患者应当经多学科讨论慎重决定新辅助化疗和手术时机,创造一切机会使之转化为可切除病灶。

1. 肝转移灶手术的适应证　①结直肠癌原发灶能够或已经根治性切除;②根据肝脏解剖学基础和病灶范围肝转移灶可完全(R0)切除,且要求保留足够的肝脏功能,肝脏残留容积≥50%(同步原发灶和肝转移灶切除)或≥30%(分阶段原发灶和肝转移灶切除);③患者全身状况允许,没有不可切除的肝外转移病变。

2. 肺转移外科治疗的原则　①原发灶必须能根治性切除(R0);②有肺外可切除病灶并不妨碍肺转移瘤的切除;③完整切除必须考虑到肿瘤范围和解剖部位,肺切除后必须能维持足够功能;④某些患者可考虑分次切除;⑤不管肺转移瘤能否切除,均应当考虑联合化疗[术前化疗和(或)术后辅助化疗]。

（四）内科治疗

1. 结直肠癌的新辅助治疗　仅适用于距肛门<12cm的直肠癌;结肠癌除肝、肺转移外,不推荐术前行新辅助治疗。①直肠癌:T3和(或)N+的可切除直肠癌,推荐术前新辅助放化疗。T4或局部晚期不可切除的直肠癌,必须行新辅助放化疗,治疗后必须重新评价,决定是否手术。新辅助放化疗,化疗方案推荐首选持续灌注5-FU或5-FU/LV或卡培他滨,时限2～3个月。放疗方案见放疗治疗原则。②结直肠癌肝、肺转移新辅助化疗:结直肠癌肝和(或)肺转移,可切除

或潜在可切除,推荐术前化疗±靶向药物(西妥昔单抗推荐用于 *K-ras* 基因野生型患者或贝伐珠单抗)。化疗方案推荐 FOLFOX 或 FOLFIRI 或 CapeOx。时限 2~3 个月,治疗后重新评价,决定是否手术。

2. 结直肠癌的辅助治疗

(1)Ⅰ期(T1-2N0M0)或者有放化疗禁忌的患者不推荐辅助治疗。

(2)Ⅱ期(T3-4N0M0)结直肠癌无高危因素随访观察,或者单药氟尿嘧啶类药物化疗;有高危因素[组织学分化差(Ⅲ或Ⅳ级)、T4、血管淋巴管浸润、术前肠梗阻/肠穿孔、标本检出淋巴结不足(少于 12 枚)]者,建议辅助化疗(化疗方案推荐选用 5-FU/LV、卡培他滨、5-FU/LV/奥沙利铂或 CapeOx 方案),化疗时限应当不超过 6 个月。有条件者建议检测组织标本 MMR 或 MSI,如为 dMMR 或 MSI-H,不推荐氟尿嘧啶类药物的单药辅助化疗。

(3)Ⅲ期结直肠癌患者,推荐辅助化疗。包括老年人在内的以草酸铂为基础的或以卡培他滨为基础的化疗方案,在Ⅲ期结直肠癌术后辅助治疗的随机研究中,老年患者是有效的。化疗方案推荐选用 5-FU/CF、卡培他滨、FOLFOX 或 CapeOx 方案。化疗不应超过 6 个月。

(4)T3-4 或 N1-2 距肛缘≤12cm 直肠癌,推荐术前新辅助放化疗,如术前未行新辅助放疗,建议辅助放疗,其中化疗方案推荐氟尿嘧啶类单药。放疗方案请参见放射治疗原则。

3. 晚期/转移性结直肠癌化疗 目前,治疗晚期或转移性结直肠癌使用的药物:5-FU/LV、伊立替康、奥沙利铂、卡培他滨和靶向药物,包括西妥昔单抗(推荐用于 K-ras 基因野生型患者)和贝伐珠单抗。合并分析显示以草酸铂为基础的或以伊立替康为基础的化疗方案,在 70 岁以上结直肠癌患者疗效与年轻患者相似,血液学毒性增加;但 80 岁以上结直肠癌患者数据很少须谨慎。西妥昔单抗的疗效及毒副作用无明显年龄差异。贝伐珠单抗联合化疗应当作为能耐受化疗的转移性结直肠癌患者的一、二线治疗。贝伐珠单抗联合化疗会增加 65 岁以上老年人动脉血栓栓塞事件、胃肠穿孔及高血压的发生率,对有心脑血管疾病及 75 岁以上患者应慎重使用贝伐珠单抗。推荐以下化疗方案:FOLFOX/FOLFIRI/CapeOx±西妥昔单抗(推荐用于 *K-ras* 基因野生型患者),FOLFOX/FOLFIRI/CapeOx±贝伐珠单抗。

三线以上化疗的患者推荐进入临床研究。对在一、二线治疗中没有选用靶向药物的患者也可考虑伊立替康联合靶向药物治疗。

不能耐受联合化疗的患者,推荐方案 5-FU/LV±靶向药物,或 5-FU 持续灌注,或卡培他滨单药。晚期患者若一般状况或器官功能状况很差,推荐最佳支持治疗,不建议化疗。

如果转移复发局限于肝,建议考虑针对肝病灶的局部治疗。

结直肠癌局部复发者,推荐进行多学科评估,判定能否有机会再次切除,是否适合术前放化疗。如与放疗联合,可以根据患者身体状况选择氟尿嘧啶类单药或联合化疗,如仅适于化疗,则采用上述晚期患者药物治疗

原则。

(五)直肠癌放射治疗

直肠癌放疗或放化疗的主要目的为辅助治疗和姑息治疗。辅助治疗的适应证主要针对Ⅱ~Ⅲ期直肠癌;姑息性治疗的适应证为肿瘤局部区域复发和(或)远处转移。对于某些不能耐受手术或者有强烈保肛意愿的患者,可以试行根治性放疗或放化疗。

七、预防与保健

改变不良的生活及饮食习惯(高脂防、高热量、低纤维素饮食及少体力活动);积极治疗便秘;大肠癌的高危人群密切随访,对结肠腺瘤性息肉,特别是家族性多发性肠息肉病,须及早切除病灶;积极治疗慢性结肠炎;长期服用阿司匹林可能减少结直肠癌的发生。

(李文举 程 刚)

▶ **参考文献** ◀

1. 赵平. 中国肿瘤防控战略. 第四届中国内科肿瘤大会,2010.
2. 宋丰举,武光林,陈可欣. 天津市 1981 年~2000 年结肠癌发病年龄趋势研究. 天津医科大学学报,2004,10(1):82-83.
3. 卫生部医政司. 结直肠癌诊疗规范. 2010 年版.
4. NCCN 肿瘤学临床实践指南——结肠癌. 2011 年第 3 版.
5. NCCN 肿瘤学临床实践指南——直肠癌. 2011 年第 4 版.
6. 王薇,李萍萍."老年肿瘤综合评估"多中心调查结果分析. 第五届中国老年肿瘤学大会,2011.
7. NCCN Clinical Practice Guidelines in Oncology. Senior Adult Oncology. Version 2. 2011.
8. Andre T, Boni C, Moundji-Boudiaf L, et al. Oxaliplatin, fluorouracil, and leucovorin as adjuvant treatment for colon cancer. N Engl J Med,2004,350:2343-2351.
9. Twelves C, Wong A, Nowacki MP, et al. Capecitabine as adjuvant treatment for stage Ⅲ colon cancer. N Engl J Med,2005,352:2696-2704.
10. Goldberg RM, Tabah-Fisch I, Bleiberg H, et al. Pooled analysis of safety and efficacy of oxaliplatin plus fluorouracil/leucovorin administered bimonthly in elderly patients with colorectal cancer. J Clin Oncol,2006,24(25):4085-4091.
11. Folprecht G, Seymour MT, Saltz L, et al. Irinotecan/fluorouracil combination in first-line therapy of older and younger patients with metastatic colorectal cancer:combined analysis of 2,691 patients in randomized controlled trials. J Clin Oncol. 2008,26(9):1443-1451.
12. Bouchahda M, Macarulla T, Spano JP, et al. Cetuximab efficacy and safety in a retrospective cohort of elderly patients with heavily pretreated metastatic colorectal cancer. Crit Rev Oncol Hematol,2008,67(3):255-262.
13. Kabbinavar FF, Hurwitz HI, Yi J, et al. Addition of bev-

acizumab to fluorouracil-based first-line treatment of metastatic colorectal cancer:pooled analysis of cohorts of older patients from two randomized clinical trials. J Clin Oncol,2009,27(2):199-205.

第六节　老年癌痛

一、老年肿瘤现状

老年人是恶性肿瘤的高发人群,恶性肿瘤的治疗效果与肿瘤发现时的临床分期密切相关。美国 NCI 对于癌症发病死亡监测数据显示近 60% 新诊断的恶性肿瘤和 70% 因癌症死亡的都是 65 岁以上人口,老年人发生肿瘤的危险是年轻人的 11 倍。恶性肿瘤对老年人所造成的寿命缩短和疾病负担不断增加,严重影响老年人的生活质量。

老年肿瘤患者在被确诊时多已处于晚期,基础疾病多,各脏器功能下降,姑息治疗对老年肿瘤患者显得非常重要,尤其是疼痛治疗。据统计,半数老年癌症患者在诊断时存在中、重度疼痛,在癌痛发展过程中,至少 80% 的老年癌症患者感到明显疼痛,所以老年癌痛治疗现状不容乐观。

二、癌痛概述

疼痛定义:国际疼痛学会(International Association for the Study of Pain,IASP)于 1986 年提出疼痛是一种令人不快的感觉和情绪上的感受,伴有现存的或潜在的组织损伤。它不仅是一种简单的生理应答,同时还是一种主观的心理体验。

(一)癌痛分类

1. 癌痛的病因分类　主要有四种:

(1)肿瘤组织直接导致。

(2)肿瘤治疗所致。

(3)与长期体质虚弱有关。

(4)合并发生的其他疾患。

2. 根据癌痛发生情况和持续时间分类

(1)急性痛:有明确的开始时间,持续时间较短。

(2)慢性痛:疼痛持续在 3 个月以上。

(3)暴发痛:癌症患者在持续慢性疼痛的同时,经常发生突发性疼痛,时间长短不一,有时原因不明,疼痛为重度,需按急症来处理。

3. 根据疼痛的病理生理机制分类

(1)躯体痛:疼痛部位定位明确,表现为刺痛、搏动痛、酸痛。

(2)内脏痛:疼痛通常比较弥散,难以准确定位,表现为绞痛、胀痛或牵拉痛。

(3)神经病理性疼痛:疼痛通常位于受损外周神经、神经丛或神经根所支配分布的区域,表现为烧灼样、针刺样、电击样疼痛,多伴有感觉或运动功能障碍。

(二)老年癌痛的特点

1. 老年癌症患者的疼痛不仅仅源于癌症,可能同时伴有其他疾病导致的疼痛,如关节炎、骨质疏松、胆囊炎、糖尿病、肩背疼痛等。医生在制订癌痛控制计划时必须清楚了解老年患者既往是否有慢性疼痛病史。

2. 老年患者疼痛水平变化频繁,老年人对疼痛的感知不同于年轻人,对外界环境适应能力差,体内环境脆弱,易受各种内外因素影响,使得老年人一天之内疼痛等级评分波动明显。医生必须对老年癌痛作出准确评估,才能保证疼痛良好控制。

3. 老年人代谢缓慢,肝肾解毒能力减退,药物清除时间延长,使得药物在体内滞留时间延长。医生在调整用药品种及药物剂量时应特别小心谨慎。

4. 老年人对止痛药物使用的依从性差,通常老年人对疼痛感受迟钝,对止痛药物的使用顾虑大,加之患有其他疾病服用药物多,若不是被疼痛折磨难以入睡,一般是很难接受止痛药物。由于对止痛药物应按时服用而非按需服用的原则不理解,老年人易放弃按时服用止痛药物。

5. 老年癌痛的准确评估困难,疼痛是主观感觉的症状,完全依靠患者的陈述进行判断,而老年人,尤其是有认知障碍的老年人很难按医生的要求进行准确评估,有时需要依靠医护人员及患者家属或陪护人员的仔细入微的观察。

(三)老年癌痛的临床评估

1. 评估的步骤

(1)采集疼痛病史,相信患者的疼痛主诉,患者的主诉就是疼痛评估的金标准,患者说痛就是痛,患者说有多痛就多痛。

(2)记录疼痛的特征,如性质、部位、分布范围、发作持续的时间、频率、疼痛加剧诱因,既往镇痛治疗史和详细的癌症治疗措施。

(3)了解患者的精神状况,是否存在抑郁或焦虑。

(4)评估疼痛强度,这是选择药物类型的重要依据。

(5)对患者进行认知评估和心理评价,了解患者对疼痛的理解和态度及对使用麻醉类止痛药物的认可度。

(6)详细的体格检查,特别是疼痛部位、疼痛性质、神经系统等相关检查。

(7)诊断性检查,包括肿瘤实验室和影像检查,实验室检查对于肿瘤的诊断、预后及复发有一定的价值,影像学检查对于恶变相关的疼痛评估也有诊断性意义。

2. 正确的疼痛评估　是控制癌痛的关键一步,但癌痛的评估经过初始评估加用适当止痛药物后,需进行动态评估及综合评估,时时处了解癌痛。全面的临床评估应包括疼痛和悲观情绪产生的心理、社会、经济问题和宗教信仰因素;情绪障碍的评价,筛查并治疗抑郁和焦虑;评价患者及其家庭对疾病的应对能力。

3. 评估工具　由于疼痛是抽象的,无法用形象的量化方法标识出疼痛程度,目前临床在每次访视时评估每位患者是否伴有癌痛,根据患者主诉,借助主诉疼痛评分法(verbal rating scale,VRS)、视觉模拟评分法(visual analog scale,VAS)、数字分级法(numeric rating scale,NRS)、词语等级评分法(verbal descriptor scale,VDS)和修订版面部表情疼痛评分法(faces pain scale revised,FPS-R)等评估患者癌痛的程度。临床上老年人常用的评价方法有 VRS 和 NRS。①根据患者主诉疼痛程度分级的 VRS:最核心就是观察疼痛对患者睡眠的影响。0 级:无疼痛;Ⅰ级(轻度):有疼痛但可忍受,生活正常,睡眠不受干扰;Ⅱ级(中度):疼痛明显,不能忍受,要求服用止痛药物,睡眠受干扰;Ⅲ级(重度):疼痛剧烈,不能忍受,需用止痛剂,睡眠受严重干扰,可伴自主神经紊乱或被动体位。②数字分级法(NRS):从 0~10 数字,表示从无痛到最剧烈疼痛,可让患者点出适合自己疼痛状态的合适位置,表明其疼痛程度,依次作为选择药物品种、剂量、给药途径、判断疗效的重要依据,此法简单明了,很有实用性。③视觉模拟评分法(VAS):用一长 10cm 的直线,直线两端标有文字说明,左端表示无痛,右端表示患者想象的最剧烈疼痛,患者在最能代表其疼痛程度的位置作标记,测量左端到标记处的厘米数即疼痛分数。④疼痛面部表情评分法(FPS-R):0 表示无痛;1 表示稍有疼痛;2 表示疼痛稍重;3 表示疼痛明显;4 强烈疼痛;5 可以想象的最强疼痛。此法适用于反应迟钝但有一定智力障碍的老人。

4. 老年癌痛评估中的注意事项

(1)随着年龄的增长,神经骨骼肌肉的病变会影响癌痛程度的准确评估。

(2)老年人主观上会低估疼痛症状,加之有些老年人存在不同程度的认知障碍,需要临床医护人员、家属及陪护人员注重更多的监测疼痛行为。

(3)对于有视觉损害和认知障碍的老人,疼痛级别的测定有困难,就要求医生必须了解各种评估工具的可靠性和有效性。

(4)关注老年人的心理状况,心理因素可能导致或加重疼痛,及时发现和处理抑郁症和焦虑症,防止自杀,缓解抑郁导致的人际冲突,消除对家人、朋友、照顾者的误解。

(5)对于完全不能自我报告疼痛的老年痴呆患者,要依靠对疼痛相关行为的细致观察来进行疼痛评估。

(6)关注老年癌痛患者的生活质量,主要包括睡眠、精神状态、疲乏、日常生活、食欲及与家庭配合。

三、老年癌痛的综合治疗

由于癌痛病因的复杂性及临床表现的复杂性,对癌痛的处理犹如癌症一样需要综合治疗,对于老年癌痛患者则应尽量选择无创和低危险性的治疗手段,达到缓解疼痛,提高生活质量,增加抗肿瘤治疗依从性。

(一)癌痛药物 WHO 三阶梯治疗的基本原则

①按阶梯给药;②口服或无创给药;③按时给药;④个体化;⑤注意细节。

(二)临床常用止痛药物

1. 非甾体类抗炎药(NSAIDs) 主要适于轻度疼痛(NRS1~3 分)的治疗,通过阻断环氧化酶抑制前列腺素合成而产生解热镇痛作用,不激活阿片受体,不产生耐药性,具有剂量封顶效应。主要代表药物有阿司匹林,主要毒副作用发生于肾和胃肠道,包括肾衰竭、肝功能不全、出血、胃炎或胃溃疡。最近几年,由于对乙酰氨基酚良好的镇痛效果、与阿片类药物的协同作用及老年人的顺应性,阿司匹林有逐渐被对乙酰氨基酚取代的可能。对乙酰氨基酚(扑热息痛)是治疗老年人轻度疼痛的首选药物,推荐最大剂量 4g/d,超过这个剂量可能导致肝毒性,肝功能不全的患者慎用。选择性 COX2 抑制剂是一类新的抗炎药物,很少引起消化道出血或溃疡,但这类药物曾由于心血管安全问题遭到质疑,最终在重新衡量了 NSAIDs 的疗效和风险后,认为选择性 COX2 抑制剂仍然是抗炎镇痛药物的首选,又重新回到癌痛治疗的前

线,成为老年癌痛治疗的一个选择。

2. 阿片类药物 阿片类药物是最古老的止痛药,也是迄今为止最有效的治疗中度(NRS 4~6 分)、重度疼痛(NRS 7~10 分)的主要药物,其在癌痛治疗中的地位无可取代。因此阿片类药物的消耗量也成为反映一个国家和地区癌症疼痛患者是否得到合理止痛治疗的重要评价指标,1983—1989 年,我国吗啡的年均医疗消耗量为 6.7kg,仅占全球吗啡医疗消耗量的 0.25%,而我国人口占全球总人口的 20%;1994 年,中国抗癌协会癌症康复与姑息治疗专业委员会正式成立(CRPC),由于 CRPC 队伍的成长,癌痛及各种症状规范化诊疗共识的制订,至 2008 年我国吗啡的年均医疗消耗量为 906kg,增长了 13522%。

我国临床上常用的药物包括吗啡针剂、吗啡即释片、盐酸吗啡控释片(美菲康)、硫酸吗啡控释片(美施康定)、羟考酮控释片(奥施康定)、芬太尼针剂、芬太尼透皮贴剂(多瑞吉)。

吗啡控制老年癌痛非常有效,吗啡的疗效确切且易预测,相对于其他阿片类药物,它是老年癌痛的标准用药。它有多种剂型,可经口服、直肠内、静脉注射、皮下、硬膜外及鞘内给药。因其在肝脏中的首过代谢效应,口服剂量需达到胃肠外剂量的 3 倍,口服速效制剂约 30 分钟后即可出现镇痛效应,1 小时左右即可到达峰值,由于吗啡的半衰期约为 3.5 小时,通常采取每 4 小时给药一次的方式,如有必要还可加量。但使用吗啡时要考虑老年患者的肝肾功能,吗啡清除的重要途径是在肝脏与葡萄糖醛酸结合,极少量吗啡可在肾脏以原型从尿中排出,但吗啡在肝脏的代谢产物则需从肾脏排出,其中最具活性代谢产物吗啡 6-葡萄糖醛酸,其活性比吗啡更强,肾功能不全时清除这些吗啡代谢产物的时间可能比正常情况下约长 10 倍,达 40 小时左右,因此,肾功能不全的老年患者,应适当减少镇静药物剂量。对于顽固性癌痛,在口服大剂量羟考酮或芬太尼透皮贴剂不能很好控制癌痛时,也可考虑静脉大剂量吗啡微量泵入,笔者应用一例直肠癌晚期老年女性患者,日剂量吗啡为 1440mg,平均 60mg/h,患者疼痛得以很好控制,生活质量得以改善。目前吗啡静脉最大用量为国内 1000mg/d;国外 7200mg/d,平均 300mg/h。

羟考酮控释片(奥施康定)为阿片受体全激动剂(μ 和 κ),镇痛强度为吗啡的 1.5~2 倍,主要作用于中枢神经系统和平滑肌,口服生物利用度高(60%~87%),口服双相吸收(总剂量 38% 的羟考酮快速释放,其余 62% 为持续缓慢释放,快吸收相半衰期 37 分钟,慢吸收相半衰期为 6.7 小时,药物可持续作用 12 小时,用药 24~36 小时可达稳态血药浓度,虽具阿片药物特有的副作用,但恶心较少,幻觉及瘙痒更少,其代谢产物去甲羟考酮几乎没有药理学效应。有 5mg、10mg、20mg、40mg 共四种剂型,可用于老年癌痛。笔者所在单位应用羟考酮控释片治疗中、重度癌性疼痛 85 例临床观察表明老年癌痛患者长期用药安全,不良反应可耐受,可以明显改善患者生活质量。其中羟考酮最大剂量为 800mg/d,最长用药 494 天。

芬太尼为阿片 μ 受体激动剂,镇痛强度为吗啡的 75~100 倍,其分子量小和高脂溶性的特点,使经皮给药方式经常被采用,静脉给药通常用于手术麻醉,较早出现的芬太尼透皮贴剂为被动扩散型(贮库型贴剂),其通过缓慢的被动扩

散作用渗透皮肤,缺点是可在贴药的皮肤处贮存芬太尼,造成移除贴剂后仍可持续释放,从而导致治疗急性疼痛潜在的呼吸抑制副作用增加,所以急性术后疼痛是这类贴剂的禁忌证;晚近出现的离子导入型透皮贴剂(芬太尼 ITS)有两种剂型,分别为 4.2mg 和 8.4mg,通过低强度电流转运离子化的芬太尼分子透过皮肤进入体循环,部分克服了贴剂常见的芬太尼皮肤贮存库作用,达到峰值血药浓度时间也大为缩短(被动扩散型为 12～17 小时,芬太尼 ITS 为 39 分钟),可维持 72 小时。对于老年癌痛患者,有的老年患者皮下脂肪少或有皮下水肿,透皮贴剂的吸收量不易掌握,低剂量贴剂常无法奏效,而当老年患者初次使用或使用高剂量芬太尼贴剂时,会增加谵妄、跌倒的风险,需警惕呼吸抑制的发生。当患者每日所需口服吗啡剂量大于 60mg 或口服药物有困难(如恶心、呕吐、吞咽困难或胃肠道功能障碍)时,可考虑使用芬太尼透皮贴剂。发热患者使用芬太尼透皮贴剂会增加吸收,具有潜在毒性。芬太尼透皮贴剂对中重度老年癌痛具有明显的镇痛作用,一般 1～3 日疼痛迅速得到缓解,镇痛有效率可达 85%～90%,生活质量有明显提高;笔者 2004 年对被动扩散型芬太尼透皮贴剂研究发现,初始剂量为 25μg/h 用于老年癌痛治疗效果好,安全性高,患者满意度高。年龄最大者为 88 岁。

3. 老年癌痛患者使用阿片药物应注意以下事宜

(1)考虑老年患者体重、器官功能、伴发疾病和合并用药,制订个体化治疗方案。

(2)尽可能使用口服制剂。

(3)最先使用不产生活性代谢产物的短效药物。

(4)初始剂量为青壮年的 25%～50%。

(5)缓慢滴定摸索最佳吗啡治疗剂量。

(6)经常评估治疗的疗效和副作用。

四、药物副作用的处理

(一)阿片类药物不良反应

所有阿片类药物均可引起相似的不良反应,在老年患者中尤为多见。阿片类药物的不良反应常常可以预防,在给予阿片类药物的同时给予防治不良反应的药物,可减少不良反应;如果患者不能耐受不良反应,应更换其他阿片类药物或改变给药途径,获得止痛效果。老年人阿片类药物常见不良反应依其出现频率分别为:便秘、恶心、呕吐、镇静、瘙痒、谵妄以及尿潴留。应用阿片类药物产生的便秘在老年人中普遍存在,而且不会出现耐受,针对便秘,应当预防性地给予适当缓泻剂,软化大便和促进胃肠蠕动,常用药物有番泻叶、麻仁丸、福松、杜密克、苁蓉润肠口服液等。初次使用阿片类药物的老年患者有可能出现恶心、呕吐,通常 2～3 天后症状逐渐减轻甚至消失,可在止痛开始时给予小剂量的止吐药预防,如甲氧氯普胺、多潘立酮,必要时给予氟哌啶醇。虚弱的老年患者易出现过度镇静和认知障碍,可在几天后出现耐受。有些药物可能加重阿片类药物的镇静作用,增加其意外风险,因此应用阿片类药物时,最好停用其他中枢神经系统用药。对于阿片类药物引起的谵妄需与老年癌症患者精神障碍所伴有的谵妄加以鉴别,前者可以调整药物剂量或更换其他药物,后者需要心理医生干预。呼吸抑制对于老年癌症患者是最严重的不良反应,从小剂量开始逐渐增加阿片类药物

剂量,很少出现呼吸抑制,因为疼痛是呼吸抑制最好的拮抗剂。如果发生呼吸抑制,可以使用纳洛酮 0.4mg,用 10ml 生理盐水稀释后,每 1～2ml 静推,直至呼吸频率满意。治疗目的是逆转呼吸抑制而不逆转阿片镇痛效应,警惕快速纳洛酮静推可能会引起长期服用阿片类药物的患者出现疼痛危象。

(二)辅助药物治疗

辅助治疗可以用于癌痛三阶梯治疗的任一阶段,能够治疗特殊类型疼痛,改善癌痛以外的症状,增加主要药物镇痛效果,减轻副作用,但不推荐常规使用。辅助治疗药物包括:三环抗郁药、抗惊厥药、苯二氮䓬类药物和皮质类固醇。

1. 三环抗抑郁药　多塞平、丙米嗪是中等强度的镇静剂,用于治疗神经痛和睡眠障碍,对于老年患者,初始剂量从 10mg 睡前口服开始,逐渐增加到治疗剂量 50～150mg。由于这类药物容易引起直立性低血压和增加心血管疾患风险,所以应谨慎使用。

2. 抗惊厥类药　也可以用于神经病理性疼痛,代表药物为加巴喷丁(gabapentin),因其毒性较低,适于老年患者,同时可以与低剂量的三环类抗抑郁药物联合使用,增加药效,初始剂量为 100mg,缓慢加量,日最大剂量可达 3600mg。应注意失眠、头昏、共济失调和外周水肿等副作用。

3. 苯二氮䓬类药　代表药物有地西泮、艾司唑仑、马来酸咪达唑仑,特别是马来酸咪达唑仑,既有口服制剂又有针剂,具有镇静、催眠、抗焦虑、抗惊厥、麻醉前用药。起效快,半衰期短,治疗剂量跨度大,不易蓄积。但药物过量可能引起昏迷、严重的呼吸抑制和心血管抑制、低血压和休克,继而引发肾衰竭、死亡。

4. 皮质类固醇激素　是上帝送给人类的最好礼物,代表药物地塞米松和美卓尔。对于颅内高压、急性脊髓压迫、骨转移、软组织浸润、厌食症、肝包膜扩张以及肿瘤侵犯所致神经伤害性疼痛均有辅助作用。

(三)其他治疗

放疗在缓解骨转移、肿瘤压迫神经、脑转移引起的疼痛方面具有特别关键的疗效,在治疗神经根性疼痛时也必不可少。

(四)难治性疼痛

经标准镇痛治疗后,一些患者仍感疼痛,对于重度癌痛患者需要快速阿片类药物滴定,包括口服吗啡即释片滴定(60 分钟评估一次)和吗啡注射剂滴定(静脉 15 分钟或皮下 30 分钟评估一次),当癌痛难以控制时,应考虑以下病因:神经病理性疼痛、暴发痛、药物耐受、成瘾、心理疾病的躯体化表现以及药量不足。

1. 神经病理性疼痛　疼痛通常位于受损外周神经、神经丛或神经根所支配分布的区域,表现为烧灼样、针刺样、电击样疼痛,多伴有感觉或运动功能障碍。目前对于神经病理性疼痛的最有效治疗药物是加巴喷丁,初始 100mg qd→bid→tid,200mg→300mg→400mg→800mg tid 每日最大剂量为 3600mg;或选择三环抗抑郁药阿米替林 10mg qd→bid→tid,20～50mg tid 每日最大剂量为 200mg。

2. 暴发痛　是癌痛的重要特点,发作时令患者痛不欲生,其发生原因非常复杂,对患者造成极大的心理压力,形成恐惧和抑郁,甚至诱发患者自杀。骨转移的患者暴发痛发生率最高,约 63% 伴有暴发痛,随时可能出现,没有预期性,患

者体位姿势的变化可能是诱因之一,应将暴发痛视为和惊厥、出血、休克一样的急症来对待,暴发痛应用暴发痛剂量,通常为全日剂量的10%～15%,选择起效快,作用时间短的吗啡即释片。

3. 正确认识阿片类药物的耐受和成瘾　长期应用阿片类药物治疗会出现阿片类药物生理依赖性,这和安眠药相似,需不断调整剂量,突然停药时可出现失眠、烦躁、流涎、向医护人员索取药品等戒断症状,可用心理调适、调整用药方法加以克服,并不遗留终身。而成瘾属心理依赖,是一种心理及行为上的异常,表现为患者渴求阿片类药物以追求心灵上的享受,并伴发不择手段的觅药行为,一旦出现,遗留终身,难以戒除。

4. 癌痛控制不满意时也应注意调整药物剂量、剂型、用药途径,尽可能增加药物剂量,不增加给药次数,以免影响患者睡眠。

五、终末期老年癌痛患者的顽固性疼痛

在某些情况下,如患者处于生命终末期时,疼痛通常是顽固性的,在确定患者的疼痛是顽固性的时候,如出现以下情况可采取标准干预措施:①不能完全缓解疼痛;②伴有过多的无法忍受的急慢性并发症;③在容许的时间范围内不容易使疼痛缓解。

在此情况下,镇静治疗可能是唯一的、能够完全缓解疼痛治疗的选择。使用镇静剂的合理性在于与治疗目标相符,通常使用的药物包括阿片类药物、苯二氮䓬类、巴比妥类和异丙酚,不论选择的药物或选择的给药方式如何,开始都需要剂量滴定以达到完全缓解疼痛,随后要继续治疗以确保维持疗效。

六、治疗老年癌痛的目标

疼痛是癌症患者最常见的症状,药物止痛治疗是老年癌症疼痛治疗的主要方法,合理用药可缓解85%以上癌症患者的疼痛,治疗老年癌痛的目标是达到无痛睡眠、无痛休息、无痛活动,对于老年癌痛患者更要强调以镇痛为主的姑息治疗,特别在重症患者中,可能成为最重要的治疗,有时甚至是唯一有效的治疗,远胜于所谓的抗癌治疗。我们应遵循"尊重患者,以人为本;尊重生命,优生优逝。"的原则,消除癌痛,提高老年癌痛患者的生活质量,让他们真正享受到无痛人生。

(赵赟博)

▶▶　参考文献　◀◀

1. WHO. Medical need for opioid analgesics//WHO. Achieving balance in national opioids control policy: guidelines for assessment. Geneva: WHO, 2000: 3-4

2. Colleau SM. Pain in the elderly with cancer. Cancer Pain Release, 2000, 13: 1-4

3. 孙燕. 我国试行的肿瘤病人生活质量评分//孙燕, 顾慰萍. 癌症三阶梯止痛指导原则. 第2版. 北京: 北京医科大学出版社, 2002: 100-101

4. Goudas LC, Bloch R, Gialeli-Goudas M, et al. The epidemiology of cancer pain. Cancer Invest, 2005, 23: 182-190

5. Urban D, Cherny N, Catane R. The management of cancer pain in the elderly. Crit Rev Oncol Hematol, 2010, 73(2): 176-183

6. 于晓光. 老年癌痛治疗中的问题及对策. 中国临床康复, 2003, 7(20): 2890

7. 李同度. 癌症疼痛的药物治疗. 中华肿瘤杂志, 1999, 21(5): 397.

8. 王永辉, 柳伟明, 李洁, 等. 大剂量静脉泵入吗啡治疗晚期顽固性癌痛21例分析. 中国肿瘤, 2008, 17(1): 77-78

9. Klaso E. Oxycodone. J Pain Symptom Manage, 2005, 29(5 Suppl): 47-56

10. 武晓楠, 赵赟博, 丁丽, 等. 羟考酮控释片治疗中重度癌性疼痛85例. 中国新药杂志, 2009, 18(8): 710-713

11. 赵云博, 张永强, 程刚, 等. 芬太尼透皮贴剂缓解老年晚期癌痛及对生活质量的影响. 中国临床康复, 2004, 8(26): 5500-5501

12. 刘端祺. "三阶梯"止痛原则临床实践20年. 医学与哲学(临床决策论坛版), 2007, 28(10): 10-18

13. Levy MH, Chwistek M, Mehta RS. Management of chronic pain in cancer survivors. Cancer, 2008, 14: 401-409

14. NCCN Clinical Practice Guidelines in Oncology. Adult Cancer Pain. V1. 2010

15. 于世英. 重视老年癌痛患者的药物止痛治疗. 中国肿瘤, 2011, 20(4): 270-272

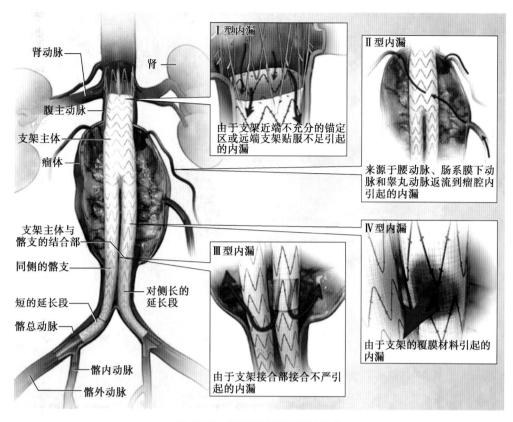

肾动脉

肾

腹主动脉

支架主体

瘤体

支架主体与
髂支的结合部

同侧的髂支

短的延长段

髂总动脉

髂内动脉

髂外动脉

对侧长的
延长段

Ⅰ型内漏

由于支架近端不充分的锚定
区或远端支架贴服不足引起
的内漏

Ⅱ型内漏

来源于腰动脉、肠系膜下动
脉和睾丸动脉返流到瘤腔内
引起的内漏

Ⅲ型内漏

由于支架接合部接合不严引
起的内漏

Ⅳ型内漏

由于支架的覆膜材料引起的
内漏

图 6-6-8 腹主动脉瘤内漏的发生

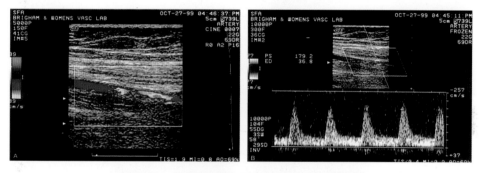

图 6-6-10 下肢动脉硬化闭塞症的彩色多普勒图像

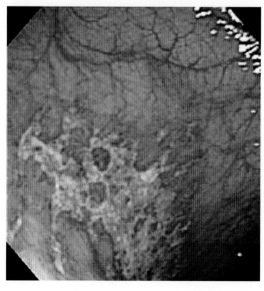

图 8-3-4 缺血性肠病急性期结肠镜下所见,可见结肠脾曲大面积表浅溃疡

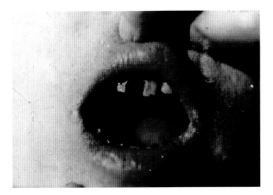

图 10-2-1 干燥综合征口腔受累的临床表现

干燥综合征的口腔检查特异性表现:舌面干燥,
牙齿变黑,小片脱落,只留残根

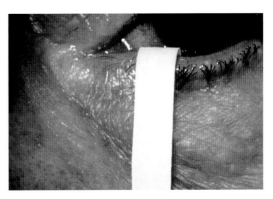

图 10-2-2 Schirmer 试验<5mm 滤纸湿/5min

Schirmer Ⅰ试验为反映泪腺基础分泌的实验。
在有/无表麻情况下,将标准滤纸放在下眼睑外
侧,嘱被测者注视前方,5 分钟后滤纸变色小于
5mm 为阳性(正常人的湿长不少于 10mm/5min)

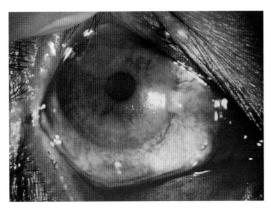

图 10-2-3 Rose Bengal 角膜染色

于受检眼下穹部滴 1% 虎红眼液约 20μl,轻揉上
下眼睑使其弥散分布,然后用生理盐水冲洗,呈
玫瑰色者为阳性。Bijsterveld 把眼表分为三个区
域,用于虎红染色的评分,依次为鼻侧球结膜、角
膜和颞侧球结膜。每一个区域评为 0~3 分,0 分
无染色,1 分为少许点状染色,2 分为介于 1 分和
3 分两者之间的较多点状染色,3 分为全染色

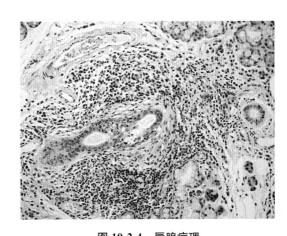

图 10-2-4 唇腺病理

下唇腺病理示淋巴细胞灶≥1(指 4mm² 组织内至少
有 50 个淋巴细胞
聚集于唇腺间质者为一灶)

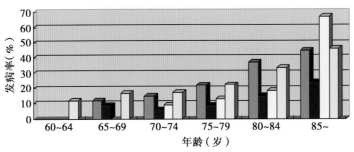

图 11-1-1 不同年龄老年男性贫血发病率

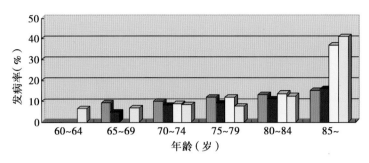

图 11-1-2　不同年龄老年女性贫血发病率

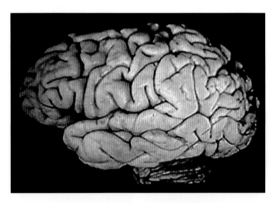

图 12-4-1　正常老人脑的大体解剖

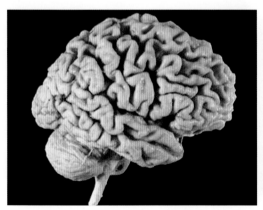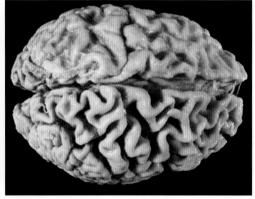

图 12-4-2　AD 患者脑的大体解剖

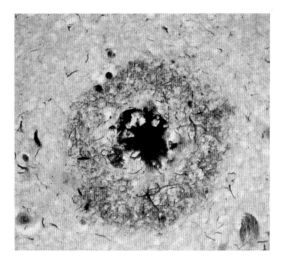

图 12-4-3 AD 患者的经典病理特点:老年斑

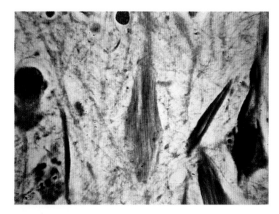

图 12-4-4 AD 患者的经典病理特点:神经元纤维缠结

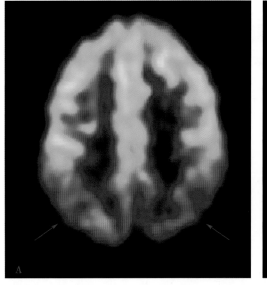
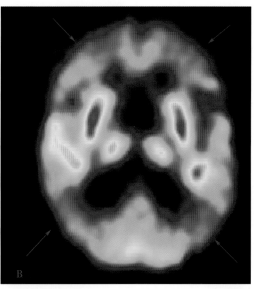

图 12-4-7 AD 患者 ^{18}F-FDG PET 显像图

A. 早期 AD 双侧顶叶 FDG 代谢对称性减低(箭头);B. 晚期 AD 双侧额叶、颞叶 FDG 代谢对称性减低(箭头)

(引自:周前,屈婉莹. 中华影像医学:影像核医学卷. 第 2 版. 北京:人民卫生出版社,2010)

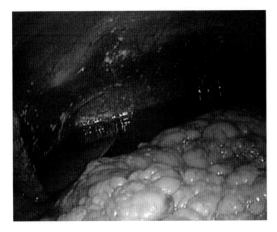

图 17-5-3　胃癌患者腹腔镜探查发现腹膜种植、腹水和网膜结节,证实为Ⅳ期胃癌,没有手术切除指征

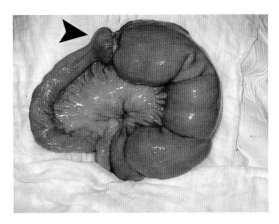

图 17-5-4　小肠腺癌环形生长,导致小肠梗阻,近端肠管扩张

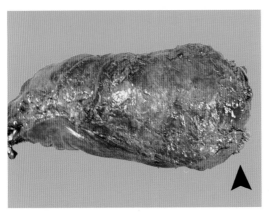

图 17-5-7　直肠癌全系膜切除的手术标本
箭头侧为直肠远端,图中显示直肠系膜面完整

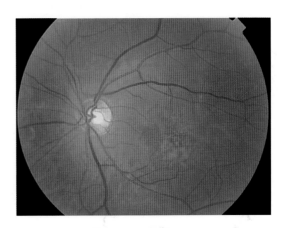

图 19-2-1　早期 AMD

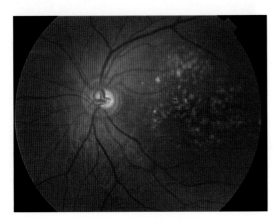

图 19-2-2　中期 AMD

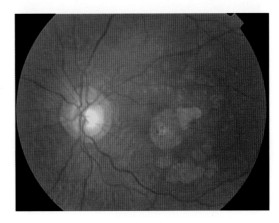

图 19-2-3　晚期 AMD(地图样萎缩)

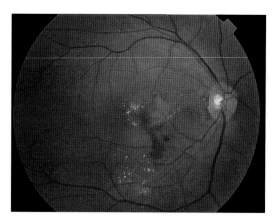

图 19-2-4　晚期 AMD（湿性）

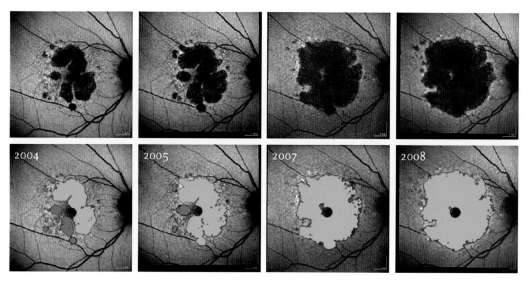

图 19-2-5　自身荧光显示 RPE 细胞萎缩范围逐年扩大

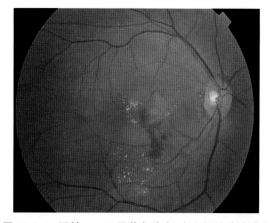

图 19-2-6　湿性 AMD:见黄色渗出、出血灶伴玻璃膜疣

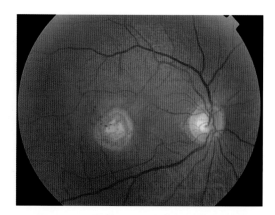

图 19-2-7　湿性 AMD:呈盘状纤维化病灶

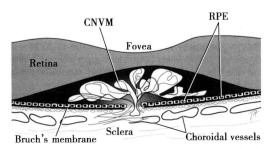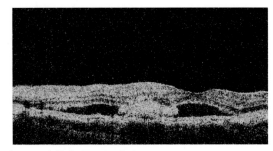

图 19-2-16　GASS 分型：Ⅱ型 CNV 病灶位于 RPE 之上

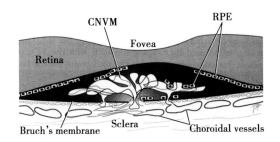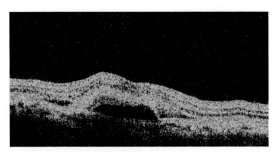

图 19-2-17　GASS 分型：Ⅰ型 CNV 病灶位于 RPE 之下

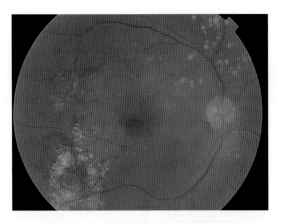

图 19-2-18　眼底可见橘红色隆起病灶

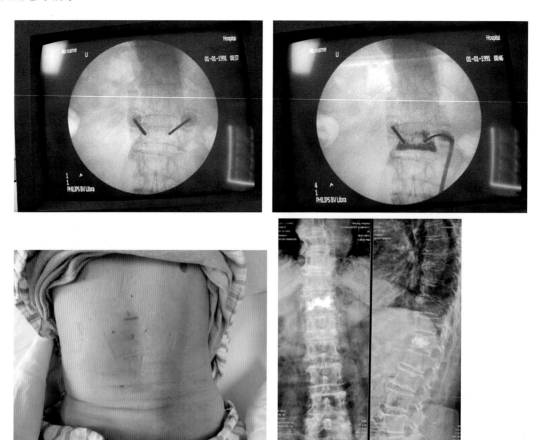

图 25-3-1 经皮椎体成形术(PVP)术中经椎弓根穿刺进入责任椎体内,并注入骨水泥以及术后皮肤的伤口

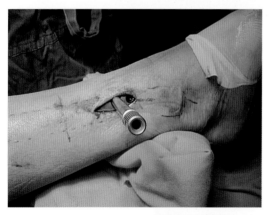

图 25-3-2 胫骨干骨折的 MIPO 手术

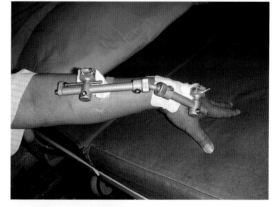

图 25-3-4 桡骨远端骨折的外固定架治疗

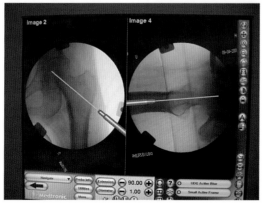

图 25-3-5 转子间骨折的导航辅助内固定术